CB019626

PERINATOLOGIA MODERNA

Visão Integrativa e Sistêmica

1 Obstetrícia

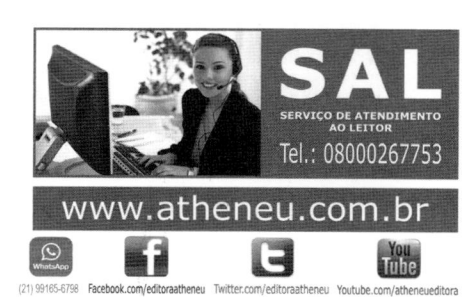

PERINATOLOGIA MODERNA

Visão Integrativa e Sistêmica

1 Obstetrícia

EDITORES

Abimael Aranha Netto

Helaine Maria Besteti Pires Mayer Milanez

Sérgio Tadeu Martins Marba

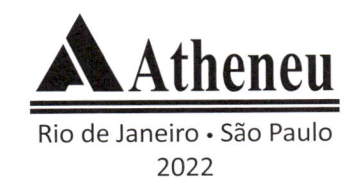

Rio de Janeiro • São Paulo

2022

EDITORA ATHENEU

São Paulo	— Rua Maria Paula, 123 – 18° andar Tel.: (11) 2858-8750 E-mail: atheneu@atheneu.com.br
Rio de Janeiro	— Rua Bambina, 74 Tel.: (21) 3094-1295 E-mail: atheneu@atheneu.com.br

PRODUÇÃO EDITORIAL: Equipe Atheneu
CAPA: Equipe Atheneu
DIAGRAMAÇÃO: Know-How Editorial

CIP-BRASIL. CATALOGAÇÃO NA PUBLICAÇÃO
SINDICATO NACIONAL DOS EDITORES DE LIVROS, RJ

P522

Perinatologia moderna : visão integrativa e sistêmica : volume 1 - obstetrícia, volume 2 - neonatologia / editores Abimael Aranha Netto ... [et al.]. - 1. ed. - Rio de Janeiro : Atheneu, 2021.
    2580 p. : il. ; 28 cm.

Inclui bibliografia e índice
ISBN 978-65-5586-178-5

1. Perinatologia. 2. Obstetrícia. 3. Neonatologia. 4. Recém-nascidos - Cuidado e tratamento. I. Netto, Abimael Aranha.

21-72213	CDD: 618.32 CDU: 618.2

Camila Donis Hartmann - Bibliotecária - CRB-7/6472

23/07/2021   23/07/2021

Editores

Abimael Aranha Netto   Doutor e Mestre em Pediatria pela Faculdade de Ciências Médicas da Universidade Estadual de Campinas (FCM-Unicamp). Professor Doutor do Departamento de Pediatria da FCM-Unicamp e da Divisão de Neonatologia do Hospital da Mulher "Prof. Dr. José Aristodemo Pinotti" – Centro de Atenção Integral à Saúde da Mulher – CAISM, Unicamp. Coordenador Médico do Serviço de Neonatologia do Hospital Vera Cruz de Campinas.

Helaine Maria Besteti Pires Mayer Milanez   Doutora e Mestre em Tocoginecologia pela Faculdade de Ciências Médicas da Universidade Estadual de Campinas (FCM-Unicamp). Professora Doutora do Departamento de Tocoginecologia da FCM-Unicamp. Diretora da Divisão de Obstetrícia do Hospital da Mulher "Prof. Dr. José Aristodemo Pinotti" – Centro de Atenção Integral à Saúde da Mulher – CAISM, Unicamp.

Sérgio Tadeu Martins Marba   Professor Titular, Livre-Docente e Doutor em Pediatria pela Faculdade de Ciências Médicas da Universidade Estadual de Campinas (FCM-Unicamp). Professor Titular do Departamento de Pediatria da FCM-Unicamp e da Divisão de Neonatologia do Hospital da Mulher "Prof. Dr. José Aristodemo Pinotti" – Centro de Atenção Integral à Saúde da Mulher – CAISM, Unicamp. Consultor Neonatal e do Método Canguru da Coordenação de Saúde da Criança e Aleitamento Materno do Ministério da Saúde. Membro do Grupo Executivo do Programa de Reanimação Neonatal da Sociedade Brasileira de Pediatria (SBP) e do Conselho Superior da Rede Brasileira de Pesquisas Neonatais. Assessor de Políticas Públicas da SBP.

Colaboradores

COLABORADOR ESPECIAL

Renato Passini Junior   Doutor e Mestre em Tocoginecologia pela Faculdade de Ciências Médicas da Universidade Estadual de Campinas (FCM-Unicamp). Professor-Associado do Departamento de Tocoginecologia da FCM-Unicamp e da Divisão de Obstetrícia do Hospital da Mulher "Prof. Dr. José Aristodemo Pinotti – Centro de Atenção Integral à Saúde da Mulher – CAISM, Unicamp. Preside a Coordenadoria de Ensino e Avaliação da Federação Brasileira das Sociedades de Ginecologia e Obstetrícia (Febrasgo).

Adriana Gomes Luz   Doutora e Mestre em Tocoginecologia pela Faculdade de Ciências Médicas da Universidade Estadual de Campinas (FCM-Unicamp). Professora Doutora do Departamento de Tocoginecologia da FCM-Unicamp e da Divisão de Obstetrícia do Hospital da Mulher "Prof. Dr. José Aristodemo Pinotti" – Centro de Atenção Integral à Saúde da Mulher – CAISM, Unicamp.

Adriane Maira Delicio   Doutor e Mestre pela Faculdade de Ciências Médicas da Universidade Estadual de Campinas (FCM-Unicamp). Médica-Assistente Infectologista do Hospital das Clínicas da Unicamp e do Centro de Referência em IST/AIDS de Campinas.

Alcir Escocia Dorigatti   Mestre em Ciências da Cirurgia pela Faculdade de Ciências Médicas da Universidade Estadual de Campinas (FCM-Unicamp).

Alessandra Cristina Marcolin   Livre-Docente e Doutora pela Universidade de São Paulo (USP). Doutorado no Harris Birthright Research Centre – Kings College Hospital, Londres, Reino Unido. Professora-Associada do Departamento de Ginecologia e Obstetrícia da Faculdade de Medicina de Ribeirão Preto da Universidade de São Paulo (FMRP-USP).

Aloisio José Bedone   Livre-Docente e Doutor em Tocoginecologia pela Faculdade de Ciências Médicas da Universidade Estadual de Campinas (FCM-Unicamp). Professor-Associado Aposentado do Departamento de Tocoginecologia da FCM-Unicamp e da Divisão de Ginecologia do Divisão de Obstetrícia do Hospital da Mulher "Prof. Dr. José Aristodemo Pinotti" – Centro de Atenção Integral à Saúde da Mulher – CAISM, Unicamp. Advogado pela Pontifícia Universidade Católica de Campinas (PUC-Campinas).

Amanda de Arruda Carvalho   Médica Ginecologista e Obstetra pela Faculdade de Medicina de Jundiaí (FMJ). Ultrassonografista pela Universidade Estadual de Campinas (Unicamp).

Ana Cláudia Rabelo   Pós-Graduanda do Departamento de Ginecologia e Obstetrícia da Faculdade de Medicina de Ribeirão Preto da Universidade de São Paulo.

Ana Luyza Domingues da Silva Faria   Pós-Graduação no Instituto Sapientae – Facility em Reprodução Humana Assistida. Residência no Hospital Universitário da Faculdade de Medicina de Jundiaí (FMJ). Médica pela FMJ.

Anderson Borovac-Pinheiro   Doutor e Mestre na área de Saúde Materna e Perinatal pela Faculdade de Ciências Médicas da Universidade Estadual de Campinas (FCM-Unicamp). Médico Assistente Obstetra do Departamento de Tocoginecologia da Unicamp e da Divisão de Obstetrícia do Hospital da Mulher "Prof. Dr. José Aristodemo Pinotti" – Centro de Atenção Integral à Saúde da Mulher – CAISM, Unicamp.

André Dubinco   Médico Residente de Radiologia e Diagnóstico por Imagem do Hospital Israelita Albert Einstein (HIAE). Médico pela Pontifícia Universidade Católica de Campinas (PUC-Campinas). Membro do Colégio Brasileiro de Radiologia (CBR).

André Ricardo Ribas Freitas   Doutorado em Epidemiologia e Mestre em Clínica Médica pela Faculdade de Ciências Médicas da Universidade Estadual de Campinas (FCM-Unicamp). Médico Epidemiologista. Coordenador do Mestrado Profissional em Saúde Coletiva e Professor de Epidemiologia e Bioestatística na Faculdade de Medicina São Leopoldo Mandic, Campinas.

André Souza Leite Vieira   Doutorando do Programa de Tocoginecologia pela Faculdade de Ciências Médicas da Universidade Estadual de Campinas (FCM-Unicamp). Mestre em Fisiopatologia Médica pela Unicamp. Professor de Educação Física pela Universidade Estadual de Campinas (Unicamp).

Andréa da Rocha Tristão   Doutora e Mestre em Ginecologia e Obstetrícia pela Faculdade de Medicina de Botucatu da Universidade Estadual Universidade Estadual Paulista "Júlio de Mesquita Filho" (FMB-Unesp). Médica do Departamento de Ginecologia e Obstetrícia da FMB-Unesp. Responsável pelos Ambulatórios de Infecções Genitais Femininas e Patologia do Trato Genital Inferior e Colposcopia do Departamento de Ginecologia e Obstetrícia da FMB-Unesp.

Andrea de Vasconcelos Gonçalves   Doutora em Ciências da Saúde pelo Departamento de Tocoginecologia da Universidade Estadual de Campinas (Unicamp). Fisioterapeuta pela Pontifícia Universidade Católica de Campinas (PUC-Campinas). Professora Convidada do Curso de Especialização em Fisioterapia em Saúde da Mulher do Hospital da Mulher – Centro de Atenção Integral à Saúde da Mulher – CAISM, Unicamp.

Andréa Eloy da Costa França   Professora Doutora da Disciplina de Dermatologia da Faculdade de Ciências Médicas da Universidade Estadual de Campinas (FCM-Unicamp). Membro da Sociedade de Brasileira de Dermatologia (SBD).

Angela Maria Bacha   Doutora em Tocoginecologia pela Faculdade de Ciências Médicas da Universidade Estadual de Campinas (FCM-Unicamp). Professora Doutora do Departamento de Tocoginecologia da FCM-Unicamp e da Divisão de Obstetrícia do Hospital da Mulher "Prof. Dr. José Aristodemo Pinotti" – Centro de Atenção Integral à Saúde da Mulher – CAISM, Unicamp.

Angélica de Fátima Assunção Braga   Professora Titular, Livre-Docente e Doutora pela Faculdade de Ciências Médicas da Universidade Estadual de Campinas (FCM-Unicamp). Professora Titular do Departamento de Anestesiologia da FCM-Unicamp e do Hospital da Mulher "Prof. Dr. José Aristodemo Pinotti" – Centro de Atenção Integral à Saúde da Mulher – CAISM, Unicamp. Título Superior em Anestesiologia pela Sociedade Brasileira de Anestesiologia (SBA).

Anic Campos Alves   Pós-Graduanda em Tocoginecologia pela Universidade Estadual de Campinas (Unicamp). Médica Ginecologista e Obstetra pela Faculdade de Medicina de Jundiaí (FMJ).

Arlete Maria dos Santos Fernandes   Livre-Docente e Doutora em Tocoginecologia pela Faculdade de Ciências Médicas da Universidade Estadual de Campinas (FCM-Unicamp). Professora-Associada do Departamento de Tocoginecologia da FCM-Unicamp. Coordenadora do Programa de Atenção Especial às Mulheres Vítimas de Violência Sexual da Divisão de Ginecologia do Hospital da Mulher "Prof. Dr. José Aristodemo Pinotti" – Centro de Atenção Integral à Saúde da Mulher – CAISM, Unicamp.

Arthur Antolini-Tavares   Médico Patologista Assistente do Departamento de Anatomia Patológica da Faculdade de Ciências Médicas da Universidade Estadual de Campinas (FCM-Unicamp).

Belmiro Gonçalves Pereira   Doutor e Mestre em Tocoginecologia pela Faculdade de Ciências Médicas da Universidade Estadual de Campinas (FCM-Unicamp). Professor Doutor do Departamento de Tocoginecologia da FCM-Unicamp e da Divisão de Obstetrícia do Hospital da Mulher "Prof. Dr. José Aristodemo Pinotti" – Centro de Atenção Integral à Saúde da Mulher – CAISM, Unicamp. Título de Especialista em Tocoginecologia.

Benedito de Sousa Almeida Filho   Doutor e Mestre em Ginecologia e Obstetrícia da Faculdade de Medicina de Botucatu da Universidade Estadual Universidade Estadual Paulista "Júlio de Mesquita Filho" (FMB-Unesp). Médico do Departamento de Ginecologia e Obstetrícia da FMB-Unesp. Membro do Centro de Avaliação em Mastologia do Hospital das Clínicas da FMB-Unesp.

Bremen De Mucio   Doutor em Perinatologia pela Facultad de Medicina da Universidade de la República, Montevidéu, Uruguai. Mestre em Saúde Pública e Comunitária pela Universidad de Montevideo, Uruguai. Médico Ginecologista pela Facultad de Medicina da Universidade de la República em Montevidéu, Uruguai. Consultor em Saúde Neonatal do Centro Latino-Americano de Perinatologia, Saúde da Mulher e Reprodutiva da Organização Pan-Americana da Saúde (OPAS), Montevidéu, Uruguai.

Brenno Belazi Nery Souza Campos   Doutor em Ciências da Saúde pelo Instituto de Ensino e Pesquisa (IEP) do Hospital Sírio-Libanês. Intensivista pela Associação de Medicina Intensiva Brasileira (AMIB). Coordenador Médico da UTI do Hospital da Mulher "Prof. Dr. José Aristodemo Pinotti" – Centro de Atenção Integral à Saúde da Mulher – CAISM, Unicamp. Professor Doutor da Faculdade de Medicina São Leopoldo Mandic, Campinas.

Camila Nayara Fahl Galego   Médica Anestesiologista. Ex-Residente do Departamento de Anestesiologia da Faculdade de Ciências Médicas da Universidade Estadual de Campinas (FCM-Unicamp).

Camilla Maria de Alencar Saraiva   Médica Hematologista e Hemoterapeuta pela Universidade Estadual de Campinas (Unicamp). Especialista em Clínica Médica pela Universidade Federal de Pernambuco (UFPE).

Camilla Olivares Figueira   Mestre pela Faculdade de Ciências Médicas da Universidade Estadual de Campinas (FCM-Unicamp). Médica pela Unicamp.

Carina Fernanda Robles Angelini   Doutora em Ciências da Saúde pela Faculdade de Ciências Médicas da Universidade Estadual de Campinas (FCM-Unicamp) e Mestre em Saúde Coletiva pelo Departamento de Medicina Social da Faculdade de Medicina de Ribeirão Preto (FMRP-USP). Psicóloga pela Universidade Estadual Paulista "Júlio de Mesquita Filho" (Unesp). Especialista em Psicoterapia, com enfoque em Sexualidade, pelo Instituto Paulista de Sexualidade (Inpasex). Professora Doutora da Faculdade de Medicina São Leopoldo Mandic, Campinas.

Carlos Henrique Mascarenhas Silva   Doutorando em Bioética pela Faculdade de Medicina do Porto, Portugal. Especialista em Medicina Fetal pela King's College, Londres, Reino Unido. Coordenador do Serviço de Medicina Fetal e Ultrassonografia, Coordenador do Serviço de Ginecologia e Obstetrícia e Supervisor do Programa de Residência Médica em Medicina Fetal e de Ultrassonografia em Ginecologia e Obstetrícia da Rede Mater Dei de Saúde, Belo Horizonte. Médico Obstetra pela Universidade Federal de Minas Gerais (UFMG).

Carolina Bicudo Borrelli   Mestranda em Tocoginecologia da Faculdade de Ciências Médicas da Universidade Estadual de Campinas (FCM-Unicamp). Médica Ginecologista e Obstetra pela Faculdade de Ciências da Saúde Dr. José Antônio Garcia Coutinho – Universidade do Vale do Sapucaí (UNIVAS) e Hospital das Clínicas Samuel Libanio – HCSL.

Carolina Carvalho Ribeiro do Valle   Mestre em Clínica Médica pela Faculdade de Ciências Médicas da Universidade Estadual de Campinas (FCM-Unicamp). Especialista em Infectologia pela FCM-Unicamp. Médica pela FCM-Unicamp. Coordenadora da Comissão de Prevenção e Controle de Infecções Relacionadas à Assistência à Saúde do Hospital da Mulher "Prof. Dr. José Aristodemo Pinotti – Centro de Atenção Integral à Saúde da Mulher – CAISM, Unicamp. Plantonista da Unidade de Terapia Intensiva do CAISM-Unicamp. Médica do Laboratório de Patologia Clínica do Hospital de Clínicas da Unicamp.

Carolina Frandsen Pereira da Costa   Doutora em Biologia Tecidual e Mestre em Biologia Celular pelo Instituto de Biologia da Universidade Estadual de Campinas (IB-Unicamp). Ilustradora e Designer Cientifica. Integrante da Equipe Administrativa do Blogs Unicamp.

Carolina Serri Lepore   Mestre em Ciências Médicas, Área de Concentração em Tocoginecologia, pela Faculdade de Medicina de Ribeirão Preto da Universidade de São Paulo (FMRP-USP). Médica do Setor de Obstetrícia do Hospital das Clínicas (HC) da FMRP-USP.

Carolina Soares Barros de Melo   Doutora e Mestre em Imunologia pelo Instituto de Ciências Biológicas da Universidade Federal de Minas Gerais (ICB-UFMG). Médica Residente de Ginecologia e Obstetrícia da Rede Mater Dei de Saúde, Belo Horizonte.

Cássio Cardoso Filho   Doutor e Mestre em Ginecologia Oncológica pela Faculdade de Ciências Médicas da Universidade Estadual de Campinas (FCM-Unicamp). Professor Doutor do Departamento de Tocoginecologia da FCM-Unicamp e da Divisão de Oncologia do Hospital da Mulher "Prof. Dr. José Aristodemo Pinotti – Centro de Atenção Integral à Saúde da Mulher – CAISM, Unicamp. Diretor Clínico do CAISM da Unicamp. Especialista em Mastologia pela Associação Médica Brasileira (AMB) e Sociedade Brasileira de Mastologia (SBM).

Catharina Wagner Giannini   Médica Residente em Ginecologia e Obstetrícia do Hospital das Clínicas da Universidade Federal de Minas Gerais (UFMG).

Ciro Garcia Montes   Doutor e Mestre em Clínica Médica pela Faculdade de Ciências Médicas da Universidade Estadual de Campinas (FCM-Unicamp). Professor Doutor da Disciplina de Gastroenterologia Clínica da FCM-Unicamp. Coordenador Geral do Centro de Diagnóstico de Doenças do Aparelho Digestivo (Gastrocentro) da Unicamp.

Cláudia Lourdes Soares Laranjeira   Doutoranda do Programa de Ciências Aplicadas à Cirurgia da Universidade Federal de Minas Gerais (UFMG). Obstetra Plantonista, Supervisora do Programa de Residência Médica em Ginecologia e Obstetrícia e Coordenadora do Serviço de Ginecologia e Obstetrícia da Rede Mater Dei de Saúde, Belo Horizonte. Diretora da Associação de Ginecologistas e Obstetras de Minas Gerais (SOGIMIG).

Cláudio Barsanti Doutor em Medicina pela Faculdade de Ciências Médicas da Santa Casa de Misericórdia de São Paulo (FCMSCSP). Mestre em Pediatria pela Universidade Federal de São Paulo. Advogado, Sócio e Diretor do escritório Barsanti, Vazquez Advogados.

Cleisson Fábio Andrioli Peralta Doutor e Mestre em Medicina pela Universidade de São Paulo (USP). Pós-Doutorado em Medicina Fetal, Kings College Hospital, Londres, Reino Unido. Especialista em Ginecologia e Obstetrícia pela Associação Médica Brasileira (AMB) e Federação Brasileira das Associações de Ginecologia e Obstetrícia (Febrasgo). Especialista em Ultrassonografia Geral pela AMB e Colégio Brasileiro de Radiologia e Diagnóstico por Imagem (CBR). Especialista em Medicina Fetal pela AMB e Febrasgo e Diploma Internacional de Medicina Fetal pela "Fetal Medicine Foundation e International Educational Committee". Médico Responsável pelo Curso de Pós-Graduação em Medicina Fetal no Centro de Referência no Ensino do Diagnóstico por Imagem (CETRUS), pelo Centro de Medicina Fetal e Cirurgia Fetal Gestar, pelo Serviço de Cirurgia Fetal do Hospital do Coração (HCor) de São Paulo, pelos Serviços de Medicina Fetal e Cirurgia Fetal dos Hospitais Pro Matre (Grupo Santa Joana – São Paulo) e Santa Maria (Grupo Santa Joana – São Paulo).

Conrado Milani Coutinho Doutor e Mestre em Medicina (Obstetrícia e Ginecologia) pela Universidade de São Paulo (USP). Pós-Doutorado na Unidade de Medicina Fetal da St. George's University Hospitals NHS Trust, Londres, Reino Unido. Médico-Assistente Doutor do Departamento de Ginecologia e Obstetrícia do Hospital das Clínicas da Faculdade de Medicina de Ribeirão Preto da Universidade de São Paulo (HCFMRP-USP).

Cristina Laguna Benetti-Pinto Livre-Docente e Doutora em Ginecologia pela Faculdade de Ciências Médicas da Universidade Estadual de Campinas (FCM-Unicamp). Professora-Associada do Departamento de Tocoginecologia da FCM-Unicamp e da Divisão de Ginecologia do Hospital da Mulher "Prof. Dr. José Aristodemo Pinotti – Centro de Atenção Integral à Saúde da Mulher – CAISM, Unicamp.

Daiane Sofia de Morais Paulino Doutora em Ciências da Saúde na Área de Saúde Materna e Perinatal da Faculdade de Ciências Médicas da Universidade Estadual de Campinas (FCM-Unicamp). Nutricionista do Hospital da Mulher "Prof. Dr. José Aristodemo Pinotti" – Centro de Atenção Integral à Saúde da Mulher – CAISM, Unicamp.

Dalva Rossi Doutora pela Faculdade de Ciências Médicas da Universidade Estadual de Campinas (FCM-Unicamp). Mestre pelo Programa de Estudos Pós-Graduados da Pontifícia Universidade Católica de São Paulo (PUC-SP). Assistente Social do Hospital da Mulher "Prof. Dr. José Aristodemo Pinotti" – Centro de Atenção Integral à Saúde da Mulher – CAISM, Unicamp.

Daniel Ferraz de Campos Mazo Professor Doutor da Disciplina de Gastroenterologia do Departamento de Clínica Médica da Faculdade de Ciências Médicas da Universidade Estadual de Campinas (FCM-Unicamp). Diretor Científico do Gastrocentro da Unicamp. Professor Doutor Colaborador, Gastroenterologista e Hepatologista, do Departamento de Gastroenterologia do Hospital das Clínicas da Faculdade de Medicina da Universidade de São Paulo (HCFMUSP).

Daniela Aires Moreira Mestre em Obstetrícia pela Universidade Estadual Paulista "Júlio de Mesquita Filho" (Unesp). *Observer* do Harris Birthright for Fetal Medicine, King's College Hospital, Londres, Reino Unido. Professora-Assistente da Faculdade de Ciências Médicas da Paraíba (FCMPB).

Daniela Angerame Yela Livre-Docente e Doutora em Tocoginecologia pela Faculdade de Ciências Médicas da Universidade Estadual de Campinas (FCM-Unicamp). Professora-Associada do Departamento de Tocoginecologia da FCM-Unicamp.

Daniele Luminoso Mestre em Ginecologia e Obstetrícia pela Universidade Estadual Paulista "Júlio de Mesquita Filho" (Unesp). Médico Assistente do Setor de Ultrassonografia e Medicina Fetal do Hospital da Mulher "Prof. Dr. José Aristodemo Pinotti – Centro de Atenção Integral à Saúde da Mulher – CAISM, Unicamp. Médico e Residência em Ginecologia e Obstetrícia pela Università degli Studi di Cagliari, Sardenha, Itália. Especialista em Medicina Fetal pelo King's College Hospital, Londres, Reino Unido. Ultrassonografista e Consultor em Medicina Fetal. Professor do Centro de Referência no Ensino do Diagnóstico por Imagem (CETRUS).

Debora Farias Batista Leite Doutora pela Faculdade de Ciências Médicas da Universidade Estadual de Campinas (FCM-Unicamp) e Mestre em Ciências da Saúde pela Universidade Federal de Pernambuco (UFPE). Médica Obstetra pela Universidade Federal de Campina Grande (UFCG). Líder do Grupo Integrado de Estudos em Ginecologia e Obstetrícia (CNPq). Professora Adjunta da UFPE.

Denise Ellen Francelino Cordeiro Mestranda em Saúde da Mulher e da Criança da Universidade Federal do Ceará (UFC). Professora do Curso de Medicina do Centro Universitário Christus (Unichristus).

Denise Pontes Cavalcanti Livre-Docente e Doutora em Genética pela Faculdade de Ciências Médicas da Universidade Estadual de Campinas (FCM-Unicamp). Professora-Associada e Coordenadora do Programa de Genética Perinatal do Departamento de Medicina Translacional, área de Genética Médica, da FCM-Unicamp. Pós-Doutorado no Policlinico A. Gemelli, Roma, Itália, e no Hôpital Necker- Enfants Malades, Paris, França.

Douglas Bernal Tiago Doutor em Obstetrícia pela Faculdade de Medicina da Universidade de São Paulo (USP) e Mestre em Tocoginecologia pela Faculdade de Ciências Médicas da Universidade Estadual de Campinas (FCM-Unicamp). Professor-Adjunto da Pontifícia Universidade Católica de Campinas (PUC-Campinas). Coordenador do Pré-Natal de Alto Risco do Hospital Universitário da PUC-Campinas. Membro da Comissão de Mortalidade Materna da Federação Brasileira das Associações de Ginecologia e Obstetrícia (Febrasgo).

Edimárlei Gonsales Valério Doutora e Mestre pela Universidade Federal do Rio Grande do Sul (UFRGS). Pós-Doutorado pela Faculdade de Medicina da (FAMED-UFRGS). Professora Adjunta de Ginecologia e Obstetrícia e do Programa de Pós-Graduação em Ciências da Saúde: Ginecologia e Obstetrícia da FAMED-UFRGS. Professora da equipe de Gestação de Alto Risco do Serviço de Ginecologia e Obstetrícia do Hospital de Clínicas de Porto Alegre.

Edna Maria Goulart Joazeiro Doutora e Mestre em Educação pela Faculdade de Educação da Universidade Estadual de Campinas (FE-Unicamp). Pós-Doutorado em Serviço Social pelo Programa de Estudos Pós-Graduados da Pontifícia Universidade Católica de São Paulo (PUC-SP). Diretora do Centro de Ciências Humanas e Letras da Universidade Federal do Piauí (UFPI). Docente do Departamento de Serviço Social e do Programa de Pós-Graduação em Políticas Públicas da UFPI. Líder do Grupo de Estudo e Pesquisa Formação, Trabalho, Desigualdade Social e Políticas Públicas/CNPq (FTDESPP).

Eduardo Borges da Fonseca Livre-Docente e Doutor em Medicina pela Faculdade de Medicina da Universidade de São Paulo (FMUSP). Professor Adjunto da Universidade Federal da Paraíba (UFPB).

Egle Couto Doutora em Tocoginecologia pela Faculdade de Ciências Médicas da Universidade Estadual de Campinas (FCM-Unicamp). Médica Assistente da Divisão de Obstetrícia do Hospital da Mulher "Prof. Dr. José Aristodemo Pinotti – Centro de Atenção Integral à Saúde da Mulher – CAISM, Unicamp. Professora de Obstetrícia da Faculdade de Medicina da Pontifícia Universidade Católica de Campinas (PUC-Campinas). Membro da Comissão Nacional Especializada de Trombose na Mulher da Federação Brasileira das Associações de Ginecologia e Obstetrícia (Febrasgo).

Elaine Christine Dantas Moisés Livre-Docente e Doutora em Tocoginecologia pela Faculdade de Medicina de Ribeirão Preto da Universidade de São Paulo (FMRP-USP). Professora-Associada do Departamento de Ginecologia e Obstetrícia da FMRP-USP. Coordenadora do Ambulatório de Endocrinopatias em Obstetrícia do Hospital das Clínicas (HC) da FMRP-USP. Diretora Geral do Centro de Referência da Saúde da Mulher de Ribeirão Preto – MATER (CRSMRP-MATER).

Elaine Cristina de Ataíde Doutora em Ciências da Cirurgia da Faculdade de Ciências Médicas da Universidade Estadual de Campinas (FCM-Unicamp). Professora Doutora da Disciplina de Cirurgia de Moléstias do Aparelho Digestivo do Departamento de Cirurgia da FCM-Unicamp. Coordenadora Médica da Unidade de Transplante do Hospital de Clínicas da Unicamp.

Eliana Martorano Amaral Professora Titular, Livre-Docente e Doutora em Tocoginecologia pela Faculdade de Ciências Médicas da Universidade Estadual de Campinas (FCM-Unicamp). Professora Titular de Obstetrícia do Departamento de Tocoginecologia da FCM-Unicamp e da Divisão de Obstetrícia do Hospital da Mulher "Prof. Dr. José Aristodemo Pinotti – Centro de Atenção Integral à Saúde da Mulher – CAISM, Unicamp. Pós-Doutorado na London School of Hygiene and Tropical Medicine, Londres, Reino Unido. Membro da Comissão de Pré-Natal da Federação Brasileira das Associações de Ginecologia e Obstetrícia (Febrasgo).

Elias Ferreira de Melo Junior Doutor pela Universidade Estadual de Campinas (Unicamp). Médico Obstetra pela Universidade Federal de Pernambuco (UFPE). Líder do Grupo de Pesquisas (CNPq) – Perinatologia Baseada em Evidências. Professor-Adjunto da UFPE.

Elisa Nunes Secamilli Médica Assistente da Disciplina de Dermatologia da Faculdade de Ciências Médicas da Universidade Estadual de Campinas (FCM-Unicamp). Membro da Sociedade de Brasileira de Dermatologia (SBD).

Eliza Maria Tamashiro Mestre em Ciências Médicas, Área de Saúde Mental, pela Faculdade de Ciências Médicas da Universidade Estadual de Campinas (FCM-Unicamp). Psiquiatra e Médica pela FCM-Unicamp.Coordenadora do Ambulatório de Saúde Mental na Gravidez do Hospital da Mulher "Prof. Dr. José Aristodemo Pinotti – Centro de Atenção Integral à Saúde da Mulher – CAISM, Universidade Estadual de Campinas.

Elton Carlos Ferreira Doutor e Mestre em Saúde Materna e Perinatal pelo Departamento de Tocoginecologia da Faculdade de Ciências Médicas da Universidade Estadual de Campinas (FCM-Unicamp). Médico Assistente Obstetra do Departamento de Tocoginecologia da Unicamp e da Divisão de Obstetrícia do Hospital da Mulher "Prof. Dr. José Aristodemo Pinotti – Centro de Atenção Integral à Saúde da Mulher – CAISM, Unicamp. Professor Adjunto do Departamento de Ginecologia e Obstetrícia da Pontifícia Universidade Católica de Campinas (PUC-Campinas). Membro da Comissão Nacional Especializada em Gestação de Alto Risco da Federação Brasileira das Associações de Ginecologia e Obstetrícia (Febrasgo).

Ênio Luís Damaso Mestre em Ciências Médicas, Área de Concentração em Tocoginecologia, pela Faculdade de Medicina de Ribeirão Preto da Universidade de São Paulo (FMRP-USP). Médico do Setor de Obstetrícia do Hospital das Clínicas (HC) da FMRP-USP.

Erica Almeida Ramos de Jesus   Médica Residente em Ultrassonografia em Ginecologia e Obstetrícia do Hospital da Mulher "Prof. Dr. José Aristodemo Pinotti – Centro de Atenção Integral à Saúde da Mulher – CAISM, Universidade Estadual de Campinas (Unicamp).

Érica Roberta Fujito Urquiza   Médica Residente de Ginecologia e Obstetrícia do Departamento de Tocoginecologia da Faculdade de Ciências Médicas da Universidade Estadual de Campinas (FCM-Unicamp) e em Ultrassonografia em Ginecologia e Obstetrícia do Hospital da Mulher "Prof. Dr. José Aristodemo Pinotti – Centro de Atenção Integral à Saúde da Mulher – CAISM.

Erich Vinicius de Paula   Doutor em Fisiopatologia Médica pela Faculdade de Ciências Médicas da Universidade Estadual de Campinas (FCM-Unicamp). Professor da Disciplina de Hematologia da FCM-Unicamp. Especialista em Hematologia pela Associação Brasileira de Hematologia, Hemoterapia e Terapia Celular (ABHH).

Eros Antonio de Almeida   Livre-Docente e Doutor em Clínica Médica pela Faculdade de Ciências Médicas da Universidade Estadual de Campinas (FCM-Unicamp). Professor-Associado do Departamento de Clínica Médica da FAC-Unicamp. Coordenador do Grupo de Estudos em Doença de Chagas na Unicamp.

Euller Duarte de Carvalho   Doutorando do Programa de Tocoginecologia da Faculdade de Ciências Médicas da Universidade Estadual de Campinas (FCM-Unicamp). Professor de Educação Física pela Pontifícia Universidade Católica de Campinas (PUC-Campinas).

Fabiane Barbero Klem   Médica Anestesiologista do Hospital e Maternidade Santa Joana, São Paulo. Residente pelo Departamento de Anestesiologia da Faculdade de Ciências Médicas da Universidade Estadual de Campinas (FCM-Unicamp).

Felipe Franco da Graça   Médico Neurologista e Neurofisiologista Clínico pelo Hospital de Clínicas da Universidade Estadual de Campinas (HC-Unicamp). Membro Titular da Academia Brasileira de Neurologia (ABN).

Fernanda Garanhani de Castro Surita   Livre-Docente e Doutora em Tocoginecologia pelas Faculdade de Ciências Médicas da Universidade Estadual de Campinas (FCM-Unicamp). Professora-Associada do Departamento de Tocoginecologia da FCM-Unicamp e da Divisão de Obstetrícia do Hospital da Mulher "Prof. Dr. José Aristodemo Pinotti – Centro de Atenção Integral à Saúde da Mulher – CAISM, Unicamp. Chefe do Departamento de Tocoginecologia da FCM-Unicamp.

Fernanda Santos Grossi   Doutoranda do Programa de Pós-Graduação em Ciências da Saúde em Ginecologia e Obstetrícia da Faculdade de Medicina da Universidade Federal do Rio Grande do Sul (FAMED-UFRGS). Mestre em Ginecologia e Obstetrícia pela FAMED-UFRGS. Coordenadora do Serviço de Obstetrícia e Ginecologia do Hospital Geral da Universidade de Caxias do Sul (UCS), Rio Grande do Sul.

Fernanda Schier De Fraga   Especialista em Ginecologista e Obstetra (TEGO) pela Federação Brasileira das Associações de Ginecologia e Obstetrícia (Febrasgo). Professora-Substituta de Ginecologia do Departamento de Tocoginecologia da Universidade Federal do Paraná (UFPR). Professora-Assistente de Ginecologia da Escola de Medicina da Pontifícia Universidade Católica do Paraná (PUC-PR).

Fernanda Schwartz Cavichiolli   Mestranda em Tocoginecologia pela Faculdade de Ciências Médicas da Universidade Estadual de Campinas (FCM-Unicamp).

Francisco Edson de Lucena Feitosa   Doutor em Obstetrícia pela Faculdade de Ciências Médicas da Universidade Estadual de Campinas (FCM-Unicamp) e Mestre em Cirurgia pela Universidade Federal do Ceará (UFC). Professor Adjunto do Departamento de Saúde da Mulher, da Criança e do Adolescente da UFC.

Francisco Hideo Aoki   Doutor em Ciências Médicas pela Faculdade de Ciências Médicas da Universidade Estadual de Campinas (FCM-Unicamp). Professor Doutor da Disciplina de Infectologia do Departamento de Clínica Médica da FCM-Unicamp. Coordenador do Laboratório de Pesquisa em HIV/Aids, Hepatites Virais e Doenças Emergentes e Reemergentes no Hospital das Clínicas da Unicamp.

Geraldo Duarte   Professor Titular, Livre-Docente e Doutor em Tocoginecologia pela Faculdade de Medicina de Ribeirão Preto da Universidade de São Paulo (FMRP-USP). Pós-Doutorado na University of Pittsburgh, Estados Unidos, no Centers for Disease Control and Prevention, CDC, Estados Unidos, e na Universitat de València, Espanha. Professor Titular o Departamento de Ginecologia e Obstetrícia da FMRP-USP.

Gilberto Lazaroni Theodoro da Cunha   Mestre em Ciências da Saúde pela Faculdade de Medicina de Jundiaí (FMJ). Professor-Assistente da Disciplina de Obstetrícia da FMJ.

Giovanna Pessini   Médica Ginecologista e Obstetra pela Faculdade de Medicina de Jundiaí (FMJ). Plantonista do Hospital Universitário da FMJ. Professora Colaboradora da Disciplina de Obstetrícia na FMJ.

Gisele Nunes Yonezawa   Mestre em Imunologia Básica pelo Instituto de Biologia da Universidade Estadual de Campinas (IB-Unicamp). Médica Pneumologista da Disciplina de Pneumologia do Hospital das Clínicas da Unicamp. Professora de Pneumologia da Faculdade de Medicina da Pontifícia Universidade Católica de Campinas (PUC-Campinas).

Giuliane Jesus Lajos   Doutora e Mestre em Tocoginecologia pela Faculdade de Ciências Médicas da Universidade Estadual de Campinas (FCM-Unicamp). Professora Doutora do Departamento de Tocoginecologia da FCM-Unicamp e da Divisão de Obstetrícia do Hospital da Mulher "Prof. Dr. José Aristodemo Pinotti – Centro de Atenção Integral à Saúde da Mulher – CAISM, Unicamp

Gláucia Miranda Varella Pereira   Doutoranda em Tocoginecologia pela Faculdade de Ciências Médicas da Universidade Estadual de Campinas (FCM-Unicamp). Mestre em Ciências da Saúde pela Universidade Federal de Minas Gerais (UFMG). Fisioterapeuta com Especialização em Fisioterapia em Obstetrícia pela UFMG.

Guilherme Negrão de Souza   Doutor e Mestre em Ciências pela Escola Paulista de Medicina da Universidade Federal de São Paulo (EPM-Unifesp). Coordenador de Residência Médica do Hospital Maternidade Leonor Mendes de Barros (HMLMB). Professor da Universidade Cidade de São Paulo (Unicid).

Gustavo Pereira Fraga   Livre-Docente e Doutor em Ciências da Cirurgia pela Faculdade de Ciências Médicas da Universidade Estadual de Campinas (FCM-Unicamp). Professor-Associado do Departamento de Cirurgia e Coordenador da Disciplina de Cirurgia do Trauma da FCM-Unicamp. Pós-Doutorado na University of California, San Diego, Estados Unidos.

Ida Peréa Monteiro   Mestre em Ciências da Saúde pela Universidade de Brasília (UnB). Professora-Assistente da Universidade Federal de Rondônia (UNIR).

Igor Studart de Lucena Feitosa   Graduando de Medicina na Universidade de Fortaleza (Unifor).

Ilza Maria Urbano Monteiro   Livre-Docente e Doutora em Tocoginecologia pela Faculdade de Ciências Médicas da Universidade Estadual de Campinas (FCM-Unicamp). Professora-Associada do Departamento de Tocoginecologia da FCM-Unicamp e da Divisão de Ginecologia do Hospital da Mulher "Prof. Dr. José Aristodemo Pinotti – Centro de Atenção Integral à Saúde da Mulher – CAISM, Unicamp. Vice-Presidente da Comissão de Anticoncepção da Federação Brasileira das Associações de Ginecologia e Obstetrícia (Febrasgo).

Iracema de Mattos Paranhos Calderon   Professora Titular, Livre-Docente e Doutora pela Faculdade de Medicina de Botucatu da Universidade Estadual Paulista "Júlio de Mesquita Filho (FMB-Unesp). Professora Titular de Obstetrícia da FMB-Unesp.

Isabela Nelly Machado   Doutora e Mestre em Tocoginecologia pela Faculdade de Ciências Médicas da Universidade Estadual de Campinas (FCM-Unicamp). Título de Especialista em Ginecologia e Obstetrícia (TEGO) e em Medicina Fetal pela Federação Brasileira das Associações de Ginecologia e Obstetrícia (Febrasgo). Especialista em Diagnóstico por Imagem pelo Colégio Brasileiro de Radiologia e Diagnóstico por Imagem (CBR). Médica do Pré-Natal de Alto Risco da Secretaria de Saúde da Prefeitura Municipal de Campinas e do Hospital da Mulher "Prof. Dr. José Aristodemo Pinotti – Centro de Atenção Integral à Saúde da Mulher – CAISM, Unicamp.

Isabella Ruanna Meneses Neres de Brito   Especializanda em medicina fetal e imunologia da reprodução pela Universidade Estadual de Campinas (Unicamp). Médica pela Universidade Estadual do Piauí (UESPI). Ultrassonografista em Ginecologia e Obstetrícia pela Unicamp.

Isabella Salvetti Valente   Médica da Seção de Ecografia e do Programa de Medicina Fetal do Hospital da Mulher "Prof. Dr. José Aristodemo Pinotti – Centro de Atenção Integral à Saúde da Mulher – CAISM, Unicamp.

Jacinta Pereira Matias   Doutora em Tocoginecologia pela Faculdade de Ciências Médicas da Universidade Estadual de Campinas (FCM-Unicamp). Professora-Adjunta do Departamento de Tocoginecologia da Faculdade de Medicina de Jundiaí (FMJ).

Janete Vettorazzi   Doutora e Mestre pela Faculdade de Medicina da Universidade Federal do Rio Grande do Sul (FAMED-UFRGS). Professora Adjunta de Ginecologia e Obstetrícia e do Programa de Pós-Graduação em Ciências da Saúde – Ginecologia e Obstetrícia – da FAMED-UFRGS. Coordenadora da Equipe Multidisciplinar Especializada no Atendimento dos Transtornos Placentários do Serviço de Ginecologia e Obstetrícia do Hospital de Clínicas de Porto Alegre.

Jaqueline Cristina de Amorim   Doutoranda em Saúde da Criança e do Adolescente pela Faculdade de Ciências Médicas da Universidade Estadual de Campinas (FCM-Unicamp). Especialista em Saúde Reprodutiva da Mulher pela Unicamp. Psicóloga pelas Faculdades Einstein. Professora de Ensino Superior na Rede Kroton e Psicóloga Clínica.

Jaqueline Sapelli   Mestranda na Área de Ciências da Saúde pela Fundação Antônio Prudente. Pós-Graduada em Nutrologia pela Associação Brasileira de Nutrologia (ABRAN). Médica Hematologista, Titular do Departamento de Oncologia Clínica do A.C. Camargo Cancer Center. Médica Hematologista, Titular do Setor de Transplante de Medula Óssea do A.C. Camargo Cancer Center. Membro do Time de Onco-Hematologia do Centro de Referência em Neoplasias Hematológicas do A.C. Camargo Cancer Center.

João Alfredo Píffero Steibel   Doutor em Ginecologia Obstetrícia e Mastologia pela Universidade Estadual Paulista "Júlio de Mesquita Filho" (Unesp). Mestre em Medicina e Ciências da Saúde pela Pontifícia Universidade Católica do Rio Grande do Sul (PUCRS). Professor Titular de Obstetrícia da Escola de Medicina da PUCRS. Especialização em Ultrassonografia Certificado pela Federação Brasileira de Associações de Ginecologia e Obstetrícia (Febrasgo).

João Luiz de Carvalho Pinto e Silva   Professor Titular, Livre-Docente e Doutor pela Faculdade de Ciências Médicas da Universidade Estadual de Campinas (FCM-Unicamp). Professor Titular Aposentado de Obstetrícia do Departamento de Tocoginecologia da FCM-Unicamp e da Divisão de Obstetrícia do Hospital da Mulher "Prof. Dr. José Aristodemo Pinotti – Centro de Atenção Integral à Saúde da Mulher – CAISM, Unicamp. Atualmente Professor Colaborador de Obstetrícia do Departamento de Tocoginecologia da FCM-Unicamp.

João Paulo Leonardo Pinto   Doutorando e Mestre em Ginecologia pela Faculdade de Ciências Médicas da Universidade Estadual de Campinas (FCM-Unicamp). Professor-Assistente do Departamento de Tocoginecologia da Faculdade de Medicina de Jundiaí (FMJ). Médico Assistente da Divisão de Ginecologia do Hospital da Mulher "Prof. Dr. José Aristodemo Pinotti – Centro de Atenção Integral à Saúde da Mulher – CAISM, Unicamp.

João Renato Bennini Júnior   Doutor e Mestre em Tocoginecologia pela Faculdade de Ciências Médicas da Universidade Estadual de Campinas (FCM-Unicamp). Professor Doutor do Departamento de Tocoginecologia da FCM-Unicamp e da Divisão de Obstetrícia do Hospital da Mulher "Prof. Dr. José Aristodemo Pinotti – Centro de Atenção Integral à Saúde da Mulher – CAISM, Unicamp. Coordenador do Programa de Medicina Fetal do CAISM da Unicamp. Diretor Associado do CAISM, Unicamp.

Joelcio Francisco Abbade   Doutor e Mestre em Ginecologia, Obstetrícia e Mastologia pela Universidade Estadual Paulista "Júlio de Mesquita Filho" (Unesp). Professor Doutor do Departamento de Ginecologia e Obstetrícia da Faculdade de Medicina de Botucatu da Unesp. Especialização em Educação em Saúde pela Universidade Federal do Ceará. Pós-Doutorado no Lunenfeld Tanembaum Research Institute, Mount Sinai Hospital, Toronto, Canadá.

Jorge Francisco Kuhn dos Santos   Doutorado na área de Cardiotocografia e Gasometria Fetal pela Universidade Livre de Berlin e Mestre pela Universidade Federal de São Paul (Unifesp). Professor- Assistente do Departamento de Obstetrícia da Escola Paulista de Medicina da Unifesp (EPM-Unifesp).

José Augusto Rinck Júnior   Doutor em Clínica Médica pela Faculdade de Clínicas Médicas da Universidade Estadual de Campinas (FCM-Unicamp). Médico Oncologista Clínico. Titular do Departamento de Oncologia Clínica do A.C. Camargo Cancer Center. Coordenador do Time de Oncologia Clínica do Centro de Referência em Urologia do A.C. Camargo Cancer Center. Membro do time de Oncologia Clínica do Centro de Referência em Tumores Cutâneos do A.C. Camargo Cancer Center.

José Carlos Peraçoli   Professor Titular, Livre Docente e Doutor pela Faculdade de Medicina de Botucatu da Universidade Estadual Paulista "Júlio de Mesquita Filho" (FMB-Unesp). Professor Titular de Obstetrícia da FMB-Unesp.

José Geraldo Lopes Ramos   Professor Titular e Doutor pela Faculdade de Medicina da Universidade Federal do Rio Grande do Sul (FAMED-UFRGS). Professor Titular de Ginecologia e Obstetrícia da FAMED-UFRGS e do Hospital de Clínicas de Porto Alegre. Professor do Programa de Pós-Graduação em Ciências da Saúde: Ginecologia e Obstetrícia da FAMED-UFRGS. Coordenador de Ensino do Hospital de Clínicas de Porto Alegre e Pesquisador do CNPq. Professor da Equipe de Hipertensão na Gestação do Serviço de Ginecologia e Obstetrícia do Hospital de Clínicas de Porto Alegre.

José Guilherme Cecatti   Professor Titular, Livre-Docente e Doutor pela Faculdade de Ciências Médicas da Universidade Estadual de Campinas (FCM –Unicamp). Mestre em Epidemiologia pela London School of Hygiene and Tropical Medicine, University of London, Londres, Reino Unido. Professor Titular do Departamento de Tocoginecologia FCM-Unicamp e da Divisão de Obstetrícia do Hospital da Mulher "Prof. Dr. José Aristodemo Pinotti – Centro de Atenção Integral à Saúde da Mulher – CAISM, Unicamp.

José Paulo de Siqueira Guida   Doutorando e Mestre em Saúde Materna e Perinatal pela Faculdade de Ciências Médicas da Universidade Estadual de Campinas (FCM-Unicamp). Médico Assistente no Hospital Estadual Sumaré. Professor na Faculdade São Leopoldo Mandic, Campinas. Título de Especialista em Ginecologia e Obstetrícia (TEGO) pela Federação Brasileira das Associações de Ginecologia e Obstetrícia (Febrasgo).

Juliana Leite Moysés Abdalla   Mestre em Saúde da Mulher pela Universidade Federal de Minas Gerais (UFMG). Pós-Graduação em Medicina Fetal no Centro de Referência no Ensino do Diagnóstico por Imagem (Cetrus). *Fellow* em Medicina Fetal com o Professor Philippe Jeanty, Estados Unidos. Título de Especialista em Medicina Fetal (TEGO) pela Federação Brasileira das Associações de Ginecologia e Obstetrícia (Febrasgo).

Juliana Yumi Massuda Serrano   Mestre em Clínica Médica pela Faculdade de Ciências Médicas da Universidade Estadual de Campinas (FCM-Unicamp). Médica Assistente da Disciplina de Dermatologia da FCM-Unicamp. Membro da Sociedade de Brasileira de Dermatologia (SBD).

Júlio César Teixeira   Livre Docente e Doutor em Tocoginecologia pela Faculdade de Ciências Médicas da Universidade Estadual de Campinas (FCM-Unicamp). Professor-Associado do Departamento de Tocoginecologia da FCM-Unicamp e da Divisão de Oncologia do Hospital da Mulher "Prof. Dr. José Aristodemo Pinotti – Centro de Atenção Integral à Saúde da Mulher – CAISM, Unicamp.

Jussara de Souza Mayrink   Doutora e Mestre em Tocoginecologia pela Faculdade de Ciências Médicas da Universidade Estadual de Campinas (FCM-Unicamp). Professora Adjunta no Departamento de Ginecologia e Obstetrícia da Universidade Federal de Minas Gerais (UFMG).

Karayna Gil Fernandes   Doutora em Ciências da Saúde, Área de Saúde Materna e Perinatal, pela Faculdade de Ciências Médicas da Universidade Estadual de Campinas (FCM-Unicamp). Mestre em Ciências da Saúde pela Faculdade de Medicina de Jundiaí (FMJ). Professora Adjunta da Disciplina de Obstetrícia da FMJ.

Karen Hiromi Mori   Residente em Ginecologia e Obstetrícia do Departamento de Tocoginecologia da Faculdade de Ciências Médicas da Universidade Estadual de Campinas (FCM-Unicamp).

Kátia Sheylla Malta Purim   Doutora em Medicina pela Universidade Federal do Paraná (UFPR) Dermatologista pela Sociedade Brasileira de Dermatologia (SBD). Professora Titular da Disciplina de Dermatologia do Curso de Medicina da Universidade Positivo.

Kellen Silva Sousa   Médica Residente em Ginecologia e Obstetrícia do Hospital das Clínicas da Universidade Federal de Minas Gerais (UFMG).

Kleber Cursino   Doutor e Mestre em Tocoginecologia pela Faculdade de Ciências Médicas da Universidade Estadual de Campinas (FCM-Unicamp). Médico Assistente do Setor de Ultrassonografia do Hospital da Mulher "Prof. Dr. José Aristodemo Pinotti – Centro de Atenção Integral à Saúde da Mulher – CAISM, Unicamp.

Laís Rayana de Oliveira Carvalho   Médica Residente de Ginecologia e Obstetrícia da Rede Mater Dei de Saúde, Belo Horizonte. Médica pela Faculdade de Medicina de Barbacena (FAME).

Larissa Milani Coutinho   Professora-Assistente do Serviço de Obstetrícia da Faculdade de Medicina da Universidade Federal de Juiz de Fora (FM-UFJF).

Leandro Gustavo de Oliveira   Livre-Docente pela Universidade Estadual Paulista "Júlio de Mesquita Filho" da Universidade Federal de São Paulo (Unifesp) e Doutor em Medicina – Obstetrícia – pela Unifesp com Período Sanduíche na Newcastle University, Reino Unido. Professor-Associado do Departamento de Departamento de Ginecologia, Obstetrícia e Mastologia da Faculdade de Medicina de Botucatu da Universidade Estadual Paulista "Júlio de Mesquita Filho" (FMB-Unesp).

Luanda de Abreu Figueira   Médica Ginecologista e Obstetra pela Faculdade de Medicina de Jundiaí (FMJ). Professora Colaboradora da Disciplina de Obstetrícia na FMJ.

Luís Antônio Violin Pereira   Professor Titular e Livre-Docente pela Universidade Estadual de Campinas (Unicamp). Doutor em Patologia pela Universidade de São Paulo (USP). Professor Titular de Embriologia do Departamento de Bioquímica e Biologia Tecidual do Instituto de Biologia da Unicamp.

Luís Henrique Alves de Souza Moraes Ferreira Leão   Pós-Graduando em Tocoginecologia pela Faculdade de Ciências Médicas da Universidade Estadual de Campinas (FCM-Unicamp).

Luiz Francisco Cintra Baccaro   Livre-Docente e Doutor em Tocoginecologia pela Faculdade de Ciências Médicas da Universidade Estadual de Campinas (FCM-Unicamp). Professor-Associado do Departamento de Tocoginecologia da FCM-Unicamp. Diretor da Divisão de Apoio à Assistência e à Pesquisa e Vice-Diretor Clínico do Hospital da Mulher "Prof. Dr. José Aristodemo Pinotti – Centro de Atenção Integral à Saúde da Mulher – CAISM, Unicamp. Membro do Conselho de Ética e Conduta da Associação de Obstetrícia e Ginecologia do Estado de São Paulo (SOGESP).

Luiz Gustavo Oliveira Brito   Livre-Docente e Doutor em Ginecologia e Obstetrícia pela Faculdade de Medicina de Ribeirão Preto da Universidade de São Paulo (FMRP-USP). Pós-Doutorado na Harvard Medical School – Brigham and Women's Hospital, Estados Unidos. Professor-Associado do Departamento de Tocoginecologia da Faculdade de Ciências Médicas da Universidade Estadual de Campinas (FCM-Unicamp) e da Divisão de Ginecologia do Hospital da Mulher "Prof. Dr. José Aristodemo Pinotti – Centro de Atenção Integral à Saúde da Mulher – CAISM, Unicamp.

Maira Pinho-Pompeu   Doutoranda e Mestre em Ciências da Saúde, área de Saúde Materna e Perinatal, da Faculdade de Ciências Médicas da Universidade Estadual de Campinas (FCM-Unicamp). Nutricionista pela Unicamp.

Marcela de Oliveira Carniello   Médica Residente de Ginecologia e Obstetrícia do Departamento de Tocoginecologia da Faculdade de Ciências Médicas da Universidade Estadual de Campinas (FCM-Unicamp).

Marcello Imbrizi Rabello   Doutorando e Mestre em Ciências pela Faculdade de Ciências Médicas da Universidade Estadual de Campinas (FCM-Unicamp). Gastroenterologista pela FCM-Unicamp. Médico pela Faculdade de Medicina de Juiz de Fora (Unipac). Residência em Clínica Médica pelo Hospital Mario Gatti – Campinas.

Marcelo Luís Nomura   Doutor e Mestre em Tocoginecologia pela Faculdade de Ciências Médicas da Universidade Estadual de Campinas (FCM-Unicamp). Especialista em Medicina Fetal pela Federação Brasileira das Associações de Ginecologia e Obstetrícia (Febrasgo). Médico Assistente da Divisão de Obstetrícia do Hospital da Mulher "Prof. Dr. José Aristodemo Pinotti – Centro de Atenção Integral à Saúde da Mulher – CAISM, Unicamp. Médico do Ambulatório de Pré-Natal de Alto Risco da Secretaria de Saúde de Campinas.

Márcia Guimarães da Silva   Doutora e Mestre em Patologia pela da Faculdade de Medicina de Botucatu da Universidade Estadual Universidade Estadual Paulista "Júlio de Mesquita Filho" (FMB-Unesp). Docente do Departamento de Patologia da FMB-Unesp.

Márcia Maria Auxiliadora de Aquino   Doutora e Mestre em Tocoginecologia pela Faculdade de Ciências Médicas da Universidade Estadual de Campinas (FCM-Unicamp). Docente do Curso de Medicina da Universidade Cidade de São Paulo (Unicid). Médica do Hospital Maternidade Leonor Mendes de Barros (HMLMB). Membro da Comissão Nacional Especializada em Parto, Aborto e Puerpério da Federação Brasileira das Associações de Ginecologia e Obstetrícia (Febrasgo).

Márcia Teixeira Garcia   Doutora em Clínica Médica pela Faculdade de Ciências Médicas da Universidade Estadual de Campinas (FCM-Unicamp). Médica Assistente da Seção de Epidemiologia Hospitalar do Hospital de Clínicas da Universidade Estadual de Campinas (HC-Unicamp).

Marcondes Cavalcante França Jr.   Livre-Docente e Doutor em Neurologia pela Faculdade de Ciências Médicas da Universidade Estadual de Campinas (FCM-Unicamp). Professor-Associado do Departamento de Neurologia da FCM-Unicamp. Responsável pelo Setor de Doenças Neuromusculares e Neurogenética do Hospital das Clínicas da Unicamp.

Marcos Marangoni Junior   Mestrando em Tocoginecologia pela Faculdade de Ciências Médicas da Universidade Estadual de Campinas (FCM-Unicamp). Especialização em andamento em Obstetrícia de Alto Risco e em Disfunções do Assoalho Pélvico pela Unicamp. Médico Ginecologista e Obstetra pela Unicamp. Presidente da Comissão de Residência Médica da Sociedade de Obstetrícia e Ginecologia do Estado de São Paulo (Sogesp).

Marcos Vinicius de Sousa   Doutorando e Mestre em Clínica Médica pela Faculdade de Ciências Médicas da Universidade Estadual de Campinas (FCM-Unicamp). Especialista em Nefrologia pela Sociedade Brasileira de Nefrologia (SBF). Médico Assistente do Programa de Transplante Renal da Unicamp.

Marcus Pace Lasmar   Doutor em Medicina pela Santa Casa de Belo Horizonte. Professor-Assistente de Nefrologia da Faculdade de Ciências Médicas de Minas Gerais (FCM-MG). Nefrologista do Hospital Mater Dei e do Hospital Ciências Médicas, Minas Gerais.

Maria Almerinda Vieira Fernandes Ribeiro Alves   Doutora em Medicina e Mestre em Clínica Médica pela Universidade Federal de São Paulo (Unifesp). Professora Doutora da Disciplina de Nefrologia do Departamento de Clínica Médica da Faculdade de Ciências Médicas da Universidade Estadual de Campinas (FCM-Unicamp).

Maria de Lourdes Setsuko Ayrizono   Doutora e Mestre em Cirurgia pela Faculdade de Ciências Médicas da Universidade Estadual de Campinas (FCM-Unicamp). Professora Doutora da Disciplina de Moléstias do Aparelho Digestivo do Departamento de Cirurgia da FCM-Unicamp. Membro Titular da Sociedade Brasileira de Coloproctologia (SBCP).

Maria Laura Costa   Livre-Docente e Doutora em Tocoginecologia pela Faculdade de Ciências Médicas da Universidade Estadual de Campinas (FCM-Unicamp). Pós-Doutorado pela Washington University, Estados Unidos. Professora-Associada do Departamento de Tocoginecologia da FCM-Unicamp e da Divisão de Obstetrícia do Hospital da Mulher "Prof. Dr. José Aristodemo Pinotti – Centro de Atenção Integral à Saúde da Mulher – CAISM, Unicamp.

Maria Letícia Sperandéo de Macedo Luminoso   Doutora e Mestre em Tocoginecologia pela Universidade Estadual Paulista "Júlio de Mesquita Filho" (Unesp). Professora Adjunta da Disciplina de Obstetrícia da Faculdade de Medicina de Jundiaí (FMJ).

Maria Silvia Vellutini Setubal   Doutora em Ciências da Saúde na área de Saúde Materna e Perinatal pela Faculdade de Ciências Médicas da Universidade Estadual de Campinas (FCM-Unicamp). Mestre em Saúde Pública Internacional pela University of Washington, Estados Unidos. Psicóloga Clínica com Especialização em Psicologia Hospitalar pelo Conselho Regional de Psicologia (CRP-6-SP).

Mariana Romani da Silva Renna   Médica Residente em Ginecologia e Obstetrícia na Faculdade de Medicina de Jundiaí (FMJ) e em Reprodução Humana Assistida pela Associação Instituto Sapientiae, São Paulo.

Mariana Valbon Beleli   Médica Assistente da Disciplina de Dermatologia da Faculdade de Ciências Médicas da Universidade Estadual de Campinas (FCM-Unicamp). Membro da Sociedade de Brasileira de Dermatologia (SBD).

Mariângela Ribeiro Resende   Livre-Docente e Doutora pela Faculdade de Ciências Médicas da Universidade Estadual de Campinas (FCM-Unicamp). Pós-Doutorado em Infecções em Transplante pela University of Toronto, Canadá. Professora-Associada da Disciplina de Infectologia do Departamento de Clínica Médica da FCM-Unicamp. Coordenadora do Ambulatório de Micobacterioses do Hospital de Clínicas (HC) da Unicamp.

Marianna Amaral Pedroso   Título de Especialista em Ginecologia e Obstetrícia (TEGO) pela Federação Brasileira das Associações de Ginecologia e Obstetrícia (Febrasgo). Título de Especialista em Medicina Fetal pela Febrasgo. Residência Médica em Ginecologia e Obstetrícia pela Fundação Hospitalar de Estado de Minas Gerais (FHEMIG), Belo Horizonte. Residência Médica em Ultrassonografia em Ginecologia e Obstetrícia pela Rede Mater Dei de Saúde.

Marilda Mazzali   Doutora e Mestre pela Faculdade de Ciências Médicas da Universidade Estadual de Campinas (FCM-Unicamp). Pós-Doutorado pela University of Washington – Seattle e Baylor College of Medicine, Estados Unidos. Professora Doutora da Disciplina de Nefrologia do Departamento de Clínica Médica da FCM-Unicamp. Coordenadora do Programa de Transplante Renal do Hospital das Clínicas da Unicamp e Laboratório de Investigação em Transplantes (LINT) da FCM-Unicamp.

Mário Dias Corrêa Júnior   Doutor e Mestre em Obstetrícia pela Universidade Federal de Minas Gerais (UFMG). Professor-Associado do Departamento de Ginecologia e Obstetrícia da UFMG. Supervisor do Programa de Residência Médica em Ginecologia e Obstetrícia do Hospital das Clínicas da UFMG.

Marlone Cunha da Silva   Mestre em Clínica Médica pela Faculdade de Ciências Médicas da Universidade Estadual de Campinas (FCM-Unicamp). Médico Assistente da Disciplina de Gastroenterologia e da Unidade de Transplante Hepático do Hospital de Clínicas da Universidade Estadual de Campinas (Unicamp).

Mary Angela Parpinelli   Livre-Docente e Doutora em Tocoginecologia pela Faculdade de Ciências Médicas da Universidade Estadual de Campinas (FCM-Unicamp). Professora-Associada Aposentada do Departamento de Tocoginecologia da FCM-Unicamp e da Divisão de Obstetrícia do Hospital da Mulher "Prof. Dr. José Aristodemo Pinotti – Centro de Atenção Integral à Saúde da Mulher – CAISM, Unicamp.

Mônica Corso Pereira   Doutora e Mestre em Clínica Médica, Área de Concentração em Pneumologia, pela Faculdade de Ciências Médicas da Universidade Estadual de Campinas (FCM-Unicamp). Professora Doutora do Departamento de Clínica Médica da FCM da Unicamp. Médica Pneumologista pela Unicamp.

Mônica Lopez Vazquez   Doutora e Mestre em Tocoginecologia pela Faculdade de Ciências Médicas da Santa Casa de Misericórdia de São Paulo (FCM-SCMSP). Professora Doutora em Tocoginecologia da FCM-SCMSP. Médica pela SCMSP. Advogada, Sócia e Diretora do escritório Barsanti, Vazquez Advogados.

Natália Aranha Netto   Médica Pediatra pela Faculdade de Ciências Médicas da Santa Casa de São Paulo. *Fellow* em Pneumologia Pediátrica pela Universidade de São Paulo (USP).

Nathália de Moraes Lébeis Nery   Mestre em Ciências da Saúde pela Faculdade de Ciências Médicas da Universidade Estadual de Campinas (FCM-Unicamp). Especialista em Terapia Intensiva pela Faculdade de Medicina de São José do Rio Preto (Famerp). Enfermeira pela Universidade Federal de São Carlos (UFSCar). Professora da Faculdade de Medicina São Leopoldo Mandic, Araras.

Nelson Lourenço Maia Filho   Livre-Docente e Doutor Tocoginecologia pela Faculdade de Ciências Médicas da Universidade Estadual de Campinas (FCM-Unicamp). Professor Titular de Obstetrícia da Faculdade de Medicina de Jundiaí (FMJ).

Newton Sérgio de Carvalho   Professor Titular e Doutor em Medicina – Clínica Cirúrgica, pela Universidade Federal do Paraná (UFPR). Mestre em Medicina (Obstetrícia e Ginecologia, pela Universidade de São Paulo (USP). Professor Titular de Ginecologia do Departamento de Tocoginecologia da UFPR. Coordenador do Setor de Infecções em Ginecologia e Obstetrícia do Complexo Hospital de Clínicas (CHC) da UFPR.

Olímpio Barbosa de Moraes Filho   Doutor em Tocoginecologia pela Faculdade de Ciências Médicas da Universidade Estadual de Campinas (FCM-Unicamp). Mestre em Tocoginecologia pela Universidade de Pernambuco (UPE). Professor Adjunto da Faculdade de Ciências Médicas da UPE.

Pablo Durán   Doutor em Medicina pela Universidad de Buenos Aires, Argentina. Especialista en Salud Pública pela Universidad del Salvador, Argentina. Médico Pediatra pela Universidade de Buenos Aires. Consultor em Saúde Neonatal do Centro Latino-Americano de Perinatologia, Saúde da Mulher e Reprodutiva da Organização Pan-Americana da Saúde (OPAS), Montevidéu, Uruguai.

Patricia Medici Dualib   Mestre da Disciplina de Endocrinologia e Metabologia da Escola Paulista de Medicina da Universidade Federal de São Paulo (EPM-Unifesp). Membro da Sociedade Brasileira de Diabetes (SBD).

Patricia Moretti Rehder   Doutora e Mestre em Tocoginecologia pela Faculdade de Ciências Médicas da Universidade Estadual de Campinas (FCM-Unicamp). Professora Doutora do Departamento de Tocoginecologia da FCM-Unicamp e da Divisão de Obstetrícia do Hospital da Mulher "Prof. Dr. José Aristodemo Pinotti – Centro de Atenção Integral à Saúde da Mulher – CAISM, Unicamp.

Patrícia Pereira dos Santos Melli   Doutora e Mestre em Ciências Médicas, Ginecologia e Obstetrícia, pela Faculdade de Medicina de Ribeirão Preto da Universidade de São Paulo (FMRP-USP). Médica Assistente do Departamento de Ginecologia e Obstetrícia do Hospital das Clínicas da FMRP-USP.

Patrick Nunes Pereira   Mestre em Oncologia Ginecológica pelo Departamento de Tocoginecologia pela Faculdade de Ciências Médicas da Universidade Estadual de Campinas (FCM-Unicamp). Médico Radiologista Assistente no Serviço de Imagem do Hospital da Mulher "Prof. Dr. José Aristodemo Pinotti – Centro de Atenção Integral à Saúde da Mulher – CAISM, Unicamp.

Paulo Roberto Araújo Mendes   Mestre em Ciências Médicas pela Faculdade de Ciências Médicas da Universidade Estadual de Campinas (FCM-Unicamp). Médico Pneumologista da Disciplina de Pneumologia do Departamento de Clínica Médica da FCM-Unicamp e do Hospital das Clínicas da Unicamp.

Pérola Ribaldo   Mestre em Clínica Médica pela Faculdade de Ciências Médicas da Universidade Estadual de Campinas (FCM-Unicamp). Especialista em Segurança Alimentar pela Unicamp. Nutricionista pela Pontifícia Universidade Católica de Campinas (PUC-Campinas).

Rafael Bessa de Freitas Galvão   Pós-Graduando em Tocoginecologia da Faculdade de Ciências Médicas da Faculdade Estadual de Campinas (FCM-Unicamp). Médico pela Universidade Federal do Rio Grande do Norte (UFRN). Residência em Ginecologia e Obstetrícia pela Unicamp. Médico Preceptor do Internato em Ginecologia e Obstetrícia da Faculdade São Leopoldo Mandic, Campinas.

Raquel Franco Leal   Livre Docente e Doutora em Cirurgia pela Faculdade de Ciências Médicas da Faculdade Estadual de Campinas (FCM-Unicamp). Professora-Associada do Serviço de Coloproctologia do Departamento de Cirurgia da FCM-Unicamp. Coordenadora do Laboratório de Investigação em Doenças Inflamatórias Intestinais, Gastrocentro da FCM-Unicamp.

Regis Kreitchmann   Doutor e Mestre em Ciências da Saúde pela Universidade Federal do Rio Grande do Sul (UFRGS). Professor do Departamento de Ginecologia e Obstetrícia da UFRGS, Porto Alegre. Diretor do Centro de Pesquisa Materno Infantil da Irmandade da Santa Casa de Misericórdia de Porto Alegre.

Renata Cruz Soares de Azevedo   Livre-Docente e Doutora pela Faculdade de Ciências Médicas da Universidade Estadual de Campinas (FCM-Unicamp). *International Observer* no Children's Hospital da Harvard Medical School na Área de Uso de Drogas e Adolescência. Psiquiatra pelo Departamento de Psicologia Médica e Psiquiatria da FCM-Unicamp. Professora-Associada e Chefe do Departamento de Psicologia Médica e Psiquiatria da FCM-Unicamp. Supervisora do Ambulatório de Saúde Mental na Gestação do Hospital da Mulher "Prof. Dr. José Aristodemo Pinotti – Centro de Atenção Integral à Saúde da Mulher – CAISM, Unicamp

Renata de Paula Duarte   Mestranda em Ciências Médicas, Área de Saúde Mental, pela Faculdade de Ciências Médicas da Universidade Estadual de Campinas (FCM-Unicamp). Psiquiatra Geral e Psiquiatra da Infância e Adolescência pelo Departamento de Psicologia Médica e Psiquiatria da FCM-Unicamp.

Renata Ferreira Magalhães   Doutora em Clínica Médica pela Faculdade de Ciências Médicas da Universidade Estadual de Campinas (FCM-Unicamp). Professora Doutora da Disciplina de Dermatologia no Departamento de Clínica Médica da FCM-Unicamp. Chefe do Serviço de Dermatologia do Hospital de Clínicas da Unicamp. Coordenadora dos Cursos de Extensão e de Graduação da Disciplina de Dermatologia da Unicamp. Membro da Comissão de Título de Especialista da Sociedade Brasileira de Dermatologia (SBD).

Renata Telles Piva Belluomini   Médica-Assistente e Responsável Técnica da Seção de Ecografia do Hospital da Mulher "Prof. Dr. José Aristodemo Pinotti – Centro de Atenção Integral à Saúde da Mulher – CAISM, Universidade Estadual de Campinas (Unicamp).

Renato Teixeira Souza   Doutor e Mestre em Tocoginecologia pela Faculdade de Ciências Médicas da Universidade Estadual de Campinas (FCM-Unicamp). Médico Ginecologista e Obstetra pela Universidade Federal do Paraná (UFPR). Especialista em Obstetrícia de Alto Risco pela Escola Paulista de Medicina da Universidade Federal de São Paulo (EPM-Unifesp). Pesquisador Colaborador do Departamento de Tocoginecologia da FCM-Unicamp e da Divisão de Obstetrícia do Hospital da Mulher "Prof. Dr. José Aristodemo Pinotti – Centro de Atenção Integral à Saúde da Mulher – CAISM, Unicamp

Ricardo Barini   Professor Titular, Livre-Docente e Doutor pela Faculdade de Ciências Médicas da Universidade Estadual de Campinas (FCM-Unicamp). Professor Titular Aposentado de Obstetrícia do Departamento de Tocoginecologia da FCM-Unicamp e da Divisão de Obstetrícia do Hospital da Mulher "Prof. Dr. José Aristodemo Pinotti – Centro de Atenção Integral à Saúde da Mulher – CAISM, Unicamp.

Ricardo Maia Barbosa   Mestre em Tocoginecologia pela Faculdade de Ciências Médicas da Universidade Estadual de Campinas (FCM-Unicamp). Professor Colaborador da Disciplina de Obstetrícia da Faculdade de Medicina de Jundiaí (FMJ).

Ricardo Porto Tedesco   Livre-Docente e Doutor em Tocoginecologia, Obstetrícia, pela Faculdade de Ciências Médicas da Universidade Estadual de Campinas (FCM-Unicamp). Professor-Associado da Disciplina de Obstetrícia da Faculdade de Medicina de Jundiaí (FMJ).

Rievani de Sousa Damião   Mestre em Ciências da Saúde pelo Hospital do Servidor Público Estadual "Francisco Morato de Oliveira" (HSPE-FMO). *Fellow* do Harris Birthright for Fetal Medicine, King's College Hospital, Londres. Professora-Assistente da Universidade Federal da Paraíba (UFPB).

Rodolfo de Carvalho Pacagnella   Professor-Associado do Departamento de Tocoginecologia da FCM-Unicamp e da Divisão de Obstetrícia do Hospital da Mulher "Prof. Dr. José Aristodemo Pinotti – Centro de Atenção Integral à Saúde da Mulher – CAISM, Unicamp. Livre-Docente e Doutor em Tocoginecologia pela da Faculdade de Ciências Médicas da Universidade Estadual de Campinas (FCM-Unicamp). Membro da Comissão de Maternidade Segura da Federação Internacional de Ginecologia e Obstetrícia (FIGO).

Rodolfo Gómez-Ponce de León   Doutor em Medicina pela Universidad Nacional de Tucumán (UNT), Argentina. Mestre em Saúde Pública, em Saúde Materno-Infantil pelo University of North Carolina, Estados Unidos. Médico Ginecologista pela UNT, Argentina. Consultor em Saúde Sexual e Reprodutiva do Centro Latino-Americano de Perinatologia, Saúde da Mulher e Reprodutiva da Organização Pan-Americana da Saúde (OPAS), Montevidéu, Uruguai.

Rodrigo Menezes Jales   Doutor e Mestre em Oncologia Ginecológica e Mamária pela Faculdade de Ciências Médicas da Universidade Estadual de Campinas (FCM-Unicamp). Professor Doutor do Departamento de Tocoginecologia da Faculdade de Ciências Médicas da Universidade Estadual de Campinas (FCM-Unicamp). Diretor do Serviço de Imagem do Hospital da Mulher "Prof. Dr. José Aristodemo Pinotti – Centro de Atenção Integral à Saúde da Mulher – CAISM, Unicamp.

Rodrigo Nogueira Angerami   Doutor em Clínica Médica pela Faculdade de Ciências Médicas da Universidade Estadual de Campinas (FCM-Unicamp). Médico Infectologista pela FCM-Unicamp. Coordenador do Núcleo de Vigilância Epidemiológica da Seção de Epidemiologia Hospitalar do Hospital de Clínicas da Universidade Estadual de Campinas (HC-Unicamp). Professor do Programa de Pós-Graduação em Saúde Coletiva da FCM-Unicamp. Moderador do Program for Monitoring Emerging Diseases, International Society for Infectious Diseases, ProMED-PORT/ISID.

Rodrigo Pauperio Soares Camargo   Doutor e Mestre em Tocoginecologia pela Faculdade de Ciências Médicas da Universidade Estadual de Campinas (FCM-Unicamp). Professor Adjunto do Departamento de Tocoginecologia da Faculdade de Medicina de Jundiaí (FMJ).

Roseli Calil   Doutora em Pediatria pela Faculdade de Ciências Médicas da Universidade Estadual de Campinas (FCM-Unicamp). Médica Assistente da Divisão de Neonatologia do Hospital da Mulher "Prof. Dr. José Aristodemo Pinotti" – Centro de Atenção Integral à Saúde da Mulher da Universidade Estadual de Campinas – CAISM, Unicamp. Gerente de Risco e Coordenadora do Núcleo de Segurança do Paciente do CAISM da Unicamp.

Roseli Mieko Yamamoto Nomura   Livre-Docente e Doutora pela Universidade de São Paulo (USP). Professora Adjunta do Departamento de Obstetrícia da Escola Paulista de Medicina da Universidade Federal de São Paulo (EPM-Unifesp).

Rosiane Mattar   Professora Titular, Livre-Docente e Doutora em Medicina (Obstetrícia) pela Universidade Federal de São Paulo (Unifesp). Professora Titular do Departamento de Obstetrícia da Escola Paulista de Medicina da Unifesp (EPM-Unifesp). Presidente da Comissão Nacional Especializada (CNE) de Gestação de Alto Risco da Federação Brasileira das Associações de Ginecologia e Obstetrícia (Febrasgo). Coordenadora Científica da Associação de Obstetrícia e Ginecologia de São Paulo (Sogesp).

Sabrina Girotto Ferreira   Mestre em Ciências da Saúde pela Faculdade de Ciências Médicas da Universidade Estadual de Campinas (FCM-Unicamp). Médica Ginecologista e Obstetra com área de atuação em Ultrassonografia em Ginecologia, Obstetrícia e Medicina Fetal. Professora Colaboradora de Obstetrícia na Faculdade de Medicina de Jundiaí (FMJ).

Samira El Maerrawi Tebecherane Haddad   Doutora e Mestre em Tocoginecologia pela Faculdade de Ciências Médicas da Universidade Estadual de Campinas (FCM-Unicamp). Pós-Doutoranda em Tocoginecologia pela FCM-Unicamp. Especialista em Terapia Intensiva de Adultos pelo Hospital Israelita Albert Einstein (HIAE). Professora de Práticas Médicas na Faculdade de Medicina do Guarujá (Unoeste).

Silvana Maria Quintana   Livre-Docente e Doutora em Tocoginecologia pela Faculdade de Medicina de Ribeirão Preto da Universidade de São Paulo (FMRP-USP). Professora-Associada do Departamento de Ginecologia e Obstetrícia da FMRP-USP.

Simone Appenzeller   Livre-Docente e Doutora pela Faculdade de Ciências Médicas da Universidade Estadual de Campinas (FCM-Unicamp). Pós-Doutorado pela McGill University, Canadá, e Stavanger Hospital, Noruega. Professora-Associada da Disciplina de Reumatologia do Departamento de Clínica Médica da FCM-Unicamp.

Simone Reges Perales   Mestre em Clínica Cirúrgica pela Universidade Federal do Triangulo Mineiro (UFTM). Médica Assistente da Disciplina de Moléstias do Aparelho Digestivo e da Unidade de Transplante Hepático do Hospital de Clínicas da Universidade Estadual de Campinas (Unicamp).

Simony Lira do Nascimento   Doutora e Mestre em Saúde Materna e Perinatal pelo Faculdade de Ciências Médicas da Universidade Estadual de Campinas (FCM-Unicamp). Fisioterapeuta pela Universidade Estadual do Pará (UEPA). Professora Adjunta do Curso de Fisioterapia da Universidade Federal do Ceará (UFC).

Solange Moraes Sanches   Mestre em Medicina pela Faculdade de Medicina da Universidade de São Paulo (FMUSP). Médica Oncologista Clínica, Titular do Departamento de Oncologia Clínica do A.C. Camargo Cancer Center. Coordenadora do Time Mama do Centro de Referência de Tumores de Mama do A.C. Camargo Cancer Center.

Sophie Françoise Mauricette Derchain   Professora Titular, Livre-Docente e Doutora pela Faculdade de Ciências Médicas da Universidade Estadual de Campinas (FCM-Unicamp). Professora Titular do Departamento de Tocoginecologia da FCM-Unicamp e da Divisão de Oncologia do Hospital da Mulher "Prof. Dr. José Aristodemo Pinotti – Centro de Atenção Integral à Saúde da Mulher – CAISM, Unicamp.

Stéphanno Gomes Pereira Sarmento   Mestre pela Disciplina de Medicina Fetal do Departamento de Obstetrícia da Escola Paulista de Medicina da Universidade Federal de São Paulo (EPM-UNIFESP). Médico Ginecologista e Obstetra pela Faculdade de Medicina de Jundiaí (FMJ). Professor Colaborador da Disciplina de Obstetrícia na FMJ.

Suzana Guimarães Moraes   Doutora e Mestre em Biologia Celular e Estrutural pelo Instituto de Biologia da Universidade Estadual de Campinas (Unicamp). Bióloga pela Unicamp. Professora Adjunta do Departamento de Morfologia e Patologia Básica da Faculdade de Medicina de Jundiaí (FMJ). Professora-Assistente Doutora do Departamento de Morfologia e Patologia da Faculdade de Ciências Médicas e da Saúde da Pontifícia Universidade Católica de São Paulo (PUC-SP).

Suzanne Jacob Serruya   Doutora em Tocoginecologia pela Faculdade de Ciências Médicas da Universidade Estadual de Campinas (FCM-Unicamp). Mestre em Planejamento do Desenvolvimento pela Universidade Federal do Pará (UFPA). Médica Ginecologista pela UFPA. Diretora do Centro Latino-Americano de Perinatologia, Saúde da Mulher e Reprodutiva da Organização Pan-Americana da Saúde (OPAS), Montevidéu, Uruguai.

Tábata Regina Zumpano dos Santos   Doutora e Mestre em Saúde Materna e Perinatal pela Faculdade de Ciências Médicas da Universidade Estadual de Campinas (FCM-Unicamp). Médica Assistente do Departamento de Tocoginecologia da FCM-Unicamp e da Divisão de Obstetrícia do Hospital "Prof. Dr. José Aristodemo Pinotti – Centro de Atenção Integral à Saúde da Mulher – CAISM, Unicamp.

Tadeu Coutinho   Professor Titular pela Universidade Federal de Juiz de Fora (UFJF). Doutor em Saúde Coletiva pela Universidade do Estado do Rio de Janeiro (UERJ). Professor Titular do Serviço de Obstetrícia da Faculdade de Medicina da Universidade Federal de Juiz de Fora (FM-UFJF).

Tânia Maria Ferreira de Carvalho   Médica Ginecologista e Obstetra pela Faculdade de Medicina de Jundiaí (FMJ). Ultrassonografista pela Universidade Estadual de Campinas (Unicamp).

Thais A. Forster   Mestre em Ciências de Informação pela City, University of London, Londres, Reino Unido. Farmacêutica-Bioquímica especializada em Saúde Pública pela Universidade de São Paulo (USP). Especialista em Gestão de Conhecimento do Centro Latino-Americano de Perinatologia, Saúde da Mulher e Reprodutiva da Organização Pan-Americana da Saúde (OPAS), Montevidéu, Uruguai.

Thaís Helena Buffo   Médica Assistente da Disciplina de Dermatologia da Faculdade de Ciências Médicas da Universidade Estadual de Campinas (FCM-Unicamp). Membro da Sociedade de Brasileira de Dermatologia (SBD).

Thaís Rodrigues da Cunha Fischer   Mestranda em Ciências da Saúde pela Faculdade da Santa Casa de Misericórdia de São Paulo (FSCMSP). Título de Especialista pela Sociedade Brasileira de Hematologia e Hemoterapia (SBHH). Médica Onco-Hematologista, Titular do Departamento de Oncologia Clínica do A.C. Camargo Cancer Center.

Tiago Bezerra de Freitas Diniz   Doutorando em Ciências da Cirurgia pela Faculdade de Ciências Médicas da Universidade Estadual de Campinas (FCM-Unicamp). Mestre em Ciências Aplicadas à Qualificação Médica pela FCM-Unicamp. Residência em Cirurgia Geral pela Santa Casa de Misericórdia de São Paulo (SCMSP). Residência em Cirurgia do Aparelho Digestivo pela FCM-Unicamp. Residência em Cirurgia Hepatobiliar e Transplante Hepático pela FCM-Unicamp.

Tiago Sevá Pereira   Doutor em Ciências da Cirurgia e Mestre em Clínica Médica pela Faculdade de Ciências Médicas da Universidade Estadual de Campinas (FCM-Unicamp). Professor Doutor e Chefe da Disciplina de Gastroenterologia do Departamento de Clínica Médica da FCM-Unicamp.

Valquíria Ferraz de Jesus   Residente pelo Departamento de Anestesiologia da Faculdade de Ciências Médicas da Universidade Estadual de Campinas (FCM-Unicamp).

Vanessa Henriques Carvalho   Doutora e Mestre em Farmacologia pela Faculdade de Ciências Médicas da Universidade Estadual de Campinas (FCM-Unicamp). Professora Doutora do Departamento de Anestesiologia da FCM-Unicamp. Título Superior em Anestesiologia pela Sociedade Brasileira de Anestesiologia (SBA). Diplomada pela European Society of Anaesthesiology and Intensive Care (ESAIC).

Vera Therezinha Medeiros Borges   Livre-Docente e Doutora pela Faculdade de Medicina de Botucatu da Universidade Estadual Paulista "Júlio de Mesquita Filho" (FMB-Unesp). Professora-Associada do Departamento de Ginecologia e Obstetrícia da FMB-Unesp. Chefe do Serviço de Cardiopatia e Gravidez do Hospital das Clínicas de Botucatu.

Verônica Cardoso Massarolo   Mestre em Ciências da Saúde, Materna e Perinatal, pela Faculdade de Ciências Médicas da Universidade Estadual de Campinas (FCM-Unicamp). Especialista em Psicologia Hospitalar na Área de Saúde Reprodutiva da Mulher, pela Unicamp. Psicóloga pela Universidade Estadual Paulista "Júlio de Mesquita de Filho" (Unesp).

Victor Hugo Saucedo Sanchez   Mestre em Obstetrícia pela Universidade Federal de São Paulo (Unifesp). Professor Afiliado do Departamento de Obstetrícia da Escola Paulista de Medicina da Unifesp (EPM-Unifesp).

Yasmin Abou Zeenni   Médica Psiquiatra pela Faculdade de Ciências Médicas da Universidade Estadual de Campinas (FCM-Unicamp). Médica pela Faculdade de Medicina da Universidade Estadual Paulista "Júlio de Mesquita Filho" (Unesp – Botucatu).

Prefácio

Um problema que o Brasil vive nas últimas décadas é a mortalidade materna muito acima do que se poderia esperar, dado o grau de desenvolvimento econômico e social do país, em circunstâncias em que quase 100 por cento dos partos têm atenção profissional. O que acontece é que muitos desses partos são atendidos por médicos que podem ser muito bons profissionais em geral, mas que não tiveram o treinamento obstétrico necessário para prestar um atendimento tecnicamente correto e apropriado durante a gestação, o parto e o pós-parto, ainda mais quando surgem complicações que requerem uma formação obstétrica de qualidade.

Além disso, o Brasil é um país onde praticamente não existe o atendimento do parto normal por enfermeira obstétrica, tão comum em países com baixa mortalidade materna, como o Reino Unido e regiões mais desenvolvidas, como o Chile, em nosso continente. A presença mínima ou a ausência total desse ou dessa profissional deve ser em parte responsável pela alta taxa de cesárea que o Brasil sofre nas últimas décadas. A forma de corrigir esse problema deveria ser assunto do maior interesse das autoridades de saúde, incluindo as universidades que atuam nessa área.

Frente a essa situação, um livro que aborda de maneira muito abrangente todos os aspectos do atendimento da gestação, do parto e do pós-parto com um enfoque multiprofissional é muito oportuno, necessário e bem-vindo.

Os editores do livro tiveram o cuidado de procurar os melhores especialistas, independentemente da profissão deles ou do lugar do Brasil onde atuam, para escrever os diferentes capítulos deste tratado de Obstetrícia. Uma característica importante é que os autores não se limitaram a descrever o que eles acham, mas o conteúdo dos capítulos está alicerçado nas melhores evidências disponíveis na literatura médica mundial. Não me lembro, na minha longa vida profissional de quase 70 anos, de ter tido acesso a um tratado de Obstetrícia em português, espanhol, inglês ou francês tão completo e bem-organizado como este que aqui apresentamos. É muito difícil e, talvez, impossível, encontrar um assunto de interesse no atendimento obstétrico que não esteja incluído no conteúdo deste extenso e completo tratado.

O livro é de tal relevância para melhorar o atendimento obstétrico no Brasil que, em meu julgamento, mecanismos deverão ser criados para que o seu conteúdo seja facilmente acessível a todos os profissionais que são procurados para o atendimento de grávidas, do parto e do pós-parto imediato, momento em que grande parte das mortes maternas acontece.

A minha recomendação a todos os colegas que têm em suas atividades o atendimento de grávidas, incluindo o atendimento do parto, é que tenham este livro como uma referência necessária, disponível para consulta em qualquer momento em sejam solicitados para dar atendimento na ampla gama que abrange a Obstetrícia.

Os editores do livro estão de parabéns por esta importante iniciativa.

Anibal Eusébio Faúndes Latham
Professor Emérito da Universidade Estadual de Campinas (Unicamp)

Sumário

Seção III – Assistência Pré-Natal

Seção IV – Parto

Seção XII – Situações Especiais

Seção I
Introdução

Perinatologia –
Definições e Conceitos

Karayna Gil Fernandes
Renato Teixeira Souza
José Guilherme Cecatti

Conceito e implicações

O conceito de Perinatologia abrange os estudos e cuidados promovidos no âmbito da saúde materna e do concepto no período perinatal. O termo "Perinatologia" deriva de termos *peri* (latim-ao redor de), *natum* (grego-nascido) e *lógos* (grego-estudo) e significa os "estudos ao redor do nascimento". Pode-se verificar que conceitualmente há na Perinatologia uma interdisciplinaridade que inclui fundamentalmente as áreas de Obstetrícia, Pediatria, Medicina da Família e de Saúde Pública. A interação dessas e de outras áreas do conhecimento foi e continuará sendo fundamentais para o cuidado materno, fetal e neonatal.

O termo foi introduzido na prática obstétrica em meados do século XX, sendo contemporâneo de várias outras inovações na área de saúde materna e neonatal no período. Houve, sem dúvida, uma revolução na assistência prestada à gestante, ao feto e ao recém-nascido no último século; esta revolução foi fundamentalmente baseada nos avanços perinatais, sobretudo nos métodos diagnósticos e nas terapias preventivas oferecidas, sejam primárias, sejam secundárias, sejam terciárias/quaternárias.

Um dos marcos na concepção da Perinatologia foi o entendimento dos fatores relacionados à adaptação do concepto à vida neonatal, incluindo a fisiologia e os mecanismos relacionados ao adequado amadurecimento dos vários órgãos e sistemas fetais (neurológico, pulmonar, cardiorrespiratório, imunológico etc.). Ainda em 1901, o obstetra parisiense Pierre Budin publicou o livro *"Nursling: The Feeding and Hygiene of Premature and Full-term Infants"*, introduzindo o conceito de que havia recém-nascidos que evoluíam com menor potencial de adaptação neonatal e que mereciam cuidados neonatais diferenciados. Arvo Ylppö publicou em 1919 as primeiras descrições científicas mostrando que recém-nascidos com peso ao nascimento menor do que 2.500 gramas apresentavam pior adaptação neonatal, morbidade e mortalidade. Posteriormente, Julius H. Hess, em 1935, mostrou dados no encontro anual da Academia Americana de Pediatria que endossaram esse conceito e que sustentaram uma crescente mudança nas práticas, sobretudo nos cuidados neonatais, para esses recém-nascidos, incluindo o uso de incubadoras e alas com equipe com treinamento específico para os cuidados desses recém-nascidos. Já a Organização Mundial de Saúde publicou, em 1950, um documento que globalizava o conceito de que recém-nascidos com peso ao nascimento abaixo de 2.500 gramas ou com idade gestacional menor do que 37 semanas eram considerados prematuros e requeriam, portanto, atenção especial na assistência e no gerenciamento de recursos para pesquisas e políticas públicas.

O advento da ultrassonografia pelo obstetra Ian Donald, na década de 1950, e os subsequentes avanços das técnicas de investigação da anatomia e fisiologia fetais, e da placenta e do útero nas décadas seguintes, foram também fundamentais para o incremento na promoção da saúde perinatal. Segundo Kurjak (2000) esses avanços permitiram maior acurácia no cálculo da idade gestacional, na avaliação do crescimento fetal, do número de fetos, da estimativa do líquido amniótico, das condições patológicas associadas ao sangramento uterino e outras patologias perinatais e a promoção de terapias intrauterinas invasivas como transfusão fetal na aloimunização Rh e colocação de balão intratraqueal em fetos com hérnia diafragmática.

As estatísticas em saúde, particularmente as estatísticas vitais, mostram-se sensíveis às condições de acesso aos serviços de saúde e prestam-se a caracterizar e monitorar a saúde de uma determinada comunidade. As principais características de indicadores de saúde são facilidade e reprodutibilidade em sua aferição e registro, confiabilidade e que ofereçam uma interface com a prática clínica, permitindo que ações estratégicas impactem na resolução de problemas de saúde pública, segundo a Organização Pan-Americana da Saúde. Inicialmente, os principais indicadores baseavam-se nas estatísticas de óbitos, muitos deles relativos à Perinatologia, como o coeficiente de mortalidade perinatal, infantil e neonatal precoce. Além desses, destacam-se também os indicadores relacionados à cobertura do serviço de saúde, como cobertura vacinal ou de realização de consultas e exames de pré-natal. O conceito de não dissociar "mãe e filho" no contexto da assistência é, sem dúvida, uma das premissas da Perinatologia que foi empregada em diversos programas de saúde pública no Brasil desde a década de 1980. Foram implementados no país diversos programas para ampliar a qualidade na assistência perinatal, visando garantir direta e indiretamente o acesso e qualidade dos serviços de assistência pré-natal e parto e à criança recém-nascida, como o Programa de Assistência Integral à Saúde da Mulher – PAISM (1983), Estatuto da Criança e Adolescente, Programa Nacional de Humanização do Pré-Natal e Nascimento – PNHPN (2000), Agenda de Compromissos para a Saúde Integral da Criança e Redução da Mortalidade Infantil (2004) e Rede Cegonha (2011). Houve significativa redução da mortalidade materna e neonatal precoce e aumento da cobertura pré-natal e assistência hospitalar ao parto no Brasil nesse período. Mais recentemente, indicadores relacionados à ocorrência de morbidade materna e neonatal surgiram como um passo adiante na Perinatologia, oferecendo maior oportunidade na identificação de novas estratégias de promoção de saúde. A vigilância da ocorrência de morbidade, e não do óbito, torna mais conveniente o estudo de um evento que não é tão infrequente e trágico (e, portanto, difícil de ser abordado individualmente) quanto o óbito. Além disso, há a vantagem de permitir avaliar os fatores contribuintes tendo a mulher como participante ativa no inquérito.

Indicadores na Perinatologia – Saúde Materna e Perinatal

Entre os inúmeros indicadores de saúde, abordaremos neste capítulo aqueles de interesse à Perinatologia. Esses indicadores servem para entender e monitorar a saúde materna e perinatal em uma determinada comunidade ou população e, ao longo do tempo, auxiliam na identificação de prioridades para implementação de políticas públicas que incluem ações estratégicas, aporte de recursos humanos e de equipamentos e integração das diversas áreas que regem a organização humana (alimentação, moradia, transporte, segurança, educação etc.) para promoção de saúde. A seguir estão listados os principais conceitos sobre perinatologia, definidos pela Organização Mundial de Saúde e Organização Pan-Americana de Saúde.

- **Morte materna:** aquela que ocorre em mulheres durante a gestação ou até 42 dias após o término desta, independentemente de sua localização e duração, por qualquer causa relacionada ou agravada pela gravidez, excluindo as causas acidentais e incidentais.

- *Near Miss* **Materno (NMM):** definido pela Organização Mundial da Saúde como a experiência vivida pela mulher que quase morreu, mas sobreviveu a uma complicação que ocorreu durante a gravidez, parto ou até 42 dias após o término da gravidez.

Para classificar uma mulher como um caso de NMM, ela deve apresentar pelo menos um dos critérios clínicos, laboratoriais ou de manejo como definidos pela Organização Mundial da Saúde, e que estão relacionados com a ocorrência de disfunção ou falência orgânica (ver quadro correspondente no Capítulo 4 – Morbidade Materna).

- *Near Miss* **Neonatal (NMN):** segundo Santos et al. (2015) e Kale et al. (2017), definido quando o recém-nascido (RN) apresenta complicações graves nas primeiras horas ou primeiros dias de vida, quase morrendo, mas sobrevivendo ao período neonatal. O Quadro 1.1 mostra os critérios para se classificar um NMN, como proposto por pesquisadores brasileiros em conjunto com a Organização Pan-Americana de Saúde.

Quadro 1.1 *Near Miss* Neonatal.	
Critérios de Near Miss *Neonatal*	
Critérios pragmáticos	1. Apgar < 7 2. Peso ao nascer < 1.750 gramas 3. Idade gestacional < 33 semanas
Critérios de manejo	4. Antibioticoterapia parenteral (mais de 7 dias e antes de 28 dias de vida) 5. CPAP 6. Qualquer intubação nos primeiros 7 dias de vida 7. Fototerapia nas primeiras 24 horas de vida 8. Ressuscitação cardiopulmonar 9. Uso de drogas vasoativas 10. Uso de anticonvulsivantes 11. Uso de surfactante 12. Uso de hemoderivados 13. Uso de esteroides para o tratamento da hipoglicemia refratária 14. Cirurgia

Fonte: Adaptado de Santos et al., 2015.

- **Mortalidade proporcional por idade em menores de 1 ano de idade:** distribuição percentual dos óbitos de crianças menores de 1 ano de idade, por faixa etária, na população residente em determinado espaço geográfico, no ano considerado. É calculado pela fórmula:

$$\text{Mortalidade proporcional por idade em menores de 1 ano de idade} = \frac{\text{N. de óbitos de residentes menores de 1 ano, por faixa etária}}{\text{N. total de óbitos de residentes menores de 1 ano (excluídos os de idade ignorada)}} \times 100$$

- **Taxa de mortalidade infantil:** número de óbitos de menores de 1 ano de idade, por mil nascidos vivos, na população residente em determinado local, no ano considerado.

$$\text{Taxa de mortalidade infantil} = \frac{\text{N. de óbitos em menores de 1 ano de idade}}{\text{N. de nascidos vivos (× 1.000)}}$$

- **Taxa de mortalidade neonatal precoce:** número de óbitos que ocorrem entre 0 e 6 dias de vida completos, por mil nascidos vivos, na população residente em determinado local, no ano considerado.

$$\text{Taxa de mortalidade neonatal precoce} = \frac{\text{N. de óbitos de 0 a 6 dias de vida}}{\text{N. de nascidos vivos (× 1.000)}}$$

- **Taxa de mortalidade neonatal tardia:** número de óbitos que ocorrem entre 7 e 27 dias de vida completos, por mil nascidos vivos, na população residente em determinado local, no ano considerado.

$$\text{Taxa de mortalidade neonatal tardia} = \frac{\text{N. de óbitos de 7 a 27 dias de idade}}{\text{N. de nascidos vivos (× 1.000)}}$$

- **Taxa de mortalidade pós-neonatal:** número de óbitos que ocorrem entre 28 e 364 dias de vida completos, por mil nascidos vivos, na população residente em determinado local, no ano considerado.

$$\text{Taxa de mortalidade pós-neonatal} = \frac{\text{N. de óbitos de 28 a 364 dias de idade}}{\text{N. de nascidos vivos (× 1.000)}}$$

- **Taxa de mortalidade perinatal:** número de óbitos ocorridos no período perinatal por mil nascimentos totais, na população residente em determinado local, no ano considerado.

$$\text{Taxa de mortalidade perinatal} = \frac{\sum \text{do N. de óbitos fetais e óbitos de RN de 0 a 6 dias completos de vida}}{\text{N. de nascimentos totais (× 1.000)}}$$

*O período perinatal se inicia com 22 semanas completas (ou 154 dias) de gestação e termina no 7º dia completo de vida, ou seja, de 0 a 6 dias de vida (período neonatal precoce). Os nascimentos totais incluem os nascidos vivos e os óbitos fetais.

- **Taxa de mortalidade em menores de 5 anos:** número de óbitos de menores de 5 anos de idade, por mil nascidos vivos, na população residente em determinado local, no ano considerado.

$$\text{Taxa de mortalidade em menores de 5 anos} = \frac{\text{N. de óbitos em menores de 5 anos de idade}}{\text{N. de nascidos vivos (× 1.000)}}$$

- **Razão de mortalidade materna:** número de óbitos maternos, por 100 mil nascidos vivos, de mães residentes em determinado local, no ano considerado.

$$\text{Razão de mortalidade materna} = \frac{\text{N. de óbitos de mulheres por causas e condições consideradas de morte materna}}{\text{N. de nascidos vivos de mães residentes (× 100.000)}}$$

- **Taxa de mortalidade específica por afecções originadas no período perinatal:** número de óbitos de menores de 1 ano de idade causados por afecções originadas no período perinatal, por mil nascidos vivos, na população residente em determinado local, no ano considerado.

$$\text{Taxa de mortalidade específica por afecções originadas no período perinatal} = \frac{\text{N. de óbitos de residentes menores de 1 ano de idade por afecções originadas no período perinatal}}{\text{N. de nascidos vivos (× 1.000)}}$$

- **Taxa de mortalidade específica por doenças transmissíveis:** número de óbitos por doenças transmissíveis, por 100 mil habitantes, na população residente em determinado local, no ano considerado.

$$\text{Taxa de mortalidade específica por doenças transmissíveis} = \frac{\text{N. de óbitos por doenças transmissíveis}}{\text{População total residente ajustada ao meio do ano (× 100.000)}}$$

- **Incidência de doenças transmissíveis:** número absoluto de casos novos confirmados de doenças transmissíveis, na população residente em determinado local, no ano considerado. Estas são as doenças transmissíveis em que se pode utilizar este indicador: sarampo, difteria, coqueluche, tétano neonatal, tétano (exceto o neonatal), febre amarela, raiva humana, hepatite B, hepatite C, cólera, febre hemorrágica do dengue, sífilis congênita, rubéola, síndrome rubéola congênita, doença meningocócica.

Incidência de doenças transmissíveis = $\sum$ N. de casos novos no ano, de doenças transmissíveis confirmadas

- **Taxa de incidência de doenças transmissíveis:** número de casos novos confirmados de doenças transmissíveis, por 100 mil habitantes, na população residente em determinado local, no ano considerado. Estas são as doenças transmissíveis em que se pode utilizar este indicador: Aids, tuberculose (todas as formas), dengue, leishmaniose tegumentar americana, leishmaniose visceral.

$$\text{Taxa de incidência de doenças transmissíveis} = \frac{\text{N. de casos novos de Aids (ou outra específica)}}{\text{População total residente no período determinado (× 100.000)}}$$

- **Proporção de nascidos vivos por idade materna:** distribuição percentual de nascidos vivos por idade da mãe, na população residente em determinado local, no ano considerado.

$$\text{Proporção de nascidos vivos por idade materna} = \frac{\text{N. de nascidos vivos por grupo etário}}{\text{N. total de nascidos vivos (× 100)}}$$

- **Proporção de nascidos vivos com baixo peso ao nascer:** percentual de nascidos vivos com peso ao nascer inferior a 2.500 gramas, de mães residentes em determinado local, no ano considerado.

$$\text{Proporção de nascidos vivos com baixo peso ao nascer} = \frac{\text{N. de nascidos vivos, com peso ao nascer inferior a 2.500 g}}{\text{N. total de nascidos vivos de mães residentes}} (\times 100)$$

- **Taxa de prevalência de aleitamento materno:** percentual de crianças que estão sendo alimentadas com leite materno, diretamente do peito ou por expressão, aos 30, 120, 180 e 365 dias de vida, na população residente em determinado local, no ano considerado. Independe de a criança estar recebendo outros líquidos, tipos de leite ou alimentos sólidos e semissólidos.

$$\text{Taxa de prevalência de aleitamento materno} = \frac{\text{N. de crianças que estão recebendo leite materno na idade considerada}}{\text{N. total de crianças, na idade}} (\times 100)$$

- **Taxa de prevalência de aleitamento materno exclusivo:** percentual de crianças residentes que estão sendo alimentadas exclusivamente com leite materno aos 30, 120 e 180 dias de vida, em determinado local, no ano considerado.

$$\text{Taxa de prevalência de aleitamento materno exclusivo} = \frac{\text{N. de crianças que se alimentam exclusivamente de leite materno, na idade considerada}}{\text{N. total de crianças na mesma idade}} (\times 100)$$

- **Cobertura vacinal:** percentual de crianças imunizadas com vacinas específicas, em determinado local, no ano considerado.

$$\text{Cobertura vacinal} = \frac{\text{N. de crianças com esquema básico completo na idade alvo para determinado tipo de vacina}}{\text{N. de crianças na idade alvo}} (\times 100)$$

LEITURAS COMPLEMENTARES

Budin, P. The Nursling; The Feeding and Hygiene of Premature and Full-Term Infants. California State Journal of Medicine. 1907;5(8):216.

Dunn PM. Arvo Ylppö (1887-1992): Pioneer of Finnish paediatrics. Arch Dis Child Fetal Neonatal Ed. 2007;92(3):F230-2.

Hess J. A city-wide plan for the reduction of deaths associated with and due to prematurity. Proceedings of the fifth Annual Meeting of the American Academy of Pediatrics. J Pediatr. 1935;6:104-21.

Hughes MM, Black RE, Katz J. 2500-g Low Birth Weight Cutoff: History and Implications for Future Research and Policy. Matern Child Health J. 2017;21(2):283-9.

Kale PL, Jorge MH, Laurenti R, Fonseca SC, Silva KS. Pragmatic criteria of the definition of neonatal near miss: a comparative study. Rev Saude Publica. 2017;51:111.

Kurjak A. Ultrasound scanning – Prof. Ian Donald (1910-1987). Eur J Obstet Gynecol Reprod Biol. 2000;90(2):187-9.

Organização Pan-Americana da Saúde. Indicadores básicos para a saúde no Brasil: Conceitos e aplicações/Rede Interagencial de Informação para a Saúde – Ripsa. 2.ed. Brasília: Organização Pan-Americana da Saúde; 2008.

Santos JP, Cecatti JG, Serruya SJ, Almeida P V, Duran P, Mucio B de et al. Neonatal Near Miss: The need for a standard definition and appropriate criteria and the rationale for a prospective surveillance system. Clinics (Sao Paulo). 2015;70(12):820-6.

Say L, Souza JP, Pattinson RC. Maternal near miss – Towards a standard tool for monitoring quality of maternal health care. Best Pract Res Clin Obstet Gynaecol. 2009;23(3):287-96.

Say L. Neonatal near miss: A potentially useful approach to assess quality of newborn care. J Pediatr. 2010;86(1):1-2.

World Health Organization. Unicef – United Nations Fund for Population Activities, World Bank, United Nations. Department of Economic and Social Affairs. Population Division. Trends in maternal mortality, 1990 to 2013: Estimates by WHO, Unicef, UNFPA, the World Bank estimates, and the United Nations Population Division.

Ylppö AZ. Pathologisch-anatomische Studien bei Friihgeborenen. Kinder-Heilk. 1919;20:212. Doi: 10.1007/BF02088202.

2

Saúde Materna e Perinatal no Mundo e no Brasil

Suzanne Serruya
Pablo Durán
Bremen De Mucio
Thais A. Forster
Rodolfo Gómez-Ponce de León
Rodolfo de Carvalho Pacagnella
José Guilherme Cecatti

Mães e recém-nascidos: onde estamos e onde devemos chegar

Uma visão global

Em 2020, a população mundial atingiu 7,7 bilhões de pessoas com uma estimativa que varia de 8 a 50 nascimentos por 1.000 pessoas por ano, dependendo da região, de acordo com os dados publicados pelo Banco Mundial (2015) (Figura 2.1). A população mundial dobrou de tamanho entre 1959 (3 bilhões) e 1999 (6 bilhões), com crescimento médio de 81 milhões de pessoas por ano; embora as taxas de crescimento anual venham diminuindo e a taxa de fertilidade tenha caído de 4,93, em 1970, para 2,47, em 2020, o crescimento continuará, de maneira mais lenta, e provavelmente chegaremos a 9 bilhões em 2037, segundo estimativas de Worldmeter (2020).

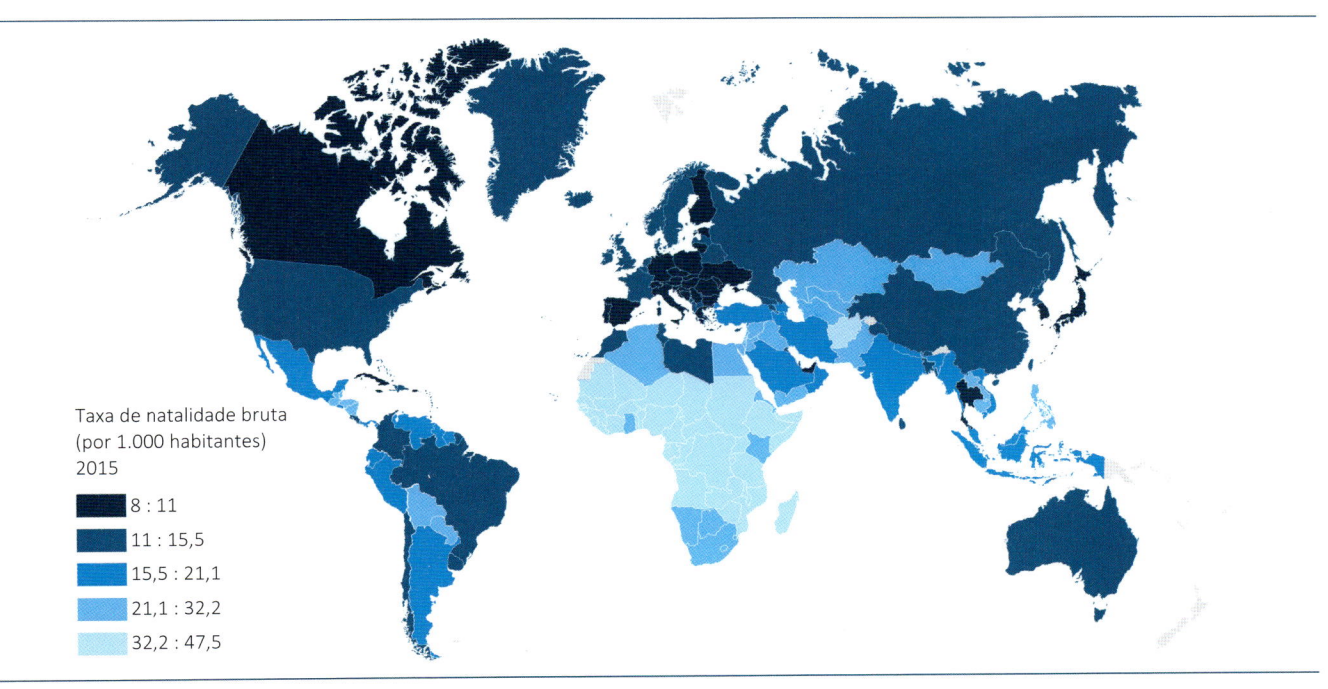

Taxa de natalidade bruta (por 1.000 habitantes) 2015

- 8 : 11
- 11 : 15,5
- 15,5 : 21,1
- 21,1 : 32,2
- 32,2 : 47,5

Figura 2.1. Taxa de natalidade no mundo.
Fonte: World Bank. Health and Population Statistics, 2015.

A fertilidade, de maneira global, diminui a cada ano, mas os nascimentos ainda não são seguros para todas as mães e recém-nascidos no mundo. Por essa razão, entre os novos compromissos globais, os Objetivos do Desenvolvimento Sustentável (ODS) das Nações Unidas (2015), a redução da mortalidade materna e neonatal ainda está presente em seu conjunto de metas. Considerada um sensível indicador social, um marco de desenvolvimento e justiça, a morte de mulheres e de recém-nascidos, em sua maioria por causas evitáveis, associada à gravidez, ainda é um grave problema que revela dificuldades dos sistemas de saúde e, fundamentalmente, exibe as mais profundas desigualdades nas condições de vida.

Nas últimas duas décadas, o número de mortes de mulheres no período da gravidez ou puerpério diminuiu, mas não o suficiente para atender aos mandatos dos compromissos globais. Entre 2000 e 2017, a redução global da mortalidade materna foi de 38%. O informe conjunto da Organização Mundial da Saúde, UNICEF e UNFPRA sobre mortalidade materna (2015) estima que, em 2017, cerca de 810 mulheres morreram a cada dia por causas evitáveis relacionadas à gravidez e ao parto, e 94% dessas mortes maternas ocorreram em países de renda baixa e média (Figura 2.2).

Os ODS preconizam uma velocidade de redução anual de 5% nas mortes maternas. A meta 3.1 dos ODS implica alcançar uma razão global de mortalidade materna de menos de 70 mortes por 100 mil nascidos vivos. Alcançar essa meta exigirá reduções médias cerca de três vezes maiores que a taxa anual de redução alcançada durante o período anterior, dos Objetivos de Desenvolvimento do Milênio (ODM), o que significa a necessidade de fortalecer os compromissos para vencer este enorme desafio (Quadro 2.1).

Quadro 2.1
Objetivo de Desenvolvimento Sustentável 3 – Saúde e bem-estar.
Meta 3.1 – Até 2030, reduzir a razão de mortalidade materna global para menos de 70 mortes por 100 mil nascidos vivos.

Fonte: Brasil. Nações Unidas. Transformando o nosso mundo: A Agenda 2030 para o Desenvolvimento Sustentável. Disponível em: https://nacoesunidas.org/pos2015/ods3/.

A razão de mortalidade materna nos países de baixa renda é de cerca de 415 por 100 mil nascidos vivos (NV), contra 12 por 100 mil NV na Europa e América do Norte e 7 na Austrália e Nova Zelândia. Existem grandes disparidades entre os países, com 11 países apresentando razões de mortalidade materna extremamente altas, de 600 ou mais por 100 mil NV em 2017. A mortalidade materna ainda é extremamente alta (definida como mais de mil mortes maternas por 100 mil NV) no Sudão [1.150 (789-1.710)], Chade [1.140 (847-1.590)] e Serra Leoa [1.120 (808-1.620)]. Estima-se ainda que mais de 16 países, também na África Subsaariana, tenham uma mortalidade materna considerada muito alta, entre 500 e 999 por 100 mil NV. Um único país na região das Américas, o Haiti, tem uma estimativa de mortalidade materna (MM) considerada muito alta: 480 (346 a 718).

Considerando as altas razões e os números absolutos, apenas 30 países concentraram mais de 80% das MM no mundo em 2017 (Figura 2.3), de acordo com o Institute for Health Metrics and Evaluation Client Services (2019).

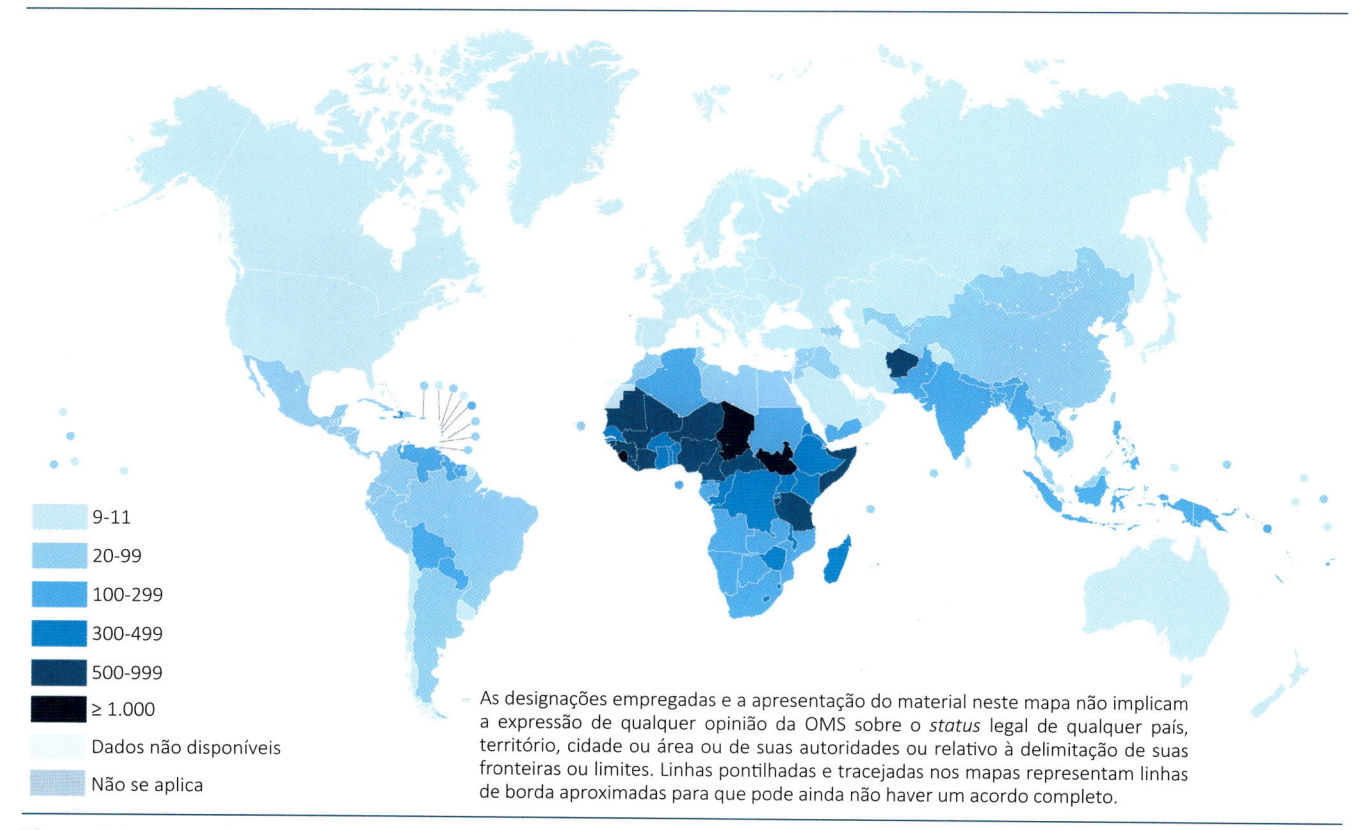

9-11
20-99
100-299
300-499
500-999
≥ 1.000
Dados não disponíveis
Não se aplica

As designações empregadas e a apresentação do material neste mapa não implicam a expressão de qualquer opinião da OMS sobre o *status* legal de qualquer país, território, cidade ou área ou de suas autoridades ou relativo à delimitação de suas fronteiras ou limites. Linhas pontilhadas e tracejadas nos mapas representam linhas de borda aproximadas para que pode ainda não haver um acordo completo.

Figura 2.2. Razão de mortalidade materna no mundo (RMM, mortes maternas por 100.000 nascidos vivos), 2017.
Fonte: WHO, Unicef, UNFPA, World Bank Group and the United Nations Population Division, 2019.

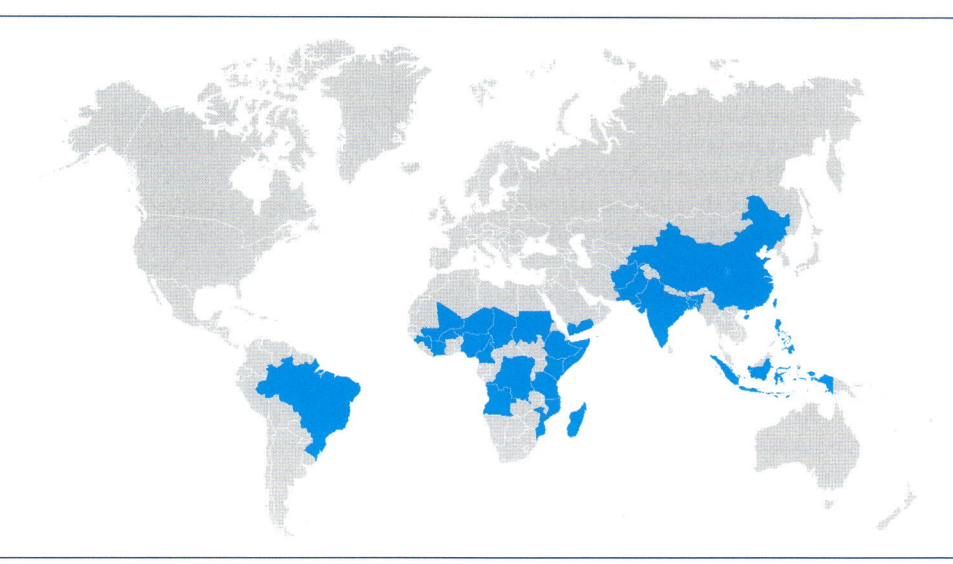

Figura 2.3. 30 países onde mais de 80% de todas as mortes maternas ocorreram em 2017.
Fonte: Institute for Health Metrics and Evaluation Client Services, 2019.

Nestas análises, um dos elementos complexos é que vários fatores afetam a confiabilidade dos dados nos países, uma vez que a correta identificação e o registro são em sua maioria insuficientes e incompletos. O sub-registro é alto, principalmente em países com recursos escassos de vigilância e em grupos de mulheres pobres e populações vulneráveis, discriminadas por raça ou etnia, ou em situações como o aborto, que em muitos países é inseguro.

Estreitamente relacionada à saúde materna, a mortalidade perinatal constitui um dos principais e tradicionais indicadores de saúde e qualidade de vida das populações, e sua redução é uma prioridade na agenda social. A magnitude, características e determinantes vêm mostrando melhoras significativas, embora ao mesmo tempo permaneçam problemas relevantes. De 2000 a 2015, a redução foi de 31 para 18 mortes por 1.000 NV, que corresponde a uma diminuição de 42%.

Entre os Objetivos de Desenvolvimento Sustentável, metas e indicadores foram propostos para continuar e incrementar os resultados alcançados nos Objetivos do Desenvolvimento do Milênio (Quadro 2.2).

Quadro 2.2
Objetivo de Desenvolvimento Sustentável 3 – Saúde e bem-estar.
Meta 3.2.2 – Até 2030, acabar com as mortes evitáveis de recém-nascidos e crianças menores de 5 anos, com todos os países objetivando reduzir a mortalidade neonatal para pelo menos 12 por 1.000 nascidos vivos e a mortalidade de crianças menores de 5 anos para pelo menos 25 por 1.000 nascidos vivos.

Fonte: Brasil. Nações Unidas. Transformando o nosso mundo: A Agenda 2030 para o Desenvolvimento Sustentável. Disponível em: https://nacoesunidas.org/pos2015/ods3/.

As condições perinatais contribuem substancialmente para o ônus da morbidade e da incapacidade, e as estimativas globais mostram que os Anos de Vida com Deficiências (YLD) decorrentes de complicações da prematuridade em 2016 atingiram um valor superior a 8 milhões de anos

(8.328.000 YLD), de acordo com os achados do Global Burden of Disease Study 2016 (2017). Embora esses números correspondam ao mundo todo, a prevalência estimada de prematuridade para a América Latina e o Caribe, que respondem por mais de 7% do total de prematuros, permite assumir que o impacto na região é alto. A importância das condições perinatais em termos de sua carga de morbidade e incapacidade se agrega à da mortalidade. Ambas as condições, morbidade e mortalidade, são o exemplo claro de violação de direitos humanos e de desafios a serem enfrentados.

América Latina, Brasil e a transição obstétrica

No Brasil, as desigualdades também estão presentes de maneira importante. Os dados oficiais apontam que a razão de mortalidade materna no Brasil em 2017 era de 60 por 100 mil nascidos vivos. Desde a década de 1990, houve uma acentuada redução da mortalidade materna no Brasil, passando de valores acima de 140 para os valores atuais com uma taxa anual de decréscimo de cerca de 3,7%. Isso coloca o Brasil uma situação semelhante a países como Índia, Guatemala, México, Equador, Paraguai e Peru que convivem com situações de alta mortalidade materna, com aumento progressivo da idade das mulheres durante a gestação, com fecundidade variável e em que predominam as causas diretas de mortalidade materna.

Há, todavia, uma certa disparidade regional no que diz respeito às razões de mortalidade materna, sendo as regiões Sul e Sudeste aquelas com menores razões e as regiões Norte e Nordeste do Brasil aquelas com maiores razões de mortalidade. Dados do relatório "Saúde Brasil" de 2017 mostram que estados como Maranhão, Piauí e Amapá apresentam uma razão de mortalidade materna acima de 100 mortes por 100 mil NV, enquanto estados do Sul apresentam níveis bem abaixo, sendo a razão de mortalidade materna no mundo (RMM) do estado de Santa Catarina a menor do país com valores em torno de 30. Esses dados demonstram uma diferença de mais de quatro vezes entre a maior e a menor razão e mortalidade materna no país. Uma análise das tendências lineares das RMM aponta que há uma variação de estado para estado, mas apenas os estados das regiões Sul e Sudeste e raros estados da região Nordeste apresentam uma tendência de queda das RMM, enquanto os demais estados ou apresentam estagnação ou tendência de aumento das RMM.

Uma análise sobre as causas de mortes na gestação parto e puerpério indicam que em todas as regiões do Brasil, as principais causas de morte materna estão relacionadas às causas diretas ou evitáveis, especialmente as síndromes hipertensivas, as complicações do trabalho de parto como hemorragias e infecções, e as causas indiretas representam menos de 30% do total. Todavia, desde 1990 até então, observa-se aumento gradual das causas indiretas de mortalidade materna no Brasil, o que, considerando a redução das razões de mortalidade em termos gerais, implica uma redução no número de mortes materna por causas diretas. Isso indica um padrão de modificação do perfil da população obstétrica que tem acontecido no Brasil e no mundo. Esse padrão de modificação tem recebido o nome de "transição obstétrica".

O termo "transição" diz respeito a uma passagem de um momento para outro, e, do ponto de vista populacional, diz respeito a uma passagem de uma característica para outra. Assim como outras modificações da população mundial, a modificação das características obstétricas das populações representa para estas graus diferentes de autonomia em relação à saúde reprodutiva. Entre as transições populacionais mais estudadas, reconhecem-se as teorias da transição demográfica, transição epidemiológica e, mais recentemente, da transição do padrão nutricional das populações. O modelo de transição obstétrica baseia-se na observação das mudanças no perfil das causas de mortalidade materna, que passam da predominância de mortes por causas diretas para mortes de causas indiretas. Entre os indicadores característicos dessas populações, observa-se uma tendência a uma maternidade mais tardia, com o envelhecimento da população materna, diminuição do número de filhos por mulher e, com relação à assistência obstétrica, observa-se um aumento de partos institucionais e o aumento das taxas de intervenção durante a gestação e parto.

Trata-se de uma teoria proposta para explicar a evolução do perfil de mortalidade materna e direcionar as estratégias e políticas de intervenção e, desde 2013, tem sido adotada pela Organização Mundial de Saúde (OMS) como parte da estratégia de redução das mortes evitáveis. O principal indicador para definir o momento em que uma população se encontra do ponto de vista obstétrico é a razão de mortalidade materna. A partir da RMM são identificados cinco estágios de transição obstétrica e cada um desses estágios tem uma característica relacionada à idade da população gestante, à fecundidade, ao grau de intervenção no parto e às causas de morbimortalidade.

No primeiro estágio, existe uma predominância da evolução natural da condição de nascimento. Observa-se uma razão de mortalidade materna muito elevada (≥ 1.000), em geral a população inicia a vida reprodutiva mais precoce-

mente, a fecundidade é muito alta e a frequência de intervenções durante a gestação e parto é muito baixa. Nesse sentido, sem intervenção nas condições naturais do processo biológico de gestação e nascimento, existe predomínio de causas obstétricas diretas ou doenças transmissíveis como causas de morbimortalidade materna.

Ao passo que se avança ou se minoram as questões biológicas relacionadas à morbimortalidade durante a gestação e parto, observa-se uma redução da RMM. Além disso, a população tem mais autonomia em planejar a sua vida reprodutiva reduzindo-se progressivamente as taxas de fecundidade e os partos vão acontecendo assistidos por profissionais treinados; como consequência, ocorre um número maior de intervenções no parto. Isso leva, no cômputo geral, a reduzir as mortes maternas por causas obstétricas diretas e proporcionalmente aumentar as causas indiretas relacionadas às doenças crônicas e condições pouco sensíveis às intervenções. No estágio II, a mortalidade e fecundidade ainda são altas, no entanto já existe uma proporção maior de mulheres que buscam as instituições de saúde para assistência ao parto. Tipicamente, encontram-se nos estágios I e II países da África Subsaariana como Chade e Somália (estágio I) e Burundi e Camarões (estágio II).

A maior parte dos países latino-americanos encontra-se no estágio III da transição obstétrica. Nesse estágio, observa-se um duplo fardo na assistência obstétrica: à medida em que a mobilidade ainda é alta, ocorre um número maior de intervenções tendendo a um processo de medicalização do nascimento. Nessa fase, ocorre um ponto de inflexão em que a fecundidade, apesar de variável, apresenta tendência de redução e ocorre aumento da idade do início da vida reprodutiva. Nesse estágio, o grande desafio é a melhoria no acesso aos serviços e especialmente na assistência obstétrica.

Para essa população, a qualidade do atendimento é um fator determinante para os resultados em saúde, especialmente em países com os sistemas de saúde sobrecarregados como o que acontece nos países que se encontram no estágio III da transição obstétrica. O acesso à assistência qualificada com prevenção primária e secundária das condições relacionadas à morte materna e perinatal e assistência obstétrica de urgência de qualidade e acessível são os principais desafios. É nessa fase que as demoras de terceira fase (relacionadas à identificação oportuna e tratamento adequado das afecções que levam à morte) são cada vez mais importantes.

Brasil, Argentina, México, Paraguai e Peru são exemplos típicos desse estágio. O Chile, porém, é um exemplo de país da América Latina que se apresenta em um estágio mais avançado (estágio IV). Nesse estágio, a RMM é menor do que 50 mortes por 100 mil NV, a fecundidade é baixa e há uma menor frequência de causas diretas relacionadas à morte materna, com predomínio das causas não evitáveis. No entanto, um desafio é a supermedicalização do processo de nascimento com, por exemplo, elevado número de cesáreas e intervenções durante o parto, assim como ocorre no estágio anterior. O estágio IV da transição obstétrica seria um estágio mais teórico e aspiracional, em que as razões de mortalidade materna seriam extremamente baixas e todas as mortes maternas evitáveis seriam evitadas (Tabela 2.3).

Tabela 2.3. Estágios da transição obstétrica.

Estágio	RMM	Idade da população materna	Fecundidade	Intervenções	Causas da mortalidade materna
I	> 1.000	Muito baixa	Muito alta	Muito baixa	Predomínio de causas obstétricas direta ou doenças transmissíveis
II	999 a 300	Baixa	Alta	Baixa	Predomínio de causas obstétricas direta ou doenças transmissíveis
III	299 a 50	Variável	Variável	Variável	Variável
IV	< 50	Mais alta	Baixa	Alta	Predomínio de causas obstétricas indiretas ou doenças crônicas
V	< 5	Mais alta	Baixa ou variável	Alta ou variável	Apenas mortes inevitáveis

Fonte: Souza et al., 2014.

Américas: avanços e iniquidades

Na região das Américas, entre 1990 e 2015, houve uma redução significativa de 49% na mortalidade materna, e no período estipulado para os ODM, entre 2000 e 2015, a redução foi de 32% (Figura 2.4). Em 2015, quando a meta global dos ODS de 70 por 100 mil NV foi estabelecida, a razão regional de MM era de 56,9 por 100 mil NV e um número importante dos países desta região tinha razões menores do que o valor absoluto da meta proposta globalmente. Como recomendado, os governos dos países se comprometeram, então, em manter a taxa de redução anual de 5% e alcançar um valor de 30 por 100 mil NV, informação disponível na publicação "Indicadores básicos 2015" da Organização Pan-Americana da Saúde.

Ao projetar a RMM da região para a série de 2016-2030 (Figura 2.4), pode-se observar que esta RMM poderia atingir, com um nível de incerteza, o valor de 22 mortes maternas por 100 mil NV até 2030. Isso mostra que a meta global (menos de 70 mortes maternas por 100 mil NV) e a meta regional (menos de 30 mortes maternas por 100 mil NV) são altamente prováveis de serem alcançadas. Entretanto, a projeção desagregada da RMM nas sub-regiões da América Latina e do Caribe (ALC), e da América do Norte mostra que, embora ambas as sub-regiões possam atingir as metas globais e regionais até 2030, o limite superior do intervalo de incerteza da RMM na ALC está acima do valor da meta

regional, indicando que há uma probabilidade de que a meta não possa ser atingida nesta sub-região. É importante mencionar que os valores (médios) da RMM estão sendo mostrados nos níveis regional e sub-regional, o que pode esconder a realidade que existe nos países onde a diferença entre capitais e regiões metropolitanas em comparação com o interior também é muito importante.

A análise desagregada de dados entre países e no interior de cada país mostra que a região das Américas é marcada por grandes diferenças que traduzem importantes iniquidades sociais. Recente análise dos dados de MM nos Estados Unidos, realizado por Petersen et al. (2019), mostrou que, entre 2007 e 2016, ela passou de 15 para 17 por 100 mil NV, enquanto as razões globais mostravam redução. As razões de MM revisadas por grupo étnico/raça variavam de 12,7 para mulheres brancas, 42,8 mulheres negras e 32,5 para índias americanas/nativas do Alasca. Estas diferenças sugerem que uma mulher negra ou nativa do Alasca tinha respectivamente 3,3 e 2,5 vezes mais chances de morrer na gravidez, ainda que em um país desenvolvido, e cuja razão nacional é considerada baixa, mostrando grandes disparidades raciais, étnicas e sociais na mortalidade relacionada à gravidez.

Para os que nascem, também a desigualdade é um desafio. Em 2019, mais de 14 milhões de nascimentos foram registrados na Região das Américas. As melhorias na saúde

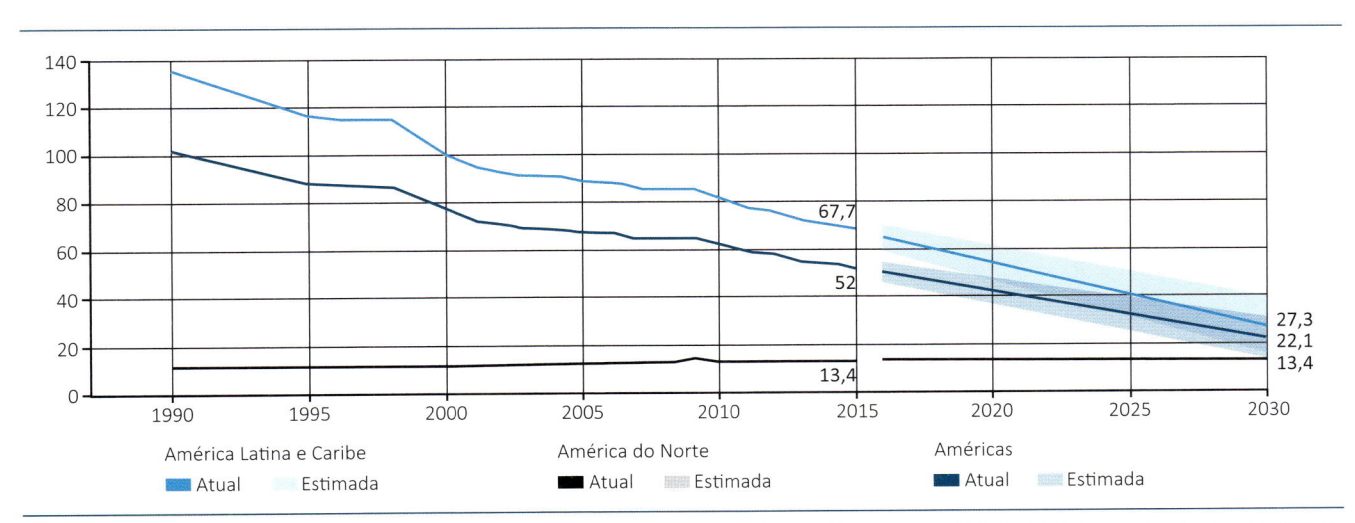

Figura 2.4. Razão de mortalidade materna (por 100 mil nascidos vivos). Tendência atual (1990-2015) e projeção (2016-2030).
Fonte: Cortesia do Dr. Antonio Sanhueza.

e nas condições de nascimento registradas no mundo e na Região das Américas são evidentes e são uma expressão do progresso na perspectiva dos direitos. *"Os Estados Partes devem assegurar ao máximo a sobrevivência e o desenvolvimento da criança"*, conforme o artigo 6 da Convenção sobre os Direitos da Criança. No entanto, 30 anos após a Convenção (1990), ainda existem importantes limitações ao pleno exercício dos direitos e, particularmente, em termos do direito à vida, ao crescimento e ao pleno desenvolvimento. Tais limitações, por sua vez, constituem desafios a serem enfrentados que exigem a participação de diferentes atores.

Entre 1990 e 2017 (1990 como ponto de partida para medir as realizações dos ODM), a taxa de mortalidade neonatal na América Latina e no Caribe foi reduzida de 23 para 10 mortes neonatais por 1.000 NV, o que representa uma redução de 58%. Atualmente, a taxa de mortalidade infantil na região é de 15 por 1.000 recém-nascidos. Os riscos são maiores quanto mais próximos ao momento do nascimento. Assim, existem 10 em cada 1.000 recém-nascidos que morrem antes de atingir um mês de vida, de acordo com estimativas para 2018 pelo *Interagency Group* (2019) para a mortalidade na infância. Juntamente com a mortalidade neonatal, as mortes fetais contribuem substancialmente para a carga de mortalidade. Uma taxa de mortalidade fetal de 8,2 por 1.000 (7,5 a 9,2) foi estimada para a América Latina em 2015, o que representaria em números absolutos a ocorrência de 91 mil mortes fetais.

Aproximadamente 1 em cada 10 recém-nascidos na região das Américas tem baixo peso ao nascer (8,7%), abaixo da frequência global estimada em 2015 de 14,6%, de acordo com Blencowe et al. (2019). Chawanpaidboon et al. (2019) estimaram que uma proporção semelhante nasça prematuramente (9,8%). Ambas são amplamente reconhecidas como condições que contribuem de forma substancial, aliada a outras, para o ônus da doença e da mortalidade.

Como na mortalidade materna, o maior desafio nos últimos anos é abordar as grandes desigualdades existentes. Em 2008, as taxas de mortalidade neonatal estimadas nos países da região variaram entre 3,8 e 24,6 por 1.000 NV. Essa diferença não foi substancialmente reduzida até hoje. Os países com as maiores taxas de mortalidade neonatal têm valores superiores a seis vezes em comparação com aqueles com os menores valores. Os 20% mais pobres da população na maioria dos países ainda estão atrás, e é necessário implementar iniciativas que reduzam tal iniquidade. Persistem desigualdades consideráveis no acesso aos serviços de saúde na América Latina e no Caribe, em virtude de uma série de fatores que limitam as chances de receber atendimento médico de qualidade. Esses fatores incluem recursos humanos e infraestrutura insuficientes, falta de equipamentos e medicamentos, distância física e cultural entre os serviços e a população que deles necessita e baixa renda. Portanto, condições como nível de renda, localização geográfica e etnia, entre outras, são determinantes de saúde e doença e de importantes iniquidades na região das Américas.

Por que morrem as mulheres e os recém-nascidos?

As razões de mortalidade materna refletem o estado de saúde das mulheres em idade reprodutiva e o acesso e a qualidade da assistência relacionados aos métodos contraceptivos modernos, controle pré-natal, assistência especializada ao parto, incluído o atendimento obstétrico de emergência e, finalmente, a atenção ao puerpério ou complicações que surgirem posteriormente. Ampliando este conceito, a OMS destaca a alta incidência de morbidade e incapacidade resultante do controle e cuidados inadequados de gestações e partos, necessidades não satisfeitas de contracepção moderna, e incluindo também infertilidade, doenças sexualmente transmissíveis ou, em outras fases do ciclo da vida, distopia genital (prolapso) e incontinência urinária. As mulheres morrem como resultado de complicações durante a gravidez, parto e pós-parto. A maioria dessas complicações desenvolve-se durante a gravidez. Outras complicações podem existir antes da gestação, mas são agravadas durante esta. As principais complicações que respondem por 80% de todas as mortes maternas são as chamadas causas obstétricas diretas, incluindo hemorragias, a hipertensão, as infecções e as complicações do aborto inseguro. O restante das causas de mortes maternas é conhecido como "mortes maternas por causas obstétricas indiretas", em que a gravidez é agravada por outra condição ou doença, como câncer, malária, diabetes, cardiopatias ou condições autoimunes.

A maioria das mortes maternas é evitável, pois as soluções de assistência à saúde para prevenir ou gerenciar complicações são bem conhecidas. Todas as mulheres precisam de acesso a cuidados de alta qualidade prestados por profissionais de saúde competentes e qualificados durante a gravidez (atendimento pré-natal), durante o parto (atendimento intraparto) e cuidados e apoio nas semanas após o parto (atendimento pós-natal e pós-parto). É particularmente importante que todos os nascimentos sejam assistidos por profissionais de saúde qualificados, pois o gerenciamento e o tratamento oportunos podem fazer a diferença entre a vida e a morte. As mulheres precisam ter satisfeitas suas necessidades de métodos contraceptivos modernos e poder definir o número de filhos, quando e com quem tê-los. Um estudo realizado por Gómez Ponce de León et al. (2019), mostrou que na América Latina, o acesso aos métodos modernos de contraceptivos é desigual e mostra grandes diferenças entre países e dentro de cada país. No Brasil, a proporção de laqueadura tubária em todos os quintiles de renda é considerada alta; no entanto, métodos considerados muito eficazes como o implante subcutâneo (método reversível de longa duração) tem pouca cobertura.

Como é amplamente conhecido, a morte de mulheres na gestação afeta todos os estratos sociais, mas está profundamente enraizada nos determinantes sociais como pobreza, baixo nível educativo, raça, etnia e outras condições sociais como o *status* de migrante. Em quase todos os países, as políticas de saúde sexual e reprodutiva e materna não são inclusivas, com acesso limitado a serviços e graves problemas de qualidade, especialmente das populações com maiores vulnerabilidades.

Da mesma maneira, a alta mortalidade persistente em tenra idade constitui um indicador importante, apesar dos progressos em relação à redução das desigualdades na saúde neonatal e infantil. A análise das causas principais da mortalidade neonatal mostra que existem quatro causas principais na ALC: prematuridade – complicações do parto prematuro (35,3%), anomalias congênitas (18,6%), asfixia ao nascimento – eventos relacionados ao parto (16,7%) e infecções (13,4%) – sepse, meningite e tétano, que atualmente representam 84% de todas as mortes neonatais. Pneumonia (3,8%), diarreia (0,3%) e outras condições (11,9%) são identificadas como a causa de todas as outras mortes neonatais na região. Não houve mudança significativa na distribuição da mortalidade por causa, com pouca variabilidade na distribuição na região nos últimos anos.

Anualmente, mais de 70 mil óbitos nos primeiros 28 dias de vida (período neonatal) estão associados à prematuridade e suas complicações. Ao mesmo tempo, dos mais de 1 milhão de nascimentos prematuros registrados anualmente nas Américas, pouco mais de 300 mil estarão em risco de desenvolver retinopatia por prematuridade e aproximadamente 10 mil necessitarão de tratamento específico. A prematuridade, particularmente a moderada ou grave, está associada a complicações que afetarão o desenvolvimento neuropsicomotor ou outras condições relacionadas à incapacidade. Embora não haja números precisos, podemos estimar que anualmente mais de 30 mil recém-nascidos podem apresentar qualquer uma dessas condições. Resultados obtidos por Horta et al. (2017) mostraram que imprecisões nutricionais e do crescimento nos primeiros 1.000 dias de vida têm sido associados a uma redução no valor do quociente intelectual, escolaridade e renda na idade adulta.

O caminho a seguir: vidas saudáveis para as mulheres e recém-nascidos

Políticas que discutem a saúde perinatal e da mulher não podem ser limitadas à chamada "saúde materna". É indispensável pensar as necessidades de uma vida saudável ao longo do curso de vida e elaborar programas e planos que atendam o conjunto destas necessidades. Será fundamental monitorar as desigualdades em saúde, com indicadores desagregados por renda ou riqueza, sexo, idade, deficiência, local de residência, *status* de migrante e origem étnica.

Para melhorar a saúde materna e perinatal, é importante reconhecer que, além de uma visão holística dos determinantes sociais, existem outros problemas como conflitos bélicos, violência, surtos de doenças, desastres e migração involuntária e em massa que atingem principalmente mulheres e crianças. A melhoria da saúde implica remover de maneira multidimensional as barreiras que limitam a disponibilidade e o acesso a serviços de saúde materna e perinatal, reconhecendo que os sistemas de saúde com qualidade adequada devem proteger, tratar e respeitar efetivamente todos as pessoas, especialmente as mais vulneráveis. É necessário alcançar uma cobertura universal de saúde e ter um sistema de saúde de alta qualidade.

Neste momento em que se discutem as metas e indicadores dos 17 ODS, um consenso cada vez mais claro é que, se não forem estabelecidos programas sustentáveis, intersetoriais e abrangentes, os resultados esperados não serão alcançados. Uma visão da relação entre saúde materna e neonatal, indicador 3.1 e 3.2 e os outros indicadores, mostra a importância de pensar amplamente as estratégias e políticas que devem ser implementadas. O ODS 3 – "Assegurar uma vida saudável e promover o bem-estar para todas e todos, em todas as idades" – está estreitamente relacionado com 11 de um total de 17 metas e, de maneira explícita, com 59 indicadores como as de MM e neonatal ou implícita como o fim da pobreza e a igualdade de gênero. Outros indicadores estão entre aqueles que vinculam os resultados, como a redução de desigualdades ou que criam condições propícias como trabalho remunerado (Figura 2.5).

Em novembro de 2019, cerca de 9.500 delegados de mais de 170 países participaram da Conferência Nairóbi, revisando o Programa de Ação acordado no Cairo há 25 anos. A declaração conclama a "três resultados transformadores" – zero mortes maternas, zero necessidades não satisfeitas de contraceptivos modernos e violência zero baseada em gênero e práticas prejudiciais – antes do término da próxima década. Estudos têm avaliado o investimento necessário para alcançar esses objetivos reconhecendo que o desenvolvimento sustentável está relacionado de maneira importante à presença e ao desempenho da mulher na sociedade.

Em 2017, foi calculado que um investimento de 53,6 bilhões de dólares anualmente (ou US$8,65 por pessoa por ano) cobriria uma atenção integral a todas as mulheres na gravidez, incluindo a necessária contracepção moderna, reduzindo de 308 mil para 84 mil mortes maternas e de 2,7 milhões para 538 mil mortes neonatais por ano. O efeito na mortalidade materna é dado principalmente pela redução das gestações não planejadas, como se mostra na Figura 2.6 elaborada pelo Instituto Guttmacher. As duas ações – melhorar o acesso a serviços de saúde materna seguros e prover acesso a métodos contraceptivos modernos –, por si só, são efetivas e, somadas, potencializam-se.

Os custos da redução da mortalidade materna e neonatal são considerados um investimento indispensável para os países que se comprometeram a ter resultados de sua redução em 2030. Da mesma maneira, há evidências sobre intervenções antes, durante e entre gestações; intervenções durante o parto e intervenções para cuidados imediatos e para recém-nascidos pequenos e doentes. A integração e a ampliação dessas intervenções beneficiariam as mulheres, os bebês, o desenvolvimento e o capital econômico. A priorização de intervenções e a implementação de ações para superar gargalos específicos são essenciais para reduzir as desigualdades e fornecer acesso equitativo a intervenções específicas e de qualidade.

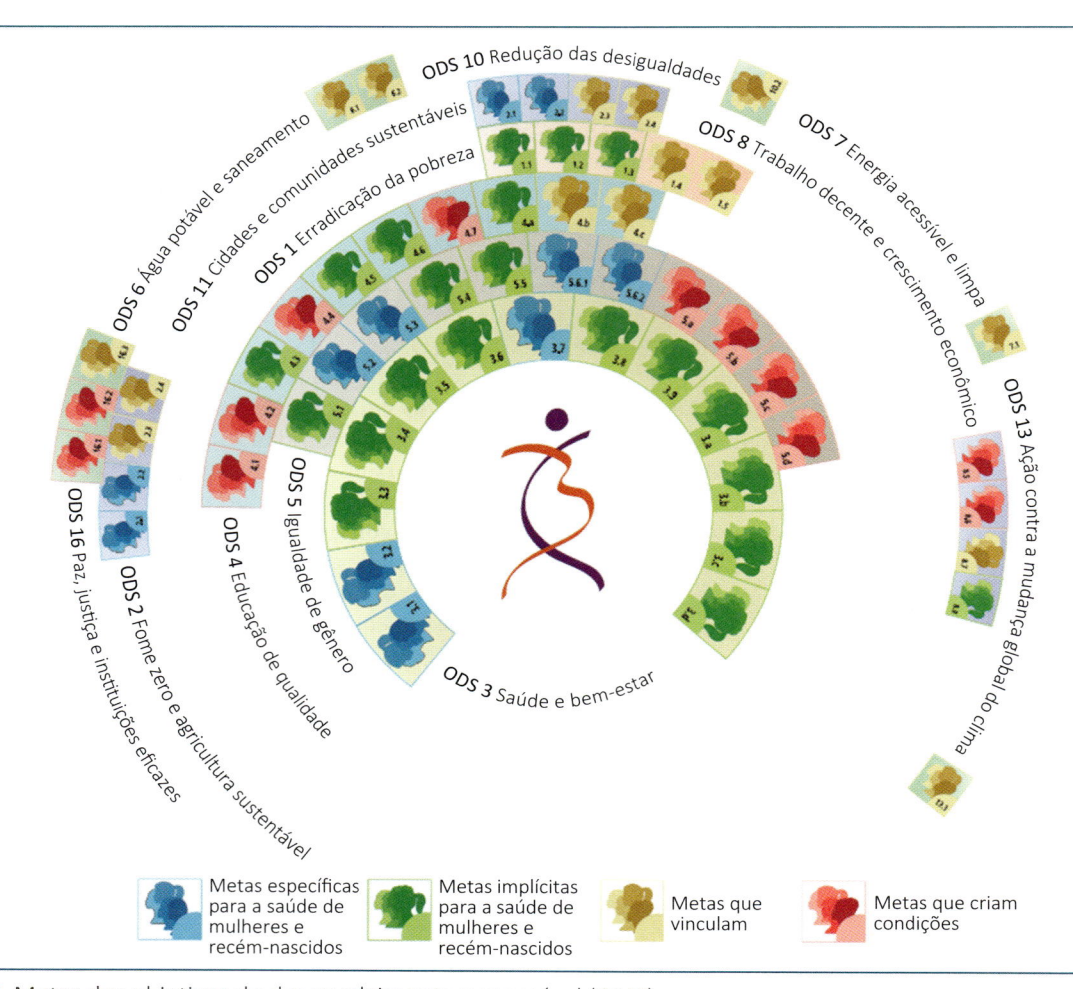

Figura 2.5. Metas dos objetivos do desenvolvimento sustentável (OMS).

Fonte: Adaptada de Nações Unidas no Brasil. Disponível em: https://brasil.un.org/pt-br/sdgs.

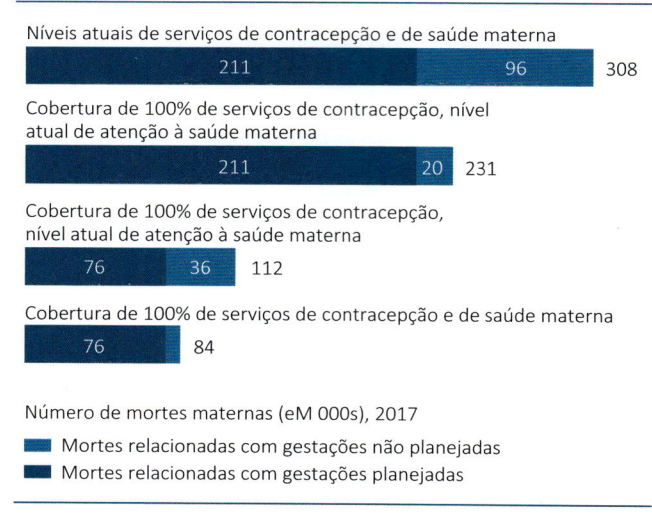

Figura 2.6. Mortalidade materna – Satisfazer a necessidade insatisfeita de serviços de contracepção moderna e de atenção à saúde materna salvaria a vida de mulheres.

Fonte: Guttmacher Institute, 2017.

Na região das Américas, a implementação de intervenções integradas permitiria, de acordo com estimativas recentes, evitar, entre 2016 e 2035, 141.157 mortes fetais, 105.160 mortes neonatais, e 105.756 mortes de crianças menores de 5 anos. Se as intervenções fossem estendidas e incorporadas a um conjunto mais amplo, reduziriam 235.532 mortes fetais, 752.588 mortes neonatais e 959.393 mortes de crianças menores de 5 anos, durante o mesmo período de tempo, de acordo com a informacao publicada por Bhutta et al. (2014).

Nos países mais desenvolvidos, a mulher e o recém-nascido são compreendidos como o mais importante capital social e a gravidez, o nascimento e a infância são protegidos, permitindo que esses momentos transcendentes na vida de uma sociedade sejam uma oportunidade para o bem-estar e o desenvolvimento. Ao fim, a morte de mães e bebes é um tema de justiça social e deve ser encarado como uma tragédia que todos devemos evitar.

LEITURAS COMPLEMENTARES

Bhutta ZA, Das JK, Bahl R, Lawn JE, Salam RA, Paul VK et al. Can available interventions end preventable deaths in mothers, newborns, babies, and stillbirths, and at what cost? Lancet. 2014 Jul 26;384(9940):347-70. Doi: 10.1016/S0140-6736(14)60792-3.

Blencowe H, Cousens S, Jassir SB, Say L, Chou D, Mathers C et al. National, regional, and world wide estimates of stillbirth rates in 2015, with trends from 2000: A systematic analysis. Lancet Glob Health. 2016 Feb;4(2):e98-e108. Doi: 10.1016/S2214-109X(15)00275-2.

Blencowe H, Krasevec J, de Onis M, Black RE, An X, Stevens GA et al. National, regional, and world wide estimates of low birth weight in 2015, with trends from 2000: A systematic analysis. Lancet Glob Health. 2019 Jul;7(7):e849-e860. Doi: 10.1016/S2214-109X(18)30565-5.

Brasil. Ministério da Saúde. Secretaria de Vigilância em Saúde. Departamento de Vigilância de Doenças e Agravos não Transmissíveis e Promoção da Saúde. Saúde Brasil 2017: Uma análise da situação de saúde e os desafios para o alcance dos objetivos de desenvolvimento sustentável. Brasília; 2018. [Acesso 2020 jan 14]. Disponível em: http://bvsms.saude.gov.br/bvs/publicacoes/saude_brasil_2017_analise_situacao_saude_desafios_objetivos_desenvolvimento_sustetantavel.pdf.

Brasil. Nações Unidas. Transformando o nosso mundo: A Agenda 2030 para o Desenvolvimento Sustentável. Objetivo 3: Saúde e bem-estar. Assegurar uma vida saudável e promover o bem-estar para todas e todos, em todas as idades. [Acesso 2020 jan 14]. Disponível em: https://nacoesunidas.org/pos2015/ods3/.

Brasil. Unicef. Convenção sobre os Direitos da Criança. [Acesso 2020 jan 14]. Disponível em: https://www.unicef.org/brazil/convencao-sobre-os-direitos-da-crianca.

Chaves S da C, Cecatti JG, Carroli G, Lumbiganon P, Hogue CJ, Mori R et al. Obstetric transition in the World Health Organization Multicountry Survey on Maternal and Newborn Health: Exploring pathways for maternal mortality reduction. Rev PanamSalud Publica. 2015 May; 37(4-5):203-10.

Chawanpaiboon S, Vogel JP, Moller AB, Lumbiganon P, Petzold M, Hogan D et al. Global, regional, and national estimates of levels of pretermbirth in 2014: A systematic review and modelling analysis. Lancet Glob Health. 2019;7:e37-46. Doi: 10.1016/S2214-109X(18)30451-0.

GBD 2016 Disease and Injury Incidence and Prevalence Collaborators. Global, regional, and national incidence, prevalence, and years lived with disability for 328 diseases and injuries for 195 countries, 1990-2016: A systematic analysis for the Global Burden of Disease Study 2016. Lancet. 2017 Sep 16;390(10100):1211-59. Doi: 10.1016/S2-32154(17)6736-0140.

Gómez Ponce de León R, Ewerling F, Serruya SJ, Silveira MF, Sanhueza A, Moazzam A et al. Contraceptive use in Latin America and the Caribbean with a focus on long-acting reversible contraceptives: Prevalence and inequalities in 23 countries. Lancet Global Health. 2019 Feb;7(2):e227-e235. Doi: 10.1016/S2214-109X(18)30481-9.

Guttmacher Institute. Haciendo cuentas: Invertir en anticoncepción, y salud materna y neonatal; 2017 Dec.. [Acesso 2020 jan 14]. Disponível em: https://www.guttmacher.org/search/site/invertir%20en%20anticoncepci%C3%B3n%20y%20salud%20materna%20y%20neonatal.

Horta BL, Victora CG, de Mola CL, Quevedo L, Pinheiro RT, Gigante DP et al. Associations of linear growth and relative weight gain in early life with human capital at 30 years of age. J Pediatr. 2017 Mar; 182:85-91.e3. Doi: 10.1016/j.jpeds.2016.12.020.

Institute for Health Metrics and Evaluation Client Services. Making the world a healthier place for mothers: trends and opportunities for action in maternal health. Seattle, WA: IHME; 2019. [Acesso 2020 jan 14]. Disponível em: http://www.healthdata.org/sites/default/files/files/policy_report/2019/Maternal_Health_Report_FINAL_Issuu_2019.11.08.pdf.

International Steering Committee on ICPD25. Nairobi Statement. The Nairobi Summit on ICPD25: accelerating the promise. 2019 November 12-14; Nairobi, Kenia, 2019. [Acesso 2020 jan 14]. Disponível em: http://www.nairobisummiticpd.org/content/icpd25-commitments.

Organización Panamericana de laSalud. Información y análisis de salud: Situación de salud en las Américas. Indicadores básicos 2015. Washington; 2015. [Acesso 2020 jan 14]. Disponível em: http://iris.paho.org/xmlui/bitstream/handle/123456789/31073/OPSCHAHA1501-spa.pdf?sequence=1&isAllowed=y.

Petersen EE, Davis NL, Goodman D, Cox S, Mayes N, Johnston E et al. Vital signs: Pregnancy-related deaths, United States, 2011-2015, andstrategies for prevention, 13 states, 2013-2017. Morbidity and Mortality Weekly Report. 2019;68(18):423-9. Doi: 10.15585/mmwr.mm6818e1external.

Silva BGC, Lima NP, Silva SG, Antúnez SF, Seerig LM, Restrepo-Méndez MC et al. Mortalidade materna no Brasil no período de 2001 a 2012: Tendência temporal e diferenças regionais. Rev. Bras. Epidemiol. 2016;19(3):484-93. Doi: 10.1590/1980-5497201600030002.

Souza JP, Tunçalp O, Vogel JP, Bohren M, Widmer M, Oladapo OT et al. Obstetric transition: The pathway towards ending preventable maternal deaths. BJOG. 2014;121(Suppl. 1):1-4. Doi: 10.1111/1471-0528.12735.

United Nations Inter-agency Group for Child Mortality Estimation. Neonatal mortality rate – Total; 2019. [Acesso 2020 jan 14]. Disponível em: https://childmortality.org/data.

WHO, Unicef, UNFPA, World Bank Group and the United Nations Population Division. Trends in maternal mortality 2000 to 2017: Estimates by WHO, Unicef, UNFPA, World Bank Group and the United Nations Population Division. Geneva: World Health Organization; 2019.

WHO, Unicef, UNFPA, World Bank Groupandthe United NationsPopulation Division. Trends in maternal mortality 2000 to 2015: Estimates by WHO, Unicef, UNFPA, World Bank Group and the United NationsPopulation Division. Geneva: World Health Organization; 2015.

World Bank. Health and Population Statistics. Birth crude rate (per 1000 people); 2015. [Acesso 2020 jan 14]. Disponível em: https://databank.worldbank.org/source/health-nutrition-and-population-statistics.

3

Mortalidade Materna

José Guilherme Cecatti
Rodolfo de Carvalho Pacagnella
Renato Teixeira Souza

A mortalidade materna talvez seja o indicador que mais reflita as enormes diferenças e disparidades no desenvolvimento humano que existem entre os países (Maine, 2007). Representa um indicador do *status* da mulher, considerando seu acesso à assistência à saúde e a adequação do sistema de assistência à saúde em responder às suas necessidades (WHO, 2015). Em termos absolutos, a morte materna é considerada um evento raro (Hogan et al., 2010). É a principal causa evitável de mortes de mulheres em idade reprodutiva no mundo e sua natureza é diferente de outras estatísticas de mortalidade, não apenas pelas causas, mas até mesmo por conta da potencial capacidade de solução (Rosenfield e Maine, 1985).

Embora a incidência de complicações que podem ensejar a morte de uma mulher durante a gravidez, parto ou puerpério possa eventualmente ser semelhante em todo o mundo, existem diferenças substanciais no manejo destas complicações de acordo com os recursos de cada local. Como consequência, 99% das mortes maternas acontecem nos países de baixa renda e continuam a ser as mesmas de antes do advento da obstetrícia moderna, sendo a maioria delas decorrente de causas obstétricas diretas (hemorragia, sepse, complicações do aborto, distúrbios hipertensivos, parto obstruído, rotura uterina e gravidez ectópica) (Lozano et al., 2011). Embora se tenha verificado alguma melhora nos parâmetros em alguns países, o progresso na redução da mortalidade materna tem sido lento. No mundo todo, houve um declínio de 47% na mortalidade materna em relação aos níveis de 1990. Todavia, cerca de 1.000 mulheres ainda morrem todos os dias de causas relacionadas à gravidez, das quais mais de 98% dessas mortes ocorrem em países de média e baixa renda (WHO, 2015).

O Brasil, embora esteja progredindo na redução da mortalidade materna segundo a Organização Mundial de Saúde (OMS), ainda apresenta uma elevada razão de mortalidade materna ao redor de 50 a 60 por 100 mil nascidos vivos. No ano de 2011, segundo o Ministério da Saúde, houve uma redução de 21% no número de morte de mulheres durante a gravidez, parto e puerpério (Ministério da Saúde, 2011).

Para a redução da mortalidade materna, são necessários sistemas de saúde bem organizados e estruturados de maneira a oferecer cuidados obstétricos eficazes e oportunos, especialmente para aquelas mulheres que experimentam graves complicações relacionadas à gravidez (Maine, 2007). Identificar e combater as principais causas da mortalidade materna é crucial, mas isso implica a identificação de quais complicações mais frequentemente culminam no óbito materno, incluindo também outros determinantes como falta de acesso ao sistema de saúde e falhas em prover o cuidado em tempo e qualidade adequados. Nesse sentido, a mortalidade materna ainda é um problema de saúde pública importante em países de baixa e média renda (WHO, 2019).

Enquanto muitas mulheres que desenvolvem complicações têm um ou mais fatores de risco detectáveis, a maioria das mulheres com tais fatores de risco não terá problemas durante o parto. Além disso, em números absolutos, as complicações durante o parto ocorrem mesmo nas melhores condições de vida e uma grande proporção de complicações graves ocorre em mulheres sem fatores de risco reconhecidos (Rosenfield e Maine, 1985).

Alguns estudos não encontraram associação entre complicações obstétricas e características demográficas reconhecidas, fatores de risco comportamentais ou mesmo complicações no pré-natal (Rooks et al., 1989). Outros observaram que nenhum tipo de triagem pré-natal influencia na detecção de mulheres que vão precisar de cuidados médicos de emergência próximos ao parto. Contudo, embora as complicações no parto e puerpério não sejam previsíveis e nem preveníveis, as razões de mortalidade materna são extremamente sensíveis à instituição de cuidados obstétricos adequados.

Estima-se que o intervalo médio entre o início de uma complicação obstétrica até a morte seja algo entre 2 a 6 horas para hemorragia pós-parto e de 3 a 6 dias para infecções (Ganatra et al., 1998). Portanto, os fatores que interfiram na busca pelo cuidado médico adequado determinam as chances de vida e morte.

Considerando a mortalidade materna uma combinação de fatores inter-relacionados, Thaddeus e Maine entendem que a demora entre o início de uma complicação e seu tratamento adequado ou resultado possa ocorrer em três fases: fase I – demora na decisão de procurar cuidados pelo indivíduo e/ou família; fase II – demora no alcance de uma unidade de cuidados adequados de saúde; e fase III – demora em receber os cuidados adequados na instituição de referência (Thaddeus e Maine, 1994). No entanto, todas as demoras são inter-relacionadas, visto que a maioria das mortes maternas não pode ser atribuída a uma demora única, sendo mais comumente uma combinação de fatores. O uso da análise de demoras na assistência obstétrica conforme proposto por esses autores pode ser extremamente útil na avaliação dos determinantes da mortalidade materna. Assim, os principais fatores que impedem as mulheres de receber ou procurar atendimento durante a gravidez e o parto incluem a pobreza, distância dos serviços de saúde, a falta de informação, baixa escolaridade, serviços inadequados e de baixa qualidade e crenças e práticas culturais.

Para melhorar a saúde materna, as barreiras que limitam o acesso a serviços de saúde materna de qualidade devem ser identificadas e abordadas nos níveis do sistema de saúde e da sociedade. Um estudo multicêntrico realizado em várias maternidades de referência terciária no Brasil avaliou a associação entre a demora em realizar a assistência e a gravidade do desfecho da mulher (Pacagnella et al., 2014). O estudo mostrou que há uma associação crescente entre a identificação de alguma demora no atendimento obstétrico e os desfechos maternos adversos extremos como *Near Miss* materno e óbito. Alguma demora foi identificada em quase 54% dos casos em geral e, não surpreendentemente, em mulheres com condições potencialmente ameaçadoras à vida (CPAV) houve identificação de alguma demora em 52% dos casos; em 68,4% no grupo *Near Miss* materno e em 84,1% no grupo de morte materna (Pacagnella et al., 2014).

O fato de se encontrar associação entre demoras e condições sociodemográficas, historicamente relacionadas à dificuldade de acesso aos serviços de saúde (idade precoce, baixa escolaridade e uso do sistema público de saúde), corrobora a necessidade de implementação da rede de assistência obstétrica (Gabrysch e Campbell, 2009).

Na verdade, não é incomum que as mulheres busquem os serviços terciários de assistência espontaneamente, sem passar pela rede oficial de serviços de saúde (Lori e Starke, 2012). Isso, de certa maneira, reflete a incapacidade das unidades de saúde de nível primário e secundário em fornecer cuidados adequados às complicações obstétricas (Ganatra et al., 1998). Reflete ainda a ineficiência do sistema de referência, que pode resultar no congestionamento de hospitais e subutilização dos níveis primário e secundário de atenção (Murray e Pearson, 2006).

Finalmente, outras considerações precisam ser feitas. Embora o modelo das três demoras seja muito popular e amplamente utilizado, ele se refere à atenção obstétrica na situação de emergência (Filippi et al., 2009; Gabrysch e Campbell, 2009). Apesar de não ser suficiente para reduzir a mortalidade materna, o papel dos programas de prevenção é muito importante e deve ser considerado nas abordagens mais amplas da questão da mortalidade materna (Gabrysch e Campbell, 2009).

Além disso, é fundamental considerar que a questão da mortalidade materna está imersa em um contexto político desafiador que por vezes impede e dificulta mudanças (Maine, 2007; Rosenfield e Maine, 1985). Apenas recentemente, em 2009, o Conselho de Direitos Humanos das Nações Unidas reconheceu que a prevenção da mortalidade materna é uma questão de direitos humanos. Essa resolução histórica em que os governos signatários expressam grande preocupação sobre as taxas inaceitavelmente elevadas de morbidade e mortalidade materna e se comprometem a aumentar esforços em âmbito nacional e internacional para proteger as vidas de mulheres e meninas em todo o mundo, talvez seja um reflexo tardio do movimento iniciado ao menos 20 anos antes (Rosenfield e Maine, 1985).

Contudo, o que ainda se vê é o paradoxo da falta de melhora substancial nas razões de mortalidade materna nos últimos 20 anos no mundo, ao passo que melhoraram quase todos os outros indicadores da saúde materna e das mulheres, bem como o acesso aos serviços de saúde (Lozano et al., 2011; Victora et al., 2011). Em especial nos países de média renda, observa-se o uso cada vez mais intenso da tecnologia sem, contudo, observarem-se melhores resultados; pelo contrário, houve, por exemplo no Brasil, estagnação do declínio das taxas de mortalidade materna nos últimos anos (WHO, 2019; Ministério da Saúde, 2019).

Na assistência ao parto, nesses contextos, convive-se com o pior dos dois mundos: o problema da falta de tecnologia apropriada e o problema do excesso de tecnologia inapropriada. Isso não pode ser tratado senão por uma perspectiva de gênero nas questões de saúde reprodutiva, que imobiliza as ações de redução da mortalidade materna assim como as mulheres no momento do parto. Para tanto, talvez sejam mesmo necessários novos modelos paradigmáticos para que se vejam mudanças substanciais nas altas taxas de mortes anunciadas de mulheres grávidas.

Causas de morte materna

Entre 2000 e 2017, a razão de mortalidade materna (número de mortes maternas por 100 mil nascidos vivos) caiu cerca de 38% em todo o mundo, a grande maioria ocorrendo em países de baixa e média renda. Cuidados especializados antes, durante e após o parto podem salvar a vida de mulheres e recém-nascidos (WHO, 2019).

As causas de morte materna são classicamente divididas em diretas, quando resultam de complicações obstétricas, e indiretas, quando resultam de complicações de doenças preexistentes ou não diretamente relacionadas à gravidez, mas que podem ter seu agravamento pelas modificações gravídicas. As causas diretas representaram em torno de

70% dos óbitos maternos em 2017 no Brasil e também são responsáveis pela maioria dos óbitos maternos nos países de baixa renda, com uma tendência a diminuírem proporcionalmente às causas indiretas à medida que a renda do país aumenta (Ministério da Saúde, 2017).

As principais complicações que respondem por quase 75% de todas as mortes maternas são: hemorragia pós-parto, pré-eclâmpsia e eclâmpsia, infecções (geralmente corioamnionite, endometrite ou por aborto infectado), complicações do parto, e aborto inseguro (ensejando maior risco de hemorragia e infecção) (Say et al., 2014). O restante é causado por ou associado a infecções como malária ou relacionadas a condições crônicas como doenças cardíacas, Aids ou diabetes (Quadro 3.1).

Quadro 3.1 Como e de que morrem as mulheres?
• Sangramento grave (principalmente sangramento após o parto)
• Infecções (geralmente após o parto ou cesárea ou aborto)
• Pressão alta durante a gravidez (pré-eclâmpsia e eclâmpsia)
• Complicações do parto
• Aborto inseguro
• Outras causas indiretas

Fonte: Desenvolvido pela autoria.

Existem múltiplos fatores envolvidos na determinação e distribuição das diferentes causas de morte materna segundo as distintas características do local, região ou país de ocorrência. Tradicionalmente as causas diretas são mais frequentes nos países de baixa e média renda enquanto as causas indiretas predominam nos países de alta renda (Tabela 3.1). As causas hemorrágicas são as mais frequentes globalmente e também para a maioria dos países de baixa e média renda. Entretanto, por muitos anos o Brasil apresentava a característica de ter a hipertensão como a principal causa de óbito materno, mas parece que ultimamente essa tendência vem se alterando e a hemorragia também tem ganhado terreno. Isso é de fato preocupante, considerando que a hemorragia como causa de óbito revela deficiências mais imediatas e graves na atenção à saúde materna institucional, o que pode estar vinculado à sensação da recente piora na qualidade dos serviços oferecidos à saúde materna no país.

Tabela 3.1. Distribuição (%) das principais causas de morte materna no mundo por regiões de renda.

Causa	Mundo	Alta renda	Baixa e média renda	América Latina e Caribe
Hemorragia	27,1	16,3	27,1	23,1
Hipertensão	14	12,9	14	22,1
Sepse	10,7	4,7	10,7	8,3
Aborto	7,9	7,5	7,9	9,9
Tromboembolismo	3,2	13,8	3,1	3,2
Outras diretas	9,6	20	9,6	14,8
Causas indiretas	27,5	24,7	27,5	18,5
Total (n)	193.000	1.100	192.000	6.900

Fonte: Adaptada de Say et al., 2014.

Como as vidas das mulheres podem ser salvas?

A maioria das mortes maternas é evitável, pois são conhecidas as soluções de saúde para prevenir ou gerenciar a quase totalidade das complicações associadas ao óbito materno. É evidente que não existem receitas infalíveis, mas a organização do sistema com protocolos baseados em evidência para o manejo das complicações associadas é fundamental. De qualquer forma, algumas considerações genéricas são importantes para essa abordagem:

- A saúde materna e a saúde do recém-nascido estão intimamente ligadas. É particularmente importante que todos os partos sejam assistidos por profissionais de saúde qualificados, pois o gerenciamento e o tratamento oportunos podem fazer a diferença entre a vida e a morte para a mãe e para o concepto.
- O sangramento grave após o nascimento pode matar uma mulher saudável em poucas horas se ela não for atendida. A injeção profilática de ocitócicos imediatamente após o parto reduz efetivamente o risco de sangramento.
- A infecção após o parto pode ser eliminada se uma boa higiene for praticada e se os primeiros sinais de infecção forem reconhecidos e tratados em tempo hábil.
- A pré-eclâmpsia deve ser detectada e tratada adequadamente antes do início das convulsões (eclâmpsia) e outras complicações com risco de vida. A administração de medicamentos como sulfato de magnésio para pré-eclâmpsia pode reduzir o risco de uma mulher desenvolver eclâmpsia.
- Para evitar mortes maternas, também é vital evitar gravidezes indesejadas. Todas as mulheres, incluindo adolescentes, precisam de acesso à contracepção, serviços de aborto seguro em toda a extensão da lei e atendimento pós-aborto de qualidade.

Conforme definido na Estratégia Final da Prevenção da Mortalidade Materna Prevenível (WHO, 2015), a OMS está trabalhando com parceiros no apoio aos países no sentido de:

- abordar as desigualdades no acesso e na qualidade dos serviços de saúde reprodutiva, materna e neonatal;
- garantir de cobertura universal de saúde para cuidados abrangentes de saúde reprodutiva, materna e neonatal;
- abordar todas as causas de mortalidade materna, morbidades reprodutivas e maternas e deficiências relacionadas;
- fortalecer os sistemas de saúde para coletar dados de alta qualidade, a fim de responder às necessidades e prioridades de mulheres e meninas; e
- garantir responsabilidade, a fim de melhorar a qualidade do atendimento e da equidade.

De qualquer forma, o importante é o reconhecimento de que essa é uma tarefa coletiva, que deve ser compartilhada individualmente por profissionais, mulheres e familiares em cada local onde uma mulher seja atendida durante a gravidez, nascimento e puerpério, mas também pelos gestores locais, municipais, estaduais e a nível central, com recursos e conhecimentos disponíveis para o adequado manejo de cada situação.

LEITURAS COMPLEMENTARES

Filippi V, Richard F, Lange I, Ouattara F. Identifying barriers from home to the appropriate hospital through near-miss audits in developing countries. Best Pract Res Clin Obstet Gynaecol. 2009;23(3):389-400.

Gabrysch S, Campbell OM. Still too far to walk: Literature review of the determinants of delivery service use. BMC Pregnancy Childbirth. 2009 9:34.

Ganatra BR, Coyaji KJ, Rao VN. Too far, too little, too late: A community-based case-control study of maternal mortality in rural west Maharashtra. Índia: Bull World Health Organ. 1998;76(6):591-8.

Hogan MC, Foreman KJ, Naghavi M, Ahn SY, Wang M, Makela SM et al. Maternal mortality for 181 countries, 1980-2008: A systematic analysis of progress towards Millennium Development Goal 5. Lancet. 2010;375(9726):1609-23.

Lori JR, Starke AE. A critical analysis of maternal morbidity and mortality in Liberia, West Africa. Midwifery. 2012;28(1):67-72.

Lozano R, Wang H, Foreman KJ, Rajaratnam JK, Naghavi M, Marcus JR et al. Progress towards Millennium Development Goals 4 and 5 on maternal and child mortality: An updated systematic analysis. Lancet. 2011;378(9797):1139-65.

Maine D. Detours and shortcuts on the road to maternal mortality reduction. Lancet. 2007;370(9595):1380-2.

Ministério da Saúde, Brasil. SINASC – Sistema de Informações sobre Nascidos Vivos. 2011.

Ministério da Saúde, Brasil. SINASC – Sistema de Informações sobre Nascidos Vivos. 2017.

Ministério da Saúde, Brasil. SINASC – Sistema de Informações sobre Nascidos Vivos. 2019.

Murray SF, Pearson SC. Maternity referral systems in developing countries: Current knowledge and future research needs. Soc Sci Med. 2006;62(9):2205-15.

Pacagnella RC, Cecatti JG, Parpinelli MA, Sousa MH, Haddad SM, Costa ML et al. Delays in receiving obstetric care and poor maternal outcomes: Results from a national multicentre cross-sectional study. BMC Pregnancy Childbirth. 2014;14:159.

Rooks JP, Weatherby NL, Ernst EK, Stapleton S, Rosen D, Rosenfield A. Outcomes of care in birth centers. The National Birth Center Study. N Engl J Med. 1989;321(26):1804-11.

Rosenfield A, Maine D. Maternal mortality – A neglected tragedy. Where is the M in MCH? Lancet. 1985;2(8446):83-5.

Say L, Chou D, Gemmill A, Tunçalp Ö, Moller AB, Daniels JD et al. Global Causes of Maternal Death: A WHO Systematic Analysis. Lancet Global Health. 2014;2(6):e323-e333.

Thaddeus S, Maine D. Too far to walk: Maternal mortality in context. Soc Sci Med. 1994;38(8):1091-110.

Victora CG, Aquino EM, do Carmo Leal M, Monteiro CA, Barros FC, Szwarcwald CL. Maternal and child health in Brazil: progress and challenges. Lancet. 2011;377(9780):1863-76.

WHO. Strategies towards ending preventable maternal mortality (EPMM). Geneva: World Health Organization; 2015.

WHO. Trends in maternal mortality: 2000 to 2017 – Estimates by WHO, Unicef, UNFPA, World Bank Group and the United Nations Population Division. Geneva: World Health Organization; 2019.

4

Morbidade Materna

Samira El Maerrawi Tebecherane Haddad
José Guilherme Cecatti

A gravidez e o parto são eventos fisiológicos e sem complicações para a grande maioria das mulheres. Uma pequena parcela das gestantes, no entanto, vivencia situações de extrema gravidade que culminam com o óbito. Segundo a OMS (2015), a morte materna é mais prevalente em locais com altos níveis de desigualdade social e desajustes do sistema de saúde, o que a torna um importante indicador de saúde e de desenvolvimento das populações.

Desde meados da década de 1990, órgãos internacionais têm em suas agendas a redução da mortalidade materna como meta prioritária, especialmente por meio de ações para erradicar as mortes por causas evitáveis. Apesar dos avanços alcançados ao longo dos anos, a mortalidade materna continua ocorrendo em cifras acima das esperadas, especialmente nos países de baixa e média renda, que concentram cerca de 99,6% do total de óbitos maternos mundiais (OMS, 2015).

Apesar de os indicadores de mortalidade materna serem alarmantes, com razões que podem chegar a mil óbitos maternos para cada 100 mil nascidos vivos em determinados países, em números absolutos a morte materna é um evento raro. Tal fato dificulta que os inquéritos de mortalidade resultem em informações válidas capazes de orientar estratégias para enfrentamento do problema.

Como forma de compreender os determinantes da mortalidade materna, houve uma transição gradual da atenção global da ocorrência do óbito para as mulheres que sobrevivem às complicações na gravidez e no parto. Ainda que essas complicações não resultem em morte, frequentemente trazem consequências como sequelas físicas e emocionais, disfunções e incapacidades em curto e médio prazo (Chou et al., 2016).

Segundo Filippi et al. (2018), adicionalmente ao objetivo de desenvolver estratégias para redução da mortalidade, o foco na **morbidade materna** visa garantir que as mulheres prosperem ao longo da vida, tenham uma experiência positiva com a gravidez, além da diminuição dos riscos de que a gestação e o parto tragam consequências prejudiciais a elas, às suas famílias e à sociedade como um todo.

Morbidade materna grave

Entre os extremos do óbito e da gestação sem qualquer problema, está um amplo grupo de mulheres que vivenciam graus diferentes de complicações. A Organização Mundial da Saúde (OMS), em 2009, estratificou as possíveis ocorrências gestacionais em um contínuo de morbidade e definiu um conjunto de critérios para identificar condições ameaçadoras à vida (CAV) e potencialmente ameaçadoras à vida (CPAV) durante o ciclo gravídico-puerperal (Figura 4.1).

As CAV são situações em que existem disfunção grave e falência orgânica que podem culminar no óbito materno. As mulheres que vivenciam uma CAV e sobrevivem são identificadas como casos de *Near Miss* materno. Os critérios identificadores de *Near Miss* são divididos entre parâmetros clínicos, laboratoriais e de manejo, conforme demonstrado no Quadro 4.1.

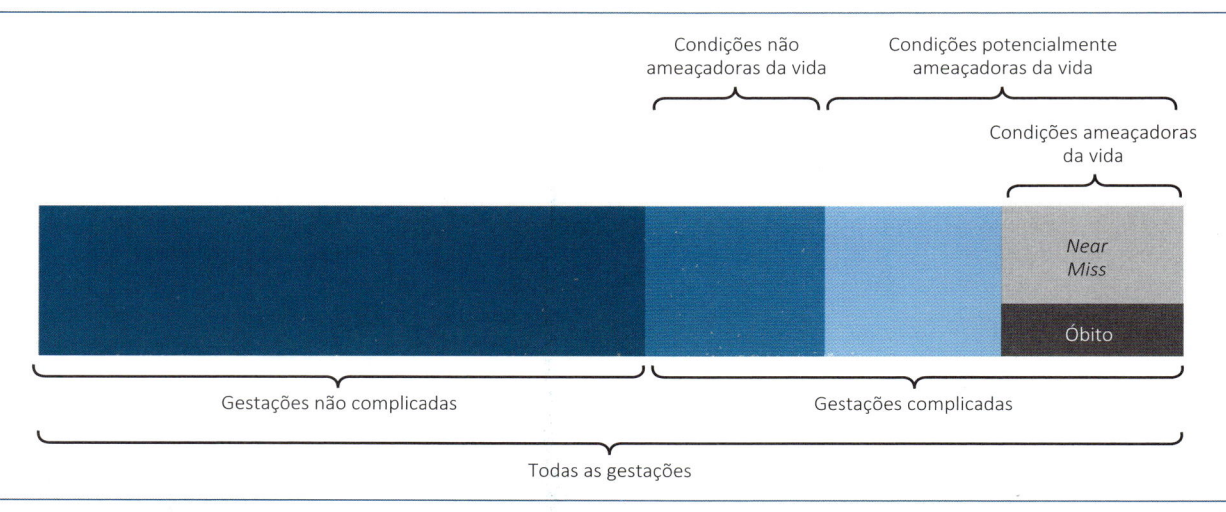

Figura 4.1. *Continuum* de morbidade materna.
Fonte: Adaptada de Say et al., 2009.

Quadro 4.1
Critérios de Condição Ameaçadora à Vida (CAV) e *Near Miss* da OMS.

Critérios clínicos
- Cianose aguda
- Gasping
- Frequência respiratória > 40 ou < 6 irpm
- Choque
- Oligúria não responsiva a fluidos ou diuréticos
- Distúrbio de coagulação
- Perda de consciência durante 12 horas ou mais
- Ausência de consciência e ausência de pulso/batimento cardíaco
- Acidente vascular cerebral
- Convulsão não controlada/paralisia total
- Icterícia na presença de pré-eclâmpsia

Critérios laboratoriais
- Saturação de oxigênio < 90% por > 60 minutos
- $PaO_2/FiO_2 < 200$
- Creatinina ≥ 300 mmol/L ou ≥ 3,5 mg/dL
- Bilirrubina ≥ 100 mmol/L ou ≥ 6 mg/dL
- pH < 7,1
- Lactato > 5 mg/dL
- Trombocitopenia aguda (< 50.000 plaquetas)
- Ausência de consciência e presença de glicose e cetoacidose na urina

Critérios de manejo
- Uso de droga vasoativa continua
- Histerectomia puerperal por infecção ou hemorragia
- Transfusão de ≥ 5 unidades de concentrado de hemácias
- Intubação e ventilação por tempo ≥ 60 minutos, não relacionada com anestesia
- Diálise para insuficiência renal aguda
- Ressuscitação cardiopulmonar (RCP)

Fonte: Adaptado de Say et al., 2009.

Por definição, uma mulher com *Near Miss* apresenta os mesmos determinantes mórbidos que a mulher que morre, com exceção do seu desfecho. Considerando que existem aproximadamente 6 a 10 casos de *Near Miss* para cada óbito materno e que a mulher sobrevive à complicação, o maior número de casos e a presença da mulher como fonte adicional de informação são certamente claras vantagens para os processos de investigação (WHO, 2011).

A definição das condições ameaçadoras da vida representou um grande avanço na área dos estudos de mortali-

dade e morbidade materna, uma vez que padroniza a forma de identificar casos extremamente graves, permitindo a análise conjunta de estudos com os mesmos critérios de inclusão. Adicionalmente, foram elencadas algumas condições potencialmente ameaçadoras à vida (CPAV), que são situações de morbidade grave que antecedem a falência orgânica (Quadro 4.2).

As CPAV correspondem às complicações que evoluem com disfunção orgânica leve a moderada, porém com grande potencial de deterioração. Utilizando estratégia semelhante às CAV, além de critérios clínicos, existem também indicadores de manejo de gravidade de CPAV, como internação em unidade de terapia intensiva (UTI). Essa estratégia facilita o monitoramento de circunstâncias que denotam disfunção, mesmo quando o diagnóstico clínico não se apresenta claro.

Quadro 4.2
Critérios de condições potencialmente ameaçadoras à vida (CPAV) da OMS.

Complicações maternas graves
- Hemorragia pós-parto grave
- Pré-eclâmpsia grave
- Eclâmpsia
- Sepse ou infecção sistêmica grave
- Rotura uterina
- Complicações graves do abortamento

Intervenções críticas ou uso da unidade de terapia intensiva
- Internação em uma unidade de terapia intensiva
- Radiologia intervencionista
- Laparotomia (inclui histerectomia, exclui cesáreas)
- Uso de hemoderivados

Fonte: Adaptado de Say et al., 2009.

Segundo Say et al. (2009), morbidade materna grave se refere, então, ao conjunto de condições potencialmente ameaçadoras à vida e condições ameaçadoras à vida. Essa estrutura pressupõe que quanto mais grave a morbidade, maior o risco ou a probabilidade de óbito ou efeito adverso que gere incapacidade e prejuízo no bem-estar. No entanto, existe um conjunto de complicações não ameaçadoras à vida cujo impacto na saúde materna ainda permanece pouco conhecido e explorado.

Morbidade materna geral e incapacidade associada

Apesar do grande destaque às complicações do grupo da morbidade materna grave, poucos estudos abordam a morbidade materna globalmente. As pesquisas, com frequência, se concentram nas causas mais graves ou em uma única condição, permanecendo relativamente desconhecida a prevalência total de morbidade materna na população como um todo.

Os esforços de investigação e as intervenções para reduzir a mortalidade materna se concentram principalmente no periparto, na assistência ao parto e no atendimento obstétrico de emergência. No entanto, os efeitos da morbidade materna podem avançar por tempo superior às seis semanas pós-parto que caracterizam formalmente o puerpério, e pode haver consequências tardias na vida da mulher, durante o período pós-reprodutivo.

Pesquisas começaram a documentar as consequências econômicas e sociais da morbidade materna e sua relação com a produtividade, o crescimento econômico e o desenvolvimento das populações. Porém, medidas válidas, rotineiras e comparáveis da morbidade materna, em geral, são limitadas pela falta de uso de critérios comuns de definição e identificação, ausência de ferramentas de avaliação padronizadas (especialmente na atenção primária à saúde) e falta de indicadores comuns para medir a morbidade.

Comparativamente ao que ocorreu em 2009 com a morbidade materna grave, em 2012 a OMS iniciou um grupo de trabalho para definição, conceitualização e avaliação da morbidade materna globalmente. O trabalho teve como objetivo documentar as várias definições de morbidade materna e desenvolver uma abordagem comum para melhor compreender sua magnitude.

Um grupo de trabalho em morbidade materna (*MMWG – Maternal Morbidity Working Group*) foi estabelecido para avaliar toda a experiência da morbidade, incluindo condições que não ameaçam a vida e condições mais graves, definindo morbidade materna como "qualquer condição de saúde atribuída e/ou complicando a gravidez e o parto que tenha um impacto negativo no bem-estar e/ou nas funcionalidades da mulher".

O conceito de função relacionada à saúde refere-se a todas as funções corporais (físicas e cognitivas), atividades e interações desempenhadas pela mulher em sua capacidade de saúde plena. Seria como o oposto de incapacidade. Bem-estar, contudo, refere-se à satisfação da mulher com seu estado de saúde e é medido com instrumentos de qualidade de vida.

Para a definição de condições de morbidade materna, Chou et al. (2016) consideraram os seguintes elementos: morbidades obstétricas, condições preexistentes, condições mentais, morbidades relacionadas à intervenção/manejo, trauma (externo, violência doméstica) e práticas culturais (p. ex., mutilação genital feminina).

Semelhante ao que foi desenvolvido para os critérios de *Near Miss*, o intuito foi construir uma matriz de critérios relevantes que possam ser utilizados em diferentes contextos, regiões e países. Para isso, foi utilizada uma abordagem em três dimensões.

A primeira dimensão consiste na exposição de diagnósticos clínicos, sinais, sintomas, indicadores de investigação e manejo. Nesta fase, o grupo categorizou as condições de saúde como morbidades obstétricas (diretas), morbidades clínicas e lesões/injúrias (indiretas). As categorias incluem um total de 121 condições de morbidade materna, algumas delas destacadas no Quadro 4.3.

A segunda dimensão lista elementos de impacto funcional e de incapacidades (perda de funções físicas, psicológicas, cognitivas, sociais e econômicas). Os conceitos-chave foram incorporados por intermédio da ferramenta validada disponível WHO Disability Assessment Schedule 2.0 (WHODAS 2.0). Essa ferramenta permite definir níveis de incapacidade, usando um questionário curto, simples e de fácil utilização.

A terceira dimensão relaciona informações sobre a história materna, com foco em características sociais e de saúde que podem ajudar a identificar e, também, influenciar o risco e a gravidade da morbidade. A essas condições, foram adicionadas as morbidades fetais/infantis tendo em vista a correlação negativa dessas situações com os resultados da morbidade e o bem-estar materno.

Quadro 4.3 Categorias de condições de morbidade materna.	
Morbidade materna direta	
• Gestação ectópica • Abortamento inseguro séptico • Desordens hipertensivas • Hemorragia pós-parto • Mastite • Diabetes gestacional • Sepse puerperal • Placenta prévia	• Miocardiopatia periparto • Colestase da gestação • Tireoidite • Laceração perineal (3º ou 4º graus) • Hematoma vulvar • Infecção de episiotomia • Inversão uterina • Complicações anestésicas
Morbidade materna indireta	
• Diabetes preexistente • Malária • HIV/Aids • Infecção de transmissão sexual • Anemia • Transtorno ansioso	• Depressão pós-parto • Arritmia • Eczema (dermatite atópica) • Enxaqueca • Leucemia • Anorexia
Injúrias coincidentes	
• Acidente de trânsito • Violência doméstica	• Estupro • Afogamento

Fonte: Chou et al., 2016.

O uso dessas categorias e a codificação da CID-10 para englobar as condições obstétricas poderão facilitar a identificação e a análise consistentes dos diagnósticos de morbidade materna. Além disso, o MMWG formulou uma estrutura conceitual para morbidade materna, chamada *Maternal Morbidity Measurement* (MMM) *Framework*, cujos elementos estão resumidos no Quadro 4.4.

Em linhas gerais, a estrutura aponta que a ocorrência de morbidade materna pode incidir em qualquer momento durante a gravidez, parto ou após a gravidez, podendo ser autolimitada ou se agravar. O estado de saúde da mulher antes de se tornar fértil (nutrição, idade da menarca, doenças ou deficiências preexistentes), assim como a natureza da condição mórbida influenciam os períodos pós-reprodutivos.

Fatores externos interagem com o ciclo de saúde reprodutiva e influenciam no risco das mulheres de engravidarem, ficarem doentes durante a gravidez e as complicações se tornarem graves ou serem resolvidas. A expectativa é que a *MMM Framework* possa auxiliar profissionais de saúde, gestores e formuladores de políticas públicas a reconhecer onde existem lacunas no conhecimento sobre morbidade materna.

Quadro 4.4 Maternal Morbidity Measurement (MMM) Framework.	
Ciclo da saúde reprodutiva	Vida pré-reprodutiva, diferentes estágios da gravidez, trabalho de parto, parto, puerpério, vida pós-reprodutiva
Fatores externos	Leis e políticas, sistema de saúde e qualidade do cuidado, *status* socioeconômico preexistente e o *status* de saúde das mulheres
Condições e morbidades	Morbidade obstétrica, morbidade clínica, injúrias, morbidade infantil/fetal
Estágios de gravidade	Recuperação, morbidade não grave, CPAV, *Near Miss*, óbito

Fonte: Adaptado de Filippi et al., 2018.

Conforme destacado por Gon et al. (2018), considerando a atual limitação em estabelecer a frequência de 71% das 121 condições de morbidade materna listadas pelo MMWG, em virtude da escassez de estudos na área, do ponto de vista científico é apontada a necessidade de estudos longitudinais detalhados. Esses estudos devem abranger desde a gravidez precoce até o período pós-parto prolongado, para entender como a gestação, o processo de adoecimento e suas consequências podem ter impacto diferente ao longo de todo período reprodutivo.

Neste sentido, a OMS (Barreix et al., 2018) desenvolveu um novo instrumento chamado *The WHO Maternal Morbidity WOICE Tool*, uma ferramenta desenhada para auxiliar profissionais e gestores de saúde a compreender a carga da morbidade materna na saúde das mulheres.

Transição obstétrica

Os países estão mudando gradualmente de um padrão de alta mortalidade materna, alta fertilidade, predominância de causas obstétricas diretas para baixa mortalidade materna, uma proporção crescente de causas indiretas e não comunicáveis e o envelhecimento da população materna, com baixa fertilidade. Além disso, está ocorrendo progressiva institucionalização do parto, aumento das taxas de intervenção obstétrica e eventual supermedicalização.

Esse fenômeno é definido por Souza et al. (2014) como "transição obstétrica", que tem implicações nas estratégias destinadas a reduzir a mortalidade materna. Países e regiões do mundo estão em diferentes estágios de transição, uma vez que cada local vivencia essas mudanças em velocidades diferentes, além de terem iniciado esse processo em diferentes períodos. A maioria dos países desenvolvidos iniciou suas transições há mais de um século, enquanto alguns países de baixa e média renda iniciaram sua transição apenas recentemente.

Esta constatação ressalta a importância de definir os padrões de morbidade para cada segmento da população mundial, assim como desenvolver estratégias particulares e adaptadas para cada uma dessas realidades, objetivando alcançar as metas de eliminação das mortes maternas evitáveis, reduzir a ocorrência, gravidade e impacto das morbidades, e promover qualidade de vida e satisfação às mulheres durante o ciclo reprodutivo e pós reprodutivo.

LEITURAS COMPLEMENTARES

Barreix M, Barbour K, McCaw-Binns A, Chou D, Petzold M, Gichuhi GN, Gadama L, Taulo F, Tunçalp Ö, Say L. WHO Maternal Morbidity Working Group (MMWG). Standardizing the measurement of maternal morbidity: Pilot study results. Int J Gynaecol Obstet. 2018 May; 141(Suppl 1):10-9.

Chou D, Tunçalp Ö, Firoz T, Barreix M, Filippi V, von Dadelszen P, van den Broek N, Cecatti JG, Say L. Maternal Morbidity Working Group. Constructing maternal morbidity – Towards a standard tool to measure and monitor maternal health beyond mortality. BMC Pregnancy Childbirth. 2016 Mar 2;16:45.

Filippi V, Chou D, Barreix M, Say L. A new conceptual framework for maternal morbidity. International Journal of Gynecology & Obstetrics. 2018;141:4-9.

Gon G, Leite A, Calvert C, Woodd S, Graham WJ, Filippi V. The frequency of maternal morbidity: A systematic review of systematic reviews. Int J Gynaecol Obstet. 2018 May;141(Suppl 1):20-38.

Say L, Souza JP, Pattinson RC. WHO working group on Maternal Mortality and Morbidity classifications. Maternal Near Miss-towards a standard tool for monitoring quality of maternal health care. Best Pract Res Clin Obstet Gynaecol. 2009 Jun;23(3):287-96.

Souza JP, Tunçalp Ö, Vogel JP, Bohren M, Widmer M, Oladapo OT, Say L, Gülmezoglu AM, Temmerman M. Obstetric transition: The pathway towards ending preventable maternal deaths. BJOG. 2014 Mar;121(Suppl 1):1-4.

WHO, 2011. Avaliação da qualidade do cuidado nas complicações graves da gestação. A abordagem do *Near Miss* da OMS para a saúde materna. Montevidéu, Uruguai. Disponível em: http://www.paho.org/clap/index.php?option=com_docman&view=download&category_slug=salud-de-mujer-reproductiva-materna-y-perinatal&alias=407--avaliacao-da-qualidade-do-cuidado-nas-complicacoes-graves-da--gestacao-a-abordagem-do-near-miss-2&Itemid=219&lang=es.

WHO. Classifications: WHO Disability Assessment Schedule 2.0 – WHODAS 2.0; 2014. Disponível em: https://www.who.int/classifications/icf/more_whodas/en/.

WHO. Trends in maternal mortality: 1990 to 2015 – Estimates by WHO, Unicef, UNFPA, World Bank Group and the United Nations Population Division. Geneva; 2015. Disponível em: http://apps.who.int/iris/bitstream/10665/194254/1/9789241565141_eng.pdf?ua=1.

5

Assistência Obstétrica no Brasil

Carlos Henrique Mascarenhas Silva
Carolina Soares Barros de Melo
Cláudia Lourdes Soares Laranjeira
Laís Rayana de Oliveira Carvalho
Renato Passini Júnior

A Obstetrícia é uma especialidade médica baseada no conhecimento das interações entre os processos fisiológicos da gestação, do parto e do puerpério, com as morbidades clínicas materno-fetais e as condições cirúrgicas associadas. A atuação obstétrica deve começar antes da gestação, com a avaliação da saúde da mulher que pretende engravidar. Com a gestação, passamos ao atendimento pré-natal, de extrema importância não só para a vigilância da saúde materno-fetal, mas para a inserção ativa da mulher nesse período de sua vida, fornecendo orientações sobre a evolução da gravidez, esclarecendo dúvidas e ouvindo suas opiniões e anseios. A assistência obstétrica tem como objetivo garantir um bom e seguro desfecho materno e neonatal, incluindo-se cada vez mais esforços para gerar também uma experiência satisfatória para a mulher e sua família durante o processo do nascimento. A atenção continuará, no pós-parto, período de grande importância no contexto de saúde da mãe e da criança.

Breve relato histórico da assistência ao parto

Nas sociedades antigas da Idade Média e período pré-industrial, a saúde da mulher não era assunto relevante em virtude da intensa segregação sexual da época, que inferiorizava o feminino. O parto era considerado desqualificado e deveria ser resolvido pelas próprias mulheres, denominadas parteiras. Elas organizavam o local do parto com alimentação, vestuários, preparativos com amuletos, orações e ervas para ajudar a parturição, e mantinham seus cuidados até que a puérpera pudesse retomar sua vida cotidiana. No ambiente de parto, apenas mulheres da família podiam ter acesso e acompanhar todo o processo.

No século XVI, os físicos cirurgiões eram chamados esporadicamente por famílias de alta renda apenas quando o parto se complicava, e as parteiras mantinham o papel de destaque no cuidado da gestação e parto. A figura masculina começa a aparecer com destaque na narrativa do parto após 1881, com a introdução da Obstetrícia como ciência, gerando modificações significativas no processo, como o parto horizontal (posição de litotomia) e a prática rotineira da episiotomia.

O surgimento do fórceps no século XVII foi um marco na mudança da assistência prestada ao parto. Tempos depois, em razão de fatores sociais e da melhoria obtida com o conhecimento das formas de prevenção das complicações durante o nascimento, começaram a ocorrer a institucionalização e hospitalização do parto, transformando-o em um evento cirúrgico que, associado posteriormente ao desenvolvimento da cesariana, marcaram o surgimento do que alguns denominam a "medicalização do parto". Isso resultou no afastamento da família do momento do nascimento, pois este passou a ser realizado fora do lar e regrado por comportamentos e normas definidas pela instituição hospitalar. Apesar disso, o grande avanço científico e tecnológico obtido nesse processo propiciou, associado a outras transformações sociais e econômicas, uma importante redução da morte materna e das complicações neonatais observadas anteriormente, embora tenha provocado a perda da autonomia da mulher e também do ambiente acolhedor de sua casa.

Organização da saúde no Brasil voltada para a atenção às mulheres

Nagahama e Santiago (2005) revisaram de forma detalhada a evolução do sistema de saúde do Brasil em relação à saúde das mulheres. Segundo as autoras, "a proteção da saúde materno-infantil começou a ser construída de forma mais efetiva no Brasil a partir de 1920, porém o primeiro órgão governamental voltado exclusivamente para o cuidado da saúde materno-infantil foi o Departamento Nacional da Criança, criado em 1940. Com o final da II Guerra Mundial, o parto começou a ser institucionalizado no país. Entre 1964 e 1973, instituiu-se um modelo de atenção à saúde medicoassistencial privatista, de base hospitalar e ambulatorial geral". As autoras dessa revisão apontam que a primeira menção a cuidados específicos com a saúde materno--infantil após 1964 surgiu em 1971, no *documento Diretrizes Gerais da Política Nacional de Saúde Materno-Infantil*, "que previa programas de assistência nessa área, incluindo estímulo ao aleitamento materno e nutrição. Posteriormente, foi criado o Programa de Assistência Materno-Infantil, que enfatizou os programas de prevenção à gravidez de alto risco e suplementação alimentar às gestantes e puérperas de baixa renda". Ainda segundo as autoras, no final da década de 1970, foi criado o Programa de Prevenção da Gravidez de Alto Risco e foi introduzido o conceito de Atenção Integral à Saúde da Mulher, destacando a necessidade de o médico se preocupar com a mulher como um todo, e não apenas como "*órgãos isolados a serem tratados por diferentes especialistas*". Em 1983, foi criado o Programa de Assistência Integral à Saúde da Mulher (PAISM). Em 1988, foi lançado o Programa de Humanização no Pré-Natal e Nascimento (PHPN) e, em 2004, o Conselho Nacional de Saúde instituiu a Política Nacional de Atenção Integral à Saúde da Mulher (PNAISM), ampliando, qualificando e humanizando a atenção integral à saúde da mulher no Sistema Único de Saúde (SUS).

Panorama atual da assistência obstétrica no Brasil

O Brasil está passando por grandes transformações sociais, econômicas e culturais, que mudaram a realidade do país num tempo relativamente curto historicamente. O SUS foi criado em 1988 e tenta dar conta ao imenso desafio de propiciar saúde pública de qualidade para todas as pessoas, indistintamente.

Temos no país, nos anos mais recentes, um número de nascimentos próximo de 3 milhões ao ano, com redução contínua do número de filhos por família e redução da taxa de fecundidade. Para um atendimento de qualidade, é necessário atenção primária ambulatorial bem organizada, oferecendo um pré-natal condizente com o que se busca de resultado ao final da gestação. O acesso ao pré-natal é bem elevado no país (entre 98 e 99%), bem como o número de partos hospitalares (em torno de 98,5%), sendo a maioria realizada por médicos. É necessário, entretanto, não avaliar apenas os números; é preciso, mais que tudo, conhecermos a qualidade da assistência que está sendo prestada, não só na atenção primária, mas em todos os níveis de atenção.

Alguns indicadores de saúde materna também precisam ser considerados. Um problema de difícil solução no país ainda é a inadequação de uma rede ambulatorial secundária, que permita o acompanhamento de gestações de alto risco, sem o que não se poderá reduzir de forma significativa a mortalidade associada à gravidez, tanto materna como perinatal. Outro aspecto preocupante para a assistência obstétrica no país é a constatação da redução de leitos obstétricos, observada de alguns anos para cá, decorrente de várias causas. Em vários municípios do país, não há atendimento hospitalar aos partos.

Além da redução de leitos ainda temos a falta de obstetras em alguns municípios não só para suprir a demanda dos leitos existentes, mas também para atendimento na atenção pré-natal. Apesar do aumento acentuado de médicos formados e de programas de residência médica, o problema está na má distribuição de profissionais, o que acarreta essa distorção. Segundo a pesquisa Demografia Médica, publicada pelo Conselho Federal de Medicina, em 2018, o número de ginecologistas-obstetras no país era de 30.415 profissionais, dando uma razão especialista/100 mil habitantes de 14,65. Na região Sudeste estava mais da metade desses especialistas (51,3%). Mulheres são a maioria dentro da especialidade, correspondendo a 56,3% do total de ginecologistas-obstetras do país, no ano da pesquisa (Scheffer et al., 2018).

A formação profissional é tema de alta relevância nesse cenário assistencial. Não basta número, é preciso qualidade. A ampliação da formação em Obstetrícia e Ginecologia de 2 para 3 anos ocorreu na primeira metade dos anos 2000, por intermédio de uma demonstração da necessidade de aumento no treinamento e formação feita pela Federação das Associações de Ginecologia e Obstetrícia, naquela época. Isso permitiu melhor aquisição de competências para que os profissionais recém-formados estejam mais aptos a exercerem suas atividades. Entretanto, com a grande ampliação de escolas médicas e de programas de residência médica no país, serão necessárias estratégias permanentes de avaliação da formação profissional para garantir a qualidade recomendada.

Considerando-se as práticas obstétricas atuais, uma maneira direta de avaliar a qualidade da assistência consiste em utilizar as taxas de mortalidade materna e perinatal. As iniciativas globais de redução da mortalidade materna foram intensificadas desde a publicação da declaração do Milênio das Nações Unidas em setembro de 2000, sendo a meta n. 5 – "Melhorar a Saúde Materna". Para isso, os líderes mundiais se comprometeram a alcançar uma redução de 75% na taxa de mortalidade materna entre os anos de 1990 e 2015. Com essa mobilização, ocorreu, de fato, uma redução substancial da mortalidade materna. Considerando-se que os determinantes sociais e os sistemas de saúde desempenham um papel importante na mortalidade materna, essa redução é importante não apenas pelo número de vidas que foram poupadas nesse período (mais de 2,5 milhões de mortes maternas foram evitadas entre 1990 e 2010), mas porque indica que esforços globais significativos estão sendo feitos em direção ao desenvolvimento e à igualdade de gênero.

Globalmente, a razão de mortalidade materna (RMM) caiu de 385 mortes por 100 mil nascidos vivos em 1990, para 216 em 2015. No entanto, esse progresso ainda é insuficiente, lento e desigual entre os países. A mortalidade materna continua sendo uma tragédia global, mas o progresso observado estimula a comunidade internacional a lutar pela eliminação de mortes maternas evitáveis nas próximas décadas. Nos próximos 15 anos, 3,9 milhões de mulheres podem morrer de uma causa materna se cada país continuar a reduzir sua RMM na taxa atual de 2,9%, que foi a redução anual média observada entre os anos 2000-2010. Pela proposta contida nos "Objetivos de Desenvolvimento Sustentável" da OMS, espera-se um número total de mortes maternas cumulativas projetadas entre 2016 e 2030 próximo de 2,5 milhões, muito alto ainda, mas 1,4 milhão abaixo do esperado com base nas taxas atuais de mudança.

No Brasil, a redução da razão de mortalidade materna (RMM) foi de 143 para 62 óbitos maternos por 100 mil nascidos vivos entre 1990 e 2015, representando redução de 56%. Em 2017, chegou a 60. Entretanto, apesar dos esforços contínuos, o número absoluto anual de mortes maternas permanece entre 1.500 e 2.000 nos últimos anos (Gráfico 5.1).

Apesar desse cenário, estudo recente indica uma melhoria na assistência obstétrica prestada no país, tanto no setor público como no privado (Leal et al., 2019). Comitês de avaliação de mortes maternas e perinatais passaram a ser instituídos e, desde que suficientemente organizados e atuantes, podem contribuir para o melhor entendimento das mortes e proposição de medidas preventivas e corretivas.

Segundo Souza (2013), "em função do desenvolvimento econômico e social e pela implementação de políticas que modificam determinantes sociais da mortalidade materna ou que atenuam os seus efeitos, tem ocorrido uma gradual transformação dos padrões de mortalidade materna". Esse fenômeno, denominado pelo autor de "transição obstétrica", é caracterizado pela tendência de mudança de um padrão de alta mortalidade materna para baixa mortalidade materna; pela mudança no cenários das mortes maternas, que vão tendendo a uma proporção crescente de ocorrência por causas indiretas associadas às doenças crônico-degenerativas e envelhecimento da população materna; e pela adoção de um padrão de institucionalização da assistência obstétrica, com aumento das taxas de intervenção e eventual excesso de medicalização.

Um aspecto essencial do cuidado em saúde prestado durante o ciclo grávido-puerperal envolve a preocupação com a sobrevivência fetal e neonatal e um nascimento sem traumas, que permita não só a sobrevida, mas uma vida sem sequelas relacionadas com o parto. Entretanto, quase 3 milhões de recém-nascidos morrem anualmente no mundo, representando 44% das mortes em crianças menores de 5 anos, o que dificulta mudanças na taxa de mortalidade infantil globalmente. Além das mortes de recém-nascidos, ocorrem 2,6 milhões de natimortos a cada ano no mundo, quase a metade ocorrendo durante o parto. Para tentar reduzir esses números, muitas ações estratégicas e políticas precisam ser adotadas. Priorizar o risco envolvido no dia do nascimento é uma delas: o dia do nascimento é o mais perigoso para as mães e seus filhos, resultando em quase metade das mortes maternas, neonatais e natimortos. Intervenções direcionadas para o momento do nascimento têm enorme potencial de evitar essas mortes. Muitas dessas mortes ocorrem em locais com baixos recursos, que precisam de estratégias voltadas para a realidade dessas comunidades, o que depende de financiamento adequado e definição de prioridades. Segundo Mason et al. (2014), ao melhorar a qualidade dos cuidados para todos os partos, poderíamos reduzir as mortes em 2 milhões a cada ano.

No Brasil, a análise da mortalidade perinatal indica que o componente neonatal vem mostrando queda praticamente constante. O componente fetal (óbitos fetais), que também vinha em queda, passou a ter uma tendência de aumento a partir de 2011. Questões relativas à notificação dos óbitos podem influir nos números obtidos. Como pode ser observado no Gráfico 5.2, o componente fetal da mortalidade perinatal é maior que o componente neonatal há vários anos.

Paralelamente às discussões sobre políticas e indicadores de saúde, governantes, políticos, entidades médicas, organizações sociais, mídia, Ministério Público e profissionais de saúde travam discussões sobre o tipo de assistência obstétrica prestada no país, suas deficiências e tópi-

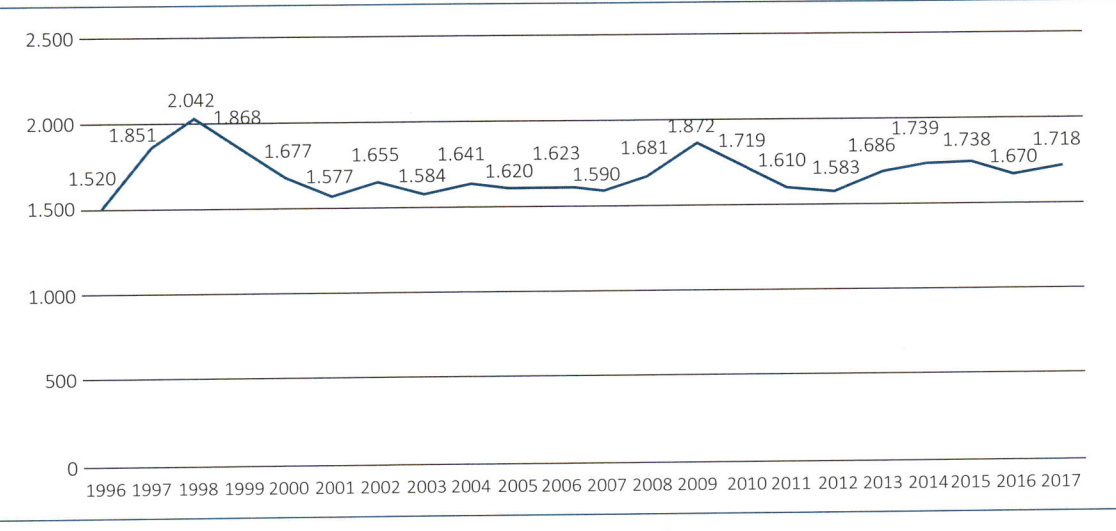

Gráfico 5.1. Número absoluto de mortes maternas no Brasil: 1996-2017.

Fonte: MS/SVS/CGIAE – Sistema de Informações sobre Mortalidade (SIM).

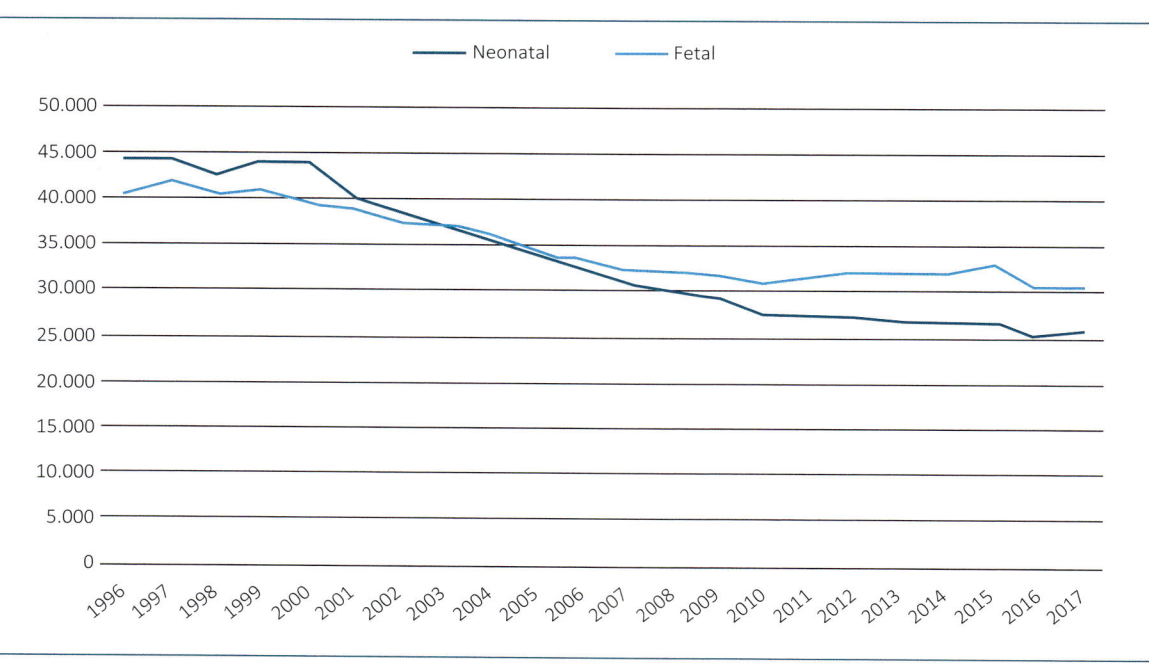

Gráfico 5.2. Número absoluto de mortes fetais e neonatais no Brasil (1996-2017).

Fonte: Sistema de Informações sobre Mortalidade (SIM) – Novembro de 2019.

cos de maior interesse. Embora, aparentemente, todos estejam querendo a melhoria de indicadores de saúde materno-infantil, as propostas nem sempre convergem. A mudança do conhecimento científico de qualidade tem influenciado e servido de apoio a muitas discussões e opiniões, embora com interpretações diferentes de como usar esse conhecimento. Algumas "novas" verdades, nem sempre embasadas em estudos de melhor nível e sem resultados suficientemente avaliados, surgem como transformadoras do modelo de atenção vigente, sem que se saiba, de fato, se resultarão em melhoria das condições de saúde materna e perinatal no país, mas provocando grande pressão para transformação de práticas e formas de atendimento durante a gravidez e o parto. Algumas dessas necessidades de mudança decorrem de resultados de alguns estudos científicos, mas que, passados poucos anos, são reformulados por novos estudos, o que pode gerar uma dificuldade de estabilização de um modelo de atenção, confundindo cuidadores e pacientes. Apesar disso, muitas transformações na prática obstétrica estão sendo consolidadas em função da melhor evidência científica.

Vive-se a época da exigência de mudança do cuidado obstétrico, uma transição de modelo, que não pode deixar de considerar os benefícios já conquistados para a saúde materno-fetal com o passar dos anos, mas que precisa evoluir e atingir novos patamares de cuidado, para melhorar os resultados das práticas no que se refere à gravidez, ao parto e ao puerpério.

O obstetra, por sua vez, tem sofrido uma série de críticas a seu trabalho, além de forte pressão social por resultados satisfatórios. A especialidade mais demandada juridicamente ainda é a Obstetrícia, o que faz com que muitos profissionais abandonem esse tipo de atividade, resultando em perdas importantes de competência profissional adqui-

rida. Os maiores motivos de processos judiciais contra obstetras, segundo levantamento publicado em 2013, foram o óbito fetal e a anóxia perinatal e as maiores condenações foram arbitradas nos casos em que existiram sequelas por anóxia fetal (Cury e Paula, 2013). Por isso, é inevitável que atitudes defensivas sejam tomadas por obstetras, no sentido de buscar assegurar bons resultados maternos e neonatais.

Nesse cenário de transformações e pressões, o obstetra no Brasil também mudou e vai precisar continuar mudando para acompanhar novas tendências de formação, de conhecimento, de práticas e de anseios, tanto profissionais como sociais. O antigo obstetra, com mais tempo para atuar com suas pacientes, não era cobrado de forma tão intensa como ocorre hoje. O obstetra atual age mais de forma a evitar intercorrências e complicações, atende maior número de pacientes, sofre forte pressão por resultados "ideais", trabalha muitas horas e nem sempre é bem remunerado ou valorizado.

De vários anos para cá, surgiu o conceito de "humanização do nascimento" em contraponto à "medicalização". É uma discussão em que as interpretações divergem: enquanto muitos consideram que o que se denomina "medicalização" veio para auxiliar a saúde das mulheres e conceptos, como mostram as estatísticas temporais, os que discordam acreditam que esse modelo torna a atuação médica, particularmente na questão do atendimento ao parto, oposta ao que é "natural" e que isso estaria tirando das mulheres o controle do processo de nascimento. A grande discussão parece estar concentrada no atendimento ao parto, basicamente em virtude das altas taxas de cesárea praticadas no país, assunto abordado em outros capítulos. Parece que o equilíbrio entre "medicalizar", sem exagerar, por todas as vantagens comprovadas que isso trouxe e traz para a saúde das mulheres durante o ciclo grávido-puerperal, com a "humanização" do atendimento, resgatando formas de tratamento das mulheres e do recém-nascido, ouvindo mais as opiniões das mulheres sobre o que desejam em relação à sua gestação e ao parto e buscando novas formas de agir perante a paciente e sua família, pode trazer melhores resultados materno-fetais.

O termo "Boas Práticas" passou também a fazer parte da discussão sobre a assistência na gravidez e parto, significando aquilo que deveria ser oferecido no atendimento, comprovado mediante evidências científicas. Uma forte tendência no sentido de redução de intervenções médicas é proposto nesse contexto de "Boas Práticas". Cabe ressaltar que muitas das opções de tratamento de mulheres em trabalho de parto não foram estudadas em ensaios clínicos de qualidade ou os dados de ensaios clínicos são insuficientes para formular recomendações consistentes para uma abordagem específica, o que torna essencial uma análise crítica criteriosa de cada nova proposta de ação formulada neste contexto de atendimento. Da mesma forma que um conhecimento antigo vai sendo substituído por um conhecimento novo, embasado cientificamente, com o tempo novas evidências poderão modificar aquilo que hoje está se propondo, pois assim sempre ocorre com a ciência médica. Não devemos esquecer, entretanto, que apesar de qualquer evidência científica, o parto é, sem dúvida, um evento natural e fisiológico, porém sua evolução e desfecho são imprevisíveis.

Aspecto essencial do cuidado é a boa relação médico-paciente em Obstetrícia, proporcionando um tratamento mais respeitoso e mais voltado às necessidades das gestantes e parturientes, às suas vontades, melhorando a experiência das mulheres com a vivência do ciclo gravídico-puerperal. Esse tema será destacado em próximos capítulos.

Novo conceito da assistência ao parto

A assistência obstétrica global e o parto são um processo dinâmico e o seu modelo assistencial é influenciado, felizmente, pelo desenvolvimento constante da medicina, bem como pelas mudanças socioculturais da sociedade e da realidade econômica de cada local onde ocorrem, passando, assim, por mudanças contínuas e profundas ao longo dos anos.

Além disso, os preceitos da Bioética têm forte influência sobre o parto, pois no nascimento os desejos e as opções do casal podem ser mais facilmente aceitos e interferem positivamente para uma adequada experiência assistencial.

A autonomia do paciente é um dos princípios da bioética e corresponde à capacidade do indivíduo de decidir ou buscar o que seja melhor para si, de acordo com seus próprios valores biopsicossociais ou espirituais, sem coações externas. O médico tem o papel de informar as melhores opções e condutas, deixando que o paciente participe das decisões finais.

Neste contexto, percebe-se desde o final da década de 1980 e mais intensamente nos últimos anos um desejo claro de mudança, resgatando de novo a autonomia feminina, em que a mulher e a sua família voltam a ter papéis ativos no parto. A escolha da via de parto e da posição desejada para o nascimento são exemplos claros da participação ativa que

hoje ocorre entre o casal grávido e a equipe multidisciplinar, adequando as condutas que serão tomadas durante o ciclo gravídico-puerperal e que devem estar baseadas em evidências robustas.

O ambiente do parto deve ser mais receptivo e humano, pois influencia positivamente o trabalho de parto, propiciando a satisfação da mulher durante e após todo o processo. Isso vale para qualquer ambiente de parto, seja ele público, seja privado e, em ambos os cenários, as instituições estão buscando avaliar e aprimorar as condições de ambiência. O conceito de ambiência em Obstetrícia busca desenvolver espaços ideais ou favoráveis para que a mulher e sua família se sintam seguros e aconchegados para o parto. Detalhes mínimos como local para guardar os pertences, isolamento acústico, banheiro próprio e privacidade já garantem um atendimento individualizado, permitindo ao indivíduo expressar e preservar sua identidade. Os ambientes de PPP (pré-parto, parto e puerpério) e/ou PP (pré-parto e parto) organizados para a ambientação adequada do parto e do nascimento são cada vez mais frequentes nas maternidades do país e auxiliam acentuadamente para o acolhimento e o desejo de se ter um parto vaginal. O grande desafio é disponibilizar esses recursos em todas as maternidades, inclusive nas públicas, entendendo os limites de financiamento e de estrutura já existentes.

No âmbito da Obstetrícia, a mulher deve estar no centro do cuidado e ter suas expectativas e desejos atendidos, respeitando-se os limites de segurança para a saúde da mãe e do feto. A paciente tem o direito fundamental de escolher sua via de parto, mesmo que seja uma cesárea, devendo ser orientada e estar ciente das opções, riscos e benefícios de cada uma delas. Para garantir a autonomia, o Conselho Federal de Medicina (CFM) emitiu a Resolução n. 2.144/2016, que garante o direito da gestante de optar pela cesariana a pedido, a partir da 39ª semana de gestação, com o devido registro em prontuário médico e a confecção de Termo de Consentimento Livre e Esclarecido, elaborado em linguagem de fácil compreensão, respeitando-se as características socioculturais da gestante.

Uma boa alternativa para garantir a participação consciente e o direito de escolha da paciente é por meio do plano de parto, que também passou a ser utilizado nas maternidades privadas, muitas vezes estimulados pelos próprios obstetras. Ele é a expressão dos desejos do casal para a equipe assistencial sobre as condutas e procedimentos a serem executados ao longo do trabalho de parto, parto e pós-parto, por meio de um documento informal, em que se descreve o tipo de parto (via de parto, posição, local do parto), o uso de medidas para alívio da dor desejadas (farmacológicas e não farmacológicas), além do tipo de alimentação, uso ou não de ocitocina, episiotomia, fórceps ou vácuo e até mesmo o destino da placenta. Tudo que desejarem pode ser colocado no plano de parto e todos os aspectos devem ser conversados com a equipe antes do trabalho de parto, durante o pré-natal, para o bom esclarecimento das possibilidades, benefícios, malefícios ou impossibilidade de atender as solicitações, exercitando a relação médico-paciente e garantindo a segurança assistencial.

Maternidades

A gestação e o parto são processos dinâmicos, podendo um parto de baixo risco evoluir rapidamente para um parto de alto risco, necessitando de medidas rápidas e eficazes para garantir a sobrevivência do binômio mãe e filho. Dessa forma, o parto realizado em ambiente hospitalar é capaz de assegurar segurança quando acontecem complicações. No contexto hospitalar, denomina-se "maternidade" o local próprio para o parto, com equipes treinadas, protocolos otimizados, *checklists* de segurança e material prontamente disponível para as diversas situações, seguindo legislações definidas.

A Resolução n. 36, publicada em 3 de junho de 2008, regulamenta o funcionamento dos serviços de atenção obstétrica e neonatal, que devem contar com infraestrutura física e recursos humanos compatíveis com a demanda e a modalidade da assistência, garantindo o serviço seguro e humanizado para as pacientes e seus familiares. Os serviços de atendimento obstétrico têm CNPJ próprios e devem ser inscritos no cadastro Nacional de Estabelecimentos de Saúde (CNES), apresentar um responsável técnico e alvará da vigilância sanitária, além de indicadores próprios e comissões técnicas que garantam o seu bom funcionamento. O ambiente deve apresentar sala de acolhimento à parturiente, sala para exame e triagem dos casos, garantindo o acesso imediato aos casos urgentes, estimulando quartos de Pré-parto/parto/pós-parto (PPP) preparados para garantir atendimento integral em um único local, enfermarias com privacidade visual, banheiros, área para deambulação, sala de ultrassonografia, unidade de centro obstétrico para partos cirúrgicos ou normais e materiais previamente preparados e de fácil acesso.

Mesmo em cesarianas, é possível adaptar este procedimento cirúrgico aos desejos do casal, respeitando-se o contato da mãe e do recém-nascido de forma integral, ambiência adequada, redução de ruídos indesejados, música e presença do acompanhante. Em algumas maternidades e hospitais, existem salas obstétricas com vidros para que a família participe do momento do parto, permitindo, assim, que todos acompanhem o nascimento.

No contexto das maternidades, deve-se destacar os aspectos relativos a acompanhantes, tanto no sistema público como no privado. A Lei Federal n. 11.108, de 07 de abril de 2005, mais conhecida como a Lei do Acompanhante, determina que os serviços de saúde do SUS, da rede própria ou conveniada, são obrigados a permitir à gestante o direito a acompanhante durante todo o período de trabalho de parto, parto e pós-parto. A Lei determina que este acompanhante será indicado pela gestante.

Emergências obstétricas

As situações de emergência que ocorrem durante a gestação ameaçam de forma aguda a saúde materna e fetal, podendo deteriorá-la em um curto espaço de tempo, de forma que o manejo correto dessas situações é fundamental para reduzir a morbimortalidade materna e perinatal, garantindo um desfecho adequado da gestação. Muitas dessas emergências serão abordadas em vários capítulos subsequentes. A estrutura médico hospitalar e a dinâmica para o atendimento às emergências obstétricas são parte fundamental do desenvolvimento de um modelo de assistência obstétrica.

Nesse sentido, a avaliação da gestante/parturiente/puérpera, assim que ela chega a um serviço médico de atendimento de emergência deve seguir os passos de classificação de risco, elaborados pelo Ministério da Saúde. Essa classificação, que é feita com cores, dependendo da queixa da paciente, deve ser feita por profissional competente para exercer essa função. Conforme a situação identificada, a classificação, segundo o Manual de Acolhimento e Classificação de Risco em Obstetrícia (2017), poderá ser:

- **"Vermelha (atendimento imediato):** o atendimento destas pacientes se dá diretamente na sala de emergência, pois são pacientes com risco de morte, necessitando de atendimento médico imediato. As medidas de suporte de vida deverão ser iniciadas em qualquer ponto de atenção da rede e a paciente deverá ser transportada/atendida pelo Suporte Avançado do SAMU-192.
- **Laranja (atendimento em até 15 minutos):** o atendimento destas pacientes deverá ser prestado no consultório médico ou da enfermeira obstetra, atentando para prioridade do atendimento ou, caso a estrutura física da unidade favoreça, diretamente no Centro Obstétrico, pois seu potencial risco demanda o atendimento por esses profissionais o mais rápido possível. As medidas de suporte à vida deverão ser iniciadas em qualquer ponto de atenção da rede e a paciente deverá ser transportado/atendido pela Ambulância de Suporte Avançado do SAMU-192.
- **Amarela (atendimento em até 30 minutos):** o atendimento destas pacientes deverá ocorrer no consultório médico ou da enfermeira obstetra, atentando para prioridade do atendimento.
- **Verde (atendimento em até 120 minutos):** por definição, são pacientes sem risco de agravo imediato. Serão atendidas por ordem de chegada.
- **Azul (atendimento não prioritário ou encaminhamento conforme pactuação):** os encaminhamentos para um Centro de Saúde devem ser pactuados, de forma a garantir o acesso e atendimento da usuária pela equipe multiprofissional neste serviço. Caso não haja esta pactuação com a atenção primária e/ou a usuária se recusar a procurar o serviço de referência, deverá ser garantido o atendimento na maternidade".

Em outro modelo proposto, o Colégio Americano de Obstetrícia e Ginecologia (ACOG) e a Sociedade Americana de Medicina Materno-Fetal recomendam o desenvolvimento de centros integrados e regionalizados do cuidado materno e perinatal de acordo com classificação de risco gestacional entre baixo, moderado ou alto durante pré-parto, intraparto e pós-parto. Tais centros devem ser capazes de coordenar o acesso entre os diferentes níveis, monitorar a qualidade do atendimento e fornecer educação continuada aos profissionais. A classificação dessas entidades estabelece níveis de cuidados em tais centros, em relação à capacidade dos prestadores e ao tipo de assistência:

- **"Nível I – Cuidados básicos:** paciente com classificação de risco baixo a moderado com equipe qualificada para detectar e iniciar atendimento de emergência materno--fetal com tempo hábil de transferência para centro especializado. Profissional capacitado para realizar atendimento pré-parto/intraparto/pós-parto: médico da família, enfermeira obstetra, parteira, médico obstetra.
- **Nível II – Cuidados especializados:** paciente com classificação de risco moderado a alto deverá ter acesso a tomografia computadorizada, ressonância magnética, ultrassonografia não obstétrica e ecocardiograma. Necessidade de acompanhamento integral por médico obstetra, acesso para consulta com especialista em medicina fetal e anestesista, além de fácil acesso ao cirurgião geral.
- **Nível III – Cuidados por subespecialidade:** todo acesso do nível II associado a condições de saúde mais complexas (complicações obstétricas ou fetais). Necessidade de acompanhamento integral por médico obstetra especializado com acesso à ultrassonografia com Doppler, acesso fácil a serviço de atendimento intensivo e monitoramento materno e fetal integral.
- **Nível IV – Centros de saúde perinatal:** todo acesso do nível III associado a condições maternas ou fetais críticas/instabilidade durante pré-parto, parto ou pós-parto. Necessidade de acesso fácil ao centro cirúrgico e a UTI (no mesmo local do atendimento), além de acesso à consulta com profissional superespecializado (neurocirurgião e cirurgião cardiovascular)".

Como a gestação e parto, são processos dinâmicos que podem evoluir como emergências médicas inesperadamente, é importante sempre garantir acesso a centros de terapia intensiva (CTI) e disponibilidade de hemocomponentes quando a situação exigir. O ideal, segundo o Ministério da Saúde, é que existissem quatro leitos de UTI neonatal para cada 1.000 crianças nascidas vivas. Já para o atendimento obstétrico materno, não existe esse tipo de cálculo direto, mas é extremamente importante existirem vagas em UTI garantidas para atender às necessidades das maternidades.

Assistência obstétrica na saúde suplementar

A saúde suplementar no Brasil compreende as atividades dos profissionais e das instituições privadas prestadoras dos serviços médico-hospitalares, associadas ou não às Operadoras de Planos de Saúde (OPS), oferecendo, assim, uma alternativa constitucionalmente complementar ao SUS. As atividades na Saúde Suplementar no Brasil são reguladas pela Agência Nacional de Saúde Suplementar (ANS), autarquia sob o regime especial, vinculada ao Ministério da Saúde (MS), criada no ano 2000, após a regulamentação dos planos de saúde ocorrida em 1998.

As competências da ANS abrangem a articulação institucional, regulação e qualificação da saúde suplementar. Neste âmbito, recaem sob sua responsabilidade o monitoramento, acompanhamento e promoção dos indicadores de qualidade assistencial, no que tange aos serviços prestados pelas operadoras de planos de saúde e pelos prestadores de serviços associados.

No Brasil, o percentual de pessoas que possui plano de saúde varia de 25 a 30% da população geral, com alterações entre as regiões, sendo em torno de 13 a 15% no Norte e Nordeste e 30 a 50% no Sudeste e Sul. A situação econômico-financeira e política do país exercem grande influência sobre o número de vidas com cobertura por OPS, visto que 80 a 90% dos planos disponíveis são empresariais, ou seja, financiados por empregadores, por adesão a associações e sindicatos, entre outros. Assim, há nítida relação entre a elevação das taxas de desemprego e a redução do número de vidas cobertas por OPS.

A maioria dos hospitais privados no Brasil presta assistência de forma híbrida com atendimento tanto pelo SUS como pela saúde suplementar (atendimentos particulares ou por operadoras de planos de saúde). A remuneração na saúde suplementar, para diárias e taxas hospitalares assim como para os honorários médicos é maior e, por isso, proporciona, geralmente, melhor estrutura de hotelaria e menor espera por atendimento.

A Obstetrícia está entre as especialidades com elevadas taxas de judicialização e reclamações em virtude de restrições de cobertura, conflito com prestadores, valores de honorários e, por isso mesmo, tem sido acompanhada pela ANS de forma especial, com foco na atenção materna e neonatal em razão de seu impacto social e a grande representatividade entre as vidas assistidas pelas OPS.

Nas últimas décadas, evidenciou-se um alto percentual de partos cesarianas no Brasil, com taxas de até 86% na saúde suplementar, evidenciados pelos dados epidemiológicos gerados pelo SIP/ANS (Gráfico 5.3). Esta situação vem causando muita preocupação entre gestores, associações médicas de especialidades, instituições governamentais, hospitais e entidades representativas das mulheres. Desde 2014, esses números, desfavoráveis a uma boa prática obstétrica, levaram a ANS a instituir ações específicas, com objetivo de valorizar o parto vaginal e reduzir o número de cesarianas consideradas desnecessárias.

Aspecto importante nesse cenário é procurar entender por que as taxas de cesariana são tão elevadas na Saúde Suplementar. Em um estudo qualitativo, realizado em 2017, foram entrevistados 11 *stakeholders* da área de saúde suplementar, envolvidos na assistência obstétrica e representantes de diversas instituições. As perguntas estavam relacionadas a prevalência de cesarianas na saúde suplementar e seus determinantes. Todos os entrevistados reportaram um percentual em torno de 80% de cesarianas como a média do setor suplementar, considerando essa proporção elevada e caracterizando um problema de Saúde Pública (Torres, 2018).

Várias ações para modificação assistencial no atendimento prestado têm sido buscadas junto aos prestadores de serviços médico-hospitalares e às OPS com o objetivo de mitigação deste problema, algumas delas de efeitos práticos questionáveis para essa finalidade.

As principais são:
- Obrigatoriedade do Partograma.
- Obrigatoriedade de confecção do Cartão de Gestante.
- Carta de informação à gestantes.
- Termo de Consentimento Livre e Esclarecido para o parto por cesárea.

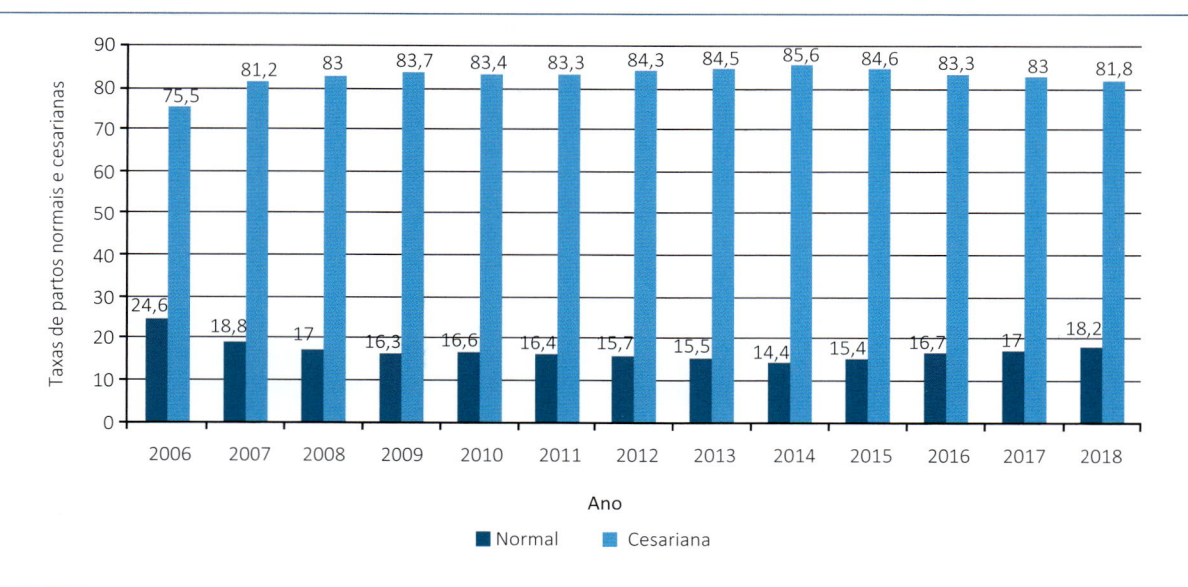

Gráfico 5.3. Comparativo entre cesáreas e partos normais na saúde suplementar, por ano (2006-2018).
Fonte: SIP/ANS.

- Percentuais de cesáreas e partos normais por estabelecimento médico e por profissional.
- Garantia do acompanhante com a gestante.
- Mudança no padrão de remuneração da assistência obstétrica.

Neste contexto, surgiu em 2014, o Projeto Parto Adequado (PPA), com o objetivo de melhorar a atenção ao parto e ao nascimento, favorecendo a qualidade dos serviços, valorizando o parto normal e contribuindo para reduzir o número de cesarianas desnecessárias e os riscos associados a ela em hospitais ligados à Saúde Suplementar. O PPA vem apresentando, desde a sua criação, registros positivos que comprovam a eficácia do projeto, elevando a porcentagem de partos vaginais de 19,8%, em 2014, para 36,7%, em 2019, sendo também observada uma queda de 18% nas internações de recém-nascidos prematuros em UTI neonatal, associados com cesáreas. A iniciativa já evitou a realização de 20 mil cesarianas.

Formas de atuação médica na saúde suplementar

Na saúde suplementar, nota-se grande variação na forma de atuação dos médicos obstetras para a assistência às suas pacientes. A seguir, citam-se algumas destas formas de se organizar a assistência às gestantes:

1. Gestante tem um médico ou equipe exclusivos para seu acompanhamento: neste modelo o médico é o responsável direto por fazer toda a assistência, permanecendo na maternidade desde a fase inicial do trabalho de parto até o nascimento e puerpério. Uma variação deste modelo, cada vez mais comum, é a organização do médico obstetra em equipe de médicos, variáveis em quantidade e que ficam responsáveis pela assistência ao parto em escalas previamente definidas. É comum ainda que, ao longo do pré-natal, existam consultas em que as gestantes conhecem esta equipe assistencial.

2. Gestante tem parto com médicos plantonistas: aqui a equipe é composta exclusivamente por médicos. A paciente faz o pré-natal com o seu médico em consultório privado ou na instituição hospitalar, e o trabalho de parto e parto serão acompanhados pela equipe assistencial de plantão nas maternidades.

3. Gestante tem parto com equipe assistencial de plantão: a equipe assistencial é composta por médicos e enfermagem obstétrica. A gestante faz o pré-natal com o seu médico e os demais médicos membros da equipe, em consultório particular ou na instituição hospitalar e o trabalho de parto e parto, serão acompanhados pela equipe assistencial multiprofissional, sendo seu parto realizado pela enfermagem obstétrica ou médico obstetra de plantão.

Equipe obstétrica na saúde suplementar

Entre o sistema privado e público, é comum haver diferença na composição das equipes assistenciais e até mesmo nas funções que cada profissional exerce. Nas maternidades privadas, existe uma grande variedade da forma de organização da equipe obstétrica de assistência ao parto. Tais modelos variam entre aqueles compostos exclusivamente por médicos, aos formados por médicos e enfermagem obstétrica.

Independentemente da forma escolhida, a assistência ao parto deve ser feita de modo a gerar segurança, com experiência positiva e satisfatória para a mulher e sua família. Para garantir tais resultados, a organização desta assistência deve ser adaptada de acordo com a realidade de cada serviço, com cada maternidade encontrando o melhor modelo assistencial, mas tendo sempre a participação de médicos obstetras, médicos anestesiologistas, médicos pediatras, enfermeiros, técnicos de enfermagem, fisioterapeutas, psicólogos, assistentes sociais e nutricionistas, com a mãe e o concepto no centro do cuidado.

O médico obstetra deve participar de todo o cuidado, tendo o papel de liderar e coordenar a equipe assistencial, a fim de garantir que toda a estrutura da maternidade trabalhe de forma organizada para proporcionar um atendimento que, além de seguro tenha qualidade, humanismo e o melhor custo assistencial. Nestas ações, o médico é o responsável pela definição das condutas, identificação de distócias, resolução das emergências ou complicações, coordenando as intervenções apropriadas e a realização de partos operatórios ou de alto risco. Diante das mudanças assistenciais pelas quais passamos, deve-se cuidar e assistir ao parto como um processo fisiológico, reservando as intervenções para as situações de necessidade, com indicação clara e oportuna. A enfermeira obstetriz contribui com a monitorização do bem-estar fetal, a evolução do trabalho de parto, incentivo ao uso dos métodos não farmacológicos de alívio da dor e o acolhimento relacionado a gestante e acompanhantes, dentre outras atribuições.

Equipe assistencial complementar à obstetrícia na saúde suplementar

Além de obstetras, para uma assistência ao parto, faz-se necessária a participação de médicos anestesiologistas para as avaliações pré-anestésicas e as analgesias regionais adequadas ao parto vaginal, a fim de se obter o conforto do bom controle da dor com a manutenção da capacidade de deambulação e dos puxos espontâneos, além da realização de anestesia para parto cesárea. Outra especialidade envolvida e de grande importância são os médicos pediatras que, avaliando o histórico do pré-natal e a evolução do trabalho de parto e parto, conseguem preparar da melhor forma o atendimento para a criança que irá nascer. O atendimento pediátrico na sala de parto busca garantir assistência segura ao recém-nascido nos primeiros minutos de vida, prevenção de asfixia neonatal, monitorização e realização de reanimação, quando indicadas. Considera-se que a maioria dos nascimentos é fisiológica, segura e sem intercorrências; desta forma, também cabe ao pediatra garantir o contato pele a pele e amamentação oportuna e precoce nas primeiras horas de vida.

A cooperação desses profissionais, aprimorada pelo convívio frequente e valorização mútua da presença e do trabalho executado, permitirá um parto adequado e seguro para a gestante e sua família.

Emergências obstétricas no setor privado

No setor privado, o médico faz muitas vezes o atendimento inicial e está sempre presente no ambiente assistencial à gestante, atuando para que o diagnóstico de quadros como descolamento placentário, prolapso de cordão, rotura uterina, sofrimento fetal agudo, seja o mais preciso possível, desencadeando de maneira efetiva as ações resolutivas subsequentes. Essas condições ameaçadoras à vida materna e fetal constituem morbidades emergenciais bem definidas e conhecidas na Obstetrícia atual, tendo em sua grande maioria necessidade de interrupção da gestação de forma rápida e segura. O atendimento rápido e organizado interfere diretamente na redução da morbimortalidade materno-fetal, justificando por si só os esforços investidos neste processo.

Um exemplo de modelo assistencial às emergências obstétricas no setor privado é o "Código Rosa", criado em 2016 na Rede Mater Dei de Saúde e implementado em suas maternidades na região metropolitana de Belo Horizonte, Minas Gerais. Consiste num time de resposta rápida para assistência imediata e coordenada, a partir do diagnóstico de alguma emergência obstétrica pré-incluída nos critérios para seu acionamento. A partir de então, uma equipe multidisciplinar é acionada e o nascimento ocorre em até 15 minutos. Os resultados dessa estratégia são relevantes até o momento: não houve recém-nascido com índice de APGAR < 7 no 5º minuto e apenas um óbito fetal, que ocorreu provavelmente antes da chegada ao hospital. Nenhuma morte materna ocorreu.

Considerações finais

A assistência obstétrica vem se modificando ao longo dos anos, tornando-se mais humanizada, evidenciando um processo dinâmico da relação médico-paciente, com a mulher ocupando o papel de destaque durante todo o processo, junto com a sua família. A autonomia e a beneficência são preceitos bioéticos fundamentais do atendimento, que deve ser centrado na pessoa e não no seu estado de saúde, associado aos fatores culturais, de acesso e à realidade econômica local. Desta forma, as decisões devem sempre ser compartilhadas e as condutas individualizadas para melhores desfechos maternos e fetais.

A Obstetrícia de vanguarda será aquela em que os benefícios da assistência obstétrica dentro das instituições hospitalares serão balanceados pelas práticas de humanização destes ambientes, tornando-os mais aconchegantes e familiares. As intervenções na assistência ao parto que se manterão serão aquelas que, mesmo tendo um caráter intervencionista, estarão embasadas por evidências científicas (que estão sendo novamente construídas) e serão realizadas apenas quando sua indicação clínica for clara. A partir dessa ideia, o grande desafio deste século é, por um lado, a redução do percentual de cesarianas, que ainda apresenta números superiores ao preconizado pelas diferentes sociedades médicas ao redor do mundo, mas também garantindo, por outro lado, o acesso no momento correto e oportuno ao parto cesáreo a quem precisar e também a quem quiser, como uma opção pessoal de nascimento.

Outro espectro que ainda preocupa é a situação dos índices de morbimortalidade materna e perinatal, mesmo após anos de campanha e de evolução técnico-científica da área médica, observadas tanto no sistema público, como no sistema privado de assistência obstétrica. Apesar de avanços e mudanças realizadas, não ocorreu alteração substancial e desejada na mortalidade materna no Brasil. A gestação, parto e puerpério são eventos que podem se tornar emergências médicas, sem qualquer sinal prévio, inclusive em gestantes de risco habitual. Para lidar com tais situações, é necessária experiência clínica multiprofissional qualificada e equipes de resposta rápida para agir nos diversos cenários possíveis.

As diferentes regiões do Brasil apresentam realidades distintas, o que também se manifesta em certos aspectos do sistema de saúde. Não existe um único modelo correto de assistência obstétrica, mas aquele que for escolhido deve garantir atendimento pré-natal de qualidade e um parto seguro, com bom acolhimento, além de um efetivo atendimento pós-parto.

A Obstetrícia está passando por transições e enfrentando crises tanto em termos de manter sua identidade como uma ampla disciplina que lida com todos os aspectos ciclo grávido-puerperal, quanto em equilibrar a qualidade da prestação de serviços clínicos, acompanhando o avanço da ciência e da tecnologia, para atender as expectativas das mulheres. Apesar desses desafios, existem grandes oportunidades para aqueles que optarem por se envolverem nesse campo emocionante e promissor da Medicina.

LEITURAS COMPLEMENTARES

Agência Nacional de Saúde Suplementar (ANS); 2020. [Acesso 2020 mar 05]. Disponível em: http://www.ans.gov.br/aans/index.php?option=com_centraldeatendimento&view=pergunta&resposta=265&historico=20773996.

Alkema L, Chou D, Hogan D, Zhang S, MollerA-B, Gemmill A, Fat DM, Boerma T, Temmerman M, Mathers C, Say L. On behalf of the United Nations Maternal Mortality Estimation Inter-Agency Group collaborators and technical advisory group. Global, regional, and national levels and trends in maternal mortality between 1990 and 2015, with scenario-based projections to 2030: A systematic analysis by the UM Maternal Mortality Estimation Inter-Agency Group. Lancet. 2016;387:462-74.

Berghella V, Baxter JK, Chauhan SP. Evidence-based labor and delivery management. Am J Obstet Gynecol. 2008;199:445.

Boerma T, Ronsmans C, Melesse DY, Barros AJD, Barros FC, Juan LJ, Moller AB, Say L, Hesseinpoor AR, Yi MY, Neto DLR, Temmerman M. Global epidemiology of use of and disparities in caesarean sections. The Lancet. 2018;392(10155):1341-8.

Brandão AHF, Laranjeira CS, Silva CHM. O Papel dos Membros da Equipe de Assistência Multiprofissional ao Parto. Seção I – Estrutura e Organização da Assistência. In: Manual de Assistência ao parto e Puerpério. Belo Horizonte: SOGIMIG; 2019.

BRASIL [Constituição (1988)]. Constituição da República Federativa do Brasil: Promulgada em 5 de outubro de 1988. 4.ed. São Paulo: Saraiva; 1990.

Brasil. Ministério da Saúde. Secretaria de Atenção à Saúde. Manual de acolhimento e classificação de risco em obstetrícia/Ministério da Saúde, Secretaria de Atenção à Saúde, Departamento de Ações Programáticas Estratégicas, Departamento de Atenção Hospitalar e Urgência. Brasília: Ministério da Saúde; 2017. 64 p.: il.

Cartilha Nova Organização do Cuidado ao Parto e Nascimento para Melhores Resultados de Saúde: Projeto Parto Adequado – fase 1/Agência Nacional de Saúde Suplementar, Sociedade Beneficente Israelita Brasileira Hospital Albert Einstein, Institute for Healthcare Improvement. Rio de Janeiro: ANS; 2016. Disponível em http://www.ans.gov.br/images/stories/Materiais_para_pesquisa/Materiais_por_assunto/web_total_parto_adequado.pdf.

Chen I, Opiyo N, Tavander E, Mortazhejri S, Rader T, Petkovic J, Yogasingam S, Taijaard M, Agarwal S, Laopaiboon M, Wasiak J Khunpradit, S. Lumbiganon P, Gruen RL, Betran AP. Non-clinical interventions for reducing unnecessary caesarean section. Cochrane Database Systematic Reviews. 2011;15(6):1-152.

Cury L, Paula FJ. Análise do perfil dos processos judiciais em obstetrícia e o impacto do laudo pericial nas decisões do magistrado. Saúde, Ética & Justiça. 2013;18(1):110-5.

Faisal-Cury A, Menezes PR. Fatores associados a preferências por cesarianas. Revista de Saúde Pública. 2006;40(2):226-32.

Gomes SC, Teodoro LPP, Pinto AGA, Oliveira DR, Quirino GS, Pinheiro AKB. Rebirth of childbirth: Reflections on medicalization of the Brazilian obstetric care. Rev Bras Enferm. 2018;71(5):2594-8.

Instituto Brasileiro de Geografia e Estatística (IBGE); 2019. Disponível em: https://www.ibge.gov.br/home/estatistica/populacao/pns/2013_vol2/default.shtm.

Leal MC, Bittencourt AS, Esteves-Pereira AP, Ayres BVS, Silva LBRAA, Thomaz EBAF, Lamy ZC, Nakamura-Pereira M, Torres JÁ, Gama SGN, Domingues RMSM, Vilela MEA. Avanços na assistência ao parto no Brasil: Resultados preliminares de dois estudos avaliativos. Cad. Saúde Pública. 2019;35(7):e00223018.

Martins, APV. A ciência obstétrica. In: Visões do feminino: A medicina da mulher nos séculos XIX e XX [online]. 2.ed. Rio de Janeiro: Editora Fiocruz; 2004. p.63-106.

Mason E, McDougall L, Lawn JE, Gupta A, Claeson M, Pillay Y, Presern C, Lukong MB, Mann G, Wijnroks M, Azad K, Taylor K, Beattie A, Bhutta ZA, Chopra M, for The Lancet Every Newborn Study Group, on behalf of the Every Newborn Steering Committee. Every Newborn 5 – From evidence to action to deliver a healthy start for the next generation. Lancet. 2014;384:455-67.

Ministério da Saúde; 2018. Agência de Saúde. [Acesso 2020 mar 03]. Disponível em: https://www.saude.gov.br/noticias/agencia-saude/43325--ministerio-da-saude-investe-na-reducao-da-mortalidade-materna.

Ministério da Saúde; 2019. Disponível em: http://www.saude.gov.br/noticias/agencia-saude/43325-ministerio-da-saude-investe-na-reducao-da-mortalidade-materna. Acesso em 05/03/2020.

Nagahama EEI, Santiago SM. A institucionalização médica do parto no Brasil. Ciência e Saúde Coletiva. 2005;10(3):651-7.

Nakano AR, Bonan C, Teixeira LA. O trabalho de parto do obstetra: Estilo de pensamento e normalização do "parto cesáreo" entre obstetras. Physis Revista de Saúde Coletiva. 2017;27(3):415-32.

Negrão ACBM. Iniciativas para diminuir o numero de cesáreas excessivas no Brasil: Projeto Parto Adequado; 2017. [Acesso 2020 mar 05]. Disponível em: https://bibliotecadigital.fgv.br/dspace/handle/10438/18978.

Obstetric care consensus. ACOG; 2019. [Acesso 2020 mar 05]. Disponível em: https://www.acog.org/Clinical-Guidance-and-Publications/Obstetric-Care-Consensus-Series/Levels-of-Maternal-Care?IsMobile Set=false.

Osis MJM. Atenção integral à saúde da mulher, o conceito e o programa: História de uma intervenção [dissertação de Mestrado]. Campinas: Universidade Estadual de Campinas; 1994.

Parto Adequado: ANS e parceiros apresentam ações da 3ª fase do projeto.2019. [Acesso 2020 mar 05]. Disponível em: http://www.ans.gov.br/aans/noticias-ans/sobre-a-ans/5185-ans-apresenta-acoes-da-3-fase--do-projeto-parto-adequado.

Scarton J, Paula SF, Andrade GB, Rangel RF. Ventura J, Siqueira HCHS. Perfil da mortalidade Materna: Uma revisão integrativa da Literatura. J. Res.: Fundam Care. 2019;11(3):816-22.

Scheffer M et al. Demografia Médica no Brasil 2018. São Paulo, SP: FMUSP, CFM, Cremesp; 2018. 286 p. ISBN: 978-85-87077-55-4.

Sobhy S, Arroyo-Manzano D, Murugesu N, Karthikeyan G, Kumar V, Fernandez E, Gundabuttula SR, Betran AP, Zamora J, Thagaratinam S. Maternal and perinatal mortality and complications associated with caesarean section in low income and middle-income countries: A systematic review and meta-analysis. The Lancet. 2019;393(10184):1973-82.

Souza JP, Tuncalp O, Vogel JP, Bohren M, Widmer M, Oladapo OT, Say L, Gulmezoglu AM, Temmerman M. Obstetric transition: The pathway towards ending preventable maternal deaths. BJOG. 2014;121(Suppl.1):1-4.

Souza JP. Mortalidade materna e desenvolvimento: A transição obstétrica no Brasil. Rev Bras Ginecol Obstet. 2013;35(12):533-5.

Torres JA. Tradução de conhecimento científico e regulação assistencial no setor suplementar de saúde no Brasil: O caso do Projeto Parto Adequado; 2018. Disponível em: http://repositorio.enap.gov.br/handle/1/3593.

World Health Organization, UNFPA, Unicef and Mailman School of Public Health. Averting Maternal Death and Disability (AMDD). In: Monitoring emergency obstetric car: A handbook. Geneva; 2009.

World Health Organization. Declaração da OMS sobre Taxas de Cesáreas. Genebra; 2015. [Acesso 2020 mar 05]. Disponível em: https://www.who.int/reproductivehealth/publications/maternal_perinatal_health/cs-statement/en/.

World Health Organization. Maternal mortality in 2000-2017. Internationally comparable MMR estimates by the Maternal Mortality Estimation Inter-Agency Group (MMEIG) WHO, Unicef, UNFPA, World Bank Group and the United Nations Population Division. [Acesso 2020 mar 03]. Disponível em: https://www.who.int/gho/maternal_health/countries/bra.pdf?ua=1.

World Health Organization. WHO recommendations: Intrapartum care for a positive childbirth experience. Geneva; 2018. [Acesso 2020 mar 05]. Disponível em: https://www.ncbi.nlm.nih.gov/books/NBK513809/.

6

Intervalo Interpartal

Ricardo Porto Tedesco
Karayna Gil Fernandes
Luanda de Abreu Figueira
Mariana Romani da Silva Renna
Stéphanno Gomes Pereira Sarmento

Reduzir a morbidade e mortalidade materna tem sido o objetivo de vários países há vários anos, o que inclui uma série de medidas que vão do período pré-concepcional ao período puerperal. Entre essas medidas, propõe-se melhorar o atendimento das mulheres no período interpartal, rastreando-se doenças de base ou que se desenvolveram na última gestação. Deve-se também, neste momento, verificar a imunização destas pacientes e avaliar o bem-estar físico e mental, de modo a otimizar a saúde dessas mulheres ao longo de suas vidas.

Segundo a Organização Mundial de Saúde (OMS), existem quatro tipos de intervalo:

1. Intervalo intergestacional: o período entre o nascimento de um feto vivo ou perda gestacional e uma nova gravidez;
2. Intervalo parto-concepção: o período entre um nascimento de feto vivo e o início (concepção) da próxima gestação (não se consideram perdas gestacionais que possam ter ocorrido neste intervalo);
3. Intervalo interpartal: o intervalo entre um parto de feto vivo e outro parto de filho vivo também (não se consideram perdas gestacionais que possam ter ocorrido nesse intervalo);
4. Intervalo entre desfechos gestacionais: o período entre o resultado final de uma gravidez e o resultado final da gestação anterior (inclui perdas gestacionais).

Considera-se um intervalo interpartal curto o período menor a 18 meses entre o nascimento de um filho e um novo parto, podendo este ser subdividido em intervalos entre 17 a 12 meses, 11 a 6 meses e < 6 meses. O intervalo intergestacional é longo quando maior do que 5 ou 10 anos (OMS, 2005).

É de grande importância conhecer esse intervalo, uma vez que intervalos muito curtos ou muito longos podem resultar em maior morbidade materno-fetal, como parto prematuro e baixo peso ao nascimento. Além disso, tem-se que em intervalos interpartais curtos, abaixo de 18 meses, há associação com aumento do risco para ruptura prematura das membranas ovulares, descolamento prematuro de placenta, placenta prévia e rotura uterina em mulheres que tentam parto normal após parto cesárea. Já intervalos mais longos, acima de 5 a 10 anos, demonstraram aumento na incidência de casos de pré-eclâmpsia (Hegarty et al., 2011).

O conhecimento do nível socioeconômico cultural das pacientes também é de grande valia, visto que um desses estudos, realizou um estudo de coorte retrospectivo, com 15.314 pacientes, onde pacientes com intervalos interpartais curtos estiveram associados à baixa escolaridade e a menor idade materna (Silva et al., 2013).

Como o intervalo entre as gestações é um fator de risco potencialmente modificável, é fundamental que as pacientes e seus familiares sejam orientados sobre o intervalo entre as gestações, realizando um planejamento familiar adequado.

As orientações sobre planejamento familiar devem ser feitas desde o início do pré-natal, numa conversa com a gestante sobre seu interesse em engravidar no futuro. Segundo Gold et al. (2004), nos Estados Unidos, 45% das gestações não são planejadas, e 1 em cada 3 mulheres engravida antes do intervalo de 18 meses. O acesso aos métodos anticoncepcionais e o grau de conhecimento da paciente e dos prestadores de serviço à saúde são facilitadores para o planejamento familiar. Conhecer quando a mulher gostaria de engravidar de novo e quais os métodos anticoncepcionais disponíveis pode melhorar os resultados para a gravidez subsequente, assim como para toda a vida da mulher. Para tal, o American College of Obstetricians and Gynecologists (ACOG, 2016) desenvolveu um plano para cuidados focados no aconselhamento do intervalo interpartal (Quadro 6.1).

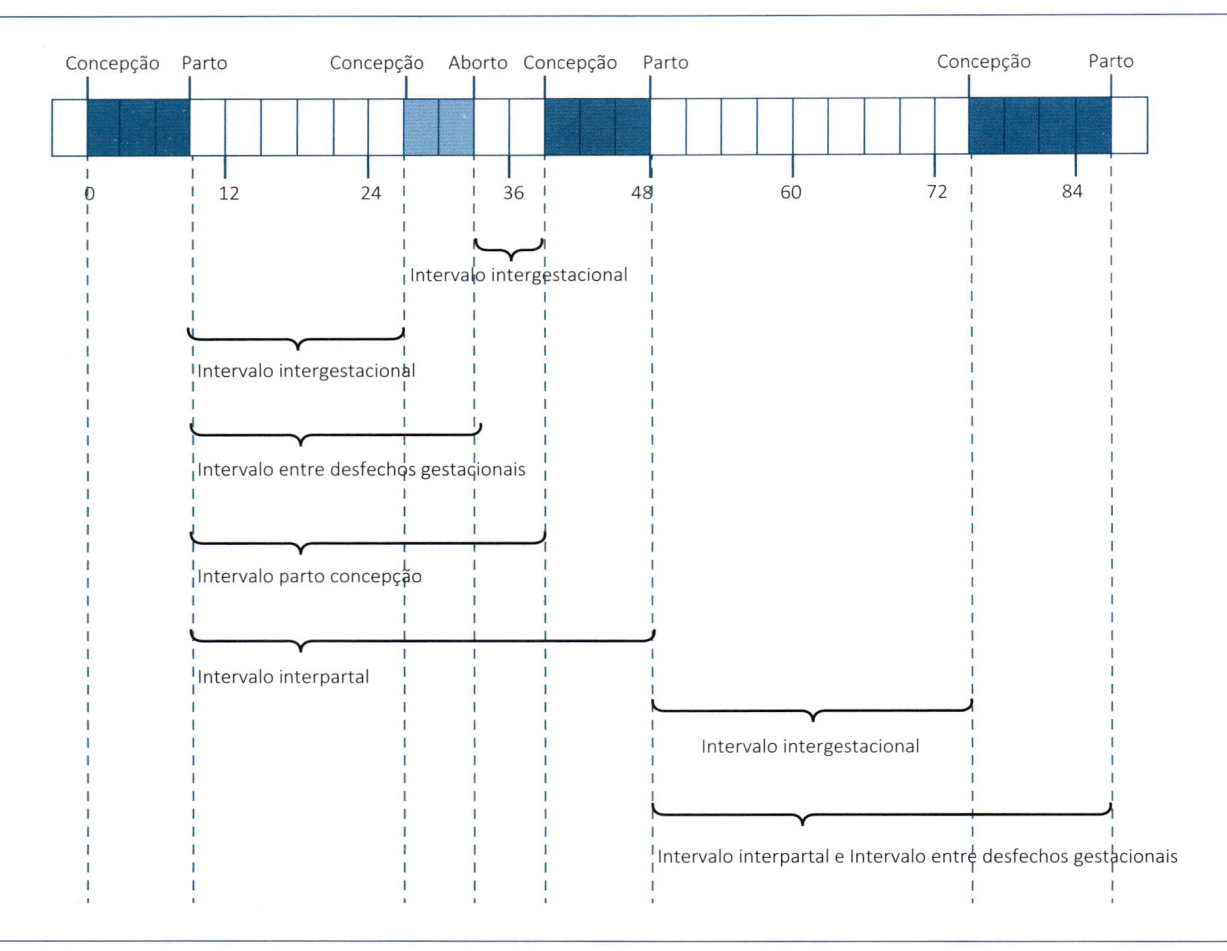

Figura 6.1. Tipos de intervalo, segundo a OMS.
Fonte: Desenvolvida pela autoria.

Quadro 6.1
Passo a passo no cuidado interpartal.

Cuidados durante o pré-natal
- Determinar quem providenciará os cuidados imediatos no período do puerpério
- Discutir o planejamento familiar e preferências de métodos anticoncepcionais
- Promover a saúde materna e orientar previamente sobre a importância da amamentação
- Discutir a associação das complicações gestacionais e doenças crônicas

No pós-parto imediato (na maternidade)
- Discutir a importância, o momento e o local do acompanhamento pós-parto
- Orientar e/ou fornecer contracepção, incluindo métodos contraceptivos reversíveis de longa duração, se a paciente assim desejar, ou esterilização cirúrgica
- Fornecer informações e orientações sobre amamentação
- Assegurar o seguimento médico pós-parto e cuidados ambulatoriais adequados

Na visita pós-parto
- Avaliar as complicações da gravidez, e do parto, e suas implicações para a saúde materna futura, discutindo os cuidados apropriados de acompanhamento
- Revisar o plano de vida reprodutiva da mulher e fornecer um método de contracepção
- Assegurar cuidados médicos primários para atendimento contínuo

Durante os cuidados de saúde de rotina, cuidados da saúde da mulher ou nas consultas pediátricas
- Avaliar se a mulher gostaria de engravidar no próximo ano
- Rastreio de violência por parceiro, depressão ou transtornos mentais
- Avaliar o histórico da gravidez para informar as decisões sobre a triagem de condições crônicas (p. ex., diabetes, doença cardiovascular)
- Para condições crônicas conhecidas, otimizar o controle da doença e a saúde materna
- Colegas pediátricos podem rastrear durante as consultas de saúde infantil questões de saúde da mulher, como tabagismo, depressão, uso de multivitamínicos e satisfação com a contracepção

Fonte: Adaptado de ACOG.

O aconselhamento deve incluir uma discussão sobre todas as opções contraceptivas (incluindo implantes, dispositivos intrauterinos, métodos hormonais, métodos de barreira, amenorreia lactacional e métodos naturais), respeitando os critérios de elegibilidade de cada método. A tomada de decisão após o parto deve ser compartilhada entre médico e paciente, de modo que esta esteja optando pelo método de forma autônoma e informada. Também é importante que a paciente tenha conhecimento do uso e fácil acesso aos métodos preventivos de emergência (pílula do dia seguinte).

O planejamento familiar auxilia na orientação do intervalo interpartal e está relacionado a menores índices de morbimortalidade (Cecatti et al., 2013), pois:

- diminui o número de gestações não desejadas e de abortamentos provocados;
- diminui o número de cesáreas realizadas para fazer a ligadura tubária;
- diminui o número de ligaduras tubárias por falta de opção e de acesso a outros métodos anticoncepcionais;
- aumenta o intervalo entre as gestações, contribuindo para diminuir a frequência de recém-nascidos de baixo peso e para que esses sejam adequadamente amamentados;
- possibilita a prevenção e/ou postergação de gravidez em mulheres adolescentes ou com doenças crônicas, como diabetes, cardiopatias, hipertensão, portadoras do HIV, entre outras.

Cuidados clínicos apropriados

Como já citado, os cuidados durante a gestação, puerpério e rotina clínica são fundamentais para redução da morbimortalidade materna. A seguir, desenvolvemos um roteiro com base nas orientações do ACOG (2013).

Amamentação e saúde materna

Diversos estudos já têm comprovado a importância da amamentação como forma de melhorar a saúde materna, incluindo diminuição do risco de diabetes, hipertensão, infarto agudo do miocárdio, de câncer de mama e ovário. Para mulheres diabéticas, a amamentação reduz as chances de desenvolvimento de síndrome metabólica e diabetes tipo 2 (para diabéticas gestacionais). Desse modo, é recomendada a amamentação exclusiva por pelo menos 6 meses.

Orientações do intervalo interpartal

As mulheres devem ser aconselhadas a evitar intervalos entre gestações com menos de 6 meses e devem ser aconselhadas sobre os riscos e benefícios de uma nova gravidez antes dos 18 meses conforme orientado acima.

Conforme as Diretrizes de Atenção à Gestantes com relação à operação cesariana: "Intervalos menores de 18 meses aumentaram o risco de rotura uterina em mulheres com cesariana prévia que tentaram parto normal". Desse modo, uma das orientações é que durante o pré-natal de gestante, com uma cesariana anterior, com intervalo menor que 18 meses, o parto normal não seja indicado.

Otimizar o aconselhamento e planejamento familiar

Conforme já descrito, deve-se orientar o planejamento familiar, tão logo possível e fornecer as opções de métodos anticoncepcionais, sejam eles reversíveis ou não, de acordo com as necessidades da mulher e de sua família. Devemos lembrar de respeitar a autonomia de escolha das pacientes e que, se não houver adaptação ao método por ela escolhido, deve-se oferecer outros métodos, de modo a paciente sentir-se confiante e acolhida para manter o seu plano familiar.

Depressão

Deve-se atentar à possibilidade da ocorrência da depressão pós-parto, visto que esta afeta uma em cada sete mulheres, com resultados desfavoráveis à saúde da mulher e do recém-nascido. Para tanto faz-se necessária a aplicação de protocolos de rastreamento, tratamento e seguimento adequados.

Seguimento de doenças crônicas

Em mulheres com doenças crônicas o atendimento e acolhimento proporciona uma oportunidade de otimizar a saúde antes de uma gravidez. Para mulheres que não terão futuras gestações, o período após a gravidez também oferece uma oportunidade para prevenção secundária e melhoria da saúde futura.

Redução de peso

É preciso encorajar as mulheres a atingirem seu peso pré-gestacional entre, no máximo, 6 a 12 meses pós-parto e, por fim, a atingir um índice de massa corporal adequado. O peso de uma mulher deve ser ajustado antes que ela tente engravidar, embora os benefícios para a saúde de adiar a gravidez precisem ser equilibrados com a redução da fecundidade e com o envelhecimento feminino.

A retenção e ganho de peso pós-gestacional têm sido associados a consequências obstétricas adversas, como diabetes gestacional, distúrbios hipertensivos, natimortos, neonatos grandes para a idade gestacional, parto cesáreo, obesidade de longo prazo e possivelmente anomalias congênitas. A redução do IMC entre as gestações está associada a melhores resultados perinatais, o que faz com que alcançar o peso corporal ideal seja um componente importante dos cuidados durante a gravidez.

Uso de substâncias nocivas à saúde

As mulheres que planejam engravidar num futuro próximo devem ser interrogadas quanto ao uso de tabaco, opioides, maconha e álcool e as que fazem uso de substâncias nocivas à saúde, devem ser encorajadas a interromper o uso dessas substâncias, visto que não há nível seguro para sua utilização durante a gestação. As mulheres que não conseguem parar o uso de substâncias nocivas antes ou durante a gravidez devem ser encaminhadas para o tratamento conjunto multidisciplinar.

Para mulheres lactantes, a terapia de reposição de nicotina é compatível com a amamentação porque as quantidades de nicotina transferidas no leite materno são geralmente as mesmas ou menores, em comparação com o tabagismo. Diversas ferramentas específicas estão disponíveis para ajudar os profissionais de saúde a permitir que as mulheres deixem de fumar após a gravidez (nicotina mastigável, sistemas de administração de nicotina eletrônica, adesivos transdérmicos, dentre outros).

Importante citar que transtornos psiquiátricos como depressão, ansiedade, transtorno bipolar e transtorno de estresse pós-traumático são mais prevalentes entre mulheres com transtornos por uso de substâncias. E essas mulheres têm taxas mais altas de gravidez indesejada e menores taxas de uso de contracepção confiável. Portanto, é particularmente importante garantir a continuação do tratamento ou identificar e iniciar o tratamento para o transtorno por uso de substâncias durante o período de gravidez.

Fatores sócio-econômico-demográficos

Os determinantes sociais da saúde (p. ex., moradia estável, acesso a alimentos e água potável, necessidades de serviços públicos, segurança no lar e na comunidade, *status* de imigração e condições de emprego) se relacionam intimamente com os resultados de saúde, comportamentos de procura de saúde e cuidados de saúde.

Os prestadores de cuidados de saúde devem estar conscientes das disparidades prevalecentes nos cuidados de saúde e nos resultados para compreender os riscos enfrentados pelas populações de que cuidam, de modo a obter os melhores resultados para a população atendida.

Violência por parceiro

Mulheres em idade fértil devem ser rastreadas para a violência por parceiro, como violência doméstica, coerção sexual e estupro. Quando algum desses fatores estiver presente, a mulher deve ser encaminhada para o serviço social e avaliação psicológica. Dada a alta incidência, a triagem deve ocorrer durante todos as consultas (na primeira consulta pré-natal e pelo menos uma vez por trimestre para gestantes, na consulta pós-parto e nas consultas de rotina da mulher, como também nas consultas pediátricas).

Doenças sexualmente transmissíveis (DST)

Mulheres com histórico de DSTs antes ou durante a gravidez devem ter históricos sexuais e comportamentais avaliados para se determinar o risco de repetição da infecção ou infecção atual ou subsequente. Todas as mulheres devem ser encorajadas a se envolver em práticas sexuais seguras. A triagem e o tratamento do parceiro devem ser facilitados. Como parte dos cuidados durante a gravidez, as mulheres com alto risco de DST devem receber rastreamento, para HIV, sífilis e hepatites. As infecções sexualmente transmissíveis têm implicações claras para a saúde geral da mulher, a fertilidade e os resultados da gravidez.

Imunização

O intervalo interpartal é ideal para iniciar e/ou completar as vacinas adequadas para adultos que são contraindicadas durante a gravidez ou não foram concluídas durante a gravidez.

As imunizações são uma forma comprovada de prevenir e, em alguns casos, erradicar doenças. A atenção às vacinas pode desempenhar um papel importante na redução da morbilidade e mortalidade de uma variedade de doenças evitáveis, incluindo coqueluche, gripe, sarampo, catapora, hepatite, rubéola e papiloma vírus (HPV). Capítulo específico deste Tratado abordará a vacinação na gravidez.

O papel do cuidado antes ou durante uma gravidez em populações de alto risco

Quando nos deparamos com uma mulher, que teve alguma complicação na gestação anterior, é preciso atentarmos a alguns cuidados. A seguir, citamos algumas das condições mais frequentemente encontradas nos consultórios e algumas orientações resumidas (Lieberman, 1999).

Parto prematuro anterior

Mulheres que tiveram um parto prematuro devem ter uma anamnese detalhada, de todas as gestações anteriores e da que apresentou nascimento prematuro, buscando-se por fatores de risco. Logo, o ideal é que o retorno dessa paciente seja entre 6 a 8 semanas após o parto, a fim de facilitar a revisão e a coleta mais precisa de informações.

Numa próxima gestação é importante avaliar terapias associativas, por exemplo, uso de progesterona vaginal, cerclagem cervical oportuna (quando indicada por suspeita de insuficiência cervical), vigilância do comprimento do colo do útero (sobretudo entre 18 e 24 semanas), visto que essas pacientes apresentam maior risco de recorrência de prematuridade.

As mulheres com partos prematuros prévios devem ser aconselhadas de que intervalos curtos entre as gestações podem afetar negativamente os resultados subsequentes da gravidez e, como tal, as recomendações de espaçamento dos nascimentos listadas anteriormente são particularmente importantes.

Anomalias fetais

Para mulheres que tiveram um filho com alguma anomalia congênita ou distúrbio genético, os profissionais de saúde devem rever as informações pós-natais ou patológicas e oferecer aconselhamento genético, se apropriado, para estimar o risco potencial de recorrência. Os fatores de risco mais fortes, como idade, histórico familiar e um filho com alguma anomalia não são modificáveis.

Todas as mulheres que estão planejando engravidar ou que podem engravidar devem tomar 400 microgramas de ácido fólico diariamente. A suplementação deve começar pelo menos 1 mês antes da fertilização e continuar até 12ª semana de gravidez. Todas as mulheres que planejam engravidar ou que podem engravidar e que tiveram um filho com defeito no tubo neural devem tomar 4 mg de ácido fólico diariamente. A suplementação deve começar pelo menos 3 meses antes da fertilização e continuar até 12ª semana de gravidez. Uma revisão completa de todos os medicamentos prescritos e não prescritos e potenciais teratógenos e exposições ambientais deve ser realizada antes da próxima gravidez.

O intervalo interpartal é o momento ideal para realização de triagem e aconselhamento genético, no caso de não terem sido realizados previamente. Já em casos de alterações fetais já estabelecidas durante a gestação que cursem com cirurgia fetal, como alguns casos de espinha bífida, é importante atentar-se ao repouso da paciente e seguimento da cicatriz uterina durante a gestação.

Infertilidade

Condições subjacentes que podem contribuir para a subfertilidade (p. ex., síndrome dos ovários policísticos, infecções, obesidade e disfunção tireoidiana) devem ser avaliadas e os tratamentos otimizados antes que a mulher tente engravidar. Geralmente, as recomendações para a duração do intervalo entre gestações não devem diferir para mulheres com infertilidade prévia em comparação com mulheres com fertilidade normal. Mulheres com história de infertilidade ou subfertilidade podem precisar realizar fertilização para engravidar; e o momento da próxima tentativa de gravidez é, portanto, mais prontamente influenciado pelos profissionais de saúde do que poderia ser para outras mulheres.

Cesárea prévia

Mulheres com partos cesáreos prévios, e particularmente aquelas que estão considerando uma tentativa de trabalho de parto após cesárea, devem ser informadas de que um intervalo interpartal mais curto nessa população tem sido associado a um risco aumentado de ruptura uterina. Outros fatores importantes são o conhecimento e o seguimento de cicatrizes uterinas prévias, além de cesáreas anteriores, como miomectomias ou cirurgias fetais a céu aberto. Durante a gravidez, essas cicatrizes devem ser avaliadas pelo ultrassonografista, buscando avaliar a integridade dessas regiões. Além disso, as mulheres devem ser informadas do aumento da incidência de acretismo placentário, que está diretamente relacionado ao número de partos cesáreos anteriores, aumentando, assim, a morbimortalidade materna.

Considerações finais

Devemos aproveitar o intervalo interpartal para realizar rastreamento, diagnóstico, seguimento e tratamento de doenças. Assim como aproveitar este intervalo para atualizar o calendário vacinal da mulher, iniciar atividade física, encorajá-la na perda de peso, mudança de hábitos e estilo de vida, para que tenha uma nova gestação segura. Quando diante de intervalos interpartais de risco, abaixo de 18 meses ou acima de 5 a 10 anos, devemos nos atentar a um seguimento mais próximo de pré-natal, buscando a prevenção e tratamento adequados para cada caso.

LEITURAS COMPLEMENTARES

Conde-Agudelo A, Rosas-Bermudez A, Castano F, Norton MH. Effects of birth spacing on maternal, perinatal, infant, and child health: A systematic review of causal mechanisms. Stud Fam Plann. 2012;43:93-114.

Copen CE, Thoma ME, Kirmeyer S. Interpregnancy intervals in the United States: Data from the birth certificate and the National Survey of Family Growth. National vital statistics reports. Hyattsville, MD: National Center for Health Statistics. 2015;64(3).

Gartland D, Hemphill SA, Hegarty K, Brown SJ. Intimate partner violence during pregnancy and the first year postpartum in an Australian pregnancy cohort study – Matern Child Health J. 2011;15:570-8.

Diretrizes de Atenção à Gestante: A operação cesariana. Disponível em: http://conitec.gov.br/images/Relatorios/2016/Relatorio_Diretrizes-Cesariana_final.pdf.

Gemmill A, Lindberg LD. Short interpregnancy intervals in the United States. Obstet Gynecol. 2013;122:64-71.

Thoma ME, Copen CE, Kirmeyer SE. Short interpregnancy intervals in 2014: Differences by maternal demographic characteristics. NCHS data brief, n. 240. Hyattsville, MD: National Center for Health Statistics; 2016.

Gold R, Connell FA, Heagerty P, Bezruchka S, Davis R, Cawthon ML. Income inequality and pregnancy spacing. Soc Sci Med. 2004;59:1117-26.

Guise JM, Eden K, Emeis C, Denman MA, Marshall N, Fu RR et al. Vaginal birth after cesarean: New insights. Evidence report/technology assessment. 2010 Mar(191):1-397.

Interpregnancy care. Obstetric Care Consensus, n. 8. American College of Obstetricians and Gynecologists. Obstet Gynecol. 2019;133:e51-72.

Intimate partner violence. Committee Opinion, n. 518. American College of Obstetricians and Gynecologists. James AT, Bracken MB, Cohen AP, Saftlas A, Lieberman E. Interpregnancy interval and disparity in term small for gestational age births between black and white women. Obstet Gynecol. 1999;93:109-12.

Marinovich ML, Regan AK, Gissler M et al. Developing evidence-based recommendations for optimal interpregnancy intervals in high-income countries: Protocol for an international cohort study BMJ Open. 2019;9:e027941. Doi: 10.1136/bmjopen-2018-027941.

Nabukera SK, Wingate MS, Owen J, Salihu HM, Swaminathan S, Alexander GR et al. Racial disparities in perinatal outcomes and pregnancy spacing among women delaying initiation of childbearing. Matern Child Health J. 2009;13:81-9.

Reproductive and sexual coercion. Committee Opinion, n. 554. American College of Obstetricians and Gynecologists – Obstet Gynecol. 2013;121:411-5.

Schummers L, Hutcheon JA, Hernandez-Diaz S et al. Association of Short Interpregnancy Interval with Pregnancy Outcomes According to Maternal Age. JAMA Intern Med. 2018;178(12):1661-70. Doi: 10.1001/jamainternmed.2018.

Silva EPBC, Cecatti JG. Associação entre intervalo interpartal e situações maternas e perinatais adversas. Campinas: Faculdade de Ciências Médicas (FCM) da Universidade Estadual de Campinas (Unicamp); 2013.

7

Avaliação Nutricional

Fernanda Garanhani de Castro Surita
Daiane Sofia de Morais Paulino
Maira Pinho-Pompeu

Avaliação nutricional da gestante

A avaliação do estado nutricional da gestante compreende avaliação antropométrica, consumo alimentar, exame clínico e bioquímico, e, como descrito por Sampaio (2012), o diagnóstico nutricional deve ser elaborado com base na análise conjunta de todos esses parâmetros.

O estado nutricional materno é determinante para a definição da conduta nutricional a ser adotada, de forma adequada e individualizada, a fim de reduzir a ocorrência de desfechos perinatais desfavoráveis para a saúde materna e fetal.

Avaliação antropométrica

A avaliação antropométrica é um dos principais instrumentos para avaliação do estado nutricional, por ser um método não invasivo, rápido e de baixo custo.

Segundo IOM (1990) e a OMS (1995), o índice de massa corpórea (IMC) pré-gestacional é uma das ferramentas mais utilizadas para classificação nutricional das gestantes por ser simples, fácil de ser aplicado e amplamente conhecido pelos profissionais da área da saúde.

Conforme preconizado pelo Ministério da Saúde (2011) para o cálculo do IMC pré-gestacional, deve-se utilizar o peso pré-gestacional em kg (peso anterior à gestação ou, na ausência deste, utilizar o peso do 1º trimestre da gestação), dividido pela altura da gestante em metros quadrado.

$$\text{Índice de Massa Corpórea} = \frac{\text{Peso pré-gestacional (kg)}}{\text{Altura (m)}^2}$$

A partir da avaliação antropométrica da gestante estima-se o ganho de peso adequado para o período gestacional. Assim, a avaliação antropométrica precoce da gestante permite também a identificação daquelas sob risco nutricional e auxilia na detecção das que estão com ganho de peso inadequado (insuficiente ou excessivo) para a idade gestacional (IG).

Os pontos de corte definidos pela Organização Mundial de Saúde (OMS,1995) e pelo Institute of Medicine (IOM, 2009) para classificação nutricional de gestantes adultas e ganho de peso recomendado de acordo com IMC estão descritos na Tabela 7.1.

Tabela 7.1. Classificação do estado nutricional pré-gestacional e recomendação de ganho de peso.

IMC pré-gestacional Peso pré-gestacional (kg)/Altura²(m)	Classificação nutricional	Ganho de peso total durante 1º trimestre (kg)	Ganho de peso semanal no 2º e 3º trimestre (kg)	Ganho de peso total durante a gestação (kg)
< 18,5	Baixo Peso	2,3	0,5	12,5 a 18
18,5 a 24,9	Eutrofia	1,6	0,4	11 a 16
25 a 29,9	Sobrepeso	0,3	0,3	7 a 11,5
≥ 30	Obesidade	0	0,2	5 a 9

Fonte: Adaptada de IOM, 2009.

O IMC por semana gestacional tem como vantagem realizar a classificação nutricional em qualquer momento da gestação. Neste caso, para o cálculo do IMC utiliza-se o peso atual da gestante dividido pela sua altura ao quadrado. No Brasil, o Ministério da Saúde adota a curva de Atalah (1997) como ferramenta para a classificação do estado nutricional durante a gestação (Figura 7.1), entretanto a curva de Atalah não apresenta GPG máximo para mulheres obesas e GPG mínimo para mulheres com baixo peso, devendo, portanto, ser utilizada com cautela.

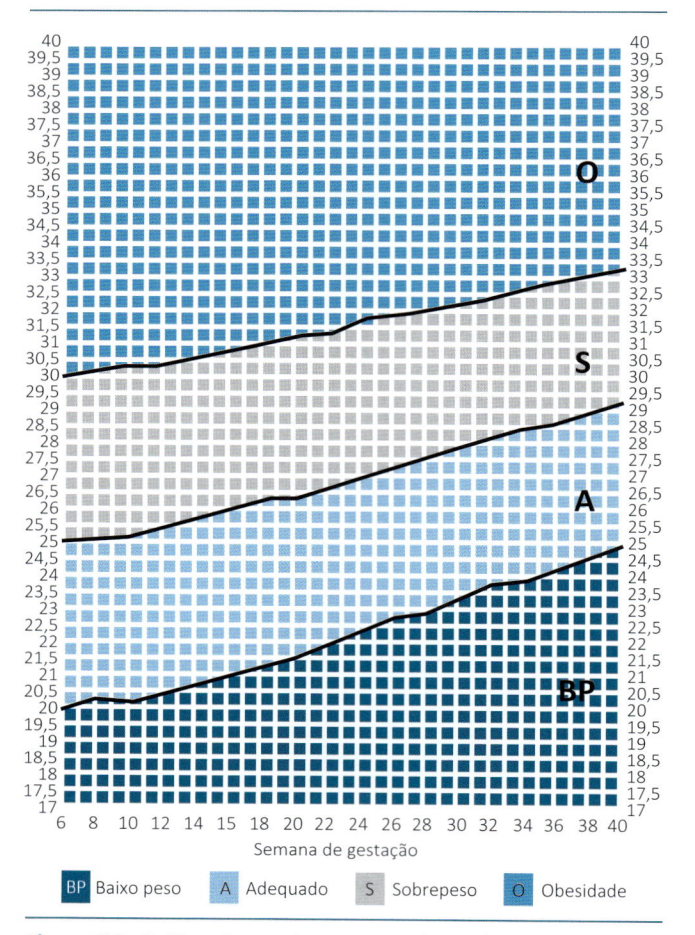

Figura 7.1. Gráfico de monitoramento do ganho de peso gestacional segundo índice de massa corporal e semana gestacional.

Fonte: Adaptada da Norma Técnica do Sistema de Vigilância Alimentar e Nutricional, Ministério da Saúde, 2011.

A associação do ganho de peso gestacional (GPG) e do estado nutricional pré-gestacional ou gestacional a resultados reprodutivos é bastante estudada como vemos pelas publicações de Fraser et al. (2010 e 2011), Lawlor et al. (2011 e 2012), Lewis et al. (2014), Macdonald-Wallis et al. (2013), Mamum et al. (2009), Viswanthan et al. (2008) e Warrington et al. (2018). A inadequação do estado nutricional e/ou do GPG associa-se a resultados adversos em curto e longo prazo para o binômio mãe-bebê. Nesse sentido, é descrito que o baixo peso pré-gestacional ou GPG insuficiente se correlacionam com a restrição de crescimento intrauterino, prematuridade e baixo peso ao nascer. Ao passo que o excesso de peso pré-gestacional ou o GPG excessivo predispõe a mulher à ocorrência de doenças hipertensivas da gestação, pré-eclâmpsia e diabetes gestacional; e predispõe o feto ao maior risco de desenvolvimento de doenças crônicas e obesidade na vida adulta.

Contudo, é importante lembrar que os distúrbios relacionados ao baixo peso, sobrepeso e obesidade podem coexistir com as deficiências de micronutrientes (vitaminas e minerais), por isso a adequada interpretação da anamnese nutricional é de extrema importância.

Avaliação do consumo alimentar na gestação

A utilização de instrumentos que proporcionem avaliar o consumo alimentar na gestação é muito relevante, uma vez que as necessidades nutricionais neste período, em geral, são aumentadas e o diagnóstico precoce de possíveis carências e excessos nutricionais impede a ocorrência de agravantes à saúde materna e fetal.

Como publicado por Bertini et al. (2006), os instrumentos mais utilizados para os inquéritos dietéticos são:

- **Recordatório de 24 horas (R24h):** consiste na obtenção de informações quantitativas, em medidas caseiras, dos alimentos e bebidas consumidos nas 24 horas precedentes ou no dia anterior e caracteriza o consumo atual, uma desvantagem é ser dependente da memória do entrevistado.
- **Registro alimentar (RA):** o próprio indivíduo ou responsável anota as estimativas das porções de alimentos consumidos, seus tipos, receitas e preparações por um dia, uma semana ou outro período determinado, também caracteriza o consumo atual, mas é um pouco mais fidedigno, pois o indivíduo pode anotar os alimentos à medida que os consome.
- **Questionário de frequência alimentar (QFA):** composto por uma lista dos alimentos comumente consumidos ou que formam o padrão alimentar da região, esse instrumento fornece a frequência habitual de consumo (nunca, diária, semanal, mensal etc.) e é uma técnica muito utilizada para avaliação qualitativa dos hábitos alimentares.
- **História alimentar (HA):** coleta informações sobre o consumo e hábitos alimentares do indivíduo ao longo do seu ciclo de vida, podendo cobrir o período de 1 dia, 1 semana, 1 mês ou período mais longo, possibilitando a caracterização do consumo habitual ou usual.

O diagnóstico do consumo alimentar é uma tarefa complexa e requer treinamento. Conforme disposto no Guia alimentar para a população brasileira (2014), a alimentação é mais do que a ingestão de nutrientes, e fatores biológicos, socioeconômicos, culturais e simbólicos são determinantes do consumo alimentar. Contudo, vale ressaltar que a alimentação é um fator passível de intervenção e a gestação é uma janela de oportunidade para mudança dos hábitos alimentares.

Avaliação bioquímica

Segundo Vitolo (2008), o período gestacional caracteriza-se por grandes modificações fisiológicas, as quais fazem com que os valores de referência dos exames laboratoriais sejam diferentes de outros ciclos da vida.

Os indicadores bioquímicos fornecem medidas objetivas das alterações do estado nutricional, auxiliando na identificação precoce ou confirmação de deficiências e/ou excesso de nutrientes e na identificação de alterações metabólicas.

Os exames bioquímicos mais utilizados na prática nutricional são hemograma, perfil glicêmico, perfil lipídico e dosagem sérica de vitaminas e minerais.

Em gestações de baixo risco, a avaliação bioquímica deve ser avaliada e, se necessário, realizada trimestralmente. Gestações de risco ou que apresentem complicações clínicas, a avaliação bioquímica deve ser realizada com mais frequência, e a orientação dietética bem como o acompanhamento nutricional devem ser sempre pautados pelos parâmetros laboratoriais.

Avaliação clínica

Ainda segundo Vitolo (2008), a realização do exame físico auxilia na complementação do diagnóstico nutricional, pois fornece elementos que permitem correlacionar a história clínica, alimentar e nutricional.

A avaliação clínica ou exame físico compreende a avaliação dos sinais clínicos apresentados pelo indivíduo e deve ser realizado de forma sistemática e progressiva, buscando-se observar possíveis sinais de deficiência nutricionais. Em geral, avaliam-se cabelos, olhos, boca (lábios, dentes, língua), pescoço (tireoide), unhas, abdome, pele e sistemas (cardiovascular, neurológico, respiratório e gastrointestinal).

Recomendações nutricionais no período gravídico-puerperal

Na gestação e lactação, as necessidades energéticas, de macronutrientes e micronutrientes específicos e hídricas se encontram aumentadas a fim de atender as demandas requeridas para o adequado desenvolvimento fetal e formação de estruturas maternas como placenta, útero, glândulas mamárias e sangue (Tabela 7.2). Além disso, parte do aumento das necessidades nutricionais é destinada para a formação de depósitos energéticos na mãe que serão utilizados no puerpério, durante a lactação.

Tabela 7.2. Recomendação da ingestão diária de micronutrientes para mulheres não grávidas, mulheres grávidas e lactantes.

Nutriente	Mulher		Gestante		Lactante	
	14 a 18 anos	≥ 19 anos	14 a 18 anos	> 19 anos	14 a 18 anos	> 19 anos
Cálcio mg/dia	1.300	1.000	1.300	1.000	1.300	1.000
Cromo mcg/dia	24	25	29	30	44	45
Cobre mcg/dia	890	900	1.000	1.000	1.300	1.300
Ferro mg/dia	15	18	27	27	10	9
Magnésio mg/dia	360	320	400	360	360	320
Manganês mg/dia	1,6	1.8	2	2	2.6	2.6
Molibdênio mcg/dia	43	45	50	50	50	50
Selênio mcg/dia	55	55	60	60	70	70
Zinco mg/dia	9	8	12	11	13	12
Vitamina A mcg/dia	700	700	750	770	1.200	1.300
Vitamina C mg/dia	65	75	80	85	115	120
Vitamina D mcg/dia	15	15	15	15	15	15
Vitamina E mg/dia	15	15	15	15	19	19
Vitamina B1 (tiamina) mg/dia	1	1,1	1,4	1,4	1,4	1,4
Vitamina B2 (Riboflavina) mg/dia	1	1,1	1,4	1,4	1,6	1,6
Vitamina B3 (Niacina) mg/dia	14	14	18	18	17	17
Vitamina B5 (ác. pantotênico) mg/dia	5	5	6	6	7	7
Vitamina B6 (piridoxina) mg/dia	1,2	1,3	1,9	1,9	2	2
Vitamina B7 (biotina) mcg/dia	25	30	30	30	35	35
Vitamina B8 (colina) mg/dia	400	425	450	450	550	550
Vitamina B9 (ác. fólico) mcg/dia	400	400	600	600	500	500
Vitamina B12 (cobalamina) mcg/dia	2,4	2,4	2,6	2,6	2,8	2,8
Proteína g/dia	46	46	71	71	71	71
Fibras g/dia	26	25	28	28	29	29
Água litros/dia	2,3	2,7	3	3	3,8	3,8

Fonte: Institue of Medicine, 2011.

Necessidades energéticas, de macronutrientes e hídrica

As necessidades energéticas, de macronutrientes e hídrica na gestação serão influenciados pelo peso pré-gestacional, índice de massa corpórea (IMC), idade materna, nível de atividade física e fase da gestação.

De acordo com pesquisa realizada por Blumfield et al. (2012), atualmente, as mulheres tendem a consumir menos energia alimentar adicional para uma gestação saudável, sugerindo uma menor necessidade em calorias em relação às mulheres de gerações anteriores. A principal hipótese para o fato é o aumento do sedentarismo. Assim, conforme demonstrado por Jebeile et al. (2016), as diretrizes atuais podem resultar em ganho de peso gestacional excessivo e resultados perinatais adversos, exigindo ponderação quanto ao cálculo e às recomendações das necessidades energéticas da gestante.

Tendo como base a avaliação antropométrica, a estimativa do valor energético total (VET) de cada gestante é calculado a partir do seu gasto energético (GE) somado ao adicional energético (AE) da gestação, como preconizado pela FAO, WHO e UNU (2004).

> Valor Energético Total (VET) = Gasto Energético (GE) + Adicional Energético (AE)

O GE é adquirido a partir da multiplicação da taxa metabólica basal (TMB) ao fator de atividade física (AF).

> GE = Taxa Metabólica Basal (TMB) × Atividade Física (AF)

A TMB é calculada segundo idade e peso. Para saber o peso que será utilizado no cálculo, considera-se o IMC pré-gestacional. Para mulheres que iniciam a gestação com sobrepeso ou obesidade, será utilizado o peso pré-gestacional; mulheres com baixo peso deverão utilizar o peso aceitável e, para mulheres com IMC saudável, utiliza-se o peso pré-gestacional ou peso aceitável. O peso aceitável é obtido a partir do IMC considerado saudável (18,5 a 24,9 kg/m²) ou pela mediana do IMC saudável (21 kg/m²).

> 10 a 18 anos: TMB = 13.384 × Peso (kg) + 692,6
> 18 a 30 anos: TMB = 14.818 × Peso (kg) + 486,6
> 30 a 60 anos: TMB = 8.126 × Peso (kg) + 845,6

O nível de AF da mulher é baseado no tipo, frequência e intensidade da atividade física praticada semanalmente:

> Sedentário e Leve = 1,4 a 1,69
> Ativo e Moderado = 1,7 a 1,99
> Vigoroso = 2 a 2,40

Já o AE é baseado na necessidade energética de cada trimestre gestacional:

> 1° Trimestre = 85 Kcal/dia
> 2° Trimestre = 285 Kcal /dia
> 3° Trimestre = 475 Kcal/dia

Quanto à distribuição dos macronutrientes, será calculada segundo o VET de cada mulher, sendo:

> Carboidrato: 45 a 65% do VET
> Proteína: 10 a 35% do VET
> Lipídios: 20 a 35% do VET

As necessidades de carboidrato e lipídio não sofrem alterações durante a gestação; já a necessidade de proteína requerida pelo feto aumenta no decorrer da gravidez, exigindo o adicional de 1 g/dia no 1º trimestre, 9 g/dia no 2º trimestre e 31 g/dia no 3º trimestre gestacional.

Outro nutriente importante para a gestação é a fibra, que apresenta uma necessidade diária de 28 g. Contudo, a ingestão de açúcares não deve ultrapassar os 10% do VET.

A necessidade hídrica também aumenta com o decorrer da gestação, atingindo a necessidade diária de 3 litros. No puerpério, para mulheres que estiverem em aleitamento materno, a necessidade hídrica aumenta para 3,8 L/dia.

Micronutrientes

No período gravídico-puerperal, a necessidades de determinados micronutrientes (vitaminas e minerais) estão aumentadas, como visto na Tabela 7.2, para o bom desenvolvimento do feto e manutenção da saúde materna.

Responsável no processo de multiplicação das células e na formação de proteínas estruturais da hemoglobina, a deficiência do ácido fólico, vitamina hidrossolúvel do complexo B, pode causar defeitos do tubo neural, anemia megaloblástica, aborto, prematuridade e pré-eclâmpsia. Assim, a OMS (2012) recomenda a suplementação de 400 a 600 mcg/dia de ácido fólico no período a partir dos 3 meses pré-gestacionais até o fim do 1º trimestre de gestação e de 200 a 400 mcg/dia até o final da gravidez.

Em virtude do aumento do volume sanguíneo total, principalmente após o 2º trimestre gestacional, ocorre também o aumento das necessidades nutricionais do mineral ferro, responsável pela oxigenação do sangue. Sua deficiência está relacionada ao desenvolvimento de anemia, fetos pequenos para idade gestacional, prematuridade e sepse puerperal, segundo estudo realizado por Daru et al. (2018) e Marcewicz et al. (2017). Segundo OMS (2016 e 2012), recomenda-se a suplementação de 30 a 60 mg/dia de ferro, do início da gestação até o 3º mês pós-parto. Muito importante é realizar a orientação dos alimentos que prejudicam a absorção do ferro pelo organismo que são suplementos de cálcio, café e ácido fítico, além da importância da ingestão de alimentos fonte de vitamina C (laranja, morango, limão) para melhor absorção.

Segundo Camargo et al. (2013) e Mousa (2019), apesar de não apresentar necessidade aumentada em relação a mulheres adultas não grávidas, o consumo via alimentação do mineral cálcio está aquém do recomendado pela população brasileira. No período gestacional, a deficiência de cálcio está relacionada com alterações do humor, edema, aumento da pressão arterial, pré-eclâmpsia e menor massa óssea no feto e diminuição da massa óssea da mulher, com aumento do risco de osteoporose e fratura de quadril na vida adulta, como mostra Hofmeyr et al. (2018). Portanto, recomenda-se a suplementação de 300 a 500 mg/dia de cálcio quelato ou citrato de cálcio, em mulheres que apresentarem risco nutricional.

A vitamina D é outro micronutriente que não apresenta aumento da sua necessidade no período gestacional, segundo IOM (2011); entretanto, a exposição solar e o consumo de alimentos fonte de vitamina D podem estar além do recomendado. Segundo Urrutia-Pereira et al. (2011) e Williams et al. (2016), sua deficiência aumenta o risco de pré-eclâmpsia, diabetes gestacional, prematuridade, além de diminuir a imunidade da mulher. Sua suplementação é recomendada após comprovação de deficiência por meio da dosagem sérica.

No último trimestre da gestação, ocorre um aumento da demanda do feto por ômega 3, em 50 a 70 mg/dia, para o desenvolvimento do sistema nervoso central (SNC). Além disso, segundo Jamilian et al. (2017), o ômega 3 atua como anti-inflamatório e imunomodulador, diminuindo o risco de prematuridade e depressão pós-parto. Segundo Saccone et al. (2016), recomenda-se a ingestão de três porções de peixes, semanalmente, ou a suplementação de 300 mg/dia de ômega 3 do tipo ácido docosaexaenoico (DHA).

O uso de suplementos farmacêuticos de vitamínicos e de minerais destinados a gestantes deve ser prescrito com cautela como mostraram Haider et al. (2017) e Keats et al. (2019), uma vez que esses elementos não levam em conta a individualidade e a necessidade de cada mulher. Assim, a suplementação por meio da manipulação se faz mais adequada.

Do mesmo modo que a suplementação de determinados micronutrientes se faz essencial, é preciso atenção quanto ao excesso de suplementação da gestante. Chango et al. (2015), mostraram em estudo que o excesso de vitaminas e minerais no ambiente placentário aumenta o estresse oxidativo, podendo causar desordens hipertensivas e diabetes gestacional, além da metilação do DNA do feto. Portanto, exames bioquímicos de dosagem sanguínea são essenciais para o diagnóstico nutricional, adequação e individualização na suplementação.

Fatores de risco para carências nutricionais

Algumas particularidades biológicas e do estilo de vida aumentam o risco para o desenvolvimento de carências nutricionais.

A preocupação excessiva e o medo do ganho de peso gestacional são sinais de alerta para possíveis transtornos alimentares, como a anorexia e a bulimia, que estão relacionadas com baixa ingestão de alimentos e/ou episódios de compulsão alimentar seguidos de episódios de purgação (vômitos, uso de laxativos e diuréticos, jejum, entre outros), podendo ensejar quadros severos de deficiência de micronutrientes. Atualmente, observam-se também quadros de vigorexia, transtorno alimentar no qual existe uma preocupação excessiva com a alimentação saudável e em muitos casos está relacionado com dietas restritivas e da moda, com restrição calórica e/ou exclusão de um determinado grupo de alimentos, por exemplo dietas isentas de carboidrato, ocasionando risco nutricional.

Conforme descrito por Kominiarek (2016), o diagnóstico de doenças gástricas ou intestinais em mulheres que passaram por cirurgia bariátrica pode estar associado à dificuldade na digestão dos alimentos e menor absorção de nutrientes, principalmente vitaminas e minerais. Além disso, de acordo com estudo realizado por Skypala et al. (2014), a presença de alergias alimentares e/ou intolerâncias alimentares em gestantes também podem resultar em quadros de carência nutricional em decorrência da exclusão de grupos de alimentos. Do mesmo modo, pessoas que seguem a filosofia de vida vegetariana ou vegana também apresentam maior risco para as carências nutricionais. Outro fator de risco para carências nutricionais, segundo a Federação Internacional de Ginecologia e Obstetrícia (FIGO) (2015), é a gestação na adolescência; isso decorre do fato de esta gestante ter maior necessidade nutricional em relação à gestante adulta para garantir o desenvolvimento do feto e a manutenção do crescimento e desenvolvimento do seu próprio corpo.

Para todos estes casos, o acompanhamento nutricional durante a gestação e puerpério se faz essencial para a adequação da alimentação a fim de se minimizarem possíveis carências nutricionais.

Considerações finais

Segundo a OMS (2016), o uso de suplementos com múltiplos micronutrientes, suplementação de vitamina C, E e B6 não são recomendados para melhores desfechos maternos e neonatais. Ainda segundo recomendações da OMS (2016), o aconselhamento nutricional para todas as gestantes e alimentação hipercalórica e hiperproteica em mulheres pertencentes a populações subnutridas. A suplementação proteica não é recomendada para melhores desfechos maternos e neonatais.

Quadro 7.1 Recomendações de suplementação e alimentos fontes dos principais micronutrientes envolvidos na gestação.			
Micronutriente	*Recomendação*	*Doses*	*Alimentos[5]*
Vitamina A[1]	Mulheres que vivem em regiões com alta prevalência de deficiência	até 3.000 mcg RAE/dia ou até 7.500 mcg RAE/semana	Óleo de fígado de peixe, carnes e produtos de origem animal, hortaliças escuras ou amarelo-alaranjadas
Vitamina B9 (ácido fólico)[2]	Todas as gestantes	400 mcg/dia	Hortaliças verde-escuras, fígado bovino, ervilha, amendoim, entre outros
Vitamina D[2]	Sua suplementação não é recomendada para melhores desfechos maternos e perinatais	–	Produção endógena: 15 minutos/dia de radiação UVB Produção exógena: óleo de fígado de peixe e peixes gordurosos

(continua)

(continuação)

Quadro 7.1
Recomendações de suplementação e alimentos fontes dos principais micronutrientes envolvidos na gestação.

Micronutriente	Recomendação	Doses	Alimentos[5]
Ferro[2,3]	Todas as gestantes	Ferro elementar: 30 a 60 mg/dia ou 120 mg/semana Gestantes de alto risco: 60 a 120 mg/dia	Carnes e produtos de origem animal, vegetais verde-escuros, grãos fortificados
Zinco[2]	Recomendado em contextos rigorosos e de pesquisa	–	Carne vermelha, frutos do mar, grãos integrais, ovos e produtos lácteos
Cálcio[2]	Mulheres com baixa ingestão de cálcio	1,5 a 2 g/dia	Leite e seus derivados, vegetais verde-escuros, alimentos enriquecidos
Ácido docosaexaenoico (DHA)[4]	ABRAN: gestantes brasileiras Febrasgo: gestantes com baixa ingestão, principalmente no 3° trimestre	–	Algas e peixes como salmão, arenque, atum, sardinha, pescada branca, cavala, entre outros, e fontes vegetais, como linhaça e chia
Cafeína[2]	Consumo limitado para prevenção de aborto espontâneo e baixo peso ao nascer	até 300 mg/dia	Café, chá mate, chá preto, chocolate, refrigerantes de cola

Fontes: [1]WHO, 1998; [2]WHO, 2016; [3]WHO, 2012; [4]El Beitune, 2018; [5]Hanson, 2015.

Qualidade da alimentação durante a gestação e puerpério

Segundo Louzada et al. (2015), a maior prevalência de sobrepeso, obesidade e doenças crônicas não transmissíveis em mulheres em idade reprodutiva bem como as modificações no padrão alimentar que ocorreram principalmente nos países emergentes têm levado a alterações nas recomendações de consumo alimentar.

Como demonstrado por Moubarac et al. (2014), uma das principais alterações no padrão alimentar envolve a redução do consumo de alimentos *in natura* ou minimamente processados e aumento no consumo de alimentos ultraprocessados (Quadro 7.2). Tais mudanças têm como consequências um desequilíbrio na ingestão de nutrientes, caracterizada pela alta densidade energética, baixo teor de fibras, alto teor de sódio, açúcar livre e gordura saturada como mostra Louzada et al. (2018).

Rohatgi et al. (2017) e Sartorelli et al. (2019) mostraram associação positiva entre o consumo de ultraprocessados na gestação e ganho de peso excessivo e obesidade. Neste contexto e considerando as recomendações do guia alimentar para a população brasileira (2014), faz-se necessário promover as ações de educação e intervenção nutricional que incentivem o consumo de alimentos *in natura* ou minimamente processados, bem como o encorajamento ao consumo de preparações culinárias que utilizem esses alimentos. Em contrapartida, o consumo de alimentos industrializados (processados e principalmente ultraprocessados) deve ser desencorajado durante todo o ciclo gravidicopuerperal.

Como manter uma alimentação saudável

O Guia alimentar para a população brasileira (2014) em consonância com a OMS (2003), preconizam para alimentação saudável:

1. Prefira os alimentos *in natura* e evite os ultraprocessados.
2. Consumir um mínimo de 400 g (ou 5 porções) por dia de frutas, legumes (batatas, mandioca, abóboras, entre outros não são considerados legumes) e vegetais (preferencialmente os vegetais folhosos verde-escuros).
3. Dar preferência aos alimentos integrais e consumir castanhas diariamente.
4. Consumir de 2 a 3 porções (220 a 340 g) por semana de peixes.
5. Limitar o consumo de açúcar para 5% do valor energético total recomendado.
6. Limitar o consumo de gordura para 30% do valor energético total recomendado, evitando frituras e alimentos gordurosos.
7. Limitar o consumo de sal para 5 g (1 colher de chá) por dia, e preferir o sal iodado.
8. Beba no mínimo 2 litros de água por dia.

Quadro 7.2
Classificação dos alimentos segundo grau de processamento.

Classificação	Descrição	Exemplos
1. *In natura* e Minimamente processado	Alimentos que saem da natureza e recebem ou não algum tipo de processamento como secagem e moagem	Arroz, feijão, hortaliças, frutas, leite pasteurizado, carne congelada ou fresca, ovos, batata etc.
2. Ingredientes culinários	Substâncias retiradas de alimentos ou da natureza e utilizadas para temperar, preparar e cozinhar os alimentos do primeiro grupo	Gorduras (óleo, azeite, manteiga), sal, ervas e vinagre
3. Processados	Produção industrial que combina ingredientes do primeiro grupo com o do segundo	Por exemplo, o leite acrescido do sal produz-se o queijo. Outros exemplos: pão e geleia de frutas
4. Ultraprocessados	Formulações de amido, gorduras, sal, açúcar, proteínas extraídas de outros alimentos e muito aditivos (corantes, texturizantes e aromatizantes)	Salgadinhos, macarrão instantâneo, refrigerantes, sucos em pó, bolachas recheadas etc.

Fonte: Adaptado de Moubarac, 2014.

9. Coma regularmente e com atenção. Prefira alimentar-se em lugares tranquilos e limpos e na companhia de outras pessoas.

10. Faça suas compras em locais que tenham uma grande variedade de alimentos *in natura*. Quando possível, prefira os alimentos orgânicos e agroecológicos.

LEITURAS COMPLEMENTARES

Atalah SE, Castillo CL, Castro RS. Propuesta de um nuevo estandar de evaluación nutricional en embarazadas. Rev Med Chile. 1997;125:1429-36.

Bertin RL, Parisenti J, Di Pietro PF, Vasconcelos FAG. Métodos de avaliação do consumo alimentar de gestantes: Uma revisão. Rev. Bras. Saúde Mater. Infant. [online]. 2006;6(4):383-90.

Blumfield ML, Hure AJ, Macdonald-Wicks L, Smith R, Collins CE. Systematic review and meta-analysis of energy and macronutrient intakes during pregnancy in developed countries. Nutr Rev. 2012 Jun 70;6:322-36.

Brasil. Ministério da Saúde. Orientações para coleta e análise de dados antropométricos em serviços de saúde: Norma técnica do Sistema de Vigilância Alimentar e Nutricional (SISVAN). Brasília: Ministério da Saúde; 2011.

Brasil. Ministério Da Saúde. Secretaria de Atenção à saúde. Departamento de Atenção Básica. Guia alimentar para a população brasileira; 2014.

Camargo EB, Moraes LFS, Souza CM, Akutsu R, Barreto JM, Silva AMK et al. Survey of calcium supplementation to prevent preeclampsia: the gap between evidence and practice in Brazil. BMC Pregnancy Childbirth. 2013;13:206.

Chango A, Pogribny IP. Considering Maternal Dietary Modulators for Epigenetic Regulation and Programming of the Fetal Epigenome. Nutrients 2015 April 7:2748-70.

Daru J, Zamora J, Fernández-Félix BM, Vogel J, Oladapo OT, Morisaki N et al. Risk of maternal mortality in women with severe anaemia during pregnancy and post partum: A multilevel analysis. Lancet Glob Health. 2018 March 6:e548-54.

El Beitune P, Jiménez MF, Salcedo MM, Ayub AC, Cavalli RC, Duarte G. Nutrição durante a gravidez. São Paulo: Federação Brasileira das Associações de Ginecologia e Obstetrícia (FEBRASGO); 2018. (Protocolo Febrasgo – Obstetrícia, n. 14/Comissão Nacional Especializada em Assistência Pré-Natal).

Food and Agriculture Organization Of The United Nations (FAO), World Health Organization (WHO), United Nations University (UNU). Human energy requirements Report of a Joint FAO/WHO/UNU Expert Consultation. Capítulo 6: Energy requirements of pregnancy; 2004. Disponível em: http://www.fao.org/3/y5686e/y5686e00.htm#Contents.

Fraser A, Tilling K, Macdonald-Wallis C, Hughes R, Sattar N, Nelson SM et al. Associations of gestational weight gain with maternal body mass index, waist circumference, and blood pressure measured 16 y after pregnancy: The Avon Longitudinal Study of Parents and Children (ALSPAC). Am J Clin Nutr. 2011;93:1285-92.

Fraser A, Tilling K, Macdonald-wallis C, Sattar N, Brion M-J, Benfield L et al. Association of maternal weight gain in pregnancy with offspring obesity and metabolic and vascular traits in childhood. Circulation. 2010;121:2557-64.

Haider BA, Bhutta ZA. Multiple-micronutrient supplementation for women during pregnancy. Cochrane Database Syst Rev. 2017;13(14):CD009405.

Hanson MA, Bardsley A, De-Regil LM, Moore SE, Oken E, Poston L et al. The International Federation of Gynecology and Obstetrics (FIGO) recommendations on adolescent, preconception, and maternal nutrition: "Think Nutrition First". Int J Gynaecol Obstet. 2015 Oct 131;4: S213-53.

Hofmeyr GJ, Lawrie TA, Atallah ÁN, Torloni MR. Calcium supplementation during pregnancy for preventing hypertensive disorders and related problems (Review). Cochrane Database Syst Rev. 2018;10:CD001059.

Institute of Medicine (IOM). Dietary Reference Intakes for Calcium and Vitamin D. Washington, DC: The National Academies Press. 2011.

Institute of Medicine (US) and National Research Council (US) Committee to Reexamine IOM Pregnancy Weight Guidelines. Rasmussen KM, Yaktine AL, editors. Weight gain during pregnancy: Reexamining the guidelines. Washington (DC): National Academies Press (US); 2009. [Acesso 2019 jul]. Disponível em: https://www.ncbi.nlm.nih.gov/books/NBK32813/. Doi: 10.17226/12584.

Jamilian M, Hashemi Dizaji S, Bahmani F, Taghizadeh M, Memarzadeh MR, Karamali M et al. A Randomized Controlled Clinical Trial Investigating the Effects of Omega-3 Fatty Acids and Vitamin E Co-Supplementation on Biomarkers of Oxidative Stress, Inflammation and Pregnancy Outcomes in Gestational Diabetes. Can J Diabetes. 2017 Apr 41;2:143-9.

Jebeile H, Mijatovic J, Louie JCY, Prvan T, Brand-Miller JC. A systematic review and metaanalysis of energy intake and weight gain in pregnancy. Am J Obstet Gynecol. 2016 Apr 214;4:465-83.

Keats EC, Haider BA, Tam E, Bhutta ZA. Multiple-micronutrient supplementation for women during pregnancy (Review). Cochrane Database Syst Rev. 2019;3:CD004905.

Kominiarek MA. Nutrition Recommendations in Pregnancy and Lactation. Med Clin North Am. 2016 Nov 100;6:1199-215.

Lawlor DA, Lichtenstein P, Fraser A, Langstrom N. Does maternal weight gain in pregnancy have long-term effects on offspring adiposity? A sibling study in a prospective cohort of 146,894 men from 136,050 families. Am J Clin Nutr. 2011;94:142-8.

Lawlor DA, Relton C, Sattar N, Nelson SM. Maternal adiposity – A determinant of perinatal and offspring outcomes? Nat Rev Endocrinol. 2012;8:679-88.

Lewis AJ, Galbally M, Gannon T, Symeonides C. Early life programming as a target for prevention of child and adolescent mental disorders. BMC Med. 2014;12:33.

Louzada MLC et al. Consumption of ultra-processed foods and obesity in Brazilian adolescents and adults. Preventive Medicine. 2015a;81:9-15.

Louzada MLC et al. The share of ultra-processed foods determines the overall nutritional quality of diets in Brazil. Public Health Nutrition. 2018;21(01):94-102.

Louzada MLC et al. Ultra-processed foods and the nutritional dietary profile in Brazil. Revista de Saúde Pública.

Macdonald-Wallis C, Tilling K, Fraser A, Nelson SM, Lawlor DA. Gestational weight gain as a risk factor for hypertensive disorders of pregnancy. Am J Obstet Gynecol. 2013;209:327 e1-17.

Mamun AA, O'Callaghan M, Callaway L, Williams G, Najman J, Lawlor DA. Associations of gestational weight gain with offspring body mass index and blood pressure at 21 years of age: evidence from a birth cohort study. Circulation. 2009;119:1720-7.

Marcewicz LH, Anderson BL, Byams VR, Grant AM, Schulkin J. Screening and Treatment for Iron Deficiency Anemia in Women: Results of a Survey of Obstetrician-Gynecologists. Matern Child Health J. 2017 August 21;8:1627-33.

Moran-Lev H, Bauer S, Farhi A, Nehama H, Yerushalmy-Feler A, Mandel D et al. Nutrition and the Use of Supplements in Women During

Pregnancy: A Cross-Sectional Survey. Food Nutr Bull. 2019 Jun 40; 2:231-40.

Moubarac JC, Parra DC, Cannon G, Monteiro CA. Food Classification Systems Based on Food Processing: Significance and Implications for Policies and Actions: A Systematic Literature Review and Assessment. Curr Obes Rep. 2014 Jun 3;2:256-72.

Mousa A, Naqash A, Lim S. Macronutrient and Micronutrient Intake during Pregnancy: An Overview of Recent Evidence. Nutrients. 2019 Feb 11;443.

Rohatgi KW, Tinius RA, Cade WT, Steele EM, Cahill AG, Parra DC. Relationships between consumption of ultra-processed foods, gestational weight gain and neonatal outcomes in a sample of US pregnant women. Peer J. 2017 Dec 7;5:e4091.

Saccone G, Saccone I, Berghella V. Omega-3 long-chain polyunsaturated fatty acids and fish oil supplementation during pregnancy: which evidence? J Matern Fetal Neonatal Med. 2016 29;15:2389-97.

Sampaio L.R. Avaliação nutricional. Salvador: EDUFBA; 2012. 158 p. Série Sala de aula, 9.

Sartorelli DS, Crivellenti LC, Zuccolotto DCC, Franco LJ. Relationship between minimally and ultra-processed food intake during pregnancy with obesity and gestational diabetes mellitus.Cad Saude Publica. 2019 May 2;35.

Skypala I, Vlieg-Boerstra B. Food intolerance and allergy. Current Opinion in Clinical Nutrition and Metabolic Care. 2014 17;5:442-7.

Urrutia-Pereira M, Solé D. Deficiência de vitamina D na gravidez e o seu impacto sobre o feto, o recém-nascido e na infância. Rev Paul Ped. 201 Feb 33;1:104-13.

Viswanthan M, Siega-Riz AM, Moos M-K, Deierlein A, Mumford S, Knaack J et al Outcomes of Maternal Weight Gain, Evidence Report/Technology Assessment, n. 168. AHRQ Publication No08-E009 ed. Rockville, MD, USA: Agency for Healthcare Research and Quality; 2008.

Vitolo MR. Nutrição: Da gestação ao envelhecimento. Rio de Janeiro: Ed. Rubio; 2008.

Warrington NM et al. Maternal and fetal genetic contribution to gestational weight gain. Int J Obes (Lond). 2018 Apr;42(4):775-84.

Williams JA, Romero VC, Clinton CM, Vazquez DM, Marcus SM, Chilimigras JL et al. Vitamin D levels and perinatal depressive symptoms in women at risk: A secondary analysis of the mothers, omega-3, and mental health study. BMC Pregnancy Childbirth. 2016;16:203.

World Health Organization (WHO) Expert Committee on Physical Status. Physical status: The use and interpretation of anthropometry. Report of a WHO expert committee. (Technical Report Series 854). Genebra: WHO; 1995. [Acesso 2019 jul]. Disponível em: http://apps.who.int/iris/bitstream/10665/37003/1/WHO_TRS_854.pdf.

World Health Organization (WHO). Guideline: Daily iron and folic acid supplementation during pregnancy. Geneva, Switzerland: World Health Organization; 2012.

World Health Organization (WHO). Safe vitamin A dosage during pregnancy and lactation. Recommendations and report of a consultation. Geneva, Switzerland: World Health Organization; 1998.

World Health Organization (WHO). WHO recommendations on antenatal care for a positive pregnancy experience. Geneva, Switzerland: World Health Organization; 2016.

8

Orientação Pré-Concepcional e Aconselhamento Obstétrico

Janete Vettorazzi
Edimárlei Gonsales Valério
Fernanda Santos Grossi
José Geraldo Lopes Ramos

O aconselhamento pré-concepcional deve ser abordado em vários momentos da idade reprodutiva, preferencialmente em todas as consultas, permitindo, assim, uma oportunidade de medidas educativas que propiciem melhores resultados gestacionais, uma vez que vários fatores de risco podem ser modificáveis.

Conforme o Ministério da Saúde, define-se gravidez de alto risco, segundo Frayne (2016) e Tuncalp (2017), como aquela em que há maior chance de desfecho desfavorável com relação à saúde materna ou fetal/neonatal em relação à média da população considerada (2010). Os indicadores de risco gestacional podem ser biológicos, clínicos, ambientais, comportamentais, socioculturais e econômicos, relacionados à assistência médica, obstétricos ou relacionados a condições que surgem antes ou ao longo da gestação. Algumas doenças se exacerbam ao longo da gestação ou, ainda, seu tratamento ou evolução comprometem o desenvolvimento fetal e o resultado perinatal.

A identificação dos riscos gestacionais é uma tarefa difícil, devendo se iniciar antes da gestação e persistir em todas as consultas de pré-natal, uma vez que os riscos podem não estar presentes no início da gestação ou a história pode ter sido coletada de forma incompleta. O período pré-gestacional e gestacional deve ser visto como uma janela de oportunidades para prevenção de complicações maternas e fetais. A consulta pré-concepcional deve abranger os mais diversos aspectos patológicos, comportamentais e ambientais. Todas as mulheres devem ser questionadas sobre uso de tabaco, álcool ou de outras substâncias/medicamentos lícitas ou ilícitas. Recomenda-se suspender o tabagismo e cessar o uso de bebida alcoólica, além de dieta saudável e realização de exercício físico. Recomenda-se a realização de cerca de 30 minutos de exercícios em 5 dias da semana, ou seja, cerca de 150 minutos semanais de exercícios modera-

dos. A intensidade moderada e a realização regular de exercícios cardiovasculares estão relacionadas a melhores desfechos gestacionais. Nas atletas profissionais ou naquelas acostumadas com treinamento de alta intensidade, deve ser realizada avaliação frequente por equipe multiprofissional buscando a nutrição adequada e com equilíbrio, evitando-se atividades extenuantes que estão relacionadas à restrição de crescimento fetal (RCF) na gestação.

Além disso, o rastreamento de doenças sexualmente transmissíveis deve ser abordado e realizado, preferentemente para o casal. Na pré-concepção, a prescrição de ácido fólico é universal e a dose deve ser individualizada em algumas situações. Uma vez identificado qualquer risco, as gestantes devem ser encaminhadas para pré-natal especializado no atendimento de gestação de alto risco.

Algumas doenças crônicas, hipertensão, diabetes, doenças do colágeno, tireoidopatias e distúrbios psiquiátricos podem interferir nos resultados gestacionais. O uso de alguns medicamentos durante a gravidez pode ser prejudicial ao feto em desenvolvimento, e a discussão dos riscos e dos benefícios faz parte dos cuidados pré-natais. Várias medicações devem ser suspensas ou trocadas no período pré-concepcional.

Neste capítulo, abordaremos a orientação pré-concepcional nas principais condições maternas que podem estar presentes antes ou no início da gestação, nas quais o manejo pré-natal deve ser diferenciado e adequado para cada situação.

Intervalo intergestacional

O intervalo entre as gestações é um fator de risco modificável que pode influenciar na ocorrência de complicações durante a gravidez e no período neonatal, segundo Thoma (2019). O intervalo intergestacional (IIG) é definido como o período de tempo entre o nascimento de um feto vivo e o início de uma nova gestação. No entanto, outras definições podem ser consideradas na observação de possíveis complicações. A definição de intervalo interpartal (IIP) engloba o período entre nascimentos consecutivos, não considerando abortos ou morte fetal. O intervalo interdesfecho (IID) é definido pelo período de tempo entre um desfecho obstétrico e o próximo, independentemente de se tratar de aborto, morte fetal ou nascimento de feto vivo. Um IIG menor do que 18 meses ou maior do que 60 meses tem sido associado a maior morbidade perinatal como ruptura prematura de membranas, baixo peso ao nascer, trabalho de parto prematuro e morte neonatal, além de maiores riscos maternos, como placentação anormal, hemorragia pós-parto e ruptura uterina. Estudos utilizando ressonância magnética após a realização de parto cesáreo, demonstram que a completa involução e cicatrização uterina ocorre entre 6 e 9 meses. De acordo com a recomendação da Organização Mundial de Saúde (OMS), em 2020, entre eles a revisão sistemática de Ye et al. (2019), o IIG considerado ótimo é de 24 meses após o parto de um feto vivo. Após um abortamento, a OMS recomenda que o IIG seja maior do que 6 meses, podendo individualizar cada caso para a recomendação de uma nova gestação, pois os estudos não demonstraram aumento de complicações em gestações que ocorrem antes desse período. Nos casos de óbito fetal, não existe uma recomendação específica de IIG. Um estudo retrospectivo publicado por Reagan et al. (2019), que analisou os nascimentos após óbito fetal prévio, demonstrou que a maioria das gestações subsequentes ao óbito ocorreu em um período de 12 meses, sem aumentar as complicações perinatais, porém a recomendação para uma nova gestação também deve ser individualizada, de acordo com as condições de saúde materna.

Orientação nutricional

A qualidade e a diversidade dos alimentos ingeridos contribuíram para saúde materna e a fetal, segundo Barker et al. (2018). Recomenda-se a ingestão equilibrada de frutas, verduras, lácteos e carnes, e esta prática diminui o risco de complicações maternas e fetais. A carne vermelha é uma das principais fontes de ferro, sendo mais facilmente absorvida. A OMS recomenda ingestão de 1.000 a 1.500 mg de cálcio ao dia, e, naquelas que não têm ingestão adequada, deve ser prescrito suplemento de cálcio.

O uso de suplementos deve ser adequado às necessidades individuais. As mulheres com disfunções absortivas intestinais, cirurgia bariátrica (ver item específico), bem como aquelas com restrições alimentares, são mais propensas a deficiências nutricionais. Nestes casos, podem ser realizadas dosagens séricas e se possível avaliação com nutricionista para adequar as reposições. Maiores detalhes sobre as orientações nutricionais serão descritas em outros capítulos.

No período pré-concepcional, todas mulheres devem receber ácido fólico 400 mcg/dia, sendo mantido até o 3º mês gestacional com objetivo de redução dos defeitos de tubo neural (DTN). Em mulheres com risco aumentado de DTN (filho anterior com DTN, epilepsia, diabetes tipo I) ou com alterações absortivas (doença de Crohn, cirurgia intestinal, uso de antiepilépticos), deve ser mantido o uso de 2 a 5 mg/dia durante toda a gestação, não havendo consenso na dose. Não está indicada a reposição de multivitamínicos rotineiramente no período pré-concepcional, e o uso de mais de um comprimido de polivitamínicos correlaciona-se ao risco de intoxicação pela vitamina A, devendo-se atentar para isso. Não há consenso sobre uso universal ou dose de vitamina D no período pré-concepcional, entretanto nos grupos de risco (diabetes prévio, cirurgia bariátrica, entre outros) pode ser necessário reposição de vitamina D.

Idade materna avançada

A idade materna avançada (IMA) é definida como idade materna ≥ 35 anos, porém outros estudos definiram como ≥ 40 anos. Nestas, existe um risco maior de complicações como: gravidez ectópica, aborto espontâneo, anormalidades cromossômicas fetais, algumas anomalias congênitas, placenta prévia, descolamento prematuro de placenta (DPP), diabetes *mellitus* gestacional (D MG), pré-eclâmpsia (PE), cesariana, parto prematuro, restrição de crescimento fetal (RCF), natimorto e mortalidade perinatal. O risco de natimortos aumenta com o aumento da idade materna, e mulheres primíparas apresentam maior risco a cada idade gestacional em comparação com mulheres multíparas. Com base nestes dados, sugere-se parto na 39ª semana de gestação para mulheres com 40 anos ou mais, em virtude do aumento do risco de natimortos além dessa idade gestacional. Ademais, devemos considerar que após 39 semanas, há baixo risco de morbimortalidade neonatal e que, em caso de óbito fetal, essas mulheres têm chances reduzidas de uma nova gestação, considerando-se a diminuição das opções reprodutivas para mulheres nessa faixa etária.

Atualmente muitas mulheres adiam a maternidade por vários motivos, entretanto todas as mulheres em idade fértil devem ser orientadas sobre a redução da chance de gravidez conforme a idade, bem como sobre os riscos obstétricos da idade materna avançada. Isso poderá ajudá-las a decidir ao respeito melhor momento para gestar, de acordo com Fitzpatrick (2017).

Controle de condições prévias

Obesidade

Segundo dados do Ministério da Saúde, o Brasil atingiu em 2019 os maiores índices de obesidade da última década, com aumento de 80% nos índices referentes às faixas etárias entre 25 e 45 anos, exatamente o período em que ocorre a maioria das gestações. Atualmente, cerca de 50% das mulheres brasileiras apresentam sobrepeso ou obesidade. É fundamental que em todas as consultas ginecológicas ou clínicas sejam abordadas a importância dos hábitos saudáveis e a necessidade do controle de peso, pois a obesidade e o sobrepeso interferem de forma negativa nos desfechos materno-fetais, além de impactar no risco de outras doenças crônicas ao longo da vida da mulher, segundo a OMS/WHO (2018).

A obesidade está associada a oligovulação/anovulação, resposta reduzida ao tratamento de fertilidade, redução da fertilidade masculina, maiores taxas de anomalias congênitas, complicações materno-fetais durante a gestação e parto (crescentes conforme o grau de obesidade), pode afetar os resultados da prole em longo prazo (como resultado de alterações epigenéticas) e aumentar modestamente o risco de perda precoce da gravidez. Há maior risco de diabetes gestacional (D-MG), hipertensão, parto prematuro espontâneo e indicado, morte fetal intrauterina, infecção urinária, gravidez pós-termo, síndrome do túnel do carpo e gestação gemelar dizigótica. Entre as complicações intraparto estão macrossomia, parto disfuncional, distócia de ombro, parto cirúrgico, laceração do trato genital e hemorragia pós-parto. No pós-parto, há maior risco de hemorragia, asfixia e morte fetal/neonatal, infecção puerperal, tromboembolismo, depressão materna. Os filhos de mães obesas são mais propensos ao desenvolvimento de asma, alterações do neurodesenvolvimento e obesidade infantil.

No período pré-concepcional, as mulheres com sobrepeso devem ser orientadas a realizar um programa de redução de peso com dieta, exercício e modificação de comportamento sob orientação médica e nutricional. A cirurgia bariátrica, quando indicada, deve ser realizada antes da tentativa de engravidar.

Gestação e cirurgia bariátrica

De acordo com diretrizes do National Institute for Health Care Excellence (NICE) (2014), indicadas em pacientes com obesidade classe III (IMC ≥ 40 kg/m²) e obesidade classe II (IMC 35 a 39 kg/m²) com comorbidades associadas. A gestação deve ser adiada até se obter a perda máxima de peso com estabilização deste, com redução do risco de deficiências de macronutrientes e micronutrientes e desequilíbrio eletrolítico (geralmente alcançado em 1 ano após gastrectomia vertical ou *bypass* gástrico em Y-de-Roux e 2 anos após banda gástrica ajustável). Quanto à anticoncepção, a absorção de anticoncepcionais orais pode estar comprometida e indica-se contracepção reversível de longa ação (LARC). A desnutrição decorrente está associada a pequenos para a idade gestacional (PIG), parto prematuro, anormalidades congênitas e mortalidade perinatal, segundo Shawe (2015; 2019).

A otimização das suplementações deve ser feita de 3 a 6 meses antes da gestação. Recomenda-se uma dieta baseada em proteína magra, incluindo frutas, verduras e carboidratos de baixo índice glicêmico. Os carboidratos devem ter baixo índice glicêmico. As recomendações sobre suplementação nutricional pré-gestacional recomendada encontram-se no Quadro 8.1.

Recomenda-se o seguinte acompanhamento laboratorial no período periconcepcional:
- a cada 3 meses (nível 2 de evidência): hemograma, glicemia de jejum, ácido fólico, vitamina B12, perfil férrico (ferritina, ferro e saturação de transferrina), vitamina A;
- a cada 6 meses (nível 2 de evidência): proteína/albumina sérica, tempo de protrombina/INR, vitamina K (se coagulação alterada);
- a cada 6 meses (nível 4 de evidência): 25-hidroxi-vitamina D, cálcio, fósforo, magnésio, hormônios da paratireoide, função renal e hepática, vitamina E, zinco, cobre, selênio.

No período gestacional, recomenda-se realização de exames em todos os trimestres (nível 2 de evidência): hemograma, glicemia de jejum, ácido fólico, vitamina B12, perfil férrico (ferritina, ferro e saturação de transferrina), proteína/albumina sérica, vitamina K (se coagulação alterada). Outros exames (nível 4 de evidência) podem ser solicitados: vitamina D, cálcio, fosfato e magnésio, paratormônio (PTH) e função hepática/renal. Ao longo da amamentação, devem ser repetidas as avaliações laborais a cada 3 meses (nível 2 de evidência): hemograma, ácido fólico, vitamina B12 e D, ferritina, ferro, saturação de transferrina) e a cada 6 meses as dosagens de proteína/albumina sérica, vitamina K e função renal.

Quadro 8.1 Suplementação nutricional para período pré-concepcional em mulheres após cirurgia bariátrica.	
Suplementação	**Dose**
Ácido fólico	0,4 mg na pré-concepção e 1° trimestre. 4 a 5 mg em obesas e diabéticas
Ferro	45 a 60 mg de ferro elementar
Cálcio	1.200 a 1.500 mg divididos em 2 a 3 doses (incluindo o da dieta)
Vitamina D	> 40 mcg (1.000 UI/dia)
cianocobalamina (vitamina B12)	1 mg a cada 3 meses intramuscular depósito ou 1 mg dia via oral/dia
Tiamina (vitamina B1)	> 12 mg
Cobre	2 mg (BGA > 1 mg)
Zinco	8 a 15 mg/dia por 1 mg de cobre
Vitamina K	90 a 120 mcg. Na deficiência 10 mg semanal, via oral
Vitamina E	15 mg/dia
Vitamina A	5.000 UI, sob a forma de B caroteno. Não usar na forma de retinol por risco de teratogenicidade
Selênio	50 mcg

UI: unidades internacionais; BGA: banda gástrica ajustável.
Fonte: Adaptado de Shawe et al., 2019.

A síndrome *dumping* caracteriza-se por sintomas vasomotores e gastrointestinais, relacionados à ingestão de alimentos com alta concentração de açúcares e/ou gordura que rapidamente podem ser absorvidos em pacientes que realizaram cirurgia bariátrica. Para reduzir o risco de sua ocorrência, recomenda-se evitar carboidratos de rápida absorção, consumo de bebidas cafeinadas, bem como não tomar líquidos 30 minutos antes e após as refeições. Além disso, deve ser orientado comer devagar, mastigar bem e adequar a frequência e o espaçamento das refeições, bem como redução do tamanho das porções. Ao longo da gestação, a realização do teste de sobrecarga oral de glicose está relacionada ao risco importante da síndrome de Dumping, devendo ser evitada, embora isso não seja consenso. Entre gestantes que já realizaram cirurgia bariátrica, há diminuição da ocorrência de D-MG, entretanto a avaliação da possibilidade de D-MG pode ser feita através da dosagem de glicemia de jejum, glicemia pós-prandial, hemoglobina glicada e/ou dosagens seriadas de glicemia capilar (ver detalhes no capítulo de Diabetes na Gestação).

Anemia

A OMS (2018) considera anemia valores de hemoglobina abaixo de 11 g/dL ou hematócrito de 33% ou menos em qualquer período gestacional. O Centro de Controle de Doenças (CDC) americano considera os mesmos valores, mas no 3° trimestre define anemia como 10,5 g/dL ou 32% de hematócrito. Durante a gestação, existe um aumento da produção de hemácias junto a um aumento do volume plasmático decrescendo em cerca de 2 pontos a hemoglobina.

Estima-se que até 40% das gestantes possam ter anemia em todo o mundo. O hemograma deve ser solicitado já na primeira consulta do pré-natal, mas, se possível, o rastreamento da anemia poderia ser realizado previamente à gestação, bem como a investigação e o tratamento de sua causa.

A deficiência de ferro é a principal causa de anemia. O diagnóstico desta deficiência pode ser realizado por meio da dosagem de ferritina e ferro. A dose de reposição de ferro tem sido recomendada com 60 mg de ferro elementar a cada 2 dias desde o 1° trimestre. Em alguns casos, pode ser necessário o uso de ferro endovenoso no período pré-concepcional e gestacional, especialmente em mulheres com deficiências absortivas que não respondem a uso oral.

Outras causas de anemia, especialmente as hereditárias, deverão ser investigadas preferencialmente antes da gestação. Segundo dados do Ministério da Saúde, a anemia falciforme é a doença hereditária mais frequente no Brasil, sendo considerada doença quando ocorre em homozigose (SS). Ainda, nas mulheres que já receberam hemoderivados deve ser solicitado o teste de Coombs indireto pelo risco de já estarem isoimunizadas. As portadoras de doença falciforme devem ser alertadas para o alto risco gestacional com possibilidade de piora da doença e das crises, bem como aumento de aborto, restrição do crescimento fetal (RCF), pré-eclâmpsia (PE), descolamento de placenta (DPP), entre outras. Nestas mulheres, não há indicação de reposição de ferro e o ácido fólico deve ser mantido ao longo de toda a gestação.

Disfunção tireoidiana

Hipertireoidismo

Segundo Alexander et al. (2017), nas diretrizes da Sociedade Americana de Tireoide, as mulheres que desejam gestar e são portadoras de hipertireoidismo subclínico (hormônio estimulador da tireoide (TSH) baixo, tiroxina livre normal [T4]) ou T4 total e triiodotironina (T3) < 1,5 vezes o limite superior do normal) ou assintomáticas e/ou com hipertireoidismo leve podem ser seguidas sem tratamento.

Aquelas com hipertireoidismo sintomático, moderado a grave, requerem tratamento. O metimazol não deve ser administrado durante o 1° trimestre da gravidez. Quando necessário, o propiltiouracil (PTU) é a droga de escolha. Naquelas com doença de Graves que estão em uso de metimazol, as opções são, segundo Seo (2018):

- Terapia definitiva com cirurgia ou iodo radioativo antes da gravidez. Esta opção é recomendada para mulheres que necessitam de altas doses de metimazol para manter um estado eutireoideo.
- Mudar para PTU antes de tentar conceber. Essa opção é mais razoável em mulheres mais jovens que devem engravidar dentro de 1 a 3 meses.
- Mudar para PTU assim que o teste de gravidez for confirmado. Essa opção seria para mulheres mais velhas e mulheres com dificuldade em conceber. Neste caso, um teste de gravidez deve ser realizado semanalmente.
- Interromper o metimazol com monitorização dos testes de função da tireoide (semanalmente durante o 1° trimestre, e depois mensalmente). Esta opção é melhor para mulheres que estão usando metimazol, têm um nível normal de TSH em terapia de baixa dose e são negativas para o anticorpo para o receptor de tireotropina (TRAb). Se o hipertireoidismo se repetir após a descontinuação, a paciente deve ser tratada com PTU.
- Os betabloqueadores como metoprolol ou propranolol podem ser usados para tratar taquicardia e tremor.

Hipotireoidismo

O hipotireoidismo clínico não tratado está relacionado a efeitos adversos maternos e fetais (aborto, PE, prematuridade, DPP e morte fetal), dependendo da gravidade. O objetivo do tratamento é manter o TSH sérico da mãe na faixa de 0,1 a 4 mU/L.

Não há recomendação para rastreamento universal de disfunção tireoidiana no período pré-concepcional, exceto para grupos de risco como pessoas que vivem em uma área de insuficiência moderada a grave de iodo, sintomas de hipotireoidismo, história familiar ou pessoal de doença da tireoide, histórico pessoal de anticorpos antiperoxidase, bócio, idade > 30 anos, diabetes tipo 1, irradiação prévia de cabeça e pescoço, abortamento recorrente ou parto prematuro, múltiplas gestações anteriores (duas ou mais), obesidade mórbida (IMC ≥ 40 kg/m²), infertilidade, cirurgia prévia da tireoide, uso de amiodarona, lítio ou administração recente de agentes de contraste radiológico iodado.

As necessidades de levotiroxina podem aumentar em até 50% durante a gravidez, e estas mudanças se iniciam a partir da quinta semana. Portanto, aquelas mulheres com hipotireoidismo preexistente que engravidam precisam de dosagem maior de levotiroxina durante a gravidez, sendo necessárias dosagens seriadas ao longo de toda gestação dos níveis de TSH e T4 livre para adequação das doses administradas.

Já as mulheres eutireóideas com altas concentrações séricas de anticorpos anti-TPO apresentam um risco aumentado de aborto espontâneo, perda fetal, parto prematuro, mortalidade perinatal e alterações de crescimento fetal, segundo Dhillon et al. (2019). Nestes casos, o tratamento com hormônio tireoidiano é controverso. A American Thyroid Association (ATA) sustenta que não há evidências suficientes para se posicionar a favor ou contra a terapia com levotiroxina, no entanto o monitoramento do desenvolvimento de hipotireoidismo é recomendado ao longo da gestação e, em especial, no 1º trimestre. Em mulheres com histórico prévio de perda de gravidez, o tratamento com levotiroxina pode ser considerado.

Diabetes

Segundo a OMS, 2 em cada 5 mulheres com diabetes estão em idade reprodutiva, e 80% são portadoras do diabetes tipo II. Entre todas as gestantes, 1 a 2% são portadoras de diabetes.

Na avaliação pré-concepcional de mulheres diabéticas, devem ser solicitados função renal, microalbuminúria, eletrocardiograma de esforço, ecocardiograma, TSH, anti-TPO e exame de fundo de olhos. As mulheres podem ser liberadas para gestar quando atingirem hemoglobina glicada < 6,5%, glicemia capilar de jejum entre 80 e 110 mg/dL e glicemia 2 horas após refeição < 110 mg/dL, e em uso de medicações compatíveis com a gestação. Níveis glicêmicos normais diminuem risco de aborto e embriopatias (anencefalia, microcefalia, cardiopatia congênita e regressão caudal) que estão diretamente relacionadas aos níveis de hemoglobina glicada no período periconcepcional até 10/12 semanas gestacionais. Os cuidados pré-concepcionais com otimização dos níveis glicêmicos e uso de ácido fólico estão diretamente relacionados à redução de malformações fetais. A prática de exercícios físicos deve ser estimulada, uma vez que está relacionada ao melhor controle glicêmico e a melhores desfechos perinatais. Deve ser dada preferência ao uso de insulina e, se necessário hipoglicemiante oral, utilizar metformina.

O uso de ácido fólico deve se iniciar antes da gestação na dose entre 1 e 5 mg/dia, e ao gestar o uso de 1 mg/dia deve ser mantido ao longo de toda a gestação. As gestantes diabéticas apresentam alto risco de distúrbios hipertensivos gestacionais, estando indicado o uso de AAS 100 a 160 mg/dia após as 12 semanas, bem como suplementação de cálcio entre 1.000 e 1.500 mg/dia (divididos em 2 a 3 doses) de carbonato de cálcio, conforme a ingestão diária de cálcio.

No manejo pré-natal, recomenda-se equipe multiprofissional incluindo obstetra experiente no atendimento de gestação de alto risco, endocrinologista, nutricionista, enfermagem e educadores físicos.

Hipertensão crônica

Considera-se hipertensão arterial sistêmica (HAS) crônica quando a HAS é constatada no 1º trimestre da gestação ou, no máximo, até a 20ª semana. Na maioria dos casos, a hipertensão crônica que precede a gravidez refere-se à hipertensão essencial, em geral associada à história familiar de hipertensão e acompanhada de sobrepeso ou obesidade. Em situações raras, a HAS crônica pode ter causas específicas, como doença renal prévia, estenose da artéria renal ou distúrbios endócrinos. Alguns tipos de HAS secundária (síndrome de Cushing, feocromocitoma, escleroderma e a poliarterite nodosa) apresentam um prognóstico gestacional desfavorável. Em contrapartida, a gestação pode melhorar a perda de potássio em virtude do hiperaldosteronismo, e a resistência ao efeito pressor da angiotensina, que caracteriza a gestação, pode reduzir a pressão sanguínea em uma grávida com estenose da artéria renal, segundo Martins-Costa et al. (2017), Peracoli et al. (2019) e Ramos et al. (2017).

As gestantes com HAS crônica apresentam risco aumentado de desfechos gestacionais desfavoráveis com aumento na morbimortalidade materna e perinatal (PE sobreposta, RCF, DPP, perda fetal). Esse risco é ainda maior naquelas com HAS há vários anos ou de difícil controle, idade superior a 30 anos, obesas, portadoras de outras comorbidades ou ainda com histórico prévio de desfechos gestacionais desfavoráveis (PEG, perda fetal, síndrome HELLP, eclâmpsia). Na orientação pré-concepcional, esses riscos devem ser discutidos, bem como os cuidados para minimizar a ocorrência ou recorrência de complicações no ciclo gravidicopuerperal.

Segundo ACOG (2019), no atendimento pré-concepcional de mulheres com hipertensão crônica, deve ser investigada a presença de complicações crônicas, especialmente investigando a função renal e hipertrofia ventricular, sugerindo-se a realização de eletrocardiograma, ecocardiografia com Doppler colorido, exame de fundo de olho e creatinina sérica. Os anti-hipertensivos devem ser revisados na preconcepção, devendo ser realizada a troca das medicações com risco teratogênico. Os inibidores da enzima conversora da angiotensina (IECA) e os antagonistas dos receptores da angiotensina devem ser suspensos e substituídos por outros, preferencialmente a metildopa, que é a medicação com maior experiência e segurança materna e fetal para uso no período gestacional. Estudos de acompanhamento de recém-nascidos de mães que utilizaram metildopa demonstraram não haver alteração no peso fetal, nas complicações maternas/neonatais ou no desenvolvimento neurocognitivo. Na pré-concepção, devemos dar preferência à monoterapia, com medicações que poderão ser mantidas ao longo da gestação, evitando, assim, trocas constantes de medicações.

Nos casos de hipertensão de difícil controle, deverá ser realizada a avaliação conjunta com o cardiologista, podendo ser necessária a associação de medicações. O uso de β-bloqueadores, associados ou não a α-bloqueadores, pode ser uma opção. O propranolol deve ser evitado, em virtude da diminuição significativa do fluxo placentário e à associação ao RCF. O atenolol apresenta melhores resultados em relação aos demais β-bloqueadores, devendo ser evitado no 1º trimestre. Os β-bloqueadores do tipo β-2 seletivos (pindolol, labetalol) podem ser uma boa alternativa à metildopa, em alguns casos. O uso contínuo de hidralazina e o nifedipino podem ser opção segura, entretanto podem estar associados a efeitos colaterais como cefaleia e taquicardia.

O verapamil pode também ser alternativa à metildopa, bem como o anlodipino em alguns casos selecionados. Não existem estudos suficientes para uso seguro de nimodipina em gestantes e lactantes. Destacamos que os IECA (captopril, enalapril) e os bloqueadores dos receptores da angiotensina (losartana) estão associados a redução significativa do fluxo sanguíneo uteroplacentário, morte fetal, RCF, oligoidrâmnio, morte neonatal e insuficiência renal em recém-nascidos, sendo contraindicados na gestação. Na gestação, o uso de diuréticos é controverso, pois podem prejudicar o aumento plasmático fisiológico da gestação e, com isso, contribuir para o nascimento de recém-nascidos de menor peso. Na presença de PE e/ou RCF, o uso deve ser descontinuado. Entretanto, os diuréticos podem ser úteis nas gestantes com hipertensão sensível à retenção salina ou com disfunção ventricular esquerda, mas o uso deve ser evitado na primeira metade da gestação.

A decisão de utilizar ou não terapia anti-hipertensiva no período pré-concepcional imediato e, especialmente, na gestação deve levar em conta a gravidade da hipertensão, o risco potencial de dano em órgãos-alvo e a presença ou não de doença cardiovascular concomitante. O objetivo do tratamento anti-hipertensivo é proteger a gestante dos acidentes vasculares (acidente vascular encefálico, ruptura de hematoma hepático, descolamento prematuro da placenta). O estudo CHIPS de Magee et al. (2015), demonstrou que o controle rigoroso da hipertensão arterial com o início do tratamento anti-hipertensivo, a partir de níveis de 140/90 mmHg, ocorre melhora o peso fetal, diminui as taxas de prematuridade, o diagnóstico de HAS grave, os casos de plaquetopenia e de transfusão.

Entre as mulheres com hipertensão crônica, há risco aumentado para ocorrência de PE sobreposta e RCF. Neste grupo, a prevenção da PE e tem sido uma meta perseguida há muito tempo, tanto para evitar como para retardar a apresentação clínica da PE, ou para reduzir a sua gravidade. Já foram tentadas, sem sucesso, várias intervenções clínicas, entre elas dietas hipocalóricas, restrição de sódio e água, uso de diuréticos, vitaminas, antioxidantes, exercício, repouso etc. A suplementação com cálcio (carbonato de cálcio, 1.500 a 2.000 mg/dia) e o uso de ácido acetilsalicílico (AAS, 100 a 160 mg) para grupos de risco são as únicas alternativas que mostraram grau de efetividade adequado, em ensaios clínicos randomizados (grau A de recomendação), segundo OMS/WHO (2011).

Um dos principais fatores de um bom prognóstico perinatal para as gestantes com HAS é o início precoce do pré-natal com uma atenção diferenciada, realizada por uma equipe treinada no acompanhamento de gravidez de alto risco. A determinação correta da idade gestacional (ultrassonografia no 1° trimestre) é importante neste manejo.

Cardiopatias

Embora a cardiopatia ocorra em 0,5 a 1% das gestantes, ela tem crescido como causa de morte materna nos últimos anos. A fisiologia cardiovascular durante a gestação e o puerpério provoca muitas mudanças. O volume sanguíneo e o débito cardíaco aumentam em 50%, a frequência cardíaca aumenta em média de 10 a 20 batimentos por minuto. O aumento uterino gera compressão da cava, diminuindo o retorno venoso e ocorre uma vasodilatação periférica, o que diminui a pressão arterial. A placenta modifica a circulação no pós-carga como se fosse um grande *shunt*.

A OMS classificou o risco cardiovascular materno em quatro níveis:

- Na Classe I, não há aumento da mortalidade e nenhum aumento na morbidade. Fazem parte desta classe as persistências de canal arterial (PCA) leves, estenose pulmonar leve, lesões reparadas com sucesso (como defeito de septos), batimentos ectópicos isolados, entre outros. Como o risco é baixo, deverão fazer uma ou duas consultas no cardiologista durante a gestação.

- Na Classe II, não há aumento de mortalidade materna com leve aumento na morbidade. Estão nessa classificação os defeitos não reparados, a maioria das arritmias e as próteses biológicas. Estas pacientes deverão ter uma consulta por trimestre com seu cardiologista em virtude do risco moderado.

- A Classe III tem aumento significativo da mortalidade e de morbidade. Fazem parte as doenças cianóticas, doenças congênitas complexas, valvas mecânicas, diâmetro de aorta ascendente de 40 a 50 mm entre outras. As consultas cardiológicas deverão ser mensais pelo risco moderado de complicações na gestação.

- A Classe IV apresenta condição materna extremamente grave em que a gravidez é contraindicada e passível de interrupção da gestação em virtude do risco aumentado de morte durante a gestação. Estenose aórtica grave sintomática, aorta ascendente > 50 mm, disfunção sistólica ventricular sistêmica grave (fração de ejeção ventricular < 30%), hipertensão arterial pulmonar significativa de qualquer causa são exemplos desta categoria. Essas mulheres deverão ser aconselhadas a não gestar, mas no caso de a gestante não considerar a interrupção, será definida uma equipe cardiológica e obstétrica de alto risco para acompanhamento intensivo.

As mulheres com indicação de anticoagulação em dose plena e que desejam gestar podem manter o uso dos cumarínicos até a falha menstrual, sendo orientadas a controle do ciclo e teste gravidez imediatamente após o atraso menstrual ou suspeita de gravidez. Na primeira semana de atraso menstrual, devem realizar a dosagem da gonadotrofina coriônica humana (Beta-HCG) e se positiva orientamos a troca da varfarina por heparina de baixo peso molecular (enoxaparina) na dose adequada para o peso corporal. Uma dificuldade adicional tem sido em gestantes que tenham de ficar anticoaguladas durante toda a gestação. As heparinas têm custo elevado e muitas vezes, especialmente no SUS, necessitarão de internações prolongadas para receber o anticoagulante. Embora não sendo um consenso, após discussão com a paciente, os cumarínicos poderão ser utilizados entre a 12ª e a 32ª semanas de gestação, sabendo que deverão ser descontinuados no 1° trimestre em virtude do risco de malformações e no final da gestação decorrente do risco de sangramento periparto. Mediante necessidade de anticoagulação plena, segundo o ACOG (2018), idealmente deve ser utilizado enoxaparina (uso subcutâneo de 2 mg/kg divididos em duas doses diárias) no período gestacional e trocado uso para heparina em bomba de infusão a partir das 36 semanas de gestação. Os Inibidores do fator Xa (rivaroxabana, apixabana e edoxabana) não são recomendados ao longo da gestação e da amamentação.

Antes da gestação, a paciente deverá ser informada quanto ao seu risco e tentar tratar cirúrgica e clinicamente o que for possível, para estar o mais estabilizada possível antes de iniciar a gestação. Mulheres de alto risco deverão ser desestimuladas a gestar e utilizar anticoncepção de alta eficácia, segundo Regitz-Zagrosek (2011).

Doença renal

Os rins e o sistema urinário apresentam inúmeras alterações funcionais e anatômicas durante a gravidez. A infecção do trato urinário (ITU) é comum durante a gestação, estimando-se que até 10% das gestantes são acometidas por algum episódio de infecção urinária ou bacteriúria assintomática (BA). A ITU pode ser classificada em baixa (cistite) ou alta (pielonefrite). A BA é definida como a presença significativa de bactérias (≥ 100.000/Ul) no trato urinário na ausência de sintomas. A prevalência de bacteriúria assintomática em gestantes é de 2 a 10%, portanto, justifica-se o seu rastreamento no pré-natal. A bacteriúria assintomática e a infecção urinária deverão ser tratadas antes da gestação. Entre as gestantes com BA não tratadas, 30 a 40% desenvolverão ITU sintomática e 25 a 50% poderão apresentar pielonefrite. O tratamento da BA diminui em até 80% a incidência de pielonefrite. Fora da gestação, não há necessidade de rastreamento da BA por não estar associada a desfechos significativos, a não ser em situações clínicas especiais.

A incidência de cálculo urinário é de 1/200 a 1/2.000 gestantes e entre mulheres em idade reprodutiva, sendo uma causa importante de internação durante a gravidez. Litíase sintomática ocorre em apenas 25% dos casos, e 80 a 90% dos cálculos manifestam-se no 2° ou 3° trimestre. A gestação parece não aumentar a formação de novos cálculos nem aumentar o número de complicações. A infecção urinária na nefrolitíase crônica pode ocorrer com mais frequência. Entre as pacientes sintomáticas, 70 a 80% têm cura espontânea com manejo conservador utilizando-se repouso, hidratação e analgesia. Quando houver persistência de sintomas ou obstrução, a paciente deve ser avaliada por um urologista.

A insuficiência renal aguda (IRA) é uma das doenças mais graves que acometem a gestante. A maioria dos casos de IRA ocorre no início ou no término da gestação com altas taxas de mortalidade (30%), e os principais fatores relacionados são hemorragias (7 a 40%), sepse, pré-eclâmpsia grave, púrpura e síndrome hemolítico urêmica.

A doença renal crônica (DRC) é definida como a presença de lesão renal ou diminuição da função renal por um período maior do que 3 meses. Os critérios para o diagnóstico de lesão renal na DRC incluem a presença de proteinúria, hematúria, anormalidades histológicas renais identificadas por biópsia ou anormalidades em exames de imagem independentes da taxa de filtração glomerular (TFG).

Nas mulheres com DRC, o abortamento espontâneo é comum e, quando ele não ocorre, a taxa de sucesso da gestação pode atingir 30 a 60%. Prematuridade, RCF, polidrâmnio e defeitos cardíacos do feto são problemas comuns nestas pacientes. A taxa de prematuridade em portadoras de IRC em tratamento dialítico pode chegar a 87%, e 25% desses fetos nascem com menos de 28 semanas. Para atingir os níveis de ureia desejáveis, frequentemente é necessário aumentar o tempo da diálise e o número de sessões (4 a 7/semana) e, nesse processo, podem ser acentuadas as deficiências nutricionais associadas a esse procedimento (perda de 6 a 9 g de aminoácidos por sessão). Na gravidez, a maior experiência clínica é com a hemodiálise, embora a modalidade peritoneal também possa ser usada, especialmente nas pacientes que a utilizavam antes da gestação.

O aconselhamento pré-concepcional é fundamental, buscando a gestação no período de melhor nutrição e controle da doença, lembrado a necessidade de ajuste das medicações teratogênicas (micofenolato, ciclofosfamida, bloqueadores da angiotensina). Embora a gestação possa ocorrer em qualquer estágio da DRC, o aconselhamento de riscos deve ser individualizado e baseado no histórico de perda renal e na avaliação de fatores de risco adicionais (idade materna, obesidade, hipertensão, passado obstétrico) e presença de outras comorbidades. Na pré-concepção e ao longo da gestação, devem ser avaliados os fatores nutricionais e adequação das necessidades de reposição de ferro, vitaminas e outros.

Em mulheres na idade fértil e após o transplante renal, quando os ciclos menstruais se regularizam – em geral em torno de 6 meses –, o retorno da fertilidade pode ocorrer em cerca de 30 dias. Por isso é fundamental manter as pacientes com anticoncepção. O prognóstico das mulheres sem hipertensão prévia é melhor. Idealmente deve-se aguardar 2 anos após o transplante para permitir gestação. A Sociedade Americana de Transplantes, segundo McKay (2005), recomenda tempo mínimo de 1 ano, ausência de rejeição, creatinina < 1,5 mg/dL e proteinúria < 500 mg. As mulheres transplantadas devem receber informação que, mesmo em condições ideais, a gestação após um transplante pode piorar a sua condição de saúde. Não é recomendada uma segunda gestação após o transplante, pois estaria associada a uma taxa muito maior de complicações. Os principais cuidados com a gestante transplantada referem-se à rejeição, à terapia imunossupressora e ao surgimento de pré-eclâmpsia e/ou diabetes. Episódios graves de rejeição complicam 4 a 6% dos casos.

Infecções

As principais infecções com potencial teratogênico são rubéola, sífilis, toxoplasmose, herpes, citomegalovírus e zikavírus. O aconselhamento pré-concepcional pode reduzir o risco de contágio de algumas delas, especialmente no início da gestação.

Rubéola

Verificar imunização e orientar realização da vacina se não tiver imunidade (não pode ser realizada durante a gestação – vírus vivo atenuado).

Sífilis

Em função dos índices crescentes desta infecção no Brasil, devem ser considerados o rastreamento e o tratamento do casal, quando confirmada a infecção, já na consulta pré--concepcional.

Zika vírus

Evitar a exposição ao vírus. A exposição pode ocorrer como resultado de uma picada de mosquito infectado ou transmissão sexual de um parceiro infectado.

A melhor forma de prevenção é evitar a proliferação do mosquito *Aedes Aegypti*, eliminando água armazenada que pode se tornar criadouro, como em vasos de plantas, pneus, garrafas plásticas, piscinas sem uso e manutenção, e até mesmo em recipientes pequenos, como tampas de garrafas e pratos de plantas. Também estão indicados o uso de barreiras mecânicas, como telar a casa, usar mosquiteiros na cama, usar roupas leves que cubram o máximo possível do corpo, como calças e camisas de mangas longas, roupas confeccionadas com tecido repelente (à base de permetrina) além do uso dos repelentes certificados pela Anvisa.

O Centro de Doenças dos Estados Unidos (CDC) recomenda que caso o companheiro tenha viajado para regiões endêmicas para o zikavírus, que o casal use preservativo quando tiver relação sexual no seu retorno, uma vez que o vírus pode persistir por até 3 meses no esperma após o contato do homem com o vírus. A mulher que está tentando engravidar ou que já está gestando, deve evitar viajar para as regiões endêmicas.

São três os princípios ativos dos repelentes comercializados no Brasil e aprovados pela Agência Nacional de Vigilância Sanitária (Anvisa):

- **IR3535:** o uso tópico de repelentes à base de ethyl-butylacetylaminopropionate (EBAAP) é tido como seguro para gestantes. A duração da ação dos repelentes que usam esse princípio ativo, entretanto, é curta, precisando ser reaplicado a cada 2 horas.
- **DEET:** com a base de dietiltoluamida é considerado seguro em gestantes. O tempo de ação dos repelentes à base de DEET recomendado para adultos (concentração mínima de 15% do ativo) é cerca de 6 horas.
- **Icaridin:** por oferecer o período de ação mais prolongado, o repelente à base de dietiltoluamida, tem duração de proteção de até 10 horas.

Toxoplasmose

A toxoplasmose é uma doença parasitária (zoonose) com alto risco de transmissão vertical durante a fase aguda da doença, sendo uma das mais comuns no mundo e no Brasil. A sua ocorrência está relacionada à ingestão de alimentos ou água contaminados.

Na consulta de pré-concepção, deve-se solicitar IgG e IgM para verificar a suscetibilidade à toxoplasmose. Naquelas com exames sorológicos negativos devem ser orientados os seguintes cuidados:

- Lavar bem as mãos, em vários momentos.
- Garantir que os utensílios para preparação da comida e as mãos de quem a prepara estejam sempre bem higienizados.
- Evitar contato com gatos e suas fezes e, se mexer na terra, sempre utilizar luvas.
- Tomar sempre água (e gelo feito de água) fervida ou engarrafada.
- Não comer verduras/frutas/saladas cruas, mal lavadas ou de higiene incerta.
- Não comer carne crua ou malpassada (de qualquer tipo--salame, salamito, presunto).
- Para higienização dos alimentos, pode ser utilizado hipoclorito de sódio 2,5% (colocar 10 gotas para 500 mL de água, deixar por 15 minutos e, após, enxaguar em água corrente).

HIV

O rastreamento deve ser feito na consulta pré-concepcional para que o tratamento seja realizado nas pacientes portadoras diminuindo, assim, a transmissão vertical e risco maternos. Nas mulheres HIV-positivas, deve ser realizado o aconselhamento sobre a importância do uso de antirretrovirais para diminuir o risco de transmissão vertical, e as medicações devem ser ajustadas buscando medicações de menor risco teratogênico, especialmente, no 1° trimestre. Deve ser salientada a importância do acompanhamento conjunto com o infectologista. Os casais sorodiscordantes devem receber orientação sobre os métodos mais seguros para obter gestação, sendo fundamental a revisão da carga viral do casal.

Listeria e salmonela

A prevenção de infecções por listeria e salmonela deve ser feita evitando-se o consumo de alimentos de maior risco (salame, presunto cru, queijos moles, lácteos não pasteurizados, peixes defumados, ovos crus, frango mal cozido).

Deve ser considerado seletivamente em grupos de alto risco o rastreio de gonorreia, clamídia, e outras infecções sexualmente transmissíveis. Com relação à prevenção das hepatites, ver subitem sobre vacinas.

Câncer e gestação

A ocorrência de neoplasias malignas durante a gestação é um evento raro, no entanto deve-se atentar ao fato de que as gestações estão ocorrendo cada vez mais tarde, e que muitas neoplasias também estão associadas com o avançar da idade. As neoplasias mais comuns durante a gestação são o câncer de mama, câncer de colo uterino, câncer de tireoide, neoplasias hematológicas (linfomas e leucemias) e melanomas. Apesar de o diagnóstico de câncer poder interferir bastante sobre o desenvolvimento fetal, não implica necessariamente a interrupção da gestação.

As particularidades diagnósticas e terapêuticas de cada tipo de tumor devem ser consideradas e individualizadas no período gestacional. Por um lado, a interferência sobre a saúde fetal pode ocorrer tanto pelas condições de saúde materna, físicas e emocionais como também pelas consequências do tratamento, conforme Niu et al. (2019). Por outro lado, a opção por tratamentos com menores impactos sobre o feto, podem, por vezes, trazer prejuízos à saúde materna, piorando o prognóstico da doença. A escolha do tratamento está baseada no tipo histológico, na idade gestacional, no estadiamento e nas condições clínicas das pacientes. Os principais efeitos sobre o feto incluem malformações congênitas, pequeno para a idade gestacional, ruptura prematura de membranas e parto pré-termo, segundo Amant et al. (2015). Um estudo multicêntrico envolvendo crianças cujas mães receberam tratamento quimioterápico durante o período gestacional não encontrou prejuízos em longo prazo sobre o desenvolvimento geral, cognitivo ou cardíaco, tendo a prematuridade uma maior influência sobre a cognição, o que não se deve ao efeito direto do tratamento.

Nos casos de mulheres que estão planejando engravidar, mas encontram-se em tratamento ou seguimento de tumores, devem ser aconselhadas a aguardar a remissão completa da doença para minimizar o risco de recidivas durante a gestação. Mulheres submetidas à conização ou traquelectomia devem ser avaliadas quanto à estenose cervical e ao comprimento do colo uterino, sendo necessários, em alguns casos, procedimentos de fertilização em decorrência de fatores cervicais e cerclagem do colo uterino, a fim de prevenir a prematuridade extrema.

Asma

A asma é a doença pulmonar crônica mais frequente entre gestantes, com uma incidência mundial em torno de 13%. As alterações fisiológicas dos sistemas cardiovascular e respiratório que ocorrem durante a gestação podem determinar não só um curso imprevisível para os casos de asma preexistente, como também casos de asma que iniciam no período gestacional, segundo Grosso et al. (2018). Um terço das gestantes apresenta melhora da asma durante a gestação, um terço permanece inalterada e um terço apresenta piora significativa. A melhora da asma durante a gravidez está relacionada com o aumento dos níveis de progesterona (pelo relaxamento da musculatura lisa) e cortisol que ocorrem durante a gestação. Condições como o refluxo gastroesofágico, comum em mulheres grávidas, podem exacerbar as crises, porém, a maioria dos casos em que ocorre a piora do quadro respiratório está associada à suspensão inadvertida ou realização inadequada do tratamento durante a gestação. O mau controle, segundo Bonham (2018), está relacionado a complicações como restrição de crescimento fetal, baixo peso ao nascer, prematuridade, pré-eclâmpsia, mortalidade materna, fetal e neonatal. O controle adequado da asma durante a gestação propicia maior oxigenação para o feto e pode ser realizado, segundo Cohen et al. (2019), por meio de broncodilatadores β-agonistas de curta e longa duração, corticosteroides inalatórios ou sistêmicos conforme os graus de severidade da doença, sem apresentar riscos.

A adequada orientação pré-concepção das mulheres asmáticas, a identificação e a prevenção dos fatores desencadeantes e o acompanhamento por um especialista durante o pré-natal são medidas que auxiliam no adequado controle da asma durante a gestação, segundo Robijn et al. (2019) e Zanforlin et al. (2016) entre outros autores.

Epilepsia

A epilepsia é uma das doenças neurológicas mais frequentes, estando presente em 0,5 a 1% das gestantes. Estas mulheres apresentam risco basal aumentado de malformações (fenda palatina e lábio leporino, anomalias craniofaciais, defeitos cardíacos e do tubo neural, como espinha bífida) e devem ser liberadas para gestar num momento que a doença estiver com crise controladas no último ano e preferencialmente em monoterapia ou com medicações de menor risco teratogênico. O controle das crises no ano anterior à concepção está diretamente relacionado à recorrência de crises ao longo da gestação, segundo Harden et al. (2019).

A gestação causa mudanças na farmacocinética das medicações, podendo ser necessário ajuste das medicações. Idealmente, os cuidados pré-concepcionais devem se iniciar 6 a 12 meses antes da suspensão do uso de anticoncepção. Ao longo da gestação, os níveis séricos devem ser monitorados mensalmente. A maioria das medicações antiepilépticas atravessa a barreira placentária, e as drogas consideradas mais seguras são lamotrigina e levetiracetam, sendo preferidas para uso em mulheres no menacme. O fenobarbital e o valproato apresentam alto risco de malformações e ainda são necessários estudos para uso seguro de topiramato, gabapentina, tiagabina e outros. As medicações de classe D (clonazepam, fenobarbital, fenitoína, topiramato e valproato) devem ser evitadas.

Várias medicações antiepilépticas podem ser inibidoras da diidrofolatoredutase, resultando na diminuição dos níveis de ácido fólico, o que aumenta o risco de defeitos do tubo neural. Portanto, o uso de 5 mg de ácido fólico deve iniciar 3 meses antes da concepção e ser mantido ao longo de toda a gestação.

Aconselhamento genético

Casais nos quais um ou ambos integrantes são portadores de alguma condição genética, devem ser encaminhados para orientação e aconselhamento de um geneticista, a fim de avaliar possíveis implicações dessa condição sobre a gestação. Algumas doenças genéticas específicas podem ser evitadas com um teste genético pré-implantação. O histórico de doenças genéticas na família da paciente e do parceiro deve ser pesquisado por meio da anamnese, bem como a ocorrência de tumores de caráter hereditário. As principais indicações para aconselhamento e rastreamento genético estão resumidas no Quadro 8.2.

Quadro 8.2
Indicações para aconselhamento e rastreamento genético.

- Abortamento de repetição (> 3 abortos)
- Consanguinidade
- História familiar ou pessoal de anomalias cromossômicas, malformações congênitas, doenças genéticas
- História familiar ou pessoal de doenças metabólicas (fibrose cística, erros inatos do metabolismo)
- História pessoal ou familiar de hemoglobinopatias
- Exposição a agentes teratogênicos

Fonte: Desenvolvido pela autoria.

Orientação vacinal

A orientação vacinal no período pré-concepção se inicia pela pesquisa sorológica para rubéola, caxumba, sarampo, varicela e hepatite, que podem ser extremamente prejudiciais ao feto e são passíveis de imunização prévia à gestação, segundo Chu et al. (2017). Nos casos de suscetibilidade, as mulheres podem receber as vacinas específicas de acordo com o calendário vacinal do adulto, devendo aguardar um período de 3 meses para gestar após a administração de vacinas de vírus atenuados. Nas pacientes sem proteção imunológica para hepatite B, recomenda-se iniciar o esquema vacinal de três doses, que pode ser finalizado durante o período da gestação.

A imunização materna durante a gestação, também é preconizada para algumas doenças que apresentam morbimortalidade materna, fetal e neonatal, como H1N1 influenza, tétano e coqueluche. Através da placenta, os anticorpos são transmitidos ao feto, garantindo proteção nos 6 meses após o parto. A infecção pelo vírus H1N1 influenza durante a gestação e o período pós-parto é potencialmente grave e traz complicações para mãe e feto, segundo Madhi et al. (2018). Anualmente, são realizadas campanhas de vacinação contra o vírus H1N1 influenza, nas quais gestantes e puérperas fazem parte do grupo prioritário para a administração da vacina, sendo fundamental o esclarecimento sobre a segurança e eficácia, para a obtenção de uma maior cobertura vacinal. Sobre o tétano, a OMS recomenda duas doses da vacina (dT) na primeira gestação, com uma dose em cada gestação subsequente (máximo de cinco doses). No entanto, a proteção contra o tétano também pode ser obtida por meio da vacina dTpa (difteria, tétano e coqueluche), recomendada como rotina de prevenção da coqueluche neonatal. A dTpa deve ser repetida a cada gravidez e pode ser administrada a partir da 20ª semana de gestação, preferencialmente no 3º trimestre, até 20 dias antes da data provável do parto. Caso não tenha se vacinado durante a gravidez, deve receber a vacina no pós-parto, o mais brevemente possível, para evitar a infecção no recém-nascido.

Existem ainda situações especiais, em que algumas vacinas podem ser prescritas na gestação. O calendário vacinal para gestantes proposto pela Sociedade Brasileira de Imunizações pode ser consultado no *site* <https://sbim.org.br/calendarios-de-vacinacao>.

Reprodução assistida

Os avanços das técnicas de reprodução assistida (TRA) têm possibilitado resultados cada vez melhores. No entanto, os casais inférteis que procuram o tratamento com TRA devem ser alertados, no período pré-concepcional, de que gestações após reprodução assistida (RA) estão relacionadas a maior risco de complicações maternas e perinatais (abortamento, gemelaridade, prematuridade, alterações do espectro placentário, PE) e, portanto, devem receber atenção especial no pré-natal. A complicação mais frequente é a ocorrência de gestação gemelar, como visto em Zugaib (2019). A gemelaridade é uma condição que apresenta grande morbidade perinatal por aumentar significativamente a prematuridade e a ocorrência de baixo peso ao nascimento. Entre 50 e 70% dos gemelares são prematuros, sendo fundamental a realização da medida do colo uterino ao longo da gestação para instituir medidas preventivas, segundo Baldini et al. (2019). Diretrizes têm sido desenvolvidas para orientar profissionais e os casais quanto ao número ideal de

embriões a serem transferidos, com o intuito de diminuir a ocorrência de gestações múltiplas. Muitas das complicações obstétricas que ocorrem nas gestações decorrentes de RA estão relacionadas à idade em que ocorre a concepção e à presença de outras comorbidades, tais como a obesidade, conforme Kominiarek (2017). Como abordado anteriormente, mulheres acima de 35 anos apresentam um risco maior de abortamento, anormalidades cromossômicas, anomalias congênitas, parto prematuro, hipertensão gestacional e diabetes. Algumas dessas condições podem ser prevenidas durante o pré-natal pelo rastreamento precoce e uso de medicações preventivas como AAS e cálcio, além de adequada orientação nutricional.

Em decorrência da maior possibilidade de complicações obstétricas no decorrer da gestação e no período perinatal, casais submetidos à TRA devem realizar pré-natal especializado em gestação de alto risco.

Orientações em situações de resultado perinatal adverso prévio

As mulheres com histórico de desfechos adversos obstétricos desfavoráveis em gestação anterior devem ser encaminhadas para aconselhamento obstétrico, com obstetra especializado em gravidez de risco antes de nova gestação. Para cada situação, serão necessários diferentes aconselhamentos e/ou investigações.

Não há evidências científicas que suportem a solicitação de investigação de trombofilias em todas as mulheres com histórico de RCF ou PE (Middleton et al., 2018). Naquelas com aborto de repetição que ocorreram após diagnóstico clínico comprovado por ultrassonografia ou exame anatomopatológico, está indicada a investigação da síndrome de anticorpo antifosfolípido.

Naquelas com histórico de feto morto em gestação anterior, a investigação e/ou orientação deverá ser embasada na causa da ocorrência. Todos os exames da gestação anterior devem ser analisados com objetivo de esclarecer a causa.

Nos casos de parto prematuro espontâneo em gestação anterior, devemos lembrar que há tendência de que a prematuridade ocorre em idades gestacionais cada vez mais precoces. Isso ressalta mais ainda a importância do início precoce do pré-natal, com equipe especializada.

Outras condições

O lúpus eritematoso sistêmico (LES) está relacionado a maior risco de complicações maternas e fetais (PE, aborto, RCF, doença tromboembólica, prematuridade, lúpus neonatal). A ocorrência destas está diretamente relacionada à atividade do LES, segundo Jordan et al. (2018). Na presença de insuficiência renal grave (creatinina > 2,8 mg/dL), hipertensão pulmonar severa, perda da capacidade pulmonar (capacidade vital < 1 L), insuficiência cardíaca, acidente vascular cerebral ou recorrências frequentes nos últimos 6 meses, ou histórico de síndrome HELLP, a gestação deve ser desaconselhada. As mulheres portadoras de LES podem ser liberadas para gestar somente após 6 meses de doença em remissão; na ausência de comprometimento de órgãos-alvo, os desfechos serão melhores, salientando-se a importância do seguimento conjunto com reumatologista. Na pré-concepção, devem ser realizados os seguintes exames: hemograma, função hepática e renal, anticoagulante lúpico, anticardiolipina (IgG e IgM), antibeta-2-glicoproteína-1 (IgG e IgM), anti-Ro/SSA e anti-La/SSB e ácido úrico, níveis de C3 e C4 e exame comum de urina. As medicações devem ser revisadas e ajustadas, e a hidroxicloroquina deve ser mantida, pois está relacionada a melhores desfechos gestacionais. Idealmente, o uso de metotrexato, micofenolato e ciclofosfamida devem ser suspensos. Existem poucos estudo sobre o uso de rituximab e belimumab, não sendo recomendado seu uso na gestação. Naquelas mulheres com histórico de eventos tromboembólicos, deve ser revisada a necessidade de indicação de anticoagulação plena ou profilática com enoxaparina. Ainda, todas as mulheres com LES têm indicação de uso de AAS na gestação.

As mulheres com transtornos do humor devem planejar a gestação e idealmente deve ocorrer ajuste das medicações com menor risco de malformações, bem como deve haver planejamento de estratégias se o quadro se agravar. O uso de antidepressivos e antipsicóticos pode associar-se a redução da fertilidade e ciclo anovulatórios. Sempre que for possível, evitar o uso de medicamento no período da embriogênese (especialmente até 10 semanas), e a fluoxetina é uma das medicações mais estudadas e mais segura para uso na gestação.

No período pré-concepcional, não há indicação para rastreamento universal para trombofilias e nem para tromboprofilaxia medicamentosa naquelas sem histórico de evento tromboembólico ou de trombofilia. Se houver histórico de evento tromboembólico (pessoal ou familiar) ou exames de trombofilias positivos, a indicação de enoxaparina em doses profiláticas ou anticoagulantes deve ser avaliada individualmente.

LEITURAS COMPLEMENTARES

ACOG Committee Opinion, n. 762: Prepregnancy counseling. Fertil Steril. 2019;111(1):32-42.

ACOG Practice Bulletin, n. 196: Thromboembolism in Pregnancy. Obstet Gynecol. 2018;132(1):e1-e17.

Alexander EK, Pearce EN, Brent GA, Brown RS, Chen H, Dosiou C et al. 2017 Guidelines of the American Thyroid Association for the Diagnosis and Management of Thyroid Disease During Pregnancy and the Postpartum. Thyroid. 2017;27(3):315-89.

Amant F, Vandenbroucke T, Verheecke M, Fumagalli M, Halaska MJ, Boere I et al. Pediatric Outcome after Maternal Cancer Diagnosed during Pregnancy. N Engl J Med. 2015;373(19):1824-34.

Baldini D, Beck R, Negro F, De Viti D. Assisted reproductive technologies and metabolic syndrome complications: Medico-legal reappraisal. Clin Ter. 2019;170(5):e364-e7.

Barker M, Dombrowski SU, Colbourn T, Fall CHD, Kriznik NM, Lawrence WT et al. Intervention strategies to improve nutrition and health behaviours before conception. Lancet. 2018;391(10132):1853-64.

Bonham CA, Patterson KC, Strek ME. Asthma Outcomes and Management During Pregnancy. Chest. 2018;153(2):515-27.

Chu HY, Englund JA. Maternal immunization. Birth Defects Res. 2017;109(5):379-86.

Cohen JM, Bateman BT, Huybrechts KF, Mogun H, Yland J, Schatz M et al. Poorly Controlled Asthma During Pregnancy Remains Common in the United States. J Allergy Clin Immunol Pract; 2019.

Dhillon-Smith RK, Middleton LJ, Sunner KK, Cheed V, Baker K, Farrell-Carver S et al. Levothyroxine in Women with Thyroid Peroxidase Antibodies before Conception. N Engl J Med. 2019;380(14):1316-25.

Fitzpatrick KE, Tuffnell D, Kurinczuk JJ, Knight M. Pregnancy at very advanced maternal age: a UK population-based cohort study. Bjog. 2017;124(7):1097-106.

Frayne DJ, Verbiest S, Chelmow D, Clarke H, Dunlop A, Hosmer J et al. Health Care System Measures to Advance Preconception Wellness: Consensus Recommendations of the Clinical Workgroup of the National Preconception Health and Health Care Initiative. Obstet Gynecol. 2016;127(5):863-72.

Grosso A, Locatelli F, Gini E, Albicini F, Tirelli C, Cerveri I et al. The course of asthma during pregnancy in a recent, multicase-control study on respiratory health. Allergy Asthma Clin Immunol. 2018;14:16.

Harden C, Lu C. Epilepsy in Pregnancy. Neurol Clin. 2019;37(1):53-62.

Jordan N. Management of pregnancy in systemic lupus erythematosus: What a GP should know. Lupus. 2018;27(Suppl 1):40-3.

Kominiarek MA, Jungheim ES, Hoeger KM, Rogers AM, Kahan S, Kim JJ. American Society for Metabolic and Bariatric Surgery position statement on the impact of obesity and obesity treatment on fertility and fertility therapy Endorsed by the American College of Obstetricians and Gynecologists and the Obesity Society. Surg Obes Relat Dis. 2017;13(5):750-7.

Madhi SA, Nunes MC. Experience and challenges on influenza and pertussis vaccination in pregnant women. Hum Vaccin Immunother. 2018;14(9):2183-8.

Magee LA, von Dadelszen P, Rey E, Ross S, Asztalos E, Murphy KE et al. Less-tight versus tight control of hypertension in pregnancy. N Engl J Med. 2015;372(5):407-17.

Martins-Costa SH, Ramos JGL, Magalhães JA, Passos EP, Freitas F. Rotinas em Obstetrícia. 7.ed. Porto Alegre: Artmed; 2017.

McKay DB, Josephson MA, Armenti VT, August P, Coscia LA, Davis CL et al. Reproduction and transplantation: report on the AST Consensus Conference on Reproductive Issues and Transplantation. Am J Transplant. 2005;5(7):1592-9.

Middleton P, Shepherd E, Crowther CA. Induction of labour for improving birth outcomes for women at or beyond term. Cochrane Database Syst Rev. 2018;5:Cd004945.

National Institute for health and Care Excellence. NIfHaC. Obesity: Identification, assessment and management. United Kingdom: NICE Guideline [CG189]; 2014. Disponível em: https://www.nice.org.uk/guidance/cg189.

Niu X, Li CI, Mueller BA. Obstetrical and infant outcomes among women with neoplasms during pregnancy. Cancer Causes Control. 2019;30(6):651-61.

Organization WHO. Obesity and overweight. Disponível em: http://www.who.int/mediacentre/factsheets/fs311/en/.2018.

Organization WHO. WHO recommendations for prevention and treatment of pre-eclampsia and eclampsia. Geneva; 2011.

Peracoli JC, Borges VTM, Ramos JGL, Cavalli RC, Costa S, Oliveira LG et al. Pre-eclampsia/Eclampsia. Rev Bras Ginecol Obstet. 2019;41(5):318-32.

Ramos JGL, Sass N, Costa SHM. Preeclampsia. Rev Bras Ginecol Obstet. 2017;39(9):496-512.

Regan AK, Gissler M, Magnus MC, Haberg SE, Ball S, Malacova E et al. Association between interpregnancy interval and adverse birth outcomes in women with a previous stillbirth: An international cohort study. Lancet. 2019;393(10180):1527-35.

Regitz-Zagrosek V, Blomstrom Lundqvist C, Borghi C, Cifkova R, Ferreira R, Foidart JM et al. ESC Guidelines on the management of cardiovascular diseases during pregnancy: The Task Force on the Management of Cardiovascular Diseases during Pregnancy of the European Society of Cardiology (ESC). Eur Heart J. 2011;32(24):3147-97.

Robijn AL, Jensen ME, McLaughlin K, Gibson PG, Murphy VE. Inhaled Corticosteroid Use during Pregnancy among Women with Asthma: a Systematic Review and Meta-Analysis. Clin Exp Allergy; 2019.

Seo GH, Kim TH, Chung JH. Antithyroid Drugs and Congenital Malformations: A Nationwide Korean Cohort Study. Ann Intern Med. 2018;168(6):405-13.

Shawe J, Ceulemans D, Akhter Z, Neff K, Hart K, Heslehurst N et al. Pregnancy after bariatric surgery: Consensus recommendations for periconception, antenatal and postnatal care. Obes Rev; 2019.

Shawe J, Delbaere I, Ekstrand M, Hegaard HK, Larsson M, Mastroiacovo P et al. Preconception care policy, guidelines, recommendations and services across six European countries: Belgium (Flanders), Denmark, Italy, the Netherlands, Sweden and the United Kingdom. Eur J Contracept Reprod Health Care. 2015;20(2):77-87.

Thoma ME, De Silva DA, MacDorman MF. Examining interpregnancy intervals and maternal and perinatal health outcomes using U.S. vital records: Important considerations for analysis and interpretation. Paediatr Perinat Epidemiol. 2019;33(1):O60-o72.

Tuncalp, Pena-Rosas JP, Lawrie T, Bucagu M, Oladapo OT, Portela A et al. WHO recommendations on antenatal care for a positive pregnancy experience-going beyond survival. Bjog. 2017;124(6):860-2.

Ye L, Cao W, Yao J, Peng G, Zhou R. Systematic review of the effects of birth spacing after cesarean delivery on maternal and perinatal outcomes. Int J Gynaecol Obstet. 2019;147(1):19-28.

Zanforlin A, Corsico AG, F DIM, Patella V, Scichilone N. Asthma in pregnancy: One more piece of the puzzle. Minerva Med. 2016;107(Suppl 1):1-4.

Zugaib M, Cabar FR. Riscos obstétricos em reprodução assistida. In: Farma S (ed). Medicina Reprodutiva SBRH. São Paulo; 2019. p.439-43.

9

Aconselhamento genético

Denise Pontes Cavalcanti

Em geral, a grande maioria dos defeitos congênitos estruturais, ou seja, aqueles que afetam a morfogênese, é de manifestação perinatal. Esses defeitos podem se apresentar de forma isolada ou associados numa síndrome ou doença genética. Também podem ser de manifestação perinatal doenças metabólicas causadas por anomalias congênitas que afetam o funcionamento de um determinado órgão ou sistema sem alterar a morfogênese.

Diante de qualquer anomalia congênita que se manifeste no período perinatal, uma das principais condutas deveria ser a avaliação do feto/recém-nascido por um médico geneticista com o objetivo de confirmar o diagnóstico clínico e etiológico e, assim, propiciar o aconselhamento genético (AG) que envolve orientação sobre o diagnóstico, prognóstico e riscos reprodutivos.

Neste capítulo, o AG durante o período pré-natal será discutido em duas situações gerais – diante da suspeita de qualquer defeito congênito estrutural e naquelas situações em que uma condição geneticamente determinada está presente na história familiar.

Tomando inicialmente a primeira situação, muito mais frequente na nossa rotina, a partir da observação ultrassonográfica de um ou mais defeitos estruturais num feto, quatro etapas, sobretudo do ponto de vista acadêmico, devem ser consideradas no manejo clínico de modo semelhante ao recomendado por Dumez e Benachi (2004). A saber: 1) Diagnóstico; 2) prognóstico; 3) decisão; 4) pós-natal.

Diagnóstico

Nessa primeira etapa, é importante que se entenda que a detecção de um ou mais defeitos estruturais num feto não constitui O DIAGNÓSTICO do feto em questão. O segundo ponto importante é ter ciência de que, diante de um feto com defeitos estruturais, apenas em algumas situações é possível concluir o diagnóstico nessa fase; na maioria das vezes, a conclusão diagnóstica só será possível durante o pós-natal. Portanto, a avaliação por um médico especialista em genética clínica ou dismorfologia é fundamental. Há situações nas quais a avaliação clínica por si só já é suficiente para fundamentar uma sólida hipótese diagnóstica, ou essencial para definir a melhor conduta, como seguimento clínico, definição de exames complementares, exame clínico e/ou exames complementares de familiares. Na avaliação clínica inicial, uma classificação importante é definir se se trata de um defeito isolado ou de múltiplos defeitos. Tal classificação nem sempre é óbvia ou fácil. Os defeitos isolados são, em geral, de origem multifatorial e, nesse caso, não existe um exame complementar para definir o diagnóstico. Há, contudo, exceções e um dado defeito isolado pode ser de herança monogênica com um ou mais genes já associados a esse defeito (p. ex., a hipoplasia do coração esquerdo pode ser de origem monogênica em alguns casos com mutações no gene *GJA1*).

Ao contrário, se o feto apresenta defeitos múltiplos, o conjunto desses defeitos pode representar algum quadro sindrômico com etiologia definida ou não. Quando a combinação de defeitos não sugere nenhum quadro sindrômico conhecido, o feto pode ser definido como portador de defeitos múltiplos ou como um polimalformado. A conclusão diagnóstica durante o pré-natal, nesses casos, é possível em situações nas quais para a suspeita diagnóstica levantada existe um exame complementar específico que confirma o diagnóstico. Por exemplo, num feto que apresenta restrição de crescimento, cardiopatia, espinha bífida e ausência de rádio bilateral, a suspeita de síndrome de Edwards (trissomia do cromossomo 18) deve ser feita e o cariótipo pode confirmar ou não a suspeita clínica. Outro exemplo, um feto apresentando encefalocele, rins displásicos e polidactilia pós-axial em mãos e/ou pés sugere a síndrome de Meckel-Gruber. Essa condição, de herança autossômica recessiva, é considerada uma ciliopatia e para a sua investigação teria de se investigar um painel de genes associados a ela. Atualmente, os seguintes genes são associados à essa síndrome: *KIF14, NPHP3, CC2D2A, TMEM67, TMEM216, CEP290, TCTN2, RPGRIP1L, TMEM231, TMEM107, B9D1, MKS1, B9D2* (OMIM – Online Mendelian Inheritance in Man).

Em resumo, geralmente quando se está diante de um defeito isolado, não há um exame específico a ser solicitado. No entanto, a possibilidade de ser um quadro sindrômico com vários dismorfismos menores, imperceptíveis ao exame ultrassonográfico e, tendo em vista a alta prevalência das anomalias cromossômicas nessa etapa do desenvolvimento humano, diante de defeitos estruturais, isolados ou múltiplos, recomenda-se triagem para anomalias cromossômicas. No nosso meio, o cariótipo continua sendo o exame a ser indicado. Quando a suspeita de uma cromossomopatia é muito pertinente e o cariótipo é negativo, o exame que o seguiria seria o CMA (*chromosomal microarray*) ou o CGHa (*array comparative genomic hybridization*) que tem resolução muito maior para a detecção de rearranjos cromossômicos. Se o padrão de malformações sugere uma heredopatia (condição monogênica ou mendeliana), o exame a ser indicado seria o sequenciamento do ou dos genes relacionados àquele fenótipo. Outro exame que pode ser indicado, em situações específicas, é o FISH com sonda *locus*-específica para uma região precisa de um determinado cromossômico (p. ex., FISH para a síndrome de DiGeorge).

Duas situações particulares que merecem considerações especiais são a hidropisia fetal e a suspeita de uma displasia esquelética. No caso de hidropisia, considerando que esta constitui muitas vezes a manifestação do estágio final de uma doença e que muitos quadros patológicos podem resultar em hidropisia, durante o pré-natal é fundamental começar a investigação procurando, a princípio, as condições que mais frequentemente geram esse quadro clínico, a saber, cardiopatia isolada, aneuploidias e infecções congênitas. Se essas condições são afastadas, um grande número de doenças, em geral mais raras, deveria ser considerado e uma estratégia de investigação deveria ser considerada. Para tanto, recomendamos a referência indicada na bibliografia.

Quando se observa um retardo de crescimento com ossos longos de comprimento reduzido para a idade gestacional na ausência de malformações associadas, geralmente a suspeita de uma displasia esquelética deve ser levantada. Diante dessa situação, a definição mais importante constitui a avaliação de parâmetros qualitativos e quantitativos que permitam a classificação de uma displasia esquelética letal ou de uma displasia esquelética não letal.

Prognóstico

Nessa etapa, ter ou não o diagnóstico concluído obviamente facilita a avaliação do prognóstico. Se tomarmos esses exemplos oferecidos, a síndrome de Edwards, inicialmente suspeitada pelo padrão de defeitos observados pelo ultrassom e finalmente confirmada por um cariótipo que mostra a trissomia do cromossomo 18, permite a orientação da família sobre esse diagnóstico preciso que geralmente é letal, mas pode ser compatível com a sobrevida do feto numa parcela muito pequena dos casos. Nesses casos, o prognóstico é grave/reservado levando-se em consideração tanto o comprometimento físico, quanto o neurológico. Como na maioria das vezes, as aneuploidias são eventos ditos *de novo*, o risco reprodutivo costuma ser baixo e relacionado à idade materna.

No outro exemplo que utilizamos, a suspeita da síndrome de Meckel-Gruber, esta pode ser definida ainda durante o pré-natal se o estudo molecular do feto puder ser realizado confirmando a presença de mutações associadas a esta síndrome. Sendo uma síndrome de herança autossômica recessiva, o risco reprodutivo para o casal é de 25% para futuras gestações. Caso o estudo molecular não seja possível durante o pré-natal, o prognóstico pode ser avaliado como reservado por causa da gravidade dos defeitos apresentados. Em outras palavras, a avaliação do prognóstico fetal pode ser feita, em muitas situações, mesmo que a definição diagnóstica não possa ser concluída durante o pré-natal, pois a avaliação do(s) defeito(s) permite, em geral, estimar a gravidade do quadro, desde que o(s) defeito(s) observado(s) no feto tenha(m) sido bem avaliado(s) e discutido(s) com uma equipe multidisciplinar, na qual a presença do médico geneticista é fundamental, pois se trata do profissional que lida e estuda os defeitos congênitos.

As duas outras situações particulares mencionadas no item anterior – hidropisia fetal e displasia esquelética – merecem considerações separadas. Na hidropisia fetal, mesmo que o diagnóstico não possa ser concluído no período pré-natal, a evolução fetal observada pelo ultrassom pode ser indicativa do prognóstico e, não raro, o desfecho é fatal, o que requer a continuação da investigação durante o pós-natal para definição diagnóstica e posterior AG (Moreno et al., 2013). Tendo em vista a rapidez da evolução para o desfecho fatal, a própria evolução progressiva do quadro indica a necessidade de avaliação invasiva para a coleta de material biológico (p. ex., sangue fetal, líquido amniótico) para estudos futuros, visto que o nascimento de um feto morto macerado impede a coleta de material biológico em condições de estudo. A avaliação dos riscos reprodutivos requer a definição etiológica.

Na suspeita de uma displasia esquelética, e lembrando que o diagnóstico costuma ser pós-natal na maioria das vezes, a principal informação para se avaliar prognóstico também pode ser fornecida pelas informações da ultrassonografia e, a partir dela, sugerir se se trata de uma displasia esquelética letal – quando o encurtamento dos ossos longos é grave e se instala precocemente, por exemplo no início do

2º trimestre, e se associa a um tórax estreito; ou não quando o encurtamento dos ossos longos, em geral, não é grave e se inicia mais tardiamente e o desenvolvimento do tórax parece normal (Krakow et al., 2009). A partir dessa informação sobre a gravidade da displasia esquelética, a família já deve ser orientada sobre os exames a serem realizados no pós-natal e que serão necessários para o diagnóstico e AG. Todo feto com suspeita de displasia esquelética deve, ao nascimento, ser submetido à avaliação radiológica por meio do *babygram* (corpograma, nome adotado localmente). Esse exame não apenas indicará a necessidade de estudo molecular, como também orientará qual a melhor estratégia para essa investigação. Importante ressaltar aqui que para a avaliação do exame radiológico, é necessário um especialista em displasias esqueléticas. Novamente, a avaliação dos riscos reprodutivos requer a definição do diagnóstico clínico-etiológico específico.

Decisão

Nessa etapa, não só a equipe médica, como também a família, todos podem e devem decidir o que e quando fazer. Aqui vamos discutir aspectos técnicos possíveis do ponto de vista médico-científico diante de um diagnóstico durante o pré-natal, deixando de lado aspectos legais ou de outra ordem, que aqui não cabem.

A partir dos dois exemplos referidos, seja o da síndrome de Edwards, seja o da síndrome de Meckel-Gruber, ambas as condições têm mau prognóstico, sendo a primeira letal na maioria das vezes e a segunda invariavelmente letal, a decisão nesses casos requer sobretudo uma decisão dos pais, visto que à equipe médica recaem as condutas rotineiras de seguimento do pré-natal e paliativas no caso de o feto nascer com vida. Sendo ambas condições letal ou semiletal, procedimentos mais invasivos não costumam estar indicados. À família caberia, uma vez ciente e orientada quanto ao diagnóstico e prognóstico, tomar a decisão mais apropriada para ela, e esta pode envolver apenas se preparar psicologicamente para um desfecho negativo com perda natural desse feto ou solicitar a interrupção da gestação.

Em outras situações diagnósticas, decisões médicas que necessitam da aceitação da família podem ser as mais variadas. Por exemplo, a suspeita clínica de síndrome de Edwards pode, às vezes, ser um pouco mais complicada porque os pais rejeitam a realização de um diagnóstico invasivo, então condutas que poderiam ser definidas durante o pré-natal são postergadas para o período pós-natal.

A decisão, durante o pré-natal, requer sempre uma ampla discussão da equipe médica para a devida orientação dos pais quanto ao diagnóstico e prognóstico e à avaliação do que pode ser feito em termos de exames e cuidados médicos para o feto. Nesse momento, a avaliação sobre o futuro reprodutivo do casal pode ser mencionada, mas a devida orientação deve ser deixada para período pós-natal, mesmo naqueles casos em que o diagnóstico pôde ser estabelecido durante o pré-natal.

Pós-natal

O pós-natal é período no qual todos os fetos que apresentam algum defeito, independentemente de o diagnóstico ter sido concluído ou não, devem ser avaliados por um médico geneticista e a família deveria ser orientada durante o pré-natal sobre a importância dessa avaliação.

Mesmo que o diagnóstico tenha sido confirmado no pré-natal e uma orientação inicial quanto a riscos reprodutivos futuros já tenha sido realizada, é no pós-natal que essa discussão deve ser mais precisa e enfática. A família precisa ter seu tempo para elaboração e entendimento do problema. Na maioria das vezes, o momento para discutir sobre riscos reprodutivos é o pós-natal, geralmente numa etapa mais tardia, e não no pós-natal imediato. Este último é o momento de avaliação fetal para tomada de decisões mais tardias.

Resumindo, a orientação pré-natal de uma família que tem um feto portador de anomalias estruturais depende do diagnóstico e baseado nele, e se foi possível estabelecer um diagnóstico etiológico, essa orientação será mais precisa no que se refere à estimativa de riscos reprodutivos. Mesmo com um diagnóstico clínico-etiológico definido, o pós-natal constitui o melhor momento para concluir o AG. Por exemplo, um determinado feto apresenta fenda labiopalatina isolada ou, melhor dito, aparentemente isolada durante o pré-natal. Não há um exame específico nessa fase e esse feto deve ser reavaliado após o nascimento. Em outra situação, a detecção ao nascimento de uma determinada cardiopatia aparentemente isolada durante o pré-natal, sem história familiar e provavelmente de origem multifatorial, pode ensejar outra interpretação a partir da identificação de um quadro sindrômico, pois o recém-nascido apresenta vários dismorfismos, nessa situação requerendo investigação complementar mais especializada. Dependendo da complexidade do quadro e da necessidade de exames a serem realizados, o diagnóstico pode demorar anos e, consequentemente, a conclusão do AG.

Outro exemplo vivenciado em nosso serviço mostra a complexidade de alguns quadros e a importância da avaliação pós-natal. Durante o pré-natal, um encurtamento de ossos longos observado tardiamente ensejou a suspeita de uma displasia esquelética não letal, provavelmente acondroplasia, segundo a avaliação ultrassonográfica. Essa informação passada à família gerou uma expectativa que foi completamente modificada na avaliação pós-natal, visto que o exame dismorfológico mostrou uma criança com discreta desproporção corporal associada a um quadro dismórfico importante que permitiu, com ajuda de exames complementares, definir uma síndrome cromossômica rara de prognóstico reservado quanto à evolução cognitiva da criança.

Finalmente, chamamos a atenção de situações nas quais, o diagnóstico de uma condição genética na família já é conhecida. Maior importância, por razões óbvias, são as situações em que a condição genética é familiar e oferece riscos de recorrência elevados. Nesse ponto duas são as situações para uma orientação e AG.

1. A orientação é realizada antes mesmo da gestação. Nesse caso, com base na doença em questão e na existência ou não de um exame genético comprovando a doença, a orientação pode ser: a) indicação do exame durante o pré-natal; ou b) fertilização assistida com a realização de exames pré-implantação e implantação do feto sem a mutação.

2. Se a orientação acontece quando a gravidez já está em curso, o único que pode ser oferecido é o exame durante o pré-natal, se já existe um conhecimento sobre a etiologia precisa da condição genética em questão. Caso não se conheça a etiologia, o acompanhamento ultrassonográfico para avaliação da morfologia fetal é o exame mais indicado para o seguimento da gestação na maioria das vezes.

LEITURAS COMPLEMENTARES

Dumez Y, Benachi A. Médecine foetale et diagnostique pré-natal. Paris: Doin Editeurs – Groupe Liasions AS; 2004.

Krakow D, Lachman RS, Rimoin DL. Guidelines for the prenatal diagnosis of fetal skeletal dysplasias. Gen Med. 2009;11:127-33.

Moreno CA, Kanazawa T, Barini R, Nomura ML, Andrade KC, Gomes CP, Heinrich JK, Giugliani R, Burin M, Cavalcanti DP. Non-immune hydrops fetalis: a prospective study of 53 cases. Am J Med Genet. 2013;161A:3078-86.

OMIM (On line mendelian inheritance in man). Disponível em: https://www.ncbi.nlm.nih.gov/omim.

Anatomia e Fisiologia Obstétrica

10

Anatomia Pélvica Feminina

Elton Carlos Ferreira
Marcos Marangoni Junior

O conhecimento da anatomia da pelve e períneo, bem como das variações anatômicas dessas regiões, é fundamental para o obstetra no sentido de avaliar com maior clareza o trajeto do parto, pontos críticos para a descida fetal e manobras a serem feitas no seguimento pré-natal ou durante o parto. Além disso, partos cirúrgicos demandam conhecimento também da parede abdominal e dos planos musculares pélvicos e suas fáscias. Este capítulo visa facilitar ao leitor o reconhecimento de estruturas e auxiliar na elaboração de estratégias para a boa prática obstétrica.

Pelve óssea

A pelve óssea é a estrutura do esqueleto apendicular que circunda o espaço denominado "pelve", provendo proteção para os órgãos ali alocados, suporte para as estruturas pelvicoabdominais e o peso do corpo quando em pé ou sentado, e ainda provê pontos de fixação para importantes músculos e ligamentos fundamentais para a estática pélvica e a locomoção do indivíduo.

Fazem parte dessa estrutura óssea os ossos do quadril direito e esquerdo (compostos pela fusão de três ossos, o ílio, o ísquio e o púbis) e pelo sacro (fusão das cinco vértebras sacrais), além do cóccix.

A asa do ílio tem forma de leque, enquanto o corpo do ílio forma, em sua face externa, parte do acetábulo. É na borda da asa, chamada "crista ilíaca", em que se encontram as espinhas ilíacas anterossuperior e posterossuperior.

Já o ísquio se divide em ramo isquiático, que forma parte do forame obturatório, e dá origem à tuberosidade isquiática, ao passo que o corpo do ísquio participa na formação também do acetábulo. É na junção entre corpo e ramo que se encontra a espinha isquiática, importante ponto de referência na descida fetal (plano 0 de DeLee), e possível local de distócia no parto. O pube, por sua vez, é angulado, e ajuda na formação do acetábulo, em seu ramo superior, e o forame obturatório, em seu ramo inferior.

Esse espaço é dividido dinamicamente em pelve menor e maior (Figura 10.1), e seus limites são descritos a seguir:

- **Pelve maior (pelve falsa):** limitada pelas asas dos ossos ilíacos posterolateralmente e pela face anterossuperior da vértebra S1 posteriormente. Os músculos da parede abdominal formam o limite anterior.

Na avaliação obstétrica, o tamanho da pelve óssea é importante por poder tratar-se de possível obstáculo do trajeto fetal. Existem diâmetros (conjugados) principais para os quais se deve atentar na avaliação obstétrica:

a) **Diâmetros transversos:** diâmetro entre as espinhas ilíacas anterossuperiores de um lado a outro e o entre as cristas ilíacas de um lado a outro;

b) **Diâmetro anteroposterior (ou conjugada externa, ou diâmetro sacropúbico externo):** medida da distância entre L5 e a borda superior da sínfise púbica.

- **Pelve menor (verdadeira ou escava):** limitada superiormente pela abertura superior da pelve, lateralmente pelos ossos do quadril, e posteriormente pelo sacro e cóccix. O assoalho pélvico forma o limite inferior. Na avaliação obstétrica, em termos didáticos, divide-se a bacia menor em estreitos, descritos a seguir:

Estreito superior: limitada pelo promontório, articulação sacroilíaca, linha inominada e borda superior do pube. Apresenta alguns diâmetros importantes:

a) *Conjugata vera* **anatômica:** distância do promontório à borda superior da sínfise púbica e mede 11 cm.

b) *Conjugata vera* **obstétrica:** é o menor diâmetro entre promontório e face posterior da sínfise púbica, medindo 10,5 a 11 cm.

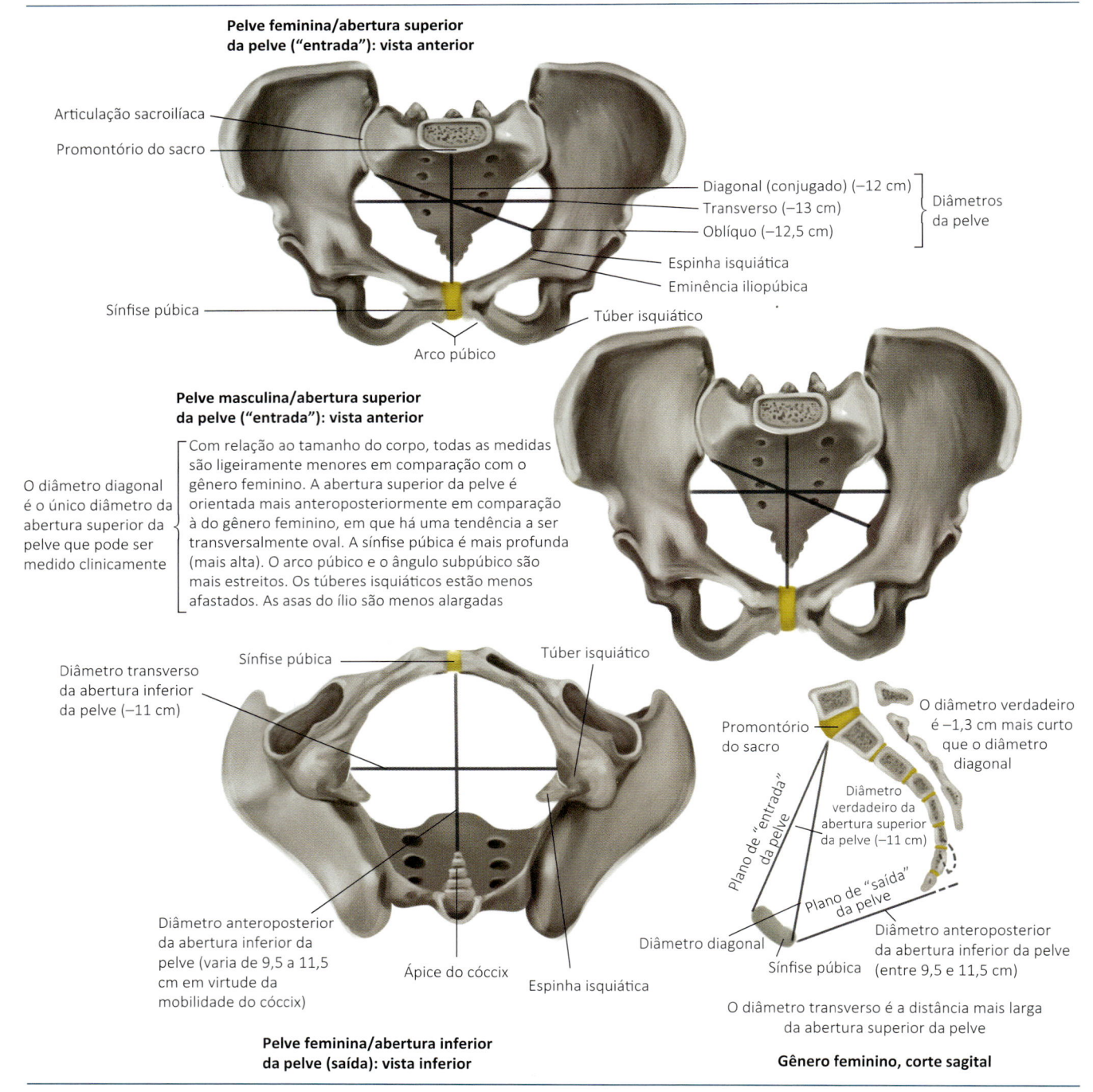

Figura 10.1. Pelve óssea: Estruturas ósseas e ligamentares da pelve feminina e seus principais estreitos.
Fonte: Desenvolvido pela autoria.

c) **Diâmetro transverso máximo:** distância das porções mais laterais da linha inominada de um lado a outro, com cerca de 13 cm.

d) **Diâmetro transverso médio:** estende-se na mediana da *Conjugata vera* anatômica e mede 12 cm.

e) **Diâmetros oblíquos ou de insinuação:** entre eminência ileopectínea de um lado até a articulação sacroilíaca contralateral, medindo aproximadamente 12 cm. Denominam-se "primeiro oblíquo" o diâmetro que considera a eminência ileopectínea esquerda

e "segundo oblíquo" o que considera a eminência ileopectínea direita. A insinuação fetal ocorre mais frequentemente com variedade de posição compatível com o primeiro oblíquo.

- **Estreito médio:** delimitado pelo sacro (porções anteriores de S4 e S5), ligamentos sacroisquiáticos, espinhas isquiáticas e borda inferior da sínfise púbica. Também observam-se dois diâmetros importantes:
  - **Diâmetro sacromediopúbico:** entre o meio da concavidade do sacro até face posterior da sínfise púbica.

- **Diâmetro biisquiático:** distância mais estreita do canal de parto, de uma espinha isquiática a outra; todavia, não é distância fixa, podendo prolongar-se durante o trabalho de parto.
- **Estreito inferior:** encontra-se limitado pelo cóccix, ligamento sacroisquiático, tuberosidade isquiática, ramo isquiopúbico e borda inferior da sínfise púbica. Entre os túberes isquiáticos, traça-se uma linha imaginária que divide o estreio inferior em triângulos que dividem a mesma aresta. Existem dois diâmetros de maior relevância obstétrica nesta porção:
  - *Conjugata exitus:* distância entre o cóccix até margem inferior da sínfise púbica, medindo cerca de 9,5 cm, tendo seu diâmetro aumentado em 2,5 cm com a retropulsão do cóccix, na fase final do período expulsivo
  - **Diâmetro bituberoso:** diâmetro entre as duas tuberosidades isquiáticas, com cerca de 11 cm.

No estudo da bacia óssea, é válido relembrar que existem quatro tipos clássicos de bacia:

- **Androide:** bacia com estreito superior triangular e com tendência a distócias progressivas com a descida fetal.
- **Antropoide:** bacia com estreito superior elíptico, sendo o maior diâmetro no sentido anteroposterior da bacia. Nesse tipo de bacia, pode haver dificuldade na insinuação fetal.
- **Ginecoide:** o tipo feminino mais frequente, com formato oval arredondado, com maior diâmetro transversal, sendo a de melhor prognóstico para os mecanismos de parto.

- **Platipeloide:** bacia com maior diâmetro no sentido transverso e é pouco frequente na população.

Com a miscigenação dos povos, é comum a mulher apresentar características pélvicas diversas, independentes desta divisão clássica.

No passado, em avaliação prévia ao trabalho de parto, era comum a pelvimetria, com mensuração dos estreitos pélvicos com pelvímetros ou toque vaginal, na tentativa de antever o prognóstico do resultado da descida fetal e do parto. Essa prática foi quase que abandonada do cotidiano, uma vez que, caso não haja suspeita de macrossomia fetal, opta-se, hoje, pela prova de trabalho de parto.

Assoalho pélvico

O assoalho pélvico é o conjunto de estruturas na pelve menor responsáveis pela sustentação das vísceras abdominopélvicas e separa a cavidade pélvica do períneo. É de fundamental importância na estática pélvica, bem como no funcionamento adequado das porções finais do trato urinário e intestinal. Na obstetrícia, sua importância se dá pela sustentação do peso fetal e por estar no caminho da descida fetal, estando frequentemente associado a lesões de trajeto de parto.

Trata-se de composição organizada em formato de funil do diafragma pélvico, diafragma urogenital e da fáscia endopélvica. São estruturas dinâmicas que têm inserções variadas nas estruturas ósseas ou centros tendíneos, com ações que envolvem desde função sexual, sustentação até a continência (Figura 10.2).

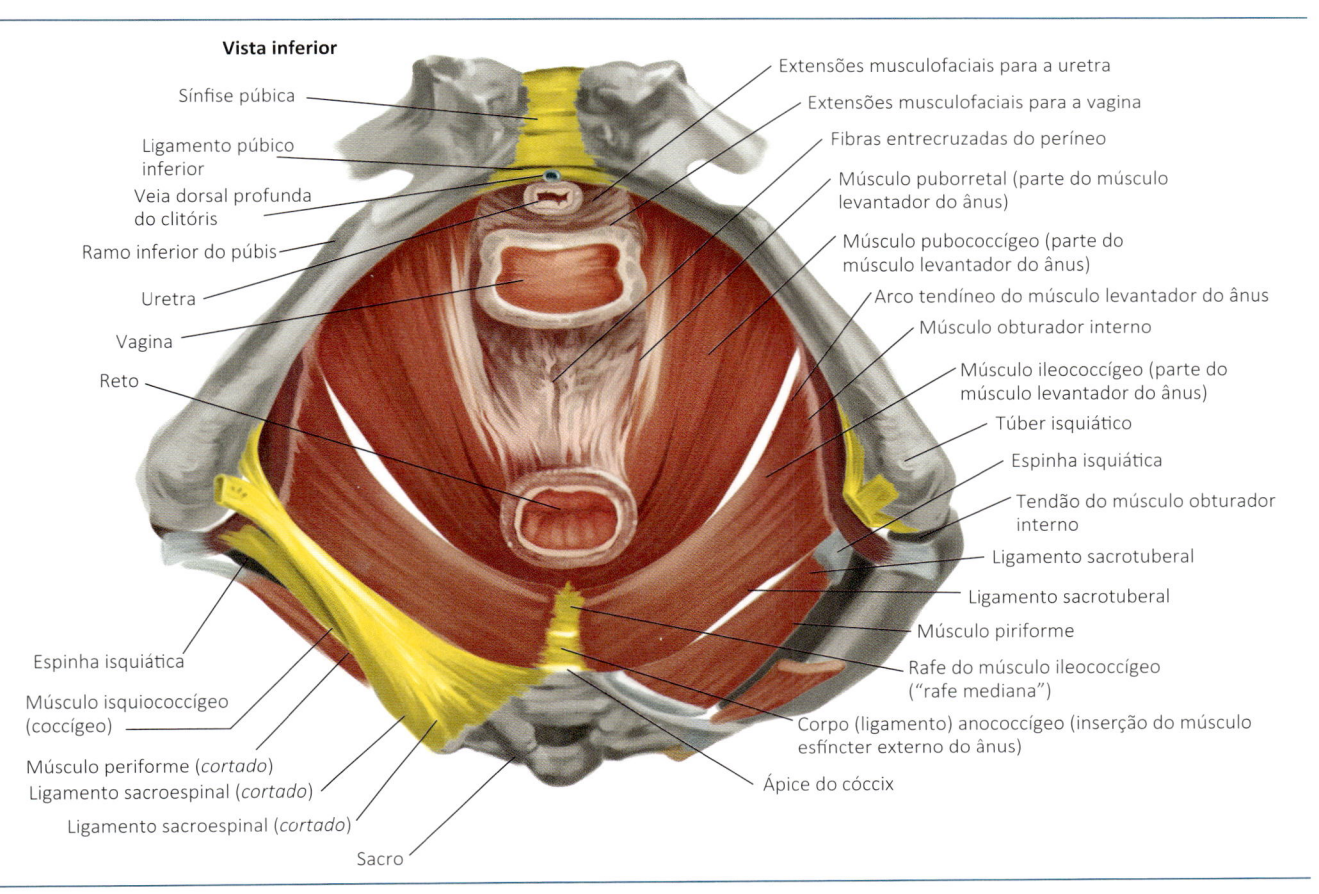

Figura 10.2. Assoalho pélvico: Principais músculos em vista inferior do assoalho pélvico.

Fonte: Desenvolvido pela autoria.

- **Diafragma pélvico:** formação muscular composta pelos músculos elevadores do ânus e isquiococcígeo e localizado superiormente ao diafragma urogenital. Os músculos elevadores do ânus tratam de uma unidade complexa da união de ramos pubococcígeo (subdividido em pubovaginal, puboperineal e puboanal), puborretal e ileococcígeo. São os componentes mais importantes do assoalho e encontram-se em contração constante para preservação da estática pélvica. Sua contratura exagerada pode levar a quadros como vaginismo. O nome dos respectivos ramos dá-se pela fixação de suas fibras. É também este grupamento muscular trabalhado por fisioterapeutas no preparo para o parto. Os músculos isquiococcígeos imbricam-se nas porções laterais e inferiores do sacro e cóccix, situando-se profundamente ao ligamento sacroespinal. Além de auxiliarem na sustentação de vísceras pélvicas, são fundamentais para a função evacuatória e para a continência urinária e fecal.
- **Diafragma urogenital:** termo utilizado para descrever estruturas localizadas inferiormente ao diafragma pélvico, na porção do hiato ou abertura urogenital, correspondente à perfuração da vagina, uretra e reto na musculatura levantadora do ânus. É formada pelo músculo transverso superficial do períneo, músculos bulboesponjosos, isquiocavernosos e esfíncter externo do ânus. Tem função sexual proeminente, como ereção do clitóris pelo isquiocavernoso e constrição da vagina pelo bulboesponjoso e também atuam na sustentação pélvica.
- Durante a episiotomia médio lateral são seccionados frequentemente os músculos bulboesponjosos e o transverso superficial do períneo. Sua identificação, seu isolamento e sua síntese devem ser cuidadosos para se evitarem condições como prolapsos ou dispareunia. No parto, pode haver lesão do músculo elevador do ânus, do períneo e da fáscia pélvica. O músculo mais frequentemente lesado é o pubococcígeo por apresentar-se em porção mais medianizada.

No períneo posterior, encontra-se o chamado triângulo anal. O complexo esfincteriano anal é formado pelo esfíncter externo, composto de musculatura estriada, esfíncter interno, de músculo liso e pelo músculo puborretal. É fundamental o conhecimento anatômico desta região para a correção de traumas de parto maiores, os chamados OASIS (*obstetric anal sphincter injuries*).

Órgãos genitais externos

Os órgãos genitais externos situados na região vulvoperineal, também chamados em conjunto de "vulva", "pudendo feminino" ou "pudenda", são os determinantes do sexo biológico feminino. Deles fazem parte não só os grandes e pequenos lábios, como também o vestíbulo da vagina, as glândulas vestibulares maiores (Bartholin) e menores, as glândulas de Skene e parauretrais, o óstio uretral, o clitóris e o hímen, bem como o monte pubiano (ou monte de Vênus). Embriologicamente, o desenvolvimento dos genitais externos dá-se a partir da oitava semana de gestação até a décima segunda. A vulva tem como funções principais a sensitividade para excitação e ereção de tecidos específicos para a relação sexual e orientação do fluxo urinário, bem como vedar e proteger estruturas pélvicas internas (Figura 10.3).

Monte do púbis

Elevação arredondada, anterior à sínfise púbica, preenchida de tecido adiposo. Tem volume variável durante o desenvolvimento da mulher na infância, menacme e climatério, apresenta pilificação abundante a partir do desenvolvimento puberal. Tem continuidade com a parede abdominal anterior, assim hematomas ou líquidos acumulados na parede abdominal podem dissecar esse espaço.

Lábios maiores

Pregas cutâneas alongadas que delimitam a rima vulvar. Estendem-se do monte púbico em direção ao corpo perineal. Bem como o monte pubiano, a camada subcutânea que a forma tem distribuição semelhante à da parede abdominal anterior, com porção superficial frouxa (correspondente à fascia de Camper abdominal) e uma camada membranosa mais profunda, a fascia perineal superficial (ou fascia de Colles), que continua com a fascia de Scarpa abdominal. Os grandes lábios se unem e formam a comissura posterior no corpo perineal, limitando posteriormente o pudendo feminino. Por vezes, durante o parto vaginal, há avulsão dessas estruturas posteriormente.

Em cada lábio maior, há ainda uma das extremidades do ligamento redondo do útero que, juntamente ao processo vaginal obliterado, forma o canal de Nuck. Durante a gestação, são frequentes queixas de dores na região inguinal em virtude da retração dessas estruturas com o crescimento uterino.

Lábios menores

Pregas cutâneas desprovidas de gordura ou pelos, mediais aos grandes lábios, que circundam o vestíbulo vaginal. Apresentam tecido erétil em sua base e se unem anteriormente para formação do prepúcio do clitóris e seu frênulo. Durante processos dermatológicos próprios ou com a atrofia genital, os pequenos lábios podem ser gravemente acometidos e até mesmo desaparecerem.

Clitóris

Órgão erétil encontrado na fusão dos pequenos lábios anteriormente, sendo formado por raiz e corpo. É a junção de dois ramos de corpos cavernosos que se fixam no arco púbico e à glande do clitóris. Tem fibras sensitivas em abundância, tendo como função essencial a sexual, não se relacionando à uretra ou à micção. Tem comprimento aproximado de 2 cm.

Vestíbulo vaginal

Espaço limitado pelos pequenos lábios, compreende os óstios uretral anteriormente e da vagina posteriormente, bem como os ductos das glândulas vestibulares maiores e menores. Lateralmente à uretra também se encontram os ductos das glândulas parauretrais.

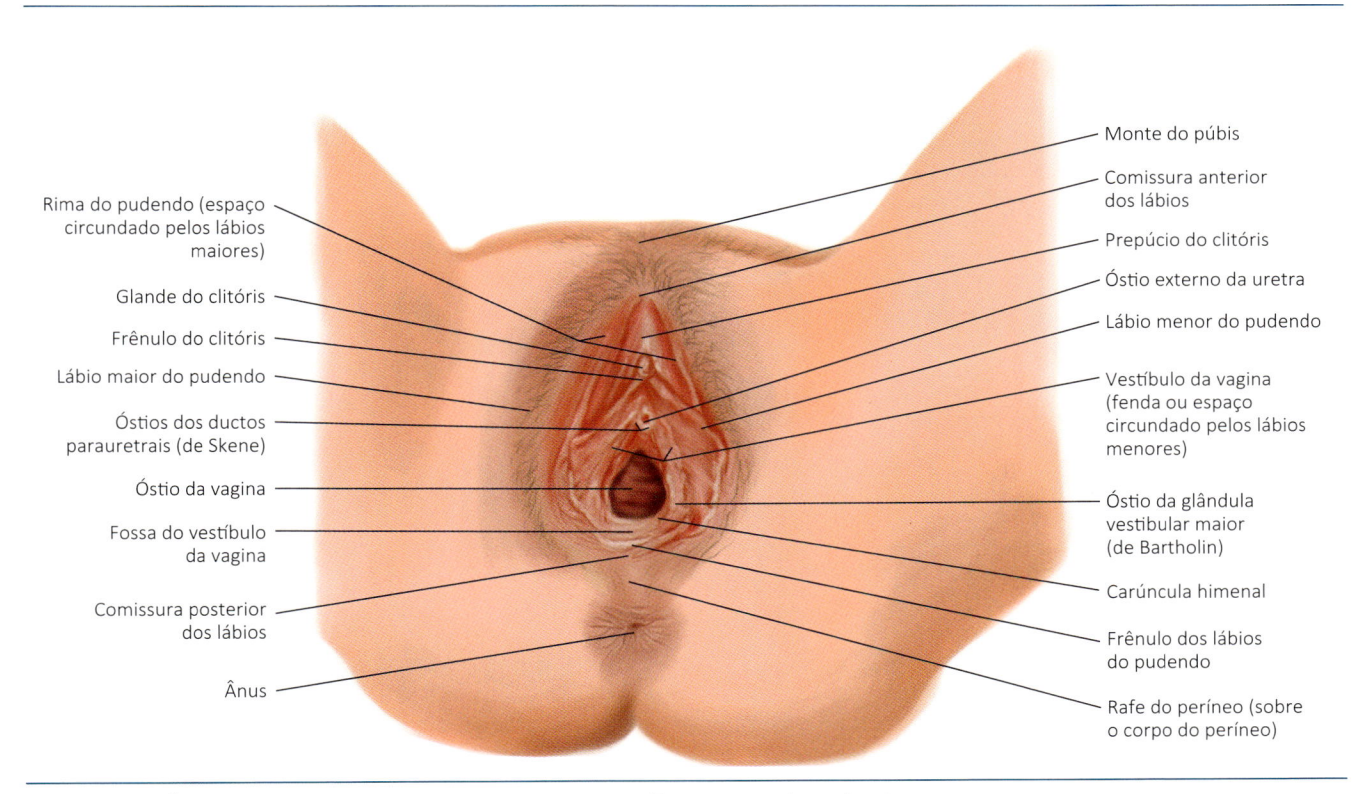

Figura 10.3. Órgãos genitais externos: Estruturas da genitália externa típica feminina.
Fonte: Desenvolvido pela autoria.

Hímen

O hímen, formação de tecido conjuntivo que recobre parcialmente o óstio vaginal, fragmenta-se após o início da atividade sexual, passando a formar as carúnculas himenais; trata-se do limite entre o vestíbulo e o canal vaginal.

Bulbos do vestíbulo

Massas eréteis extremamente vascularizadas, de aproximadamente 3 cm cada, alongam-se lateralmente ao óstio vaginal, profundamente aos pequenos lábios. Têm como tecidos homólogos nos homens o bulbo peniano e o corpo esponjoso do pênis. Posteriormente, têm contato com as glândulas de Bartholin e, anteriormente, juntam-se com o clitóris. São recobertos inferolateralmente pelos músculos bulboesponjosos.

Órgãos genitais internos

Incluem vagina, útero, tubas uterinas e ovários (Figura 10.4).

Vagina

Órgão tubular com cavidade virtual, de composição muscular e de tecido conjuntivo, limita-se pelo colo uterino e vestíbulo vaginal e mede de 8 a 10 cm. Tem como principais funções servir como pertuito para líquido menstrual, formação do canal de parto e receptáculo para pênis e ejaculado durante o coito. O colabamento vaginal habitual dá-se no sentido anteroposterior em razão de quatro músculos principais: bulboesponjoso, esfíncter externo da uretra, esfíncter uretrovaginal e músculo pubovaginal. Na região do colo uterino, apresenta reflexões denominadas "fundos de saco vaginais anterior e posterior".

Tem origem embriológica dupla, sendo a porção mais interna proveniente dos ductos de Muller, e a mais externa do seio urogenital. É um órgão com grande poder de distensão principalmente no sentido anteroposterior, tanto durante o recebimento do pênis no coito, quanto durante a descida fetal no parto. A distensão lateral é limitada pelas espinhas isquiáticas, projetadas posteromedialmente e pelos ligamentos sacroespinhosos. Assim, o desprendimento das espáduas dá-se no sentido anteroposterior.

Útero

Localizado na pelve fora dos períodos de gestação e puerpério, é órgão muscular piriforme e também tem grande poder de distensão para recebimento e desenvolvimento fetal. Seu corpo repousa sobre a bexiga, anteriormente, e o colo uterino situa-se entre a bexiga e o reto. É dividido classicamente em corpo e colo uterino (ou cérvix). O corpo uterino inclui o fundo do útero, que comporta os óstios tubários nos cornos uterinos e forma os dois terços superiores do órgão. A divisão entre corpo e cérvix dá-se pelo istmo uterino, segmento estreito que corresponde à porção mais externa do útero, onde insere-se a vagina (Figura 10.5).

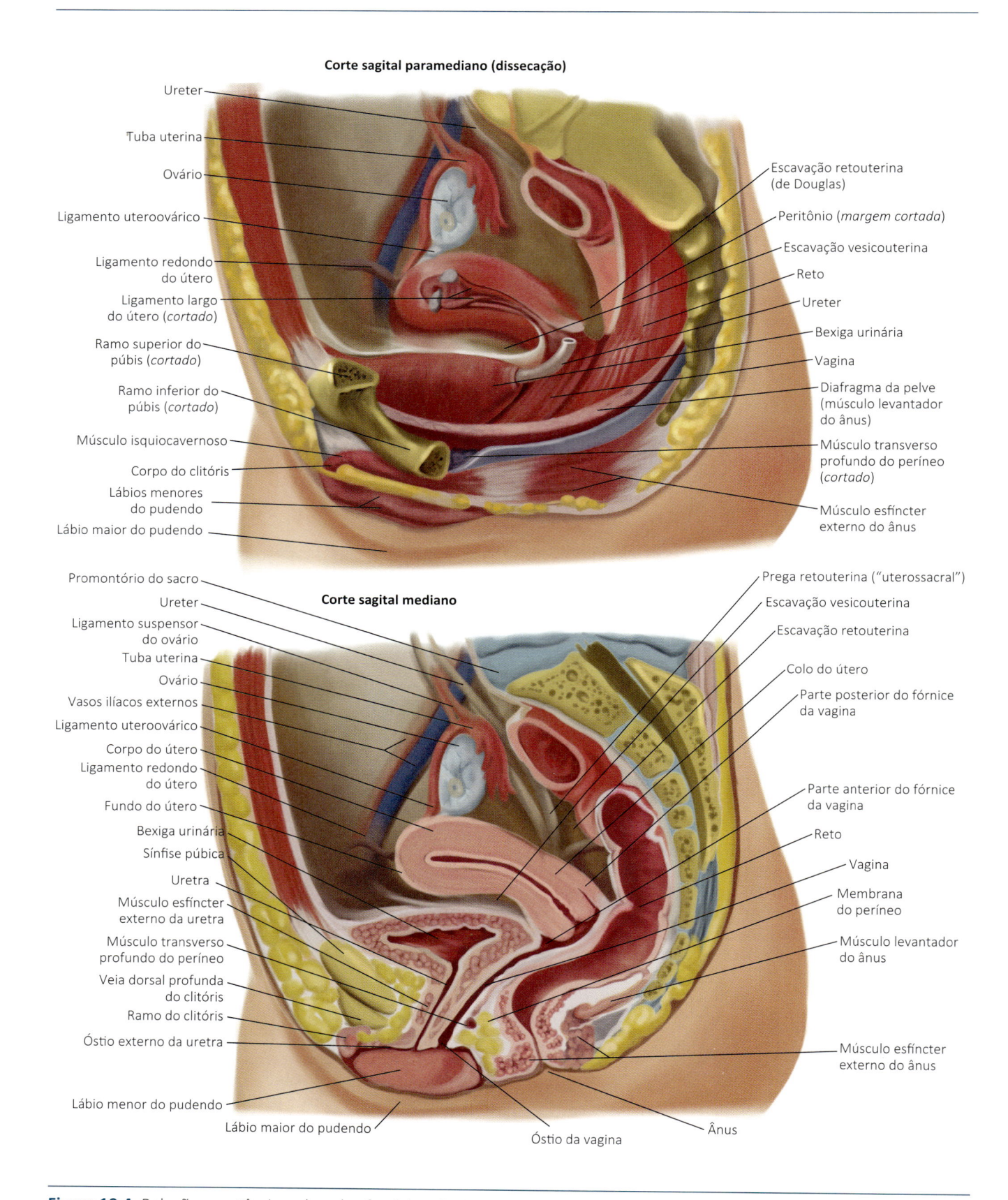

Figura 10.4. Relações anatômicas da pelve feminina: Posicionamento anatômico das principais estruturas pélvicas na mulher.
Fonte: Desenvolvido pela autoria.

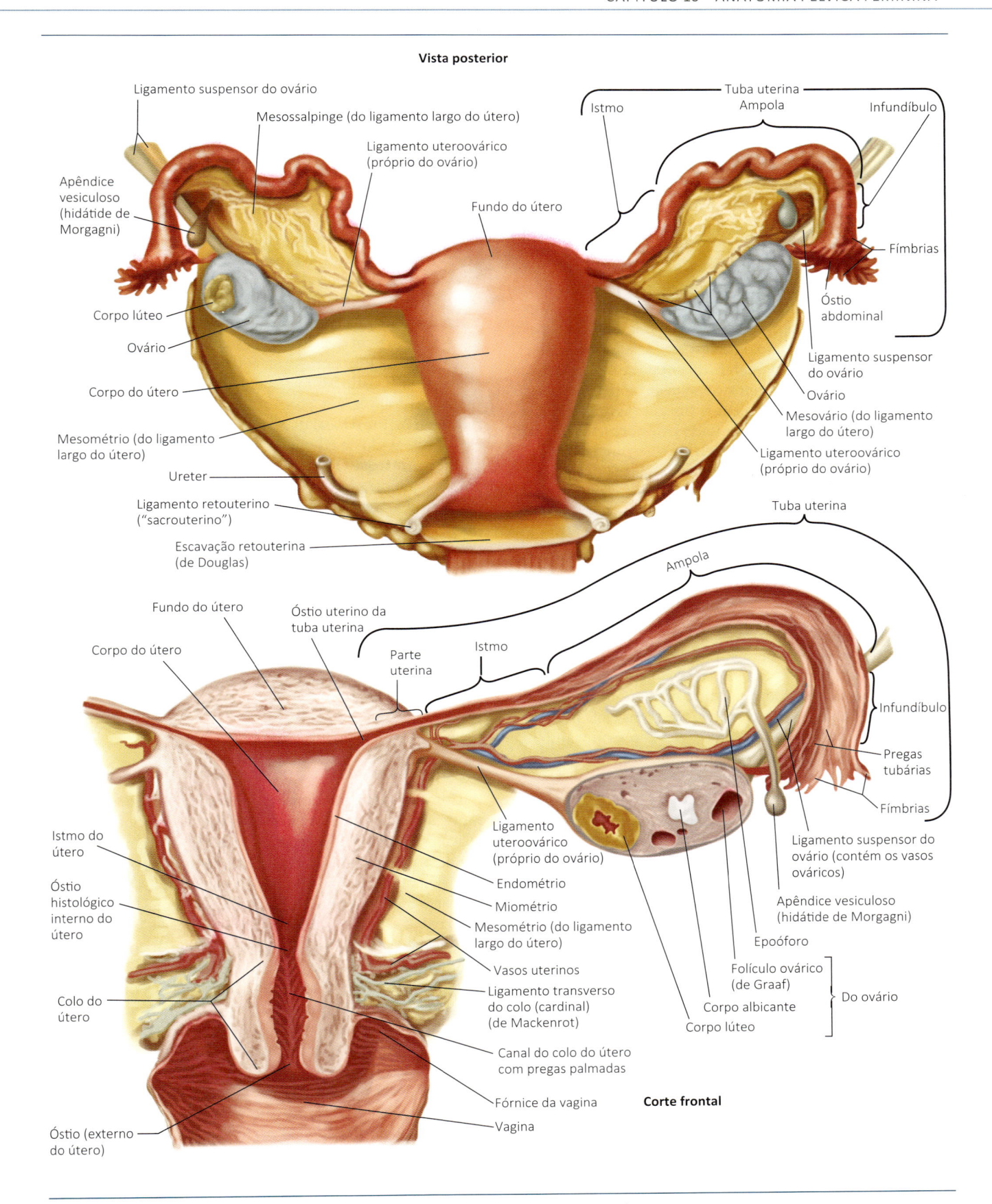

Figura 10.5. Órgãos genitais internos: Estruturas viscerais da genitália interna feminina.

Fonte: Desenvolvido pela autoria.

O corpo é formado por três camadas descritas:

- **Perimétrio:** camada mais externa, a serosa do órgão. Formada por pequena lâmina de tecido conjuntivo.
- **Miométrio:** camada média de músculo liso, é essa porção responsável pela grande distensibilidade do órgão, afinando-se durante a gestação. Nas contrações do trabalho de parto, é responsável pelo chamado tríplice gradiente descendente para direcionamento e expulsão fetal. A musculatura lisa se organiza em três camadas mal delimitadas com disposição longitudinal, circular e espiral das fibras.
- **Endométrio:** camada interna mucosa, aderida ao miométrio. Na concepção é responsável por permitir a implantação do blastocisto.

O colo uterino compreende quase um órgão próprio, com características e patologias específicas. É formação cilíndrica com aproximadamente 2,5 cm de comprimento na mulher não gestante. Composto majoritariamente por tecido fibroso, também contém em si fibras musculares. Apresenta canal cervical central limitado pelos orifícios interno, mais cranial e externo, mais caudal.

Durante a gestação, há profundas mudanças na anatomia do órgão, que se acentuam com a proximidade do termo e do trabalho de parto. O endométrio torna-se mais secretivo, passando a ser chamado de decídua; o colo uterino produz muco bastante espesso, com função de impedir ascendência de micro-organismos da vagina. Assim, o istmo é incorporado à cavidade uterina e forma-se o segmento, onde é realizada frequentemente incisão transversal para extração do feto na cirurgia cesariana.

O útero é sustentado por uma série de ligamentos, que promovem estabilidade dos órgãos pélvicos, mas também permitem certa mobilidade, fundamental, por exemplo, para o coito sem dor. Os principais responsáveis pela sustentação uterina são os músculos elevadores do ânus, já discutidos neste capítulo, e os paramétrios, formados por tecido conectivo lateral ao colo uterino, espessamentos da fáscia endopélvica. Formam os ligamentos uterossacros em forma de "V", de cada lado do colo até o meio do sacro, e os ligamentos cardinais do colo (transversos ou de Mackenrodt), de um lado e de outro, até as paredes laterais da pelve. Os ligamentos uterossacros limitam lateralmente o fundo de saco de Douglas. Os ureteres e vasos pélvicos correm lateralmente a estes ligamentos na pelve, e, em razão de variações anatômicas, podem estar mais ou menos próximos da linha mediana, devendo-se atentar para esse posicionamento na manipulação cirúrgica dos uterossacros. Esses ligamentos cervicais permitem o parto e impedem o descenso das vísceras pélvicas através do hiato genital.

Os ligamentos uterováricos fixam-se ao útero posterior e inferiormente à junção uterotubária. Os ligamentos redondos são extensões de músculo liso e fixam-se anteriormente a esta junção e são vestígios do gubernáculo ovárico, quando da descida das gônadas femininas. Descem lateralmente na parede através do anel inguinal pélvica, passando lateralmente aos vasos epigástricos, através do canal inguinal, terminando nos grandes lábios. No interior do ligamento redondo, passa pequeno ramo da artéria uterina chamado de artéria de Sampson.

Os ligamentos largos do útero são também ligamentos pares, laterais ao útero e estendem-se até o assoalho pélvico. Trata-se de dupla lâmina de peritônio que contornam a tuba uterina que, em sua margem livre anterossuperior, recebe suprimento através da mesossalpinge. Da mesma forma, o ovário recebe suprimento sanguíneo através de pequeno mesentério denominado mesovário.

Tubas uterinas

As tubas uterinas são órgãos tubulares que se abrem nos cornos uterinos para a cavidade uterina e, em sua porção oposta, abrem-se para o peritônio. Responsáveis por sediar a fertilização em grande parte das vezes, captam o ovócito liberado pelos ovários e o conduzem até o útero. É dividida classicamente em quatro porções em sua extensão.

O infundíbulo, porção mais distal do órgão, contém as fímbrias e o óstio abdominal, permitindo a captação do óvulo. A ampola é a porção com maior diâmetro, sendo frequentemente o local da fertilização do ovócito, tratando-se também do local mais frequente de implantação da gestação tubária. O istmo é parte tubária com paredes espessas e adentra no corno uterino e torna-se a quarta porção da tuba, a chamada "porção uterina", segmento intramural que atravessa a parede uterina e abre-se através do óstio uterino.

Ovários

Os ovários são as gônadas femininas. Localizados lateralmente ao útero, semelhantes ao formato de amêndoas, são os responsáveis pela produção dos gametas sexuais. São sustentados pelos ligamentos uterováricos, pelo mesovário e pelo infundíbulo pélvico (ou ligamento suspensor do ovário), de onde provem a irrigação sanguínea do órgão.

Estruturas nervosas da pelve

Como na parede abdominal, o posicionamento das estruturas nervosas na pelve dá-se lateral e superficialmente em relação às estruturas vasculares no geral. A pelve é inervada por nervos espinhais sacrais e coccígeos e pela porção pélvica do sistema nervoso autônomo. Os ramos de L4 e L5 unem-se, formando o tronco lombossacro, que segue inferiormente através da asa do sacro, para formar o plexo sacral.

O plexo sacral dá origem ao nervo isquiático, que segue para região glútea e face posterior da coxa, e nervo pudendo, principal nervo sensitivo do períneo e dos órgãos genitais externos. Este último deixa a pelve pelo forame isquiático maior e circunda a espinha isquiática.

É fundamental o entendimento desta região para escolha da anestesia de parto. Quando disponível, o bloqueio espinhal (anestesia raquídea) consiste na aplicação de anestésico em nível de L3-L4, produzindo anestesia abaixo do nível da cintura, compreendendo períneo, assoalho pélvico e canal de parto. Outra possibilidade é o bloqueio do nervo pudendo, que proporciona anestesia nos dermátomos de S2 a S4, e porção inferior da vagina. Nesta opção, injeta-se anestésico no cruzamento do nervo pudendo com o ligamento sacroespinal, próximo à espinha isquiática. A passagem da agulha pode ser feita através da vagina, ou, mais comumente, externamente pela pele. É fundamental guiar a agulha e proteger a apresentação fetal no canal de parto para evitar acidentes com o bebê.

O nervo obturatório origina-se das raízes de L2 a L4, segue na parede lateral da pelve, perfurando a membrana obturatória no forame obturado, sem suprir órgãos pélvicos, outrossim, inerva músculos mediais da coxa.

Os nervos autônomos da pelve são divididos anatomicamente em quatro estruturas principais: nervos esplâncnicos pélvicos, responsáveis pela inervação parassimpática das vísceras pélvicas; plexos hipogástricos, principal via de chegada de fibras simpáticas às vísceras pélvicas; plexos periarteriais, fibras vasomotoras que seguem artérias ováricas, ilíacas inter-nas e retais superiores; e troncos simpáticos sacrais, responsáveis pela inervação autônoma dos membros inferiores.

Estruturas vasculares da pelve

As artérias ilíacas internas são as responsáveis pela maior parte da irrigação sanguínea da pelve. Oriundas da artéria ilíaca comum, tem origem na altura de L5-S1. O ureter cruza com a ilíaca comum na bifurcação entre ilíaca interna e externa ou imediatamente distal a ela. Além da irrigação pélvica visceral e do assoalho pélvico, a artéria ilíaca interna irriga também porções da região glútea, coxa e períneo. Na altura do forame isquiático divide-se em ramo anterior e posterior (Figura 10.6).

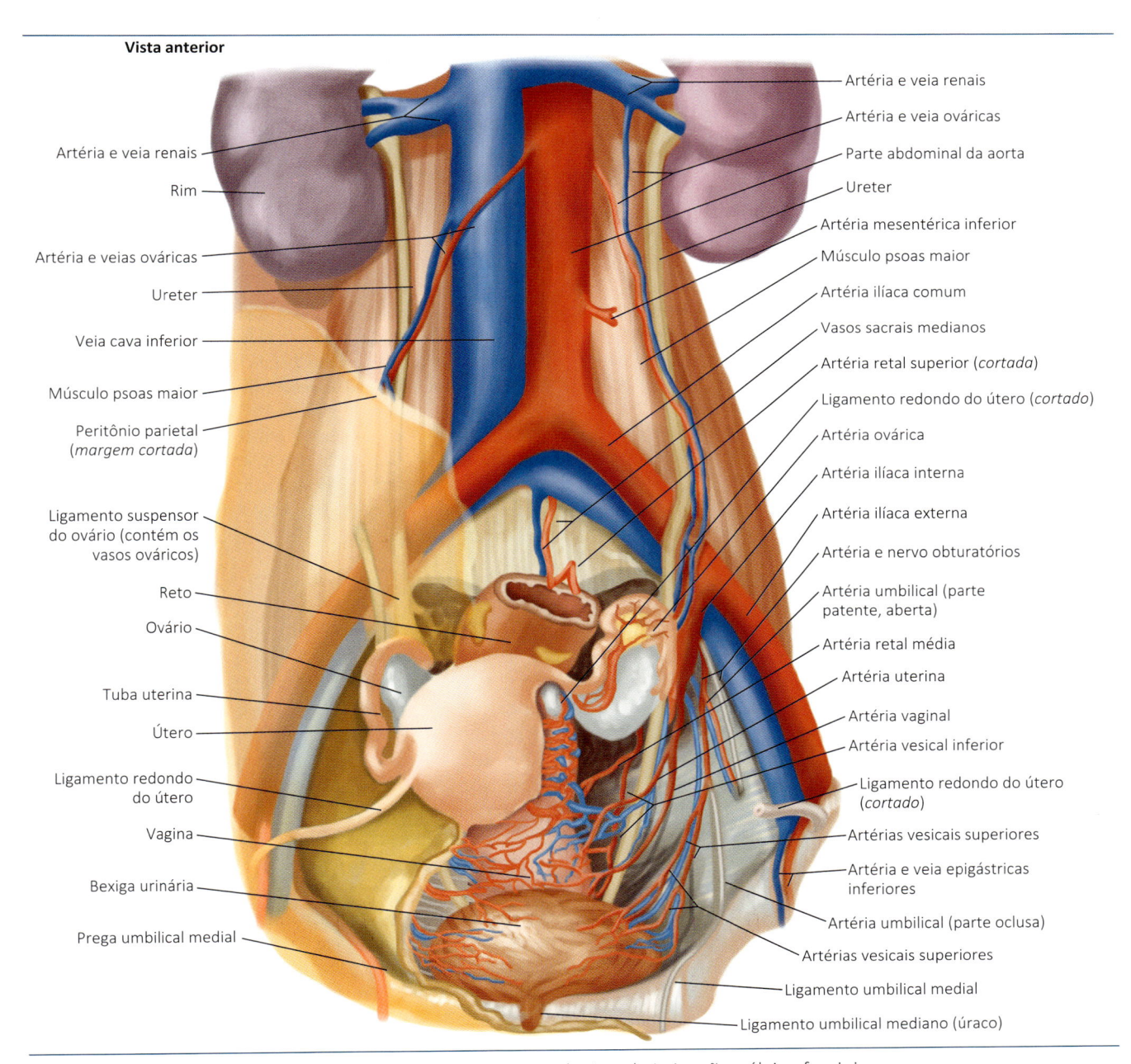

Figura 10.6. Vascularização pélvica: Principais vasos responsáveis pela irrigação pélvica feminina.

Fonte: Desenvolvido pela autoria.

Os ramos da porção anterior dão origem à artéria umbilical, que originará a artéria vesical superior, à artéria obturatória, à artéria vaginal, que passa ao longo da parede lateral vaginal até a porção inferior da bexiga, anastomosando-se com o ramo vaginal da artéria uterina. É da porção anterior também que se origina a artéria uterina (pode originar-se também da artéria umbilical), que corre lateralmente ao fórnice vaginal e ao útero, na raiz do ligamento largo, cruzando o ureter superiormente (com frequência, lembra-se deste cruzamento como "água sob a ponte"). Na altura do colo uterino, a artéria uterina divide-se em ramo vaginal descendente e ramo ascendente, que se dirige para fundo uterino, e bifurca-se em ramos ovárico e tubário, anastomosando-se finalmente com a artéria ovariana. Ainda da porção anterior da ilíaca interna originam-se a artéria pudenda interna, principal artéria do períneo, que originará a artéria do clitóris, e a artéria glútea inferior, que proverá suprimento sanguíneo dos músculos e pele das nádegas e face posterior da coxa.

Da divisão posterior da artéria ilíaca interna, originam-se a artéria glútea superior, a artéria ileolombar e as artérias sacrais laterais. Esses vasos levam suprimento sanguíneo para parede da pelve e região glútea.

Diretamente oriunda da aorta abdominal, entre as artérias renais e a mesentérica inferior, surge a artéria ovárica, que desce pelo retroperitôneo, cruza a origem dos vasos ilíacos externos e adentra na pelve através do infundíbulo pélvico, medialmente. Divide-se em ramos ovárico e tubário.

A artéria retal superior origina-se da artéria mesentérica inferior e supre o sigmoide e porção retal superior, anastomosando-se a artéria retal média (oriunda da artéria ilíaca interna) e retal inferior (oriunda da artéria pudenda interna). A artéria sacral mediana origina-se diretamente da aorta, logo acima de sua bifurcação; supre a parede pélvica posterior e emite ramos sacrais posteriores.

As veias que drenam o sangue pélvico organizam-se em plexos venosos que se unem e em sua maior parte, formando as veias ilíacas interna. Uma porção menor desses plexos drena para veia retal superior ou para o plexo venoso vertebral interno. As veias ilíacas internas unem-se, formando as veias ilíacas comuns, que, na altura de L4, formam a veia cava inferior. A veia ovárica direita drena o sangue diretamente para a veia cava inferior, enquanto a esquerda desemboca na veia renal ipsilateral.

A drenagem linfática da pelve dá-se por três caminhos principais. A porção superior do corpo uterino, as tubas e os ovários são drenados através do infundíbulo pélvico para linfonodos lombares inferiores aos rins. As porções inferiores do útero, cérvix e vagina superior drenam para linfonodos ilíacos comuns, para-aórticos e troncos lombares. Já a porção inferior da vagina e o pudendo feminino drenam para linfonodos inguinais superficiais.

LEITURAS COMPLEMENTARES

Cunningham FG. Ginecologia de Williams. 2.ed. São Paulo: Artmed; 2014.

Moore KL. Anatomia orientada para clínica. 7.ed. Rio de Janeiro: Guanabara Koogan; 2014.

Netter FH. Atlas de Anatomia Humana. 6.ed. Rio de Janeiro: Elsevier; 2015.

Silva CHM, Osanan GC, Lourdes C, Bonomi IBA. Manual Sogimig de Assistência ao Parto e Puerpério. Rio de Janeiro: Med Book; 2019.

Zugaib M. Obstetrícia. 3.ed. Barueri: Manole; 2016.

11

Anatomia da Mama

Cassio Cardoso Filho

As glândulas mamárias são exclusivas dos mamíferos, com a função específica de sintetizar, secretar e expelir leite para alimentação do recém-nascido. Segundo Macias et al. (2012), o desenvolvimento das mamas humanas é um processo progressivo que tem seu início ainda na vida embrionária. A diferenciação total das mamas femininas é atingida no ciclo gravídico-puerperal, com o estabelecimento da lactação, embora a puberdade marque o início dessa maturação glandular.

Histologicamente, o tecido mamário é composto de elementos epiteliais e estromais, e os primeiros são canais ramificados que conectam as unidades estruturais e funcionais da mama (os lóbulos) ao mamilo (Figuras 11.1 e 11.2). O estroma, que compreende a maior parte do volume mamário no estado não lactacional, é composto de tecido conjuntivo adiposo e fibroso. O número de ductos patentes em sua abertura no mamilo, a quantidade de ductos que se comunicam com lobos funcionantes, e o número de lóbulos por lobo é variável entre os estudos, conforme Hassiotou et al. (2013), e a variabilidade aumenta quando se levam em conta mamas lactantes em comparação com as não lactantes.

O principal suprimento sanguíneo da mama é derivado da artéria mamária interna. Aproximadamente um terço do suprimento sanguíneo (principalmente para o quadrante súperolateral) é fornecido pelas artérias torácicas laterais (Figura 11.3). O fluxo linfático dos vasos subcutâneos e intramamários profundos se move centrifugamente em direção aos linfonodos axilares e da mamária interna, e 97% da linfa flui para as cadeias axilares (Figura 11.4).

Posto que é multiradicular, conforme Woodworth et al. (2017), a maior parte dos nervos da mama provém dos ramos anteriores e laterais do 2º ao 6º nervos intercostais. Já a inervação do complexo aréolo-papilar é decorrente do ramo anterior do ramo cutâneo lateral do quarto nervo torácico.

Esses nervos intercostais emergem da medula espinhal e se dirigem anteriormente sob a costela correspondente, portanto próximos ao músculo serrátil, e se dividem em ramos laterais e anteriores. As outras raízes de interesse são o nervo supraclavicular, o ramo do plexo cervical superficial, topograficamente relacionado aos polos superiores da mama, e o nervo intercostobraquial, ramo do 2º nervo torácico, relacionado ao prolongamento axilar do quadrante súperolateral e aos linfonodos axilares (Figura 11.5).

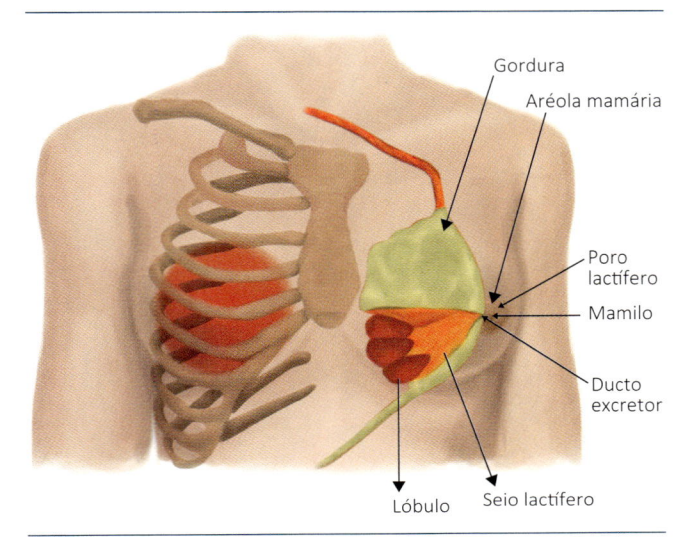

Figura 11.1. O círculo vermelho assinala a localização da mama em relação à parede torácica. À direita, corte em camadas revela o tecido adiposo e alguns lobos constituintes da estrutura da mama.

Fonte: Adaptada de Darlington, 2015.

O desenvolvimento ductal normal requer estrogênio e progesterona, e estes atuam sinergicamente através de seus receptores específicos nas células epiteliais da mama. A paridade influencia a composição lobular, bem como a atividade proliferativa da mama. Os lóbulos das mulheres nulíparas apresentam atividade proliferativa mais alta do que os das mulheres multíparas. Essas diferenças podem influenciar o risco de desenvolvimento do câncer de mama.

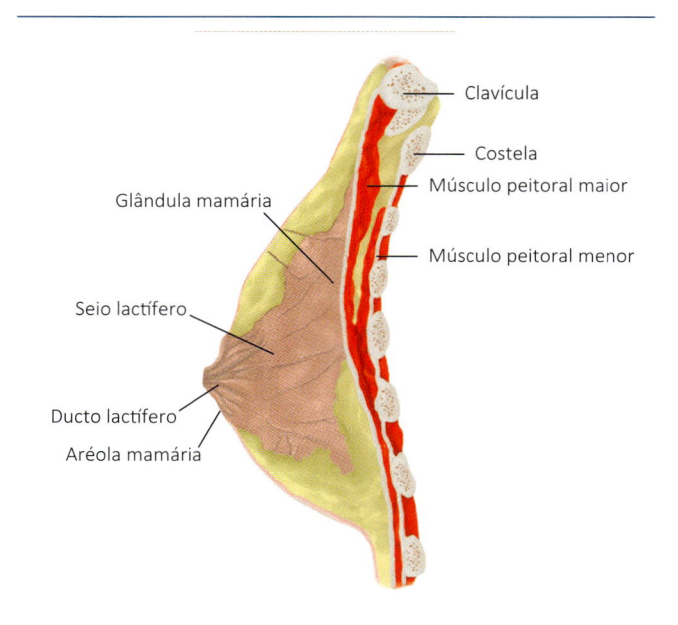

Figura 11.2. Corte sagital revela as relações com as estruturas da parede torácica.
Fonte: Adaptada de Britannica, 2020.

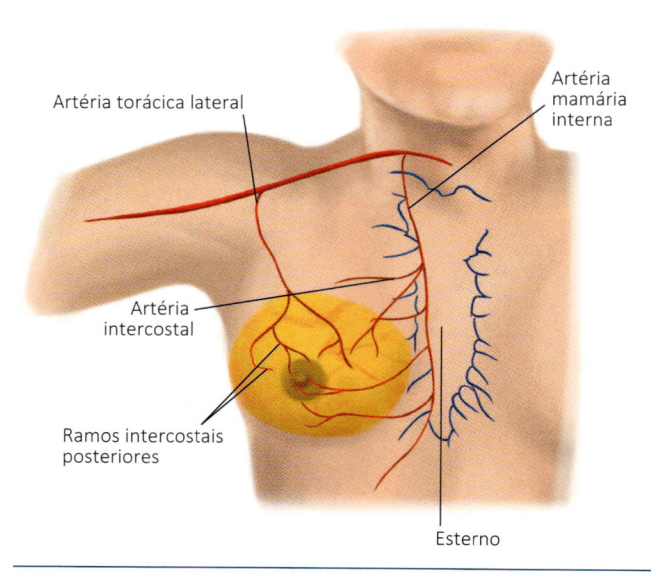

Figura 11.3. Irrigação da glândula mamária.
Fonte: Adaptada de Darlington, 2015.

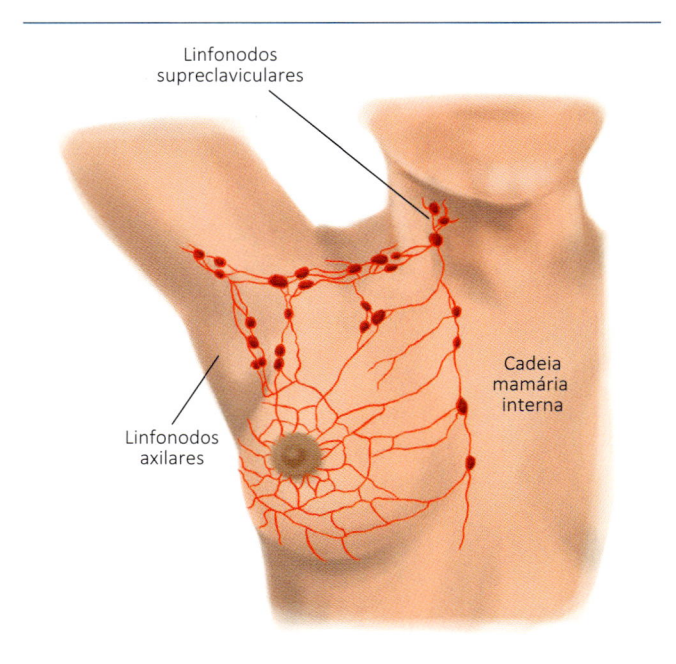

Figura 11.4. Drenagem linfática da mama.
Fonte: Adaptada de MDD, 2014.

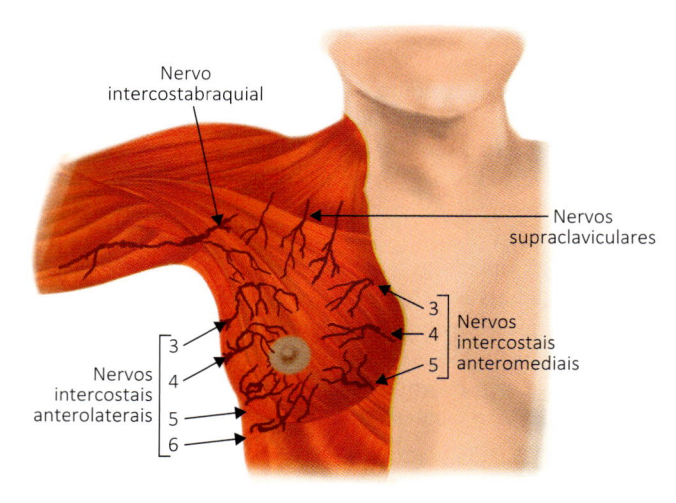

Figura 11.5. Inervação da mama.
Fontes: Adaptada de Woodworth, 2017; e Bartakke, 2019.

O ácino secretor formado durante a gravidez – quando há a máxima ramificação da árvore ductal – sinaliza o final do processo de completa diferenciação glandular, resultando em remodelação para um órgão secretor de leite por modificações drásticas na micro e na macroanatomia. As células secretoras totalmente diferenciadas são caracterizadas por sua capacidade de sintetizar e secretar proteínas e lipídios do leite.

Já na pós-lactação, as glândulas mamárias necessitam de uma combinação de privação do hormônio lactogênico e de sinalização local para sofrer regressão glandular (involução), um processo caracterizado por mecanismos celulares de apoptose e remodelação tecidual.

Porém esse órgão que tem, notadamente, a capacidade de regredir para um estado de repouso após a interrupção da lactação pode passar, em seguida, pelo mesmo ciclo de expansão e regressão nas gestações subsequentes durante a vida reprodutiva. Essa plasticidade sugere uma regulação hormonal rígida, fundamental para o funcionamento normal da glândula.

Após a menopausa, em função do hipoestrogenismo sistêmico, a mama passa pela atrofia dos elementos glandulares com consequente diminuição acentuada no número de lóbulos. Simultaneamente, o componente fibroso do tecido conjuntivo diminui, e há acúmulo do componente adiposo, caracterizando a lipossubstituição mamária desta fase. A extensão da involução da mama parece influenciar o risco de câncer de mama e pode interagir com outros fatores de risco, como a paridade.

Assim a mama, composta por um estroma constituído por gordura e tecido conjuntivo, que suporta uma estrutura tubuloalveolar, segundo Russo et al. (1987), sofre alterações anatômicas que envolvem nova formação e maturação de lóbulos durante a puberdade, gravidez e lactação, além de involução – incluindo apoptose – após a interrupção da lactação.

Lactogênese

Conforme Truchet et al. (2017), a produção do leite ocorre em duas etapas. O estágio I, ou iniciação secretora, ocorre durante a segunda metade da gravidez com a formação de unidades secretoras totalmente diferenciadas e a produção de pequenas quantidades de leite. O estágio II, ou ativação secretora, ocorre após o parto e é marcado pelo início da produção abundante de leite.

A contração celular mioepitelial, sob a influência da ocitocina, força o leite nos ductos a partir dos lúmens alveolares em direção aos ductos principais. A produção de leite é regulada positivamente, em especial pelo esvaziamento das glândulas. Outros fatores importantes incluem níveis de prolactina, inibição de feedback e síntese de lactose.

A síntese e a secreção de componentes que compõem o leite materno são realizadas por cinco processos: exocitose, pinocitose reversa, transcitose, transporte apical e movimento paracelular. Assim, o leite é um fluido complexo, com componentes químicos e celulares, de acordo com Pillay et al. (2021). Os principais componentes do leite incluem lactose (açúcar principal), gordura, proteínas (caseína, alfalactalbumina, lactoferrina e IgA secretora) e células (macrófagos, neutrófilos, linfócitos e células epiteliais).

Glândula mamária do recém-nascido

A mama de um recém-nascido consiste em ductos rudimentares que apresentam pequenas unidades terminais que regridem após o nascimento. O aspecto da glândula mamária, da aréola e do mamilo compõe o índice do Capurro, que estima a idade gestacional.

Os hormônios lactogênios maternos, presentes ao nascimento na circulação fetal, podem até causar a produção de pequenas quantidades de colostro, que podem ser exteriorizadas pelas glândulas mamárias da criança logo após o nascimento. A regressão espontânea da glândula mamária do bebê normalmente ocorre dentro de 4 semanas após o parto e coincide com uma diminuição nos níveis da prolactina infantil.

Até a primeira infância, as glândulas mamárias permanecem em estado de repouso imaturo, com desenvolvimento mínimo adicional e praticamente sem diferenças na estrutura entre meninos e meninas. O crescimento da glândula é isométrico antes da puberdade, com crescimento alométrico do epitélio mamário e estroma iniciado na puberdade (8 a 12 anos).

LEITURAS COMPLEMENTARES

Bartakke AA, Varma MK. Analgesia for Breast Surgery – A Brief Overview. World Federation of Societies of Anesthesiologists. UK; 2019 Apr.

Britannica, The Editors of Encyclopaedia. "Mammary gland". Encyclopedia Britannica, 20 May. 2020. [Acesso 13 April 2021]. Disponível em: https://www.britannica.com/science/mammary-gland.

Darlington AJ. Anatomy of the Breast. In: Hogg P, Kelly J, Mercer C (eds). Digital Mammography. Springer, Cham; 2015.

Hassiotou F, Geddes D. Anatomy of the human mammary gland: Current status of knowledge. Clin Anat. 2013 Jan;26(1):29-48.

Macias H, Hinck L. Mammary gland development. Wiley Interdiscip Rev Dev Biol. 2012 Jul-Aug;1(4):533-57. Review.

Medical Doctors + Designers USA, Inc; 1994. [Acesso 13 April 2021]. Disponível em: http://bocaradiology.com/sentinel_Node.html.

Pillay J, Davis TJ. Physiology, Lactation. 2021 Jul 22. Stat Pearls [Internet]. Treasure Island (FL): Stat Pearls Publishing; 2019 Jan. Disponível em: http://www.ncbi.nlm.nih.gov/books/NBK499981/.

Russo J, Russo IH. The Mammary Gland, Neville MC, Daniel CW (ed). New York: Plenum Press; 1987. p.67.

Truchet S, Honvo-Houéto E. Physiology of milk secretion. Best Pract Res Clin Endocrinol Metab. 2017 Aug;31(4):367-84.

Woodworth GE, Ivie RMJ, Nelson SM, Walker CM, Maniker RB. Perioperative Breast Analgesia: A Qualitative Review of Anatomy and Regional Techniques. Reg Anesth Pain Med. 2017 Sep/Oct;42(5):609-31.

12

Modificações Gerais e Locais do Organismo Materno

Fernanda Schwartz Cavichiolli

Em um curto espaço de tempo, a gestação é capaz de desencadear diversas alterações fisiológicas no organismo materno, que, se não muito bem compreendidas pelo obstetra, podem passar por despercebidas e não serem reconhecidas como risco à gestante.

Essas adaptações são tanto anatômicas, como fisiológicas e bioquímicas e ocorrem desde o momento da fecundação, perdurando durante toda a gestação e o período pós parto.

Pele e anexos

Segundo Bunduk et al. (2012), as alterações da pele na gestação são resultado tanto da produção aumentada de estrógenos pela placenta, que estimula a proliferação da microvasculatura da pele (angiogênese), como dos altos níveis de progesterona, que parecem aumentar os níveis de hormônio melanotrófico da hipófise e induzir uma produção maior de melanina, produzindo a hiperpigmentação.

A hiperpigmentação pode ocorrer em até 90% das gestantes e parece estar mais presente em mulheres com cabelos e pele mais escuros. Ainda para Bunduk et al. (2012), as áreas mais acometidas são a face (melasma), linha alba (linha nigra), aréolas mamárias, axilas, pescoço, períneo e interior da coxa, que são áreas naturalmente mais pigmentadas. Cicatrizes recentes, nevos e sardas também podem aumentar. Tais modificações geralmente desaparecem após o parto e podem piorar com a exposição solar, sendo importante a estimulação ao uso dos filtros solares.

Também são mais frequentes as estrias e ocorrem provavelmente em decorrência do hipercortisolismo da gravidez. Em publicação de Baranki et al. (2002), costumam aparecer no 2º trimestre e ocorrem mais frequentemente em mulheres brancas e menos em negras e asiáticas. As áreas mais acometidas incluem o abdome, mamas e quadril, que são as áreas mais acometidas pela distensão da pele.

Barankin et al. (2002), ressaltou que o ciclo de crescimento capilar é também alterado na gestante, o que provoca espessamento do couro cabeludo no final da gestação e pode resultar em pelos mais grossos e escuros nas regiões de face, costas e extremidades. Podem ainda apresentar eflúvio telógeno, que é a queda capilar após o parto, que pode se estender de 1 a 5 meses, até 2 anos após o nascimento.

Sistema esquelético

Para Bunduk et al. (2012), a ação sistêmica da progesterona e do estrogênio, provoca o que chamamos de "embebição gravídica", que é o acúmulo de líquido nas articulações, promovendo maior elasticidade para elas. Essas alterações são bem observadas na bacia óssea, principalmente na sínfise púbica, e aumentam com o passar da gestação. Tais modificações são importantes, pois permitem o ajuste dos tamanhos dos estreitos da pelve, preparando a gestante para o parto.

No entanto, o ganho de peso localizado provoca alteração do centro de massa e necessidade de compensações do sistema esquelético, visando evitar quedas. Gestantes apresentam duas a três vezes mais chance de queda em comparação a mulheres não grávidas da mesma idade, segundo Mei et al. (2018).

Rudge et al. (2006), ressalta que a gestante lança mão de mecanismos compensatórios e acaba, então, inclinando o corpo posteriormente, projetando o ventre para a frente e afastando os pés para aumentar a base de apoio e diminuir a amplitude dos passos, o que chamamos de "marcha anserina". Essa posição acaba estimulando o uso de músculos não utilizados previamente, o que gera dores lombares, cervicais e parestesias de extremidades, por compressão de raízes cervicais dos nervos ulnar e mediano.

Sistema digestório

Logo no início da gravidez, a náusea e os vômitos são muito frequentes, afetando de 50 a 80% das gestantes e, de acordo com dados do Colégio Americano de Obstetrícia e Ginecologia, por vezes, são os sintomas que fazem a paciente suspeitar da gestação. Ocorrem mais frequentemente pela manhã e parecem estar mais associados aos níveis elevados de gonadotrofina coriônica, e ainda ter relação com o aumento do estrogênio e a alterações na função tireoidiana. Alterações emocionais ainda podem ter algum tipo de influência nos sintomas. Em situações com níveis hormonais maiores do que o esperado, como gestações gemelares ou molares, a prevalência pode ser ainda maior, de acordo com Body et al. (2016). São mais frequentes entre a 6ª e a 12ª semanas e, com o fim do 1º trimestre, tendem a desaparecer, porém algumas situações especiais podem ter um controle mais difícil, ensejando casos complicados de hiperêmese gravídica. Acredita-se que até 20% podem persistir durante toda a gestação, o que causaria diminuição na qualidade de vida da paciente e possíveis complicações fetais.

Visando uma maior absorção de nutrientes para nutrir a mãe e o concepto, grande parte das gestantes apresenta aumento de apetite e sede, além de mudanças nas preferências alimentares, podendo desenvolver o que chamamos de "pica", que é a perversão do apetite, com vontade de ingerir substâncias não habituais, como terra.

O sangramento gengival pode estar mais presente em decorrência da hipertrofia e da hipervascularização gengival, resultado dos níveis elevados de esteroides sexuais. Além disso, a queda na imunidade e a dificuldade maior de realizar a limpeza oral adequada, podem favorecer o aparecimento de infecções bacterianas, que podem estar correlacionadas a parto prematuro e baixo peso ao nascer. De 0,2 a 9,6% das gestantes ainda podem apresentar o que chamamos de "granuloma piogênico", "granuloma gravídico" ou "epúlides gravídicos", que nada mais são do que uma hiperplasia benigna capilar, segundo Ramos-e-Silva et al. (2016).

Os níveis elevados de progesterona contribuem para um esvaziamento gástrico mais lento, em virtude do relaxamento das fibras musculares. Essa redução no peristaltismo e o relaxamento do esfíncter esofágico inferior são responsáveis pelas altas taxas de doença do refluxo gastroesofágico na gestação, que podem alcançar de 40 a até 85%. Geralmente os sintomas se iniciam no fim do 1º trimestre, pioram no 3º trimestre, porém regridem após o parto. Apesar de a sintomatologia poder ser severa, complicações, como erosões, estenoses ou sangramentos, são raras, dados de Body et al. (2016).

Constipação intestinal também é frequente e pode acometer de 25 a 40% das gestantes. Os sintomas costumam ocorrer mais no 1º e 2º trimestres e podem ser exacerbados pelo uso de suplementação de ferro. O aumento dos níveis de colesterol e a hipotonia da vesícula biliar resultam em uma predisposição à litíase biliar.

O fluxo sanguíneo hepático aumenta, no entanto sem alterações estruturais no fígado. A função hepática mantém-se preservada, porém a fosfatase alcalina pode estar de 2 a 4 vezes maior. Assim, aumento das transaminases e da bilirrubina deve ser investigado, principalmente para colestase gravídica. Ele estará associado a prurido em palma de mãos e sola de pés, sem a presença de rash. Escoriações por arranhadura podem ser vistas.

Com o crescimento uterino, vemos um deslocamento do estômago e do apêndice para cima e para a direita, e dos intestinos para a esquerda. Desse modo, dores abdominais incaracterísticas, acompanhadas de náusea, vômitos e anorexia, devem receber atenção, pela dificuldade no diagnóstico de apendicite na gestação.

Doença hemorroidária é frequente na gestação, com uma estimativa de acometimento de 85% das pacientes que se encontram no 2º e 3º trimestres de gravidez. A doença tem maior predisposição em virtude do aumento da pressão abdominal, da congestão venosa pela compressão uterina, da diminuição do trânsito intestinal e musculatura capilar menos complacente. No 3º trimestre, até 7,8% das gestantes podem evoluir com trombose hemorroidária.

Sistema respiratório

As alterações do aparelho respiratório começam já nas vias aéreas superiores. Segundo Hegewald et al. (2011), a mucosa das vias aéreas altas apresenta hiperemia, edema, hipersecreção e aumento da atividade fagocitária e do conteúdo mucopolissacarídeo, o que pode desencadear a rinite da gravidez, mais frequente nas últimas 6 semanas de gestação até 2 semanas pós-parto. É reportada em 18 a 42% das gestações e pode causar ronco e distúrbios do sono. Verificou-se ainda que a circunferência do pescoço aumenta durante a gravidez e pode até alterar o escore de Mallampati.

A caixa torácica também sofre alterações importantes. Ainda em artigo de Hegewald et al. (2011), vimos que o diafragma se eleva cerca de 4 cm, o ângulo subcostal aumenta de 68,5° a 103,5°, e os diâmetros anteroposterior e transverso aumentam 2 cm cada, resultando em 5 a 7 cm a mais de circunferência na caixa torácica. Essas medidas voltam ao normal cerca de 24 semanas após o parto; no entanto, o ângulo subcostal pode permanecer até 20% maior que o original.

A dinâmica respiratória da gestante apresenta aumento do volume corrente com redução da reserva expiratória e preservação da reserva inspiratória. O volume corrente aumentado é necessário para suprir a maior demanda de oxigênio, compensando a hemodiluição e a diminuição dos níveis de hemoglobina. Como a frequência respiratória não se altera, a balança entre o volume corrente e a hemodiluição precisa ser ajustada. O volume corrente provoca hiperventilação, ensejando diminuição da pressão parcial de dióxido de carbono (pCO_2), o que facilita, a partir do gradiente materno-fetal, a excreção fetal de CO_2. Para Bunduk et al. (2012), a dispneia é encontrada em cerca de dois terços das pacientes e resultante da hiperventilação compensatória. Diagnósticos diferenciais entre asma, pneumonia e síndrome da angústia respiratória podem não ser tão fáceis.

Gestantes fumantes podem apresentar maior dificuldade em cessar o tabagismo, pelo fato de a nicotina ser metabolizada muito mais rapidamente durante a gravidez.

Sistema urinário

Para Jeyabalan et al. (2007), o aumento do volume circulatório na gestação acarreta aumento do volume vascular renal circulatório, resultando em aumento da dimensão renal em 1 cm, do volume renal em 30% e dilatação do sistema coletor, mais comum à direita, gerando hidronefrose fisiológica, presente em até 80% das gestantes. Análises cistoscópicas relatam uma retificação do trígono vesical, provocando refluxo vesicoureteral e alguns graus de prolapso vaginal anterior podem ser vistos no 3º trimestre, sem necessidade de tratamento após o parto. Para Bunduk et al. (2012) e Fitzgerald et al. (2011), todas essas transformações podem favorecer infecções urinárias, formação de cálculos e um certo grau de incontinência urinária durante a gestação.

A taxa de filtração glomerular (TFG) e o fluxo plasmático renal aumentam de 40 para 65% e de 50 para 85%, respectivamente, ainda segundo Jeyabalan et al. (2007). A creatinina sérica e a ureia encontram-se com valores menores em virtude do aumento da TFG, com uma média de 0,5 mg/dL e 9 mg/dL, respectivamente. A glicosúria deve estar aumentada pela maior oferta de glicose; a proteinúria é considerada normal até 300 mg/24 horas, porém com média de 200 mg/24 horas, e a excreção média de albumina gira em torno de 12 mg/24 horas, com um limite de 20 mg/24 horas. Os níveis séricos de ácido úrico caem em 25 a 35% e estão entre 2 e 3 mg/dL.

A alcalose respiratória causada pelo aumento do volume/minuto desencadeia uma compensação renal, com um aumento da excreção renal de bicarbonato e queda do bicarbonato sérico.

Sistema nervoso

As queixas mais frequentes são alterações de memória, dificuldade de concentração e sonolência exacerbada.

A insônia acomete 14 a 27% das gestantes, segundo Sedov et al. (2018) e acredita-se estar associada aos altos níveis de progesterona, um hormônio depressor do sistema nervoso central (SNC), e à alcalose respiratória resultante da hiperventilação. A privação de sono pode gerar fadiga durante o dia, crises de enxaqueca e sintomas psíquicos, como *blues*, depressão e até ideação suicida no pós-parto, merecendo, assim, importante atenção e, por vezes, auxílio de equipe multidisciplinar.

A dificuldade de concentração e perda de memória parece estar correlacionada a alterações vasculares das artérias cerebrais média e posterior.

Sistema circulatório

Durante a gestação, nos deparamos primeiramente com o aumento do volume sanguíneo, em torno de 30 a 50%. Isso ocorre para suprir o aumento das necessidades tanto maternas como fetais, e para compensar a perda sanguínea no parto. Esse aumento está ligado a um volume plasmático maior (45 a 50%) e elevação do volume de eritrócitos (33%). Este último ocasiona um aumento no consumo do ferro e a necessidade de reposição do mesmo na gestação, segundo Maia et al. (2019).

Os demais elementos do sangue também podem sofrer alterações, sendo frequente encontrarmos leucocitose, principalmente no puerpério imediato, e plaquetopenia, pelo aumento das formas jovens de plaquetas e pela hemodiluição. Os fatores de coagulação encontram-se elevados, com exceção dos fatores XI e XIII, favorecendo a hipercoagulabilidade.

Como esses acréscimos não são proporcionais, a gestante encontra-se hemodiluída (hemodiluição fisiológica).

A frequência cardíaca também está elevada na gestação, o que, juntamente com o aumento do volume sistólico, resulta no aumento do débito cardíaco (Débito cardíaco = Volume sistólico × Frequência cardíaca).

Os níveis pressóricos da gestante encontram-se diminuídos, principalmente por volta das 20 semanas. E os níveis de pressão diastólica podem cair mais que os níveis de pressão sistólica, segundo o Tratado de Obstetrícia da Febrasgo (2019).

Pela elevação do diafragma, que gira em torno de 4 cm, o coração, além de aumentado de volume, encontra-se desviado para a esquerda e para cima, o que pode atrapalhar a avaliação de sopros e a leitura de eletrocardiogramas.

Sistema metabólico

Durante a gestação, todos os eixos hormonais encontram-se alterados e interligados.

Como diz Bunduk et al. (2012), a hipófise encontra-se aumentada à custa de hipertrofia e hiperplasia. Encontramos a prolactina aumentada, chegando a até 10 vezes mais do que fora da gestação. Isso acontece para estimular as mamas e deixá-las prontas para a produção de leite após o parto.

Os hormônios tireoidianos também encontram-se alterados pela redução da secreção hipofisária de hormônio estimulante da tireoide (TSH). Isso ocorre pelo fato de a fração beta da gonadotrofina coriônica ser parecida com a fração beta do TSH, aumentando a produção de hormônios pela tireoide e por *feedback* negativo, diminui a produção de TSH pela hipófise. A redução pelos níveis séricos de iodo, pelo aumento da taxa de filtração glomerular, e a glicosilação da globulina transportadora de hormônios tireoidianos, também são responsáveis pela sobrecarga da glândula, ainda conforme Bunduk et al. (2012).

O hormônio adenocorticotrófico (ACTH), que é responsável pela estimulação da produção do cortisol, apresenta aumento progressivo durante a gestação, tanto pelo aumento da produção pela hipófise como pela sua liberação pela placenta.

A neuro-hipófise é responsável pela produção do hormônio antidiurético (ADH) e pela ocitocina. Os níveis de ocitocina são estáveis durante a gestação, tendo grande aumento no trabalho de parto. Já o ADH não sofre alterações nos seus níveis durante a gestação.

O paratormônio (PTH) não sofre alteração durante a gestação. Assim, o metabolismo do cálcio acaba sendo controlado pela elevação do calciferol (vitamina D), a partir de estímulos placentários (estrógeno, hormônio lactogênio placentário, PTH e calcitriol), ocasionando maior absorção digestiva de cálcio, conforme explicação de Bunduk et al. (2012).

O aumento da função das adrenais reflete em um hipercortisolismo e hiperaldosteronismo durante a gestação.

A maior importância dos ovários encontra-se na produção de progesterona pelo corpo lúteo, até por volta da 7ª semana, quando o trofoblasto começa a assumir a sua função.

O aumento das necessidades energéticas durante o período gestacional produz alterações no metabolismo de todos os micronutrientes. A gestação pode ser dividida em duas fases. A primeira, conhecida como "anabolismo materno", se estenderia até cerca de 24 semanas e teria como objetivo aumentar a reserva materna. Já após esse período, viria a fase de catabolismo energético que visaria o crescimento do feto. Para isso, a gestante precisa de aumentos diferentes do aporte energético, conforme a fase gestacional, mas considera-se que a média gire em torno de 300 kcal/dia.

A fase anabólica provocaria armazenamento de gordura, glicogênese hepática e transferência de gordura para o feto, provocando redução dos níveis glicêmicos maternos. Já na fase catabólica, seria vista como hiperglicêmica e hiperinsulínica em virtude do aumento da resistência periférica à insulina, lipólise e neoglicogênese.

Sistema genital feminino

Logo no 1º trimestre, a gestante já se queixa de mastalgia e hipersensibilidade. Por meio da influência da prolactina, dos estrógenos e da progesterona, a mama cresce e se desenvolve, já em preparação para a lactação no pós-parto. Para Bressan Filho (2006), os mamilos ficam hiperpigmentados e hipersensíveis, a papila fica mais saliente e aparece um contorno ao redor da aréola que é denominado "sinal de Hunter". Juntamente, observamos os tubérculos de Montgomery, que são elevações hipertróficas das glândulas sebáceas dos mamilos. A hipervascularização local pode deixar a trama venosa mais visível, ao que damos o nome de rede de Haller. A partir da segunda metade da gestação, já pode ser visível a saída de colostro à expressão mamária.

O útero sofre aumento importante da vascularização local e da retenção de líquido no espaço extravascular, o que implica uma coloração mais violácea e consistência mais amolecida durante o período gestacional.

Segundo Bunduk et al. (2012), o útero não gravídico, que tem em torno de 70 g, chega a aproximadamente 1.200 g de peso e 5 L de volume. Apesar de regredir após a gestação, dificilmente volta ao tamanho prévio, mantendo-se um pouco maior a cada gestação. Por volta da 20ª semana, o útero deve estar na cicatriz umbilical, crescendo cerca de 1 cm por semana após e alcançando o apêndice xifoide ao termo. O crescimento uterino enseja uma dextrorrotação em virtude da presença do sigmoide à esquerda.

O sinal de Piscacek pode ser descrito como uma assimetria temporária no início da gravidez, visualizada no local da implantação. Já o sinal de Nobile-Budin ocorre pelo amolecimento do útero, que passa de piriforme para globoso e ocupa os fundos de sacos laterais, sendo perceptível ao toque vaginal. Também pelo toque, podemos perceber o sinal de Hegar, que consiste no amolecimento do istmo uterino, após 8ª semana de gravidez, segundo Maia et al. (2019).

Em Bunduk et al. (2012), vimos que o endométrio se transforma em decídua basal, que é onde o embrião se implanta; decídua parietal, que é o restante da cavidade uterina, e decídua reflexa, que envolve o embrião. Às 16 semanas, o embrião ocupa toda a cavidade e as decíduas reflexa e basal se fundem. Por volta das 20 semanas, o útero passa a adquirir um formato esférico e nesse momento, o istmo é incorporado ao corpo, formando o segmento inferior.

As fibras musculares apresentam hiperplasia e hipertrofia para poder acomodar o crescimento fetal. Suas disposições em espirais facilitam o estiramento uterino e, no pós-parto, sua contração e ligadura dos vasos, evitando hemorragias.

O fluxo sanguíneo é dependente das artérias uterinas e ovarianas, podem chegar a 700 mL/min de sangue, como diz Maia et al. (2019). Já o plexo nervoso é dependente do plexo uterovaginal (plexo de Frankenhauser) e, menos importante, do plexo hipogástrico e pélvico.

O colo uterino sofre uma eversão da mucosa endocervical, formando a mácula rubra, conforme Maia et al. (2019). Pode apresentar sangramentos frequentes, inclusive durante relações sexuais.

Vulva e vagina apresentam-se arroxeadas, também pelo aumento da vasculatura local, conforme Ramos-e-Silva et al. (2006). Essas alterações de coloração são conhecidas como sinal de Jacquemier-Chadwick e sinal de Kluge, respectivamente. Nos fórnices laterais, podemos sentir a pulsação das artérias vaginais, ao que damos o nome de sinal de Osiander.

A maioria das alterações apresentará uma regressão progressiva após o parto ou, em média, em um período de até 6 semanas.

LEITURAS COMPLEMENTARES

Barankin B, Silver SG, Carruthers A. The Skin in Pregnancy. Journal of Cutaneous Medicine and Surgery. 2002. p.236-40.

Body C, Christie JA. Gastrointestinal Diseases in Pregnancy – Nausea, Vomiting, Hyperemesis Gravidarum, Gastroesophageal Reflux Disease, Constipation, and Diarrhea. Gastroenterol Clin N Am. 2016;45:267-83.

Bressan Filho NP. Neme Obstetrícia Básica. 3.ed. São Paulo; 2006. p.32-36.

Bunduki V, Cabar FR, Nomura RMY. Zugaib Obstetrícia. 2.ed. São Paulo; 2012. p.166-91.

FitzGerald MP, Graziano S. Anatomic and Functional Changes of the Lower Urinary Tract During Pregnancy. Urol Clin N Am. 2007;34:7-12.

Hegewald M, Crapo RO. Respiratory Physiology in Pregnancy. Clin Chest Med. 2011;32:1-13.

Jeyabalan A, Lain KY. Anatomic and Functional Changes of the Upper Urinary Tract During Pregnancy. Urol Clin N Am. 2007;34:1-6.

Maia LC, Costa GPO. Tratado de Obstetrícia Febrasgo, Fernandes CE, Silva de Sá MF (ed). Rio de Janeiro; 2019. p.48-54.

Matthews A, Haas DM, O'Mathúna DP, Dowswell T. Interventions for nausea and vomiting in early pregnancy (Review). Cochrane Database of Systematic Reviews. 2015(9).

Mehta N, Chen K, Hardy E, Powrie R. Respiratory disease in pregnancy. Best Practice & Research Clinical Obstetrics and Gynaecology. 2015;29:598-611.

Mei Q, Gu Y, Fernandez J. Alterations of Pregnant Gait during Pregnancy and Post-Partum. Nature Scientific Reports. 2018;8:2217.

Ramos-e-Silva M, Martins NR, Kroumpouzos G. Oral and vulvovaginal changes in pregnancy. Clinics in Dermatology. 2016;34:353-8.

Rudge MVC, Borges VTM e Calderon IMP. Neme Obstetrícia Básica. 3.ed. São Paulo; 2006. p.36-44.

Sedov ID, Cameron EE, Madigan S, Tomfohr-Madsen LM. Sleep quality during pregnancy: A meta-analysis. Sleep Medicine Reviews. 2018;38:168-76.

The American College of Obstetricians and Gynecologists. Nausea and Vomiting of Pregnancy. Practice Bulletin. Number; 2015. p.153.

13

Anatomia e Fisiologia Placentária

Helaine Maria Besteti Pires Mayer Milanez

A placenta humana é a única estrutura biológica que faz a interface entre as circulações materna e fetal. Ela desempenha funções críticas nas trocas entre mãe e feto. Pela perspectiva do feto, ela assume as funções similares às dos rins, dos pulmões e do trato digestivo da vida pós-natal. Ela previne a rejeição do enxerto que é o feto, capacita as trocas respiratórias, o transporte de nutrientes, a eliminação de escórias fetais e secreta hormônios que regulam o metabolismo materno e o crescimento e desenvolvimento fetais.

As funções primárias incluem:
- barreira imunológica entre mãe e feto;
- produção hormonal que interfere diretamente no estado metabólico materno;
- transporte de nutrientes, gases, íons e água para o feto;
- eliminação de escórias do ambiente fetal.

O desenvolvimento embriológico da placenta, do cordão umbilical e das membranas já foi abordado no Capítulo 14 – Desenvolvimento Placentário e Anormalidades da Placenta, do Cordão e das Membranas. Neste capítulo, serão abordadas a fisiologia placentária e as anormalidades morfológicas da placenta.

O desenvolvimento e crescimento fetais estão diretamente ligados e interdependentes da função placentária; o conhecimento adequado dos mecanismos de normalidade dessa função é fundamental para que entendamos seus desvios de função e o impacto destes na vida materna e fetal.

Barreira placentária

Nos últimos 50 anos, vem se pesquisando como é possível ocorrer a sobrevivência de um enxerto semialogênico como o feto dentro do organismo materno. Não há dúvida de que ocorre uma imunidade modificada durante a gravidez, com peculiaridades que envolvem a implantação e o desenvolvimento embrionário e fetal. Isso inclui as células NK (*natural killers*) da decídua com suas capacidades citotóxicas ineficientes, as células do estroma decidual e as do citotrofoblasto. O trofoblasto é a única célula fetal em contato com o tecido materno; alguns estudos sugerem que as células NK maternas controlam a invasão do trofoblasto, as quais se adaptam a viver em um ambiente imunologicamente hostil, permitindo o desenvolvimento embrionário e fetal.

A elucidação dos mecanismos de interação celular e molecular que ocorrem durante a placentação é fundamental para um claro entendimento do que acontece nos estágios iniciais da gestação. A correta implantação é fundamental para um crescimento fetal e placentário adequados. Existem dados que comprovam que o crescimento fetal inadequado intraútero está associado à maior ocorrência de patologias na vida adulta. Muito provavelmente, qualquer desregulação nesse processo inicial pode ter consequências desfavoráveis. O papel das células NK ainda é incerto em humanos, mas há uma indicação de que a interação entre elas e o HLA do trofoblasto regula o processo de invasão e sua profundidade; existe também um provável efeito das células NK na função e estrutura da arteríola espiralada. Assim, existe uma interação balanceada entre as células NK, as arteríolas espiraladas e o trofoblasto, com o sistema imunológico materno balanceando essas inter-relações.

As trocas materno-fetais podem ser influenciadas por diversos fatores, incluindo o fluxo sanguíneo placentário, gradiente de concentração, metabolismo placentário e transporte pela placenta. Desses fatores, a capacidade de transporte parece ser o mais importante, representado pela atividade de numerosas proteínas transportadoras, de fundamental importância na regulação desse processo.

Os suprimentos sanguíneos materno e fetal, apesar de serem mantidos separados, apresentam íntima proximidade para permitirem uma transferência eficiente de gases, íons e nutrientes. Há apenas duas camadas de células separando as circulações materna e fetal na placenta humana de termo: o endotélio dos capilares fetais e o sinciciotrofoblasto, este último apoiado em uma membrana basal. Essas três estruturas formam a barreira placentária.

Endocrinologia placentária e produção de hormônios

As funções metabólicas e endócrinas da placenta devem ser adequadamente controladas para garantir a evolução de uma gestação saudável. A produção de esteroides e hormônios proteicos quanto ao tecido trofoblástico humano é a maior em diversidade e quantidade do que produz qualquer outro tecido glandular humano. As células placentárias derivadas do tecido trofoblástico sintetizam e secretam uma diversidade de hormônios, com atividades semelhantes às do hipotálamo, da hipófise, dos ovários, das adrenais e das paratireoides. A placenta produz fatores liberadores dos hormônios hipofisários, como GnRH, hormônio hipotalâmico estimulador da tireotrofina (TRH), hormônio liberador da corticotrofina (CRH) e hormônio liberador do GH (GHRH) e sintetiza também a somatostatina coriônica, de efeito inibitório sobre a secreção de GH.

O tecido trofoblástico, além de sintetizar a gonadotrofina coriônica (hCG; similar ao LH) e o hormônio lactogênico placentário (similar à prolactina e ao GH hipofisários), produz também o ACTH coriônico, a proteína relacionada ao hormônio paratireoidiano e o hormônio tireotrófico coriônico. A placenta também produz esteroides, mas apenas estrógenos e progesterona, uma vez que a ausência das enzimas 21-hidroxilase, 17-hidroxilase e 17,20-desmolase no tecido trofoblástico inviabiliza a síntese de corticosteroides e andrógenos como DHEA, androstenediona e testosterona.

Os hormônios placentários regulam o crescimento e a diferenciação do próprio trofoblasto, influenciam o crescimento e a homeostase fetal, modulam a reação imunológica materna diante do produto conceptual, regulam as alterações cardiovasculares e nutricionais maternas, protegem o feto de infecções e preparam o organismo materno para o parto e a lactação.

A seguir, apresentaremos o comportamento biológico dos principais hormônios placentários.

Gonadotrofina coriônica

Também conhecida como "hormônio da gestação", ela é uma glicoproteína com atividade similar ao LH; produzida quase que exclusivamente pela placenta, mas com uma pequena quantidade também sendo sintetizada no rim fetal. Alguns tumores como as neoplasias trofoblásticas também são capazes de realizar sua produção.

Ela é uma glicoproteína com peso molecular entre 36 mil e 40 mil Da. A molécula é composta de duas subunidades: uma é chamada α e apresenta 92 aminoácidos, enquanto a subunidade β tem 145; este hormônio é estruturalmente similar aos hormônios LH, FSH e TSH.

A síntese do HCG ocorre antes de 5 semanas no sinciciotrofoblasto e citotrofoblasto, e mais tarde a produção é exclusivamente pelo sinciciotrofoblasto. A molécula intacta é detectável no plasma da gestante 7 a 9 dias após o pico de LH durante o meio do ciclo, que precede a ovulação; é provável que o HCG entre na corrente sanguínea no momento da implantação do blastocisto. Os níveis plasmáticos vão aumentando rapidamente, dobrando seu valor a cada 2 dias, com níveis máximos sendo alcançados entre 8 e 10 semanas. O pico de HCG alcança ao redor de 100 mil UI entre 60 e 80 dias após a última menstruação. Entre 10 e 12 semanas, os níveis começam a cair, com seu nadir ao redor de 16 semanas, e esses níveis baixos se mantêm por toda a gestação. Na urina materna, é identificada a principal variedade de degradação, que é a fração β. A sua concentração segue padrão similar à dos níveis plasmáticos.

A Figura 13.1 apresenta a curva de HCG sérico materno com relação à idade gestacional e o Quadro 13.1 mostra os valores absolutos observados no início da gestação.

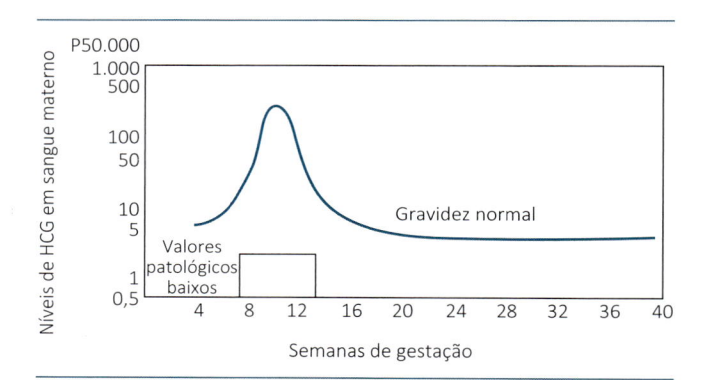

Figura 13.1. Curva de hCG durante a gestação normal.
Fonte: Modificado de Cunningham et al., 2010.

Quadro 13.1 Correlação entre níveis de HCG em sangue materno e idade gestacional.	
Idade fetal	*HCG em mUI/mL*
0,2 a 01 semana	25 a 50 mUI/mL
1 a 2 semanas	50 a 500 mUI/mL
2 a 3 semanas	100 a 5.000 mUI/mL
3 a 4 semanas	500 a 10.000 mUI/mL
4 a 5 semanas	1.000 a 50.000 mUI/mL
5 a 6 semanas	10.000 a 100.000 mUI/mL
6 a 8 semanas	15.000 a 200.000 mUI/mL
2 a 3 meses	10.000 a 100.000 mUI/mL

Fonte: Modificado de Cunningham et al., 2010.

Existem várias situações clínicas que desencadeiam alterações com níveis séricos elevados de HCG. Algumas delas são gestações múltiplas, eritroblastose fetal com anemia fetal e doença trofoblástica que se associam a níveis muito elevados. Níveis mais baixos podem estar associados a fetos com síndrome de Down, com explicação não muito bem esclarecida; algumas teorias especulam que esses níveis menores estariam associados à menor maturidade placentária nesses fetos. Níveis relativamente baixos podem também ser observados em abortos e gestações ectópicas.

A função biológica mais bem conhecida do HCG é a manutenção da função do corpo lúteo e sua contínua produção de progesterona. Entretanto, a progesterona produzida no corpo lúteo inicia seu decréscimo de produção a partir da sexta semana de gravidez, mesmo ocorrendo aumento progressivo do HCG. Ele também estimula a secreção de testosterona testicular fetal e interfere na diferenciação sexual. A glândula tireoide materna também é muito estimulada com altos níveis de HCG, podendo resultar em hipertireoidismo clínico nas situações de doença trofoblástica.

Outra função biológica do HCG é a promoção da produção de relaxina pelo corpo lúteo. Os receptores de LH-hCG são encontrados no miométrio e no tecido vascular uterino; existe a hipótese de que o HCG provoque vasodilatação e relaxamento da musculatura uterina (Kurtzman, 2001).

Hormônio lactogênio placentário (HLP)

A atividade similar à prolactina na placenta humana foi descrita em 1936. Em razão de sua potente ação lactogênica e também similar à bioatividade do hormônio de crescimento, ele recebeu as denominações de "lactógenio placentário" ou "hormônio de crescimento coriônico". O HLP é detectado na segunda ou terceira semana após a fertilização. De maneira parecida à HCG, é detectado no citotrofoblasto após 6 semanas.

Ele tem um peso molecular ao redor de 22.200 Da. Sua sequência estrutural é similar à da HCG e da prolactina. O HLP é demonstrável na placenta entre 5 e 10 dias da fertilização e no soro materno após 3 semanas da concepção, apresentando relação direta entre a sua concentração e a massa placentária, aumentando de maneira proporcional até 34 a 36 semanas. Sua concentração é muito pequena no sangue fetal e na urina materna.

O HLP apresenta importantes ações metabólicas durante a gestação que incluem:

1. Lipólise materna e liberação de ácidos graxos livres, como fonte de energia para o metabolismo materno e nutrição fetal.
2. Ação anti-insulina ou diabetogênica, provocando aumento dos níveis plasmáticos maternos de insulina. Isso favorece a síntese proteica e rápida fonte de aminoácidos para o feto.
3. Potente ação angiogênica que desempenha um importante papel no desenvolvimento vascular fetal.

Outros hormônios placentários são apresentados a seguir.

Adrenocorticotropina coriônica

O papel fisiológico desse hormônio ainda não está muito claro. Apesar dos níveis de ACTH aumentarem durante a gestação, eles permanecem mais baixos do que em homens e mulheres não gestantes. O ACTH placentário é secretado em sangue materno e fetal, mas não é transportado para o feto e não está sob *feedback* negativo dos glucocorticosteroides, o que pode explicar a resistência materna parcial à supressão pela dexametasona. O hormônio liberador de corticotropina placentária (CRH) estimula a produção e liberação da corticotropina placentária; esse hormônio parece estar envolvido na maturação pulmonar fetal e no desencadeamento do trabalho de parto.

Relaxina

A secreção desse hormônio tem sido demonstrada no corpo lúteo, decídua e placenta; ela tem estrutura similar à insulina. O aumento dos níveis de relaxina circulante é visto precocemente na gestação e é atribuído à secreção do corpo lúteo, em níveis que acompanham os de HCG. A sua liberação é similar à do HCG e ela promove a quiescência da musculatura uterina desde as fases iniciais da gestação com ação simultânea a da progesterona. Ela também parece estar ligada à degradação da matriz extracelular na regulação do período pós-parto.

Proteína relacionada ao hormônio paratireoidiano (PTH-rP)

Níveis elevados dessa substância são observados na circulação materna durante a gestação, mas não na circulação fetal. Sua síntese ocorre em vários tecidos adultos, especialmente em órgãos reprodutivos como endométrio, miométrio, corpo lúteo e tecido mamário. O PTH-rP derivado da placenta parece ter um importante papel autócrino-parácrino na unidade materno fetal adjacente ao miométrio. Ele estimula os receptores do trofoblasto a promover o transporte do cálcio para o crescimento ósseo fetal e ossificação.

Variante do hormônio de crescimento (hGH-V)

A placenta expressa uma variante do GH que não é expressa na pituitária. Também é conhecido como "hormônio de crescimento placentário". O hGH-V apresenta 191 aminoácidos em sua cadeia, dos quais 15 diferem do hGH; ele é presumivelmente sintetizado no sinciciotrofoblasto, mas seu padrão de síntese não é totalmente conhecido já que existe reação cruzada com os anticorpos anti-hGH. Ele parece estar relacionado à mediação da resistência insulínica durante a gestação.

Fatores liberadores de hormônios hipotalâmicos

Para cada um dos fatores liberadores conhecidos em humanos (GnRH, TRH, CRH, GHRH e somatostatina), existe um análogo produzido na placenta. Alguns autores colocam esse achado como demonstrativo da hierarquia de controle na síntese dos agentes coriônicos.

- **GnRH (hormônio liberador de gonadotrofina):** há uma quantidade significativa de imunorreatividade do GnRH na placenta; ele é encontrado no citotrofoblasto, mas não no sinciciotrofoblasto. Alguns autores demonstraram que a placenta pode sintetizar GnRH e TRH. O GnRH placentário regularia a produção de HCG.
- **CRH (hormônio liberador de corticotropina):** a função biológica do CRH produzido na placenta ainda está por ser bem definida. Seus receptores estão presentes em vários tecidos: placenta, adrenais, gânglios simpáticos, linfócitos, trato gastrointestinal, pâncreas, gônadas e miométrio. Ele causa o aumento da liberação do ACTH placentário; outras ações biológicas incluem o relaxamento da musculatura lisa vascular e miometrial e a imunossupressão. Entretanto, no final da gestação, ele parece estar relacionado aos mecanismos de parturição, induzindo contrações miometriais. A produção de prostaglandinas na placenta, amnion, corion e decídua é estimulada pelo CRH.
- **GHRH (hormônio liberador de GH):** a ação biológica do GHRH placentário ainda não é totalmente conhecida. Parece atuar como regulador da produção de hGH-V.

Outros hormônios peptídeos placentários

Leptina

Esse hormônio geralmente é secretado pelos adipócitos; ele funciona como um hormônio antiobesidade, além de regular a função imune e o crescimento ósseo (Cox e Awerx, 2003). Ela também é sintetizada no citotrofoblasto e no sinciciotrofoblasto (Henson e Castracane, 2002). O papel da leptina placentária ainda não está totalmente esclarecido, mas parece estimular a proliferação trofoblástica e estar envolvida no crescimento e desenvolvimento fetal. Os níveis de leptina estão significativamente aumentados durante a gestação.

Neuropeptídeo Y

Ele foi isolado de placentas e sua produção ocorre no citotrofoblasto; ele é amplamente identificado no cérebro e nos nervos simpaticomiméticos que envolvem estimulação dos sistemas cardiovascular, respiratório, gastrointestinal e geniturinário.

Inibina e ativina

Inibina é um hormônio glicoproteico que atua preferencialmente em inibir a liberação do FSH. É produzida nos testículos e nas células da granulosa do ovário, incluindo o corpo lúteo. Apresenta três subunidades, todas sendo produzidas também no trofoblasto, com seu pico sendo alcançado ao termo da gestação. Uma de suas funções parece ser inibir a ovulação durante a gestação e em regular a produção placentária de HCG.

A ativina está fortemente associada à inibina, com receptores presentes no âmnio e na placenta. Ela não é detectada no sangue fetal antes do trabalho de parto, e seus níveis decaem rapidamente após o nascimento.

Produção placentária de progesterona

Após 6 a 7 semanas de gestação, uma pequena quantidade de progesterona é produzida nos ovários; após 8 semanas a placenta assume a secreção de progesterona que continua a aumentar gradualmente por toda a gestação. Ao final da gestação seus níveis são de 10 a 5 mil vezes maiores que os da mulher não grávida, dependendo da fase do ciclo menstrual.

A produção diária de progesterona ao final de uma gestação única está ao redor de 250 mg; em gestações múltiplas pode exceder 600 mg/dia. Ela é sintetizada a partir do colesterol em uma reação enzimática de dois passos: primeiro o colesterol é convertido em pregnenolona na cadeia mitocondrial catalisada pelo citocromo p450. Ela deixa a mitocôndria e é convertida em progesterona no retículo endoplasmático por meio da 3-beta-hidroxiesteroide-desidrogenase e é secretada por um processo de difusão.

Não há interferência da ocorrência de um óbito fetal na síntese de progesterona como ocorre com a de estrogênios. Após a perda fetal, a função placentária e a produção de progesterona podem persistir por longos períodos.

O metabolismo da progesterona está fortemente envolvido no mecanismo da parturição. Durante a gestação ocorre um grande aumento na produção de 5-alfadi-hidroprogesterona pelo sinciciotrofoblasto e, também, pelo precursor derivado do feto.

Produção placentária de estrogênios

A placenta produz grandes quantidades de estrogênios usando precursores esteroidais produzidos nas adrenais da mãe e do feto. Próximo ao termo, a gestação é um estado fortemente hiperestrogênico. A quantidade diariamente produzida pelo sinciciotrofoblasto nas últimas semanas de gravidez é a equivalente àquela de 1.000 ciclos ovulatórios. Nas primeiras 2 semanas de gestação, os níveis crescentes de HCG mantêm a produção de estrogênio pelo corpo lúteo, e apresentam uma produção decrescente a partir de 7 semanas de gravidez, quando mais da metade da produção estrogênica já é realizada na placenta.

A produção de estradiol no corpo lúteo, na fase inicial de gestação, requer interação das células da teca e da granulosa do ovário. No trofoblasto, nem o cortisol e nem a progesterona podem servir de precursor para a síntese de estrogênios; uma enzima crucial para a síntese de estrogênios, a 17-alfa-hidroxilase não tem expressão no tecido placentário. Entretanto, a DHEA (d-hidroepiandrosterona) pode servir de precursor para a síntese de estrogênios; em 1959, Ryan et al. demonstraram que o tecido placentário era capaz de transformar DHEA em estrona e estradiol. Essa conversão requer a participação de quatro enzimas-chave localizadas no sinciciotrofoblasto. Primeiro, a placenta expressa altos níveis de esteroidesulfatase que converte a DHEA conjugada em DHEA; esta, então, sofre a ação da 3-beta-hidroxiesteroide-desidrogenase e se converte em androstenediona. A seguir, o citocromo p450 converte a androstenediona em estrona, que é, então, convertida em estradiol pela ação da 17-beta-hidroxiesteroide-desidrogenase.

A maior quantidade de precursores de estrógeno utilizados pela placenta provém das glândulas adrenais do feto. A Figura 13.2 representa os passos da síntese de estrogênios pela placenta; essa produção reflete uma interação única entre adrenais fetais, fígado fetal, placenta e adrenais maternas.

Transferência placentária

O sinciciotrofoblasto é o principal local de troca de nutrientes e gases entre mãe e feto, que são fundamentais para o adequado desenvolvimento fetal. Existem vários mecanismos que auxiliam essas transferências, apresentados a seguir:

- **Difusão simples:** transferência passiva de solutos decorrente da diferença de gradiente de concentração e elétrico; um exemplo é a difusão dos gases respiratórios.
- **Movimento de solutos (solvente drag):** movimento de água no qual solutos e nutrientes são dissolvidos; ele é responsável pelas mudanças de pressão hidrostática na placenta.

- **Transferência transcelular:** esse tipo de troca utiliza transporte de proteínas nas microvilosidades e na membrana basal do sinciciotrofoblasto. Existem três tipos:
  1. **Canais:** atuam no transporte de moléculas pequenas e água essenciais ao desenvolvimento fetal;
  2. **Difusão facilitada:** independem do metabolismo energético; um exemplo é a transferência de glicose;
  3. **Transporte ativo:** usam ATP para mover solutos contra um gradiente; exemplos são a passagem de sódio, potássio e cálcio.
- Endocitose e exocitose: o material é englobado por fluido extracelular, formando uma vesícula que se funde à membrana celular para liberar seu conteúdo. Esse mecanismo pode ser utilizado por algumas substâncias proteicas.

Os diferentes mecanismos de troca entre os ambientes materno e fetal permitem que ocorra um aporte adequado de nutrientes e oxigênio ao feto, propiciando seu adequado desenvolvimento, assim como a eliminação das escórias do ambiente fetal. A placenta assume sua capacidade funcional similar aos rins, fígado e pulmões em comparação à vida extra uterina.

Alterações morfológicas macroscópicas placentárias

A placenta é um órgão que consiste em cordão umbilical, membranas (córion e âmnio) e parênquima. Algumas anormalidades placentárias podem representar situações que geram impacto na saúde materna e fetal. Assim, o exame da placenta pode proporcionar informações sobre as repercus-

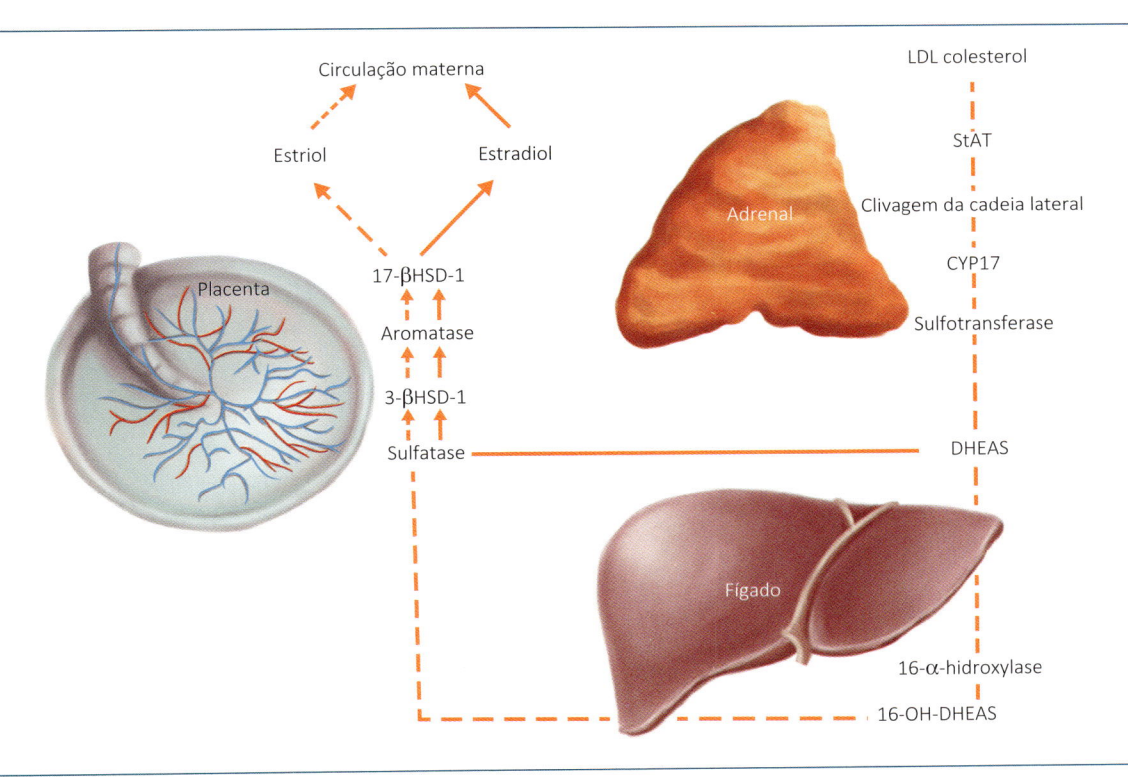

Figura 13.2. Esquema da produção de esteroides na placenta humana.
Fonte: Modificado de Cunningham et al., 2010.

sões das patologias maternas sobre o feto, sobre o risco de parto prematuro, de restrição de crescimento ou ainda sobre as sequelas de desenvolvimento fetal/neonatal. O exame da placenta é um componente essencial da autópsia em casos de óbito fetal.

O exame da placenta também auxilia em uma série de situações:

- Avaliação de lesões diferenciando processos crônicos de outros recentes.
- Diagnóstico de patologias específicas que podem resultar em desfechos neonatais insatisfatórios.
- Identificação da zigozidade em gestações múltiplas.
- Identificação de patologias potencialmente recorrentes, podendo interferir na condução de gestações futuras.

Alterações de sua microscopia e correlação anátomo clínica já foram abordadas em outro capítulo. A seguir comentaremos o exame macroscópico e algumas alterações morfológicas placentárias.

O exame inicial da placenta deve analisar o tamanho do cordão, seu número de vasos, sua inserção na placenta, além de seu aspecto macroscópico, observando-se a presença de nós ou falsos nós; com relação ao parênquima placentário, devemos avaliar seu peso e vários aspectos maiores como nodulações, anormalidades dos lóbulos em número e espessura, presença de tumorações como corioangiomas entre outras; ainda com relação às membranas, observar sua coloração, presença de opacidade e espessura.

Sabemos que as principais alterações placentárias serão diagnosticadas pelo seu exame histológico, abordado em outro capítulo. Essas anormalidades poderão identificar patologias com repercussão na evolução neonatal, como as infecções congênitas.

A análise macroscópica identificando uma alteração poderá indicar a necessidade de estudo histopatológico detalhado, a fim de definir a presença ou não de anormalidades que requeiram melhor investigação da mãe.

A seguir, a sequência de fotos (Figura 13.3) apresenta o aspecto de uma placenta normal a termo. A foto da esquerda representa a face materna, de aspecto vinhoso, em que se notam os lobos placentários. À direita, observa-se a face fetal, com inserção do cordão próximo à região central da massa placentária. A última foto à direita representa a reconstrução da câmara âmnica a partir da face materna, a fim de se observar o aspecto das membranas em termos de coloração e vascularização.

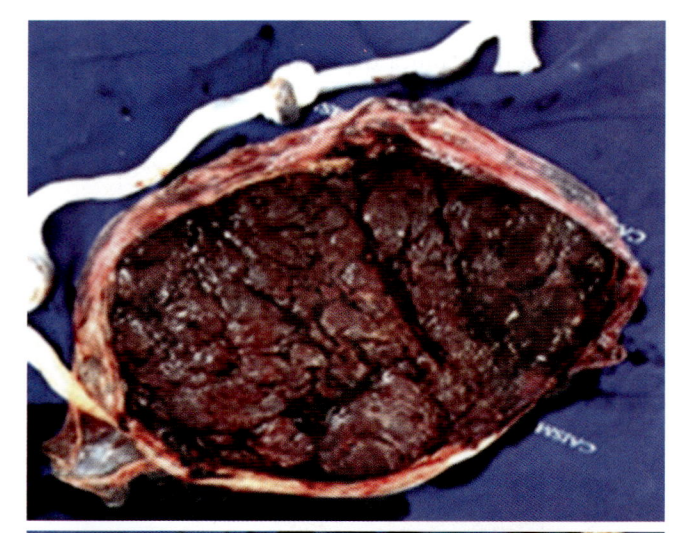
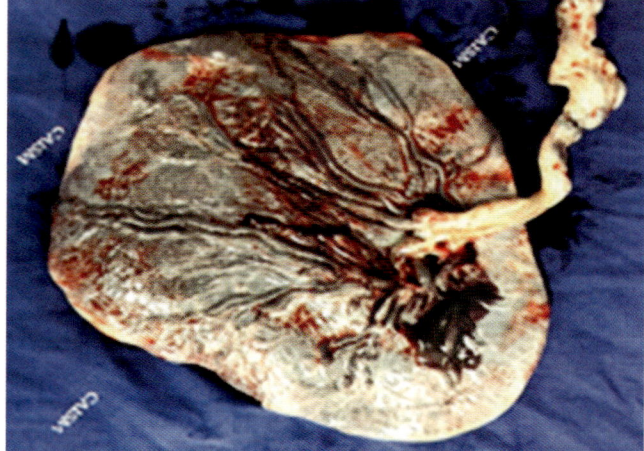
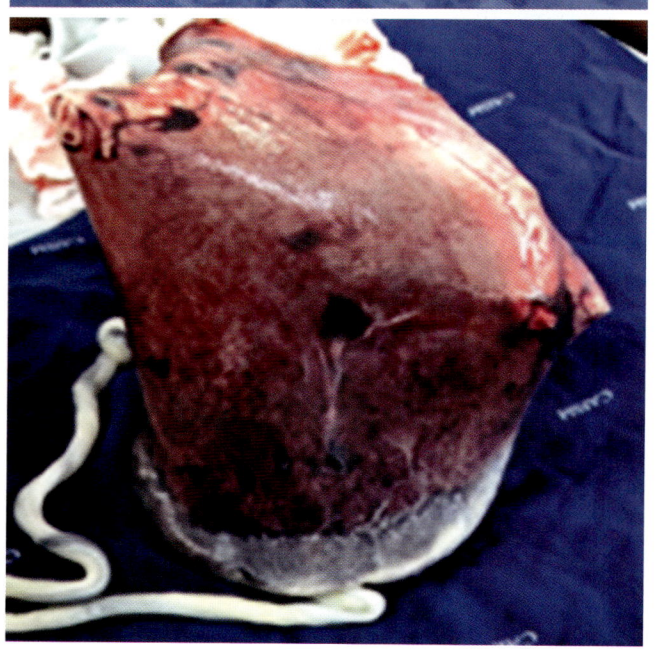

Figura 13.3. Aspectos da face fetal, face materna e membranas placentárias.

Fonte: Acervo da autoria.

A Figura 13.4 mostra o aspecto de placentas de gestações múltiplas; gestação múltipla, com a primeira representando uma placenta dicoriônica diamniótica. À esquerda, a face fetal e, à direita, a face materna.

A seguir, placenta de gestação gemelar monocoriônica e monoamniótica, com implantação dos cordões muito próximas, o que favorece o seu entrelaçamento (Figura 13.5).

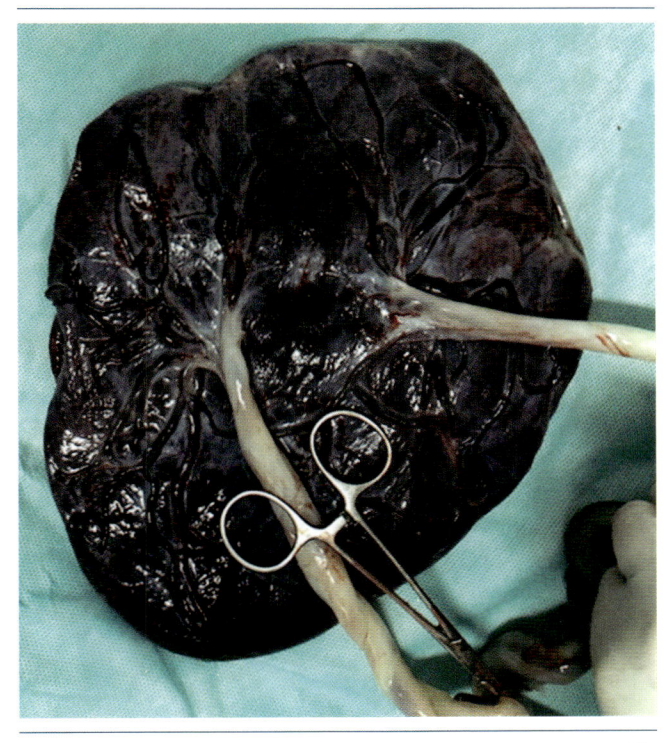

Figura 13.5. Face fetal de placenta de gestação monocoriônica e monoamniótica, observando a inserção muito próxima dos cordões.
Fonte: Acervo da autoria.

A análise macroscópica detalhada da placenta, comentada a seguir, deve avaliar:
- parênquima placentário;
- cordão umbilical;
- membranas amnióticas.

Avaliação do parênquima placentário

O disco placentário apresenta um peso proporcional ao tamanho fetal. Valores normais dessa correlação podem mudar ao longo da gestação: aproximadamente 1:4 ao redor de 27 semanas e 1:7 ao termo da gravidez. Pesos inadequados em relação à idade gestacional devem levantar a suspeita de infecções ou alterações genéticas.

Diabetes, anemia fetal ou materna, hidropisia fetal e infecções congênitas como a sífilis geralmente estão associados a um maior volume placentário. Hipertensão gestacional, restrição de crescimento fetal, algumas alterações cromossômicas e determinadas infecções podem se associar a um menor peso da massa placentária.

Com relação à sua aparência, o disco placentário, de maneira geral, é único, relativamente simétrico e com aspecto discoide. Ao termo, a placenta apresenta espessura ao redor de 2 a 4 cm e aproximadamente 20 cm de diâmetro.

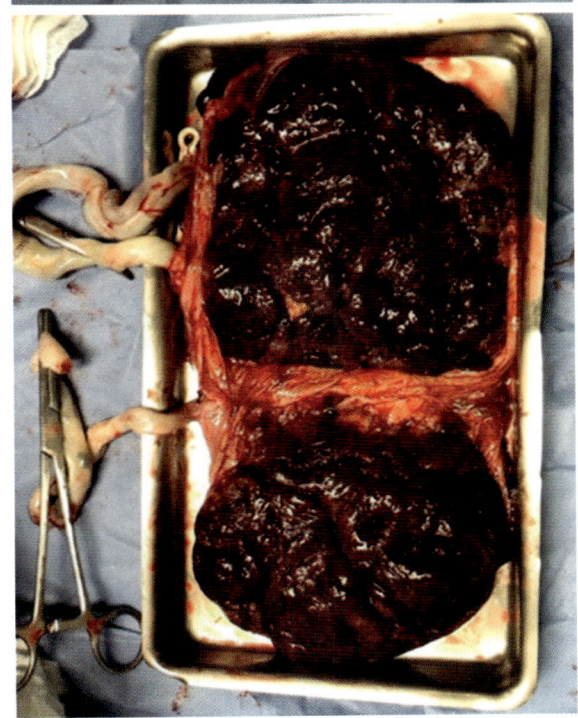

Figura 13.4. Faces fetal e materna de placenta de gestação gemelar dicoriônica e diamniótica.
Fonte: Acervo da autoria.

A superfície materna é dividida em lóbulos ou cotilédones, que devem ser bem avaliados com relação a sua integridade, afastando situações de retenção de partes do parênquima placentário à parede uterina, podendo sugerir a presença de adesão anormal ou acretismo placentário. A presença de coágulos que distorcem o parênquima e se apresentam aderidos pode representar situação de descolamento prematuro de placenta. A seguir, foto de placenta (Figura 13.6) com extensa área de descolamento, que pode ser observada na imagem à direita, em que se visibiliza grande coágulo ocupando aproximadamente metade da área placentária. Na face fetal, podem ser observadas várias áreas de infarto, representadas pelas nodulações esbranquiçadas dispersas pelo parênquima; nesse caso, a paciente era portadora de hipertensão arterial crônica com pré-eclâmpsia superposta.

Calcificações e outras alterações sugestivas de patologias associadas já foram expostas no Capítulo 14 – Desenvolvimento Placentário e Anormalidades da Placenta, do Cordão e das Membranas.

A superfície fetal da placenta é brilhante, acinzentada e translucente. Os vasos coriônicos ao longo da superfície podem ser facilmente observados através do amnio e corion que os recobrem. Devem ser observadas alterações vasculares que possam sugerir a existência de um lobo acessório. Na superfície fetal, também devem ser observados nódulos, calcificações, cistos e trombose. A Figura 13.7 apresenta uma alteração da superfície fetal, com presença de nodulação que, ao ser explorada, evidenciou a presença de um feto papiráceo.

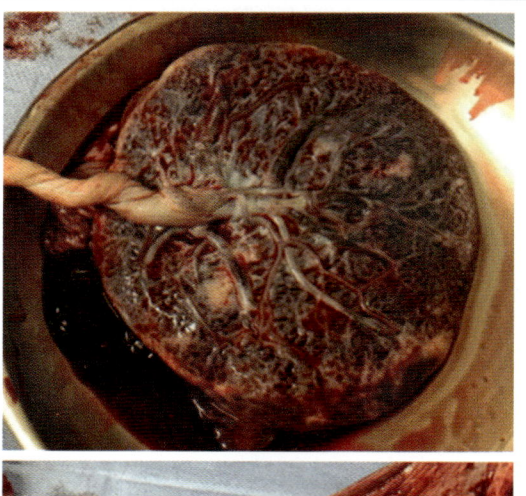

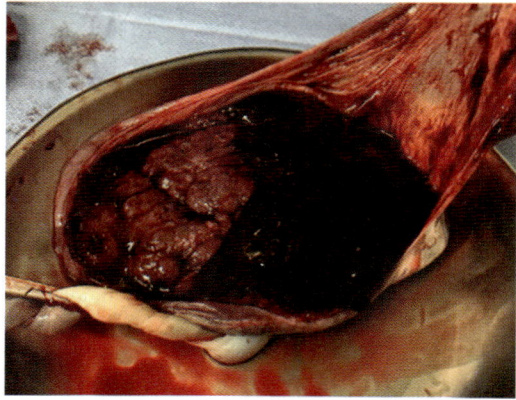

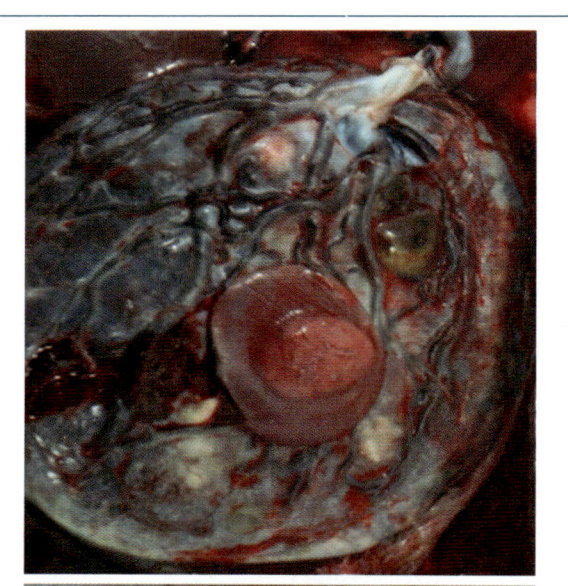

Figura 13.6. Aspecto de placenta com descolamento prematuro; face fetal acima e face materna abaixo com extenso coágulo.
Fonte: Acervo da autoria.

O aspecto do parênquima placentário é esponjoso, macio e avermelhado. Áreas mais firmes e esbranquiçadas podem se relacionar à deposição de fibrina ou infartos, que em uma placenta normal podem representar até 5% do parênquima; áreas maiores podem se associar à restrição de crescimento fetal, óbito fetal e sequelas neurológicas.

Anemia fetal severa pode gerar um aspecto hidrópico e pálido da placenta; nessa situação, deve ser investigada a presença de aloimunização materno fetal ou hemorragia feto-materna.

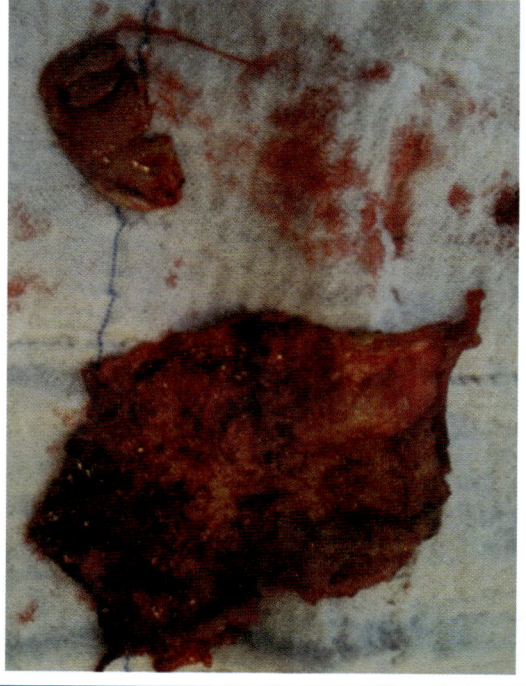

Figura 13.7. Feto papiráceo.
Fonte: Acervo da autoria.

Variações placentárias

- **Placenta succenturiata:** esse termo representa a placenta que apresenta um lobo acessório, localizado a certa distância da massa placentária principal. A importância dessa situação é a possibilidade de ocorrer retenção desse lobo acessório e ocasionar endometrite ou sangramento pós-parto. Por esse motivo, deve ser realizada a inspeção cuidadosa da massa placentária e, se houver vasos saindo entre as membranas, torna-se muito importante questionar a possibilidade de lobo acessório. A Figura 13.8 de uma placenta succenturiata, em que se observa o lobo acessório através da membrana amniótica, com a presença de uma ponte vascular entre eles.

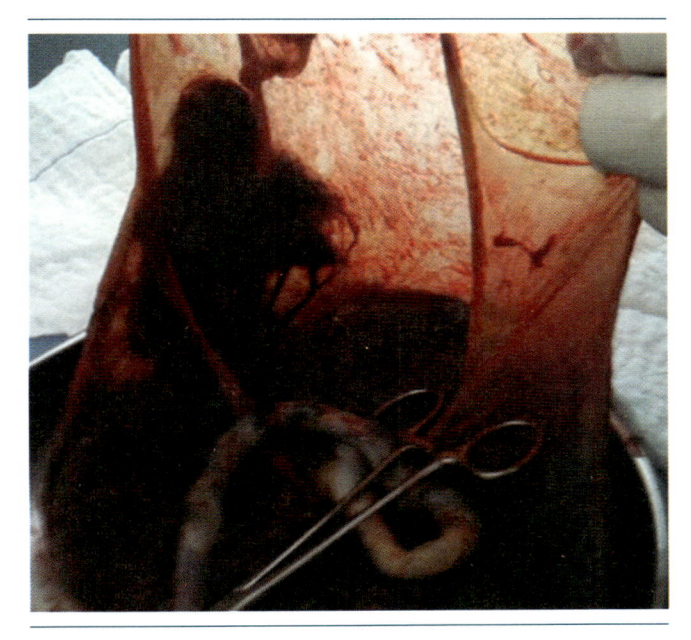

Figura 13.8. Placenta succenturiata.
Fonte: Acervo da autoria.

- **Placenta membranácea:** é um tipo raro de placenta, na qual o saco coriônico é recoberto por tecido placentário. Geralmente são placentas muito finas e frequentemente com variados grau de acretismo. Estão associadas a um pequeno aumento de perdas em 2º trimestre, parto prematuro e sangramento pós-parto.
- **Placentas duplas, bipartidas etc.:** referem-se à completa separação da placenta em duas partes com artérias e veias separadas que se unem para formar o cordão umbilical, que geralmente se insere em uma ponte entre as partes, e geralmente é uma região muito fina e frágil, favorecendo complicações como rotura ou compressão. A seguir (Figura 13.9), um exemplo de placenta bilobada à esquerda; à direita peça de histerectomia evidenciando placenta com múltiplos lobos acessórios em situação de percretismo placentário.
- **Placenta circunvalata:** esse termo se refere a uma placenta com um pequeno disco coriônico, mas com cresci-

mento de tecido placentário extracoriônico; geralmente se observa a presença de um halo ao redor da superfície fetal, com distâncias variadas da inserção do cordão. Elas estão mais propensas a sangramentos de 2º trimestre.

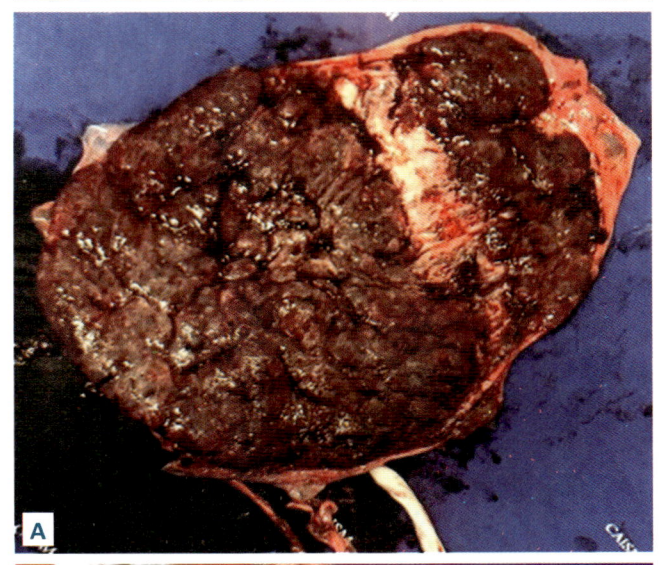

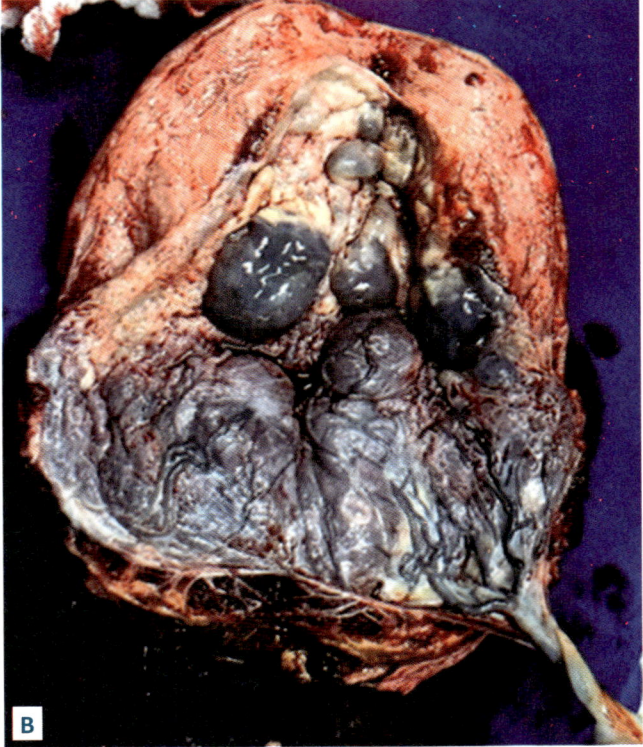

Figura 13.10. (A) Placenta bilobada. (B) Multilobular.
Fonte: Acervo da autoria.

- **Placenta circunmarginata:** o anel de membrana está mais deslocado para a periferia do disco placentário; ela não se associa a eventos adversos. A seguir, figura representando esse tipo de placenta, em suas faces fetal e materna (Figura 13.10).

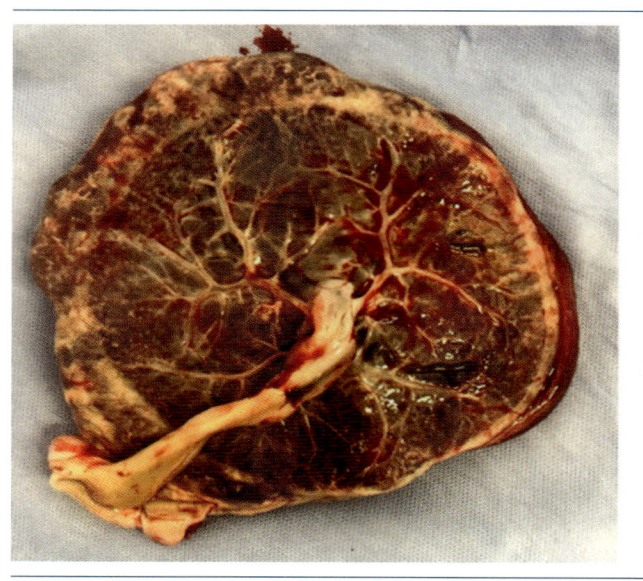
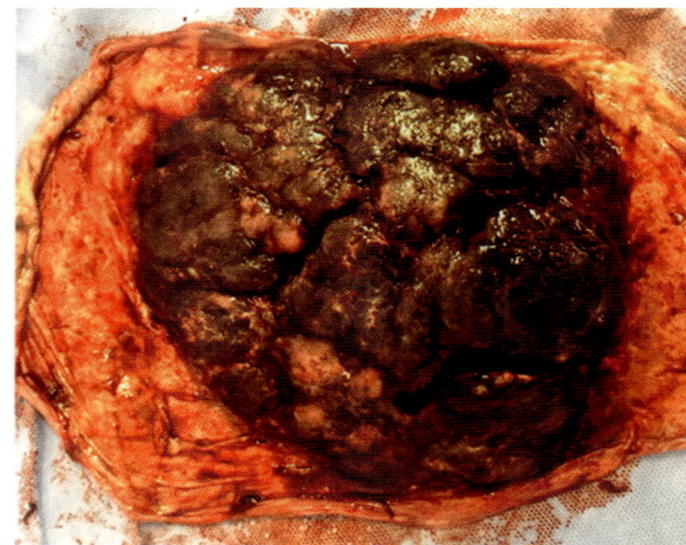

Figura 13.10. Placenta circunmarginata: faces fetal e materna.
Fonte: Acervo da autoria.

Avaliação do cordão umbilical

O cordão umbilical é normalmente composto por duas artérias e uma veia, suportados por um tecido gelatinoso conhecido como geleia de Wharton. Ele deve apresentar uma coloração esbranquiçada, de aparência brilhante, com aspecto levemente enrolado.

As alterações de coloração, com aspecto amarelado podem sugerir quadros infecciosos. Coloração esverdeada pode ser observada após impregnação por mecônio; e aspecto amarronzado geralmente está associado a óbito fetal de longa duração. Ele também deve ser avaliado com relação à presença de nódulos, edema, pontos de constricção e padrão de torção.

A inserção do cordão, em geral, é central ou discretamente desviada para a periferia. Menos de 10% dos casos apresentam inserção na periferia e, em menor frequência, ainda ocorre a presença de **inserção velamentosa**, em que os vasos se dividem na membrana antes de alcançarem a massa placentária. Essa última situação se correlaciona com severas complicações obstétricas, incluindo restrição de crescimento, anomalias congênitas e baixos índices de Apgar entre outras. Ela também pode ocasionar a rotura de algum dos vasos do cordão, quando este velamento se localiza acima do colo uterino, situação chamada de "vasa prévia". Frente a esse diagnóstico, a recomendação é que seja realizada uma cesárea eletiva visando evitar a rotura dessa vasa prévia, que ocasionaria a exsanguinação do feto em período ao redor de 3 minutos; é uma das piores emergências hemorrágicas do ponto de vista de acometimento fetal. A seguir, apresentamos uma inserção periférica do cordão dando à placenta o aspecto de raquete (Figura 13.11); na sequência, imagem de inserção velamentosa (Figura 13.12) com detalhe da divisão dos vasos do cordão através das membranas antes de entrarem no parênquima placentário.

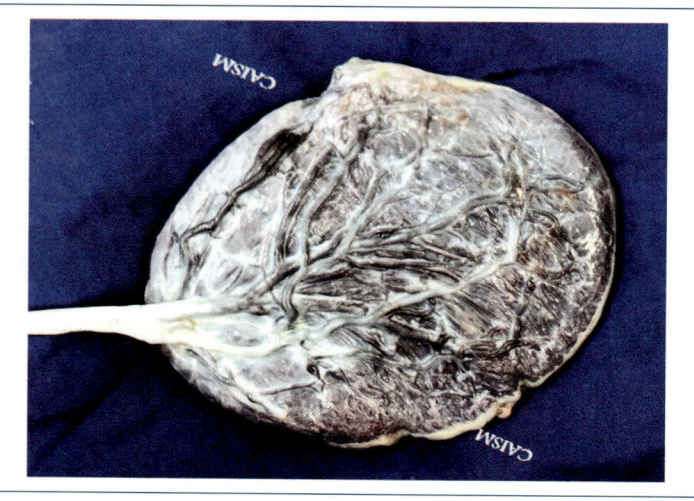

Figura 13.11. Placenta em raquete, com inserção periférica do cordão.
Fonte: Acervo da autoria.

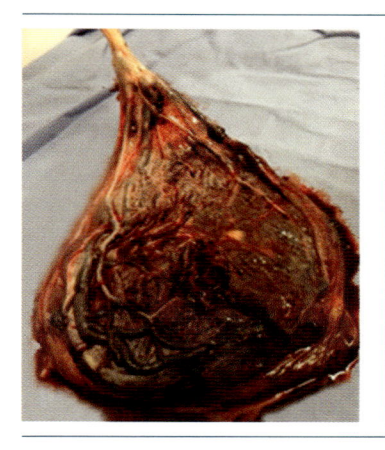 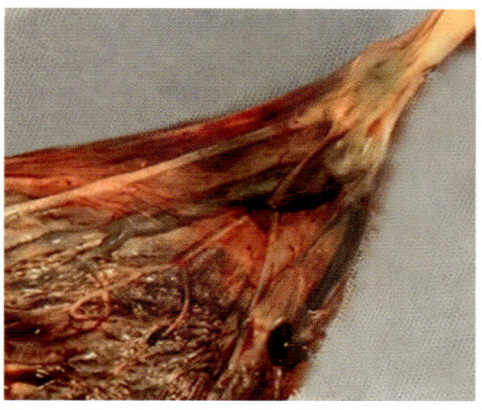 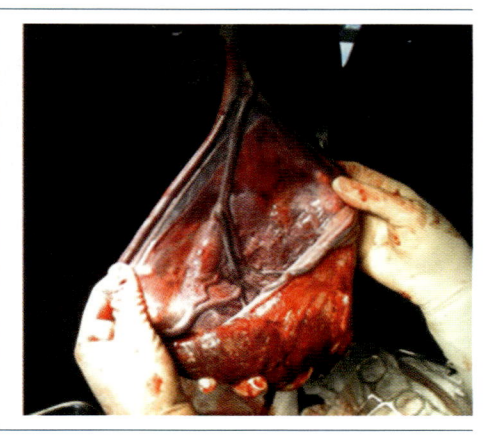

Figura 13.12. Inserção velamentosa do cordão; observa-se a divisão dos vasos do cordão umbilical antes de entrarem na massa placentária. Essa situação expõe os vasos placentários a um maior risco de rotura, já que não há proteção da geleia ao redor destes. Se essa região do velamento se apresentar acima do colo uterino, poderá ocorrer a rotura da vasa prévia, situação de extrema gravidade, já que se houver a lesão de um desses vasos, o feto poderá ser exsanguinado em 3 minutos. A terceira foto apresenta detalhe desse tipo de inserção em outro caso.
Fonte: Acervo da autoria.

O comprimento do cordão umbilical aumenta de acordo com a idade gestacional, alcançando ao termo uma média de 55 cm, com uma variação de 35 a 77 cm. Geralmente, cordões curtos se associam à redução da movimentação fetal por dificultarem a mobilidade do feto e estão associados a doenças neuropáticas, oligoâmnio e outras síndromes. Cordões excessivamente longos podem ser causados por hiperatividade fetal e se associam com acidentes como nós, prolapso e enforcamento secundário a múltiplas circulares. Essa situação de cordões longos também se associa a lesões placentárias sugestivas de hipóxia e maturidade vilositária retardada, assim como acometimento do crescimento fetal, morte fetal e alterações neurológicas.

No interior do cordão umbilical, devem ser observados três vasos: duas artérias umbilicais e uma veia umbilical. A presença de artéria umbilical única não compromete a irrigação fetal, mas eventualmente a presença de uma artéria umbilical única pode estar associada a algumas síndromes genéticas.

Ainda com relação ao aspecto macroscópico, podem ser observados nós verdadeiros cujo estrangulamento ocasiona a perda fetal; ainda podem apresentar um enovelamento dos vasos dando o aspecto de um falso nó. A Figura 13.13 apresenta nós verdadeiros de cordão, de aspecto frouxo nas duas primeiras, sem repercussão na vitalidade fetal. Já a foto da direita mostra um nó verdadeiro estrangulado, com trombose dos vasos do cordão e óbito fetal.

A Figura 13.14 apresenta o aspecto de um falso nó de cordão, em que se observa um enovelamento dos vasos. Essa situação não ocasiona qualquer repercussão na vitalidade fetal.

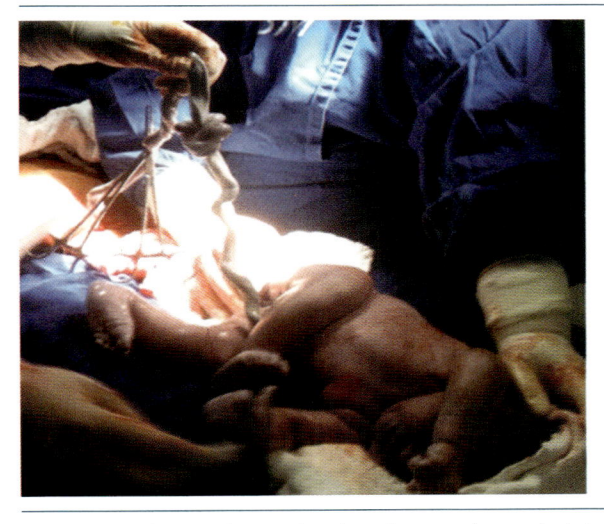 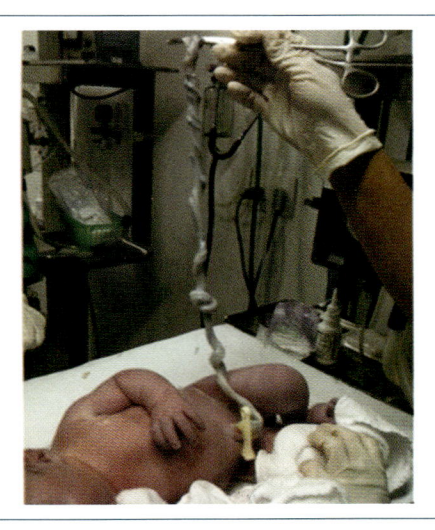 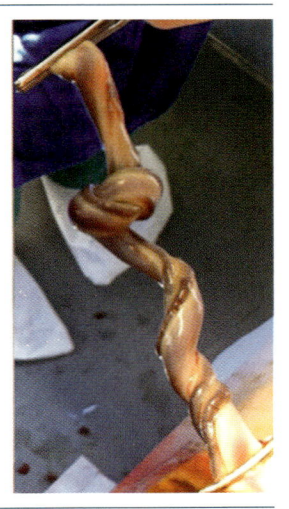

Figura 13.13. Nas duas primeiras fotos, nós verdadeiros de cordão; na terceira foto, presença de nó associado a trombose de vasos e óbito fetal.
Fonte: Acervo da autoria.

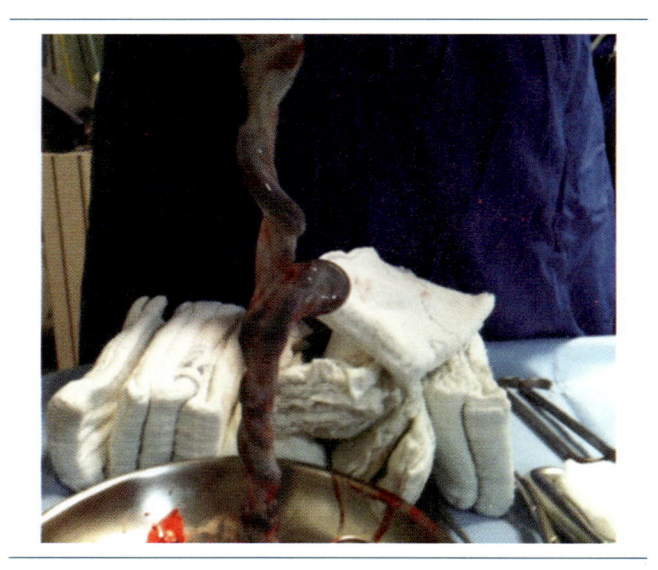

Figura 13.14. Falso nó de cordão.
Fonte: Acervo da autoria.

Outra situação patológica referente a alterações de cordão umbilical é a ocorrência do seu entrelaçamento em gestações gemelares monocoriônicas e monoamnióticas.

Principalmente nas situações em que as inserções dos dois cordões forem muito próximas, há um maior risco de sua ocorrência. Há uma grande preocupação com esse tipo de gestação, sendo recomendada vigilância da vitalidade fetal diária a partir de 28 semanas e resolução ao redor de 32 semanas. A Figura 13.15 mostra um caso de gestação monocoriônica e monoamniótica com entrelaçamento dos cordões, favorecido pela proximidade da inserção de ambos os cordões.

Avaliação das membranas placentárias

As membranas placentárias são compostas de dois folhetos: o mais próximo ao feto é o âmnio; e o mais externo é o córion. As membranas fetais têm aspecto translúcido, levemente azuladas ou acinzentadas, com superfície macia. Elas emergem suavemente do disco placentário a partir de sua margem. Algumas situações patológicas podem mudar a coloração das membranas: a impregnação de mecônio associada ou não a sofrimento fetal e a opacificação em casos de determinadas infecções, como sífilis. A foto a seguir (Figura 13.16) apresenta uma membrana impregnada por mecônio e outra placenta cuja superfície da membrana se apresenta opacificada em um caso de sífilis congênita (Figura 13.17).

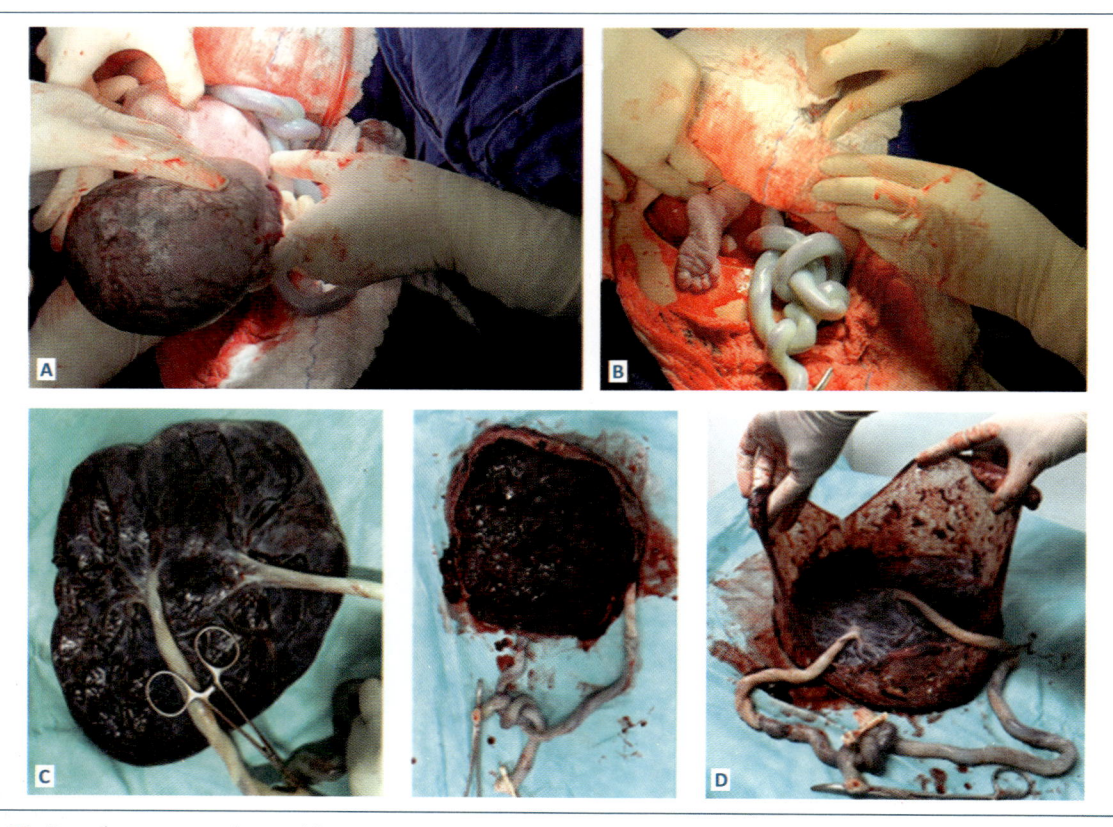

Figura 13.15. Entrelaçamento de cordões em gestação monocoriônica e monooamniótica. (A) Delivramento do primeiro gemelar, já com observação do entrelaçamento dos cordões. (B) Cordões entrelaçados antes da extração do segundo gemelar, cujo pé já pode ser observado através da histerotomia. (C) Apresentação das faces fetal e materna, após extração placentária e aspecto das membranas e cordão com presença de entrelaçamento. (D) Placenta em raquete, com aspecto amarelado por impregnação de mecônio.
Fonte: Acervo da autoria.

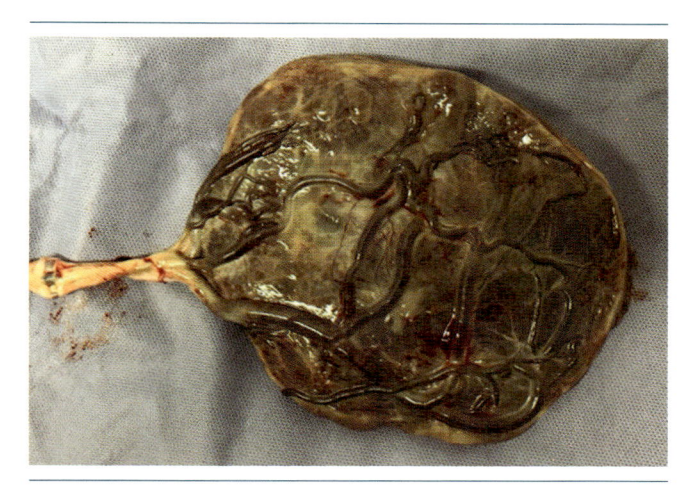

Figura 13.16. Impregnação de mecônio nas membranas amnióticas.

Fonte: Acervo da autoria.

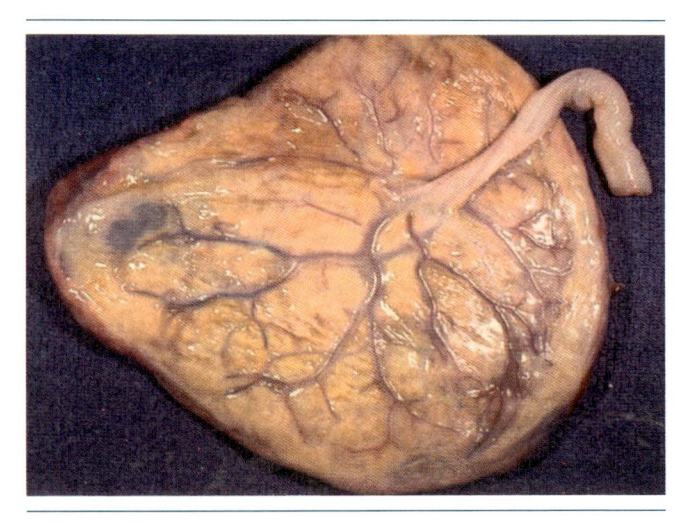

Figura 13.17. Aspecto das membranas placentárias opacificadas em caso de sífilis congênita.

Fonte: Acervo da autoria.

LEITURAS COMPLEMENTARES

Alfaidy N, Gupta S, DeMarco C et al. Oxygen regulation of placental 11 beta-hydroxysteroid dehydrogenase 2: Physiological and pathological implications. J Clin Endocrinol Metab. 2002;87:4797.

Baergen RN, Malicki D, Behling C, Benirschke K. Morbidity, mortality, and placental pathology in excessively long umbilical cords: Retrospective study. Pediatr Dev Pathol. 2001;4:144.

Burton GJ, Hempstock J, Jauniaux E. Nutrition of the human fetus during the first trimester – A review. Placenta. 2001;22(Suppl A):S70.

Carter AM. Factors affecting gas transfer across the placenta and the oxygen supply to the fetus. J Dev Physiol. 1989;12:305.

Charnock-Jones DS, Burton GJ. Placental vascular morphogenesis. Baillieres Best Pract Res Clin Obstet Gynaecol. 2000;14:953.

Charnock-Jones DS, Sharkey AM, Boocock CA et al. Vascular endothelial growth factor receptor localization and activation in human trophoblast and choriocarcinoma cells. Biol Reprod. 1994;51:524.

Clifton VL, Read MA, Leitch IM et al. Corticotropin-releasing hormone-induced vasodilatation in the human fetal placental circulation. J Clin Endocrinol Metab. 1994;79:666.

Ebbing C, Kiserud T, Johnsen SL et al. Prevalence, risk factors and outcomes of velamentous and marginal cord insertions: A population-based study of 634,741 pregnancies. PLoS One. 2013;8:e70380.

Farrugia W, Ho PW, Rice GE et al. Parathyroid hormone-related protein (1-34) in gestational fluids and release from human gestational tissues. J Endocrinol. 2000;165:657.

Galan HL, Marconi AM, Paolini CL et al. The transplacental transport of essential amino acids in uncomplicated human pregnancies. Am J Obstet Gynecol. 2009;200:91.e1.

Hahn D, Blaschitz A, Korgun ET et al. From maternal glucose to fetal glycogen: Expression of key regulators in the human placenta. Mol Hum Reprod. 2001;7:1173.

Hanna J, Goldman-Wohl D, Hamani Y et al. Decidual NK cells regulate key developmental processat the human fetal-maternal interface. Nat Med. 2006;12:1065.

Herrera E, Amusquivar E, López-Soldado I, Ortega H. Maternal lipid metabolism and placental lipid transfer. Horm Res. 2006;65(Suppl 3):59.

Husain SM, Mughal MZ. Mineral transport across the placenta. Arch Dis Child. 1992;67:874.

Illsley NP. Glucose transporters in the human placenta. Placenta. 2000;21:14.

Jansson T, Powell TL. Placental nutrient transfer and fetal growth. Nutrition. 2000;16:500.

Kaplan C, Lowell DM, Salafia C. College of American Pathologists Conference XIX on the Examination of the Placenta: Report of the Working Group on the Definition of Structural Changes Associated with Abnormal Function in the Maternal/Fetal/Placental Unit in the Second and Third Trimesters. Arch Pathol Lab Med. 1991;115:709.

Khong TY, Mooney EE, Ariel I et al. Sampling and Definitions of Placental Lesions: Amsterdam Placental Workshop Group Consensus Statement. Arch Pathol Lab Med. 2016;140:698

Khong TY. The pathology of placenta accreta, a worldwide epidemic. J Clin Pathol. 2008;61:1243.

Krakowiak P, Smith EN, de Bruyn G, Lydon-Rochelle MT. Risk factors and outcomes associated with a short umbilical cord. Obstet Gynecol. 2004;103:119.

Kurtzman JT, Wilson H, Rao CV. A proposed role for hCG in clinical observation. Semin Reprod Med. 2001;19:63.

Langston C, Kaplan C, Macpherson T et al. Practice guideline for examination of the placenta: Developed by the Placental Pathology Practice Guideline Development Task Force of the College of American Pathologists. Arch Pathol Lab Med. 1997;121:449.

Leonce J, Brockton N, Robinson S et al. Glucose production in the human placenta. Placenta. 2006;27(Suppl A):S103.

Linde LE, Rasmussen S, Kessler J, Ebbing C. Extreme umbilical cord lengths, cord knot and entanglement: Risk factors and risk of adverse outcomes, a population-based study. PLoS One. 2018;13:e0194814.

Murphy VE, Clifton VL. Alterations in human placental 11beta-hydroxysteroid dehydrogenase type 1 and 2 with gestational age and labour. Placenta. 2003;24:739.

Randhawa R, Cohen P. The role of the insulin-like growth factor system in prenatal growth. Mol Genet Metab. 2005;86:84.

Rayburn WF, Beynen A, Brinkman DL. Umbilical cord length and intrapartum complications. Obstet Gynecol. 1981;57:450.

Regnault TR, de Vrijer B, Battaglia FC. Transport and metabolism of amino acids in placenta. Endocrine. 2002;19:23.

Reik W, Constância M, Fowden A et al. Regulation of supply and demand for maternal nutrients in mammals by imprinted genes. J Physiol. 2003;547:35.

Rogers MS, Ip YW, Qin Y et al. Relationship between umbilical cord morphology and nuchal cord entanglement. Acta Obstet Gynecol Scand. 2003;82:32.

Santoni S, Zingoni A, Cerboni C et al. Natural killer (NK) cells from killers to regulators: Distinct features between peripheral blood and decidual NK cells. Am J Reprod Immunol. 2007;58:280.

Sathishkumar K, Balakrishnan M, Chinnathambi V et al. Fetal sex-related dysregulation in testosterone production and their receptor expression in the human placenta with preeclampsia. J Perinatol. 2012;32:328.

Sibley CP, Boyd RDH. Mechanisms of transfer across the human placenta. In: Fox, PA (ed). Fetal and neonatal physiology. Philadelphia: WB Saunders Co; 2004. p.111.

Siiteri PK. The continuing saga of dehydroepiandrosterone (DHEA). J Clin Endocrinol Metab. 2005;90:3795.

Staun-Ram E, Shalev E. Human trophoblast function during the implantation process. Reprod Biol Endocrinol. 2005;3:56.

Stoeckmann A. Placental examination as a risk management tool. J Healthc Risk Manag. 1994;14:9.

Tantbirojn P, Crum CP, Parast MM. Pathophysiology of placenta creta: The role of decidua and extravillous trophoblast. Placenta. 2008;29:639.

Thellin O, Coumans B, Zorzi W et al. Tolerance to the foeto-placental "graft". Tem ways to suport a child for nine months. Curr Opin Immunol. 2000;12:731.

14

Desenvolvimento Placentário e Anormalidades da Placenta, do Cordão e das Membranas*

Arthur Antolini-Tavares
Carolina Frandsen Pereira da Costa
Luís Antônio Violin Pereira
Maria Laura Costa

Funções da placenta

A placenta é o órgão que produz nutrientes e transfere nutrientes, gases, eletrólitos, anticorpos e outros componentes do ambiente materno para o fetal e simultaneamente recebe excretas do feto, além de ser um órgão endócrino em decorrência da produção de hormônios (progesterona, hormônios estrogênicos, gonadotrofina coriônica humana e somatotrofina), conforme revisto por Gude et al. (2004).

Desenvolvimento da placenta e das membranas fetais

A placenta e as membranas fetais separam o feto do endométrio (camada mais interna da parede uterina). As estruturas precursoras da placenta são as vilosidades coriônicas e a decídua. Para a compreensão da morfologia e fisiologia da placenta e das membranas fetais, é necessário o entendimento do processo de formação do córion viloso e liso, e evolução das cavidades amniótica, coriônica e do saco vitelino ou vesícula vitelina, assim como a formação da decídua.

Em resumo, durante o processo de implantação do pré-embrião, os fibroblastos do útero passam por um processo de transdiferenciação e são denominados células decidualizadas ou células da decídua. Assim, a camada funcional do endométrio gravídico passa a ser denominada decídua (Figura 14.1A).

Nas primeiras semanas do desenvolvimento, as vilosidades coriônicas estão presentes em toda a superfície do córion (Figura 14.1B). À medida que ocorrem os dobramentos do embrião, crescimento e expansão da cavidade amniótica

(movimento que provoca a redução da cavidade coriônica), as vilosidades se modificam.

As vilosidades coriônicas presentes no polo embrionário (região da cavidade coriônica que contém o embrião) continuam crescendo. Simultaneamente, as vilosidades coriônicas presentes no polo oposto começam a degenerar (Figura 14.1C), em virtude da compressão mecânica exercida pela cavidade amniótica no córion – esta constrição reduz a vascularização nessa região. Aproximadamente no final do 1º trimestre de gestação ocorre a fusão do âmnio e do córion (Figura 14.1D), e a formação da:

- placa amniocoriônica, córion viloso ou frondoso: área altamente vascularizada – por conter vasos sanguíneos de ramos do cordão umbilical – em que vilosidades coriônicas continuam em crescimento e começam a se acumular.
- membrana amniocoriônica, córion liso ou leve: área relativamente pouco vascularizada em que as vilosidades coriônicas começam a degenerar (polo oposto ao cordão umbilical).

A decídua, a camada funcional do endométrio do útero gravídico, que será eliminada durante o parto, é, de acordo com sua localização, classificada em (Figura 14.1C):

- **decídua basal:** corresponde à área da decídua que está em contato com a placa amniocoriônica;
- **decídua capsular:** corresponde à área de decídua que está em posição oposta ao polo embrionário, isto é, que está em contato com a membrana amniocoriônica. O crescimento fetal permite a progressão da expansão da cavidade amniótica em direção à cavidade coriônica, e a membrana amniocoriônica se fusiona com a parede uterina do lado oposto, provocando o desaparecimento da decídua capsular e o fechamento do lúmen do útero;
- **decídua parietal:** corresponde à área da decídua situada na parede uterina oposta ao local da implantação do pré-embrião. Com a progressão da gestação, a membrana amniocoriônica estará fusionada com a decídua parietal (Figura 14.1E).

---

* Todo o conteúdo deste capítulo, incluindo as figuras foram previamente publicados em Pereira LAV, Frandsen CPC, Moraes SG. Embriologia humana essencial [e-book]. Paraná: Maringá – Dental Press; 2020 [Acesso 2020 out 13]. Disponível em: http://www.embriologiahumana.com.br.

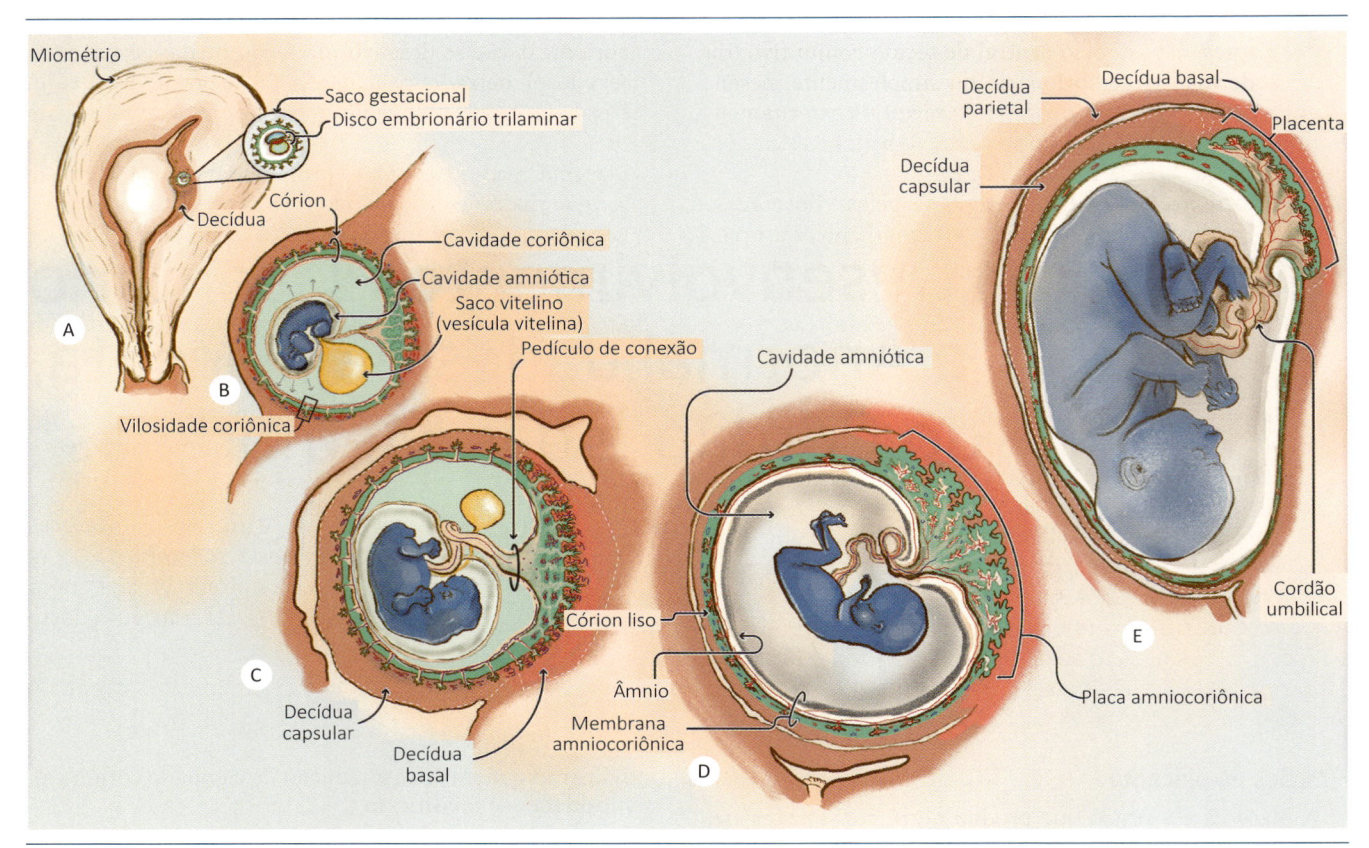

Figura 14.1. Evolução das cavidades embrionárias (amniótica, coriônica e saco ou vesícula vitelina) e dos precursores da placenta (vilosidades coriônicas e decídua). Da esquerda para a direita: (A) 2ª semana de desenvolvimento (4ª desde a DUM), o endométrio está em processo de decidualização (área alaranjada) e o saco gestacional contém um disco embrionário trilaminar. (B) Na 4ª semana de desenvolvimento (6ª desde a DUM), a principal cavidade que recobre o embrião é a cavidade coriônica, e o córion apresenta vilosidades em todo seu eixo. (C) Na 6ª semana (8ª desde a DUM), a cavidade amniótica já se expandiu consideravelmente, e a vesícula vitelina ainda é visível. (D) Na 12ª semana (14ª desde a DUM), o córion e âmnio se fusionaram, e as vilosidades da região da membrana amniocoriônica foram obliteradas. (E) Feto com cerca de 5 meses, demonstrando as relações fetais com a parede do útero.

Fonte: Desenvolvida pela autoria.

Por definição, a placenta é composta pela placa amniocoriônica (componente fetal) – única região do córion que contém vilosidades viáveis (funcionais) – e pela decídua basal (componente materno).

Analogamente, a membrana amniocoriônica é composta pelo âmnio e pelo córion. Essa membrana se romperá durante o trabalho de parto liberando o líquido amniótico.

Estruturas da placenta

- **Placa amniocoriônica (ou simplesmente placa coriônica):** região constituída pelo âmnio e pelo córion – o qual contém os vasos sanguíneos e ramos do cordão umbilical – em que se encontram as vilosidades coriônicas (Figura 14.2A e 2B).
- **Membrana amniocoriônica:** região constituída pelo âmnio e pelo córion desprovido de vilosidades coriônicas funcionais (Figura 14.2A).
- **Placa decidual (ou simplesmente placa basal):** área correspondente à decídua basal (Figura 14.2A).

- **Septo placentário (ou da decídua):** projeção da decídua basal em direção à placa amniocoriônica; os septos não alcançam a placa, mas deslocam o manto citotrofoblástico, que passa a revestir externamente o septo (Figura 14.2A).
- **Cotilédone:** espaço circunscrito entre os septos placentários. No interior do cotilédone, existem duas ou mais vilosidades-tronco de ancoragem e suas ramificações. Normalmente se encontram 10 a 40 cotilédones em uma placenta a termo e eles não correspondem a uma unidade morfofuncional da placenta (Figura 14.2A).
- **Artérias espiraladas:** recebem essa denominação porque são semelhantes a uma mola. A parede das artérias espiraladas – presentes na decídua basal – tem continuidade com o manto citotrofoblástico. Cerca de 80 a 100 artérias espiraladas forçam o sangue materno a invadir os espaços intervilosos até a membrana amniocoriônica. Conforme a pressão diminui, o sangue flui de volta para a placa decidual, entrando nas veias endometriais (Figura 14.2A).
- **Vilosidades coriônicas:** projeções digitiformes do córion em direção às lacunas do sinciciotrofoblasto (posterior-

mente espaço interviloso) e à decídua. A vilosidade coriônica apresenta um eixo central de tecido conjuntivo (ou mesoderma extraembrionário ou simplesmente mesênquima) e vasos sanguíneos, sendo revestida externamente por uma camada de citotrofoblasto e outra de sinciciotrofoblasto (Figura 14.2A, C, D, E).

- **Junção materno-fetal:** representada pelas vilosidades-tronco (ou de ancoragem) que surgem da placa amniocoriônica e progridem até o manto citotrofoblástico. A partir da vilosidade-tronco surgem as vilosidades intermediárias e terminais, em que ocorrem as trocas gasosas.
- **Manto citotrofoblástico:** camada de células citotrofoblásticas que estão em contato com as células da decídua basal. A extremidade das vilosidades coriônicas tem continuidade com o manto citotrofoblástico que está em contato com a decídua basal. Artérias e veias presentes na decídua passam por fendas existentes no manto citotrofoblástico e bombeiam e recolhem sangue do espaço interviloso (Figura 14.2A, E).
- **Espaço interviloso (ou câmara vilosa):** corresponde às lacunas do sinciciotrofoblasto – formadas nas duas primeiras semanas de gestação – e, adicionalmente, a uma degeneração parcial da decídua basal, próxima às lacu-

nas do sinciciotrofoblasto. À medida que as vilosidades coriônicas vão se desenvolvendo, aumenta o espaço (interviloso) deixado pela degeneração local da decídua basal. O espaço interviloso é preenchido por sangue materno. O somatório dos espaços intervilosos de uma placenta madura contém aproximadamente 150 mL de sangue materno, sendo todo o volume trocado 3 a 4 vezes por minuto (Figura 14.2A, C, D, E; Figura 14.3).

- **Trofoblasto extraviloso:** células citotrofoblásticas que perdem a adesão com as vilosidades coriônicas e invadem o endométrio (até alcançarem aproximadamente dois terços do mesmo), com o objetivo de ancorar as estruturas embrionárias em crescimento aos tecidos uterinos.
- **Trofoblasto endovascular:** corresponde às células citotrofoblásticas extravilosas que alcançam e invadem a parede das artérias espiraladas do útero, passando a substituir o endotélio (Figura 14.3H); provocam a destruição da camada média das artérias espiraladas; agregam-se no lúmen dessas artérias e obstruem a porção distal destes vasos. Assim, durante as 12 primeiras semanas de gestação, o espaço interviloso é preenchido por um fluido claro que não apresenta – ou apresenta poucas – células sanguíneas maternas. Esse fluido rico em nutrientes, fatores de crescimento e citocinas são uma

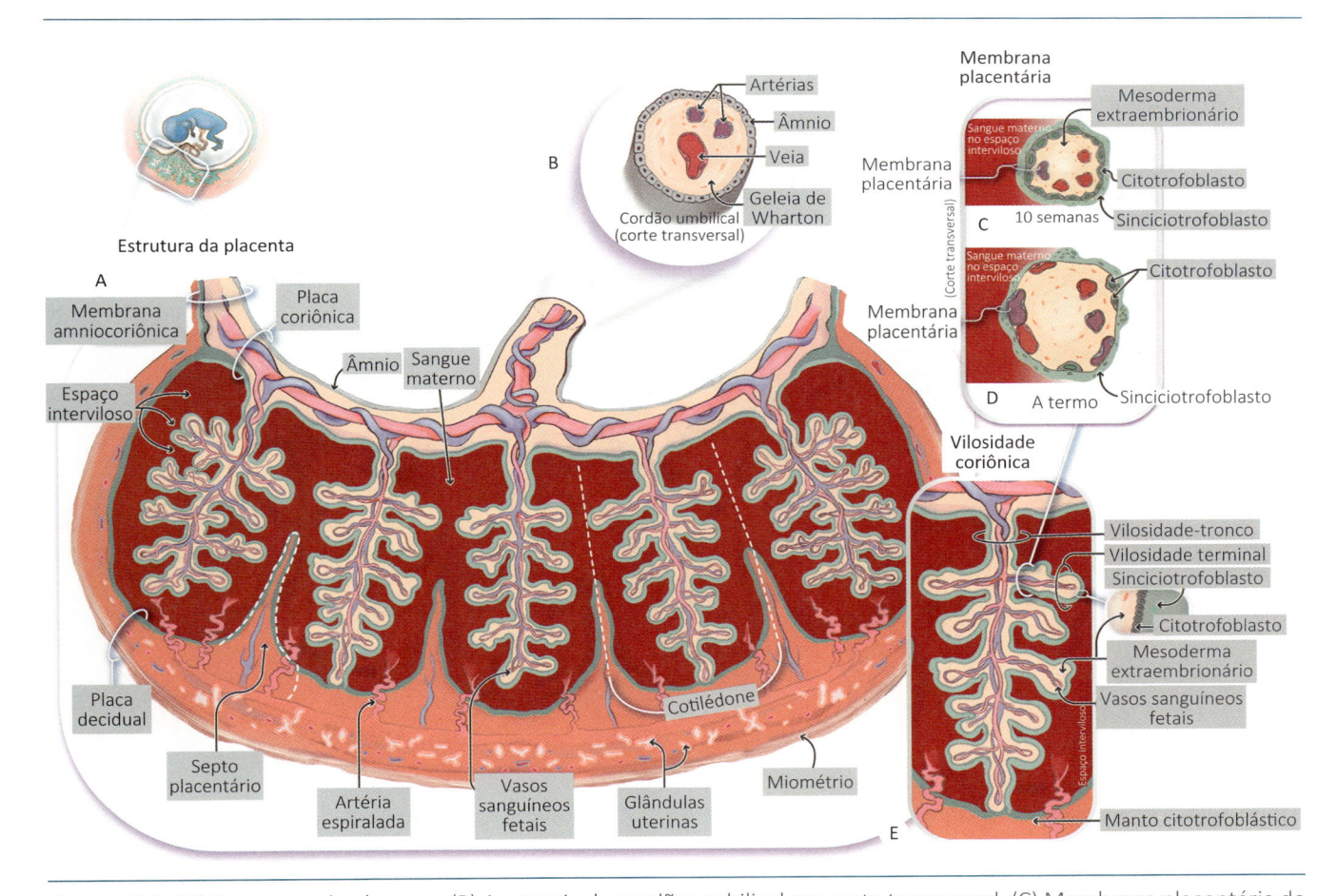

Figura 14.2. (A) Estruturas da placenta. (B) Anatomia do cordão umbilical em corte transversal. (C) Membrana placentária de uma placenta de 10 semanas. (D) A termo. (E) Detalhamento de uma vilosidade coriônica.

Fonte: Desenvolvida pela autoria.

combinação de secreção das glândulas uterinas e de plasma sanguíneo materno que extravasa das artérias espiraladas. A obstrução das artérias espiraladas permite que o embrião se desenvolva em um ambiente de baixa concentração de oxigênio, reduzindo, assim, a quantidade de radicais livres potencialmente teratogênicos nesta fase do desenvolvimento. Somente no final do 1º trimestre de gestação, a obstrução trofoblástica (dentro do lúmen das artérias espiraladas) torna-se permeável (pérvia), permitindo, finalmente, que sangue materno adentre o espaço interviloso.

Evolução das vilosidades coriônicas e da membrana ou barreira placentária

A membrana ou barreira placentária é a estrutura que separa o sangue materno do sangue fetal, constituída basicamente pelo endotélio do capilar fetal – presente na vilosidade coriônica – e pelos tecidos que compõem a vilosidade coriônica. O sangue materno entra no espaço interviloso (ou câmara vilosa) pela extremidade distal das artérias espiraladas e banha as vilosidades coriônicas permitindo trocas metabólicas entre o sangue materno e fetal através da barreira placentária (Figura 14.2A, E).

As vilosidades coriônicas se formam a partir do córion incialmente como vilosidades coriônicas primárias (constituídas apenas por citotrofoblasto e sinciciotrofoblasto) que evoluem e se diferenciam em vilosidades coriônicas secundárias (adicionalmente têm o mesoderma extraembrionário) e, finalmente, em vilosidades coriônicas terciárias (adicionalmente à presença de vasos sanguíneos no mesoderma) (Figura 14.3).

Antes de 20 semanas de gestação, a membrana placentária é composta pelo sinciciotrofoblasto, citotrofoblasto, mesoderma ou mesênquima extraembrionário (ou tecido conjuntivo da vilosidade) e endotélio do capilar fetal (Figura 14.2C).

Gradativamente com o progredir da gestação, a membrana placentária passa por modificações progressivas, conforme revisto por Huppertz (2008). Em resumo, após 20 semanas de gestação, em virtude do crescimento mais acentuado do feto e, portanto, maior necessidade de aporte nutricional, a membrana placentária vai gradativamente ficando mais fina para permitir maior passagem de nutrientes do sangue materno para o fetal. Assim, na membrana placentária – após 20 semanas de gestação –, ocorre a manutenção da presença do sinciciotrofoblasto. No entanto, a camada de citotrofoblasto se torna descontínua; ocorre a diminuição de tecido conjuntivo dentro da vilosidade e, si-

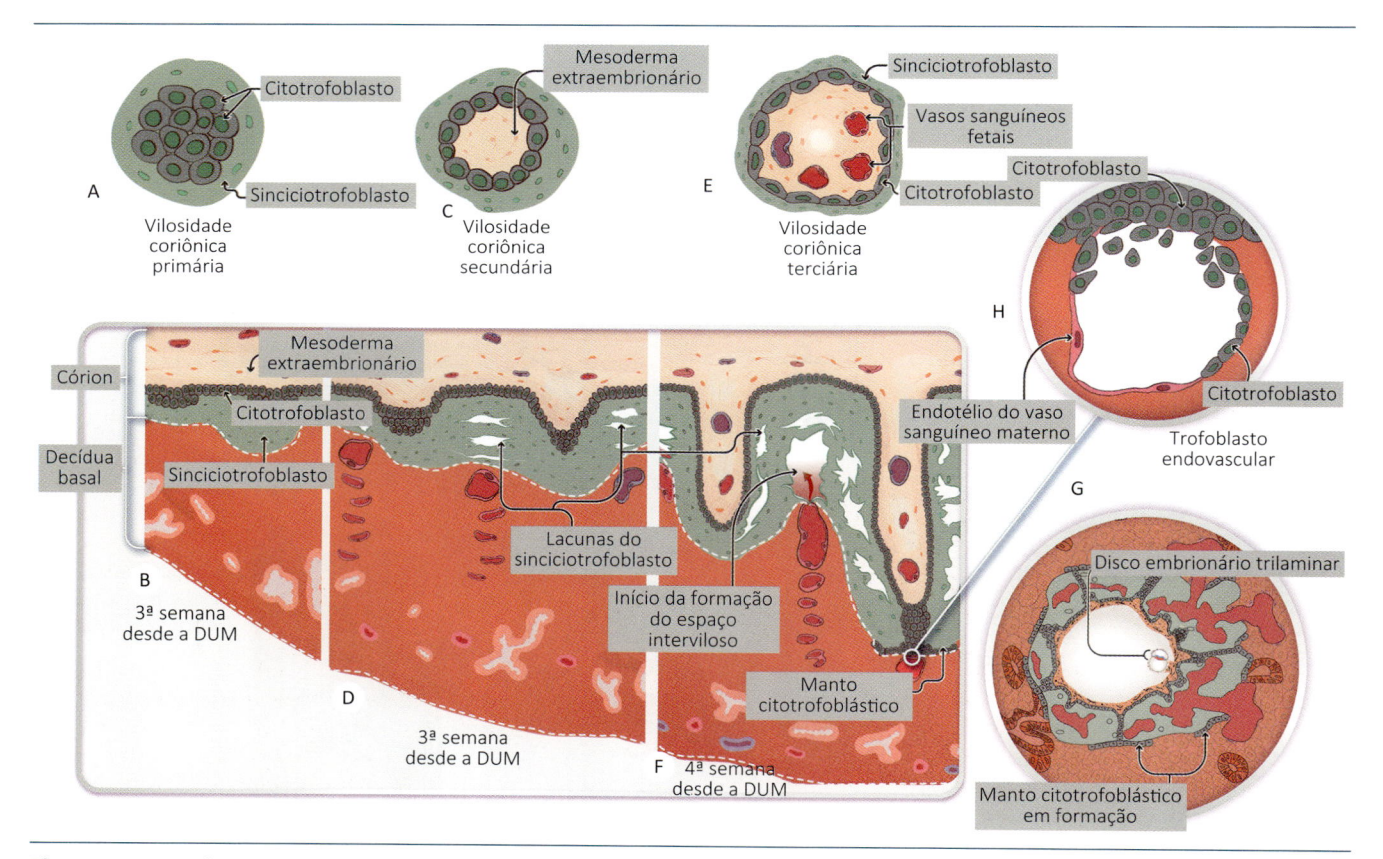

Figura 14.3. Evolução das vilosidades coriônicas. Na parte superior do esquema (*a, c, e*), estão representados cortes transversais de vilosidades coriônicas, enquanto na parte inferior (*b, d, f*) se observam cortes longitudinais do córion, juntamente com a decídua basal. Em (*g*) está representado um embrião em meados da segunda semana pós-fecundação (4ª semana desde a DUM) logo após o término da implantação, demonstrando a distribuição do manto citotrofoblástico, que recobre o embrião.

Fonte: Desenvolvida pela autoria.

multaneamente, ocorre aumento no número e tamanho de capilares fetais (Figura 14.2C). Essas modificações morfológicas na membrana placentária a deixarão mais fina e, assim, permitirá maior troca de componentes do sangue materno e fetal.

Normalmente não há mistura de sangue materno e fetal na placenta, no entanto uma pequena quantidade de células sanguíneas fetais pode passar para o ambiente materno em decorrência de roturas microscópicas na membrana placentária, sem, no entanto, causar repercussões materno-fetais.

Líquido amniótico

O líquido amniótico preenche a cavidade amniótica, é claro e aquoso, contém células fetais descamadas, envolve e protege o concepto em desenvolvimento, cujas características foram revistas por Underwood et al. (2005) e Dubil et al. (2013).

Funções

- Permite o crescimento fetal simétrico, uma vez que o embrião permanece suspenso em um meio líquido; assim as forças externas são distribuídas igualmente no corpo do feto.
- Permite o desenvolvimento dos pulmões, por evitar a compressão torácica.
- Impede a aderência do âmnio ao embrião/feto, evitando as bridas amnióticas.
- Amortece forças mecânicas oriundas do ambiente materno.
- Auxilia na manutenção do controle da temperatura corporal, da homeostase de líquidos e eletrólitos fetais.
- Permite a livre movimentação fetal, facilitando o desenvolvimento do aparelho locomotor.

Produção

O líquido amniótico é produzido tanto pelo ambiente materno quanto pelo fetal.

- **Fetal:** inicialmente o líquido amniótico é secretado pelo epitélio amniótico (que recobre a cavidade amniótica), posteriormente, será composto pelo líquido intersticial fetal – oriundo do plasma –, bem como por secreções dos sistemas respiratório e digestório, que também contribuem para o volume total do líquido amniótico. A partir da 10ª semana pós-fecundação, a urina fetal contribui para a composição do líquido amniótico. No último trimestre de gestação, aproximadamente 500 mL de urina fetal ajudam a compor o líquido amniótico diariamente.
- **Materno:** a maior parte do líquido amniótico é derivada do líquido intersticial, proveniente do plasma materno, que, por forças hidrostática e osmótica, sofre difusão – pela membrana amniocoriônica – em direção à cavidade amniótica. Nesse aspecto, parte do líquido amniótico pode ser definida como um transudato diluído do plasma materno.

O volume total de líquido amniótico varia de acordo com a progressão da gestação, desde 30 mL em 10 semanas pós-fecundação, 350 mL em 20 semanas, até 1.000 mL em 37 semanas.

Renovação e dinâmica

O volume de água no líquido amniótico é trocado – com o ambiente materno – a cada 3 horas, principalmente através da membrana amniocoriônica. A troca de água do líquido também ocorre com o ambiente fetal através da parede do cordão umbilical.

O líquido amniótico não é normalmente aspirado, e sim engolido pelo feto, alcançando o sistema digestório. Nos estágios finais da gestação é estimado que o feto possa engolir 400 mL de líquido amniótico, o qual é absorvido no intestino e atinge a circulação sanguínea sistêmica. Nos rins, parte do volume de líquido amniótico é eliminado na forma de urina, que novamente contribui para compor o volume de líquido amniótico. O sangue fetal que segue pelo cordão umbilical atinge as vilosidades coriônicas, e as excretas fetais são eliminadas através da barreira placentária. Os rins fetais não exercem a função primordial de eliminação de excretas.

Composição

O líquido amniótico contém componentes orgânicos, inorgânicos em proporções aproximadamente iguais, além de células descamadas do feto, as quais, através de uma amniocentese podem ser utilizadas com finalidade diagnóstica. O estudo da concentração de componentes do líquido amniótico, tal como a alfafetoproteína – entre outros – também pode ser utilizado como elemento diagnóstico de anomalias congênitas. Ao longo da gestação, a composição do líquido amniótico se altera, especialmente em virtude da excreção de alguma quantidade de ureia pelos rins fetais.

Exame macroscópico da placenta e correlação clínica de achados anormais

A placenta é um órgão de forma discoide com 15 a 20 cm e diâmetro, com 2 a 3 cm de espessura, e ao redor de um sexto do peso fetal a termo, isto é, cerca de 500 g (disco apenas, ou seja, sem as membranas e o cordão) (Figura 14.4). A placenta recobrirá 15 a 30% da superfície interna do útero. A análise macroscópica da placenta deve seguir uma sequência estruturada, conforme Langston et al. (1997).

Na face materna da placenta, são identificados os cotilédones recobertos por uma fina camada de decídua. As fendas presentes entre os cotilédones correspondem aos septos placentários (ou da decídua), que tendem a ser mais delimitáveis com a progressão da gestação. A rotura ou fragmentação de cotilédones indicam a possibilidade de retenção placentária ou de acretismo placentário, isto é, que a placenta não tenha respeitado o limite da decídua e, morbidamente, fixou-se ao miométrio. Na face materna da placenta são visíveis frequentemente coágulos e focos de hemorragia. Estes, quando aderidos firmemente ou provocando depressões no parênquima, indicam que houve um hematoma retroplacentário, que, em conjunção com a apresentação clínica, indica descolamento prematuro da placenta (DPP). É prudente informar a extensão da aderência do hematoma em porcentagem do disco afetada, que, em geral, se apresenta com infarto recente (ver adiante).

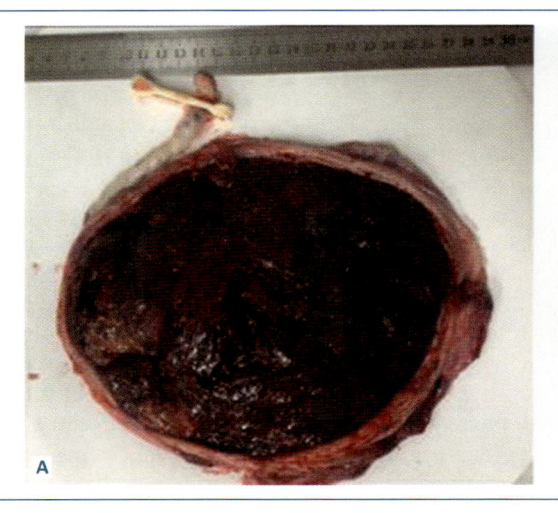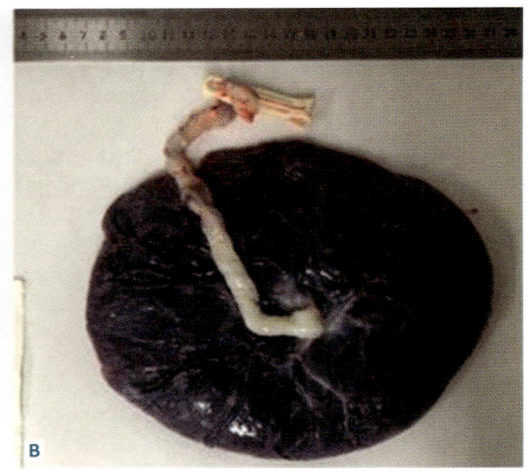

Figura 14.4. Fotografia da face materna (A) e face fetal (B) de uma placenta de termo, de gestação não complicada.
Fonte: Acervo da autoria.

É achado comum, conforme a placenta se desenvolve, a presença de pontos amarelos a esbranquiçados na face materna, de consistência mais firme, por vezes arenosa, correspondentes a calcificações na fibrina perivilosa. Sem correlação prognóstica, ainda é utilizada por ultrassonografistas para avaliar o "envelhecimento" placentário pela escala de Grannum. Porém, deve indicar, se em excesso, uma análise histopatológica, pois podem conter alterações de perfusão deficitária de origem materna, por oclusão das artérias uteroplacentárias, cuja apresentação magna é o infarto placentário. Este pode ser hemorrágico, se muito recente, como no DPP ou em elevações hipertensivas abruptas na gestação, ou "crônicos" ou organizados – patologicamente, um infarto é uma agressão hipóxica aguda com dano irreversível ao tecido –, de coloração amarelada a brancacenta, podendo ou não ser firmes, em virtude de calcificações. O infarto classicamente é definido como triangular com o ápice voltado para a face materna, região na qual a lesão vascular se estabeleceu. Estima-se que 25% das gestações normais contenham tecido infartado, sobretudo nas regiões marginais, nas quais geralmente são pequenos, acometendo menos do que 5% do parênquima placentário, e não apresentam repercussão clínica. Porém, quando mais extensos (superior a 10% do parênquima placentário), estão associados à alta frequência de hipóxia fetal e retardo de crescimento e morte intrauterinos. A redução do fluxo sanguíneo para a placenta, pelas alterações das artérias uteroplacentárias, geralmente é mais importante na gênese do retardo de crescimento intrauterino e hipóxia fetal do que a quantidade de área de troca que é reduzida pelo infarto.

A face fetal da placenta corresponde à placa amniocoriônica, em que, por transparência do âmnio, podem se observar os vasos coriônicos que convergem para o cordão umbilical e têm, com o avanço da gestação, depósitos de fibrina ao seu redor, dando-lhes um halo esbranquiçado. Esses depósitos sofrem calcificação e são geralmente inócuos, exceto se muito extensos, isto, é confluentes ou além dos limites dos vasos formando "massas". Lesões assim costumam indicar tromboses subcoriônicas volumosas, infartos murais antigos ou trombose de vasos da placa coriônica, condições associadas à natimortalidade ou morbidade fetal grave. Em oposição aos infartos clássicos, a trombose de vasos da placa amniocoriônica tem ápice voltado para a face fetal, porém o aspecto, aos cortes, é de palidez e a consistência é normal. Hematomas flácidos, revestidos pela fina camada de âmnio, ou seja, subamnióticos, são, na maioria das vezes, iatrogênicos. Vale ressaltar uma última alteração neoplásica da face fetal: o corangioma. Apresentando-se como tumores arredondados, avermelhados e bem circunscritos, podem ser únicos ou múltiplos, com tamanho variável; os maiores podem provocar, em último grau, a hidropsia fetal e o polidrâmnio, devendo ser finalizada a gestação ou ablados invasivamente vasos nutrientes desta neoplasia.

Por fim, o disco placentário é planoconvexo e de consistência esponjosa. Sua coloração varia de castanho-pálida no 1º trimestre a vinhosa no 3º, em decorrência do aumento do volume de hemácias fetais em circulação. Com relação ao seu formato, as alterações mais comuns são a bilobulação e os lobos acessórios (succenturiados). A placenta bilobada apresenta dois lobos proporcionalmente semelhantes e ligados por membranas com o cordão entre eles. Os lobos acessórios têm dimensões irregulares, com o cordão no lobo maior e áreas de atrofia. A atrofia representa um adelgaçamento com perda de função do parênquima placentário, decorrentes, em ambas as alterações, de placentação em regiões desfavoráveis no útero, como a pericornual, a prévia ou sobre leiomiomas ou cicatrizes, segundo Kaplan (2007 e 2008). Aos cortes, a região periumbilical frequentemente é a mais espessa e a que apresenta a melhor perfusão pelo sangue materno, em oposição às áreas marginais, e, por isso, é preferida na amostragem anatomopatológica.

Exame macroscópico do cordão umbilical e correlação clínica de achados anormais

O cordão umbilical tem coloração perolada, mede de 35 a 70 cm de comprimento e contém três vasos (duas artérias e uma veia), parcialmente visíveis por transparência em decorrência de tecido mesenquimatoso muito frouxo e hidratado, a geleia de Wharton. Ao contrário de outras estruturas do corpo, as artérias são duplicadas e percorrem o disco superficialmente às veias. Outra diferença fisiológica importante é que as artérias umbilicais fluem o sangue menos oxigenado com relação ao que flui da veia umbilical. A artéria umbilical única pode ocorrer em gestações normais, porém é muito frequente em gestações de fetos com malformações (sobretudo renais) e alterações cromossômicas e também se associa com maior frequência de restrição de crescimento fetal.

Em continuidade com a placa amniocoriônica, o cordão é revestido externamente pelo âmnio e insere-se livremente no disco placentário de maneira central ou excêntrica, geralmente dentro dos dois terços internos do raio deste. No entanto, o cordão pode inserir-se em qualquer ponto na margem no disco (marginal) ou ramificar-se sem envolvimento pela geleia de Wharton (inserção forcada). Quando esta ocorre em distâncias variáveis pelas membranas, com os vasos em percurso sob um "véu" de âmnio, caracteriza a inserção velamentosa. À exceção das duas primeiras inserções, as demais podem repercutir hemodinamicamente no concepto. Por exemplo, cordões marginais e velamentosos são frequentes em placentas prévias (acretas, quando em cicatriz de cesárea, ou não) e podem colaborar para urgências obstétricas, como o *vasa* prévia e o prolapso de cordão. Ainda, o cordão tem espessura, a termo, que varia de 0,8 a 3 cm e é espiralado, com cerca de 1 a 3 espirais a cada 10 cm de comprimento. Se o cordão for muito fino, indica graves déficits de perfusão da placenta, podendo acarretar inclusive em oligodrâmnio; se excessivamente espesso, associa-se à trombose vascular fetal e a condições que resultam na macrossomia. O cordão longo ou excessivamente espiralado interpõe ao feto uma dificuldade hemodinâmica que pode evoluir de insuficiência cardíaca à trombose na circulação fetal (dependendo dos elementos da tríade de Virchow adicionais à diminuição no fluxo sanguíneo, a saber a lesão ao endotélio vascular e a hipercoagulabilidade). O cordão curto limita a movimentação do feto e provoca disrupções no seu desenvolvimento. A presença de traves de epitélio amniótico (*amnion webs*) fixando o cordão à superfície fetal também pode limitar a movimentação do cordão. Este, quando hipoespiralado, é suscetível, ainda, à compressões e acotovelamentos. O cordão pode sofrer um nó verdadeiro, isto é, uma volta (nó simples) ou mais delas (complexo) por dentro de si mesmo; se for muito firme, pode atrapalhar gravemente a perfusão fetal. Um apontamento importante é a respeito dos nós falsos, que decorrem de edema da geleia de Wharton ou de varizes dos vasos do cordão, que não têm repercussão fetal. Os vasos do cordão podem sofrer ainda com as inflamações agudas. Externamente, quando se formam microabscessos periféricos, há pontilhados mais nacarados na superfície do cordão, cujo agente etiológico é *Candida*, uma infecção gravíssima para o neonato. Focos de congestão e pontos de rigidez vascular à palpação, distantes das regiões de pinçamento cirúrgico, sugerem trombose em vasos fetais.

Exame macroscópico das membranas placentárias e correlação clínica de achados anormais

A partir das bordas do disco placentário, as membranas placentárias (ou amniocoriônica) inserem-se e sua análise revela importantes informações sobre a integridade do "envelope" da cavidade amniótica, por exemplo, alterações do seu leito vascular, o ponto de rotura para progressão do parto ou se a dequitação foi completa. Em geral, a termo, é vermelho-azulada, sem vasos visíveis, e translúcida (em razão de decídua há mais opacidade com relação à membrana sobre a face fetal – lembre-se das decíduas capsular e parietal que se fundiram durante o desenvolvimento). Se a placenta estende-se para além das bordas das membranas, tem-se a placentação extracorial, que pode ser de dois tipos: *circum-marginada* ou circunvalada. A primeira exibe uma elevação de fibrina na borda da membrana, geralmente regular, de ocorrência comum e de pequena importância patológica, enquanto a segunda mostra um dobramento da membrana sobre si mesma, formando um espaço fixado por fibrina (vala) e sempre tem significado patológico e associa-se a descolamentos marginais da placenta. Quando a coloração das membras difere da descrita em geral, há três possibilidades: coloração verde-amarronzada pode indicar eliminação abrupta de mecônio; acastanhada, hemorragias em organização (hemossiderina); e amarelo-esbranquiçada, pus. Se a região de rotura, em partos vaginais, estiver a menos de 2 cm da borda da placenta, há indícios de placenta prévia, que ocorre quando a fixação do disco placentário está próxima ou sobre o orifício interno do colo uterino. Frequentemente observam-se coágulos sobre a superfície das membranas, sem grandes repercussões. Ainda, é frequente a observação de um remanescente do período embrionário, o remanescente do saco vitelínico ou vesícula vitelina (geralmente calcificado), de formato elíptico e coloração brancacenta entre o âmnio e o córion da face fetal. Sobre o âmnio, há duas alterações importantes, ambas relacionadas ao oligodrâmnio: o âmnio nodoso e a metaplasia escamosa. O primeiro representa escamas córneas eliminadas constantemente pelo feto e que se acumulam sobre o âmnio na escassez de líquido amniótico como pequenos nódulos acastanhados, sendo, por isso, retiráveis da superfície com mais facilidade, em oposição à metaplasia escamosa, que é uma alteração na estruturação do âmnio (de epitélio simples a pseudoestratificado para estratificado escamoso), decorrente, sobretudo, do atrito deste com o feto, e que é, por isso, uma alteração que não se destaca da superfície fetal. Além disso, podem-se observar alterações como bandas amnióticas em contexto de disrupção fetal.

Indicações para estudo anatomopatológico da placenta

As indicações de envio da placenta para estudo anatomopatológico estão divididas, entre as múltiplas diretrizes disponíveis, simplificadamente em indicações neonatais e obstétricas, resumidas no Quadro 14.1.

Quadro 14.1
Critérios para indicação de exame anatomopatológico da placenta.

Indicações maternas:
- Mau passado obstétrico: abortos espontâneos, natimortos, óbitos perinatais ou partos prematuros

Doenças maternas:
- Coagulopatia
- Hipertensão
- Diabetes *mellitus*

Indicações relacionadas a condições do parto:
- Prematuridade (especialmente < 32 semanas)
- Pós-maturidade ou pós-data (> 42 semanas)
- Oligodrâmnio
- Polidrâmnio
- Febre ou infecção materna
- Sangramentos pela vagina de repetição
- Descolamento de placenta

Indicações fetal e neonatal:
- Natimorto ou morte perinatal
- Restrição de crescimento intrauterino ou fetal
- Hidropsia
- Depressão neonatal grave (encefalopatia, convulsões)
- Escore de Apgar inferior a 3 no 5º minuto
- Infecção suspeita
- Anomalias congênitas
- Mecônio espesso

Indicações placentárias:
- Qualquer alteração macroscópica da placenta, membranas placentárias e cordão umbilical

Recomendações opcionais:
- Prematuros entre 32 e 36 semanas de gestação
- Escore de Apgar baixo no 1º minuto
- Instabilidade clínica ou inesperada do feto
- Gestação múltipla

Fonte: Desenvolvido pela autoria.

Exame microscópico da placenta

A combinação dos exames macro e microscópico da placenta após o parto pode fornecer indícios de disfunções placentárias, restrição do crescimento fetal, doenças neonatais, causa de óbito fetal/perinatal, entre outros. Estima-se que cerca de 88% dos natimortos tenham a placenta como contribuinte para o óbito, conforme estudo de Kudron et al. (2009).

As alterações do disco placentário visíveis macroscopicamente têm correspondentes na microscopia ou podem por ela ter sua formação ou origem esclarecidas. Para isso, o patologista analisa cada compartimento da placenta em busca de alterações isoladas e em consonância com os achados de macroscopia e, depois, elabora o laudo e suas considerações. Esses compartimentos analisados rotineiramente são, conforme as diretrizes elaboradas por Khong et al. (2016):
- **Cordão umbilical:** vasos, geleia de Wharton e âmnio.
- **Membranas:** âmnio e sua membrana basal, córion (e sua celularidade), células do trofoblasto, decídua e seus vasos.
- **Disco placentário:** placa coriônica (âmnio, córion e vasos coriônicos), fibrina subcoriônica, vilosidades coriônicas (grau de maturação) e seus ramos (trofoblastos, estroma, vasos e hemácias fetais), espaço interviloso e hemácias maternas, placa basal, fibrina basal e decídua.

Na Figura 14.5, pode-se observar a evolução comparativa das vilosidades em cada trimestre gestacional e a estrutura das membranas placentárias.

Resumidamente, a placenta pode ter dois tipos básicos de agressão tecidual: os relacionados à perfusão (vasculares) ou a processo inflamatório. Estas alterações têm morfologia que pode ser observada como na Figura 14.6.

A perfusão pode se alterar e provocar hipóxia, conforme revisto por Stanek (2013), que se classifica em: pré-placen-

tária (ou materna), uteroplacentária ou pós-placentária (ou fetal). As causas maternas relacionam-se à tensão de oxigênio entregues no espaço interviloso pelo sangue materno, sobretudo em condições de rarefação do ar, como a altitude ou doenças cardíacas cianogênicas, poluição do ar intensa, tabagismo ou gestações múltiplas, que contribuem para a queda de oxigênio disponível. Repercutem como placentas com vilosidades coriônicas mais imaturas (e com mais células de Hofbauer ou citotrofoblasto) e com alterações vasculares, como a corangiose (proliferação capilar no interior de várias vilosidades agrupadamente).

As causas uteroplacentárias são as mais comuns e permitem, muitas vezes, a adoção de medidas profiláticas, conforme descrito por Redline (2015), como uso de AAS em baixas doses e carbonato de cálcio em gestações futuras, em especial no acometimento precoce (abaixo de 34 semanas gestacionais), pois advêm de distúrbios de migração trofoblástica e das doenças hipertensivas da gestação, com geração de hipóxias crônica e aguda para a placenta. As lesões microscópicas podem ir de acentuação dos depósitos de fibrina perivilosa, proliferação de trofoblastos extravilosos, persistência de citotrofoblasto, acentuação de nós sinciciais, entre outras, a infartos. Em geral, há hipermaturação em graus variáveis e arteriopatia decidual associada. Esta condição denota vasos deciduais com persistência da camada muscular com ou sem hipertrofia dela, podendo evoluir em gravidade para necrose fibrinoide da parede ou mesmo à aterose aguda (lesão subintimal inflamatória grave com acúmulo de macrófagos de citoplasma espumoso). Associa-se, pois, à pré-eclâmpsia e a restrições de crescimento fetais mais precoces.

As causas fetais envolvem distúrbios de circulação fetal e, conforme explicado nas seções de macroscopia, podem atingir do cordão umbilical aos capilares vilosos. Nos estudos de seguimento pós-natal, essas condições, em geral, pioram o prognóstico neurológico em graus variáveis. Observa-se hipermaturação homogênea e vasos em número reduzido ou vilosidades totalmente avasculares, com ou sem fragmentação de hemácias. Associa-se, pois, à pré-eclâmpsia, ao diabetes *mellitus* e a restrições de crescimento fetais mais tardias.

Com relação às inflamações, elas podem ser divididas, simplificadamente, em agudas e crônicas. As primeiras são causadas principalmente por bactérias piogênicas e fungos, com via de transmissão ascendente do colo uterino, podendo afetar o cordão, como a *Candida*, ou as membranas e a placa coriônica, com ou sem alterações no estroma do cordão (provocado por elementos inflamatórios fetais), como o estreptococo do grupo B, ou os vilos, como a listeriose. Como em outras infecções purulentas, podem provocar abscessos no local acometido, e a gravidade está sujeita à duração da exposição, extensão e virulência do micro-organismo. As infecções crônicas têm duas causas principais: relação imunológica entre a placenta e o organismo materno, sendo a primeira semelhante a um aloenxerto, ou infecções hematogênicas, principalmente por vírus e, em menor incidência, protozoários. Os efeitos da infecção por via hematogênica variam conforme o agente etiológico, a época da gestação em que ocorreu e sua intensidade. Entre tais efeitos, estão: malformações, aborto, morte fetal, retardo de crescimento intrauterino e prematuridade.

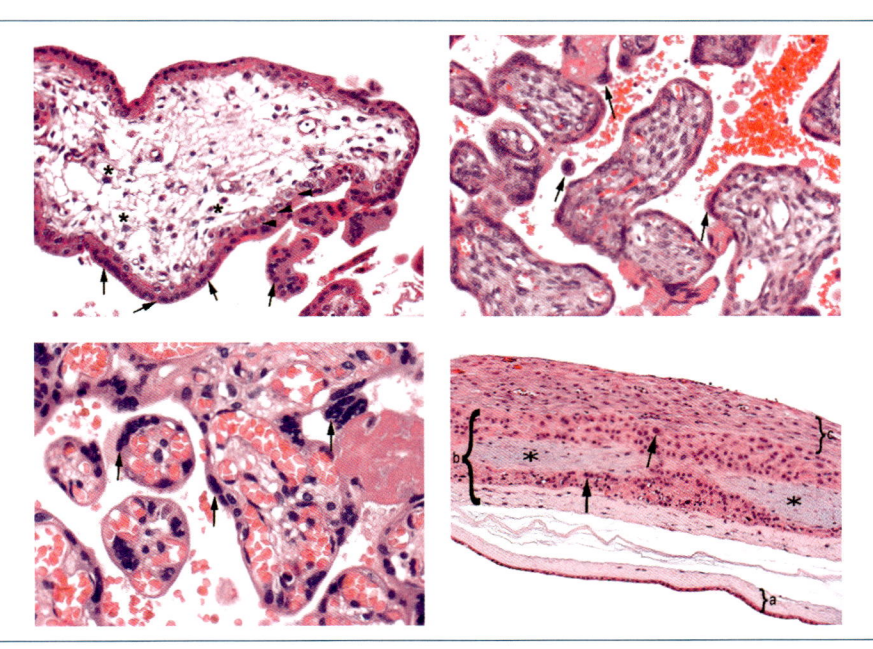

Figura 14.5. Da esquerda para a direita e de cima para baixo, podem-se observar as vilosidades coriônicas em cada trimestre (os quadro superiores em objetiva de 20x e o inferior esquerdo a 40x): gradativamente há diminuição do volume do estroma e da camada de células do citotrofoblasto (*cabeças de seta*), com agrupamento dos sinciciotrofoblastos em sua camada (*setas*), formação de nós sinciciais (atente-se aos agrupamentos nos contornos das vilosidades) e aproximação dos vasos capilares a essa camada de trofoblasto (membrana vasculossincicial). No 1º trimestre é mais fácil observar os macrófagos residentes na placenta, as células de Hofbauer (*asteriscos*). O quadro inferior direito mostra a membrana amniocoriônica com suas camadas à objetiva de 10x: âmnio (*a*), córion (*b*) e decídua (*c*); as setas indicam o trofoblasto intermediário (ou extraviloso) e os asteriscos as "vilosidades fantasma", inviáveis em virtude da compressão do córion liso com o crescimento da cavidade amniótica.
Fonte: Acervo da autoria.

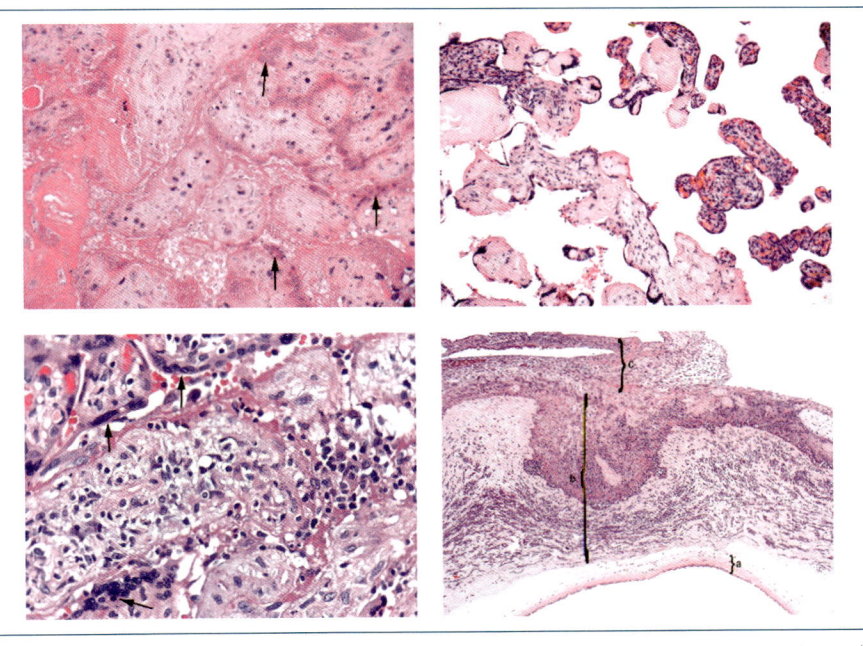

Figura 14.6. Da esquerda para a direita e de cima para baixo, observam-se: infarto antigo (objetiva de 20x), com setas indicando sinciciotrofoblastos, necróticos como todo o tecido no quadro; vilos avasculares (objetiva de 10x) na metade esquerda do quadro, indicando trombose antiga em vasos fetais, em oposição à metade direita com vasos capilares congestos; vilosite crônica (objetiva de 40x), com estroma contendo células mononucleares maternas como linfócitos e histiócitos; membranas corioamnióticas (objetiva de 4x), com decídua (*c*) e extensa infiltração do córion (*b*) ao âmnio (*a*) por neutrófilos (corioamnionite aguda).
Fonte: Acervo da autoria.

LEITURAS COMPLEMENTARES

Dubil EA, Magann EF. Amniotic fluid as a vital sign for fetal wellbeing. Australas J Ultrasound Med. 2013;6(2):62-70.

Fadl S, Moshiri M, Fligner CL, Katz DS, Dighe M. Placental imaging: Normal appearance with review of pathologic findings. Radiographics. 2017;37(3):979-98.

Gude NM, Roberts CT, Kalionis B, King RG. Growth and function of the normal human placenta. Thromb Res. 2004;114(5-6):397-407.

Huppertz B. The anatomy of the normal placenta. J Clin Pathol. 2008;61:1296-302.

Kaplan CG. Color Atlas of Gross Placental Pathology. 2.ed. Nova York: Springer; 2007.

Kaplan CG. Gross pathology of the placenta: Weight, shape, size, colour. J Clin Pathol. 2008;61:1285-95.

Key HH, Nelson DM, Wang Y. The placenta. From development to disease. Wiley-Blackwell, Oxford; 2011.

Khong TY et al. Sampling and definitions of placental lesions: Amsterdam Placental Workshop Group Consensus Statement. Arch Pathol Lab Med. 2016;140:698-713.

Kidron D, Bernheim J, Aviram R. Placental findings contributing to fetal death, a study of 120 stillbirths between 23 and 40 weeks gestation. Placenta. 2009;30:700-4.

Langston C, Kaplan C, Macpherson T, Manci E, Peevy K, Clark B et al. Practice guideline for examination of the placenta: Developed by the Placental Pathology Practice Guideline Development Task Force of the College of American Pathologists. Arch Pathol Lab Med. 1997;121:449-76.

Moore K, Persaud TVN, Torchia MG. Embriologia clínica. 10.ed. Rio de Janeiro: Gen Guanabara Koogan; 2016.

Pereira LAV, Frandsen CPC, Moraes SG. Embriologia humana essencial [e-book]. Paraná: Maringá – Dental Press; 2020 [Acesso 2020 out 13]. Disponível em: http://www.embriologiahumana.com.br. ISBN: 978-65-992833-0-07.

Redline RW. The clinical implications of placental diagnoses. Semin Perinatol. 2015;39(1):2-8.

Roberts DJ. Placental pathology, a survival guide. Arch Pathol Lab Med. 2008;132:641-51.

Sadler TW. Langman – Embriologia médica. 13.ed. Rio de Janeiro: Gen Guanabara Koogan; 2016.

Stanek J. Hypoxic patterns of placental injury: A review. Arch Pathol Lab Med. 2013;137:706-20.

Underwood MA, Gilbert WM, Sherman MP. Amniotic fluid: Not just fetal urine anymore. J Perinatol. 2005;25(5):341-8.

Seção III
Assistência Pré-Natal

15

Assistência ao Pré-Natal de Risco Habitual

Eliana Amaral
Elton Carlos Ferreira
Karen Hiromi Mori

Aspectos gerais

O pré-natal é definido como a atenção dada às gestantes por profissionais da saúde com o objetivo de assegurar ao binômio mãe-feto o cuidado adequado durante o período gravidopuerperal, minimizando riscos associados a eventuais intercorrências para ambos. Além disso, deve prover acolhimento da gestante e da família sobre eventuais dúvidas ou queixas em relação à gestação, parto e puerpério e à sua saúde em geral. A inclusão do parceiro no acompanhamento pré-natal é essencial para os melhores resultados maternos e perinatais e para prover uma porta de entrada e um espaço de escuta para os homens nos serviços de saúde.

Os pilares do cuidado pré-natal são:
- educação e promoção à saúde;
- identificação de risco gestacional ou no parto;
- prevenção e tratamento de doenças ou complicações intercorrentes.

Para isso é importante que:
- O pré-natal se inicie o mais precoce possível.
- A idade gestacional seja confirmada no início da gestação.
- A gestação seja analisada continuamente, considerando os riscos de morbidade e mortalidade da mãe e do feto.
- Exista um cuidado integral com a saúde da mãe e do feto durante toda a gestação, com intervenções, quando possível, para evitar ou minimizar as intercorrências, complicações ou desfechos negativos.
- Seja concluído o acompanhamento da gestação e os resultados para a mãe e o recém-nascido avaliados em consulta após o parto, quando também se abordará o planejamento reprodutivo.

Em 2016, a Organização Mundial da Saúde (OMS) publicou um modelo de acompanhamento pré-natal com o objetivo de oferecer às gestantes um cuidado respeitoso, individualizado e centrado no indivíduo. A OMS pressupõe que cada país adaptará o modelo ao seu contexto com base no cuidado básico definido por cada país, de maneira a definir quais cuidados serão prestados em cada contato, quem prestará os cuidados de pré-natal (qual quadro de saúde) e onde o atendimento será prestado.

Agenda de consultas: início e retornos

O pré-natal deve ser iniciado, idealmente, até a 10ª semana de gestação. Esse início precoce contribui para a adequada avaliação das condições de saúde da mãe e do concepto. A OMS estima que 60% das gestantes mundialmente iniciam o pré-natal antes das 12 semanas. No Brasil, a idade gestacional média de início de pré-natal é de 12 a 20 semanas.

Diante de evidências que apontam para uma maior mortalidade perinatal quando o número de consultas de pré-natal é menor ou igual a 4, e que o aumento do número de consultas, independentemente do país, também é associado com um aumento de satisfação materna, a OMS passou a recomendar o mínimo de oito consultas: uma no 1º trimestre (até a 12ª semana), duas no 2º (20 e 26 semanas) e cinco no 3º (30, 34, 36, 38 e 40 semanas), e a periodicidade dos retornos deverá ser ajustada de acordo com a necessidade de cada gestante.

Primeira consulta

A primeira consulta é fundamental para iniciar uma relação de confiança entre o médico e o paciente, baseado no respeito dos valores e das crenças da gestante e de sua família em relação à gestação e ao concepto e na oferta do melhor cuidado para sua situação específica.

A consulta inicial deve permitir a avaliação clínica da gestante com anamnese e exame físico completos, avaliação de condições clínicas prévias e interpretação de exames clínicos, se disponíveis. Deve, ainda, valorizar as orientações relativas a hábitos dietéticos saudáveis, atividade física, abandono ou redução do uso de substâncias psicoativas e fumo, assim como abranger atividades educativas e de esclarecimentos sobre a gestação e o parto.

A avaliação de riscos para a gestante e/ou para o feto deve ser aplicada desde a primeira consulta e revisada a cada retorno, definindo-se, assim, a periodicidade das consultas e o nível de complexidade do pré-natal.

Anamnese

A anamnese deve buscar a obtenção de informações clinicoepidemiológicas relevantes como:

1. dados sociodemográficos;
2. história da gestação atual;
3. antecedentes pessoais e familiares;
4. antecedentes ginecológicos;
5. antecedentes obstétricos;
6. história obstétrica atual;
7. riscos psicossociais.

Dados sociodemográficos

É necessário realizar a identificação e registrar em caderneta (cartão) de pré-natal o nome completo, idade, cor, estado civil, religião, ocupação, naturalidade e procedência. A menor escolaridade pode contribuir para uma menor compreensão das orientações e riscos potencialmente identificados, com a necessidade de adaptação da linguagem para que os pontos relevantes sejam bem compreendidos.

A identificação da ocupação permite avaliar a necessidade de adequação de função, setor de trabalho e carga horária, incluindo pausas periódicas. Avaliar a renda familiar, o número e idade dos dependentes, as condições de moradia e de saneamento básico e outros aspectos das condições de vida permite dirigir as orientações para aspectos relevantes para a situação particular da gestante.

No caso de gestantes adolescentes, buscar adequação da atenção obstétrica respeitando as particularidades sociais e psicológicas da faixa etária e atentando para o maior risco de complicações como prematuridade, anemia, baixo peso ao nascer. Quanto a gestantes com idade mais avançada, estas poderão ter riscos especiais (como diabetes, hipertensão) que mereçam acompanhamento de maior complexidade, com adaptação das consultas às suas condições clínicas.

História da gestação atual

A história obstétrica atual inclui a data da última menstruação, a idade gestacional, data provável do parto e intercorrências na gestação. Avaliam-se a presença de sinais e sintomas da gestação, bem como os medicamentos usados e as intercorrências ocorridas (necessidade de internação hospitalar).

A definição da idade gestacional é crucial para o seguimento de pré-natal, especialmente para determinação do monitoramento fetal. Ela pode ser calculada pela data da última menstruação e/ou por meio da ultrassonografia no 1º trimestre. A data da última menstruação (DUM) deve ser considerada o 1º dia da última menstruação de características normais. Quando utilizada a DUM para o cálculo da idade gestacional, somam-se o número de dias entre a DUM e a data atual e, após, divide-se por 7. Se a DUM é desconhecida, realiza-se uma estimativa pelo tamanho uterino, recomendando-se solicitar uma ultrassonografia precoce para avaliação complementar. Os fatores associados a erro de data incluem a data da última menstruação incerta, ciclos menstruais irregulares, gravidez em uso de método anticoncepcional hormonal ou gestação em vigência de aleitamento materno.

Para o cálculo da data provável do parto (DPP), pode-se utilizar a regra de Naegele, na qual realiza-se um cálculo utilizando a DUM: somam-se 7 dias ao 1º dia da última menstruação e subtraem-se 3 meses do mês da DUM, resultando na DPP. Exemplo: DUM 18/06/2019 – (dia: 18 + 7 e mês: 6 – 3) DPP 25/03/2020. Caso no cálculo dos dias já ocorra a mudança de mês, retiram-se 2 meses do cálculo do mês provável de nascimento. Exemplo: DUM 25/04/2020 – [dia: 25 + 7 = (02, pois foram contados os cinco últimos dias de abril e acrescidos os primeiros 2 dias de maio para totalizar 7 dias – com isso, já ocorreu a mudança de 1 mês, o que faz, então, que no cálculo só 2 meses, e não 3, sejam contabilizados, o que implica que a DPP ficaria sendo 02/02/2021). Atenção: a regra de Naegele só poderá ser utilizada se a gestante tiver certeza absoluta da DUM. Cálculos errados de idade gestacional podem prejudicar a assistência prestada durante a gravidez e resultar em erros de condutas e em equívocos em relação ao parto.

Antecedentes ginecológicos

A história ginecológica inclui a menarca, a caracterização dos ciclos menstruais (com a duração, a regularidade e o volume de menstruação e o intervalo intermenstrual), o uso de método anticoncepcional (qual, o tempo de uso e motivo de abandono) e tratamentos ginecológicos clínicos e cirúrgicos.

Deve-se pesquisar o antecedente de infecção sexualmente transmissível, de parceiro com infecção sexualmente transmissível, de história de infertilidade ou esterilidade e a data da última citologia oncológica.

Com relação à sexualidade, avaliar a sexarca, o número de parceiros, a presença de dispareunia, caracterizar a prática sexual durante a gestação e o uso de preservativo (uso correto ou habitual, masculino ou feminino).

Antecedente obstétrico

O antecedente obstétrico inclui a informação sobre todas as gestações prévias, com a sua duração, via de parto, intervalo interpartal, intercorrências clínicas e obstétricas e resultado perinatal.

Sobre as gestações prévias, informar de forma sintética (Quadro 15.1):

- número total de gestações incluindo aborto, gestação ectópica e mola hidatiforme;
- número de partos: domiciliares, hospitalares, vaginais espontâneos, fórceps, cesáreas – indicações;
- número de cesáreas prévias;
- número de abortos (espontâneo ou provocado, incluindo gestação ectópica [informar se houve necessidade de abordagem cirúrgica]) e mola hidatiforme (informar se houve necessidade de quimioterapia por neoplasia trofo-blástica gestacional)
- número de filhos vivos;
- número de mortes neonatais e natimortos, sendo:
  - **natimorto:** morte fetal intrauterina;
  - **morte neonatal precoce:** até 7 dias de vida;
  - **morte neonatal tardia:** entre 7 e 28 dias de vida.

Quadro 15.1 Exemplo de registro do antecedente gestacional (em números absolutos).						
Gestações	Partos	Cesáreas prévias	Abortos	Filhos vivos	Natimortos	Mortes neonatais

Fonte: Desenvolvido pela autoria.

Ainda, é preciso rever complicações em cada uma das gestações prévias, que podem ser maternas, como pré-eclâmpsia, descolamento prematuro de placenta, hemorragia durante a gestação, diabetes; ou fetais como prematuridade, aloimunização Rh, icterícia, hipoglicemia, necessidade de transfusão ou exsanguinotransfusão. Avaliar se houve complicações no puerpério como atonia uterina, sepse, depressão pós-parto e caracterizar a história de aleitamento materno prévio com sua duração e motivo de desmame.

Antecedentes pessoais e familiares

Com relação aos antecedentes pessoais, é importante a identificação de alergias e de hábitos como tabagismo, etilismo e uso de substâncias psicoativas. Do ponto de vista nutricional, investigar hábitos que possam causar deficiência de nutrientes e questionar uso prévio de ferro suplementar ou ácido fólico. Buscar antecedentes de desnutrição, baixo peso, sobrepeso ou obesidade prévios.

Avaliar doenças dos diversos sistemas, incluindo as autoimunes (lúpus eritematoso sistêmico, síndrome do anti-corpo antifosfolípide ou outras colagenoses), endócrinas (diabetes *mellitus* e doenças da tireoide), neurológica, psiquiátrica, infecciosas (tuberculose, doenças sexualmente transmissíveis como HIV, sífilis, hepatites, toxoplasmose, rubéola, citomegalovírus, zikavírus), cardíacas, pulmonares, do trato gastrointestinal, hematológicas, renais e história pessoal ou familiar de doenças genéticas.

Além disso, investigar história de viagem para áreas endêmicas de doenças infectocontagiosas como malária, febre amarela, tuberculose, zikavírus; e exposição a agentes tóxicos no local de moradia e no trabalho.

Sobre os antecedentes familiares, é relevante a pesquisa de doenças clínicas, infecciosas (p. ex., tuberculose) ou genéticas que possam afetar a saúde materna e/ou fetal.

Riscos psicossociais

Aspectos como a aceitação da gestação, se a gestação é planejada, se está sendo desejada e a presença de suporte familiar e rede de apoio são importantes para a boa evolução na gestação e no parto. Só após uma coleta detalhada de toda a história clínica e psicossocial da gestante, é possível o melhor planejamento do cuidado pré-natal. Recomenda-se, na gestação, pelo menos uma avaliação de depressão e ansiedade a partir de instrumentos validados, como a escala de depressão pós-natal de Edimburgo, servindo como uma ferramenta de triagem para diagnóstico e tratamento do quadro depressivo. Além disso, o American College of Obstetrics and Gynecologists (ACOG), assim como a OMS, recomendam a avaliação, durante todo o pré-natal, de ocorrência de violência prévia e atual pelo parceiro (física, sexual, psicológica), atentando para sinais como lesões corporais inexplicáveis, início tardio do pré-natal, absenteísmo elevado, consultas frequentemente canceladas de última hora sem justificativa e depressão.

Exame físico

O exame físico completo deve ser realizado na primeira consulta de pré-natal, incluindo avaliação geral e ginecológica e, se necessário, coleta de citologia oncológica. Devem ser realizados a inspeção de pele e mucosas, a palpação de tireoide e o exame físico cardíaco, pulmonar, abdominal e de membros inferiores (avaliando a presença de edema e sinais de trombose venosa).

O exame físico geral inclui a medida do peso (kg), da altura (m), e o cálculo do IMC. Além do peso, a aferição da pressão arterial deve ser realizada em todas as consultas, atentando para o preparo da paciente e para a escolha do tamanho adequado de manguito. A pressão arterial pode ser aferida sentada, em posição semi-Fowler (decúbito dorsal com angulação de 15 a 45 graus) ou em decúbito lateral.

O exame físico ginecológico inclui o exame clínico das mamas, com inspeção estática e dinâmica, palpação das mamas e de cadeias linfonodais, o exame abdominal obstétrico e o exame de vulva e vagina.

Na palpação obstétrica são realizadas a identificação da situação e apresentação fetal por meio de tempos/manobras (Figura 15.1):
- **1º tempo:** delimitar o fundo do útero com a borda cubital de ambas as mãos e reconhecer a parte fetal que o ocupa;
- **2º tempo:** deslizar as mãos do fundo uterino até o polo inferior do útero, procurando sentir o dorso e as pequenas partes do feto;
- **3º tempo:** explorar a mobilidade do polo, que se apresenta no estreito superior pélvico com uma das mãos em garra (manobra de Leopold);
- **4º tempo:** determinar a insinuação fetal, colocando as mãos sobre as fossas ilíacas, deslizando-as em direção à escava pélvica e abarcando o polo fetal, quando se apresenta: longitudinal (apresentação cefálica e pélvica) ou identificando a escava vazia, por apresentação transversa (córmica) ou oblíqua.

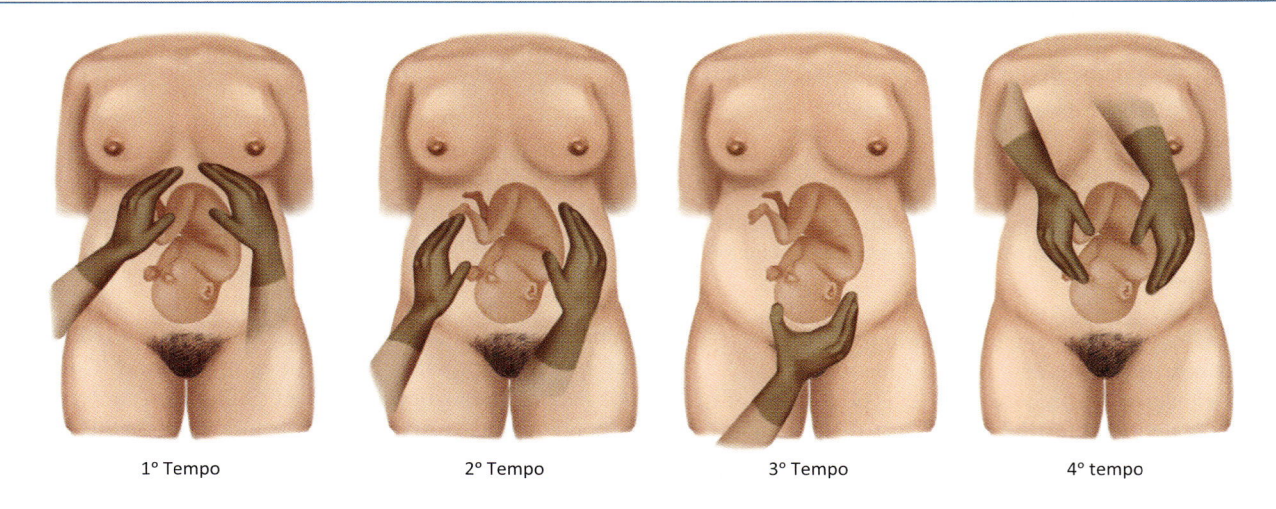

1º Tempo   2º Tempo   3º Tempo   4º tempo

Figura 15.1. Passos da palpação obstétrica.

Fonte: Adaptada de São Paulo. Secretaria de Estado da Saúde. Linha de cuidado gestante e puérpera: Manual de consulta rápida para os profissionais de saúde, 2018.

A aferição da altura uterina auxilia no rastreamento de alterações de crescimento fetal e de líquido amniótico. Existe uma correlação entre a idade gestacional e a altura uterina esperada (Quadro 15.2). Para a medida da altura uterina, a paciente deve estar em decúbito dorsal horizontal, com os membros em extensão e a bexiga vazia, mensurando o arco entre a sínfise púbica e o fundo uterino, com fita métrica. A borda cubital da mão deve delimitar o fundo uterino e a medida deve ser iniciada na borda superior da sínfise.

Quadro 15.2 Idade gestacional e altura uterina esperada.	
Até a 6ª semana	Sem alteração do tamanho uterino
8ª semana	Útero piriforme, dobro do tamanho normal (toque bimanual)
10ª semana	Útero triplica em tamanho (toque bimanual)
12ª semana	Ocupa a pelve, arredondado, na sínfise púbica (toque bimanual)
16ª semana	Fundo uterino entre a sínfise púbica e a cicatriz umbilical
20ª semana	Fundo do útero na altura da cicatriz umbilical
A partir da 20ª semana	Relação direta entre as semanas da gestação e a medida da altura uterina. Esse parâmetro torna-se menos fiel a partir da 32ª semana de idade gestacional

Fonte: São Paulo. Secretaria de Estado da Saúde. Linha de cuidado gestante e puérpera: Manual de consulta rápida para os profissionais de saúde, 2018.

A ausculta dos batimentos cardíacos fetais pode ser realizada com o sonar Doppler a partir de 12 semanas de gestação. Com o estetoscópio de Pinard, a ausculta seria possível a partir de 16 semanas de gestação.

No exame ginecológico, devem ser realizados inspeção dos órgãos genitais externos, exame especular e toque vaginal. A coleta de citologia oncológica deve ser realizada durante o exame ginecológico, se houver indicação.

Rotina do seguimento pré-natal

As consultas de seguimento pré-natal visam avaliar a evolução da gestação, bem como do desenvolvimento fetal. Nas consultas de seguimento, deve ser realizada uma revisão dos achados prévios registrados no prontuário e no cartão da gestante, dos resultados dos exames complementares solicitados, além da atualização vacinal e orientações dadas às gestantes e suas famílias. É importante perguntar sobre o surgimento de sintomas ou queixas e reavaliar sinais e a classificação de risco a cada consulta. A presença do parceiro acompanhando as consultas e planejamento do parto deve ser estimulada.

Como o ganho de peso está diretamente associado a resultados gestacionais e perinatais, ele deve ser avaliado em todos os retornos. Na Tabela 15.1 está registrado o ganho de peso esperado de acordo com o IMC pré-gestacional associado com menor risco de complicações obstétricas como pré-eclâmpsia, hipertensão gestacional, diabetes gestacional, parto cesáreo, prematuridade, pequeno ou grande para idade gestacional, segundo Institute of Medicine and National Research Council (2009).

Tabela 15.1. Ganho de peso de acordo com IMC.

IMC	Ganho de peso (kg)
< 18,5 kg/m²	12,5 a 18 kg
18,5 a 24,9 kg/m²	11,5 a 16 kg
25 a 29,9 kg/m²	7 a 11,5 kg
≥ 30 kg/m²	5 a 9 kg

Fonte: Institute of Medicine and National Research Council, 2009.

Na avaliação de rotina, é importante atentar para sinais e sintomas de alerta para potenciais intercorrências obstétricas como sangramento vaginal, perda de líquido vaginal, diminuição da movimentação fetal, sinais e sintomas de trabalho de parto prematuro, além dos sinais e sintomas de pré-eclâmpsia como cefaleia, dor epigástrica e/ou no hipocôndrio direito, escotomas e embaçamento visual.

Além disso, é necessária a avaliação rotineira da pressão arterial, da altura uterina, a documentação do batimento cardíaco fetal, a avaliação de movimentação fetal a partir do 2º trimestre e a realização de fita urinária para avaliação de proteinúria nas gestantes com ganho de peso excessivo, edema e/ou elevação de pressão arterial.

Exames laboratoriais

A rotina laboratorial, realizada durante os três trimestres da gestação, tem o objetivo de fazer uma triagem de possíveis complicações que possam afetar a gestação (Quadro 15.3).

Quadro 15.3 Exames laboratoriais da rotina de pré-natal.	
1º trimestre	Tipagem sanguínea, Fator Rh e Coombs indireto (em caso de Rh-negativo e parceiro Rh-positivo ou desconhecido)
	Hemograma completo (início do pré-natal)
	Sorologias: sífilis, HIV, hepatite B, toxoplasmose (IgM e IgG) Apenas se risco: hepatite C*
	Glicemia de jejum
	Urina tipo 1 e urocultura
	Citopatológico de colo de útero, se indicado
	Bacterioscopia de secreção vaginal, se indicado
	Protoparasitológico de fezes, se indicado
2º trimestre	Curva glicêmica (teste oral de tolerância a glicose com 75 g de dextrosol) entre 24 e 28 semanas
3º trimestre	Hemograma completo (28 semanas)
	Coombs indireto (se gestante Rh-negativo)
	Sorologia: sífilis, HIV, hepatite B, toxoplasmose (se suscetível) e, se risco, hepatite C*
	Urina tipo 1 e urocultura
	Cultura vaginal e anorretal para *Streptococcus agalactiae* (entre 35 e 37 semanas)

* Recomendada em gestantes com fatores de risco: infecção pelo HIV, uso de drogas ilícitas, antecedentes de transfusão ou transplante antes de 1993, submetidas à hemodiálise, com elevação de aminotransferases sem outra causa clínica evidente e profissionais de saúde com história de acidente com material biológico.
Fonte: São Paulo. Secretaria de Estado da Saúde. Linha de cuidado gestante e puérpera: Manual de consulta rápida para os profissionais de saúde, 2018. Ministério da Saúde. Protocolo Clínico e Diretrizes Terapêuticas para Prevenção da Transmissão Vertical do HIV, Sífilis e Hepatites Virais, 2019.

O exame de urina tipo 1 avalia a presença de proteína urinária, bactérias, leucócitos, hemácias, cilindros e nitrito, podendo sugerir quadro infeccioso urinário, especialmente indicado pela presença de nitrito. A urocultura com antibiograma é recomendada de rotina na consulta inicial e com 28 semanas. Pode confirmar a suspeita do quadro de infecção, assim como diagnosticar a bacteriúria assintomática, situações que exigem tratamento com antibiótico nas gestantes.

O hemograma completo (ou as contagens globais) também deve ser realizado no início do pré-natal e com 28 semanas de idade gestacional. Ele avalia presença de anemia (< 11 g/mL), plaquetopenia (< 150 mil células/mm^3) e a necessidade de encaminhamento ao pré-natal de alto risco e ao hematologista (casos de anemia grave ou alterações plaquetárias).

A glicemia de jejum e o teste oral de tolerância à glicose auxiliam no diagnóstico de diabetes gestacional e de diabetes diagnosticado na gestação (*overt diabetes*), doenças que necessitam de atenção especializada, tanto materna como fetal. A Associação Americana de Diabetes (ADA) e a IADPSG (International Association of the Diabetes and Pregnancy Study Groups, 2010) recomendam a realização de teste de tolerância oral com 75 g de glicose oral entre 24 e 28 semanas de gestação (desde que tenha glicemia de jejum normal no 1º trimestre). Gestantes com cirurgia bariátrica e desvio do trânsito intestinal não deverão realizar o teste.

Em casos de gestantes com tipagem sanguínea Rh-negativo não sensibilizadas (Coombs indireto negativo) e com parceiro Rh-positivo ou desconhecido, é recomendada a administração de 300 mcg de imunoglobulina anti-D com 28 semanas de idade gestacional (podendo ser realizada até 34 semanas), repetida até 72 horas após o parto (caso recém-nascido for Rh-positivo).

As sorologias que permitem diagnóstico de infecções mais prevalentes entre gestantes, com riscos fetais (sífilis, HIV, toxoplasmose) são de fundamental importância, uma vez que orientam o tratamento específico e cuidados no parto, visando reduzir o risco de transmissão vertical e suas repercussões.

A sorologia de hepatite B permite identificar as gestantes portadoras crônicas identificadas com marcador HBsAg para orientar imunoprofilaxia neonatal. As gestantes consideradas replicadoras, que também apresentam HBeAg, têm indicação de uso de medicação na gestação para reduzir transmissão vertical, assim como aquelas HBsAg-reagentes, com carga viral elevada. A triagem de hepatite C tem sido recomendada em mulheres de maior risco, mas o novo protocolo clínico nacional deverá indicar o rastreamento para todas dentro da política de saúde que visa a identificação precoce de todos os portadores de hepatite C. No entanto, ainda não se recomenda tratamento profilático de transmissão vertical para as gestantes portadoras do vírus.

A pesquisa de *Streptococcus agalactiae* por meio da cultura vaginal e anorretal é recomendada entre 35 e 37 semanas de idade gestacional, uma vez que a presença da colonização materna está associada a aumento do risco de infecção neonatal e exige profilaxia durante o trabalho de parto.

O exame protoparasitológico de fezes é indicado em situações de anemia moderada ou grave ou em casos de anemia não responsivas ao tratamento com ferro ou, ainda, em pacientes sintomáticas (disenteria, sangramento nas fezes etc.).

Exames ultrassonográficos

A ultrassonografia precoce permite identificar a localização da gestação, a vitalidade fetal com identificação do batimento cardíaco (presente após 6ª semana) e as medidas do saco gestacional, colaborando para estabelecer a idade gestacional com maior precisão. A ultrassonografia morfológica de 1º trimestre deve ser feita entre 11 e 14 semanas de idade gestacional, sempre que possível, com o objetivo de rastrear cromossomopatias por intermédio da medida da translucência nucal, do fluxo no ducto venoso e da presença de osso nasal. Esses achados/medidas associados à idade materna permitem uma estimativa de risco para cromossomopatia.

Recomenda-se, especialmente, a ultrassonografia morfológica de 2º trimestre, entre 18 e 24 semanas de idade gestacional. A ultrassonografia de 3º trimestre contribui para avaliação do crescimento fetal com estimativa de seu peso, do volume de líquido amniótico, da localização placentária. Em casos específicos (gestações com risco de insuficiência placentária), essa ultrassonografia obstétrica pode ser associada à dopplervelocimetria dos fluxos em vasos do cordão umbilical e fetais.

LEITURAS COMPLEMENTARES

American College of Obstetricians and Gynecologists. ACOG Committee Opinion, n. 757: Screening for Perinatal Depression. Obstet Gynecol. 2018 Nov;132(5):e208-e212.

Brasil. Departamento de Doenças de Condições Crônicas e Infecções Sexualmente Transmissíveis. Nota informativa n. 35/2019. [Acesso 2020 jan 13]. Disponível em: http://www.aids.gov.br/pt-br/legislacao/nota-informativa-no-352019-cgistdccisvsms.

Brasil. Ministério da Saúde. Secretaria de Atenção à Saúde. Departamento de Atenção Básica. Atenção ao pré-natal de baixo risco [recurso eletrônico]. Brasília: Editora do Ministério da Saúde; 2013. [Acesso 2020 jan 13].

Brasil. Ministério da Saúde. Secretaria de Atenção à Saúde. Departamento de Ações Programáticas Estratégicas. Guia do pré-natal do parceiro para profissionais de Saúde. Brasília: Ministério da Saúde; 2018.

Brasil. Ministério da Saúde. Secretaria de Vigilância em Saúde. Departamento de Doenças de Condições Crônicas e Infecções Sexualmente Transmissíveis. Protocolo Clínico e Diretrizes Terapêuticas para Prevenção da Transmissão Vertical do HIV, Sífilis e Hepatites Virais. Brasília: Ministério da Saúde; 2019. [Acesso 2020 jan 13].

Cox JL, Holden JM, Sagovsky R. Detection of postnatal depression. Development of the 10-item Edinburgh Postnatal Depression Scale. Br J Psychiatry. 1987;150:782.

El Beitune P, Jiménez MF, Salcedo MM, Ayub AC, Cavalli RC, Duarte G. Nutrição durante a gravidez. São Paulo: Federação Brasileira das Associações de Ginecologia e Obstetrícia (Febrasgo); 2018. (Protocolo Febrasgo – Obstetrícia, n. 14/Comissão Nacional Especializada em Assistência Pré-Natal).

Hanson MA, Bardsley A, De-Regil LM, Moore SE, Oken E, Poston L, Ma RC, McAuliffe FM, Maleta K, Purandare CN, Yajnik CS, Rushwan H, Morris JL. The International Federation of Gynecology and Obstetrics (FIGO) recommendations on adolescent, preconception, and maternal nutrition: "Think Nutrition First". International Journal of Gynecology and Obstetrics. 2015;131(S4):213-53.

Institute of Medicine and National Research Council. Weight Gain During Pregnancy: Reexamining the Guidelines. Washington, DC: The National Academies Press; 2009.

LifeCycle Project-Maternal Obesity and Childhood Outcomes Study Group et al. Association of Gestational Weight Gain with Adverse Maternal and Infant Outcomes. JAMA. 2019;321(17):1702.

Metzger BE, Gabbe SG et al. International Association of Diabetes and Pregnancy Study Groups Consensus Panel. International Association of Diabetes and Pregnancy Study Groups recommendations on the diagnosis and classification of hyperglycemia in pregnancy. Diabetes Care. 2010;33:676.

Munoz FM, Bond NH, Maccato M, Pinell P, Hammill HA, Swamy GK, Walter EB, Jackson LA, Englund JA, Edwards MS, Healy CM, Petrie CR, Ferreira J, Goll JB, Baker. Safety and immunogenicity of tetanus diphtheria and acellular pertussis (Tdap) immunization during pregnancy in mothers and infants: a randomized clinical trial. JAMA. 2014;311(17):1760.

National Institute for Health and Care Excellence. Antenatal care for uncomplicated pregnancies (NICE Clinical Guideline 62); 2008. [Acesso 2019 jun 20]. Disponível em: https://www.nice.org.uk/guidance/cg62.

Nunes JT, Gomes KRO, Rodrigues MTP, Mascarenhas MDM. Qualidade de assistência pré-natal no Brasil: Revisão de artigos publicados de 2005 a 2015. Cadernos Saúde Coletiva. 2016;24(2):252-61.

São Paulo. Secretaria de Estado da Saúde. Coordenadoria de Controle de Doenças. Centro de Vigilância Epidemiológica "Prof. Alexandre Vranjac". Divisão de Imunização. Resolução ss 68, de 25-09-2018. Dispõe sobre o Calendário de Vacinação para o Programa Estadual de Imunização do Estado de São Paulo", e dá outras providências. DOE – 26/09/18 – Seção 1 – p.34. [Acesso 2020 jan 13]. Disponível em: http://portal.saude.sp.gov.br/resources/cve-centro-de-vigilancia-epidemiologica/areas-de-vigilancia/imunizacao/doc/do_e_r-ss-68_250918.pdf.

São Paulo. Secretaria de Estado da Saúde. Linha de cuidado gestante e puérpera: Manual de consulta rápida para os profissionais de saúde. Carmen Cecilia de Campos (org). 3.ed. São Paulo: SES/SP; 2018. [Acesso 2020 jan 13]. Disponível em: http://www.saude.sp.gov.br/resources/ses/perfil/gestor/atencao-basica/linha-de-cuidado-ses-sp/gestante-e-puerpera/manual_de_consulta_rapida_gestante.pdf?attach=true.

Wilson RD et al. Pre-conception folic acid and multivitamin supplementation for the primary and secondary prevention of neural tube defects and other folic acid-sensitive congenital anomalies. SOGC Clinical practice guideline – Journal Obstetrics Gynecology Canada. 2015;324:534-49.

World Health Organization – WHO. Recommendations on antenatal care for a positive pregnancy experience; 2016. [Acesso 2019 jun 20]. Disponível em: https://www.who.int/reproductivehealth/publications/maternal_perinatal_health/anc-positive-pregnancy-experience/en/.

16

Ambiente e Gravidez

Adriana Gomes Luz

A gravidez está relacionada com imensas mudanças físicas, emocionais ou psíquicas na vida da mulher. A saúde da mulher e sua capacidade econômica e social, "saúde e bem-estar" são atualmente um dos conceitos centrais dos Objetivos do Desenvolvimento Sustentável, lançados em 2015 pela Organização das Nações Unidas (ONU). Em 2018, o Grupo de Trabalho da Morbidade Materna (MMWG) da Organização Mundial da Saúde (OMS) desenvolveu uma nova definição de morbidade materna: "Qualquer condição de saúde atribuída a complicação da gestação e/ou parto que possa ter impacto negativo sobre o bem-estar e/ou funcionalidade da mulher". Nesse conceito, fica clara a importante influência da condição de saúde prévia de cada mulher (nutrição, doenças preexistentes ou incapacidades), além de fatores relacionados a infraestrutura, políticas de saúde e ambiente.

É necessário conhecer as condições de habitação e saneamento, atividades físicas no lar ou no lazer, local de trabalho, hábitos alimentares, uso de drogas lícitas ou ilícitas para traçarmos um perfil da gestante e entendermos melhor o ambiente ao qual o feto estará exposto.

Foi principalmente a partir da segunda metade do século 20 que se instalou uma preocupação crescente quanto ao possível efeito, sobre o embrião ou feto em desenvolvimento, de substâncias ou organismos a que uma grávida pudesse estar exposta. Para a maioria das medicações comumente usadas na gravidez, há dados insuficientes disponíveis para caracterizar o risco fetal completamente, o que limita a oportunidade de decisões clínicas informadas sobre o melhor manejo de transtornos agudos e crônicos durante a gravidez.

Segundo publicação da OMS (2009), exposições ambientais estão associadas com morbidade e mortalidade na saúde das crianças em todo o mundo. Cerca de 3 a 4% dos recém-nascidos são identificados com uma malformação estrutural no nascimento, e estas envolvem questões genéticas, ambientais e sociais.

O objetivo deste capítulo é discutir os efeitos de alguns agentes físicos, como temperatura, altitude, som, radiação, entre outros, na gestação.

Agentes físicos ambientais

Temperatura

As alterações de temperatura podem se manifestar mais facilmente nas gestantes (fadiga, vertigem, desmaios), por isso aconselhamos evitar locais com temperaturas elevadas como saunas e banhos de imersão. Na gestação ocorre uma elevação de 0,3 a 0,4 °C em função do aumento do metabolismo basal e da ação da progesterona sobre o centro termorregulador. Os danos causados por uma temperatura elevada aumentam a depender dos níveis de elevação, por isso é importante definir a temperatura normal do corpo como base para a avaliação do nível de elevação e do risco. As temperaturas são mais baixas durante o sono e no repouso e mais altas durante a vigília e na atividade física. O embrião e o feto são expostos a mudanças de temperaturas materna todos os dias. Dados publicados indicam que as temperaturas são semelhantes ou um pouco menores do que as maternas, em embriões e levemente acima durante os estágios fetais. À medida que o feto cresce, sua própria atividade metabólica e as limitações da perda de calor pela circulação placentária torna sua temperatura mais alta do que a da mãe. A temperatura do feto humano é aproximadamente 1 °C mais alta do que a temperatura materna.

Calor: a hipertermia refere-se a uma temperatura corporal acima do limite superior da faixa normal para as espécies. Em estudos clínicos, uma temperatura de 37 °C é normalmente considerada padrão. A temperatura materna de 39 °C nas primeiras 4 a 6 semanas de gestação foi associada a um aumento do risco de defeitos do tubo neural. É improvável que a temperatura do corpo atinja níveis teratogênicos durante o exercício normal, mas uma abordagem prudente é justificada. Em uma revisão sistemática de estudos sobre a resposta da temperatura corporal de mulheres grávidas ao exercício ou estresse passivo durante a gestação, a maior temperatura média no final do experimento foi de 38,3 °C (IC 95% 37,7 a 38,9 °C) para exercício físico terrestre; 37,5 °C (IC 95% 37,3 a 37,7 °C) para exercício de imersão em água; 36,9 °C (IC 95% 36,8 a 37 °C) para banho com água quente; e 37,6 °C (IC 95% 37,5 a 37,7 °C) para exposição à sauna. No entanto, exercícios terrestres ou aquáticos prolongados devem ser evitados em ambientes extremamente frios ou quentes.

É importante observar que a termorregulação melhora durante a gravidez, possivelmente em virtude do aumento da circulação na pele, aumento da ventilação por minuto e aumento do volume plasmático.

Em pesquisas realizadas por Schifano et al. (2013), observou que a temperatura pode afetar os resultados do nascimento de várias maneiras: o calor pode desencadear processos inflamatórios durante a gravidez, aumentando a produção de citocinas pró-inflamatórias, e o estresse pelo calor pode induzir a produção de ocitocina e prostaglandina. Estudos em animais sugerem que os riscos perinatais (p. ex., sistema nervoso central, disjunção vascular, defeitos neurais) aumentam com a exposição ao calor materno. Achados semelhantes foram encontrados em estudos em humanos relacionados a doenças febris, uso de sauna e uso de hidromassagem. As diretrizes do Instituto Nacional de Segurança e Saúde Ocupacional (NIOSH) abordam a proteção dos trabalhadores em ambientes quentes e orientam que empregadores de instalações com risco de alta temperatura devem instituir medidas para minimizar a exposição ao meio ambiente e ao calor metabólico (p. ex., boa ventilação para extrair vapor e calor das áreas de trabalho, ventiladores de resfriamento, proteções térmicas, dispositivos que economizam trabalho, períodos de descanso em áreas mais frias, hidratação) e fornecer treinamento aos funcionários sobre como reconhecer doenças relacionadas ao calor. As mulheres grávidas devem ser encorajadas a aumentar a ingestão de líquidos, solicitar intervalos periódicos da área aquecida e vestir roupas leves para evitar o superaquecimento.

Frio: todos os trabalhadores expostos ao frio extremo correm o risco de estresse, que pode ser exacerbado pela vasodilatação da gravidez. Existem dados limitados sobre o efeito do estresse ambiental por frio no resultado da gravidez, incluindo alguns estudos sobre hipotermia terapêutica. Segundo Van Zutphen et al. (2013), a baixa temperatura está relacionada à constrição periférica de vasos e hipertensão na gravidez, que podem alterar a perfusão uteroplacentária e afetar adversamente o feto em desenvolvimento. No entanto, os mecanismos ainda não foram totalmente compreendidos, incluindo qual temperatura ambiente é mais aceitável para cada trimestre da gravidez e se as associações entre a temperatura ambiente e os resultados adversos ao nascimento mudaram nas últimas décadas.

A exposição a temperaturas ambiente baixas ou altas durante a gravidez pode aumentar os riscos de nascimento prematuro e natimorto.

Pressão atmosférica

Não há evidências de uma relação entre gravidez e doenças em grandes altitudes. De fato, a elevação da progesterona, um potente estimulante respiratório, resulta em SpO_2 mais alto em gestantes em altitude. Viajar para altitudes moderadas (até 2.500 m) durante a gravidez normal parece seguro.

As cabines de passageiros de aviões geralmente são pressurizadas a uma altitude de 5.000 a 8.000 pés (1.524 a 2.438 m). Os valores maternos de PO_2 nessas altitudes são 132 e 118 mmHg, respectivamente. As grávidas podem ser expostas a altitudes nessa faixa, como visitar um *resort* de montanha ou viajar em um balão de ar quente ou em aeronaves não comerciais. Há pouca literatura sobre a exposição aguda e em curto prazo de gestantes a essas altitudes moderadas. Um estudo avaliou sete mulheres no 3º trimestre ao nível do mar (180 pés) e depois de 2 a 4 dias após a visita a uma instalação a 6.000 pés (1.829 m). A glicose plasmática aumentou de 4,53 para 5,51 mmol/L (81,6 para 99,2 mg/dL); a frequência cardíaca materna, o consumo de oxigênio, a ventilação, o volume-corrente e os níveis plasmáticos de catecolamina e lactato não mudaram significativamente, nem houve alteração na frequência cardíaca fetal. Esses dados e outros relatórios, apesar de limitados, são tranquilizadores de que mulheres com gravidez única podem tolerar a exposição aguda a altitudes moderadas. Altitudes elevadas (acima de 838 pés [2.438 m]) são mais propensas a causar problemas. Em geral, a exposição de uma grávida à hipóxia de grandes altitudes resulta em respostas de aclimatação, que preservam o suprimento de oxigênio fetal. O feto também pode utilizar alguns mecanismos compensatórios durante breves períodos de hipóxia. No entanto, esses mecanismos adaptativos podem não ser totalmente compensatórios em gestações complicadas, como aquelas com insuficiência uteroplacentária ou em altitudes muito altas. Como exemplo, a gravidez em habitantes de Cerro de Pasco, Peru (altitude 14.337 pés [4.370 m]) está associada a 31% menor débito cardíaco materno e 11% menor peso ao nascer do que o observado em grávidas residentes ao nível do mar (peso médio ao nascer 2.935 e 3.290 g, respectivamente). A maioria das populações que vivem em altas altitudes no Peru apresenta um aumento característico do nível de hemoglobina (consequência do efeito da hipóxia como mecanismo de compensação).

Uma pesquisa com prestadores de cuidados obstétricos no Colorado relatou que parto prematuro e sangramento na gravidez foram as complicações mais comuns entre as gestantes visitantes de grandes altitudes. Alguns especialistas sugerem que uma altitude de 8.000 pés não deve ser excedida nos primeiros dias de exposição em curto prazo a grandes altitudes.

As adaptações fisiológicas maternas à pressão barométrica reduzida em alta altitude incluem hemoconcentração, aumento da frequência cardíaca e pressão arterial e diminuição da capacidade aeróbica, com redução da pressão parcial de oxigênio. Por esses motivos, algumas precauções são sugeridas durante as viagens aéreas:

- manter a hidratação e mover regularmente as extremidades inferiores para minimizar a estase e reduzir o risco de trombose venosa; o uso de meias de compressão e evitar roupas restritivas também podem ser úteis.
- use cintos de segurança continuamente para se proteger contra ferimentos causados por turbulências inesperadas.

Os níveis baixos (< 7 g/dL) e altos (> 14,5 g/dL) de hemoglobina materna têm sido relacionados a um mau resultado fetal em baixa altitude. Anemia grave (hemoglobina < 7 g/dL) tem sido associada a natimortos tardios, partos prematuros e pequenos para a idade gestacional (PIG). Não se sabe se essas mesmas relações ocorrem em grandes altitudes (> 2.500 m).

Som

O ruído ambiental está relacionado a uma série de resultados adversos à saúde, como comprometimento da função cognitiva em crianças, distúrbios do sono e doenças cardiovasculares. Vários estudos têm investigado a relação entre ruído ambiental e ocupacional e desfechos do parto incluindo baixo peso ao nascer (BPN), pequeno para a idade gestacional (PIG), parto pré-termo (PPT), aborto e malformações congênitas, que já foram observadas em algumas revisões sistemáticas.

A maioria dos países tem regulamentos sobre a exposição ao ruído ocupacional, mas esses padrões normalmente não abordam especificamente as grávidas e a segurança fetal. Nos Estados Unidos, o NIOSH recomenda que os trabalhadores não sejam expostos a ruído em um nível que chegue a mais de 85 decibéis (dB) por 8 horas. O NIOSH publicou uma ficha informativa sobre controles para exposição ao ruído. Não existe um método para proteger o feto do ruído ambiental. Descobertas discordantes foram relatadas para o efeito da exposição ao ruído no peso ao nascer e na duração da gestação. O ruído ambiental, se suficientemente alto, pode prejudicar a audição fetal, embora os dados em humanos sejam limitados. Na vigésima semana de gestação, as estruturas do sistema auditivo fetal estão bem desenvolvidas, permitindo que o feto detecte sons após o final do 2º trimestre da gravidez. Sons de baixa frequência penetram nos tecidos maternos e no líquido amniótico mais efetivamente do que sons de alta frequência: o ruído externo é minimamente reduzido para frequências abaixo de 0,5 kHz, mas reduzido em 40 a 50 dB para frequências acima de 0,5 kHz.

Radiação

A Comissão Reguladora Nuclear dos Estados Unidos (NRC) lista limites para a exposição pré-natal à radiação. As mulheres não devem ser expostas a mais de 5 mSv durante os 9 meses de gravidez e não mais que 0,5 mSv durante qualquer mês gestacional. As mulheres que trabalham em um ambiente exposto à radiação devem usar um crachá dosímetro, que é processado a cada 2 a 4 semanas. Elas também devem ser incentivadas a usar proteção adequada (p. ex., avental de chumbo) se a exposição for esperada,

minimizar o tempo de exposição e maximizar a distância da fonte de radiação. A radiação não ionizante (p. ex., campos eletromagnéticos emitidos por computadores, sistemas de comunicação por micro-ondas e fornos, linhas de energia, telefones celulares, eletrodomésticos, almofadas de aquecimento e mantas de aquecimento, dispositivos de triagem de aeroportos para objetos metálicos) parece ter um risco reprodutivo mínimo. Os terminais de exibição de vídeo (VDT) emitem campos eletromagnéticos de frequência muito baixa e de frequência extremamente baixa. Revisões de literatura geralmente concluíram que não há evidências de uma associação significativa entre o uso de uma TV por mulher e perda fetal ou outros resultados reprodutivos adversos. No entanto, questões ergonométricas relacionadas ao uso de computadores no local de trabalho (p. ex., síndrome do túnel do carpo, dor lombar) podem ser mais problemáticas para grávidas.

Ao realizar qualquer estudo de imagem em uma mulher em idade fértil, sempre considere se ela pode estar grávida antes de realizar o estudo. Todas as mulheres com potencial para engravidar devem ser perguntadas se poderiam estar grávidas no momento de um exame radiológico. Se houver alguma dúvida, um teste de gravidez deve ser obtido antes dos estudos de diagnóstico por imagem. O risco percebido de exposição à radiação é muito maior do que o risco real, mas é melhor dar uma explicação completa desses riscos para a mulher e sua família antes, e não depois, da exposição. Durante a gravidez, o exame ultrassonográfico e a ressonância magnética (RM) são geralmente preferidos às modalidades de imagem que envolvem radiação ionizante. No entanto, a preocupação com os possíveis efeitos da radiação ionizante não deve impedir estudos de imagem para diagnósticos indicados pela medicina, utilizando a melhor modalidade disponível para a situação clínica. Quando estudos de imagem que requerem radiação ionizante são necessários, várias técnicas podem ser empregadas para minimizar a dose de radiação. A escolha do(s) estudo(s) de imagem é mais bem realizada em conjunto pelos prestadores clínicos (médicos, cirúrgicos, obstétricos) e pelo radiologista, que às vezes pode modificar a técnica para minimizar o risco fetal/infantil sem comprometer significativamente as informações necessárias para a avaliação diagnóstica materna e gestação. Os riscos de radiação devem ser discutidos com a paciente grávida, incluindo uma explicação do risco de aborto espontâneo da população, anomalias congênitas, doença genética e restrição de crescimento (aproximadamente 20, 4, 10 e 10%, respectivamente), bem como o risco de distúrbios do desenvolvimento. Em doses inferiores a 0,05 Gy, não há evidências de aumento do risco de anomalias fetais, incapacidade intelectual, restrição de crescimento ou perda de gravidez decorrente da radiação ionizante. Pode haver um pequeno aumento do risco de câncer infantil, 1 em 1.500 a 2 mil, em comparação com a taxa de 1 em 3 mil.

Nos primeiros 14 dias após a fertilização, a sobrevivência intacta ou a morte são os resultados mais prováveis da exposição à radiação acima de 0,05 Gy (5 rads). Uma estimativa conservadora do limiar para morte intrauterina é superior a 0,1 Gy (10 rads). Após os primeiros 14 dias, a exposição à radiação acima de 0,5 Gy pode estar associada a um risco aumentado de malformações congênitas, restrição de crescimento e deficiência intelectual. Em geral, o gadolínio deve ser evitado na grávida, a menos que seu uso melhore de forma significativa o desempenho do método diagnóstico e provavelmente melhore o resultado da paciente. Os agentes de contraste à base de gadolínio estão presentes em níveis muito baixos no leite humano e não são bem absorvidos pelo intestino do bebê; não foram relatados efeitos adversos em lactentes expostos durante a lactação.

Embora não haja relatos de efeitos fetais adversos a partir de doses diagnósticas de iodo radioativo, ele não deve ser administrado a mulheres grávidas porque a indução de câncer de tireoide na prole é uma preocupação. Se for necessária uma varredura diagnóstica da tireoide, os agentes preferidos são tecnécio-99m ou iodo-123 (mas não iodo-131).

A ressonância magnética pode ser realizada em qualquer estágio da gravidez, quando as informações solicitadas pelo estudo não podem ser adquiridas por estudos de imagem não ionizantes, e os dados são necessários para cuidar do paciente ou do feto durante a gravidez.

Para mulheres submetidas a exames de medicina nuclear com radioisótopos, a amamentação deve ser suspensa pelo período de tempo em que a radioatividade está presente no leite; isso dependerá da meia-vida do agente específico. É seguro que as mulheres amamentem após receberem meios de contraste iodados.

Poluição do ar ambiente

O ar pode ser poluído com vários agentes, incluindo partículas finas (PM2.5, PM10), mas também monóxido de carbono (CO), dióxido de enxofre (SO_2), hidrocarbonetos aromáticos policíclicos (PAH), ozônio e dióxido nitroso (NO_2). Embora a qualidade do ar tenha melhorado nos países industrializados como resultado de esforços legislativos, há evidências de que a exposição contínua e de baixo nível à poluição atmosférica pode influenciar negativamente a saúde no nível da população, aumentando o risco de morbimortalidade por doenças cardiovasculares e pulmonares, as quais têm potencial para impactar negativamente a gravidez.

As exposições ambientais, particularmente a solventes orgânicos, podem desempenhar um papel no desenvolvimento de doenças cardíacas congênitas, que é a categoria mais comum de defeitos congênitos graves. Os contaminantes ambientais que foram associados a um risco aumentado de baixo peso ao nascer e/ou crescimento fetal prejudicado incluem fumaça de tabaco, monóxido de carbono, poluentes do ar, metais pesados, pesticidas, subprodutos de cloração e solventes.

A relação de suscetibilidade genética, alterações epigenéticas, exposições ambientais e resultados reprodutivos é uma área ativa de investigação. Como exemplo, um estudo na China observou que a exposição a solventes orgânicos estava significativamente relacionada à redução de gestações e que certos polimorfismos combinados de genes mãe--bebê modificaram o efeito da exposição a tais solventes. As interações gene-ambiente, particularmente a metilação do DNA e as modificações das histonas ("mecanismos epigenéticos"), também parecem ter um papel no desenvolvimento da função neurológica e comportamental e no desenvolvimento de asma e doença alérgica.

Efeito da gravidez

As alterações fisiológicas da gravidez podem alterar a quantidade de toxina absorvida e transferida ao feto. Como exemplos:

- O esvaziamento gástrico tardio e a motilidade intestinal reduzida aumentam a absorção dos agentes ingeridos.
- Maiores ventilação-minuto e volume-corrente aumentam a absorção de toxinas respiratórias.
- O aumento do volume plasmático e da água corporal total diminui a concentração sanguínea de toxinas.
- O aumento da gordura corporal diminui a concentração sanguínea, mas aumenta o armazenamento de agentes lipossolúveis na gordura.
- O aumento do fluxo sanguíneo renal aumenta a excreção renal.

Uma revisão sistemática realizada apresentou resultados que fornecem evidências sugestivas de que a poluição do ar ambiente é um fator de risco para natimortos. As grávidas devem estar cientes dos possíveis efeitos adversos da poluição do ar ambiente, embora a prevenção contra a exposição a poluentes do ar geralmente exija mais ação do governo do que do indivíduo. O setor de saúde pode conscientizar e engajar outros setores que contribuem para a poluição do ar ambiente (como o setor de habitação, transporte, indústrias e setor de energia), para desenvolver e implementar políticas como controle de emissões veiculares, melhoria da qualidade de combustível e controle de poluição, emissão de resíduos industriais, para reduzir o risco de poluentes atmosféricos.

A maioria dos estudos revisados utilizou dados de estações de monitoramento para avaliar os níveis de exposição materna. Estudos futuros devem integrar o uso de métodos de monitoramento pessoal e também considerar a atividade das mulheres, mudança de residência, troca de ar, ocupação e atividades ao ar livre das gestantes. As grávidas também devem ser monitoradas, se possível, desde o 1º mês de gravidez, a fim de verificar o período exato do efeito.

Ambiente de trabalho

Apesar das limitações de dados, trabalhar durante a gravidez geralmente não parece ter um impacto negativo na saúde materna ou fetal. O efeito do trabalho no resultado da gravidez é difícil de avaliar porque os dados disponíveis são muitas vezes contraditórios, amplamente retrospectivos e sujeitos a várias fontes de viés, incluindo ajuste inadequado para fatores de confusão, viés de recordação, participação seletiva e avaliação subjetiva das exposições. Em particular, um viés potencial em estudos observacionais de resultados de grávidas que trabalham ou não trabalham é o efeito "trabalhador saudável", pelo qual trabalhadores mais saudáveis têm maior probabilidade de continuar trabalhando e trabalhando em empregos mais exigentes, do que as mulheres com saúde menos robusta.

Revisões sistemáticas geralmente concluíram que as condições-padrão de trabalho apresentam pouco risco à saúde materna ou infantil. Uma mulher com uma gravidez descomplicada e empregada onde não há riscos potenciais maiores do que aqueles encontrados na vida cotidiana rotineira podem continuar trabalhando sem interrupção até o início do trabalho de parto. No entanto, as demandas físicas do trabalho da mulher são avaliadas caso a caso, especialmente em mulheres com distúrbios médicos ou obstétricos instáveis ou associados à perfusão placentária prejudicada (p. ex., pré-eclâmpsia, restrição do crescimento fetal). Como exemplo, estudos sobre o efeito do trabalho no risco de uma mulher desenvolver hipertensão durante a gravidez geralmente não relatam associação significativa; no entanto, o risco pode depender da classificação ocupacional. Embora as evidências disponíveis sejam inadequadas para apoiar uma mudança nas atividades ocupacionais para prevenção de distúrbios hipertensivos relacionados à gravidez, dados limitados suportam mudanças na atividade física no manejo de algumas mulheres que desenvolvem esses distúrbios.

LEITURAS COMPLEMENTARES

ACR Practice Guideline for Imaging Pregnant or Potentially Pregnant Adolescents and Women with Ionizing Radiation; 2008. Disponível em: https://www.who.int/tb/advisory_bodies/impact_measurement_taskforce/meetings/prevalence_survey/imaging_pregnant_arc.pdf.

American College of Radiology. Committee on Drugs and Contast Media. ACR manual on contrast medium; 2017. Version 10.3. Disponível em: https://www.acr.org/-/media/ACR/Files/Clinical-Resources/Contrast_Media.pdf.

Firoz T, McCaw-Binns A, Filippi V, Magee LA, Costa ML, Cecatti JG, Barreix M, Adanu R, Chou D, Say L [members of the WHO Maternal Morbidity Working Group (MMWG)]. A framework for healthcare interventions to address maternal morbidity. Int J Gynaecol Obstet. 2018 May;141(Suppl 1):61-68. Doi: 10.1002/ijgo.12469.

Graham JM Jr, Edwards MJ, Edwards M. Teratogen update: gestational effects of maternal hyperthermia due to febrile illnesses and resultant patterns of defects in humans. Teratology. 1998;58:209-21. Wiley Online Library CAS PubMed Web of Science®Google Scholar.

Nieuwenhuijsen MJ, Ristovska G, Dadvand P. WHO Environmental Noise Guidelines for the European Region: A Systematic Review on Environmental Noise and Adverse Birth Outcomes. Int J Environ Res Public Health. 2017 Oct 19;14(10):pii:E1252. Doi: 10.3390/ijerph14101252.

Rammah A, Whitworth KW, Han I, Chan W, Hess JW, Symanski E. Environ Temperatura, descolamento de placenta e natimorto. Int. 2019 Out;131:105067. Doi: 10.1016/j.envint.2019.105067. Epub 2019 Jul 31.

Sass L, Urhoj SK, Kjærgaard J, Dreier JW, Strandberg-Larsen K, Nybo Andersen AM. Fever in pregnancy and the risk of congenital malformations: A cohort study. BMC Pregnancy Childbirth. 2017;17:413. Published online 2017 Dec 8. Doi: 10.1186/s12884-017-1585-0.

Schifano P, Lallo A, Asta F, De Sario M, Davoli M, Michelozzi P. Effect of ambient temperature and air pollutants on the risk of preterm birth. Rome 2001-2010. Environ Int. 2013 Nov;61:77-87. Doi:10.1016/j.envint.2013.09.005. Epub 2013 Oct 5.

Shanshan L, Gongbo C, Jaakkola JJK, Williams G, Guo Y. Temporal change in the impacts of ambient temperature on preterm birth and stillbirth: Brisbane, 1994-2013. Sci Total Environ. 2018 Sep 1;634:579-85. Doi: 10.1016/j.scitotenv.2018.03.385. Epub 2018 Apr 7.

Siddika N, Balogun HA, Amegah AK, Jaakkola JJK. Prenatal ambient air pollution exposure and the risk of stillbirth: Systematic review and meta-analysis of the empirical evidence. Occup Environ Med. 2016 Sep;73(9):573-81. Doi: 10.1136/oemed-2015-103086. Epub 2016 May 24.

Suk WA, Ahanchian H, Asante K A, Carpenter DO, Barriga FD, Ha EH et al. Environmental Pollution: An Under-recognized Threat to Children's Health, Especially in Low – And Middle-Income Countries Environ Health Perspect. 2016 Mar;124(3):A41–A45. Published online 2016 Mar 1. Doi: 10.1289/ehp.1510517.

Thorpe PG, Gilboa SM, Hernandez-Diaz S, Lind J, Cragan JD, Briggs G et al. National Birth Defects Prevention Study. Medications in the first trimester of pregnancy: Most common exposures and critical gaps in understanding fetal risk.Pharmacoepidemiol Drug Saf. 2013 Sep;22(9):1013-8. Doi: 10.1002/pds.3495. Epub 2013 Jul 29.

Van Zutphen AR, Hsu WH, Lin S. Extreme winter temperature and birth defects: A population-based case-control study. Environ Res. 2014 Jan;128:1-8. Doi: 10.1016/j.envres.2013.11.006. Epub 2013 Dec 17.

WHO. Global Health Risks: Mortality and Burden of Disease Attributable to Selected Major Risks. Geneva, Switzerland: WHO; 2009. Disponível em: http://www.who.int/healthinfo/global_burden_disease/GlobalHealth Risks_report_full.pdf.

17

Nutrição na Gestação

Pérola Ribaldo

Dieta e gravidez

Cada vez mais a comunidade científica vem demonstrando a importância da nutrição materna adequada para o bom desenvolvimento fetal e seu impacto sobre o resultado final do processo gestacional. Além disso, o estado nutricional materno pré-gestacional e no final da gravidez tem sido diretamente ligado ao crescimento fetal, bem como a suas anormalidades.

Dietz et al. (2009) chama atenção para o fato de que tais anormalidades resultam em recém-nascidos grandes para a idade gestacional (GIG) ou pequenos para a idade gestacional (PIG), sendo ambas as condições relacionadas com maiores riscos de agravos à saúde, como baixos índices de Apgar, aspiração de mecônio, convulsões, complicações respiratórias, hospitalização prolongada e sequelas de longo prazo, incluindo a obesidade, hipertensão arterial e síndrome metabólica.

Ainda, de acordo com Anderson (2001), evidências crescentes vêm sugerindo que os efeitos da nutrição fetal podem persistir até a idade adulta, com possíveis efeitos intergeracionais. Apesar do grande número de evidências que apoiam a importância de uma nutrição adequada na gravidez, estima-se que entre 20 e 30% das mulheres, em todo o mundo, apresentem algum tipo de deficiência nutricional. Desse modo, os cuidados pré-natais devem incluir atenção multidisciplinar, de forma a oferecer ferramentas adequadas ao aconselhamento completo da gestante, objetivando o sucesso da gravidez em todos os seus aspectos.

Fisiologia dos nutrientes na gestação

Durante toda a gestação, a mãe transfere seus nutrientes para o feto através de diferentes mecanismos, a depender do tipo de elemento a ser compartilhado. Assim como no trato gastrointestinal, as vias pelas quais as substâncias são transferidas são:

- **Difusão simples:** os nutrientes passam do meio mais concentrado (sangue materno) para o menos concentrado (sangue fetal) até que as concentrações estejam equilibradas. Transfere-se, assim, o oxigênio, gás carbônico, vitaminas A, D, E e K (lipossolúveis) CHO de baixo peso molecular, ácidos graxos e água.
- **Difusão facilitada:** assemelha-se à difusão simples, porém de forma mais rápida, provavelmente em decorrência da presença de transportadores de membrana específicos. Desta forma, os CHO são compartilhados entre mãe e feto.
- **Transporte ativo:** feito através de um transportador de membrana especifico que usa energia metabólica para levar o nutriente contra um gradiente eletroquímico. São transferidos dessa maneira iodo, cálcio, ferro, fosfato, vitaminas hidrossolúveis e aminoácidos.
- **Pinocitose:** aqui uma membrana se invagina para englobar o nutriente e liberá-lo no outro lado. Trata-se de um processo lento pelo qual são levadas ao feto as grandes proteínas, lipoproteínas, fosfolipídios e imunoglobulinas.
- **Ultrafiltração:** através da pressão osmótica ou hidrostática são compartilhados nutrientes dissolvidos em água de forma bem rápida. São assim compartilhados água e solutos.

Dessa maneira, um ambiente materno equilibrado e saudável, além do aporte macro e micronutricional adequado, é essencial para a boa nutrição do concepto.

Avaliação do estado nutricional na gestação e ganho ponderal

A intervenção dietética gestacional deve partir da avaliação do estado nutricional da mãe, a fim de serem definidas sua condição inicial e as metas ao longo da gravidez.

Objetivando tornar a avaliação de estado nutricional um processo fácil e rápido, o Ministério da Saúde do Brasil (2004) adotou o uso dos critérios recomendados pela Organização Mundial da Saúde (OMS), nos quais se consideram:

1. **Índice de Massa Corporal pré-gestacional:** medida obtida pela equação: Peso (kg)/Altura^2(m), onde o Peso é o referido entre 2 meses antes da gestação, até a 13ª semana de gravidez. Segundo Montenegro et al. (2008), essa medida é capaz de triar gestantes que requerem maior atenção nutricional (Tabela 17.1).

Tabela 17.1. Categorias de classificação de estado nutricional pré--gestacional, segundo Ministério da Saúde.

Estado Nutricional	IMC
Baixo Peso (BP)	< 18,5
Adequado (A)	18,5 a 24,9
Sobrepeso (S)	25 a 29,9
Obesidade (O)	> 29,9

Fonte: Brasil. Ministério da Saúde, 2004.

2. **Ganho ponderal total da gestação:** tendo como base a condição nutricional inicial da gestante, é estabelecido o ganho de peso total até a conclusão da gestação, apresentado na Tabela 17.2.

Tabela 17.2. Categorias de ganho de peso gestacional, segundo Ministério da Saúde, 2004.

Estado Nutricional	Ganho de peso (kg)
Inicial (IMC)	Total na gestação
Baixo Peso (BP)	12,5 a 18
Adequado (A)	11,5 a 16
Sobrepeso (S)	7 a 11,5
Obesidade (O)	7

Fonte: Brasil. Ministério da Saúde, 2004.

Em vista dessa correlação, o ganho de peso final pode ser classificado como insuficiente, adequado ou excessivo.

Sabida a importância da correlação entre IMC pré-gestacional e o ganho de peso final sobre o controle do peso ao nascer e da redução de intercorrências, o Institute of Medicine (IOM, 2009) estabelece a estimativa adequada de ganho ponderal semanal, exposta na Tabela 17.3.

Tabela 17.3. Ganho ponderal gestacional estabelecido pelo Institute of Medicine.

Estado nutricional	Ganho de peso (kg)	
Inicial (IMC)	No 1º trimestre	Por semana no 2º e 3º trimestres
Baixo Peso (BP)	2,3	0,5
Adequado (A)	1,6	0,4
Sobrepeso (S)	0,9	0,3
Obesidade (O)	0	0,2

Fonte: Institute of Medicine, 2009.

Para gestantes de múltiplos fetos, são recomendadas faixas de ganho de peso total na gestação, com base no estado nutricional iniciais da gestante:

- peso adequado: de 17 a 25 kg;
- sobrepeso: de 14 a 23 kg;
- obesidade: de 11 a 19 kg.

Com base nesse guia, é possível avaliar, no curto prazo, a evolução nutricional da gestante, intervindo de forma pontual e preventiva rumo ao sucesso gestacional.

Tendo estabelecido o estado nutricional da gestante, bem como as perspectivas de ganho de peso ao longo do processo gestacional, o próximo passo é definir os parâmetros dietéticos para atingir as metas definidas. O primeiro deles consiste na determinação do valor energético do plano alimentar.

Energia

No período gestacional, mudanças na fisiologia materna e a formação do concepto geram aumento na demanda energética da mulher quando comparada à de não grávidas.

Há muito, pesquisadores como Churchill (1969), Whorthington et al. (1997), Montenegro et al. (2008), atentam ao fato de que a dieta materna quando pobre em calorias pode resultar em formação excessiva de corpos cetônicos, os quais são relacionados com lesões cerebrais fetais e redução de coeficiente de inteligência (QI), além de risco aumentado de parto prematuro na recorrência de jejum prolongado. O ajuste do aporte de energia torna-se, então, essencial na manutenção da homeostase materna e no apoio ao crescimento fetal.

Os grandes responsáveis pela modulação do incremento energético na gestação são a síntese de novos tecidos (feto, placenta e líquido amniótico) e o crescimento do tecido existente (útero, mama e tecido adiposo materno). Mousa et al. (2019) descreve que esses processos não ocorrem de forma linear e contínua. Eles fluem de maneira específica em cada fase da gestação, sendo necessário o ajuste energético a cada trimestre de gravidez.

As condições individuais da gestante geram outras variáveis que devem ser consideradas no ajuste de suas necessidades energéticas individuais. Os níveis de atividade física, o índice de massa corporal pré-gravidez (IMC) e a taxa metabólica são condições que devem fazer parte da estimativa de consumo energético em cada período de gestação.

De acordo com o comitê da FAO/WHO/UNU (2004), mulheres saudáveis e bem nutridas, que ganham entre 10 e 14 kg durante a gestação concebem, em geral, recém-nascidos de cerca de 3,3 kg e com menores índices de complicações materno-fetais. Essas mulheres gastam, durante toda a gestação, cerca de 77 mil Kcal associadas ao ganho de peso, com custo energético particular a cada trimestre da gravidez. Levando-se em conta o custo energético total da gestação e as peculiaridades de cada trimestre, essas 77 mil Kcal gerariam, ao gasto energético total diário da gestante, um incremento de:

- 85 Kcal/dia no 1º trimestre;
- 285 Kcal/dia no 2º trimestre;
- 475 Kcal/dia no 3º trimestre.

Esse incremento energético gestacional, adicionado ao gasto energético total (GET) da mãe, configurará sua necessidade calórica total a cada período da gestação, ou seja, definirá o valor energético total da dieta (VET).

Para a determinação do GET são levados em conta a idade materna, o peso inicial na gestação e o seu nível de atividade física (NAF).

As variáveis maternas idade e peso são utilizadas para estimar a taxa metabólica basal (TMB), a qual informa quantas calorias são necessárias para a manutenção de suas funções vitais, aplicando-se as seguintes equações:

- Para mulheres de 18 a 29 anos e 11 meses: TMB = [14,818 × P (kg)] + 486,6
- Para mulheres de 30 a 60 anos: TMB = [8,12 × P (kg)] + 845,6

O peso utilizado no cálculo da TMB variará de acordo com o estado nutricional determinado no início da gestação, por meio da aplicação do IMC, tendo como base as premissas:

- Mulheres que iniciaram a gestação com IMC na faixa adequada podem ter como base o peso real pré-gestacional ou o equivalente à mediana de IMC (21 kg/m²).
- Para mulheres que iniciaram a gestação com IMC referente a baixo peso, recomenda-se o uso do peso adequado de acordo com o IMC (pelo menos 18,5 kg/m²) a fim de normalizar seu estado nutricional durante a gravidez.
- Para mulheres que iniciaram a gestação em sobrepeso ou obesidade, recomenda-se o uso do peso inicial como referência para o cálculo da TMB, objetivando que não o perca ao longo da gestação.

O valor final do GET também é modulado pelo nível de atividade física (NAF), de forma que sendo enquadrada a gestante em uma condição de atividade física, é utilizado um coeficiente de ajuste da TMB à sua situação. Ressalta-se que são consideradas atividade física as atividades domésticas, laborais e recreativas ou esportivas.

Para classificar o NAF da mulher, são usados os coeficientes descritos no Quadro 17.1.

Quadro 17.1 Quadro de classificação de nível de atividade física para cálculo da TMB.		
Categoria	*Atividades*	*NAF (media)*
Sedentária ou leve	Maior parte do tempo sentada ou parada locomove-se de veículos e não pratica atividades físicas	1,4 a 1,69 (1,53)
Ativas ou moderadamente ativas	Atividade ocupacional sedentária, porém praticante de atividade física regular moderada e vigorosa (ciclismo, corrida e exercícios aeróbicos regulares)	1,7 a 1,99 (1,76)
Vigorosas ou moderadamente vigorosas	Atividade laboral muito ativa fisicamente ou atividade física intensa por várias horas do dia (ex. atividade aeróbica por pelo menos 2 horas ao dia ou atividade laboral como trabalho rural ou com intensas caminhadas)	2 a 2,40 (2,25)

Fonte: Food and Agriculture Organization/World Health Organization/United Nations University (FAO/WHO/UNU), 2004.

Em posse desses dados, gera-se, então, o GET da gestante:

- GET = TMB (taxa metabólica basal) × NAF (nível de atividade física).

Concluído, portanto, o cálculo do GET, será estabelecido o VET a ser oferecido dieteticamente à gestante. A composição do VET nada mais é do que a somatória do GET com o incremento calórico naquele período de gestação (VET = GET + incremento calórico gestacional).

Porém, por muitas vezes o acompanhamento nutricional já se inicia em estágio avançado da gestação, quando a mulher já pode ter ganhado o total de peso estimado para aquele período ou não ter aumentado peso suficiente para uma gestação saudável. Nessas situações, Accioly et al. (2012) recomendam o cálculo de ganho de peso ajustado para o tempo restante de gestação e, a partir daí, calcula-se o adicional de calorias diários objetivando esse ganho de peso.

Sabendo-se que a cada 1 kg de peso a ser ganho são necessárias 6.417 Kcalorias, utilizam-se as seguintes equações:

1. Multiplica-se o número de kg a serem ganhos até o final da gravidez por 6,417 Kcalorias, obtendo-se o aporte calórico total necessário para se alcançar o peso desejado (PD).

> kg a serem ganhos até o final da gestação × 6.417 Kcal = total de Kcal necessárias ajustado ao PD

2. Calcula-se o número de dias restantes para completar 40 semanas de gestação.

> Dias restantes para atingir 40 semanas

3. Divide-se o total calórico obtido pelo número de dias restantes, obtendo-se o adicional energético diário ajustado.

> Total de Kcalorias necessárias ajustadas ao PD/Dias restantes para atingir 40 semanas = adicional energético individualizado

4. Calcula-se o VET da forma convencional, utilizando-se o adicional energético gestacional individualizado.

> VET = GET + adicional energético individualizado

De acordo com as recomendações do IOM (2009), é interessante que o VET esteja distribuído entre os macronutrientes na magnitude de: 46 a 65% de CHO, 10 a 15% de proteínas e 20 a 35% de lipídios.

Macronutrientes

Carboidratos (CHO)

No início da gestação (até 12 a 14 semanas), a tolerância à glicose é normal ou ligeiramente melhorada, e a sensibilidade periférica (muscular) à insulina também sofre um pequeno incremento. As respostas de insulina à glicose oral também são maiores no 1º trimestre do que antes da gravidez.

Com o passar da gestação, observa-se o aumento progressivo da resposta insulínica estimulada por glicose, porém há uma pequena redução da tolerância à glicose, o que sinaliza o quadro de resistência progressiva à insulina.

Ensaios bioquímicos com gestantes saudáveis conduzidos por Ryan et al. (1985) e Buchanan et al. (1990), mostram que a ação tardia da insulina está entre 50 e 70% menor do que a de mulheres saudáveis não grávidas, além de haver ainda o aumento progressivo nas concentrações de insulina basal e pós-prandial conforme o avançar da gestação.

Até o 3º trimestre, as concentrações médias de insulina basal e de 24 horas podem até dobrar em relação ao início da gestação. Gestantes obesas também desenvolvem resistência à insulina periférica e hepática durante o 3º trimestre de gestação. Buttle (2000) sugere que a resistência à insulina sirva para desviar os nutrientes ingeridos para o feto após a alimentação.

Os CHO constituem uma das principais fontes de energia dietética, uma vez que após sua degradação resultam na formação de glicose e, consequentemente, configuram o grupo de macronutrientes que mais afeta a glicemia pós-prandial.

Jovanovic-Peterson et al. (1990) demonstraram que na gestação, uma dieta composta por mais de 55% do VET advindos dos CHO tem grande potencial de elevar de forma substancial a glicemia pós-refeição. Em contrapartida, sabe-se que a restrição de CHO, por si só, não é capaz de reduzir uma glicemia elevada. Isso porque o volume de CHO dietéticos é glicemicamente menos importante do que sua digestibilidade e absorção.

O comprimento do polímero do CHO influencia diretamente sua digestão e absorção o que, consequentemente, pode prevenir ou desencadear a elevação da glicemia após as refeições. CHO de polímeros menores, portanto de alta digestibilidade, absorção e metabolização, são denominados "CHO de alto índice glicêmico" (IG), uma vez que provocam um rápido aumento nos níveis de glicemia, seguido por uma queda brusca. São alimentos de IG ≥ 70 na escala de glicose. Fazem parte desse grupo os açúcares doces e cereais refinados.

Já os CHO de baixo IG são aqueles de polímeros maiores, que resultam em digestão, absorção e metabolização lentas e, consequentemente, menor resposta pós-prandial à glicose. São considerados alimentos de baixo IG aqueles com IG ≤ 55 na escala de glicose. Fazem parte desse grupo as frutas e os laticínios.

Outro grupo de CHO, que independem do tamanho do polímero para definir digestibilidade e absorção, pois são indigeríveis ao organismo humano, são as fibras alimentares. Resistentes à digestão pelas enzimas gastrointestinais humanas, acabam por auxiliar na redução do IG da dieta, bem como reduzir o colesterol sanguíneo e regularizar as funções intestinais. Tal grupo de CHO é composto por alimentos ricos em fibras solúveis (frutas, vegetais e leguminosas), em fibras insolúveis (nozes e cereais integrais) e em amido resistente (batata cozida e o arroz cozido).

Louie et al. (2010) demonstraram que dietas de baixo IG em gestantes saudáveis são capazes de reduzir de forma significativa o risco de macrossomia, além de estar relacionada com melhores desfechos gestacionais de forma geral. Ainda apresentaram que gestantes diabéticas insu-

linizadas, dietas de baixo IG reduziram aporte insulínico necessário para o bom controle glicêmico. Antes disso, Qiu et al. (2008) já haviam mostrado que dietas ricas em fibras, 3 meses antes da gestação e durante todo o período gestacional, também foram relacionadas com menor risco de pré-eclâmpsia mediante atenuação de dislipidemias associada à gravidez.

Desse modo, a prescrição dietética de carboidratos deve seguir os preceitos:

- variar entre 46 a 65% do VET, não ultrapassando 55% do VET de mulheres com risco de DMG;
- contar com alimentos de baixo IG;
- fornecer o aporte mínimo de 20 a 35 g de fibras diárias.

Proteínas

As proteínas configuram um grupo de nutrientes essenciais para o crescimento e a manutenção dos tecidos desenvolvendo ações estruturais por intermédio da queratina e colágeno e funcionais, pela formação de enzimas, proteínas de transporte e hormônios.

Segundo Rajavel Elango et al. (2016), durante a gravidez, uma fase marcada pelo rápido crescimento, desenvolvimento e grandes mudanças na fisiologia materna, a proteína dietética adequada é crucial para garantir um resultado saudável. Desde o 1º trimestre de gestação, ajustes no metabolismo das proteínas já se iniciam a fim de dar suporte ao crescimento e desenvolvimento fetal, manter a homeostase materna e preparar seu corpo para a lactação.

Assim como o aporte energético varia de acordo com o trimestre de gestação, o aporte proteico também oscila. Isso porque a quantidade de proteína depositada nos tecidos materno e fetal varia durante a gestação, com deposição não significativa durante o 1º trimestre, aumentando gradualmente durante o 2º trimestre, e com a maior parte ocorrendo no 3º trimestre.

O depósito proteico da gestação divide-se em 40% entre feto, placenta e líquido amniótico e 60% entre tecido uterino, tecido mamário, tecido adiposo, aumento do volume sanguíneo e fluidos extracelulares da mãe. Conforme descrito por Duggleby et al. (2002), estudos de turnover (síntese e degradação) de proteínas corporais em gestantes relataram que no 1º trimestre de gestação há uma maior rotatividade de proteínas, porém o aumento absoluto na síntese proteica só ocorrerá no 2º e 3º trimestres, nas magnitudes de 15% e 25% respectivamente.

O aporte proteico dietético do adulto deve variar entre 0,66 e 1 g/kg/dia. De acordo com IOM, a gestante deve receber o equivalente a 1 g/kg/d mais o adicional referente ao estágio da gestação. O relatório da FAO recomenda que o adicional proteico para gestantes seja de 0,7, 9,6 e 31,2 g/d durante o 1º, 2º e 3º trimestres, respectivamente.

Para a determinação do aporte proteico, deve ser utilizado o peso pré-gestacional, quando adequado, ou o peso adequado em situação de baixo peso, sobrepeso e obesidade.

No Brasil, são utilizadas as referências adotadas pela Anvisa, determinadas pelo IOM (2009), nas quais preconiza-se o consumo proteico de 71 g/kg/d. Ressalta-se que dietas hiperproteicas (mais do que 34% do VET) enriquecidas com suplementos proteicos estão associadas a óbito fetal, de forma que devam ser desencorajadas. O aumento do aporte proteico, quando necessário, deve ser feito com alimentos ricos em proteínas como carnes, ovos, leite e derivados, e leguminosas (feijão, evilha, lentilha, soja e amendoim).

Lipídios

Correspondendo entre 20 e 35% do VET da mulher durante a gravidez a qualidade dos lipídios é mais importante do que a quantidade, especialmente para o desenvolvimento fetal.

Quimicamente, os lipídios são formados por ácidos graxos, os quais consistem em uma série de átomos de carbono, unidos uns aos outros por ligações simples (saturado) ou duplas (insaturado), com um grupo carboxil e uma cauda hidrocarbonada chamada de grupo metil. Os ácidos graxos apresentam cadeias de 3 a 24 átomos de carbono; são classificados de acordo com o número de carbonos na cadeia, o número de ligações duplas e a posição da primeira ligação dupla. Eles podem ser de cadeia curta (4 a 6 carbonos), de cadeia média (6 a 12) carbonos ou de cadeia longa (16 a 22 carbonos).

Cada carbono tem quatro locais de ligação de hidrogênio e, quando todos os sítios de ligação estão saturados, é classificado como saturado (SFA – *saturated fatty acid*); quando apesentam apenas uma dupla ligação de carbono. são chamados monoinsaturados (MUFA – ácidos graxos monoinsaturados); e quando contam com duas ou mais duplas ligações, são denominados polinsaturados (PUFA – ácidos graxos polinsaturados).

Quanto à localização da ligação dupla, está convencionado o uso da letra grega delta para indicar o carbono (C), que precede a ligação dupla, e as letras alfa quando correspondente ao primeiro carbono adjacente ao grupo carboxila, beta ao segundo carbono e ômega ao último carbono. Alguns autores utilizam a letra n em vez da letra ômega.

Existem dois ácidos graxos que não podem ser sintetizados pelos mamíferos; desse modo, são denominados ácidos graxos essenciais. São eles o ácido linoleico e o ácido linolênico e devem ser obtidos obrigatoriamente a partir da dieta. O ácido linoleico é denominado popularmente por "ômega 6", sendo o ácido linolênico denominado popularmente "ômega 3". Ômegas 6 e 3 são essenciais para funções celulares normais, e atuam como precursores para a síntese de ácidos graxos polinsaturados de cadeia longa como os ácidos araquidônicos (AA), eicosapentaenoico (EPA) e docosaexaenoico (DHA). Estes fazem parte de numerosas funções celulares como a integridade e fluidez das membranas, atividade das enzimas de membrana e síntese de eicosanoides como as prostaglandinas, leucotrienos e tromboxanos. Estes últimos, por sua vez, têm capacidade de modificar reações inflamatórias e imunológicas, alterando funções leucocitárias e acelerando o processo de granulação tecidual.

Ômegas 3 e 6 podem ser obtidos dieteticamente mediante consumo de peixes de água salgada e gelada (arenque, sardinha, salmão), óleo de peixes, frutos do mar (carangue-

jo, camarão, mexilhões), óleos vegetais (soja, milho, canola, girassol, azeite extra virgem), sementes oleaginosas (castanha da índia, amêndoas, avelãs, castanha do para, nozes) e abacate. De acordo com AI (1995), ao longo da gravidez, as concentrações maternas de ômega 6 se reduzem em cerca de 40%, enquanto as de ômega 3 (especialmente seus subprodutos DHA e EPA) diminuem na magnitude de 23% no início da gestação, chegando a 52% próximo ao parto. Assim, a ingestão dietética de ácidos graxos, particularmente dos essenciais, deve fazer parte do planejamento alimentar durante a gestação.

Os subprodutos da degradação de ômegas 3 e 6, especialmente EPA e DHA, segundo Middleton et al. (2018), podem influenciar o desenvolvimento do cérebro e da retina no feto, além de reduzir potencialmente o risco de pré-eclâmpsia e prevenir a prematuridade.

Em revisão científica, Makrides et al. (2006) mostraram que a suplementação de ômega 3 na gestação reduziu a incidência de prematuridade tardia (< 37 semanas de gestação) e prematuridade moderada (< 34 semanas de gestação), além de estar associada à gestação prolongada (> 42 semanas de gestação).

Apesar de não haver consensos sobre as recomendações diárias de ácidos graxos essenciais, alguns comitês internacionais de saúde sugerem que gestantes façam a ingestão diária de pelo menos 200 mg/dia de DHA ou 2 a 7 g/dia de PUFA. A suplementação com PUFA pode ser benéfica para prevenir o nascimento prematuro e melhorar os resultados neonatais, particularmente em gestações de alto risco.

Micronutrientes

Além do aporte calórico e de sua distribuição entre os macronutrientes, a oferta de micronutrientes tem se mostrado essencial para o sucesso da gestação. Aqui abordaremos vitaminas e minerais que, consistentemente, interferem no bem-estar e na saúde materno-infantil e cujos efeitos podem ser modulados por intermédio de estratégias de maior oferta/absorção ou suplementação.

Vitaminas

Vitamina A

Descoberta há mais de 100 anos, a vitamina A constitui uma das mais importantes vitaminas no que diz respeito à saúde pública. É uma das principais vitaminas relacionadas à saúde ocular, pois está envolvida na diferenciação celular, na manutenção da integridade dos olhos e na prevenção de xeroftalmia, e sua deficiência é a principal causa de cegueira evitável em todo o mundo.

Indispensável desde o período pré-concepcional, uma vez que está relacionada com a capacidade funcional dos órgãos reprodutores, a vitamina A ainda participa da saúde dos ossos, pele, mucosas e outros tecidos do corpo, além de ser essencial para fortalecer o sistema imunológico e participar do desenvolvimento adequado do embrião.

Na gravidez, segundo guia a WOH (2013), a demanda por vitamina A se apresenta aumentada, especialmente no 3º trimestre em decorrência do avanço de crescimento fetal.

Em estudo populacional desenvolvido no Nepal, Christian et al. (2008), demonstraram associação entre a cegueira noturna (uma das mais importantes consequências da carência de vitamina A) e maior morte materna até 364 dias após o parto. Nesse mesmo estudo, o consumo de alimentos fonte de vitamina A mostrou-se como fator protetor em relação à morte materna.

Entretanto, o excesso dessa vitamina tem potencial efeito teratogênico, de forma que o uso de altas doses de vitamina A não seja recomendado. Para gestantes saudáveis, recomenda-se a ingesta diária (IDR-IOM) de 770 µg/dia de vitamina A. São alimentos fonte de vitamina A: frutas e hortaliças amarelas/alaranjadas (caqui, manga, abóbora, cenoura e mamão), azeite de dendê, folhas verde-escuras, fígado de boi, azeite de oliva, leite e derivados integrais.

Complexo B

As vitaminas do complexo B são vitaminas solúveis em água necessárias para a produção e liberação de energia nas células e para o metabolismo de proteínas, gorduras e carboidratos. Essas vitaminas agem como coenzimas em várias vias metabólicas intermediárias para geração de energia e formação de células sanguíneas.

De acordo com Bjørke-Monsen et al. (2016) situações especiais, como IMC pré-gravídico alto, configuram fator de risco para baixas concentrações orgânicas de vitamina B e aumento da inflamação celular, o que pode contribuir para desfechos adversos da gravidez. A deficiência de vitaminas do complexo B pode afetar o crescimento celular, bem como o desenvolvimento do tecido nervoso, uma vez que se trata de processos que exigem alta demanda de energia. Porém, na tentativa de atender à demanda aumentada de vitaminas do complexo B na gestação, respostas adaptativas reduzem a excreção urinária de algumas delas nesse período, de forma que o ajuste alimentar e um pequeno aporte suplementar sejam suficientes para atender à demanda materno-fetal.

A seguir, discutiremos um pouco o papel de algumas vitaminas desse grupo sobre o estado gravídico.

B1: Tiamina

A número 1 das vitaminas do complexo B age especialmente como cofator no metabolismo de macronutrientes. Participa do metabolismo de proteínas, ácidos nucleicos e gorduras, porém tem função mais abrangente no que diz respeito à metabolização de carboidratos. Além disso, desempenha um papel na estrutura e função dos nervos, bem como no metabolismo cerebral. Na gestação, segundo Frank (2016), sua deficiência surge especialmente em situações de hiperêmese, quando as perdas são acentuadas e o consumo prejudicado. Para gestantes saudáveis, recomenda-se a ingesta diária (IDR-IOM) de 1,4 mg/dia de vitamina B1. São alimentos fonte de tiamina: algumas leguminosas (feijões, amendoim e lentilha), carnes, vísceras, sementes oleaginosas (avelã, gergelim, castanha-do--pará) e aveia.

B2: Riboflavina

Essencial para a produção de energia, a riboflavina atua também na produção de células vermelhas do sangue, no metabolismo de glicose e ácidos graxos e na regulação de enzimas tireoidianas. Diante do aumento da demanda de energia com o evoluir da gestação, também aumenta a demanda de riboflavina; evidências científicas, porém, mostram que o organismo da mulher se adapta para um maior aproveitamento e menor excreção dessa vitamina, a fim de garantir a manutenção do *status* nutricional. Em modelos animais, Cha (1996) demonstra que a deficiência grave de riboflavina na gravidez resultou em baixo peso ao nascer, anomalias congênitas e óbito fetal. Tais evidências não foram observadas em humanos. Para gestantes saudáveis, recomenda-se a ingesta diária (IDR-IOM) de 1,4 mg/dia de vitamina B2. São alimentos fonte de riboflavina: leite e derivados, feijão, lentilha, cereais, oleaginosas (especialmente castanha de caju, amêndoas e avelãs), carnes, ovos, levedura, vísceras e folhas verde-escuras.

B3: Niacina

A niacina ou nicotinamida consiste em um dos principais componentes do NAD (nicotinamida-adeninadinucleotídeo) e NADP (nicotinamida-adeninadinucleotídeo-fosfato), substâncias presentes em todas as células; elas participam de mais de 400 reações biológicas, entre elas a glicólise, o ciclo de Krebs, o metabolismo de ácidos graxos, a respiração tecidual e mecanismos de defesa e outros. Dada sua importância, a niacina é parcialmente sintetizada pelas bactérias intestinais além de ser produzida a partir do triptofano. Na gestação, de acordo com o IOM (1990), o sistema de produção de niacina a partir do triptofano sofre alguns ajustes otimizando a produção dessa vitamina, suprindo naturalmente as necessidades aumentadas, podendo, inclusive, reduzir a necessidade de ingesta.

Para gestantes saudáveis, recomenda-se a ingesta diária (IDR-IOM) de 18 mg/dia de vitamina B3. São fontes de niacina os alimentos: cereais integrais, leite e derivados, carnes, vísceras, extrato de tomate, leite e derivados, amêndoas, vegetais verdes e amendoim.

B6: Piridoxina

A piridoxina, ou vitamina B6, desempenha papéis metabólicos fundamentais, especialmente no metabolismo proteico, além de agir como importante precursor na conversão de outros elementos como triptofano em niacina e ácido linoleico em ácido araquidônico. Também está envolvida no desenvolvimento do sistema nervoso central (SNC) e na síntese de neurotransmissores. Estudos têm visto ainda relação da piridoxina com melhora dos quadros de náuseas e vômitos durante a gestação. Esses sintomas aparecem entre a 4ª e a 7ª semanas gestacional e tendem a persistir até a 16ª semana, quando desaparecem em quase 90% das mulheres. Porém, nesse período, a perda de peso e a desidratação comprometem a qualidade alimentar e o bem-estar da gestante. Nessa situação, Jamigorn et al. (2007), sugerem que o aumento de ingesta de piridoxina possa auxiliar na amenização dos sintomas e, consequentemente, no controle das complicações. Em geral, o aumento do aporte proteico da gestante já é capaz de aumentar também o aporte de piridoxina, uma vez que as proteínas são ricas nessa vitamina. Para gestantes saudáveis, recomenda-se o consumo diário de 1,9 mg/dia de vitamina B6. São alimentos fonte de piridoxina: cereais integrais, feijão, ervilha, lentilha, soja, amendoim, carnes, aveia, batata e fígado.

B7: Biotina

A biotina ou vitamina B7 constitui um elemento cuja deficiência marginal raramente apresenta sintomas, mas pode ocorrer espontaneamente na gravidez e pode ser potencialmente teratogênica. Segundo Rose et al. (1994), fetos de mães com deficiência marginal de biotina demonstraram ter uma alta incidência de malformações esqueléticas, incluindo fissura palatina, micrognatia, microglossia e encurtamento dos membros.

Um estudo de De-Regil et al. (2015) que avaliou a excreção de substância relacionada ao déficit de biotina, mostrou que a deficiência marginal de biotina ocorre espontaneamente em uma proporção substancial de mulheres durante a gravidez humana normal e sugeriu que uma ingestão de biotina maior ou igual a 2 a 3 vezes a ingestão diária recomendada talvez seja necessária para atender a demanda gestacional.

Para gestantes saudáveis, recomenda-se a ingesta diária (IDR-IOM) de 30 µg/dia de vitamina B7. São fontes de biotina os alimentos: vísceras animais (fígado e rins especialmente), gema de ovo, nozes e cereais integrais.

B9: Folato

O folato consiste em uma das principais vitaminas do complexo B. Trata-se de um composto hidrossolúvel, denominado "B9", que tem no ácido fólico sua isoforma sintética mais estável. Desempenha atividade essenciais para a síntese de DNA, formação de neurotransmissores, metabolismo de aminoácidos, síntese de proteínas e multiplicação celular, tornando-a particularmente importante durante os estágios embrionários e fetais da gravidez, em que há rápida divisão celular e crescimento de tecidos. Também está envolvido na formação de anticorpos. Sua deficiência na gestação está relacionada com maior risco para a ocorrência de abortos, pré-eclâmpsia, restrição de crescimento fetal, hemorragias, defeitos no fechamento do tubo neural e outras anomalias. Especialmente em relação à formação e ao fechamento do tubo neural, que ocorrem nas primeiras 4 semanas de gestação Berry et al. (1999) sugerem que a suplementação com ácido fólico pode ser capaz de prevenir entre 40 e 80% anomalias dessa natureza. Recomenda-se que a mulheres em idade reprodutiva, pelo menos 1 mês antes da concepção e até 12 semanas de gestação, consumam uma dieta rica em folato, além de suplementar 400 µg/dia de ácido fólico, totalizando um aporte de 600 µg de folato/dia.

Mulheres com história de defeitos no tubo neural, diabetes e uso de anticonvulsivantes demandam maior suplementação, girando entre 4 e 5 mg/dia, 10 vezes mais do que a recomendação em gestantes saudáveis. No Brasil, o Ministério da Saúde (2006) também recomenda 5 mg/dia de ácido fólico suplementado para mulheres com histórico de malformações, iniciando-se de 60 a 90 dias antes da concepção. Durante a gestação, recomendam-se 400 µg/dia de ácido fólico, que deve ser associado a suplemento de ferro a partir da 20ª semana, a fim de prevenir anemia gestacional. Durante a gestação, recomenda-se a ingesta diária (IDR-IOM) de 400 µg/dia de vitamina B9.

São alimentos fonte de folato, portanto devem fazer parte do cardápio diário de gestantes e mulheres em idade reprodutiva: folhas verde-escuras (brócolis, espinafre, couve), feijões e demais leguminosas (ervilha, lentilha, soja e amendoim), gérmen de trigo, frutas cítricas e levedo de cerveja.

B12: Cianocobalamina

Presente exclusivamente nos alimentos de origem animal, a vitamina B12 é armazenada especialmente no fígado (80%) e tem papel fundamental na formação do DNA, na conversão do ácido fólico em sua forma ativa, além de participar da formação das células vermelhas do sangue. Também está relacionada com a produção de energia. Sukumar et al. (2016) estimam que algumas populações tenham mais de um terço das gestantes carentes de vitamina B12. Em recente revisão sistemática com metanálise, Sukumar et al. (2017), associaram de forma robusta baixos níveis de vitamina B12 na gestação com o aumento do risco de parto prematuro. A deficiência de B12 também tem sido associada ao aumento do risco de malformações do tubo neural.

Assim, o aporte adequado de B12 na gestação contribui para boas condições ao feto, bem como a conclusão de parto a termo. Dadas sua importância fisiológica e a ausência de B12 nas dietas vegetarianas sugere-se que, na ausência de consumo de proteínas animais, alimentos fortificados e suplementação sintética dessa vitamina sejam adotadas durante todo o curso da gravidez. Durante a gestação, recomenda-se a ingesta diária (IDR-IOM) de 2,6 µg/dia de vitamina B12. São alimentos fonte de vitamina B12: carnes, vísceras, leite e derivados, ovos, frutos de mar e mexilhões.

Vitamina C

Potente antioxidante, o ácido ascórbico ou vitamina C, está relacionado com a síntese de colágeno, conversão de alguns aminoácidos em suas formas ativas e absorção de ferro, contribuindo fortemente para a prevenção de tratamento de anemia. Tradicionalmente usada para melhorar a função imunológica, tem sido sugerido o uso de vitamina C como coadjuvante na prevenção de infecções. Em estudo Myatt et al. (2004), demonstram que gestantes suplementadas com vitamina C apresentam menor risco para ruptura de membranas e, consequentemente, de prematuridade, além de pequeno aumento na idade gestacional ao nascer. Nas dietas razoavelmente variadas, atinge-se com tranquilidade os aportes mínimos desejados de vitamina C. Apesar de as gestantes terem uma redução de 10 a 15% dos seus níveis circulantes de ácido ascórbico, tais prejuízos não estão relacionados com intercorrências obstétricas.

Durante a gestação, recomenda-se a ingesta diária (IDR-IOM) de 85 mg/dia de vitamina C. São alimentos fonte de vitamina C: tomate, batata, brócolis, couve-flor, frutas cítricas, manga, goiaba, morango e mamão.

Vitamina D

Fundamental para o bom desempenho de funções do cálcio e do fósforo, a vitamina D ou calciferol, está relacionada com o metabolismo ósseo, imunidade e reprodução. Na gestação, a carência de vitamina D está relacionada com maior risco de pré-eclâmpsia e desenvolvimento de diabetes gestacional, sendo esse último na magnitude de 49%. O risco de prematuridade também está associado aos baixos níveis de vitamina D materna, de acordo com Wei et al. (2013). O Instituto de Medicina dos Estados Unidos determinou como adequadas as concentrações sanguíneas superiores a 50 nmol/L ou 20 ng/mL de 25-hidroxivitamina D. Foi sugerido por Hollis (2007) que, em gestantes, a dose suplementar de 1.000 UI/d (25 µg/d) de vitamina D deve manter seus níveis acima de 50 nmol/L ou 20 ng/mL. Espera-se que para cada µg (40 UI) de vitamina D3 se incrementem os níveis de 25-hidroxivitamina D séricos em 1,2 nmol/L. Durante a gestação, recomenda-se a ingesta diária (IDR-IOM) de 5 µg/dia de vitamina D. São alimentos fonte de vitamina D: óleo de fígado de peixe, peixes ricos em gordura (como o salmão), cogumelos, gemas de ovos e fígado.

Vitamina E

A vitamina E ou tocoferol consiste em uma vitamina lipossolúvel que, durante a gravidez, é minimamente transferida ao feto, de forma que suas recomendações para gestantes não diferem das de mulheres não grávidas. Apesar da falta de evidências sobre a segurança da suplementação de vitamina E na gravidez, o Comitê de Alimentação e Nutrição do Instituto de Medicina dos Estados Unidos (IOM, 2000) sugere o limite de 1.000 mg de vitamina E/dia, como aporte seguro e tolerável para mulheres em período gestacional. Durante a gestação, recomenda-se a ingesta diária (IDR-IOM) de 15 mg/dia de vitamina E. São fontes de vitamina E os alimentos: gérmen de trigo, óleos vegetais, nozes e demais oleaginosas, gordura das carnes, abacate, ovos salmão e alguns vegetais verdes folhosos.

Minerais
Cálcio

Correspondente a cerca de 2% do peso corporal, o cálcio atua como formador da estrutura corporal e também como componente intracelular-chave para a manutenção das membranas celulares. É responsável por mediar ações como contração muscular, vasodilatação, transmissão nervosa, homeostase de enzimas e hormônios, liberação de neurotransmissores, mineralização e manutenção do tecido ós-

seo. Durante a gestação, a mãe transfere cálcio para o feto através de transporte ativo, mais intensivamente nos 2º e 3º trimestres. Nesse período, há um pequeno aumento de demanda que é suprido pelo próprio organismo, o qual otimiza os sistemas de absorção e retenção do mineral. Dessa maneira, o aumento das necessidades de cálcio (1.200 mg/dia) pode facilmente ser suprido pela dieta, preservando o balanço de cálcio materno e apoiando o desenvolvimento fetal. Entretanto, em mulheres com ingesta dietética baixa (< 1.000 mg/ dia), há necessidade de receberem a suplementação na magnitude de 300 a 2.000 mg/dia.

Baixas concentrações de cálcio em gestantes podem contribuir para osteopenia, parestesia, cãibras musculares e tremores na mãe, além de atraso no crescimento fetal e baixo peso ao nascer. Ensaios demonstraram ainda que a baixa ingestão de cálcio também pode aumentar o risco de desenvolvimento dos distúrbios hipertensivos da gravidez; sua suplementação pode reduzir esse risco em mais de 50% em todas as mulheres, independentemente de sua ingestão inicial ou dos perfis de risco para hipertensão. Em vista desses resultados, a OMS (2013) recomenda a suplementação com 1.500 a 2.000 mg/dia de cálcio durante a gravidez para mulheres de alto risco e/ou mulheres com baixa ingestão de cálcio dietético. Durante a gestação, recomenda-se a ingesta diária (IDR-IOM) de 1.000 mg/dia de vitamina B9. São fontes de cálcio os alimentos: leite e derivados, soja, sardinha, ostras, amêndoas e nozes.

Ferro

Nutriente essencial para a síntese de hemoglobina e mioglobina, o ferro desempenha uma série de funções celulares, incluindo transporte de oxigênio, respiração, crescimento, regulação gênica e manutenção de algumas enzimas. Conforme descrito por Beard (2000) e Peña-Rosas et al. (2016), estima-se que, em todo o mundo, cerca de 30% das gestantes apresentem deficiência de ferro, como resultado de diversos fatores como: ingestão inadequada de ferro absorvível, ingestão insuficiente para atender às demandas da gravidez, perdas por infecções parasitárias ou decorrente da perda de sangue. A anemia tem sido associada a maior risco de nascimento prematuro, baixo peso ao nascer, comprometimento da função imunológica, do desenvolvimento psicomotor e da função cognitiva na infância, além de aumentar o risco de prematuridade e mortalidade perinatal.

Considerando-se que as necessidades de ferro aumentam com o passar da gestação, recomenda-se que sejam adicionados de 0,8 mg de ferro/dia no 1º trimestre a 6,3 mg de ferro/dia nos 2º e 3º trimestres. Porém, dada a dificuldade de alcançar os níveis recomendados de ferro somente pela dieta, o Ministério de Saúde do Brasil recomenda suplementação de ferro com 300 mg/dia de sulfato ferroso para gestantes saudáveis e 900 mg/dia para gestantes anêmicas.

Ressalta-se que a otimização da absorção de ferro deve ser orientada às gestantes, a fim de melhorar o aproveitamento do ferro dietético como forma de prevenir a instalação de quadros de anemia. Para tanto, sugere-se o uso de frutas ou suco de frutas cítricas (limão, laranja) após as refeições e evitar o consumo de alimentos ricos em cálcio (como leite e derivados), compostos fenólicos (como chás) e fitatos (sementes oleaginosas), especialmente em refeições que contenham alimentos ricos em ferro não heme (de origem vegetal: beterraba, feijão e folhas verde-escuras). Durante a gestação, recomenda-se a ingesta diária (IDR-IOM) de 27 mg/dia de ferro. São fontes de ferro os alimentos: carnes, fígado, folhas verde-escuras, feijões, beterraba.

Iodo

Mineral responsável pela biossíntese dos hormônios tireoidianos, o iodo acaba por ser responsável por funções como crescimento, desenvolvimento e metabolismo. A deficiência de iodo em gestantes associa-se com maior incidência de natimortos, aborto espontâneo e anormalidades congênitas. O principal papel dos hormônios tireoidianos, tanto da mãe quanto do feto, gira em torno do desenvolvimento cerebral e do sistema nervoso fetais, incluindo o crescimento de células nervosas, a formação de sinapses e a mielinização. Durante a gestação, a demanda de iodo está significativamente aumentada, uma vez que há aumento da produção dos hormônios tireoidianos maternos na magnitude de 50% e de sua excreção renal variando entre 30 e 50%. De acordo com Glinoer (2007), com o passar da gestação, o iodo ainda será transferido ao feto a fim de suprir suas demandas para produção de hormônio tireoidiano.

Apesar do aumento da demanda e das perdas maternas de iodo durante a gestação, as necessidades diárias desse mineral são pequenas, de maneira que seja recomendado por WHO/UNICEF (2007) a gestantes uma ingesta de 250 µg de iodo/dia. Porém em regiões onde apenas 20 a 90% dos domicílios usam sal iodado, recomenda-se a suplementação periconcepcional, flutuando entre 150 e 250 µg de iodo/dia). Durante a gestação, recomenda-se a ingesta diária (IDR-IOM) de 220 µg/dia de Iodo. São fontes de iodo os alimentos: sal iodado, peixes, frutos do mar e ovos.

LEITURAS COMPLEMENTARES

Accioly, Saunders, Lacerda. Nutrição em Obstetrícia e Pediatria. 2.ed. Rio de Janeiro: Guanabara Koogan; 2012.

Al MD, van Houwelingen AC, Kester AD, Hasaart TH, de Jong AE, Hornstra G. Maternal essential fatty acid patterns during normal pregnancy and their relationship to the neonatal essential fatty acid status. Br. J. Nutr. 1995;74:55-68.

Anderson AS. Symposium on 'nutritional adaptation to pregnancy and lactation'. Pregnancy as a time for dietary change? Proc. Nutr. Soc. 2001;60:497-504.

Ang CD, Alviar MJM, Dans AL, Bautista-Velez GGP, Villaruz-Sulit MVC, Tan JJ, Co HU, Bautista MRM, Roxas AA. Vitamin B for treating peripheral neuropathy. Cochrane Database Syst. Rev; 2008.

Bale JR, Stoll BJ, Lucas AO (ed). Institute of Medicine (US) Committee on Improving Birth Outcomes. Reducing Birth Defects: Meeting the Challenge in the Developing World. National Academies Press (US). Washington, DC, USA: National Academy of Sciences; 2003.

Beard JL. Effectiveness and strategies of iron supplementation during pregnancy. Am. J. Clin. Nutr. 2000;71:1288S-1294S.

Berry RJ, Li Z, Erickson JD, Li S, Moore CA, Wang H, Mulinare J, Zhao P, Wong LY, Gindler J et al. Prevention of neural-tube defects with folic acid in china. China – U.S. Collaborative project for neural tube defect prevention. N. Engl. J. Med. 1999;341:1485-90.

Bjørke-Monsen AL et al. Impact of Pre-Pregnancy BMI on B Vitamin and Inflammatory Status in Early Pregnancy: An Observational Cohort Study. Nutrients. 2016 Dec;8(12):776.

Bodnar LM, Catov JM, Simhan HN, Holick MF, Powers RW, Roberts JM. Maternal vitamin D deficiency increases the risk of preeclampsia. Journal of Clinical Endocrinology and Metabolism. 2007;92(9):3517-22.

Brasil. Ministério da Saúde. Vigilância alimentar e nutricional Sisvan: Orientações básicas para a coleta, processamento, análise de dados e informação em serviços de saúde. Brasília: Ministério da Saúde; 2004.

Brasil. Ministério da Saúde. Pré-natal e puerpério. Atenção qualificada e humanizada. Manual Técnico. Brasilia: Ministério da Saúde; 2006.

Brasil. Ministério da Saúde. Secretaria de Atenção à Saúde. Departamento de Ações Programáticas Estratégicas. Área Técnica de Saúde da Mulher. Pré-natal e puerpério: Atenção qualificada e humanizada: Manual técnico. 3.ed. Brasília: Ministério da Saúde; 2006.

Brouns F, Bjorck I, Frayn KN, Gibbs AL, Lang V, Slama G, Wolever TM. Glycaemic index methodology. Nutr. Res. Rev. 2005;18:145-71.

Buchanan TA, Metzger BE, Freinkel N. Insulin sensitivity and B-cell responsiveness to glucose during late pregnancy in lean and moderately obese women with normal glucose tolerance or gestational diabetes. Am J Obstet Gynecol. 1990;162:1008-14.

Buppasiri P, Lumbiganon P, Thinkhamrop J, Ngamjarus C, Laopaiboon M, Medley N. Calcium supplementation (other than for preventing or treating hypertension) for improving pregnancy and infant outcomes. Cochrane Database Syst. Rev; 2015.

Butte NF Carbohydrate and lipid metabolism in pregnancy: Normal compared with gestational diabetes mellitus. Am J Clin Nutr. 2000 May;71(Suppl. 5):1256S-61S.

Butte NF, King JC. Energy requirements during pregnancy and lactation. Public Health Nutr. 2005;8:1010-27.

Cairo G, Bernuzzi F, Recalcati S. Aprecious metal: Iron, an essential nutrient for all cells. Genes Nutr. 2006;1:25-39.

Catalano PM, Tyzbir ED, Roman NM. Longitudinal changes in insulin release and insulin resistance in non-obese pregnant women. Am J Obstet Gynecol. 1991;165:1667-72.

Cha SC. Prevenção dos defeitos de tubo neural (DTN). Revista da Sociedade Brasileira de Medicina Fetal. 1996;1:7-11.

Christian P, Katz J, Wu L et al. Isk factors for preganancy-relates mortality: A prospective study in rural Nepal. Public Health. 2008;122:161-72.

Churchill JA, Brendes HW. Intelligence of chidren whoose mother had acetonemia during pregnancy. Am Health Org Sci Pub 1969;185:30-8.

D'Ambrosio DN, Clugston RD, Blaner WS. Vitamin A metabolism: An update. Nutrients. 2011;3:63-103.

Dawson-Hughes B, Heaney RP, Holick MF, Lips P, Meunier PJ, Vieth R. Estimates of optimal vitamin D status. Osteoporosis International. 2005;16:713.

de Benoist B. Conclusions of a WHO technical consultation on folate and vitamin B12 deficiencies. Food Nutr. Bull. 2008;29:S238-S244.

De-Regil LM, Peña-Rosas JP, Fernández-Gaxiola AC, Rayco-Solon P. Effects and safety of periconceptional oral folate supplementation for preventing birth defects. Cochrane Database Syst. Rev; 2015.

Dietz PM, Callaghan WM, Smith R, Sharma AJ. Low pregnancy weight gain and small for gestational age: a comparison of the association using 3 different measures of small for gestational age. Am J Obstet Gynecol. 2009;201(1):53.e1-7.

Duggleby SL, Jackson AA. Protein, amino acid and nitrogen metabolism during pregnancy: How might the mother meet the needs of her fetus? Curr Opin Clin Nutr Metab Care. 2002 Sep;5(5):503-9.

Elango, Ball RO. Protein and Amino Acid Requirements during Pregnancy Adv Nutr. 2016 Jul;7(4):839S-844S.

Filardi T, Panimolle F, Crescioli C, Lenzi A, Morano S. Gestational Diabetes Mellitus: The Impact of Carbohydrate Quality in Diet. Nutrients. 2019 Jul 9;11(7).

Food and Agriculture Orgaization/World Health Organization/United Nations University (FAO/WHO/UNU). Protein and amino acid requeriments human nutrition: Report of a joint FAO/WHO/UNU Expert Consulation. Geneva: WHO; 2007.

Food and Agriculture Organization/World Health Organization/United Nations University (FAO/WHO/UNU). Human energy requirements. Report of a Joint FAO/WHO/UNU Expert Consulation. FAO. Food and Nutrition Technical Report Series. ISSN 1813-3932. Rome; 2001 October. p.12-24. Geneva: FAO/WHO/UNU; 2004.

Food, Nutrition Board. Institute of Medicine. Dietary Reference Intakes for Calcium and Vitamin D. Washington DC: National Academy Press; 2010.

Frank LL. Thiamin in Clinical Practice. JPEN J Parenter Enteral Nutr. 2015 Jul;39(5):503-20.

Gibney MJ, MAcDonald IS, Roche HM. Nutrição e metabolismo. Telma Lucia A Hennemann (trad). Rio de Janeiro: Guanabara Koogan; 2006. p.351.

Glinoer D. The importance of iodine nutrition during pregnancy. Public Health Nutr. 2007;10:1542-6.

Gutierrez-Mazariegos J, Theodosiou M, Campo-Paysaa F, Schubert M. Vitamin A: A multifunctional tool for development. Semin. Cell Dev. Biol. 2011;22:603-10.

Halarnkar PP, Blomquist GJ Comparative aspects of propionate metabolism. Comp Biochem Physiol B. 1989;92(2):227-31.

Hofmeyr GJ, Lawrie TA, Atallah ÁN, Duley L, Torloni MR. Calcium supplementation during pregnancy for preventing hypertensive disorders and related problems. Cochrane Database Syst. Rev; 2014.

Hollis B. Vitamin D requirement during pregnancy and lactation. Journal of Bone and Mineral Research. 2007;22(Suppl. 2):V39-V44.

Hytten FE. Weight gain in pregnancy. In: Hytten FE, Chamberlain G (ed). Clinical physiology in obstetrics. Oxford (United Kingdom): Blackwell Scientific; 1991. p.173-203.

Institute of Medicine (IOM). Nutrition during pregnancy. Washington: National academy press; 1990. p.468.

Institute of Medicine and National Research Council. Weight Gain During Pregnancy: Reexamining the Guidelines. Washington, DC: The National Academies Press; 2009.

Institute of Medicine, Food and Nutrition Board. Dietary Reference Intakes: Energy, carbohydrate, fiber, fat, fatty acids, cholesterol, protein and amino acids. Washington (DC): National Academies Press; 2005.

Institute of Medicine. Dietary Reference Intakes for Vitamin C, Vitamin E, Selenium, and Carotenoids. Washington DC: National Academy Press; 2000.

Jamigorn M, Phupong V. Acupressure and vitamin B6 to relieve nausea and vomiting in pregnancy: A randomized study. Arch Gynecol Obstet. 2007;276:245-9.

Jorge AS, Dantas SRPE. Abordagem Multiprofissional do Tratamento de Feridas. São Paulo: Atheneu; 2005.

Jovanovic-Peterson L, Peterson CM. Dietary manipulation as a primary treatment strategy for pregnancies complicated by diabetes. J. Am. Coll. Nutr. 1990;9:320-5. Doi: 10.1080/07315724.1990.10720387.

Kalhan SC, Protein metabolism in pregnancy.Am J Clin Nutr. 2000 May;71(Suppl. 5):1249S-55S.

King JC. Physiology of pregnancy and nutrient metabolism. Am J Clin Nutr. 2000;71(Suppl):1218S-25S.

Koletzko B, Cetin I, Brenna JT. Dietary fat intakes for pregnant and lactation women. Br J Nutr. 2007;98:873-7.

Kühl C. Aetiology of gestational diabetes. Baillieres Clin Obstet Gynaecol. 1991;5:279-92

Lesser KB, Carpenter MW. Metabolic changes associated with normal pregnancy and pregnancy complicated by diabetes mellitus. Semin Perinatol. 1994;18:399-406.

Louie JCY, Brand-Miller JC, Markovic TP, Ross GP, Moses RG. Glycemic index and pregnancy: A systematic literature review. J. Nutr. Metab; 2010. p.282-464.

Mahan LK, Escott-Stump S. Krause: Alimentos, Nutrição e Dietoterapia. 11.ed. São Paulo: Roca; 2005.

Makrides M, Duley L, Olsen SF. Marine oil, and other prostaglandin precursor, supplementation for pregnancy uncomplicated by pre-eclampsia or intrauterine growth restriction. Cochrane Database Syst. Rev; 2006.

Mathews-Roth MM. Lack of genotoxicity with beta-carotene. Toxicol. Lett. 1988;41:185-91.

Melina V, Craig W, Levin S. Position of the Academy of Nutrition and Dietetics: Vegetarian Diets. J Acad Nutr Diet. 2016 Dec;116(12):1970-80.

Meyer-Ficca M, Kirkland JB. Niacin. Adv Nutr. 2016 May 16;7(3):556-8.

Middleton P, Gomersall JC, Gould JF, Shepherd E, Olsen SF, Makrides M. Omega-3 fattyacidaddition during pregnancy. Cochrane Database Syst. Rev; 2018.

Mock DM, Mock NI, Stewart CW, LaBorde JB, Hansen DK. Marginal biotin deficiency is teratogenic in ICR mice. J Nutr. 2003 Aug;133(8):2519-25.

Mock DM. Marginal biotin deficiency is common in normal human pregnancy and is highly teratogenic in mice. J Nutr. 2009 Jan;139(1):154-7.

Montenegro CAB, Rezende Filho J. Obstetricia Fundamental. Rio de Janeiro: Guanabara Koogan; 2008. p.607.

Moreira NX, Curi R, Mancini Filho J. Ácidos graxos: Uma revisão. Nutrire: Rev Soc Bras Aliment Nutrição. 2002;24:105-23.

Mousa A, Naqash A, Lim S. Macronutrient and Micronutrient Intake during Pregnancy: An Overview of Recent Evidence. Nutrients. 2019 Feb 20;11(2). Review.

Myatt L, Cui X. Oxidative stress in the placenta. Histochemistry and Cell Biology. 2004;122(4):369-82.

NHMRC. Nutrient Reference Values for Australia and New Zealand. Canberra, Australia: Commonwealth of Australia; 2006.

Peña-Rosas JP, De-Regil LM, Garcia-Casal MN, Dowswell T. Daily oral iron supplementation during pregnancy. Cochrane Database Syst. Rev; 2015.

Perry CA, West AA, Gayle A, Lucas LK, Yan J, Jiang X, Malysheva O, Caudill MA. Pregnancy and lactation alter biomarkers of biotin metabolism in women consuming a controlled diet. J Nutr. 2014;144:1977-84.

Prado EL, Dewey KG. Nutrition and brain development in early life. Nutr. Rev. 2014;72:267-84.

Qiu C, Coughlin KB, Frederick IO, Sorensen TK, Williams MA. Dietary fiber in take nearly pregnancy and risk of subsequent preeclampsia. Am. J. Hypertens. 2008;21:903-9.

Ramakrishnan V, Manjrekar R, Rivera J et al. Micronutrients and Pregnancy outcome: A review of the literature. Nutr Res. 1999;19(1):103.

Reader DM. Medical nutrition therapy and lifestyle interventions. Diabetes Care. 2007;30(Suppl. 2):S188-S193. Doi: 10.2337/dc07-s214.

Rogne T, Tielemans MJ et al. Associations of Maternal Vitamin B12 Concentration in Pregnancy With the Risks of Preterm Birth and Low Birth Weight: A Systematic Review and Meta-Analysis of Individual Participant Data. Am J Epidemiol. 2017 Feb 1;185(3):212-23.

Rose NC, Menutti MT. Preconceptional folate supplementation and neural tube defects. Cin Obstet Gynecol. 1994;37(3):605-20.

Ryan EA, O'Sullivan MJ, Skyler JS. Insulin action during pregnancy: Studies with euglycemic clamp technique. Diabetes. 1985;34:380-9.

Sivan E, Chen X, Homko CJ, Reece EA, Boden G. Longitudinal study of carbohydrate metabolism in healthy obese pregnant women. Diabetes Care. 1997;20:1470-5.

Sommer A, West KP, Jr. Olson JA, Ross AC. Vitamin A Deficiency: Health, Survival, and Vision New York, NY, USA: Oxford University Press; 1996.

Sukumar N, Rafnsson S, Kandala N et al. Prevalence of vitamin B-12 insufficiency during pregnancy and its effect on offspring birth weight: A systematic review and meta-analysis. Am J Clin Nutr. 2016;103(5):1232-51.

Wei SQ, Qi HP, Luo ZC, Fraser WD. Maternal vitamin D status and adverse pregnancy outcomes: A systematic review and meta-analysis. Journal of Maternal-fetal & Neonatal Medicine. 2013;26(9):889-99.

WHO. Global Prevalence of Vitamin A Deficiency in Populations at Risk 1995-2005. WHO Global Database on Vitamin A Deficiency. World Health Organization; Geneva, Switzerland; 2009.

WHO. Guideline: Calcium Supplementation in Pregnant Women. Geneva, Switzerland: World Health Organization; 2013.

WHO. Guideline: Vitamin A Supplementation in Pregnant Women. World Health Organization. Genebra, Switzerland; 2013.

WHO/Unicef. Reaching Optimal Iodine Nutrition in Pregnant and Lactating Women and Young Children. Geneva, Switzerland: World Health Organization and United Nations Children's Fund; 2007.

Whorthington Roberts, BS Williams SR. Nutrition in Pregancy and Lactation. Dubuque, USA: Brown & Benchmark; 1997.

Williamson CS. Nutrition in pregnancy. Nutr. Bull. 2006;31:28-59.

Zhang C, Qiu C, Hu FB, David RM, Dam RM, Bralley A et al. Maternal plasma 25-hydroxyvitamin D concentrations and the risk for gestational diabetes mellitus. PLoS ONE. 2008;3(11).

18

Exercício Físico na Gravidez

Simony Lira do Nascimento
André Souza Leite Vieira
Euller Duarte de Carvalho
Fernanda Garanhani de Castro Surita

Por que o exercício físico deve fazer parte das orientações no pré-natal?

Imagine se pudéssemos prescrever uma só intervenção com potencial de reduzir o risco de doenças crônicas, como diabetes, hipertensão, síndrome metabólica, obesidade, e que fosse segura durante a gestação e lactação. Essa intervenção existe: é o exercício físico. Então, por que o exercício é pouco orientado no pré-natal? Por que as gestantes pouco aderem às recomendações adequadas de exercício na gestação?

O exercício físico vem sendo extensivamente estudado e recomendado para gestantes desde a década de 1980, quando o American College of Obstetricians and Gynecologists (ACOG) publicou seu primeiro *guideline* sobre o tema. Desde então, muitos avanços no conhecimento permitiram entender que a prática adequada de exercício físico por gestantes de risco habitual é segura, tanto para mãe quanto para feto, e contribui para desfechos maternos e fetais favoráveis. A redução nas taxas de cesárea, a melhora da aptidão física, a prevenção de ganho de peso gestacional excessivo, obesidade, retenção de peso no pós-parto, diabetes gestacional, hipertensão e depressão materna, além de impactar nas taxas de prematuridade e apresentar associação positiva com a adequação do peso do recém-nascido. Além disso, acredita-se que o exercício evoque modulações no ambiente intrauterino, exercendo influência no desenvolvimento fetal, o que impactará em toda a vida da criança. Embora os mecanismos precisem ser elucidados, pesquisas mostram a associação entre inatividade física/sedentarismo materno com maior risco de doenças crônicas na criança, como diabetes e obesidade infantil.

Estudos defendem que a gravidez é um período no qual a mulher está mais propensa a efetuar mudanças no seu estilo de vida e adotar hábitos saudáveis. Para isso, é impor-tante que os profissionais de saúde esclareçam as dúvidas dessas mulheres e apontem estratégias para favorecer a promoção da saúde da gestante e do seu feto.

Neste capítulo, discutiremos de que forma o exercício físico pode ajudar na saúde do binômio materno-fetal, suas recomendações atuais para gestantes de risco habitual e de alto risco, bem como as barreiras enfrentadas para sua orientação e prática adequada durante a gestação.

Repercussões do exercício físico durante a gestação

Atividade física e exercício físico podem representar conceitos diferentes e/ou complementares, podendo exercer efeitos distintos sobre a saúde materna e fetal. Define-se atividade física como qualquer movimento produzido pela musculatura esquelética que demande gasto calórico acima dos níveis registrados no repouso, que pode ser executada em momentos de lazer, em atividades domésticas e laborais, inclusive em exercícios planejados e esportivos. Em contrapartida, o exercício físico ocorre quando a atividade física é efetuada regularmente, com carga, volume e intensidade planejadas, o que proporciona adaptações orgânicas, fisiológicas, bioquímicas e morfológicas, que podem ser agudas, de curta duração, ou crônicas, de longa duração. Dependendo do tipo de adaptação, o exercício físico pode interferir positivamente em alguns índices corporais, como o índice de massa corporal (IMC) [Peso (kg)/Altura^2(m)]. Na gestante, o Institute of Medicine (2009) vem tomando como referência o IMC pré-gestacional para determinar os valores recomendados de ganho de peso gestacional. Já no Brasil, o Ministério Saúde (Fagundes et al., 2004) ainda adota a curva de Atalah nos cartões de pré-natal, a qual classifica o estado nutricional da gestante de acordo com IMC e a idade gestacional em baixo peso, peso adequado, sobrepeso e obesidade.

O sobrepeso e a obesidade, bem como o ganho de peso gestacional excessivo, são problemas comuns entre as gestantes, inclusive na população brasileira. Por meio de uma metanálise, Godoy et al. (2015) observaram que as mulheres que iniciam a gestação com sobrepeso apresentam 2,8 (IC 95%: 2,2 a 3,5) vezes mais chance de ganhar peso em excesso. Em um estudo realizado por Morais et al. (2018) com 1.279 gestantes da cidade de Campinas, estado de São Paulo, as gestantes com ganho de peso excessivo o suficiente para aumentar sua classificação do IMC segundo a curva de Atalah, tiveram maiores chances de cesariana e macrossomia. As mulheres classificadas como obesas na primeira visita pré-natal tiveram maior chance de cesariana e recém--nascido grande para a idade gestacional.

Além dos desfechos perinatais, é importante ressaltar que o ganho de peso excessivo na gravidez aumenta o risco de retenção de peso no período pós-parto. Esse aumento do IMC durante a gravidez pode contribuir para a mulher iniciar uma gravidez subsequente com excesso de peso ou obesidade e, consequentemente, com maior risco de resultados perinatais adversos. Ademais, isso pode aumentar o risco de morbidade e mortalidade cardiovascular posteriormente ao longo da vida.

Uma revisão sistemática realizada pelo International Weight Management in Pregnancy (i-WIP) Collaborative Group (2017), utilizando dados individuais (IPD Systematic Review) mostrou que intervenções no estilo de vida com base na prática de exercício físico e dieta reduzem consistentemente o ganho de peso gestacional em vários subgrupos de mulheres, classificadas por idade, paridade, índice de massa corporal, etnia e condição médica preexistente. Esses resultados incluem um estudo realizado no Hospital Prof. Dr. José Aristodemo Pinotti, na Universidade Estadual de Campinas (CAISM-Unicamp), com gestantes com sobrepeso e obesidade. Outro estudo mostrou que o exercício físico também favorece a perda de peso no pós-parto, principalmente quando associado a orientação nutricional e metas específicas de exercício como tempo, distância ou intensidade determinados. Por isso, a real necessidade de uma equipe multiprofissional no cuidado pré-natal a fim de auxiliar as gestantes no autogerenciamento dos cuidados pré-natais, incluindo o fisioterapeuta e o profissional de educação física.

A prática regular de exercício físico promove mudanças na organização energética do funcionamento muscular antes e após o treino, promove adaptação neuromuscular, exercendo melhora na excitabilidade e condução de impulsos nervosos, desencadeando um funcionamento eficaz da junção neuromuscular. Ele também faz o encéfalo apresentar ganhos em seu funcionamento por meio de ação neuroprotetora, além de melhorar a capacidade respiratória, circulatória e renal e favorecer melhor interação entre esses sistemas. As evidências sobre os benefícios do exercício físico estão cada vez mais estabelecidas na área da saúde, com destaque para a melhoria de vários campos que compõem a qualidade de vida e o bem-estar do indivíduo. A Organização Mundial de Saúde (OMS) afirma que a prática regular de exercício físico contribui para prevenção e tratamento de doenças crônicas não transmissíveis (DCNT) responsáveis por 70% de óbitos ao redor do mundo. Entre estas, destacam-se as doenças cardiovasculares, diabete *mellitus*, câncer, obesidade, problemas com saúde mental e doenças neurológicas e autoimunes, entre outras.

Tais desfechos também são observados em gestantes praticantes de exercício físico, sendo importante ressaltar a prevenção e controle do diabetes gestacional, da hipertensão gestacional e a prevenção da pré-eclâmpsia. Embora sejam condições distintas, estas compartilham os mesmos fatores de risco, como idade materna avançada, obesidade, ganho de peso excessivo e resistência insulínica, entre outras, que resultam da inflamação sistêmica subclínica, disfunção vascular e do estresse oxidativo. São esses os fatores que quando mediados pelo exercício físico e somados ao desenvolvimento vascular e crescimento placentário adequados também estariam envolvidos na fisiopatologia da prevenção da pré--eclâmpsia. Uma metanálise de estudos observacionais realizada por Kasawara et al. (2012) encontrou que gestantes fisicamente ativas (exercício físico ou atividade física de lazer), principalmente desde o início da gestação, teriam um menor risco de desenvolver pré-eclâmpsia. No entanto, o mesmo estudo mostrou que a atividade física ocupacional intensa, ou seja, longas jornadas de trabalho, trabalho extenuante ou ambiente laboral estressante aumentaria o risco de pré--eclâmpsia. Esse achado demonstra a importância da prática de um exercício físico de modo estruturado, planejado e com o qual a gestante tenha afinidade.

A metanálise feita por Davenport et al. (2018), envolvendo 106 estudos sobre exercício e diabetes gestacional e pré--eclâmpsia observou que os ensaios clínicos com exercício (como intervenção única) indicaram que ele foi associado a uma redução de 38% nas chances de desenvolver diabetes gestacional (26 ECR, n = 6.934), 39% para desenvolvimento de hipertensão gestacional (22 RCT, n = 5.316) e 41% para o desenvolvimento de pré-eclâmpsia (15 ECR, n = 3322). Para alcançar pelo menos uma redução de 25% nas chances de desenvolver diabetes gestacional, seria necessário um gasto energético de 600 met-min/semana de exercício em intensidade moderada, ou seja, cerca de 140 min/semana de caminhada rápida, hidroginástica, bicicleta estacionária ou treinamento resistido.

Esse volume de treino está bem próximo ao que o American College of Sports Medicine (ACSM) (Dipietro et al., 2018) recomenda para adultos em geral, a saber, no mínimo 30 minutos de exercício físico, de intensidade moderada por 5 dias, 150 minutos semanais; ou 20 minutos por pelo menos 3 dias da semana de intensidade alta, para garantir os benefícios à saúde. De acordo com o guideline do ACOG (2015), a realização do exercício físico é fundamental em qualquer momento da vida, incluindo a fase gestacional, a qual é considerada um momento ideal para adotar um estilo de vida e hábitos saudáveis.

Recomendações e contraindicações

Existem recomendações ideais de prática de exercício físico para que a gestante possa ter benefícios na sua saúde durante e após a gestação. A Sociedade Canadense de Obstetrícia e Ginecologia (SCOG) cita em suas diretrizes que uma gestante deve realizar no mínimo 150 minutos de exercícios em intensidade moderada por semana, com frequência mínima de 3 sessões semanais, sendo essas recomendações semelhantes às apresentadas pela ACOG em relação à frequência semanal, intensidade e carga, com algumas alterações de acordo com a capacidade física e com a condição ou intercorrência que a mulher apresenta. Ainda de acordo com as recomendações do SCOG (Mottola et al., 2019), as gestantes devem realizar variações entre as atividades aeróbicas e resistidas, com inclusão de exercícios para ganho de mobilidade articular, atentando-se à execução de movimento para garantir o conforto da gestante.

A literatura mostra diversos estudos de protocolos de exercício físico na gestação que apontam sua eficácia em todos os trimestres da gestação, incluindo o pós-parto. Para o planejamento do exercício na gestação, pode ser utilizada a estratégia FITT (frequência, intensidade, tipo, tempo). Quanto à frequência e ao tempo, as mulheres ativas podem manter ou adaptar sua rotina de exercícios entre 4 e 5 vezes na semana em sessões de 30 minutos ou mais, mas devem evitar exercitar-se por tempo prolongado (> 2 horas). Mulheres previamente sedentárias devem começar com 15 minutos de exercício aeróbico, três vezes por semana e aumentar gradativamente o tempo de exercício. Vale ressaltar que as mulheres podem manter ou iniciar a prática de exercícios físicos, inclusive no 1º trimestre da gestação, após a avaliação da classificação do risco gestacional na consulta de pré-natal. Os protocolos envolvendo exercícios como caminhada, musculação, treinamento funcional, yoga, pilates, hidroginástica, entre outros, com cargas, intensidades e sessões controladas são consideradas boas possibilidades que melhoram os aspectos físicos e psicológicos da saúde da gestante. No entanto, de acordo com o ACOG (2015), devem ser evitados exercícios que coloquem a gestante ou o feto em risco, como atividades de alto impacto, com risco de queda ou trauma abdominal, além de esportes de contato.

Os exercícios de resistência e fortalecimento muscular são essenciais na adaptação postural e prevenção de algias musculoesqueléticas e devem preferencialmente envolver grandes grupos musculares, evitar cargas elevadas ou exercícios isométricos intensos repetidos, manobra de Valsalva e/ou posturas que coloquem a gestante em risco, principalmente aquelas que possam afetar seu equilíbrio. O exercício precisa ser adaptado a cada período gestacional, como evitar adotar o decúbito dorsal por tempo prolongado, principalmente no 3º trimestre, a fim de evitar a síndrome da hipotensão supina.

De acordo com ACOG (2015), a intensidade moderada (60 a 80% da capacidade aeróbica máxima) de exercício é recomendada para gestantes e pode ser avaliada indiretamente por três diferentes métodos. A faixa de frequência cardíaca deve levar em conta tanto o IMC quanto o nível de condicionamento físico, variando de 129 a 160 bpm. Embora não haja consenso sobre os limites superiores de frequência cardíaca, em mulheres com bom condicionamento físico e com gestação saudável pode ser liberada a prática de exercícios em intensidade alta, sem que ocorram efeitos adversos. Outro método é a escala de percepção subjetiva de esforço de Borg, que varia de 6 (sem esforço) a 20 (esforço máximo). A intensidade deve ser preferencialmente entre 12 e 14, correspondendo a uma atividade "um pouco cansativa". Outra opção mais simples é o *Talk-test*, em que a gestante é orientada a observar sua habilidade em manter uma conversa durante a atividade física, prevenindo-se o esforço excessivo.

As mulheres grávidas não devem se exercitar (incluindo caminhar) em ambientes excessivamente quentes e úmidos e devem estar bem hidratadas durante qualquer atividade, além de vestir-se adequadamente para evitar superaquecimento. Diante de algumas intercorrências, a prática de exercícios ou de qualquer tipo de esforço físico é vetada ou apresenta contraindicação relativa de acordo com a equipe médica (Quadro 18.1); em outros casos, existe a recomendação para a interrupção ou descontinuação do exercício durante a gestação (Quadro 18.2). Desta maneira, recomenda-se que a prática de exercício físico na gestação seja avaliada de maneira individualizada e esteja associada a um bom acompanhamento pré-natal.

Quadro 18.1 Contraindicações absolutas e relativas para a prática de exercício físico por gestantes.	
Contraindicações absolutas	*Contraindicações relativas*
Doença cardíaca	Anemia (hemoglobina menor do que 10 mg/dL)
Doença pulmonar restritiva	Arritmia cardíaca
Incompetência istimocervical	Bronquite
Gestação múltipla com risco de parto prematuro	Diabetes não controlado
Sangramento durante a gestação	Hipertensão arterial crônica, epilepsia ou doença da tireoide
Placenta prévia	Obesidade extrema, desnutrição ou desordem alimentar
Trabalho de parto prematuro	Restrição de crescimento fetal
Ruptura prematura de membrana	Fumantes em excesso
Pré-eclâmpsia ou qualquer hipertensão arterial não controlada	Estilo de vida sedentário

Fonte: Adaptado por Nascimento et al. (2014) de ACOG Committee Obstetric Practice e Royal College of Obstetricians and Gynaecologists. Disponível em <https://www.scielo.br/j/rbgo/a/6kMvyttht3c5Z334j68N7jQ/?lang=pt&format=pdf>.

Quadro 18.2 Sinais e sintomas de alerta para interromper a prática de exercício físico e retornar apenas após consulta médica e resolução dos sintomas.	
Sangramento vaginal	Redução dos movimentos fetais
Dor no abdome ou no peito	Dor ou sensação de ardência ao urinar
Perda de líquido pela vagina	Febre
Inchaço repentino nas mãos, face ou pés	Náuseas ou vômitos persistentes
Dor de cabeça forte e persistente	Contrações uterinas frequentes
Palpitações	Sensação de falta de ar
Tontura	Torpor ou sensação de luzes piscando

Fonte: Adaptado por Nascimento et al. (2014) de ACOG Committee Obstetric Practice e Royal College of Obstetricians and Gynaecologists. Disponível em <https://www.scielo.br/j/rbgo/a/6kMvyttht3c5Z334j68N7jQ/?lang=pt&format=pdf>.

A prática de exercício físico também é um componente importante na adaptação postural das gestantes, diante da sobrecarga imposta pelas alterações biomecânicas e hormonais que predispõem à queixa de dor musculoesquelética. A dor lombopélvica durante a gravidez, definida como "dor lombar relacionada à gravidez" e/ou "dor na cintura pélvica relacionada à gravidez", é um problema complexo, com uma carga física e psicológica intensa; sua prevalência está entre 24 e 90%, justamente pela falta de clareza em definições, diagnóstico e classificação. O exercício terapêutico tem um efeito positivo sobre dor, incapacidade e/ou licença médica nas gestantes com dor lombopélvica.

Outra queixa frequente na gestação é a incontinência urinária (IU). Segundo Sangsawang et al. (2013), a perda urinária aos esforços está presente em 41% (18,6 a 60%) das gestantes, sendo o tipo mais comum. Ela pode ocasionar impacto na qualidade de vida da gestante e trazer constrangimentos. Além disso, estudos mostram que a presença de IU na gestação é um dos principais fatores de risco para que a mulher permaneça incontinente no pós-parto (33% – IC 95% 32 a 36%), independentemente da via de parto. A principal estratégia para prevenção e tratamento de IU é o treinamento dos músculos do assoalho pélvico, com nível de evidência I e grau de recomendação A, a sua realização durante a gestação diminui o risco de incontinência urinária no pós-parto. A gravidez é um momento oportuno para introduzir a prática de exercícios dos músculos do assoalho pélvico na vida da mulher. Não há contraindicações para sua prática durante e após a gestação, devendo ser recomendados sistematicamente para todas as gestantes. No entanto, uma avaliação específica dos músculos do assoalho pélvico pelo fisioterapeuta pode ser necessária para que haja uma melhor eficácia dos exercícios.

Exercício físico na gestação de alto risco e populações especiais

Estudos recentes mostram que não somente a não realização de exercício, mas também o tempo sedentário, tem sido um fator associado a doenças crônicas. Baixos níveis de atividade física foram encontrados em gestantes brasileiras, sendo o maior gasto energético efetuado com atividades leves e sedentárias; outra constatação é a de que as mulheres passam muito tempo sentadas. Incentivar gestantes sedentárias a gastar mais tempo, mesmo em atividade física leves ao longo do dia, como ficar em pé ou caminhar alguns passos ao longo do dia, na verdade rompe esse período de tempo sentado ou sedentário. Por isso, nas gestações de alto risco, sempre que possível, deve-se evitar a recomendação de repouso absoluto ou mesmo relativo, visto que, o imobilismo pode adicionar mais morbidade ao quadro. A recomendação para gestantes de alto risco deve ser individualizada, porém, conforme mencionado anteriormente, o exercício físico tem um papel importante no controle dessas condições.

Outra dúvida comum é quanto à gestante praticante de exercício físico em alto nível. Aconselhar uma atleta grávida é um desafio para os profissionais do pré-natal. E não somente as atletas profissionais, pois estas correspondem a uma minoria. Atualmente é comum que mulheres em idade reprodutiva estejam engajadas em esportes como amadoras, com rotina de treinos intensos, a exemplo das praticantes de corrida de rua de longa distância, *triathlon* e o *CrossFit*. A literatura é escassa em entender as reais repercussões do exercício físico de alta intensidade nos desfechos maternos e fetais e, por isso, muitas vezes o profissional fica limitado e receoso diante desse perfil de gestante. Nesses casos, o acompanhamento pré-natal permitirá excluir as condições que ensejariam risco gestacional. Visto que os *guidelines* disponíveis não são claros quanto a essa população, a recomendação do exercício físico deve ser individualizada e adaptada. É aconselhável diminuir a carga de resistência em comparação às condições pré-gestacionais. As atividades a serem evitadas incluem as de alto impacto e com maior risco de trauma abdominal, além de cuidado para não superaquecer e uma alimentação adequada também devem ser orientados. Além disso, o profissional deve estar ciente que atletas costumam apresentar a mentalidade *"no pain, no gain"*, ou seja, apresentam maior tolerância a níveis mais extenuantes de exercício e, portanto, devem ser bem informadas sobre sinais e sintomas de alerta durante o exercício, além de reforçar a orientação de não ignorá-los, se ocorrerem.

Vencendo as barreiras

Apesar de haver um consenso acerca dos benefícios do exercício físico, nota-se que não há uma adesão ideal por parte das gestantes. Um estudo realizado por Nascimento et al. (2015), em três maternidades de Campinas – SP, com 1.279 mulheres, mostrou que a prevalência da prática de exercício físico foi menor na gestação (20,1%) em comparação ao período pré-gestacional; além disso, metade das mulheres que eram ativas antes de engravidar deixam de praticar exercício físico em virtude da gestação. Menos da metade das mulheres recebeu orientação sobre exercício durante as consultas de pré-natal (47,4%). Os fatores positivamente associados à prática de exercício foram maior escolaridade, primiparidade, prática de exercício antes da gestação e orientação sobre exercício no pré-natal. No início (13,6%) e no final da gestação (13,4%), as mulheres tendem a reduzir ainda mais a prática de exercícios.

Entre os fatores associados a não realização de exercícios na gestação, destacam-se os mitos a respeito do exercício físico na gestação que são disseminados na sociedade. Por exemplo, existe a crença de que a prática de exercício poderia resultar em abortamento espontâneo, restrição de crescimento do feto, parto prematuro, entre outros. Além desses, outros fatores que desencorajam o exercício são as condições clínicas da gestante e do feto, por conta de gravidez de alto risco ou risco habitual.

Algumas razões são destacadas para a não adesão ao exercício como o transtorno de imagem corporal que a gestante pode desencadear. A imagem corporal é caracterizada como a representação interna da aparência do indivíduo, que compreende atitudes e comportamentos refletidos por seus pensamentos e crenças. Em alguns casos, a gestante enxerga uma imagem que não é compreendida como a que ela tem esquematizada, ou seja, provoca uma distorção dessas duas imagens, possibilitando que gestante desenvolva transtornos psíquicos. Algumas gestantes podem se restringir do ponto de vista nutricional, internalizando uma falsa sensação de não ganho de peso e de imagem corporal próxima à que tinha antes da gravidez. Entretanto, tal atitude pode colocar em risco a gestação e a saúde do feto.

Essas e outras possíveis razões causam indagação sobre até que ponto as gestantes compreendem o que o exercício poderia proporcionar em suas vidas, inclusive nesta etapa, e quais seriam as verdadeiras barreiras para não se exercitar. Vale ressaltar que este é um problema de esfera mundial, ou seja, não é uma exclusividade de países subdesenvolvidos.

Alguns trabalhos na área qualitativa buscam compreender essas atitudes de não se exercitar na gestação. Uma pesquisa conduzida por Heslehurst et al. (2011) analisou os serviços interdisciplinares que atendiam mulheres gestantes obesas. O estudo possibilitou entender a importância deste serviço para as gestantes, pois elas eram conscientizadas sobre a importância de se exercitarem, por meio de palestras e aulas sobre exercício durante e após a gestação. Já a pesquisa conduzida por Fieril et al. (2017) entrevistou gestantes obesas que participaram de uma ação de intervenção proposta por um hospital na Suécia. As gestantes relataram a necessidade de apoio, com uma atitude sem julgamento e uma visão equilibrada do peso. Elas sentiram que as mudanças no estilo de vida poderiam ser menos trabalhosas do que imaginavam e que pequenas mudanças poderiam produzir resultados bem-sucedidos. Para manter uma mudança de estilo de vida, as mulheres obesas devem perceber algum tipo de resultado, ou seja, aumento da qualidade de vida ou melhor controle do ganho de peso. Com isso, pode-se notar que há uma necessidade de percepção de mudança física para se convencer que o exercício físico tem eficiência, o que corrobora alguns estudos referentes à imagem corporal das gestantes. E, pelo fato de não haver uma conscientização no ambiente ambulatorial, as grávidas acabam sem a informação necessária de qual a carga e intensidade do exercício recomendado para este período e se elas devem esperar para fazer isso no puerpério.

No CAISM-Unicamp, desenvolvemos um material para dar suporte às mulheres, o Guia de Hábitos Saudáveis na Gestação, com informações sobre o ganho de peso recomendado, gráfico de acompanhamento nutricional, recomendações nutricionais na gestação (como montar um prato saudável, orientações dietéticas para situações comuns na gestação), exercício físico na gestação (benefícios da prática de exercício físico na gravidez, dúvidas frequentes, guia prático de exercícios) e orientações para o puerpério (Figura 18.1).

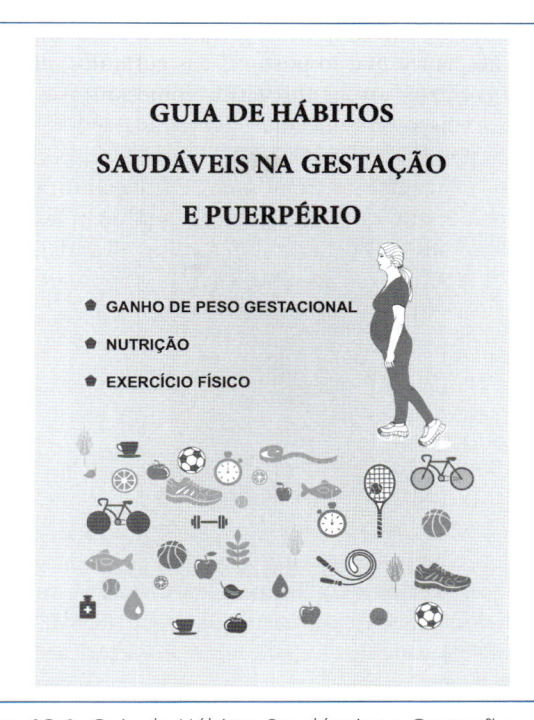

Figura 18.1. Guia de Hábitos Saudáveis na Gestação.
Fonte: Disponível em: https://www.caism.unicamp.br/PDF/Guia_de_habitos_saudaveis_na_gestacao.pdf.

Considerações finais

O exercício físico é um recurso que propicia melhora no bem-estar e na qualidade de vida, com diversos benefícios durante o ciclo gravídico-puerperal, e este recurso pode e deve ser adotado pelas gestantes. Um maior incentivo da equipe de saúde durante o pré-natal, no que diz respeito ao esclarecimento sobre os benefícios do exercício físico, com maior acolhimento destas gestantes, pode ser um fator importante para que a gestante insira o exercício na sua rotina e adote um estilo de vida saudável.

LEITURAS COMPLEMENTARES

Atalah et al. Revista Médica de Chile, 1997. In: Fagundes AA et al. Ministério da Saúde; 2004.

Barakat R, Pelaez M, Cordeiro Y, Perales M, Lopez C et al. Exercise during pregnancy protects against hypertension and macrosomia: Randomized clinical trial American Journal of Obstetrics & Gynecology; 2016.

Boyle R, Hay-smith EJ, Cody JD, Morkved S. Pelvic floor muscle training for prevention and treatment of urinary and fecal incontinence in antenatal and postnatal women: A short version Cochrane Review. Neurourology and Urodynamics. 2014;33:269-76.

Davenport MH, Ruchat S, Poitras VJ et al. Prenatal exercise for the prevention of gestational diabetes mellitus and hypertensive disorders of pregnancy: A systematic review and meta-analysis. Br J Sports Med. 2018;52:1367-375.

Dipietro L, Evenson KR, Bloodgood B, Sprow K, Troiano RP et al. For the 2018 physical activity guidelines advisory committee. Benefits of Physical Activity during Pregnancy and Postpartum: An Umbrella Review.Med. Sci. Sports Exerc. 2019;51(6):1292-302.

Fieril KP, Olsén MF, Glantz A, Premberg A, Experiences of a lifestyle intervention in obese pregnant women – A qualitative study Midwifery. 2017;44.

Godoy-Miranda AC, Cirelli FJ, Pinho-Pompeu M, Paulino DSM, Morais SS, Surita FG, Putting Knowledge into Practice – The Challenge of Acquiring Healthy Habits during Pregnancy Rev Bras Ginecol Obstet; 2019.

Godoy AC, Nascimento SL, Surita FG. A systematic review and meta-analysis of gestational weight gain recommendations and related outcomes in Brazil. Clinics (Sao Paulo). 2015 Nov;70(11):758-64.

Haakstad LAH, Torset B, Bo K. What is the effect of regular group exercise on maternal psychological outcomes and common pregnancy complaints? An assessor blinded RCT Midwifery. 2016;32.

Heery E, Wall PG, Kelleher CC, McAuliffe MF, Effects of dietary restraint and weight gain attitudes on gestational weight gain Appetite. 2016;107:501-10.

Heleshurst N, Moore H, Rankin J, Ells LJ et al. How can maternity services be developed to effectively address maternal obesity? A qualitative study Midwifery. 2011;27:e170-e177.

Institute of Medicine Weight Gain During Pregnancy: Reexamining the Guidelines. Washington, DC: IOM; 2009.

International Weight Management in Pregnancy (i-WIP) Collaborative Group. Effect of diet and physical activity based interventions in pregnancy on gestational weight gain and pregnancy outcomes: Meta-analysis of individual participant data from randomised trials. BMJ; 2017.

Kasawara KT, Nascimento SL, Costa ML et al. Exercise and physical activity in the prevention of pre-eclampsia: Systematic review. Acta Obstet Gynecol Scand. 2012;91:1147-57.

Kasawara KT, Nascimento SL, Costa ML, Surita FG, Pinto e Silva JL. Exercise and physical activity in the prevention of pre-eclampsia: systematic review. Acta Obstet Gynecol Scand; 2012.

Kraemer WJ. Fisiologia do exercício: Teoria & prática. Coautoria de Steven Fleck, Michael R. Deschenes; Revisão técnica de Hugo Celso Dutra de Souza. 2.ed. Rio de Janeiro: Guanabara Koogan; 2016. 338 p.

Lindqvist M, Lindkvist M, Eurenius E, Persson M, Ivarsson A, Mogren I. Leisure time physical activity among pregnant women and its associations with maternal characteristics and pregnancy outcomes Sexual & Reproductive Healthcare. 2016;9.

Morais SS, Nascimento SL, Godoy-Miranda AC, Kasawara KT, Surita FG. Body Mass Index Changes during Pregnancy and Perinatal Outcomes – A Cross-Sectional Study. Rev Bras Ginecol Obstet. 2018 Jan;40(1):11-19.

Mottola MF et al. Canadian guideline for physical activity throughout pregnancy Br J Sports Med. 2019;52:1339-46. Doi:10.1136/bjsports-2018-100056, 2018.

Nascimento SL, Godoy AC, Surita FG, Pinto e Silva JL. Recomendações para a prática de exercício físico na gravidez: Uma revisão crítica da literatura. Rev. Bras. Ginecol. Obstet. 2014;36(9):423-31.

Nascimento SL, Surita FG, Cecatti JG, Physical exercise during pregnancy. Curr Opin Obstet Gynecol. 2012;24:387-94.

Nascimento SL, Surita FG, Godoy AC, Kasawara KT, Morais SS. Physical Activity Patterns and Factors Related to Exercise during Pregnancy: A Cross Sectional Study. PLoS One. 2015 Jun 17;10(6):e0128953. doi: 10.1371/journal.pone.0128953. Erratum in: PLoS One. 2015;10(7):e0133564.

Physical activity and exercise during pregnancy and the postpartum period. Committee Opinion, n. 650. American College of Obstetricians and Gynecologists. Obstet Gynecol. 2015;126:e135-42.

Pivarnik JM, Szymanski LM, Conway MR. The Elite Athlete and Strenuous Exercise in Pregnancy clinical obstetrics and gynecology. 2011;59(3):613-9.

Rong K, Yu K, Han X. Pre-pregnancy BMI, gestational weight gain and postpartum weight retention: a meta-analysis of observational studies. Public Health Nutr. 2015;18:2172-82.

Sanda B, Vistad I, Haakstad LAH, Berntsen B, Sagedal, LR et al. Reliability and concurrent validity of the International Physical Activity Questionnaire short form among pregnant women BMC Sports Science, Medicine and Rehabilitation. 2017;9:7.

Sangsawang B, Sangsawang N, Stress urinary incontinence in pregnant women: A review of prevalence, pathophysiology, and treatment. Int Urogynecol J. 2013;24:901.

Spielman LJ, Little JP. A Physical activity and exercise attenuate neuroinflammation in neurological diseases Brain Research Bulletin. 2016;125:19-29.

Szymanski LM, Satin AJ. Strenuous exercise during pregnancy: Is there a limit? Am J Obstet Gynecol. 2012;207(3):179.e1-6.

Thompson EK, Vamos CA, Daley EM, Physical activity during pregnancy and the role of theory in promoting positive behavior change: A systematic review Journal of Sport and Health Science. 2017;6.

van Benten E, Pool J, Mens J, Pool-Goudzwaard A. Recommendations for physical therapists on the treatment of lumbopelvic pain during pregnancy: a systematic review. J Orthop Sports Phys Ther. 2014 Jul;44(7):464-73, A1-15. Doi: 10.2519/jospt.2014.5098. Epub 2014 May 10.

Watson B, Fuller-Tyszkiewicz M, Broadbent J, Skouteris H. The meaning of body image experiences during the perinatal period: A systematic review of the qualitative literature Body Image. 2015;14.

19

Sono e Gravidez

Anic Campos Alves
Rafael Bessa de Freitas Galvão
Renato Teixeira Souza
José Guilherme Cecatti

Processo fisiológico do sono na gestação

O ciclo gravídico-puerperal caracteriza-se por um período de alterações físicas, hormonais, psicológicas e sociais na vida da mulher. As adaptações do organismo materno durante essa fase têm repercussão em todo o seu funcionamento, inclusive nos processos que definem a fisiologia do sono humano. As adaptações fisiológicas que acontecem na gestação determinam ajustes nos parâmetros que caracterizam o sono normal, mas também tornam as gestantes mais suscetíveis a distúrbios relacionados a ele, principalmente os respiratórios do sono (DRS) e insônia. Segundo Robertson et al. (2019), estima-se que aproximadamente 10 a 32% das gestantes apresentem algum distúrbio relacionado ao sono.

Cerca de 46% das gestantes apresentam baixa qualidade de sono e essa prevalência é ainda maior quando se considera o 1º mês após o parto. Em grande parte, o aumento acentuado da produção hormonal (em especial dos hormônios ovarianos) é o responsável por essas mudanças, pois, a partir dele, orquestram-se alterações no trato respiratório, aparelho cardiovascular, osteomuscular, geniturinário, além das adaptações neurocognitivas que geram impacto no sono.

Fisiologia do sono em gestantes

Os metabólitos derivados da progesterona ativam neurônios por meio de receptores $GABA_A$ que exercem ação depressora no sistema nervoso central (SNC). Conforme citado por Pien et al. (2004), estudos em animais mostraram que a progesterona tem efeito hipnótico, causa redução do tempo total em vigília, reduz o tempo de latência para o sono (intervalo de tempo entre o repouso e o início do sono), aumenta a duração do sono não REM (primeira fase do sono) e diminui a duração do sono REM (segunda fase do sono, caracterizada por maior atividade cerebral e movimento rápido dos olhos – REM – *rapid eye movement*).

O estrogênio tem ação supressora sobre o sono REM em animais, embora mulheres menopausadas apresentem aumento do sono REM quando expostas a estrogênio, de modo que sua ação sobre o sono REM em humanos ainda não é completamente clara.

A fisiologia do sono sofre variações conforme a idade gestacional avança. Durante o início da gestação, o tempo total de sono apresenta aumento; em contrapartida, conforme aponta a revisão de Pien et al. (2004), acontece redução da sua eficiência com diminuição do período de sono de ondas lentas (período que se passa ao final da fase não REM e se caracteriza por um sono mais profundo e restaurador, com menor atividade cerebral). No 2º trimestre, a porcentagem de sono de ondas lentas é maior se comparada ao 1º trimestre e começa a haver redução do tempo de sono noturno e aumentar a incidência de períodos curtos de sono durante o dia. Ao fim da gestação, ocorre aumento acentuado do número de despertares noturnos resultando na redução mais significativa do sono de ondas lentas e do sono REM, que se traduz como pior qualidade de sono, como aponta o estudo de Sedov et al. (2018). Queixas comuns no 3º trimestre como dor lombar, aumento de frequência urinária, movimentos fetais, pirose, fadiga e edema de membros inferiores são associadas à piora acentuada da qualidade do sono nessa fase.

A melatonina, outro hormônio que exerce influência sobre o sono, mantém um ritmo circadiano de produção, sem alteração ao longo da gestação. No entanto, o ritmo circadiano de produção do cortisol é influenciado pela produção de corticotropina de origem placentária. Durante a gestação, níveis mais baixos de cortisol estão associados a pior qualidade de sono e distúrbios primários do sono, apresentando uma relação cortisol/melatonina com valores menores.

Durante o puerpério (principalmente durante o 1º mês pós-parto), a qualidade e eficiência do sono atingem os piores níveis de modo geral e independentemente da paridade. O tempo de latência para o sono REM diminui em relação ao 3º trimestre, possivelmente pelo retorno da concentração de progesterona aos níveis pré-gravídicos, conforme sugerido por Lee et al. (2000), ou pela maior fragmentação do sono ao longo do dia. Segundo dados de Blyton et al. (2002), mulheres que praticam o aleitamento materno no 1º mês de puerpério apresentam maior tempo de sono de ondas lentas, traduzindo-se como melhor eficiência do sono quando comparadas às mulheres que não amamentam. Provavelmente isso se explica pela influência da prolactina sobre o sono dessas mulheres. No puerpério, a mulher assume um novo papel social e essa adaptação à nova rotina também implica aumento da privação do sono em razão dos cuidados que o recém-nascido exige. Além disso, a queda das concentrações de progesterona no pós-parto pode piorar os quadros de insônia pela redução de seu efeito ansiolítico e sedativo.

Embora o tempo total de sono entre o 3º trimestre e o puerpério mantenha-se relativamente estável, é importante salientar que isso acontece às custas de uma redução significativa do tempo de sono noturno e aumento de períodos curtos de sono diurno, conforme mostram estudos de avaliação objetiva do sono em gestantes e puérperas.

Em estudo de Christian et al. (2019), verificou-se que características sociodemográficas como idade materna, etnia, condição socioeconômica, estado civil, bem como a paridade, podem interferir na qualidade do sono. A idade materna apresenta uma relação inversa com a qualidade do sono ao longo da gestação e multíparas costumam ter pior qualidade de sono no 1º e 2º trimestres da gestação quando comparadas às nulíparas. Com relação a questões étnicas, mulheres negras apresentam maior prevalência de distúrbios de sono, menor eficiência e pior qualidade subjetiva do sono durante a gestação, mesmo após análise corrigida para condição socioeconômica.

Alterações fisiológicas da gestação que impactam o sono

As mudanças fisiológicas que acontecem durante a gravidez permitem o ajuste do organismo materno a um período de grande demanda. Contudo, ao contribuírem para essa adaptação, aumentam a vulnerabilidade da gestante a distúrbios do sono que podem ser causa e consequência de distúrbios respiratórios.

A progesterona é responsável por um aumento em até 30% da capacidade ventilatória em repouso da gestante. Em contrapartida, o aumento da vascularização e a secreção glandular da mucosa respiratória por ação estrogênica, associados à maior permeabilidade vascular causada pela progesterona, favorecem a congestão da mucosa nasal e consequente redução das dimensões e aumento da resistência do trato respiratório. Durante o sono, o relaxamento dos músculos dilatadores da faringe, promovido pela progesterona e relaxina, favorece ainda mais a redução do calibre das vias aéreas superiores, podendo provocar obstrução total ou parcial.

Além disso, fatores físicos como o aumento do ângulo subcostal torácico (em virtude do relaxamento de ligamentos da caixa torácica) e o aumento da pressão abdominal causado pelo crescimento do útero gravídico repercutem no deslocamento cranial do diafragma e consequente redução de 10 a 25% da capacidade residual funcional (CRF) pulmonar. Essa redução é ainda mais acentuada quando a gestante assume a posição supina, tornando mais evidente o desconforto respiratório.

As adaptações circulatórias na gestação também têm influência sobre o trato respiratório, uma vez que o aumento do fluxo sanguíneo pulmonar associado à diminuição da resistência vascular e da pressão coloidosmótica no sangue favorece o extravasamento de fluido para o interstício pulmonar e colabora para uma situação de hipóxia relativa e baixa saturação de oxigênio arterial, principalmente à noite.

Sono, ciclo circadiano e complicações na gestação

Como já explicado, parece haver uma piora progressiva da qualidade do sono durante a gravidez. No puerpério, os distúrbios do sono também são significativos e podem persistir pelo menos nos primeiros 3 meses após o parto.

Aproximadamente dois terços das gestantes referem alterações nos padrões habituais de sono. A insônia é um dos problemas mais comuns e atinge mais de 50% das mulheres durante a gravidez. Pode ser definida como dificuldade de iniciar o sono, mantê-lo continuamente durante a noite ou despertar antes do horário desejado, com consequente sensação de sono não reparador e sonolência diurna. Entre os fatores subjetivamente relacionados à insônia, estão o ganho de peso, a dificuldade de encontrar uma posição confortável, a polaciúria, a lombalgia e até os movimentos fetais, cujas frequências variam de acordo com a idade gestacional (Hashmi et al., 2016). Em 2000, a Classificação Internacional de Distúrbios do Sono definiu como Transtorno do Sono Associado à Gravidez a ocorrência de insônia ou sonolência excessiva que se desenvolve no decorrer da gestação. Outros distúrbios encontrados durante a gestação incluem alterações na arquitetura e no padrão do sono materno, síndrome das pernas inquietas e os distúrbios respiratórios do sono, como ronco e apneia obstrutiva do sono.

A síndrome das pernas inquietas é mais frequente na gestação comparativamente à população geral e ocorre sobretudo no 3º trimestre. É um distúrbio sensório-motor marcado pela presença de intenso desconforto, principalmente nos membros inferiores, aliviado por movimentação da parte corporal afetada (Pien et al., 2004).

Segundo Izci et al. (2006), o ronco e a apneia do sono também são condições patológicas que afetam as gestantes. São os chamados distúrbios respiratórios do sono e são 2 a 3 vezes mais comuns em mulheres grávidas do que em mulheres não grávidas (Louis et al., 2018). O ronco é relatado por 14 a 28% das gestantes no 3º trimestre, em comparação a 4 a 14% das mulheres não grávidas com idade semelhante. Já a apneia obstrutiva do sono, durante a gestação, tem prevalência incerta de acordo com a literatura internacional e está relacionada às características sociodemográficas e obstétricas, podendo ainda associar-se a pré-eclâmpsia, restrição do crescimento fetal e parto prematuro. Uma revisão de 2004, sobre distúrbios do sono durante a gravidez, por Pien et al. foi demonstrado que, além do ganho ponderal, pode ainda ser identificado como causa desses distúrbios, o edema da mucosa nasofaríngea que ocorre pelos altos níveis de estrogênio e causa o estreitamento das vias aéreas. Outro precipitador é o aumento do volume uterino no decorrer da gestação, causa uma elevação diafragmática com consequente diminuição da capacidade residual funcional pulmonar e da reserva de oxigênio. A complacência da parede torácica diminui a partir da metade do 2º trimestre, especialmente na posição supina, podendo resultar em hipoxemia. A hipoxemia supina leve ($PaO_2 < 90$) foi observada por pesquisadores em um quarto das gestações no 3º trimestre durante a vigília, com saturações mais baixas de oxi-hemoglobina, durante o sono, em comparação com não gestantes. Embora a hipoxemia não esteja relacionada ao desenvolvimento dos distúrbios respiratórios do sono, ela pode causar piora das consequências adversas decorrentes e afetará negativamente o sono (Pien et al., 2004).

A má qualidade do sono das gestantes e os distúrbios relacionados também vêm sendo estudados em sua relação com as condições patológicas e desfechos adversos materno-fetais. Gestantes com transtorno do sono apresentam, por exemplo, maior incidência de ruptura prematura das membranas antes do trabalho de parto e maiores taxas de trabalho de parto e parto pré-termo (Christian et al., 2019). Um estudo com mais de duas mil mulheres, por Felder et al. (2017), mostrou taxas de 14,6% de parto antes da 37ª semana em gestantes com diagnóstico de distúrbio do sono, comparativamente a 10,9% de mulheres no grupo sem esse diagnóstico.

A doença que tem sido mais estudada e correlacionada com os distúrbios respiratórios do sono, em especial a síndrome da apneia obstrutiva do sono, é a hipertensão arterial. Nos portadores, há aumento da atividade simpática, diminuição na sensibilidade dos barorreceptores e hiper-responsividade vascular, causando vasoconstrição e, consequentemente, aumento da resistência vascular periférica. Na população geral de gestantes, há maior incidência de hipertensão arterial e pré-eclâmpsia naquelas com história de apneia obstrutiva do sono e ronco (Christian et al., 2019).

A combinação de fatores como a redução da CRF, aumento da taxa metabólica basal e do consumo de O_2 e redução da reserva de O_2 torna a gestante mais suscetível à hipóxia que se traduz em saturação arterial periférica de O_2 mais baixa, principalmente à noite durante o sono. A condição de hipóxia relacionada ao período do sono contribui para um maior estresse oxidativo com produção aumentada de radicais livres de oxigênio capazes de provocar ativação endotelial em proporção sistêmica. Esse mecanismo está implicado na fisiopatologia de doenças hipertensivas associadas a distúrbios respiratórios como a síndrome de apneia obstrutiva do sono e pode também estar implicado na gênese de doenças relacionadas à gestação como a pré-eclâmpsia, diabetes gestacional, restrição de crescimento fetal e prematuridade (Dominguez et al., 2018).

Distúrbios respiratórios do sono são mais prevalentes em gestantes com sobrepeso e obesas e têm sido associados a síndromes hipertensivas, condição clínica relacionada à redução do crescimento fetal e ao baixo peso ao nascer (Louis et al., 2018). Grande proporção de gestantes brasileiras saudáveis tem a qualidade de sono comprometida, mas aquelas que iniciam a gravidez com sobrepeso têm seu sono ainda mais comprometido em relação às eutróficas.

Diversos estudos indicam que indivíduos com sono diário reduzido, por um período prolongado, apresentam aumento da razão grelina/leptina, diminuindo a saciedade e aumentando o apetite. Nessa equação, a qualidade do sono age como em um círculo vicioso: a baixa qualidade de sono funciona como catalisador para obesidade e, uma vez acima do peso, as gestantes têm aumento da incidência de distúrbios do sono. Como resultado, o consequente sobrepeso e a obesidade estão associados a diversos problemas de saúde para mãe e feto como pré-eclâmpsia, diabetes *mellitus* gestacional (DMG), parto por cesárea, além de morte materna e malformações congênitas. Ademais, a associação entre obesidade e doença coronariana está bem estabelecida. Essa associação resultou na criação do termo "síndrome metabólica", com a qual a apneia obstrutiva do sono está comumente associada (Taheri et al., 2004).

A Figura 19.1 mostra uma síntese dos mecanismos dos distúrbios respiratórios que podem culminar com resultados adversos na gestação (Robertson et al., 2019). Embora os mecanismos exatos ainda não tenham sido totalmente esclarecidos, estudos experimentais sugerem que os distúrbios do sono resultam também em alterações metabólicas e neuroendócrinas, particularmente alterações no eixo hipotálamo-hipófise-adrenal, que desempenham papel no aumento da resistência à insulina e na intolerância à glicose na população geral. Nas gestantes, é provável que mecanismos semelhantes estejam associados à hiperglicemia e envolvidos na patogênese do DMG. A má qualidade do sono e a curta duração do sono noturno durante a gravidez foram relacionadas ao aumento do risco de DMG, associando-se a níveis mais altos de hemoglobina glicada (HbA1c) e maior risco de síndrome metabólica (que é definida, em parte, pela diminuição da tolerância à glicose) (Reutrakul et al., 2011).

O período perinatal é reconhecidamente um momento de vulnerabilidade para o aparecimento de transtornos psiquiátricos, sendo o puerpério o período mais crítico. Portanto, a associação entre distúrbios do sono nesta fase e as doenças psiquiátricas também merece atenção (Camacho et al., 2006).

A privação aguda do sono está associada ao aparecimento de distúrbios do humor, como a disforia no pós-parto (*maternity blues*). Pode ser reconhecida por sintomas depressivos leves e atinge cerca de 50 a 85% das mulheres nesta fase. Para grande parte delas, é provável que o humor melhore paralelamente à adaptação à nova rotina e pela melhora dos padrões do sono materno e do recém-nascido. Porém, para as que persistem passando por distúrbios do sono, o quadro pode evoluir, por exemplo, para de depressão pós-parto (DPP). Além disso, a baixa qualidade do sono, ainda durante a gravidez, já pode ser um importante fator de risco para o desenvolvimento de DPP (Ross et al., 2005).

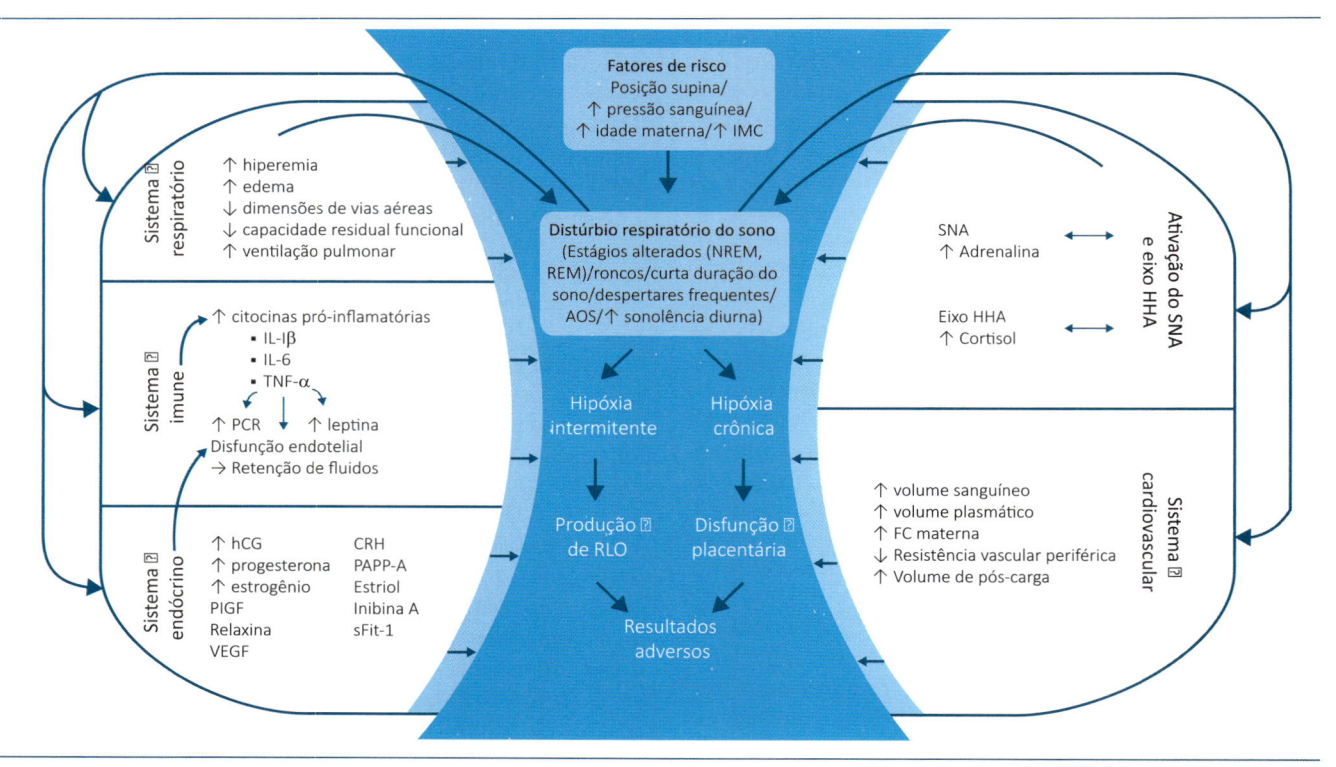

Figura 19.1. Mecanismos nos distúrbios respiratórios do sono que potencialmente causam resultados adversos na gestação.

IMC: índice de massa corporal; CRH: hormônio liberador de corticotropina; PCR: proteína C-reativa; hCG: gonadotrofina coriônica humana; HHA: hipo-tálamo-hipófise-adrenal; SNA: sistema nervoso autônomo; NREM: não REM (*rapid eye movement*); REM: *rapid eye movement*; AOS: apneia obstrutiva do sono; PAPP-A: proteína plasmática associada à gravidez-A; PlGF: fator de crescimento placentário; RLO: radicais livres de oxigênio; sFlt-1: FMS solúvel semelhante a tirosinoquinase-1; VEGF: fator de crescimento endotelial vascular.

Fonte: Adaptada de Robertson et al., 2019.

A depressão pós-parto inicia-se entre 2 semanas e 3 meses após o parto e afeta entre 10 e 15% das mulheres. Além do humor deprimido, irritabilidade, perda de interesse pelas atividades habituais e sentimento de culpa, a sintomatologia inclui alterações no padrão do sono com insônia, sonolência diurna e sensação de fadiga.

Outro distúrbio psiquiátrico que pode atingir as mulheres no período perinatal e tem relação com o sono é o transtorno de ansiedade generalizada que envolve a presença persistente de ansiedade ou preocupações excessivas, fadiga e perturbação do sono, podendo, assim como a DPP, alternar períodos de insônia com sonolência excessiva (Camacho et al., 2006).

Sendo assim, conhecer e identificar os distúrbios e alterações da qualidade do sono mostra-se muito importante na atenção ao período perinatal como um todo. Essas informações permitem ao médico fornecer às gestantes cuidado e atenção adequados à presença de tais ocorrências (Sedov et al., 2017). Em muitos casos, esses distúrbios são passíveis de intervenções terapêuticas simples, como medidas comportamentais de higiene do sono. A terapia medicamentosa deve ser individualizada e não será abordada neste capítulo, mas cabe ressaltar a importância da equipe multiprofissional nesse cuidado, especialmente nos casos mais acentuados. Durante as avaliações pré-natais, as condições de sono das mulheres devem ser ativamente avaliadas a fim de pre-venir as consequências materno-fetais desses distúrbios (Moriichi et al., 2014).

No entanto, a percepção equivocada do estado de sono pelas gestantes é comum e em alguns casos podem ser necessários instrumentos de avaliação que forneçam respostas mais claras. Para isso, na literatura, há diferentes questionários que podem ser utilizados na rotina clínica e em estudos clínicos e epidemiológicos. Um dos principais é o Pittsburgh Sleep Quality Index (PSQI, Índice de Qualidade do Sono de Pittsburgh), já validado para o português. Ele se refere à qualidade do sono no último mês, fornecendo um índice de gravidade e natureza do distúrbio. Consiste em 19 questões, categorizadas em sete domínios: qualidade subjetiva do sono, latência do sono, duração do sono, eficiência subjetiva do sono, distúrbios do sono, uso de medicação para dormir e sonolência diurna. Além dessas questões, o instrumento traz outras cinco perguntas a serem respondidas pelo companheiro de quarto. O escore define a qualidade subjetiva do sono, com um total que varia de 0 a 21, e escores mais altos indicam pior qualidade de sono. Outros exemplos são o Mini-sleep Questionnaire e o Sleep Disorders Questionnaire.

Novas perspectivas na área do sono na gestação

A investigação sobre transtornos do sono na gestação e puerpério é uma ferramenta importante para a promoção de saúde, pois possibilita a identificação dos distúrbios do sono e potencialmente outras complicações e agravos associados. O rastreamento pode ser realizado por meio da anamnese clínica cuidadosa, quando podemos identificar sinais de sono não reparador, ou condições predisponentes e associadas a distúrbios do sono como transtorno de ansiedade, depressão, obesidade etc. A polissonografia é considerada um dos principais exames (padrão-ouro) para o estudo do sono, investigando seus diferentes estágios e auxiliando no diagnóstico de diversos transtornos do sono. Ela é realizada em clínica, hospital-dia ou até no domicílio, mas sua execução depende de vários dispositivos e sensores que, muitas vezes, são considerados inconvenientes e pouco usuais no ambiente normal do paciente (Pien et al., 2005).

A tecnologia *wearable*, ou numa tradução livre, a tecnologia vestível ou móvel, vem sendo cada vez mais empregada no âmbito da pesquisa clínica na busca por alternativas de monitoramento do indivíduo de forma não invasiva, alterando minimamente o seu hábito normal e potencialmente reduzindo tempo e custo da avaliação. Essa tecnologia consiste no conjunto de dispositivos que podem ser utilizados com roupas e acessórios (p. ex., relógios de punho) e que geram múltiplos dados sobre seus usuários, já que a captação de informações se faz ao longo das 24 horas do dia e com intervenções mínimas. A actimetria baseia-se na avaliação dos padrões de sono e vigília de um indivíduo usuário por intermédio de um pequeno dispositivo, semelhante a um relógio, com poder de armazenamento e geração de informações (dados). Por meio de um software, são aplicados algoritmos que estimam a ocorrência de períodos de sono, vigília e até atividade física, a depender do objetivo da avaliação no paciente. A informação gerada (actigrafia) foi validada com instrumentos padrão-ouro para o comportamento cronobiológico e para avaliação dos parâmetros do sono (John et al., 2012; Martin et al., 2011). O intervalo de tempo necessário de uso do dispositivo para traçar uma estimativa média do comportamento do indivíduo não está claro. Aparentemente, depende do tipo de dispositivo a ser utilizado e da população em análise. De forma geral, estudos mostram que intervalos de 1 a 14 dias podem ser necessários para fornecer estimativas confiáveis do comportamento de sono e vigília em adultos (Dillon et al., 2016; Falck et al., 2016; Hart et al., 2011). Os actígrafos, como são popularmente chamados esses aparelhos, são considerados validados em comparação à polissonografia, ou seja, podem substituir o padrão-ouro. Porém, o intervalo de tempo de uso necessário para fornecimento de dados confiáveis depende das características dos indivíduos a serem estudados (crianças, idosos com comorbidades, gestantes etc.) (Wood et al., 2018).

As principais vantagens na utilização dos actígrafos referem-se ao aspecto não invasivo, possibilidade de monitoramento contínuo (24 horas por dias, 7 dias por semana), incluindo possíveis variações existentes no cotidiano do paciente (dia de semana, final de semana, trabalho, turno noturno no trabalho etc.) e informação acerca de parâmetros colhidos no ambiente natural do paciente (Sani et al., 2015). A maioria dos aparelhos é resistente à água e não precisam ser removidos durante atividades aquáticas habi-

tuais ou no banho, sendo ideal para vigilância do ciclo circadiano sem o risco de interrupção do uso do aparelho. Esses aparelhos costumam ter diversos sensores como acelerômetro, giroscópio e sensores de proximidade, temperatura e luz. Alguns aparelhos mais sofisticados têm sensores de luz capazes de identificar pulso e até grau de transpiração da pele. Todos esses artifícios visam melhorar o padrão de monitoramento e desempenho em estimar anormalidade do funcionamento do organismo, nesse caso, no padrão do sono (John et al., 2012).

Outro benefício da utilização da actigrafia é a possibilidade de validar os parâmetros e respectivos algoritmos validados em aparelhos de uso comercial, como *smartwatches*, oferecendo a possibilidade de agregar uma ferramenta estratégica na monitorização pré-natal – informações coletadas em tempo real podem oferecer dados importantes para identificação de anormalidades e distúrbios durante a gestação e puerpério.

A investigação dos padrões de sono ao longo da gestação e puerpério ainda segue um desafio. Ainda são escassos estudos utilizando a actigrafia para avaliação do sono na gestação. A maioria tem poucas mulheres incluídas, poucas avaliações ao longo da gestação e durante curtos intervalos de tempo. Com o avanço da utilização da actigrafia e com o advento das técnicas de inteligência artificial, há um grande potencial de crescimento do conhecimento nessa área, incluindo o desenvolvimento de novas estratégias de monitoramento e intervenção. Um estudo de coorte prospectivo multicêntrico brasileiro, por Souza et al., *Maternal Actigraphy Study-I* (MAES-I) teve seu protocolo de estudo publicado em 2015 e promete ser um dos primeiros estudos com grande número de mulheres incluídas com aferição em um intervalo abrangente na gestação. São previstas mais de 400 gestantes participantes usando o actígrafo desde 19-21 semanas até o parto. O estudo objetiva avaliar os padrões de sono e ciclo-circadiano das gestantes ao longo da gestação, tentando estabelecer padrões normais e anormais, mudanças ao longo da gestação e suas associações com complicações obstétricas. Algoritmos já validados e técnicas de *machine learning* e inteligência artificial serão empregados na análise.

LEITURAS COMPLEMENTARES

Blyton DM, Sullivan CE, Edwards N. Lactation is associated with an increase in slow-wave sleep in women. Journal of Sleep Research. 2002;11:297-303.

Camacho RS, Cantinelli FS, Ribeiro CS, Cantilino AG, Bárbara K, Braguittoni É, Rennó Jr. J. Transtornos psiquiátricos na gestação e no puerpério: Classificação, diagnóstico e tratamento. Archives of Clinical Psychiatry. São Paulo. 2006;33(2):92-102.

Christian LM, Carroll JE, Porter K, Hall MH. Sleep Quality Across Pregnancy and Postpartum: Effects of Parity and Race. Sleep Health. 2019;5(4):327-34.

Dillon CB, Fitzgerald AP, Kearney PM, Perry IJ, Rennie KL, Kozarski R et al. Number of Days Required to Estimate Habitual Activity Using Wrist-Worn GENEActiv Accelerometer: A Cross-Sectional Study. PloS One. 2016;11(5):e0109913-e.

Falck RS, Landry GJ, Brazendale K, Liu-Ambrose T. Measuring Physical Activity in Older Adults Using MotionWatch 8© Actigraphy: How Many Days are Needed? Journal of Aging and Physical Activity; 2016.

Felder JN, Baer RJ, Rand L, Jelliffe-Pawlowski LL, Prather AA. Sleep Disorder Diagnosis During Pregnancy and Risk of Preterm Birth, Obstetrics & Gynecology. 2017 September;130(3):573-81.

Hart TL, Swartz AM, Cashin SE, Strath SJ. How many days of monitoring predict physical activity and sedentary behaviour in older adults? The International Journal of Behavioral Nutrition and Physical Activity. 2011;8:62-.

Hashmi AM, Bhatia SK, Khawaja IS. Insomnia during pregnancy: Diagnosis and Rational Interventions. Pakistan journal of medical sciences. 2016;32(4):1030–1037.

International Classification of Sleep Disorders, Revised: Diagnostic and Coding Manual. Rochester, MN: American Academy of Sleep Medicine; 2000:14-7.

Izci B, Vennelle M, Liston WA, Dundas KC, Calder AA, Douglas NJ. Sleep-disordered breathing and upper airway size in pregnancy and post-partum. Eur Respir J. 2006;27(2):321-327.

John D, Freedson P. ActiGraph and Actical Physical Activity Monitors. Medicine & Science in Sports & Exercise. 2012;44(1 Suppl 1):S86-S9.

Lee KA, Zaffke ME, MacEnany G. Parity and sleep patterns during and after pregnancy. Obstetrics and Gynecology. 2000;95:14-8.

Louis JM, Koch MA, Reddy UM, Silver RM, Parker CB, Facco FL et al. Predictors of Sleep-Disordered Breathing in Pregnancy. American Journal of Obstetrics and Gynecology. 2018;218(5):521.e1-521.e12.

Martin JL, Hakim AD. Wrist actigraphy. Chest. 2011;139(6):1514-27.

Moriichi A, Tomita N, Sado M, Ota E, Mori R. Interventions for insomnia during pregnancy. Cochrane Database of Systematic Reviews. 2014; 10:Art. n.: CD011355.

Pien GW, Schwab RJ. Sleep Disorders During Pregnancy. Sleep. 2004; 27(7):1405-17.

Reutrakul S, Zaidi N, Wroblewski K et al. Sleep disturbances and their relationship to glucose tolerance in pregnancy. Diabetes Care. 2011; 34(11):2454-7.

Robertson NT, Turner JM, Kumar S. Pathophysiological Changes Associated with Sleep Disordered Breathing and Supine Sleep Position in Pregnancy. Sleep Medicine Reviews. 2019;46:1-8.

Ross LE, Murray BJ, Steiner M. Sleep and perinatal mood disorders: A critical review. J Psychiatry Neurosci. 2005;30(4):247-56.

Sani M, Refinetti R, Jean-Louis G, Pandi-Perumal SR, Durazo-Arvizu RA, Dugas LR et al. Daily activity patterns of 2316 men and women from five countries differing in socioeconomic development. Chronobiology International. 2015;32(5):650-6.

Santiago JR, Nolledo MS, Kinzler W, Santiago TV. Sleep and Sleep Disorders in Pregnancy. Annals of Internal Medicine. 2001;134(5):396-408.

Sedov ID, Cameron EE, Madigan S, Tomfohr-Madsen LM. Sleep Quality During Pregnancy: A Meta-Analysis. Sleep Medicine Reviews. 2018;38:168-76.

Souza RT, Cecatti JG, Mayrink J on behalf of the MAES-I Study Group et al. Identification of earlier predictors of pregnancy complications through wearable technologies in a Brazilian multicentre cohort: Maternal Actigraphy Exploratory Study I (MAES-I) study protocol. BMJ Open 2019;9:e023101.

Taheri S, Lin L, Austin D, Young T, Mignot E. Short sleep duration is associated with reduced leptin, elevated ghrelin, and increased body mass index. PLoS Med. 2004;1(3):e62.

Tan EK, Tan EL. Alterations in Physiology and Anatomy During Pregnancy. Best Practice & Research Clinical Obstetrics & Gynaecology. 2013;27(6):791-802.

Wood AC, Kuntsi J, Asherson P, Saudino KJ. Actigraph data are reliable, with functional reliability increasing with aggregation. Behavior Research Methods. 2008;40(3):873-8.

20

Preparação para o Parto

Andrea de Vasconcelos Gonçalves

Atualmente, o movimento da humanização do parto tem sido alvo de muitos debates no meio técnico-científico na área da saúde. Este movimento fortaleceu e solidificou as ações estratégicas para o preparo pré-natal. Nas suas muitas versões, humanizar o parto expressa uma mudança na compreensão do parto como experiência humana e, para quem o assiste, uma mudança nas atitudes diante do sofrimento do outro humano (Bruggemann, 2005; Cristóforo, 2005; Ferreira e Filice, 2012).

A busca por melhora da qualidade na assistência ao parto e ao nascimento no Brasil é um desafio para os profissionais de saúde, considerando-se os elevados índices atuais de mortalidade materna e infantil encontrados. Pela primeira vez desde 2010, o número de cesarianas na rede pública e privada de saúde não cresceu no país. Dados recentes divulgados pelo Ministério da Saúde revelam que esse tipo de procedimento, que apresentava curva ascendente, caiu 1,5 ponto percentual em 2015. Dos 3 milhões de partos feitos no Brasil no período, 55,5% foram cesáreas e 44,5%, partos normais (Ministério da Saúde , 2001; Agência Brasil, 2017).

Os números mostram ainda que, considerando-se apenas partos realizados no Sistema Único de Saúde (SUS), o percentual de partos normais permanece maior – 59,8% contra 40,2% de cesarianas. Nos últimos anos, segundo a pasta, dados preliminares indicam tendência de estabilização do índice, que ficou em torno de 55,5%.

Políticas públicas têm sido implantadas visando otimizar o suporte na área, exemplificadas pelo lançamento da Rede Cegonha, que surge como estratégia do Governo Federal para aumentar o acesso e qualificar a atenção à saúde dos envolvidos no processo gravídico-puerperal. Neste âmbito, discussões sobre a temática têm relevância por envolverem questões técnicas e políticas que demandam cons-

tante aprimoramento das práticas de saúde desenvolvidas pelos profissionais envolvidos com a obstetrícia.

No Brasil, as "Recomendações da Organização Mundial da Saúde (OMS)" se tornaram algumas das grandes referências para os defensores da humanização do parto. Alguns desses temas viraram bandeiras políticas para campanhas no Brasil, como o direito a acompanhantes no SUS (tornado lei em alguns municípios, estados e agora nacionalmente).

As recomendações da OMS foram publicadas no Brasil em 2000 e atualizadas em 2017 pelo Ministério da Saúde, sob o título *Assistência ao Parto Normal – Um Guia Prático*. O livro evidencia que o atendimento ao parto no Brasil se baseia em grande medida naquilo que se busca superar. A distância impressionante entre o chamado padrão-ouro da ciência e a prática obstétrica no Brasil é um exemplo de quanto a cultura (institucional, técnica, corporativa, sexual, reprodutiva) tem precedência sobre a racionalidade científica, como conhecimento autoritativo na organização das práticas de saúde (Ministério da Saúde, 2001; Diniz, 2005; Bruggemann, 2005; Cristóforo, 2005; Ferreira e Filice, 2012).

O Programa de Humanização do Parto e Nascimento do Ministério da Saúde formalizou e evidenciou iniciativas que já vinham ocorrendo, no sentido de se recuperar uma participação mais ativa da parturiente em todo o processo do parto. Muitos serviços buscam implementar uma atenção à parturiente menos intervencionista, com práticas baseadas em evidências, menor uso de tecnologias, maior incentivo e ajuda para o parto vaginal. Para isso, o Ministério da Saúde preconiza que a gestante seja preparada para o parto e maternidade, e tal preparo deve iniciar-se precocemente durante o pré-natal. Nesse período, recomenda-se que a gestante seja orientada sobre questões referentes ao processo gestacional, modificações corporais e emocionais, trabalho de parto, parto e puerpério, cuidados com o recém-nascido e amamentação. Além disso, é recomendável que a gestante prepare seu corpo para o momento do parto e também para o puerpério (Miquelutti et al., 2013; Miquelutti et al., 2015; Miquelutti, 2019).

O preparo corporal para o parto deve oferecer à mulher uma melhor percepção do seu corpo, além de ações facilitadoras do controle do parto, como exercícios de relaxamento, respiração, massagem e posições. Para tanto, o trabalho de parto precisa ser visto de uma forma segura e tranquila pela mulher e seu acompanhante, desvinculado da ideia de dor incontrolável e medo (Baracho, 2018; Miquelutti et al., 2019).

Além disso, o preparo para o parto visa minimizar e/ou prevenir desconfortos psicológicos da gravidez, como ansiedade, estresse e diminuição da percepção do controle, que podem influenciar na gestação, trabalho de parto, parto e na vitalidade do recém-nascido.

O nível de ansiedade e de estresse materno, tanto durante a gestação quanto no trabalho de parto e parto, tem sido foco crescente de interesse pelos pesquisadores. Significativa associação entre a ansiedade materna na gravidez e o aumento da resistência da artéria uterina foi observada em gestantes de baixo risco, sugerindo que o estado psicológico da mãe pode diminuir o fluxo sanguíneo uterino e interferir no desenvolvimento fetal, favorecendo o nascimento de recém-nascidos de baixo peso. Além disso, o estresse materno esteve associado com trabalho de parto prematuro e fetos com restrição de crescimento (Clapp, 2003; Bio, 2006; Bavarsco, 2011; Baracho, 2018).

Estudos recentes realizados na Austrália também puderam comprovar que, além dos benefícios psicofísicos, os programas de preparo para parto podem ajudar a economizar recursos financeiros dos sistemas de saúde (privado ou público), reduzindo em aproximadamente 9% os gastos, por mulher atendida (Levett, 2018).

A OMS preconiza, desde 1996, como práticas eficientes para melhorar a evolução do trabalho de parto, a liberdade para a parturiente movimentar-se e não ficar em posição supina. Para isso é necessário que haja um preparo corporal da gestante visando o equilíbrio das estruturas da pelve, coluna, além dos músculos que serão solicitados durante o trabalho de parto, assim como o melhor posicionamento do bebê dentro do útero e da pelve para favorecer o parto com menos dor, com menor duração e menos chance de distócias, favorecendo a via de parto e a prevenção de lacerações perineais.

Essas intervenções devem também incluir uma gama de atividades que permitam às mulheres a oportunidade de vivenciar o parto e o nascimento como um processo psicológico e sentir que elas estão no controle desse processo.

É recomendável que o trabalho corporal possibilite à gestante a melhor percepção de seu próprio corpo, que ela aprenda a reconhecer e a diferenciar as sensações de relaxamento e de contração, facilitando, assim, que a mulher encontre a melhor posição para o seu corpo durante o trabalho de parto, adequando sua respiração e o relaxamento nas diferentes fases do trabalho de parto e do parto; isso auxilia o controle das sensações decorrente das contrações uterinas, bem como permite uma adequada força produtiva durante o período expulsivo, colaborando efetivamente para o nascimento de seu filho. Esse tipo de preparo deve visar o protagonismo da mulher em todo o processo de gestação e parto (Bio et al., 2006; Hoga e Pinto, 2007; Baracho et al., 2018; Miquelutti et al., 2019).

Assim, quando falamos de preparação de parto, estamos nos referindo a um termo amplo que inclui diversas intervenções e o trabalho de diversos profissionais da área de saúde. A equipe multiprofissional deve trabalhar de maneira integrada com capacitações e atualizações das práticas obstétricas preconizadas pelo Programa de Humanização de Parto e Nascimento.

Neste contexto, como parte da equipe do serviço de preparo pré-natal, o fisioterapeuta desempenha um papel relevante, sendo um dos responsáveis pela estruturação de um programa de atividades físicas e de percepção corporal que acabam contendo as ansiedades típicas da gravidez como as mudanças físicas e emocionais diante do corpo gravídico, os medos e fantasias em relação ao parto e ao puerpério e acolher as vulnerabilidades associadas aos novos papéis de mãe e pai que se iniciam na gravidez.

O preparo do corpo para a gravidez, orientado pelo fisioterapeuta visa a promoção de uma gestação saudável e abrange a prevenção e ou minimização de desconfortos decorrentes do estado gravídico e da incidência de condições patológicas. Entre os desconfortos, temos as algias pélvicas e lombares, incontinência urinária, hipertonia dos músculos do assoalho pélvico e diástase do músculo reto abdominal. Entre as condições patológicas, temos a hipertensão gestacional, pré-eclâmpsia e diabetes gestacional.

Preparo para o parto através da assistência fisioterapêutica

Os exercícios físicos, estruturados, planejados e repetidos, durante a gestação, têm demonstrado efeito protetor no aparecimento de doenças como o diabetes gestacional e pré-eclâmpsia. Além disso, a atividade física de leve a moderada intensidade está relacionada à prevenção de ganho de peso excessivo, o que evita as complicações pré-natais como hipertensão arterial, diabetes gestacional, desenvolvimento anormal do feto, duração da gravidez e vitalidade do recém-nascido. Já é bem estabelecido que o exercício durante a gestação está também relacionado ao bom desenvolvimento placentário com aumento do fluxo uteroplacentário e melhor capacidade de transporte de oxigênio, contribuindo para o crescimento e desenvolvimento adequado do feto (Miquelutti et al., 2019).

Com a finalidade de guiar os profissionais que cuidam das gestantes em relação aos exercícios físicos gestacionais, pesquisadores de países como a Austrália, Reino Unido, Canadá, Dinamarca, França, Japão, Noruega, Espanha e Estados Unidos recomendam que a prática de exercícios físicos durante a gestação deve ter intensidade moderada. No Brasil, recomenda-se na prática clínica, segundo o American College of Obstetrician and Gynaecologists (ACGO, 2019), que os exercícios físicos devem-se iniciar a partir das 12 semanas gestacionais, quando o risco gestacional é habitual e se não houver contraindicações. A prática regular de 30 minutos/dia pode promover inúmeros benefícios. O aumento da intensidade e a duração devem ser graduais, totalizando cerca de 150 minutos por semana de exercício aeróbico em intensidade moderada, evitando realizar na posição supina a partir do 2º trimestre de gestação para evitar a compressão dos grandes vasos e subsequente alteração dos níveis de pressão arterial.

Para a prescrição adequada de exercícios, sugere-se seguir os princípios do FITT (frequência, intensidade, tempo e tipo de exercício), que fazem parte de um documento denominado *Physical Activity Readiness Medical Examination* (PARmed – X), considerado um guia para a avaliação da saúde prévia da gestante e tem como objetivo orientar a participação em um programa de exercícios no período pré-natal (Quadro 20.1).

Quadro 20.1 Princípios FIIT para indicação de exercícios na gravidez.			
Frequência (F)	*Intensidade* (I)	*Tempo* (T)	*Tipo* (T)
Comece com 3 vezes/semana e progrida para 4 vezes/semana	Exercício dentro de uma faixa apropriada de índice de percepção de esforço e/ou zona de frequência cardíaca	Tente 15 min, mesmo que signifique reduzir a intensidade. Intervalos de descanso podem ajudar	Exercícios que não carregam o peso do corpo ou aeróbicos de baixo impacto usando grandes grupos musculares (p. ex., caminhada, bicicleta estacionária, natação, exercícios aquáticos, aeróbicos de baixo impacto)

Fonte: Miquelutti et al., 2019.

É também sugerido pelo ACOG (2019) que, para se manter a capacidade física na gestação, os exercícios físicos devem ser de intensidade moderada, ou seja, mantendo a frequência cardíaca entre 60 e 70% da FC máxima ou 50 a 60% do consumo máximo de oxigênio (VO_{2max}). Ainda assim, para manter os critérios mais cautelosos, é sugerido também a utilização da escala de Borg de percepção de esforço (Quadro 20.2) e o teste de conversa. Na escala de Borg, para que a atividade física seja considerada adequada para a gestante, deve-se manter os escores por volta de 13 e 14. Já no teste de conversa, é considerado adequado o esforço intermediário para a gestante quando ela consegue manter uma conversa durante o exercício físico.

Quadro 20.2 Escala Borg de Percepção de Esforço.	
6 7 8	Muito fácil
9 10	Fácil
11 12	Relativamente fácil
13 14	Ligeiramente cansativo
15 16	Cansativo
17 18	Muito cansativo
19 20	Exaustivo

Fonte: Miquelutti et al., 2019.

Os exercícios de flexibilidade e mobilidade, como ioga e pilates também são recomendados para as gestantes, pois, além dos benefícios articulares e musculares, promoverão bem-estar físico e conscientização corporal. Lembrando apenas que os limites articulares devem ser respeitados em virtude do relaxamento ligamentar durante a gestação. Quanto aos exercícios resistidos, deve-se garantir que as cargas sejam baixas e as repetições múltiplas, evitando exercícios isométricos prolongados que podem aumentar a pressão arterial.

Exercícios na água e natação são ótimas recomendações principalmente porque atuam na prevenção e melhora dos edemas e podem poupar as articulações de desgastes e impactos.

Resumidamente, os melhores exercícios são aqueles em que não há riscos de traumas, quedas ou impactos. O melhor horário para se exercitar deve ser o início da manhã e o final do dia. A gestante deve se alimentar cerca de 30 minutos a 1 hora antes de se exercitar e a duração de exercícios de intensidade mais elevada não deve ser de mais do que 45 minutos.

Para ilustrar um resumo da atividade física recomendada a gestantes, a Figura 20.1 ilustra uma campanha lançada no Reino Unido a fim de incentivar e conscientizar a população gestante quanto a se exercitar nesta fase da vida.

Vale ressaltar ainda que existem contraindicações relativas e absolutas quanto à prática de exercícios físicos na gestação. A seguir, listamos essas contraindicações.

Contraindicações absolutas:
- cardiopatias com repercussão hemodinâmica importante;
- doenças pulmonares restritivas;
- incompetência istmocervical;
- gestação múltipla com risco de parto prematuro;
- sangramento persistente no 2º ou 3º trimestre;
- placenta prévia após 26 semanas de gestação;
- trabalho de parto prematuro;
- ruptura de membrana (bolsa rota);
- pré-eclâmpsia ou hipertensão gestacional;
- anemia grave.

Contraindicações relativas:
- arritmia cardíaca materna não avaliada;
- bronquite crônica;
- anemia;
- diabetes tipo 1 mal controlado;
- subpeso (IMC < 12) ou extrema obesidade mórbida;
- estilo de vida extremamente sedentário;
- tabagismo grave;
- restrição do crescimento fetal;
- hipertensão mal controlada;
- limitações ortopédicas;
- hipertireoidismo mal controlado;
- transtorno de convulsões mal controlado.

Assim como as contraindicações, existem situações importantes que devemos tomar como sinais de alerta para a interrupção dos exercícios físicos e encaminhamento ao serviço de saúde mais próximo, são eles: sangramento, contrações dolorosas regulares, dispneia antes do esforço, tontura, cefaleia, dor no peito, fraqueza muscular que afeta o equilíbrio, dor ou edema na panturrilha e perda de líquido amniótico (Miquelutti et al., 2019).

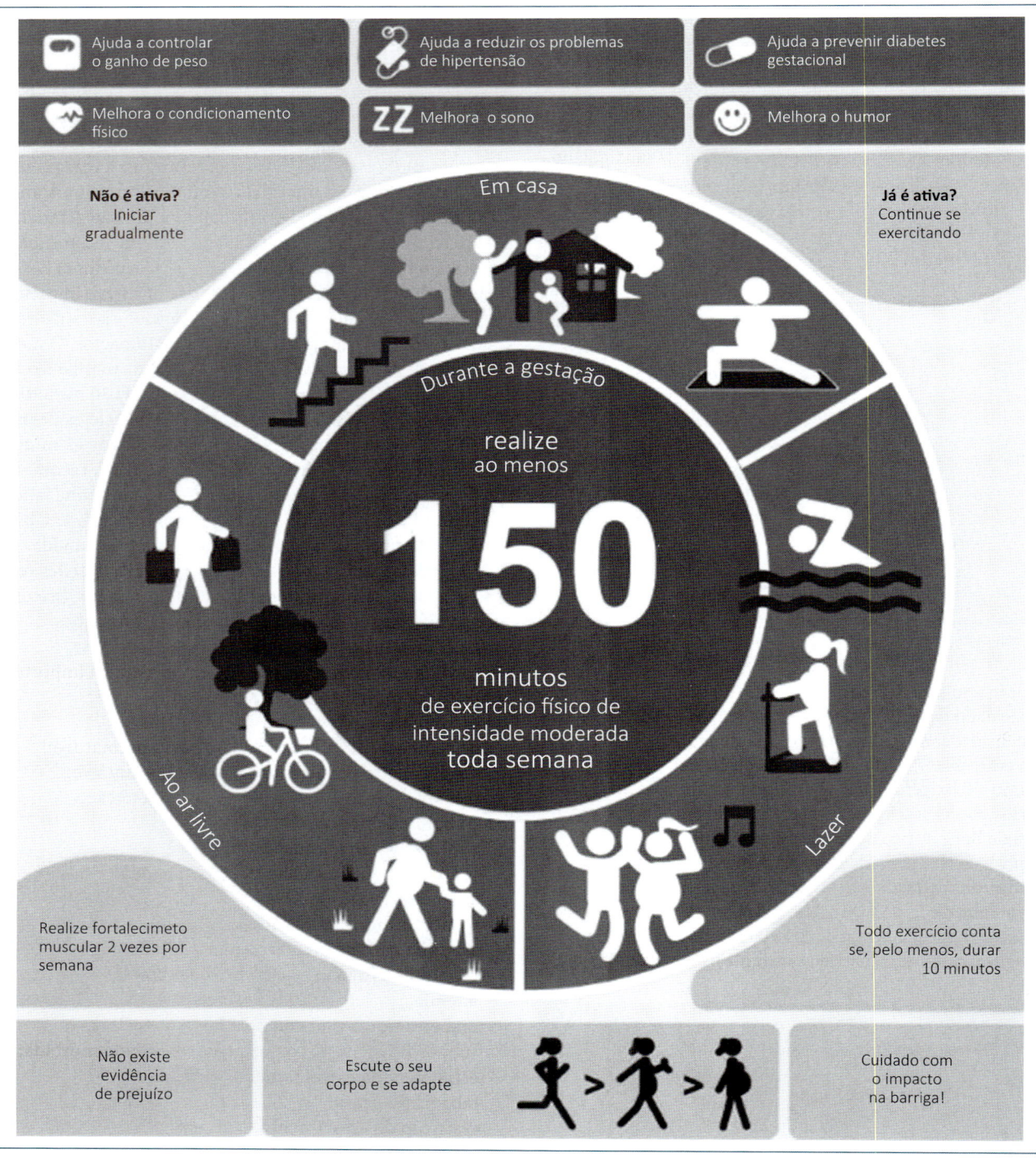

Figura 20.1. Orientações para a prática de exercícios físicos na gestação baseadas nas recomendações do governo do Reino Unido.
Fontes: Adaptada de Clapp JF, 2003; Miquelutti et al., 2019.

Preparo da pelve e do períneo

Assim como os exercícios físicos globais são importantes, é necessário enfatizar o preparo das estruturas pélvicas, tanto para a sobrecarga da gravidez com o ganho do peso como para intensidade exigida das estruturas ósseas, ligamentares e musculares durante todas as fases do processo de gestação e parto.

Para isso, é importante que sejam transmitidos, por intermédio de grupos educativos, os conhecimentos acerca das estruturas da pelve e do períneo e correlacionar com a fisiologia e biomecânica do parto.

É preciso que a gestante reconheça que, além da dilatação do colo do útero, é importante que o bebê atravesse os estreitos da pelve verdadeira e que ela possa exercitar-se, alongar-se ou simplesmente se colocar em posições verticais que favoreçam o encaixe, a descida, a flexão e a rotação da cabeça do bebê pela pelve da mãe. Todo esse processo deve ser treinado e simulado durante a preparação para o parto com exercícios de alongamentos, fortalecimento e relaxamento dos músculos e ligamentos da pelve. Além disso, atualmente, diversas técnicas e abordagens colaboram para que esse processo ocorra de maneira eficaz, sistemática e aplicável inclusive pelo acompanhante do parto, podendo ser utilizadas durante o parto. Essas técnicas, como a manta conhecida como "rebozo" e a abordagem do *Spinning Babies*®, ajudam a relaxar os ligamentos uterinos (largo, uterossacral e redondo), as fáscias endopélvica e toracolombar, para facilitar que o bebê penetre a pelve de maneira simétrica, evitando as possíveis distócias e assinclitismos. Algumas manobras sugeridas pelas abordagens colocam a pelve em vantagens biomecânicas de maneira que haja o relaxamento dos ligamentos articulares sacroespinhosos e sacrotuberosos, favorecendo a livre contranutação e nutação do sacro durante o parto. Todas essas novas abordagens, tanto de preparo de parto como para serem utilizadas intraparto ainda necessitam de estudos comprovatórios quanto à sua eficácia e quanto aos resultados perinatais; entretanto a experiência das equipes que atuam em obstetrícia que as utilizam atualmente têm se mostrado extremamente otimistas e promissoras.

Com relação ao preparo perineal, as pesquisas têm sido mais consistentes e otimistas quanto à atuação da fisioterapia. Sabemos que diversos fatores estão envolvidos na ocorrência das lacerações e disfunções perineais. O peso do bebê, a posição da mulher no período expulsivo, o uso de ocitócitos, analgesia, puxos dirigidos, episiotomia, fórceps e vácuo extrator parecem ter influência negativa na ocorrência de lacerações perineais graves que, no futuro, aumentam a predisposição de disfunções uroginecológicas como as incontinências urinárias, fecais e os prolapsos de órgãos genitais.

Alguns destes estudos enfatizam que o preparo perineal realizado pela massagem perineal e pelo uso do *Epi No*® pode evitar lacerações graves durante o período expulsivo do parto. Além disso, pode promover maior conscientização da musculatura perineal, alinhada ao tipo de respiração em cada etapa do trabalho de parto, favorecendo o esforço adequado durante o período expulsivo e, consequentemente, gerando menor dano a região.

Para prevenir a laceração perineal, a massagem perineal deve ser realizada a partir da 35ª semana de gestação, não sendo indicada para o momento do parto. Pode ser realizada pela própria mulher, o fisioterapeuta ou seu parceiro devidamente treinado. A frequência, segundo o estudo de Beckmann e Stock (2013), deve ser de 1,5 vez semana. Neste estudo, foi verificado melhores resultados em mulheres que realizaram apenas 1,5 vez por semana do que aquelas que realizaram 3 vezes semanalmente. A massagem foi realizada durante 10 minutos, o massagista deve introduzir o dedo de 3 a 4 cm no introito vaginal e aplicar força nos pontos, 6, 4 e 8 do relógio vaginal por cerca de um minuto em cada ponto; em seguida, com o uso de lubrificantes vaginais, pode ser realizado um deslizamento em forma de "U" do ponto do relógio vaginal 3 ao 6 e do 9 ao 6 (Figura 20.2).

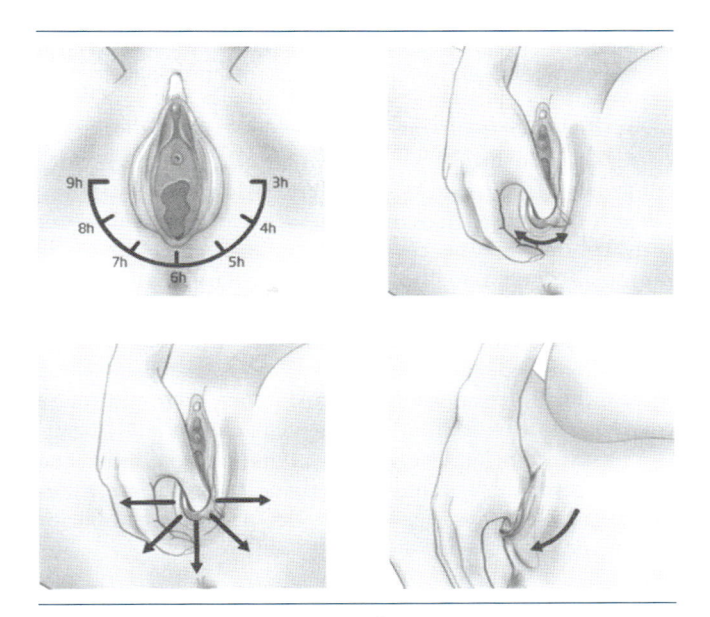

Figura 20.2. Massagem perineal.
Fonte: Disponível em: https://www.weleda.co.uk/perineal-massage.

Na prática clínica, é recomendado que esta massagem seja realizada pela mulher ou pelo parceiro em casa, mas, em paralelo, seja acompanhada pelo fisioterapeuta semanalmente, para que outras abordagens com potencial para melhorar os desfechos do parto sejam adotadas. Como já foi dito anteriormente, o fisioterapeuta tem condições de incluir outras condutas em relação aos grupos musculares interligados à pelve e verificar se mudanças biomecânicas de outras estruturas osteomusculares estão relacionadas às deficiências dos músculos do assoalho pélvico.

O dispositivo *Epi No*® tem sido um recurso utilizado no preparo perineal também com o objetivo de prevenir os traumas perineais. O *Epi No*® é um dispositivo composto por um balão e um manguito que possibilita que o balão seja insuflado dentro da vagina, após ser inserido no introito vaginal devidamente lubrificado (Figura 20.3). A insuflação deve ser feita pela própria gestante e mantida durante alguns minutos até a sensação de estiramento da pele e a de que as estruturas vulvoperineais se acomodem; esse ciclo é repetido de 15 a 20 minutos e, em seguida, é feito o treino da expulsão do balão simulando a passagem da cabeça fetal durante o período expulsivo. É recomendado que se inicie a partir de 37 semanas gestacionais, e o diâmetro pode ser progressivamente aumentado, não necessitando ultrapassar mais do que 21 cm, segundo estudo recente publicado por Zanetti et al. (2016). Outros estudos recomendam que o dispositivo não seja utilizado sem a presença de um profissional e apontam que o uso do dispositivo pode melhorar a consciência corporal da gestante em relação ao seu períneo.

Desta maneira, apesar de a manutenção da integridade perineal ser um aspecto importante para o preparo pré-natal, não deve ser vista como um objetivo isolado. É necessário que, ao prepararmos os músculos do assoalho pélvico em todos os níveis, como a estrutura, função, tônus, a força coordenação e a resistência sejam levadas em consideração e também que a sua funcionalidade muscular, urinária, anal e sexual seja também objetivo principal. A Sociedade Internacional de Continência recomenda, com base em fortes evidências científicas, que seja realizado um programa de treinamento dos músculos do assoalho pélvico supervisionado em mulheres, tanto durante a gravidez como no pós-parto e, se já houver disfunções instaladas, como a incontinência urinária, este treinamento deve ser considerado o recurso conservador de 1ª linha. O treino da musculatura do assoalho pélvico, segundo metanálise publicada por Du et al., em 2015, mostrou diminuição da duração do primeiro e segundo estágios do trabalho de parto em mulheres que realizaram os exercícios. Acredita-se que o treinamento resulte em músculos com bom controle e coordenação, que facilitam a rotação da cabeça fetal durante a passagem pela pelve, ou seja, a mulher que utiliza sua musculatura adequadamente, de maneira consciente, saberá relaxá-los e favorecer a saída do feto pelo estreito inferior com menor estresse muscular.

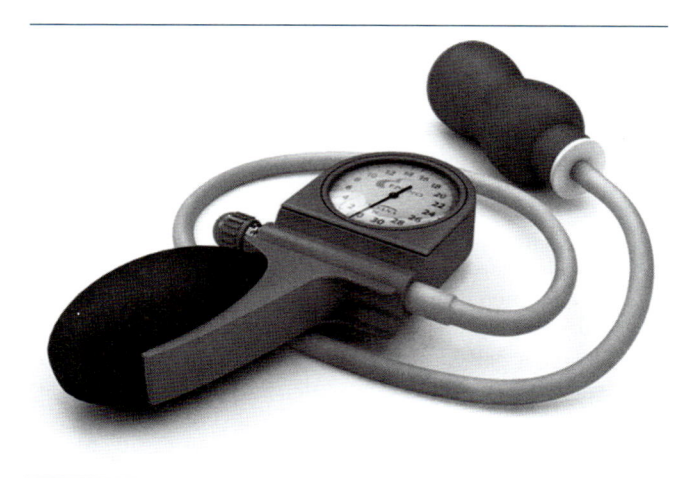

Figura 20.3. Dispositivo *Epi No®*.
Fonte: Disponível em: https://epi-no.co.uk/.

Vale destacar que esses exercícios devem ser recomendados a todas as gestantes, independentemente da via de parto, pois atuarão de forma positiva na prevenção e tratamento de disfunções do assoalho pélvico futuramente.

Dessa maneira, todos os profissionais que atuam em obstetrícia devem ser incentivados a orientar as mulheres a realizarem a avaliação fisioterapêutica específica das funções dos músculos do assoalho pélvico durante a gravidez e um programa de exercícios prescritos de acordo com os achados da avaliação.

O fisioterapeuta assume, portanto, um papel relevante na gravidez em relação à educação perinatal e não só voltada a todos os eventos e mudanças físicas relativas ao processo, mas também à educação voltada ao assoalho pélvico. Desde o período gestacional, deve-se aproveitar a oportunidade para ensinar às mulheres os cuidados com a musculatura do assoalho pélvico e eventos e hábitos comportamentais que podem aumentar o risco de disfunções e orientá-las sobre prevenção e tratamento. Além disso, os fisioterapeutas têm em mãos outros recursos para o preparo pré-natal como os exercícios corporais, técnicas de respiração, rela-

xamento e mentalização determinantes para uma boa experiência de gestação e parto. As informações sobre o corpo, as mudanças físicas oriundas das adaptações fisiológicas da gravidez, a fisiologia da gestação, do parto e do controle da dor e a ansiedade fazem do fisioterapeuta, um dos profissionais inseridos na equipe de obstetrícia, fundamental para uma boa experiência da gestação, para o bem-estar do binômio mãe-bebê e uma maior satisfação com o parto.

LEITURAS COMPLEMENTARES

Agência Brasil; 2017. [Acesso 2020 jan 19]. Disponível em: http://agenciabrasil.ebc.com.br/geral/noticia/2017-03/numero-de-cesarianas-cai-pela-primeira-vez-no-brasil.

Baracho E, Baracho SM, Oliveira C. Preparação para o parto e atuação do fisioterapeuta durante o trabalho de parto. In: Baracho E. Fisioterapia aplicada à saúde da mulher. 6.ed. Rio de Janeiro: Guanabara Koogan; 2018.

Bastani F, Hidarnia A, Montgomery KS, Aguilar-Vafaei ME, Kazemnejad A. Does relaxation education in anxious primigravid Iranian women influence adverse pregnancy outcomes? A randomized controlled trial. J Perinat Neonatal Nurs. 2006;20(2):138-46.

Bavarsco GZ, Olah de Souza RS, Almeica B, Sabatino JH, Dias M. The physiotherapist as a professional to assist pregnant women. Ciência & Saúde Coletiva. 2011;16(7):3259-66.

Beckmann MM, Sutock OM. Antenatal perineal massage for reduting perineal trauma (Review). Cochrane Database Syst Rev; 2013.

Bgeginski R, De Sousa DA, Barroso BM et al. Psychometric properties of the brazilian portuguese version of the PARmed-X for pregnancy. J Phys Act Healyh. 2017;14(8):646-51.

Bio E, Bittar RE, Zugaib M. influência da mobilidade materna na duração da fase ativa do trabalho de parto. Rev Bras Ginecol Obstet. 2006;28(11):671-9.

Bo K, Haasktad La. Is the pelvic floor muscle training effective when taught ina general fitness class in pregnancy? A randomized controlled trial. Physiotherapy. 2011;97:190-5.

Brasil. Ministério da Saúde. Parto, aborto e puerpério: Assistência humanizada à mulher. Brasília: Ministério da Saúde; 2001.

Brewin C, Bradley C. Perceived control and the experience of childbirth. Br J Clin Psychol. 1982;21:263-9.

Bruggemann OM. Evidências sobre o suporte durante o trabalho de parto/parto: Uma revisão da literatura. Cadernos de Saúde Pública. 2005;21(5):1316-27.

Calais-Germain B, Pares NV. Preparing for a gentle birth. The pelvis in pregnancy.Toronto, Canadá: Healing Arts Press; 2000.

Calais-Germain B. O períneo feminino e o parto. Elementos de anatomia e exercícios práticos. São Paulo: Manole; 2005.

Christóforo F. Dois olhares na assistência humanizada ao parto: Vivências de mulheres e opinião de profissionais de saúde [tese de mestrado – Orientadora: Eliana Amaral]. Campinas: Unicamp; 2005.

Clapp JF. The effects of maternal exercise on fetal oxygenation and feto-placental growth. 2003;110 (Suppl1):S80-50.

Copper RL, Goldenberg RL, Das A, Elder N, Swain M, Norman G et al. The preterm prediction study: maternal stress is associated with spontaneous preterm birth at less than thirty-five weeks' gestation. Am J Obstet Gynecol. 1996;175:1286-92.

Department of Health (United Kingdom). Start active, stay active: infographics on physical activity – GOV.UK. [Acesso 2020 jan 19]. Disponível em: https://assets.publishing.service.gov.uk/government/uploads/

system/uploads/attachment_data/file/829894/5-physical-activity-for-pregnant-women.pdf.

Dieb AS, Shoab AY, Nabil H, Gabr A, Abdallah AA, Shaban MM, Attia AH. Perineal massage and training reduce perineal trauma in pregnant women older than 35 years: A randomized controlled trial. Int Urogynecol J. 2019;2.

Diniz CSG. Humanização da assistência ao parto no Brasil: Os muitos sentidos de um movimento. Rev.Ciência & Saúde Coletiva; 2005;10(3):627-37.

Du Y, Xu l, Ding L et al. The effect of antenatal pelvic floor muscles training on labor and delivery outcomes: A systematic review with meta-analysis. Int Urogyneol J. 2015;26(10):1415-27.

Ferreira Júnior AR, Filice de Barros, N.A humanização do parto no cenário de disputas da obstetrícia. MAIA, Mônica Bara. Humanização do parto: Política pública, comportamento organizacional e ethos profissional. Rio de Janeiro: Fiocruz; 2010. 189 p. Rio de Janeiro: Physis Revista de Saúde Coletiva. 2012;22(4):1591-3.

Guittier MJ, Othenin-Girard V, de Gasquet B, Irion O, Boulvain M. Maternal positioning to correct occiput posterior fetal position during the first stage of labour: A randomised controlled trial. BJOG. 2016 Dec;123(13):2199-207.

Hay-Smith J, Morkved S, Fair brother KA, Herbison GP, Pelvic floor muscle training for prevention and treatment of urinary and faecal incontinence in antenatal and postnatal women. Cochrane Database Syst Rev. 2008;4:CD007471.

Hoga LAK, Pinto CMS. Assistência ao parto com a presença do fisioterapeuta: Experiências de profissionais. Invest Educ Enferm. 2007;25(1):74-81.

Kamisan Atan I, Shek KL, Langer S, Guzman Rojas R, Caudwell-Hall J, Daly JO, Dietz HP. Does the Epi-No® birth trainer prevent vaginal birth-related pelvic floor trauma? A multicentre prospective randomised controlled trial. BJOG. 2016;123(6):995-1003.

Kariminia A, Chamberlain ME, Keogh J, Shea A. Randomised Controlled Trial of Effect of Hands and Knees Posturing on Incidence of Occiput Posterior Position at Birth. BMJ. 2004;28:328-490.

Langer A, Campero L, Garcia C, Reynoso S. Effects of psychosocial support during labor and childbirth on breastfeeding, medical interventions, and mother's wellbeing in a Mexican public hospital: A randomized clinical trial. Br J Obstet and Gynaecol. 1998;105:1056-63.

Levett KM, Dahlen HG, Smith CA, Finlayson KW, Downe S, Girosi F. Cost analysis of the CTLB Study, a multitherapy antenatal education programme to reduce routine intervention in labour. BMJ 2018;8:e017333.

Mehdizadeh A, Roosta F, Chaichian S, Alaghehbandan R. Evaluation of the impacto of birth preparation courses on the health of the mother and the newborn. Am J Perinatol. 2005;22:7-9.

Miquelutti MA, Cecatti JG, Makuch MY. Antenatal education and the bi Miquelutti MA, Cecatti JG, Makuch MY. Upright position during the first stage of labor: A randomized controlled trial. Acta Obstet Gynecol Scand. 2007;86(5):553-8.

Miquelutti MA, Cecatti JG, Makuch MY. Developing strategies to be added to the protocol for antenatl care: An exercise and birth preparation program. Clinincs. 2015;70(4):231-6.

Miquelutti MA, Cecatti JG, Makuch MY. Evaluation of a birth preparation program on lumbopelvic pain, urinary incontinence, anxiety and exercise: A randomized controlled trial. BMC Pregnancy and Childbirth. 2013;13:154

Miquelutti MA, Makuch MY, Kasawara KT, Preparo Pré-natal. In: Pinto e Silva MP, Marques AA, Amaral MTP. Tratado de fisioterapia em saúde da mulher. 2.ed. Rio de Janeiro: Roca; 2019. 472 p.

Miquelutti MA, Cecatti JG, Makuch MY. Antenatal education and the birthing experience of Brazilian women: a qualitative study. BMC Pregnancy Childbirth. 2013;13:171.

Pennick VE, Young G. Interventions for preventing and treating pelvic and back pain in pregnancy (Cochrane Review). In: The Cochrane Library. Oxford: Update Software. 2007;(2).

Ruckhäberle E, Jundt K, Bäuerle M, Brisch KH, Ulm K, Dannecker C, Schneider KT. Prospective randomised multicentre trial with the birth trainer EPI-NO for the prevention of perineal trauma. Aust N Z J Obstet Gynaecol. 2009;49(5):478-83.

Santos PAN, Silva SR. O trabalho do PSF no incentivo ao parto normal através do uso de um método psicossomático de alívio da dor – Relato de caso. REME – Rev. Min. Enf. 2007 jan/mar;11(1):36-40.

Sevastano H, Novo DP. Aspectos psicológicos da gestante sob o ponto de vista da teoria do Núcleo do Eu. Rev. Saúde Pública. São Paulo. 1981 Feb;15(1).

Spinning babies. [Acesso 2019 ago 05]. Disponível em: https://spinningbabies.com/start/in-pregnancy/daily-activities/.

Teixeira J, Martin D, Prendiville O, Glover V. The effects of acute relaxation on indices of anxiety during pregnancy. J Psychosom Obstet Gynaecol. 2005;26(4):271-6.

The American College of Obstetricians and Gynecologists. Exercise during pregnancy. 2019;n. FAQ119. Disponível em: https://www.acog.org/-/media/For-Patients/faq119.pdf?dmc=1&ts=20200119T1649593010.

Ugwu EO, Iferikigwe ES, Obi SN, Eleje GU, Ozumba BC. Effectiveness of antenatal perineal massage in reducing perineal trauma and post-partum morbidities: A randomized controlled trial. J Obstet Gynaecol Res. 2018;44(7):1252-8.

Zanetti MR, Petricelli CD, Alexandre SM, Paschoal A, Araujo Júnior E, Nakamura MU. Determination of a cutoff value for pelvic floor distensibility using the Epi-no balloon to predict perineal integrity in vaginal delivery: ROC curve analysis. Prospective observational single cohort study. Sao Paulo Med J. 2016;134(2):97-102.

21

Aspectos Psicológicos da Gravidez

Maria Silvia Vellutini Setubal

Todo ser humano nasce de uma gestação. Até hoje, só o corpo feminino pôde fazer nascer um outro ser humano. Neste início do século XXI, somos 7,7 bilhões de habitantes no planeta Terra, gerados e nascidos de um corpo feminino, parte da evolução da espécie *Homo sapiens*. Embora em um único ano cerca de 130 milhões de crianças nasçam ao redor do mundo, cada gestação, cada parto e nascimento de um filho é um evento único, social e emocionalmente intenso. Uma gravidez mobiliza o casal parental, a família extensa, os círculos sociais em que esse bebê será recebido, do qual a equipe de saúde participa e se envolve, na busca de oferecer o melhor cuidado obstétrico.

Os processos psíquicos envolvidos no período da gravidez, parto e puerpério se relacionam a essa grande transição existencial que são a maternidade e a paternidade: possibilidade da continuidade, da transcendência. Esperanças são depositadas nesse projeto de vida cujas expectativas são idealizadas. A gravidez pode representar a possibilidade de retribuir a vida que se recebeu. É vivida também como a constatação concreta da maturidade sexual: gestar e dar à luz, por si só, são o evento central da apropriação por parte da mulher da sua maturidade, sexualidade e da sua vivência íntima com seu corpo feminino (Balsam, 2015a). Inúmeras expectativas são depositadas nesse corpo. Existem o orgulho e a satisfação de gerar e fazer nascer, sensação de plenitude de ter alcançado uma expectativa sua e do entorno, presente desde os primeiros anos da infância (Defey, 1990). Cada criança nasce em uma família, e as duas linhagens da sua origem também influenciarão a maneira como se lida com suas ideias e desejos em relação ao filho esperado (Balsam, 2015b). O entorno social também influenciará as expectativas em relação à gravidez: gravidez na adolescência, na idade madura, com ou sem companheiro, apoio familiar, entre tantos outros fatores influenciarão como esse projeto

evoluirá. Toda gravidez traz à tona não apenas aquelas expectativas construídas ao longo da vida, mas também conflitos referentes à ideia da maternidade na gestante, de paternidade, no companheiro além das tramas de ambas as estruturas familiares que permearão todo o processo. Essas vivências podem ser fonte de prazer e realizações, mas também podem suscitar angústias e frustrações (Sejer, 1997).

Para os profissionais de saúde que acompanham as gestantes e suas famílias, faz-se necessário compreender esses processos psíquicos desencadeados pela gravidez. Assim, este capítulo discorrerá sobre os fatores que levam a mulher a essa experiência de criar vida no seu ventre e sua nova identidade que emerge junto ao bebê a quem ela dá vida (Balmam, 2015a). E também sobre as mudanças nos vínculos afetivos, as ansiedades e medos mais comuns nas diversas fases da gravidez, além de sugerir formas possíveis de abordagem que possam favorecer a elaboração das dificuldades que emergem ao longo do ciclo gravídico-puerperal referentes ao psiquismo da mulher. Desse modo, para fins didáticos, ele está organizado em termos dos trimestres da gestação.

Primeiro trimestre

Saber-se grávida: a constatação da gravidez pode ocorrer das mais variadas formas: percepção de mudanças no corpo, enjoos, suspensão da menstruação, irritabilidade. O teste de gravidez constata a realidade: estou grávida! Os sentimentos que afloram neste momento têm a característica primordial da ambivalência: uma série de sentimentos contraditórios que surgem ao perceber-se grávida e que se relacionam com suas incertezas e fantasias, quando sua capacidade de gerar, parir e tornar-se uma mãe capaz de cuidar e amar esse filho. É uma mistura de êxtase e medos que pode ser percebida como muito perturbadora, independentemente das circunstâncias da gravidez: planejada, não desejada, fruto de um único encontro ou de inseminação artificial, com ou sem companheiro fixo. Sentimentos confusos e conflitantes, que vão desde alegria e júbilo por estar grávida até pensamentos de que já não deseja essa aventura, fazem parte desta etapa. A ambivalência precisa ser reconhecida como parte do processo de tornar-se mãe, algo ainda desconhecido e assustador, mas cheio de idealizações e ideias construídas ao longo da vida daquela mulher. Além disso, a ideia disseminada pelos meios de comunicação de que toda mulher se sente plena, totalmente realizada e feliz ao descobrir-se grávida, resulta em que pensamentos ruins como frustração, dúvida, raiva, comuns nessa fase, tragam sensação de inadequação e culpa. Quando os profissionais que acompanham a gravidez compreendem a ambivalência e permitem que esta seja expressa sem julgamento ou crítica, estarão favorecendo que a mulher se tranquilize e utilize suas capacidades adultas para lidar com esses sentimentos contraditórios. Assim, ela poderá se reassegurar de que não é inadequada, de que essas incertezas fazem parte do processo de tornar-se mãe.

Primeira consulta do pré-natal

Na primeira consulta, muitas escolhas já foram feitas: aventurar-se na gravidez e ter o filho é a principal. Conhecer a pré-história dessa decisão, desde a maneira como a gravidez foi anunciada ao companheiro, as reações dele e da família, torna-se relevante na consulta para que o profissional possa estar a par das características daquela família que começa a se constituir.

A mulher e sua família buscam no pré-natal assegurar-se de que tudo corre bem e prevenir-se de possíveis complicações. Em geral, trazem muitas dúvidas e expectativas quanto ao corpo gravídico como a gerar um bebê saudável. O medo de que algo não corra bem com ela ou com o feto é universal. A gravidez é, frequentemente, a primeira vez em que muitas mulheres confrontam a realidade de não mais possuir o poder de controlar o seu próprio corpo (Sacks et al., 2019). Ser acolhida por um profissional que reforce sua capacidade de gestar traz tranquilidade. Além disso, a medicina moderna pode auxiliar o médico ao oferecer recursos tecnológicos e científicos de diagnóstico e terapêuticas de possíveis problemas ao longo da gestação que favoreçam que a mulher se sinta mais confiante e segura nas suas capacidades de ser mãe. Os pedidos de exames de rotina para garantir que tudo está bem podem ser feitos dentro dessa função tranquilizadora, sem levantar as inúmeras possibilidades de problemas para o qual o médico foi treinado para diagnosticar e tratar. Neste momento, a mulher necessita assegurar-se de que seu corpo é capaz de produzir um filho saudável (Symes, 2017).

Ao sentir-se acolhida também nas suas necessidades psíquicas ao longo do pré-natal, a mulher e também sua família estabelecem uma relação de confiança com os profissionais, que será de extrema importância ao longo do pré-natal para a prevenção de ansiedades desnecessárias.

Consultas subsequentes

Primeiro trimestre

Para a mulher e a família, o bebê já existe, mas ainda de forma dúbia, como uma ideia, ainda sem manifestações claras e concretas. Assim, é comum no 1º trimestre o receio de perder o bebê ou até de duvidar que exista um. As oscilações de humor e as alterações físicas como náuseas, sonolência, mamas engorgitadas e doloridas que podem ser assustadoras para a mulher são ao mesmo tempo sinais de que algo está de fato se processando no seu corpo. Uma escuta acolhedora dessas queixas, sem minimizá-las, e esclarecimentos sem excessos de tecnicismos facilitam que as queixas possam ser percebidas como manifestações da gravidez em curso. Os profissionais da saúde são fundamentais para reforçar os aspectos maduros da mulher. Nesse sentido, deve-se evitar tratá-la como frágil, incapaz ou infantilizá-la.

As recomendações médicas para uma gravidez saudável evitando-se certos alimentos ou consumo de álcool e fumo, sugerindo prática de exercícios podem ser percebidas pela gestante como imposições que podem exacerbar suas dificuldades iniciais frente à gestação. Transgressões às recomendações podem trazer ansiedade e culpa. A maneira como essas dificuldades são trabalhadas na relação com o profissional de saúde é fundamental para que a mulher possa lidar com suas dificuldades em aceitar o que se pode e o que não se pode controlar.

O reconhecimento da gravidez pela ultrassonografia confere ao embrião um *status* de existência e à mulher a concretude da sua gravidez (Sarmento et al., 2003). O bebê existe, é real. Os pais relacionam as imagens às características e personalidade do filho enquanto o médico está buscando conhecer a embriologia, a formação dos órgãos, da placenta, a quantidade de líquido. Essas visões distintas precisam ser compreendidas por ambas as partes. Orientações prévias do profissional sobre o exame, sobre o que o especialista busca, o porquê dos silêncios enquanto se realiza a ultrassonografia podem tranquilizar os pais que chegam cheios de expectativas e fantasias. Quando o profissional pode acatar os pedidos dos pais quanto a mostrar certas características do bebê, como o rosto, as pernas, as mãos, ele possibilita o alívio de certas ansiedades frente ao exame e à concretização da existência daquele bebê.

Segundo trimestre

O 2º trimestre é considerado o mais estável do ponto de vista emocional (Maldonado, 1985). Os riscos de perda gestacional relacionados ao início da gravidez foram superados. O início da percepção dos movimentos fetais é um marco: o feto passa a ser concreto, com características próprias, diferente da mãe, mas ao mesmo tempo totalmente dependente dela. A ligação da mulher com sua gravidez se aprofunda na medida em que pelos movimentos fetais ocorre a personificação do bebê. Essa conexão se dá em dois níveis: com o bebê concreto e real que cresce no interior de seu corpo e com o bebê imaginado e fantasiado. Eles não são necessariamente o mesmo! Compreender que essas fantasias demostram o que se sente ou se deseja, mas não garantem que sejam reais, pode prevenir algumas decepções. Desejar uma menina, por exemplo, e ver-se grávida de um menino (ou o contrário), pode ser sentido como devastador para algumas mulheres. O profissional acompanhando essa mulher pode ajudá-la a superar as frustrações dos desejos não realizados ao permitir que as fantasias sejam expressas, sem julgá-las.

Mudanças físicas do corpo grávido se tornam mais evidentes para o mundo externo e para a grávida e podem ser sentidas com estranhamento, pois torna-se muito diferente daquele corpo com que até então a mulher havia convivido. Ao mesmo tempo em que pode desencadear sensações de criatividade, beleza e poder que enaltece a mulher, o corpo grávido de 2º trimestre não pode ser escondido e muitas vezes desperta angústias referentes a uma imagem corporal distorcida. Os profissionais, ao estarem atentos aos significados das mudanças físicas para cada mulher, poderão auxiliá-las a se reorganizarem nesse novo corpo.

Observam-se, também, alterações no desejo e desempenho sexual, tanto pelas mudanças do esquema corporal como com a personificação do bebê. Para algumas mulheres, ocorre a diminuição do desejo pelo incômodo do corpo maior e pela presença de um terceiro na intimidade do casal. Para outras, porém, pode ocorrer o aumento do desejo por se sentirem mais femininas, mais maduras, menos infantilizadas (Balmam, 2015a; Sacks, 2019). Poder dar voz ao casal sobre o tema da sexualidade durante a gravidez é uma das habilidades que os profissionais de saúde deveriam estar aptos a manejar, para que fantasias e dúvidas ligadas a esse aspecto significativo da vida do casal, que os fez inclusive gerar um filho, possam ser esclarecidas.

É no 2º trimestre que muitos testes e exames são oferecidos às gestantes para se detectarem possíveis problemas com a mãe ou com o feto. Cabe ao médico, ao oferecer esses exames, refletir junto com a mulher e sua família/companheiro sobre os riscos e benefícios e levar em consideração as reações emocionais decorrentes da iniciativa de se realizarem ou não determinados exames invasivos. Decisões compartilhadas são fundamentais na relação médico-paciente-família (Sacks, 2019).

Terceiro trimestre

Inicia-se a última etapa da gestação. O corpo grávido, agora muito em evidência, desperta um interesse enorme do mundo externo. Pessoas totalmente desconhecidas de repente têm algo a dizer, tentam passar a mão no ventre aumentado, como se a mulher perdesse a privacidade do seu próprio corpo. Essas atitudes socias impactam diferentemente a mulher grávida: algumas podem se sentir cuidadas, elogiadas, orgulhosas do seu estado. Outras podem se sentir invadidas, acuadas ou impactadas por chamar a atenção para si. Saber que essas reações são universais e discutir com a gestante estratégias de enfrentamento, podem aliviar algumas das dificuldades dessa etapa final.

A proximidade do parto tende a gerar sentimentos contraditórios como o desejo de que o tempo passe logo para finalmente conhecer o seu bebê e sentir o alívio de não mais estar grávida *versus* o desejo de que o tempo pare e que se possa prolongar, ao máximo, a vida como estava

anteriormente ao nascimento do bebê. O medo de não saber reconhecer os sinais do trabalho de parto, o receio de não suportar e sucumbir à dor, de ser dilacerada, e o medo da morte são angústias muito frequentes no final do 3º trimestre. As expectativas da mulher quanto à sua habilidade de fazer nascer o bebê e o receio pelas consequências de suas dificuldades na saúde do filho tornam exacerbadas algumas ansiedades. Cabe à equipe fortalecer na gestante suas capacidades de fazer nascer o bebê pelo parto possível. Nessa etapa, a participação do companheiro ou de uma pessoa próxima afetivamente da gestante nas visitas de pré-natal e nos grupos de preparação para o parto, em geral, serve de apoio e suporte para a mulher, minimizando os medos associados ao parto. A garantia que ela estará acompanhada no processo e que a equipe estará atenta a todas as suas necessidades físicas e emocionais ao longo do trabalho de parto reforça que ela não estará sozinha nessa jornada transformadora.

Parto

Segundo Sacks (2019), "dar à luz é simultaneamente uma das experiências mais naturais e mais surreais na vida de uma pessoa". O parto é uma situação de extrema intensidade física e emocional, irreversível, que precisa ser enfrentada e sobre a qual não se tem controle. Além disso, é um processo abrupto, transformador, em que a separação física e psíquica mãe-bebê ocorre e suas individualidades aparecem. Quando o profissional pode compreender e validar os medos e ansiedades sobre o parto estará ajudando a mulher a se dar conta de que estar nervosa frente a essa experiência intensa e cheia de expectativas faz parte das reações esperadas.

Preparar-se para esse momento durante o pré-natal, trazendo suas dúvidas e desejos, discutindo com a equipe todas as possibilidades, compreendendo o processo do parto, escrevendo um plano de parto possível, propicia à mulher segurança e a auxilia a lidar com o medo do desconhecido ao mesmo tempo em que restaura a força do corpo feminino. Quanto à dor, a equipe pode auxiliar a parturiente a ressignificar a dor do parto ao contextualizá-la como uma dor temporária, que vem e vai embora, que vai aos poucos adquirindo um ritmo próprio. Se essa dor tem essas características, também significa que o corpo da mulher está executando exatamente aquilo para o qual ele está biologicamente programado a fazer. O uso de analgesia para a dor pode trazer alívio e descanso para aquelas que assim o desejarem. A necessidade de intervenções como uso de fórceps, episiotomia ou cesariana deve ser discutida e detalhada no pré-natal para que, caso venham a acontecer, a mulher e a família estejam preparadas. Segundo Simkim (2007), a via de parto não importa para a satisfação da paciente desde que ela se sinta participante, cuidada e amparada ao longo de todo o processo.

Puerpério

O nascimento de um filho saudável traz às mulheres orgulho e satisfação por tê-lo gestado e fazê-lo nascer, suprindo suas expectativas pessoais e dos seus familiares. Entretanto, o nascimento de um filho traz também outros sentimentos dos quais raramente se fala, que a puérpera vive sem nenhum acolhimento e que a surpreende, gerando grande culpa e sentimentos de inadequação (Defey, 1990). Em cada nascimento, há um luto pela perda do corpo grávido, do bebê no ventre, das atenções especiais durante a gravidez. Esses sentimentos vêm para uma mulher que ainda não se sente uma mãe – um papel novo, cheio de incertezas e de idealizações. O puerpério exige, então, a aceitação lenta e gradual de perdas e de adequação a uma situação nova e desconhecida, por isso assustadora. Ele pode ser caracterizado como uma montanha russa de emoções: euforia, plenitude e felicidade alternando-se com angústia, cansaço, incertezas e tristezas. A sensação de que ela perdeu o comando da própria vida e de que tudo passou a ser regulado pelas necessidades do bebê implica muita responsabilidade e muito desgaste. Sentimentos negativos frente ao filho e à maternidade ocorrem e geram sensações de culpa, descontrole e inadequação, que podem ser muito perturbadoras (Nicolson, 2010). É necessário tempo para que mãe e bebê se conheçam e se reconheçam e estabeleçam uma relação única. O profissional que cuida da puérpera e de sua família recém-nascida deve prover informação e apoio ao longo do puerpério, que hoje, inclusive, é chamado "4º trimestre da gestação". Winnicott (1999), um grande pediatra e psicanalista inglês, cunhou teorias importantes na compreensão dos mecanismos psíquicos construídos a partir da relação mãe-bebê e que servirão de base para todas as relações afetivas ao longo da vida. Ele cunhou a expressão "função materna primária", ou um estado de sensibilidade exacerbada que permite à mãe identificar-se com o bebê para atendê-lo nas suas demandas físicas e psíquicas. Essa sensibilidade exacerbada pode, muitas vezes, assustar a mulher e a família e ser confundida com estados depressivos, pois pressupõe um retraimento, do qual a mãe se recupera na medida em que o bebê cresce e se desenvolve.

O estabelecimento da amamentação pode ser um desafio para as puérperas diante de todas as demandas após o nascimento (Sarmento et al., 2003). O cansaço e os desconfortos, a dependência do recém-nascido, as expectativas da família podem tornar-se barreiras para o estabelecimento da amamentação. Sabe-se dos benefícios da amamentação para ambos, mãe e bebê, pois permitem um contato íntimo e a transmissão de afeto pelo olhar e pelo contato pele a pele, o que pode minimizar a angústia da separação pós-parto para ambos, mãe e bebê. As novas mães necessitam ser estimuladas, caso desejem amamentar, por uma equipe que as incentive e ajude a superar as dificuldades iniciais como a dor da primeira pegada, os desconfortos, até que se encontre uma postura adequada, as dúvidas sobre a quantidade de leite que o bebê ingere. A amamentação na espécie humana não é apenas instintiva, ela pressupõe um conhecimento que passava de geração em geração e que, nas sociedades modernas, foi se perdendo. Por isso a família e o companheiro, além da equipe, desempenham um papel fundamental para que a amamentação se estabeleça e se mantenha. Esse processo pode levar algumas semanas até que o dupla mãe-bebê se adapte um ao outro. Caso a mulher, por qualquer motivo, não desejar amamentar, deve ser respeitada na sua decisão.

A consulta de puerpério com a equipe que acompanhou a família na gestação é um momento emocionalmente importante: apresentar o filho real às pessoas que auxiliaram sua vinda ao mundo é motivo de orgulho para os pais. É também uma grande oportunidade para os profissionais avaliarem não apenas os aspectos físicos do corpo gravídico recuperando-se do processo de gestação e parto e aconselharem quanto à anticoncepção, mas também para avaliarem aspectos do relacionamento mãe-pai-bebê. Ao se indagar sobre o processo de amamentação e das reações da mãe frente ao seu bebê real, os profissionais podem ser capazes de detectar possíveis comprometimentos de ordem psíquica, como depressão pós-parto, que exijam encaminhamentos para outros profissionais, prevenindo-se complicações futuras.

Situações críticas

Na prática diária do atendimento de gestantes e suas famílias, os profissionais da saúde se deparam com situações críticas que necessitam de um preparo maior para serem conduzidas de modo a contemplar as necessidades emocionais das famílias envolvidas. Situações que desviam os pais e os profissionais do caminho da gravidez de sucesso despertam muitas angústias, dúvidas e dificuldades para ambos. É o caso das situações de complicações maternas na gestação, como o diabetes gestacional, a hipertensão, e as cardiopatias maternas. Essas situações colocam em risco a saúde da mulher e do bebê e também geram ansiedades e reações psicológicas intensas (Zager, 2009). A possibilidade de fazer mal ao bebê traz à tona fantasias destrutivas de ser uma mãe má, de um corpo inadequado para gestar. Acolher as angústias e acompanhar a gestante no processo de compreensão e ajuste à doença detectada, compartilhando os saberes e decisões, auxiliam no resgate das capacidades adultas daquela mulher de ser capaz de cuidar de si e do bebê.

Desfechos ruins como abortos espontâneos, perdas gestacionais tardias, prematuridade e internação dos recém-nascidos e a descoberta de malformações fetais graves ou não, são golpes esmagadores nas expectativas quanto à paternidade e à maternidade (Maldonado, 1985). Os papéis de mãe e de pai ficam ameaçados pela inabilidade de gestar filhos saudáveis. Inicia-se um processo de luto pela perda real e simbólica de filhos idealizados que, muitas vezes, é difícil de ser compreendido, principalmente nos casos de abortos espontâneos, quando a existência desse bebê foi tão breve. Faz-se necessário que a equipe compreenda e não tente minimizar o acontecimento e apoie os pais na sua dor. As malformações fetais acirram a incompetência de gerar filhos perfeitos e são fonte de angústias intensas frente a decisões dificílimas de interromper ou não a gestação, quando isso é possível legalmente. Compreender o lugar que essa gestação ocupa na família e no imaginário de cada um dos pais é fundamental para poder acompanhá-los e compartilhar as decisões.

O bebê prematuro internado desperta outras angústias frente à separação precoce do filho que necessita de cuidados intensivos e o papel de cuidadores tem de ser delegado a terceiros. A dor dos pais é concreta não só pela fragilidade do bebê, mas também pela realidade da unidade neonatal, com todos os aparelhos assustadores e a possibilidade da morte que ronda o local. Para uma mãe que acabou de dar à luz, ficar privada de cuidar e amamentar seu bebê pode ser a confirmação de que não é uma mãe suficientemente boa, dificultando ainda mais o contato dessa mãe com seu bebê. A equipe necessita conhecer esses mecanismos psíquicos para poder integrar a díade mãe-bebê nessa situação crítica e desfavorável à maternidade para que a mãe possa exercer o papel possível: tocar no filho, falar com ele, contar sua história, cantar. Essa aproximação diante de um quadro assustador pode resgatar a mãe boa e capaz de cuidar, mesmo naquelas condições adversas. A livre presença dos pais junto ao bebê permite que a família se reestruture. Permitir que os irmãos, os avós possam participar dos cuidados do novo membro da família facilita essa integração e pode contribuir para a recuperação do prematuro. Essas famílias que vivenciam insucessos na gestação necessitam ser acolhidas nos seus sofrimentos e cuidadas nas suas necessidades individuais, sem minimizar a dor e a frustração. Uma família bem cuidada pode recuperar-se mais rapidamente.

Considerações finais

As expectativas das mulheres do século XXI mudaram muito em relação aos séculos anteriores. Hoje, independentemente do seu nível educacional, são capazes de um controle muito maior sobre sua fertilidade: são aptas a decidir o número de filhos e quando desejam tê-los. Essas mães são politicamente ativas, preocupadas com sua saúde física e sexual, informadas e ativas nas suas decisões (Nicolson, 2010). Assim, a maternidade deixou de ser um evento comandado exclusivamente pelos profissionais de saúde para se tornar uma relação de igualdade e compartilhamento de escolhas informadas, às quais todos devem se adaptar. Segundo Winnicott (1999), existe uma pessoa que cuida em cada um que escolheu trabalhar com a saúde. O cuidador-curador é aquele profissional que, além de ser competente tecnicamente, desenvolve uma relação interpessoal com seus pacientes e a família e deriva satisfação dessa relação que prevê igualdade, honestidade e confiança. Conhecer e lidar com os aspectos psicológicos da gravidez, parto e puerpério faz do profissional de saúde um cuidador-curador mais apto a acompanhar essa família nesse processo de se tornar pais e pode facilitar o crescimento de todos os envolvidos: profissionais, pacientes e suas famílias.

LEITURAS COMPLEMENTARES

Balsam RH. The embodied mother: Commentary on Kristeva. Ritsumeikan Univ Library; 2015 June 20. Disponível em: https://www.apa.sagepub.com.

Balsam, RH. (Re)membering the female body in psychoanalysis: Childbirth. Pennsylvania State Univ; 2015 March 13. Disponível em: https://www.apa.sagepub.com.

Defey D, Rosselo JLD, Friedler R Nuñez M, Terra C. Duelo por um niño que muere antes de nascer. 3.ed. Montevideo: Prensa Médica Latinoamericana; 1990.

Maldonado, MT. Psicologia da gravidez, parto e puerpério. 7.ed. Petrópolis: Editora Vozes; 1985.

Nicolson P. What is 'psychological' about 'normal' pregnancy? Read discuss contribute. 2010 March 03;23. Disponível em: https://www.thepsychologist.org.uk.

Sacks A, Birndorf C. What no one tells you: A guide to your emotions from pregnancy to motherhood. New York: Simon & Schuster Paperbacks; 2019.

Sarmento R, Setubal MS. Abordagem Psicológica em obstetrícia: Aspectos emocionais da gravidez, parto e puerpério. Campinas: Rer Cienc Med. 2013;12(3):261-8.

Sejer M, Stewart R. Nove meses na vida e uma mulher. São Paulo: Casa do Psicólogo; 1997.

Simkin P. The birth Partner: A complete guide to childbirth for dads, doulas and all other labor companions. 4th ed. Beverly: MA Harvard Common Press; 2007.

Symes E. The transition to motherhood: Psychological factors associated with pregnancy, labor and birth. Psych. 2017;0l(39). Disponível em: https://www.psychology.org.au/inpsych/2017/february/symes.

Winnicott D. Tudo começa em casa. São Paulo: Martins Fontes; 1999.

Zager RG. Psychological Aspects of High-Risk Pregnancy. Libr. Women's Med; 2009.

22

Sexualidade no Ciclo Gravídico-Puerperal

Rodolfo de Carvalho Pacagnella
Carina Fernanda Robles Angelini

A gestação é um período especial, carregado de simbolismos e muitas mudanças, no qual a sexualidade geralmente se manifesta de forma diferenciada. Quando a gravidez acontece, alterações hormonais tomam conta do corpo da mulher. Mas não só! A gestação é um período de muitas adaptações para a mulher que vão desde mudanças fisiológicas que imprimem em seu corpo novos contornos, até mudanças nas relações afetivas, sociais e na vivência e expressão da sexualidade. Todas essas mudanças são permeadas por experiências emocionais recheadas de expectativas em relação à chegada de um bebê. Essas emoções são variadas e estão relacionadas à história de vida das mulheres e são comuns em atendimentos clínicos, relatos que trazem as expressões de medos, preconceitos e fantasias relativas ao seu novo estado e que, de forma direta e indireta, repercutem na sua sexualidade.

Durante os meses da gestação, à medida que as mudanças hormonais transformam o corpo e abrem um espaço fisiológico para o desenvolvimento do embrião e do feto, um outro espaço, no psiquismo da mulher também, vai sendo construído. Trata-se de um espaço para a si mesma e também para o bebê que, inicialmente pouco conhecido e enigmático para a mãe, vai aos poucos sendo inscrito no psiquismo materno. Essa inscrição se dá através de uma série conjunções entre o desenvolvimento fetal (seu crescimento e movimentações no útero materno) e projeções emocionais, atribuições de características e idealizações que a mulher faz em relação ao bebê, mostrando que a gestação não é somente uma instalação de um embrião no seu útero, mas sim uma inauguração psíquica disparadora de diversas emoções. Ou seja, do mesmo modo que o feto necessita das semanas gestacionais para se desenvolver, a mulher também precisa do tempo da gestação para psiqui-

camente se constituir como mãe e organizar dentro de si e dentro da sua vida, um novo lugar para o bebê.

Partimos então da suposição de que as experiências corporais da gestante não são indissociáveis de suas experiências psíquicas e que a gestação é um período marcado por mudanças tanto na identidade como nos papéis de mulher e de homem, mãe e pai, pois há uma transformação também na transição da conjugalidade para a parentalidade. Todas essas mudanças afetam, além da gestante, quem com ela convive afetiva e sexualmente.

No cenário gravídico-puerperal, quando existe um par/casal, ele traz consigo fantasias, tabus e as crenças em relação à gestação, ao parto, ao puerpério e sobre a sexualidade que foram construídas ao longo de suas histórias de vida e compartilhadas fortemente em seus grupos sociais. Essas crenças e fantasias, muitas vezes são recursos que as pessoas possuem para dar um sentido a este momento do ciclo de vida carregado de emoções e simbolismos. As reações e as formas como cada um lidará com a situação são variadas e dependem das histórias de vida, dos contextos culturais, do contexto afetivo-conjugal e da qualidade do vínculo entre o par que podem ser desde vivências agradáveis ao remeter a experiências ao passado, recordando o núcleo familiar de origem, como também podem ser um período conflituoso e muito tenso.

São comuns, nesse período, a emergência de questões de gênero e dos papéis sexuais (como a divisão sexual do trabalho e do afeto), questões que envolvem a autoimagem e o erotismo, outras que envolvem as práticas e a resposta sexual, dando novos e singulares contornos às experiências.

Embora haja algumas exceções, há uma certa tendência a uma modificação dos comportamentos sexuais e na expressão da sexualidade durante a gestação, influenciando tanto mulheres como homens. Fatores psicológicos e fisiológicos afetam a expressão da sexualidade de casais e a flutuação sexual é um fenômeno natural durante a transição para a mater-paternidade.

Esses são motivos suficientes para que o profissional de saúde esteja atento e possa dedicar um tempo em sua rotina de cuidados para abordar a sexualidade neste período. Essa abordagem, no entanto, exige um olhar cuidadoso do profissional, que tome a sexualidade em sua pluralidade, não como uma parte, mas como o resultado de um todo indissociável da vida humana e, sendo assim, como uma dimensão da saúde.

A partir de um olhar integral, é importante que os profissionais de saúde compreendam que a sexualidade não está definida previamente, embora seja constituída por aspectos biológicos que envolvem o corpo físico – anatômico, é também perpassada por elementos sócio históricos e culturais. Ou seja, a maneira que nos relacionamos com o nosso corpo, com o sexo e com o erotismo, por exemplo, não é natural, mas aprendida socialmente. As regras do uso do corpo, de reconhecimento das sensações e a introjeção de normas que dão permissão ou proibição para vivenciarmos alguns prazeres acontecem pela aprendizagem e são transmitidas por gerações e não são definidos por determinantes biológicos.

Além disso, a sexualidade compõe a realidade psíquica e nos constitui como sujeitos, expressa-se intensamente durante todas as fases do ciclo de vida (inclusive na gestação!) e é um dos pilares da sociedade. Apesar disso, a abordagem da sexualidade nos contextos dos serviços de saúde, de modo geral, pode ser algo desafiador devido ao pouco preparo dos profissionais (médicos e não médicos) sobre o tema da sexualidade. No que se refere ao período gravídico-puerperal, um dos pontos deste desafio é a necessidade de compressão de que, apesar de ser um período que tem uma previsibilidade (a gestação, em geral, dura 40 semanas), a vivência da sexualidade escapa a isso. Nesse sentido, o primeiro exercício do profissional é a revisão de sua concepção de sexualidade e saúde sexual e o reconhecimento de como essa concepção se desdobra em ações de cuidado à mulher.

Esta breve introdução sobre o tema é um convite a um modo de olhar que considera como sexual o que envolve o corpo, o imaginário, a afetividade; envolve o que pensamos e falamos, os diferentes sentidos para as pessoas, em diferentes culturas e instituições e em diferentes tempos históricos e envolve os comportamentos e as práticas sexuais. Assim, o que se pretende neste capítulo é fornecer informações consideradas fundamentais que permitam aos profissionais de saúde abordarem ativamente as mulheres e suas parcerias[1], quando oportuno, acerca de sua sexualidade durante as consultas de pré-natal e no puerpério, e que as respostas fornecidas por eles às indagações das gestantes não sejam baseadas em mitos, crenças e na experiência pessoal.

---

1 O termo "parceria" empregado em todo o texto refere-se aos relacionamentos conjugais, afetivos e sexuais, podendo referir-se ao homem, marido, mulher, esposa, parceiro, parceira ou outra configuração de relacionamento, considerando diversas possibilidades de arranjos afetivos e sexuais.

Nesse sentido, conhecer as mudanças fisiológicas na resposta sexual e oferecer intervenções para auxiliar os casais a superarem alguns obstáculos que aparecem durante o período gravídico-puerperal é ferramenta essencial para os profissionais de saúde.

O previsível da gestação *versus* o imprevisível da sexualidade

É sabido que a gravidez e o puerpério têm um tempo bem definido, com data provável de início e data prevista para terminar. A gestação é um período único na vida de uma mulher e modifica a sua experiência de vida bem como a experiência do casal. Nesse curto período da vida da mulher, a saúde física, emocional e os aspectos cognitivos podem ser afetados incluindo a experiência da sexualidade e a qualidade do relacionamento. Grande parte dessa mudança é mediada por alterações físicas, fisiológicas e emocionais que ocorrem ao longo da gestação e durante o período do puerpério, tais como sintomas somáticos de cansaço, náusea, aumento do volume abdominal e mudança na organização corporal, desconforto durante a atividade sexual e até mesmo medo de que a atividade sexual possa trazer alguma alteração ruim para gravidez ou possa machucar o bebê.

Além de tudo, há o caldo cultural, transmitido de geração para geração, que contribui com as "etiquetas" que regem normas sobre como se deve vivenciar a gestação e a sexualidade na gestação. Os profissionais de saúde, mergulhados nesse mesmo caldo cultural e sem a devida formação sobre o tema, acabam utilizando essas mesmas "etiquetas" em seus acervos clínicos e acabam por reproduz preconceitos sobre o tema.

A experiência humana desse processo, no entanto, não é passível de tanta previsibilidade, pois a gestação desencadeia mudanças nos espectros anatomofisiológicos, psíquicos, emocionais, cognitivos da mulher; exige adaptações em relação à imagem que ela tem do próprio corpo, adaptações comportamentais dela e de sua parceria em relação às práticas sexuais, e adaptações nas relações familiares e nas concepções que tem sobre a própria sexualidade. A realidade sexual em si, também é pouco previsível. Ela é diversa e polimorfa em diversos sentidos, muda no decorrer da vida humana na medida em que nos desenvolvemos até o envelhecimento, muda também no interior dos próprios indivíduos em virtude dos componentes psíquicos e sua relação com o meio, muda em determinada sociedade e dentro das concepções de diferentes gêneros (masculino, feminino, transsex etc.). Essas mudanças são um imenso desafio de adaptação para as pessoas e, em geral, esses aspectos não cabem nos protocolos.

Outra questão importante e que nos remete à imprevisibilidade é a ideia de que não existe uma categoria universal de erotismo ou de sexualidade aplicável em todas as sociedades ou para todas as pessoas. No entanto, em virtude das estruturas mais rígidas do nosso psiquismo e da nossa sociedade, muitas vezes, perpetuamos a ideia de seres únicos e formas únicas ou corretas de se vivenciar a sexualidade.

Dos aspectos previsíveis da gestação, há alterações físicas que devem ser cuidadosamente acompanhadas e que progridem na mesma medida que a gestação. Em alguns casos, essas alterações podem alterar o interesse sexual feminino e podem influenciar na diminuição de sua atividade sexual.

Gestação e resposta sexual

Dos aspectos previsíveis da gestação, há alterações físicas que devem ser cuidadosamente acompanhadas e que progridem na mesma medida que a gestação. Em alguns casos, essas alterações podem alterar o interesse sexual feminino e podem influenciar na sua atividade sexual. A gestação é um período de estresse para o corpo feminino no sentido que altera a função de alguns órgãos para adaptar o organismo ao desenvolvimento da gestação. É o caso das alterações que acontecem no sistema renal, com o aumento da filtração dos rins, e das alterações anatômicas do trato urinário; ocorrem também importantes modificações nos sistemas digestório, respiratório, metabólico e cardiopulmonar.

Além disso, as mudanças físicas e emocionais favorecem as alterações do estado de saúde mental, alterando tanto a percepção do bem-estar emocional quanto o humor. Tudo isso influencia a resposta sexual. Em especial as alterações do sistema cardiovascular, condição de saúde mental e alterações na estática e dinâmica pélvicas. Além disso, as mudanças hormonais e psíquicas alteram a resposta sexual no âmbito do desejo e da percepção de satisfação.

Desde que Masters e Johnson (1984) incluíram gestantes e puérperas no seu estudo da resposta sexual humana, reconhece-se que há diferenças da resposta sexual nesse período. Em seu estudo, que definiu as bases para o entendimento da resposta sexual humana, Masters e Johnson estudaram gestantes objetiva e subjetivamente e identificaram que há reações orgânicas diferentes das mulheres não gestantes em cada uma das fases da resposta sexual (excitação, platô, orgasmo e resolução – Figura 22.1) e em cada um dos três trimestres de gravidez.

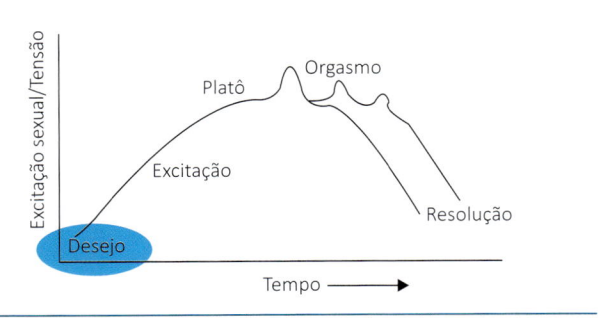

Figura 22.1. Fases de resposta sexual feminina segundo Masters e Johnson e Kaplan.
Fonte: Adaptada de Basson, 2000.

De forma geral, há facilitação da resposta sexual a partir do final do 1º trimestre, com máximo de resposta e atividade sexual no segundo e declínio à medida que a gravidez evolui. O 2º trimestre da gestação é o momento mais favorável para a atividade sexual e há duas razões principais para que isso ocorra: em primeiro lugar há uma melhora dos sintomas de mal-estar, náusea e sonolência que ocor-

rem no 1º trimestre da gestação; além disso, ocorre uma vasodilatação pélvica o que favorece e facilita a lubrificação vaginal e o orgasmo feminino.

Como consequência das alterações fisiológicas que a gestação imprime no corpo da mulher, já no 1º trimestre ocorrem modificações anatômicas que influenciam na resposta sexual. Há um aumento da vascularização mamária associado a um aumento do volume e maior sensibilidade das mamas. Como durante a resposta sexual normal, habitualmente ocorre um aumento de até 25% do volume das mamas em função de vasodilatação periférica, associado à mudança fisiológica das mamas na gestante, essa resposta pode trazer dor e desconforto durante a atividade sexual. No 2º trimestre, a sensibilidade mamária diminui, o que permite o toque sem desconforto e o aumento das mamas na resposta sexual não é mais perceptível, mas a ereção do mamilo e a tumefação das aréolas se mantêm.

Outra alteração na resposta sexual decorre da mudança na fisiologia cardiovascular: ocorre uma diminuição da resistência vascular periférica e aumento de vasocongestão pélvica. Essas alterações levam a um ingurgitamento dos grandes e pequenos lábios (que chegam a aumentar de duas a três vezes na fase de excitação) e aumento da lubrificação genital, mais perceptível a partir do 2º trimestre. Em decorrência disso, a lubrificação vaginal surge mais rapidamente e em maior quantidade e a plataforma orgástica (ingurgitação do terço externo da vagina na fase de platô) está aumentada na gestante, chegando até a promover uma diminuição do introito vaginal. Essas alterações tendem a se acentuar com o avanço da gestação. Além disso, assim como na mulher não gestante, ocorre distensão da vagina e seu alongamento, porém não ocorre ampliação do fundo de saco vaginal em decorrência do aumento do volume uterino e da pressão abdominal, especialmente na segunda metade da gestação.

Na fase de orgasmo, também como ocorre fora da gestação, podem surgir contrações uterinas e até espasmo tônico do miométrio. Essas contrações podem ser mais intensas e duradouras no final da gravidez, sem, todavia, se associarem ao desencadeamento de trabalho de parto pré-termo. A frequência de orgasmo diminui durante a gestação em comparação ao período prévio; no entanto, observa-se que até 40% das mulheres experimentam orgasmo pela primeira vez durante a gestação dada a facilidade da resposta sexual, mas isso também pode variar, pois depende da relação que a mulher tem com seu corpo e sua capacidade de percepção das sensações de excitação. Pode-se até observar a presença de orgasmos múltiplos nesse período; no entanto, a partir da segunda metade da gravidez, a fase de resolução tende a ser mais longa que o habitual, podendo durar cerca de 45 minutos.

Porém, embora a resposta sexual sofra com mais frequência efeitos positivos, o desejo sexual sofre bastante influência negativa durante a gravidez. Em geral, ocorre redução do desejo sexual no 1º e 3º trimestres da gestação. Fatores que contribuem muito fortemente para isso são relacionados ao desconforto físico como náuseas, maior percepção de odores, vômitos, mal-estar, sonolência, fraqueza, fadiga, medo de perda gestacional (frequentes no 1º trimestre), desconforto pélvico, pouco repertório para as práticas sexuais (posições para o coito), especialmente relacionados às "etiquetas para o sexo", alteração da imagem corporal e preocupação sobre prejuízos para o feto por ambos os parceiros (no 3º trimestre).

Além das alterações físicas, a gestação traz consigo mudanças psíquicas e emocionais para o casal desde seu início. Novos pensamentos e sentimentos, por vezes ambíguos, invadem a mulher, e ela deverá aprender a lidar com as novas experiências. As alterações que ocorrem no corpo da mulher podem suscitar sentimentos de baixa autoestima, perda de atratividade física e de sedução, alterações da imagem corporal, e preocupações com a vinda do bebê. Uma imagem corporal mais empobrecida está associada a uma resposta sexual mais pobre.

O período gestacional é também um tempo de redefinição de papéis para o casal na nova família que começa a existir, especialmente quando se trata da chegada do primeiro filho. Ou, quando há outros filhos, é comum a emergência de crises previsíveis no ciclo familiar que exigirão novas tarefas e ajustes na estrutura e em toda dinâmica familiar. Desse modo, muitos casais podem sofrer alterações do seu comportamento sexual durante o período gestacional em virtude desses e de outros tipos de elementos, inclusive os de ordem inconscientes.

Ao mesmo tempo, a experiência da gravidez não é vivida da mesma forma por todas as mulheres. Ao passo que umas têm uma intensidade maior de sintomas, outras quase não observam alterações; enquanto umas sentem aumento do interesse sexual, outras percebem drástica redução. Isso também pode acontecer com o homem. Nos homens, também o desejo sexual e o interesse sexual podem modificar-se, influenciados por questões culturais e por mitos relativos à gravidez.

Comportamento sexual na gestação

Em função das alterações fisiológicas e psicológicas que a gestação promove, há uma modificação no padrão de comportamento sexual durante o ciclo gravídico-puerperal. Não havendo contraindicação médica (o que é uma condição de exceção), a maioria das mulheres continua a atividade sexual durante a gravidez. De maneira geral, principalmente pela redução do desejo sexual, a frequência de atividade sexual (em especial a atividade com penetração) diminui no 1º trimestre, mantém mesmo nível ou aumenta durante o 2º e diminui no 3º trimestre, e cerca de metade das gestantes fica abstinente cerca de 3 semanas antes do parto. Todavia, outras práticas sexuais não coitais como a masturbação e sexo oral passam a fazer parte do repertório sexual do casal com mais frequência.

Um importante fator associado à diminuição da atividade sexual são os mitos sobre sexo na gestação. Há uma variedade grande de informações equivocadas associadas ao sexo na gestação, desde mitos relacionados a alterações no desenvolvimento da gestação (causa aborto, desencadeia trabalho de parto pré-termo, pode causar rotura de membranas) até mitos relacionados à função sexual e desenvolvimento do bebê, como os que dizem que as grávidas não

sentem prazer ou que o orgasmo pode afetar o desenvolvimento fetal ou os que dizem que a penetração pode machucar o bebê (Quadro 22.1).

Quadro 22.1
Mitos relacionados à atividade sexual na gravidez.
1. Fazer sexo na gravidez provoca aborto.
2. Sexo na gravidez faz mal para a mulher.
3. Durante o ato sexual o pênis chega até o bebê.
4. A gravidez dificulta o orgasmo.
5. Sexo induz o trabalho de parto.
6. Sexo com penetração na gravidez causa rotura da bolsa.
7. O feto também sente prazer sexual durante a relação sexual.
8. O ato sexual prejudica o bebê.
9. Se a criança mexe durante a relação sexual, é porque não está gostando.

Fonte: Desenvolvido pela autoria.

Mas a maior parte das gestantes não interrompe a atividade sexual na gestação. Cerca de 90% das mulheres se mantêm sexualmente ativas durante toda a gestação, muito embora apenas cerca de 35% se mantenham ativas no último mês de gravidez. Essa redução, em geral, ocorre em decorrência da redução do desejo sexual, desconforto físico, alteração da imagem corporal, medo de machucar o feto e medo de outros efeitos colaterais com relação à gravidez. Apesar de haver alguma dificuldade para o envolvimento sexual na gestação e observar-se uma diminuição no desejo sexual especialmente no final da gestação, há outras motivações para o engajamento em atividade sexual.

Desde os anos 2000, reconhece-se que a resposta sexual feminina não respeita apenas o modelo linear proposto por Masters e Johnson (1984) e Kaplan (1983) e para representar a resposta sexual feminina foi proposto um modelo circular. Segundo esse modelo, a resposta ao estímulo sexual na mulher é influenciada pela percepção subjetiva desse estímulo. Nesse momento, são levados em consideração tanto o contexto físico e real como o subjetivo e imaginário, de maneira que esse contexto é avaliado pela mulher, que pode reconhecer o estímulo como positivo ou não para o início da resposta sexual. Ao levar em consideração emoções positivas e negativas simultaneamente à excitação sexual, a mulher modula o processo cerebral de reconhecimento das alterações orgânicas, influenciando a decisão em ficar focalizada nos estímulos sexuais.

A partir desse "Modelo Circular da Resposta Sexual Feminina", proposto por R. Basson (2000), valorizam-se a resposta e a receptividade femininas, uma vez que se reconhece que, para muitas mulheres, não é um impulso biológico que desencadeia o ciclo de resposta sexual, mas um desejo de intimidade e satisfação. Especialmente em situações de relacionamento em mais longo prazo, a mulher iniciaria a relação a partir de uma "neutralidade sexual", e a resposta sexual seria estimulada pelo desejo de encontro com a parceria. Com o engajamento em uma atividade sexual, a resposta seria desencadeada e atingiria graus crescentes de excitação, não necessariamente desencadeada pelo desejo sexual primário, mas motivada pela intimidade, pelo ganho secundário do vínculo afetivo, ou por outras razões não sexuais. A partir desse entendimento, reconhece-se que a excitação pode preceder o desejo sexual, o qual se desenvolve como consequência e não causa da atividade sexual. Assim, esse modelo sugere que o maior componente do desejo sexual feminino seja responsivo ao invés de espontâneo, cujas fases se sobrepõem em uma ordem variável. E que a busca pela atividade sexual nos casais tem como um dos objetivos aumentar a intimidade emocional (Figura 22.2).

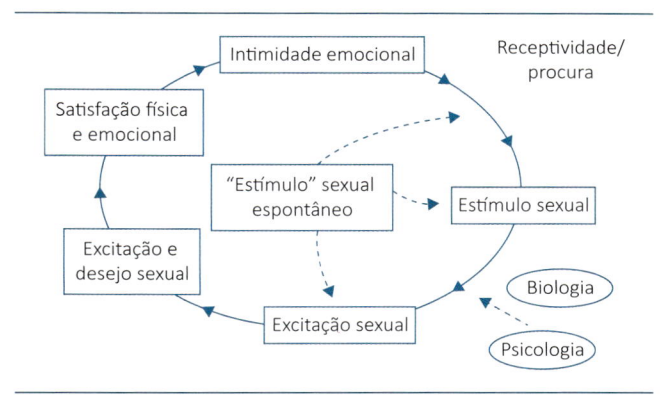

Figura 22.2. Modelo circular de resposta sexual feminina. *Fonte:* Basson, 2001.

Na gestação isso fica ainda mais evidente. Esse curto período da vida da mulher pode afetar a saúde física emocional e os aspectos cognitivos tanto da experiência sexual quanto na qualidade do relacionamento. Talvez por isso, as mulheres tendem a ser mais motivadas que os parceiros homens para questões relacionais e interpessoais. É comum observar que as mulheres se envolvem em atividades sexuais com objetivos de busca de segurança no relacionamento e intimidade. Gestantes enfatizam mais os aspectos emocionais do relacionamento em comparação com os aspectos não relacionais da atividade sexual, o que implica dizer que a atividade sexual *per se* na gestação acaba sendo menos importante. Mas, embora os homens busquem mais frequentemente a satisfação das necessidades sexuais do que as mulheres, nesse período eles podem se tornar mais disponíveis em acolher as necessidades emocionais das mulheres. E, de fato, mulheres grávidas apresentam menores níveis de desejo sexual e intimidade que mulheres não grávidas, porém a ligação afetiva das mulheres grávidas com os parceiros é maior.

No entanto, para mulheres em relacionamentos abusivos, a gravidez pode ser um momento de maior vulnerabilidade, pois a violência aumenta em frequência e intensidade durante a gravidez especialmente em gravidezes indesejadas. Estima-se uma frequência dia 3 a 31% de violência de gênero durante a gestação. Nesse sentido, os profissionais de saúde têm um papel importante em acessar o risco de violência de gênero e violência sexual nas pacientes durante o pré-natal e puerpério.

Puerpério – retomando a vida normal (?)

Até mais intensamente do que na gestação, o puerpério é um período de transformações que vão além dos aspectos fisiológicos. Enquanto os pais se adaptam aos seus novos papéis como mães e pais, há uma readequação das funções relacionados à organização da vida doméstica. Nesse momento, muitos dos problemas de saúde sexual frequentemente aparecem para além de sua dimensão biológica e fisiológica, pois dizem respeito à organização social da família e aos papeis de gênero. No entanto, embora haja na literatura uma discussão sobre a necessidade de se reconhecer a saúde sexual puerperal como um conceito que envolve a saúde da mulher e do casal, a saúde sexual nesse período é ainda muito pouco entendida.

Mas é inegável que a gestação e o puerpério podem também trazer reflexos sobre a resposta sexual do casal. Todas as alterações que decorrem das modificações fisiológicas, sociais e psicológicas influenciam a organização do casal. E podem gerar problemas não apenas para a mulher, mas para a parceria, uma vez que esse processo de se tornar mãe/família pode modificar os relacionamentos, os papéis e o estilo de vida em função da presença da criança e da família. Os parceiros homens podem experimentar problemas sexuais antes, durante e após a gravidez como diminuição do desejo, disfunção erétil e ejaculação rápida que podem estar associados a fatores culturais, aos medos e aos mitos com relação à gestação e puerpério.

Como efeito da gravidez, a função sexual pode se alterar ao longo da gravidez, com redução da atividade sexual especialmente no 3º trimestre, todavia essa redução não se resolve com o fim da gestação. Essa diminuição da resposta sexual pode persistir por até 6 meses depois do parto em decorrência de fatores hormonais e mudanças físicas que resultam em uma percepção de falta de atratividade, além de mudanças emocionais e psicológicas que resultam em perda do interesse na atividade sexual.

Do ponto de vista fisiológico, os níveis de estrógeno podem demorar até um ano após o parto para voltar ao normal, especialmente nas mulheres em aleitamento, assim como há uma elevação significativa dos níveis de prolactina, o que pode contribuir para a diminuição do desejo sexual espontâneo. Em função disso, é possível que as mulheres percebam uma redução na sensação clitoridiana, diminuição do desejo sexual, dispareunia e dificuldade de orgasmo que podem persistir até 6 meses no pós-parto. É importante salientar que essas alterações são fisiológicas durante o puerpério e ocorrem na maior parte das mulheres, portanto não se trata de disfunção sexual.

Mas não se pode negar que há um impacto profundo na qualidade da vida sexual das mulheres nos primeiros meses de puerpério. Imediatamente após o parto, as lacerações e suturas podem gerar desconforto e trazer inchaço, sangramento genital e descarga genital. Além disso, pelas alterações hormonais, ocorrem amenorreia, redução da lubrificação e secura vaginal; podem ainda aparecer disfunções do assoalho pélvico e é frequente os casais sentirem diminuição da sensação de atratividade e medo de sentir dor na penetração, além do medo de acordar o bebê durante o ato sexual ou de não ouvi-lo chorar. Essas condições podem afetar a resposta sexual do casal e resultar na diminuição de desejo sexual, anorgasmia e até vaginismo.

Outra questão importante que influencia a resposta sexual é a amamentação. O aleitamento envolve questões fisiológicas e psicológicas no contato com o bebê recém-nascido, e embora possa haver relatos de que a amamentação possa ter um efeito positivo na sexualidade, de maneira geral, ela impacta negativamente na resposta sexual feminina. As mulheres em aleitamento referem mais frequentemente diminuição do desejo sexual do que as mulheres que não amamentam o que tem relação com os níveis aumentados de prolactina.

No entanto, uma parte das mulheres refere a amamentação como sendo uma condição erótica. É possível encontrar mulheres referindo que o aumento das mamas pode trazer uma maior percepção de erotismo e sensualidade e aumentar a sensação de desejo sexual. Além disso, algumas mulheres que amamentam relatam que o aumento da sensibilidade mamária pode afetar positivamente a resposta sexual e os efeitos da ocitocina podem causar sensação de excitação similar ao orgasmo na forma de contrações uterinas. Isso depende de como a mulher reconhece esses estímulos e se são considerados como potencialmente prazerosos, o que tem forte relação com aspectos educacionais, emocionais, sociais e religiosos. Conforme apontado anteriormente, ao reconhecer essas sensações corporais como potencialmente prazerosas, a mulher modula o processo cerebral de reconhecimento das alterações orgânicas, influenciando positivamente no desencadeamento da resposta sexual.

Todavia, situações que impactam negativamente a saúde física e emocional da mulher durante o puerpério vão trazer impacto também na resposta sexual. A depressão puerperal, por exemplo, é uma condição relativamente comum e que influencia de forma negativa na resposta sexual. Assim como ocorre fora do ciclo gravídico-puerperal, mulheres com sintomas depressivos demoram mais para retornar à atividade sexual, envolvem-se em menos atividades eróticas e mais frequentemente referem problemas sexuais que mulheres sem diagnóstico de depressão.

Muito embora algumas questões relacionadas ao parto possam influenciar negativamente na resposta sexual, mulheres que têm mais de um filho aparentam ter maior satisfação sexual. Diferentemente das mulheres que tiveram apenas um filho, que têm mais problemas relacionados à dor e menor satisfação sexual, as multíparas referem menos frequentemente problemas relacionados à dor na atividade sexual e menos problemas em atingir o orgasmo. Além disso, uma gestação planejada pode estar associada a uma condição de maior prazer e satisfação sexual. No entanto, em diferentes contextos culturais, maior quantidade de filhos pode diminuir as possibilidades de encontro do casal; aumentar o trabalho doméstico, as preocupações financeiras e o cansaço; e reduzir a satisfação sexual. Mas de maneira geral, estar satisfeita com o relacionamento pessoal se associa positivamente com a satisfação sexual, sendo esta também uma constatação no puerpério.

Com todas essas mudanças na organização do casal, o tempo que uma mulher leva para retornar à atividade sexual após o parto é variável. Em média, os casais retomam a vida sexual, incluindo relação sexual com penetração, entre 6 e 8 semanas após o parto. Aproximadamente metade das mulheres retorna à atividade sexual até a sexta semana após o parto e após 3 meses do parto, 90% das mulheres já retomaram as atividades sexuais habituais, com as queixas sexuais incidentes nesse período tipicamente resolvendo-se até o 1º ano de pós-parto.

Entre essas queixas, a dispareunia de penetração e a profundidade, a sensação de secura vaginal, dificuldade de atingir orgasmo, sensação de aperto vaginal ou de frouxidão vaginal, sangramento ou irritação após o sexo e perda de desejo sexual são mais frequentes nos primeiros 3 meses após o parto do que antes da gravidez. Aos 6 meses de pós-parto, cerca de um quarto das mulheres podem ainda apresentar queixa de dispareunia, que se reduz a menos de 8% nos próximos 6 meses.

Fatores associados ao parto influenciam negativamente a resposta sexual no puerpério. O parto vaginal instrumental, seja por fórceps, vácuo, com trauma perineal ou mesmo com episiotomia, está associado à redução da atividade sexual, com dispareunia e redução da capacidade de atingir o orgasmo. De forma geral, o trauma perineal está fortemente associado à dispareunia e essa experiência negativa na atividade sexual influencia na decisão do casal de se envolver na atividade sexual. A persistência da dispareunia por mais de 6 meses é maior nas mulheres que tiveram trauma perineal ou parto operatório. Essas mulheres têm 2,5 vezes mais chance de ter dispareunia 6 meses após parto em comparação com aquelas que tiveram parto vaginal espontâneo sem traumas perineais.

Porém, ao contrário da ideia de que a cesárea poderia poupar o períneo, a cesárea não parece ser protetora para essa condição. Embora haja poucos estudos sobre o tema relacionado à cesárea, esse procedimento parece estar também associado com dor e redução da satisfação sexual. Há indicação de que, em curto prazo, as mulheres que tiveram cesárea parecem ter menos problemas sexuais (especialmente dor perineal) quando avaliadas aos 3 meses após parto, mas quando a avaliação é feita aos 6 meses após o parto, as mulheres que tiveram parto vaginal e as que tiveram cesárea apresentam a mesma frequência de problemas sexuais. Mesmo com relação à dispareunia, a cesárea não reduz a frequência de dor na relação após 6 meses do parto.

Da mesma forma, mulheres que viveram condições de *near miss* materno não apresentam uma redução significativa da resposta sexual em relação às mulheres puérperas que não tiveram problemas na gravidez. Segundo Andreucci, Cecatti et al. (2015), em curto prazo, as mulheres que tiveram morbidade materna grave apresentam mais queixas de dispareunia e parecem retardar o início da atividade sexual, no entanto, após 90 dias do parto, mesmo as mulheres que tiveram complicação na gravidez já retomaram a atividade sexual. Entre as razões para adiar atividade sexual, as mulheres relataram falta de parceria, falta de interesse, medo de se machucar, medo de engravidar novamente e cansaço. Por outro lado, as mulheres que retomaram mais precocemente a atividade sexual foram aquelas que tiveram atividade sexual durante a gestação e o retorno do ciclo menstrual mais cedo.

Após um ano do parto, a satisfação com o relacionamento sexual não depende de fatores associados à gravidez ou ao parto. Ao contrário, não ser sexualmente ativa antes da gravidez e ser mais velha no momento da gestação são importantes preditores de falta de satisfação com o relacionamento sexual após um ano do parto. Em geral, a maior parte das mulheres (cerca de 80%), em um ano após o parto, refere que a vida sexual é a mesma de antes da gestação, e cerca de 10% referem piora, mas há aquelas que ainda referem melhora da vida sexual.

Em função das alterações físicas e emocionais, muitas mulheres e casais relatam algum tipo de problema sexual no pós-parto e é importante oferecer cuidado a essas pessoas validando suas preocupações e oferecendo suporte e aconselhamento. Se considerarmos apenas os parâmetros de função sexual, as disfunções sexuais podem ser identificadas entre 41 e 81% das mulheres no puerpério aos 2 ou 3 meses pós-parto. No entanto, novamente é importante salientar que essas alterações são normais durante a gravidez e puerpério e ocorrem na maior parte das mulheres, portanto não se deve considerá-las disfunções sexuais. Para que sejam consideradas disfunções sexuais, essas alterações devem perdurar por pelo menos mais de 6 meses e causar sofrimento psíquico para o casal.

Esse é um momento de grandes mudanças e exige grande adaptação do casal a novas condições de funcionamento de seus corpos e de uma nova vida em família. Em geral, os casais não têm o entendimento adequado sobre essas mudanças, pois não têm informações suficientes ou não recebem uma orientação antecipada sobre o que esperar durante esse período. Poucos casais recebem informação dos profissionais de saúde sobre função sexual na gravidez e esse silêncio os mantém em uma condição de ignorância em relação às mudanças fisiológicas na gravidez e no pós-parto. Nesse sentido, uma conversa aberta é fundamental para diminuir as queixas sexuais e evitar que se transformem em disfunções.

Abordagem das queixas sexuais na gestação e no puerpério

Inicialmente é importante salientar que, salvo em alguns casos de contraindicação obstétrica, a gestação não impede a atividade sexual, pelo contrário, pode ser benéfica à gestante. Há uma relação direta entre satisfação sexual e qualidade de vida. Mesmo em casos obstétricos nos quais se recomenda a suspensão da atividade sexual com penetração vaginal, ainda há muito o que o que se possa fazer em termo de contato sexual.

As ações de cuidado oferecidas pelo médico e demais profissionais de saúde, mais do que recomendações restritivas, podem ser a oportunidade de estimulação e ampliação do repertório sexual dos pares sexuais, valorizando outras formas de contatos sexuais e novas formas de obtenção de

satisfação sexual. Para tanto, deve-se estimular que o casal possa falar sobre o assunto, sobre seus sentimentos, dúvidas e preocupações.

Os profissionais de saúde, mesmo sem formação específica em sexologia, podem estimular que o casal encontre formas de se relacionar afetivamente durante este período e que possa reforçar os laços de intimidade. Embora haja uma ideia de que os problemas na gestação se resolvem com o nascimento do bebê, na verdade esta fase é mais difícil do que quando havia somente o casal, pois exige uma adaptação a três (ou mais) e não apenas a dois.

Há certamente algumas situações em que há necessidade de restrição da atividade sexual durante a gravidez. Mas apenas poucas condições relacionadas à gestação são razões absolutas para se interromper a atividade sexual, muito embora na maior parte dessas contraindicações não tenha clara evidência de benefício da suspensão da atividade sexual. Para Yost et al. (2006), entre os principais motivos para se indicar a suspensão da atividade durante o período de gravidez estão a ameaça de abortamento, de trabalho de parto pré-termo, a rotura prematura de membranas e as situações de sangramento vaginal (Quadro 22.2).

Quadro 22.2
Contraindicações absolutas para a relação sexual na gravidez.
• Placenta baixa/placenta prévia • Hemorragia vaginal de causa não identificada • Rotura de bolsa • Dilatação cervical/Insuficiência cervical • Presença de infecção sexualmente transmitida

Fonte: Desenvolvido pela autoria.

O médico pode reconhecer ainda outras condições em que a atividade sexual deva ser interrompida durante a gestação. Situações de potencial risco para o desenvolvimento da gravidez podem indicar a interrupção da atividade sexual com penetração. Durante a relação sexual com penetração vaginal, podem ocorrer aumento do risco de infecção e trauma direto no colo do útero com sangramento vaginal. Além disso, a ação das prostaglandinas presentes no sêmen pode estimular contrações e em teoria desencadear trabalho de parto pré-termo. Por essas razões, alguns médicos podem indicar a interrupção da atividade sexual em situações de ameaça de aborto, história de abortos anteriores, história de parto prematuro prévio, pré-eclâmpsia e gestação múltipla. Em outras situações, o médico pode ainda indicar o uso de preservativo (camisinha) para evitar contato do sêmen com a vagina.

Aliás, esse comportamento deve ser sempre estimulado pelos profissionais de saúde para a redução do risco de se adquirir uma doença sexualmente transmissível na gestação. Algumas doenças de transmissão sexual podem trazer grande impacto para a saúde de mulheres e bebês, trazendo risco de prematuridade, malformações e inclusive óbito fetal. Recentemente tem-se observado aumento expressivo do número de casos de sífilis neonatal como consequência de um comportamento sexual menos seguro. Assim, o uso de métodos de barreira (preservativos masculino ou feminino) deve ser sempre estimulado inclusive nos relacionamentos não heterossexuais.

No puerpério, embora possa se considerar que o risco de infecção e hemorragia sejam pequenos após duas semanas do parto, habitualmente se orienta o retorno à atividade sexual após 6 semanas do nascimento, quando as alterações fisiológicas que a gestação impõe à mulher já deixaram de modificar o seu corpo. Não existem contraindicações claras para se evitar a atividade sexual para além disso, porém situações específicas como fístulas, lesões vesicais e traumas perineais graves, além de infecção do canal de parto podem justificar esse prolongamento.

O mais importante é, todavia, reforçar aos casais que a atividade sexual não se resume a uma atividade do coito com penetração e a expressão da sexualidade inclui uma vasta gama de comportamentos que vão desde o contato de pele entre os parceiros(as) até as práticas de estimulação oral e masturbação mútua, que podem ser uma excelente expressão de intimidade emocional, reforçando o bem-estar do casal. É frequente que o casal busque outras formas de contato íntimo como o sexo oral, masturbação mútua e outras formas de masturbação como formas de manter a intimidade emocional. Ao procurarem alternativas para o sexo com penetração, o casal pode encontrar novas formas de intimidade e de relacionamento, ampliando o repertório sexual e favorecendo a expressão de desejo e de prazer sexual. É necessário que os profissionais de saúde informem e reforcem a necessidade de que o casal seja criativo e esteja próximo nesse momento.

A partir da segunda metade da gestação, o casal deve buscar adaptar a atividade de penetração aos novos contornos físicos da mulher. Nesse sentido, é importante que o casal busque diferentes formas de intimidade e de posições de coito alternativas às utilizadas antes da gestação. É fundamental buscar posições em que a mulher controle melhor a profundidade da penetração, e que sejam mais confortáveis. Além disso, no final da gestação, é necessário que o casal encontre posições em que a mulher não fique em decúbito dorsal e que não se faça peso sobre a barriga. Nesse sentido, posições como "de lado", como a "mulher por cima" e com o "homem por trás" são preferidas pelos casais (Quadro 22.3).

Mesmo nas relações homossexuais, ou práticas não coitais, a utilização de brinquedos como dildos e vibradores deve ser confortável e segura para a gestante. A prática de sexo oral e do sexo anal, também poderão ser mantidas ou iniciadas, com cuidados de conforto, higiene e segurança como uso de lubrificantes e preservativos. Dessa maneira, a melhor posição para o ato sexual deve ser definida pelo casal, mas é importante ressaltar que a gravidez pode ser sempre uma oportunidade de descobrir novas posições sexuais, em que ambos se sintam confortáveis.

Mas para que os profissionais de saúde possam fazer abordagens e sugerir alterações, quando necessário, é preciso construir uma relação de ajuda durante o encontro clínico, com vínculo, respeito, confidencialidade e ética. Fundamental também é ter clareza de que não há uma maneira correta de se experimentar o prazer sexual e que as varia-

ções sexuais podem ser diversas e devem atender aos interesses e limites dos casais e não os do profissional de saúde.

> **Quadro 22.3**
> **Posições sexuais para penetração mais utilizadas pelos casais na gestação.**
>
> - **Papai e mamãe:** a tradicional posição "papai e mamãe", ou posição do missionário em que a parceria fica sobre a mulher precisa ser modificada. A parceria pode deitar-se em cima da gestante desde que apoie os braços sobre a cama, sem fazer peso sobre a barriga da mulher.
> - **A mulher embaixo:** essa é uma outra variação da posição do missionário sem que haja apoio do homem ou da parceria sobre o abdome da mulher. A mulher fica deitada de costas e eleva os joelhos perto dos peitos, permitindo que a parceria fique de joelhos a penetre de frente. Uma almofada embaixo dos quadris pode deixar a posição mais confortável. Outra variação é com o casal na beirada da cama de maneira que o homem ou a parceria possa ficar de pé ou de joelhos. Na segunda metade da gestação o útero pode pesar sobre o abdome e pode prejudicar o conforto dessa posição.
> - **A mulher por cima:** na posição de "cavalgada", a mulher controla a profundidade da penetração e o abdome não é pressionado, no entanto o acesso à estimulação manual do clitóris fica mais restrito. Uma variação é com a mulher sentada de costas para a parceria com ele(a) deitado ou de joelhos.
> - **Penetração por trás (posição "de 4"):** nessa posição, a mulher fica em quatro apoios (pode usar almofadas para apoiar o abdome e o peito) e a penetração pode ser feita por trás.
> - **De lado:** também conhecida como posição "conchinha" ou "colher", ambos ficam deitados de lado e a penetração ocorre por detrás. Esta é uma posição muito confortável, especialmente no 3º trimestre, pois o peso é distribuído por igual e a penetração não é profunda, além disso permite a estimulação manual do clitóris. Uma variação é a posição "cruz", em que a mulher fica deitada, levemente voltada para a parceria, com as pernas flexionadas sobre o corpo dela, que se encaixa nela de lado.

Fonte: Desenvolvido pela autoria.

Permissão para encontrar a sexualidade

É essencial que nas consultas de pré-natal e de puerpério, o tema "vida sexual" esteja presente. Para tanto é importante que os profissionais de saúde sejam proativos em questionar sobre a saúde sexual. Algumas perguntas abertas podem fornecer espaço suficiente para o casal colocar suas preocupações e dúvidas quanto à sexualidade. Perguntar se a mulher está tendo atividade sexual atualmente e se tem alguma preocupação quanto à sexualidade nesse momento de vida pode ser a porta de entrada para iniciar uma conversa em que o casal tenha a oportunidade de falar de seus medos, dúvidas e mitos, e o profissional de saúde possa falar sobre as mudanças fisiológicas e emocionais que o casal deve esperar durante a gestação e pós-parto.

É importante considerar também que o aconselhamento sobre a saúde sexual não deve envolver somente as questões negativas do período gestacional, mas que a gestação pode ser uma oportunidade para melhorar o autoconhecimento e as relações interpessoais, reforçando os laços de intimidade do casal. Para tanto, o casal deve ser encorajado a ter um diálogo aberto e franco entre si. O profissional de saúde muitas vezes passa a ser um catalisador dessa comunicação e é importante deixar aberta a porta para que os casais busquem nos profissionais de saúde um ponto de apoio para suas necessidades, expectativas e dificuldades sexuais durante todo o ciclo gravídico-puerperal.

Essa postura deve permear todas as consultas de pré-natal e pós-parto. Quando aparece uma queixa sexual para o profissional de saúde após essa abertura inicial, a consulta clínica deve considerar explorar a anamnese sexual, buscando informações sobre a vida sexual antes da gestação, a frequência de relações sexuais, o repertório sexual do casal, a motivação sexual, os mitos acerca do sexo na gestação, os sentimentos relacionados a atividade sexual e outros temas que emergirem. A anamnese deve procurar obter informações que permitam entender fatores predisponentes das dificuldades sexuais e de manutenção do problema, a fim de se avaliar o tipo de abordagem necessária. Por vezes, as dificuldades podem ser geradas por problemas orgânicos como uma vaginose bacteriana, candidíase, por infecção urinária, comuns na gestação, ou mesmo por um trabalho de parto pré-termo em desenvolvimento.

A resposta sexual deve também ser objetivamente investigada, considerando-se os aspectos mencionados sobre a modificação fisiológica na gravidez, mas outros elementos como pensamentos, contexto social, crenças, valores, história de vida e relacionamentos que fazem parte da vida dos sujeitos, também devem ser investigados. Em geral, o 2º trimestre da gestação é um momento oportuno para se aprofundar questões relacionadas às dificuldades sexuais, seja pela facilitação fisiológica da resposta sexual, seja mesmo pela maior disponibilidade de tempo do profissional de saúde para trabalhar com promoção e saúde, visto que a abordagem dos aspectos biomédicos é mais exigente no 1º e 3º trimestres.

O profissional de saúde deve atuar como um facilitador do processo de autoaprendizado e interlocutor da discussão e da reflexão do casal. Mais do que ter habilidades de diagnóstico e tratamento dos problemas sexuais, os profissionais de saúde devem ter habilidades de comunicação e, para isso, há que se ter uma atitude "mais permissiva", com o objetivo de oferecer uma atmosfera de maior abertura. Adotar posturas facilitadoras da comunicação é essencial para que as dificuldades apareçam no encontro clínico, como uma postura de não saber, reconhecendo que o casal sabe mais de sua vida do que o profissional de saúde que está na interlocução, além de uma postura de curiosidade e de ênfase no processo comunicacional. Isso favorece uma troca dialógica de saberes e a construção de uma comunicação válida, em vez de uma normatização dos comportamentos que o profissional julga adequados.

Uma abordagem interessante é utilizar o acrônimo PERMITE na abordagem das questões sexuais no período gestacional. De acordo com Pacagnella (2009), esse acrônimo reconhece que mais do que uma atitude intervencionista, os profissionais de saúde devem ter uma atitude permissiva para com relação às questões da sexualidade. Para isso, é essencial que esse tema faça parte do encontro clínico. "Perguntar" ao paciente sobre questões da sexualidade é o primeiro passo, mas também é necessário que se tenha uma postura de curiosidade e que se esteja pronto para "Escutar" o que o casal possa ter a dizer. Após esse primeiro contato, há necessidade de "Reconhecer" a legitimidade da fala do casal e de suas preocupações, medos e mitos, temas ajudando ambos a desmistificar práticas e comportamentos sexuais que possam suscitar dúvidas em relação àquilo que pode ser considerado aceitável na gestação.

É comum que algumas crenças tenham sido aprendidas ao logo da vida como regras rígidas sobre o que é certo e errado acerca de determinados comportamentos sexuais, em especial na gestação, e isso tem papel importante no aparecimento das queixas sexuais. Assim, a simples abertura à reflexão sobre mitos e crenças já oferece ao casal condições de maior autonomia para busca de prazer na vida sexual. Ajudar a flexibilizar a visão do casal sobre as crenças sexuais é essencial nesse processo. Durante o encontro clínico, é possível oferecer informações qualificadas sobre a resposta sexual e suas características na gestação e reduzir a influência de mitos na vida sexual.

A expressão "Meus limites" convida o profissional a refletir sobre os seus limites na abordagem das questões trazidas pelo casal, do ponto de vista técnico (conhecimento da fisiologia e das evidências para suportar ou proibir a atividade sexual na gestação), moral e social (como as concepções de gênero), oferecendo oportunidade para que o profissional de saúde reconheça em si preconceitos e possa minimizar iatrogenias decorrentes de intervenções enviesadas e sem embasamento. O próximo passo é integrar o casal na construção de um plano de cuidados sobre suas queixas, em que sejam levadas em consideração os valores e crenças. Isso possibilita eleger junto com o casal o que será considerado problema, que pode ser passível de tratamento ou não; nesse sentido, a palavra "Tratar" indica a possibilidade de cuidar das questões levantadas, oferecendo informações e atenção específica às necessidades da mulher e do casal.

Na maior parte das situações, a falta de informação sobre anatomia e resposta sexual é a causa das preocupações assim, apenas informação sobre os processos fisiológicos e a permissão para busca de maior conhecimento sobre si, sobre seu corpo e de novas formas de obter prazer sexual são suficientes para ajudar o casal a ganhar intimidade e melhorar a vida sexual. O desconhecimento de si, aliado aos mitos que cercam a sexualidade, em especial a sexualidade na gestação, pode gerar problemas para uma vida sexual saudável. É importante discutir com o casal questões de anatomia e semelhanças ou diferenças entre a resposta sexual masculina e feminina e a resposta sexual antes e durante a gestação. Mesmo após todas essas considerações, algumas vezes há necessidade de encaminhar a mulher ou o casal a um tratamento adequado às expectativas, quando estas estão além dos limites do profissional que assiste o pré-natal (Figura 22.3).

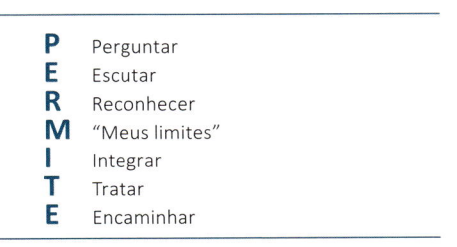

P	Perguntar
E	Escutar
R	Reconhecer
M	"Meus limites"
I	Integrar
T	Tratar
E	Encaminhar

Figura 22.3. Acrônimo para a abordagem da sexualidade no contexto clínico.

Fonte: Adaptada de Pacagnella, 2009.

No entanto, o essencial é que os profissionais de saúde estejam atentos às necessidades da mulher e do casal. É condição para isso que haja um canal de diálogo aberto como o melhor instrumento para vencer receios e evitar que queixas se transformem em problemas (Quadro 22.4). Os profissionais de saúde devem se colocar como um ponto de apoio importante para o casal, de maneira que sentimentos de incompreensão, rejeição e insatisfação não tomem conta da intimidade deles. Além disso, é preciso dar voz e vez para a criatividade na procura do prazer, por meio de outros jogos e posições sexuais. Ao permitir que os casais se (re)conheçam, a gravidez pode ser um momento ímpar para que eles consigam ganhar repertório para melhorar a vida sexual, o que trará benefícios para além desse período.

Quadro 22.4
Orientações para os casais quanto à sexualidade na gestação e no puerpério.

O que pode acontecer na vida sexual dos casais durante a gestação e o puerpério:
- Alterações fisiológicas ao longo da gravidez influenciam a resposta sexual, às vezes positivamente, às vezes negativamente.
- Alterações na imagem corporal podem reduzir a percepção de atratividade sexual e sensualidade.
- Diminuição do interesse sexual feminino no 1º e 3º trimestre da gravidez, no entanto pode haver um aumento do interesse sexual no 2º trimestre.
- Diminuição do interesse sexual masculino especialmente na segunda metade da gestação.
- Aumento da lubrificação genital e maior rapidez na resposta de excitação a partir do 2º mês de gestação.
- Diminuição da atividade sexual durante o período de gravidez e puerpério.
- Uma preocupação maior com o parto a partir da segunda metade da gestação.
- Deslocamento da energia da atividade sexual para o cuidado da criança após o nascimento.
- Redução da lubrificação genital e do desejo sexual após o parto e durante o período de amamentação.
- Dor ou desconforto na penetração durante o retorno à atividade sexual após o parto que podem persistir até os 6 meses de puerpério.

O que os casais devem buscar:
- Obter regularmente informação junto ao profissional de saúde sobre contraindicações para a prática sexual durante a gestação e pós-parto.
- Tirar suas dúvidas e falar das preocupações com os profissionais de saúde que assistem o pré-natal e puerpério.
- Conversar entre si sobre as alterações do desejo sexual de ambos – o diálogo aberto deve ser a regra de ouro!
- Reconhecer e respeitar as suas inibições, mas buscar transcendê-las com criatividade.
- Fazer o que lhes é prazeroso quanto à atividade sexual.
- Experimentar a relação com o corpo de outra maneira.
- Lembrar que o corpo todo é um potente órgão sexual e não apenas os órgãos genitais.
- Experimentar formas diferentes de obtenção do prazer sexual como a busca carícias não genitais e novas posições sexuais para a penetração.
- Introdução de outras práticas sexuais gratificantes para ambos, como a masturbação mútua.
- Usar de criatividade para encontrar alternativas às posições sexuais tradicionais.
- Retomar a vida sexual quando se sentirem preparados.

O que os profissionais de saúde devem considerar:
- Perguntar sobre a vida sexual do casal durante o encontro clínico nas visitas de pré-natal e puerpério.
- Desmistificar algumas crenças sobre a atividade sexual na gestação.
- Reforçar a comunicação e interação entre os parceiros.
- Evitar "patologizar" as mudanças na vida sexual do casal na gravidez, mas reforçar a característica de normalidade desses eventos.
- Explicar sobre o modelo de resposta sexual feminino com desejo responsivo, mais que espontâneo.
- Orientar sobre o funcionamento sexual na gestação, informando sobre a variação na resposta sexual e no comportamento sexual.
- Estimular o uso da criatividade na busca de formas de buscar prazer sexual.
- Identificar fatores orgânicos que possam estar prejudicando a resposta sexual como infecções e transtorno do humor.
- Identificar fatores que contraindiquem a atividade sexual na gestação, como sangramentos, trabalho de parto pré-termo e rotura prematura de membranas.
- Orientar a adoção de diferentes posições sexuais que ofereçam melhor conforto para a mulher na penetração durante a gestação e após o parto.
- Estimular o uso de preservativo durante a atividade sexual mesmo na gestação.
- Apoiar os casais no retorno à atividade sexual no puerpério oferecendo informações sobre a fisiologia e as dificuldades esperadas
- Orientar uso de lubrificantes íntimos no puerpério ao retornar à atividade sexual com penetração.

Fonte: Desenvolvido pela autoria.

LEITURAS COMPLEMENTARES

Abdool Z et al. Sultan a Postpartum female sexual function European Journal of Obstetrics & Gynecology and Reproductive Biology. 2009;145:133-7.

Andreucci CB, Bussadori JC, Pacagnella RC, Chou D, Filippi V, Say L, Cecatti JG. Brazilian COMMAG Study Group. WHO Maternal Morbidity Working Group. Sexual life and dysfunction after maternal morbidity: A systematic review. BMC Pregnancy Childbirth. 2015 Nov 23;15:307.

Andreucci CB, Cecatti JG, Pacagnella RC, Silveira C, Parpinelli MA, Ferreira EC, Angelini CR, Santos JP, Zanardi DM, Bussadori JC, Cecchino GN, Souza RT, Sousa MH, Costa ML. Does Severe Maternal Morbidity Affect Female Sexual Activity and Function? Evidence from a Brazilian Cohort Study. PLoS One. 2015 Dec 2;10(12):e0143581.

Annon JS. The PLISSIT model: A proposed conceptual scheme for the behavioral treatment of sexual problems. J Sex Educ Ther. 1976;2:1-15.

Aslan G, Aslan D, Kizilyar A, Ispahi C, Esen A. A prospective analysis of sexual function during pregnancy. Int J Impot Res. 2005;17:154-7.

Aslan G, Aslan D, Kızılyar A, İspahi Ç, Esen A. A prospective analysis of sexual functions during pregnancy International Journal of Impotence Research. 2005;17:154-7.

Bacchus L, Mezey G, Bewley S. Domestic violence: Prevalence in pregnant women and associations with physical and psychological health. Eur J Obstet Gynecol Reprod Biol. 2004;113:6-11.

Banaei M, Alidost F, Ghasemi E, Dashti S. A comparison of sexual function in primiparous and multiparous women. J Obstet Gynaecol. 2019 Sep 20:1-8.

Barrett G, Pendry E, Peacock J, Victor C, Thakar R, Manyonda I. Women's sexual health after childbirth. BJOG. 2000;107(2):186-95.

Bartellas E, Crane JMG, Daley M, Bennett KA, Hutchens D. Sexuality and sexual activity in pregnancy. BJOG. 2000;107:964-8.

Basson R. Female sexual response: The role of drugs in the management of sexual dysfunction. Obstet Gynecol. 2001 Aug;98(2):350-3.

Basson Rosemary. The Female Sexual Response: A Different Model, Journal of Sex & Marital Therapy. 2000;26:1,51-65.

Caixia Zhuang, Ting Li, Lei Li. Resumption of sexual intercourse postpartum and the utilisation of contraceptive methods in China: A cross-sectional study BMJ Open. 2019;9(3): e026132.

Carter B, McGoldrick M. As mudanças no ciclo de vida familiar: Uma estrutura para a terapia familiar. In: As mudanças no ciclo de vida familiar: Uma estrutura para a terapia familiar. 2.ed. Porto Alegre: Artmed; 1995. p.7-29.

Dafna M, Sagiv-Reiss, Birnbaum GE, Safir MP. Changes in Sexual Experiences and Relationship Quality During Pregnancy Arch Sex Behav. 2012;41:1241-51.

Dolto F. A gênese do sentimento materno: Esclarecimento psicanalítico da função simbólica feminina. In: Dolto F. No jogo do desejo: Ensaios clínicos. Rio de Janeiro: Zahar; 1984.

Ellis DJ, Hewat RJ. Mothers' postpartum perceptions of spousal relationships. JOGN Nurs. 1985;14(2):140-6.

Faisal-Cury A, Menezes PR, Quayle J, Matijasevich A, Diniz SG. The relationship between mode of delivery and sexual health outcomes after childbirth. J Sex Med. 2015 May;12(5):1212-20.

Falicov CJ. Sexual adjustment during first pregnancy and postpartum. Am J Obstet Gynecol. 1973;117(7):991-1000.

Gordon IB, Carty E. Sexual adjustment of postpartum couples. Can Fam Physician. 1978;24:1191-8.

Gray et al. Sexuality among fathers of newborns in Jamaica. BMC Pregnancy and Childbirth. 2015;15:44.

Handa VL. Sexual function and childbirth. Semin Perinatol. 2006 Oct;30(5):253-6.

Heather LP, Blenning CE, Strangas OY. Postpartum Care: An Approach to the Fourth Trimester Am Fam Physician. 2019;100(8):485-91.

Hintz HC, Baginski PH. Vínculo conjugal e transição para a parentalidade: Fragilidades e possíveis superações. Revista Brasileira de Terapia Família. 2012;4(1):10-22.

Johnson CE. Sexual health during pregnancy and the postpartum. J Sex Med. 2011 May;8(5):1267-84; quiz 1285-6. Doi: 10.1111/j.1743-6109.2011.02223.x.

Kahramanoglu I, Baktiroglu M, Hamzaoglu K, Kahramanoglu O, Verit FF, Yucel O. The impact of mode of delivery on the sexual function of primiparous women: A prospective study. Arch Gynecol Obstet. 2017 Apr;295(4):907-16. Doi: 10.1007/s00404-017-4299-7.

Kaplan H. A nova terapia do sexo. 6. ed. Rio de Janeiro: Ed. Nova Fronteira, 1983.

Kitzinger S. Woman's experience of sex. London, UK: Dorling Kindersley Limited; 1983.

Laganà AS, Burgio MA, Ciancimino L, Sicilia A, Pizzo A, Magno C, Butticè S, Triolo O. Evaluation of recovery and quality of sexual activity in women during postpartum in relation to the different mode of delivery: A retrospective analysis. Minerva Ginecol. 2015 Aug;67(4):315-20. Epub 2014 Jun 19.

Langer M. Maternidade e sexo. Porto Alegre: Artes Médicas; 1986.

Leeman LM, Rogers RG. Sex after childbirth: Postpartum sexual function. Obstet Gynecol. 2012 Mar;119(3):647-55.

Ludermir AB, Lewis G, Valongueiro SA, Barreto de Araujo TV, Araya R. Violence against women by their intimate partner during pregnancy and postnatal depression: A prospective cohort study. Lancet. 2010;376:903-10.

Lurie S, Aizenberg M, Sulema V, Boaz M, Kovo M, Golan A, Sadan O. Sexual function after childbirth by the mode of delivery: A prospective study. Arch Gynecol Obstet. 2013 Oct;288(4):785-92.

Masters W, Johnson V. A resposta sexual humana São Paulo: Roca, 1984.

Minuchin, Salvador. Famílias: Funcionamento e tratamento. Porto Alegre: Artes Médicas; 1982.

Monteiro MN, Medeiros KS, Vidal I et al. Non-pharmacological interventions for treating sexual dysfunction in postpartum women: A systematic review protocol. BMJ Open. 2019;9:e028660.

Murtagh J. Female Sexual Function, Dysfunction, and Pregnancy: Implications for Practice Journal of Midwifery & Women's Health. 2010 September/October;55(5).

Norhayati MN, Azman Yacob M. Long-term postpartum effect of severe maternal morbidity on sexual function. Int J Psychiatry Med. 2017 Jul-Sep;52(4-6):328-44.

O'malley D, Higgins A, Smith V. Postpartum sexual health: A principle-based concept analysis. Journal of Advanced Nursing. 2015;71(10):2247-57. Doi: 10.1111/jan.12692.

Pacagnella RC. Abordagem da sexualidade no contexto da atenção primária à saúde: Possibilidades de cuidado. Revista Brasileira de Sexualidade Humana. 2009;20:114-23.

Pauleta J, Pereira NM, Graca LM. Sexuality during pregnancy. J Sex Med. 2010;7:136-42.

Pierreponta C, Polomenob V, Bouchardc L, Reissing E. What do we know about perinatal sexuality? A scoping reviewon sexoperinatality – Part 1. Journal de Gyn´ecologie Obst´etrique et Biologie de la Reproduction; 2016.

Pierreponta C, Polomenob V, Bouchardc L, Reissing E. What do we know about perinatal sexuality? A scoping reviewon sexoperinatality – Part 2. Journal de Gyn´ecologie Obst´etrique et Biologie de la Reproduction; 2016.

Prado DS, Lima RV, de Lima LMMR. Impact of pregnancy on female sexual function. Rev Bras Ginecol Obstet. 2013;35:205-9.

Robson KM, Brant HA, Kumar R. Maternal sexuality during first pregnancy and after childbirth. Br J Obstet Gynaecol. 1981;88:882-9.

Sacomori C, Cardoso FL. Sexual initiative and intercourse behavior during pregnancy among brazilian women: A retrospective study. J Sex Marital Ther. 2010;36:124-36.

Serrano Drozdowskyj E, Gimeno Castro E, Trigo López E et al. Factors Influencing Couples' Sexuality in the Puerperium: A Systematic Review. J Sex Med; 2019.

Signorello LB, Harlow BL, Chekos AK, Repke JT. Postpartum sexual functioning and its relationship to perineal trauma: A retrospective cohort study of primiparous women. Am J Obstet Gynecol. 2001;184(5):881-8.

Yıldız H. The relation between prepregnancy sexuality and sexual function during pregnancy and the postpartum period: A prospective study. J Sex Marital Ther. 2015;41:49-59.

Yost NP, Owen J, Berghella V, Thom E, Swain M, Dildy GA et al. Effect of coitus on recurrent preterm birth. Obstet Gynecol. 2006;107:793-7.

23

Vacinação Durante a Gestação

Giuliane Jesus Lajos
Júlio César Teixeira

As doenças infecciosas representam a maior causa de morbidade e mortalidade em adultos. Estima-se que mais de 50 mil adultos morrem a cada ano por doenças infecciosas e suas complicações, que seriam evitáveis com a vacinação.

As recomendações nacionais de imunização contemplam mais de 25 vacinas durante a vida, sendo 17 disponíveis no Programa Nacional de Imunização (PNI). Porém, a cobertura vacinal na vida adulta é muito abaixo do esperado. A incorporação da vacinação do adulto na rotina da prática clínica é uma medida efetiva e altamente recomendada nos programas de promoção de saúde. Neste contexto, o ginecologista e o obstetra têm um papel importantíssimo na incorporação da vacinação nas mulheres sob seus cuidados.

A gestante

A imunização da gestante desempenha um papel significativo na melhoria da saúde materna e neonatal para diversas doenças infecciosas. A suscetibilidade própria da gestante para condições infecciosas, assim como a capacidade do anticorpo materno oferecer proteção neonatal, através da sua transferência transplacentária, torna a gestação um momento ímpar em que a prática vacinal deve ser garantida.

A imunização materna é particularmente importante ao considerarmos doenças evitáveis pela vacinação, para as quais não há opções na proteção de bebês, como nos casos de influenza e pertussis. Os anticorpos maternos podem proteger seus bebês até um pouco mais de 6 meses de vida, período em que não há imunidade dos bebês pela vacinação própria.

Valor clínico da vacinação

As vacinas têm sido uma das ferramentas mais úteis na redução efetiva da mortalidade infantil. Contudo, o progresso na redução das mortes tem sido menor em bebês muito novos, ainda não vacinados, comparado aos bebês e crianças que já completaram seu esquema vacinal.

A imunização primária não está completa em bebês antes de 6 meses de vida, na grande maioria dos países desenvolvidos e em desenvolvimento, e de 14 meses de vida, na maioria dos países subdesenvolvidos. Neste contexto de vulnerabilidade às infecções, de bebês cujo esquema vacinal básico ainda não se completou, a vacinação materna torna-se uma medida importantíssima de promoção de saúde infantil. Anticorpos maternos da classe IgG atravessam a placenta e conferem proteção passiva à criança até, aproximadamente, os 15 meses de vida. Esses anticorpos também são transmitidos pelo leite materno.

Além disso, em razão das alterações imunológicas que ocorrem durante a gravidez, sabe-se que diversas infecções são associadas a maior morbidade e mortalidade durante a gestação. As alterações na imunidade celular ajudam a explicar respostas insatisfatórias a algumas infecções virais, como é o caso da influenza, que requer vigorosa imunidade celular para suprimir a replicação viral. Para estas infecções, a vacinação durante o período grávido-puerperal é de grande valor na prevenção da morbidade grave.

Apesar de resultados diferentes em estudos que avaliam a imunogenicidade das vacinas administradas na gestação, não há evidências de redução da efetividade da vacinação realizada neste período.

A vacinação materna, portanto, é capaz de atuar na redução da morbidade e mortalidade materna e infantil, por doenças infecciosas evitáveis por vacinas, sendo um desafio atual aos ginecologistas-obstetras a promoção desta prática.

Vacinas disponíveis

As recomendações nacionais para imunização materna, segundo a Federação Brasileira das Associações de Ginecologia e Obstetrícia (Febrasgo), da Sociedade Brasileira de Imunização (SBIm) e do Ministério da Saúde (MS), incluem a vacina influenza inativada, vacina combinada difteria-tétano-coqueluche acelular do adulto (dTpa) e a vacina hepatite B. Entretanto, há outras vacinas indicadas, em situações especiais, e vacinas contraindicadas durante a gestação.

Vacinas recomendáveis na gestação

Influenza (gripe)

A vacina Influenza é recomendada para toda gestante (e a cada gravidez) e pode ser administrada com segurança em qualquer idade gestacional.

A justificativa para esta recomendação inclui as evidências, principalmente de estudos observacionais, de que a infecção pelo vírus Influenza está associada ao aumento de hospitalizações e de evoluções para maior gravidade clínica em gestantes. O maior número de infecções pelo Influenza ocorre no período de outono-inverno, porém os casos de maior gravidade são observados nas pandemias.

A vacinação de gestantes contra Influenza deve ser feita antes ou durante o inverno, não importando o tempo decorrido entre a última dose de vacina de gripe recebida, ou a idade gestacional. Sua proteção dura aproximadamente de 6 a 12 meses. É recomendada mundialmente para todas as gestantes e o MS do Brasil promove campanhas anuais, com vacinação gratuita na rede básica de saúde, para todas as gestantes e puérperas até 45 dias.

A vacina Influenza pode interferir na interpretação de alguns testes laboratoriais. Foram observadas reações falso-positivas nos testes sorológicos que utilizaram a técnica de ELISA para a detecção de anticorpos contra o HIV1, hepatite C e HTLV1, após vacinação Influenza, porém os resultados não são confirmados pela reação *Western Blot*. Sabe-se que estas reações falso-positivas decorrem de resposta IgM-induzida pela vacinação.

Difteria, tétano e coqueluche acelular (dTpa)

A vacina dTpa é recomendada para toda gestante, independentemente de vacinação prévia, devendo ser administrada a partir de 20 semanas de idade gestacional. Informações recentes apontam que o nível de anticorpos após vacinação em gestantes a partir de 20 semanas é alto e persistente, como no período anteriormente orientado (27 a 32 semanas), sem necessidade de retardar a vacinação ou correr o risco de perder a oportunidade, especialmente quando há o parto pré-termo. Trata-se de uma vacina inativada, sem riscos teóricos para a gestante e para o feto. A mulher deverá receber esta vacina idealmente até 45 dias do puerpério, caso não o tenha feito durante a gestação.

As recomendações para administrarem a vacina dTpa às mulheres grávidas ocorreram em resposta a um grande surto de coqueluche que ocorreu nacional e internacionalmente, como nos Estados Unidos, especialmente a partir de 2012. Mudanças epidemiológicas nos últimos anos vêm indicando a coqueluche como uma doença de todas as idades, podendo surgir como quadro atípico nos adolescentes e adultos com tosse prolongada por mais de 14 dias, sendo subdiagnosticada e não tratada. Assim, adolescentes e adultos passam a ser a principal fonte de transmissão da coqueluche para crianças que não completaram sua vacinação, particularmente as menores de 6 meses. A principal indicação de vacinação contra coqueluche durante a gestação, administrada de forma combinada com a vacina dTpa, é a prevenção de coqueluche em bebês menores de 6 meses de vida, nos quais há maior prevalência e evolução desproporcionalmente mais frequente para quadros graves da doença e óbito.

O tétano é uma doença aguda, frequentemente fatal, causada por uma exotoxina produzida pelo *Clostridium tetani*. O tétano neonatal pode ocorrer nos primeiros 28 dias de vida, por meio da contaminação do coto umbilical, em recém-nascidos de mães que não têm circulação suficiente de anticorpos para protegê-los passivamente, pela passagem transplacentária.

A difteria é uma doença aguda do trato respiratório superior. As complicações mais frequentes são obstrução respiratória, miocardite, neurite e alterações renais. Apresenta letalidade de 5 a 10% dos casos.

A vacina dTpa é suficiente para proteção contra o tétano neonatal e difteria em gestantes com história prévia de vacinação dupla toxoide tetânico e difteria (dT) completa (três doses) ou que tenham recebido duas doses de dT previamente. Em casos de história vacinal incompleta com apenas uma dose de dT, recomenda-se uma dose de dT após o 1º trimestre e uma dose de dTpa após 20 semanas. Nos casos de vacinação não realizada ou desconhecida, recomendam-se duas doses de dT (primeira no início da gestação e segunda dose após 4 semanas) e a terceira dose deve ser realizada com a vacina combinada dTpa.

Hepatite B

A hepatite B é uma infecção que ocorre em todo o mundo, 100 vezes mais contagiosa do que a Aids. Para bebês e crianças, as duas principais formas de infecção são a transmissão através de mães infectadas (vertical) ou através do convívio domiciliar com pessoas infectadas (horizontal). A vacinação durante a gestação promove passagem transplacentária de anticorpos maternos contra o vírus da hepatite B, protegendo o neonato de uma possível transmissão horizontal até que sua imunização após nascimento ocorra de forma completa.

O esquema vacinal para hepatite B é composto por três doses (0-1-6 meses). Na gestação, pode ser iniciado a partir do 1º trimestre, podendo se estender até após o parto. Nos casos de vacinação prévia completa, não há necessidade de reforço vacinal e, nos casos de vacinação incompleta, recomenda-se completar as doses faltantes.

Vacinas indicadas em situações especiais na gestação: hepatite A, pneumocócica, meningocócica conjugada ACWY e meningocócica B e vacina contra Covid-19

Tratam-se de vacinas inativadas, não havendo riscos teóricos para a gestante e para o feto. Atualmente, com exceção da vacina contra Covid-19, disponibilizada no SUS, estas vacinas são oferecidas apenas na clínica privada.

No Brasil, há diversas situações em que o risco de exposição ao vírus da hepatite A (VHA) é elevado, em que se deve considerar a vacinação na gravidez, como é o caso de mulheres que vivem em condições sanitárias inadequadas, ou daquelas que trabalham com manipulação de alimentos. Devem ser aplicadas duas doses, no esquema 0 e 6 meses.

As gestantes de risco para doença pneumocócica invasiva, conforme "*Calendário de vacinação da SBIm – Pacientes especiais*", são candidatas a receberem esquema sequencial de vacina pneumocócica 13-valente e vacina pneumocócica 23-valente. Do mesmo modo, deve-se avaliar risco para doença meningocócica, a depender de comorbidades ou da situação epidemiológica da doença.

As vacinas contra Covid-19 ainda estão sendo estudadas e testadas em gestantes e lactantes pois, em um primeiro momento, todos os estudos com vacinas para as quais os resultados da Fase III estão disponíveis, foram excluídas mulheres grávidas ou que estivessem amamentando. Porém, as vacinas disponíveis para gestantes, aprovadas pela Agência Nacional de Vigilância Sanitária (ANVISA) – Pfizer-BioNTech (RNAm) e CoronaVac (vírus inativado), são potencialmente seguras, com eficácia variando de 50 a 90% na redução de casos graves e com taxas de soroconversão similares às de não gestantes.

Num primeiro momento, associou-se morbidade grave da Covid-19 a mulheres grávidas pertencentes a grupos de riscos (receptoras de transplante de órgão sólido, portadoras de problemas respiratórios graves, portadoras homozigóticas de anemia falciforme, usuárias de terapias de imunossupressão, portadoras de doença renal crônica, portadoras de doença cardíaca significativa, profissionais que atuam na linha de frente de assistência à pessoa com Covid-19, idade ≥ 35 anos, obesidade, portadoras de diabetes e hipertensão crônica), sendo inicialmente indicada a vacinação a gestantes e puérperas pertencentes a este grupo específico.

Com o avanço da pandemia e a publicação de dados nacionais e internacionais, reconhecendo aumento na mortalidade materna devido à Covid-19, além de evidências de segurança maternos e fetais em mulheres vacinadas, a vacina Covid-19 passou a ser recomendada a todas as gestantes e puérperas até 45 dias. O PNI, a Febrasgo e o Ministério da Saúde atualmente recomendam duas doses de vacina, CoronaVac ou Pfizer-BioNTech, com intervalo repectivamente de 4 e 8 semanas, podendo ser administradas concomitantemente com outras vacinas, como dTpa e Influenza, a fim de não se perder a oportunidade vacinal. Em casos de doença ativa pelo vírus Sars-Cov-2, recomenda-se aguardar trinta dias do início do quadro para a administração da vacina.

Vacinas contraindicadas na gestação: febre amarela, tríplice viral (SCR), HPV, varicela (catapora) e dengue

Trata-se de vacinas atenuadas (exceto a de HPV), ou seja, compostas a partir de bactérias ou vírus enfraquecidos e, portanto, representam risco teórico de contaminação do feto pela vacina, sendo contraindicadas na gestação. Uma estratégia é a utilização dessas vacinas no puerpério.

A vacina de febre amarela, apesar de contraindicada, deverá ser considerada quando o risco de adquirir a doença for maior do que o risco potencial da vacinação. As puérperas amamentando bebês até o 6º mês devem armazenar o leite materno antes da vacinação contra febre amarela e suspender a amamentação por 10 dias após a vacinação.

A vacina de dengue é contraindicada tanto na gestação como no puerpério.

A vacina de varicela (catapora) não é recomendável na gestação, podendo ser aplicada no puerpério e amamentação.

As vacinas tríplice viral (SCR), varicela e HPV podem ser aplicadas no puerpério e durante a amamentação, sendo este período muito oportuno para que o calendário vacinal destas mulheres seja garantido (Quadro 23.1).

Quadro 23.1 Esquema de atualização das vacinas indicadas na gestação e puerpério.			
dTpa Tríplice bacteriana acelular do tipo adulto (difteria, tétano e coqueluche)	Vacinação completa prévia (3 doses de vacina com componente tetânico)	Uma dose de dTpa, (a partir de 20 semanas de cada gestação)	Uma dose de dTpa, se não foi vacinada durante a gestação (preferencialmente nos primeiros 45 dias)
	Vacinação prévia incompleta (2 doses de vacina com componente tetânico)	Uma dose de dTpa, (a partir de 20 semanas de cada gestação)	
	Vacinação prévia incompleta (1 dose de vacina com componente tetânico)	Uma dose de dT (no início da gestação) e uma dose de dTpa, (a partir de 20 semanas de gestação)	
	Vacinação não realizada ou desconhecida	Duas doses de dT (no início da gestação com intervalo de 1 mês) e uma dose de dTpa (a partir de 20 semanas)	
Hepatite B	Vacinação completa	–	–
	Vacinação incompleta	Completar doses faltantes	Completar doses faltantes
	Vacinação desconhecida ou não realizada	Três doses (0-1-6 meses)	
Influenza (gripe)	Vacinação desconhecida ou não realizada	Vacinação anual (sazonal)	Vacinar no puerpério se não vacinou na gravidez

Fonte: Brasil. Ministério da Saúde, 2017.

Considerações finais

Apesar dos elevados níveis de evidência, das orientações pelas entidades representativas nacionais e internacionais, e da disponibilização das vacinas recomendadas no calendário básico da gestante em Unidades Básicas de Saúde do Brasil, ainda há baixas taxas de adesão à vacinação no pré--natal. Estudos evidenciam que a imunização é menos comum em gestantes com baixo nível socioeconômico, baixa escolaridade e alguns grupos raciais/étnicos.

Alguns dos motivos pela má adesão são a falta de informação sobre a suscetibilidade e o maior potencial de gravidade que algumas infecções podem acarretar à gestante, como é o caso do Influenza, o receio de possíveis efeitos colaterais e prejudiciais ao feto por parte das gestantes, além da falta de informação do potencial benéfico efetivo que a vacina materna pode proporcionar ao feto. Ressalta-se também a falta de orientação da paciente pelo do médico assistente, seja por desconhecimento, seja por negligência.

O Colégio Americano de Ginecologia e Obstetrícia, em seu Comitê de Integração de Imunização, sugere algumas medidas para melhorar a aceitação materna da vacinação, que incluem:

- **Educar:** conhecimento insuficiente sobre a suscetibilidade e morbidade das doenças evitáveis por vacinas, assim como sobre riscos e benefícios da vacinação, são barreiras modificáveis para melhor adesão à imunização.
- **Recomendar:** a comunicação verbal de um médico parece ser o maior motivador para a aceitação da vacinação pela gestante.
- **Normatizar:** os obstetras devem adotar como rotina ou protocolo, em sua primeira consulta de pré-natal, a abordagem de prevenção de doenças infecciosas maternas e infantis por meio da vacinação.
- **Melhorar a conveniência:** os obstetras têm a oportunidade de consultar com frequência a gestante e são vistos como fontes confiáveis de informação. Uma das formas de garantir a vacinação é oferecer as vacinas no mesmo local em que é feita a consulta de pré-natal.

Por fim, a imunização materna representa uma grande promessa na melhoria da saúde, uma vez que potencialmente previne ou combate a morbidade materna e infantil. A Influenza e dTpa são vacinas especificamente recomendadas para todas as gestantes e em cada gestação, além da vacina de hepatite B, naquelas sem esquema completo desta vacina. Outras vacinas podem ser administradas, porém com indicação conforme risco de exposição e comorbidades. Apesar da segurança e efetividade bem documentadas, a vacinação das gestantes e puérperas ainda está longe da abrangência esperada. Cabem aos ginecologistas e obstetras um papel ativo na educação e administração de vacinas em gestantes e puérperas.

LEITURAS COMPLEMENTARES

Amato Neto V. Atualizações, orientações e sugestões sobre imunizações. São Paulo: Segmento Farma; 2011. 594p.

American College of Obstetricians and Gynecologists. ACOG Committee Opinion, n. 661: Integrating immunizations into practice. Obstet Gynecol. 2016;127(4):e104-7. Doi:10.1097/AOG.0000000000001402.

Baptista PN, Magalhães VS, Rodrigues LC. The role of adults in household outbreaks of pertussis. Int J Infect Dis. 2010;14(2):e111-4.

Bischoff AL, Folsgaard NV, Carson CG, Stokholm J, Pedersen L, Holmberg M et al. Altered response to A(H1N1)pnd9 vaccination in pregnant women: A single blinded randomized controlled trial. PloS One. 2013;8(4):e56700.

Brasil. Ministério da Saúde. Calendário Nacional de Vacinação 2017 [Internet]. Brasília (DF): Ministério da Saúde; 2017. [Acesso 2019 ago 23]. Disponível em: http://portalsaude.saude.gov.br/index.php/o-ministerio/principal/leia-mais-o-ministerio/197-secretaria-svs/13600-calendario--nacional-de-vacinacao.

Brasil. Ministério da Saúde. Programa Nacional de Imunizações [Internet]. Brasília (DF): Ministério da Saúde; s.d. [Acesso 2019 ago 23]. Disponível em: http://portalarquivos.saude.gov.br/campanhas/pni/.

Centers for Disease Control and Prevention (CDC). Updated recommendations for use of tetanus toxoid, reduced diphtheria toxoid, and acelular pertussis vaccine (Tdap) in pregnant women – Advisory Committee on Immunization Practices (ACIP), 2012. MMWR Morb Mortal Wkly Rep. 2013;62(7):131-5.

Cohn A, Mbaeyi S. What clinicians need to know about the pfizer--biontech covid-19 vaccine. Centers for Disease Control and Prevention (CDC). 2020.

Edwards KM. Overview of pertussis: focus on epidemiology, sources of infection, and long term protection after infant vaccination. Pediatr Infect Dis J. 2005;24(6 Suppl):S104-8.

Englund JA, H Mbawuike IN, Hammill H, Holleman MC, Baxter BD, Glezen WP. Maternal immunization with influenza or tetanus toxoid vaccine for passive antibody protection in young infants. J Infect Dis.1993;168(3):647-56.

Eppes C, Wu A, You W, Cameron KA, Garcia P, Grobman W. Barriers to influenza vaccination among pregnant women. Vaccine. 2013;31(27):2874-8.

Freund R, Le Ray C, Charlier C, Avenell C, Truster V, Tréluyer JM et al. Inserm COFLUPREG Study Group. Determinants of non-vaccination against pandemic 2009 H1N1 influenza in pregnant women: A prospective cohort study. PloS One 2011;6(6):e20900.

Hollinger FB, Liang T. Hepatitis B vírus. In: Knipe DM, Howley PM, Griffin DE, Lamb RA, Martin MA (ed). Fields virology. 4th ed. Philadelphia: Lippincott Williams & Willkins; 2001. p. 2971-3036.

Jamieson DJ, Honein MA, Rasmussen SA, Williams JL, Swerdlow DL, Biggerstaff MS, Lindstrom S, Louie JK, Christ CM, Bohm SR, Fonseca VP, Ritger KA, Kuhles DJ, Eggers P, Bruce H, Davidson HA, Lutterloh E, Harris ML, Burke C, Cocoros N, Finelli L, MacFarlane KF, Shu B, Olsen SJ. Novel Influenza A (H1N1) Pregnancy Working Group. H1N1 2009 influenza vírus infection during pregnancy in the USA. Lancet. 2009;374(9688):451-8.

Kfouri RA, Neves NA. Vacinação da mulher. Rio de Janeiro: Elsevier; 2016. 209p.

Lajos GJ, Fialho SC, Teixeira JC. Imunização na gravidez, puerpério e amamentação. In: Programa vacinal para mulheres. São Paulo: Federação Brasileira das Associações de Ginecologia e Obstetrícia; 2017. Cap.14, p.128-38. (Série Orientações e Recomendações Febrasgo, n.13/Comissão Nacional Especializada de Vacinas).

Leader S, Perales PJ. Provision of primary-preventive health care services by obstetrion-gynecologists. Obstet Gynecol. 1995;85(3):391-5.

Ministério da Saúde. Nota técnica n. 2/2021-SECOVID/GAB/SECOVID/MS. [Acesso 2021 nov 02]. Disponível em: https://sbim.org.br/images/files/notas-tecnicas/sei-ms--0021464579--nota--tecnica-gestantes.pdf.

Ministério da Saúde. Secretaria de Vigilância em Saúde. Coordenação Geral do Programa Nacional de Imunizações. Informe Técnico. Campanha Nacional de Vacinação contra a Covid-19. Brasília 18/01/2021. [acesso em 30 de março de 2021]. Disponível em: conasems.org.br/wp--content/uploads/2021/01/Informe_Tecnico_Vacina_COVID-19.pdf.

National Foundation for Infectious Diseases. Facts about adult immunization 2009 [Internet]. Bethesda: NFID; 2013. [Acesso 2019 ago 23]. Disponível em: http://www.nfid.org/publications/factsheets/facts.htm.

Omer SB. Maternal immunization. N Engl J Med. 2017;376(13):1256-67.

Pazos M, Sperling RS, Moran TM, Kraus TA. The influence of pregnancy on systemic immunity. Imunol Res. 2012;54(1-3):254-61.

Pimentel AM. Coqueluche. In: Ballalai I. Manual prático de imunizações. São Paulo: A.C. Farmacêutica; 2013. p.126-32.

Reddy PA, Gupta I, Ganguly NK. Hepatitits-B vaccination in pregnancy: Safety and immunogenic response in mothers and antibody transfer to neonates. Asia Oceania J Obstet Gynaecol. 1994;20(4):361-5.

Robinson DP, Klein SL. Pregnancy and pregnancy-associated hormones alter imune responses and disease pathogenesis. Horm Behav. 2012;62(3):263-71.

Royal College of Obstetricians and Gynaecologists. Updated advice on COVID-19 vaccination in pregnancy and women who are breastfeeding. [acesso em 30 de março de 2021]. Disponível em: https://www.rcog.org.uk/en/news/updated-adviceon-covid-19-vaccination-in--pregnancy-andwomen-who-are-breastfeeding/.

Sá R, Fernandes SS, Rezende Filho J et al. Comissão Temporária COVID-19 SGORJ. Orientação prática para prevenção de COVID-19 – Gestantes e Lactantes. Declaração de Consenso (SGORJ/SOGISC) para Vacinação contra SARS-Cov-2. [acesso em 30 de março de 2021]. Disponível em: https://www.febrasgo.org.br/images/Federadas/Vacina-cao-COVID-SGORJ-SOGISC.pdf.

Sáfadi MA(coord). Vacinas e vacinação: Guia prático. São Paulo: Soriak; 2012.

Sociedade Brasileira de Imunizações (SBIM). Calendário de Vacinação SBIm da Gestante. Recomendações da Sociedade Brasileira de Imunizações (SBIm) – 2019/2020 [Internet]. São Paulo: SBIM; 2019. [Acesso 2019 ago 23]. Disponível em: http://sbim.org.br/images/calendarios/calend-sbim-gestante-2019-20.pdf.

Society of Obstetricians and Gynaecologists of Canada (SOGC). SOGC Statement on COVID-19 Vaccination in Pregnancy. [acesso em 30 de março de 2021]. Disponível em: https://www.sogc.org/en/content/featured-news/SOGC_Statement_on_COVID-19_Vaccination_in_Pregnancy.aspx.

The Community Guide [Internet]. Increasing Appropriate Vaccination. USA: Atlanta (GA); s.d. Update May 2013. [Acesso 2019 ago 23]. Disponível em: https://www.thecommunityguide.org/sites/default/files/assets/What-Works-Vaccines-factsheet-and-insert.pdf.

The Millenium Development Goals Report 2015 [Internet]. New York: United Nations; 2015. [Acesso 2019 ago 23]. Disponível em: https://www.un.org/millenniumgoals/2015_MDG_Report/pdf/MDG%202015%20PR%20Global.pdf.

Vaccines against influenza WHO position paper – November 2012. Wkly Epidemiol Rec. 2012;87(47):461-6.

Van Kerkhove MD, Vandermaele KA, Shinde V, Jaramillo-Gutierrez G, Koukounari A, Donnelly CA, Carlino LO, Owen R, Paterson B, Pelletier L, Vachon J, Gonzalez C, Hongjie Y, Zijian F, Chuang SK, Au A, Buda S, Krause G, Haas W, Bonmarin I, Taniguichi K, Nakajima K, Shobayashi T, Takayama Y, Sunagawa T, Heraud JM, Orelle A, Palacios E, van der Sande MA, Wielders CC, Hunt D, Cutter J, Lee VJ, Thomas J, Santa-Olalla P, Sierra-Moros MJ, Hanshaoworakul W, Ungchusak K, Pebody R, Jain S, Mounts AW. WHO Working Group for Risk Factors for Severe H1N1pdm Infection. Risk factors for severe outcomes following 2009 infienza A (H1N1) infection: A global pooled analysis. PloS Med. 2011;8(7):e1001053.

Wood N, Isaacs D. Hepatitis B vaccination in pregnancy. Expert Rev Vaccines. 2012;11(2):125-7.

Wood N, Quinn HE, McIntyre P, Elliott E. Pertussis in infants: Preventing deaths and hospitalisations in the very young. J Paediatr Child Health. 2008;44(4):161-5.

24

Uso de Drogas Lícitas e Ilícitas na Gravidez

Eliza Maria Tamashiro
Renata de Paula Duarte
Yasmin Abou Zeenni
Renata Cruz Soares de Azevedo

Embora mais frequente nos homens, o transtorno relacionado ao uso de substâncias (lícitas e ilícitas) tem crescido no sexo feminino, com prevalência geral estimada em quase 1 em cada 5 mulheres. Mulheres dependentes de substâncias tendem a sofrer consequências médicas e interpessoais mais graves do que os homens, sua dependência progride mais rapidamente e apresentam diferentes padrões de doenças psiquiátricas comórbidas, com relação bidirecional com o uso de substâncias. Há múltiplas barreiras ao diagnóstico e tratamento eficazes de transtornos por uso de substâncias, incluindo estigmatização, medo de perda da guarda dos filhos, programas de tratamento projetados para homens e escassez de tratamentos, tanto farmacológicos como psicossociais validados empiricamente em mulheres. Embora haja crescente reconhecimento do problema e ampliação da rede de cuidado, o uso de substâncias psicoativas (SPA) apresenta-se como um desafio médico e social, e os padrões de uso das mulheres são cada vez mais semelhantes aos dos homens, tornando este tópico ainda mais relevante na atualidade. Os profissionais envolvidos na linha de cuidado de gestantes e seus bebês desempenham papéis centrais na abordagem do consumo de SPA nesta crucial fase da vida. As medidas podem incluir orientação de pacientes para contracepção e gravidez, fornecimento de educação preventiva sobre o uso de substâncias, aconselhamento de pacientes sobre grupos sociais e de apoio, seguimento pré- e pós-natal cuidadoso e facilitação de encaminhamentos quando necessário.

Segundo Stevens et al. (2009), a partir das décadas de 1960 e 1970, têm-se observado taxas crescentes de consumo de álcool e de outras drogas entre mulheres. No Brasil, estudos epidemiológicos têm apontado aumento na prevalência de uso de SPA, com destaque para crescimento da experimentação de álcool em idades mais precoces e do beber em *binge* (cinco ou mais doses para homens e quatro ou mais doses para mulheres em período de até 2 horas), particularmente no sexo feminino. Dados do II Levantamento Nacional sobre consumo de álcool e drogas, em 2012, apontou que a taxa de uso na vida para o sexo feminino foi de 68,3% para álcool, 12,8% para tabaco, 5,1% para maconha, 1,2% para cocaína e 0,2% para crack.

Mulheres em idade fértil que fazem uso de drogas podem não atentar para uma anticoncepção correta, com risco de engravidarem e manterem o consumo durante a gestação e no período do aleitamento, particularmente entre as adolescentes. O consumo de SPA nestes períodos determina que cuidados especiais devam ser prestados em virtude de particularidades físicas, sociais e mentais da gravidez e puerpério, além das possíveis repercussões no feto.

Apesar da escassez de estudos nacionais no tema, pesquisa realizada em maternidades públicas do Rio de Janeiro por Moraes et al. (2007), encontrou taxa de uso de álcool por gestantes entre 7,3 e 26,1%, variando com o instrumento e critérios utilizados. Em São Paulo, Mistsuhiro et al. (2006) realizaram estudos com adolescentes gestantes detectou 4% de uso de maconha, 1,7% de cocaína e 0,3% de uso de ambas as substâncias, no 3º trimestre de gestação. Dados fornecidos pelo Centro de Atenção Integral à Saúde da Mulher (CAISM)/Unicamp mostram que, no ano de 2012, de 1.285 mulheres que fizeram o pré-natal na instituição, 7,7% afirmaram que fizeram uso de álcool, 13,9% de tabaco e 4,7% de outras drogas durante a gestação.

Portanto, embora para a maioria das mulheres a gravidez opere como motivador para cessação espontânea do uso de SPA, várias mulheres mantêm o consumo, demandando medidas de abordagem específicas para a gravidade do quadro.

Efeitos do uso de SPA na gestação

Tabaco

As consequências deletérias do uso de tabaco na gestação são amplamente conhecidas. Seu uso aumenta o risco de aborto espontâneo, gravidez ectópica, insuficiência placentária, ruptura prematura de membranas, baixo crescimento intrauterino e parto prematuro. Filhos de mães que fumaram durante a gestação podem apresentar maiores chances de malformação congênita nos sistemas cardiovascular, digestivo, musculoesquelético, da face e do pescoço, além de síndrome de morte súbita. Há um aumento do risco de asma e outras doenças respiratórias. Estudos apontam uma relação dose-resposta para risco de malformações congênitas, segundo McLafferty et al. (2016).

Álcool

O álcool consumido na gravidez é rapidamente absorvido para a circulação do feto com grande potencial de danos em função de sua imaturidade tecidual e metabólica. São reportados riscos de baixo crescimento intrauterino, problemas urinários, ósseos, cardíacos, imunológicos, anomalias craniofaciais e no sistema nervoso central (SNC), além de retardo do desenvolvimento neuropsicomotor do recém-nascido. A síndrome alcoólica fetal (SAF) é a manifestação mais grave da exposição intraútero ao álcool, tendo como critérios mínimos para diagnóstico, a presença de retardo de crescimento pré ou pós-natal, comprometimento do sistema nervoso e dismorfismo facial. Observam-se também crianças que foram expostas ao álcool e que apresentam alguns sintomas relacionados a esta exposição (efeitos do álcool no feto – EAF), mas não preenchem critérios para SAF. Patra et al. (2011) aponta que os EAF sejam 3 a 5 vezes mais frequentes do que a SAF. Os transtornos do espectro alcoólico fetal são considerados a causa mais comum e prevenível de deficiência intelectual.

Cocaína/crack

O uso de cocaína em todas as suas formas (inalada, injetável e fumada-crack) está associado a várias consequências nocivas relacionadas à substância em si, acrescida dos prejuízos referentes à forma de uso, com destaque para repercussões respiratórias referentes ao uso inalado, infecciosas e overdose ao uso injetável e pulmonares em decorrência do uso de crack, além dos riscos cardiovasculares em todas as formas de uso. Gestantes que fazem uso de cocaína têm maior risco de abortos espontâneos, descolamento prematuro de placenta, ruptura prematura de membranas e parto prematuro. Há dados controversos sobre maior chance de fetos com baixo crescimento intrauterino e risco de defeitos congênitos (malformações cerebrais e anormalidades cardíacas), segundo Gopman et al. (2014) e Hollbrook et al. (2014).

Maconha

As informações relativas ao impacto do uso de maconha durante a gestação são controversas, com alguns estudos relatando um maior risco de parto prematuro, restrição de crescimento e baixo peso do recém-nascido, mas não confirmados por outros estudos. Há uma associação da exposição à *cannabis* na gravidez com natimortos, discretos distúrbios neurocomportamentais, incluindo alteração no ciclo sono-vigília e diminuição das funções cognitivas. Um grande estudo longitudinal encontrou uma maior hiperatividade e impulsividade, além de déficit de atenção a partir da infância.

Considerando-se que ela ultrapassa a barreira placentária, tem sido associada a restrição de crescimento fetal, nascimento pré-termo, natimortos, hiperatividade, prejuízos cognitivos e mudanças em receptores dopaminérgicos, embora haja confundidores e grande heterogeneidade dos estudos, a recomendação é de que as mulheres devem ser orientadas a não usar maconha na gestação.

Amamentação

Sabe-se que as SPA passam para o leite materno em maiores ou menores quantidades de acordo com a substância. A maconha, por exemplo, por ter seu principal composto psicoativo (tetra-hidrocannabinol-THC) altamente lipossolúvel, é excretado no leite em doses moderadas. De acordo com Metz et al. (2015), o uso crônico pela mãe faz o THC se acumular em altas concentrações, podendo causar sedação, letargia, fraqueza e diminuição das mamadas pelo lactente. Não é somente a dose de SPA a que o lactente é exposto que deve ser considerada, mas também a sua menor capacidade de a metabolizar em relação a um adulto.

No caso da exposição do recém-nascido ao álcool, o lactente pode apresentar retardo do desenvolvimento motor e mudanças no padrão do sono; a cocaína pode resultar em um quadro de irritabilidade, tremores, dilatação pupilar e aumento da frequência cardíaca; e o tabaco aumenta cólicas e a propensão às infecções respiratórias, assim como acarreta menores taxas de saturação de oxigênio logo após a mamada. Porém, mesmo considerando esses dados quanto ao uso de SPA na amamentação, Fríguls et al. (2010) questionam os riscos e benefícios de interrompê-la, com a busca por estratégias alternativas para minimizar os seus efeitos adversos.

Detecção do uso de SPA por gestantes

Vários fatores dificultam a detecção e consequente abordagem do uso de SPA entre gestantes, entre eles a subnotificação por parte das gestantes, que desconhecem o risco do uso na gravidez e que temem o julgamento dos profissionais e da sociedade. Outro fator relevante é o questionamento de uma forma que as pacientes percebam como inadequado, visto que o uso de drogas mobiliza nos profissionais de saúde sentimentos adversos que podem ensejar uma abordagem inapropriada.

Uma equipe treinada com métodos reconhecidamente eficazes para detectar e abordar gestantes em uso de SPA, assim como a divulgação de informações para pacientes e profissionais, pode favorecer a diminuição ou cessação desse uso.

Moraes et al., em 2005, avaliou vários instrumentos padronizados para a detecção de uso de SPA como o T-ACE e o TWEAK, que, embora tenham uma performance aceitável em gestantes, limitam-se à detecção do uso nocivo de álcool por elas. Já o 4Ps plus é um instrumento que abrange outras drogas, porém com uma baixa a moderada especificidade, e o ASSIST é um instrumento padronizado pela Organização Mundial da Saúde (OMS) que consiste de 10 perguntas, que podem ser aplicadas a qualquer população e com o uso de qualquer substância, facilitando o seu uso por diversos profissionais em diferentes contextos.

Abordagem e tratamento

Diversas formas de intervenções e abordagens para quadros de dependência química foram desenvolvidas, entre elas o modelo da entrevista motivacional (EM), desenvolvido originalmente pelos psicólogos Willian Miller e Stephen Rollnick na década de 1980, que tem por objetivo evocar as motivações internas de pacientes, promovendo mudanças comportamentais visando a melhora de sua saúde. Embora os resultados com gestantes adultas sejam controversos, estudos realizados por Haug et al., em 2014, observaram que estas estratégias parecem ser bem sucedidas com adolescentes, principalmente grávidas, pois enfoca o desenvolvimento da autonomia e reconhecimento das próprias capacidades.

Outra forma de abordagem é o modelo de intervenção breve (IB), desenvolvido inicialmente para diminuir o consumo de álcool, que busca avaliar, motivar e negociar metas de tratamento por intermédio de uma intervenção psicossocial com duração de 5 a 45 minutos. Estudo com IB em gestantes usuárias de álcool apontou maior taxa de abstinência nestas, com impacto nos fetos que nasceram com melhor peso e menor taxa de mortalidade, mostrando ser uma intervenção que pode ser amplamente utilizada, em especial por clínicos, com bons resultados.

Em pesquisa realizada por Tamashiro et al., em 2015, com gestantes em acompanhamento pré-natal no Centro de Atenção Integral à Saúde da Mulher (CAISM)/Unicamp, verificou-se uma porcentagem relevante de mulheres que interromperam espontaneamente o uso de álcool (50%), de maconha (45%) e de tabaco (12,5%) ao saberem da gravidez. Taxas semelhantes a estudo australiano, que encontrou cessação espontânea do uso na gestação em 60% das usuárias de álcool, 40% das de maconha e 20% das de tabaco. Esses números reforçam a ideia de que a gravidez possa ser um fator motivador para a diminuição ou cessação do uso de drogas, parecendo ser um momento propício para que as mulheres recebam intervenções que as esclareçam sobre o uso de SPA e suas possíveis consequências, além de serem ofertados tratamentos e acompanhamentos para as que apresentarem dificuldade na cessação.

Neste mesmo estudo no CAISM-Unicamp, Tamashiro et al. realizaram intervenções motivacionais (IM) baseadas em EM ou IB, às usuárias de SPA que se mantiveram usando, e obteve-se significativa cessação de uso de álcool (79%) e maconha (70%). Embora o número de tabagistas que interromperam o hábito de fumar não tenha sido estatisticamente significativo, essas mulheres mostraram-se sensíveis a IM e conseguiram, se não cessar, diminuir de forma expressiva a quantidade de cigarros até o final da gravidez.

Considerações finais

Sabe-se que abordagens inadequadas, dificuldade para estabelecer vínculos de confiança com os profissionais, receio de estigmas sociais e de consequências legais fazem gestantes usuárias de SPA terem maiores dificuldades em receber cuidados apropriados. Evitar juízo de valores e coação, associado à psicoeducação com técnicas motivacionais, permitem mudanças de comportamentos mais efetivas.

Os profissionais em contato com a gestante durante o pré-natal têm uma posição privilegiada para promover reflexões sobre o uso de SPA, além da aceitação para buscar tratamento. A avaliação de comorbidade e a necessidade de uso de psicofármacos devem ser consideradas, pesando-se os riscos e benefícios.

Saber a respeito das possíveis consequências do uso de SPA na gestação à saúde física e mental do binômio mãe-bebê, incluindo riscos teratogênicos, impactos na evolução da gravidez e parto, até as condições do recém-nascido, seu desenvolvimento e amamentação permite melhor esclarecimento e possibilidades de intervenções com potencial de importante benefício para a mãe e seu filho.

LEITURAS COMPLEMENTARES

Connery HS, Rayburn WF. Substance abuse during pregnancy. Obstet Gynecol Clin North Am. 2014 Jun;41(2):xiii-xiv. Doi: 10.1016/j.ogc.2014.02.003. Epub 2014 Mar 27. PMID: 24845495.

Fríguls B, Joya X, García-Algar O, Pallás CR, Vall O, Pichini S. A comprehensive review of assay methods to determine drugs in breast milk and the safety of breastfeeding when taking drugs. Anal Bioanal Chem 397:1157–1179, 2010.

Gopman S. Prenatal and postpartum care of women with Substance Use Disorder. Obstet Gynecol Clin N Am. 2014;41:213-28.

Haug NA, Duffy M, McCaul ME. Substance Abuse Treatment Services for Pregnant Women. Psychosocial and Behavioral Approaches. Obstet Gynecol Clin N Am. 2014;41:267-96.

Holbrook DB, Rayburn WF. Teratogenic Risks from Exposure to Illicit Drugs. Obstet Gynecol Clin N Am. 2014;41:229-39.

Lamy S, Laqueille X, Thibaut F. Consequences of tobacco, cocaine and cannabis consumption during pregnancy on the pregnancy itself, on the newborn and on child development: A review. Encephale. 2015;41(1):S13-20.

Laranjeira R et al. II Levantamento Nacional de Álcool e Drogas (LENAD) – 2012. São Paulo: Instituto Nacional de Ciência e Tecnologia para Políticas Públicas de Álcool e Outras Drogas (INPAD) da Universidade Federal de São Paulo (Unifesp); 2014.

McLafferty LP, Becker M, Dresner N, Meltzer-Brody S, Gopalan P, Glance J et al. Guidelines for the Management of Pregnant Women With

Substance Use Disorders. Psychosomatics. 2016 Mar-Apr;57(2):115-30. Doi: 10.1016/j.psym.2015.12.001. Epub 2015 Dec 3. PMID: 26880374.

Metz TD, Stickrath EH. Marijuana use in pregnancy and lactation: A review of the evidence. Am J Obstet Gynecol. 2015;213(6):761-80.

Morais CL, Vielhas EF, Reichenham ME. Assessing alcohol misuse during pregnancy – evaluating psychometric properties of the CAGE, T-ACE, TWEAK in Brazilian setting. J Stud Alcohol. 2005;66(2) 167-73.

Patra J, Bakker R, Irving H, Jaddoe VWV, Malini S, Rehm J. Dose response relationship between alcohol consumption before and during pregnancy and the risks of low birthweight, preterm birth and small for gestational age (SGA) – A systematic review and meta-analyses. BJOG An International Journal of Obstetrics and Gynaecology; 2011.

Silva CJ, Miguel AQC. Intervenção Breve. In: Diehl A et al. Dependência Química: Prevenção, tratamento e políticas públicas. Porto Alegre: Artmed; 2011. p.242-51.

Tamashiro EM. Detecção e seguimento de gestantes usuárias de drogas psicoativas. Dissertação (mestrado). Campinas: Universidade Estadual de Campinas, Faculdade de Ciências Médicas; 2015.

Tamashiro EM, Milanez HM, Azevedo RCS. Because of the Baby: reduction on drug use during pregnancy. Rev. Bras. Saúde Mater. Infant. 2020;20(1):313-17.

25

Métodos Ecográficos de Avaliação de Vitalidade Fetal

Kleber Cursino

Existe uma condição singular na medicina, na qual nossa assistência é dirigida a dois indivíduos ao mesmo tempo: a gravidez. Conciliar a preservação da saúde de ambos, mãe e feto, exige uma cuidadosa e profunda propedêutica para a melhor tomada de decisões. Os profissionais focados em se dedicar ao cuidado desse binômio, mãe e feto, têm uma grande missão, conforme sugere os ensinamentos de Eduardo Gaspar "(...) o cuidado com a gestante reflete o grau de civilização e moral de um povo, pois revela o zelo que se tributa à mãe e ao futuro cidadão, finalidade suprema da política social de todos os tempos".

O primeiro desafio é categorizar a gestação de risco habitual ou em de alto risco. Uma gestação de alto risco, definida por Caldeyro-Barcia, é "aquela na qual a vida ou a saúde da mãe e/ou do feto e/ou do recém-nascido têm maiores chances de serem atingidas que as da média da população considerada".

Apesar do grande investimento em pesquisas para o desenvolvimento de um sistema de pontuação e um algoritmo para classificar gestações em alto risco ou de risco habitual, os resultados são frustrantes. Nenhuma classificação foi totalmente eficaz em predizer complicações e desfecho desfavorável da gestação, de forma acurada.

Há fatores de risco conhecidos na população; os mais comuns devem ser identificados de forma ativa nas gestantes, servindo como um alerta para a equipe de saúde multidisciplinar que pode estabelecer uma vigilância e propedêutica pertinentes a fim de identificar o surgimento de possíveis complicações maternas ou fetais. Situações que possam representar risco à gestação podem necessitar da avaliação de especialistas e devem ser encaminhadas a um seguimento em pré-natal de alto risco.

É um desafio identificar todos os aspectos que afetam as estratégias para rastrear gestações de alto risco, pois as variações fenotípicas dos fetos podem interferir, por exemplo, em resultados de triagem de restrição de crescimento. Para oferecer uma assistência pré-natal adequada, é necessária a adoção de medidas que envolvam uma propedêutica especializada, disponível em cada região, e que atendam aos requisitos mínimos estabelecidos nos protocolos já consolidados na literatura médica para cada situação de risco.

O manejo da gestação, a definição da via de parto e o momento da interrupção dependerão de um equilíbrio entre riscos fetais e maternos, dos recursos disponíveis para monitorar o trabalho de parto, do suporte neonatal e do desejo dos pais.

Indicações para avaliação da vitalidade fetal

Ao iniciar um acompanhamento pré-natal, é consenso salientar a importância de uma avaliação precisa da idade gestacional. Todos os parâmetros para interpretação dos achados clínicos, métodos biofísicos de avaliação da vitalidade fetal e tomada de decisões dependem da datação da gravidez. Por exemplo, é imprescindível esse conhecimento para determinar se a gravidez apresenta uma complicação como restrição do crescimento fetal (RCIU) com peso abaixo do percentil 10º ou de feto grande, com peso acima do percentil 90º (GIG), ou ainda se está adequado (AIG), tratando-se de um erro na datação; e mesmo porque a idade gestacional pode modificar os parâmetros de interpretação de algumas provas de vitalidade, como as da cardiotocografia. E, ainda, é fundamental a definição da idade gestacional segura para definir a necessidade de avaliação naquele momento, principalmente na periviabilidade fetal. De maneira geral, a avaliação da vitalidade só deve ser realizada em situações nas quais, se necessária uma resolução da gestação, haja probabilidade de sobrevida do feto.

Devemos averiguar a consistência da estimativa da idade gestacional confrontando a data da última menstruação

(DUM), a regularidade dos ciclos menstruais, definir se a paciente realizou ultrassonografia precoce no 1º trimestre que segue sendo a melhor época para datação; ainda devemos avaliar a data provável da concepção, o seguimento de altura uterina pelos exames clínicos seriados e as avaliações laboratoriais realizadas que auxiliem a datação como a titulação do HCG. Uma vez determinada a idade gestacional, esta não deverá ser redatada posteriormente e, qualquer exame que seja realizado futuramente, deve servir apenas para avaliar o desenvolvimento da gestação e as condições fetais, e não a idade gestacional; caso contrário, deixaremos de identificar possíveis condições patológicas, incluindo desvios do crescimento fetal.

A maioria das condições que podem comprometer a vitalidade fetal converge para um ganho do peso e crescimento anormais do feto, demonstrando comprometimento da função placentária. Os métodos que avaliam a vitalidade fetal têm como grande objetivo a busca por uma melhor vigilância e um melhor resultado perinatal, definindo as condições em que a situação intrauterina permaneça segura.

Métodos suplementares para avaliação da vitalidade fetal

Cardiotocografia

A cardiotocografia (CTG) ou monitorização fetal eletrônica é um método muito empregado para a avaliação e vigilância do bem-estar fetal. É uma análise de registros gráficos da frequência cardíaca fetal (FCF) e das contrações uterinas.

Neste livro há um capítulo dedicado a este método. Vamos, aqui, abordar apenas as informações importantes que compõem as notas do perfil biofísico fetal (PBF).

A CTG é considerada com padrão adequado e tranquilizador quando ocorrem dois episódios de aumento de 15 batimentos com duração de 15 segundos (acelerações transitórias) em 20 minutos de registro, na frequência cardíaca fetal. Nesta condição, é muito baixo ou praticamente nulo o risco de hipoxemia, indicando que o sistema nervoso autônomo fetal está preservado e bem oxigenado. Quando uma CTG apresenta ausência de reatividade, ela pode estar associada a uma ampla faixa de valores de pH fetal (Devoe et al., 1990).

A avaliação da CTG convencional ou visual pode considerar: o padrão da onda, a linha de base da frequência cardíaca fetal, a variabilidade, a presença de acelerações e suas relações com movimentos fetais, além da presença de contrações uterinas ou de desacelerações espontâneas, associadas ou não à movimentação fetal. Relações negativas, menores do que 80%, podem indicar uma perda de integridade das funções cerebrais fetais.

Com base nos parâmetros de maior concordância interobservador, temos um critério simplificado de análise que facilitará a classificação e pontuação: observação da linha de base, das acelerações transitórias, das desacelerações e da reatividade a estímulos auditivos (Grivell et al., 2015; Kidd et al., 1985; Flynn et al., 1982). A cardiotocografia computadorizada (cCTG), com traçado apresentado na Figura 25.1, fornece alguns dados que se propõem a reduzir a subjetividade na análise dos traçados, objetivando diminuir a frequência de falso-positivos na identificação do comprometi-

mento fetal. Devemos recordar que a cardiotocografia é um excelente método para definição do feto saudável, ou seja, quando o traçado está normal, o feto está em boas condições. Entretanto, como ela pode ser influenciada por diversos fatores maternos, fetais e ambientais, a presença de um traçado alterado nem sempre representa feto em situação de hipoxemia ou hipóxia. Nessas situações, a análise de outros métodos de avaliação do bem-estar fetal será fundamental para evitar condutas intempestivas, às vezes iatrogênicas.

Quando avaliamos os diferentes parâmetros da cardiotocografia na predição da acidose fetal, observamos que, para acidemia (pH < 7,20) na artéria do cordão umbilical ao nascimento, o melhor parâmetro é a variabilidade de curto prazo (VCP) menor do que 3,5 ms na cardiotocografia computadorizada (cCTG). Um algoritmo baseado no software Dawes-Redman compõe a análise da cCTG e é também um bom preditor de acidemia fetal. Os pontos de corte de normalidade da VCP podem ser arbitrados como normal se > 3,5 ms antes de 29 semanas e > 4 ms posteriormente (Tabela 25.1). Esses valores foram estabelecidos em virtude da constatação de maior VCP com o aumento da idade gestacional.

Tabela 25.1. Avaliação simplificada das variáveis e valores de corte da cardiotografia convencional e computadorizada para análise do bem-estar fetal.

Linha de base Normal Bradicardia Taquicardia	Entre 110 e 160 bpm abaixo de 110 bpm acima de 160 bpm
Acelerações transitórias Reativa em 20 minutos registro	≥ 15 bpm e duração de 15 segundos
Variabilidade de curto prazo Antes de 29 semanas normal Mais que 30 semanas normal	> 3,5 ms > 4 ms
Desacelerações Precoces, tardias ou variáveis (Retorno a linha de base superior 2 minutos)	> 15 bpm
Reatividade aos estímulos auditivos Reativo Hiporreativo Não reativo	> 20 bpm e mais 3 minutos < 20 bpm ou menos 3 minutos Sem variação na linha base

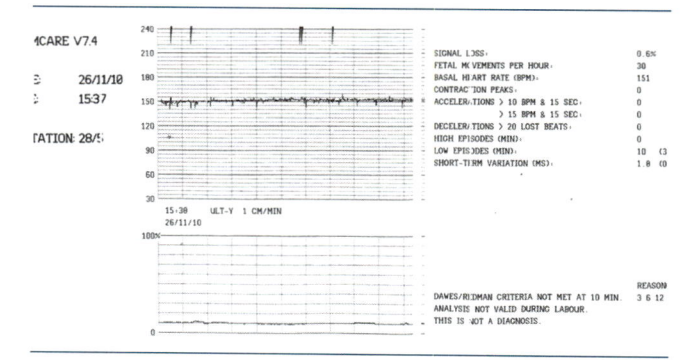

Figura 25.1. Registro de CTG computadorizada apresentando traçado com variabilidade de curto prazo de 1.0, indicando comprometimento das reservas fetais.

Fonte: Cortesia do Professor Omar Latif.

Métodos ecográficos de avaliação da vitalidade fetal

O desenvolvimento da ultrassonografia e de suas aplicações técnicas em medicina remontam ao período entre guerras, com a utilização de sonares utilizados na detecção de submarinos e de cardumes na pesca industrial, tornando-se disponível para uso médico em 1970; a partir de então, passaram a desempenhar uma arma científica revolucionária na avaliação da vitalidade fetal.

Com o uso da ultrassonografia na monitorização do feto, desde sua movimentação corpórea como respiratória, sua posição, estudo da anatomia fetal, avaliação do volume do líquido amniótico e da maturidade placentária, melhores resultados perinatais passaram a ser obtidos, e a ultrassonografia se tornou instrumento imprescindível no acompanhamento da gravidez.

Perfil biofísico fetal

O perfil biofísico fetal (PBF) foi inicialmente descrito, na década de 1980, por Manning et al., tentando definir parâmetros biofísicos fetais que conseguissem identificar situações associadas a comprometimento da vitalidade fetal e presença de hipóxia. Assim, a observação de movimentos corpóreos e respiratórios fetais, a presença de tônus, a avaliação do volume de líquido amniótico e a cardiotocografia fetal reunidas constituem atividades biofísicas dinâmicas fetais adequadas para um formato clinico aplicável na prática (Tabela 25.2). Essa aplicação começou a ser utilizada por Manning na década de 1980.

Tabela 25.2. Parâmetros do perfil biofísico fetal.

Parâmetro	Descrição normal
Movimentação fetal	3 em 30 minutos
Movimento respiratório	1 de 30 segundos em 30 minutos
Tônus	1 movimento de flexão e extensão
Líquido amniótico	1 bolsão de 20 mm
Cardiotocografia	2 AT 15 bpm/15 segundos em 30 minutos

Fonte: Manning, 1980.

Assim, no PBF, ao apresentar movimentos corpóreos e respiratórios, preservação do tônus e reatividade cardíaca aos movimentos, o feto recebe 2 pontos para cada item; da mesma forma, se apresentar líquido amniótico com um bolsão maior do que 20 mm, também recebe 2 pontos. Caso esses critérios não sejam cumpridos, não recebe pontos (escore zero) (Tabela 25.3). A aplicação clínica do PBF é a de diagnosticar a presença ou a ausência de hipóxia fetal, sendo útil não só para reconhecer o risco como também para categorizar o grau deste risco de vitalidade fetal comprometida.

A relação entre as variáveis biofísicas e o pH fetal é evidente e cada componente analisado é afetado de forma independente pela hipoxemia (Vintzileos et al., 1991; Ribbert et al., 1990). O tônus, movimentos corporais, movimentos respiratórios, índice do líquido amniótico e reatividade da frequência cardíaca podem ser considerados de forma combinada, como um sistema de pontuação composto capaz de predizer o pH fetal e o resultado perinatal.

Tabela 25.3. Resultados neonatais de acordo com resultado do PBF.

Valor do PBF	Interpretação PBF	Evolução perinatal
≥ 8	Normal	Bom prognóstico em 100% dos casos
6	Suspeito	Sofrimento fetal em 20% dos casos
2 a 4	Alterado	Sofrimento fetal em 100% dos casos
0	Muito alterado	Óbito neonatal em 57%

Fonte: Manning, 1993.

O conceito de hipoxemia gradual, descrito pela primeira vez por Vintzileos, demonstra que as alterações das atividades biofísicas são reguladas por centros específicos do sistema nervoso central (SNC) e evidencia que os parâmetros biofísicos, principalmente a perda de tônus e movimento, têm uma correlação fidedigna com o pH, mais do que os parâmetros do Doppler: a perda do tônus fetal está associada a um pH < 7. Esta relação é observada sistematicamente, independentemente da patologia de base, em qualquer idade gestacional até o termo (Flynn et al., 1982; Grivell et al., 2015). Um perfil biofísico fetal (PBF) anormal, com notas menores ou igual a 4, está associado a uma média do pH menor do que 7,20 e uma nota menor do que 2 tem uma sensibilidade de 100% para acidemia.

Um dos estudos recentes sobre fetos com RCIU e prematuros extremos ou prematuros apresentou resultados preocupantes com uma taxa de falso-positivos na análise do perfil biofísico fetal alta: 23% dos casos com morte fetal intrauterina tinham uma nota no PBF > 6 e 11% no grupo com PBF > 8. Uma metanálise não mostrou benefício significativo do PBF em gestações de alto risco, sendo questionável seu uso quando há a disponibilidade do Doppler e da cardiotocografia computadorizada (CTGc) ou de ambos. A melhor atuação será a partir da sua combinação para formular um escore composto que possa predizer melhor o pH ao nascimento.

Partindo do princípio que existe uma grande variação entre as causas e a evolução clínica, é razoável aceitar a necessidade de testes integrados à utilização de apenas uma modalidade de vigilância. É um grande desafio implantar de forma sistemática a vigilância combinada utilizando cardiotocografia computadorizada e Doppler, pois a cCTG não está amplamente disponível, comparada com o Doppler e o perfil biofísico fetal.

Doppler

A ultrassonografia pode ser utilizada tanto para produzir imagens como para construir gráficos tempo-dependente: o efeito Doppler. A diferença é que o retorno das ondas enviadas é convertido pelo transdutor em sinais gráficos ou índices de cor. As ondas enviadas pelos transdutores têm sua velocidade conhecida e permanecem mais ou menos constante no tecido. Ao se depararem com algo em movimento, as hemácias dentro dos vasos, há uma mudança na frequência da onda refletida: o efeito Doppler. Podemos calcular essa diferença conhecendo a frequência emitida, a velocidade do fluxo no vaso, a velocidade modificada de retorno ao bater nas hemácias e o cosseno do ângulo do vaso em estudo (Figura 25.2).

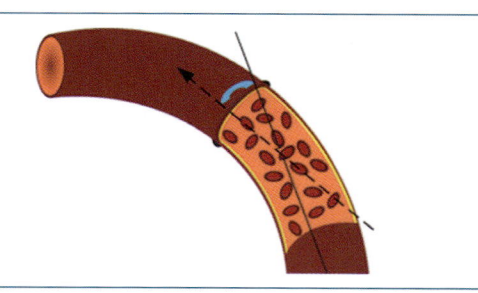

Figura 25.2. Representação de um vaso sanguíneo, sentido do fluxo, direção do Doppler e o cosseno do ângulo entre eles.
Fonte: Desenvolvida pela autoria.

As ondas emitidas, ao retornarem, produzem uma onda espectral de fluxo (quantitativo) ou mapa de cor (qualitativo). No gráfico, a linha vertical representa a variação da frequência, e a horizontal representa variação do tempo entre dois ciclos cardíacos. Assim, o pico de velocidade corresponde à sístole e a mais baixa, à diástole. A impedância que o vaso encontra à frente determinará essas velocidades. Importante para interpretar os achados é observar que, ao estudar um vaso, estamos estudando o leito vascular para onde ele está direcionado. Assim, ao estudar a artéria umbilical, estamos estudando a placenta do lado fetal, no estudo da artéria cerebral estamos avaliando o cérebro fetal, a avaliação do ducto venoso representa o átrio direito e, na análise da artéria uterina, estamos avaliando a placenta pelo lado materno.

Outro ponto importante é que a velocidade real de retorno pode não ser corretamente aferida por depender de outros fatores como o ângulo de insonação; por isso trabalhamos com índices que anulam esse viés. Uma exceção é a velocidade na artéria cerebral média, relacionada à anemia e à vitalidade fetal, descrita por Mari et al., que deve ser reproduzida com rigor no posicionamento e ângulo de insonação, pois precisamos do valor absoluto da velocidade no vaso para se ter segurança da sua normalidade ou não.

Dentro do contexto de avaliar o comportamento fetal pela ultrassonografia, com o objetivo de avaliar a função placentária e a resposta fetal à hipóxia, tem-se utilizado o estudo da circulação uteroplacentária, fetoplacentária e fetal. Na Obstetrícia, o Doppler é um recurso importante para estudar o fluxo sanguíneo materno-fetal ou feto-materno, órgãos e estruturas fetais. A dopplervelocimetria mede a impedância vascular, por meio da análise do perfil de velocidade do fluxo sanguíneo nos vasos. Para tanto, são utilizados os índices de pulsatilidade, de resistência e a relação sístole/diástole, entre outros.

Pode ser aplicado em diferentes situações para rastrear ou monitorar a vitalidade fetal: anemia fetal, hipoxemia, insuficiência placentária, hipertensão e diabetes gestacional, além de outras condições patológicas.

Doppler da artéria umbilical

A artéria umbilical apresenta fluxo de baixa impedância, não oferecendo resistência ao fluxo até a placenta. Com a maturação placentária, há um aumento das vilosidades terciárias, diminuindo ainda mais a impedância, e aumentando o fluxo placentário, mesmo na diástole. Essa característica é importante para essa fase final em que o feto aumenta suas reservas e se prepara para o nascimento. O fluxo

pode ser medido em qualquer local no cordão, embora exista uma diminuição da impedância desde sua emergência nas artérias ilíacas do feto até a placenta: essa diferença não tem um significado clínico. Em nosso serviço CAISM-Unicamp, adotamos, sempre que possível, obter o fluxo em alça livre do cordão (Figura 25.3). Medidas próximas à placenta podem deixar de fora da análise condições como compressões do cordão ou nós verdadeiros (Figura 25.4).

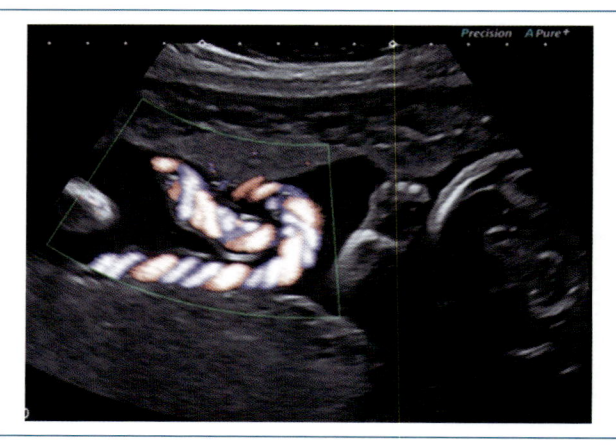

Figura 25.3. Visão ecográfica de uma alça livre de cordão ao Doppler colorido para obter amostra do Doppler pulsado.
Fonte: Acervo da autoria.

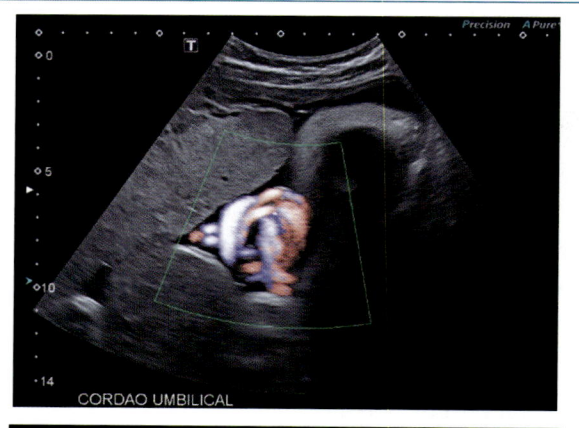

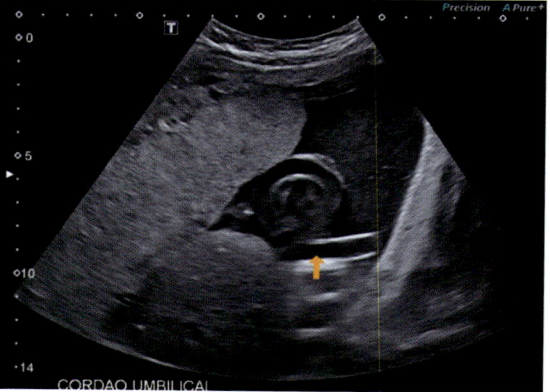

Figura 25.4. Nó verdadeiro de cordão evidenciado com a realização de Doppler colorido e também modo B.
Fonte: Acervo da autoria.

Patologias placentárias com obliteração das arteríolas podem comprometer o fluxo, pelo aumento da impedância. Doenças maternas como hipertensão, diabetes, trombofilias e lúpus, entre outras, podem provocar lesões do estroma vascular, capilares vilosos, atraso na maturação das vilosidades etc. Doenças obstrutivas comprometem o fluxo com diminuição progressiva do fluxo diastólico final e consequente alteração dos índices de pulsatilidade, índice de resistência até diástole zero ou reversa (Figuras 25.5 e 25.6).

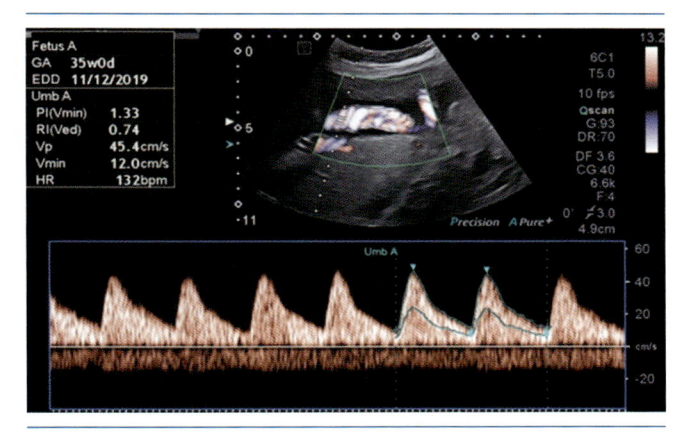

Figura 25.5. Doppler realizado em alça livre com IP e IR acima do p95º em gestação de 35 semanas.
Fonte: Acervo da autoria.

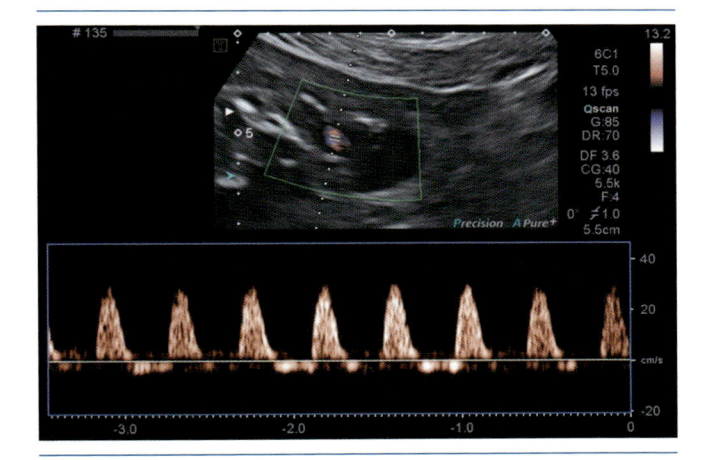

Figura 25.6. Doppler com diástole zero e fluxo reverso intermitente.
Fonte: Acervo da autoria.

No entanto, a complexa relação entre efeitos hemodinâmicos, quantidade de tecido placentário ativo, metabolismo e equilíbrio ácido base dificultam uma leitura direta dos resultados quantitativos, expressos pelos índices, ou qualitativos representados pelos índices de cor.

É consenso na literatura que a dopplervelocimetria na artéria umbilical (AU) pode não refletir de maneira confiável os sinais de insuficiência placentária e, portanto, não predizer com segurança razoável os resultados adversos em gestações complicadas com restrição de crescimento fetal de início tardio, por exemplo. Embora a maioria desses casos apresente sinais histológicos de fluxo placentário reduzido, com oclusões vasculares ou hipoplasia das vilosidades coriônicas, esses achados não se traduzem em alterações no Doppler da AU. Modelos experimentais demonstraram que as alterações na AU surgem somente após um comprometimento extenso da placenta. É possível detectar alterações no final da diástole umbilical quando há 30% de comprometimento da vascularização nas vilosidades coriônicas do feto. Quando é observada diástole zero ou inversão da onda, o comprometimento do leito vascular é de 60 a 70% (Wilcox et al., 1989; Adamson et al., 1990; Morrow et al., 1989) (Figura 25.7).

Deste modo, a dopplervelocimetria da AU isolada não é um parâmetro sensível para rastreio de vitalidade em fetos com restrição tardia; medidas de Doppler de outros vasos são necessárias para refletir melhor a adaptação fetal à insuficiência placentária. A avaliação da artéria cerebral média (ACM) nestes casos pode ajudar no diagnóstico.

As restrições de crescimento fetal de início precoce podem ter alterações hemodinâmicas nas artérias uterinas, umbilicais e cerebrais, enquanto as de início tardio não estão associadas a uma progressão de alterações hemodinâmicas; apenas excepcionalmente apresentam alterações de Doppler na AU ou no DV. No entanto, a progressão para comprometimento fetal grave e até a morte podem ocorrer rapidamente. Isso pode ser explicado pela menor tolerância à hipóxia do feto a termo em comparação com o feto prematuro e a presença mais frequente das contrações uterinas na gestação de termo.

Evidências de modelos animais mostram que o prolongamento da gravidez gera uma restrição significativa de crescimento de até 14% do peso fetal e hipóxia secundária à perda placentária, sem qualquer comprometimento no fluxo sanguíneo fetoplacentário e, ainda, sem modificar a impedância no leito placentário, por não ter um processo obstrutivo. Essa descoberta valida a incapacidade do Doppler da AU em monitorar com segurança esses fetos.

As evidências existentes não são conclusivas com relação à capacidade da realização rotineira do Doppler da AU em populações de baixo risco em trazer benefícios para a mãe ou feto. Estudos com foco em mortes potencialmente evitáveis devem nortear os novos trabalhos projetados para abordar pequenas mudanças no resultado perinatal.

Portanto, a estratégia no manejo da vigilância da vitalidade fetal é essencialmente uma avaliação de riscos. Se aceitarmos que a condição de baixo risco e de alto risco pode mudar após um diagnóstico inicial, é razoável aceitar a recomendação de controles programados da biometria e do Doppler, em associação com parâmetros de CTG e PBF.

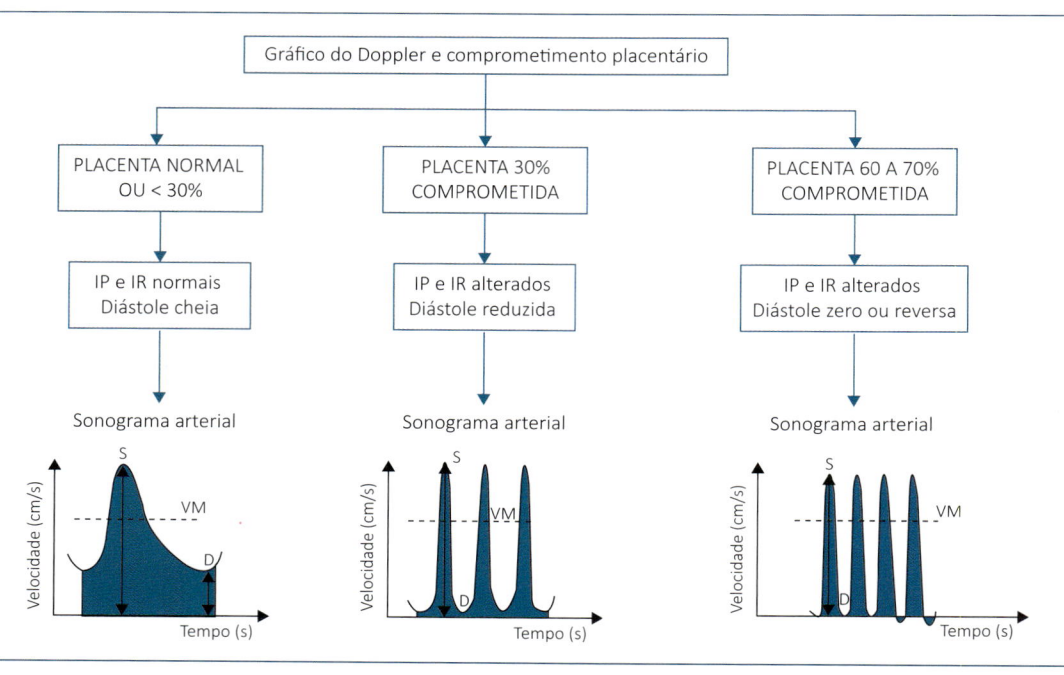

Figura 25.7. Representação entre os índices do Doppler e morfologia das ondas com o grau de comprometimento da placenta.
Fonte: Adaptada de Wilcoxet et al., 1989.

Doppler da artéria cerebral média

A artéria cerebral média direita ou esquerda são os ramos de maior calibre provenientes do polígono de Willis, que está na base do cérebro e são responsáveis por 80% do fluxo cerebral. É facilmente observado ao color-Doppler no plano transverso do polo cefálico e o ângulo do feixe de ultrassonografia é quase sempre paralelo, com ótima aferição da velocidade do fluxo. Isso confere índices fidedignos com a real velocidade do sangue, o que pode ser usado para o estudo de anemia fetal (Figura 25.8).

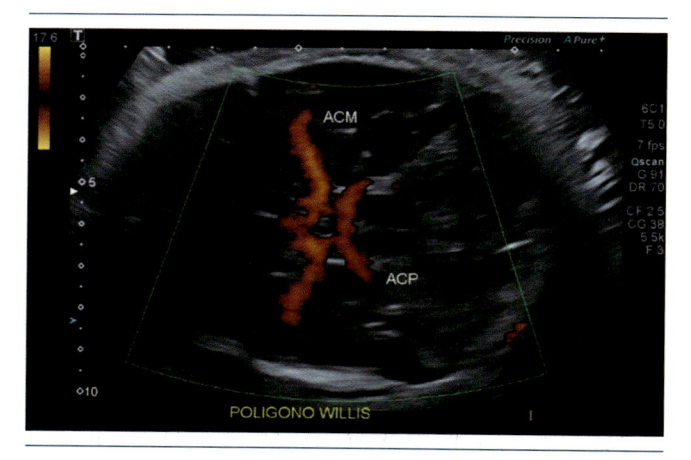

Figura 25.8. Ultrassonografia no plano transversal na base do crânio apresentando o polígono de Willis e artérias cerebrais média e posterior.
Fonte: Acervo da autoria.

Em condições de hipoxemia secundária à insuficiência placentária, adaptações fisiológicas desviam o fluxo de sangue oxigenado para os órgãos vitais como o cérebro, coração e adrenais. Essa adaptação é denominada centralização do fluxo sanguíneo em detrimento, pela vasoconstrição, da chegada de sangue aos órgãos considerados menos vitais. No estudo dessa redistribuição hemodinâmica, a avaliação da artéria cerebral média, por meio do Doppler, tem sido o parâmetro mais estudado. Recentes estudos demonstraram que, entre 15 e 20% dos fetos PIG a termo com Doppler normal na AU, apresentam impedância reduzida no Doppler da ACM. Esse achado está associado a pior resultado perinatal e comprometimento neurológico nos extremos da vida. Além disso, demonstrou-se que a relação cérebro placentária, divisão do índice de pulsatilidade (IP) da ACM pelo IP da AU, é mais sensível para identificar hipoxemia do que suas variáveis individuais e se correlaciona melhor com os resultados adversos (cérebro-placentária = artéria cerebral-artéria umbilical).

Como as alterações vão em direções opostas, ACM com impedância reduzida e AU com impedância aumentada, a relação entre elas expressa melhor a condição de hipoxemia progressiva. Para Ferrazzi (2002), a razão umbilicocerebral discriminaria melhor as faixas de risco em uma situação de hipóxia fetal progressiva, por tender ao infinito. No entanto, a maioria das publicações prefere usar a razão cérebro-placentária e não a umbilicocerebral, sem uma vantagem evidente de uma sobre a outra.

A dilatação dos vasos cerebrais faz diminuir o IP, visando poupar o cérebro, em uma resposta adaptativa à hipoxemia fetal, como observado em situações de restrição do crescimento fetal (Stampalija et al., 2017; Frusca et al., 2018; Bonnin et al., 1992; Bilardo et al., 1990). Apesar da vasodilatação atuar como efeito protetor do cérebro frente à hipoxemia fetal, ela é um sinal de alerta importante e pode estar associada a um risco aumentado para comprometimento do desenvolvimento neurológico, tanto em gestações a termo quanto em prematuros (Meher et al., 2015; Kiatsuda et al., 2019).

É fácil aceitarmos que vasodilatação cerebral seja uma adaptação protetora para o feto, podendo ficar alterada por semanas antes que o feto apresente um comprometimento maior; a sua presença é um sinal de hipoxemia e pode estar associada a danos cerebrais (Meher et al., 2015; Mari et al., 2015).

É importante salientar que as medidas do Doppler nas artérias cerebral e umbilical não são simultâneas, medindo--se um vaso na sequência do outro. Embora sejam intervalos pequenos de tempo, variações do ângulo e mudanças da frequência cardíaca podem alterar os índices e, consequentemente, as relações entre a ACM/AU. Podemos estar diante de alterações transitórias, que devem ser reavaliadas e confrontadas com outros parâmetros clínicos e exames complementares. Não observar esses critérios pode ensejar erros, sendo o mais comum o parto prematuro iatrogênico com todas as repercussões negativas da prematuridade (Figura 25.9).

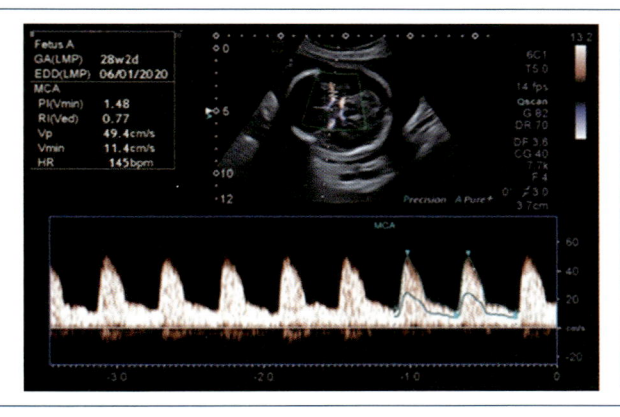 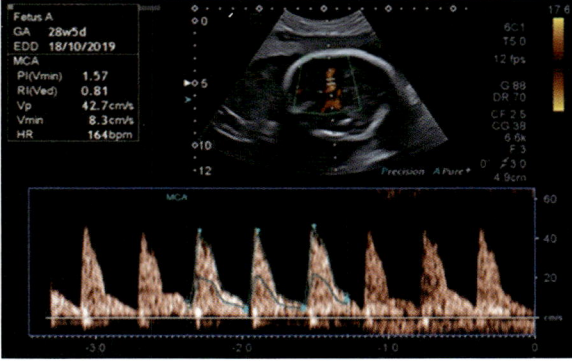

Figura 25.9. Doppler da ACM em gestação de 28 semanas com índices e pico de velocidade sistólica normais, discreta variação do IP modificado pelo ângulo.

Fonte: Acervo da autoria.

Portanto, embora exista uma associação entre ACM anormal e desfecho perinatal adverso, justificando seu uso na vigilância da vitalidade fetal, essa alteração é um sinal de aparecimento tardio, com especificidade aceitável, mas baixa sensibilidade (Alanwar et al., 2018; Vollgraff Heidweiller-Schreurs et al., 2018).

A avaliação do Doppler da artéria cerebral, principalmente se associada a outros achados anormais, está relacionada a um risco aumentado de sofrimento fetal intraparto, cesárea de emergência e internação em unidade de terapia intensiva (Figura 25.10).

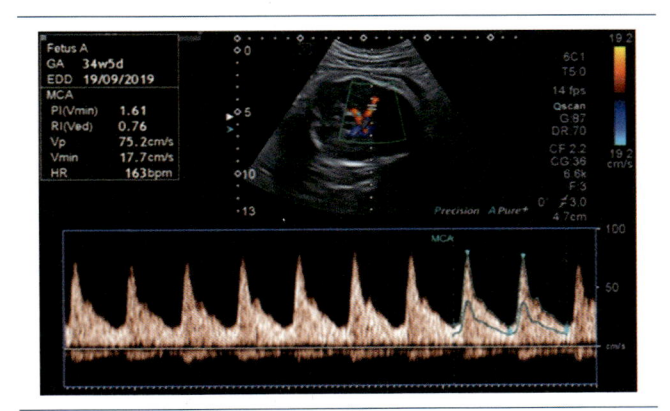

Figura 25.10. Doppler da ACM em gestação de 34 semanas com índices normais, mas com pico de velocidade sistólica alta, acima de 1,5 múltiplos da mediana, sugestivo de anemia fetal ou desfecho perinatal adverso.

Fonte: Acervo da autoria.

Doppler de istmo aórtico

O istmo aórtico (IAo) (Figura 25.11) é uma medida que avalia o equilíbrio entre a impedância dos vasos cerebrais e os sistemas vasculares sistêmicos. Compõe a sequência de avaliações que se iniciaram com o Doppler da AU e da ACM. Da mesma forma que outros parâmetros, está associado a resultados perinatais, mas precede as alterações do ducto venoso (DV) em até 1 semana. Seu valor preditivo não é superior ao DV para mortalidade em curto prazo, mas pode ser um indicativo de que um compromisso maior da vitalidade está próximo (Tantuway et al., 2018; Unterscheider et al., 2013; Kennelly et al., 2012; Mäkikallio et al., 2003; Del Río et al., 2008; Fouron et al., 2001; Fouron et al., 2005; Cruz-Martinez et al., 2011; Benavides-Serralde et al., 2011).

O uso clínico dos índices da onda adquiridos no IAo, para monitorar o comprometimento fetal com restrição de crescimento, tem sido limitado. As evidências preliminares sugerem que os índices anormais de impedância no IAo são um elo intermediário entre a insuficiência placentária, a hipoxemia e a descompensação cardíaca. Antes de incorporá-lo na prática clínica, são necessários mais estudos prospectivos correlacionando os índices do IAo com índices do Doppler nos territórios arteriais e venosos e analisando sua correlação com os resultados perinatais.

Doppler do ducto venoso e veia umbilical

Ao estudarmos a circulação venosa do feto nestes dois vasos, estamos avaliando a fisiologia do ventrículo direito fetal: a pré-carga e a pressão diastólica de complacência do miocárdio (Lecarpentier et al., 2013; Rizzo et al., 1996).

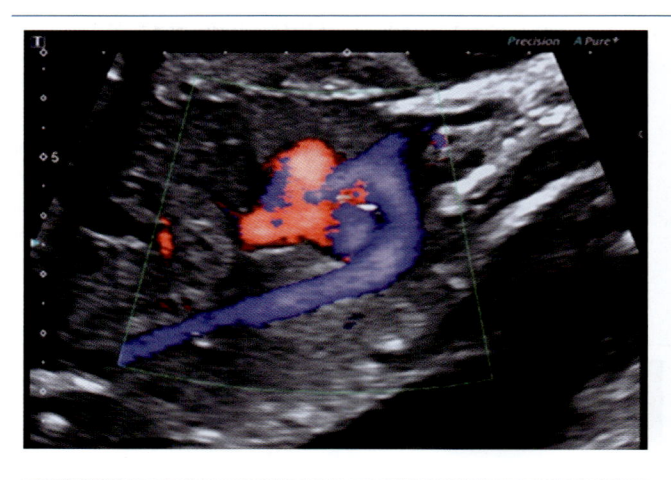
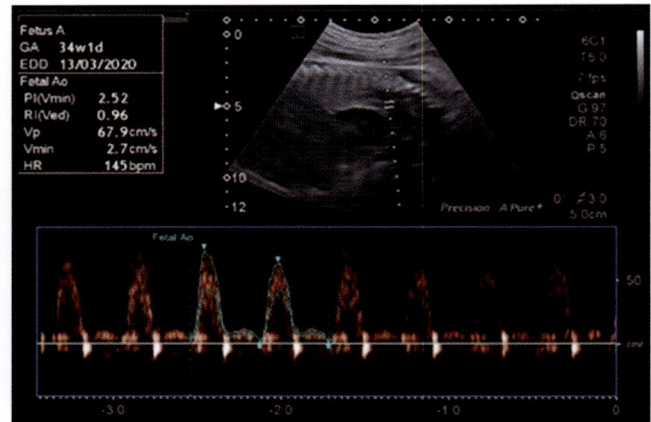
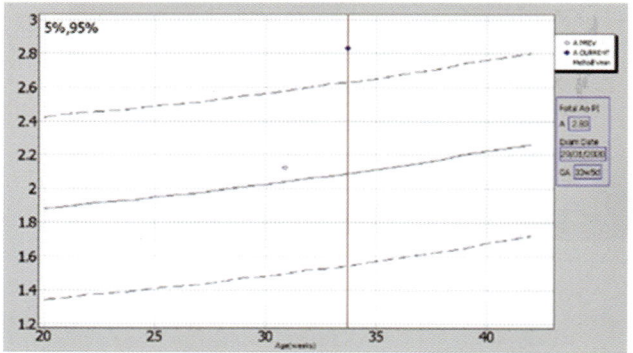
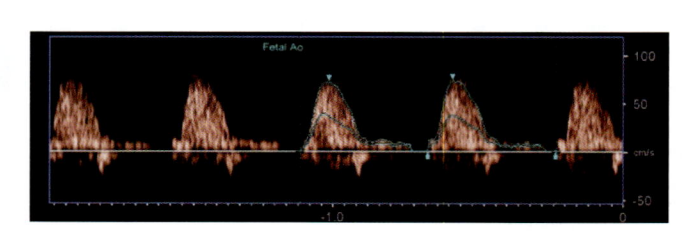

Figura 25.11. Identificação do istmo aórtico pelo Doppler e representação das ondas de dopplervelocimetria nessa região. A sequência de figuras inferiores representa o Doppler do IAo que ficou alterado no acompanhamento de um feto com RCIU tardio. Note-se que estava normal duas semanas antes (ponto no gráfico).
Fonte: Acervo da autoria.

A veia umbilical retorna da placenta com sangue oxigenado e pode ser estudada em alça livre ou na entrada do abdome fetal. Quando há comprometimento cardíaco, podemos observar uma pulsação na veia umbilical em vez de um fluxo contínuo monofásico (Figuras 25.12 e 25.13).

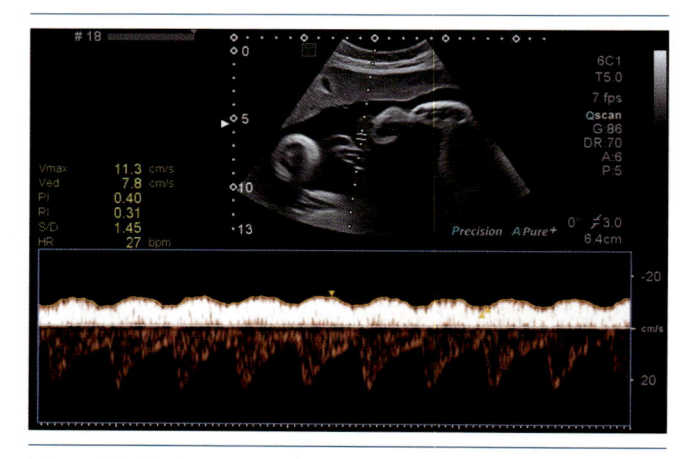

Figura 25.13. Feto com grave comprometimento da vitalidade, apresentando pulsação da veia umbilical.
Fonte: Acervo da autoria.

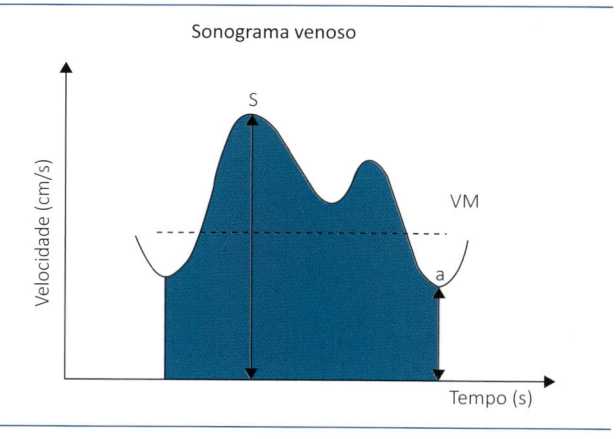

Figura 25.12. Esquema de sonograma do ducto venoso; durante a diástole atrial o fluxo do sangue é facilitado. Na sístole atrial, com aumento da impedância notamos uma queda no fluxo representado no gráfico como o neil da curva no ponto "a".
Fonte: Desenvolvida pela autoria.

O ducto venoso (DV) é o único parâmetro que isoladamente pode prever em curto prazo o risco de morte fetal. Ele reflete o comprometimento cardíaco, tornando-se alterado apenas nos estágios avançados de hipóxia fetal: durante a contração ou sístole atrial, as velocidades ficam ausentes ou reversas na onda "A" e estão fortemente associadas à mortalidade perinatal, com risco de 40 a 100% para fetos restritos de início precoce. Diante de um feto com alteração desse parâmetro, resta-nos acelerar a maturidade pulmonar, instalar medidas para neuroproteção e realizar o parto, se houver viabilidade fetal (Figuras 25.14 a 25.16).

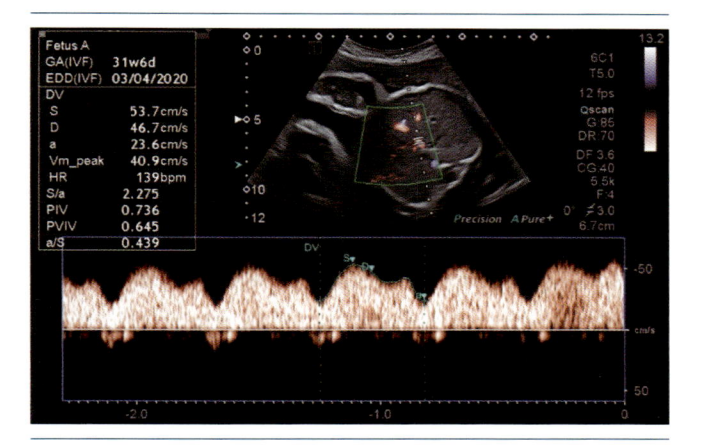

Figura 25.14. Ducto venoso com IP normal e onda A positiva.
Fonte: Acervo da autoria.

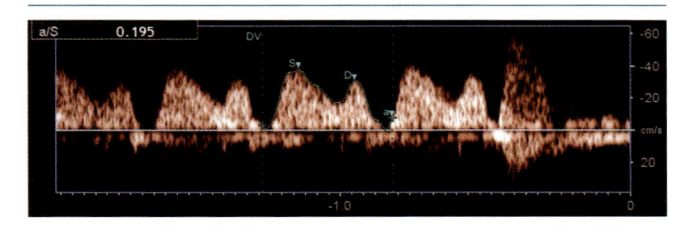

Figura 25.15. Ducto venoso alterado com IP > 95º e onda A ausente.
Fonte: Acervo da autoria.

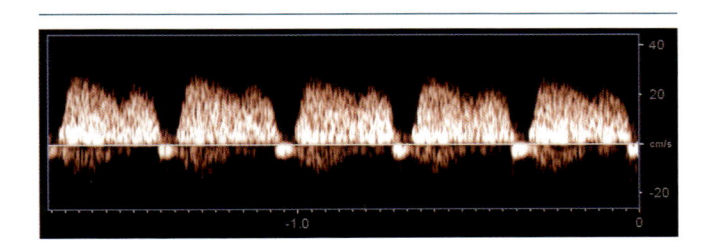

Figura 25.16. Ducto venoso alterado com IP > 95º e onda A negativa.
Fonte: Acervo da autoria.

Em metade dos casos, o DV alterado é observado antes da perda da variabilidade de curto prazo na cardiotocografia computadorizada (cCTG) e em 90% dos casos antecede em 2 a 3 dias as notas baixas do perfil biofísico (PBF) (Schwarze et al., 2005; Diwanji et al., 2017).

Existem evidências para a utilização dos parâmetros do DV na tomada de decisão do momento do parto, com menores riscos neonatais como hemorragia cerebral, displasia broncopulmonar, sepse neonatal ou enterocolite necrosante e principalmente para sobrevida sem comprometimento do neurodesenvolvimento aos 2 anos de idade (Lees et al., 2015).

Os resultados mais favoráveis em nosso serviço (CAISM-Unicamp) são atingidos ao combinar a vigilância da vitalidade, aguardando alterações tardias do ducto venoso com alterações importantes na cardiotocografia convencional ou computadorizada (VCP < 2,6 ms antes de 29 semanas e < 3 ms mais de 30 semanas), decidindo-se o parto a partir da identificação de qual exame sofrer alteração em primeiro lugar.

Na prática clínica, isso implica que, ao monitorizar inicialmente os fetos restritos com ambas as técnicas, na maioria das vezes o parto será indicado em decorrência das anormalidades no traçado da CTG e antes que ocorram alterações no Doppler do DV. Assim, a avaliação do Doppler do DV pode ser considerada no conceito de multimodalidade, como segurança para o monitoramento pela CTG. Essa rede de segurança parece útil, pois os dados do estudo original TRUFFLE mostraram que o monitoramento apenas com CTG (sem a rede de segurança do Doppler do DV) resultou em um resultado pior do que na combinação das duas técnicas de avaliação.

Doppler da artéria uterina

O Doppler da artéria uterina é uma forma não invasiva para avaliar a função placentária no compartimento materno. Na gravidez, a invasão trofoblástica destrói as camadas musculares das arteríolas espiraladas, diminuindo a impedância do vaso. Com o aumento do calibre dos vasos e a menor capacidade de resposta aos sistemas simpático e parassimpático, ocorre um aumento do fluxo para o útero, que é necessário para a manutenção de uma gravidez saudável; a análise do Doppler da artéria uterina deve ser realizada na altura do colo, antes da divisão entre uterina e cervical.

O Doppler da artéria uterina no 1º trimestre é um teste altamente específico na previsão de pré-eclâmpsia de início precoce, com uma sensibilidade moderada. Para previsão de pré-eclâmpsia e restrição do crescimento fetal tem uma alta especificidade, mas baixa sensibilidade. Ele pode falhar em selecionar gestantes que possam desenvolver pré-eclâmpsia, sendo necessário manter atenção aos achados clínicos durante o pré-natal em gestantes de risco com teste negativo (Velauthar et al., 2014; Selvaraj et al., 2016).

Em gestações com restrição de crescimento fetal, constatou-se que alterações da impedância das artérias uterinas (AUt) estão associadas a uma maior frequência de sinais do comprometimento da perfusão placentária materna (Parra-Saavedra et al., 2014; Roberts et al., 2018). É exame que tem seu papel no rastreio de gravidez de alto risco, quando realizado no 1º trimestre de gestação. Podemos utilizar o IP médio e a presença de incisuras diastólicas como parâmetros prognósticos (Figura 25.17); eles estão associados a um risco aumentado de hipoxemia fetal intraparto, parto operatório com cesárea de emergência e internação em unidade de terapia intensiva (UTI). No entanto, o desempenho do Doppler da AUt no 1º e 2º trimestres foi abaixo do esperado. Exames realizados entre 16 e 23 semanas tiveram um desempenho limitado para prever fetos abaixo do 5º percentil.

Apesar dessas limitações, um teste normal pode diminuir o risco basal esperado.

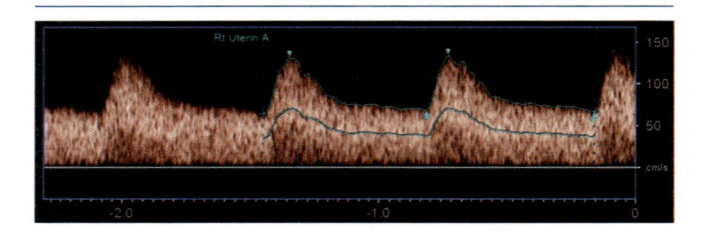

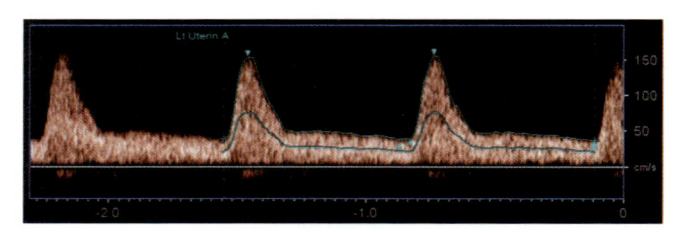

Figura 25.17. Representação gráfica do Doppler da artéria uterina; o primeiro gráfico representa um exame normal; o segundo, um exame alterado, em que se nota a diferença entre as morfologias das ondas das artérias uterinas e IP > p95º.

Fonte: Acervo da autoria.

Considerações finais

Diante de uma gestação com risco aumentado, mas que ainda não apresenta os critérios para um parto seguro, é necessária uma vigilância da vitalidade fetal contínua, com reavaliação seriada e periódica das reservas fetais.

Determinar se há necessidade de intervenção bem como o momento em que ela deve ser realizada não é uma tarefa fácil. Por exemplo, o estudo de intervenção com restrição do crescimento (GRIT) demonstrou que manter a gestação, com vigilância da vitalidade, esteve associado a menor mortalidade imediata relacionada à prematuridade e menor comprometimento no desenvolvimento. Entretanto, atrasar o momento do parto esteve associado a uma taxa de natimortos significativamente mais alta.

Portanto, assegurar que o feto possa ter as melhores chances de viver com qualidade requer escolher ferramentas disponíveis e intervalos de vigilância adequados, pertinentes ao grau de comprometimento fetal.

Estamos muito longe de um padrão ótimo e 100% seguro de vigilância que garanta a integridade do feto, principalmente nos limites extremos para tomada de decisão. Não há um consenso sobre a frequência apropriada e sobre quais testes devemos adotar. As conclusões atuais ainda se baseiam na opinião de especialistas porque não há evidências de alta qualidade para orientar uma rotina de atendimento desses casos.

A maioria dos autores recomenda instituir uma vigilância longitudinal a partir da viabilidade fetal, em torno de 24 a 26 semanas. É aconselhável adotar uma vigilância do bem-estar fetal com testes integrados, incluindo Doppler de vários territórios arteriais e venosos, associado a CTG ou CTGc, além da avaliação da vitalidade fetal por meio da pontuação do perfil biofísico.

A frequência de monitoramento precisa ser adequada a cada situação, sendo intensificada quando houver sinais de deterioração das reservas fetais até que um limite seguro, para determinar o parto, seja atingido.

LEITURAS COMPLEMENTARES

Adamson SL, Morrow RJ, Langille BL, Bull SB, Ritchie JWK. Site-dependent effects of increases in placental vascular resistance on the umbilical arterial velocity waveform in fetal sheep. Ultrasound in Medicine and Biology. Published online 1990. Doi: 10.1016/0301-5629(90)90082-N.

Akolekar R, Syngelaki A, Gallo DM, Poon LC, Nicolaides KH. Umbilical and fetal middle cerebral artery Doppler at 35-37 weeks' gestation in the prediction of adverse perinatal outcome. Ultrasound in Obstetrics and Gynecology. Published online 2015. Doi: 10.1002/uog.14842.

Alanwar A, El Nour AA, El Mandooh M et al. Prognostic accuracy of cerebroplacental ratio for adverse perinatal outcomes in pregnancies complicated with severe pre-eclampsia; a prospective cohort study. Pregnancy Hypertension. Published online 2018. Doi: 10.1016/j.preghy.2018.08.446.

Alfirevic Z, Stampalija T, Medley N. Fetal and umbilical Doppler ultrasound in normal pregnancy. Cochrane Database of Systematic Reviews. Published online 2015. Doi: 10.1002/14651858.CD001450.pub4.

Batalle D, Muñoz-Moreno E, Arbat-Plana A et al. Long-term reorganization of structural brain networks in a rabbit model of intrauterine growth restriction. NeuroImage. Published online 2014. Doi: 10.1016/j.neuroimage.2014.05.065.

Benavides-Serralde A, Scheier M, Cruz-Martinez R et al. Changes in central and peripheral circulation in intrauterine growth-restricted fetuses at different stages of umbilical artery flow deterioration: New fetal cardiac and brain parameters. Gynecologic and Obstetric Investigation. Published online 2011. Doi: 10.1159/000323548

Bilardo CM, Nicolaides KH, Campbell S. Doppler measurements of fetal and uteroplacental circulations: Relationship with umbilical venous blood gases measured at cordocentesis. American Journal of Obstetrics and Gynecology. Published online 1990. Doi: 10.1016/0002-9378(90)90833-S.

Cruz-Martinez R, Figueras F, Hernandez-Andrade E, Oros D, Gratacos E. Changes in myocardial performance index and aortic isthmus and ductus venosus Doppler in term, small-for-gestational age fetuses with normal umbilical artery pulsatility index. Ultrasound in Obstetrics and Gynecology. Published online 2011. Doi: 10.1002/uog.8976.

Dawes GS, Moulden M, Redman CW. Short-term fetal heart rate variation, decelerations, and umbilical flow velocity waveforms before labor. Obstetrics and Gynecology. Published online 1992.

Devoe L, Searle N, Ruedrich D, Castillo R, Metheny W. The effects of vibroacoustic stimulation on baseline heart rate, breathing activity, and body movements of normal term fetuses. International Journal of Gynecology & Obstetrics. Published online 1990. Doi: 10.1016/0020-7292(90)90503-d.

Diwanji NS, Pancholi AD, Shastri M. The role of color Doppler and spectral flow analysis in the management of pregnancy induced hypertension. International Journal of Research in Medical Sciences. Published online 2017. Doi: 10.18203/2320-6012.ijrms20170974.

Ferrazzi E, Bozzo M, Rigano S et al. Temporal sequence of abnormal Doppler changes in the peripheral and central circulatory systems of the severely growth-restricted fetus. Ultrasound in Obstetrics and Gynecology. Published online 2002. Doi: 10.1046/j.0960-7692.2002.00627.x.

Figueras F, Caradeux J, Crispi F, Eixarch E, Peguero A, Gratacos E. Diagnosis and surveillance of late-onset fetal growth restriction. American Journal of Obstetrics and Gynecology. 2018;218(2):S790-S802.e1. Doi: 10.1016/j.ajog.2017.12.003.

Flynn AM, Kelly J, Mansfield H, Needham P, O'conor M, Viegas O. A randomized controlled trial of non-stress antepartum cardiotocography. BJOG: An International Journal of Obstetrics & Gynaecology. Published online 1982. Doi: 10.1111/j.1471-0528.1982.tb03631.x.

Frusca T, Todros T, Lees C et al. Outcome in early-onset fetal growth restriction is best combining computerized fetal heart rate analysis with ductus venosus Doppler: insights from the Trial of Umbilical and Fetal Flow in Europe. American Journal of Obstetrics and Gynecology. Published online 2018. Doi: 10.1016/j.ajog.2017.12.226

Goffinet F, Paris-Llado J, Nisand I et al. A randomised controlled trial of Doppler ultrasound velocimetry of the umbilical artery in low risk pregnancies. British Journal of Obstetrics and Gynaecology. Published online 1997. Doi: 10.1111/j.1471-0528.1997.tb11492.x.

Grivell RM, Alfirevic Z, Gyte GML, Devane D. Antenatal cardiotocography for fetal assessment. Cochrane Database of Systematic Reviews. Published online 2015. Doi: 10.1002/14651858.CD007863.pub4.

Gudmundsson S, Flo K, Ghosh G, Wilsgaard T, Acharya G. Placental pulsatility index: A new, more sensitive parameter for predicting adverse outcome in pregnancies suspected of fetal growth restriction. Acta Obstetricia et Gynecologica Scandinavica. Published online 2017. Doi: 10.1111/aogs.13060.

Hendrix N, Berghella V. Non-Placental Causes of Intrauterine Growth Restriction. Seminars in Perinatology. Published online 2008. Doi: 10.1053/j.semperi.2008.02.004.

Kalafat E, Morales-Rosello J, Scarinci E, Thilaganathan B, Khalil A. Risk of operative delivery for intrapartum fetal compromise in small--for-gestational-age fetuses at term: External validation of the IRIS algorithm. Journal of Maternal-Fetal and Neonatal Medicine. Published online 2019. Doi: 10.1080/14767058.2018.1560412.

Kapaya H, Jacques R, Rahaim N, Anumba D. "Does short-term variation in fetal heart rate predict fetal acidaemia?" A systematic review and meta-analysis. Journal of Maternal-Fetal and Neonatal Medicine. Published online 2016. Doi: 10.3109/14767058.2016.1156670.

Kennelly MM, Farah N, Hogan J, Reilly A, Turner MJ, Stuart B. Longitudinal study of aortic isthmus Doppler in appropriately grown and small-for-gestational-age fetuses with normal and abnormal umbilical artery Doppler. Ultrasound in Obstetrics and Gynecology. Published online 2012. Doi: 10.1002/uog.9076.

Khazardoost S, Ghotbizadeh F, Sahebdel B et al. Predictors of Cranial Ultrasound Abnormalities in Intrauterine Growth-Restricted Fetuses Born between 28 and 34 Weeks of Gestation: A Prospective Cohort Study. Fetal Diagnosis and Therapy. Published online 2019. Doi: 10.1159/000488904.

Kiatsuda D, Saksiriwuttho P, Komwilaisak R, Ratanasiri T. Reference values of the anterior cerebral artery doppler indices in normal fetuses. Journal of the Medical Association of Thailand. Published online 2019.

Korszun P, Dubiel M, Kudla M, Gudmundsson S. Doppler velocimetry for predicting outcome of pregnancies with decreased fetal movements. Acta Obstetricia et Gynecologica Scandinavica. Published online 2002. Doi: 10.1034/j.1600-0412.2002.811005.x.

Lalor JG, Fawole B, Alfirevic Z, Devane D. Biophysical profile for fetal assessment in high risk pregnancies. Cochrane Database of Systematic Reviews. Published online 2008. Doi: 10.1002/14651858.CD000038.pub2.

Lecarpentier E, Cordier AG, Proulx F et al. Hemodynamic impact of absent or reverse end-diastolic flow in the two umbilical arteries in growth-restricted fetuses. PLoS ONE. Published online 2013. Doi: 10.1371/journal.pone.0081160.

Lees CC, Marlow N, Van Wassenaer-Leemhuis A et al. 2 year neurodevelopmental and intermediate perinatal outcomes in infants with very preterm fetal growth restriction (TRUFFLE): A randomised trial. The Lancet. 2015;385(9983):2162-72. Doi: 10.1016/S0140-6736(14)62049-3.

Lindhard A, Nielsen PV, Mouritsen LA, Zachariassen A, Sørensen HU, Rosenø H. The implications of introducing the symphyseal-fundal height-measurement. A prospective randomized controlled trial. BJOG: An International Journal of Obstetrics & Gynaecology. Published online 1990. Doi: 10.1111/j.1471-0528.1990.tb16237.x.

Liston R, Sawchuck D, Young D. n. 197a-Fetal Health Surveillance: Antepartum Consensus Guideline. Journal of Obstetrics and Gynaecology Canada. Published online 2018. Doi: 10.1016/j.jogc.2018.02.007.

MacDonald TM, Hui L, Robinson AJ et al. Cerebral–placental–uterine ratio as novel predictor of late fetal growth restriction: prospective cohort study. Ultrasound in Obstetrics and Gynecology. Published online 2019. Doi: 10.1002/uog.20150.

Macharey G, Gissler M, Ulander VM et al. Risk factors associated with adverse perinatal outcome in planned vaginal breech labors at term: A retrospective population-based case-control study. BMC Pregnancy and Childbirth. Published online 2017. Doi: 10.1186/s12884-017-1278-8.

Mari G, Norton ME, Stone J et al. Society for Maternal-Fetal Medicine (SMFM) Clinical Guideline #8: The fetus at risk for anemia-diagnosis and management. American Journal of Obstetrics and Gynecology. Published online 2015. Doi: 10.1016/j.ajog.2015.01.059.

Mayer C, Joseph KS. Fetal growth: A review of terms, concepts and issues relevant to obstetrics. Ultrasound in Obstetrics and Gynecology. Published online 2013. Doi: 10.1002/uog.11204.

Meher S, Hernandez-Andrade E, Basheer SN, Lees C. Impact of cerebral redistribution on neurodevelopmental outcome in small-for-gestational--age or growth-restricted babies: A systematic review. Ultrasound in Obstetrics and Gynecology. Published online 2015. Doi: 10.1002/uog.14818.

Monteith C, Flood K, Mullers S et al. Evaluation of normalization of cerebro-placental ratio as a potential predictor for adverse outcome in SGA fetuses. In: American Journal of Obstetrics and Gynecology; 2017. Doi: 10.1016/j.ajog.2016.11.1008.

Morrow RJ, Adamson SL, Bull SB, Ritchie JWK. Effect of placental embolization on the umbilical arterial velocity waveform in fetal sheep. American Journal of Obstetrics and Gynecology. Published online 1989. Doi: 10.1016/0002-9378(89)90783-7.

Nijhuis IJM, Ten Hof J, Mulder EJH et al. Fetal heart rate in relation to its variation in normal and growth retarded fetuses. European Journal of Obstetrics and Gynecology and Reproductive Biology. Published online 2000. Doi: 10.1016/S0301-2115(99)00162-1.

Ott WJ. The diagnosis of altered fetal growth. Obstetrics and Gynecology Clinics of North America. Published online 1988.

Parra-Saavedra M, Crovetto F, Triunfo S et al. Association of Doppler parameters with placental signs of underperfusion in late-onset small--for-gestational-age pregnancies. Ultrasound in Obstetrics and Gynecology. Published online 2014. Doi: 10.1002/uog.13358.

Redline RW. Classification of placental lesions. American Journal of Obstetrics and Gynecology. Published online 2015. Doi: 10.1016/j.ajog.2015.05.056.

Rizzo G, Capponi A, Talone PE, Arduini D, Romanini C. Doppler indices from inferior vena cava and ductus venosus in predicting pH and oxygen tension in umbilical blood at cordocentesis in growth-retarded fetuses. Ultrasound in Obstetrics and Gynecology. Published online 1996. Doi: 10.1046/j.1469-0705.1996.07060401.x.

Robert Peter J, Ho JJ, Valliapan J, Sivasangari S. Symphysial fundal height (SFH) measurement in pregnancy for detecting abnormal fetal growth. Cochrane Database of Systematic Reviews. Published online 2015. Doi: 10.1002/14651858.CD008136.pub3.

Roberts LA, Ling HZ, Poon LC, Nicolaides KH, Kametas NA. Maternal hemodynamics, fetal biometry and doppler indices in pregnancies followed up for suspected fetal growth restriction. Ultrasound in Obstetrics and Gynecology. Published online 2018. Doi: 10.1002/uog.19067.

Sadovsky E, Ohel G, Havazeleth H, Steinwall A, Penchas S. The definition and the significance of decreased fetal movements. Obstetrical and Gynecological Survey. Published online 1984. Doi: 10.1097/00006254-198409000-00005.

Schwarze A, Gembruch U, Krapp M, Katalinic A, Germer U, Axt-Fliedner R. Qualitative venous Doppler flow waveform analysis in preterm intrauterine growth-restricted fetuses with ARED flow in the umbilical artery – Correlation with short-term outcome. Ultrasound in Obstetrics and Gynecology. Published online 2005. Doi: 10.1002/uog.1914.

Selvaraj LR, Rose N, Ramachandran M. First Trimester Screening for Pre-eclampsia and Fetal Growth Restriction. Journal of Fetal Medicine. Published online 2016. Doi: 10.1007/s40556-016-0088-9.

Sovio U, White IR, Dacey A, Pasupathy D, Smith GCS. Screening for fetal growth restriction with universal third trimester ultrasonography in nulliparous women in the Pregnancy Outcome Prediction (POP) study: A prospective cohort study. The Lancet. Published online 2015. Doi: 10.1016/S0140-6736(15)00131-2.

Stampalija T, Arabin B, Wolf H et al. Is middle cerebral artery Doppler related to neonatal and 2-year infant outcome in early fetal growth restriction? American Journal of Obstetrics and Gynecology. Published online 2017. Doi: 10.1016/j.ajog.2017.01.001.

Tantuway B, Mala YM, Garg A, Tripathi R. Correlation of Doppler assessment of fetal aortic isthmus with perinatal outcome in intrauterine growth restriction. International Journal of Reproduction, Contraception, Obstetrics and Gynecology. Published online 2018. Doi: 10.18203/2320-1770.ijrcog20183794.

Unterscheider J, Daly S, Geary MP et al. Predictable progressive Doppler deterioration in IUGR: Does it really exist? American Journal of Obstetrics and Gynecology. Published online 2013. Doi: 10.1016/j.ajog.2013.08.039.

Velauthar L, Plana MN, Kalidindi M et al. First-trimester uterine artery Doppler and adverse pregnancy outcome: A meta-analysis involving 55 974 women. Ultrasound in Obstetrics and Gynecology. Published online 2014. Doi: 10.1002/uog.13275.

Visser GHA, Bilardo CM, Derks JB et al. The TRUFFLE study; fetal monitoring indications for delivery in 310 IUGR infants with 2 year's outcome delivered before 32 weeks of gestation. Ultrasound in obstetrics & gynecology : the official journal of the International Society of Ultrasound in Obstetrics and Gynecology. Published online 2016. Doi: 10.1002/uog.17361.

Vollgraff Heidweiller-Schreurs CA, De Boer MA, Heymans MW et al. Prognostic accuracy of cerebroplacental ratio and middle cerebral artery Doppler for adverse perinatal outcome: systematic review and meta-analysis. Ultrasound in Obstetrics and Gynecology. Published online 2018. Doi: 10.1002/uog.18809.

Wilcox GR, Trudinger BJ, Cook CM, Wilcox WR, Connelly AJ. Reduced fetal platelet counts in pregnancies with abnormal Doppler umbilical flow waveforms. Obstetrics and Gynecology. Published online 1989.

26

Cardiotocografia Anteparto

Roseli Mieko Yamamoto Nomura
Jorge Francisco Kuhn dos Santos

A monitoração eletrônica da frequência cardíaca fetal (FCF) pela cardiotocografia (CTG) é amplamente utilizada na assistência obstétrica, nos períodos anteparto e intraparto, em quase todas as regiões do mundo desenvolvido. Esta tecnologia, inicialmente introduzida na prática clínica no final dos anos 1960, foi progressivamente incorporada na rotina assistencial.

O objetivo primário da avaliação fetal pela CTG é verificar o bem-estar do feto, identificando fetos em risco de hipoxemia e hipóxia. Ao detectar precocemente as alterações na oxigenação, é possível sugerir o momento oportuno de intervenções que possam evitar ou minimizar resultados adversos perinatais. É indicada principalmente nas gestações de alto risco para permitir a continuidade da gravidez em segurança, evitando-se intervenções desnecessárias.

As alterações no registro da FCF são observadas em diversos estados comportamentais do feto (ciclo sono-vigília), nos distúrbios de sua oxigenação, ou em situações decorrentes da utilização de medicações pela gestante. Apesar de não haver evidências científicas claras de que a CTG melhore o resultado perinatal, de acordo com Grivell et al. (2015), o método é utilizado na grande maioria dos centros de referência que acompanham gestações de risco elevado, tornando-se parte integrante da assistência pré-natal especializada.

Bases fisiológicas da oxigenação fetal

O exame de CTG permite a observação das características da FCF por determinado período de tempo. Os padrões da FCF refletem o estado de oxigenação fetal, pois há mudanças características quando o feto se encontra na condição de hipoxia. É necessário avaliar e compreender a fisiologia básica das trocas gasosas que ocorrem na placenta para o melhor entendimento das alterações observadas na FCF.

A placenta, segundo Camm et al. (2018), funciona como um sistema de suporte para o feto, exercendo as funções de troca respiratória, de excreção de substâncias e metabólitos, de nutrição e de troca de calor. Tem também papel crítico na proteção contra certas substâncias e patógenos da circulação materna, que poderiam prejudicar o organismo fetal. A placenta humana é do tipo hemocorial, em que o sangue materno entra em contato direto com a vilosidade coriônica fetal, permitindo as trocas de oxigênio, dióxido de carbono, nutrientes, água, calor e produtos residuais. As artérias uterinas são as responsáveis em prover o fluxo de sangue materno para o útero e, por sua vez, para a placenta. As artérias uterinas recebem o fluxo sanguíneo das artérias ilíacas, cujo fluxo sanguíneo aumenta acentuadamente ao longo da gravidez. O espaço interviloso, local onde ocorrem as trocas materno-fetais, é alimentado pelas artérias espiraladas, que atravessam o miométrio materno. O fluxo nas artérias espiraladas é diretamente afetado por qualquer evento que influencie o débito cardíaco materno, como a hipotensão arterial, com alterações imediatas na FCF.

O feto responde a esses desafios da hipóxia com alterações hemodinâmicas próprias, redistribuindo o fluxo sanguíneo para os órgãos vitais: aumenta o aporte para o cérebro, coração e adrenais, enquanto reduz o fluxo para órgãos menos vitais, que incluem os pulmões, fígado, rins, intestino e periferia. O fluxo sanguíneo cerebral é mantido inicialmente por uma queda na resistência vascular cerebral fetal, no processo conhecido como centralização fetal. No entanto, se persiste a redução na oxigenação, a hipóxia progressiva pode provocar a perda da autorregulação cerebral, bem como a diminuição do débito cardíaco fetal, e pode ocorrer a redução do fluxo sanguíneo cerebral, resultando em lesão neuronal fetal ou morte.

Regulação da frequência cardíaca fetal

Ao longo da gravidez, verifica-se o desenvolvimento do coração fetal com influência marcante nas características da FCF, que são resultantes da modulação do sistema nervoso autonômico. Esses padrões são também influenciados pela resposta autonômica a diversos fatores que atuam nos quimiorreceptores, barorreceptores, atividades do sistema nervoso central (SNC) nos períodos de excitação ou sono, nas respostas às catecolaminas e alterações do volume sanguíneo.

Com o avanço da idade gestacional, o sistema nervoso autônomo, pelos seus componentes parassimpático e simpático, exerce influência progressivamente maior na regulação da FCF, segundo Pillai & James (1990). A inervação parassimpática do coração é mediada principalmente pelo nervo vago, que influencia os nódulos sinoatrial e atrioventricular. A estimulação parassimpática desacelera a FCF, o que restou comprovado com o bloqueio por medicamentos parassimpatolíticos (atropina) que aumenta a FCF. Estimulação simpática do coração aumenta a FCF, e o bloqueio da atividade simpática reduz a FCF.

A maturação progressiva do sistema parassimpático fetal provoca a redução nos níveis da FCF basal, geralmente elevada no início e que progressivamente se reduz com o avanço da gestação, mantendo-se dentro da faixa normal de 110 a 160 batimentos por minuto (bpm). Com a maturação do sistema simpático, verifica-se o aumento na frequência e amplitude das acelerações da FCF. Apresentam menor amplitude e duração no período mais precoce anterior à 32ª semana gestacional, e mais exuberantes após esse período. Antes de 32 semanas, em geral, observam-se acelerações com amplitude de apenas 10 bpm e duração de 10 segundos. Após 32 semanas, as acelerações são mais evidentes, de maior amplitude e duração, geralmente acima de 15 bpm e duração de, pelo menos, 15 segundos, conforme Serra et al. (2009) e Lauletta et al. (2014).

Outro parâmetro utilizado na interpretação da CTG é a variabilidade da linha de base da FCF, que é resultado direto da interação dos sistemas simpático e parassimpático no coração, que se origina no tronco encefálico e regula o coração via nervo vago. Variabilidade é a verdadeira variação no tempo entre batimentos cardíacos consecutivos e normalmente está presente no feto bem oxigenado. Portanto, também é influenciada pela idade gestacional, de forma que a variabilidade aumenta com o avanço da gestação. Fatores como drogas, hipóxia, acidose metabólica ou lesão cerebral influenciam o SNC e afetam a variabilidade da FCF, pois os centros cerebrais centrais também desempenham papel importante na regulação. Para a correta avaliação do bem-estar fetal, é importante verificar a presença de variabilidade moderada da FCF, pois este parâmetro é um dos marcadores mais confiáveis de oxigenação normal e ausência de acidose, segundo Nageotte (2015).

Resposta cardiovascular à hipóxia

A hipoxemia fetal, que consiste na queda da concentração de oxigênio no seu sangue, pode resultar na hipóxia, isto é, na falta de aporte do oxigênio para o tecido fetal.

Frente à hipoxemia, a resposta cardiovascular do feto dependerá da causa.

No caso da hipoxemia fetal associada às contrações uterinas, ocorre redução transitória do aporte de sangue rico em oxigênio no espaço interviloso placentário, por interrupção do fluxo proveniente das arteríolas retas, o que gera uma queda da PO_2 abaixo dos níveis críticos e promove as desacelerações tardias da FCF. A estimulação de quimiorreceptores nas artérias carótidas fetais e no arco aórtico provoca vasoconstrição reflexa dos vasos sanguíneos nas áreas menos nobres, para que haja aumento do fluxo sanguíneo para os órgãos vitais (suprarrenais, coração e cérebro). A vasoconstrição causa pressão arterial fetal elevada que, por sua vez, estimula os barorreceptores carotídeos e aórticos fetais, resultando em queda lenta da FCF, após o início da contração, o que caracteriza a desaceleração tardia.

Na resposta cardiovascular fetal decorrente da compressão do cordão umbilical, a hipoxemia transitória resulta em desacelerações variáveis, caracterizadas pela queda abrupta da FCF. Inicialmente a compressão do cordão reduz o fluxo sanguíneo na veia umbilical, culminando em hipovolemia e em aceleração transitória reflexa da FCF; com a progressão da compressão, reduz o fluxo arterial umbilical e aumenta a pressão sanguínea, ocasionando a desaceleração da FCF mediada pelo vago, até que se resolva o fenômeno compressivo do cordão.

A interrupção aguda e contínua da oxigenação fetal pode ocorrer nas seguintes situações: hipóxia materna (por insuficiência respiratória), redução do débito cardíaco materno, hipotensão materna, hipertonia uterina, ruptura uterina, descolamento da placenta ou prolapso do cordão umbilical. Todas essas anormalidades têm como resposta cardiovascular fetal a ocorrência de desacelerações prolongadas.

As desacelerações precoces da FCF têm como causa a compressão da cabeça fetal, que aumenta a pressão intracraniana, resultando em desaceleração reflexa. Elas não são consideradas patológicas, pois não têm como causa a hipoxemia fetal.

Cardiotocografia anteparto de repouso

A CT de repouso ou *non stress test* é a modalidade mais utilizada no período anteparto, por ser de fácil uso, sem risco adicional à saúde materna ou fetal. Os monitores fetais eletrônicos registram graficamente, de forma contínua, a FCF. Na maioria dos sistemas, transdutores externos colocados no abdome materno captam os movimentos do coração fetal a partir de um pequeno aparelho de ultrassom Doppler. Um monitor interpreta os sinais Doppler, calculando a FCF pela média de várias frequências pico a pico consecutivas, em um processo chamado de "autocorrelação". Simultaneamente, um transdutor externo é alocado no fundo uterino, para registrar as eventuais contrações uterinas e os movimentos corporais do feto.

A interpretação visual do traçado exige a adoção de critérios bem estabelecidos, segundo Nomura et al. (2009). O Quadro 26.1 contém as definições estabelecidas pelo consenso americano do *Eunice Kennedy Shriver National Institute of Child Health and Human Development* para interpretação visual, segundo Macones et al. (2008). Apesar de essas definições serem direcionadas para o período intraparto, podem ser utilizadas na avaliação da FCF no período anteparto. No entanto, entendemos que não é apropriada a utilização da classificação em categorias no período anteparto. A presença de acelerações transitórias da FCF (duas em período de 20 minutos) com amplitude mínima de 15 bpm, por 15 segundos ou mais, é chamado de "reatividade". Portanto, quando as acelerações estão presentes, pelo menos duas em 20 minutos de observação, o traçado é denominado REATIVO (Figura 26.1) e tem associação muito alta com o estado de oxigenação fetal normal. Caso não se identifiquem as duas acelerações no prazo de 20 minutos, o exame deve ser prolongado até um período máximo de 40 minutos para uma análise conclusiva. Para gestações abaixo da 32ª semana, são caracterizadas como transitórias as acelerações da FCF igual ou superior a 10 bpm por 10 segundos ou mais.

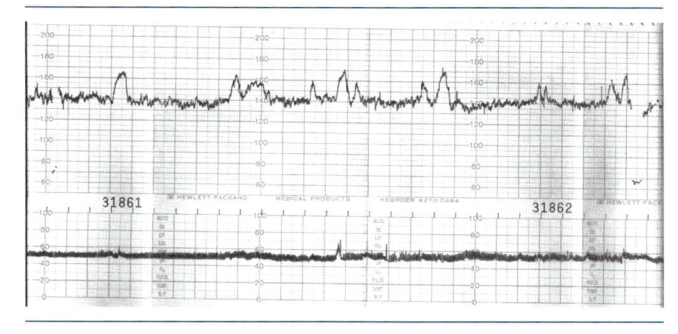

Figura 26.1. Cardiotocografia anteparto com padrão reativo.
Fonte: Acervo da autoria.

O feto oxigenado geralmente demonstra acelerações, pelo menos, a cada 60 a 80 minutos. Os dados iniciais relataram uma taxa de mortalidade fetal de 3/1.000 no período de 24 horas após um teste reativo, segundo Murray (2017). Entretanto, certos medicamentos que afetam o SNC podem suprimir as acelerações, bem como certos tipos de anormalidades primárias do SNC. Assim, o principal problema com a cardiotocografia anteparto é obter uma definição robusta que categorize um traçado NÃO REATIVO como anormal, pois a taxa de falso-positivo deste exame é aparentemente alta.

Fisiologicamente, a razão para os períodos de não reatividade (Figura 26.2) é que o feto normal passa períodos de tempo em estado de sono, em que a FCF é normal, e a variabilidade da linha de base registrada geralmente é menor do que 5 bpm e, às vezes, menor do que 2 bpm, sem acelerações transitórias. Portanto, a interpretação da CTG, especialmente no anteparto, não pode ser dissociada da compreensão dos estados comportamentais do feto.

Quadro 26.1
Caracterização dos parâmetros da frequência cardíaca fetal (FCF) avaliados pela cardiotocografia.

FCF basal*
- Bradicardia ≤ 110 bpm
- Normal = 110 a 160 bpm
- Taquicardia ≥ 160 bpm
- Variabilidade da FCF basal*
- Ausente = amplitude indetectável
- Mínima = amplitude de 0 a 5 bpm
- Moderada = amplitude de 6 a 25 bpm
- Acentuada = amplitude > 25 bpm
- Acelerações
- Antes da 32ª sem: aumento abrupto** da FCF com ápice ≥ 10 bpm e duração ≥ 10 segundos.
- Após a 32ª sem: aumento abrupto** da FCF com ápice ≥ 15 bpm e duração ≥ 15 segundos.
- Desaceleração tardia.
- Queda gradual** e simétrica da FCF, com retorno à linha de base, associada à contração uterina.
- Presença de decalagem, com o nadir da desaceleração ocorrendo após o ápice da contração.
- Na maioria dos casos, o início, nadir e retorno da desaceleração ocorrem após o começo, ápice e final da contração, respectivamente.
- Desaceleração precoce.
- Queda gradual** e simétrica da FCF, com retorno à linha de base, associada à contração uterina.
- O nadir da desaceleração ocorre no mesmo momento que o ápice da contração.
- Na maioria dos casos, o início, nadir e retorno da desaceleração coincidem com o começo, ápice e final da contração, respectivamente.
- Desaceleração variável.
- Queda abrupta** da FCF, com nadir ≥ 15 bpm, e duração ≥ 15 segundos e < 10 minutos.
- Quando associada à contração uterina, seu início, profundidade e duração comumente variam com as sucessivas contrações.
- Desaceleração prolongada.
- Queda da FCF com nadir ≥ 15 bpm, e duração ≥ 2 minutos e < 10 minutos***.

Padrão sinusoidal
Padrão ondulante, liso, com ondas em forma de sino, frequência de 3 a 5 ciclos/minuto, e duração ≥ 20 minutos.

* Determinada em período de 10 minutos de traçado, excluindo-se acelerações e desacelerações. Para a determinação da FCF basal, excluem-se também períodos de acentuada variabilidade (> 25bpm).

** Mudanças "Abrupta" e "Gradual" são definidas de acordo com o intervalo de tempo < a 30 segundos ou ≥ a 30 segundos entre o início da aceleração/desaceleração e o seu ápice/nadir.

*** A duração ≥ 10 minutos caracteriza mudança da FCF basal.
Fonte: Adaptado de Macones et al., 2008.

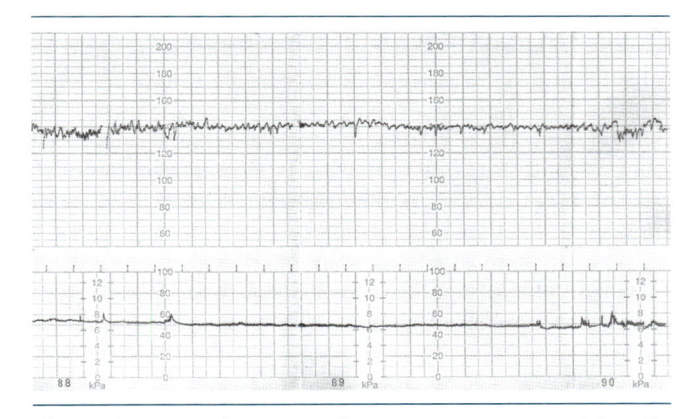

Figura 26.2. Cardiotocografia anteparto com padrão não reativo.
Fonte: Acervo da autoria.

O estado de sono tranquilo (1F) é observado com o feto no sono não REM, em que a FCF apresenta variabilidade diminuída com linha de base normal, e os movimentos fetais episódicos de membros nem sempre são acompanhados de acelerações. O estado de sono ativo (2F) está associado ao padrão da cardiotocografia caracterizado como reativo, ou seja, traçado com FCF e variabilidade da linha de base normais, acompanhadas de acelerações que acompanham os movimentos corporais fetais. O estado de vigília silenciosa (3F) envolve movimentos oculares contínuos associados a maior variabilidade da FCF, mas não foram descritas acelerações e também não ocorrem movimentos fetais. No estado vigília ativo (4F), o feto tem os olhos abertos e se movimenta continuamente, a FCF é variável, na qual é difícil definir a linha de base em razão de uma exuberância de acelerações com os movimentos corporais excessivos, conforme pontua Nijhuis et al. (1982).

Portanto, o desafio é diferenciar o feto normal, em um período de sono tranquilo, daquele com hipóxia e padrão não reativo da FCF. É conhecido que a maioria dos fetos passa naturalmente do sono tranquilo para o sono ativo em prazo de 40 minutos, alguns demorando até 120 minutos, o que explicam os dados falso-positivos quando o resultado não reativo é estabelecido em exames com duração inferior a 40 minutos.

Abordagens alternativas para a avaliação de fetos com traçado não reativo têm sido o uso da estimulação vibroacústica fetal, ou da CTG computadorizada, que avalia anormalidades da variação de curto prazo da FCF, que é alterada na condição de hipóxia fetal, mas não no período de sono tranquilo, de acordo com Dawes et al. (1991) e Nomura et al. (2009).

Em 2015, uma revisão da Cochrane, de Grivell et al. (2015), incluiu seis estudos (2.105 mulheres) e tentou determinar se o uso da cardiotocografia anteparto de repouso pode melhorar os resultados perinatais, identificando gestações de alto risco que requerem indução imediata do trabalho de parto ou imediata cesárea. A comparação entre a realização da cardiotocografia tradicional e a não realização do exame não mostrou diferença significativa na mortalidade perinatal (RR 2,05, IC 95% 0,95 a 4,42, 2,3% *versus* 1,1%). Os autores concluem que não há evidências claras de que este exame possa melhorar o resultado perinatal.

Cardiotocografia anteparto com sobrecarga

O teste de sobrecarga mais utilizado é o teste de Pose, que consiste em induzir contrações uterinas pela infusão de ocitocina e avaliar a resposta da FCF. No entanto, esse teste é pouco conveniente na sua execução, pois requer a indução de contrações uterinas, por meio de acesso intravenoso para infusão de uma solução diluída de ocitocina ou pela estimulação do mamilo, e tende a ser mais demorado. Também tem algumas contraindicações relativas, tais como: placenta prévia, vasa prévia, cesárea clássica prévia ou cirurgia uterina extensa, prematuridade e ruptura prematura de membranas no pré-termo.

Um teste positivo (anormal) apresenta desacelerações tardias em ≥ 50% das contrações observadas (Figura 26.3). O teste é positivo mesmo que a frequência de contração seja menor do que três em 10 minutos. O teste é caracterizado como negativo (Figura 26.4) quando não há desacelerações tardias ou desacelerações variáveis significativas. Pode haver resultado suspeito quando as desacelerações tardias ou variáveis são intermitentes (Figura 26.5) e é classificado como insatisfatório quando tem menos de três contrações em 10 minutos (Figura 26.6) e não é positivo conforme definição já citada, ou não é interpretável por outros motivos.

Os resultados anormais no teste de sobrecarga são indicativos de hipoxemia fetal transitória, o que pode demandar a resolução da gestação, levando-se em consideração o quadro clínico materno e fetal. Porém, a interpretação deve ser efetuada com cautela, pois a taxa de falso positivo pode chegar a 50%.

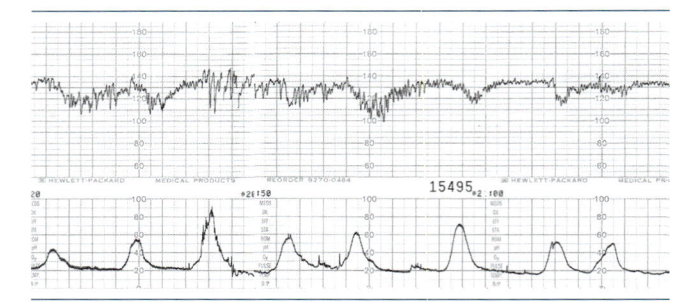

Figura 26.3. Teste positivo (anormal) na cardiotocografia anteparto com sobrecarga: apresenta desacelerações tardias em ≥ 50% das contrações observadas.
Fonte: Acervo da autoria.

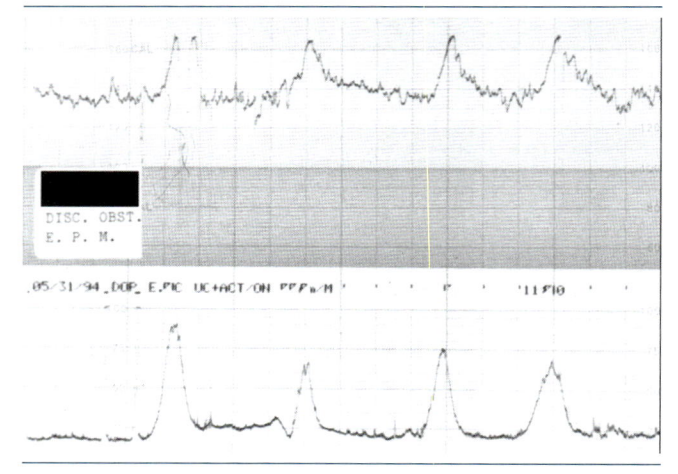

Figura 26.4. Teste negativo (normal) na cardiotocografia anteparto com sobrecarga: não apresenta desacelerações associadas às contrações.
Fonte: Acervo da autoria.

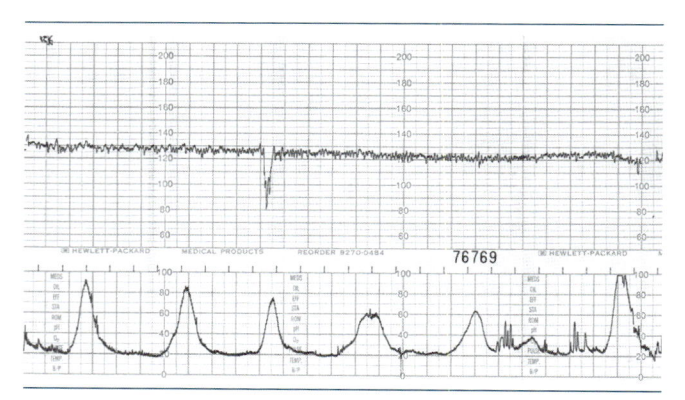

Figura 26.5. Teste suspeito na cardiotocografia anteparto com sobrecarga: apresenta uma desaceleração variável nas contrações.
Fonte: Acervo da autoria.

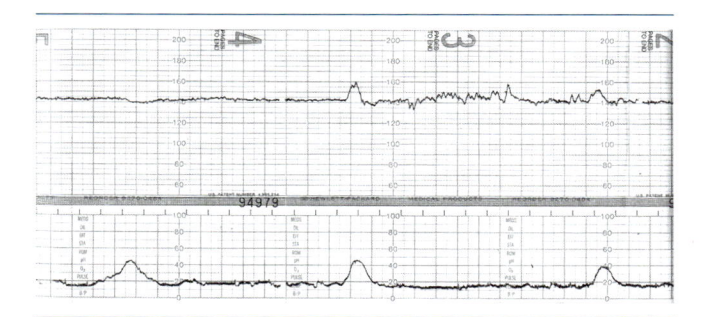

Figura 26.6. Teste insatisfatório na cardiotocografia anteparto com sobrecarga: apresenta menos de três contrações em 10 minutos.
Fonte: Acervo da autoria.

Cardiotocografia computadorizada

O desenvolvimento de sistemas computadorizados para análise da FCF é descrito a partir de 1978, em Oxford, Reino Unido. A primeira versão disponibilizada comercialmente em 1989, Sonicaid System 8000, tem como base um banco de dados com 8 mil cardiotocografias de repouso. O incremento progressivo desse banco de dados, associado a mudanças na análise dos registros, permitiu a criação de outras versões mais recentes, com maior acurácia na avaliação fetal. O Sistema Sonicaid FetalCare tem como base análises computadorizadas de 73.802 registros e é padronizado para ser utilizado somente no período anteparto, segundo Pardley et al. (2002).

A análise computadorizada da FCF minimiza as variações intra e interobservador, constatadas com o método de análise visual, além de reduzir a taxa de falso positivos para 7,1%, segundo Turan et al. (2007).

Os seguintes parâmetros são analisados na CTG computadorizada (Figura 26.7): FCF basal, acelerações e desacelerações da FCF, variação de longo prazo, STV (*short term variation* – variação de curto prazo), movimentos fetais e contrações uterinas.

As acelerações e desacelerações são determinadas pelo ascenso ou descenso da FCF em relação à linha de base. As acelerações são definidas como aumento da FCF em relação à linha de base de pelo menos 10 bpm com duração superior a 15 segundos. As desacelerações são quedas da FCF maiores ou iguais a 10 bpm por período superior a 60 segundos, ou maior ou igual 20 bpm com duração superior a 30 segundos. A área total de cada desaceleração é definida como batimentos perdidos (*lost beats*), que é a diferença entre o número de batimentos fetais que deveriam ter ocorrido e os que efetivamente ocorreram no momento da desaceleração. As desacelerações com mais de 20 *lost beats* são consideradas de grande magnitude.

Os episódios de alta variação estão presentes nos fetos com reatividade e são associados ao estado de vigília ativo. Os episódios de baixa variação correspondem ao período de sono fetal, podendo durar até 50 minutos.

Ao contrário das acelerações transitórias intimamente associadas à idade gestacional, os episódios de alta variação podem ser identificados no início do 3º trimestre. Dawes et al. (1982) observam que apenas 0,7% dos fetos normais aci-

ma de 28 semanas apresentam menos de 10 minutos de episódios de alta variação após 64 minutos de observação. Esses autores observam ainda que cerca de 16% das gestantes entre 28 e 33 semanas apresentam menos de duas acelerações transitórias no mesmo período observado, sugerindo que os episódios de alta variação são um melhor indicador de bem-estar fetal em relação ao número de acelerações transitórias em fetos prematuros.

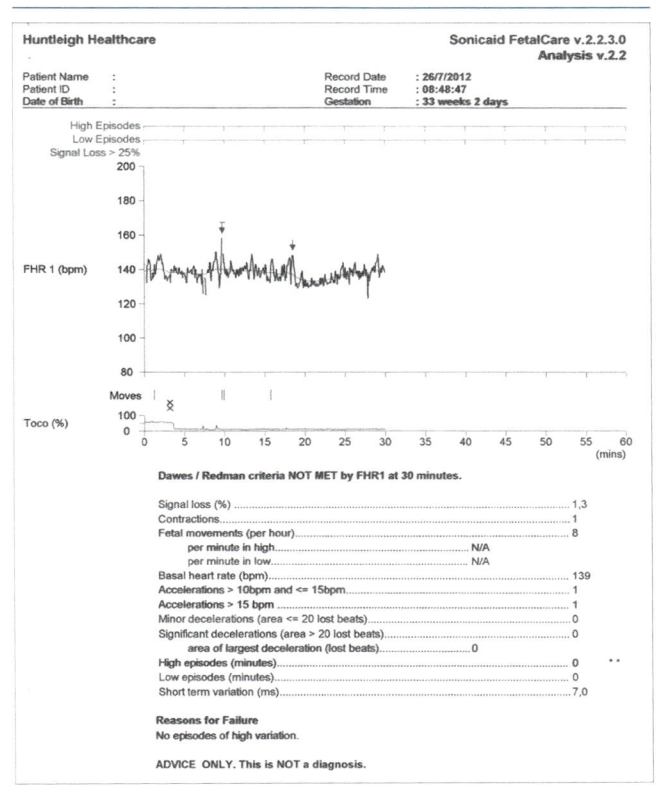

Figura 26.7. Laudo impresso da cardiotocografia computadorizada.
Fonte: Acervo da autoria.

Os episódios de baixa variação são influenciados pela idade gestacional, com aumento importante após 35 semanas, ao mesmo tempo que a variabilidade durante esses episódios diminui. A duração média dos períodos de baixa variação aumenta de 13,2 minutos antes da 37ª semana, para 18,1 minutos após o termo, podendo durar até 40 minutos.

A STV ou variação de curto prazo é a medida das micro-oscilações da FCF, sendo impossível de ser avaliada visualmente. É parâmetro independente da linha de base e sua importância reside no fato de apresentar boa acurácia na predição de acidose metabólica e óbito intrauterino, segundo Hecher et al. (2001) e Maeda et al. (2013 e 2015).

Por fim, o registro dos movimentos fetais é realizado pela percepção materna, com a contabilização do número de eventos a cada hora (MF/h). A contração uterina é definida como aumento relativo na medida da pressão uterina superior a 16% a partir da linha de base, com duração superior a 30 segundos.

Os critérios de normalidade, conhecidos como os critérios de Dawes/Redman, baseiam-se na presença de pelo menos um episódio de alta variação, a partir de 28 semanas. Os episódios de baixa variação podem durar até 50 minutos em fetos saudáveis próximo ao termo da gestação. Por este motivo, não existe período estabelecido para a duração do exame. Esta dependerá do preenchimento dos critérios. Na ausência de episódios de alta variação, a variação de curto prazo superior ou igual a 3 milissegundos deve ser considerada para a análise do resultado.

Considerações finais

A literatura disponível sobre o uso da cardiotocografia anteparto de repouso não é conclusiva de que o uso do método reduza os resultados adversos perinatais. Entretanto, a despeito da falta de evidências científicas robustas, o método é muito utilizado na prática clínica obstétrica e deve ser corretamente interpretado, com cautela e atendendo os critérios estabelecidos internacionalmente, para evitar iatrogenias e indicações prematuras de resolução da gestação.

LEITURAS COMPLEMENTARES

Camm EJ, Botting KJ, Sferruzzi-Perri AN. Near to One's Heart: The Intimate Relationship Between the Placenta and Fetal Heart. Front Physiol. 2018;9:629.

Dawes GS, Houghton CR, Redman CW, Visser GH. Pattern of the normal human fetal heart rate. Br J Obstet Gynaecol. 1982;89(4):276-84.

Dawes GS, Moulden M, Redman CW. System 8000: Computerized antenatal FHR analysis. J Perinat Med. 1991;19:46-51.

Grivell RM, Alfirevic Z, Gyte GM, Devane D. Antenatal cardiotocography for fetal assessment. Cochrane Database Syst Rev. 2015;(9):CD007863.

Hecher K, Bilardo CM, Stigter RH, Ville Y, Hackeloer BJ, Kok HJ et al. Monitoring of fetuses with intrauterine growth restriction: a longitudinal study. Ultrasound Obstet Gynecol. 2001;18(6):564-70.

Lauletta AL, Nomura RM, Miyadahira S, Francisco RP, Zugaib M. Transient accelerations of fetal heart rate analyzed by computerized cardiotocography in the third trimester of pregnancy. Rev Assoc Med Bras. 2014;60(3):270-5.

Macones GA, Hankins GD, Spong CY, Hauth J, Moore T. The 2008 National Institute of Child Health and Human Development workshop report on electronic fetal monitoring: Update on definitions, interpretation, and research guidelines. Obstet Gynecol. 2008;112(3):661-6.

Maeda Mde F, Nomura RM, Niigaki JI, Francisco RP, Zugaib M. Computerized fetal heart rate analysis in the prediction of myocardial damage in pregnancies with placental insufficiency. Eur J Obstet Gynecol Reprod Biol. 2015;190:7-10.

Maeda Mde F, Nomura RM, Niigaki JI, Francisco RP, Zugaib M. Influence of fetal acidemia on fetal heart rate analyzed by computerized cardiotocography in pregnancies with placental insufficiency. J Matern Fetal Neonatal Med. 2013;26(18):1820-4.

Murray H. Antenatal foetal heart monitoring. Best Pract Res Clin Obstet Gynaecol. 2017;38:2-11.

Nageotte MP. Fetal heart rate monitoring. Semin Fetal Neonatal Med. 2015;20(3):144-8.

Nijhuis JG, Prechtl HF, Martin CB Jr, Bots RS. Are there behavioural states in the human fetus? Early Hum Dev. 1982 (2):177-95.

Nomura RM, Kwon C, Miyadahira S, Zugaib M. [Computerized cardiotocography analysis of fetal heart response to acoustic stimulation]. Rev Bras Ginecol Obstet. 2009;31(11):547-51.

Nomura RM, Miyadahira S, Zugaib M. [Antenatal fetal surveillance]. Rev Bras Ginecol Obstet. 2009;31(10):513-26.

Pardey J, Moulden M, Redman CWG. A computer system for the numerical analysis of nonstress tests. Am J Obstet Gynecol. 2002;186(5):1095-103.

Pillai M, James D. The development of fetal heart rate patterns during normal pregnancy. Obstet Gynecol. 1990;76(5 Pt 1):812-6.

Serra V, Bellver J, Moulden M, Redman CW. Computerized analysis of normal fetal heart rate pattern throughout gestation. Ultrasound Obstet Gynecol. 2009;34(1):74-9.

Turan S, Turan OM, Berg C, Moyano D, Bhide A, Bower S et al. Computerized fetal heart rate analysis, Doppler ultrasound and biophysical profile score in the prediction of acid-base status of growth-restricted fetuses. Ultrasound Obstet Gynecol. 2007;30(5):750-6.

27

Ressonância Magnética na Avaliação Pré-Natal

Patrick Nunes Pereira
Rodrigo Menezes Jales

A ultrassonografia (US) é um exame confortável e apresenta alta disponibilidade, segurança e acurácia no diagnóstico pré-natal de patologias maternas e fetais. Os achados ultrassonográficos tornaram-se fundamentais no diagnóstico de patologias maternas e no rastreamento de cromossomopatias e malformações fetais. O diagnóstico pré-natal dessas condições possibilitou o aconselhamento familiar e a preparação de equipes multidisciplinares para o seu tratamento pré-natal ou neonatal.

A ressonância magnética (RM) sem contraste também é um método seguro e com excelente acurácia na avaliação pré-natal de patologias maternas, placentárias e fetais. Em virtude de sua menor disponibilidade, vem se consolidando como um método complementar para o detalhamento ou o esclarecimento de determinados achados ultrassonográficos (*problem-solving tool*). Apesar de a RM ser um exame caro, demorado e muitas vezes desconfortável, não utiliza radiação ionizante, tem alta resolução e possibilita, em casos complicados, a interpretação das imagens *a posteriori* por especialistas longe do centro assistencial.

Indicações de ressonância magnética materna e placentária

A RM pode solucionar problemas quando o exame ultrassonográfico é inconclusivo, como na classificação de algumas massas anexiais diagnosticadas na gestação. Já na suspeita clínica da apendicite aguda durante a gestação, patologia potencialmente letal, para a qual a US apresenta baixa sensibilidade e a RM apresenta acurácia superior a 94%, alguns autores preconizam a RM como primeira opção.

Da mesma forma, gestantes com suspeita clínica de placentação anômala podem se beneficiar da RM, em adição ao exame ultrassonográfico normal, principalmente na inserção posterior da placenta. A avaliação da placentação anômala é a principal indicação da RM fetal no nosso serviço. Os principais sinais de placentação anômala observados na RM são:

- Afilamento miometrial.
- Perda do aspecto trilaminar do miométrio.
- Abaulamento placentário assimétrico nas paredes uterinas.
- Bandas com baixo sinal em T2 intraplacentárias.
- Heterogeneidade difusa do sinal da placenta.
- Vasos intraplacentários tortuosos e com calibre aumentado.
- Invasão direta de órgãos adjacentes.

Desses, os sinais com maior sensibilidade na detecção da placentação anômala são bandas com baixo sinal em T2, vasos tortuosos e heterogeneidade difusa do sinal placentário.

Indicações de ressonância magnética fetal

A US tem acurácia adequada para a avaliação da maioria das anormalidades fetais, especialmente quando realizada por um operador experiente. Entretanto, em algumas situações clínicas, há benefício na complementação diagnóstica com a RM:

- Avaliar anormalidades fetais identificadas no exame ultrassonográfico, em que não foi possível definir adequadamente sua natureza por diferentes motivos, como a posição fetal, a composição corporal materna, ou o oligoâmnio acentuado.
- Detalhar algumas malformações fetais craniofaciais como a holoprosencefalia, os distúrbios de migração neuronal ou a fenda palatina.
- Auxiliar na definição das relações anatômicas e da origem de tumores fetais.
- Auxiliar como a correção intra útero da mielomeningocele fetal, o planejamento de alguns procedimentos ci-

rúrgicos fetais. Também pode auxiliar no planejamento de tratamento de ablação placentária a *laser* da gemelaridade monocoriônica, ao fornecer informações valiosas sobre a anatomia dos sítios vasculares-alvo.

- Mensuração do volume pulmonar nos fetos em risco de hipoplasia pulmonar secundária à hérnia diafragmática.
- Avaliar massas cervicais ou displasias ósseas que possam ser motivo de intervenções durante o período pré-natal.

Segurança e contraindicações do exame de RM fetal e materna

Já existe um alto nível de evidência sobre a ausência de malefício para o feto após a realização de exames de RM, sem contraste, em aparelhos de baixo campo magnético ou em alto campo até 1,5 Tesla. Assim, não há contraindicação da realização do exame em nenhuma idade gestacional. Entretanto, antes de 20 semanas de gestação, a RM pode fornecer informações limitadas em virtude das menores dimensões fetais e de alguns possíveis artefatos de degradação das imagens secundários à maior movimentação fetal nesse período. Mais recentemente, alguns estudos vem sugerindo a segurança do campo de 3,0 Tesla. Não foram identificados problemas de audição, nem de crescimento fetal que foram expostos ao campo de 3 Tesla. Entretanto a sua utilização ainda não é consensual. Não há evidências sobre a segurança do uso do contraste paramagnético (gadolínio) na RM fetal. Estudos comprovam que a molécula do gadolínio atravessa a barreira placentária e é capaz de atingir a circulação fetal. De maneira geral, os exames são realizados em campos de até 1,5 Tesla, sem contraste, a não ser que o benefício diagnóstico supere o risco.

Técnica do exame

O exame de RM fetal deve ser feito com sequências direcionadas para a indicação clínica, necessitando do acompanhamento do médico radiologista durante a aquisição das imagens. Não há um protocolo único adequado para todas as situações de RM fetal.

A gestante deve ser posicionada na posição mais confortável possível, geralmente em decúbito dorsal ou em decúbito lateral esquerdo. Deve-se usar uma bobina direcionada para área de interesse, destacando-se a necessidade eventual da utilização de bobinas flexíveis em razão das dimensões uterinas ou da posição materna. Preconizam-se intervalos com espessura de 2 ou 3 mm na avaliação de patologias do sistema nervoso central (SNC) e periférico fetal. Intervalos de até 5 mm podem ser suficientes na avaliação do tórax e do abdome fetal.

As sequências de imagens mais indicadas são aquelas com tempo de aquisição rápida, menos suscetíveis à movimentação fetal, sequências ponderadas em T2 *single-shot*. Essas sequências ponderadas em T2 fornecem excelente detalhamento anatômico das principais patologias fetais. Adicionalmente, deve-se adquirir alguma sequência ponderada em T1 com *trigger* respiratório, para detalhamento das características dos fluidos fetais (sangue/urina/gordura). Em alguns casos especiais, uma sequência ponderada em

T2 com saturação de gordura pode ser útil, como nas patologias do fechamento do tubo neural (meningocele/mielolipomeningocele e seus correlatos) ou nos tumores fetais. Sequências adicionais como FLAIR e Difusão devem ser usadas especialmente na avaliação de patologias cerebrais e da coluna fetal. Na avaliação de patologias placentárias recomendam-se sequências multiplanares ponderadas em T2, com técnica de *fast spin-echo* ou correlata. O emprego de aquisições ponderadas em T2, com técnica FIESTA™ ou correlata, auxilia na detecção de vasos e sangramentos.

Exemplos de ressonância magnética em patologias maternas, placentárias e fetais

Caso 1

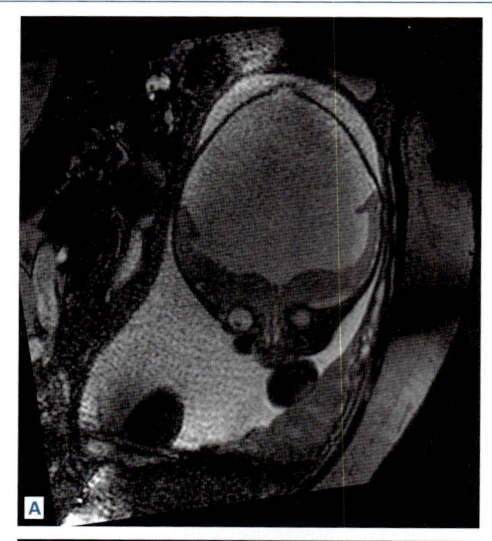

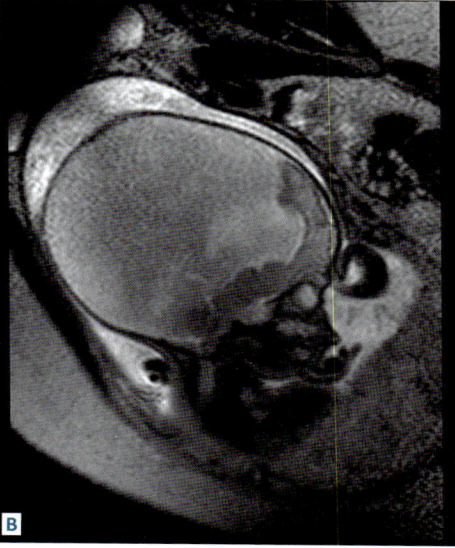

Figura 27.1. (A e B) RM fetal com imagens ponderadas em T2 demonstra ventriculomegalia extrema do sistema supratentorial, sem caracterização do manto cerebral parieto--occipital e temporal posterior, bilateral, nem do septo pelúcido ou do corpo caloso.

Fonte: Acervo da autoria.

Caso 2

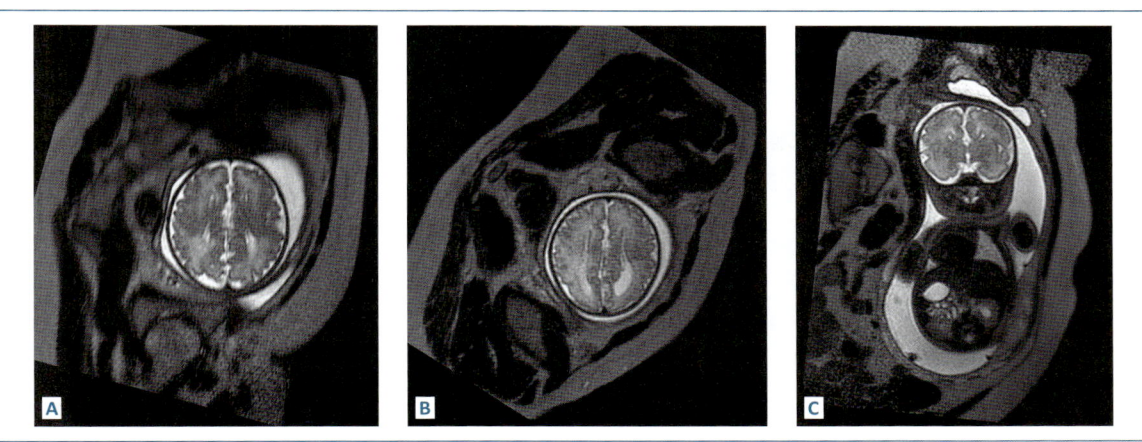

Figura 27.2. (A, B e C) RM fetal com imagens ponderadas em T2 demonstra paralelismo dos ventrículos laterais (colpocefalia), e ausência do corpo caloso em sua topografia habitual, compatível com agenesia do corpo caloso.
Fonte: Acervo da autoria.

Caso 3

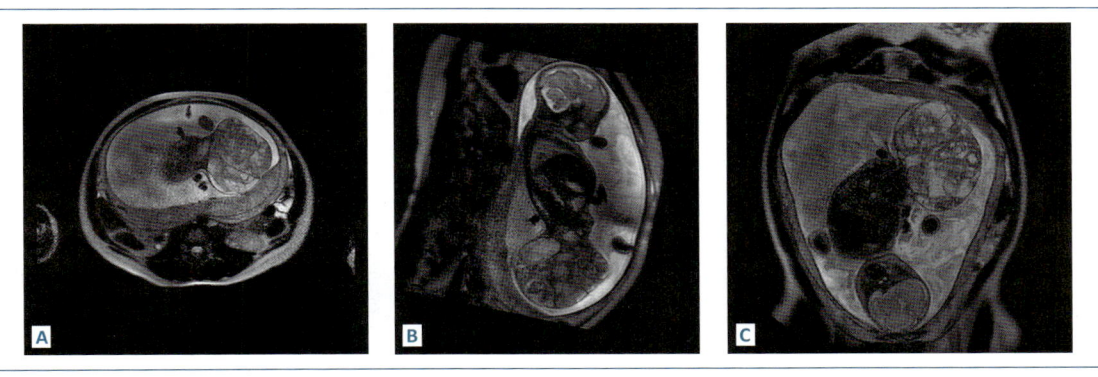

Figura 27.3. (A, B e C) RM fetal com imagens ponderadas em T2 demonstra grande lesão expansiva sólido-cística exofítica na região sacral fetal, medindo 10 cm no maior eixo, com diagnóstico histológico pós-natal de teratoma sacrococcígeo.
Fonte: Acervo da autoria.

Caso 4

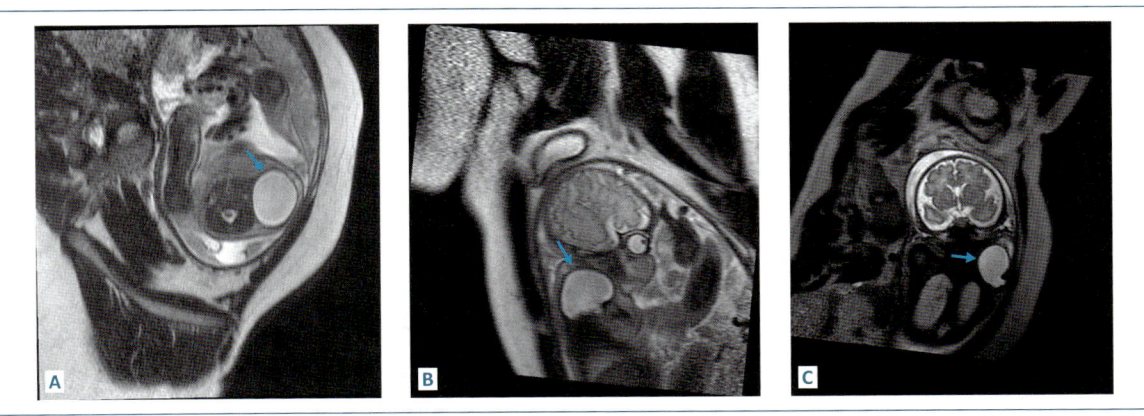

Figura 27.4. (A, B e C) RM fetal com imagens ponderadas em T2 evidencia formação cística (setas azuis) de paredes finas, sem porções sólidas na região cervical, com diagnóstico imaginológico compatível com linfangioma. Realizada exérese cirúrgica pós-natal da lesão, com confirmação histológica do diagnóstico pré-natal.
Fonte: Acervo da autoria.

Caso 5

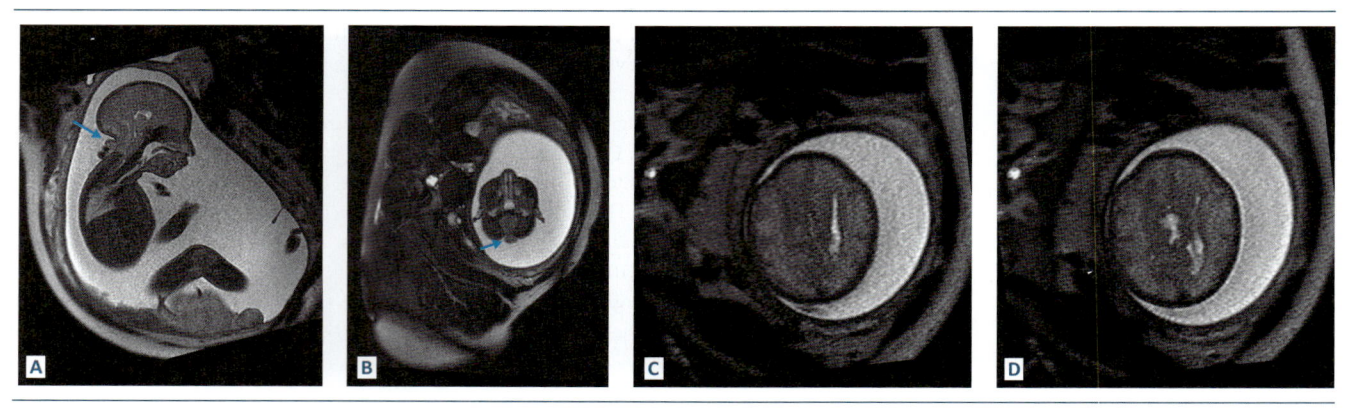

Figura 27.5. (A, B, C e D) RM fetal com imagens ponderadas em T2 evidencia encefalocele occipital com herniação do cerebelo (setas azuis nas Figuras 27.4A e B), associada à fossa posterior de dimensões reduzidas. Adicionalmente, identifica-se agenesia do corpo caloso (Figura 27.4C), com interdigitação giral e hipoplasia da foice inter-hemisférica. Os achados são compatíveis com malformação de Chiari do tipo 3.

Fonte: Caso cedido pelo Dr. Leopoldo Blanco de Araújo.

Caso 6

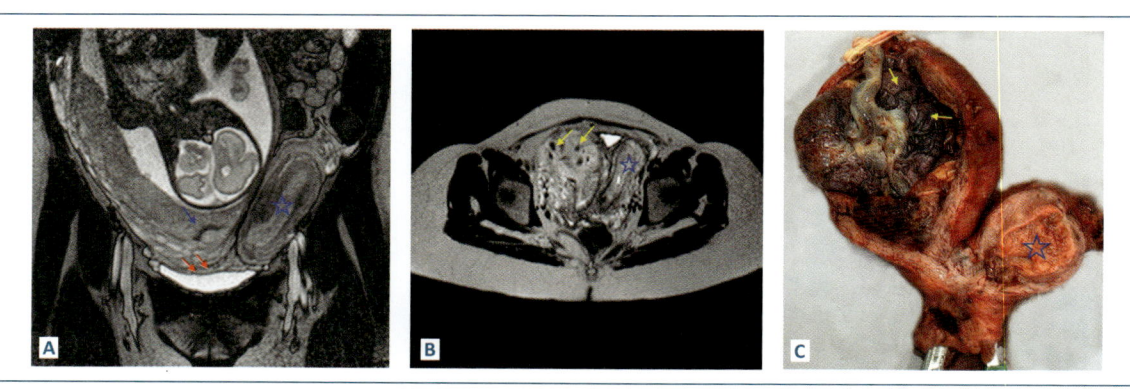

Figura 27.6. RM fetal com imagens ponderadas em T2 nos planos coronal (A) e axial (B). Há heterogeneidade difusa do sinal placentário, observando-se bandas com baixo sinal em T2 (seta azul em A) e vasos anômalos intraplacentários (setas amarelas em B). Achados compatíveis com incretismo placentário. A interface placenta/bexiga (setas vermelhas em A) está afilada, porém não há descontinuidade da parede vesical, afastando a possibilidade de percretismo. Paciente submetida à histerectomia puerperal, com confirmação do diagnóstico pré-natal. Repare vasos anômalos intraplacentários (setas amarelas em B e C) e o diagnóstico de útero didelfo (estrela A, B e C).

Fonte: Acervo da autoria.

LEITURAS COMPLEMENTARES

Baughman WC, Corteville JE, Shah RR. Placenta accreta: Spectrum of US and MR imaging findings. Radiographics 2008;28:1905-16. Doi: 10.1148/rg.287085060.

Bulas D, Levine D, Barth R, Cassady C. ACR-SPR Practice Parameter for the safe and optimal performance of fetal MRI. Am Coll Radiol. 2015;1076:1-14.

Chapman T, Alazraki AL, Eklund MJ. A survey of pediatric diagnostic radiologists in North America: current practices in fetal magnetic resonance imaging. Pediatr Radiol 2018;48:1924-35. Doi: 10.1007/s00247-018-4236-3.

Chartier AL, Bouvier MJ, McPherson DR, Stepenosky JE, Taysom DA, Marks RM. The Safety of Maternal and Fetal MRI at 3 T. American Journal of Roentgenology 2019 213:5, 1170-1173.

Chauvin NA, Epelman M, Victoria T, Johnson AM. Complex genitourinary abnormalities on fetal MRI: Imaging findings and approach to diagnosis. Am J Roentgenol 2012;199:222-31. Doi: 10.2214/AJR.11.7761.

Derman AY, Nikac V, Haberman S, Zelenko N, Opsha O, Flyer M. MRI of placenta accreta: A new imaging perspective. Am J Roentgenol. 2011;197:1514-21. Doi: 10.2214/AJR.10.5443.

Estroff JA. The growing role of MR imaging in the fetus. Pediatr Radiol. 2009;39:209-10. Doi: 10.1007/s00247-009-1180-2.

Faghihimehr A, Gharavi M, Mancuso M, Sreedher G. Fetal MR imaging in urogenital system anomalies. J Matern Neonatal Med. 2019;32: 3487-94. Doi: 10.1080/14767058.2018.1465039.

Furey EA, Bailey AA, Twickler DM. Fetal MR imaging of gastrointestinal abnormalities. Radiographics. 2016;36:904-17. Doi: 10.1148/rg.2016150109.

Hamisa M, Mashaly E, Fathy S, Tawfeek A. Role of Doppler US and MRI in diagnosis of placenta accreta. Alexandria J Med. 2015;51:225-30. Doi: 10.1016/j.ajme.2014.09.002.

Jarvis DA, Griffiths PD. Current state of MRI of the fetal brain in utero. J Magn Reson Imaging. 2019;49:632-46. Doi: 10.1002/jmri.26316.

Leyendecker JR, DuBose M, Hosseinzadeh K, Stone R, Gianini J, Childs DD et al. MRI of pregnancy-related issues: Abnormal placentation. Am J Roentgenol. 2012;198:311-20. Doi: 10.2214/AJR.11.7957.

Marini D, van Amerom J, Saini BS, Sun L, Seed M. MR imaging of the fetal heart. J Magn Reson Imaging. 2019:1-15. Doi: 10.1002/jmri.26815.

Mehollin-Ray AR, Cassady CI, Cass DL, Olutoye OO. Fetal MR imaging of congenital diaphragmatic hernia. Radiographics. 2012;32:1067-84. Doi: 10.1148/rg.324115155.

Menias CO. Imaging of the Placenta: A Multimodal – ity Pictorial Review. 2009;1:0030.

Mervak BM, Altun E, McGinty KA, Hyslop WB, Semelka RC, Burke LM. MRI in pregnancy: Indications and practical considerations. J Magn Reson Imaging. 2019;49:621-31. Doi: 10.1002/jmri.26317.

Nagarajan M, Sharbidre KG, Bhabad SH, Byrd SE. MR imaging of the fetal face: Comprehensive review. Radiographics. 2018;38:962-80. Doi: 10.1148/rg.2018170142.

Oppenheimer DC, Mazaheri P, Ballard DH, Yano M, Fowler KJ. Magnetic resonance imaging of the placenta and gravid uterus: A pictorial essay. Abdom Radiol. 2019;44:669-84. Doi: 10.1007/s00261-018-1755-1.

Patenaude Y, Pugash D, Lim K, Morin L, Bly S, Butt K et al. The Use of Magnetic Resonance Imaging in the Obstetric Patient. J Obstet Gynaecol Canada. 2014;36:349-55. Doi: 10.1016/S1701-2163(15)30612-5.

Prayer D, Malinger G, Brugger PC, Cassady C, De Catte L, De Keersmaecker B et al. ISUOG Practice Guidelines: Performance of fetal magnetic resonance imaging. Ultrasound Obstet Gynecol. 2017;49:671-80. Doi: 10.1002/uog.17412.

Santos XM, Papanna R, Johnson A, Cass DL, Olutoye OO, Moise KJ et al. The use of combined ultrasound and magnetic resonance imaging in the detection of fetal anomalies. Prenat Diagn. 2010;30:402-7. Doi: 10.1002/pd.2481.

Varghese B, Singh N, George RAN, Gilvaz S. Magnetic resonance imaging of placenta accreta. Indian J Radiol Imaging. 2013;23:379-85. Doi: 10.4103/0971-3026.125592.

Wataganara T, Ebrashy A, Aliyu LD, Moreira De Sa RA, Pooh R, Kurjak A et al. Fetal magnetic resonance imaging and ultrasound. J Perinat Med. 2016;44:533-42. Doi: 10.1515/jpm-2015-0226.

Weisstanner C, Kasprian G, Gruber GM, Brugger PC, Prayer D. MRI of the Fetal Brain. Clin Neuroradiol. 2015;25:189-96. Doi: 10.1007/s00062-015-0413-z.

Werner H, Nogueira R, Lobo Lopes FPP. MR Imaging of Fetal Musculoskeletal Disorders. Magn Reson Imaging Clin N Am. 2018;26:631-44. Doi: 10.1016/j.mric.2018.06.011.

Zaghal AA, Hussain HK, Berjawi GA. MRI evaluation of the placenta from normal variants to abnormalities of implantation and malignancies. J Magn Reson Imaging. 2019;50:1702-17. Doi: 10.1002/jmri.26764.

28

Cosmiatria na Gravidez

Juliana Yumi Massuda Serrano
Renata Ferreira Magalhães

Contextualização

Durante a gestação, observamos diversas alterações fisiológicas ou patológicas na pele da mulher, podendo ser desencadeadas ou agravadas por esse período. Há estudos sobre diversas drogas com alto nível de evidência sobre seu uso e segurança na gravidez. No entanto, os medicamentos dermatológicos, especialmente os de finalidade cosmiátrica, são menos estudados, com efeitos adversos maternos e fetais muitas vezes desconhecidos. Este capítulo visa, por meio de ampla revisão de literatura, resguardar a indicação sensata desses produtos nas gestantes e lactantes, com segurança para o feto, o recém-nascido e a paciente, suas indicações terapêuticas e seus principais efeitos colaterais. Vale lembrar que parte das dermatoses gestacionais provoca alterações significativas na qualidade de vida dessas pacientes que, muitas vezes, acabam sendo menos atendidas em suas queixas tanto por obstetras como por dermatologistas. Em se tratando de um dos períodos mais importantes na vida dessas mulheres, devemos entender que as gestantes gostariam de ter a melhor aparência possível durante essa fase.

Introdução

É importante ressaltar que, de acordo com os preceitos éticos, pesquisas clínicas em gestantes não são permitidas como regra geral. A maior parte dos estudos é realizada em animais, o que nem sempre pode ser extrapolado para seres humanos, ou se baseiam em relatos e séries de casos, conferindo evidência limitada sobre a segurança e a eficácia de tratamentos cosmiátricos durante a gravidez.

Com relação às diversas fases da gestação, certamente o período mais crítico é o 1º trimestre, considerado o mais importante na embriogênese. O período embrionário é definido como aquele que compreende da 5ª a 8ª semanas, e o fetal a partir da 9ª semana, e as alterações deste último período parecem ser menos relevantes que a do embrionário, de acordo com publicação de Azulay-Abulafia et al. (2017).

É importante reforçar, também, a seguinte definição em acordo com publicações de Choi et al. (2006) e Costa et al. (2009):

a) **Cosmético:** produto que tem funções de limpeza, perfume, proteção e modificação da aparência externa das unhas, dos cabelos e da pele propriamente dita.

b) **Cosmecêutico:** categoria intermediária entre um cosmético e um medicamento. Não são totalmente inertes, pois são capazes de modificar as estruturas cutâneas, diferente de um cosmético.

Existem diversas razões pelos quais obstetras e dermatologistas evitam usar produtos para a pele na gestação. Primeiro, porque muitos dos tratamentos na dermatologia são eletivos, o que faz médicos e pacientes preferirem aguardar o término da gravidez para iniciar o tratamento. Segundo, porque algumas drogas podem ter efeitos colaterais não apenas em um paciente, mas possivelmente na mãe, no feto e mesmo no lactente. Terceiro, porque nem toda gestação, infelizmente, resulta em um recém-nascido saudável, então é possível entender que médicos considerem melhor não carregar a preocupação de ter elaborado uma prescrição que possa ter colaborado com o problema.

Ao final, como em todas as questões de terapêutica que se enfrentam na medicina, personalizada e segura, deve-se sempre considerar e pesar a clássica relação benefício *versus* risco quando optarmos por conduzir um tratamento na gestante ou na lactante.

Cuidados com os cabelos e as unhas

Tinturas

São classificadas em três tipos: temporárias (aplicadas diretamente no banho), semipermanentes (duram de 4 a 6 semanas, como a hena) e permanentes (substâncias químicas que penetram o cabelo, como a parafenilodiamina). Há algumas considerações na literatura referente à associação entre tumor de Wilms e tintura de cabelo. Entretanto, não houve relação entre abortos espontâneos e malformações fetais em cabeleireiras gestantes expostas a esses produtos. Algumas mulheres grávidas usam peróxido de hidrogênio para clarear os fios, mas por sua rápida metabolização, há baixa probabilidade de se causar qualquer dano à mãe ou ao feto.

Apesar de não haver revisões sistemáticas nesse tema, é recomendado evitar o uso desses produtos antes de 12 semanas de gestação. É importante também não efetuar misturas de diferentes agentes já que o efeito do produto final no feto pode ser imprevisível.

Tratamentos alisadores e para cachear

O produto mais utilizado para essas finalidades é o tioglicolato de amônia, substância que quebra as pontes dissulfeto no córtex da haste capilar. Além da questão da dermatite de contato, muito observada em cabeleireiras, há um trabalho na literatura, efetuado por Couto et al. (2013), que reportou associação entre tinturas, produtos para alisamento e leucemia em crianças menores de 2 anos de idade. É recomendado não usar esses produtos nos primeiros 6 meses de gestação.

Produtos de depilação

O tioglicolato de cálcio é o ingrediente mais comumente utilizado na composição de produtos de depilação. Não há estudos em humanos, apenas experimentos em coelhos que demonstraram correlação com baixo peso fetal sem anormalidade genética. Dessa maneira, é preferível que seja usado após o 1º trimestre.

Os hidróxidos de sódio, cálcio e potássio também são encontrados em cremes depilatórios, e dissociam em íons de sódio, potássio, cálcio e hidróxido. Como são abundantes no organismo e fazem parte da ingestão dietética, seu uso tópico não parece aumentar os níveis séricos significativamente.

Minoxidil tópico

É um medicamento comumente prescrito para alopecias em geral. As concentrações séricas são bem menores do que os níveis terapêuticos em adultos, porém há relatos de casos de malformações cardíacas, neurológicas, gastrointestinais, renais e de membros em fetos quando do uso tópico em mulheres grávidas. Por não haver estudos conclusivos, seu uso não é recomendado durante a gestação.

Esmaltes e removedores de esmalte

O adipato de dibutila é usado como plastificante e solvente em esmaltes de unha. Conforme estudo publicado por Andersen (2006), é considerado seguro nas concentrações usadas em cosméticos. Os ftalatos são adicionados a alguns esmaltes, geralmente usados para decoração e proteção das unhas. É recomendado que seu uso seja evitado, pois não há estudos em humanos, apesar de o uso em animais não ter demonstrado teratogenicidade, de acordo com Ema et al. (1998). Os acetatos de etila e butila são solventes usados em esmaltes e também em removedores de esmalte. São considerados seguros, pois estudos em animais não demonstraram teratogenicidade, conforme demonstrado por Elder (1989). O metacrilato de etila, usado em unhas artificiais, pode induzir a eczema de contato, conforme estudo de Andersen (2002).

A acetona usada em removedores é considerada segura na gestação, de acordo com Johnson Jr (2004), apesar de efetivamente não haver estudos em humanos, apenas em ratos não demonstrando embriotoxicidade.

Maquiagem

É geralmente segura para uso na gestação. Deve-se evitar produtos contendo mercúrio e batons que contenham chumbo. Tintas inorgânicas não são absorvidas sistemicamente e, portanto, são consideradas seguras na gravidez.

O Quadro 28.1 resume os cuidados e recomendações.

Quadro 28.1 Resumo dos cuidados e recomendações.	
Tipo de cuidado	*Recomendação*
Tinturas de cabelos	Evitar antes de 12 semanas. Após, preferir temporárias, semipermanentes ou peróxido de hidrogênio.
Alisadores e cacheadores	Evitar toda a gestação, principalmente nos primeiros 6 meses.
Produtos de depilação	Evitar no 1º trimestre: tioglicolato de cálcio. Hidróxidos de sódio, cálcio e potássio: mais seguros.
Minoxidil tópico	Não deve ser usado.
Esmaltes	Adipato de dibutila: pode ser usado. Ftalatos: evitar.
Removedores de esmalte	Acetato de butila e etila, acetona: podem ser usados.
Maquiagem	Mercúrio e chumbo: evitar.

Fonte: Desenvolvido pela autoria.

Hidratantes

Têm a função de prevenir a perda de água transepidérmica. Podem conter:

a) **Agente oclusivos:** retardam a evaporação e a perda de água. Exemplos: o petrolato, a lanolina, o óleo mineral, a cera de carnaúba e os derivados de silicone;

b) **Agentes umectantes:** atraem água da derme para a epiderme. Exemplos: a ureia, o lactato de amônia e de sódio, o ácido hialurônico e o pantenol;

c) **Agentes emolientes:** fornecem textura e maciez ao produto. Exemplos: a dimeticona, a ciclometicona e as ceramidas.

Seu uso é sugerido na gestação na tentativa de prevenir o surgimento de estrias atróficas, apesar de não haver evidências consistentes que suportem essa indicação, segundo revisão sistemática de Brennan et al. (2012). As formulações devem ter um equilíbrio entre esses agentes.

Os umectantes parecem não gerar nenhum efeito adverso no feto, com exceção da ureia. As leis brasileiras proíbem seu uso em concentração acima de 3%, pois nessas proporções maiores parece haver aumento imprevisível da absorção de outros produtos aplicados topicamente.

Fotoproteção

Uma das maiores queixas durante a gestação é o melasma, uma discromia de hiperpigmentação que ocorre na face, com agravamento pela fotoexposição. A fotoproteção é um dos assuntos mais importantes a ser abordado com a gestante. Ela leva em consideração, além do filtro solar, as atividades de exposição ao sol, o tempo gasto em ambientes externos, as roupas, os acessórios (como óculos de sol e chapéu) e as alterações climáticas. Os filtros solares devem proteger a pele contra as radiações UVA e UVB, prevenindo não apenas a hiperpigmentação, mas as queimaduras, o foto envelhecimento e o câncer de pele.

Os filtros solares físicos são inorgânicos ou insolúveis, baseados no dióxido de titânio e no óxido de zinco. Refletem a radiação ultravioleta, mas também absorvem parte da radiação e liberam calor. O maior espectro de radiação absorvida é do dióxido de titânio, entre 250 e 400 nm.

Já os filtros solares químicos são orgânicos e solúveis. Eles têm a função principal de absorver a radiação. Salicilatos, metoxicinamatos, octocrileno, ácido aminobenzoico e padimato O absorvem a radiação UVB. A avobenzona absorve tanto UVA quanto UVB.

Até o presente momento, após tantos anos de experiência com o uso dos filtros solares, não há evidência que justifique precaução para uso dos mesmos na gestação. Deve-se atentar, entretanto, para formulações que contenham termos como "anti-idade", "anti-envelhecimento", "anti-manchas", pois muitos desses produtos contêm substâncias que não são liberadas ou recomendadas durante o período gestacional.

Agentes clareadores e antioxidantes
Hidroquinona

Um dos agentes clareadores mais popularmente utilizados na dermatologia é a hidroquinona. Um estudo realizado por Mahé et al. (2007) com 99 gestantes na África que usaram clareadores com hidroquinona ou com esteroides tópicos não demonstrou diferença nos resultados entre os grupos. Entretanto, no grupo que usou os corticosteroides, houve uma taxa aumentada de crianças com baixo peso ao nascimento. Na Europa, a hidroquinona está proibida nos cosméticos desde 2001. Para a FDA (Food and Drug Administration), ela é considerada categoria C. Como não há informações suficientes, é recomendado não usar hidroqui-

nona em gestantes com melasma ou outros distúrbios de hiperpigmentação.

Ácido azelaico

O ácido azelaico é usado no tratamento da acne, porém pode ser usado como clareador pelo seu efeito na inibição da produção da melanina. Ele é considerado grupo B pelo FDA, pois estudos em animais não demonstraram mutagenicidade, teratogenicidade ou embriotoxicidade. Apesar de não haver estudos que suportem seu uso de rotina na gestação, ela deve ser considerada opção de tratamento se estritamente necessária já que pode haver baixa absorção, e essas dosagens baixas não parecem ensejar risco na gestação. Não parece haver problemas na lactação também, apesar de poder haver pouca absorção.

Ácido kójico

Outro produto clareador consagrado é o ácido kójico, um agente antioxidante isolado do *Aspergillus oryzae* em arroz cozido ao vapor. Em estudo publicado por Burnett et al. (2010), usando ácido kójico nas concentrações de 1 a 4%, não houve toxicidade materna ou desenvolvimento de anomalia fetal. Um possível evento adverso, entretanto, é a dermatite de contato.

Ácido glicólico

Trata-se de um alfa-hidróxiácido encontrado em muitos cosmecêuticos para tratamento de hipercromias, acne e mesmo para efeito antienvelhecimento. Estudos para avaliação de seu uso em gestantes humanas não foram conduzidos. Porém, o uso tópico de preparações contendo ácido glicólico durante a gravidez não deve ser um problema, já que apenas uma parcela pequena parece ser absorvida.

Ácido hialurônico

O seu uso tópico pode ser considerado seguro por ser um produto natural da pele humana e do tecido fetal.

Vitaminas C, E e nicotinamida

Não existem relatos relevantes de efeitos teratogênicos após aplicação tópica desses agentes antioxidantes. No entanto, recomenda-se cuidado com os inúmeros componentes das fórmulas comercializadas em associação com estes princípios ativos.

Coenzima Q10, ácido alfalipoico e polifenóis do chá verde

São exemplos de antioxidantes não vitamínicos. Seu uso tópico na gravidez deve ser evitado pela escassez de evidências que comprovem sua segurança. Inclusive, estudos *in vitro* demonstraram indução da apoptose e falha no mecanismo de implantação do embrião após contato com preparados de catequininas polifenólicas encontradas no chá verde. O Quadro 28.2 sintetiza as informações de segurança referentes aos agentes clareadores e antioxidantes mais clássicos.

Quadro 28.2
Agentes tópicos clareadores e antioxidantes.

Agente tópico	Segurança	Recomendação
Hidroquinona	Questionável	Evitar
Ácido azelaico	Seguro	Pode ser usado
Ácido kójico	Seguro	Pode ser usado
Ácido glicólico	Seguro	Pode ser usado
Ácido hialurônico	Seguro	Pode ser usado
Vitaminas C, E, nicotinamida	Seguro	Pode ser usado
Coenzima Q10, ácido alfalipoico, polifenóis do chá verde	Não conhecida	Evitar

Fonte: Desenvolvido pela autoria.

Peelings químicos

As substâncias utilizadas nesses procedimentos, os ácidos retinóico e salicílico têm ação teratogênica relatada após administração sistêmica, porém os efeitos de sua aplicação tópica não são totalmente conhecidos, conforme observação de Jick et al. (1993), Panchaud et al. (2012) e Shapiro et al. (1997). É consenso evitar o uso dessas substâncias durante o ciclo gravídico-puerperal.

O ácido tricloroacético é utilizado para o tratamento de infecções virais pelo HPV. Neste caso, é considerado uma alternativa segura. Sua utilização em cosmiatria durante a gestação carece de evidências que a justifique.

O *peeling* de ácido glicólico é considerado pela maioria dos autores uma alternativa segura durante a gestação (Quadro 28.3).

Quadro 28.3
Tipos de *peeling* e recomendações.

Tipo de peeling	Segurança	Recomendação
Ácido retinoico	Não conhecida	Evitar
Ácido salicílico	Não conhecida	Evitar
Ácido tricloroacético	Seguro	Apesar da segurança, sem evidências que justifique uso
Ácido glicólico	Seguro	Pode ser usado, desde que benefícios superem riscos

Fonte: Desenvolvido pela autoria.

Procedimentos com produtos injetáveis

Toxina botulínica

De modo geral, tratamentos estéticos com uso intramuscular da toxina botulínica do tipo A devem ser evitados na gestação, apesar de haver dados limitados que sugerem risco mínimo para o feto. Até 1.200 U de toxina foram usadas para tratamento de diversas condições neurológicas sem efeitos adversos. Há cinco relatos de mães com botulismo nos 2º e 3º trimestres e nenhuma criança afetada, o que torna improvável que a toxina cruze a barreira placentária.

Preenchedores

Não há relatos na literatura de desfechos para gestantes e seus bebês após uso de ácido hialurônico, ácido poliláctico, hidroxiapatita de cálcio e preenchedores injetáveis de colágeno durante a gestação. Também ainda não foi relatado uso em lactantes.

Terapias com *laser* e outras tecnologias

Não existem relatos de teratogenicidade ao uso de *laser* e outras fontes de luz pulsada. O comprimento de onda utilizado na maioria das fontes de luz não é suficiente para penetrar na cavidade uterina e causar dano ao feto, de acordo com Alves et al. (2012). Todavia, seu uso durante a gestação não é recomendado com finalidades estéticas, já que a gravidez compreende período de elevada melanogênese, aumentando o risco de hiperpigmentação pós-inflamatória, lesão temida e de difícil tratamento.

A microdermoabrasão pode ser considerada procedimento alternativo. Trata-se de um procedimento seguro na gestação. Não são descritos efeitos teratogênicos. Deve-se manter a atenção, no entanto, para complicações como a hipercromia pós-inflamatória e as infecções secundárias após o procedimento, principalmente ativação do vírus do herpes simples já que a gestação, por si, constitui fator de imunossupressão.

Considerações finais

O uso de produtos cosmiátricos na gestação deve ter como base evidências na literatura sempre que possível. Uma boa relação médico-paciente pode auxiliar a minimizar a ansiedade e a preocupação sobre as alterações fisiológicas e ou condições pregressas exacerbadas na pele da gestante. Deve ser esclarecido que se tratam de condições muitas vezes transitórias e que a maior parte dos procedimentos e tratamentos cosmiátricos terá melhor resultado e, principalmente segurança, em momentos posteriores ao puerpério.

Na dúvida, o melhor a se fazer quando não há evidências suficientes que embasem o uso de algum cosmecêutico ou medicamento, é não prescrever ou recomendar.

LEITURAS COMPLEMENTARES

Alves GF, Gomes CM. Restrições na terapêutica cosmiátrica da gestante. In: Cosmiatria e *laser*. AC Farmacêutica, Grupo Editorial Nacional. 2012;95-101.

Andersen A. Amended final report of the safety assessment of dibutyl adipate as used in cosmetics. Int J Toxicol. 2006;25(Suppl. 1):129-34.

Andersen F. Amended final report on the safety assessment of ethyl methacrylate. Int J Toxicol. 2002;21(Suppl):63-79.

Azulay-Abulafia L, Vieira EO. Cosmetic approach during pregnancy. In: Daily Routine in Cosmetic Dermatology. Springer International Publishing; 2017. p.383-90.

Bozzo P, Chua-Gocheco A, Einarson A. Safety of skin care products during pregnancy. Can Fam Phys Le Méd Famille Can. 2011;57:665-7.

Brennan M, Young G, Devane D. Topical preparations for preventing stretch marks in pregnancy. Cochrane Database Syst Rev. 2012;11:CD000066. Doi: 10.1002/ 14651858.CD000066.pub2.

Burnett CL, Bergfeld WF, Belsito DV, Hill RA, Klaassen CD, Liebler DC, Marks JG Jr, Shank RC, Slaga TJ, Snyder PW, Andersen FA. Final report of the safety assessment of Kojic acid as used in cosmetics. Int J Toxicol. 2010 Nov-Dec;29(6 Suppl):244S-73.

Choi CM, Berson DS. Cosmeceuticals. Semin Cutan Med Surg. 2006;25(3):163-8.

Costa A, Alves GF, Azulay-Abulafia L. Dermatologia e gravidez. Rio de Janeiro: Elsevier; 2009.

Couto AC, Ferreira JD, Rosa ACS, Pombo-de-Oliveira MS, Koifman S, Brazilian Collaborative Study Group of Infant Acute Leukemia. Pregnancy, maternal exposure to hair dyes and hair straightening cosmetics, and early age leukemia. Chem Biol Interact. 2013;205:46-52.

Duarte I, Buense R, Lazzarini R. Cosméticos na Gravidez. In: Tedesco JJA (ed). A Grávida: Suas indagações e as dúvidas do Obstetra. São Paulo: Editora Atheneu; 1999. p.141-65.

Elder RL. Final report on the safety assessment of ethyl acetate and butyl acetate. J Am Coll Toxicol. 1989;8:681-705.

Ema M, Miyawaki E, Kawashima K. Further evaluation of developmental toxicity of di n-butyl phthalate following administration during late pregnancy in rats. Toxicol Lett. 1998;98:87-93.

Grunewald S, Jank A. New systemic agents in dermatology with respect to fertility, pregnancy, and lactation. J Ger Soc Dermatol. 2015;1304:277-90.

Jick SS, Terris BZ, Jick H. First trimester topical tretinoin and congenital disorders. Lancet. 1993;341:1181-2.

Johnson Jr W. Safety assessment of MIBK (Methyl Isobutyl Ketone). Int J Toxicol. 2004;23(Suppl):29-57.

Kroumpouzos G, Draelos Z. Skin care products, cosmetics and cosmeceuticals. In: Kroumpouzos G (ed). Text atlas of obstetric dermatology. Philadelphia: Lippincott Williams & Wilkins Publishers; 2013. p.251-7.

Leachman AS, Reed BR. The use of dermatologic drugs in pregnancy and lactation. Dermatol Clin. 2006;24:167-97.

Levy S. Estimated exposure to phthalates in cosmetics and risk assessment. J Toxicol EnvironHealth. 2004;67:23-4.

Mahé A, Perret JL, Ly F, Fall F, Rault JP, Dumont A. The cosmetic use of skin-lightening products during pregnancy in Dakar, Senegal: A common and potentially hazardous practice. Trans R Soc Trop Med Hyg. 2007;101:183-7.

Panchaud AP, Csajka C, Merlob P, Sshaefer C, Berlin M, De Santis M, Vial T, Ieri A, Malm H, Eleftheriou G, Stahl B, Rousso P,Winterfield U, Rothuizen LE, Buclin T. Pregnancy outcome following exposure to topical retinoids: a multicenter prospective study. J Clin Pharmacol. 2012;52:1844-51.

Shapiro L, Pastuszak A, Curto G, Koren G. Safety of first trimester exposure to topical tretinoin: prospective cohort study. Lancet. 1997;350:1143-4. 2012;52:1844-51.

Tyl RW, Price CJ, Marr MC et al. Developmental toxicity evaluation of sodium thioglycolate administered topically to Sprague-Dawley (CD) rats and New Zealand white rabbits. Birth Defects Res B Dev Reprod Toxicol. 2003;68(2):144-61.

Parto

29

Fisiologia do Trabalho de Parto

Rodrigo Pauperio Soares Camargo
Paula da Silva Feitosa

A evolução da pesquisa científica trouxe muito conhecimento novo, elucidando vários dos mistérios que circundam os mecanismos fisiológicos que desencadeiam o trabalho de parto. Existe uma provável sequência integrada de eventos que envolve o miométrio, o colo uterino, a placenta, a produção hormonal materna e as reações inflamatórias locais; o início do processo se inicia dias antes do trabalho de parto, tem seu ápice durante o franco trabalho de parto e termina com o nascimento; a partir daí, todos esses fenômenos que envolvem o organismo materno regridem vagarosamente até atingir o estado prévio à gestação.

O termo trabalho de parto está fisiologicamente mais relacionado a uma retirada dos mecanismos inibitórios da gestação sobre a atividade miometrial do que a um processo ativo mediado por estimulantes uterinos.

A fisiologia do trabalho de parto envolve, portanto, uma série de eventos e mudanças no organismo da mulher, com alterações sequenciais em miométrio, decídua e colo uterino, que ocorrem lentamente por dias e até semanas, culminando em alterações mais rápidas em um período de horas, resultando na expulsão do feto e da placenta.

Compartimentos maternos

Útero

O útero é um órgão fibromuscular, oco e com um espaço virtual em seu interior. Localiza-se na parte medial da cavidade abdominal e apresenta-se interposto entre bexiga urinária e reto. Sua estrutura é composta por três camadas. O miométrio é a camada composta por fibras de musculatura lisa e revestida internamente por uma mucosa denominada endométrio. Externamente ao miométrio, o perimétrio ou peritônio reveste o útero. Sua origem advém do processo embrionário de fusão dos ductos de Müller.

Sua forma tende a variar conforme idade, paridade e estado gravídico, apresentando peso médio de 60 a 70 g. O útero pode ser dividido em corpo, fundo, istmo e colo uterino. Durante a gravidez são várias as alterações que ocorrem nesse órgão com o aumento do volume e da vascularização, primeiro servindo como abrigo ao feto e depois exercendo o papel de força expulsora durante o trabalho de parto. A consistência do útero fica amolecida na gestação em função da retenção hídrica que ocorre no período. A região mais atingida é a de implantação do embrião, em razão do maior número de modificações necessárias à nidação e posterior avanço do embrião pelo endométrio.

As fibras musculares uterinas apresentam uma distribuição (Figura 29.1) que favorece a formação do segmento uterino com a evolução da gestação e possibilita a atividade uterina em sentido descendente, permitindo encurtamento ou esvaecimento do colo uterino, sua dilatação e a descida da apresentação; são fibras mais verticalizadas em fundo uterino e horizontalizadas em região de segmento e colo. Essa distribuição favorece o processo de descida fetal e de dilatação do colo uterino.

O útero passa a ter peso médio de 700 a 1.200 g no termo gestacional, e durante o processo de expulsão do feto tem a tonicidade aumentada. No período do puerpério o órgão involui e retorna a um tamanho reduzido, mas com medidas um pouco superiores às iniciais. O formato uterino passa de esférico para cilíndrico, em função do istmo cervical que passa a fazer parte integrante da figura geométrica cilíndrica na qual o útero se transforma (Delascio e Guariento, 1981).

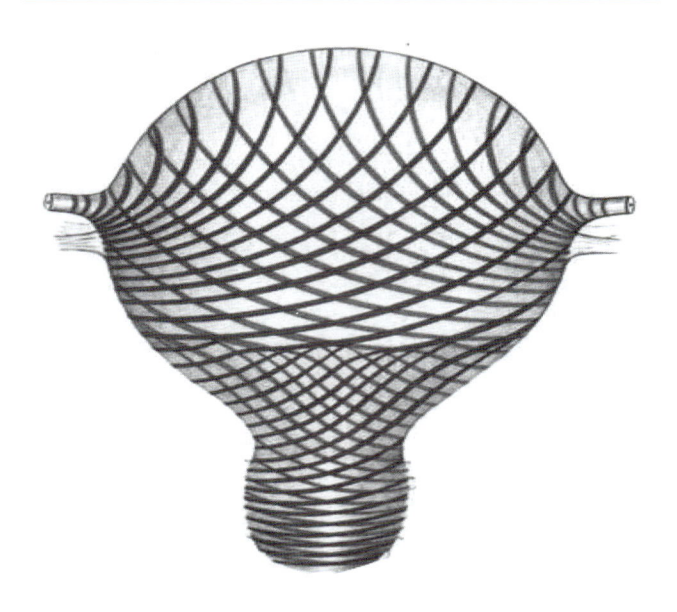

Figura 29.1. Distribuição das fibras musculares uterinas.
Fonte: Adaptada de Delascio e Guariento, 1981.

Trajeto duro e trajeto mole

A pelve materna passou por um processo evolutivo em que foram exigidas grandes alterações esqueléticas para a manutenção do equilíbrio em posição vertical associada ao suporte do peso corporal, necessários à locomoção bipedal e, em conjunto, a formação de um suporte pélvico necessário ao sustento do peso fetal e ao posterior trabalho de parto. As adaptações da pelve feminina constaram com a mobilização do forame magno para região mais central, com anteriorização do sacro e com o osso íleo tornando-se mais curto e largo. A migração lateral durante a formação ileal, resultando em protuberância externa ao canal do parto, também contribuiu para o aumento dos diâmetros da pelve (Figuras 29.2 e 29.3) (Delascio e Guariento, 1981).

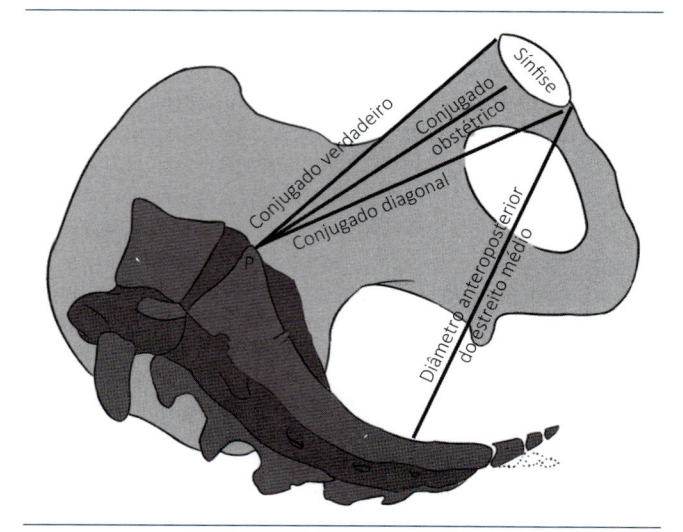

Figura 29.2. Diâmetros anteroposteriores da pelve.
Fonte: Adaptada de Delascio e Guariento, 1981.

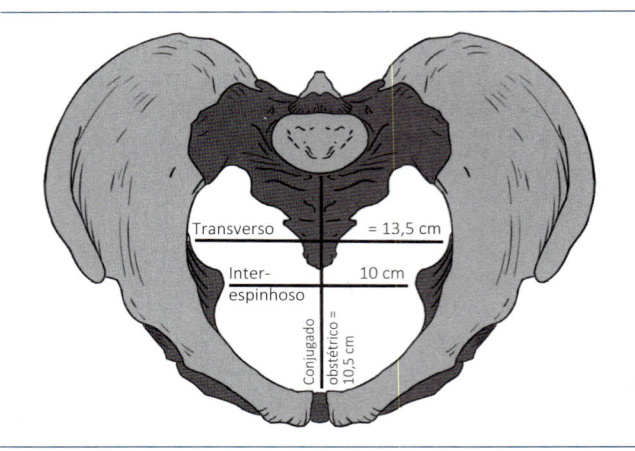

Figura 29.3. Diâmetros transversos e anteroposterior da pelve.
Fonte: Adaptada de Delascio e Guariento, 1981.

Os estreitos são regiões caracterizadas por planos delimitados pelas estruturas da bacia verdadeira, presentes ao longo do canal de parto e que apresentam importância por representarem locais onde o feto pode encontrar dificuldade em prosseguir sua trajetória para o meio exterior. São classificados como estreitos superior, médio e inferior, e cada qual apresenta diferentes dimensões, caracterizadas pelos seus diâmetros.

Morfologicamente, a pelve apresenta quatro diferentes formas (Figura 29.4). Suas conformações estão relacionadas com questões étnicas, sexuais e socioeconômicas, que esbarram em fatores ambientais e mesmo nutricionais. Nesse contexto, conseguimos entender a separação caracterizada pelo dismorfismo sexual dos diferentes tipos de pelve, com a forma ginecoide sendo a típica bacia feminina normal, com o estreito superior apresentando-se em formato arredondado e o diâmetro transverso a uma mesma distância do promontório e da sínfise púbica, paredes laterais paralelas e espinhas ciáticas pouco salientes, com angulação subpúbica mediana. Outras formas de bacia são menos adequadas ao parto por via vaginal, mas, ainda assim, permitem que ele ocorra em determinadas situações. A bacia com pior prognóstico para parto por via vaginal é a android, em que os três estreitos da bacia se apresentam com diâmetros inadequados; a conformação dessa bacia é similar à bacia masculina.

Com relação ao que se chama de trajeto mole, pode-se citar o segmento inferior do útero, cérvice, canal vaginal e região vulvoperineal. Durante o trabalho de parto, em função da força realizada pelo feto sobre o segmento inferior uterino, é forçada uma distensão do segmento, associada ao esvaecimento e dilatação da cérvice, ocasionando a ampliação do canal de parto.

O canal vaginal, por sua vez, ao apresentar composição musculomembranosa, que se estende do útero à vulva, permite passagem do feto em virtude do processo de embebição gravídica. Já a região vulvoperineal, tem sua constituição marcada por vulva e períneo, composto por músculos isquiocavernoso, bulbocavernoso, transverso superficial do períneo, esfíncter anal, levantador do ânus e isquiococcígeo, sendo o diafragma pélvico composto pelo músculo levantador do ânus e coccígeno, que permitem a passagem da uretra, vagina e ânus. Durante a passagem fetal, os músculos distendem-se, permitindo, assim, sua passagem. A Figura 29.5 representa um feto que já ultrapassou o canal de parto e se apresenta coroando, ou seja, com o polo cefálico em nível de ângulo subpúbico, imediatamente antes do delivramento deste (Delascio e Guariento, 1981).

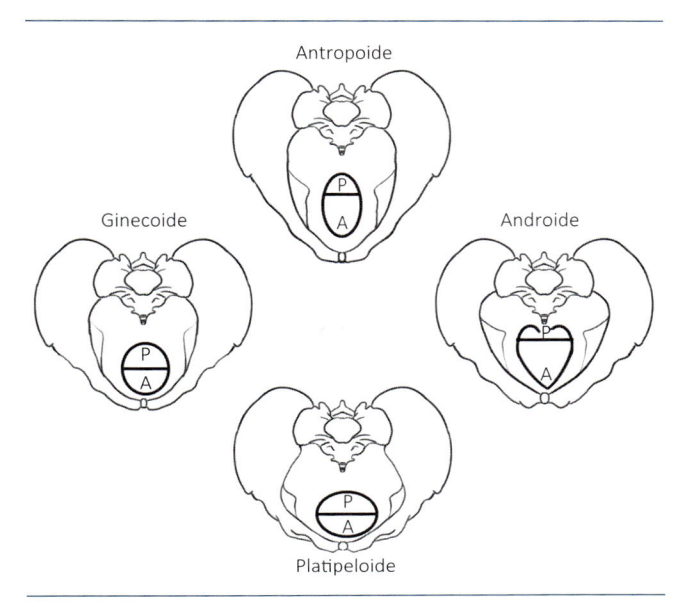

Figura 29.4. Tipos morfológicos das bacias femininas, segundo a classificação de Caldwell-Moly.
Fonte: Adaptada de Delascio e Guariento, 1981.

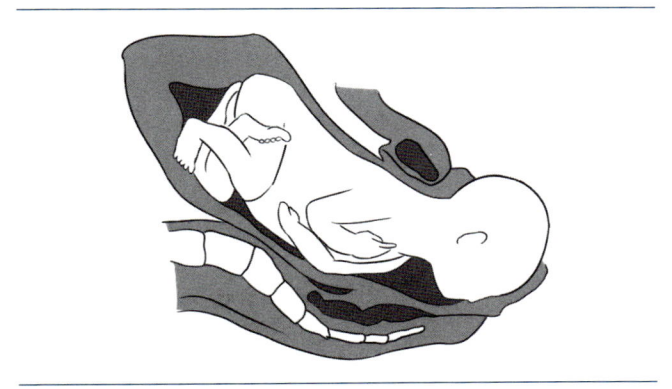

Figura 29.5. Representação gráfica de feto em nível de ângulo subpúbico (plano +3 de DeLee).
Fonte: Adaptada de Delascio e Guariento, 1981.

Placenta

A placenta é um órgão específico da gravidez, e sua formação pode ser considerada fruto da união de tecidos maternos com estruturas pertencentes ao embrião. Sua função vai além das funções básicas para a manutenção fetal durante a gestação. Além de nutrir o embrião, possibilita a realização de trocas gasosas e de metabólitos entre mãe e feto, apresentando também atuação endocrinológica.

A unidade feto-placentária passa a assumir importante papel desde a 6° semana de gestação, quando passa a produzir hormônios esteroides, dentre eles a progesterona, primordial ao desenvolvimento e progressão satisfatória da gravidez. É responsável ainda pela produção de peptídeos que exercem ação autócrina e parácrina no sistema materno-fetal. São formados neuropeptídeos análogos aos produzidos no nível do eixo hipotálamo-hipófise e no trato gastrointestinal, como hormônio liberador de tirotropina (TRH), hormônio liberador de corticotropina (GnRH), somatostatina e grelina (Smith, 2007).

Fatores de crescimento como IGF também são expressos via placenta e demonstram sua importância não somente para o crescimento e desenvolvimento fetal, mas também agem também como possíveis marcadores de doenças gestacionais (p. ex., pré-eclâmpsia). Alguns desses acometimentos gestacionais estão intimamente relacionados a outra função placentária de extrema importância para a evolução da gravidez, a imunomodulação, associada à tolerância imunológica materna em face da implantação do embrião.

Após a expulsão fetal, no final do trabalho de parto, ocorre a saída completa da placenta pelo canal vaginal, impulsionada pelo mecanismo de contração uterina.

Fatores fetais e a mecânica do trabalho de parto

O crânio fetal é composto por dois ossos frontais, dois parietais, dois temporais e um esfenoide, apenas justapostos e separados por membranas, ditas suturas (Figura 29.6). Os espaços entre a conjunção dos ossos formam outros espaços, nomeados fontanelas. Dentre as suturas podemos citar a sagital, formada entre os ossos parietais; a frontoparietal, delimitada pelos ossos frontais e parietais, e a lambdoide, constituída pela fronteira entre os ossos parietais e occipital. A fontanela anterior ou bregma é formada pela confluência das suturas sagital e coronariana e interfrontal, e a lambda é de menor tamanho, constituída pela região delimitada entre as suturas sagital e occipitoparietal.

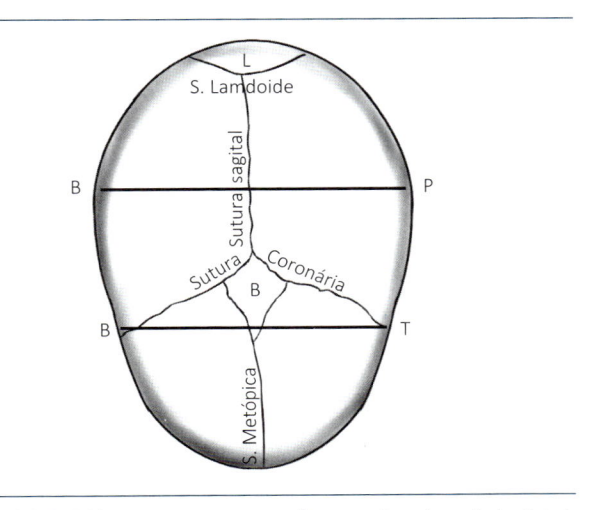

Figura 29.6. Diâmetros, suturas e fontanelas do crânio fetal.
L: lambda; B: bregma; BP: diâmetro biparietal; BT: diâmetro bitemporal.
Fonte: Adaptada de Delascio e Guariento, 1981.

Durante o trabalho de parto, essas estruturas ósseas sofrem um processo de acavalgamento pela compressão da estrutura cefálica no canal de parto e respondem com a superposição dos ossos do crânio, resultando na diminuição do diâmetro cefálico e facilitando a passagem fetal.

Fisiologia do desenvolvimento do trabalho de parto

As novas evidências nos levam a crer que existe um evento em cascata que promove o início do trabalho de parto. São vários os mecanismos e as substâncias conhecidas que deixam o útero quiescente, quando ativos durante a gravidez, dentre eles a progesterona, a prostaciclina, a relaxina, o peptídeo relacionado ao hormônio da paratireoide, o óxido nítrico, o peptídeo relacionado ao gene da calcitonina, a adrenomedulina e o peptídeo intestinal vasoativo (Park et al., 2010). Com a chegada do final da gravidez, uterotropinas como o estrogênio ativam o miométrio e proteínas que aumentam as contrações passam a ser expressadas, o que inclui receptores de prostaglandinas e ocitocina. Ocorre também a ativação de canais iônicos específicos e a elevação da conexina (chave das junções comunicantes). As junções comunicantes (*gap junctions*) gradativamente aumentam entre as células, o que promove a sincronia elétrica do miométrio e permite a eficácia da coordenação das contrações uterinas do trabalho de parto. Após essa etapa de ativação, o útero pode ser estimulado a contrair pela ação de agonistas uterotônicos endógenos e exógenos (p. ex., prostaglandinas E2/F2 alfa e oxitocina). Todo esse recrutamento sequencial que aumenta a intensidade do trabalho de parto sugere que não é possível destacar qualquer mecanismo específico como responsável pelo desencadeamento do trabalho de parto; eles apenas promovem todo o processo. Entre as tentativas de explicar um gatilho que dispara o trabalho de parto existe a teoria do hormônio liberador de corticotrofina (Smith, 2007).

A atividade uterina durante a gestação pode ser dividida em quatro fases fisiologicamente distintas: inibição, ativação, estimulação e involução.

A fase de inibição, também conhecida como **fase zero**, corresponde a um estado miometrial de quiescência, como resultado da ação de várias substâncias inibitórias, mas não apenas restrita a elas, como: progesterona, prostaciclina I2, relaxina, peptídeo relacionado ao hormônio da paratireoide, óxido nítrico, peptídeo relacionado ao gen da calcitonina, adrenomedulina e pepetídeo vasoativo intestinal.

A fase 1, que ocorre na sequência, é considerada aquela que envolve a ativação miometrial, com queda da progesterona e aumento das uterotropinas, como o estradiol; decorre então ativação miometrial pelo aumento da expressão de proteínas associadas às contrações (CAPs; incluindo receptores miometriais de prostaglandinas e ocitocina), ativando canais específicos de íons e aumentando a conexina-43 (componente importante para as junções miometriais). Isso resulta no aumento da formação dessas junções entre as células miometriais, que desencadeiam uma estimulação elétrica sincrônica do miométrio e permite uma coordenação mais efetiva das contrações.

A fase seguinte é a chamada fase 2 ou estimulação. Consequente a ativação miometrial, agonistas uterotônicos endógenos e exógenos, como as prostaglandinas E2/F2 alfa, além da ocitocina, estimulam o útero a contrair, ocorrendo o nascimento.

A fase 3 é a chamada fase de involução, que se segue ao nascimento e é mediada primariamente pela ocitocina.

A cascata dos fenômenos envolvidos na parturição está representada na Figura 29.7 (Cunningham, 2014).

Hormônio liberador de corticotrofina (CRH)

O hormônio liberador de corticotrofina ou CRH (*corticotropin-releasing hormone*) tem sua principal função como liberador do ACTH (hormônio adrenocorticotrófico), que é sintetizado no hipotálamo e liberado pela adeno-hipófise. Os primeiros estudos datam do início da década de 1980 e foram realizados com ovinos. O CRH é sintetizado nos centros paraventriculares e liberado pelo hipotálamo, que estimula diretamente a produção na hipófise do ACTH, do hormônio melanotrófico, da β-endorfina, além de ser essencial para a síntese da pró-opiomelanocortina. Sabe-se ainda que os corticosteroides que resultam da secreção do ACTH promovem a retroalimentação negativa, diretamente no eixo hipotálamo-hipofisário. Durante a gestação, o CRH também é produzido e secretado pela placenta e vai tanto para a circulação materna quanto para a fetal. Os receptores de CRH no organismo materno estão presentes na hipófise, no miométrio e provavelmente nas glândulas suprarrenais. No feto existem receptores de CRH na hipófise, nas glândulas adrenais e talvez nos pulmões. Assim, os níveis crescentes de CRH durante o final da gestação podem atuar em vários receptores da mãe e do feto e com isso iniciar as mudanças que desencadeiam o trabalho de parto (Smith, 2007).

À medida que a gravidez avança, os níveis de CRH se elevam na placenta e trazem um aumento dos níveis maternos de cortisol, corticotropina e de sulfato de deidroepiandrosterona (DHEAS) pelas glândulas suprarrenais maternas; o aumento do cortisol pode estimular a liberação placentária de CRH, e o DHEAS fornece substrato para que ocorra a síntese de estrogênio na placenta. Existem diferentes tipos de receptores de CRH no miométrio, e parte deles, durante as etapas iniciais da gestação e em condições normais, promove o relaxamento das células miometriais. No termo, porém, ocorre uma transformação com redução da eficiência desse mecanismo de relaxamento miometrial. Além disso, os receptores ativam as vias contráteis e podem potencializar os efeitos de várias uterotoninas, como a ocitocina e a prostaglandina F2α, que promovem a contração uterina.

Muitos estudos apontam que níveis precocemente elevados de CRH podem estar envolvidos no desencadeamento do trabalho de parto prematuro (Smith, 2007).

Ocitocina

A ocitocina é um hormônio sintetizado no hipotálamo e liberado pela hipófise posterior de modo pulsátil. Ela tam-

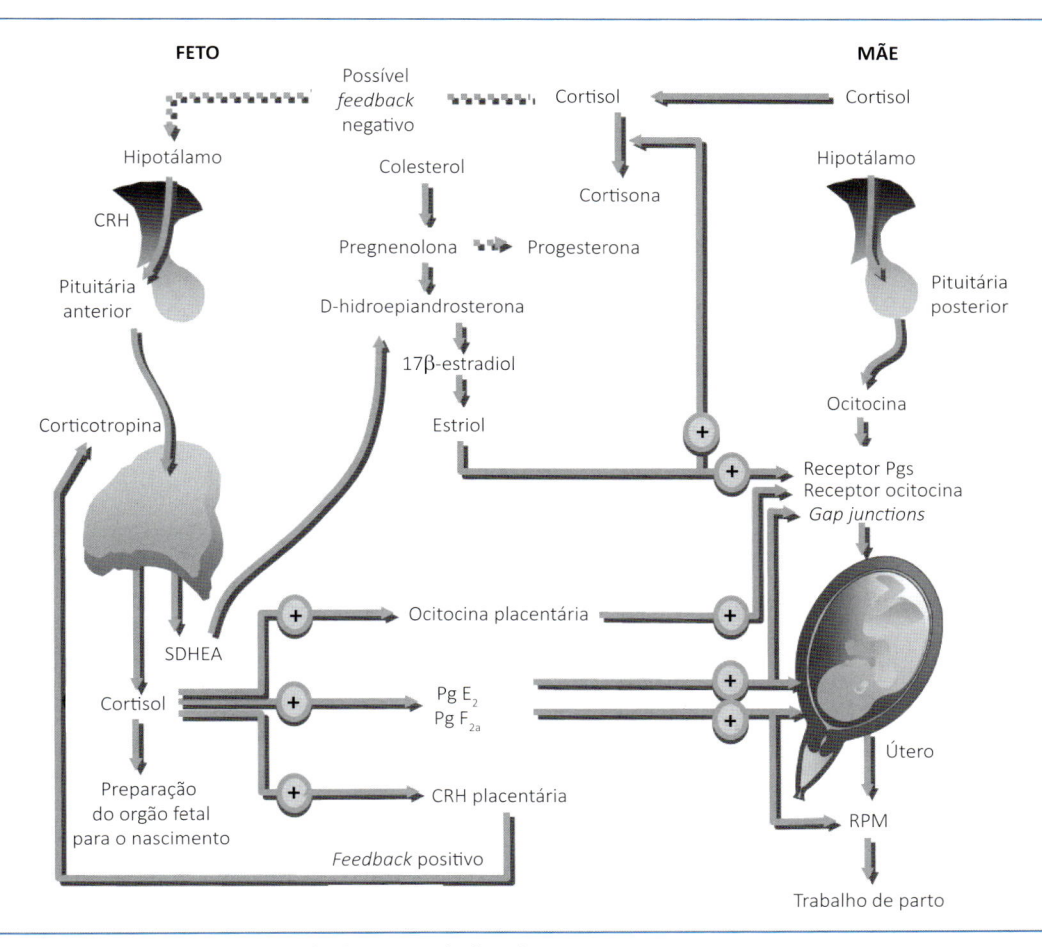

Figura 29.7. Cascata dos fenômenos envolvidos no trabalho de parto.
CRH: hormônio liberador de corticotrofina; RPM: rotura prematura de membranas; SDHEA: sulfato de D-hidroepiandrosterona.
Fonte: Adaptada de Cunningham et al., 2014.

bém é produzida pela placenta. Sua meia-vida na circulação materna é de aproximadamente 3 a 4 minutos e passa a ser inativada no fígado e nos rins; mas durante a gravidez é principalmente degradada na placenta pela ocitocinase. Parece pouco provável que a ocitocina desencadeie o início do trabalho de parto, contudo o aumento dos níveis secretados de ocitocina durante o trabalho de parto resulta em contrações uterinas mais fortes e, sem dúvida, facilita o nascimento do feto e a dequitação.

A ocitocina é o agente uterotônico endógeno mais potente, capaz de estimular as contrações uterinas. Estas podem ser induzidas pela estimulação elétrica da hipófise posterior ou pela estimulação do mamilo, presumivelmente pelo aumento das concentrações de ocitocina no sangue. Análogos da ocitocina que atuam como antagonistas competitivos da ocitocina endógena são capazes de inibir as contrações uterinas. Estudos que examinaram a produção de ocitocina hipofisária fetal, a diferença arteriovenosa umbilical da concentração plasmática de ocitocina, os níveis de ocitocina no líquido amniótico e a produção de ocitocina na urina fetal concluíram que o feto secreta ocitocina na circulação materna.

Na prática, a ocitocina exógena continua a ser utilizada nos processos de condução e indução do trabalho de parto

e na prevenção de atonia uterina no pós-parto imediato (Cunningham, 2014).

Mecanismos infecciosos

Outra via de ativação do trabalho de parto muito estudada envolve as alterações da fisiologia causada por infecções de modo genérico e mais especificamente a corioamnionite clínica ou subclínica no termo ou no pré-termo. A corioamnionite está associada a intensa expressão decidual de várias interleucinas que recrutam neutrófilos capazes de liberar metaloproteinases responsáveis por desencadear o trabalho de parto e a ruptura prematura de membranas tanto no termo quanto no pré-termo. Contudo, a presença de bactérias, porém sem uma resposta inflamatória do hospedeiro, pode acontecer sem causar patologia que afete a gestação, ou seja, nem sempre a pura presença de bactérias na cavidade amniótica será a responsável por ativar os mecanismos de trabalho de parto.

Acredita-se que estamos cada vez mais perto de obter um preditor confiável de parto prematuro ligado à corioamnionite, pela identificação de metabólitos que tenham a capacidade de nos mostrar que esses mecanismos inflamatórios e infecciosos foram deflagrados (Unal et al., 2011).

Ruptura das membranas amnióticas

Em condições normais, as membranas amnióticas permanecem intactas até o termo. A resistência que auxilia no processo de manutenção da integridade das membranas amnióticas depende de proteínas específicas, que incluem o colágeno, a fibronectina e as lamininas. As metaloproteinases matrizes são uma família de enzimas com especificidades variadas que diminuem a força das membranas amnióticas pelo aumento da degradação do colágeno. Na gestação a termo a ativação das metaloproteinases matrizes pode desencadear uma cascata de eventos que reduz a resistência das membranas e pode facilitar sua ruptura. Já durante o trabalho de parto, a força das contrações pode alongar e cisalhar as membranas, o que também contribui para a ruptura das membranas amnióticas.

A etiologia precisa da supressão ou ativação das metaloproteinases matrizes ainda não é completamente conhecida. Sabemos que vários fatores estão envolvidos, por exemplo: fator alfa de necrose tumoral, interleucina-1, interleucina-8, prostaglandinas E2 e F2 alfa, relaxina, CRH e urocortina. Uma extensa literatura acerca desses mecanismos está disponível (Parry e Strauss, 1998).

Parto

Esvaecimento do colo uterino

O colo uterino habitualmente tem um formato alongado, cilíndrico e espessado que normalmente, no final da gravidez ou durante o trabalho de parto, sofre um processo ativo de adelgaçamento, por modificações bioquímicas que causam desintegração e reestruturação das fibras de colágeno; ocorre uma redução da espessura do colo até um nível máximo em que ele fica fino como uma "folha de papel" (Figura 29.8). Essas modificações são conhecidas como esvaecimento ou apagamento do colo uterino. As prostaglandinas (em especial a E2) são as principais substâncias que ocasionam a colagenólise. Porém, a progesterona demonstra um efeito anti-inflamatório no colo uterino, inibindo a chegada e a ativação de polimorfonucleares no tecido cervical.

O colo uterino, quando visualizado pelo fundo da vagina, em geral mostra uma pequena abertura puntiforme em nulíparas; apesar disso, na nomenclatura obstétrica, assim ele é considerado "fechado". A partir daí, já com o esvaecimento do colo uterino, qualquer abertura trará a exposição das membranas amnióticas ao ambiente vaginal – essa abertura em geral é denominada colo uterino pérvio (fora do trabalho de parto) ou colo uterino dilatado (durante o trabalho de parto) e será quantificada em centímetros (até no máximo 10 cm). A representação gráfica do trabalho de parto nos prontuários médicos deverá ser registrada em um partograma. Normalmente a dilatação do colo uterino formará uma curva, descrita por Friedman (Figura 29.9) como sigmoide, que inicia em uma fase inicial latente e evolui para uma fase ativa com rápida dilatação cervical (Friedman, 1978).

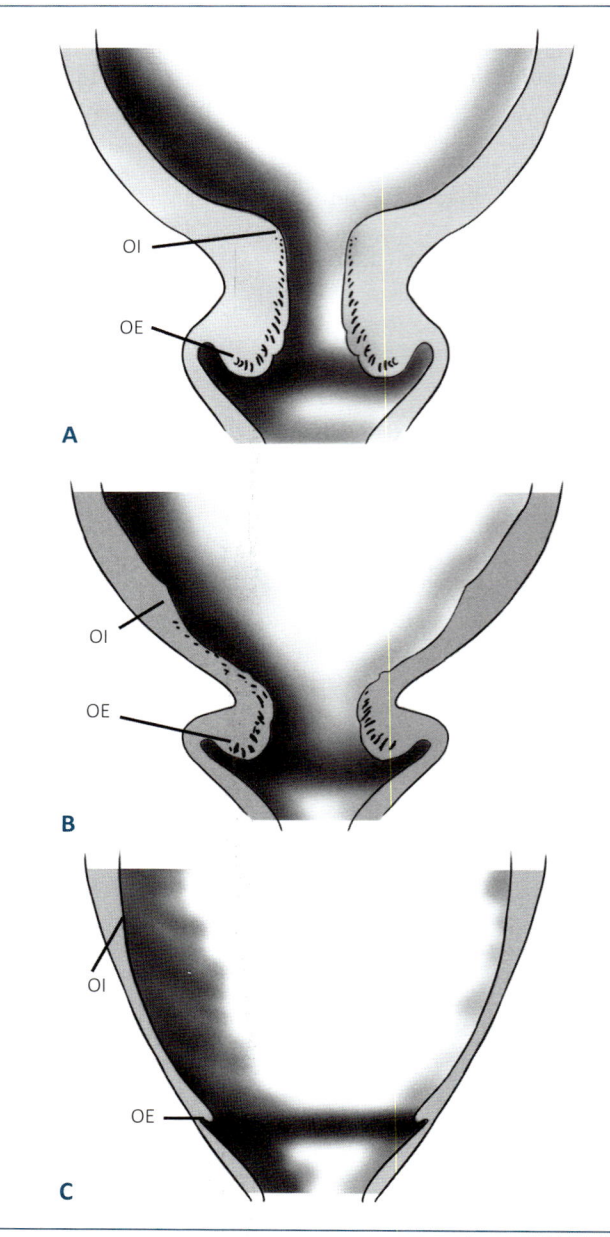

Figura 29.8. Esvaecimento ou apagamento do colo uterino durante o processo do trabalho de parto em paciente com parto anterior. (A) Início do processo de dilatação, ainda com o OI pouco incorporado ao segmento e OE entreaberto. (B) O encurtamento do colo progrediu e a dilatação dele também aumentou. (C) Colo com OE completamente dilatado e OI totalmente incorporado ao segmento.

OE: orifício externo; OI: orifício interno.

Fonte: Adaptada de Delascio e Guariento, 1981.

Na atualidade, estamos colocando em debate se a real evolução da dilatação fisiológica do colo uterino segue a curva sgmoidal de Friedman. Mais recentemente, uma nova curva que apresenta velocidade da dilatação cervical mais lenta tem sido defendida por alguns autores, a chamada curva de Zhang. Ela tem aspecto linear e fase ativa, que na curva de Friedman seria iniciada aos 4 cm de dilatação.

Nessa nova curva, estaria começando ao redor de 6 cm de dilatação; a velocidade da dilatação sugerida por Friedman na fase ativa do período de dilatação seria de 1 cm por hora e na de Zhang, de 1 cm a cada 2 ou 3 horas (Figura 29.10). O fato é que os parâmetros da evolução fisiológica da dilatação estão atualmente em discussão. O padrão de normalidade aceitável está se modificando. Importante, entretanto, é que a vigilância desse processo seja adequada e que um binômio saudável seja alcançado ao final do processo de parturição.

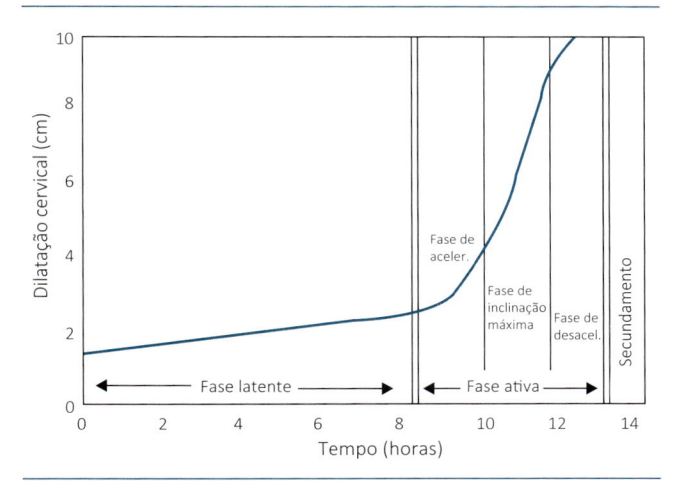

Figura 29.9. Curva sigmoidal de Friedman.
Fonte: Friedman, 1978.

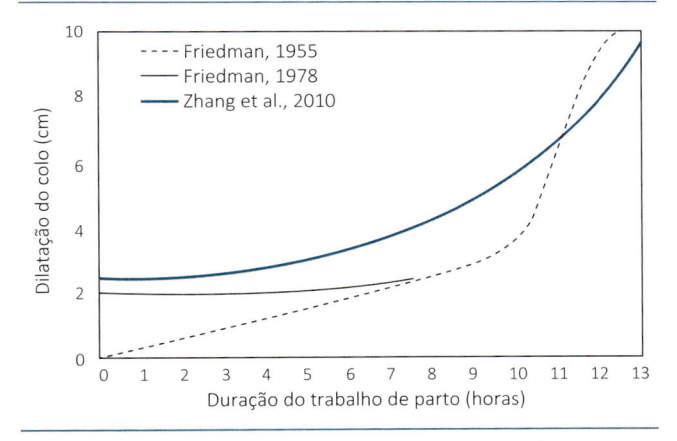

Figura 29.10. Comparação das diferentes curvas de evolução do trabalho de parto.
Fonte: Zhang, 2010.

Contrações uterinas

Durante a gestação, o útero passa por um período de quiescência e só passa a ser ativado com a preparação para o trabalho de parto, por meio da produção, pela unidade fetoplacentária, de substâncias como estrógenos e pela ativação de receptores uterinos como os da ocitocina. Quando em fase ativa, o útero pode ser caracterizado quanto a sua sensibilidade, excitabilidade, elasticidade, tonicidade e contratilidade. Em razão da baixa sensibilidade dolorosa uterina, as contrações com intensidade de 30 a 40 mmHg não são sentidas e normalmente estão atreladas ao processo mais avançado do trabalho de parto, tornando-se ritmadas e aumentando de frequência na proximidade do parto, chegando a 4 contrações a cada 10 minutos e com duração aproximada de 50 a 80 segundos cada contração. No período que antecede o pré-parto, as contrações são raras e indolores, podendo ser sentidas pela palpação manual. Assim, durante o processo de trabalho de parto, a dor sentida durante as contrações não está diretamente relacionada com a presença da contração em si, mas sim com a estimulação da dilatação cervical ao impulsionar o feto contra o orifício interno da cérvice.

A tonicidade do útero se caracteriza pela capacidade de manter a pressão entre o espaço de duas contrações. No que se refere à elasticidade das fibras uterinas, há a necessidade de uma divisão da composição desse fator em extensibilidade e retratilidade, estando a primeira relacionada com a capacidade de distensão das fibras, proporcionando a acomodação fetal, e a segunda com a capacidade de o útero adaptar-se à redução de volume, primeiro com a ruptura das membranas e, posteriormente, com a expulsão fetal e dequitação. A essa característica de retratilidade está associada também a importante função de tamponamento mecânico dos vasos após a dequitação, dado que nesse processo ocorre a compressão dos vasos, com posterior hemostasia complementar pelo sistema de coagulação. As contrações durante o trabalho de parto apresentam quatro características essenciais: origem, propagação, velocidade e coordenação. Durante o processo do parto, as contrações são orientadas e mais intensas no fundo uterino, seguindo em direção ao corpo e espalhando-se para as laterais do órgão. Nesse processo a onda de propagação da contração costuma ser mais rápida do que seu processo de desaparecimento, e durante a fase expulsiva tanto a pressão intrauterina quanto a frequência das contrações aumentam ainda mais. Ao considerar todas essas características das contrações uterinas do trabalho de parto, na prática é possível chegar a um diagnóstico correto, pois não existe outra condição fisiológica ou patológica que se assemelhe de modo coincidente a todas essas peculiaridades.

No período de dequitação a intensidade das contrações uterinas continua a aumentar, exercendo, em conjunto com a propriedade de retratilidade das fibras uterinas, a função de proteção da homeostase materna com o tamponamento dos vasos que ficam expostos após a saída da placenta (Cunningham, 2014).

Os quatro períodos do parto

Primeiro período do trabalho de parto – dilatação

Clinicamente, o trabalho de parto é caracterizado por contrações uterinas rítmicas e regulares, com 2 ou 3 contrações a cada 10 minutos e que são capazes de provocar dilatação cervical. O desenvolvimento do trabalho de parto é dividido em quatro períodos. O primeiro, denominado dilatação, ocorre em duas fases: a de latência, em que se dá o início da dilatação cervical, e a ativa, que se inicia geralmente após 4 ou 6 centímetros de dilatação.

A atividade uterina durante a fase ativa implica na presença de contrações que apresentem o chamado "tríplice gradiente descendente", cujas características são as de contrações que se iniciam em um corno uterino, preferencialmente o direito, progridem em direção ao outro corno e, após, em sentido descendente em direção ao colo do útero. São contrações mais intensas no fundo e de menor intensidade no colo uterino, e o relaxamento uterino ocorre de forma simultânea em todo o útero. O esquema de propagação da contração uterina está representado na Figura 29.11, e foi estudado pelo professor Caldeyro-Barcia nos anos 1960.

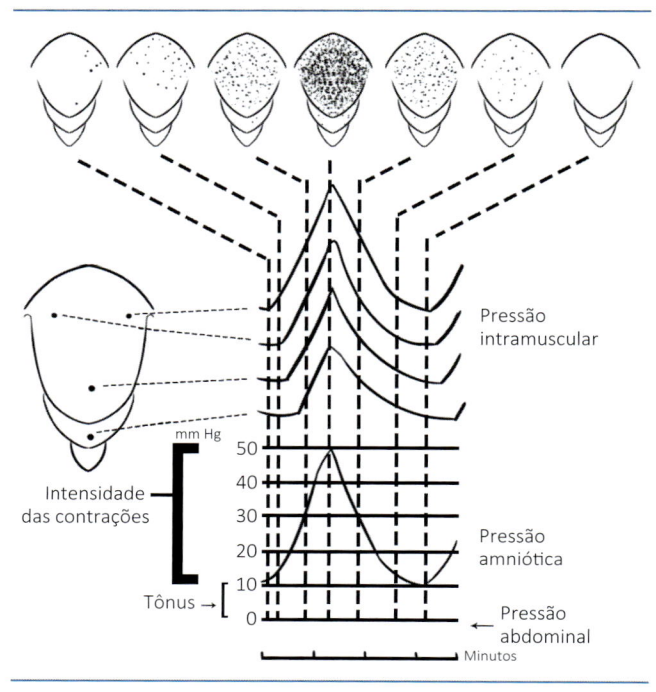

Figura 29.11. Esquema da contratilidade uterina durante a fase ativa do trabalho de parto.

Fonte: Adaptada de Alvarez e Caldeyro-Barcia, 1950.

O início da fase latente do período de dilatação se caracteriza pela presença de contrações regulares e pelo início da dilatação. Sua evolução é lenta e dura, em média 8 horas. A fase ativa que se inicia a seguir é a que apresenta o progresso de uma franca dilatação e, a depender da referência utilizada, apresenta velocidade de dilatação em torno de 1 centímetro a cada hora ou até mesmo aceitável uma velocidade de dilatação bem inferior a essa, segundo Zhang (2010), definindo uma evolução de 1 cm a cada 2 ou 3 horas.

A fase ativa do trabalho de parto compreende o período de dilatação cervical desde os 4 cm até os 10 cm, que é considerada a dilatação máxima com aumento da intensidade das contrações uterinas, que passam a apresentar um caráter doloroso progressivo. Pode-se subdividir esse período em outras três fases, denominadas aceleração, inclinação máxima e desaceleração, segundo a evolução descrita por Friedman, em 1978. Durante o primeiro momento, o colo uterino apresenta dilatação dos 4 cm até 5 cm e é caracteri-

zado por ser um período curto. Na inclinação máxima, a depender da efetividade das contrações, o segmento inferior do útero é forçado a maior distensão para a descida do feto, em associação ao esvaecimento cervical, provocando maior ampliação do canal de parto. Por último, na fase de desaceleração, momento de descida fetal, ou seja, fase perineal, em que o seu prosseguimento vai refletir a relação entre as características pélvicas com as fetais.

À medida que se acentua o efeito de transição das fibras miometriais sobre o colo, amplia-se a dilatação deste, criando um espaço em que irá se acumular o líquido amniótico, a chamada "bolsa das águas", que é o polo inferior do ovo.

Segundo período – expulsivo

O segundo período é denominado expulsivo e é nele que ocorre a finalização do processo de dilatação cervical com saída do feto, associado ao ápice da intensidade e à frequência das contrações. Uma vez dilatado o colo, o útero fica imobilizado pela ação contensora dos ligamentos redondos para cima, uterossacro para trás e ligamentos largos para os lados. O efeito da contração direciona o feto para o orifício interno, onde ocorre o apoio da parte fetal.

Além das ações dos ligamentos que mantêm o útero retificado e a contratilidade uterina, que impulsiona o feto em direção à bacia, surge também um novo fator que é a prensa abdominal, representada pela ação conjugada da contração da musculatura da parede anterolateral do abdome e do diafragma. Essa pressão vai atuar sobre o feto, que desce à vagina, que sofre distensão passiva e permite a sua integração ao canal de parto. A contração abdominal é voluntária e, no momento em que o períneo é solicitado, a parturiente apresenta o reflexo dos puxos que auxiliam a descida fetal através do canal vaginal.

Terceiro período – dequitação

No período subsequente ao expulsivo, denominado dequitação, em até 30 minutos após o desprendimento fetal, ocorre a saída placentária. Em conjunto, já se notam alterações no útero, que passa a apresentar formato globular e cujo fundo ainda se encontra acima da cicatriz umbilical.

Geralmente, cerca de 5 a 10 minutos após a expulsão fetal, depois de um período de repouso clínico, em que as contrações, apesar de indolores, persistem, ocorre a saída da placenta, com seu descolamento, descida e expulsão. O descolamento placentário é consequência da desproporção entre o tamanho da placenta e a redução de sua área de inserção; as membranas se pregueiam e se ajustam ao novo formato uterino, decorrentes da contração e retração desse órgão.

São descritos dois mecanismos de descolamento placentário: o central, chamado Schultze ou de Baudelocque, que ocorre em 70% dos casos, e o periférico ou marginal, conhecido como mecanismo de Duncan.

A placenta se destaca da parede uterina no nível da camada esponjosa, deixando a camada basal, graças à qual ocorrerá a reparação da mucosa endometrial. A seguir, ocorre o descolamento das membranas, de modo idêntico ao da placenta, concorrendo para isso a contração e a retração uterina, além da tração exercida pela placenta descolada.

Quarto período ou período de Greenberg

Por fim, o quarto período é caracterizado pelo tempo de 1 hora após a dequitação e é denominado Greenberg. É nessa ocasião em que ocorre a homeostasia fisiológica após o parto, pela ação do miotamponamento e do trombotamponamento.

A hemostasia uterina é assegurada pela retração do útero que promove a oclusão dos vasos, a chamada ligadura viva de Pinnard. O miotamponamento é seguido pelo trombotamponamento, em que os vasos uteroplacentários são obliterados por trombose.

Esse período foi definido como parte do trabalho de parto, pois é nele que ocorrem as grandes hemorragias em obstetrícia. Uma paciente deve ser intensivamente vigiada nesse momento pelos riscos associados à não contratilidade uterina adequada, a chamada atonia uterina, importante causa de mortalidade materna no mundo (Cunningham, 2014).

LEITURAS COMPLEMENTARES

Alvarez H, Caldeyro-Barcia R. Contractility of the human uterus recorded by new methods. SurgGynecol Obstet 91:1, 1950.

Caldeyro-Barcia R, Poseiro JJ. Physiology of the uterine contraction. Clin Obstet Gynecol 3:386,1960.

Cunningham GF, Leveno KJ, Bloom SL, Spong CY, Dashe JS, Hoffman BL et al. Williams Obstetrics. 24th ed. New York: McGraw-Hill Education; 2014.

Delascio D, Guariento A (ed). Fenômenos mecânicos do parto. In: Briquet – Obstetrícia Fisiológica. São Paulo: Sarvier; 1981.

Friedman E. The graphic analysis of labor. Am J Obstet Gynecol. 1954;68:1568.

Friedman EA. Classic pages in Obstetrics and Gynecology. The graphic analysis of labor. Emanuel A. Friedman. Am J Obstet Gynecol. 1978 Dec 1;132(7):822- 3. PubMed PMID: 362927.

Hurd WW, Gibbs SG, Ventolini G et al. Shortening increases spontaneous contractility in myometrium from pregnant women at term. Am J Obstet Gynecol. 2005;192:1295.

Maymon E, Romero R, Pacora P et al. Human neutrophil collagenase (matrix metalloproteinase 8) in parturition, premature rupture of the membranes, and intrauterine infection. Am J Obstet Gynecol. 2000;183:94.

Park HS, Romero R, Lee SM et al. Histologic chorioamnionitis is more common after spontaneous labor than after induced labor at term. Placenta. 2010;31:792.

Parry S, Strauss JF. Premature rupture of the fetal membranes. N Engl J Med. 1998;338:663.

Smith R. Parturition. N Engl J Med. 2007;356:271.

Unal ER, Cierny JT, Roedner C et al. Maternal inflammation in spontaneous term labor. Am J Obstet Gynecol. 2011;204:223.e1.

Venkatesh KK, Glover AV, Vladutiu CJ, Stamilio DM. Association of chorioamnionitis and its duration with adverse maternal outcomes by mode of delivery: A cohort study. BJOG. 2019;126:719.

Zakar T, Hertelendy F. Progesterone withdrawal: Key to parturition. Am J Obstet Gynecol. 2007;196:289.

Zakar T, Mesiano S. How does progesterone relax the uterus in pregnancy? N Engl J Med. 2011;364:972.

Zhang J, Landy HJ, Branch DW et al. Contemporary Patterns of Spontaneous Labor With Normal Neonatal Outcomes. Obstetrics and gynecology. 2010.

Mecanismo de Parto

Alessandra Cristina Marcolin

A desproporção entre tamanho do feto e trajeto de parto, ou seja, desproporção cefalopélvica (DCP), pode resultar em lesões maternas e fetais, em curto e longo prazo, ou até na morte caso não seja resolvida em momento oportuno. É difícil estimar a frequência dessa intercorrência devido ao amplo uso da cesárea por outras indicações além da DCP comprovada, mas estima-se que ela ocorra em cerca de 1 milhão de parturientes anualmente em todo o mundo. Dentro desse contexto, o conhecimento aprofundado do mecanismo de parto é essencial pela equipe que assiste a parturiente para que o trabalho de parto (TP) distócico por DCP seja reconhecido precocemente e intervenções adequadas sejam instituídas.

Mecanismo de parto corresponde ao conjunto de movimentos realizados pelo feto, ao longo do trajeto de parto, impulsionado pela força da contração uterina. O mecanismo de parto como um evento rotacional é algo recente na história da humanidade, possivelmente com 500 mil anos, ao contrário daquele persistentemente transverso dos nossos ancestrais. Nesse caso, o polo cefálico do feto se insinuava e seu corpo se alinhava de modo a posicionar a cintura escapular no diâmetro transverso da pelve, a fim de permitir o parto. É provável que mudanças no mecanismo de parto tenham ocorrido secundariamente aos fenômenos de bipedalismo e encefalização do *Homo sapiens*, com efeitos conflitantes sobre a arquitetura pélvica.

Não há dúvidas de que a evolução do bipedalismo, iniciado entre 5 e 7 milhões de anos, coincidiu com grandes mudanças anatômicas na pelve dos primatas, como encurtamento e alargamento do ílio, alinhamento do sacro e sínfise púbica (SP) no plano anteroposterior (AP), alargamento do sacro, desenvolvimento de espinhas ciáticas mais proeminentes e redução da distância entre as articulações do quadril e a coluna vertebral. Essas alterações tornaram a pelve mais estreita em seus diâmetros transversos e ocorreram pela necessidade de desenvolvimento muscular para locomoção vertical e equilíbrio corporal eficientes, bem como para suporte das vísceras abdominais e pélvicas no indivíduo em posição ereta. Porém, até há 1 milhão de anos, essas modificações não tiveram efeito significativo sobre aspectos obstétricos, uma vez que o crânio dos nossos ancestrais permaneceu relativamente pequeno em relação à pelve. Foi a partir desse período que se deu a encefalização em nossa espécie e o surgimento de dificuldades na parturição. Seja por seleção natural de indivíduos com maior capacidade cognitiva e engajamento social, seja por maior oferta de alimentos, o fato é que o cérebro e, por conseguinte, o crânio humano se tornou maior ao longo de nossa história recente. O cérebro humano é significativamente maior que o esperado para um animal de nosso tamanho, aumentando a prevalência de DCP nos dias atuais.

Apesar da história evolutiva comum e das demandas funcionais, a arquitetura pélvica varia consideravelmente dentro e entre as populações humanas modernas e entre homens e mulheres. A pelve feminina tem diâmetros sagitais e transversais mais amplos, o formato do estreito superior é arredondado, o promontório sacral se projeta menos anteriormente, as espinhas ciáticas são mais distantes e menos salientes e o ângulo subpúbico é maior. Todas essas diferenças se combinam para ampliar a pelve óssea feminina e aumentar a chance de um parto vaginal.

As alterações evolutivas na pelve feminina que ocorreram para facilitar o parto foram modestas em comparação aos rearranjos estruturais exigidos pelo bipedalismo. No entanto, várias mudanças importantes facilitaram o parto, sendo a mais importante delas o estabelecimento do mecanismo de parto rotacional. Esse processo permite que, durante o TP, as maiores dimensões da apresentação fetal se alinhem às maiores dimensões de cada plano da pelve materna. De maneira resumida, no caso de uma apresentação fetal cefálica, o polo se insinua, de modo que seu diâmetro sagital é alinhado obliquamente ou ao longo do diâmetro transverso da pelve. Conforme se dá a descida fetal, o polo cefálico roda para que seu diâmetro sagital fique alinhado com o da pelve materna. Com a expulsão da cabeça fetal, a cintura escapular deve se alinhar com o plano sagital e se insinuar pelo estreito superior da pelve para que haja um parto vaginal bem-sucedido. Esse mecanismo requer ajustes constantes entre os diâmetros da cabeça fetal e os pélvicos, os quais podem variar a depender das características do TP, movimentação e posturas adotadas pela parturiente e fenômenos plásticos da apresentação fetal. Por ser mais frequente, daremos ênfase ao mecanismo de parto de um feto em situação longitudinal e apresentação cefálica.

Medidas pélvicas e fetais

É importante frisar que, para que se tenha um parto vaginal bem-sucedido de um feto em apresentação cefálica, o mecanismo de parto se dá de modo que os maiores diâmetros da cabeça fetal são apresentados aos maiores diâmetros da pelve óssea materna (Figuras 30.1 e 30.2) para que haja progressão do feto pelo trajeto. Para melhor entendimento do mecanismo de parto, vale relembrar algumas medidas relevantes, tanto da pelve óssea materna como da cabeça fetal.

Medidas da pelve óssea materna

A pelve óssea materna é dividida em duas: pelve maior e menor. A pelve maior é localizada superiormente e fornece suporte para as vísceras abdominais inferiores. Tem pouca relevância obstétrica. A pelve menor (verdadeira ou obstétrica) é localizada inferiormente, e dentro desta se localizam a cavidade e as vísceras pélvicas. Essa porção da pelve tem relevância para o mecanismo de parto, pois possui três planos nos quais existem maiores dificuldades para sua transposição pelo feto, por isso são denominados estreitos. Cada estreito possui seus limites e diâmetros.

Estreito superior

Representa a transição entre a pelve maior e menor. Seus limites são representados pelas seguintes estruturas, estendendo-se de posterior para anterior: promontório sacral (PS), asas sacrais, articulações sacroilíacas, linhas arqueadas na superfície interna do ílio, linhas pectíneas nos ramos púbicos superiores e borda superior da SP. Seus principais diâmetros são: dois AP (conjugada vera anatômico e conjugada vera obstétrico), transverso (13 cm) e dois oblíquos (esquerdo e direito –12 cm). O conjugada vera anatômico (11 cm) se estende do PS até a borda superior da SP e o conjugada vera obstétrico se estende do OS até o ponto médio da face posterior da SP (10,5 cm). Este último tem grande importância para o mecanismo de parto.

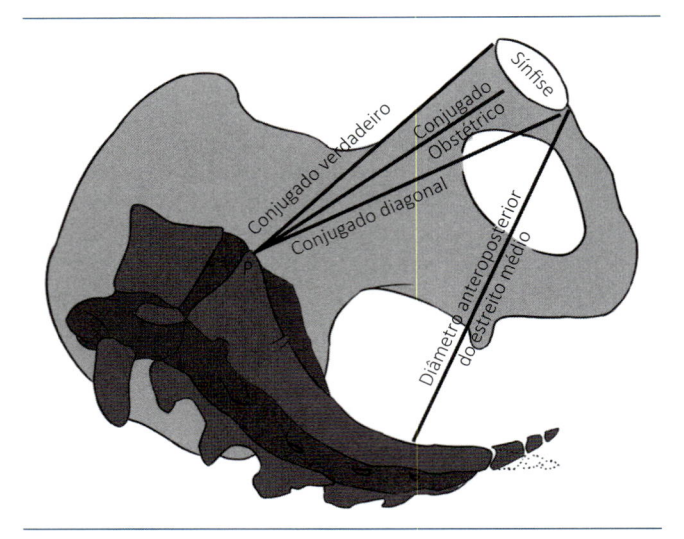

Figura 30.1. Diâmetros anteroposteriores da pelve.
Fonte: Adaptada de Delascio e Guariento, 1981.

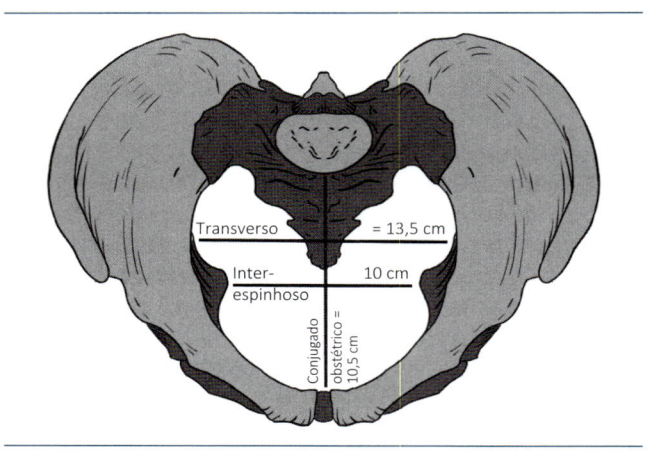

Figura 30.2. Diâmetros do estreito médio da pelve materna.
Fonte: Adaptada de Zugaib, Pulcineli, 2019.

Estreito médio

Estendendo-se de posterior para anterior, os limites deste estreito são as seguintes estruturas: ápice do sacro (4ª e 5ª vértebras sacrais), processos transversos das 5 vértebras sacrais, bordas inferiores dos ligamentos sacrociáticos, espinhas ciáticas e arcos púbicos. Dois diâmetros devem ser citados: AP (12 cm) e transverso ou bi-isquiático (10,5 cm). O diâmetro transverso representa o maior estreitamento do canal de parto ósseo.

Estreito inferior

Os limites do estreito inferior, indo de posterior para anterior, são os seguintes: ápice do cóccix, bordas inferiores dos ligamentos sacrociáticos, tuberosidades isquiáticas e arcos púbicos. Dois diâmetros devem ser citados: AP (9,5 cm) e transverso ou bituberoso (11 cm). O diâmetro AP ou cóccix-subpúbico, que se estende do ápice do cóccix à borda inferior da SP, é de interesse obstétrico por ser o menor diâmetro da bacia obstétrica, mas tem o potencial de se am-

CAPÍTULO 30 – MECANISMO DE PARTO

pliar em 2 a 3 cm, após a retropulsão do cóccix, na fase final da expulsão fetal.

Medidas do polo cefálico

O toque vaginal é o método utilizado para estabelecer o prognóstico do parto e avaliar a progressão fetal pelo trajeto. Nesse exame, identifica-se a relação existente entre pontos de referência na apresentação fetal e pontos de reparo da bacia materna (acidentes ósseos). Os pontos de referência fetais podem ser linhas de orientações (suturas sagital, sutura metópica, linha facial ou sulco interglúteo) ou pontos de reparo reais (fontanela bregmática ou occipital). Considerando como cefálica a apresentação fetal mais comum, vale lembrar os diâmetros que penetram no estreito superior da bacia materna, no início do mecanismo de parto, a depender dos vários graus de flexão da cabeça do feto (Figura 30.3).

a) diâmetro suboccipitobregmático (SOB), na apresentação fletida: 9,5 cm;
b) diâmetro biparietal (PB), na apresentação fletida: 9,5 cm;
c) diâmetro occipitofrontal (OF), na defletida de 1º grau: 12 a 13 cm;
d) diâmetro occipitomentoniano (OM), na defletida de 2º grau: 13,5 cm;
e) diâmetro submentobregmático (SMB), na defletida de 3º grau: 9,5 cm.

Etapas do mecanismo de parto

Embora, em um primeiro momento, possa parecer complicado dividir o mecanismo de parto em etapas individuais, isso facilita a compreensão. A divisão tem fins didáticos, visto que os tempos do mecanismo de parto se sobrepõem continuamente ao longo do TP. Independentemente da apresentação fetal, de forma geral, os seis tempos do mecanismo de parto podem ser aplicados a qualquer uma delas, sendo eles: insinuação, descida, rotação interna, desprendimento da apresentação, rotação externa e desprendimento da cintura escapular e restante do corpo fetal.

Por ser mais frequente, a seguir será exemplificado o mecanismo de parto de um feto em situação longitudinal e apresentação cefálica fletida.

Insinuação

Esse tempo representa a passagem do maior diâmetro da apresentação fetal pelo estreito superior da pelve óssea materna. Nas apresentações cefálicas fletidas, significa que o diâmetro SOB se ajusta aos maiores diâmetros desse estreito, ou seja, transverso (60% dos casos) ou oblíquo (35% dos casos). Diz-se que a apresentação está insinuada quando se encontra no nível das espinhas ciáticas, ou seja, no plano 0 de DeLee (Figura 30.4). Perceba que a descida fetal, descrita como o segundo tempo do mecanismo de parto, ocorre conjuntamente com a insinuação fetal.

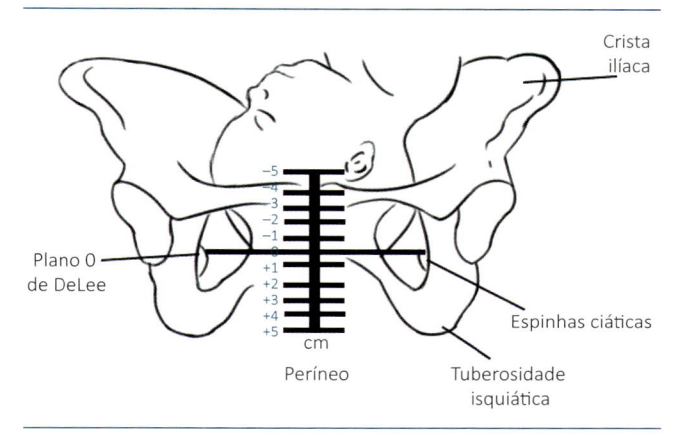

Figura 30.4. Representação dos planos de DeLee na pelve materna.
Fonte: Desenvolvida pela autoria.

No início da insinuação, a cabeça fetal se encontra em atitude neutra, portanto apresentando grandes diâmetros ao estreito superior da pelve materna. Para que o diâmetro de

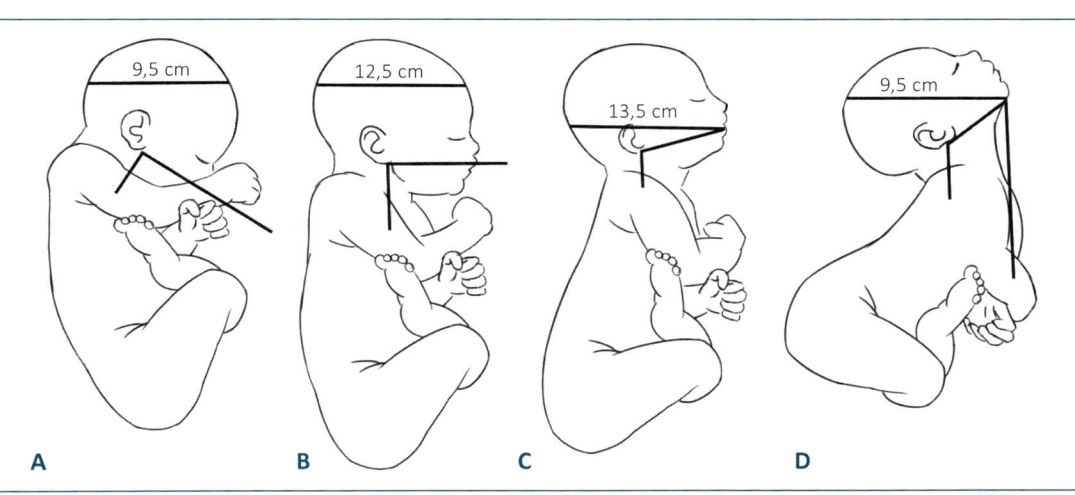

Figura 30.3. Diâmetros de insinuação da apresentação fetal de acordo com a flexão do polo cefálico. (A) Diâmetro suboccipitobregmático. (B) diâmetro occipitofrontal. (C) Diâmetro occipitomentoniano. (D) Diâmetro submentobregmático.
Fonte: Adaptada de Delascio e Guariento, 1983.

apresentação seja o diâmetro SOB, de menor dimensão, torna-se necessária a flexão da cabeça fetal. Esta é realizada à custa da pressão axial exercida pela contração uterina, de cima para baixo, empurrando a apresentação fetal de encontro à resistência imposta pela parede pélvica materna (teoria de Zweifel).

Outro evento que auxilia a insinuação da apresentação, no caso das cefálicas, é o acavalgamento dos ossos do crânio fetal, que permite redução significativa das dimensões do polo cefálico. Esse fenômeno torna possível a bipartição da cabeça fetal em duas metades parietais, facilitando sua progressão pelo canal de parto. De maneira semelhante a esse evento, ainda temos o assinclitismo fetal auxiliando no processo de insinuação. Nesse caso, o polo cefálico não faz apenas movimentos de flexão AP, mas também movimentos de flexão lateral, possibilitando que um dos ossos parietais atravesse o estreito superior da pelve primeiro que o outro. Sendo assim, quando a sutura sagital se aproxima da SP materna, permitindo a passagem do parietal posterior, temos o assinclitismo posterior. Ao contrário, quando a sutura sagital se aproxima do sacro materno, permitindo a passagem do parietal anterior, temos o assinclitismo anterior. Após o ponto de referência ultrapassar o plano de estreitamento pélvico, que motivou o assinclitismo, movimentos de flexão lateral posicionam a sutura sagital no ponto médio entre o sacro e a SP materna. Movimentos de assinclitismo sucessivos vão permitindo que a cabeça fetal progrida em canais de parto com a redução de suas dimensões.

Descida

A descida é um tempo que se dá ao longo de todo mecanismo de parto, portanto de maneira concomitante a outros tempos. Para facilitar a compreensão, a descida pode ser resumida como a passagem da apresentação do estreito superior para o estreito inferior. É importante salientar que o trajeto de parto não é regular e possui uma curvatura na forma da letra "J". Logo, o feto deve fazer movimentos diversos para atravessá-lo, como flexão AP e lateral e rotações. Geralmente, em primigesta, a descida se faz após a insinuação, ao passo que, em multigesta, a descida começa em associação à insinuação. No entanto, em ambas as pacientes a descida se faz de maneira mais significativa no final do TP e pode não ocorrer até a dilatação cervical completa. Esse tempo é bastante influenciado pela força da contração uterina, pela prensa da parede abdominal e pela pressão do líquido amniótico. Na prática clínica, a descida fetal é representada pela distância entre a apresentação e o plano 0 de DeLee, ou seja, o plano que passa pelas espinhas ciáticas. Portanto, apresentações acima e abaixo do plano 0 são representadas pelos sinais (–) e (+), respectivamente, à frente da distância, em centímetros, a que a apresentação se encontra (Figura 30.4).

Rotação interna

A rotação interna ocorre porque o feto, impulsionado pela contração uterina, encontra um anteparo resistente (pelve óssea e assoalho pélvico) e gira em torno de seu eixo longitudinal. A forma do estreito inferior, o arco púbico e a constituição dos músculos pélvicos facilitam essa rotação. Esse tempo do mecanismo de parto tem por objetivo colocar o ponto de referência fetal embaixo da SP materna, ou seja, posicionar o diâmetro AP da apresentação no maior diâmetro da pelve materna, sendo eles o transverso no estreito superior e o AP nos estreitos médio e inferior. Logo, a rotação interna se dá, mais significativamente, nos estreitos mais baixos, e a descida fetal deve ocorrer segundo um movimento em espiral para que ela se complete. Com relação ao TP, a rotação interna acontece em fases mais avançadas da dilatação e no período expulsivo. Nesse processo a retropulsão do cóccix desencadeada por pressão da apresentação amplia o diâmetro AP do estreito inferior.

Nas apresentações cefálicas fletidas, a rotação interna é anterior, de modo a posicionar a fontanela occipital no subpúbis materno. Para isso, o occipício percorrerá a distância de um arco de circunferência, de graus variados, a depender da variedade de posição da apresentação:

a) nas variedades occipitais anteriores: rotação de 45°, no sentido anti-horário no caso das esquerdas (OEA) (Figura 30.5) e no sentido horário quando forem direitas (ODA);

b) nas variedades occipitais transversas: rotação de 90°, no sentido anti-horário no caso das esquerdas (OET) e no sentido horário quando forem direitas (ODT);

c) nas variedades occipitais posteriores: rotação de 135°, no sentido anti-horário no caso das esquerdas (OEP) e no sentido horário quando forem direitas (ODP). Nessas variedades é possível, porém pouco provável, a ocorrência de rotações de 45° para posterior. Nesse caso, o occipício ficará na região sacral e a expulsão fetal é mais lenta e difícil.

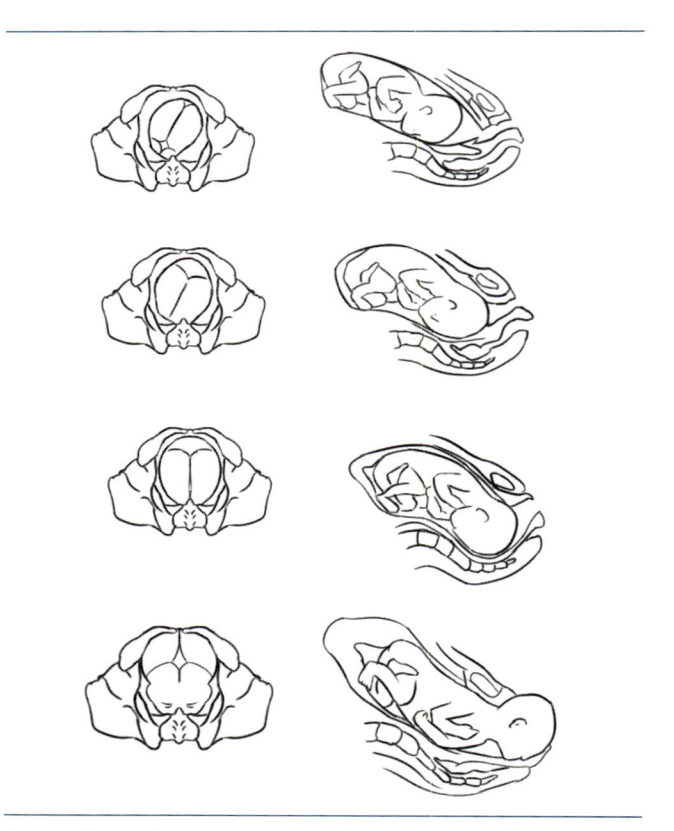

Figura 30.5. Rotação interna da variedade OEA (occipito esquerda anterior), com rotação de 45 graus no sentido anti-horário.

Fonte: Adaptada de Delascio e Guariento, 1983.

Durante a rotação interna, a cintura escapular também roda, porém o diâmetro bisacromial sempre se encontra em defasagem de 45º com a linha de orientação do polo cefálico, de modo que nas variedades anteriores não há rotação da cintura escapular.

Desprendimento cefálico

O desprendimento cefálico ocorre quando a cabeça fetal, tendo descido na variedade de posição OP, utiliza o subpúbis materno como apoio e realiza o hipomóclio ou movimento de deflexão. Esse movimento de extensão da cabeça permite a exteriorização dos ossos frontais através do introito vaginal materno. Nesse momento os diâmetros AP da cabeça e do estreito inferior coincidem, a contração empurra o feto pelo trajeto, a cabeça fetal pressiona o cóccix e promove sua retropulsão. A associação da força contrátil e a resistência perineal fazem com que o feto seja impulsionado para baixo e para fora do canal de parto. O polo cefálico faz um movimento súbito, exteriorizando fontanela bregmática, fronte, nariz e queixo, sucessivamente.

Nos casos em que houve rotação interna posterior, o occipício se encontra no sacro materno e a cabeça do feto necessita vencer 10 a 15 cm de parede pélvica posterior para ser expulsa, por meio de um movimento de flexão acentuada. Além disso, os diâmetros apresentados à vulva são maiores. O hipomóclio é realizado pelo posicionamento da fontanela bregmática no subpúbis materno e, por todos esses motivos, é dificultado e mais lento (Figura 30.6).

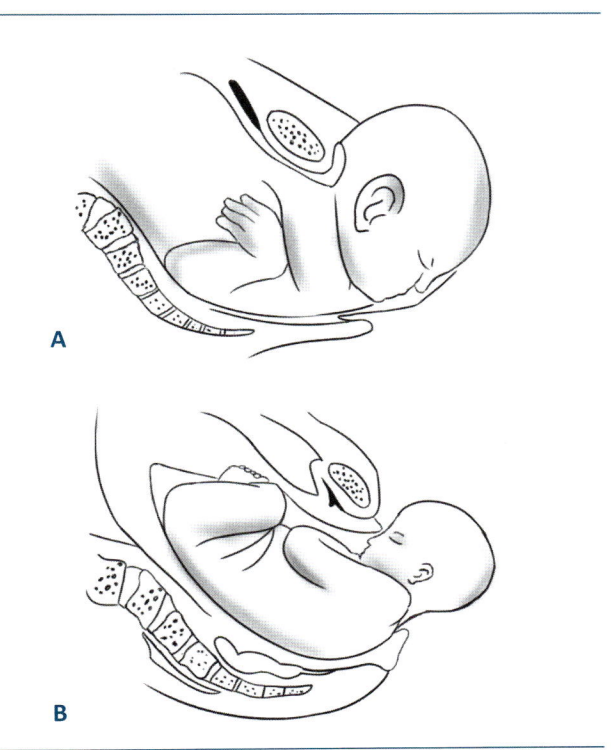

Figura 30.6. Desprendimento do polo cefálico nas apresentações cefálicas fletidas. (A) Rotação interna anterior. (B) Rotação interna posterior.
Fonte: Adaptada de Delascio e Guariento, 1983.

Rotação externa

Após o desprendimento cefálico, ocorre a rotação externa da cabeça fetal ou movimento de restituição, no sentido oposto ao da rotação interna. Dessa forma, o ponto de referência fetal volta para a posição que ele ocupava antes, e assim se faz porque a cintura escapular se insinuou no diâmetro AP do estreito superior, limitando a rotação externa em outro sentido.

Desprendimento da cintura escapular e restante do corpo fetal

Posteriormente à insinuação da cintura escapular, as contrações uterinas estimulam a rápida descida fetal pela pelve da parturiente. Dessa forma, o ombro fetal anterior atinge o subpúbis materno e o utiliza como ponto de apoio para a realização de movimentos de flexão lateral do tronco e, por fim, para liberação da cintura escapular, ombro anterior seguido pelo posterior. Caso esse movimento não ocorra, ele deve ser simulado por quem assiste o parto, com o auxílio das mãos sobre os parietais fetais (Figura 30.7). Após o desprendimento dos ombros, o restante do corpo fetal é expelido com grande facilidade. Cautela se deve ter em amparar o feto no desprendimento.

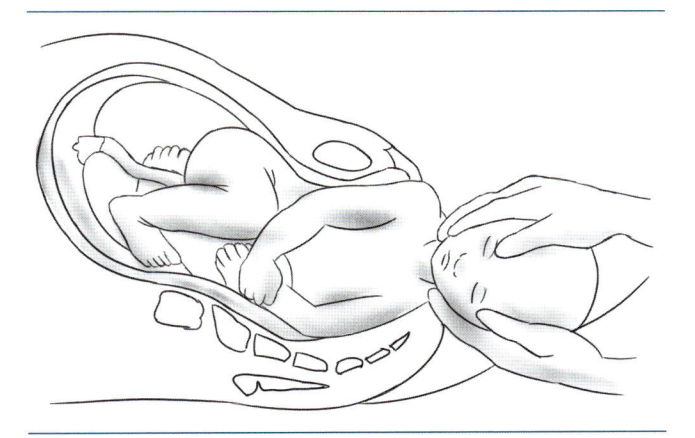

Figura 30.7. Desprendimento da cintura escapular.
Fonte: Adaptada de Delascio e Guariento, 1983.

Particularidades do mecanismo de parto nas apresentações cefálicas defletidas

Apresentações cefálicas defletidas geralmente derivam de cefálicas em atitude indiferente ou de semiflexão que encontram algum impedimento à flexão habitual, impulsionadas pela força da pressão axial. Os principais fatores de risco são: multiparidade, flacidez da musculatura abdominal, vícios pélvicos, malformações uterinas, polidrâmnio, inserção anômala da placenta e fetos pequenos. Além disso, um determinado grau de deflexão pode evoluir para um grau maior à medida que as contrações se sucedem. A maioria dos tempos do mecanismo de parto nas apresentações defletidas coincide com aqueles das fletidas. Vejamos aqui algumas particularidades.

Defletida de 1º grau

Nas apresentações cefálicas defletidas de 1º grau, o ponto de referência na cabeça fetal é a fontanela bregmática. O diâmetro AP de insinuação é o OF, que mede cerca de 12 cm. Portanto, para que a insinuação ocorra é necessário acentuado grau de amoldamento ósseo, o que faz a descida ser lenta. O desprendimento cefálico se faz em dois tempos, no momento em que o ponto entre a glabela e a fontanela bregmática atinge o subpúbis materno. Inicialmente, há flexão do polo cefálico e liberação do occipício, para em seguida haver deflexão e exteriorização da fronte e face. Em razão da apresentação de maiores diâmetros fetais, há maiores riscos de partos distócicos, asfixia perinatal e lacerações de trajeto de parto.

Defletida de 2º grau

As apresentações cefálicas defletidas de 2º grau são raras e geralmente não permitem parto vaginal, com exceção de situações em que o feto é muito pequeno e/ou pré-termo ou quando ela é transitória entre a de 1º e a de 3º grau. Nessas apresentações, o ponto de referência é a glabela ou raiz do nariz. O diâmetro AP de insinuação é o OM, com cerca de 13,5 cm. Portanto, é a apresentação que oferece os maiores diâmetros ao canal de parto. Para que a descida ocorra é provável que a deflexão evolua para uma de 3º grau, à custa de muita atividade uterina. A rotação interna é dificultada, de modo que a apresentação permanece alta e em variedades posteriores ou transversas. O desprendimento cefálico é realizado quando a raiz do nariz se localiza no subpúbis materno, havendo, na sequência, movimentos de flexão e extensão.

Defletida de 3º grau

Nas apresentações cefálicas defletidas de 3º grau, é possível tocar a linha facial, com glabela, nariz, boca e mento; o ponto de referência é o mento. O diâmetro AP de insinuação é o SMB, com cerca de 9,5 cm. Apesar de o diâmetro de apresentação não ser de grande dimensão, o parto vaginal só é possível nas variedades mento anteriores, por causa do choque do pescoço e tórax fetal com o promontório sacral materno nas posteriores. Com o avançar do TP e das contrações, a deflexão é acentuada, o que permite a progressão e a rotação interna. O objetivo dessa rotação é trazer o mento para anterior. O hipomóclio é realizado quando o submento é posicionado no subpúbis materno. O desprendimento cefálico se faz por movimento de flexão, com liberação sucessiva da face, fronte, regiões parietais e occipício.

LEITURAS COMPLEMENTARES

Cunningham FG, Leveno KJ, Bloom SL, Dashe JS, Hoffman BL, Casey BM, Spong CY. Williams Obstetrics. 25th ed. New York: McGraw-Hill Education; 2018.

Delascio D, Guariento A (ed). Fenômenos mecânicos do parto. In: Briquet – Obstetricia Fisiológica. São Paulo: Sarvier; 1981.

Desseauve D, Fradet L, Lacouture P, Pierre F. Position for labor and birth: State of knowledge and biomechanical perspectives. Eur J Obstet Gynecol Reprod Biol. 2017;208:46-54.

Martin WR, Hutchon SP. Mechanism and management of normal labour. Current Obstetrics & Gynaecology. 2004;14:301-8.

Mitteroecker P, Windhager S, Pavlicev M. Cliff-edge model predicts intergenerational predisposition to dystocia and Caesarean delivery. Proc Natl Acad Sci USA. 2017;114(44):11669-72.

Pavličev M, Romero R, Mitteroecker P. Evolution of the human pelvis and obstructed labor: New explanations of an old obstetrical dilemma. Am J Obstet Gynecol. 2019;S0002-9378(19)30819-1.

Weiner S, Monge J, Mann A. Bipedalism and parturition: an evolutionary imperative for cesarean delivery? Clin Perinatol. 2008;35(3):469-78.

Wittman AB, wall LL. The evolutionary origins of obstructed labor: Bipedalism, encephalization, and the human obstetric dilemma. Obstet Gynecol Surv. 2007;62(11):739-48.

Zugaib M, Pulcineli RV. Zugaib Obstetrícia. 4. ed. São Paulo: Manole; 2019.

31

Assistência ao Parto –
Planejamento Pré-Natal

Angela Maria Bacha
Renato Passini Júnior

A História registra a evolução da assistência ao parto desde tempos remotos da Antiguidade. O avanço científico na compreensão dos mecanismos envolvidos no parto, entretanto, só ocorreu, de fato, a partir do século XIX e, principalmente, do século XX, acarretando uma mudança considerável na forma de atendimento aos partos, com a migração do ambiente doméstico para o hospitalar e a inserção de intervenções e procedimentos médicos no atendimento. Tais avanços, somados a várias outras transformações sociais, culturais, econômicas e de saúde, permitiram redução significativa da mortalidade materna e perinatal relacionadas ao parto no último século.

O contexto de um parto denominado "normal" é aquele proposto pela Organização Mundial da Saúde (OMS) há mais de 20 anos, em que o trabalho de parto tem início espontâneo e é considerado de baixo risco nesse início, assim permanecendo durante todos os períodos do parto. O parto ocorre de forma espontânea, em apresentação cefálica, entre 37 e 41 semanas completas de gravidez. Após o nascimento, mãe e recém-nascido estão em boas condições de saúde.

Nascem em todo o mundo, atualmente, mais de 140 milhões de pessoas por ano. No Brasil esse número encontra-se próximo de 3 milhões de nascidos vivos. Embora nos últimos anos a maior parte dos nascimentos no país ocorra por operação cesariana, quase a metade é formada por partos de nascidos vivos que ocorrem por via vaginal, e desses a grande maioria são partos "normais". Portanto, milhares de partos vaginais são realizados diariamente, o que torna a assistência ao parto normal assunto relevante de saúde pública e tema fundamental para a Obstetrícia.

O parto pode ser classificado de várias formas. Podemos falar de partos hospitalares, partos domiciliares, partos com assistência profissional, partos desassistidos, partos em que se usa a nomenclatura de "humanizados" ou "medi-calizados". Existem aqueles que são considerados completamente "naturais" e existem os considerados "não naturais", como as cesáreas. Muita discussão ocorre num ambiente de binarismo, e, para todos esses "modelos" ou "versões" do nascimento, existem defensores e críticos. O processo de nascimento, principalmente no aspecto de atenção ao trabalho de parto e ao parto propriamente dito, transformou-se em área de embates sociais, culturais e científicos, com debates nem sempre qualificados, radicalismos de vários tipos e, por vezes, desconsideração de conquistas científicas e da melhoria de indicadores de saúde na área materno-infantil, duramente conseguidos com o passar dos séculos. Muito ainda há que se avançar nesse aspecto específico de saúde para que os indicadores sejam mais aceitáveis, mas isso só poderá ser conseguido se avanços científicos e sociais de qualidade, forem acessíveis às mulheres e seus produtos conceptuais.

O parto é um fenômeno biológico e natural e, portanto, independentemente da importância de outros fenômenos sociais e características que o cercam e acompanham, sejam eles da própria mulher ou do ambiente, estará sempre sujeito à variabilidade, da mesma forma que toda natureza. Isso implica considerar que o processo de nascimento não é algo que dará sempre certo, que sempre transcorrerá bem. É um processo, como tantos outros envolvidos com a atenção à saúde das pessoas, que exige conhecimento e segurança no contexto de seu atendimento. Publicação da OMS de 2005 destaca a importância do momento do parto na mortalidade perinatal, indicando que 23% das mortes neonatais e 26% dos natimortos foram decorrentes de problemas intraparto.

O avanço do conhecimento científico tem causado muitas transformações nas práticas voltadas para a assistência ao parto que ocorre por via vaginal, apesar da qualidade discutível de algumas evidências apresentadas atualmente e de seu permanente aperfeiçoamento e evolução. Evidências científicas em relação à assistência ao parto são, por vezes, heterogêneas e, portanto, nem sempre permitirão "certezas" sobre as condutas que serão tomadas com base nessa qualidade de informação. Nesse aspecto é importante ressaltar afirmações de alguns autores, como Berghella et al. (2008): "Muitas das opções de tratamento de mulheres em trabalho de parto não foram estudadas em ensaios clínicos ou os dados de ensaios clínicos são insuficientes para formular recomendações consistentes para uma abordagem específica". Também é importante destacar que o conhecimento científico está em permanente mudança, mostrando a transitoriedade de certas verdades e dogmas. Portanto, os resultados de pesquisas científicas devem ser avaliados de forma crítica e aplicados, na medida do possível, dentro de um contexto institucional, ambiental, cultural e social, não abrindo mão da segurança necessária.

Com essa realidade presente, países e entidades médicas voltadas à saúde e à obstetrícia têm desenvolvido protocolos ou diretrizes de conduta na assistência ao parto baseados em evidências científicas. Muitas vezes, tais diretrizes são adaptações daquilo que é feito em outros países. Quando países em desenvolvimento fazem adaptações de diretrizes de países desenvolvidos, dificuldades podem surgir em sua implantação, em razão das diferenças sociais, culturais, econômicas e dos sistemas de saúde. No Brasil, na Diretriz de Parto Normal do Ministério da Saúde, existem em torno de 233 recomendações/não recomendações sobre aspectos de atendimento às mulheres durante o processo de nascimento (antes, durante e depois), enquanto na Diretriz inglesa são mais de 300 recomendações/não recomendações, baseadas na qualidade da evidência existente. Recentemente a OMS publicou um conjunto de 56 recomendações/não recomendações referentes à assistência ao parto, com o objetivo de tornar o processo de nascimento algo positivo para a mulher, seu concepto e sua família.

Abordaremos neste capítulo o planejamento de um parto durante o pré-natal. Inicialmente é importante destacar que partos por via vaginal podem ocorrer em gestações de risco habitual ou de alto risco. Em gestações de alto risco, embora o parto também possa ocorrer por via vaginal, a depender do problema médico ou obstétrico associado haverá necessidade de resolução antecipada do parto, ou haverá contraindicação da via vaginal para sua realização, obrigando à realização de uma cesárea denominada eletiva.

Trataremos da gestação de risco habitual e do parto de baixo risco. Esse é um conceito amplo e dinâmico. Nada garante que o fato de uma gestante ser classificada como de risco habitual durante a gravidez implique a manutenção dessa condição de baixo risco durante o trabalho de parto. O real teste de "risco" ou de "normalidade" ocorrerá com a observação da evolução dos processos fisiológicos do trabalho de parto e do parto. Uma gestação de risco habitual pode evoluir, portanto, com um parto normal sem intercorrências, com bom resultado materno e fetal/neonatal. Esse é o verdadeiro "parto de baixo risco", que costuma ocorrer na maioria dos partos por via vaginal. O grande problema é que essa classificação só poderá ser feita depois do nascimento. Falar, portanto, de parto de baixo risco quando o processo

de nascimento (trabalho de parto e parto) está no seu início é apenas uma suposição, que poderá ser confirmada ou não após o parto. Portanto, é importante destacar que, ao fazer a opção por um parto por via vaginal, o que se estará fazendo é uma "tentativa" de parto vaginal, pois nesse processo algumas parturientes terão de ser submetidas a cesáreas ou partos instrumentais. Tais cesáreas intraparto podem agregar maior morbimortalidade do que as cesáreas realizadas anteparto, principalmente aquelas que são efetuadas em condições de maior urgência e com maiores dificuldades em termos de técnica operatória e antissepsia.

Outro aspecto importante a considerar é que a mulher admitida em trabalho de parto tem um histórico de vida que precisa ser considerado e valores que devem ser respeitados. Sua condição emocional deve ser compreendida e suas dúvidas, esclarecidas, buscando tranquilizá-la e apoiá-la nesse momento. Esse mesmo apoio deve ser dado ao acompanhante, que poderá auxiliar muito durante o trabalho de parto e o parto, principalmente quando bem esclarecido e motivado. A comunicação entre a equipe e a parturiente e seu acompanhante deve ser feita de forma educada, respeitosa e gentil, evitando palavras ou frases com dupla interpretação, procurando entender as preocupações dessa mulher e suas expectativas, além de ouvi-la em suas escolhas. Tudo deve ser feito dentro de um contexto de manutenção da segurança materno-fetal e registrado em prontuário médico, incluindo um partograma que registrará a evolução do trabalho de parto e os controles clínicos realizados nesse período. Portanto, mesmo sendo o parto um evento biológico que apresenta variabilidade previsível e imprevisível, ele é repleto de significado, devendo, por isso, ser individualizado em seu atendimento.

Abordaremos neste capítulo aspectos a serem discutidos e vivenciados durante o pré-natal, relativos ao trabalho de parto e ao parto, que denominaremos planejamento de parto. Nos capítulos seguintes, a assistência ao parto normal será tratada segundo as fases e os períodos clássicos.

Planejamento do parto

Orientações sobre o trabalho de parto e o parto

Durante o período de consultas de pré-natal existe tempo suficiente para abordar os aspectos mais importantes sobre o trabalho de parto e o parto. Isso é particularmente importante para nulíparas, embora também seja essencial para multíparas, que terão oportunidade de verbalizar sobre sua experiência em parto(s) anterior(es). O pré-natal é o momento de esclarecimento de dúvidas, de explicar quando a gestante deverá comparecer à maternidade (início de contrações, perda de líquido ou sangue por via vaginal, redução de movimentação fetal etc.), como e quando ocorrerá a internação hospitalar, onde a gestante permanecerá, quais os cuidados que serão tomados na assistência ao trabalho de parto e parto, eventuais riscos que podem ocorrer, tanto no parto vaginal quanto na cesárea, como podem ser reduzidas e evitadas eventuais complicações maternas e perinatais, como será feito o alívio da dor durante o trabalho de parto e o parto, quais atitudes médicas poderão ser adotadas durante o trabalho de parto (rotura de membranas, toque vaginal, uso de ocitocina) e o parto (uso de fórceps ou vácuo-extrator, episiotomia) e como será a recuperação pós-parto.

Tudo isso deve ser associado com informações sobre os cuidados que serão dispensados ao recém-nascido, estando ele em boas condições ou não. Para essa informação, o ideal seria a participação de um pediatra ou neonatologista, realizando ou participando de pelo menos uma consulta de pré-natal, o que é raro no país.

Uma experiência interessante é formar grupos de gestantes para atividades educativas sobre diversos aspectos da assistência ao parto. A troca de experiências entre elas pode ser muito positiva e ajudar na compreensão do momento a ser vivido.

De grande importância e desde que possível, essas informações devem ser transmitidas na presença do companheiro dessa gestante, para que ambos possam conhecer melhor os assuntos, ter suas próprias opiniões e tomar decisões em conjunto, mais amadurecidas. Somente com informação não tendenciosa sobre aspectos relativos à assistência ao parto é que a autonomia de decisão quanto a procedimentos intraparto poderá ser exercida de forma plena. No mundo atual, com tanta informação disponível e acessível por meios eletrônicos, nem sempre de boa qualidade e muitas vezes enviesada por aspectos ideológicos, políticos e de mercado, mais fundamental se torna a informação qualificada durante o pré-natal.

Nem sempre o profissional que faz o pré-natal será o mesmo que acompanhará e fará o parto. Essa é uma realidade presente fortemente nos serviços públicos. Por isso, é importante que o pré-natalista exerça seu papel educativo de forma equilibrada, sem ultrapassar os limites que o conhecimento lhe permite, admitindo dúvidas em relação a certas condutas que ainda precisam de maiores estudos para permitirem um aconselhamento mais seguro. Certas crenças, mitos e dogmas propagados em meios eletrônicos devem ser desmistificadas durante o aconselhamento pré-natal. Esse processo de orientação e informação não deve ser feito de uma só vez, podendo ser trabalhado nas várias consultas e realizado tanto por médico quanto por outro profissional de saúde, desde que habilitado para tanto.

Situações de gravidez de alto risco necessitam de maiores esclarecimentos sobre a doença de base, bem como seus desdobramentos relacionados com o processo de nascimento. Gravidez de alto risco deve ser acompanhada em serviços preparados para tal atendimento.

Tipo de parto

O processo educacional e orientador durante o pré-natal permitirá, como exposto acima, decisões mais bem embasadas sobre aspectos importantes relacionados com o parto. A via de parto é uma dessas decisões, embora não seja a única, nem, necessariamente, a mais importante. Sabemos que as opiniões das mulheres em relação a esse tema podem mudar com o passar da gestação. Certas convicções em fases iniciais da gestação podem não ser mantidas com o passar dos trimestres gestacionais, como ocorrerá em outras questões relativas à gravidez. Isso se deve a várias causas: informações obtidas em seus ambientes de convivência, seja com familiares, seja pela experiência relatada por outras mulheres; atuação de meios de comunicação; opinião de seu obstetra e outros profissionais; contextos emocionais envolvidos com a aproximação do parto, opinião do parceiro, eventuais medos, incertezas e insegurança, além de componentes culturais, econômicos e sociais. Apesar disso, muitas manterão preferência pelo parto por via vaginal, ou farão a opção por essa via. O importante é destacar que o parto por via vaginal ainda é a forma fisiológica de nascimento, que pode ser tentada desde que condições de segurança, maternas e fetais, sejam garantidas, e desde que seja esse o desejo da mulher.

Segundo o Conselho Federal de Medicina (2016), a opção pela cesárea é uma escolha que deve ser garantida a toda gestante se ela estiver bem esclarecida quanto aos prós e contras em relação a essa via de parto. Por se tratar de procedimento cirúrgico, agrega riscos imediatos e futuros à saúde da mulher e do recém-nascido, que serão abordados nos capítulos correspondentes. Deve-se destacar, no entanto, que, embora a via vaginal seja fisiológica, não existe via de parto (vaginal ou cesárea) que garanta total segurança ao binômio materno-fetal, e ambas podem apresentar prós e contras com sua realização, a depender de cada situação individual.

Local do nascimento

O local de realização do parto será uma decisão que virá na sequência da anterior. Em 2018, a quase totalidade de partos no país, cerca de 98,5%, foi feita em ambiente hospitalar.

O Conselho Federal de Medicina, a Federação das Associações de Ginecologia e Obstetrícia (Febrasgo) e a Sociedade Brasileira de Pediatria recomendam o parto em ambiente hospitalar. Para o Ministério da Saúde, segundo sua Diretriz Nacional de Parto Normal (2017), deve-se "informar a todas as gestantes que a assistência ao parto no domicílio não faz parte das políticas atuais de saúde no país", informando "às nulíparas com baixo risco que o planejamento do parto no domicílio não é recomendado tendo em vista o maior risco de complicações para a criança". Ainda nessa mesma linha, a recomendação para multíparas de baixo risco é que não há como recomendar o parto domiciliar, embora admita tal possibilidade nesses casos, desde que "esteja assegurado que todas as mulheres que optarem pelo planejamento do parto fora do hospital tenham acesso em tempo hábil e oportuno a uma maternidade, se houver necessidade de transferência".

Portanto, o parto em ambiente hospitalar se mostra a opção mais consistente para o país atualmente. Nesse aspecto, é muito importante que a gestante possa conhecer sua maternidade de referência (no serviço público) ou de preferência ou determinada por seu plano de saúde (na saúde suplementar). Conhecer o local previamente, verificar as instalações onde são realizados os partos, ver onde ficará após o parto e conversar com profissionais do local é algo que deve ser estimulado e ajudará no processo de nascimento. Grupos de gestantes de unidades de saúde podem ser levadas à sua maternidade de referência para realizarem essa visita e serem orientadas coletivamente.

O ambiente onde o parto será realizado tem recebido mais atenção atualmente e provavelmente passará por muitas transformações com o passar do tempo, no sentido de propiciar maior conforto, segurança e preservação da individualidade da parturiente. A preocupação com a ambiência é um aspecto muito importante da assistência de qualidade ao parto. Um ambiente bem cuidado, com detalhes que tragam bem-estar à mulher, mesmo sem recursos sofisticados, deveria ser o objetivo de todas as maternidades. Nem sempre será possível transformar radicalmente instalações construídas e montadas há muito tempo, mas, mesmo nessas condições, algumas alterações podem ser planejadas e adotadas para melhorar o conforto e a segurança no trabalho de parto e no parto. Aspectos de mobiliário, de equipamentos hospitalares, de recursos voltados ao bem-estar materno (p. ex., acesso a métodos não farmacológicos de redução da dor, chuveiros, recursos audiovisuais) e de facilitação de acesso a acompanhantes podem ser aperfeiçoados.

Novas maternidades e novos ambientes de parto em maternidades e hospitais devem levar em conta essas características de ambiência favorecedoras das práticas adequadas de assistência ao trabalho de parto e ao parto, bem como a possibilidade de membros da família estarem mais próximos da futura mãe.

Preparo físico e emocional para o parto

Aspecto relevante em relação ao parto, seja ele por qualquer via, é a possibilidade de elaboração de um roteiro de preparação para esse momento durante o pré-natal. Isso significa a adoção de várias atitudes e comportamentos saudáveis durante o pré-natal, como acertos dietéticos e orientação de exercícios na medida do possível, conforme orientação médica. Para algumas mulheres haverá necessidade de preparação psicológica e emocional para o parto, sendo importante a identificação daquelas em que isso seria mais indicado. Tais questões já foram tratadas em capítulos específicos, merecendo leitura para melhor compreensão.

Elaboração de um plano de parto

Com o conhecimento transmitido e adquirido pela gestante e sua família, é importante estabelecer alguns parâmetros que serão buscados durante a assistência ao trabalho de parto e o parto. A isso se denominou "plano de parto". Esse instrumento da relação médico-paciente foi usado inadequadamente a princípio, muitas vezes gerando conflitos entre obstetras e parturientes. Com o passar do tempo foi se observando que pode ser usado para melhorar a relação médico-paciente, se for elaborado e aplicado de forma racional e realista. Dessa forma, ao mesmo tempo que o conhecimento sobre trabalho de parto e o parto é transmitido para as gestantes e seus companheiros, opções compartilhadas de cuidado durante o processo de nascimento vão sendo construídas, respeitando limites científicos e situações que poderão surgir de forma súbita, sem controle, e que poderão acarretar a mudança do que estava proposto inicialmente.

Assim, vários aspectos do atendimento ao trabalho de parto e ao parto podem ser destacados nesse "plano de par-

to", como preferências da gestante em relação às práticas que serão adotadas, bem como seu desejo de que certos procedimentos não sejam realizados. Novamente é importante destacar que isso pode ser visto como um "protocolo de intenções", pois procedimentos poderão ser adotados contrariando esse documento, caso surjam necessidades imediatas e justificadas durante o trabalho de parto e o parto. Essas possibilidades devem ficar bem claras para a gestante e seu companheiro, a fim de evitar conflitos e dificuldades desnecessárias e que podem ser causadoras de desfechos indesejados na assistência prestada. Planos de parto aceitáveis devem levar em conta os aspectos de segurança recomendáveis para mães e conceptos, no sentido de garantir a integridade de ambos ao final do processo de nascimento, amparados no conhecimento científico atual e em suas limitações. Como citado anteriormente, o parto é um evento fisiológico e "natural", mas seu desfecho e consequências são, às vezes, imprevisíveis, exigindo-se, portanto, responsabilidade na elaboração do plano de parto.

Consideramos, portanto, que há muito o que fazer durante a gestação para auxiliar a mulher no momento do parto, e essa preocupação deve estar inserida nos locais onde é realizada a atenção pré-natal. Isso pode colaborar de forma muito positiva no processo de nascimento a ser vivenciado pela mulher no final da gravidez.

LEITURAS COMPLEMENTARES

Berghella V, Baxter JK, Chauhan SP. Evidence-based labor and delivery management. Am J Obstet Gynecol. 2008;199:445.

Brasil. Ministério da Saúde. Secretaria de Ciência, Tecnologia e Insumos Estratégicos. Departamento de Gestão e Incorporação de Tecnologias em Saúde. Diretrizes nacionais de assistência ao parto normal: Versão resumida [recurso eletrônico]. Brasília: Ministério da Saúde; 2017. 51 p.

Brasil. Ministério da Saúde. Sistema de Informações Sobre Nascidos Vivos – Sinasc. [Acesso 2020 abr 26]. Disponível em: http://tabnet.datasus.gov.br/cgi/tabcgi.exe?sinasc/cnv/nvuf.def.

Care in normal birth: A practical guide. Technical Working Group, World Health Organization. Birth. 1997;24:121.

Conselho Federal de Medicina. Resolução n. 2.144 de 17 de março de 2016. DOU n. 118, Seção 1, p.138, 22 junho 2016.

Lawn J, Shibuya K, Stein C. No cry at birth: Global estimates of intrapartum stillbirths and intrapartum-related neonatal deaths. Bulletin of the World Health Organization. 2005;83(6):401-80.

National Institute for Health and Care Excellence. Intrapartum care for healthy women and babies. Clinical Guideline [CG190]; 2014. [Updated 2017 Feb]. [Acesso 2020 abr 24]. Disponível em: https://www.nice.org.uk/guidance/cg190/resources/intrapartum-care-for-healthy-women-and-babies-pdf-35109866447557.

Roome S, Hartz D, Tracy S, Welsh AW. Why such differing stances? A review of position statements on home birth from professional colleges. BJOG. 2016;123:376-82.

WHO recommendations: Intrapartum care for a positive childbirth experience. World Health Organization; 2018. [Acesso 2020 abr 23]. Disponível em: https://apps.who.int/iris/bitstream/handle/10665/260178/9789241550215-eng.pdf?sequence=1).

Zielinski et al. Planned home birth: Benefits, risks, and opportunities. International Journal of Women's Health. 2015;7:361-77.

32

Assistência ao Parto –
Fase Latente e Primeiro Período

Adriana Gomes Luz

Embora seja um processo contínuo, didaticamente o trabalho de parto e o parto transcorrem em quatro períodos. São eles:

- primeiro período ou período de dilatação;
- segundo período ou período expulsivo;
- terceiro período ou período de dequitação;
- quarto período ou período de Greenberg;

Essa delimitação pode permitir uma atuação mais padronizada da equipe de assistência. A interpretação da progressão do trabalho de parto depende do período e da fase de cada período em que a mulher se encontra.

O primeiro período consiste em uma fase latente e uma fase ativa, e é definido como o tempo desde o início do trabalho de parto até a dilatação cervical completa. A fase latente é caracterizada por alteração cervical gradual, e a fase ativa é caracterizada por alteração cervical rápida.

Fase latente

Segundo Neme (2000), a **fase latente,** pródromos ou ainda fase precoce do trabalho de parto, é definida quando a dilatação cervical é menor que 4 cm; caracteriza-se por contrações irregulares em intensidade e frequência, e por uma velocidade de dilatação e apagamento cervical lenta e variável.

Outra condição clínica, denominada "falso trabalho de parto" (contrações de Braxton-Hicks), é a situação na qual estão presentes contrações dolorosas, regulares ou irregulares, que não estão associadas à dilatação cervical. Tanto o falso trabalho de parto quanto a fase latente de trabalho de parto compartilham características semelhantes de contrações com sensação dolorosa. No entanto, as contrações associadas ao trabalho de parto na fase latente geralmente se tornam mais fortes, mais regulares e mais frequentes ao longo do tempo e estão associadas a alterações cervicais. O

falso trabalho de parto ou as contrações de Braxton-Hicks não estão associados à alteração cervical e diminuem ou cessam com o tempo. O falso trabalho de parto pode preceder a fase latente do trabalho de parto.

Não há critérios contemporâneos uniformemente aceitos para a duração normal da fase latente. Como discutido acima, os tempos para o início dessa fase e a transição para a fase ativa não podem ser determinados com precisão e são subjetivos; portanto, determinar a duração de uma fase latente normal é problemático. Além disso, dados contemporâneos mostram que muitas mulheres, com fases latentes maiores que o limite "normal" superior, descrito historicamente por Friedman, podem ter uma fase ativa normal e parto vaginal. Friedman considerou a fase latente prolongada, em nulíparas, quando elas não entraram na fase ativa após 20 horas de seu início, e em multíparas, quando não entraram na fase ativa após 14 horas. Esses critérios foram baseados no percentil 95 para a duração da fase latente em mulheres em trabalho de parto espontâneo.

Como as mulheres não podem verificar sua dilatação ou apagamento cervical, muitas acabam procurando um serviço obstétrico e se submetem a uma avaliação antes que a dilatação cervical atinja 4 cm. Se a mãe e o feto estão bem e o transporte para o hospital não é uma preocupação, essas pacientes podem ser enviadas para casa ou internadas em casa de apoio. Ambas as abordagens são provavelmente razoáveis.

O momento apropriado para a internação de mulheres em trabalho de parto com gravidez não complicada não é claro. Determinar o início do trabalho de parto, medir seu progresso e avaliar os fatores que afetam seu curso são uma ciência inexata. Embora as mulheres admitidas antes da dilatação cervical de 4 cm apresentem maior risco de intervenção iatrogênica, as consequências maternas e perinatais de enviar essas pacientes para casa não foram estudadas adequadamente.

Uma fase latente longa pode ser física e emocionalmente desgastante. Nesses casos, o apoio dos prestadores de serviços de saúde é importante, informando essas mulheres sobre a normalidade de um processo mais lento, adotar medidas de conforto (p. ex., massagem, imersão em água) e hidratação, se apropriado (Kauffman et al., 2016).

Após a publicação de um estudo de coorte retrospectivo com mais de 11 mil partos a termo no estado de Washington, foi observado, nos Estados Unidos, um aumento de 10 a 15% nas internações por dilatação cervical ≥ 4 cm. Os autores não conseguiram identificar as mulheres que foram avaliadas quanto ao trabalho de parto, enviadas para casa por dilatação cervical < 4 cm e posteriormente admitidas; assim, a segurança e a eficácia da mudança na prática clínica não puderam ser avaliadas.

Nelson et al. (2017) relataram que um grande estudo do Texas relatou que a alta, após avaliação, de pacientes com falso trabalho de parto a termo não esteve associada a um aumento nos resultados adversos. Os critérios para a alta foram membranas íntegras, dilatação cervical < 4 cm, nenhuma alteração cervical ou contração ao final de 2 horas de observação e padrão normal da frequência cardíaca fetal. As pacientes foram excluídas do estudo se tivessem complicações na gravidez ou parto cesáreo anterior.

A decisão de observar uma paciente em fase latente no hospital ou de enviá-la para casa é baseada na avaliação de múltiplos parâmetros, como estado psicológico, fadiga, tolerância à dor, paridade, *status* cervical, problemas médicos e obstétricos, distância de sua residência ao hospital, vitalidade fetal e, em menor grau, a disponibilidade de leitos. Para a mulher na fase latente do trabalho de parto e seus acompanhantes, salas de espera limpas e confortáveis devem estar disponíveis, com espaço para as gestantes caminharem e fácil acesso a banheiros adequados, além de alimentação e água potável disponível. Uma situação que não é infrequente é aquela em que a gestante se queixa de contrações frequentes e dolorosas, mas, ao ser avaliada, não são observadas alterações cervicais, mesmo após um período de observação. Nesses casos, muitas são enviadas para casa, mas retornam repetidamente ao serviço obstétrico, ou ficam peregrinando por vários serviços de atendimento, na busca de uma internação, o que pode gerar cansaço, frustração e irritação.

É muito importante nesta fase o controle da movimentação fetal, que pode ser facilmente realizado pela gestante, quando orientada. O controle de movimentos fetais deve ser realizado 1 hora após as principais refeições, com a paciente em posição semissentada, com a mão no abdome. Deve marcar o horário de início, registrar sete movimentos e anotar o horário final. Se não mexer sete vezes em um intervalo de 1 hora, deve procurar atendimento médico para melhor avaliação. A realização de cardiotocografia (CTG) anteparto e de ultrassonografia na fase latente do trabalho de parto deve ser considerada caso a caso em pacientes de risco habitual, por exemplo, na complementação da vitalidade fetal de gestantes que referem diminuição de movimento fetal ou nos casos de pós-datismo.

Quatro fatores são importantes para determinar a satisfação de uma mulher com sua experiência no parto: as expectativas pessoais, a quantidade de apoio que ela recebe, a qualidade da relação cuidador-paciente (p. ex., respeito, comunicação, continuidade do cuidado) e seu envolvimento na tomada de decisão. Além desses fatores, incluímos a preocupação da gestante com o bem-estar fetal. Por isso, neste momento, é fundamental a participação da gestante na tomada de decisão.

Uma doula pode auxiliar nessa fase, principalmente quando a gestante volta para casa. Ela fornece suporte nos aspectos não médicos do trabalho de parto e do parto. Não é sua função substituir a equipe médica, executar tarefas clínicas ou médicas ou intervir nos cuidados clínicos. Outros acompanhantes também podem auxiliar satisfatoriamente, quando orientados previamente. Conforme abordado no capítulo anterior, o processo educativo durante o pré-natal pode propiciar que familiares forneçam o apoio necessário para a mulher durante o trabalho de parto de maneira adequada, suprindo suas necessidades emocionais e de amparo.

III – Fase ativa

De acordo com os estudos da década de 1960 em que se baseia a confecção do partograma clássico (curva de Friedman), a fase ativa do trabalho de parto, **primeiro período** ou fase de dilatação se inicia a partir de 4 cm de dilatação cervical, na presença de contrações regulares, de intensidade moderada a forte e duração de mais de 35 a 40 segundos, em número de 3 a 5 em 10 minutos (Figura 32.1).

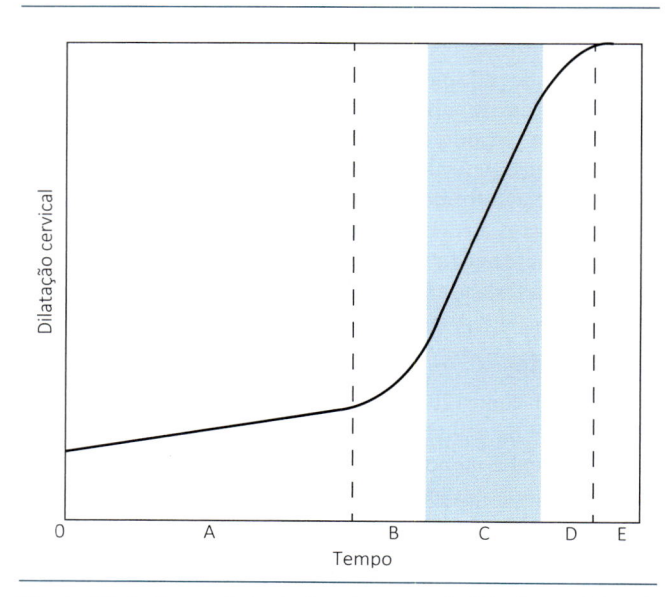

Figura 32.1. Curva de trabalho de parto de Friedman. Primeiro período = A + B + C + D, em que A = fase latente, B = fase de aceleração, C = fase de inclinação máxima e D = fase de desaceleração. Segundo período = E.
Fonte: Adaptada de Friedman, 1978.

Segundo Zhang (2010), uma curva contemporânea de evolução do trabalho de parto, desenvolvida nos anos 2000, propõe que a fase ativa se inicia a partir de 6 cm de dilatação, e não 4 cm, para mais da metade das mulheres. Na "nova abordagem" de evolução do trabalho de parto, admite-se que a dilatação cervical pode ser mais lenta que 1 cm por hora (como era classicamente admitido por Friedman), sem que isso comprometa a chance de parto vaginal e os resultados perinatais. Nessa evolução mais lenta, o colo do útero não se dilata linearmente (é um padrão hiperbólico) (Figura 32.2).

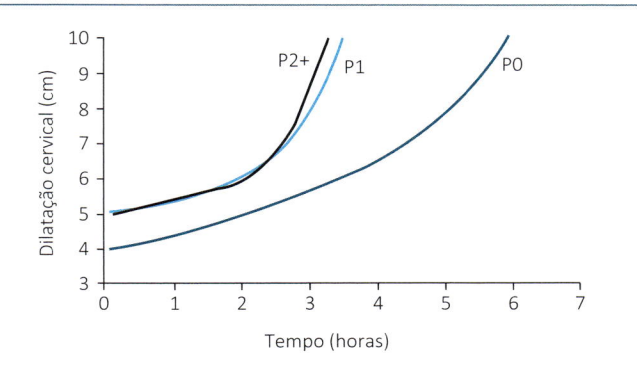

Figura 32.2. Curva de dilatação do colo uterino, segundo a paridade.
Curvas de dilatação cervical e duração do trabalho de parto por paridade em gestações únicas, a termo, com início espontâneo do trabalho de parto, parto vaginal e resultados neonatais normais. P0: nulíparas; P1: mulheres de paridade 1; P2 +: mulheres com paridade 2 ou superior.
Fonte: Adaptada de Zhang J, Landy HJ, Branch DW et al., 2010.

Os critérios para a utilização de uma curva "normal" de trabalho de parto permanecem pouco claros e controversos. Um estudo multicêntrico randomizado por *cluster* na Noruega (*Labor progression study – LaPS*) comparou o resultado do trabalho de parto em mulheres acompanhadas com um partograma da OMS (com base na curva de Friedman) com o de mulheres acompanhadas com um partograma com dados contemporâneos (Zhang, 2010). As taxas de cesárea intraparto e os resultados adversos foram semelhantes para os dois grupos. No entanto, ambos os grupos analisados demonstraram diminuição significativa na frequência de cesarianas intraparto durante o período do estudo, quando comparadas com a frequência anterior. Isso apoia a teoria de que um foco maior na progressão do trabalho de parto resulta em taxas reduzidas de cesárea intraparto. Embora o estudo tenha sido bem planejado, a falta de possibilidade de generalização da experiência da população norueguesa envolvida no estudo é uma grande limitação.

A curva de trabalho de parto das multíparas pode mostrar um ponto de inflexão entre as fases latente e ativa; esse ponto ocorre com aproximadamente 6 cm de dilatação. Em nulíparas, o ponto de inflexão geralmente não é claro e, se presente, ocorre em uma dilatação cervical mais avançada, geralmente próxima de 6 cm ou mais. De qualquer forma, esse ponto de inflexão é um achado retrospectivo (Figura 32.3).

É na fase ativa do trabalho de parto que devemos internar a gestante e acompanhar de forma sistemática o bem-estar materno e fetal. Porém, é importante comunicar às

mulheres que normalmente essa fase pode durar em torno de 12 horas no primeiro parto e em torno de 10 horas nos partos subsequentes.

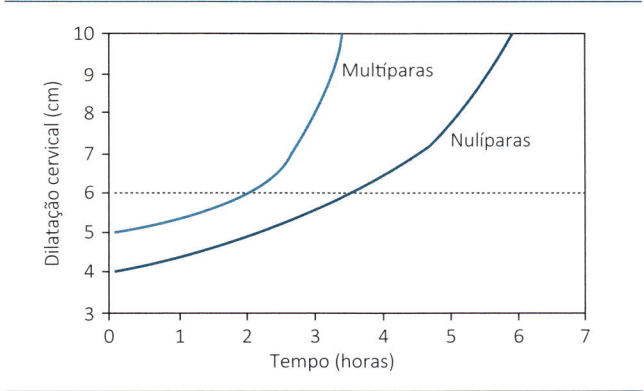

Figura 32.3. Curva de trabalho de parto contemporânea (por paridade).
Curvas de trabalho de parto por paridade em gestações únicas a termo, com início espontâneo do trabalho de parto, parto vaginal e resultados neonatais normais. Observe que, para mulheres multíparas, o ponto de inflexão para a aceleração da dilatação cervical é de aproximadamente 6 cm e que não há um ponto de inflexão claro para as nulíparas.
Fonte: Adaptada de Zhang J, Landy HJ, Branch DW et al., 2010.

A seguir, passaremos a destacar aspectos importantes a serem observados durante a internação da parturiente na fase ativa do primeiro período do trabalho de parto.

Ambiência

Definida como a criação de espaços saudáveis, acolhedores e confortáveis, que respeitem a privacidade, propiciem mudanças no processo de trabalho e sejam lugares de encontro entre as pessoas, ambiência em saúde se caracteriza por um conjunto de ações que compreendem o espaço físico, o social/profissional e as relações interpessoais; estas, integradas, constroem um projeto de saúde voltado à atenção acolhedora, resolutiva e humana, conforme projetos da Rede Cegonha (Brasil, 2018).

Dentro dessa concepção cria-se o quarto PPP (pré-parto, parto e puerpério), que permitirá avaliar parturientes em trabalho de parto, assegurar condições para que acompanhantes estejam presentes durante o trabalho de parto, o parto e o pós-parto, prestar assistência ao recém-nascido envolvendo avaliação de vitalidade, identificação e higienização e realizar relatórios e registros do parto (Figura 32.4). Esse ambiente deve ser projetado a fim de proporcionar bem-estar e segurança à parturiente, criando um ambiente familiar e diferenciando-o de uma sala cirúrgica, garantindo a participação de acompanhante em todo o processo. Vale lembrar neste momento que a Lei Federal n. 11.108, de 7 de abril de 2005, mais conhecida como a Lei do Acompanhante, determina que os serviços de saúde do SUS, da rede própria ou conveniada, são obrigados a permitir à gestante o direito a acompanhante durante todo o período de trabalho de parto, parto e pós-parto. A lei determina que esse acompanhante seja indicado pela gestante, podendo ser o pai do bebê, o parceiro atual, a mãe, um(a) amigo(a) ou outra pessoa de sua escolha.

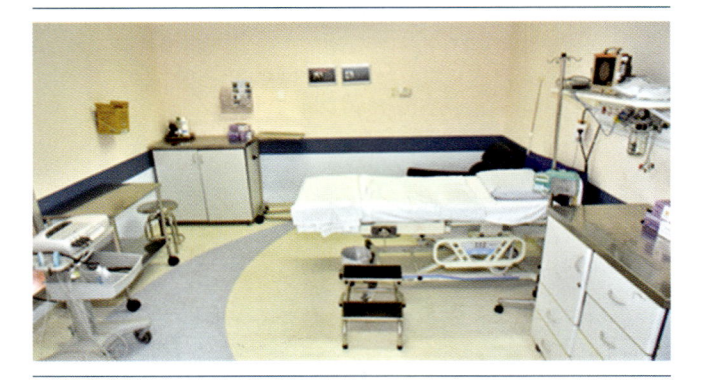

Figura 32.4. Quarto de PPP (pré-parto, parto e puerpério) do Hospital da Mulher "Prof. Dr. José Aristodemo Pinotti" – Centro de Atenção Integral à Saúde da Mulher (CAISM) da Universidade Estadual de Campinas (Unicamp).
Fonte: Acervo da autoria.

Dieta

Nesta fase, para mulheres com baixo risco, o jejum não é indicado, recomendando-se a ingestão de líquidos por via oral e de alimentos leves durante o trabalho de parto. Nas gestantes de alto risco não há evidências suficientes para recomendação de dieta oral nesse período. Essa recomendação foi integrada às orientações da Diretriz da OMS (WHO, 2018), porém o grupo de trabalho dessa Diretriz determinou que fosse uma recomendação condicional, com base em evidências de qualidade muito baixa. No estudo realizado, o grupo de trabalho observou que nenhum caso de síndrome de Mendelson (aspiração de alimentos e bebidas do estômago para os pulmões) foi relatado em mais de 3 mil mulheres participantes dos ensaios incluídos na revisão sistemática.

Ainda assim, existe grande discussão a respeito, pois existe sempre a possibilidade da necessidade de uma anestesia geral de urgência durante o trabalho de parto e o parto, com o risco de uma pneumonia por aspiração. Essa é a maior causa de morbidade e mortalidade associadas à anestesia, e a questão mais importante acaba sendo sempre a segurança da paciente. O temor é real, mas o jejum também não garante menor conteúdo gástrico em parturientes.

Não podemos esquecer que a dieta líquida previne a desidratação em trabalhos de parto prolongados. Os líquidos claros têm trânsito intestinal fácil e não deixam resíduos. Devemos considerar a opinião da mulher, do obstetra, do anestesista e o bom senso, levando em consideração que o trabalho de parto requer grande quantidade de energia.

Movimentação

Em muitos contextos, são comuns práticas tradicionais de imposição do repouso na cama para todas as mulheres em trabalho de parto, em vez de permitir a escolha das mulheres sobre qual posição adotar durante a primeira etapa do trabalho de parto.

Recomenda-se incentivar a adoção de mobilidade e uma posição vertical durante o trabalho de parto em mulheres com baixo risco. Essa orientação está na Diretriz da OMS para o trabalho de parto, sendo uma recomendação forte, baseada em evidências de qualidade muito baixa.

Embora as evidências não sugiram que a mobilidade e a posição vertical no trabalho de parto reduzam o uso da ocitocina, observaram-se benefícios clínicos em termos de redução da cesariana.

Portanto, é importante encorajar a mulher a adotar mobilidade e posição verticalizada durante o trabalho de parto.

O que é importante registrar no primeiro período do trabalho de parto:
- frequência das contrações uterinas de 1 em 1 hora;
- ausculta fetal intermitente com sonar Doppler ou Pinard a cada 15 a 30 minutos;
- pulso de 1 em 1 hora;
- temperatura e pressão arterial de 4 em 4 horas;
- frequência da diurese.

A cardiotocografia (CTG) de rotina não é recomendada para a avaliação do bem-estar fetal na admissão ao trabalho de parto em gestantes saudáveis que se apresentam em trabalho de parto espontâneo. Tanto a ausculta intermitente quanto a CTG fornecem informações sobre a frequência cardíaca basal (geralmente entre 110 e 160 batimentos por minuto no feto a termo), acelerações (aumentos transitórios na frequência cardíaca fetal – FCF) e desacelerações (diminuições transitórias na FCF). Alguns aspectos do trabalho de parto causam alterações naturais nos padrões de FCF, por exemplo, o padrão de batimentos associados ao "sono" do feto, diferindo do padrão "acordado". Estímulos externos, como contrações uterinas e movimentação materna, podem causar alterações na FCF, assim como a administração de opiáceos à mãe.

Algumas dessas alterações são sutis e só podem ser detectadas por CTG contínua, como variabilidade da linha de base e forma temporal das desacelerações. É necessário considerar se essas informações melhoram a detecção e os resultados para fetos realmente comprometidos e se existem desvantagens relacionadas à tecnologia para aqueles que não estão comprometidos.

Embora as principais organizações internacionais endossem o monitoramento de gestações de baixo risco com ausculta intermitente usando um estetoscópio fetal (p. ex., estetoscópio Pinard ou De Lee) ou dispositivo Doppler, raramente são realizadas nos Estados Unidos, porque fornecem informações limitadas sobre a variabilidade, acelerações ou desacelerações e requerem cuidados de enfermagem individuais, que são custosos e impraticáveis para a maioria das maternidades. O possível aumento no parto operatório associado ao monitoramento eletrônico contínuo da FCF é geralmente considerado uma compensação razoável para uma redução no risco de resultado fetal/neonatal adverso.

Segundo o Colégio Americano de Ginecologia e Obstetrícia (ACOG), tanto o monitoramento eletrônico contínuo da FCF quanto a ausculta intermitente são aceitáveis em pacientes não complicadas. Já nas gestações de alto risco (p. ex., pré-eclâmpsia, suspeita de restrição de crescimento, diabetes *mellitus* tipo 1), a FCF deve ser monitorada continuamente durante o trabalho de parto.

Segundo o National Institute for Health and Care Excellence (Nice), em todos os locais de nascimento deve ser oferecida ausculta intermitente a mulheres de baixo risco no primeiro estágio do trabalho de parto. É aconselhada CTG contínua se algum dos seguintes fatores de risco ocorrer durante o parto:

- corioamnionite, sepse ou temperatura suspeita ≥ 38 °C;
- hipertensão grave (≥ 160/110 mmHg);
- uso de ocitocina;
- presença de mecônio;
- sangramento vaginal.

Se a CTG contínua foi usada em virtude das preocupações decorrentes da ausculta intermitente, mas seu resultado é normal após 20 minutos de observação, a orientação é remover o cardiotocógrafo e retornar à ausculta intermitente.

Exame físico

Exame digital: os exames cervicais para documentar a dilatação cervical, o apagamento e a variedade de posição fetal são geralmente realizados rotineiramente:

- na admissão;
- em intervalos de 2 a 4 horas no primeiro estágio;
- antes de administrar analgesia/anestesia;
- quando a parturiente sente vontade de empurrar (para determinar se o colo do útero está totalmente dilatado);
- se ocorrerem anormalidades da frequência cardíaca fetal (para avaliar complicações como prolapso do cordão umbilical, ruptura uterina ou descida fetal).

Exames mais frequentes são necessários quando há preocupação com o progresso do trabalho. Uma limitação do exame digital é o fato de ser impreciso, o que não é um problema ao monitorar a maioria dos trabalhos de parto, mas é uma preocupação quando o médico está tentando determinar se a dilatação cervical e a descida fetal estão avançando lentamente ou não. Em um estudo que avaliou a precisão da medida digital da dilatação cervical com um sistema de rastreamento de posição, quando a dilatação cervical foi > 8 cm, o erro médio do exame digital foi de 0,75 ± 0,73 cm; quando a dilatação cervical foi de 6 a 8 cm, o erro médio foi de 1,25 ± 0,87 cm.

É importante também registrar a dilatação inicial no momento da internação, para estimar uma possível evolução do trabalho de parto.

O objetivo do exame físico inicial é avaliar:

- Se as membranas fetais estão intactas ou rotas.
- Se sangramento uterino está presente e é excessivo – o sangramento pode ser causado por placenta prévia, vasa prévia e descolamento prematuro de placenta, sendo tais distúrbios potencialmente fatais para a mãe e/ou o feto.
- Dilatação e esvaecimento do colo do útero: em mulheres com contrações, a dilatação e o esvaecimento cervicais progressivos em exames seriados ou a dilatação e o esvaecimento cervicais avançados em um exame inicial são evidências de trabalho de parto. A taxa de dilatação cervical se torna mais rápida depois que o colo do útero é completamente esvaecido.
- Altura da apresentação fetal – é expressa como o número de centímetros da borda óssea inferior do polo cefálico acima ou abaixo do nível das espinhas isquiáticas.

Outra forma de avaliação da descida fetal pode ser realizada pelo método de Farabeuf, quando a parte mais baixa da apresentação fetal ultrapassa o plano das espinhas ciáticas, como representado na Figura 32.5.

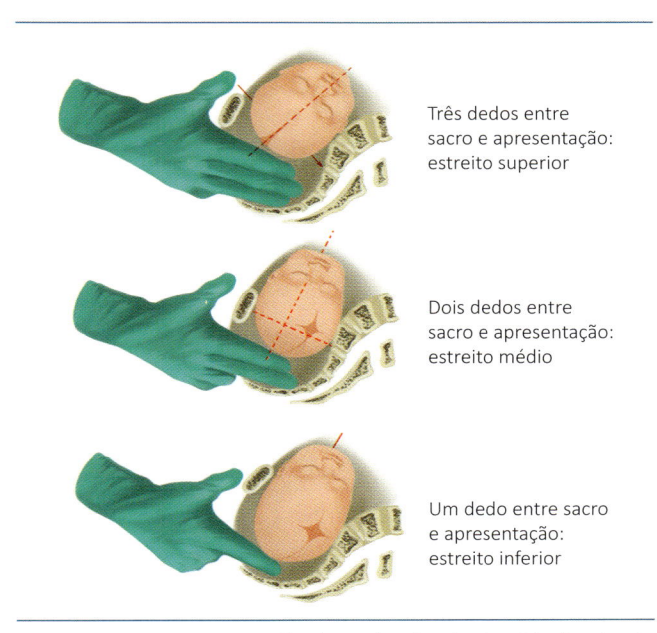

Três dedos entre sacro e apresentação: estreito superior

Dois dedos entre sacro e apresentação: estreito médio

Um dedo entre sacro e apresentação: estreito inferior

Figura 32.5. Representação da avaliação da descida fetal pelo método de Farabeuf.
Fonte: Desenvolvido pela autoria.

Situação, apresentação e posição fetal

- **Situação:** é a relação entre o maior eixo longitudinal do feto e o eixo longitudinal da mãe. Pode ser: longitudinal, transversal ou oblíqua. A situação mais comum é a longitudinal.
- **Apresentação:** refere-se à parte fetal que cobre diretamente a escava pélvica; geralmente é vértice (cefálica), mas pode ser pélvica, ou um ombro (córmica). Também existe a possibilidade de ocorrência de uma apresentação composta (p. ex., cabeça e mão).
- **Posição fetal:** é a relação do dorso fetal com o lado direito ou esquerdo da mãe. Posição esquerda, quando o dorso fetal se acha voltado para o lado esquerdo da mãe. Posição direita, quando o dorso fetal se volta para o lado direito da mãe. As fontanelas e linhas de sutura do crânio fetal definem as variedades de posição fetal. (Figura 32.6).
- **Assinclitismo:** refere-se a uma posição lateralizada do polo cefálico fetal, com a cabeça inclinada em direção a um dos ombros, havendo descentralização da sutura sagital em relação ao canal de parto.
- **Tamanho fetal e capacidade pélvica:** pela palpação, avaliando os parâmetros acima e a altura uterina observada, o médico deve tentar fazer uma estimativa do tamanho fetal, buscando determinar se é macrossômico. Também pode avaliar o tipo pélvico da paciente. No entanto, essas avaliações são pouco preditivas do peso do recém-nascido e da evolução do trabalho de parto.

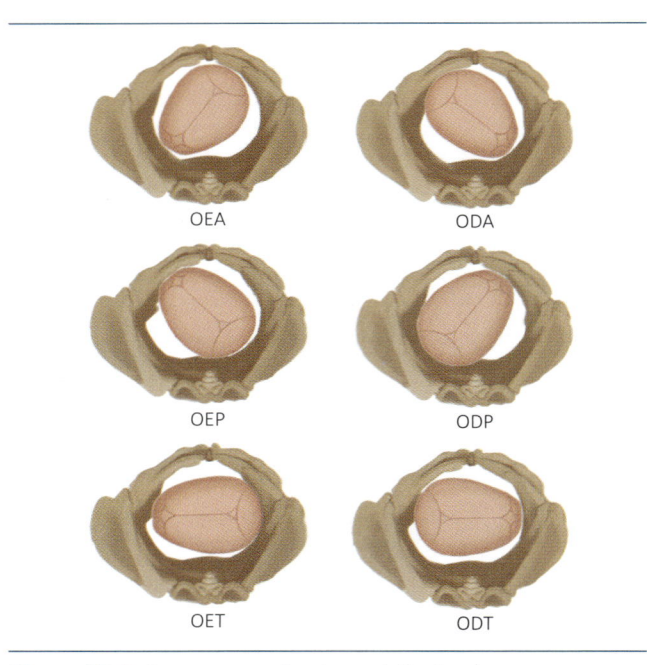

Figura 32.6. Representação da posição fetal.

OEA: occipício esquerda anterior; OEP: occipício esquerda posterior; OET: occipício esquerda transversa; ODA: occipício direita anterior; ODP: occipício direita posterior; ODT: occipício direita transversa.

Fonte: Adaptada de De K, 1975.

A pelvimetria (medição quantitativa da capacidade pélvica) pode ser realizada clinicamente ou com base em estudos de imagem (radiografia, tomografia computadorizada, ressonância magnética). Foram estabelecidos valores-limite médios e críticos para os vários parâmetros da pelve óssea, mas não preveem com precisão as mulheres em risco de desproporção cefalopélvica. A pelvimetria clínica de rotina não é recomendada. A pelvimetria foi substituída, em grande parte, pelo teste clínico da pelve ou "teste do trabalho de parto".

Progressão do trabalho de parto

- **Uso de ocitocina:** a administração de ocitocina para mulheres com progressão lenta do trabalho de parto, ou seja, nulíparas ou multíparas na fase ativa (colo uterino ≥ 6 cm) que dilatam ≤ 1 cm durante 2 horas, é razoável. A ocitocina é o único medicamento aprovado pela Food and Drug Administration (FDA) para estimulação do trabalho de parto na fase ativa. Titulamos a dose para obter um padrão de contração uterina adequado e geralmente iniciamos a ocitocina (5 UI diluídos em 500 mL de soro) em bomba de infusão, 12 mL/h, e aumentamos gradativamente a cada 30 minutos até alcançar a dose ideal ou dose máxima recomendada (192 mL/h), pois não é possível prever a resposta de uma mulher a uma dose específica. Se o trabalho de parto estiver progredindo, lenta ou normalmente, continuamos a ocitocina na dose necessária para manter um padrão de contração uterina adequado. A decisão de usar um regime de ocitocina dose alta (30 miliunidades/minuto) *versus* dose baixa (10 miliunidades/minuto) representa

um dilema de risco-benefício. Regimes de doses mais altas estão associados a trabalho de parto mais curto e menos cesarianas, porém mais taquissistolia (> 5 contrações em 10 minutos, em média, em 30 minutos). Portanto, a adoção de um regime de ocitocina em doses altas ou baixas é aceitável e deve depender de fatores individuais e da experiência da equipe. Uma exceção importante: não recomendamos um regime de altas doses em mulheres que tiveram cesárea anterior, devido ao risco de ruptura uterina.

- **Ruptura de membranas:** a ruptura artificial das membranas amnióticas durante o trabalho de parto, também chamada amniotomia, é um dos procedimentos mais comumente executados na prática obstétrica. Foi introduzida em meados do século XVIII, sendo descrita pela primeira vez em 1756 por um obstetra inglês, Thomas Denman. Enquanto avaliava o processo natural do trabalho, ele reconheceu que a ruptura das membranas poderia ser necessária para induzir ou acelerar o trabalho. Em um trabalho de parto com evolução normal, a presença da bolsa das águas costuma deixar as contrações menos dolorosas em virtude da melhor distribuição da força sobre o colo uterino. Para pacientes (nulíparas ou multíparas) na fase ativa com colo uterino ≥ 6 cm, a amniotomia é chamada de oportuna por alguns autores, apesar de outros considerarem que seria oportuna com dilatação do colo uterino ≥ 8 cm; tem como objetivo principal acelerar as contrações e, portanto, diminuir a duração do trabalho de parto. O mecanismo pelo qual a amniotomia acelera o trabalho de parto ainda não está claro. Supõe-se que, quando as membranas são rompidas, a produção e a liberação de prostaglandinas e ocitocina aumentam, resultando em contrações mais fortes e em dilatação cervical mais rápida. Para realizar uma amniotomia, o profissional de saúde realiza um exame vaginal para identificar digitalmente o colo do útero e as membranas amnióticas e garantir que a cabeça do feto esteja encaixada na pelve e que não esteja mais do que dois planos acima das espinhas isquiáticas. As membranas são então perfuradas usando um gancho de cabo longo, tipo crochê (geralmente chamado de amniótomo) e separadas digitalmente. Após a amniotomia é importante avaliar a vitalidade fetal a fim de diagnosticar possíveis acidentes de cordão ou mesmo avaliação de variações de vitalidade por compressão mais intensa do polo cefálico. Nesse momento estaria indicada a CTG.

- **Coloração do líquido amniótico:** com a ruptura espontânea de membranas ou com a amniotomia podemos também avaliar a coloração do líquido amniótico e checar se estamos diante de um líquido claro ou mecônio. O mecônio é composto de uma mistura de bile, ácidos biliares, muco, secreções pancreáticas e detritos celulares. Aproximadamente 10 a 15% das gestações são complicadas pela passagem do mecônio no momento do parto. Um ambiente intrauterino adverso que compromete o bem-estar fetal pode resultar em líquido amniótico corado com mecônio. A aspiração de mecônio é uma das complicações mais temidas, e refere-se à aspiração fetal de líquido amniótico corado com mecônio durante o período pré-parto ou intraparto. A síndrome de aspiração de mecônio (SAM) refere-se ao desconforto respiratório do recém-nascido secundário à presença de mecônio nas vias aéreas traqueobrônquicas. A liberação do mecônio fetal antes do nascimento ocorre em 8 a 20% das gestações. Ocorre principalmente em gestações a termo e pós-termo. Pode estar associada ao comprometimento fetal, mas também é comum em trabalhos de parto sem complicações. As possíveis causas que foram propostas incluem hipóxia fetal, uma função fisiológica normal do trato gastrointestinal maduro, peristaltismo mediado por via vaginal em resposta à compressão do cordão umbilical e um efeito direto no trato gastrointestinal fetal de medicamentos maternos, como o misoprostol. A coloração espessa, mas não fina, de mecônio do líquido amniótico está associada a um resultado perinatal ruim.

Embora as metanálises tenham mostrado que a duração média do trabalho de parto pode ser reduzida em aproximadamente 1,5 hora pela intervenção precoce com ocitocina e amniotomia, as taxas de parto cesáreo e parto instrumental não foram afetadas, sendo assim o acompanhamento expectante pode também ser considerado.

Avaliação da dor

Os pacientes devem receber informações sobre as opções de alívio da dor antes do início do trabalho de parto, para que possam tomar decisões sobre as opções de analgesia do parto.

O primeiro estágio do trabalho de parto causa dor visceral, decorrente da distensão e isquemia dos tecidos uterino e cervical. A dor somática ocorre durante o segundo estágio do trabalho de parto, à medida que a vagina, o períneo, o assoalho pélvico e os ligamentos são alongados. A dor do parto produz efeitos fisiológicos, incluindo hiperventilação e aumento dos níveis de catecolamina. Tais efeitos são geralmente bem tolerados por parturientes saudáveis com gestações normais, mas podem ser problemáticos para parturientes com comorbidades médicas (p. ex., algumas lesões cardíacas, pré-eclâmpsia). A dor do parto também pode causar efeitos psicológicos (p. ex., depressão pós-parto e transtorno de estresse pós-traumático).

Diversos critérios podem ser utilizados para avaliação da dor, dentre eles a escala visual numérica (EVN) e a escala visual analógica (EVA).

A maioria das mulheres deseja alguma forma de alívio da dor durante o trabalho de parto, seja farmacológica ou não farmacológica, e evidências qualitativas indicam que várias técnicas, como massagem e relaxamento, podem reduzir o desconforto do trabalho de parto, aliviar a dor e melhorar a experiência do parto.

Métodos não farmacológicos

Técnicas de relaxamento, incluindo relaxamento muscular progressivo, respiração (respiração controlada, de forma a ter um controle mental da dor), música, atenção plena e outras, são recomendadas para mulheres grávidas saudáveis que solicitam alívio da dor durante o parto, dependendo das preferências da mulher (Figura 32.7). Além disso, técnicas manuais, como massagem ou aplicação de compressas quentes, também são recomendadas para alívio da dor durante o parto. É improvável que as compressas quentes sejam prejudiciais, e algumas mulheres podem achar que elas são calmantes.

As opções não farmacológicas de alívio da dor podem variar amplamente dentro dos contextos, o que pode favorecer outras técnicas que não são consideradas em detalhes neste capítulo, como acupuntura e práticas culturais e tradicionais que as mulheres possam achar reconfortantes. A imersão em água (banho) promove o relaxamento, o que interfere diretamente no círculo vicioso tensão-dor-medo, melhorando a dinâmica do trabalho de parto.

Os profissionais de saúde devem comunicar às mulheres as opções disponíveis para o alívio da dor em suas instalações de parto e discutir as vantagens e desvantagens dessas opções como parte do atendimento pré-natal.

Métodos farmacológicos

As técnicas analgésicas neuraxiais (isto é, epidural, espinhal e combinada espinhal-epidural) são o meio mais eficaz de aliviar a dor do trabalho de parto e do parto. Sugerimos o uso de analgesia neuraxial para parturientes que desejam analgesia farmacológica, na ausência de contraindicação (grau 2C).

Os opioides sistêmicos (fentanil, diamorfina e petidina) podem proporcionar algum alívio da dor, com satisfação materna moderada. Os opioides estão amplamente disponíveis e são menos invasivos que a analgesia neuraxial e podem ser benéficos para pacientes nos quais as técnicas neuraxiais são contraindicadas ou indisponíveis. Os opioides podem causar náusea, vômito, sonolência e depressão respiratória. Eles atravessam a placenta e podem causar diminuição da variabilidade da frequência cardíaca fetal e depressão respiratória neonatal. Antes do uso, os profissionais de saúde devem aconselhar as mulheres sobre os possíveis efeitos e sobre as opções alternativas de alívio da dor disponíveis. É importante que os profissionais de saúde tomem cuidado para garantir que a dose correta seja administrada, pois a overdose de opioides pode ter sérias consequências.

Os opioides podem ser administrados por doses intermitentes de bolus parenteral ou por analgesia controlada por paciente (PCA) por via intravenosa. A PCA fornece rápido início de analgesia, melhor controle da dor e maior senso de controle para o paciente, em comparação com a administração em bolus, porém essa técnica não está muito disponível nos serviços no Brasil. Drogas de ação curta geralmente são usadas para PCA no parto. O remifentanil é um opioide de ação ultracurta, usado para o trabalho de parto com doses de demanda de 15 a 50 mcg e intervalos de bloqueio de 1 a 5 minutos. Porém, há uma incidência relativamente alta de depressão respiratória com remifentanil PCA. O fentanil PCA para trabalho de parto é uma alternativa ao remifentanil PCA e é usado com uma dose de 50 a 100 mcg IV, dose de demanda de 10 a 25 mcg e bloqueio de 5 a 10 minutos.

Exercícios para facilitar o trabalho de parto

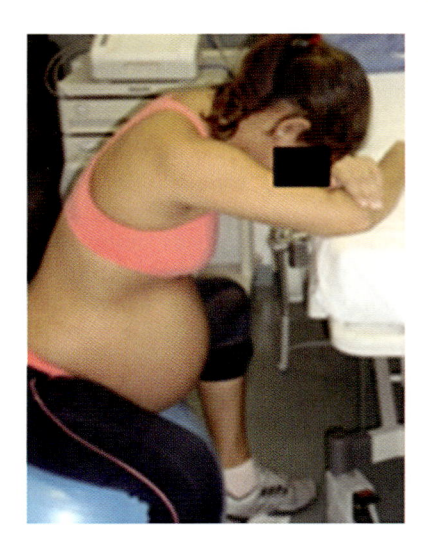

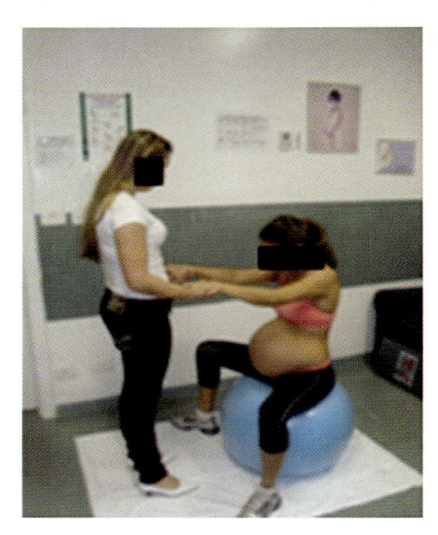

Sentada na bola: você pode ficar apenas sentada sobre a bola, rodar o quadril ou balançar o corpo para a frente e para trás. É recomendável que segure a mão de seu acompanhante para ter mais *firmeza*. Isso ajuda o bebê a descer e rodar dentro da bacia, alivia a dor e pode ser feito durante o banho!

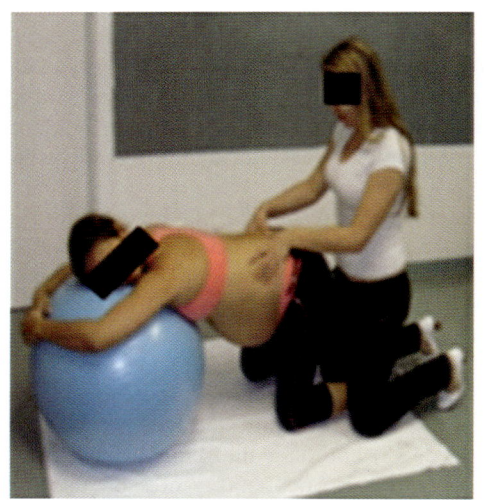

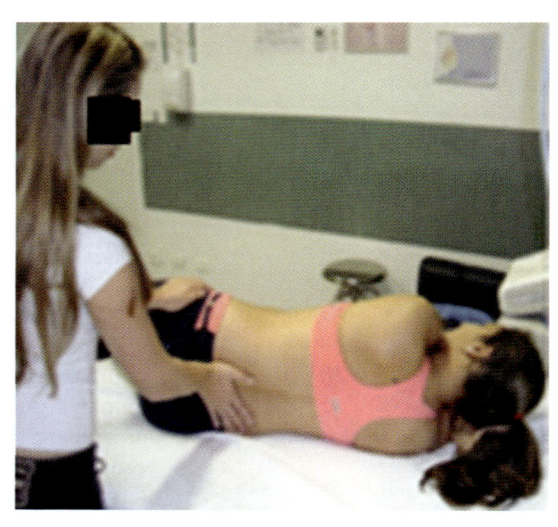

Massagem lombar para alívio da dor: você pode receber a massagem na posição em que se sentir mais confortável!

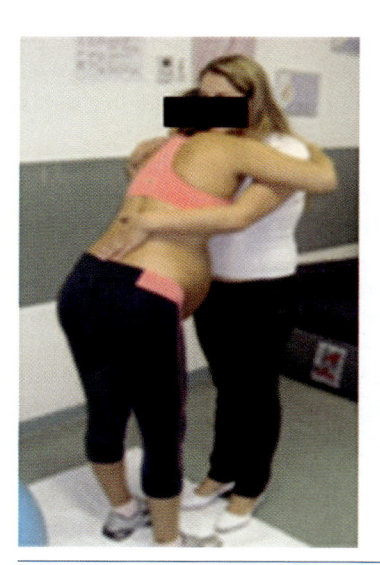

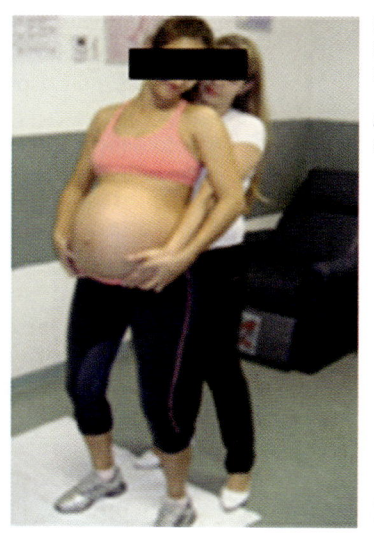

Em pé, com apoio: relaxa, alivia a dor e facilita a descida do bebê. Seu acompanhamento pode realizar massagem lombar quando necessário.

Andar abraçada com o(a) companheiro(a): oferece conforto, ajuda a acelerar o trabalho de parto.

Figura 32.7. Métodos não farmacológicos de controle da dor durante o trabalho de parto.
Fonte: Acervo da autoria.

Exercícios para facilitar o trabalho de parto

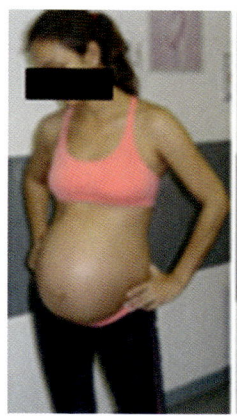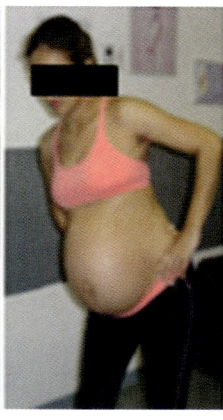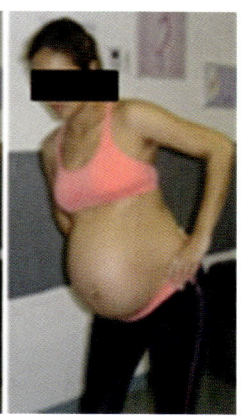

Rotação pélvica: você pode rodar o quadril para os dois lados (como se estivesse rebolando). Isso ajuda a aliviar a dor lombar, facilita a descida e o posicionamento correto do bebê.

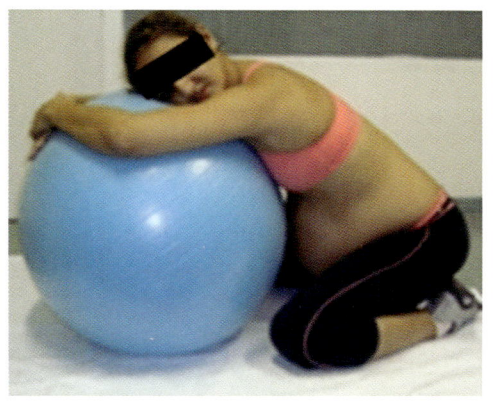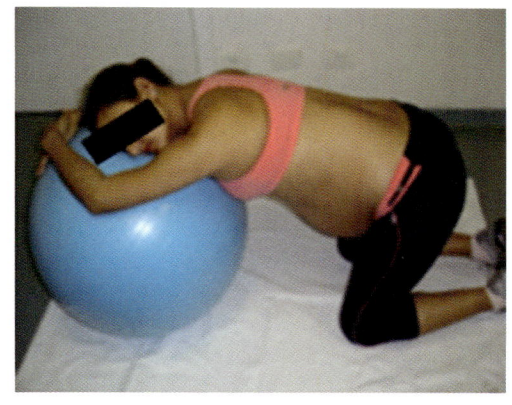

De joelhos com apoio: além de relaxar, essa posição também ajuda a aliviar a dor e facilita o posicionamento do bebê no canal de parto.

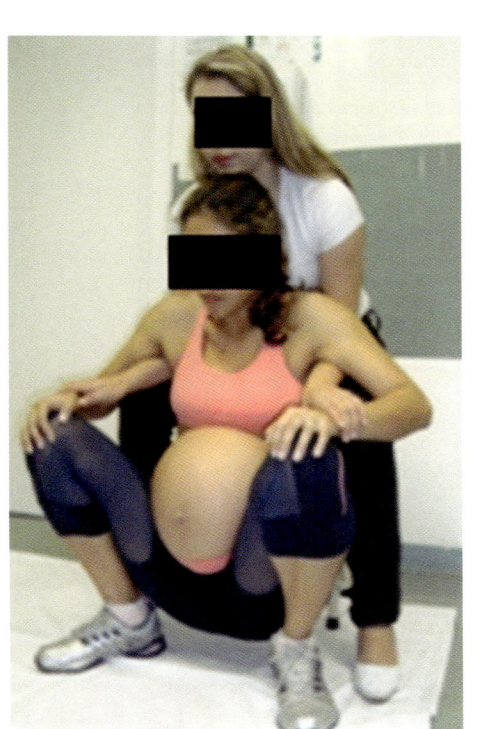

Andar de patos: você pode andar de cócoras de mãos dadas ao seu acompanhamento. Isso facilita a abertura pélvica, a descida e o encaixe do bebê. Você também pode ficar na posição de cócoras apoiada em seu acompanhante!

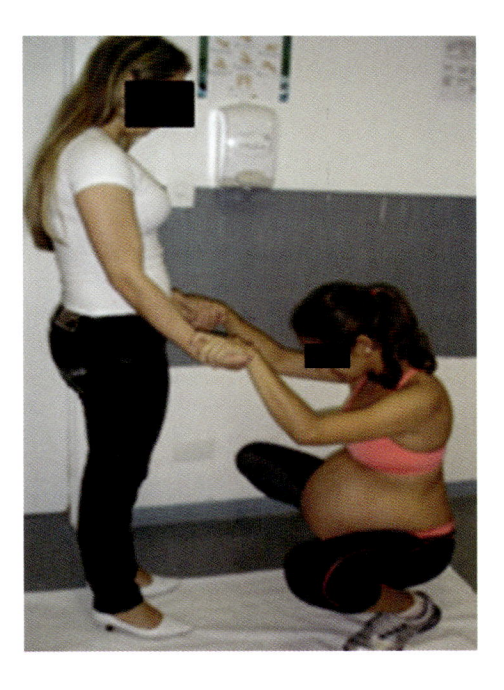

Figura 32.7. Métodos não farmacológicos de controle da dor durante o trabalho de parto.

Fonte: Acervo da autoria.

Exercícios para facilitar o trabalho de parto

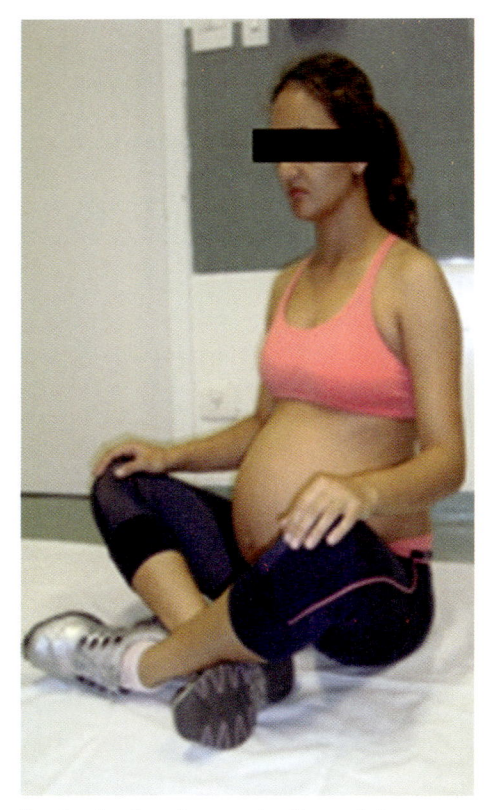

Respiração: durante as contrações você deve inspirar profundamente pelo nariz e soltar o ar lentamente pela boca. Isso ajuda no alívio da dor e no seu autocontrole!

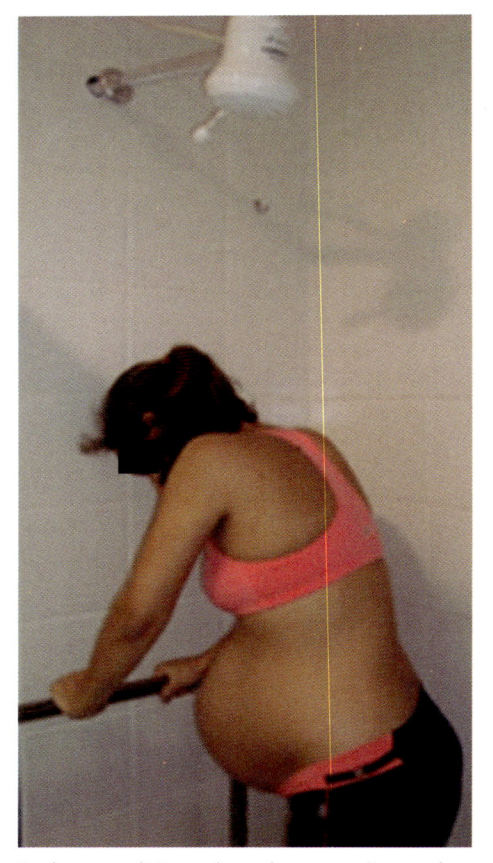

Banho: para aliviar as dores das contrações, você pode tomar banho no chuveiro, deixando a água quente cair nas costas. Se preferir, pode ficar sentada na bola, na cadeira de banho e em pé, apoiando-se na barra. O banho ajuda a acelerar o trabalho de parto.

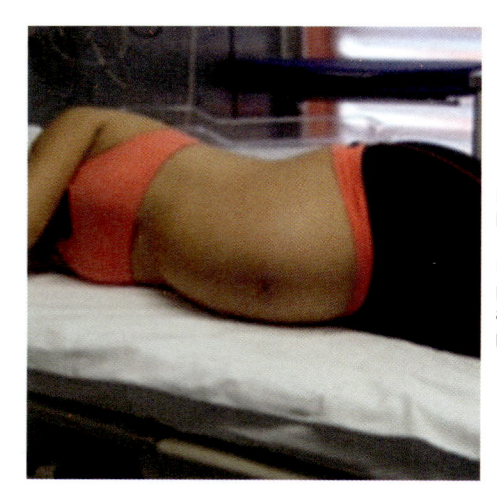

Evite ficar deitada com a barriga para cima. Prefira deitar-se de lado, facilitando o fluxo sanguíneo para o bebê.

Lembre-se: **parto é movimento!** Antes de realizar os exercícios, pergunte à enfermagem se pode realizá-los. A presença de um acompanhante de sua escolha é muito bem-vinda e muito boa para você!

Figura 32.7. Métodos não farmacológicos de controle da dor durante o trabalho de parto.
Fonte: Acervo da autoria.

A eficácia do alívio da dor do parto com óxido nitroso é variável; o óxido nitroso proporciona alívio da dor menos eficaz que a analgesia neuraxial. Os efeitos colaterais mais comuns são náuseas e vômitos, e os pacientes que usam óxido nitroso devem ser monitorados quanto à depressão respiratória, principalmente se administrados em combinação com opioides. Os efeitos do óxido nitroso no cérebro fetal são desconhecidos.

Condutas não recomendadas e que devem ser evitadas no primeiro período do trabalho de parto

- uso rotineiro de enema (lavagem intestinal);
- uso rotineiro de raspagem dos pelos púbicos (tricotomia);
- infusão intravenosa rotineira em trabalho de parto;
- uso rotineiro da posição supina (deitada) durante o trabalho de parto;
- uso rotineiro da posição de litotomia (posição ginecológica, deitada com as pernas elevadas por apoios – estribos) durante o trabalho de parto.

LEITURAS COMPLEMENTARES

Abalos E, Oladapo OT, Chamillard M et al. Duration of spontaneous labour in 'low-risk' women with 'normal' perinatal outcomes: A systematic review. Eur J Obstet Gynecol Reprod Biol. 2018;223:123-32. Doi: 10.1016/j.ejogrb.2018.02.026.

ACOG Practice Bulletin n. 106: Intrapartum fetal heart rate monitoring: Nomenclature, interpretation, and general management principles. Obstet Gynecol. 2009 Jul;114(1):192-202. Doi: 10.1097/AOG.0b013e3181aef106.

Alfirevic Z, Stampalija T, Gyte GML. Fetal and umbilical Doppler ultrasound in high-risk pregnancies. Cochrane Database of Systematic Reviews. 2013;(11). Doi: 10.1002/14651858.CD007529.pub3.

Alfirevic Z, Stampalija T, Medley N. Fetal and umbilical Doppler ultrasound in normal pregnancy. Cochrane Database Syst Rev. 2015; 2015(4):CD001450. Published 2015 Apr 15. Doi: 10.1002/14651858.CD001450.pub4.

Alfirevic Z, Gyte GML, Cuthbert A, Devane D. Continuous cardiotocography (CTG) as a form of electronic fetal monitoring (EFM) for fetal assessment during labour. Cochrane Database of Systematic Reviews. 2017;(2):CD006066. Doi: 10.1002/14651858.CD006066.pub3.

Bell AD, Joy S, Gullo S, Higgins R, Stevenson E. Implementing a Systematic Approach to Reduce Cesarean Birth Rates in Nulliparous Women. Obstet Gynecol. 2017;130(5):1082-9. Doi: 10.1097/AOG.0000000000002263.

Bonet M, Oladapo OT, Souza JP, Gülmezoglu AM. Diagnostic accuracy of the partograph alert and action lines to predict adverse birth outcomes: A systematic review. BJOG. 2019;126(13):1524-33. Doi: 10.1111/1471-0528.15884.

Brasil. Ministério da Saúde. Núcleo Técnico da Política Nacional de Humanização. Ambiência [Internet]. 2.ed. Brasília: Ministério da Saúde; 2010. [Citado 2019 July 04]. Disponível em: http://bvsms.saude.gov.br/bvs/publicacoes/ambiencia_2ed.pdf. [Links].

Brasil. Ministério da Saúde. Orientações para elaboração de propostas da Rede Cegonha [Internet]. Brasília: Ministério da Saúde; 2012. [Citado 2019 July 04]. Disponível em: http://www.saude.pi.gov.br/ckeditor_assets/attachments/141/MANUAL_DE_PROPOSTAS_REDE_CEGONHA.pdf. [Links].

Brasil. Ministério da Saúde. Política Nacional de Humanização: PNH [Internet]. Brasília: Ministério da Saúde; 2013. [Citado 2019 July 04]. Disponível em: http://bvsms.saude.gov.br/bvs/publicacoes/politica_nacional_humanizacao_pnh_folheto.pdf. [Links].

Brasil. Ministério da Saúde. Secretaria de Atenção à Saúde. Departamento de Ações Programáticas Estratégicas. Orientações para elaboração de projetos arquitetônicos Rede Cegonha: ambientes de atenção ao parto e nascimento [recurso eletrônico]/Ministério da Saúde, Secretaria de Atenção à Saúde, Departamento de Ações Programáticas Estratégicas. – Brasília: Ministério da Saúde, 2018. 48 p. : il.

Brasil. Ministério da Saúde. Secretaria de Ciência, Tecnologia e Insumos Estratégicos. Departamento de Gestão e Incorporação de Tecnologias em Saúde. Diretrizes nacionais de assistência ao parto normal: versão resumida [recurso eletrônico]. Brasília: Ministério da Saúde; 2017. 51 p.: il. Disponível em: http://bvsms.saude.gov.br/bvs/publicacoes/diretrizes_nacionais_assistencia_parto_normal.pdf. ISBN 978-85-334-2477-7.

Campbell DA, Lake MF, Falk M, Backstrand JR. A randomized control trial of continuous support in labor by a lay doula. J Obstet Gynecol Neonatal Nurs. 2006;35:456.

Cohen WR, Friedman EA. Perils of the new labor management guidelines. Am J Obstet Gynecol. 2015;212(4):420-7. Doi: 10.1016/j.ajog.2014.09.008.

De K. Niswander, Obstetric and Gynecologic Disorders: A Practitioner's Guide. Flushing N.Y.: Medical Examination; 1975.

Devane D, Lalor JG, Daly S, McGuire W, Cuthbert A, Smith V. Cardiotocography versus intermittent auscultation of fetal heart on admission to labour ward for assessment of fetal wellbeing. Cochrane Database of Systematic Reviews. 2017;(1):CD005122. Doi: 10.1002/14651858.CD005122.pub5.

Dresang LT, Yonke N. Management of Spontaneous Vaginal Delivery. Am Fam Physician. 2015;92(3):202-8.

Friedman EA. Labor: Clinical evaluation and management. 2nd ed. New York: Appleton-Century-Crofts; 1978.

Grivell RM, Alfirevic Z, Gyte GM, Devane D. Antenatal cardiotocography for fetal assessment. Cochrane Database Syst Rev. 2015;2015 (9):CD007863. Published 2015 Sep 12. Doi: 10.1002/14651858.CD007863.pub4.

Grobman WA, Rice MM, Reddy UM et al. Labor Induction versus Expectant Management in Low-Risk Nulliparous Women. N Engl J Med. 2018;379(6):513-23. Doi: 10.1056/NEJMoa1800566.

Harper LM, Caughey AB, Roehl KA, Odibo AO, Cahill AG. Defining an abnormal first stage of labor based on maternal and neonatal outcomes. Am J Obstet Gynecol. 2014;210(6):536.e1-536.e5367. Doi: 10.1016/j.ajog.2013.12.027.

Hofmeyr GJ1, Xu H, Eke AC. Amnioinfusion for meconium-stained liquor in labour. Cochrane Database Syst Rev. 2014 Jan 23;(1):CD000014. Doi: 10.1002/14651858.CD000014.pub4.

Kauffman E, Souter VL, Katon JG, Sitcov K. Cervical Dilation on Admission in Term Spontaneous Labor and Maternal and Newborn Outcomes. Obstet Gynecol. 2016;127:481.

Kozhimannil KB, Vogelsang CA, Hardeman RR, Prasad S. Disrupting the Pathways of Social Determinants of Health: Doula Support during Pregnancy and Childbirth. J Am Board Fam Med. 2016;29:308.

Lavender T, Cuthbert A, Smyth RM. Effect of partograph use on outcomes for women in spontaneous labour at term and their babies. Cochrane Database Syst Rev. 2018;8:CD005461. Doi: 10.1002/14651858.CD005461.pub5.

Lawrence A, Lewis L, Hofmeyr GJ, Styles C. Maternal positions and mobility during first stage labour. Cochrane Database Syst Rev. 2013;(10):CD003934. Published 2013 Oct 9. doi: 10.1002/14651858. CD003934.pub4

Liu ZQ, Chen XB, Li HB et al. A comparison of remifentanil parturient-controlled intravenous analgesia with epidural analgesia: A meta-analysis of randomized controlled trials. Anesth Analg. 2014;118:598.

Lowe NK. The nature of labor pain. Am J Obstet Gynecol. 2002;186:S16.

Nelson DB, McIntire DD, Leveno KJ. False Labor at Term in Singleton Pregnancies: Discharge After a Standardized Assessment and Perinatal Outcomes. Obstet Gynecol. 2017 Jul;130(1):139-145. doi: 10.1097/AOG.0000000000002069. PMID: 28594754.

NICE guideline Intrapartum care for healthy women and babies. 2014 December. [Acesso 2020 maio]. Disponível em: https://www.nice.org.uk/guidance/cg190/chapter/1Recommendations#monitoring-during-labour.

Obstetrics Care Workgroup. Obstetrics care topic report and recommendations. In: Quinn R (ed.). Seattle (WA): Dr. Robert Bree Collaborative; 2012.

Philpott RH, Castle WM. Cervicographs in the management of labour in primigravidae. Journal of Obstetrics and Gynaecology of the British Commonwealth. 1972;79:599-602.

Ranta P, Spalding M, Kangas-Saarela T et al. Maternal expectations and experiences of labour pain-options of 1091 Finnish parturients. Acta Anaesthesiol Scand. 1995;39:60.

Roberts CL, Algert CS, Olive E. Impact of first-stage ambulation on mode of delivery among women with epidural analgesia. Aust N Z J Obstet Gynaecol. 2004;44(6):489-94. Doi: 10.1111/j.1479-828X.2004. 00294.x.

Smith LA, Burns E, Cuthbert A. Parenteral opioids for maternal pain management in labour. Cochrane Database Syst Rev. 2018;6:CD007396.

Smith RMD, Alldred SK, Markham C. Amniotomy for shortening spontaneous labour. Cochrane Database of Systematic Reviews. 2013:(1):CD006167. Doi: 10.1002/14651858.CD006167.pub3.

Smyth RM, Markham C, Dowswell T. Amniotomy for shortening spontaneous labour. Cochrane Database Syst Rev. 2013;(6):CD006167. Published 2013 Jun 18. Doi: 10.1002/14651858.CD006167.pub4.

Thuillier C, Roy S, Peyronnet V, Quibel T, Nlandu A, Rozenberg P. Impact of recommended changes in labor management for prevention of the primary cesarean delivery. Am J Obstet Gynecol. 2018;218(3):341. e1-341.e9. Doi: 10.1016/j.ajog.2017.12.228.

WHO Recommendations on Antenatal Care for a Positive Pregnancy Experience. Geneva: World Health Organization; 2016.

WHO recommendations: Intrapartum care for a positive childbirth experience. Geneva: World Health Organization; 2018.

Zhang J, Landy HJ, Branch DW et al. Contemporary patterns of spontaneous labor with normal neonatal outcomes. Obstet Gynecol. 2010;116(6):1281-7. Doi: 10.1097/AOG.0b013e3181fdef6e.

Zhang J, Troendle J, Mikolajczyk R, Sundaram R, Beaver J, Fraser W. The natural history of the normal first stage of labor [published correction appears in Obstet Gynecol. 2010 Jul; 116(1):196]. Obstet Gynecol. 2010;115(4):705-10. Doi: 10.1097/AOG.0b013e3181d55925.

33

Assistência ao Parto –
Segundo Período ou Período Expulsivo

Helaine Maria Besteti Pires Mayer Milanez
Giuliane Jesus Lajos
Renato Passini Júnior

O primeiro período do parto se encerra quando o colo uterino atinge os 10 cm de dilatação, o que se denomina dilatação total. A partir de então é que se considera o início do segundo período do parto, ou período expulsivo, que continua até que ocorra o desprendimento fetal (saída do feto do canal de parto). Os vários aspectos relacionados com a contratilidade uterina e dinâmica fetal no canal de parto durante esse período já foram apresentados em capítulos anteriores, referentes à fisiologia e ao mecanismo de parto. Vale ressaltar, entretanto, que o segundo período é caracterizado por um aumento no número e na intensidade das contrações uterinas em relação ao primeiro período, bem como pelo aparecimento de esforços expulsivos ("puxos") maternos, que podem ocasionar fadiga, associada à sensação dolorosa de maior intensidade quando a parturiente está sem analgesia. Por esses fatores maternos e pela descida mais aprofundada da apresentação fetal no canal de parto, pode haver uma combinação de condições que aumentam o risco de comprometimento da perfusão fetal, sendo esse um período que exige maior vigilância com a vitalidade do concepto.

Em grande número de maternidades, é esse o momento em que a parturiente é levada para as salas de parto. Em instituições onde existem quartos ou unidades de pré-parto, parto e puerpério (denominados quartos/unidades PPP), o parto ocorre nesses locais, não havendo necessidade de deslocamento da parturiente de um quarto ou sala de pré-parto para um centro obstétrico ou centro cirúrgico.

Independentemente de onde ocorrerá o parto, os cuidados serão os mesmos, destacando que esse é um momento em que a atenção deve estar voltada aos controles realizados durante o trabalho de parto, principalmente dinâmica uterina e frequência cardíaca fetal, além da progressão do trabalho de parto. Como já afirmado anteriormente, por ser um dos momentos de maior risco durante o trabalho de parto, especialmente para o feto, alterações em sua vitalidade devem ser rapidamente identificadas, para evitar danos que podem ser irreversíveis, inclusive o óbito. Nesse período é importante observar mais atentamente e dialogar com a parturiente quanto ao seu bem-estar, incluindo a posição a que melhor se adapte, suas necessidades de higiene, descanso e analgesia, suas reações emocionais ao aumento da intensidade das contrações e proximidade do parto.

É fundamental saber se o mecanismo de parto está transcorrendo normalmente para identificar anormalidades na progressão específicas desse período e avaliar as possibilidades de correção de eventuais problemas que surjam. Determinadas alterações do mecanismo normal do parto, ou outras complicações maternas e/ou fetais, podem provocar a mudança da opção da forma de parto planejada, suscitando a indicação de um parto instrumental (fórceps ou vácuo), ou obrigando à realização de uma cesárea. Cesáreas nessas circunstâncias, durante o período expulsivo, decorrentes de falha na tentativa de um parto vaginal, são de maior dificuldade de realização e implicam maior morbidade materna e perinatal.

Como já destacado nos capítulos anteriores, é fundamental que a parturiente compreenda o que está ocorrendo, o que será feito e como será feito, além de poder fazer escolhas que sejam opções suas para esse período, dentro de um ambiente de segurança materno/fetal/neonatal. Para isso é importante que a comunicação entre obstetra e paciente continue efetiva nesse período, mantendo os mesmos cuidados na forma de abordar a parturiente e seu acompanhante, evitando frases e posturas desnecessárias e não adequadas, e informando os procedimentos que serão realizados. Um acompanhante auxilia estando na sala de parto, dando seu apoio para a parturiente, além de ser um direito garantido em lei. Quando houver possibilidade e a paciente desejar, a analgesia de parto, se ainda não instalada, deve ser providenciada, devendo o anestesiologista ser chamado. A analgesia farmacológica obstétrica já foi apresentada em capítulo anterior.

Descreveremos a partir de agora os aspectos mais relevantes da assistência ao parto nesse período. Entretanto, é importante ressaltar que a atenção e assistência ao segundo período do trabalho de parto vem passando por grandes modificações na sua abordagem, com inúmeras pesquisas e trabalhos científicos alterando condutas realizadas há décadas. Como trata-se de um conhecimento novo e com possibilidade de constantes modificações, é recomendável que o leitor permaneça atento à literatura científica, que pode, eventualmente, reformular o que será exposto a seguir. O mesmo pode ser aplicado aos outros períodos do trabalho de parto, descritos nesta obra.

Posição materna

Há dois momentos a serem considerados: as posições antes do parto e a posição no momento do parto.

A posição adotada durante o segundo período, antes do posicionamento para o parto dependerá de a parturiente estar ou não com analgesia regional, e, se não estiver, das condições obstétricas no momento. Paridade, intensidade das contrações, condição física da parturiente, altura da apresentação fetal e variedade de posição podem dar uma previsibilidade de tempo até o nascimento, o que implica o aconselhamento quanto às posturas maternas a serem adotadas. Existe o risco, quando a paciente deambular ou ficar em pé, nesse período, de ocorrer um parto desassistido, sem condições de proteção perineal e do recém-nascido, principalmente em caso de multíparas ou quando o feto está muito insinuado no canal de parto. A parturiente deve ser orientada quanto a isso. A escolha da paciente deve ser levada em conta, garantidos os aspectos de segurança. Havendo condições físicas e as condições obstétricas permitindo, ela poderá ficar na posição que desejar. Pode alternar momentos em posição vertical, horizontal ou mista. Antes do posicionamento para o parto, quando a parturiente estiver em posição horizontal (deitada) nesse período, é fundamental que permaneça em decúbito lateral (preferencialmente na posição adaptada de Sims – decúbito lateral com a coxa do membro que está acima flexionada e apoiada sobre uma superfície macia), para reduzir a compressão uterina sobre vasos pélvicos e veia cava inferior. Se isso não for levado em conta e a paciente ficar em decúbito dorsal horizontal, pode haver redução do retorno venoso ao coração, baixo débito cardíaco, hipoperfusão placentária e hipóxia/anóxia fetal, com risco de graves complicações ao feto/recém-nascido, podendo causar o óbito.

Para o parto propriamente dito, várias posições podem ser adotadas, apresentando prós e contras. A posição no momento do parto pode ser influenciada por muitos fatores diferentes, incluindo ambiente local, escolha materna, preferência do cuidador ou intervenção médica.

Podemos dividir essas posições em verticais, horizontais e intermediárias. Entre as posições verticais temos:

- **Agachada (cócoras):** a parturiente fica com as coxas e pernas completamente flexionadas e apoiada nos pés, com um apoio para os braços.
- **Ajoelhada:** de difícil manutenção, em razão da pressão sobre os joelhos.
- **Em pé:** a gestante fica apoiada em uma superfície vertical (parede, p. ex.). Exige força nos membros inferiores para manter a posição, ficando as pernas e coxas em discreta flexão.

As posições deitadas incluem:

- **Decúbito dorsal horizontal:** deitada de costas. Não é usada em partos, porém, como a parturiente é muitas vezes examinada nesse período em decúbito dorsal, pode ocorrer o equívoco de mantê-la nessa posição por muito tempo, o que deve ser evitado. Controles no trabalho de parto como de dinâmica uterina e frequência cardíaca fetal devem ser feitos com a mulher em decúbito lateral, a fim de evitar compressão uterina sobre a veia cava inferior, como já descrito anteriormente. Portanto, a parturiente no segundo período não deve ficar em decúbito dorsal horizontal, a não ser excepcionalmente e por pouquíssimo tempo, se alguma situação clínica justificar.
- **Decúbito lateral:** deitada de lado, podendo ser à esquerda ou direita. Para o parto é necessário que fique com as pernas e coxas flexionadas.
- **Posição de litotomia:** na posição da litotomia a mulher está em decúbito dorsal, mas com coxas e pernas flexionadas. As coxas ficam afastadas e as pernas elevadas acima dos quadris, frequentemente com o uso de perneiras.

As posições que consideramos intermediárias incluem a sentada, a de Fowler e a de quatro apoios:

- **Sentada:** muitos a consideram uma posição vertical. Geralmente a paciente fica sentada em uma banqueta em forma de semicírculo.
- **Posição de Fowler ou semi-Fowler:** quando a parturiente fica semirreclinada ou semissentada, mantendo os joelhos fletidos. É chamada de Fowler quando a cabeceira do leito fica elevada a um ângulo de 60°, e de semi-Fowler quando o ângulo está entre 30° e 45°. É uma das mais utilizadas atualmente, com algumas adaptações.
- **Posição de quatro apoios:** a mulher fica apoiada sobre os joelhos (pernas e coxas flexionadas) e palmas das mãos (membros superiores estendidos). Existem variações dessa posição.

A posição de decúbito lateral tem a vantagem de evitar a compressão uterina da aorta, da veia cava inferior ou de ambas, assim como a posição de "quatro apoios". Na posição agachada (cócoras) é exigida força e resistência muscular em membros inferiores para permanecer na posição, o que nem sempre se consegue, já que não se tem mais o costume de ficar nessa posição no dia a dia. Essa menor resistência muscular também pode aumentar o risco de trauma perineal nesse tipo de posição.

Estudos com limitações metodológicas e alta heterogeneidade, avaliando mulheres sem analgesia peridural, mostraram que a postura vertical (em pé, de joelhos ou de cócoras) no segundo período acarretou benefícios, como uma pequena redução na duração do segundo período do trabalho de parto (principalmente do grupo de primíparas) e redução nas taxas de episiotomia. No entanto, essas posições também acarretaram aumento do risco de perda sanguínea maior que 500 mL, não havendo clareza quanto ao aumento de lacerações de segundo grau (Gupta et al., 2017).

Revisão sistemática (Walker et al., 2018) que incluiu parturientes com analgesia peridural, avaliando apenas estudos de alta qualidade e comparando posições verticais com posições não verticais (decúbito lateral ou semissentada), evidenciou que as posições não verticais resultaram em menor risco de parto operatório e cesárea e podem trazer maior satisfação para as mulheres. Não houve diferença na ocorrência de lacerações perineais demandando sutura ou sangramento excessivo. As melhores posições foram aquelas em decúbito lateral.

Quando os "puxos" maternos começam, eles podem ser feitos com a parturiente em decúbito lateral. Esforços de período expulsivo, antes do posicionamento para parto, não devem ser realizados de forma prolongada, nem com a parturiente em posição horizontal. Nas posições horizontais e nas intermediárias, a paciente só deve ser posicionada para o parto quando houver alta probabilidade de nascimento nas próximas contrações. Deve ser evitado ficar muito tempo em algumas posições, principalmente em decúbito dorsal horizontal. Em multíparas, como o parto tende a ser mais rápido, elas podem ser posicionadas com um pouco mais de antecedência que primíparas, mas é importante avaliar cada situação em particular, para decidir o melhor momento. Tempo prolongado em posição mais verticalizada pode ocasionar edema de vulva, pela diminuição de retorno venoso. O exagero em retardar o posicionamento materno para o parto também pode gerar um parto desassistido, sem a proteção perineal desejável, o que pode acarretar riscos materno-fetais.

A parturiente pode ficar em banheiras nas fases iniciais desse período para alívio da dor e maior conforto, mas o parto com imersão na água é controverso. Os principais riscos citados estão relacionados com problemas neonatais, incluindo infecção, aspiração de água (pode causar hiponatremia e convulsões) e avulsão do cordão umbilical. Segundo o Colégio Americano de Obstetrícia e Ginecologia (2016), "não há evidências suficientes para avaliar riscos e benefícios da imersão em água durante o segundo período e nascimento. Portanto, até que mais dados estejam disponíveis, a recomendação é que o parto não seja feito na água". Revisão da Biblioteca Cochrane concluiu que faltam dados sobre essa prática e seus efeitos durante o segundo estágio do trabalho de parto (Clueff et al., 2018). Não há evidências de aumento de efeitos adversos ao neonato em termos de internações em unidade de terapia intensiva neonatal e taxas de infecção, segundo essa revisão. As evidências disponíveis foram limitadas pela variabilidade clínica e heterogeneidade dos pouquíssimos estudos existentes.

Duração do segundo período

Uma das questões mais debatidas atualmente em relação ao segundo período do parto, e que tem sofrido grandes mudanças em seus conceitos mais clássicos, é a sua duração. O início do segundo período geralmente é impreciso, porque é necessário um toque vaginal para identificar a dilatação total do colo uterino. Dependendo da velocidade do trabalho de parto, a parturiente poderá estar em período expulsivo há algum tempo antes que se constate clinicamente essa condição, o que irá interferir na avaliação de sua duração temporal. Isso pode ser relevante em determinadas situações, pois, mesmo não existindo evidências claras de qual seria um limite para esse período, costuma-se fixar um tempo máximo de duração.

Durante décadas, principalmente no século XX, os conceitos de duração do período expulsivo seguiram curvas de evolução do trabalho de parto como a de Friedman. Quando ultrapassado um limite de tempo, ações poderiam ser adotadas para correção da situação e resolução do parto. A partir do início do século XXI, novas curvas de evolução do trabalho de parto surgiram, com diferentes populações, estabelecendo parâmetros diferentes para essa duração. Embora mesmo essas curvas de evolução do trabalho de parto mais recentes sejam questionadas, várias entidades de obstetrícia admitem durações de segundo período maiores que as definidas anteriormente.

A partir dessa discussão mais recente sobre a duração do trabalho de parto, tanto o National Institute for Health and Care Excellence (Nice) quanto o American College of Obstetricians and Gynecologists (ACOG) reconhecem a existência de duas fases no segundo período do trabalho de parto: uma primeira fase passiva e uma segunda fase ativa.

Na fase passiva a mulher tem o colo uterino totalmente dilatado e não realiza os puxos (esforços expulsivos) espontâneos. É provavelmente nesse período que o feto ajusta seu movimento de rotação e descida. Na fase ativa do segundo período a mulher tem vontade de praticar os puxos, havendo esforço expulsivo espontâneo, ou pode-se observar o polo cefálico na vagina, próximo da vulva.

A definição de um tempo "normal" para essas fases e, portanto, para o segundo período (e para todo o trabalho de parto) é um desafio para a obstetrícia moderna. A duração do trabalho de parto espontâneo em mulheres com bons resultados perinatais varia de uma para outra. Algumas podem ter trabalho de parto por mais tempo do que se pensava anteriormente e, ainda assim, conseguirem um parto vaginal sem resultados maternos ou perinatais adversos. Os limites rígidos aplicados na prática clínica para a avaliação de um segundo estágio prolongado, e que justificariam uma intervenção obstétrica, têm sido muito questionados.

Como em vários outros aspectos relacionados ao parto, populações diferentes, com diversas condições etárias, constitucionais, nutricionais e pôndero-estaturais poderão ter dinâmicas diferentes de progressão do parto. Entretanto, cada parturiente, em particular, terá sua própria dinâmica de parto, que só poderá compreendida claramente após seu final, com o nascimento da criança. Apesar dessa dificuldade de fixação de intervalos de tempo estritos, continua havendo necessidade de um olhar atento para a evolução do parto, buscando detectar distocias e outras alterações que possam indicar que algo anormal, diferente de uma variabilidade individual, está ocorrendo.

Outro fator que interfere na duração do segundo período é a administração de analgesia peridural, que pode reduzir a velocidade de evolução do trabalho de parto, conforme indicado na Tabela 33.1.

Tabela 33.1.Mediana de duração do período expulsivo, conforme a paridade, em mulheres com e sem analgesia peridural.

Duração do segundo período	Paridade 0		Paridade 1	
	Mediana (horas)	Percentil 95 (horas)	Mediana (horas)	Percentil 95 (horas)
Com analgesia epidural	1,1	3,6	0,4	2
Sem analgesia epidural	0,6	2,8	0,2	1,3

Fonte: Adaptada de Zhang, Landy, Branch et al., 2010.

Isso demonstra que, mesmo sem analgesia, o período expulsivo poderia demorar até quase 3 horas em primíparas (percentil 95), embora a mediana seja muito inferior a isso.

Segundo a Diretriz Nacional de Parto Normal (2017), os limites de tempo encontrados nos estudos para a duração normal da **fase ativa** do segundo período do trabalho parto são:

- **primíparas:** 0,5 a 2,5 horas sem peridural e 1 a 3 horas com peridural;
- **multíparas:** até 1 hora sem peridural e 2 horas com peridural.

É necessário um alerta sobre o alargamento desses limites, especialmente quanto à segurança para as mulheres e para os fetos. Alguns estudos observacionais ainda demonstram resultados indesejados maternos e fetais com períodos expulsivos prolongados. Os riscos maternos estão relacionados com infecções (corioamnionite, endometrite), lacerações perineais, atonia uterina, hemorragia pós-parto e disfunções de assoalho pélvico em longo prazo. Estudo sueco demonstrou que a taxa de complicações associadas com asfixia de parto aumentou significativamente com o aumento de duração do segundo período: de 0,42% em expulsivo < 1 hora para 1,29% em expulsivo ≥ 4 horas (mais que o dobro de risco), com aumento significativo da internação em UTI neonatal. Puxos por tempo prolongado (≥ 60 minutos) também acarretaram taxas maiores de acidose fetal (mais que o dobro) (Sandström et al., 2016).

Apesar dessas preocupações, uma tendência que vem se estabelecendo é a de que, enquanto houver boa vitalidade fetal (ausculta intermitente ou cardiotocografia normais) e "alguma progressão" do trabalho de parto, pode-se aguardar a evolução do parto. Não existe clareza quanto a um limiar de tempo a partir do qual os resultados maternos ou neonatais piorem abruptamente, mas um segundo período com duração superior a 4 horas (3 horas de puxos) em nulíparas e 3 horas (2 horas de puxos) em multíparas parece estar associado a um aumento na frequência de complicações maternas e complicações neonatais potencialmente graves (convulsões e encefalopatia hipóxico-isquêmica), o que resultaria no estabelecimento desses limites de tempo nas condutas a serem adotadas.

A Organização Mundial de Saúde (OMS), em suas recomendações de 2018 para cuidados intraparto, destaca que as mulheres devem ser informadas de que a duração do segundo período varia de mulher para mulher. No primeiro parto, o segundo período geralmente é concluído em até 3 horas, ao passo que nos partos subsequentes é concluído em até 2 horas. A Federação Internacional de Ginecologia e Obstetrícia (FIGO) (2021) recomenda que os profissionais de saúde sigam essas recomendações da OMS.

Falha na progressão do segundo período

Estudo publicado em 2012 aponta que só se deve considerar parada de progressão no segundo período quando não há qualquer progresso na evolução do trabalho de parto (descida ou rotação) após um certo número de horas, variáveis a depender da paridade e da presença ou não de analgesia.

Da forma semelhante, a Diretriz Nacional de Parto Normal (2017) define que, para suspeitar de prolongamento e falha de progressão do período expulsivo, deve-se levar em conta o período de tempo para descida e rotação do polo cefálico, conforme a paridade. Nesse sentido, em nulíparas, deve-se suspeitar de prolongamento se a rotação ou descida da apresentação não forem adequadas após uma hora e falha de progressão após duas horas da fase ativa do segundo período. Para multíparas, suspeitar de prolongamento se a rotação ou descida não forem as esperadas após 30 minutos e falha de progressão após uma hora da fase ativa do período expulsivo.

Diagnosticada falha na progressão, é necessário procurar a causa do problema. Contrações insuficientes podem ser corrigidas com o uso de ocitocina, embora extremo cuidado deva ser tomado nesse período para evitar hipercontratilidade e hipóxia perinatal. Outras condições envolvem distocias de rotação e desproporção cefalopélvica, abordadas em outros capítulos. Em alguns casos que evoluem posteriormente com distocia de ombro, podemos verificar descida mais lenta do feto e não identificação clara de sinais de compressão cefálica intensa (bossa acentuada). É importante conhecer o histórico de diabetes e saber a altura uterina na admissão para parto, para suspeitar de macrossomia fetal, que aumenta os riscos de desproporção cefalopélvica e distocia de ombro.

Nos casos de prolongamento, deve-se realizar amniotomia se as membranas ainda estiverem íntegras. Se a paciente ainda não foi submetida a analgesia peridural, é o momento de solicitar sua realização pela possibilidade de um parto operatório ou cesárea. A cardiotocografia contínua está indicada.

Não havendo segurança quanto ao bem-estar fetal, o parto deve ser imediato, podendo ser vaginal operatório ou cesárea, dependendo de cada situação. Para um parto vaginal operatório, condições descritas em outros capítulos deverão estar presentes. Na suspeição de desproporção cefalopélvica é obrigatória a cesárea. É importante destacar que tais procedimentos nessas condições implicam maiores riscos maternos e fetais, devendo ser informados para a mulher. No caso de cesárea, profissional experiente deve realizar a intervenção, buscando minimizar as complicações cirúrgicas e a dificuldade de extração de um feto muito insinuado no canal de parto.

Puxos

É no segundo período que se observa a presença do puxo espontâneo materno. É um desejo de fazer esforço semelhante ao evacuatório por causa da compressão sobre a ampola retal, causada pelo polo cefálico em sua descida pelo canal de parto. É também denominado esforço expulsivo materno.

Os puxos podem ser espontâneos ou dirigidos (por solicitação do profissional que está atendendo o parto). Na assistência tradicional ao parto, geralmente há o incentivo para que as parturientes executem um esforço prolongado, fechando a glote (ou seja, manobra de Valsalva) durante cada contração. No entanto, a tendência das mulheres é fazer esse esforço com a glote aberta. Considerando os dados limitados em relação à superioridade da pressão abdominal do puxo espontâneo (glote aberta) *versus* puxo com Valsalva (glote fechada), cada mulher deve ser incentivada a usar sua técnica preferida e mais eficaz.

Tem sido recomendado, principalmente para parturientes com analgesia peridural e no início do segundo período, que elas devem ficar em repouso, sem realizar esforço expulsivo. Isso se baseia na suposição de que um período de descanso permite que o feto gire e desça passivamente, enquanto a mulher conserva a energia para esforços expulsivos espontâneos posteriores – é o que se denomina retardar os puxos.

Segundo a Diretriz Nacional de Parto Normal (2017), quando confirmada a dilatação total não há necessidade imediata de solicitar puxos voluntários por parte da parturiente, recomendando que se aguarde pelo menos uma hora ou, então, que eles comecem a partir do momento que o polo cefálico se tornar visível na vagina. Quando realizado espontaneamente ou por solicitação, o puxo deve ocorrer durante as contrações.

Tudo isso depende, também, da paridade e da velocidade de descida do feto no canal de parto e da instalação ou não de analgesia peridural. Análise secundária de uma coorte norte-americana apontou que, em nulíparas com ou sem peridural, retardar puxos em uma hora ou mais esteve associado com aumento da duração do segundo período, aumento de cesárea, de parto operatório, de transfusão sanguínea e de hemorragia pós-parto, sem aumentar resultados adversos neonatais, em comparação com aquelas que iniciaram os puxos em até 30 minutos (Yee et al., 2016).

Revisão da Biblioteca Cochrane comparou puxos espontâneos e puxos direcionados em parturientes com ou sem analgesia peridural. Os resultados dessa avaliação não indicaram evidência conclusiva para suportar ou refutar qualquer das modalidades, ficando a escolha dependente do contexto clínico do trabalho de parto e da preferência da mulher (Lemos et al., 2017). A mesma revisão comparou o momento dos puxos, ou seja, puxos retardados e puxos imediatos, no segundo período, mas na vigência de epidural. Os resultados indicaram que retardar os puxos em 1 ou 2 horas aumentou a duração do segundo período em quase uma hora, em média, com aproximadamente 20 minutos a menos de redução no tempo de realização de puxos, sem mudar taxa de episiotomia e lacerações de terceiro ou quarto graus e sem diferença na admissão em UTI neonatal e Apgar < 7 aos 5 minutos. Entretanto, retardar os puxos foi associado com maior incidência de baixo pH no cordão umbilical (o dobro) e maior custo do cuidado intraparto. Outra revisão sistemática mostrou resultados semelhantes em 2020.

O Colégio Americano de Obstetrícia e Ginecologia (2019) considerou que não foi demonstrado que puxos tardios melhoram significativamente a probabilidade de parto vaginal e que devem ser informados os riscos do adiamento dos puxos em nulíparas que recebem analgesia neuroaxial e desejam retardar esse esforço, entre eles o risco de infecção, hemorragia e acidemia neonatal.

Avaliação de vitalidade fetal

Este é um tópico de fundamental importância durante a assistência ao segundo período. É essencial que se conheça a situação de bem-estar fetal, já que se trata do momento mais crítico para a oxigenação fetal, em virtude do ritmo mais intenso das contrações uterinas e do maior risco de compressão do cordão umbilical. Vale destacar que é obrigatório atenção à vigilância dos batimentos cardíacos fetais, por meio de ausculta intermitente, que deve ser feita, preferencialmente, a cada 5 minutos, sendo fundamental que a ausculta seja feita antes, durante e após as contrações uterinas. Se houver risco justificável, a cardiotocografia contínua deve ser instalada e mantida até o nascimento. A avaliação da vitalidade fetal intraparto durante o período expulsivo, incluindo os parâmetros de normalidade e formas de interpretação dos achados, bem como a prevenção da hipóxia e acidose perinatais, serão abordadas em outros capítulos. Entretanto, alertamos para alguns aspectos obrigatórios que estão incluídos na prevenção intraparto de hipóxia e acidose perinatal durante o segundo período:

- A parturiente não permanecer em decúbito dorsal horizontal.
- Monitorar pressão arterial em intervalos curtos, principalmente em mulheres que acabam de receber analgesia locorregional, pelo risco de uma hipotensão não ser identificada, nem corrigida.
- Evitar hipoglicemia e dor de forte intensidade, que podem causar acidose materna e fetal.
- Atentar para o tempo transcorrido de período expulsivo em relação à evolução da descida e da rotação fetal.
- Diagnosticar não só fase ativa prolongada, mas também suas causas, principalmente distocias de rotação e desproporção cefalopélvica.
- Verificar o ritmo e a intensidade das contrações, principalmente quando está sendo utilizada ocitocina ou misoprostol (risco de hipercontratilidade e hipertonia uterinas).
- Detectando-se líquido meconial no período expulsivo, atenção extrema deve ser dada à vigilância da vitalidade fetal e progressão do parto. A presença de mecônio é um sinal importante de alerta. A depender da situação e da intensidade do líquido meconial (mais espesso), pode ocorrer aspiração intrauterina, causando a síndrome de aspiração de mecônio, que aumenta o risco de óbito fetal/neonatal. Além disso, a ocorrência de líquido meconial pode indicar deterioração da vitalidade fetal (hipóxia e acidose), devendo, portanto, ser realizada cardioto-

cografia contínua nessa situação, para avaliar o padrão de frequência cardíaca fetal. Se as condições fetais não forem favoráveis e/ou o trabalho de parto não estiver evoluindo satisfatoriamente, uma cesárea será necessária, com equipe de pediatria/neonatologia preparada para o atendimento do recém-nascido meconiado. Um parto operatório, se as condições clínicas maternas e fetais permitirem, também poderá ser realizado, se for necessário antecipar o nascimento.

- Suspeitar de compressão de cordão umbilical (circulares apertadas ou múltiplas, laterocidência de cordão) quando o padrão de frequência cardíaca indicar desacelerações variáveis.

Cuidados e controles maternos e fetais

Apresentamos a seguir uma sugestão de cuidados e controles a serem realizados durante o segundo período, alguns dos quais devem ser adaptados ou modificados de acordo com as situações individuais, conforme as necessidades clínicas surgirem. Todos os controles e cuidados devem ficar registrados em partograma, preferencialmente, ou no prontuário da parturiente.

- Dinâmica uterina: de meia em meia hora.
- Ausculta intermitente da frequência cardíaca fetal, durante e por pelo menos um minuto imediatamente após uma contração. Recomendamos que seja feita a cada 5 minutos. Em algumas medidas, palpar também o pulso da mulher, para ter certeza de que os batimentos cardíacos captados correspondem realmente aos do feto. Em algumas situações clínicas, como já descrito anteriormente, poderá ser necessária a instalação de cardiotocografia contínua.
- Pressão arterial: de hora em hora.
- Temperatura: de hora em hora.
- Diurese: observação e registro das características. Observe se está ocorrendo distensão vesical.
- Avaliar se está ocorrendo distensão do segmento uterino inferior.
- Exame vaginal conforme a necessidade clínica ou materna, lembrando que pode haver evolução rápida do trabalho de parto.
- Vigilância em relação à progressão do trabalho de parto.
- Controle da dor conforme o desejo da mulher e a possibilidade institucional.
- Manter a comunicação com a parturiente, atentando para seu estado físico e emocional, bem como esclarecendo dúvidas de forma adequada e compreensível, além de fornecer orientações sobre a sequência do parto. O acompanhante também deve receber esclarecimentos.

Bloqueio anestésico local

As parturientes no segundo período podem já estar com analgesia locorregional instalada ou podem requerer esse procedimento, uma vez que a tendência é de aumento da sensação dolorosa nesse momento.

O bloqueio anestésico local poderá ser necessário quando houver indicação de episiotomia nas parturientes sem analgesia farmacológica. Poucas mulheres terão indicação de episiotomia previamente ao parto. A maioria das indicações de episiotomia atualmente é feita nos momentos finais do período expulsivo e, mesmo assim, em um número restrito de mulheres. Nesses casos, pode-se tentar uma infiltração anestésica local ou realizar o bloqueio pudendo.

O bloqueio pudendo consiste na injeção de anestésico local na região do nervo pudendo através da parede vaginal (via vaginal) ou do períneo (transperineal), imediatamente antes da realização da episiotomia. A realização por via vaginal parece ser de mais fácil aplicação e mais efetiva, porém só pode ser executada se o polo cefálico não estiver muito baixo no canal de parto. Se estiver, deve ser feita a técnica transperineal. O bloqueio é realizado com a paciente em posição de litotomia. O efeito anestésico demorará alguns minutos, mas o máximo efeito será atingido entre 10 e 20 minutos. A média de duração do bloqueio é de 30 a 60 minutos. Muitas vezes a principal falha do bloqueio se deve à falta de tempo necessário para o efeito anestésico se manifestar, ou à técnica inadequada de realização.

O tronco do nervo pudendo está localizado atrás do ligamento sacroespinhal. Uma solução de lidocaína a 1% sem vasoconstritor é utilizada. Em uma abordagem transvaginal, as espinhas isquiáticas são palpadas posterolateralmente. Com os dedos médio e indicador, toca-se a espinha isquiática pela vagina e insere-se a agulha nesse local, injetando o anestésico, após verificar se não ocorreu punção vascular.

O bloqueio do nervo pudendo não inibe a sensação dolorosa na parte anterior do períneo. Para diminuir esse problema, pode-se completar o bloqueio com infiltração da mesma solução de anestésico no local onde será realizada a episiotomia, com especial atenção para a região da fúrcula vaginal, por ser mais sensível. Deve-se tomar cuidado com a dose utilizada, em virtude do risco de toxicidade pelo anestésico local. Quando o polo cefálico está muito baixo, o bloqueio pode ser feito por via transperineal, usando agulha de raquianestesia. Complicações raras podem ocorrer, como hematoma e infecção no local, lesão do nervo (alteração de sensibilidade da região ou neuropatia sacral) e toxicidade sistêmica por anestésico local (dose excessiva ou injeção inadvertida intravascular).

Proteção perineal durante o nascimento

Há um risco de trauma perineal durante um parto por via vaginal, mesmo sem uso de instrumental (parto operatório). No parto operatório o risco aumenta, não só pela utilização dos instrumentos obstétricos, mas pela própria indicação geradora do procedimento, geralmente associada à dificuldade de desprendimento cefálico. Essas lesões podem ser significativas, com lacerações perineais extensas, que podem gerar sequelas maternas permanentes.

Algumas técnicas podem ser utilizadas para propiciar proteção ao períneo durante o nascimento do concepto. Proteção manual do períneo, massagem perineal, utilização de compressas mornas e algumas manobras obstétricas (manobra de Ritgen) estão descritas entre as formas já estudadas de proteção perineal durante o parto.

- **Proteção manual do períneo:** quando está para ocorrer o desprendimento do polo cefálico, o períneo pode ser ativamente protegido com o auxílio das mãos do obstetra sobre o períneo ("*hands on*") e polo cefálico, controlando o movimento de liberação da cabeça. O obstetra também pode não tocar o períneo durante o nascimento, mas ficar com as mãos preparadas para intervir se houver necessidade ("*hands off*").

- **Massagem perineal:** há várias técnicas descritas de massagem perineal. Uma recomendação que consideramos pertinente é de que, caso a massagem seja realizada, exista um protocolo institucional para sua execução e que a paciente e seu acompanhante sejam claramente informados do que será feito, de que forma, por quem, com quais produtos, com qual finalidade e por quanto tempo, para evitar erros de interpretação ou de compreensão quando os procedimentos manuais começarem a ser feitos na região perineal.
- **Compressas quentes:** as compressas devem ser mergulhadas em água morna e torcidas, para liberar o excesso de água. São aplicadas ao períneo durante e entre os puxos, tomando cuidado para preservar sua limpeza.
- **Manobra de Ritgen:** consiste em realizar pressão ascendente no "períneo posterior" (entre a região coccígea e o ânus), utilizando uma compressa e levantando suavemente o queixo fetal com o segundo ao quarto dedos, enquanto a outra mão diminui a velocidade de desprendimento da cabeça e controla a deflexão, resultando na liberação gradual do polo cefálico.

Revisão da Biblioteca Cochrane (Aasheim et al., 2017) avaliou esses métodos, com resultados descritos da seguinte forma:

- "**Proteção manual do períneo:** a comparação das duas estratégias (*hands on* e *hands off*) não demonstrou diferença na incidência de períneo intacto e de lacerações pós-parto, embora em relação às lacerações de terceiro e quarto graus houvesse muita heterogeneidade nos estudos, devendo esse achado ser interpretado com cautela. A episiotomia foi mais frequente no grupo *hands on*, mas também houve considerável heterogeneidade entre os estudos avaliados.
- **Massagem perineal rotineira:** aumentou a ocorrência de períneo intacto, mas houve heterogeneidade substancial entre os estudos. Houve, também, menos lacerações de terceiro ou quarto graus. Não houve diferença na ocorrência de trauma perineal que requereu sutura, lacerações de primeiro ou primeiro graus. Foi incerto o efeito da massagem perineal em reduzir episiotomia. Não fica muito claro como deve ser feita essa massagem, que óleos ou outros produtos lubrificantes são utilizados, quando e por quanto tempo deve ser feita.
- **Compressas mornas no períneo:** comparativamente à estratégia *hands off* ou sem o uso de compressas quentes, não houve efeito claro sobre a ocorrência de períneo intacto, trauma perineal que requereu sutura, lacerações de segundo grau ou episiotomia. Não se sabe se compressas quentes aumentam ou reduzem a incidência de lesões de primeiro grau. Entretanto, menos lesões perineais de terceiro ou quarto graus foram relatadas com o uso de compressas quentes.

Essa revisão concluiu que evidências de qualidade moderada sugerem que compressas quentes e massagem perineal podem reduzir as lacerações de terceiro e quarto graus, mas o impacto dessas técnicas em outros desfechos não foi claro ou foi inconsistente. Também concluiu que evidências de baixa qualidade sugerem que a técnica *hands off* pode reduzir a indicação de episiotomia, porém sem impacto claro em outros resultados. Com relação às outras técnicas, os dados foram insuficientes".

Episiotomia

A episiotomia é uma incisão perineal realizada durante o segundo período do trabalho de parto em algumas situações específicas, que serão abordadas a seguir. Deve ser considerada um procedimento cirúrgico, podendo gerar efeitos físicos, psicológicos e socioeconômicos para as mulheres. Além da decisão de realizar ou não uma episiotomia, a maneira como é realizada, a qualidade de sua reparação e os cuidados posteriores são importantes.

A episiotomia é atualmente um procedimento debatido em relação à sua necessidade e indicações. Foi descrita no século XVIII, consistindo em uma incisão cirúrgica na região perineal para ampliar o canal de parto em sua porção final, o que facilitaria a saída do polo cefálico fetal e reduziria o risco de lacerações não controladas no períneo. Geralmente é feita com tesoura. Começou a ser mais utilizada a partir de 1920, passando a fazer parte das rotinas da assistência ao parto vaginal em grande parte do século XX. Duas técnicas são as mais utilizadas: a episiotomia mediana (também chamada de perineotomia) e a episiotomia médio-lateral. Outras técnicas são citadas como a incisão em forma da letra J ou com a abertura em forma da letra T, além da episiotomia lateral, mas que, por sua pouca utilização, não serão comentadas.

Na episiotomia mediana a secção dos tecidos é feita da base da fúrcula vaginal em direção ao esfíncter anal, podendo se afastar de sua direção em um ângulo lateral máximo de 25°. Por essa característica, aproxima-se mais da região anal que as outras técnicas, implicando maior risco de lesão esfincteriana, embora curse, aparentemente, com menor secção muscular e menor sangramento.

A episiotomia médio-lateral também começa na base da fúrcula (6 horas), mas é direcionada em um ângulo entre 45° e 60° que se afasta da linha mediana do períneo, embora isso seja difícil de calcular com precisão no momento em que o polo cefálico está abaulando a fúrcula vaginal. Uma outra técnica, chamada episiotomia lateral ainda é médio-lateral na angulação (45° a 60°), mas começa descentralizada, nas posições entre 7 e 8 horas (se for à direita) ou das 4 às 5 horas (se for à esquerda). Os músculos seccionados com a técnica médio-lateral são, geralmente, o bulbocavernoso e transverso superficial do períneo (eventualmente o puborretal).

Ainda no século XX surgiram questionamentos em relação às evidências de benefícios e riscos da realização de episiotomias de rotina, que culminaram com uma revisão sistemática da Biblioteca Cochrane, em 2009, na qual se concluiu que o uso **seletivo** desse procedimento era mais benéfico que seu uso sistemático (rotineiro) (Carroli e Mignini, 2009). A partir daí as taxas de episiotomia foram sendo reduzidas em todo o mundo, sendo essa uma mudança bastante significativa na prática obstétrica, à qual nem todos se adaptaram ainda. Outra revisão da mesma Biblioteca, feita em 2017, concluiu da mesma forma (Jiang et al., 2017).

Um problema observado nos estudos avaliando resultados relativos à realização de episiotomias foi considerar as duas técnicas mais utilizadas (perineotomia e médio-lateral) como se fossem uma só. Há diferenças importantes entre elas, implicando também diferenças nas suas complicações.

Enquanto houve redução das taxas de realização de episiotomia em muitos países, sem piora dos desfechos imediatos no parto, em alguns locais, onde a redução foi muito acentuada, houve aumento nas lacerações perineais graves. Hoje constatamos em muitas instituições taxas de realização de episiotomia inferiores a 10 ou 20%, com números estáveis ou em queda. A OMS recomenda taxas em torno de 10%. No Canadá, em 2017, a taxa foi de 6,5%.

Portanto, a recomendação atual é de que a episiotomia não deve mais ser realizada rotineiramente, mas de forma seletiva, ou seja, individualizada. Questões relativas a sua indicação, técnica de realização e associação com lacerações perineais graves são objeto de amplo debate e pesquisa. Episiotomias realizadas de forma **seletiva**, ou seja, em casos selecionados, reduzem o risco de lacerações graves comparativamente a sua não realização ou à realização de forma rotineira (para todas as parturientes). Para esse resultado é fundamental a utilização de técnica operatória correta, principalmente em relação ao ângulo de inclinação da incisão e extensão a partir da fúrcula vaginal, além do momento de sua realização. Deixar de realizar a episiotomia, com a técnica correta e quando bem indicada, pode aumentar o risco de lacerações perineais graves.

As principais indicações de episiotomia surgirão no final do período expulsivo, antecedendo o desprendimento do polo cefálico. São elas:

- extrema distensão perineal, sugerindo a possibilidade de rotura perineal grave, maior do que a que seria causada pela própria episiotomia;
- resistência perineal ao desprendimento do polo cefálico, que precisa ser liberado, seja pelo tempo transcorrido de período expulsivo, seja pela suspeita ou presença de agravamento de condições de vitalidade fetal;
- esforço expulsivo materno insuficiente;
- parto operatório, que já foi uma situação de quase unanimidade de indicação, mas que hoje é questionada por alguns quanto à necessidade;
- necessidade de liberação fetal rápida, geralmente associada com detecção de alteração significativa da vitalidade fetal.

Haverá um grau inevitável e considerável de subjetividade em várias indicações, já que não existem métodos ou instrumentos eficazes de medida objetiva para a realização do procedimento. Muitas vezes a decisão terá de ser tomada em um momento agudo, devendo ser individualizada caso a caso. Por isso é fundamental que a paciente seja conscientizada durante o pré-natal e no início da assistência ao trabalho de parto, da possibilidade de realização desse procedimento. A gestante/parturiente que opta pela tentativa de um parto vaginal deve estar consciente de que poderão surgir intercorrências, para as quais haverá indicação de procedimentos médicos que necessitarão ser utilizados. Nesses momentos, mais uma vez é importante explicar a necessidade da intervenção para a mulher, de tal forma que ela perceba a importância do que está sendo proposto, e manifeste sua concordância. É importante o compartilhamento dessa decisão. Procedimentos e justificativas devem ser anotados em prontuário. Não se deve expor apenas os riscos de fazer o procedimento, mas também os de não fazer naquele momento.

Técnica de realização de episiotomia

Abordaremos a episiotomia médio-lateral, por ser a praticada em nossa instituição. A episiotomia médio-lateral deve ser feita, preferencialmente, com tesoura. Há tesouras retas e anguladas, e estas últimas podem facilitar a realização do procedimento. Quando a episiotomia for realizada, dois dedos da mão que não está com a tesoura devem ficar entre a tesoura e o polo cefálico.

Os principais tecidos seccionados em uma episiotomia incluem a parede vaginal, alguns músculos perineais (geralmente o transverso superficial do períneo e bulbocavernoso, principalmente) e a pele da região perineal. Quando ocorre prolongamento da incisão, a fossa isquiorretal pode ser exposta, implicando maior lesão muscular e aumentando a necessidade de cuidados com a hemostasia. Para reduzir a ampliação inadvertida da incisão e lacerações, deve ser realizada proteção perineal no momento do parto, como já descrito.

Nas episiotomias médio-laterais, o ângulo e afastamento da linha média é um dos pontos mais importantes em sua técnica de realização. Estima-se que o ângulo lateral adequado deve estar entre 45° e 60° da linha que vai da fúrcula vaginal até a borda superior do ânus.

Estudos apontam que muitos profissionais, ao realizar esse tipo de episiotomia, fazem-na com ângulos menores que este, sendo tal fator um dos mais relacionados às lesões perineais acessórias ao procedimento (Andrews et al., 2005). O menor ângulo de realização está muitas vezes associado com o fato de se fazer a episiotomia quando se observa o "coroamento" do polo cefálico, momento em que o períneo se encontra em grau acentuado de estiramento. Esse estiramento dificulta a correta avaliação do ângulo de secção, que acaba sendo menor que o necessário quando a região perineal volta ao normal.

Estudo avaliando episiotomias médio-laterais identificou um risco absoluto de 10% de lesão do esfíncter anal quando o ângulo lateral foi de 25°, enquanto esse risco reduziu em 50% a cada 6° que a episiotomia foi afastada da linha média, caindo para 0,5% com ângulo de sutura de 45° (Eogan et al., 2006).

Tanto o RCOG (Royal College of Obstetricians and Gynaecologists) quanto a SOGC (The Society of Obstetricians and Gynaecologists of Canada) recomendam ângulos laterais de 60°.

Podemos concluir, em relação às episiotomias, que a técnica médio-lateral reduz a intensidade de complicações em relação à técnica mediana, porém tem de ser realizada de forma correta, respeitando a angulação lateral necessária.

- **Momento de realização:** talvez uma das questões mais importantes na técnica seja o momento da realização da episiotomia. Infelizmente não há clareza nesse tópico. Fazer muito cedo ocasiona perda sanguínea desnecessária e maior risco de infecção local. Fazer tardiamente aumenta o risco de lesões perineais graves (terceiro e quarto graus). Como solução proposta, sugere-se que o melhor momento é quando se supõe que o parto ocorrerá poucas contrações após sua realização (de 3 a 5 contrações).

- **Complicações em episiotomias:** as mais frequentes estão relacionadas com a técnica utilizada, tanto de realização quanto de reparação cirúrgica. O maior problema decorre de sua extensão inadvertida, consequência de angulação, extensão e profundidade inadequadas no momento de sua realização, o que torna a saída do polo cefálico difícil inicialmente, forçando muito os ângulos da incisão. Outro fator associado com prolongamentos de episiotomias decorre da saída muito rápida da cabeça fetal, o que também pode estirar agudamente os ângulos e aumentar sua extensão de forma descontrolada. Não é só durante a saída do polo cefálico que pode ocorrer a ampliação da incisão. A saída da cintura escapular também tensiona a incisão, podendo prolongá-la. Portanto, da mesma forma que em partos sem episiotomia, a saída tanto do polo cefálico quanto da cintura escapular do concepto deve ser feita de forma controlada, sem forçar demais o períneo e sem liberação de forma abrupta.

Com relação ao reparo da episiotomia, o resultado anatômico e estético pode ficar insatisfatório, podendo gerar cicatrizes queloides, assimetria perineal e estreitamento do introito vaginal. Além disso, a depender de características do procedimento, de sua correção e individuais da paciente, alterações de sensibilidade locais podem persistir, inclusive dor, além de dificuldades na esfera sexual (dispareunia e outras queixas). Hematomas podem se formar no interior da episiotomia após sua sutura e, dependendo da dimensão e extensão, devem ser drenados. Hematomas ocultos ou não drenados podem evoluir com infecção, abscesso e deiscência. Dependendo da extensão de uma deiscência, a cicatriz poderá fechar, por sutura direta ou por segunda intenção, retardando a recuperação puerperal. Maiores detalhes sobre a sutura de episiotomia e lacerações serão apresentados no capítulo seguinte.

Em resumo, no atual estágio do conhecimento, episiotomias devem ser realizadas seletivamente e não em todas as mulheres com parto vaginal. Saber quem será submetida a episiotomia vai depender da avaliação de fatores pré-parto e intraparto, sendo estes muito relevantes, principalmente aqueles associados aos momentos finais do período expulsivo, quando a necessidade de realização surgirá ou não de forma mais clara, mantendo, entretanto, um componente subjetivo de indicação em muitos casos.

É importante deixar claro, portanto, que, havendo necessidade evidente de sua realização, a episiotomia deve ser feita, pelo risco de ocorrerem lesões perineais de maior grau

que a própria episiotomia, podendo acarretar complicações imediatas e futuras. Intervenções desnecessárias no trabalho de parto devem ser evitadas, mas não intervenções necessárias, e a episiotomia poderá ser necessária em algumas mulheres. Uma minoria terá indicação.

O processo de preparação para o parto vaginal pode ser uma estratégia capaz de auxiliar no entendimento não só dos diferentes momentos do parto, mas também no fortalecimento e distensibilidade perineais, podendo reduzir a necessidade de episiotomia e a ocorrência de lacerações perineais. As gestantes devem ser orientadas no pré-natal sobre o que é uma episiotomia e quando haverá necessidade de sua realização. Sua opinião quanto a esse assunto deve ser ouvida e ponderada.

Quando a episiotomia for realizada, a técnica deve ser aplicada corretamente. Técnicas incorretas podem acarretar vários dos maus resultados relatados. Técnicas adequadas exigem um aprendizado satisfatório, que deve ser propiciado pelas instituições formadoras de profissionais e pelas responsáveis por seu aperfeiçoamento e atualização. A episiotomia só deve ser realizada quando for considerada estritamente necessária (**seletiva**), e a mais indicada é a episiotomia médio-lateral, com ângulo lateral superior a 45°, realizada imediatamente antes do "coroamento" do polo cefálico, pois parece mais protetora de lesões adicionais. Não recomendamos episiotomia mediana.

Pressão fúndica

Em alguns partos ocorre dificuldade de desprendimento fetal ao final do período expulsivo. Várias são as causas dessa ocorrência, a maioria sendo resolvida somente aguardando mais algumas contrações para a liberação do polo cefálico. Outras envolvem problemas relacionados com rotação interna fetal, assinclitismo, variedades de posição posteriores, deflexões cefálicas e desproporcionalidade cefalopélvica, que precisam ser corretamente identificadas e corrigidas. Existem ainda possibilidades decorrentes da falta de contratilidade uterina adequada, resistência perineal importante ou redução do esforço expulsivo materno, muitas vezes relacionado com o cansaço e a estafa da parturiente, situações que também podem ser resolvidas de várias formas.

A demora no desprendimento do polo cefálico, em algumas dessas circunstâncias, pode ser perigosa no sentido de comprometer a oxigenação fetal. Nessas situações, descartadas as indicações imediatas de parto operatório ou cesárea, e havendo urgência no nascimento em virtude de sinais de estafa materna ou alteração de vitalidade fetal sugestiva de hipóxia, com o polo cefálico fazendo protrusão na vulva, pode-se optar pela realização de episiotomia para resolução do parto. Quando isso não é suficiente e desde que exista absoluta necessidade imediata do nascimento, surge a opção da realização de um parto operatório, com o uso de fórceps ou vácuo-extrator, se as condições permitirem.

Uma prática que tem sido bastante questionada na atualidade em situações desse tipo consiste em realizar pressão no fundo uterino com as mãos ou o braço, também chamada de manobra de Kristeller, descrita originalmente por Samuel Kristeller, em 1870.

A pressão fúndica é realizada pressionando a parte superior do útero no momento da contração, no sentido do canal de parto, na tentativa de auxiliar o parto vaginal espontâneo e evitar o prolongamento do final do período expulsivo ou a necessidade de parto operatório ou cesárea. As técnicas de realização variam amplamente. Existem descrições de uso de cintas/correias infláveis para essa finalidade, mas desconhecemos seu uso na prática.

Essa manobra é praticada em países ou locais onde não há recursos para fazer analgesia ou realizar parto instrumental ou cesárea. Em países desenvolvidos é vista como procedimento obsoleto, ultrapassado e agressivo, sendo considerado um tipo de violência cometido contra a mulher durante o parto. No Brasil também é classificado dessa maneira. Esse procedimento passou a ser praticado de forma excessiva em alguns locais, sem necessidade absoluta, utilizando força física exagerada, com técnica inadequada e resultados adversos maternos e fetais, o que causou forte rejeição a seu uso. Apesar de pouco realizada, inquéritos em países europeus mostram que ainda continua sendo feita naquele continente e que pode existir subnotificação de sua realização.

É difícil quantificar ou controlar a quantidade de força usada – pode variar de pressão suave com uma mão até uma força intensa, aplicada usando todo o peso do assistente. Isso pode provocar aumentos acentuados na pressão intrauterina. Vários estudos observacionais sugerem que a pressão fúndica está associada a complicações maternas e neonatais, por exemplo, ruptura uterina, fraturas neonatais e danos cerebrais no recém-nascido. Também há relatos de risco aumentado de dano ao esfíncter anal materno. Fatores confundidores não foram corrigidos em muitos desses estudos observacionais, incluindo peso ao nascer, duração do segundo período e variedade de posição fetal, os quais podem ter influenciado a decisão do assistente em executar a pressão no fundo. É importante destacar que geralmente essa pressão é aplicada em partos com vários graus de dificuldade, o que por si só já pode acarretar resultados insatisfatórios.

Outro risco comentado é que a pressão do fundo possa aumentar a transfusão feto-materna ou materno-fetal. Em outras manobras sobre o útero, não foram encontradas evidências de aumento da transfusão de sangue da mãe para o feto, como durante a versão cefálica externa, que também envolve pressão manual no útero, e a pressão do fundo uterino no momento da extração fetal na cesariana, que muitas vezes é praticada. Não está claro, também, se a pressão exercida aumenta ou não o risco de aloimunização por fator Rh e a transmissão vertical de vírus como HIV e hepatite B. Desconforto ou dor pela pressão excessiva no abdome da parturiente são motivo de preocupação e podem causar muita insatisfação materna.

Também há preocupação de obstetras com sua realização, devido às implicações médico-legais envolvidas com uma manobra tão rejeitada e que é geralmente realizada em situações complicadas, que podem, na ocorrência de um mau resultado no parto, ser atribuídas à manobra e não ao contexto anterior gerador do problema no parto.

A conclusão de revisão sistemática quanto a essa manobra aponta, resumidamente, que, "atualmente, não há evidências suficientes para o uso rotineiro da pressão fúndica por qualquer método" (Hofmeyr et al., 2017). A OMS (2018), com base nessa revisão, não recomenda a manobra, assim como o Ministério da Saúde (2017).

Desprendimento fetal

Antes que ocorra o nascimento, é necessário garantir uma boa temperatura da sala de parto, para não acarretar hipotermia no recém-nascido. Segundo a Sociedade Brasileira de Pediatria, para manter a temperatura corporal do recém-nascido entre 36,5 e 37,5 °C (normotermia), deve-se garantir a temperatura ambiente na sala de parto entre 23 e 26 °C (Almeida e Guinsburg, 2016). Também é recomendável que a bexiga materna esteja esvaziada, preferencialmente de forma espontânea.

Concluído o processo de descida e rotação interna, o polo cefálico está visível no introito vaginal, distendendo a região perineal a cada contração e/ou esforço materno. É o momento de avaliar a compatibilidade entre o polo cefálico e a elasticidade perineal, a fim de decidir, nesse momento final do processo, se será necessária uma episiotomia ou não, assunto discutido anteriormente. Na grande maioria das vezes não será necessária.

Com o polo cefálico encaixado e apoiado na região subpúbica, que é utilizada como suporte ou alavanca, o feto realiza um movimento de deflexão cefálica, havendo liberação da cabeça para fora do canal de parto. Técnicas de proteção perineal devem ser utilizadas nesse momento, começando um pouco antes.

Após o desprendimento do polo cefálico poderá ser constatada a presença de circular de cordão umbilical no pescoço do feto. Têm-se dois tipos principais de circular de cordão cervical, havendo um padrão de mais fácil liberação (destravado) e outro com maior dificuldade em virtude da característica do enlaçamento (travado).

Não se deve confundir a circular com a laterocidência de cordão, que consiste na presença de uma alça de cordão ao lado do polo cefálico, sem envolver o pescoço.

A incidência de circulares cervicais de cordão umbilical não é evento raro. Ocorre em torno de 10 a 25% dos partos, podendo ser únicas (uma alça de cordão umbilical envolvendo o pescoço do feto), duplas, triplas e assim sucessivamente. Também se deve destacar que podem ocorrer circulares em outras partes do corpo fetal, como tronco e membros, de forma mais rara.

Circulares únicas geralmente não causam problemas intraparto, mas isso depende do comprimento do cordão umbilical. A presença de mais de uma circular cervical aumenta o risco de compressão do cordão umbilical e de comprometimento fetal. Circulares triplas estão associadas com maior risco de óbito fetal. Admite-se que a compressão excessiva do cordão umbilical em uma circular cervical possa causar obstrução do fluxo sanguíneo na veia umbilical (que possui parede delgada), enquanto o sangue fetal continua a ser bombeado para as vilosidades coriais pelas artérias umbilicais (de parede mais espessa), causando hipovolemia, acidose e anemia.

Geralmente a circular pode ser desfeita facilmente, bastando tracionar suavemente o cordão em direção à extremidade superior do polo cefálico. Algumas vezes haverá dificuldade na liberação pelo polo cefálico, podendo ser tentada a liberação pelo tronco, o que é mais difícil.

Em certos casos, entretanto, as circulares estarão muito apertadas, não havendo como serem desfeitas a não ser pelo clampeamento e ligadura do cordão umbilical. Importante é que a ligadura deverá ser realizada com pinças nos dois lados do local onde o cordão será seccionado, para não provocar hemorragia fetal ou saída imediata do sangue residual da placenta. Havendo ligadura do cordão em situação de circular apertada, a sequência do nascimento não pode ser lenta, pois a oxigenação fetal via placentária estará bloqueada.

Após o desprendimento da cabeça ocorre o processo de rotação externa do polo cefálico, geralmente de forma espontânea, sem necessidade de intervenção, enquanto internamente, no canal de parto, estará ocorrendo a rotação e o encaixe da cintura escapular. Isso costuma ser seguido da liberação dos ombros, sendo utilizada a inserção braquial do deltoide fetal como ponto de apoio e alavanca subpúbica, o que permite a liberação primeiramente do ombro anterior, seguido do posterior. Para auxiliar o desprendimento dos ombros, pode ser feita uma tração para baixo do polo cefálico, de forma suave e segurando o polo com as mãos, forçando a saída do ombro anterior até que ocorra o encaixe da raiz do deltoide na região subpúbica, para, em seguida, elevar o polo cefálico, também de forma suave, liberando o ombro posterior. É uma manobra que deve ser feita com cuidado e delicadeza, para não estirar a região cervical além do necessário, o que pode acarretar lesões neurológicas, musculares e ósseas no concepto. Após essa etapa, o restante do corpo do feto é liberado do canal de parto facilmente, cabendo ao assistente segurar com cuidado o recém-nascido. Assim está concluído o segundo período do parto. Não há necessidade de fazer aspiração de nariz e boca do recém-nascido, que deve ser levado ao peito da mãe, desde que esteja em boas condições de vitalidade, sem clampeamento do cordão umbilical, e mantido aquecido.

LEITURAS COMPLEMENTARES

Aasheim V, Nilsen ABV, Reinar LM, Lukasse M. Perineal techniques during the second stage of labour for reducing perineal trauma. Cochrane Database of Systematic Reviews. 2017;(6):CD006672.

Abalosa E, Oladapob OT, Chamillarda M, Díaza V, Pasqualea J, Bonetb M, Souza JP, Gülmezoglu AM Duration of spontaneous labour in 'low--risk' women with 'normal' perinatal outcomes: A systematic review. European Journal of Obstetrics & Gynecology and Reproductive Biology. 2018;223:123-32.

ACOG COMMITTEE OPINION n. 679; 2016. Immersion in water during labor and delivery.

ACOG Committee Opinion Number 766. Limit Intervention During Labor and Birth. Obst Gynecol. 2019;133(2):e164-73.

ACOG Committee Opinion Number 766. Limit Intervention During Labor and Birth. Obst Gynecol. 2019;133(2):e164-73.

ACOG COMMITTEE OPINION. Committee on Obstetric Practice. Delivery of a Newborn with Meconium-Stained Amniotic Fluid. 2017 March;689.

ACOG practice bulletin n. 165: Prevention and management of obstetric lacerations at vaginal delivery. Obstet Gynecol. 2016;128:e1-e15.

Almeida MFB, Guinsburg R. Reanimação do recém-nascido ≥ 34 semanas em sala de parto: Diretrizes da Sociedade Brasileira de Pediatria; 2016. 33p.

Andrews V, Thakar R, Sultan AH, Jones PW. Are mediolateral episiotomies actually mediolateral? BJOG. 2005 Aug;112(8):1156-8.

Brasil. Ministério da Saúde. Secretaria de Ciência, Tecnologia e Insumos Estratégicos. Departamento de Gestão e Incorporação de Tecnologias em Saúde. Diretrizes nacionais de assistência ao parto normal: Versão resumida [recurso eletrônico]. Brasília: Ministério da Saúde; 2017. 51p.

Cahill AG, Srinivas SK, Tita ATN, Caughey AB, Richter HE, Gregory WT et al. Effect of immediate vs delayed pushing on rates of spontaneous vaginal delivery among nulliparous women receiving neuraxial analgesia: a randomized clinical trial. JAMA. 2018;320:1444-54.

Carroli G, Mignini L. Episiotomy for vaginal birth. Cochrane Database Syst Rev. 2009;(1):CD000081.

Cluett ER, Burns E. Immersion in water in labour and birth. Cochrane Database of Systematic Reviews. 2009;(2).

Collins JH. Nuchal cord type A and type B. Am J Obstet Gynecol. 1997;177:94.

Corrêa Jr MD, Passini Jr R. Selective Episiotomy: Indications, Techinique, and Association with Severe Perineal Lacerations. Rev Bras Ginecol Obstet. 2016;38(06):301-7.

Eogan M, Daly L, O'Connell PR, O'Herlihy C. Does the angle of episiotomy affect the incidence of anal sphincter injury? BJOG. 2006; 113(2):190-4.

Friedman E. The graphic analysis of labor. American Journal of Obstetrics and Gynecology. 1954;68(6):1568-75.

Grobman WA, Bailit J, Lai Y et al. Association of the Duration of Active Pushing with Obstetric Outcomes. Obstet Gynecol. 2016;127:667.

Gupta JK, Sood A, Hofmeyr GJ, Vogel JP. Position in the second stage of labour for women without epidural anaesthesia. Cochrane Database of Systematic Reviews. 2017;(5):CD002006.

Gurol-Urganci I, Cromwell DA, Edozien LC et al. Third – and fourthdegree perineal tears among primiparous women in England between 2000 and 2012: Time trends and risk factors. BJOG. 2013;120(12):1516-25.

Habek D, Tikvica Luetić A, Marton I, Prka M, Pavlović G, Kuljak Ž, Švanjug D, Mužina Z. Modified Ritgen Maneuver in Perineal Protection – Sixty-Year Experience. Acta Clin Croat. 2018;57(1):116-21.

Harvey MA, Pierce M. Obstetrical anal sphincter injuries (OASIS): Prevention, recognition, and repair. J Obstet Gynaecol Can. 2015; 37(12):1131-48.

Hofmeyr GJ, Vogel JP, Cuthbert A, Singata M. Fundal pressure during the second stage of labour. Cochrane Database of Systematic Reviews. 2017;(3):CD006067.

Hofmeyr GJ, Vogel JP, Singata M, Habib NA, Landoulsi S, Gülmezoglu AM. Does gentle assisted pushing or giving birth in the upright position reduce the duration of the second stage of labour? A three-arm, openlabel, randomised controlled trial in South Africa. BMJ Glob Health. 2018;3:e000906.

Jiang H, Qian X, Carroli G, Garner P. Selective versus routine use of episiotomy for vaginal birth. Cochrane Database of Systematic Reviews. 2017;(2):CD000081.

Lemos A, Amorim MMR, Dornelas de Andrade A, de Souza AI, Cabral Filho JE, Correia JB. Pushing/bearing down methods for the second stage of labour. Cochrane Database of Systematic Reviews. 2017;(3).

Muhleman MA, Aly I, Walters A, Topale N, Tubbs RS, Loukas M. To Cut or Not to Cut, That is the Question: A Review of the Anatomy, the Technique, Risks, and Benefits of an Episiotomy. Clin. Anat. 2017;30:362-72.

Muraca GM, Liu S, Sabr Y, Lisonkova S, Skoll A, Brant R, Cundiff GW, Stephansson O, Razaz N, Joseph KS. Episiotomy use among vaginal deliveries and the association with anal sphincter injury: A population--based retrospective cohort study. CMAJ. 2019;191(42):E1149.

NICE. National Institute for Health and Care Excellence. Intrapartum care for healthy women and babies. Clinical guideline [CG190]. Dec 2014, last updted Feb 2017.

Novikova N, Cluver C. Local anaesthetic nerve block for pain management in labour. Cochrane Database of Systematic Reviews. 2012;(4):CD009200.

Peesay M. Nuchal cord and its implications. Maternal Health, Neonatology, and Perinatology. 2017;3:28.

Räisänen S, Cartwright R, Gissler M et al. Changing associations of episiotomy and anal sphincter injury across risk strata: Results of a population--based register study in Finland 2004-2011. BMJ Open. 2013;3(8):1-8.

Royal College of Obstetricians and Gynaecologists. The Management of Third-and Fourth-Degree Perineal Tears. RCOG Green-top Guideline. 2015 June;29.

Sandström A, Altman M, Cnattingius S, Johansson S, Ahlberg M, Stephansson O. Durations of second stage of labor and pushing, and adverse neonatal outcomes: A population-based cohort study. Journal of Perinatology. 2016;00:1-7.

Sawant G, Kumar D. Randomized trial comparing episiotomies with Braun-Stadler episiotomy scissors and EPISCISSORS-60˚. Med Devices (Auckl). 2015 Jun 1;8:251-4.

Schreiber H, Daykan Y, Arbib N, Markovitch O, Berkovitz A, Biron-Shental T. Adverse pregnancy outcomes and multiple nuchal cord loops. Archives of Gynecology and Obstetrics. 2019;300:279-83.

Spong CY, Berghella V, Wenstrom KD, Mercer BM, Saade GR, Preventing the First Cesarean Delivery: Summary of a Joint Eunice Kennedy Shriver National Institute of Child Health and Human Development, Society for Maternal-Fetal Medicine, and American College of Obstetricians and Gynecologists Workshop. Obstet Gynecol. 2012 November;120(5):1181-93.

Sultan AH, Thakar R, Ismail KM, Kalis V, Laine K, Räisänen SH, de Leeuw JW. The role of mediolateral episiotomy during operative vaginal delivery. European Journal of Obstetrics & Gynecology and Reproductive Biology. 2019;240:192-6.

Walker KF, Kibuka M, Thornton JG, Jones NW. Maternal position in the second stage of labour for women with epidural anaesthesia. Cochrane Database of Systematic Reviews. 2018;(11):CD008070.

WHO Reproductive Health Library. WHO recommendation on fundal pressure to facilitate childbirth; 2018 February.

Wright A, Nassar AH, Visser G, Ramasauskaite D, Theron G for the FIGO Safe Motherhood and Newborn Health Committee. FIGO Good Clinical Practice Paper: Management of the second stage of labor. Int J Gynecol Obstet. 2021;152:172-81.

Yee LM, Sandoval G, Bailit J, Reddy UM, Wapner RJ, Varner MW et al. Maternal and neonatal outcomes with early compared with delayed pushing among nulliparous women. Eunice Kennedy Shriver National Institute of Child Health and Human Development (NICHD) Maternal-Fetal Medicine Units (MFMU) Network. Obstet Gynecol. 2016;128:1039-47.

Zhang J, Landy HJ, Branch DW et al. Contemporary patterns of spontaneous labor with normal neonatal outcomes. Obstet Gynecol. 2010; 116:1281.

34

Assistência ao Parto –
Terceiro e Quarto Períodos

Renato Passini Júnior
Giuliane Jesus Lajos
Helaine Maria Besteti Pires Mayer Milanez

Terceiro período ou período de dequitação

O terceiro período do parto corresponde ao tempo entre o nascimento do concepto, que acaba de ocorrer, até a expulsão da placenta e membranas ovulares. É um período de grande valor afetivo e emocional, pois é quando a mulher e seu acompanhante finalmente conhecerão a criança. Por isso, deve-se assegurar que a assistência e intervenções a serem realizadas nesse período levem em consideração esse momento, no sentido de minimizar a separação entre mãe e filho, sem abrir mão da segurança que certas situações exigirão.

Uma série de tópicos será destacada na assistência ao terceiro período. Apesar de serem apresentados de forma separada e em sequência, não significa que tais aspectos não sejam concomitantes no cuidado prestado. Várias atitudes devem ser tomadas nesse período, algumas de forma sequencial, outras de forma simultânea ou adicional. O respeito ao momento vivenciado pela mãe junto ao recém--nascido norteará as medidas a serem adotadas, em conjunto com ações de segurança no cuidado materno e neonatal. Como já mencionado anteriormente, o manejo na assistência ao parto está em constante análise e evolução conforme as evidências científicas vão surgindo, o que pode resultar, com o passar do tempo, em mudanças nas condutas citadas no texto a seguir.

Apesar da divisão entre segundo e terceiro períodos, questões relativas ao atendimento ao segundo período, como a ocorrência de episiotomia, lacerações perineais e vaginais e ruptura uterina, demandarão condutas adotadas já no início do terceiro período, podendo ser prolongadas para o que se denomina quarto período, que corresponde às primeiras horas pós-parto. Embora, do ponto de vista obstétrico, se abordem mais as questões relativas à dequitação durante o terceiro período, ações para evitar ou corrigir hemorragias decorrentes principalmente de lacerações perineais (inclusive episiotomia) e atonia uterina já terão de ser iniciadas, para evitar perda sanguínea excessiva e desnecessária.

Logo após o nascimento e rápida verificação da vitalidade do recém-nascido, este deve ser posicionado confortavelmente sobre o corpo materno para o estabelecimento do primeiro contato visual e tátil entre mãe e filho(a), sem a realização do clampeamento do cordão umbilical. Logo depois disso, palpa-se o fundo uterino para percepção do globo de segurança de Pinard e avalia-se a região perineal, buscando identificar lacerações. Tanto na presença de lacerações quanto na de situações nas quais foi realizada a episiotomia, deve-se avaliar sua extensão e o sangramento local, podendo ser necessária a compressão local para redução da perda sanguínea. Deixar lacerações ou episiotomias sangrando por muito tempo pode piorar as condições hematimétricas maternas, sendo uma das grandes causas de perda sanguínea excessiva pós-parto e anemia puerperal.

Contato pele a pele

Após o parto, o recém-nascido (RN) deve ser colocado sobre o corpo da mãe, para que se estabeleça o primeiro contato tátil entre a mãe e a criança. Nesse primeiro momento, como o cordão ainda não foi clampeado, o RN pode ficar sobre o abdome materno coberto e aquecido enquanto os primeiros cuidados são realizados pelo pediatra.

Se o comprimento do cordão umbilical permitir, o RN pode ser levado até o tórax materno e iniciar a amamentação. Isso fortalece o vínculo mãe-filho e auxilia no mecanismo contrátil uterino, que ocorre nesse momento, em virtude da liberação de ocitocina endógena. Depois de clampeado o cordão, o recém-nascido deve ficar sobre o tórax materno, para amamentação e maior contato com a mãe. O RN deve estar seco e ficar coberto, para evitar hipotermia. Como já informado no capítulo anterior, enquanto o RN estiver em sala de parto, esta deve permanecer com temperatura controlada, entre 23 e 26 ºC.

Globo de segurança

A contratilidade uterina pós-parto forma o denominado "globo de segurança" de Pinard, que consiste em uma condição de hipertonia uterina prolongada após o parto, que acarretará o descolamento da placenta e sua liberação da cavidade uterina. Uma medida que irá colaborar com a contratilidade uterina é a administração de medicação uterotônica de rotina logo que iniciado o terceiro período, abordada mais abaixo.

Clampeamento do cordão umbilical

A recomendação da grande maioria das entidades médicas mundiais é de que, no parto de baixo risco, não havendo necessidade de atendimento emergencial ao recém-nascido, o clampeamento do cordão umbilical dever ser tardio. Aparentemente, em torno de 100 mL de sangue são transferidos ao recém-nascido com o clampeamento tardio, sendo 80 mL já no 1º minuto. Também há transferência de imunoglobulinas e células-tronco. A colocação do recém-nascido sobre a mãe não atrapalha a transferência do sangue do cordão para a circulação da criança.

Em recém-nascidos a termo, o clampeamento tardio aumenta a hemoglobina por até 48 horas e melhora estoques de ferro nos primeiros meses de vida. Isso pode ser ainda mais importante em populações carentes, em que ocorrem maiores taxas de anemia nos primeiros meses de vida. Entretanto, o clampeamento tardio provoca aumento na incidência de icterícia, requerendo fototerapia; portanto, nas instituições em que essa prática é adotada deve haver condição para monitorar e tratar essa intercorrência neonatal.

Aparentemente essa prática também parece ser benéfica para nascimentos pré-termo, reduzindo a incidência de enterocolite necrosante e hemorragia intraventricular.

Em metanálise não foram observadas diferenças significativas entre o clampeamento precoce e o tardio quanto à mortalidade neonatal ou para a maioria de outras morbidades neonatais, como Apgar menor que 7 aos 5 minutos ou admissão em UTI neonatal (McDonald et al., 2013). Não parece ocorrer aumento da policitemia.

O clampeamento tardio do cordão umbilical não repercute negativamente na mãe, pois não está associado com aumento da perda sanguínea pós-parto, com necessidade de transfusão materna ou com hemorragia pós-parto.

Não há consenso sobre quão tardio deve ser esse clampeamento. Entidades com o Colégio Americano de Ginecologia e Obstetrícia (ACOG) e a Associação Americana de Pediatria (AAP) preconizam que demore de 30 a 60 segundos. A Organização Mundial da Saúde (OMS) recomenda não clampear antes de um minuto.

São contraindicações para clampeamento tardio: alterações maternas (hemorragia, choque, descolamento pre-

maturo de placenta) e fetais/neonatais (ressuscitação imediata, avulsão de cordão, restrição de crescimento fetal com alteração de Doppler), além da presença de doenças infecciosas de transmissão vertical como HIV, hepatites e outras. Em situações de hemorragia e/ou instabilidade hemodinâmica materna ou se observada alteração da vitalidade do recém-nascido, o cordão deve ser clampeado imediatamente, para que os cuidados maternos e/ou neonatais sejam realizados. A participação do neonatologista nas decisões que envolvem o cuidado com o recém-nascido deprimido ou com algum outro problema observado nesse momento é fundamental.

Manejo do terceiro período

As condutas no terceiro período, relativas ao clampeamento do cordão umbilical e dequitação, têm sido denominadas "manejo do terceiro período". Como já destacamos anteriormente, outras ações, além das relacionadas com clampeamento do cordão umbilical e dequitação, serão necessárias no terceiro período. Com essa ressalva, o "manejo" do terceiro período pode ser conduzido de uma forma expectante, chamada manejo fisiológico, ou por meio de algumas intervenções, denominada manejo ativo.

No manejo "fisiológico", aguarda-se o delivramento placentário sem qualquer intervenção. Não são utilizados agentes uterotônicos; o clampeamento do cordão só é realizado após cessada sua pulsação ou após a saída da placenta, que se dá espontaneamente ou mediante esforço materno.

O manejo descrito como "ativo" tem sofrido mudanças com novas evidências que vão surgindo. Sua principal característica consiste na utilização de medicação uterotônica assim que ocorrer o nascimento, sendo a ocitocina a principal opção. O clampeamento e a ligadura do cordão, que inicialmente foram recomendados como precoces, hoje seguem o que foi exposto anteriormente: clampeamento e ligadura tardias. Outro aspecto dessa conduta ativa refere-se à tração do cordão umbilical, que também já foi recomendada como precoce e hoje é tratada de forma diferente. A tração controlada do cordão umbilical só deve ser realizada após a administração de ocitocina E clampeamento do cordão umbilical. Aparentemente, quando a ocitocina é utilizada, a tração do cordão umbilical agrega pouca redução ao tempo para a dequitação. A tração só deve ser feita por profissional capacitado para realização desse procedimento, pois não é isenta de riscos, como inversão uterina e avulsão do cordão umbilical. A tração controlada do cordão após sinais de separação placentária pode auxiliar na liberação da placenta, caso ela não seja expulsa espontaneamente ou por esforço materno.

O manejo também pode ser feito de forma mista, utilizando componentes de ambas as estratégias ou utilizando apenas alguns dos componentes (no caso do manejo ativo). Pode haver mudança de um manejo expectante para o ativo se ocorrer hemorragia ou se a placenta não dequitar no tempo esperado. Deve-se oferecer o manejo ativo quando a mulher prefere encurtar o terceiro estágio do trabalho de parto.

Quanto à utilização de agentes uterotônicos, na prática isso consiste em administrar 10 UI de ocitocina logo após o desprendimento da criança. A ocitocina é o agente uterotônico de escolha, pois está associada com menos efeitos colaterais do que a ergometrina, e apresenta ação mais rápida que o misoprostol. Há o receio de que a ocitocina intravenosa possa causar efeitos colaterais, como uma queda súbita da pressão arterial e um aumento da frequência cardíaca, principalmente quando administrada rapidamente em uma pequena quantidade de solução (não diluída). Evidências de qualidade muito baixa indicam que não há diferença clara entre os benefícios e riscos comparativos da ocitocina intramuscular e intravenosa quando administrados para evitar perda excessiva de sangue após o parto vaginal. Apesar disso, a injeção intramuscular é feita mais rapidamente do que a intravenosa, sendo mais fácil de administrar e requerendo menos habilidade, por isso é mais utilizada e recomendada.

Em locais onde a ocitocina não esteja disponível, outro uterotônico (ergometrina ou misoprostol) pode ser utilizado, se não houver contraindicação para o uso dessas medicações, que apresentam mais efeitos colaterais.

Espera-se que o manejo ativo possa encurtar o terceiro período em comparação com o manejo fisiológico, reduzindo a perda sanguínea, a hemorragia pós-parto (HPP) e a necessidade de transfusão sanguínea, sem trazer complicações maternas. Entretanto, com relação à HPP, revisão recente da Biblioteca Cochrane observou que, embora os dados pareçam mostrar que o manejo ativo reduziu o risco de HPP primária grave (maior que 1.000 mL) no momento do nascimento, quando foram consideradas mulheres de alto e baixo risco para HPP essa constatação foi incerta, em razão da baixa qualidade da evidência existente (Begley et al., 2019). Foram poucos estudos incluídos, com pequeno número de participantes. Nas mulheres de baixo risco para HPP houve mais dúvida ainda se o manejo ativo causou diferença em sua ocorrência. Houve, entretanto, confirmação de redução da ocorrência de anemia (< 9 g/dL) no puerpério com o manejo ativo.

Mecanismo do desprendimento placentário

Estudo usando ultrassonografia demonstrou que o processo de separação placentária tem três fases distintas (Herman et al., 2019). Na primeira fase (latente), contrações uterinas intensas provocam o espessamento do músculo uterino, causando uma força de cisalhamento entre a parede elástica uterina e a placenta, mais rígida. As contrações contínuas resultam na separação gradual da placenta, começando em um dos polos (mais comumente na parte inferior) e se espalhando lentamente durante essa fase (desprendimento) até que ocorra a separação completa. Em seguida vem a fase de expulsão, quando a placenta desce pelo canal de parto e é liberada.

As fibras musculares ao redor dos vasos sanguíneos maternos contraem-se fortemente para evitar sangramento excessivo (miotamponamento), e o sistema de coagulação materno é ativado temporariamente (trombotamponamento). Apesar disso, sempre haverá perda de sangue no terceiro período de um parto, que pode ser maior ou menor. Há discussão sobre até quanto essa perda seria normal, o que dependerá não só do volume perdido mas de outros fatores,

como estado hematimétrico prévio da paciente, presença de comorbidades e perdas adicionais decorrentes de hemorragia no puerpério. Algumas mulheres poderão apresentar hemorragias significativas após a dequitação, definidas como hemorragia pós-parto, assunto que será discutido em outro capítulo.

Duração da dequitação

Em geral a dequitação costuma ocorrer espontaneamente em até 10 ou 15 minutos após o nascimento, com muitas variações, podendo chegar a 60 minutos, em poucos casos. Segundo a Diretriz Nacional de Parto Normal do Ministério da Saúde (2017), a dequitação deve ser considerada prolongada após 30 minutos de manejo ativo, ou após 60 minutos com o manejo fisiológico. Isso definiria os limites de tempo aceitáveis, antes da adoção de medidas para completar a dequitação. Enquanto se aguarda a saída da placenta, independentemente da forma de manejo do terceiro período, deverá ser feita observação rigorosa do estado físico da parturiente, verificando coloração de pele e mucosas, frequência respiratória, pulso, pressão arterial, nível de consciência e intensidade da perda sanguínea. Além disso, se tiver sido realizada uma episiotomia, essa área deve ser comprimida de maneira eficaz para reduzir a perda sanguínea; o mesmo se aplica para lacerações de períneo. Havendo anormalidades que justifiquem, não se deve aguardar o tempo máximo para dequitação, tomando atitudes para a imediata extração placentária.

Realização da dequitação

Duas formas clássicas de processo de dequitação são descritas. Em uma delas, o sangramento vaginal precede a saída da placenta, porque seu descolamento da parede uterina começa inicialmente pela borda placentária, até o descolamento total. Nesse caso a separação da placenta da parede uterina pode ser percebida pelo sangramento que se torna visível saindo pela vagina. No outro tipo, o sangramento é posterior à saída de placenta, pois o processo de descolamento se inicia pelo centro da placenta, ficando retido até sua saída. Percebe-se que placenta está separada pela verificação da descida do cordão umbilical, espontaneamente ou por leve tração. A face fetal, geralmente, é a primeira a aparecer na vulva.

Com a placenta separada da parede uterina, pode-se deixar a placenta vir descendo suavemente pelo canal de parto, por ação da gravidade, ou realizar leve tração no cordão umbilical para auxiliar essa descida.

Assim que a placenta começa a se exteriorizar, recomenda-se que seja feita sua rotação), para permitir melhor agregação e compactação das membranas ovulares, reduzindo seu risco de fragmentação ou laceração, que, se ocorrer, pode causar a retenção dessas membranas no interior da cavidade uterina. Depois dessa rotação, pode-se prender as membranas com uma pinça, para facilitar a retirada. A mulher pode auxiliar a saída da placenta, quando ela já tiver desprendido, se efetuar puxos ou se for incentivada a tossir.

Finalizada a saída da placenta e membranas, deve ser realizada uma revisão desses anexos. A placenta deve ser avaliada em suas faces fetal e materna. A face fetal é avaliada quanto a qualquer evidência de vasos direcionados para a borda placentária e para as membranas, que possam sugerir lobo placentário acessório ou sucenturiado. O cordão umbilical deve ser analisado quanto a seu tamanho, número de vasos ou presença de anormalidades (hematomas, estenoses, sinais de infecção). As membranas devem ser observadas com relação a sua integridade, coloração e resistência. Para uma boa avaliação da face materna, as membranas ovulares devem ser afastadas. Visualização meticulosa dos cotilédones placentários deve ser realizada, verificando se há anormalidades, sangramento local, falta ou fragmentação de cotilédones, o que pode sugerir retenção desse material no interior da cavidade uterina. Uma compressa ajuda nesse processo, tornando a face materna mais seca para observação dos cotilédones. Em situações em que o exame anatomopatológico placentário possa colaborar na elucidação de diagnósticos, ele deve ser solicitado, comunicando à paciente que isso será realizado.

Anormalidades na dequitação

Dequitação incompleta

Na suspeita de permanência de tecido placentário no interior da cavidade uterina, deve-se realizar uma revisão dessa cavidade e a remoção do tecido retido. A manutenção do tecido placentário no interior da cavidade uterina pode acarretar hemorragia e/ou infecção pós-parto. Recomenda-se que se realize analgesia efetiva para a remoção do material retido. Inicialmente está indicada a curagem uterina, que consiste na introdução da mão enluvada no interior da cavidade uterina, com os dedos indicador e médio envolvidos por uma gaze: os dedos são passados pelo interior da cavidade, "raspando" a gaze na parede uterina, o que pode remover o tecido placentário retido. Restos de membranas também podem sair dessa maneira, embora as membranas retidas possam sair espontaneamente ou com o auxílio de pinças.

Não se pode esquecer que o acretismo placentário pode ter sido o responsável pela dequitação incompleta, o que eleva a gravidade da situação, pela dificuldade de retirada do tecido retido preso à parede uterina. Em situações de dúvida, pode-se solicitar um exame ultrassonográfico para confirmar a presença de restos placentários na cavidade uterina, decidindo, então, a melhor conduta caso a caso.

Retenção placentária

Uma placenta é considerada retida quando, passado o tempo máximo para a dequitação espontânea, independentemente de manejo expectante ou ativo, ela não sai da cavidade uterina. É uma condição com risco à saúde e à vida da parturiente, em virtude da maior probabilidade de hemorragia, choque e infecção, além de complicações relacionadas às manobras e procedimentos necessários para sua remoção. Mortes maternas continuam ocorrendo no mundo decorrentes dessa condição.

Sua incidência depende dos tempos definidos como aceitáveis para a ocorrência da dequitação espontânea. Algumas avaliações indicam incidência variando entre 0,1 e 3,3%. Como descrito anteriormente, o período de tempo para aguardar a dequitação espontânea pode variar segundo a utilização do manejo expectante, ativo ou misto. Mesmo que ainda se esteja dentro de um tempo aceitável para a dequitação espontânea, a ocorrência de hemorragia de grande intensidade sem a saída espontânea da placenta implicará a necessidade de medidas para sua remoção e controle da hemorragia, que pode, inclusive, ter outra causa.

Acredita-se que existam três principais causas de retenção placentária:

- **placenta aderida** à parede uterina por falha da contração do miométrio retroplacentário;
- **placenta encarcerada**, em virtude de um colo uterino se fechando, ou à contratilidade segmentar exagerada;
- **espectro de placenta acreta**, decorrente de implantação anormal da placenta (acretismo, incretismo, percretismo), sendo mais comum em placentas prévias (ver Capítulo 117 – Espectro de Placenta Acreta).

A diferenciação pode ser difícil entre espectro de placenta acreta e as outras duas formas de retenção placentária. Se não tivermos diagnóstico de acretismo realizado no pré-natal, será difícil realizar nesse momento. Placentas incretas e percretas (graus mais acentuados de invasão trofoblástica) não devem sofrer tentativa de retirada, pois isso pode acarretar hemorragias graves, podendo se tornar incontroláveis. Para a diferenciação intraparto, a realização de ultrassonografia (em sala de parto ou próxima a ela) pode ajudar, mas se necessita de um profissional experiente para realização desse diagnóstico.

Passado o tempo máximo esperado para a dequitação, sem que tenha ocorrido sangramento importante nesse período, não havendo suspeita de espectro de placenta acreta, admitem-se algumas manobras para auxiliar a dequitação, embora para quase todas não exista evidência comprovada de eficácia. Segundo a OMS (2014), havendo suspeita de retenção placentária, pode ser utilizada uma dose adicional de ocitocina 10 UI IM/IV, associada a tração controlada do cordão umbilical, embora alguns autores não recomendem essa repetição de dose. Outro método citado é a injeção de ocitocina na veia umbilical. Revisão sistemática desse procedimento mostrou que o uso de ocitocina por essa via tem pouco ou nenhum efeito (Nardin et al., 2011).

Feito o diagnóstico de retenção placentária, deve-se obter acesso venoso calibroso, podendo-se realizar infusão de ocitocina IV caso esteja ocorrendo hemorragia, e providenciar a analgesia necessária para o procedimento de extração manual placentária.

A extração manual placentária é um procedimento invasivo com suas próprias complicações, como hemorragia grave, infecção e trauma do trato genital. Há necessidade de antibioticoprofilaxia antes ou durante o procedimento. No Hospital da Mulher Prof. Dr. José Aristodemo Pinotti (CAISM-Unicamp), utilizamos o seguinte esquema ao realizar esse procedimento:

a) primeira escolha: cefalosporina de primeira geração: cefazolina 2g IV (dose única) para paciente com peso até 120 kg ou 3 g IV (dose única) para paciente com peso acima de 120 kg;

b) segunda escolha – clindamicina, 900 mg IV (dose única), indicada para pacientes alérgicas a cefalosporinas, ou com reação anafilática grave a penicilina.

Placentas aderidas por falha de contração miometrial e placentas encarceradas podem ser retiradas manualmente. Para a extração placentária deve-se introduzir a mão no interior da cavidade uterina e, utilizando o cordão umbilical como guia, alcançar a placenta. Busca-se, então, localizar a borda (margem) placentária e, a partir daí, localiza-se um plano de clivagem entre a placenta e a parede uterina. Uma vez encontrado esse plano retroplacentário, os dedos vão "abrindo" o espaço (divulsão) entre placenta e parede uterina, até completar seu descolamento completo e a retirada da cavidade. A outra mão fica no fundo do útero, para auxiliar no controle dos movimentos e evitar inversão uterina. Nas placentas encarceradas e separadas do útero, geralmente basta retirá-las com a dilatação do colo uterino ou manter uma tração constante no cordão umbilical até verificar seu deslocamento.

A placenta removida manualmente, assim como qualquer placenta, deve ser atentamente examinada para verificação de sua integridade e retirada completa, para que não exista o risco de permanência de restos placentários intrauterinos. Havendo dúvida, deve ser realizada a curagem da cavidade uterina. Indicação de curetagem uterina pela permanência de restos placentários é a última opção, pois esse é um procedimento de maior risco de perfuração uterina, devendo ser praticado por profissional com experiência suficiente para indicar e realizar o procedimento. Nessas situações, é prudente manter a ocitocina em infusão intravenosa após o procedimento, ou utilizar outro agente uterotônico, respeitando suas contraindicações. Casos duvidosos quanto à necessidade ou não de curetagem podem ser mais bem avaliados com a realização de exame de ultrassonografia, que permite não só a visualização de tecido placentário aderido à cavidade uterina como, também, a verificação da espessura miometrial no local de aderência placentária.

Na tentativa de extração manual, principalmente quando da existência desconhecida de espectro de placenta acreta, pode ocorrer inversão uterina. Muita atenção deve ser dada a essa complicação. Havendo percepção de que está ocorrendo, deve-se interromper a extração placentária e reavaliar a conduta. Caso ocorra a inversão, medidas imediatas para sua reversão devem ser tomadas (ver Capítulo 116 – Hemorragia Puerperal). Embora a maior parte das placentas acretas seja também prévia, placentas altas podem apresentar aderências anormais. Nesse caso, ao se tentar fazer a extração manual, o plano de clivagem pode não ser obtido, levantando ainda mais a possibilidade de acretismo. Em situações nas quais haja grande dúvida quanto à existência de graus profundos de invasão placentária (increta, percreta), se a paciente não estiver com hemorragia, avaliação ultrassonográfica imediata em sala de parto está indicada, sem tentativa de retirada da placenta. **Não se deve tentar remover placentas incretas e percretas.**

Pós-parto imediato, quarto período ou período de Greenberg

Costuma-se definir o quarto período como as primeiras horas pós-parto, não havendo consenso quanto a sua duração. É um momento de extrema importância, pois muitas complicações graves para a saúde e a vida da mulher podem ocorrer. Alguns procedimentos aqui apresentados como relativos ao quarto período, como a sutura de episiotomia e outras lacerações, por exemplo, devem ter seu início assim que for possível. Como algumas vezes o terceiro período dura tempo prolongado, certos procedimentos podem iniciar e terminar durante a vigência do terceiro período, e outros podem até começar no terceiro período, mas tendem a terminar após a dequitação. Por isso estamos situando a identificação e a correção das lacerações perineais (inclusive episiotomia) no quarto período, em uma separação apenas didática, pois, na prática, sua identificação já pode ser feita no terceiro período; a correção, se antes ou depois da dequitação, é opção do médico assistente conforme as condições maternas observadas no momento.

Nesse período é fundamental manter um rigoroso controle médico e de enfermagem. A puérpera não deve ficar isolada ou sozinha. Nas primeiras horas de puerpério, principalmente após a puérpera sair da sala de parto, ela deve ser mantida sob vigilância de sinais vitais (pulso, pressão arterial, temperatura), sendo observado seu nível de consciência, com verificação frequente de tônus uterino e perdas sanguíneas por via vaginal. Além disso, é um momento de redistribuição volêmica, pois, além da perda sanguínea que ocorre naturalmente após o parto, a saída da placenta faz com que mude o perfil hemodinâmico materno, ocasionando mudanças em parâmetros circulatórios que podem dificultar o diagnóstico de anormalidades. O tônus e a altura uterina devem ser avaliados, devendo o útero estar com consistência firme, na altura da cicatriz umbilical ou um pouco abaixo. O uso profilático de ocitocina no terceiro período, como já exposto, reduz o risco de atonia uterina pós-parto. A diurese também deve ser observada, para identificação precoce de retenção urinária pós-parto ou para auxiliar na detecção de condições de hipovolemia. Quadros graves podem começar sem muita exuberância de sinais e sintomas, que podem ser confundidos com alterações normais para o período. Só a continuidade da vigilância trará a suspeita de que alguma anormalidade está ocorrendo, em tempo oportuno de adotar rapidamente as medidas necessárias para identificação e correção do problema.

As principais complicações graves nesse período envolvem quadros infecciosos e hemorrágicos. O choque endotóxico, causado predominantemente por algumas bactérias (estreptococos do grupo A, espécies de estafilococos e de *Clostridium*), pode ocorrer nesse período, de forma súbita. Também nesse período se manifestam grande parte das hemorragias puerperais graves, decorrentes de atonia uterina, lacerações de canal de parto, ruptura uterina e presença de restos placentários pós-dequitação.

Algumas questões relevantes quanto à conduta no quarto período serão avaliadas a seguir, com a realização de massagem uterina e o uso de antibióticos profiláticos. Destacaremos, entretanto, a identificação das lacerações vaginais e seu reparo cirúrgico.

Massagem uterina

A avaliação do tônus uterino pós-parto para identificação precoce de atonia uterina é recomendada para todas as mulheres. Caso o útero não esteja com tônus firme, é prudente realizar massagem uterina fúndica até que o útero volte a apresentar tônus adequado para o momento. Naquelas que receberam ocitocina profilática no terceiro período não há necessidade de massagem uterina contínua. Revisão sistemática, com apenas dois estudos, não apresentou resultados conclusivos sobre a adequação da prática de massagem uterina como rotina, concluindo que pode ser uma intervenção simples e barata, se comprovada sua eficácia com mais estudos, principalmente nos casos em que não foi utilizada ocitocina profilática no terceiro período do parto (Hofmeyr et al., 2013).

Uso de antibióticos profiláticos

Não são recomendados antibióticos profiláticos em partos vaginais não complicados, com ou sem episiotomia, pela baixa frequência de ocorrência de infecções pós-parto. O uso excessivo de antibióticos pode acarretar o desenvolvimento de resistência bacteriana a esses agentes. Medidas de prevenção de infecção não podem ser substituídas pelo uso indiscriminado de antibióticos pós-parto.

Lacerações perineais e sua correção

As lacerações perineais no parto ocorrem quando da liberação do polo cefálico ou durante a liberação da cintura escapular do concepto, exceto quando realizadas intencionalmente, como é o caso da episiotomia. Aumentam o risco as situações de fetos de maior tamanho, períneos mais estreitos e/ou com maior resistência muscular ao estiramento,

desprendimento cefálico muito rápido, manobras para desprendimento cefálico e/ou escapular intempestivas e necessidade de uso de fórceps. Parto em posição vertical, embora facilite o desprendimento fetal, acarreta forte pressão na região perineal, com maior risco de sangramento. Técnicas de proteção perineal durante o parto podem reduzir essas lacerações, mas, mesmo assim, elas poderão ocorrer. Segundo alguns estudos (Smith et al., 2013; Rogers et al., 2014), entre 50 e 80% dos partos vaginais apresentam algum tipo de laceração, sendo a maioria de primeiro e segundo graus (ver classificação adiante).

Fatores de risco para lacerações perineais

Os principais fatores de risco para lacerações perineais foram identificados em revisão sistemática, conforme indicado na Tabela 34.1.

Características das lacerações perineais

As lacerações atingem mais frequentemente o corpo perineal, que é constituído por tecido conjuntivo denso e musculatura superficial e profunda. Inferiormente ao corpo perineal está o complexo do esfíncter anal, que inclui os esfíncteres interno e externo do ânus. O esfíncter anal externo é composto de músculo esquelético, estando, portanto, sob controle voluntário, e fornece a pressão de "contração" do canal anal. O espessamento distal da camada muscular lisa circular da parede anal compõe o esfíncter anal interno, que está sob controle autonômico, fornecendo até 80% da pressão de repouso do canal anal. Conforme as estruturas do corpo perineal e do complexo do esfíncter anal são atingidas e lesadas no parto, as lacerações são classificadas em graus.

Uma lesão perineal após o parto, a depender de sua localização e extensão, pode acarretar problemas agudos como sangramento local, acometimento de estruturas próximas (ânus, reto e mais raramente bexiga) e trazer consequências em curto, médio e longo prazos. Precisa, portanto, ser ime-

Tabela 34.1. Alguns fatores de risco de lacerações perineais, conforme menor e maior risco estatístico observado.

Fatores de risco para rupturas perineais	Menor risco observado	Maior risco observado
Idade materna > 35 anos	1,6 (1,2 a 2,0)	2,84 (1,69 a 4,76)
Primiparidade	3,2 (2,5 a 4,1)	8,34 (3,98 a 17,48)
Idade gestacional ≥ 42 semanas	3,62 (1,28 a 10,21)	–
Peso ≥ 3.500 g	3,8 (2,5 a 5,9)	–
Peso ≥ 4.000 g	2,12 (1,64 a 2,72)	12,92 (2,77 a 60,11)
Peso ≥ 4.500 g	4,42 (2,68 a 7,27)	10,5 (5,4 a 20,6)
Duração do período expulsivo ≥ 60 min	1,32 (1,18 a 1,47)	1,52 (1,11 a 2,10)
Duração do período expulsivo ≥ 90 min	2,95 (1,39 a 6,27)	–
Duração do período expulsivo ≥ 120 min	1,42 (1,11 a 1,82)	1,7 (1,5 a 2)
Duração do período expulsivo ≥ 180 min	2 (1,7 a 2,4)	–
Uso de vácuo-extrator	1,68 (1,50 a 1,87)	5,22 (2,69 a 10,13)
Uso de fórceps	1,95 (1,39 a 2,75)	6,53 (5,57 a 7,64)
Circunferência cefálica > 35 cm	1,57 (1,23 a 1,99)	–

Fonte: Adaptada de Corrêa e Passini, 2016.

diatamente identificada e avaliada em sua completa extensão. Havendo sangramento local significativo, deve-se fazer a compressão local para reduzir a perda sanguínea desnecessária, enquanto se procede à avaliação da extensão da laceração e é providenciada analgesia e material para seu reparo. Conforme a gravidade da lesão, será necessário realizar analgesia locorregional se a mulher não estiver com analgesia prévia, tanto para o correto diagnóstico da laceração quanto para seu tratamento.

Avaliação das lacerações perineais

Enquanto os procedimentos a serem adotados no terceiro período (já abordados) são praticados, deve ser realizada uma revisão do períneo, envolvendo pele, introito e mucosa vaginal, região periuretral e fúrcula vaginal. É obrigatória uma boa avaliação perineal, para o correto dimensionamento das lesões. Dependendo da extensão e localização da lesão, também devem ser avaliados o orifício e o canal anal, pelo toque retal. No exame retal, é necessário avaliar a integridade da mucosa retal e do esfíncter anal, embora esse exame possa redundar em alta taxa de falso-negativo. Vários estudos apontam que um número significativo de lesões esfincterianas não é identificado no momento do parto (Andrews et al., 2006). Mulheres com períneo íntegro podem apresentar lesão esfincteriana, causada pelas forças de cisalhamento produzidas pelo polo cefálico fetal em sua descida. A mulher deve ser informada da existência da lesão e dos procedimentos que serão efetuados para diagnosticar sua extensão e a terapêutica necessária para seu reparo. Tudo deve ficar registrado em prontuário. Em casos de utilização de fórceps, revisão mais profunda vaginal e de colo uterino deve ser realizada com o uso de instrumental adequado.

Para iniciar a inspeção da laceração, a mesa cirúrgica deve estar limpa. Depois da limpeza do local, a ferida operatória também deve ser limpa e campos estéreis devem ser colocados.

A avaliação da lesão deve ser feita por inspeção e palpação. A paciente deve ficar em posição de litotomia, para avaliação adequada da extensão e profundidade das lesões, bem como para uma correção satisfatória. O ápice da laceração vaginal deve ser claramente identificado, e a profundidade e a extensão da lesão vaginal e perineal devem ser avaliadas com a inserção dos dedos nessas lesões e exposição de toda a área com solução de continuidade. O exame retal é feito colocando um dedo indicador no reto e o polegar sobre o esfíncter anal, fazendo um movimento de rolagem entre os dedos para avaliar a integridade do esfíncter.

Um problema significativo na avaliação imediata pós--parto da integridade das estruturas perineais é que nos limitaremos àquilo que estamos vendo ou percebendo ao toque. Lesões mais profundas da musculatura perineal, ou lesões menos evidentes de esfíncter anal, poderão, portanto, não serem identificadas e tratadas. Essa é uma questão importante, que pode trazer desdobramentos futuros para a saúde da mulher, principalmente relacionadas com a disfunção do assoalho pélvico (incontinência urinária, incontinência fecal e prolapso genital), que tem várias causas, não

exclusivamente relacionadas ao parto. Uma parcela das pacientes com lacerações perineais graves poderá desenvolver incontinência fecal. A incontinência de flatos pode ocorrer em maior porcentagem. Nas orientações pré-natais sobre aspectos relacionados aos tipos de parto, esse assunto deve ser abordado com a gestante, para que ela saiba do risco.

Classificação das lacerações perineais

As lacerações perineais costumam ser divididas em graus, conforme a extensão dos tecidos e estruturas que sofreram lesão. Uma das classificações utilizadas (RCOG 2015 e ACOG 2016) admite quatro graus de lacerações:

- **Primeiro grau:** lesão atingindo pele e mucosas.
- **Segundo grau:** lesão dos músculos perineais, sem atingir o esfíncter anal. A episiotomia é classificada como uma laceração de segundo grau, pois atinge o plano muscular do períneo.
- **Terceiro grau:** lesão do períneo envolvendo o complexo do esfíncter anal:
  - **3a:** laceração de menos de 50% da espessura do esfíncter anal;
  - **3b:** laceração de mais de 50% da espessura do esfíncter anal;
  - **3c:** laceração do esfíncter anal interno.
- **Quarto grau:** lesão do períneo envolvendo o complexo do esfíncter anal (esfíncter anal interno e externo) e o epitélio anal.

Reparo das lacerações perineais

A decisão do momento de início das suturas das lacerações perineais irá depender da intensidade do sangramento pelas lacerações e consequente necessidade de hemostasia. De maneira geral, sugere-se que se mantenha a compressão da área cruenta e realização de ligaduras vasculares, enquanto se aguarda a dequitação. Tal procedimento visa evitar perda sanguínea desnecessária e repercussões como anemia. Em havendo necessidade de realizar suturas, previamente à dequitação, teremos o risco delas serem tensionadas pelo processo de dequitação com posterior lesão pela passagem da placenta ou pela necessidade de procedimentos mais invasivos a fim de auxiliar a dequitação de placenta retida.

Deve-se avaliar se o ambiente onde a mulher se encontra é o ideal para realização da sutura da lesão, ou se é necessária a remoção para uma sala cirúrgica.

Grande parte das mulheres submetidas ao reparo de lesões perineais apresentará, em curto prazo, algum desconforto ou dor. Uma parcela delas continuará com queixas em longo prazo, incluindo o risco de dispareunia. Esses problemas podem causar não só desconforto físico, mas também problemas psicológicos e sociais, merecendo, portanto, todo o cuidado na sua abordagem.

Lesões parauretrais e periclitorianas geralmente são pequenas e não costumam sangrar, não sendo necessário, nessas condições, realizar suturas. Entretanto, havendo distorções de anatomia e sangramento, alguns autores recomendam a sutura. Lacerações de primeiro grau devem ser avaliadas quanto a sua extensão, aposição de bordas e sangramento, sendo suturadas a critério clínico. As lacerações de segundo, terceiro e quarto graus vão demandar reparo com suturas. Nas pacientes sem analgesia de parto, analgesia adequada deve ser obtida, por meio de infiltrações ou bloqueios anestésicos, podendo-se utilizar, em situações de maior complexidade e extensão cirúrgica, o bloqueio raquidiano ou peridural. Em lacerações extensas, que demandam ampla área de sutura, poderá ser recomendável inserir um cateter vesical de demora, que pode ser mantido por 24 horas.

Como regra em qualquer cirurgia, deve-se ter cuidado anatômico e estético na cirurgia, com o bom alinhamento das bordas da lesão. Elas devem ser aproximadas sem tensão, caso contrário haverá comprometimento da vascularização e o processo de cicatrização será prejudicado. Suturas muito tensionadas também podem causar dor e laceração dos tecidos, sua separação e deiscência. Os principais fatores associados com a deiscência de suturas perineais são os hematomas e as infecções locais.

Como será visto a seguir, conforme a técnica utilizada para o reparo da laceração, a pele pode ou não ser suturada nas lesões de segundo grau e episiotomias, dependendo da aposição das bordas após a sutura dos planos inferiores. Bordas bem apostas podem permitir um fechamento por segunda intenção, mas, se houver necessidade, sutura intradérmica ou sutura simples pode ser aplicada. Após a conclusão das suturas perineais, deve ser realizado novo toque retal, para verificar se houve passagem inadvertida de fio cirúrgico no reto, pois isso pode acarretar infecção, deiscência e fístula.

Deve-se atentar para a analgesia pós-parto, utilizando medicações suficientes para o controle da dor pós-operatória, incluindo analgésicos e/ou anti-inflamatórios, que podem ser utilizados também na forma de supositório, respeitando suas contraindicações. Além do registro da lesão no prontuário, o reparo cirúrgico deve ficar descrito, incluindo material de sutura utilizado.

Técnica e material para sutura das lacerações perineais de segundo grau e episiotomia

Serão descritos agora aspectos relacionados com a correção de suturas de lacerações perineais de segundo grau e episiotomias. As lesões de terceiro e quarto graus serão abordadas no Capítulo 110 – Assistência ao Trauma Perineal Severo no Parto.

- **Técnicas de sutura perineal:** para realizar a sutura de uma episiotomia ou de uma laceração perineal de segundo grau, seus limites devem ser conhecidos de forma precisa, incluindo extensão, profundidade, proximidade com a parede retal e com o orifício anal, além de áreas identificáveis de sangramento mais intenso. Vasos arteriais ou de maior calibre deverão ser ligados previamente à sutura. As suturas de episiotomia são denominadas episiorrafias.
  Deve-se atentar para a antissepsia e evitar o contato com a região perianal durante a sutura. Campos estéreis são recomendados.

Há várias técnicas descritas para realização de reparo das lacerações, conforme os planos teciduais lesados e tipo de sutura realizada.

Uma revisão sistemática da Biblioteca Cochrane descreveu e comparou três técnicas de sutura de lacerações perineais de segundo grau e episiotomias (Kettle et al., 2012). A diferença entre as técnicas está, principalmente, na utilização de sutura com pontos separados ou contínuos e no fechamento da pele do períneo – sutura transcutânea ou por aposição.

- **Técnica de sutura em três planos:** esse tem sido o método tradicional de sutura de lacerações perineais (incluindo a episiotomia). Geralmente a sutura se inicia um pouco acima ou no ápice da lesão vaginal (área mais interna seccionada na vagina), sendo ancorada nesse ponto, seguindo-se sutura contínua na mucosa vaginal, que termina no final da área lesada, na transição com a fúrcula vaginal, quando são dados os nós, encerrando essa parte da sutura. Em seguida é feita a reaproximação dos músculos perineais, com pontos separados, após revisão da hemostasia local. Sangramentos não estancados nessa região poderão causar hematomas e infecção local, que podem evoluir para abscessos e deiscência. A cada ponto no plano muscular são dados nós, sendo, portanto, técnica que envolve múltiplos nós. A aproximação não deve ser feita com tensão excessiva, para não provocar dor ou risco de deiscência. A justaposição adequada do tecido muscular geralmente é suficiente para bloquear o sangramento venoso. Nesse tempo cirúrgico deve-se tomar cuidado para não passar o fio cirúrgico pela parede retal, em função da sua proximidade. A boa aproximação do plano muscular provoca boa aposição das bordas cutâneas da região perineal. A pele perineal é suturada pela inserção de pontos intradérmicos ou transcutâneos separados.
- **Técnica de sutura em dois planos:** método semelhante ao anterior, tanto na etapa vaginal quanto na muscular. A pele não é suturada, mas deve ficar bem aposta. Isso poderia reduzir a dor e a sensação de aperto na pele, referida por parte das mulheres com o método tradicional. Para a pele ficar bem aposta, é necessário boa aproximação muscular ou alguns pontos subcutâneos invertidos.
- **Técnica de sutura contínua:** o início da sutura se dá logo acima do ápice da lesão vaginal, com um ponto ancorado, a partir do qual será realizada a sutura contínua da vagina, sem ancoramento e sem nó ao final. Em seguida é feita sutura contínua para reaproximação da musculatura, sem nós, seguindo-se com sutura contínua logo abaixo da pele, na fáscia subcutânea, também sem ancoramento. A sutura é concluída com um nó final, colocado no introito vaginal, na altura da região himenal. Só um fio é usado e são dados nós em apenas dois locais: o de ancoramento inicial e o final. A justificativa para o uso dessa técnica de sutura é que ela reduziria o edema local, com menos dor após sua realização. Alguns autores criticam essa técnica, referindo que ela pode provocar encurtamento da vagina (Toglia, 2020).

A revisão sistemática citada acima concluiu que a técnica de sutura contínua, comparada aos outros métodos, está associada com menos dor em curto prazo, menor necessidade de analgesia e de remoção de sutura. Além disso, há também evidências de que as técnicas contínuas usam menos material de sutura em comparação com o método tradicional. Não foram observadas diferenças significativas na necessidade de ressutura ou dor em longo prazo entre as técnicas. O nível de habilidade e treinamento do operador variou nos diferentes estudos, o que dificulta a interpretação dos resultados. Resultados de técnicas de sutura envolvem muitas variáveis. O domínio e a habilidade do profissional com uma técnica são fatores de grande importância nos resultados. Em nossa instituição preferimos a técnica de sutura em três planos.

Ao final da sutura, deve ser feito o toque retal para descartar a possibilidade de transfixação da parede retal pelo fio de sutura. Caso isso aconteça, o fio deverá ser removido, o que implica desfazer a sutura realizada e refazê-la.

Material utilizado na sutura de lesões perineais

Fios de sutura a serem aplicados nas lesões perineais devem ser absorvíveis. Dois tipos principais são utilizados em episiorrafias: o categute e os fabricados com materiais sintéticos. O categute é um fio natural, porém muito alergênico. Dentre os sintéticos, os mais utilizados são o de ácido poliglicólico e o de poliglactina 910, embora outros também possam ser aplicados.

Metanálise comparando categute e fios de sutura absorvíveis sintéticos (poliglactina 910 e ácido poliglicólico) demonstrou que o uso dos fios sintéticos absorvíveis foi associado a menor dor em curto prazo, redução no uso de analgesia e menos deiscência, mas com maior necessidade de remoção tardia (Kettle et al., 2010). Este último resultado é importante, pois remover suturas perineais é um procedimento extremamente desagradável para a paciente. Suturas com fios sintéticos de absorção rápida causam menos problemas que os de absorção padrão.

Como conclusão, devemos assinalar que o impacto do trauma perineal no parto pode causar sofrimento para a nova mãe, que terá de dar conta do cuidado do recém-nascido em meio a uma série de transformações hormonais e físicas, podendo trazer impactos emocionais e na esfera sexual. O obstetra deve estar atento para tais problemas. Saber ouvir e aconselhar é muito importante nesse momento. Além do tipo de material e técnica utilizados nas suturas, a habilidade do profissional que realiza o procedimento também pode afetar a intensidade da dor e a maneira como as feridas perineais cicatrizam.

LEITURAS COMPLEMENTARES

ACOG COMMITTEE OPINION n. 684. Delayed umbilical cord clamping after birth; 2017.

ACOG Practice Bulletin No. 199: Use of Prophylactic Antibiotics in Labor and Delivery. Obstet Gynecol. 2018 Sep;132(3):e103-e119.

Adnan N, Conlan-Trant R, McCormick C, Boland F, Murphy DJ. Intramuscular versus intravenous oxytocin to prevent postpartum haemorrhage at vaginal delivery: Randomised controlled trial. BMJ. 2018;362: k3546. Doi: 10.1136/bmj.k3546.

Almeida MFB, Guinsburg R. Reanimação do recém-nascido ≥ 34 semanas em sala de parto: Diretrizes da Sociedade Brasileira de Pediatria; 2016. 33p.

Andrews V, Sultan A, Thakar R, Jones P. Occult anal sphincter injuries – Myth or reality? BJOG. 2006;113:195-200.

Barros M, Gorgal R, Machado AP, Correia A, Montenegro N. Princípios básicos em cirurgia: Fios de Sutura. Acta Med Port. 2011;24(S4):1051-56.

Begley CM, Gyte GML, Devane D, McGuire W, Weeks A, Biesty LM. Active versus expectant management for women in the third stage of labour. Cochrane Database of Systematic Reviews. 2019;(2):CD007412.

Bonet M, Ota E, Chibueze CE, Oladapo OT. Antibiotic prophylaxis for episiotomy repair following vaginal birth. Cochrane Database of Systematic Reviews. 2017;(11):CD012136.

Bradley CS, Richter HE, Gutman RE et al. Pelvic Floor Disorders Network. Risk factors for sonographic internal anal sphincter gaps 6-12 months after delivery complicated by anal sphincter tear. Am J Obstet Gynecol. 2007;197(3):310.e1-310.e5.

Brasil. Ministério da Saúde. Secretaria de Ciência, Tecnologia e Insumos Estratégicos. Departamento de Gestão e Incorporação de Tecnologias em Saúde. Diretrizes nacionais de assistência ao parto normal: Versão resumida [recurso eletrônico]. Brasília: Ministério da Saúde; 2017. 51 p.

Brasil. Ministério da Saúde. Secretaria de Vigilância em Saúde. Departamento de Doenças de Condições Crônicas e Infecções Sexualmente Transmissíveis. Protocolo Clínico e Diretrizes Terapêuticas para Prevenção da Transmissão Vertical do HIV, Sífilis e Hepatites Virais/Ministério da Saúde, Secretaria de Vigilância em Saúde, Departamento de Doenças de Condições Crônicas e Infecções Sexualmente Transmissíveis. Brasília: Ministério da Saúde; 2020.

Corrêa Jr MD, Passini Jr R. Selective Episiotomy: Indications, Technique, and Association with Severe Perineal Lacerations. Rev Bras Ginecol Obstet. 2016;38(06):301-7.

Gupta JK, Sood A, Hofmeyr GJ, Vogel JP. Position in the second stage of labour for women without epidural anaesthesia. Cochrane Database of Systematic Reviews. 2017;(5):CD002006.

Herman A, Zimerman A, Arieli S, Tovbin Y, Bezer M, Bukovsky I et al. Down-up sequential separation of the placenta. Ultrasound in Obstetrics & Gynecology. 2002;19:278-81.

Hofmeyr GJ, Abdel-Aleem H, Abdel-Aleem MA. Uterine massage for preventing postpartum haemorrhage. Cochrane Database of Systematic Reviews. 2013;(7):CD006431.

Kettle C, Dowswell T, Ismail KMK. Absorbable suture materials for primary repair of episiotomy and second degree tears. Cochrane Database of Systematic Reviews. 2010;(6):CD00000.

Kettle C, Dowswell T, Ismail KMK. Continuous and interrupted suturing techniques for repair of episiotomy or second-degree tears. Cochrane Database of Systematic Reviews. 2012;(11):CD00094.

Lundquist M, Olsson A, Nissen E, Norman M. Is it necessary to suture all lacerations after a vaginal delivery? Birth. 2000;27:79-85.

McDonald SJ, Middleton P, Dowswell T, Morris PS. Effect of timing of umbilical cord clamping of term infants on maternal and neonatal outcomes. Cochrane Database of Systematic Reviews. 2013;(7):CD004074.

Nardin JM, Weeks A, Carroli G. Umbilical vein injection for management of retained placenta. Cochrane Database of Systematic Reviews. 2011;(5):CD001337.

Oladapo OT, Okusanya BO, Abalos E. Intramuscular versus intravenous prophylactic oxytocin for the third stage of labour. Cochrane Database of Systematic Reviews. 2018;(9):CD009332.

Pan American Health Organization. Beyond survival: Integrated delivery care practices for long-term maternal and infant nutrition, health and development. 2.ed. Washington, DC: PAHO; 2013.

Rogers RG, Leeman LM, Borders N, Qualls C, Fullilove AM, Teaf D et al. Contribution of the second stage of labour to pelvic floor dysfunction: A prospective cohort comparison of nulliparous women. BJOG. 2014;121:1145-53; discussion 1154.

Royal College of Obstetricians and Gynaecologists. Green-top guideline n. 29: The management of third – and fourth-degree perineal tears. June 2015. 19p.

Smith LA, Price N, Simonite V, Burns EE. Incidence of and risk factors for perineal trauma: a prospective observational study. BMC Pregnancy Childbirth. 2013;13:59.

Sultan AH, Kamm MA, Hudson CN et al. Anal-sphincter disruption during vaginal delivery. N Engl J Med. 1993;329(26):1905-11.

The American College of Obstetricians and Gynecologists ACOG Practice Bulletin Number 165. Prevention and Management of Obstetric Lacerations at Vaginal Delivery. Obstet Gynecol. 2016;128(1):e1-15.

Urner F, Zimmermann R, Krafft A. Manual removal of the placenta after vaginal delivery: An unsolved problem in obstetrics. J Pregnancy. 2014;2014:274651.

Weeks AD. The retained placenta. Best Pract Res Clin Obstet Gynaecol. 2008;22(6):1103-17.

WHO recommendations: Intrapartum care for a positive childbirth experience. World Health Organization 2018. [Acesso 2020 abr 23 2020]. Disponível em: https://apps.who.int/iris/bitstream/handle/10665/260178/9789241550215-eng.pdf?sequence=1.

World Health Organization (WHO). WHO recommendations for the prevention and treatment of postpartum haemorrhage 2014. [Acesso 2020 abr 24]. Disponível em: https://apps.who.int/iris/bitstream/handle/10665/75411/9789241548502_eng.pdf;jsessionid=894246515989CDF934CE2ECD5B5EFD8D?sequence=1.

35

Partograma

Helaine Maria Besteti Pires Mayer Milanez

Apesar de a maioria das mulheres e seus recém-nascidos serem considerados de baixo risco de complicações no trabalho de parto e no parto, o período que envolve o nascimento está associado com maior risco de morbimortalidade materna e perinatal. Mesmo em países ricos, entre 20 e 30% das pacientes consideradas de baixo risco apresentarão uma evolução inesperada com complicações intraparto como distocias, hemorragias e infecções, entre outras.

O partograma vem sendo utilizado há décadas como ferramenta para acompanhamento do trabalho de parto, com o objetivo de melhorar as intervenções e encaminhar a referências quando necessário.

Essa ferramenta, empregada para realizar a representação gráfica do trabalho de parto, permite acompanhá-lo de maneira visual, diagnosticar alterações do processo de parturição e indicar a adoção de condutas para a correção de desvios da evolução fisiológica. O ponto central do partograma é a construção das linhas de alerta e de ação. A forma do gráfico foi adaptada para distintas situações. Uma das mais importantes foi a de Philpot e Castle, em 1972, atuando no continente africano, onde a maioria dos partos era realizada por parteiras e havia a necessidade de orientá-las a encaminhar os partos distócicos para o hospital em momento oportuno que favorecesse um bom resultado perinatal. Com base nos conhecimentos da dilatação cervical, esses autores construíram uma linha de alerta que servia para identificar as pacientes com partos de risco. Quando a evolução cruzava a linha de alerta, a paciente deveria ser encaminhada ao hospital. Após 4 horas padronizaram a linha de ação, pois esse era o tempo médio para que a paciente chegasse até um centro médico com capacidade para partos operatórios.

Atualmente, a maioria dos partos ocorre em ambientes hospitalares, portanto não há necessidade de atuação imediata quando a curva da dilatação ultrapassa a linha de alerta; deve ser realizada maior observação clínica e vigilância fetal.

O modelo de partograma mais utilizado e testado, do qual derivam vários outros, é o da Organização Mundial da Saúde (OMS), de 1994. Na construção do partograma, algumas observações são necessárias:

- Deve ser usado papel quadriculado, e cada divisória no eixo horizontal (abscissa) corresponde a uma hora da evolução do trabalho de parto; cada divisória no eixo longitudinal (ordenada) corresponde a 1 cm de dilatação e a um plano de descida da apresentação (Figura 35.1).
- A abertura do partograma deve ser realizada no momento em que a paciente entra na fase ativa do período de dilatação, ou seja, na hora em que ela apresenta mais que 3 cm de dilatação acompanhados de contrações regulares e eficientes (2 a 3 a cada 10 minutos).
- No momento em que for realizado o toque vaginal deve ser avaliada a dilatação do colo, a ser marcada no gráfico com um triângulo; a altura da apresentação deve ser desenhada com uma circunferência; a integridade ou não da bolsa das águas e a cor do líquido amniótico devem ser registradas.
- Também devem ser registrados adequadamente o padrão das contrações uterinas, os batimentos fetais, a infusão de líquidos e drogas e a realização de analgesia.
- A dilatação é plotada no gráfico no valor correspondente, e na hora imediatamente a seguir se inicia o desenho da linha de alerta; 4 horas após essa é desenhada a linha de ação.

Na Figura 35.1, exemplo de papel quadriculado a ser utilizado na construção do partograma.

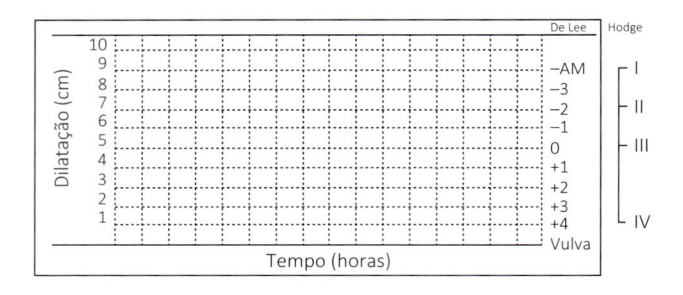

Figura 35.1. Exemplo de partograma.
Fonte: Brasil. Manual do Ministério da Saúde, 2001.

Nesse papel, a partir da identificação de que a paciente está na fase ativa do período de dilatação, inicia-se a construção, com o desenho de curvas de alerta e de ação, conforme a Figura 35.2.

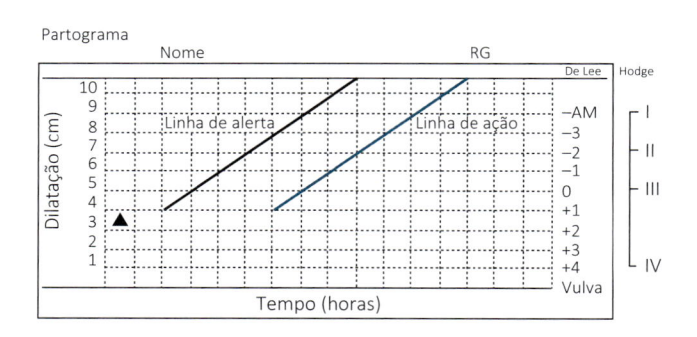

Figura 35.2. Curvas de alerta e de ação.
Fonte: Brasil. Manual do Ministério da Saúde, 2001.

Um exemplo de partograma preenchido está representado na Figura 35.3.

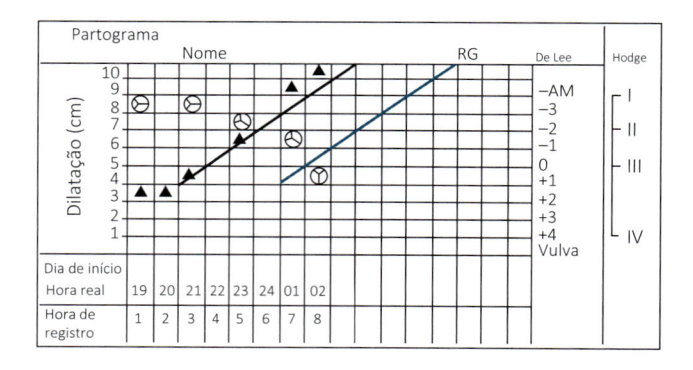

Figura 35.3. Exemplo de partograma preenchido.
Fonte: Brasil. Manual do Ministério da Saúde, 2001.

Em nosso serviço utilizamos, há mais de quatro décadas, um modelo adaptado de um hospital chileno, bem simplificado (Figura 35.4).

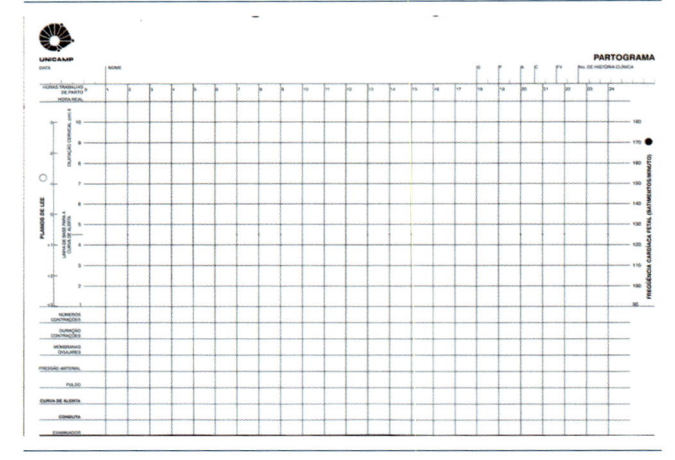

Figura 35.4. Partograma utilizado no Centro de Atenção Integral à Saúde da Mulher (CAISM) da Universidade Estadual de Campinas (Unicamp).
Fonte: Acervo da autoria.

Baseando-se na construção do partograma, assumindo como padrão de normalidade da evolução do trabalho de parto na fase ativa a velocidade de dilatação em torno de 1 cm/h, foram definidos diagnósticos de possíveis distocias, no período de dilatação ou fase ativa e no período expulsivo, também conhecido como período pélvico.

Assim, na fase ativa do trabalho de parto, de acordo com diagnósticos de distocias baseados no partograma teríamos:

- parto taquitócico;
- fase ativa prolongada;
- parada secundária da dilatação.

No período expulsivo, também denominado período pélvico, teríamos:
- período pélvico prolongado;
- parada secundária da descida.

A partir dessa classificação, os diagnósticos dessas distocias seriam feitos com base na observação dos gráficos de partograma.

Parto taquitócico

Também denominado "parto em avalanche", é definido com a observação de uma evolução muito rápida da dilatação, com velocidade muito superior a 1 cm/h. Geralmente estão associados a condições iatrogênicas de infusão de ocitocina; quando espontâneos, são observados de maneira mais frequente em primigestas, pois, para que a evolução da dilatação e expulsão fetal ocorram em período de até 4 horas, que é a definição de taquitócico, o útero teria de possuir uma excelente capacidade contrátil, e isso é observado em pacientes primigestas de maneira mais frequente.

Algumas complicações podem ser observadas em um parto taquitócico: ocorre maior risco de hemorragia pós--parto por hipotonia ou atonia uterina, em razão do esgotamento da musculatura uterina após a ocorrência de um número excessivo de contrações. Atenção especial deve ser dada a uma paciente que apresentou esse tipo de evolução com relação à hemorragia e dificuldade de manutenção do tônus uterino, eventualmente necessitando de infusão de agentes ocitócicos, além daqueles profiláticos. Uma segunda complicação observada é a maior ocorrência de lacerações de trajeto, provavelmente devidas a uma evolução muito rápida da passagem fetal, não havendo acomodação adequada do canal de parto a essa passagem; recomenda-se a realização da revisão cuidadosa do canal de parto em face da ocorrência de um parto taquitócico. Outra complicação que também pode ser observada é a ocorrência de hemorragia ventricular no recém-nascido, pela descida muito rápida da apresentação fetal e possível ocorrência de trauma em polo cefálico fetal, além da possibilidade de sofrimento fetal pelo excesso de atividade uterina. Recomenda-se fortemente uma intensa vigilância da vitalidade fetal nesse tipo de evolução. Na Figura 35.5, a representação gráfica de um parto taquitócico.

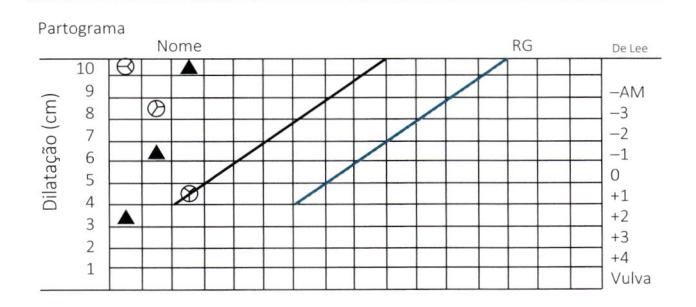

Figura 35.5. Representação gráfica de um parto taquitócico.
Fonte: Brasil. Manual do Ministério da Saúde, 2001.

Fase ativa prolongada

Outra possibilidade de anormalidade da evolução durante a fase ativa é a ocorrência de uma evolução mais arrastada, sendo observada uma velocidade de dilatação menor que 1 cm/h. Essa alteração é definida como fase ativa prolongada, representada na Figura 35.6.

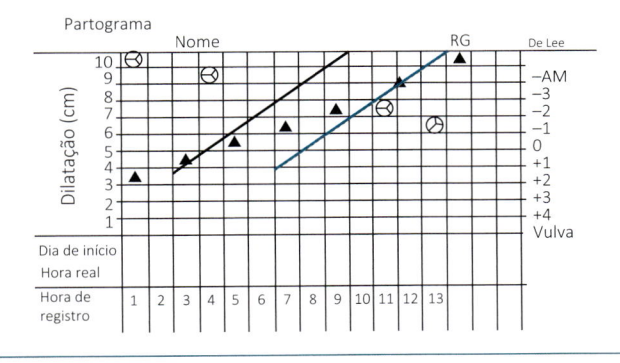

Figura 35.6. Fase ativa prolongada.
Fonte: Brasil. Manual do Ministério da Saúde, 2001.

Atualmente devemos ter uma noção mais crítica com relação a qual é o verdadeiro padrão de normalidade da velocidade da dilatação cervical. Provavelmente os limites aceitáveis são bem maiores quanto ao tempo de evolução da fase ativa de um trabalho de parto. Mais adiante faremos uma discussão crítica sobre os padrões de evolução do trabalho de parto na atualidade.

No entanto, diante da observação de uma evolução arrastada da dilatação, deve-se considerar e avaliar como está a contratilidade uterina. Na imensa maioria das vezes, a chamada fase ativa prolongada é decorrente da presença de contrações ineficientes. As medidas a serem tomadas na tentativa de correção dessa situação incluem, inicialmente, o uso de técnicas de humanização para estímulo ao parto normal, com a utilização de deambulação, banho e uso de bola de Pilates, entre outros. Não havendo resposta com melhoria do padrão de contratilidade, podem ser utilizadas a rotura de membranas ovulares e a condução com ocitócicos.

A evolução muito arrastada do trabalho de parto pode favorecer a ocorrência de esgotamento da musculatura uterina e de comprometimento da reserva fetal, pelo que se recomenda vigilância da vitalidade fetal, além de observação cuidadosa do período pós-parto focando a detecção precoce de hemorragias.

Parada secundária da dilatação

Essa situação é definida como a observação da não evolução da dilatação por um período de 2 horas em uma mulher em trabalho de parto na fase ativa; ou seja, em duas observações de toque vaginal, com 2 horas de intervalo entre elas, está mantida a dilatação do colo uterino (Figura 35.7).

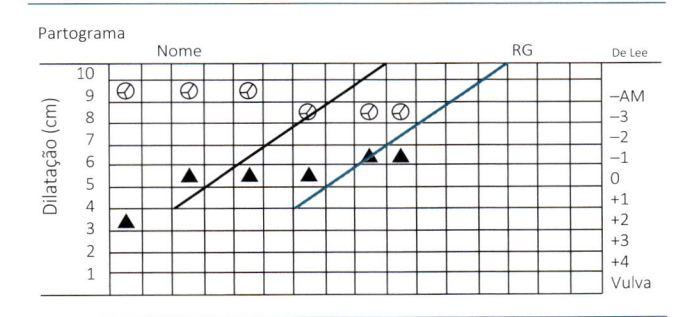

Figura 35.7. Parada secundária da dilatação.
Fonte: Brasil. Manual do Ministério da Saúde, 2001.

A principal causa dessa situação é a desproporção cefalopélvica verdadeira ou relativa. A verdadeira é causada por uma incompatibilidade entre o tamanho da cabeça fetal e o da bacia, seja por um feto muito grande ou por uma bacia inadequadamente pequena. A única resolução possível é a realização de uma cesariana. A desproporção relativa pode estar associada a atitudes defletidas ou variedades de posição transversas ou posteriores persistentes. Nessas condições, pode-se tentar deambulação, rotura artificial de membranas, uso de ocitócicos ou analgesia peridural, a fim de favorecer a evolução para um parto por via vaginal. Se não houver sucesso com essas medidas, estará recomendada a resolução por cesárea.

No período expulsivo, que também é denominado período pélvico, podem ser observadas duas anormalidades de evolução: o período pélvico prolongado e a parada secundária da dilatação.

Período pélvico prolongado

Nessa situação (Figura 35.8), é observada uma descida muito lenta da apresentação; nota-se que a dilatação está completa, mas ocorre uma demora na descida e expulsão do feto. Na atualidade, os limites de duração aceitável para o período expulsivo estão em discussão. Obviamente, com a evolução das técnicas de avaliação de vitalidade fetal, é possível que se aguarde um período maior após a dilatação total, sem que ocorra um desfecho perinatal desfavorável.

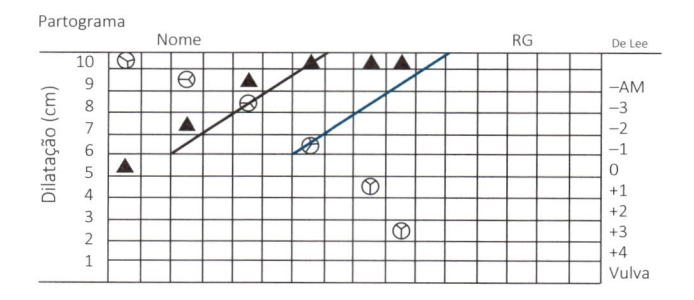

Figura 35.8. Período pélvico prolongado.
Fonte: Brasil. Manual do Ministério da Saúde, 2001.

Geralmente essa anormalidade decorre de uma contratilidade uterina ineficiente, e sua correção pode ser obtida com a infusão de agentes ocitócicos e rotura artificial das membranas ovulares. Se houver condições de aplicabilidade adequadas, existe a possibilidade de resolução por um fórcipe.

Parada secundária da descida

Essa situação se caracteriza pela observação, entre dois toques sucessivos com intervalo de uma hora, de que a apresentação se encontra no mesmo plano da bacia (Figura 35.9).

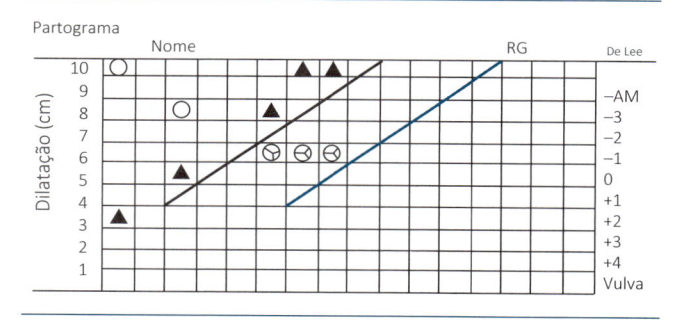

Figura 35.9. Parada secundária da descida.
Fonte: Brasil. Manual do Ministério da Saúde, 2001.

A causa mais comum dessa situação é a desproporção cefalopélvica relativa ou absoluta; a desproporção absoluta resulta na indicação de parto cesárea, e na evolução do partograma observamos que a apresentação fica estacionada, no máximo, até o plano zero de De Lee. Na desproporção relativa, diante de uma apresentação abaixo do plano zero e com condições de aplicabilidade favoráveis a um fórcipe,

este pode ser tentado, com indicação de tração ou de rotação a depender da variedade de posição apresentada.

Análise crítica da utilização do partograma na era atual

O partograma foi um instrumento considerado dos mais importantes no atendimento em obstetrícia, sendo recomendado pela OMS, de maneira rotineira, a partir de 1994. A publicação que sugere a sua utilização como uma maneira de acompanhar o trabalho de parto e organizar o referenciamento para hospitais em clínicas periféricas no Zimbabwe (Rodésia anteriormente) foi publicada em 1972. Apesar de recomendado pela OMS como uma ferramenta de acompanhamento do trabalho de parto, suas taxas de aceitação global e utilização persistem baixas, em torno de 31 e 33%.

As controvérsias existentes sobre conceitos relacionados ao parto, diagnóstico de distocias, bem como sua abordagem, não invalidam o uso desse instrumento, segundo Marcolin e Duarte em 2018.

Devemos ressaltar que os padrões de normalidade para a evolução da dilatação em um trabalho de parto foram inicialmente definidos na década de 1950, por Friedman, com base no acompanhamento de mais de 500 mulheres em trabalho de parto; a definição do início da fase ativa foi revista pelo próprio Friedman em 1978. Entretanto, a mulher dos dias atuais está bem longe do padrão daquela dos anos 1950: é mais sedentária, mais obesa, de maior idade, além do fato de que as técnicas de seguimento da parturição evoluíram, com métodos mais adequados para vigilância da vitalidade fetal. Somada a esses fatores, também ocorreu melhoria significativa nas técnicas anestésicas utilizadas em obstetrícia, de modo a impactar menos nos padrões de contratilidade uterina.

Em face de todas essas argumentações, o uso da curva sigmoidal de Friedman como padrão de normalidade para a evolução do parto vem sendo questionado, além da grande dúvida se a velocidade da dilatação ideal na fase ativa do período de dilatação, definida por ele como ao redor de 1 cm/h, é realmente o padrão mais aceitável para um trabalho de parto fisiológico (Figura 35.10).

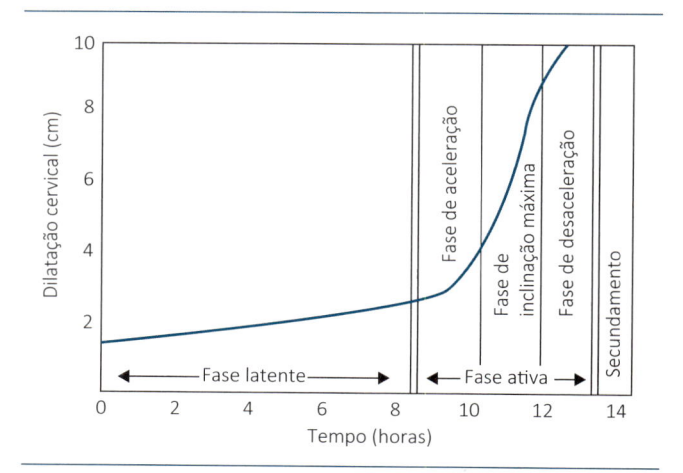

Figura 35.10. Curva sigmoidal de Friedman.
Fonte: Adaptada de Friedman, 1978.

Diante desses questionamentos, foi realizado um trabalho retrospectivo nos Estados Unidos, na tentativa de desenvolver uma curva "contemporânea" para acompanhamento do trabalho de parto (curva de Zhang) (Figura 35.11). Esse estudo analisou os arquivos informatizados de 62.415 mulheres com parto vaginal espontâneo, de 19 centros americanos, com a condição de gestação única e apresentação cefálica; alguns achados foram muito diferentes daqueles de Friedman. Nos dados desse estudo, o trabalho de parto demorou mais do que 6 horas para progredir de 4 para 5 cm e mais de 3 horas para progredir de 5 para 6 cm de dilatação. Nulíparas e multíparas aparentemente progrediram de maneira similar até os 6 cm. Entretanto, após os 6 cm, o trabalho de parto foi mais acelerado nas multíparas. O percentil 95 para o período expulsivo em nulíparas com e sem analgesia peridural foi, em média de 3,6 e 2,8 horas, respectivamente. Assim, concluíram que a evolução do trabalho de parto acelera a partir dos 6 cm e que a progressão de 4 para 6 cm pode ser bem mais lenta do que o previamente descrito, sugerindo que a fase ativa, de fato, deveria ser considerada apenas a partir de 6 cm!

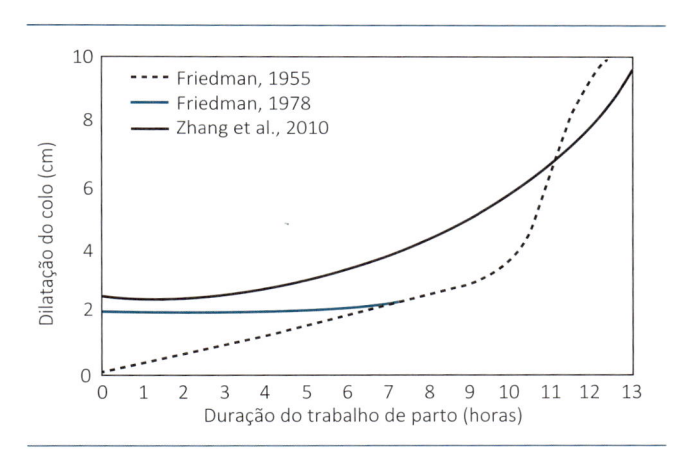

Figura 35.11. Comparação das curvas de Friedman e de Zhang. *Fonte:* Adaptada de Zhang et al., 2010.

A implementação de um novo padrão de normalidade para a evolução do trabalho de parto poderia impactar nas taxas de cesárea de maneira positiva, que vem aumentando de maneira significativa nos últimos anos. Uma primeira abordagem seria focar populações de baixo risco, sem cesárea anterior e com feto único em apresentação cefálica. Seria muito importante definir quais são os padrões "aceitáveis" para a evolução fisiológica de um trabalho de parto. Em 2014, o Colégio Americano de Ginecologistas e Obstetras e a Sociedade de Medicina Materna e Fetal publicaram um consenso para prevenção segura da primeira cesárea, com novas definições de trabalho de parto prolongado e falha de indução.

Um trabalho analisando dados de um mesmo serviço antes e após a recomendação e aplicação dos novos padrões mostrou uma significativa redução na taxa de cesáreas, sem aumento de desfechos perinatais adversos.

Revisão da Biblioteca Cochrane de 2013, analisando o efeito da utilização do partograma nos resultados de mulheres em trabalho de parto espontâneo a termo, não conseguiu determinar a necessidade do uso do partograma como parte de um manejo adequado do trabalho de parto. Entretanto, sugere que, em virtude da ampla utilização generalizada dessa ferramenta, o uso do partograma deve ser avaliado por cada local que atende partos, sendo necessários mais estudos para definir sua real eficácia.

Por mais de duas décadas o partograma tem sido a ferramenta rotineiramente utilizada na tomada de decisões durante o trabalho de parto, com o objetivo de otimizar intervenções e referenciar para serviço de maior capacidade. O ponto central é a utilização de uma curva de dilatação cervical, geralmente a partir dos 4 cm, com uma velocidade aceitável de 1 cm/h. Entretanto, como já visto, atualmente vários estudos observacionais vêm questionando esse padrão de 1 cm/h como medida válida para uma adequada evolução da fase ativa do trabalho de parto. Dentro desse contexto, existe a necessidade de uma reavaliação sistemática de sua utilização. Estudo publicado em 2019 pela OMS avaliou a acurácia da linha de alerta na identificação das mulheres de risco para complicações no parto, por meio de uma revisão sistemática. A maior parte dos trabalhos não era de boa qualidade, apresentando muitas variações nas definições de resultados perinatais desfavoráveis. A revisão foi incapaz de avaliar a utilidade da linha de alerta em otimizar a transferência da parturiente para unidades de atendimento de melhor porte, já que a maioria dos trabalhos foi realizada em hospitais. Nessa revisão observou-se que não é incomum uma paciente com trabalho de parto prolongado apresentar desfecho perinatal adequado. Mostrou também que a progressão da dilatação não é linear e que sua evolução até 5 a 6 cm pode apresentar uma velocidade muito inferior a 1 cm/h, mas pode ser mais rápida após esse limite. Concluem que há a necessidade de identificar os limites adequados para acompanhar o trabalho de parto e definir em qual momento as intervenções realmente auxiliarão a melhorar os desfechos maternos e fetais.

Com esse novo contexto da evolução do trabalho de parto, desde 2018 a OMS iniciou um processo de revisão do partograma à luz dos conhecimentos atuais, incluindo uma nova interpretação da variabilidade individual na progressão do trabalho de parto a partir do fato de que muitas mulheres que não apresentam uma evolução dentro dos padrões estabelecidos como "normais" apresentam bons resultados perinatais. Assim, as novas recomendações da OMS baseadas nas evidências atuais dos conceitos de evolução normal da progressão do trabalho de parto resultaram na necessidade de desenhar uma nova ferramenta para monitorar a evolução do trabalho de parto, chamada *WHO labour care guide* (Figura 35.12), publicada conjuntamente com um manual de como usar de maneira adequada esse novo instrumento. Essa nova ferramenta é diferente do partograma previamente utilizado na maneira como aborda a duração do trabalho de parto, os gatilhos para intervenções clínicas, além de incentivar um cuidado materno com respeito à individualidade de cada mulher.

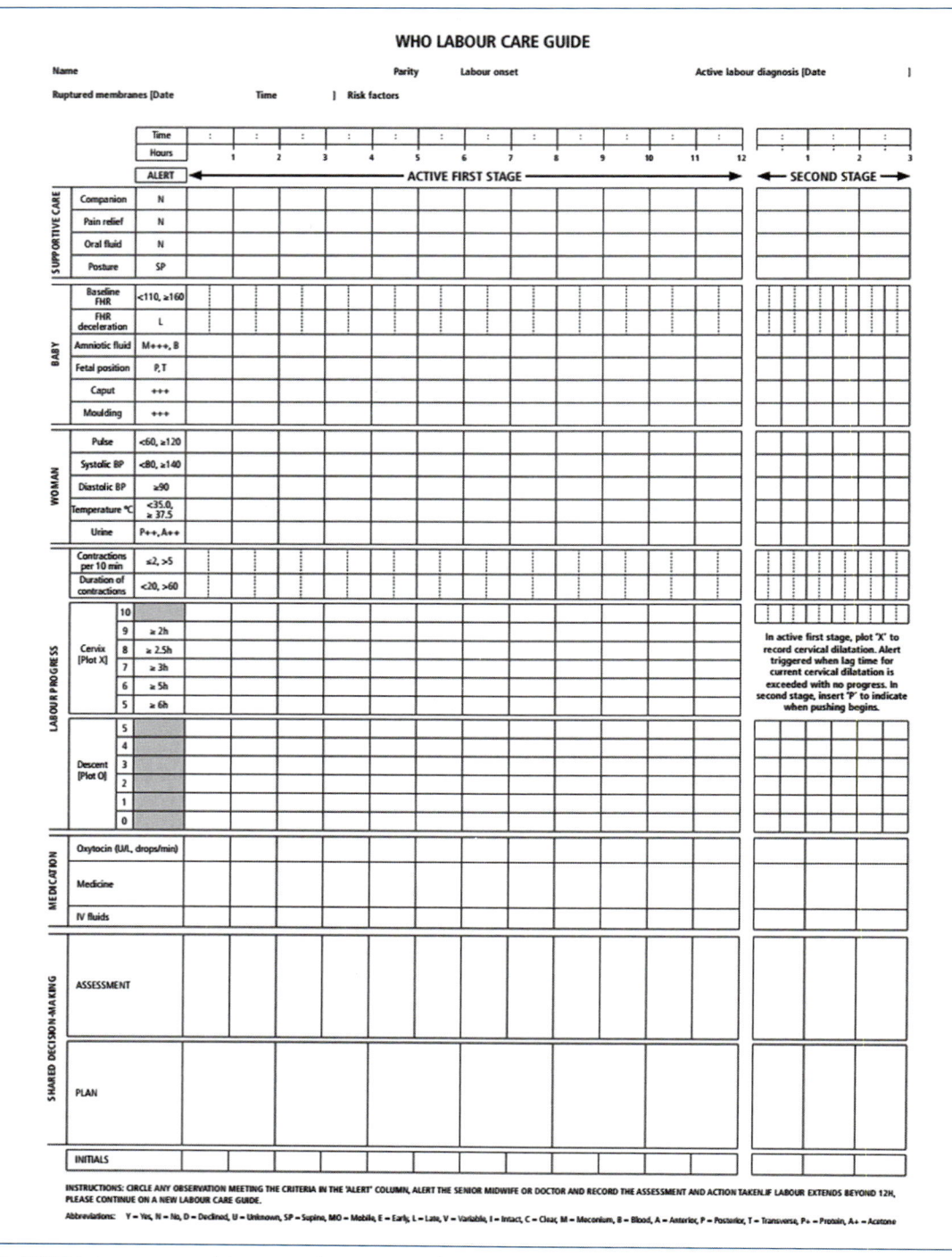

Figura 35.12. *WHO labour care guide* – nova ferramenta de seguimento do trabalho de parto sugerida pela OMS.
Fonte: WHO, 2020; Hoffmeyer et al., 2021.

O Quadro 35.1 apresenta as diferenças e as similaridades entre o partograma previamente recomendado pela OMS e o *Labour care guide*. Ambos são representações gráficas do progresso do trabalho de parto ao longo do tempo, em termos de dilatação cervical e descida da apresentação fetal, orientando a realização de anotações das características da atividade uterina e do bem-estar fetal. As diferenças entre as duas ferramentas é que a atual modifica as linhas de alerta e de ação de acordo com as evidências atuais da evo-

lução do trabalho de parto. O ponto de início da fase ativa está em 5 cm de dilatação e essa mudança reduz a designação prematura de fase ativa do período de dilatação, o que tem sido uma significativa causa iatrogênica da aparente não evolução do trabalho de parto e de intervenções desnecessárias. O novo instrumento inclui uma seção para monitorar o segundo tempo do trabalho de parto e outra para registro de intervenções, a fim de melhorar a experiência global do nascimento.

Quadro 35.1. Semelhanças e diferenças entre o partograma e o *Labour care guide.*	
Partograma	*WHO labour care guide*
Semelhanças	
<ul><li>Representação gráfica da evolução do trabalho de parto em termos de dilatação cervical e descida da apresentação ao longo do tempo.</li><li>Registro de parâmetros importantes do bem-estar materno e fetal.</li></ul>	
Diferenças	
Fase ativa a partir dos 4 cm de dilatação	Fase ativa iniciando aos 5 cm de dilatação
Velocidade de dilatação fixa de 1 cm/hora para desenhar linhas de alerta e de ação	Velocidades de dilatação com base nas novas evidências científicas
Sem seção de segundo tempo	Monitorização intensificada no segundo tempo
Sem registro de medidas de suporte	Registro de acompanhantes, medidas de alívio da dor, ingesta de líquidos e alimentos, posição
Registra intensidade, duração e frequência das contrações uterinas	Registra duração e frequência das contrações uterinas
Não determina intervenções para resposta aos desvios da normalidade a partir da observação de qualquer outro parâmetro que não seja a dilatação cervical e das linhas de alerta e de ação	Orienta que os desvios da evolução sejam salientados e as medidas decorrentes sejam explicitadas pelo observador

Fonte: Desenvolvido pela autoria.

A nova ferramenta difere fundamentalmente do partograma anterior na definição dos parâmetros da evolução do trabalho de parto que passam a ser dinâmicos em oposição aos estáticos definidos previamente. As decisões para intervenções são guiadas por evidências científicas que sugerem que a duração da evolução para cada centímetro seja considerada até o percentil 95 da curva de mulheres com bons resultados perinatais, definida atualmente. A ausência de linhas diagonais de alerta e de ação é a modificação mais evidente desse novo instrumento. Apesar de terem sido removidas, os parâmetros permanecem em um formato atualizado nas evidências científicas e há a recomendação de que a conduta ante alguma alteração na evolução da dilatação seja adequadamente anotada, e a intervenção realizada seja registrada quando os parâmetros aceitáveis pelas novas definições forem excedidos.

Outra limitação importante do partograma original é que ele não inclui a vigilância intensiva do segundo período do trabalho de parto. Não há recomendação explícita para continuar monitorando as condições maternas e fetais ou a sua progressão durante o segundo período. O aumento da atividade uterina e os puxos maternos levam o segundo período a ser um momento crítico, e reduzir a vigilância nesse momento pode favorecer resultados perinatais adversos. Essas deficiências foram abordadas na nova ferramenta, com uma atenção rigorosa no binômio materno-fetal durante esse período.

Ainda objetivando uma experiência adequada do processo do parto e as sugestões de intervenções que possam tornar esse momento mais positivo, sempre baseando-se em medidas com evidências científicas, o novo instrumento inclui uma seção para anotar presença do acompanhante, ingesta de líquidos, posição preferencial da gestante e sua mobilidade, além de técnicas de alívio da dor, com a intenção de que tais medidas não sejam negligenciadas.

Como o próprio nome sugere, o *Labour care guide* é mais do que uma ferramenta técnica para monitorar a evolução do trabalho de parto e o bem-estar materno-fetal. Ele oferece um registro dos sinais vitais maternos, bem-estar fetal, progressão do trabalho de parto e contém valores de referência para observações maternas e fetais. Ela reforça o propósito de cuidado da ferramenta, com uma sugestão explícita de identificar qualquer observação que seja inconsistente com um bom cuidado, bem-estar ou progressão do trabalho de parto, com pronto reconhecimento e atitude decorrente que melhore a qualidade do cuidado que a mulher e seu bebê recebem.

Considerando todas essas colocações, mais importante do que o questionamento do que é o "padrão normal" da evolução de um trabalho de parto é a recomendação de que a vigilância materno-fetal durante o processo de parturição seja garantida, não perdendo o foco de que o melhor resultado é um binômio saudável ao final do processo. A real necessidade da utilização do partograma em suas definições clássicas está em discussão, com novas propostas de uma nova ferramenta com essa finalidade. Não se tem dúvidas de que há necessidade de um bom acompanhamento e registro desse processo, não necessariamente usando como aceitáveis conceitos de evolução do trabalho de parto considerado normal como o dos anos 1950 e, talvez, essa nova ferramenta venha otimizar esse seguimento, garantindo um acompanhamento mais adequado e sem intervenções desnecessárias ao longo do processo.

LEITURAS COMPLEMENTARES

American College of Obstetricians and Gynecologists. Society for Maternal-Fetal medicine. Safe prevention of the primary cesarean delivery. Am J Obstet Gynecol. 2014;210:179-93.

Bailit JL, Dierker L, Blanchard MH, Mercer BM. Outcomes of women presenting in active versus latent phase of spontaneous labor. Obstet Gunecol. 2005;105(1):77-9.

Bedada KE, Huluka TK, Bulto GA, Roga EY. Low utilization of partograph and its associated factors among obstetric care providers in governmental health facilities at West Shoa Zone, Central Ethiopia. Int J Reprod Med. 2020:3738673.

Bonet M, Oladapo OT, Souza JP, Gulmezoglu AM. Diagnostic accuracy of the partograph alert and action lines to predict adverse outcomes: A systematic review. BJOG. 2019;126:1524-33.

Brasil. Ministério da Saúde. Parto, aborto e puerpério: Assistência humanizada à mulher. Manual Técnico; 2001.

Friedman EA. Primigravid labor: A graphicostatistical analysis. Obstet Gynecol. 1955;6:567-89.

Friedman EA. Labor: Clinical evaluation and management. New York: Appleton; 1978.

Hofmeyr GJ, Bernitz S, Bonet M, Hundley V, Vogel J. WHO next generation partograph: revolutionary steps towards individualized labour care; 2021. Doi: 10.1111/1471-0528.16694.

Lavender T, Hart A, Smyth RM. Effect of partograma use on outcomes for women in spontaneous labour at term. Cochrane Database Syst Ver. 2013 jul 10;(7).

Marcolin A, Duarte G. Partograma: Do conceito ao uso. Tratado de Obstetrícia. Febrasgo. São Paulo: Elsevier; 2018. p.841-50.

Philpot RH, Castle WM. Cervicographs in the management of labor in primigravidae: The alert line to detect abnormal labor. J Obstet Gynaecol Br Common. 1972;79:592-8.

Philpot RH, Castle WM. Cervicographs in the management of labor in primigravidae: The action line and treatment of abnormal labor. J Obstet Gynaecol Br Common. 1972;79:599-602.

Thuillier C, Roy S, Peyronnet V, Quibel T, Nlandu A, Rozenberg P. Impact of recommended changes in labor management for prevention of the primary cesarean delivery. Am J Obstet Gynecol. 2018;218:341-9.

WHO recommendations: intrapartum care for a positive childbirth experience. Geneva; World Health Organization, 2018.

WHO. WHO labour care guide: user´s manual. Geneva: World Health Organization; 2020.

Zhang J, Landy H, Branch W et al. Contemporary patterns of spontaneous labor with normal neonates outcomes. Obstet Gynecol. 2010;116:1281.

36

Avaliação de Vitalidade Fetal Intraparto

Eliana Amaral
João Paulo Leonardo Pinto

Durante a vida fetal, o suprimento de oxigênio é inteiramente dependente da respiração e circulação maternas, que promoverão a perfusão placentária e, consequentemente, as trocas gasosas entre o sangue materno, com alto teor de oxigênio (O_2), e o sangue fetal, pobre em O_2. No entanto, durante as contrações, ocorrem interrupções intermitentes do afluxo de oxigênio para o feto. Entre as situações clínicas que podem contribuir para a redução da concentração de O_2 na circulação fetal (hipoxemia), nos tecidos (hipóxia) e a consequente acidose metabólica incluem-se condições pré-gestacionais, gestacionais e/ou exclusivas do trabalho de parto e parto (Ayres-de-Campos et al., 2015).

A depender do nível de redução e das reservas prévias, podem ocorrer alterações da frequência cardíaca fetal (FCF), que sintetizam mudanças de pressão arterial, gases sanguíneos e equilíbrio ácido-base. A identificação acurada e oportuna da hipoxemia fetal pode reduzir lesão hipóxica e morte, ao mesmo tempo que previne intervenções desnecessárias (Ayres-de-Campos et al., 2015).

A cardiotocografia (CTG) tornou possível o registro contínuo dos batimentos cardíacos fetais (BCF) concomitantemente ao registro da atividade uterina (AU), permitindo que sinais de hipóxia iniciais passassem a ser identificados. Até o surgimento da CTG, na década de 1960, o diagnóstico de comprometimento da oxigenação fetal (então identificado como sofrimento fetal) era baseado exclusivamente na ausculta intermitente (AI) dos BCF, buscando-se bradicardia associada à presença de líquido amniótico com mecônio, sangramento ou hipertensão na gestação (Ayres-de-Campos e Arulkumaran, 2016).

Como o nível de oxigenação nos tecidos fetais não pode ser diretamente aferido, a hipóxia pode ser determinada indiretamente pela ocorrência de acidose metabólica a partir de amostra sanguínea fetal, geralmente do cordão umbilical, imediatamente após o nascimento. Medida de pH abaixo de 7 com um déficit de base de 12 mmol/L ou concentração de lactato acima de 10 mmol/L são indicativos de acidose e estão altamente associados a eventos adversos no recém-nascido (Ayres-de-Campos e Arulkumaran, 2016).

Algumas situações clínicas durante o trabalho de parto podem contribuir para a hipoxemia. A taquissistolia (presença de mais de cinco contrações em 10 minutos) encurta o intervalo entre as contrações, que é a fase de relaxamento miometrial durante a qual ocorrem as trocas gasosas, o que pode impedir que o feto se reequilibre. Manter a gestante em posição supina pode acarretar compressão, pelo útero, da aorta e da veia cava inferior, causando hipotensão materna e hipofluxo placentário, assim como a hipotensão materna súbita, após analgesia ou bloqueio espinhal (Britt et al., 2019).

Complicações mecânicas intraparto que causem compressão do cordão umbilical também podem acarretar estados de hipóxia, como ocorre quando há prolapso de cordão, ou na presença de oligoâmnio. Puxos realizados inadequadamente no segundo período do trabalho de parto podem agravar a situação.

Na presença de hipoxemia materna, em situações como síndrome respiratória aguda, disfunções cardíacas ou pulmonares e anemia materna severa, ou de complicações clínicas como hipertensão arterial, diabetes e vasculopatia, a gravidade dessas condições clínicas, associadas a eventos no trabalho de parto ou no parto, determina a magnitude dos distúrbios possíveis no equilíbrio ácido-base fetal (Dore e Ehman, 2020).

Embora o escore de Apgar reflita as funções pulmonar, cardiovascular e neurológica diretamente afetadas na vigência de hipóxia severa e persistente no recém-nascido, seu índice de 1º minuto tem baixa associação com estados de acidose metabólica intraparto. Serve mais como um indicativo da necessidade de manobras de ressuscitação do recém-nascido. O Apgar de 5º minuto apresenta maior associação com desfechos neurológicos não favoráveis e morte neonatal (Eden, 2018).

A maioria dos recém-nascidos se recupera sem sequelas quando submetidos ao estado de hipóxia/acidose metabólica periparto. A complicação neurológica de curto prazo, a encefalopatia hipóxico-isquêmica, depende, para seu diagnóstico, de confirmação de acidose metabólica, baixo índice de Apgar de 5º minuto, exames de imagem confirmando edema cerebral, alterações de tônus muscular, movimento e sucção, convulsões e até coma nas primeiras 48 horas de vida (Eden, 2018).

O desfecho da hipóxia fetal mais temido é a paralisia cerebral, mas somente cerca de 10 a 20% desses casos se podem associar a anoxia intraparto. A grande maioria se deve a doenças neurológicas congênitas, erros inatos do metabolismo, infecções, distúrbios de coagulação, mais raros, e complicações associadas à prematuridade. Apesar da ampla utilização do registro gráfico da FCF nos últimos 60 anos, as taxas de paralisia cerebral se mantiveram semelhantes.

Finalmente, a incidência de morbimortalidade fetal e neonatal decorrentes de estados de hipóxia intraparto é muito variável, de 1:1.000 nascidos vivos em países desenvolvidos a 33:1.000 em países menos desenvolvidos. Essa ampla variação pode ser atribuída tanto a diferenças de acesso a cuidado de qualidade e recursos para o diagnóstico de hipóxia/acidose metabólica quanto à dificuldade de interpretação dos resultados dos diversos métodos existentes, um dos aspectos mais relevantes e controversos em atenção obstétrica (Eden et al., 2018).

Se a monitorização da FCF trouxe benefícios e maior conhecimento da fisiopatologia das alterações do hipoxemia fetal e facilitou a suspeição diagnóstica precoce, em contrapartida viu-se um aumento no número de cesáreas, muitas vezes justificadas por traçados interpretados como anormais, ainda que se reconheça haver cerca de 60% de resultados falso-positivos. Neste capitulo serão abordadas as diversas ferramentas de vigilância de vitalidade fetal intraparto e sua interpretação, cuja utilização tem como objetivo evitar desfechos neonatais desfavoráveis, ao mesmo tempo que se procura evitar intervenções desnecessárias no parto (Macones et al., 2018).

Fisiologia fetal durante o trabalho de parto

O trabalho de parto gera alterações na circulação materno-fetal que promovem ativação de mecanismos metabólicos compensatórios. Fetos bem desenvolvidos, a termo, geralmente têm boa reserva energética para enfrentar períodos de estresse metabólico, com mecanismos compensatórios mais eficazes. Já um feto que apresente restrição de crescimento intrauterino não apresenta reserva energética adequada e pode não suportar a elevada demanda metabólica do trabalho de parto, com possibilidade de injúria hipóxico-isquêmica. Outras condições, como corioamnionite, rotura prolongada de membranas, anidrâmnio, mecônio, infecção materna ou febre, podem contribuir para a inadequada resposta fetal.

A monitorização da FCF durante o trabalho de parto tem como objetivo determinar o bem-estar fetal e reduzir a ocorrência de danos ao sistema nervoso central, decorrentes de quadro de hipóxia intraparto. A FCF é regulada pelos sistemas nervoso somático e autonômico, e os movimentos fetais voluntários refletem a integridade do sistema nervoso somático. Assim, as acelerações da FCF associadas a movimentos fetais ou outros estímulos, como as contrações, são consideradas evidências de bem-estar fetal. Um mecanismo de defesa diante de um quadro de hipóxia é a liberação de catecolaminas (adrenalina e noradrenalina) produzidas pelas glândulas suprarrenais do feto, resultando em aumento da FCF. Para isso, o registro gráfico de sua relação com a ocorrência de contrações uterinas é amplamente utilizado. Os diversos padrões de traçados podem sugerir hipóxia fetal intraparto, buscando identificação precoce e prevenção de danos ao sistema nervoso fetal (Britt et al., 2019).

Fetos expostos a hipoxemia reduzirão movimentos desnecessários e conservarão energia para órgãos vitais como coração, cérebro e adrenais, fazendo desaparecer as acelerações transitórias associadas aos movimentos e observadas no traçado de CTG. O balanço entre o sistema nervoso simpático e o sistema nervoso parassimpático é o que determina a variabilidade da FCF. Também a presença de boa variabilidade (> 5 mm) no registro gráfico é interpretada como sinal de adequada oxigenação do sistema nervoso central.

Durante o trabalho de parto, em fetos em situação cefálica, ocorre a compressão do polo cefálico durante as contrações, e, em decorrência da pressão intracraniana, o sistema nervoso parassimpático é ativado, causando queda na FCF por reflexo vagal. Ao cessar tal estímulo, a FCF se recupera e retorna a sua linha de base, caracterizando assim as chamadas desacelerações precoces observadas no registro pela CTG, sem qualquer significado de hipóxia/acidose metabólica (Britt et al., 2019).

Na falta de oxigênio e com o acúmulo de dióxido de carbono e íons H^+ na forma de ácido láctico, quimiorreceptores no cérebro do feto são ativados e a FCF diminui por um mecanismo compensatório. A situação só se normaliza com a chegada de sangue oxigenado, que promove a redução desses íons H^+ e do CO_2 da corrente sanguínea fetal, e progressivo retorno da FCF à linha de base. Esse mecanismo gera o desenho das desacelerações tardias à **contração uterina** observadas em um traçado da CTG (Rei, Ayres-de-Campos e Bernardes, 2016).

Métodos de avaliação da vitalidade fetal intraparto

Ausculta cardíaca fetal intermitente

A ausculta cardíaca fetal intermitente consiste na ausculta dos batimentos por curtos períodos de tempo. Deve ser feita por pelo menos 60 segundos durante a contração e pelo menos 30 segundos após esta, por pelo menos três contrações. Recomenda-se sua utilização em intervalos de 30 minutos durante a fase ativa do primeiro estágio do trabalho de parto e a cada 15 minutos no segundo estágio do trabalho de parto, se não há risco. Uma revisão de literatura recente, incluindo inúmeros guias clínicas internacionais, não encontrou parâmetros científicos para definir o intervalo de ausculta, com alguns praticando intervalos mais curtos, de 15 e 5 minutos, respectivamente (Miller, Berghella e Barss, 2020).

O instrumento tradicionalmente utilizado para a ausculta cardíaca fetal é o estetoscópio de Pinard, um tubo de madeira ou plástico que serve como amplificador sonoro. Atualmente são mais utilizados os aparelhos portáteis que, captando o efeito Doppler, permitem a ausculta cardíaca fetal, mecanismo similar ao utilizado na CTG.

A técnica de ausculta consiste em apoiar uma extremidade do instrumento no abdome da gestante (região identificada como correspondente ao dorso fetal), enquanto, na outra extremidade, o profissional encosta diretamente sua orelha (Pinard) ou apoia o transdutor (sonar), podendo assim auscultar os BCF (Figura 36.1). Nenhum estudo comparou os resultados do uso de ambos os instrumentos no controle da FCF (Devane et al., 2017).

A simultânea avaliação do pulso materno ajuda a reassegurar que se trata da ausculta cardíaca fetal, não se confundindo com a frequência cardíaca materna. Enquanto isso, a outra mão do observador deve ser colocada no fundo uterino para avaliar as contrações e a movimentação fetal durante a ausculta, que deve incluir ao menos três contrações, em busca de possível desaceleração tardia (após a contração).

O controle da FCF por AI contribui para o contato entre o profissional de saúde e a gestante, favorecendo o cuidado e a comunicação, acompanhamento próximo dos sintomas e reações ao trabalho de parto, além da avaliação de outros parâmetros clínicos relevantes, como contrações uterinas, posição fetal, temperatura materna e respiração. Também permite a mobilidade da gestante, que não fica presa a um equipamento, o que favorece a evolução clínica do parto.

A maioria das acelerações coincide com movimentação fetal detectada tanto pela gestante quanto pelo profissional de saúde no momento da ausculta. Esses são sinais que reasseguram o bem-estar fetal. A FCF acima de 160 batimentos por minuto com duração equivalente a três contrações é sugestiva de taquicardia, e a CTG contínua deve ser realizada. Deve-se investigar fatores que possam causar a taquicardia, como febre materna, uso de drogas beta-agonistas como salbutamol, fenoterol e terbutalina, e procurar por sinais de infecção materna e/ou amniótica. Caso se mantenha a taquicardia, sem outros dados de história, as hipóteses de comprometimento fetal ou infecção devem ser fortemente consideradas (Devane et al., 2017; Dore e Ehman, 2020).

A presença de desaceleração ou FCF abaixo de 110 batimentos por minuto, que dure um intervalo maior do que 3 minutos, quando a frequência cardíaca era previamente normal, sugere desaceleração prolongada ou bradicardia fetal, recomenda-se monitorização contínua eletrônica por CTG. Caso não haja tal recurso disponível, será indicada a ausculta prolongada. Confirmados sinais de comprometimento fetal, a interrupção da gravidez deve ser considerada.

No entanto, por vezes a posição fetal e também a materna podem dificultar a ausculta. Utilizando-se a AI, pode ser mais difícil diferenciar os diferentes tipos de desacelerações, não se pode avaliar a variabilidade, nem gerar registro que possa ser impresso, aspecto relevante em ambientes onde há mudança de equipes no cuidado. Além disso, não haverá documentação impressa para justificar as condutas adotadas ou não adotadas, caso isso seja posteriormente necessário. Ainda assim, a AI é considerada o método de eleição para acompanhamento fetal durante o trabalho de parto nas gestações de baixo risco (Quadro 36.1) (Blix et al., 2019).

Quadro 36.1 Condições para uso da ausculta cardíaca fetal intermitente.	
Fatores anteparto	**Fatores intraparto**
Gestante de baixo risco sem doenças crônicas ou gestacionais	Trabalho de parto espontâneo e sem analgesia
Gestantes sem história de sangramento vaginal durante a gestação	Líquido amniótico claro, sem mecônio.
Desenvolvimento fetal normal; sem alterações do líquido amniótico	Ausência de sinais clínicos de infecção materna ou ovular
Doppler normal, cardiotocografia com traçado normal	Contrações uterinas com frequência e intensidade normais
Sem cicatriz uterina prévia	Fase ativa do primeiro estágio com menos de 12 horas
Sem rotura de membranas amnióticas por mais de 24 horas	Segundo estágio de trabalho de parto com menos de 1 hora
Gestação única, a termo e feto cefálico	Ausculta cardíaca fetal clara e normal

Fonte: Adaptado de Blix et al., 2019.

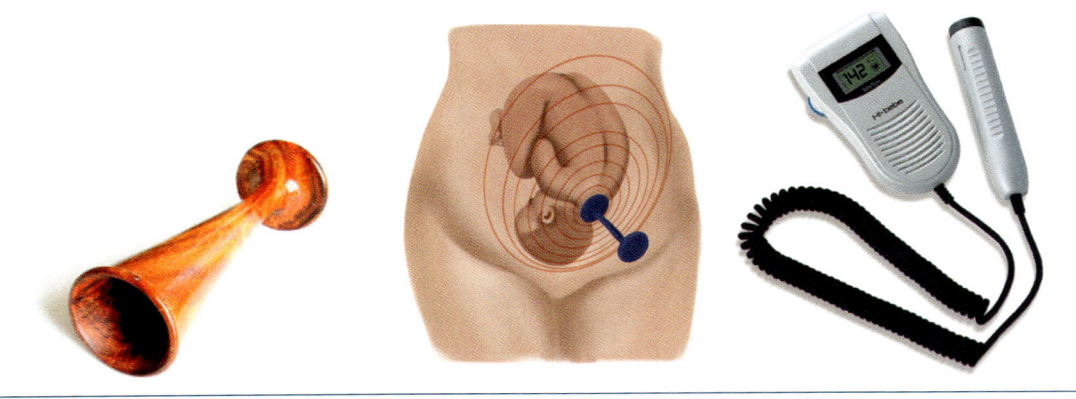

Figura 36.1. Ausculta intermitente com Pinard ou sonar Doppler portátil.
Fonte: Acervo da autoria.

Cardiotocografia intraparto

Indicação

Diferentemente das gestações com baixo risco de hipóxia intraparto, os consensos internacionais recomendam a monitorização eletrônica contínua ou CTG contínua nas gestações de alto risco de comprometimento fetal. A comparação entre esses dois métodos mostrou que a CTG contínua reduziu as convulsões neonatais em 50%, com aumento do parto vaginal instrumental e cesáreas, sem aumento de outros desfechos neonatais desfavoráveis, como mortalidade perinatal (eventos raros) e comprometimento do desenvolvimento neuropsicomotor (com baixo percentual em virtude de eventos intraparto). **É sugerido** que a ausculta seja realizada a cada 30 minutos durante o primeiro período do trabalho de parto, para permitir mudança de posição, deambulação e hidratação, desde que as condições fetais estejam estáveis, assim com a infusão de ocitocina (Pinas e Chandraharan, 2016).

Na ausência de equipamento para CTG, a alternativa em gestações de alto risco de hipóxia fetal é realizar o controle da FCF com Doppler em intervalos de 15 minutos durante a fase ativa do primeiro estágio do trabalho de parto e a cada 5 minutos no segundo estágio.

A CTG contínua intraparto estaria indicada em inúmeras situações de alto risco para hipóxia/acidose metabólica fetal, como (mas não exclusivamente) na presença de complicações clínicas maternas e complicações gestacionais, incluindo hemorragia ou febre, crescimento fetal anormal, analgesia para parto, alterações de quantidade e aspecto do líquido amniótico, indução de parto, distocias, uso de analgesia combinada peridural-raquidiana, entre outras (Quadro 36.2).

A CTG contínua também está indicada quando há presença de alterações durante AI do BCF, incluindo:

- presença de desaceleração variável, sem retorno imediato à FCF basal pós contração;
- desaceleração igual ou maior que 60 segundos e queda igual ou abaixo de 60 batimentos por minuto (bpm), ou igual ou maior que 60 batimentos de redução com relação à linha basal.

Em gestações com alto risco de comprometimento fetal, muitos serviços utilizam a CTG de triagem na admissão em trabalho de parto. Essa prática decorre da percepção dos profissionais acerca da segurança na interpretação da resposta da FCF utilizando o registro eletrônico, e de que a intervenção precoce pode melhorar os resultados, ao menos em convulsões, além dos aspectos de proteção dos profissionais. No entanto, revisão bibliográfica recente não foi capaz de mostrar benefício da CTG de triagem em predizer a capacidade fetal para tolerar o trabalho de parto (Miller et al., 2020; Pinas e Chandraharan, 2016).

Diante dos resultados observados na literatura e dos aspectos práticos, éticos e médico-legais do acompanhamen-

Quadro 36.2 Algumas das condições associadas a resultados fetais adversos que podem se beneficiar de CTG contínua (lista não exaustiva), segundo a SOCG.		
	CTG contínua recomendada	*CTG contínua pode ser considerada*
Condições anteparto		
Maternas	- Doenças hipertensivas - Diabetes prévio ou gestacional - Doenças clínicas - Percepção materna de diminuição de movimentos fetais - Hemorragia anteparto	- IMC pré-gestacional > 35 kg/m² - Fumo, uso de substâncias psicoativas, pré-natal insatisfatório
Fetais	- Restrição de crescimento fetal - Doppler anormal - Oligoâmnio ou polidrâmnio - CTG anteparto anormal - Aloimunização - Gestação múltipla - Malformação fetal não letal - Artéria umbilical única - Inserção velamentosa do cordão	Três ou mais circulares cervicais
Condições intraparto		
Maternas	- Sangramento no trabalho de parto - Corioamnionite - Cesárea prévia, com ou sem indução - Rotura de membranas > 24 horas - Anestesia combinada peridural-raquidiana - Uso de ocitocina - Gestação pós-termo (≥ 42 semanas) - Distocia - Taquissistolia - Dificuldade de acompanhar com ausculta por método clínico	–
Fetais	- FCF anormal na ausculta - Prematuridade - Presença de mecônio - Apresentação pélvica	–

CTG: cardiotocografia; FCF: frequência cardíaca fetal.
Fonte: The Society of Obstetricians and Gynaecologists of Canada (SOCG), 2020.

to da FCF durante o trabalho de parto, uma alternativa frequentemente adotada é o uso da CTG em intervalos definidos pela característica da situação clínica e evolução do trabalho de parto, intercalado com o controle por AI, uma estratégia de uso de CTG intraparto intermitente. Essa alternativa permite somar os benefícios do registro gráfico com o uso mais racional da tecnologia e potencial redução das intervenções desnecessárias.

Orientações técnicas

Durante a realização do controle da FCF, especialmente quando se usa CTG, em função do tempo utilizado para o registro dos BCF, a gestante deve estar em posição confortável, de preferência em decúbito lateral, recostada e com o dorso elevado. O decúbito dorsal deve ser evitado, pois o peso do útero pode causar compressão da aorta e veia cava inferior e, com isso, afetar a perfusão placentária e o fluxo de oxigênio para o feto, gerando alterações no traçado. O registro pode ser obtido por telemetria ou por CTG tradicional, e a primeira permite livre movimentação e deambulação.

A aferição do BCF utilizando um sonar externo é suscetível à perda de sinal e registro equivocado da frequência cardíaca materna. Isso não deve ocorrer com a aferição interna acoplando-se um eletrodo ao couro cabeludo fetal. Apesar da maior acurácia, essa é uma alternativa invasiva que requer rotura de membranas e aumentaria o risco de transmissão de infecções verticais como HIV, hepatites e herpes, não sendo recomendada na rotina assistencial.

A padronização da escala para registro é fundamental para a análise e interpretação do traçado. A maioria dos países, como o Brasil, adota como padrão a escala de 1 cm/min, embora um consenso canadense de 2020 proponha o uso de 3 cm/min, que permitiria avaliar os detalhes com maior acurácia (Pinas e Chandraharan, 2016).

A monitorização da atividade miometrial exige posicionamento cuidadoso do tocodinamômetro, ajustando-o de forma que toda a sua superfície fique apoiada sobre a parede abdominal que se antepõe ao miométrio do fundo uterino, fixado com faixa elástica. Esse sensor registra a frequência das contrações uterinas, mas não fornece avaliação fidedigna da intensidade ou do tônus uterino basal. Apenas o registro interno das contrações com um cateter inserido na cavidade uterina forneceria dados sobre intensidade, duração das contrações e tônus uterino. Além dos riscos e contraindicações (sangramento uterino sem causa conhecida, placenta prévia, lesões cutâneas no feto, hemorragia placentária, perfuração uterina e infecção), requer rotura de membranas. De qualquer forma, esse procedimento não se mostrou eficaz na redução de desfechos neonatais desfavoráveis, além de agregar custo, não sendo recomendado rotineiramente (Alfirevic et al., 2017).

Parâmetros a serem analisados

Para uma interpretação adequada do traçado da CTG, devemos ter bem definidos os elementos essenciais utilizados na interpretação: linha de base, variabilidade, acelerações e desacelerações (Figura 36.2) (Maršál, 2011).

- **Linha de base:** é definida como a média de batimentos fetais, expressa em batimentos por minuto, excluindo-se as acelerações e desacelerações. Varia de 110 a 160 batimentos por minuto e é regulada pela interação dos sistemas nervoso simpático e parassimpático fetal. Fetos prematuros apresentam uma linha de base mais elevada, tendendo à taquicardia, por apresentarem imaturidade no desenvolvimento do sistema nervoso parassimpático, quando comparados a fetos no termo da gestação. Contudo, uma linha de base com 110 batimentos por minuto em fetos maduros/pós-data pode ser considerada normal, na ausência de outros achados anormais no traçado, decorrente da maturidade do sistema nervoso parassimpático. Uma linha de base abaixo de 100 batimentos por minuto pode ser causada por defeitos de condução cardíaca fetal, pelo uso de drogas simpatolíticas ou pela instalação de um quadro de hipóxia aguda. A taquicardia fetal pode ser reflexo da presença de taquicardia materna, febre intraparto, desidratação ou, mais raramente, arritmia cardíaca fetal, além de poder sugerir hipóxia fetal (Puertas et al., 2019).

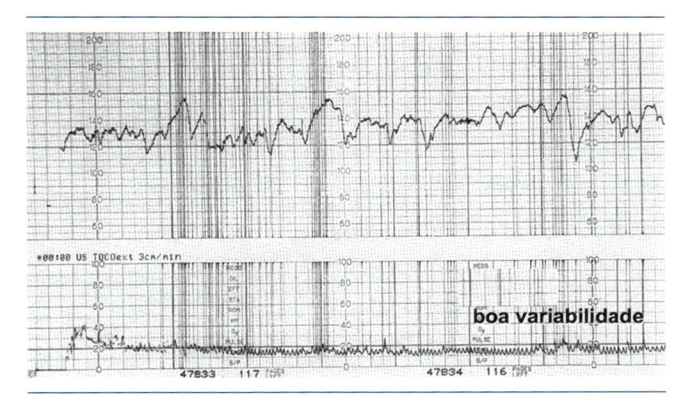

Figura 36.2. Traçado normal com os quatro parâmetros reativos (normais).
Fonte: Acervo da autoria.

- **Acelerações:** é o aumento transitório na linha de base da FCF maior do que 15 batimentos por minuto, com duração mínima de 15 segundos. Tal parâmetro pode estar ausente durante o período de sono do feto, nos quadros de hipóxia crônica, durante a vigência do uso de drogas (medicamentos e drogas ilícitas), infecção ou hemorragia cerebral fetal intrauterina. Entretanto, é dependente da idade gestacional, sendo menos observada, ou presente com menor amplitude, abaixo de 28 a 30 semanas (Macones et al., 2008; Macones et al., 2019).
- **Variabilidade:** é a variação da linha de base, excluídas acelerações e desacelerações, decorrente da interação dos sistemas nervoso simpático e parassimpático. A boa variabilidade da linha de base (5 a 25 batimentos por minuto) informa que o sistema nervoso autonômico fetal está preservado. A variabilidade diminuída pode estar associada ao uso de drogas que atuam como depressoras do sistema nervoso central ou a quadros de hipóxia fetal/

acidose metabólica. No entanto, sua capacidade preditiva é reduzida. A variabilidade saltatória é definida pela variação da FCF além de 25 batimentos por minuto e pode estar associada a quadros de hipóxia de instalação súbita (Macones et al., 2008; Macones et al., 2019).

- **Desacelerações:** são definidas como o decréscimo transitório na FCF além de 15 batimentos por minuto a partir da linha de base, com duração maior do que 15 segundos. Classificadas em precoce, tardia e variável, de acordo com sua relação de ocorrência com a contração uterina (Macones et al., 2008; Macones et al., 2019).
  - **Desaceleração precoce:** também conhecida como desaceleração intraparto tipo 1 (DIP 1), tem início juntamente com o início da contração uterina e atinge seu nadir no pico da contração, retornando À linha de base com o término da AU. Está associada à compressão do polo cefálico e Ao reflexo vagal decorrente; não guarda relação com quadros de hipóxia fetal (Figura 36.3).

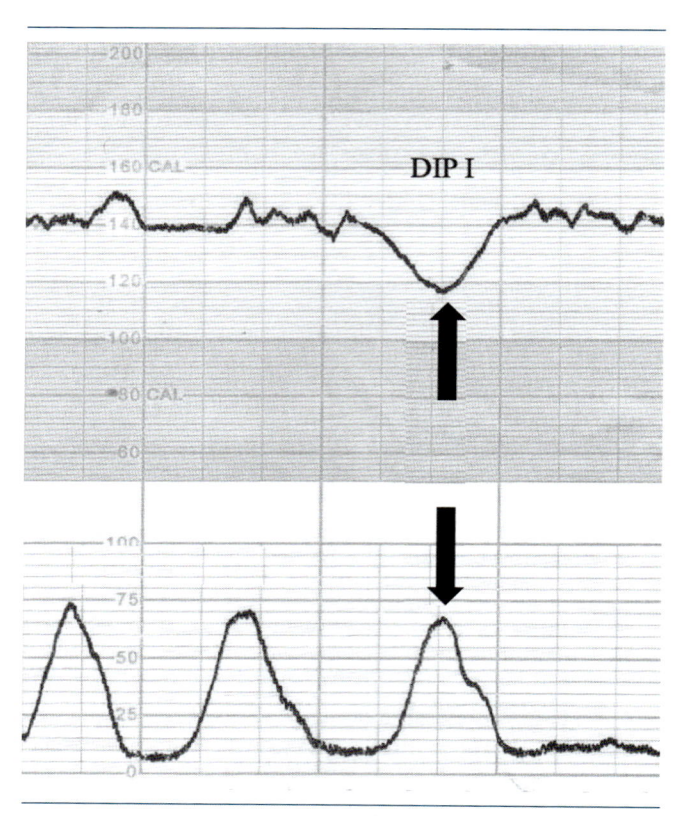

Figura 36.3. Desaceleração intraparto tipo 1. O nadir da desaceleração ocorre com o pico da contração. Decorrente de reflexo vagal, sem repercussão para o bem-estar fetal.
Fonte: Acervo da autoria.

- **Desacelerações tardias:** também conhecidas como desaceleração intraparto tipo 2 (DIP II), ocorrem geralmente com atraso quanto à contração, ou seja, o nadir da desaceleração (ponto mais baixo) ocorre

após o pico da contração e a FCF volta à linha de base após o término da AU. Está mais associada com quadros de hipoxemia e acidose metabólica intraparto. Sua ocorrência no traçado de CTG se dá em decorrência da compressão dos vasos intramiometriais e estase de sangue no espaço interviloso, ocasionando redução do teor de oxigênio fetal a níveis críticos compatíveis com asfixia fetal (PO2 20 mmHg; pH 7,20) (Figura 36.4) (Rei et al., 2016).

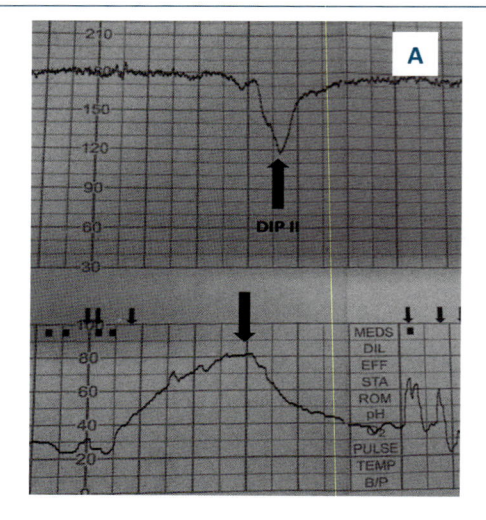

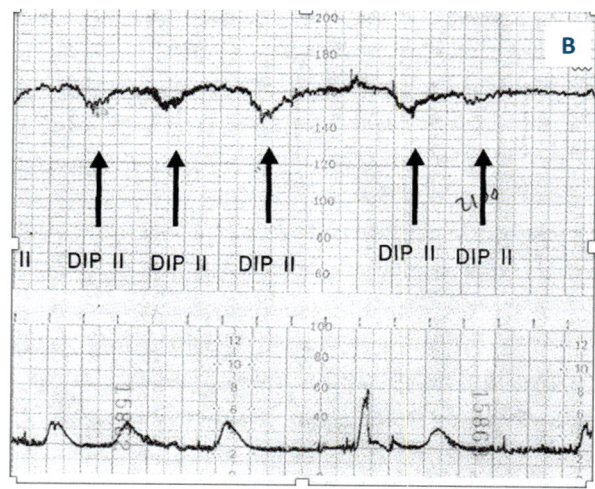

Figura 36.4. Desacelerações intraparto tipo 2: consideradas tardias quando comparadas com o pico da contração, e associadas a maior risco de estados de hipóxia fetal.
Fonte: Acervo da autoria.

Repetidas desacelerações são comuns no segundo estágio do trabalho de parto (expulsivo) e podem ser decorrentes de posição materna comprimindo a veia cava inferior e reduzindo fluxo sanguíneo uterino e para a placenta, compressão de cordão umbilical ou compressão de polo cefálico fetal. Medidas como mudança de decúbito materno podem contribuir para reverter o achado, quando não se trata de bradicardia de final de período expulsivo, que se resolve com a finalização do parto. Também os puxos podem desencadear as desacelerações no momento do expulsivo, e, nesses casos, devem ser evitados (Devane et al., 2017).

Se as desacelerações começam cerca de 20 segundos após o início da contração e levam mais de 30 segundos para que haja recuperação para a linha de base (caracterizando o DIP II), ou quando as desacelerações duram mais de 3 minutos, pode-se estar diante de um quadro de hipóxia/acidose metabólica fetal, e a resolução da gestação pela via mais rápida deve ser considerada.

- **Desacelerações variáveis:** também conhecidas como desacelerações intraparto tipo 3 (DIP 3), são o tipo mais comum de desaceleração durante o trabalho de parto, variando em forma, amplitude e duração relativas à contração uterina, relacionadas à compressão do cordão umbilical. Podem iniciar com uma discreta aceleração, causada pela compressão da suave da veia umbilical, que gera hipofluxo placentário e elevação da FCF para compensar a hipovolemia. Em seguida, ocorre uma aguda desaceleração em relação à linha de base (geralmente maior do que 60 batimentos por minuto), quando ocorre a compressão das artérias umbilicais, uma vez que o feto reduz sua frequência cardíaca para proteção de um acidente vascular cerebral secundário à hipertensão causada pela obstrução arterial. Com o fim da compressão do cordão umbilical, o feto recupera sua estabilidade hemodinâmica e a frequência cardíaca retorna à linha de base (Figura 36.5). Embora algumas publicações classifiquem as desacelerações variáveis em níveis de gravidade e utilizem nomenclatura que saliente esses sinais (desaceleração atípica, bifásica, com componente lento), nem todos os consensos internacionais valorizam esses achados (Macones et al., 2008; Macones et al., 2019).
- **Desacelerações prolongadas:** marcadas pela diminuição da FCF abaixo da linha de base, igual ou maior do que 15 batimentos por minuto e com duração entre 2 e 10 minutos. Podem estar associadas com hipotensão materna, que pode ocorrer após analgesia, ou em situações de hipertonia uterina durante condução de trabalho de parto com ocitocina, podendo também ser observadas durante o expulsivo.
- **Padrão sinusoidal:** traçado geralmente regular com uma ondulação suave, que apresenta amplitude de 5 a 15 batimentos por minuto e frequência de 3 a 5 ciclos por minuto. Comumente esse padrão dura mais de 30 minutos e não há acelerações durante esse período. Tal padrão de traçado da CTG é associado à anemia fetal severa, que pode ser causada por aloimunização Rh (anti-D), hemorragia materno-fetal, síndrome de transfusão feto-fe-

tal, rotura de vasa prévia, hipóxia aguda, infecção e malformações cardíacas fetais, hidrocefalia e gastrosquise (Figura 36.6) (Ayres-de-Campos e Arulkumaran, 2015; Ayres-de-Campos e Arulkumaran, 2016).

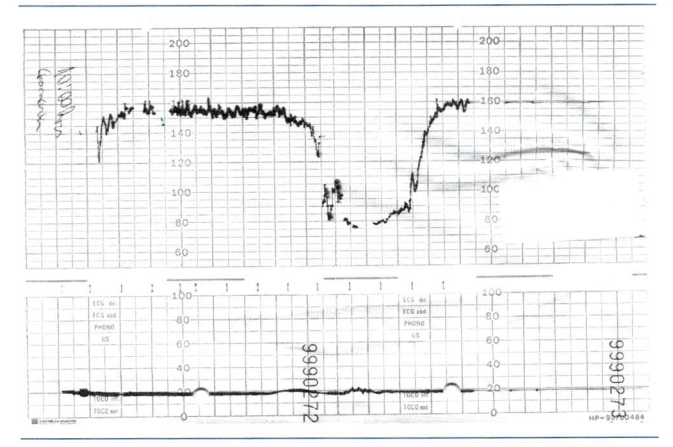

Figura 36.5. Desaceleração intraparto tipo 3: geralmente associada à compressão de cordão umbilical.
Fonte: Acervo da autoria.

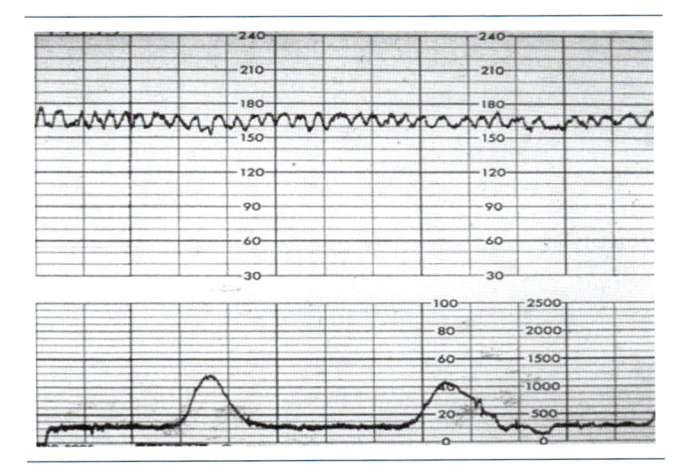

Figura 36.6. O padrão sinusoidal é associado comumente à anemia fetal ou a malformações.
Fonte: Acervo da autoria.

Interpretação da cardiotocografia intraparto e orientação de conduta

Há diferentes classificações e tabelas de interpretação de traçados de CTG no período intraparto. Em 2008, o American College of Obstetricians and Gynecologists (ACOG), a Society for Maternal-Fetal Medicine (SMFM) e o National Institute of Child Health and Human Development (NICHD) promoveram uma reunião para padronizar definições e a interpretação e conduta perante diferentes traçados (Quadro 36.3) (Macones et al., 2008).

Quadro 36.3
Critérios NICHD/2008 para interpretar CTG intraparto.

Categoria I

- Todos os critérios a seguir devem estar presentes.
- Traçados predizem equilíbrio ácido-base fetal normal no momento da observação.

- FCF basal: 110 a 160 bpm;
- moderada variabilidade da FCF;
- sem desaceleração tardia ou variável;
- pode ter ou não desacelerações precoces;
- pode ter ou não acelerações.

Categoria II

FCF não preenche critérios de categoria I ou III; considerado indeterminado.

Categoria III

- Traçados de categoria III incluem itens (1) ou (2) a seguir e são preditivos de equilíbrio ácido-base anormal no momento da observação.
- Muitas parturientes exigirão conduta imediata (mudar posição, ofertar O2, tratar hipotensão se presente e descontinuar indutor de parto – ocitocina ou misoprostol –, se está sendo administrado).

(1) Ausência de variabilidade da FCF mais algum dos itens a seguir:

- desacelerações tardias recorrentes (> 50% das contrações);
- desacelerações variáveis recorrentes;
- bradicardia.

(2) Padrão sinusoidal.

NICHD: National Institute of Child Health and Human Development; bpm: batimentos por minuto; FCF: frequência cardíaca fetal.
Fonte: Adaptado de Macones et al., 2008.

Essa classificação tem sido bastante utilizada e se baseia em três categorias de resultados: normais, duvidosos e anormais, identificados como I, II e III. Os traçados categoria III exigem parto pela via mais rápida. A avaliação clínica obstétrica das condições de evolução do trabalho de parto vai indicar a via de nascimento mais adequada.

Estudos demonstram que até 84% dos partos apresentarão uma CTG com padrões duvidosos em alguma fase do trabalho de parto, sem comprometimento fetal posterior. Esse fato evidencia o baixo valor preditivo positivo do método, isto é, sua baixa capacidade de identificar com precisão os casos sob risco verdadeiro de hipóxia. No entanto, a CTG intraparto tem elevado valor preditivo positivo, ou seja, capacidade de identificar fetos em boas condições.

Os traçados categoria II devem ser monitorados e conduzidos clinicamente com atenção. Diante de um traçado de categoria II que se torna categoria I após observação, não é necessária qualquer intervenção. Mas se, ao longo do trabalho de parto, observam-se traçados categoria II em 22% do tempo, esse percentual sobe para 39% nas 2 horas que antecedem o expulsivo. Quando há variabilidade reduzida, o estímulo do polo cefálico fetal pelo toque vaginal ajuda a diferenciar casos com risco baixo de acidose fetal (correspondendo a 10% dos casos quando desencadeia aceleração) daqueles com elevado risco de acidose fetal (50% se a aceleração não ocorre). Também se deve associar medidas para melhorar as condições fetais, conhecidas como ressuscitação fetal (mudança de decúbito, suspensão de agentes uterotônicos, aplicação de uterolítico – se necessário, terbutalina subcutânea 250 mcg, correção de hipovolemia e hipoxemia, se presentes). Se houver evolução do padrão II

para III (0,006% dos casos), indica-se parto pela via mais rápida (Rei et al., 2016).

Outros métodos de avaliação da vitalidade fetal intraparto

O intuito de associar outros métodos para avaliação do bem-estar fetal é diminuir o número de partos cirúrgicos, seja cesárea ou partos instrumentalizados. Em face do alto índice de falso-positivos das monitorizações eletrônicas, diversos testes adicionais foram desenvolvidos buscando identificar fetos em hipóxia e acidose metabólica, mas sua utilização na prática clínica não se consagrou. Serão descritos a seguir quatro desses métodos.

Eletrocardiograma fetal – análise do segmento ST

Uma das tecnologias estudadas para melhorar a acurácia do CTG envolve sua associação ao eletrocardiograma (ECG) fetal, com análise do segmento de onda ST. Uma elevação do segmento ST e da onda T, quantificada pela razão entre as amplitudes T/QRS, identifica o miocárdio fetal respondendo adequadamente ao estresse do trabalho de parto e à hipóxia. Uma depressão no segmento ST pode indicar que o miocárdio fetal não está apto a responder em um quadro de hipóxia e permitiria intervenção obstétrica no momento adequado (Figura 36.7) (Puertas et al., 2017).

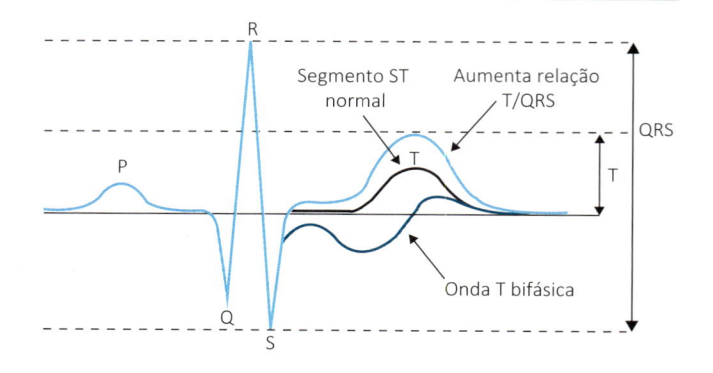

Figura 36.7. Análise do segmento ST: ST ascendente: feto respondendo à hipóxia; ST fase negativa: feto sem reserva energética ou sem tempo de recuperação entre contrações para responder à hipóxia.
Fonte: Adaptada de Amer-Wåhlin e Marsál, 2011.

Pode ser empregado em gestações de feto único, a termo (> 36 semanas completas), em apresentação cefálica e com rotura de membranas. O ECG fetal é obtido acoplando-se um eletrodo no couro cabeludo do concepto, e as alterações na onda T e no segmento ST são automaticamente registradas e interpretadas pelo equipamento (Figura 36.8). Quadros de hipóxia causam escassez de energia disponível para que ocorra a repolarização das células do miocárdio em preparação para nova contração cardíaca, resultando tanto em alteração da FCF quanto no traçado do eletrocardiograma. Um aumento na amplitude da onda T pode ocorrer quando o balanço energético celular começa a tender a valores negativos, e ocorre então a mudança para o metabolismo anaeróbico e obtenção de energia por meio da quebra do glicogênio. Esse processo, além de gerar ácido láctico, produz íons K^+, o que afeta a membrana celular miocárdica, resultando em subida do segmento ST (Amer-Wahlin e Kwee, 2011).

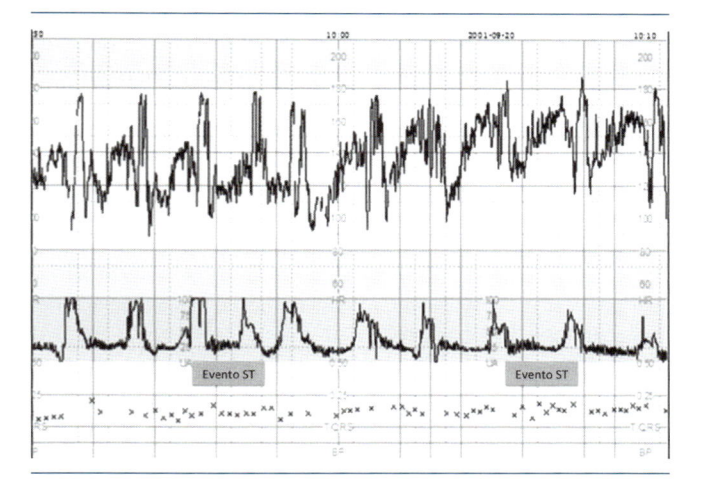

Figura 36.8. Traçado STAN™ mostrando aumento da FCF, da variabilidade e desacelerações tardias associados a aumento progressivo da linha de base e da relação T/QRS indicado, após interpretação no próprio traçado como "Evento ST". FCF: frequência cardíaca fetal.
Fonte: Adaptada de Amer-Wåhlin e Marsál, 2011.

Outro mecanismo que pode alterar o segmento ST surge da presença de hormônios do estresse (adrenalina) em resposta ao trabalho de parto. Quadros de hipóxia podem causar depressão no segmento ST, criando uma onda ST bifásica com uma porção negativa. Condições como prematuridade, infecções, febre materna e malformações cardíacas fetais também podem desencadear esse tipo de onda.

Contudo, estudos com o uso dessa tecnologia concluem que não há melhora nos desfechos perinatais, nem diminuição da taxa de partos cirúrgicos (vaginal instrumentalizado ou cesárea). Sua utilização não tem sido recomendada de rotina (Silberstein et al., 2017; Puertas et al., 2019; Amer-Wåhlin e Marsál, 2011).

Oximetria de pulso fetal

A oximetria de pulso com espectroscopia infravermelha (*pulse oximetry with near infrared spectroscopy* – NIRS) tem sido usada como forma não invasiva de mensuração da saturação de oxigênio fetal (Figura 36.9).

Pode ser empregada em situações em que se verifica um padrão de traçado suspeito na CTG. Contudo, diversos fatores podem influenciar negativamente a avaliação da oxigenação fetal, como compressões de cordão umbilical transitórias durante o trabalho de parto, céfalo-hematoma ou bossa serossanguínea durante trabalho de parto prolongado, padrão da contração uterina, analgesia para parto e mecônio.

Uma revisão sistemática de sete ensaios clínicos randomizados que comparavam monitorização da frequência fetal isolada *versus* monitorização associada à oximetria de pulso fetal não foi conclusiva quanto a seu benefício. Além disso, o produto comercial não está disponível. Assim também não tem sido indicado na prática clínica (Uchida et al., 2018).

Microanálise de sangue fetal intraparto: pH e lactato

A análise de amostra de sangue fetal intraparto obtida por punção do couro cabeludo do concepto foi uma ferramenta utilizada para identificar situações de estresse metabólico fetal. O pH do sangue circulante no couro cabeludo fetal geralmente é similar ao sangue da artéria umbilical;

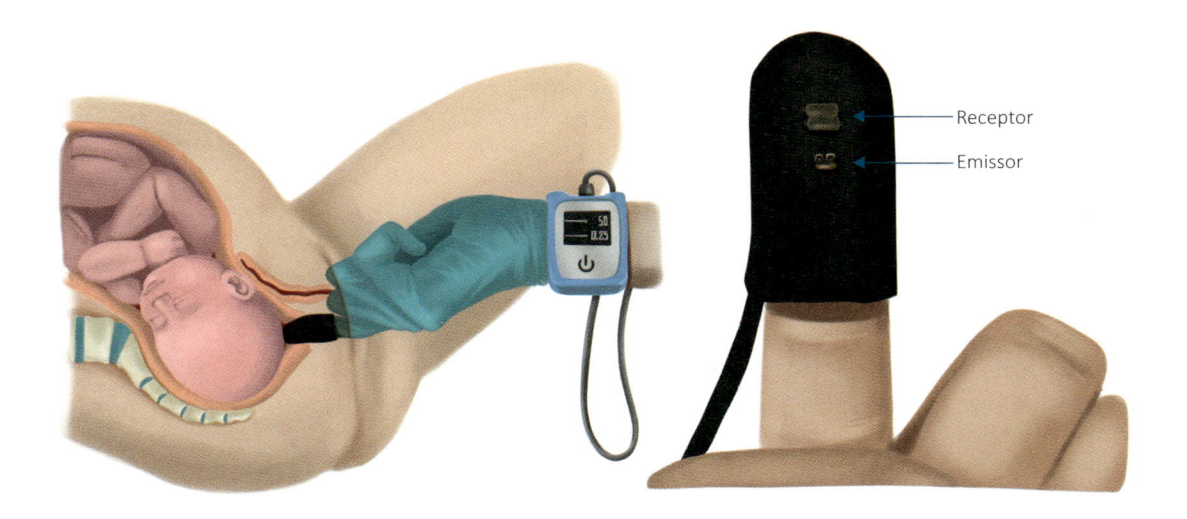

Figura 36.9. Aferição da oxigenação tissular fetal usando probe digital durante trabalho de parto.
Fonte: Adaptada de Uchida et al., 2018.

portanto, um pH acidótico pode indicar a instalação de um quadro de hipóxia fetal intrauterina.

A coleta adequada da amostra de sangue do couro cabeludo fetal é importante para evitar análises incorretas, porém não há uma padronização. O método mais comumente utilizado envolve a aspiração de gotas de sangue fetal em um tubo heparinizado, que é invasivo e desconfortável. Além disso, pode resultar em falhas por contaminação ou quantidade insuficiente para análise.

Alguns estudos concluem que o estudo dos gases na amostra de sangue fetal é uma boa ferramenta para identificar casos de CTG falso-positiva, porém alertam para o fato de que não é sensível o bastante para detectar acidose metabólica fetal. Assim, seu uso é controverso e não recomendado na rotina clínica.

Índice de reserva fetal

Em face das dificuldades e elevadas taxas de falso-positivo das CTG intraparto, um grupo de autores tem proposto o uso do índice de reserva fetal (IRF), que alguns consideram superior ao uso das três categorias do ACOG/NCHID de 2008 isoladamente. São utilizados parâmetros do registro eletrônico por CTG (FCF basal, variabilidade, acelerações, desacelerações e AU), além de variáveis maternas, obstétricas e fetais, em um algoritmo de oito parâmetros, que se traduzem em uma classificação em cores (verde, amarelo e vermelho). Estudos preliminares mostraram ser possível melhorar resultados perinatais e reduzir a taxa de cesáreas de emergência, com maior utilização de estratégias de ressuscitação fetal intrauterina. São necessários outros estudos, por outros grupos, para definir o potencial desse novo indicador.

Considerações finais

Em gestações de baixo risco de hipóxia fetal intraparto, a AI pode ser suficiente para cumprir adequadamente a necessidade de controle das condições fetais, desde que se cumpram intervalos curtos de controle clínico (15 a 30 minutos no primeiro período e 15 a 5 minutos no segundo período do trabalho de parto). De qualquer modo, esse método tem menor praticidade e não permite o registro gráfico do traçado para arquivo no prontuário clinico. Cada valor aferido deve ficar registrado no partograma, incluindo o horário em que foi obtido.

Apesar de suas limitações pela necessidade de treinamento na intepretação e de seus resultados falso-positivos, a CTG intraparto contribui para a vigilância do bem-estar fetal intraparto há mais de quatro décadas. Quando há qualquer condição materna ou fetal, ou do trabalho de parto, que possa aumentar o risco de hipóxia intrauterina, o monitoramento eletrônico fetal contínuo (CTG intraparto contínua) deve ser indicada e seu registro gráfico deve ser arquivado. Uma boa alternativa para dar maior liberdade de movimentação à parturiente é utilizar a CTG em intervalos intermitentes, mesclada com controle por AI.

Uma variedade de métodos auxiliares foi desenvolvida para melhorar a precisão da CTG na previsão do comprometimento fetal, mas não se mostrou útil na rotina da assistência obstétrica.

Recomenda-se que haja treinamentos repetidos e disponibilidade de guias de intepretação da monitorização eletrônica intraparto nos ambientes obstétricos. O registro dos parâmetros clínicos maternos nos prontuários, assim como registro eletrônico, com especial atenção para as 2 horas finais do primeiro período e durante o segundo período do trabalho de parto, devem ser garantidos em todos os partos.

LEITURAS COMPLEMENTARES

Alfirevic Z, Gyte GML, Cuthbert A, Devane D. Continuous cardiotocography (CTG) as a form of electronic fetal monitoring (EFM) for fetal assessment during labour. Cochrane Database of Systematic Reviews. 2017 Feb 3;2:CD006066.

Amer-Wahlin I, Kwee A. Combined cardiotocographic and ST event analysis: A review. Best Pract Res Clin Obstet Gynaecol. 2016 Jan;30:48-61.

Maršál K. T analysis of fetal electrocardiography in labor. Semin Fetal Neonatal Med. 2011 Feb;16(1):29-35.

Ayres-de-Campos D, Arulkumaran S. Physiology of fetal oxygenation and the main goals of intrapartum fetal monitoring. Int J Gynaecol Obstet. 2016 May;133(2):255.

Ayres-de-Campos D, Arulkumaran S. For the FIGO Intrapartum Fetal Monitoring Consensus Panel. FIGO consensus guidelines on intrapartum fetal monitoring: Introduction Int J Gynaecol Obstet. 2015 Oct;131(1):3-4.

Ayres-de-Campos D, Spong CY, Chandraharan S. Cardiotocography. Int J Gynaecol Obstet. 2015 Oct;131(1):13-24.

Blix E, Maude R, Hals E, Kisa S, Karlsen E, Nohr EA, de Jonge A, Lindgren H, Downe S, Reinar LM, Foureur M, Pay ASD, Kaasen A. Intermittent auscultation fetal monitoring during labour: A systematic scoping review to identify methods, effects, and accuracy. PLoS One. 2019 Jul 10;14(7):e0219573.

Britt DW, Evans MI, Schifrin BS, Eden RD. Refining the Prediction and Prevention of Emergency Operative Deliveries with the Fetal Reserve Index. Fetal Diagn Ther. 2019;46(3):159-65.

Devane D, Lalor JG, Daly S, McGuire W, Cuthbert A, Smith V. Cardiotocography versus intermittent auscultation of fetal heart on admission to labour ward for assessment of fetal wellbeing. Cochrane Database Syst Rev. 2017 Jan 26;1:CD005122.

Dore S, Ehman W. Fetal Health Surveillance: Intrapartum Consensus Guideline, n. 396. JOGC. 2020 Mar.;42(3):316-48.e9.

East CE, Begg L, Colditz PB, Lau R. Fetal pulse oximetry for fetal assessment in labour. Cochrane Database of Systematic Reviews. 2014 Oct 7;(10):CD004075.

Eden RD, Evans MI, Evans SM, Schifrin BS. The "Fetal Reserve Index": Re-Engineering the Interpretation and Responses to Fetal Heart Rate Patterns. Fetal Diagn Ther. 2018;43(2):90-104.

Hilal Z, Mrkvicka J, Rezniczek GA, Dogan A, Tempfer CB. Accuracy of intrapartum fetal blood gas analysis by scalp sampling A retrospective cohort study Medicine (Baltimore). 2017 Dec;96(49):e8839.

Macones G, Berghella V, Barss VA. Intrapartum category I, II, and III fetal heart rate tracings: Management. UpToDate. Apr 04, 2019. [Acesso

2020 maio 03]. Disponível em: https://www.uptodate.com/contents/intrapartum-category-I-II-and-III-fetal-heart-rate-tracings-management.

Macones GA, Hankins GD, Spong CY et al. The 2008 National Institute of Child Health and Human Development Workshop Report on Electronic Fetal Monitoring: Update on Definitions, Interpretation, and Research Guidelines. Obstet Gynecol. 2008;112:661.

Maude RM, Skinner JP, Foureur MJ. Intelligent Structured Intermittent Auscultation (ISIA): Evaluation of a decision-making framework for fetal heart monitoring of low-risk women. BMC Pregnancy and Childbirth. 2014;14:184.

Miller DA, Berghella V, Barss VA. Intrapartum fetal heart monitoring: Overview. UpToDate, 2020 May 1. [Acesso 2020 maio 03]. Disponível em: https://www.uptodate.com/contents/intrapartum-fetal-heart-rate-monitoring-overview.

Pinas A, Chandraharan E. Continuous cardiotocography during labour: Analysis, classification and management. Best Practice & Research Clinical Obstetrics and Gynecology. 2016 Jan;30:33-47.

Puertas A, Góngora J, Valverde M, Revelles L, Manzanares S, Carrillo P. Cardiotocography alone vs. cardiotocography with ST segment analysis for intrapartum fetal monitoring in women with late-term pregnancy. A randomized controlled trial. Eur J Obstet Gynecol Reprod Biol. 2019 Mar;234:213-7.

Rei M, Ayres-de-Campos D, Bernardes J. Neurological damage arising from intrapartum hypoxia/acidosis. Best Pract Res Clin Obstet Gynaecol. 2016 Jan;30:79-86.

Schifrin BS, Soliman M, Koos B. Litigation related to intrapartum fetal surveillance. Best Practice & Research Clinical Obstetrics and Gynaecology, 2016 Jan;30:87-97.

Silberstein T, Sheiner E, Salem SY, Hamou B, Aricha B, Baumfeld Y, Yohay Z, Elharar D, Idan I, Yohay D. Fetal heart rate monitoring category 3 during the 2nd stage of labor is an independent predictor of fetal acidosis. J Matern Fetal Neonatal Med. 2017 Feb;30(3):257-60.

Uchida T, Kanayama N, Kawai K, Mukai M, Suzuki K, Itoh H, Niwayama M. Reevaluation of intrapartum fetal monitoring using fetal oximetry: A review. J Obstet Gynaecol Res. 2018 Dec;44(12):2127-34.

Anestesia Obstétrica

37

Vanessa Henriques Carvalho
Angélica de Fátima Assunção Braga
Camila Nayara Fahl Galego
Valquíria Ferraz de Jesus
Fabiane Barbero Klem

Os procedimentos anestésicos em obstetrícia apresentam inúmeras particularidades, visto que cada fase da gestação envolve alterações anatômicas e fisiológicas, afetando diretamente as técnicas de anestesia regional, anestesia geral e as propriedades farmacocinéticas e farmacodinâmicas das variadas medicações. Por isso, são obrigatórias a preservação e a garantia da segurança do binômio materno-fetal.

Fisiologia materna na gravidez

Segundo Chestnut (2014) e Ortman & Leffert (2012), os vários sistemas do organismo materno apresentam alterações anatomofisiológicas (Quadro 37.1).

Sistema respiratório

O ingurgitamento capilar da mucosa pode ocorrer em toda a árvore respiratória, com início no 1º trimestre e aumentando ao longo de toda a gravidez. Recomenda-se a intubação traqueal com cânula de diâmetro interno menor (6 a 6,5 mm) para reduzir a possibilidade de traumatismo das vias respiratórias; porém, caso necessário, é possível o uso de cânulas maiores. Evita-se a intubação nasotraqueal, o que poderia provocar epistaxe. A retenção de líquidos pode causar aumento da língua, explicando a maior prevalência das classes 3 e 4 de Mallampati em parturientes a termo, comparadas com a população em geral. Pode haver também aumento da classe do Mallampati durante o trabalho de parto, conforme descrição de Kodali et al. (2008).

A ventilação-minuto aumenta 45%, satisfazendo as maiores necessidades de oxigênio da mãe e do feto, promovida por um crescimento proporcional do volume corrente. À medida que a gravidez avança, a elevação do diafragma pelo útero gravídico ocasiona redução de 20% da capacidade residual funcional materna, reduzindo a reserva de oxigênio em pacientes apneicas.

Sistema cardiovascular

O débito cardíaco apresenta aumento de 50% na gravidez. Durante o trabalho de parto, as contrações do útero ingurgitado proporcionam autotransfusão de 300 a 500 mL para a circulação materna, elevando ainda mais o débito cardíaco. Este atinge seu nível máximo imediatamente após o parto, podendo alcançar valores acima de 80 a 100%, comparando-se aos valores anteriores ao trabalho de parto. Apesar do aumento do débito cardíaco, não ocorre elevação da pressão arterial porque há diminuição da resistência vascular periférica.

A hipotensão supina geralmente ocorre após 20 semanas de gestação, quando o útero gravídico comprime a aorta e a veia cava inferior da paciente em decúbito dorsal. A compressão aorto-cava reduz o retorno venoso, causando hipotensão materna e diminuição do fluxo sanguíneo uteroplacentário. A manobra de deslocamento do útero para a esquerda com a paciente em decúbito dorsal alivia o problema, segundo Lee et al. (2012).

Sistema hematológico

O volume sanguíneo se eleva muito durante toda a gravidez. Como o volume plasmático aumenta mais que a massa de hemácias, há uma anemia dilucional relativa. Quanto à coagulação, a gestante apresenta hipercoagulabilidade. A concentração da maioria dos fatores de coagulação aumenta durante a gravidez, assim como a produção, a ativação e o consumo de plaquetas. Esses fatos ajudam a limitar a perda de sangue no parto, mas podem elevar também a probabilidade de fenômenos tromboembólicos.

Quadro 37.1 Alterações fisiológicas na gestação.		
Cardiovasculares	Débito cardíaco	Aumento (20 a 50%)
	Frequência cardíaca	Aumento (15 a 25%)
	Resistência vascular sistêmica	Redução (20%)
	Compressão aortocaval	Hipotensão supina (sempre desviar o útero para a esquerda para evitá-la)
Hematológicas	Volume sanguíneo total	Aumento (25 a 40%)
	Volume plasmático	Aumento (40 a 50%)
	Hemoglobina	11 g/dL (anemia dilucional relativa)
	Contagem de plaquetas	Redução de até 20% (dilucional e consumo)
	Coagulação	Hipercoagulabilidade (aumento de fibrinogênio, fatores I, VII, VIII, IX, X, XII, aumento da hiperatividade dos fatores de degradação da fibrina). XI e XIII diminuição, protrombina sem alteração.
	Atividade de pseudocolinesterase	Redução (20 a 30%) (maior duração da succinilcolina, esmolol, anestésicos locais tipo éster)
Ventilatórias	Via aérea	Ingurgitamento capilar da mucosa (risco de via aérea difícil e sangramentos na IOT)
	Volume-minuto	Aumento (45%) (redução de 10 mmHg na $PaCO_2$)
	Frequência respiratória	Aumento (8 a 15%)
	Volume corrente	Aumento (45%)
	Capacidade residual funcional	Diminuição (25%)
	Consumo de O_2	Aumento (20%) (aumento de 10 mmHg na PaO_2
	Hipóxia e indução inalatória	Ocorrem mais rapidamente
Gastrointestinais	Esvaziamento gástrico	Redução (apenas durante o trabalho de parto)
	Tônus do esfíncter esofágico inferior	Redução (progesterona)
	pH gástrico	Redução (gastrina)
	Risco de broncoaspiração	Aumentado
Hepático-renais	TGO, TGP, LDH, FA, bilirrubina	Aumentado
	Taxa de filtração glomerular	> 50%
	Fluxo plasmático renal	> 75%
Farmacológicas	Concentração alveolar mínima (CAM)	Reduzida (32 a 40% com 8 a 12 semanas)
	Sensibilidade aos anestésicos locais	Aumentada (necessidade de menores doses)
Musculoesqueléticas	Frouxidão ligamentar	
	Meralgia parestésica (distensão do nervo cutaneofemoral lateral)	Aumento do útero gravídico
	Síndrome do túnel do carpo	Aumento da relaxina
	Alargamento da sínfise púbica	

Fonte: Adaptado de Ortman e Leffert, 2012.

Sistema nervoso

A concentração alveolar mínima dos anestésicos inalatórios está reduzida em 30% durante a gestação. Acredita-se que o motivo seja a alteração das concentrações hormonais e de endorfina, com consequente aumento do limiar de dor ou analgesia induzida pela gravidez.

A dose dos anestésicos locais necessária para a anestesia regional é menor nas parturientes. Esse fato deve-se à diminuição do nível de proteínas no líquor, aumentando a proporção de fármaco livre e ativo, ao pH elevado do líquor, elevando a fração ionizada de anestésico local, à distensão das veias extradurais diminuindo o volume de líquor lombar, elevando a dispersão do anestésico local e diminuindo a dose segmentar para raquianestesia.

Durante toda a gestação o papel do sistema nervoso simpático aumenta. A gestante depende basicamente do sistema nervoso simpático para controle hemodinâmico. A função do sistema nervoso simpático normaliza-se em 36 a 48 horas após o parto.

Sistema gastrointestinal

Com o relaxamento do esfíncter esofágico inferior e o deslocamento mecânico do estômago pelo útero gravídico, muitas gestantes apresentam refluxo gástrico e pirose. A diferença entre a pressão intragástrica e o tônus do esfíncter esofágico inferior diminui desde o 1º trimestre de gestação. O esvaziamento gástrico é mais lento durante o trabalho de parto, sobretudo após a administração de opioides. A paciente em trabalho de parto corre maior risco de aspiração pulmonar de conteúdo gástrico. Em vigência de anestesia geral, deve-se administrar antiácido não particulado, bloqueador de receptor de histamina (H2) e metoclopramida, além da indução de anestesia geral em sequência rápida, conforme descrição de Palanisamy (2014).

Sistema renal

O fluxo sanguíneo renal e a filtração glomerular podem aumentar em até 50%, elevando a depuração de creatinina e diminuindo os níveis séricos de ureia e creatinina.

Sistema musculoesquelético

A intensa lordose lombar secundária ao aumento do útero pode distender o nervo cutâneo femoral lateral, com perda da sensibilidade da região anterolateral da coxa (meralgia parestésica). Pode haver também síndrome do túnel do carpo e alargamento da sínfise púbica, em decorrência do aumento do hormônio relaxina durante a gravidez.

Trabalho de parto e parto

O trabalho de parto, definido como contrações uterinas que modificam o colo do útero, é dividido em três estágios: o primeiro estágio se inicia com contrações regulares e termina com dilatação cervical total (fase latente lenta e fase ativa rápida com dilatação cervical acelerada), o segundo estágio segue a dilatação cervical total até a saída do concepto e o terceiro estágio caracteriza-se pelo tempo entre a saída do concepto e a eliminação da placenta.

No trabalho de parto, a distensão uterina, o estiramento, a compressão de estruturas pélvicas e a dilatação cervical estimulam nociceptores. Estímulos captados por estes são conduzidos para a coluna dorsal da medula, realizam sinapse e seguem para o centro superior, sofrendo certa modulação e resultando no quadro doloroso. A inervação uterina é autonômica simpática e parassimpática. A dor durante a primeira fase do trabalho de parto é causada principalmente pelas contrações uterinas e pela dilatação cervical. Nesse primeiro estágio, a dor é mediada pelos segmentos T10 a L1 da medula espinhal. Na fase ativa do primeiro estágio e no início do segundo estágio do trabalho de parto há outro componente de dor, com características somáticas, decorrente do estiramento do períneo entrando na medula espinhal pelos segmentos S2 a S4, segundo Chestnut (2014).

A avaliação fetal durante o parto é feita, em sua grande maioria, por monitorização da frequência cardíaca fetal, contínua ou intermitente, variando entre 110 e 160 batimentos por minuto. Acredita-se que a variabilidade da frequência cardíaca fetal seja um reflexo da saúde fetal. A taquicardia fetal pode indicar asfixia fetal, febre materna, corioamnionite ou ação de fármacos administrados na mãe. Já a causa mais comum de bradicardia fetal persistente é a hipóxia. Outras causas de bradicardia correspondem ao bloqueio cardíaco congênito, administração materna de betabloqueadores ou hipotermia. Deve-se sempre estar atento aos padrões de desaceleração fetal (precoce, tardia e variável), sua relação com as contrações uterinas e sua interpretação, garantindo e preservando a vitalidade fetal.

Uso de vasopressores

Durante todo o procedimento anestésico é imprescindível o controle da pressão arterial. Os sintomas de advertência de hipotensão materna são tontura, náuseas, dificuldade respiratória e diaforese. A hipotensão materna pode causar insuficiência uteroplacentária e sofrimento fetal. A anestesia regional provoca bloqueio simpático e diminuição da resistência vascular sistêmica, além de hipotensão materna sintomática. Essa hipotensão também pode ser resultante de compressão aorto-cava ou hemorragia periparto. O vasopressor ideal em obstetrícia seria aquele que aumentasse a pressão arterial materna sem diminuir o fluxo sanguíneo uteroplacentário.

A efedrina é um simpaticomimético indireto que estimula receptores beta e alfa, provocando estimulação cardíaca inicial com aumento de fluxo sanguíneo periférico e uterino. Já a fenilefrina e o metaraminol são alfa-adrenérgicos puros. Antigamente se acreditava que esses fármacos aumentassem a pressão arterial materna, diminuindo o fluxo sanguíneo uteroplacentário. Porém, dados mais atuais confirmaram a segurança dos agonistas alfa-adrenérgicos, não estando associados à acidemia fetal nem à diminuição do Apgar. Os vasoconstritores mais potentes, como norepinefrina e epinefrina, são indicados para casos de hipotensão refratária à reposição volêmica e aos vasoconstritores tradicionais, como descrito por Ortman et al. (2012) e Palanisamy (2014).

Uso de uterotônicos

Segundo publicações de Chestnut (2014) e Grotegut (2011), o uso de ocitócitos está indicado para estimular as contrações uterinas, induzir o trabalho de parto, controlar a atonia e o sangramento uterino pós-parto. A ocitocina, sintético do hormônio hipofisário posterior, atua no músculo liso uterino, estimula a frequência e a força das contrações e tem efeitos cardiovasculares como vasodilatação, hipotensão, taquicardia e arritmias. Em altas doses, pode ter efeito antidiurético e provocar intoxicação hídrica, edema cerebral e convulsões, na presença de hidratação venosa intensa.

Os alcaloides do Ergot (metilergonovina) promovem também maior força e frequência de contrações uterinas. Em doses baixas, ainda permitem o relaxamento uterino normal, porém em doses elevadas promovem aumento do tônus e contrações tetânicas. Seu uso é restrito ao controle de sangramento pós-parto após o terceiro estágio do trabalho de parto. Podem provocar vasoconstrição e hipertensão. Em alguns casos podem causar convulsões, acidente vascular encefálico, descolamento de retina, vasoespasmo coronariano, infarto do miocárdio e edema pulmonar.

Algumas prostaglandinas também podem ser utilizadas para auxiliar as contrações uterinas.

Transferência placentária de fármacos

O transporte placentário de anestésicos ocorre principalmente por difusão passiva. Os fármacos com maiores constantes de difusão atravessam mais facilmente as membranas placentárias. A difusão rápida deve-se a uma série de fatores, dentre eles baixo peso molecular, alta lipossolubilidade, baixo grau de ionização e fraca ligação às proteínas. A maioria dos anestésicos inalatórios e venosos atravessa facilmente a placenta. Já os bloqueadores neuromusculares, sendo fármacos hidrossolúveis com moléculas ionizadas e alto peso molecular, não a atravessam com a mesma facilidade, conforme exposto por Chestnut (2014) e Briggs et al. (2008).

Os fármacos vasoativos – anti-hipertensivos, vasopressores e antiarrítmicos – atravessam a placenta e têm alguma influência sobre o feto.

Depois que os fármacos atravessam a placenta, a acidose fetal pode causar a retenção de fármacos ionizados.

Anestesia e analgesia para trabalho de parto vaginal

Analgesia sistêmica

Manejo não farmacológico da dor do trabalho de parto

Têm-se procurado formas alternativas na tentativa de diminuir a dor de pacientes em trabalho de parto, sem necessidade de medicação. Essas técnicas têm sido utilizadas com resultados variados. A massagem é comumente usada para redução do estresse e relaxamento. Acupuntura e hipnose parecem ser benéficas, porém sem muitos estudos. Outras estratégias incluem técnicas respiratórias, estimulação elétrica transcutânea de nervos, hidroterapia e a presença de uma pessoa que dê apoio.

Condutas farmacológicas sistêmicas

Dentre as medidas farmacológicas sistêmicas, os fármacos mais utilizados são os agentes opioides. Em geral, os agonista-antagonistas (butorfanol e nalbufina), os de rápida ação e duração (remifentanil), até mesmo fentanil e morfina em doses únicas. Deve-se ressaltar que todos os opioides atravessam a barreira placentária e podem deprimir o feto, fato que deve ser relatado à equipe neonatal para pronta reanimação, caso necessária. A intensa vigilância da paciente é primordial quando se trata de opioides sistêmicos. Mesmo com o remifentanil é muito comum a depressão respiratória materna, com diminuição da frequência respiratória antes da dessaturação. Outros fármacos também podem ser utilizados para analgesia sistêmica no trabalho de parto como, dexmedetomidina, devendo-se ter cuidado para evitar bradicardia materna e fetal. Mundialmente, o opioide mais utilizado é a meperidina, que deveria ser totalmente abolida em analgesia de parto pois, é o fármaco que apresenta mais efeitos colaterais, além de gerar um metabólito ativo (normeperidina) que pode se acumular com doses repetidas e provocar estímulo desordenado no sistema nervoso central do feto. Pode também propiciar baixos escores de Apgar e depressão respiratória fetal, segundo Chestnut (2014).

Com relação à analgesia inalatória, o óxido nitroso é utilizado atualmente misturado com oxigênio (razão 50:50), com eficácia variável. Seu uso é seguro e não causa perda dos reflexos protetores de via aérea ou hipóxia. O sevoflurano pode ser empregado em doses subanestésicas, porém está associado a maior efeito sedativo.

Todas essas técnicas sistêmicas promovem certo grau de satisfação materna e bem-estar, porém pouco alívio da dor. Somente devem ser administradas quando há contraindicação ao bloqueio de neuroeixo.

Bloqueios de neuroeixo

O objetivo principal da analgesia durante o trabalho de parto é propiciar o alívio da dor sem bloqueio motor relevante.

Peridural

O bloqueio peridural com a inserção do cateter peridural pode ser usado para analgesia de parto e complementações de anestésicos, caso haja necessidade, tanto para a continuação da analgesia quanto para a anestesia para cesariana, se indicado. As evidências atuais indicam que a instituição de analgesia neuroaxial no início do trabalho de parto proporciona analgesia mais eficaz, sem aumento nas taxas de cesarianas, porém o bloqueio peridural durante o trabalho de parto eleva o risco de parto vaginal assistido e instrumentalizado, conforme publicado por Braga et al. (2019) e Wong et al. (2005).

Bloqueio combinado raquiperidural

Trata-se da combinação de raquianestesia com doses baixas de anestésico local associado a opioides e bloqueio peridural com cateter. Com essa técnica, deixa-se uma via peridural para posteriores complementações para ganhar o início rápido de instalação do bloqueio utilizando doses baixas de anestésicos locais e opioides, quando comparados ao bloqueio peridural.

Analgesia peridural controlada pela paciente

Caracteriza-se por uma analgesia peridural acoplada a uma bomba de PCA (*patient controlled analgesia*) na qual se pode programar uma infusão basal contínua peridural ou bolus intermitentes acionados pela mãe ou programados na bomba. Como estudos de necropsia mostraram que a distribuição de soluções infundidas no espaço peridural não é uniforme, bolus intermitentes, com suas maiores pressões de infusão, podem proporcionar distribuição mais uniforme de anestésicos e melhor dispersão em comparação com a infusão contínua.

Peridural com punção de dura-máter

Trata-se de uma punção na dura-máter com permanência de um pertuito e bloqueio peridural com inserção de cateter para injeção de anestésicos pela peridural. Essa técnica propicia maior dispersão da solução anestésica quando comparada ao bloqueio peridural simples.

Anestesia para cesariana

As indicações mais frequentes de cesariana são sofrimento fetal, distocia, desproporção cefalopélvica, apresentação pélvica, cirurgias uterinas ou cesáreas prévias. A escolha do anestésico e da técnica anestésica dependerá da urgência do procedimento e da condição materno-fetal.

Anestesia regional

É sempre a técnica preconizada para cesarianas, salvo algumas contraindicações para bloqueio espinhal, dentre elas a recusa da paciente, coagulopatias, algumas doenças neuromusculares e a impossibilidade de execução da técnica.

A raquianestesia é uma técnica rápida e confiável de anestesia para cesariana. Costuma-se usar bupivacaína hiperbárica 0,5% associada aos opioides fentanil e morfina, tornando possível uma excelente analgesia intra e pós-operatória. Deve-se sempre manter a paciente hidratada e usar vasoconstritores quando os níveis pressóricos ficarem abaixo do ideal para a paciente.

A anestesia peridural é uma opção na cesariana eletiva e é comum na transição do trabalho de parto para a cesariana. Logo, pode ser usada com eficácia na cesariana de emergência em uma paciente que já tenha um cateter para analgesia no trabalho de parto. Sempre que se administram opioides no neuroeixo, deve-se monitorar a depressão respiratória tardia e tratar o agravamento de efeitos colaterais leves, como o prurido.

A associação de anestesia subaracnóidea e peridural é outra opção na cesariana. Principalmente nos casos em que, sabidamente, a cesariana irá se prolongar (tempo cirúrgico maior, cirurgias abdominais prévias e cesáreas prévias) e nas pacientes obesas, em quem podemos utilizar baixas doses da solução anestésica na raquianestesia e complementar ao longo da cirurgia com doses de anestésicos no cateter peridural. Com isso, evita-se a grande dispersão dos anestésicos locais no neuroeixo da paciente obesa e gestante, o que poderia agravar o bloqueio simpático, ocasionando graves problemas hemodinâmicos e ventilatórios.

Anestesia geral

A anestesia geral é a técnica de escolha na cesariana quando a anestesia regional é contraindicada, em algumas situações de emergência ou quando há previsão de hemorragia intensa. A grande desvantagem seria a incapacidade de intubar a traqueia da paciente, principalmente nos casos de via aérea difícil associada ao ingurgitamento capilar e alterações anatômicas da via aérea da gestante. O risco de aspiração pulmonar do conteúdo gástrico é maior nas gestantes em trabalho de parto que necessitem de anestesia geral. A síndrome de Mendelson caracteriza-se pela pneumonite química causada pela aspiração pulmonar de conteúdo gástrico. A maioria dos anestésicos atravessa a placenta, podendo provocar depressão respiratória fetal. É comum haver consciência intraoperatória durante a anestesia para cesarianas de emergência pela utilização de baixas doses de hipnóticos, mas isso deve ser evitado.

Além do acesso venoso e da monitorização convencional, administra-se à paciente um antiácido não particulado antes da indução, metoclopramida e ranitidina por via venosa. A paciente deve apresentar-se em decúbito dorsal com o útero desviado para a esquerda. É importante realizar a pré-oxigenação por 3 minutos ou mais, garantindo a oxigenação durante a intubação orotraqueal, pois a paciente apresenta diminuição da capacidade residual funcional, aumento no consumo de oxigênio e risco de complicações nas vias respiratórias, segundo Goldszmidt (2008). No momento da pré-oxigenação, o obstetra já cobriu com os campos o abdome da paciente. A indução anestésica em sequência rápida com pressão cricoide pode ser realizada com fentanil, propofol e succinilcolina, por exemplo. Nos casos com hipovolemia materna, pode-se administrar etomidato ou quetamina. A manutenção pode ser realizada com uma mistura de óxido nitroso e oxigênio, agentes inalatórios (sevoflurano ou isoflurano). Após a recuperação da succinilcolina, deve-se administrar um bloqueador neuromuscular adespolarizante. Convém evitar a hiperventilação por reduzir o fluxo sanguíneo uterino. Após o nascimento do bebê, reduz-se a dose dos agentes inalatórios, pois estes relaxam o tônus uterino. Pode-se administrar um agente amnéstico para evitar a consciência intraoperatória. Deve-se utilizar a ocitocina após a retirada da placenta, para estimular a contração uterina e reduzir a um mínimo a perda de sangue, conforme descrito por Grotegut et al. (2011). Ao final do procedimento é importante garantir a reversão do bloqueio neuromuscular guiado pela monitorização da sequência de quatro estímulos (TOF), além de promover analgesia pós-operatória, seja com analgésicos periféricos, anti-inflamatórios não esteroidais, opioides parenterais ou bloqueios de parede abdominal guiados por ultrassonografia (TAP – bloqueio do plano transverso abdominal ou QL – bloqueio do plano quadrado lombar).

Complicações em anestesia obstétrica

As complicações dos procedimentos neuroaxiais em anestesia obstétrica são raras, mas podem ocorrer. Entre elas temos: cefaleia pós-punção da dura-máter (PDPH), raquianestesia total ou subtotal, hematoma no local da punção, infecção e intoxicação por anestésico local (LAST).

Cefaleia pós-punção da dura-máter (PDPH)

De acordo com publicações de Nath et al. (2018) e Bezov et al. (2010), a PDPH é a complicação mais comum após punção lombar, com incidência variando de 11% (se utilizadas agulhas traumáticas) a 4,5% (com agulhas atraumáticas). Seus fatores de risco são: idade jovem, sexo feminino, agulhas de punção de grosso calibre (acima de 25 G) e cortantes, além de pacientes com baixo IMC (índice de massa corpórea). Caracteriza-se por uma cefaleia em posição ortostática, em peso, queimação ou aperto, em região frontal, podendo irradiar para a região occipital, podendo ocorrer fono e fotofobia, associada a náuseas e/ou vômitos. Há melhora da dor com o decúbito dorsal. A cefaleia se inicia de 24 a 48 horas pós procedimento e tem caráter limitado, podendo se estender até 7 dias. O tratamento consiste em repouso em decúbito dorsal, hidratação vigorosa, anti-inflamatórios não hormonais, analgésicos, opioides fracos, cafeína e sulpirida. Nos casos em que o tratamento clínico foi ineficaz, está indicado o tampão sanguíneo peridural (*blood patch*). Atualmente se tem considerado o bloqueio de gânglio esfenopalatino como um dos tratamentos para PDPH, ainda em avaliação, conforme publicação de Kent e Mehaffrey (2016).

Raquianestesia total ou subtotal

Uma complicação rara que ocorre em 1 a cada 4 mil anestesias obstétricas. A paciente apresenta bradicardia e hipotensão em virtude de extenso bloqueio simpático, pupilas midriáticas, rápido bloqueio motor, dificuldade de deglutição, fonação e rouquidão. O reconhecimento precoce é extremamente importante para que se possa oferecer suporte clínico e hemodinâmico. Obesidade (IMC > 35 kg/m^2), baixa estatura e punção raquidiana após falha de peridural são fatores de risco para a ocorrência de raquianestesia total, como exposto por Cook et al. (2009).

Hematoma no local de punção

Hematomas após punção de neuroeixo podem ocorrer por lesão vascular causada pela agulha ou cateter, com maior risco em pacientes portadores de distúrbios de coagulação, idade avançada e múltiplas punções. A incidência de hematomas pode variar de 0,6 a 1,3 para 100 mil punções com alocação de cateter. Os sinais e sintomas são relacionados ao efeito compressivo de massa, com perda progressiva de força motora e sensitiva, podendo apresentar incontinência urinária associada.

Infecção

Em virtude da técnica asséptica realizada para o procedimento, infecções de neuroeixo são raras, com incidência de 1:100.000. A infecção mais comum é a formação de abscesso, sendo a meningite um evento raro.

Intoxicação por anestésico local (LAST)

A injeção inadvertida de anestésico local no espaço intravascular pode ocasionar intoxicação por anestésico local (LAST). A incidência de casos graves de LAST é de aproximadamente 0,18%. A paciente pode inicialmente apresentar-se com formigamento perioral, gosto metálico, *tinnitus*, tontura, disartria e disforia. Porém, mantendo-se a infusão, pode evoluir com perda de consciência e convulsão, assim como apresentar arritmias, taquicardia, bradicardia, bloqueios de ramo até parada cardíaca. O tratamento consiste em parar a injeção de AL (anestésico local) imediatamente, chamar ajuda, assegurar cuidados clínicos, iniciar as manobras de ressuscitação cardiopulmonar, deslocamento do útero para a esquerda, cesariana de emergência, infusão de solução lipídica (*intralipid*) e até mesmo circulação extracorpórea, conforme descrito por Gitman et al. (2019) e Karaca et al. (2017).

Situações obstétricas específicas

Pré-eclâmpsia

Segundo Gabbe et al. (2007) e Chestnut (2014), a pré-eclâmpsia é parte de uma série de distúrbios hipertensivos específicos da gravidez. Embora ainda não se conheça sua causa precisa, só ocorre na presença de tecido placentário. As manifestações maternas são compatíveis com um processo de disfunção endotelial, vasoespasmo, isquemia e alterações do equilíbrio normal de mediadores humorais e autacoides. Entre os critérios diagnósticos de pré-eclâmpsia, a gestante apresenta elevação persistente da pressão arterial, que previamente era normal, e proteinúria acima de 300 mg em 24 horas. A presença ou ausência de sinais, sintomas e valores laboratoriais anormais vai determinar a gravidade da doença. São complicações da pré-eclâmpsia a síndrome HELLP e a eclâmpsia.

- **Síndrome HELLP (hemólise, enzimas hepáticas elevadas, baixa contagem de plaquetas):** esse quadro, composto por achados laboratoriais que incluem hemólise, elevação de enzimas hepáticas e baixa contagem planetária, é considerado um subgrupo de pré-eclâmpsia grave. O diagnóstico da síndrome HELLP está associado a um aumento do risco de complicações como descolamento prematuro de placenta, insuficiência renal, hematoma subcapsular hepático, ruptura hepática, morte fetal e materna.
- **Eclâmpsia:** consiste na ocorrência de crises convulsivas em uma gestante com pré-eclâmpsia. As convulsões por eclâmpsia podem ocorrer antes, durante e após o parto, sendo a eclâmpsia importante causa de morbimortalidade materno-fetal.

Na pré-eclâmpsia e suas complicações, a escolha do momento do parto é baseada na idade gestacional do feto e na intensidade da doença. Deve-se avaliar cada paciente, assim como sua situação clínica, para elaborar a estratégia anestésica. Nas pacientes com eclâmpsia já se faz a indução de anestesia geral; nas com pré-eclâmpsia grave e cesariana indicada, obrigatoriamente se deve conhecer a dosagem de plaquetas. Caso as plaquetas estejam acima de 80 mil, pode-se realizar a raquianestesia. Em presença de trombocitopenia grave (contagem plaquetária abaixo de 50 mil) e indicação de cesariana, é preconizada a anestesia geral. Com relação à analgesia de parto vaginal nas pacientes com pré-eclâmpsia, deve-se dosar e acompanhar a redução dos níveis plaquetários. Caso haja trombocitopenia grave, a analgesia de neuroeixo está contraindicada e deve-se realizar analgesia sistêmica farmacológica e não farmacológica.

Profilaxia das crises convulsivas

O sulfato de magnésio é o medicamento de escolha na prevenção e tratamento das crises convulsivas eclâmpticas. Administrado durante o trabalho de parto, parto e por 24 a 48 horas no pós-parto, com uma dose de ataque venosa de 4 g em 30 minutos, seguida de infusão de 2 g/h. O sulfato de magnésio exerce efeito relaxante sobre a musculatura lisa vascular e visceral, podendo reduzir a pressão arterial materna e predispor a paciente à atonia uterina e a hemorragias pós-parto, além de prolongar o bloqueio neuromuscular promovido pelos bloqueadores neuromusculares adespolarizantes, quando a paciente for submetida a anestesia geral.

Os medicamentos anti-hipertensivos são utilizados para evitar encefalopatia hipertensiva e acidente vascular cerebral. Deve-se evitar a redução súbita da pressão arterial, pois poderia comprometer o fluxo sanguíneo uteroplacentário. A depleção intravascular deve ser corrigida com cautela com soluções cristaloides, pelo risco de edema pulmonar. Deve-se sempre verificar os níveis de plaquetas, principalmente antes da anestesia regional e periodicamente nas pacientes com pré-eclâmpsia grave ou síndrome HELLP.

Hemorragias periparto

A hemorragia periparto é a principal causa de mortalidade materna. Cerca de 1% dos casos de hemorragia materna são fatais, sendo a principal causa de internação materna em unidades de terapia intensiva, conforme Crozier e Wallace (2011).

Della Torre et al. (2011), ACOG (2019), Callaghan et al. (2010), Knight et al. (2009), Lipman (2014) em suas publicações, descreveram que a maioria dos desfechos desses eventos hemorrágicos pode ser prevenida e ocorre por falha em identificar fatores de risco, por subestimar a quantidade da perda sanguínea e pela demora em iniciar o tratamento adequado. Por esse motivo, é essencial que a equipe envolvida no cuidado dessas pacientes, principalmente o obstetra e o anestesiologista, esteja apta a identificar pacientes de risco e a gravidade de cada caso, para que as medidas clínicas e cirúrgicas de estabilização hemodinâmica sejam iniciadas rapidamente.

Os sangramentos maternos podem ser classificados em pré e pós-parto. As causas mais comuns de hemorragia pré-parto são a placenta prévia e o descolamento prematuro de placenta. Os sangramentos que ocorrem no pré-parto têm grande impacto no feto, podendo causar até 12% de mortalidade perinatal.

A placenta prévia é a implantação da placenta no orifício cervical ou muito perto dele. O sangramento geralmente é indolor e varia de mínimo a intenso. As pacientes já submetidas a cesariana e com placenta prévia têm maior incidência de acretismo placentário com necessidade de histerectomia, de acordo com Wu et al. (2005). Em pacientes euvolêmicas é indicada a raquianestesia para cesariana. O descolamento prematuro de placenta é a separação prematura da placenta com implantação normal. Classicamente esse descolamento é doloroso e está associado a hemorragia vaginal visível ou oculta. Pode haver também coagulação intravascular disseminada associada. A anestesia regional pode ser realizada quando não houver sinais de hipovolemia, coagulopatia e sofrimento fetal agudo.

Com relação às hemorragias intraparto, podemos ter a ruptura uterina, causando hemorragia vultosa, e a vasa prévia. Deve-se manter intensa vigilância sobre as pacientes em trabalho de parto vaginal e com cesárea anterior, pelo risco de ruptura uterina. A vasa prévia é um distúrbio no qual o cordão umbilical passa à frente da apresentação do feto. Os vasos do feto são muito vulneráveis a traumatismos ao exame vaginal ou à ruptura artificial das membranas. Se ocorrer a rotura desses vasos, há grande risco para o feto, devendo ocorrer parto imediato.

Os sangramentos do pós-parto são os principais responsáveis pela mortalidade materna e estão frequentemente associados a atonia uterina, implantações placentárias anormais e retenção placentária. Os fatores de risco estão relacionados ao aumento da taxa de cesarianas, intervenções obstétricas durante o trabalho de parto, aumento da prevalência de doenças associadas (obesidade e hipertensão arterial gestacional), gestações múltiplas e idade materna avançada, segundo publicações de AbouZahr (2003), Khan (2006), Rossen et al. (2010) e Norman (2011).

A contração uterina, estimulada pelas ocitocinas endógenas, representa o mecanismo primário de controle do sangramento após o parto. Em seguida, a quebra da integridade vascular ativa vários outros mecanismos de coagulação: agregação plaquetária, vasoconstrição local, polimerização do coágulo e formação da fibrina para estabilização do coágulo.

O atraso no diagnóstico e tratamento das hemorragias maternas aumenta a gravidade do quadro. Portanto, é necessária vigilância constante da perda sanguínea, com reanimação volêmica imediata caso se identifique hemorragia, já que taquicardia e hipotensão são sinais tardios de hipovolemia, especialmente em pacientes saudáveis, e podem ser de difícil identificação em pacientes obstétricas.

O tratamento deve ser individualizado para cada paciente e orientado de acordo com a etiologia do sangramento, associado a intervenção cirúrgica obstétrica para interromper a hemorragia.

A reanimação hemodinâmica se inicia com cristaloides e fármacos vasoativos. A monitorização invasiva deve ser considerada em hemorragias mais graves ou em pacientes de maior risco. Concentração de hemoglobina, tipagem sanguínea e testes de coagulação devem ser solicitados. A causa de sangramento materno mais comum é a atonia uterina, representando uma falha do processo de hemostasia, devendo ser tratada ativamente mediante massagem uterina direta e administração de agentes uterotônicos. A histerectomia periparto é o tratamento definitivo para a hemorragia pós-parto refratária aos tratamentos iniciais, sendo as duas indicações mais comuns a atonia uterina e o acretismo placentário.

Entre as complicações hemorrágicas puerperais em partos vaginais estão a retenção placentária, lacerações da vagina, colo do útero ou períneo e a inversão uterina. A inversão uterina é uma causa rara de hemorragia puerperal, representando verdadeira emergência obstétrica. Faz-se necessária a anestesia geral e analgesia para reposicionamento uterino. A atonia uterina é comum após esse procedimento.

Embolia por líquido amniótico

A embolia por líquido amniótico é uma complicação rara, mas catastrófica, da gravidez. Ainda permanece como diagnóstico de exclusão, sua incidência verdadeira é desconhecida, mas a taxa de mortalidade entre parturientes afetadas é de 85%. É comum haver sequelas neurológicas entre as sobreviventes. Classicamente as pacientes apresentam, durante o trabalho de parto ou no puerpério imediato, um quadro de hipóxia aguda e hipotensão, com colapso cardiovascular, coagulopatia e óbito. A etiologia é multifatorial. Acredita-se que haja uma ruptura da barreira entre os compartimentos materno e fetal com introdução de células fetais, líquido amniótico e mediadores inflamatórios na circulação materna, afetando vários sistemas orgânicos. A resposta fisiológica inicial seria a hipertensão pulmonar aguda, com consequente hipóxia e insuficiência cardíaca direita. As pacientes que sobrevivem à lesão inicial desenvolvem insuficiência cardíaca esquerda e edema pulmonar. Há também alteração na cascata de coagulação, com consumo e fibrinólise generalizada. O tratamento consiste em medidas de suporte invasivo, incluindo ventilação mecânica e reposição hemodinâmica (volêmica e fármacos vasoativos). Em alguns casos poderão ser necessários balão intra-aórtico, circulação extracorpórea e oxigenação com membrana extracorpórea, conforme exposto por Chestnut (2014).

Anestesia para cirurgia não obstétrica durante a gravidez

Em geral, cerca de 2% das gestantes são submetidas a intervenções cirúrgicas não obstétricas durante a gestação. Os objetivos da conduta anestésica são garantir a segurança materna, levando em conta que as alterações fisiológicas da gravidez começam no 1º trimestre, além da segurança fetal. Caso possível, deve-se evitar os procedimentos cirúrgicos no 1º trimestre, pois é o período da organogênese. Os procedimentos cirúrgicos não eletivos devem ser realizados no 2º trimestre, se possível. Faz-se necessário evitar o trabalho de parto prematuro, manter o fluxo sanguíneo uteroplacentário e evitar substâncias teratogênicas. Nenhum anestésico mostrou-se comprovadamente teratogênico em seres humanos. Os principais problemas durante a anestesia são hipotensão, hipocapnia, hipercapnia e hipóxia, que poderiam comprometer o binômio materno-fetal.

As cirurgias eletivas devem ser adiadas por 6 semanas depois do parto, sempre solicitando o parecer do obstetra antes de qualquer procedimento cirúrgico. Dependendo do local da cirurgia e da idade gestacional do feto, pode-se utilizar monitorização contínua da frequência cardíaca fetal no período perioperatório, além de tocodinamômetro uterino para detectar trabalho de parto ou contrações pré-termo, sobretudo no período pós-operatório. Sempre que possível, deve-se preconizar as técnicas anestésicas regionais em anestesia obstétrica, conforme descrito por Chestnut (2014).

Reanimação cardiopulmonar durante a gravidez

Segundo Vanden Hoek et al. (2010), a parada cardíaca durante a gravidez é rara, mas, quando ocorre, a reanimação é mais difícil e tem menos êxito do que fora da gravidez. Após 20 semanas de gestação, a compressão aorto-cava pelo útero gravídico impede o retorno venoso; o aumento das mamas e o deslocamento superior do conteúdo abdominal dificultam a massagem cardíaca externa eficaz. O crescimento da demanda de oxigênio aumenta o risco de hipóxia, mesmo quando a ventilação e a perfusão são adequadas.

Recomendações em caso de parada cardíaca em gestante

Assegurar imediatamente que as vias respiratórias sejam desobstruídas, manter o deslocamento do útero para a esquerda (após 20 semanas de gestação e no pós-parto imediato), desfibrilação, uso de fármacos vasoativos administrados da mesma forma que fora da gestação e garantir presença de equipe apropriada para reanimação neonatal. Em caso de parada cardíaca após 24 semanas de gestação, deve-se retirar o feto se não houver êxito na reanimação em 4 minutos. Deve-se considerar a massagem cardíaca interna ou a instituição de circulação extracorpórea em casos de intoxicação por bupivacaína, embolia por líquido amniótico ou embolia pulmonar maciça.

LEITURAS COMPLEMENTARES

AbouZahr C. Global burden of maternal death and disability. Br Med Bull. 2003;67:1-11.

American College of Obstetricians and Gynecologists. Postpartum hemorrhage. ACOG Practice Bulletin n. 76. Washington, DC (Reaffirmed 2019). Obstet Gynecol. 2006;108:1039-47.

Bezov D, Lipton RB, Ashina S. Post – Dural puncture headache: Part I diagnosis, epidemiology, etiology and pathophysiology. Headache. 2010 Jul:50(7):1144-52.

Braga AFA, Carvalho VH, Braga FSDS, Pereira RIC. Combined spinal-epidural block for labor analgesia. Comparative study with continuous epidural block. Rev Bras Anestesiol. 2019 Jan-Feb;69(1):7-12.

Briggs GG, Freeman RK, Yaffe SJ. Drugs in Pregnancy and Lactation. 8th ed. Philadelphia: Lippincott Williams & Wilkins; 2008.

Callaghan WM, Kuklina EV, Berg CJ. Trends in postpartum hemorrhage: United States, 1994-2006. Am J Obstet Gynecol. 2010;202:353e1-6.

Chestnut DH. Obstetric Anesthesia: Principles and Practice. 5th ed. Philadelphia, Elsevier Saunders; 2014.

Cook, TM, Counsell D, Wildsmith JA. Royal College of Anaesthetists Third National Audit Project. Major complications of central neuraxial block: Report on the Third National Audit Project of the Royal College of Anaesthetists, Br J. Anaesthesi., 2009 Feb:102(2):179-90.

Crozier TM, Wallace EM. Obstetric adminissions to an integrate general intensive care unit in a quaternary maternity facility. Aust N Z J Obstet Gynaecol. 2011;51:233-8.

Della Torre M, Kilpatrick SJ, Hibbard JU et al. Assessing preventability for obstetric hemorrhage. Am J Perinatol. 2011;28:753-9.

Gabbe SG, Niebyl JR, Simpson JL et al. Obstetrics: Normal and Problem Pregnancies. 5th ed. Philadelphia: Churchill Livingstone; 2007.

Gitman M, Fettiplace MR, Weinberg G, Neal JM, Barrington MJ. Local Anesthetic Systemic toxicity: A narrative literature review and clinical update on prevention, diagnosis and management. Plast. Reconstr. Surg, 2019 jun 7.

Goldszmidt E. Principles and practices of obstetric airway management. Anesthesiol Clin 2008;26:109-35.

Grotegut CA, Paglia MJ, Johnson LN et al. Oxytocin exposure during labor among women with postpartum hemorrhage secondary to uterine atony. Am J Obstet Gynecol. 2011;204:56.e1-6.

Karaca O, Pinar HU, Dogan R. Total spinal block, bupivacaine toxicity or else under epidural anaesthesia? Agri. Jul 2017;29(3):149-50.

Kent S, Mehaffrey G. Transnasal sphenopalatine ganglion block for the treatment of postdural puncture headache in obstetric patients. J. Clin Anesth. 2016 Nov;34:194-6.

Khan KS, Wojdyla D, Say L et al. WHO analysis of causes of maternal death: A systematic review. Lancet. 2006;367:1066-74.

Knight M, Callaghan WC, Berg C et al. Trends in postpartum hemorrhage in high resources countries: a review and recommendations from the International Postpartum Hemorrhage Collaborative Group. BMC Pregnancy Childbirth. 2009;9:55.

Kodali BS, Chandrasekhar S, Bulich LN et al. Airway changes during labor and delivery. Anesthesiology. 2008;108:357-62.

Lee SW, Khaw KS, Ngan Kee WD et al. Haemodynamic effects from aortocaval compression at different angles of lateral tilt in non-labouring term pregnant women. Br J Anaesth. 2012;109:950-6.

Lipman S, Cohen S, Einav S et al. The Society for Obstetric Anesthesia and Perinatology consensus statement on the management of cardiac arrest in pregnancy. Anesth Analg. 2014;118:1003-16.

Nath S, Koziarz A, Badhiwala JH et al. Atraumatic versus conventional lumbar puncture needles: a systematic review and meta – analysis. Lancet. 2018 Mar 24;391(10126):1197-204.

Norman J. Haemorrhage. In Lewis G (ed.). Centre for Maternal and Child Enquiries (CMACE): Saving Mothers' Lives: Reviewing Maternal Deaths to Make Motherhood Safer-2006-2008 The Eight Report on Confidencial Enquiries into Maternal Deaths in the United Kingdom. London: CMACE. 2011:73-8.

Ortman A, Leffert L. Manual de Anestesiologia Clínica – Procedimentos do Massachusetts General Hospital. 8.ed. In: Wilton C. Levine (ed.). Capítulo: Anestesia para Obstetrícia e Ginecologia. Rio de Janeiro: Guanabara Koogan; 2012.

Palanisamy A. What's new in Obstetric Anesthesia? The 2013 Gerard W. Ostheimer lecture. Anesth Analg. 2014;118:360-6.

Rossen J, Okland I, Nilsen OB, Eggebo TM. Is there an increase of postpartum hemorrhage associated with more frequent use of obstetric interventions? Acta Obstet Gynecol Scand. 2010;89:1248-55.

Vanden Hoek TL, Morrison LJ, Shuster M et al. Part 12: Cardiac arrest in special situations: 2010 American Heart Association Guidelines for Cardiopulmonary Resuscitation and Emergency Cardiovascular Care. Circulation. 2010;122:S829-S861.

Wong CA, Scavone BM, Peaceman AM et al. The risk of cesarian delivery with neuraxial analgesia given early versus late in labor. NEJM. 2005;352:655-65.

Wu S, Kocherginsky M, Hibbard JU. Abnormal placentation: Twenty--year analysis. Am J Obstet Gynecol. 2005;192:1458-61.

38

Indução de Parto

Francisco Edson de Lucena Feitosa
Denise Ellen Francelino Cordeiro
Enzo Studart de Lucena Feitosa

A indução do trabalho de parto (TP) é definida como um conjunto de intervenções realizadas para desencadear artificialmente as contrações uterinas e a dilatação do colo do útero, culminando no parto vaginal. De forma geral, está indicada nas situações em que antecipar a resolução da gestação melhora o desfecho materno-fetal. Os principais motivos incluem gestação prolongada, rotura anteparto de membranas ovulares ou se houver comprometimento materno-fetal se o parto for postergado (p. ex., síndromes hipertensivas, diabetes) (Brasil, 2001).

O número de induções vem aumentando constantemente nas últimas três décadas. As estatísticas são bastante variáveis dependendo do país e da região analisada. Nos Estados Unidos e no Reino Unido (Bonsack et al., 2014), aproximadamente 20% dos partos são induzidos (ACOG, 2009). Apesar de fazer parte da prática obstétrica moderna, determinar o melhor método para a indução do parto ainda representa um desafio, tendo em vista ser uma questão não completamente esclarecida pelas evidências científicas atuais.

Antes da indicação da indução e da escolha da técnica a ser utilizada, deve ser realizada uma rigorosa avaliação, considerando os antecedentes médicos, o histórico obstétrico, as condições do colo do útero (índice de Bishop), complicações e riscos do procedimento e, em situações de urgência, o tempo que pode ser necessário até o parto (Alfirevic et al., 2016).

O objetivo deste capítulo é descrever as principais indicações e métodos utilizados na indução do TP, bem como as contraindicações e possíveis efeitos adversos. A compreensão desses dados pode ajudar na seleção do tratamento adequado, considerando as melhores evidências científicas, reduzindo complicações e melhorando a assistência.

Indicações

A resolução da gestação antes do início do TP espontâneo só é possível por meio de duas intervenções: a indução do parto e a cesárea. Quando não há contraindicação ao parto vaginal, a preferência deve ser por essa via, tendo em vista os benefícios associados a esse tipo de parto e os maiores riscos relacionados ao parto abdominal. A indução está indicada para garantir a segurança materna e fetal, quando os riscos relacionados à manutenção da gestação superam os riscos do parto naquele momento (Brasil, 2001).

A idade gestacional e a gravidade da condição materna/fetal são os principais fatores que influenciam a tomada de decisão em relação à indução e ao melhor momento para indicá-la. Nem sempre a relação risco/benefício pode ser determinada com clareza; outro fator que deve influenciar é a preferência da paciente, após esclarecimentos do quadro (Little, 2017).

As indicações mais comumente presentes na prática estão listadas no Quadro 38.1, entretanto muitas outras condições maternas e fetais também podem justificar a indução.

Quadro 38.1
Principais indicações para indução do trabalho de parto.
• Gestação pós-termo
• Rotura anteparto de membranas ovulares
• Síndromes hipertensivas
• Condições médicas maternas (p. ex., diabetes *mellitus*, doença renal e pulmonar, síndrome do anticorpo antifosfolípide)
• Alterações fetais (p. ex., restrição de crescimento, aloimunização, oligoâmnio)
• Óbito fetal
• Corioamnionite

Fonte: Desenvolvido pela autoria.

O TP também pode ser induzido por questões sociais e de logística ou por solicitação materna (p. ex., distância do hospital). Entretanto, essa prática deve ser uma exceção. Em tal situação, a idade gestacional deve estar bem determinada por ultrassonografia precoce ou a maturidade pulmonar confirmada. Deve ser assinado um termo de consentimento informado incluindo as razões da indução, o método a ser utilizado e os riscos do procedimento (Brasil, 2001).

A gestação prolongada é a principal indicação para indução do TP, justificada pelo aumento progressivo da morbidade e mortalidade perinatal após 41 semanas. A principal medida para tentar reduzir as taxas de indução por gestação prolongada consiste na realização de ultrassonografia precoce para correta datação da gestação (se possível no primeiro trimestre ou até a 20ª semana). Oferecer indução de parto de rotina após 41 semanas reduz a mortalidade perinatal e também diminui as taxas de cesárea quando comparada à conduta conservadora após essa idade gestacional (Mozurkewich et al., 2017).

Outra frequente indicação de indução do TP é o diabetes, em virtude da elevada prevalência dessa patologia e ao aumento da taxa de óbito fetal tardio, em até cinco vezes nesse grupo, quando comparado com a população em geral. Além de aumentar a mortalidade perinatal, também está associado a maior frequência de pré-eclâmpsia e de trauma fetal intraparto. Para mulheres com diabetes deve-se programar o parto com 39 ou 40 semanas, ou até antes, se a glicemia não estiver adequadamente controlada. A estratégia de não aguardar a data provável do parto reduz o risco de macrossomia e não aumenta a frequência de cesáreas (Nice, 2017; Ellis et al., 2019).

Por fim, temos a rotura anteparto de membranas ovulares no termo, que acomete cerca de 19% das gestações, e 86% dessas mulheres entrarão em TP espontâneo em até 24 horas, 91% em até 48 horas e 94% em até 96 horas. Apesar dessas porcentagens elevadas, como a conduta expectante está associada a maiores taxas de corioamnionite/endometrite, prolapso de cordão e admissão do recém-nascido em unidade de terapia intensiva neonatal, a conduta obstétrica deve ser resolutiva, sempre que possível por meio da indução do parto (Mozurkewich et al., 2017).

Contraindicações

Geralmente as contraindicações para indução do TP são as mesmas do parto vaginal. Deve ser considerada também a condição clínica que está determinando a antecipação da resolução e o se o tempo até o parto é um fator de prognóstico materno-fetal. As principais contraindicações estão listadas no Quadro 38.2 (Saccone et al., 2019).

Quadro 38.2
Principais contraindicações para indução do trabalho de parto.
• Placenta prévia centro-total
• Vasa prévia
• Apresentação fetal não cefálica
• Prolapso do cordão umbilical
• Cicatriz uterina (duas cesáreas prévias, uma cesárea com incisão uterina clássica ou miomectomia)
• Infecção ativa por herpes genital
• Desproporção cefalopélvica
• Tumores prévios (do colo ou vagina, miomas)

Fonte: Desenvolvido pela autoria.

No caso de gestações gemelares, não existem evidências científicas que embasem a indução do parto, sendo considerada uma contraindicação relativa.

Avaliação antes da indução

O objetivo da indução do TP é o parto vaginal, e para tanto existem alguns dados na história clínica e no exame físico que devem ser considerados. Os principais fatores relacionados às taxas de sucesso são: índice de Bishop, paridade (parto vaginal anterior), índice de massa corpórea, idade materna e peso fetal estimado (Ellis et al., 2019).

O índice de Bishop foi desenvolvido em 1964, consistindo em escore preditor de sucesso para indução e para auxiliar na escolha do método a ser utilizado. O sistema de pontuação utiliza cinco variáveis (dilatação, apagamento, altura da apresentação, posição e consistência), atribuindo um valor de até três pontos para cada uma (Tabela 38.1). Desde o artigo original, diversas alterações foram sugeridas, entretanto nenhuma apresentou diferenças significativas nos resultados (Bishop, 1964).

Com base na pontuação é possível avaliar a necessidade de utilização de métodos de amadurecimento cervical. Não existe um consenso quanto à definição de colo favorável ou desfavorável, entretanto a maioria dos estudos considera índices > 6 um colo favorável para o parto vaginal. Pacientes com Bishop ≥ 7 dispensam o uso de agentes de amadurecimento cervical e utilizariam ocitocina para indução das contrações uterinas (Penfield et al., 2017).

Tabela 38.1. Índice de Bishop.

Variável	0	1	2	3
Dilatação (cm)	0	1 a 2	3 a 4	≥ 5
Apagamento (%)	0 a 30	40 a 50	60 a 70	≥ 80
Altura da apresentação	−3	−2	−1; 0	+1; +2
Consistência do colo	Firme	Média	Mole	–
Posição do colo	Posterior	Centralizado	Anterior	–

Fonte: Bishop, 1964.

Além do amadurecimento cervical, outros requisitos devem ser avaliados para a indução:
- gestação única;
- apresentação cefálica;
- peso fetal > 2.500 g e < 4.000 g;
- maior bolsão de líquido amniótico vertical > 20 mm.

A vitalidade fetal também dever estar assegurada antes do início de qualquer método de indução, devendo ser avaliada por meio de cardiotocografia e, quando indicado, dopplervelocimetria.

Com relação ao local da indução, recomenda-se que a paciente seja admitida em um local com capacidade para manter a correta vigilância materno-fetal e resolver possíveis complicações. A indução ambulatorial não é recomendada, pois faltam dados para estabelecer a segurança e o custo-efetividade dessa estratégia (Brasil, 2001).

Métodos de indução

Mecânicos

Descolamento de membranas

A técnica é relativamente simples: durante o toque vaginal, o dedo indicador do examinador é introduzido no canal cervical e, após identificar as membranas, realizam-se com a ponta do dedo movimentos circulares, com o intuito de descolar as membranas e dilatar o colo uterino. Esse procedimento, além de uma ação mecânica sobre o colo uterino, promove também a liberação de prostaglandinas. Quando o descolamento de membranas é realizado de forma sistemática em gestantes a termo, observa-se redução na duração da gravidez e no número de gestantes que ultrapassam as 41 semanas, sem aumentar o risco materno ou neonatal de infecção. Os únicos efeitos adversos encontrados são o desconforto materno e o sangramento genital durante ou logo após a realização do procedimento. No entanto, o uso rotineiro de descolamento de membranas na 38ª semana não parece produzir benefícios clínicos importantes (WHO, 2018).

Sonda de Foley

O único método mecânico que continua sendo bastante utilizado é a sonda de Foley. Esta age não somente por meio da ação mecânica, mas também estimulando a liberação de prostaglandinas em consequência da separação do córion da decídua. Para que se obtenha sucesso na indução do parto com a utilização da sonda de Foley, geralmente é necessária a associação com ocitocina. Ou seja, a sonda promove o amadurecimento cervical, ao passo que a ocitocina é responsável pelo incremento das contrações uterinas. Dessa maneira, sonda Foley e ocitocina são tão efetivas quanto o misoprostol para indução do parto. A associação da sonda de Foley com ocitocina diminui o risco de cesárea em relação ao parto que foi induzido apenas com a ocitocina (Alfirevic et al., 2016).

A técnica consiste na introdução de uma sonda uretral de Foley (n. 16 ou 18) através do orifício cervical interno e posterior enchimento do balonete com 30 a 80 mL de soro fisiológico. A sonda deve ser tracionada fixando na perna da paciente até a expulsão espontânea, ou por até 12 a 24 horas. Após a expulsão da sonda, deve ser iniciada a infusão de ocitocina. Estudos comparando a infusão de volumes maiores (60 a 80 mL) com volumes menores (30 mL) não mostraram diferença na taxa de cesárea, tempo para o parto e taxas de complicações maternas e fetais (Penfield et al., 2017).

Apesar do incômodo da paciente durante a colocação da sonda, esse método não causa efeitos adversos sistêmicos, apresenta menor taxa de taquissistolia do que as prostaglandinas e não está associado com aumento de morbidade infecciosa materna ou neonatal.

A principal indicação consiste na indução de pacientes com cicatriz uterina prévia, em razão do aumento do risco de rotura uterina associado ao uso de prostaglandinas. Não há contraindicação absoluta para aposição da sonda em mulheres que podem ser candidatas ao parto vaginal. Quando há indicação absoluta de cesárea, como na placenta prévia central, a utilização é contraindicada. A placenta de inserção baixa é contraindicação relativa em virtude do risco de sangramento se o bordo placentário for manipulado durante a introdução do cateter. Outra contraindicação relativa é a rotura de membranas, pelo maior risco de corioamnionite, entretanto não há consenso na literatura nesse tópico; alguns autores defendem o uso limitado a 12 horas (West et al., 2017).

A colonização por estreptococos do grupo B (GBS) não é uma contraindicação ao uso de métodos mecânicos de amadurecimento cervical, e a quimioprofilaxia padrão deve ser usada.

Cateter com duplo balão

O cateter com duplo balão é um dispositivo desenvolvido e comercializado especificamente para fins de indução do parto, entretanto estudos comparativos com sonda de Foley não mostraram diferenças clinicamente importantes nos resultados, além de ter um custo mais elevado e de não estar disponível na maioria dos serviços (West et al., 2017).

O procedimento para inserção é semelhante ao descrito para a sonda com balão único. O balão distal deve ser posicionado além do orifício interno (intrauterino) e inflado com 40 mL. O balão proximal deve estar fora do orifício externo e deve ser inflado com 20 mL. Após o correto posicionamento dos balões, podem ser inflados com até 80 mL.

Amniotomia

A rotura artificial de membranas também pode desencadear o TP, entretanto não há evidências suficientes para avaliar a segurança e a eficácia da amniotomia isolada como método de indução. Pode estar associada em longos períodos de bolsa rota, aumentando a morbidade infecciosa (WHO, 2018; De Vivo et al., 2019).

Medicamentosos

Misoprostol

O misoprostol (composto sintético análogo da prostaglandina E1) é a prostaglandina atualmente disponível no Brasil. Atua sobre a matriz extracelular, com dissolução das fibras colágenas, aumento do ácido hialurônico e do conteúdo de água da cérvice. Além disso, relaxa o músculo liso da cérvice e facilita a dilatação, ao mesmo tempo que permite o acréscimo do cálcio intracelular, promovendo contração uterina. Todos esses mecanismos permitem o progressivo esvaecimento e a dilatação cervical, concomitante ao aumento da atividade uterina (Moraes Filho et al., 2005).

Tanto a Febrasgo (Federação Brasileira das Associações de Ginecologia e Obstetrícia) quanto a Figo (Federação Internacional de Ginecologia e Obstetrícia) estimulam o uso do misoprostol nos centros obstétricos de referência, na dose de 25 µg, de 6 em 6 horas, por via vaginal, em gestações a termo com feto vivo, para indução do TP, com o objetivo também de diminuir o número de cesáreas. Com custo inferior ao das outras prostaglandinas, tem tempo de meia-vida alargado, é de fácil administração e não requer refrigeração para sua estocagem. Estudos comparativos mostraram que o misoprostol é tão eficaz ou até mais que as outras prostaglandinas. Para pacientes com colo desfavorável (Bishop < 6), é mais eficaz que a ocitocina e tem resultados semelhantes ao uso da sonda de Foley (Brasil, 2001).

O misoprostol está associado à baixa morbimortalidade perinatal, sendo, nesse aspecto, semelhante aos outros métodos de indução. Quando se utiliza a dose recomendada de 25 µg de 6 em 6 horas, a possibilidade de alterações da contratilidade uterina e de síndrome da hiperestimulação é baixa, girando em torno dos 7 e 3%, respectivamente. O risco de eliminação de mecônio intraparto parece aumentado quando o misoprostol é utilizado, em comparação com outros métodos, porém os desfechos neonatais não são afetados. De qualquer forma, a preocupação com a eliminação de mecônio deve estar presente quando se acompanha o TP induzido com misoprostol (Moraes Filho et al., 2005).

Em revisão da literatura, gestantes com cesárea anterior submetidas a indução do parto com misoprostol apresentaram aumento da incidência de rotura uterina. Nenhum dos estudos utilizados para essa revisão foi desenhado especificamente com esse objetivo. Assim, o poder da amostra pode ter sido insuficiente para determinar a real frequência desse evento. Mesmo assim, baseando-se nessa revisão, o ACOG (American College of Obstetricians and Gynecologists) passou a desaconselhar a utilização de misoprostol para indução do parto em mulheres com cesárea anterior ou cicatriz uterina (ACOG, 2009).

A dinoprostona (prostaglandina E2) não está disponível comercialmente no Brasil. Formulada em pessário de silicone para uso intravaginal contendo 10 mg de dinoprostona, que libera 0,3 mg/hora do medicamento por até 12 horas, deve ser inserido no fundo de saco vaginal posterior. Essa apresentação permite sua remoção quando desejado ou nos casos de hiperestimulação uterina. No entanto, há limitações referentes ao elevado custo e à termolabilidade, o que dificulta a estocagem, além da necessidade frequente do uso de ocitocina após o amadurecimento do colo uterino. Foi, durante muito tempo, a droga padrão para o amadurecimento cervical e a indução do TP em países desenvolvidos, até o início da década de 1990, quando o misoprostol, então mais conhecido e estudado, mostrou sua superioridade (Moraes Filho et al., 2005).

Ocitocina

Desde que foi publicado o primeiro artigo sobre o uso contínuo e intravenoso da ocitocina, em 1948, múltiplos esquemas para indução do parto foram apresentados por vários autores. Estes divergem quanto à dose inicial, o intervalo entre o aumento da dose e a quantidade da droga que é acrescida após cada intervalo. O ACOG orienta que a ocitocina seja iniciada com dose de 1 a 2 mU/min e gradualmente acrescentada de 1 a 2 mU/min, a cada 30 minutos, até o desencadeamento do TP. Outro esquema, utilizado por alguns autores, refere dose inicial de ocitocina de 1 a 2 mU/min, duplicando a cada 30 ou 40 minutos, até o máximo de 16 mU/min (p. ex., 1, 2, 4, 8 e 16 mU/min) (WHO, 2018).

A ação da ocitocina é dependente da presença de estrógenos que induzem aumento dos receptores para ocitocina no miométrio e que apresentam níveis séricos tanto mais elevados quanto mais avançada a idade gestacional. Em decorrência disso, a melhor resposta à ocitocina ocorre nas últimas semanas de gestação.

Quando o colo uterino é imaturo, a indução do parto apenas com a utilização da ocitocina está associada a um alto percentual de partos prolongados, de doses elevadas com o risco de intoxicação hídrica, de falhas e, consequentemente, de aumento da incidência de cesáreas. Nessa situação, praticamente já é consenso que outros agentes, como o misoprostol, têm melhor eficácia. Alguns autores chegam mesmo a desaconselhar completamente o uso isolado da ocitocina para indução do parto quando o colo se encontra desfavorável (NICE, 2017).

Outros métodos

Existem diversas outras drogas e técnicas descritas de amadurecimento cervical, a saber: relaxina, doadores de óxido nítrico, hialuronidase, óleo de rícino, relações sexuais, estimulação da mama, acupuntura, infusão salina e preparações com ervas. Não se recomendam esses métodos em decorrência de evidências limitadas sobre segurança e eficácia (Moraes Filho et al., 2005).

Complicações

A indução do TP não é isenta de riscos, portanto deve ter indicação precisa. As principais complicações são:

- Infecção intracavitária: em razão dos múltiplos toques, à manipulação na utilização de métodos mecânicos e ao possível tempo prolongado de bolsa rota.
- Rotura uterina: é mais comum naquelas pacientes com cicatriz uterina, entretanto pode ocorrer também em pacientes sem cicatriz.
- Prolapso de cordão umbilical.
- Prematuridade: principalmente se a idade gestacional não estiver adequadamente estabelecida por meio de ultrassonografia precoce.
- Sofrimento ou óbito fetal, comumente associado a alterações na contratilidade uterina.

As alterações na contratilidade uterina devem ser prontamente identificadas e corrigidas, por estarem associadas a sofrimento fetal. A taquissistolia é definida como mais de cinco contrações em 10 minutos (identificadas duas vezes seguidas – 20 minutos), e a hipertonia é caracterizada por contrações com duração superior a 2 minutos. Se juntamente com as alterações da contratilidade houver comprometimento da frequência cardíaca fetal, ocorre a síndrome da hiperestimulação. Diagnosticadas anormalidades na contração, o método de indução deve ser imediatamente suspenso (p. ex., parar a infusão de ocitocina e remover "pedaços" de misoprostol da vagina). Realizar hidratação venosa. Quando necessário, podem ser utilizadas drogas tocolíticas.

Considerações finais

A indução do TP é uma importante ferramenta obstétrica para reduzir a frequência de cesáreas e, consequentemente, a morbidade/mortalidade associada ao parto. O obstetra deve ter conhecimento dos métodos disponíveis e das possíveis complicações, visando prestar a melhor assistência.

A indução deve ocorrer em ambiente com estrutura física e profissionais capacitados para a realização dos procedimentos e a abordagem de possíveis complicações. Antes do início da indução e durante todo o acompanhamento, a vitalidade fetal deve ser garantida. A gestante deve ser esclarecida quanto à indicação, aos métodos utilizados e aos riscos.

O misoprostol representa método efetivo para amadurecimento do colo e indução do parto. A via de administração recomendada é a vaginal, e a dose indicada pela maioria das instituições é 25 µg a cada 6 horas (menor dose com capacidade de desencadear o TP e com menor incidência de complicações). Em pacientes com cicatriz uterina, é indicado a sonda de Foley associada a ocitocina, tendo em vista o aumento do risco de rotura uterina associado ao uso de misoprostol nesses casos.

LEITURAS COMPLEMENTARES

Alfirevic Z, Keeney E, Dowswell T, Welton NJ, Medley N, Dias S et al. Which method is best for the induction of labour? A systematic review, network meta-analysis and cost-effectiveness analysis. Health Technol Assess; 2016.

American College of Obstetricians and Gynecologists. ACOG Practice Bulletin n. 107. Induction of labor. Obstet Gynecol; 2009.

Bishop EH. Pelvic scoring for elective induction. Obstet Gynecol. 1964;24(2):266-8.

Bonsack CF, Lathrop A, Blackburn M. Induction of labor: Update and review. J Midwifery Womens Health; 2014.

Brasil. Ministério da Saúde. Área Técnica de Saúde da Mulher. Indução do parto. Parto, aborto e puerpério: Assistência humanizada à mulher. Brasília: Ministério da Saúde; 2001.

De Vivo V, Carbone L, Saccone G, Magoga G, De Vivo G, Locci M et al. Early amniotomy after cervical ripening for induction of labor: A systematic review and meta-analysis of randomized controlled trials. Am J Obstet Gynecol; 2019.

Ellis JA, Brown CM, Barger B, Carlson NS. Influence of Maternal Obesity on Labor Induction: A Systematic Review and Meta-Analysis. J Midwifery Womens Health; 2019.

Little SE. Elective Induction of Labor: What is the Impact? Obstet Gynecol Clin North Am; 2017.

Moraes Filho OB, Cecatti JG, Feitosa FEL. Métodos para indução do parto. Rev Bras Ginecol Obstet. 2005;27(8):493-500.

Mozurkewich E, Chilimigras J, Koepke E, Keeton K, King V. Indications for induction of labour: A best-evidence review. BJOG; 2009.

Penfield CA, Wing DA. Labor Induction Techniques: Which Is the Best? Obstet Gynecol Clin North Am; 2017.

Saccone G, Della Corte L, Maruotti GM, Quist-Nelson J, Raffone A, De Vivo V et al. Induction of labor at full-term in pregnant women with uncomplicated singleton pregnancy: A systematic review and meta-analysis of randomized trials. Acta Obstet Gynecol Scnd; 2019.

Surveillance report 2017 – Induction of labour (2008) – NICE guideline; February 2017.

West HM, Jozwiak M, Dodd JM. Methods of term labour induction for women with a previous caesarean section. Cochrane Database of Systematic Reviews; 2017.

WHO recommendations: Induction of labour at or beyond term. WHO Library; 2018.

39

Mudanças Fisiológicas no Puerpério

Tábata Regina Zumpano dos Santos

O puerpério é o intervalo que engloba as primeiras semanas subsequentes ao parto. Nesse intervalo ocorrem transformações progressivas de ordem anatômica e funcional em que as modificações no organismo materno retornam ao estágio pré-gestacional. A duração desse período não é exata, pois o retorno ao estágio pré-gestacional não ocorre de forma linear para todos os sistemas, mas a maioria dos autores considera que varie de 4 a 8 semanas. Para alguns autores, o retorno ao estado pré-gravídico levaria 8 meses a 1 ano, e só então a mulher estaria apta a engravidar novamente, mesmo lactando. Para outros, o término natural da lactação ou o retorno das menstruações marcaria o final do puerpério. Relacionar o fim do puerpério à sexta semana pós-parto concorda com o conceito popular que atribui 40 dias para o chamado "resguardo puerperal".

Segundo Neme (2006), o puerpério caracteriza-se por muitas alterações fisiológicas, podendo algumas delas ser simplesmente incômodas para a mãe que acabou de dar à luz, mas também podem ocorrer complicações graves, o que torna esse período de necessária atenção especial. Pode ser didaticamente dividido em puerpério imediato (do 1º ao 10º dia), tardio (do 11º ao 42º dia) e remoto (a partir do 43º dia).

Aspectos gerais

De acordo com Benson et al. (2008) e Ravid et al. (2001), podem ocorrer tremores ou calafrios em 25 a 50% das mulheres no pós-parto. Eles se iniciam em geral 1 a 30 minutos depois do parto e duram de 2 a 60 minutos. A causa é incerta, mas especula-se que pode ser multifatorial: resposta à queda da temperatura corporal logo após o parto, sangramento materno-fetal, microembolia amniótica, separação da placenta, anestesia, bacteremia ou pelo uso de algumas medicações. O tratamento é de suporte com cobertores e/ou ar quente. Com relação à temperatura da puérpera, pode ocorrer um ligeiro aumento da temperatura axilar (36,8 a 37,9 °C) nas primeiras 24 horas, sem necessariamente haver um quadro infeccioso. É, porém, uma alteração que exige maior cuidado e atenção da equipe de saúde, pois pode ser sinal de infecção.

Após o parto, com a saída do recém-nascido (RN), da placenta e do líquido amniótico, a perda de peso média é de 6 kg. A contração do útero e a perda de lóquios e de excesso de líquido intra e extracelular ocasionam uma perda adicional de 2 kg. Aproximadamente metade do ganho de peso gestacional é perdida nas primeiras 6 semanas após o parto, com uma taxa de perda mais lenta nos primeiros 6 meses.

O assoalho pélvico pode permanecer hipotônico e distendido por ação hormonal, sobrecarga do peso fetal e possíveis traumas durante o trabalho de parto, podendo ocasionar incontinência urinária no puerpério.

A biomecânica diafragmática também pode ser alterada em razão do crescimento uterino e da ação da progesterona, refletindo um padrão respiratório torácico que pode se manter no puerpério imediato. Além das alterações musculoesqueléticas, o sintoma mais frequente relatados pelas puérperas é a dor aguda, causando limitações nas trocas posturais e na deambulação.

A vagina e a vulva

Logo após o parto, a vagina apresenta-se mais espaçosa e lisa. O epitélio vaginal tem aspecto pálido e delgado em virtude da deficiência relativa de estrogênios. Ocorre uma recuperação lenta do tônus e da elasticidade da vagina, com uma mudança em relação ao seu estado pré-gravídico ao final do processo. As rugas da mucosa vaginal restauram-se na terceira semana pós-parto, à medida que o edema e a vascularização diminuem. O hímen é substituído por marcas de desgarros na mucosa vaginal, que cicatrizam, chamadas carúnculas mirtiformes. O epitélio vaginal começa a proliferar com cerca de 4 a 6 semanas, o que geralmente coincide com o reinício da produção de estrógeno pelos ovários. O alongamento e o trauma faciais durante o parto resultam em relaxamento dos músculos pélvicos, que podem não retornar ao estado pré-gravídico. Exercícios perineais estão indicados a partir de 6 semanas pós-parto.

Colo do útero

Os conhecimentos a respeito das modificações fisiológicas do puerpério são de longa data. No que diz respeito ao colo do útero, McLaren (1952) publicou que durante o parto, a margem cervical externa, que corresponde ao orifício externo (OE) do colo do útero, geralmente é lacerada, em especial em suas paredes laterais. O orifício cervical contrai-se lentamente, acomodando facilmente dois dedos nos primeiros dias após o parto. Ao final da 1ª semana esse orifício se estreita, o colo fica mais espesso e o canal cervical reconstitui-se. O OE não readquire exatamente o mesmo aspecto que tinha antes da gravidez. A abertura circular pequena, suave e regular da nulípara se torna uma fenda grande, transversal e estrelada após o parto, e geralmente as depressões bilaterais nas áreas laceradas tornam-se irreversíveis, sendo alterações típicas da mulher que já pariu. Histologicamente, o colo do útero não volta ao seu basal por até 3 a 4 meses após o parto.

Involução uterina

Durante o período puerperal, o útero, que pesa mais de 1 kg imediatamente após o parto, passa por um processo fisiológico de involução para retornar a seu tamanho e condição pré-gestacionais, quando pesa aproximadamente 60 gramas. Esse processo, denominado involução uterina, inicia-se imediatamente após a dequitação da placenta. A contração dos feixes musculomiometriais entrelaçados ocasiona contração dos vasos intramiometriais, impedindo o fluxo sanguíneo; esse é o principal mecanismo que impede a hemorragia no leito placentário. A retração miometrial é uma característica única do músculo uterino, que permite manter seu comprimento reduzido após contrações sucessivas. Além disso, ocorre trombose de grandes vasos no local da placenta, um mecanismo hemostático secundário para prevenir a perda de sangue. Uma contração miometrial inadequada resulta em atonia (isto é, útero amolecido), que é a causa mais comum de hemorragia pós-parto e uma das principais causas de morte materna no mundo.

Imediatamente após o parto, o fundo do útero é normalmente firme, globular e localizado a meio caminho entre a sínfise púbica e o umbigo, o chamado "globo de segurança de Pinard". Nas 12 horas seguintes apresenta-se próximo (um pouco acima ou um pouco abaixo) à cicatriz umbilical e então recua aproximadamente 1 cm/dia para ficar novamente no meio do caminho entre a sínfise púbica e a cicatriz umbilical até o final da primeira semana pós-parto. Não é mais palpável por via abdominal 2 semanas após o parto e atinge novamente seu tamanho pré-gestacional 6 a

8 semanas após o parto. Esse processo é afetado modestamente pela sobredistensão uterina pré-parto, multiparidade e cesariana (o útero é um pouco maior nesses casos) e pela amamentação (o útero é um pouco menor, mais contraído, nas mulheres que estão amamentando – essa é uma das vantagens da amamentação logo após o parto e durante a primeira hora de vida do recém-nascido, a chamada "hora de ouro").

Achados ultrassonográficos

Estudos ultrassonográficos realizados por Negishi et al. (1999) para avaliar o conteúdo intrauterino de puérperas em diferentes momentos pós-parto mostram que a presença de material ecogênico na cavidade uterina pode ser um achado normal e não indica obrigatoriamente a necessidade de tratamento clínico ou cirúrgico em pacientes que não apresentam sangramento intenso ou sinais de infecção uterina. No entanto, em mulheres com febre e/ou sangramento excessivo, uma massa ecogênica pode representar produtos retidos da concepção.

Cólicas uterinas

De acordo com Cunningham (2012), após o primeiro parto, o útero tende a manter-se em contração tônica depois do nascimento. Já nas multíparas o útero geralmente se contrai vigorosamente em intervalos regulares, originando as cólicas uterinas do puerpério, semelhantes – porém mais brandas – às dores do trabalho de parto. Essas cólicas são mais acentuadas à medida que a paridade aumenta e piores quando o bebê mama, em consequência da secreção de ocitocina. Em geral, as contrações uterinas do puerpério diminuem em intensidade e tornam-se brandas ao final do 3º dia.

Lóquios

A porção basal da decídua permanece após a separação da placenta e se divide em duas camadas: a camada superficial é eliminada e a camada profunda regenera um novo endométrio, que cobre toda a cavidade endometrial até o 16º dia pós-parto (Sharman, 1953). Durante os primeiros dias há sangue suficiente para conferir uma coloração avermelhada ao lóquio, conhecida como lóquios rubros. O corrimento vaginal torna-se então cada vez mais aguado, chamado de lóquios serosos, que dura de 2 a 3 semanas. Por fim, a descarga torna-se branca amarelada, os lóquios brancos, que podem durar por até 4 a 8 semanas do parto. Microscopicamente, os lóquios consistem em exsudato seroso, eritrócitos, leucócitos, decídua, células epiteliais e bactérias.

Pesquisas realizadas por Chi et al. (2010), Oppenheimer et al. (1986) e Sherman et al. (1999) evidenciaram que o volume total da secreção de lóquios pós-parto é de 200 a 500 mL, e ela é liberada durante um período médio de 1 mês. Até 15% das mulheres continuam a passar pelos lóquios por 6 a 8 semanas, época da visita pós-parto padrão. A duração dos lóquios não parece estar relacionada à lactação ou ao uso de contraceptivos contendo estrogênio ou apenas progesterona, mas mulheres com alterações da coagulação, propensas a hemorragias, podem apresentar maior duração dos lóquios.

Abdome

Os ligamentos largo e redondo requerem considerável tempo para recuperar-se do estiramento e afrouxamento que ocorrem durante a gravidez. Em consequência da ruptura das fibras elásticas da pele e da distensão prolongada, causada pelo útero gravídico, a parede abdominal apresenta-se mole e flácida no pós-parto, mas recupera a maior parte, se não toda, do tônus muscular normal após várias semanas. A recuperação é facilitada por exercícios. No entanto, a separação (diástase) dos músculos reto-abdominais pode persistir. Sequelas de longo prazo podem incluir desconforto abdominal e problemas estéticos.

Hormônios reprodutivos

Jackson et al. (2011) relatam que as gonadotrofinas e os esteroides sexuais estão em níveis baixos nas primeiras 2 a 3 semanas pós-parto. Em estudos que usaram níveis de pregnanediol (produto metabólico inativo da progesterona que oferece uma maneira indireta de medir os níveis de progesterona no organismo) na urina para medir a ovulação em mulheres que não amamentam, o retorno médio da menstruação após o parto variou de 45 a 64 dias e o tempo médio de ovulação variou de 45 a 94 dias, mas ocorreu tão cedo quanto 25 dias após o parto. Setenta por cento das mulheres menstruam até a 12ª semana pós-parto, e 20 a 71% das primeiras menstruações são precedidas de ovulação, portanto o ciclo é potencialmente fértil.

Segundo Thurston et al. (2013), algumas mulheres relatam ondas de calor no período pós-parto, com resolução ao longo do tempo. A causa é desconhecida, mas pode ser em razão da disfunção termorregulatória iniciada no nível do hipotálamo por queda do nível de estrogênio após a saída da placenta. Além disso, o estado hiperprolactinêmico inicial associado à amamentação diminui a produção de estrogênio. A concentração plasmática de prolactina aumenta rapidamente durante a amamentação e é mediada pela estimulação das terminações nervosas no complexo mamilo-areolar.

O grau em que o aleitamento suprime a secreção do hormônio liberador de gonadotrofina (GnRH) é modulado pela intensidade do aleitamento materno e pelo estado nutricional e massa corporal maternos. Esse conhecimento é relatado por diversos autores, como Rahman et al. (2002), WHO (1998) e Wasalathanthri et al. (2001). A lactação representa um gasto energético/metabólico alto. Quando a nutrição materna é adequada e a massa corporal e a composição basais são normais, a lactação intensiva tem menos probabilidade de resultar na supressão prolongada do GnRH (Li et al., 2007; Valeggia et al., 2004). Quando a nutrição é inadequada para atender às demandas energéticas da vida diária e da lactação, é mais provável que a supressão de GnRH persista por um período prolongado, resultando em oligo ou anovulação prolongada.

Segundo Campbell et al. (1993), durante a amamentação exclusiva, aproximadamente 40% das mulheres permanecerão amenorreicas aos 6 meses após o parto. A amenorreia durante a amamentação pode estar relacionada, em parte, a níveis mais altos de prolactina em comparação com mulheres que se tornam ovulatórias durante a amamentação, uma vez que a prolactina inibe a liberação pulsátil de GnRH a partir do hipotálamo (Campino et al., 1994).

Ingurgitamento mamário

O ingurgitamento mamário resulta em plenitude e firmeza da mama, acompanhadas de dor e sensibilidade. A área afetada varia principalmente do envolvimento areolar em algumas mães, mais envolvimento periférico em outras, e em algumas ocorre o envolvimento de ambas. O ingurgitamento primário é causado por edema intersticial e início da produção abundante de leite. Geralmente ocorre entre 24 e 72 horas após o parto, com intervalo normal de 1 a 7 dias; a sintomatologia máxima é de 3 a 5 dias após o parto. O ingurgitamento secundário geralmente ocorre mais tarde o suprimento de leite da mãe exceder a quantidade de leite removida pelo bebê.

O ingurgitamento mamário é desconfortável e pode resultar em uma elevação leve da temperatura por um curto período de tempo; no entanto, qualquer febre deve suscitar investigação para descartar uma fonte infecciosa. A condição desaparece espontaneamente após alguns dias, mas os cuidados de suporte (compressas quentes ou um banho quente antes da amamentação para melhorar a descamação e facilitar a remoção do leite; compressas frias após ou entre as mamadas; analgésicos leves como paracetamol ou ibuprofeno) são apropriados.

Nas mulheres que não estão amamentando, o uso de sutiã apertado e a prevenção da estimulação mamária suprimem a lactação em 60 a 70% das pacientes e são o tratamento recomendado. Revisão da Cochrane de 2012 (Oladapo et al.) concluiu que não há estudos de alta qualidade comparando o uso de abordagens não medicamentosas *versus* nenhum tratamento. A terapia medicamentosa deve ser utilizada com cautela. Como exemplo, a bromocriptina, usada no passado, tem sido associada a várias complicações, como acidente vascular cerebral, infarto do miocárdio, convulsões e problemas psiquiátricos. A cabergolina tem sido utilizada em muitas instituições nacionais com segurança, constando inclusive em bula como possível para supressão da lactação, e é hoje a droga mais recomendada com essa finalidade.

Pele e cabelo

As estrias, se presentes, desbotam do vermelho para o nacarado, mas são permanentes. A pele abdominal pode permanecer relaxada se ocorrer uma extensa ruptura de fibras elásticas durante a gravidez. A hiperpigmentação da face, do abdome e da mama, que no puerpério imediato se intensifica (pela retração da pele), sofre redução progressiva, embora possa permanecer por muito tempo e até ser permanente.

O aumento da proporção de cabelos em crescimento (ou anágenos) em relação aos cabelos em repouso (ou telógenos) durante a gravidez reverte no puerpério. Ocorre então o eflúvio telógeno, que é a perda de cabelo comumente observada 1 a 5 meses após o parto. Geralmente é autolimitado, com a restauração dos padrões normais do cabelo em 6 a 15 meses após o parto.

Sistema cardiovascular

De acordo com Robson et al. (1987), nos primeiros 10 minutos após um parto vaginal a termo, o débito cardíaco e o volume sistólico aumentam aproximadamente 60 e 70%, respectivamente. Uma hora após o parto, o débito cardíaco e o volume sistólico permanecem aumentados (em aproximadamente 50 e 70%, respectivamente), enquanto a frequência cardíaca diminui em 15%; a pressão arterial permanece inalterada. Os aumentos no volume sistólico e no débito cardíaco provavelmente resultam da pré-carga cardíaca aumentada decorrente da transfusão automática de sangue placentário uterino para o espaço intravascular. À medida que o útero se descomprime após o parto, uma redução na compressão mecânica da veia cava permite aumentos adicionais na pré-carga cardíaca. Essas alterações fisiológicas do sistema cardiovascular são particularmente importantes em mulheres com doença cardíaca subjacente, que podem descompensar de forma grave no pós-parto e necessitam de cuidados especiais, muitas vezes intensivos; essas pacientes não devem receber alta precoce pós-parto.

Sistema hematológico

As alterações hematológicas relacionadas à gravidez retornam à linha de base em 6 a 12 semanas após o parto. Dentro desse intervalo, a taxa e o padrão de resolução das alterações relacionadas à gravidez de parâmetros hematológicos específicos variam. É importante ressaltar que o estado pró-trombótico leva semanas para ser resolvido; portanto, as puérperas permanecem em maior risco de doença tromboembólica. Mantêm-se elevados em particular os níveis de fibrinogênio e do fator VIII. Os níveis de fibrinogênio declinam dentro de 15 dias.

Segundo Cunningham et al. (2012), durante e depois do parto, podem ocorrer leucocitose e trombocitose acentuadas. Em alguns casos, a contagem dos leucócitos chega a 30.000/mm³, sendo o aumento atribuído predominantemente aos granulócitos. Não há desvio à esquerda na ausência de infecção. Há linfopenia relativa e eosinopenia absoluta.

A taxa de hemoglobina declina e prossegue caindo, mesmo quando o número de hemácias começa a se elevar. O hematócrito cai logo após o parto, retornando ao normal após o 5º dia.

Líquidos corporais

Ainda conforme Cunningham et al. (2012), a gravidez normal está associada a um expressivo aumento da água extracelular, representando a diurese pós-parto a reversão fisiológica desse processo, o que geralmente ocorre entre o 2º e o 5º dias, correspondendo à eliminação da hipervolemia gestacional residual. Com a pré-eclâmpsia, a retenção de líquidos antes do parto e a diurese do pós-parto podem ficar acentuadamente aumentadas.

Sistema digestório

A descompressão abdominal corrige e normaliza a topografia gástrica, favorecendo o esvaziamento mais rápido do estômago. A discreta paresia e atonia intestinal, a flacidez da musculatura abdominoperineal e o repouso físico relativo justificam a frequência com que ocorre a constipação intestinal.

LEITURAS COMPLEMENTARES

Benson MD, Haney E, Dinsmoor M, Beaumont JL. Shaking rigors in parturients. J Reprod Med. 2008;53:685.

Campbell OM, Gray RH. Characteristics and determinants of postpartum ovarian function in women in the United States. Am J Obstet Gynecol. 1993;169:55.

Campino C, Ampuero S, Díaz S, Serón-Ferré M. Prolactin bioactivity and the duration of lactational amenorrhea. J Clin Endocrinol Metab. 1994;79:970.

Chi C, Bapir M, Lee CA, Kadir RA. Puerperal loss (lochia) in women with or without inherited bleeding disorders. Am J Obstet Gynecol. 2010;203:56.e1.

Cunningham FG, Leveno KJ, Bloom SL, Hauth JC, Rouse DJ, Spong CY. Obstetrícia de Williams. O puerpério. 23.ed. São Paulo: AMGH Editora Ltda; 2012. p.653-54.

Jackson E, Glasier A. Return of ovulation and menses in postpartum nonlactating women: A systematic review. Obstet Gynecol. 2011;117:657.

Li W, Qiu Y. Relation of supplementary feeding to resumptions of menstruation and ovulation in lactating postpartum women. Chin Med J (Engl). 2007;120:868.

McLaren HC. The involution of the cervix. Br Med J. 1952;1:347.

Negishi H, Kishida T, Yamada H et al. Changes in uterine size after vaginal delivery and cesarean section determined by vaginal sonography in the puerperium. Arch Gynecol Obstet. 1999;263:13.

Neme B. Obstetrícia básica. 3.ed. Sarvier; 2006. p.195-201.

Oladapo OT, Fawole B. Treatments for suppression of lactation. Cochrane Database Syst Rev; 2012. p.CD005937.

Oppenheimer LW, Sherriff EA, Goodman JD et al. The duration of lochia. Br J Obstet Gynaecol. 1986;93:754.

Rahman M, Mascie-Taylor CG, Rosetta L. The duration of lactational amenorrhoea in urban Bangladeshi women. J Biosoc Sci. 2002;34:75.

Ravid D, Gidoni Y, Bruchim I et al. Postpartum chills phenomenon: Is it a feto-maternal transfusion reaction? Acta Obstet Gynecol Scand. 2001;80:149.

Robson SC, Dunlop W, Moore M, Hunter S. Combined Doppler and echocardiographic measurement of cardiac output: theory and application in pregnancy. Br J Obstet Gynaecol 1987; 94:1014.

Sharman A. Post-partum regeneration of the human endometrium. J Anat. 1953;87:1.

Sherman D, Lurie S, Frenkel E et al. Characteristics of normal lochia. Am J Perinatol. 1999;16:399.

Silva CHM et al. Manual SOGIMIG de assistência ao parto e puerpério. Med Book; 2019.

The World Health Organization Multinational Study of Breast-feeding and Lactational Amenorrhea. II – Factors associated with the length of amenorrhea. World Health Organization Task Force on Methods for the Natural Regulation of Fertility. Fertil Steril. 1998;70:461.

Thurston RC, Luther JF, Wisniewski SR et al. Prospective evaluation of nighttime hot flashes during pregnancy and postpartum. Fertil Steril. 2013;100:1667.

Valeggia C, Ellison PT. Lactational amenorrhoea in well-nourished Toba women of Formosa, Argentina. J Biosoc Sci. 2004;36:573.

Wasalathanthri S, Tennekoon KH. Lactational amenorrhea/anovulation and some of their determinants: A comparison of well-nourished and undernourished women. Fertil Steril. 2001;76:317.

Consulta de Revisão Pós-Parto

Tábata Regina Zumpano dos Santos

Tradicionalmente, a consulta de revisão pós-parto deve ocorrer por volta de 6 semanas depois do parto, momento em que deve ser realizada uma investigação completa na mulher, incluindo exame físico e avaliação da adaptação da mulher e da família à vida com o novo bebê, além de atualizar seu histórico médico e pessoal.

Hoje, considerando que mais de metade das mortes relacionadas com a gravidez ocorrem após o nascimento do bebê e cerca de 40% das mulheres não retornam às consultas pós-parto, considera-se que os cuidados nesse período devem ser um processo em andamento, não uma visita única. Publicação do Colégio Americano de Obstetras e Ginecologistas (2014), recomenda, por exemplo, medir a pressão de mulheres com distúrbios hipertensivos de 7 a 10 dias após o parto e com hipertensão grave em 72 horas; essa medida é muito importante, visto que mais da metade dos infartos pós-parto ocorre dentro de 10 dias após a alta.

O Manual Técnico de Pré-natal e Puerpério da Secretaria de Saúde do Estado de São Paulo (2017) recomenda uma avaliação precoce após a alta da maternidade (idealmente por atendimento domiciliar ou consulta na Unidade Básica de Saúde – UBS) e uma avaliação tardia, entre 6 e 8 semanas pós-parto. O Colégio Americano de Obstetras e Ginecologistas (ACOG), em publicação de 2018, recomenda um cuidado individualizado, com acompanhamento médico de rotina inicial, em até 3 semanas após o parto (concluído em até 12 semanas pós-parto), momento em que uma avaliação geral de bem-estar físico e mental é realizada, com particular ênfase na triagem para depressão pós-parto, avaliação da amamentação e questões relacionadas ao planejamento familiar e à saúde materna. Alguns autores se referem a esse período como o "4º trimestre", fazendo referência aos três trimestres que duram a gestação.

Esse acompanhamento pós-parto é muito importante para discutir os riscos das complicações presentes para uma próxima gravidez. De acordo com Lu et al. (2006), qualquer história de complicação da gravidez, como qualquer patologia placentária encontrada, deve ser documentada no prontuário eletrônico da mulher para facilitar futuros cuidados, diagnósticos e tratamentos.

Esse atendimento é também uma oportunidade para promover a saúde geral. Recomendações sobre como controlar o diabetes e alcançar um peso ideal no período entre gestações, que são muito importantes para a manutenção do bem-estar das mulheres, são dadas nas consultas para puérperas, como também é recomendação do ACOG, em publicação de 2018.

Os cuidados pós-parto, então, não influenciam somente uma próxima gestação, mas também os cuidados para toda a vida. Segundo Gulati (2017), uma mulher que teve parto prematuro, gestação complicada por diabetes gestacional ou distúrbios hipertensivos, por exemplo, deve ser avisada da associação desses achados a um maior risco de doença cardiometabólica materna ao longo da vida. Além disso, deve ser aconselhada quanto aos determinantes sociais que influenciam sua saúde e podem ser fatores de risco adicionais para o aparecimento dessas doenças.

Segundo Declercq et al. (2013), para mulheres com problemas médicos complexos, podem ser necessárias várias visitas para facilitar a recuperação desde o parto, e muitas vezes nenhuma visita é realizada, o que agrava ainda mais o problema. Mesmo entre mulheres sem fatores de risco, problemas como sangramento intenso, dor, exaustão física e incontinência urinária são comuns e precisariam de um retorno para serem analisados e tratados por um médico.

Conde-Agudelo et al. publicaram uma metanálise em 2006 destacando que as puérperas também devem receber orientações para evitar gestações em intervalos menores que 6 meses e devem ser aconselhadas sobre os riscos da repetição da gravidez antes dos 18 meses. Intervalos curtos entre as gestações também estão associados à redução do sucesso do parto vaginal após uma cesárea, o que podemos encontrar também em publicação do ACOG de 2017.

As futuras intenções de gravidez de uma mulher fornecem um contexto para tomar decisões em relação aos métodos contraceptivos que serão usados, e essa decisão deve ser feita no atendimento pós-parto (Block et al., 1984). A visita pós-parto, então, representa uma oportunidade não só para melhorar a saúde materna geral, mas também para ajustar o impacto de resultados subsequentes da gravidez (Bryant et al., 2006). Os benefícios e a importância de um planejamento familiar pós-parto são bem documentados e incluem a redução de risco do aborto, de morte neonatal, morte materna e parto prematuro. Hounton et al. (2015) relatam que assegurando-se um espaçamento apropriado entre gestações, milhares de mortes de crianças com menos de 5 anos poderiam ser prevenidas em todo o mundo. De acordo com Cleland et al. (2006), o planejamento familiar poderia evitar mais de 30% das mortes maternas e 10% das mortes de crianças se as gestações fossem espaçadas com mais de 2 anos de diferença.

Todas as puérperas devem ter acesso aos métodos anticoncepcionais de sua escolha, particularmente métodos altamente eficazes, de preferência logo após o parto. No entanto, Borges et al. (2018) estudaram o planejamento familiar e uso de contraceptivos no período de 6 meses pós-parto no Brasil em que se observou que as brasileiras conseguiram acessar contraceptivos nesse período, mas principalmente métodos de curta duração. Houve também considerável diferença entre suas intenções de usar certos contraceptivos e o uso real desses métodos nos 6 meses pós-parto, especialmente para DIU e esterilização.

Segundo CMS (2015), as estratégias para aumentar a frequência no atendimento puerperal incluem: discutir a importância dos cuidados pós-parto durante as consultas pré-natais, agendar visitas pós-parto durante o pré-natal ou antes da alta hospitalar, usar tecnologia (p. ex., *e-mail*, texto e aplicativos) para lembrar as mulheres de agendar o acompanhamento pós-parto, aumentar o acesso a dias de doença remunerados e à licença familiar remunerada.

Os estudos de Bernardi et al. (2011) mostraram que o cuidado em domicílio, nesse contexto de necessidade de aumentar o cuidado das mulheres pós-parto, mostrou-se também uma estratégia e uma forma especial de encontro entre o profissional da saúde e a puérpera junto à família, principalmente por se tratar de um ambiente conhecido. Isso porque pode proporcionar maior conforto e oportunidade para que a puérpera apresente suas reais condições de vida, o que permite relacionar essa realidade com as necessidades identificadas, bem como os cuidados necessários e possíveis de serem realizados, tornando-os mais eficientes e humanizados, voltados tanto para os aspectos físicos quanto para os emocionais.

Outro ponto muito importante conferido nos atendimentos pós-parto é a adequação de medicamentos utilizados para doenças crônicas ou intercorrentes, principalmente antiepiléticos e psicotrópicos. O médico responsável deve garantir que estejam ajustados para a fisiologia da mulher que acabou de passar por uma gestação e que os agentes prescritos sejam compatíveis com a amamentação.

De forma prática, devemos avaliar nas consultas de revisão pós-parto:

- condições e intercorrências da gestação, parto e pós-parto;
- medicações;
- condições clínico-ginecológicas;
- amamentação e relação mãe-RN;
- intercorrências no puerpério tardio;
- anticoncepção.

O exame físico na consulta pós-parto inclui a avaliação de sinais vitais, tireoide, mamas (fissuras, sensibilidade, caroços, alterações cutâneas), abdome (diástase, hérnia), genitália/períneo (cicatrização de feridas, fístulas), vagina, colo uterino, útero/anexos (tamanho, sensibilidade, massas) e extremidades.

Quaisquer problemas que a paciente perceba devem ser abordados. Os tópicos de rotina que são reajustados na consulta de acompanhamento incluem a saúde da criança, o humor da paciente, o plano contraceptivo (se ainda não estiver em vigor), o retorno à atividade sexual e quaisquer dificuldades com a amamentação.

Frequentemente questões sobre saúde sexual e mental e violência são ignoradas nas consultas. É necessário que façamos perguntas objetivas e adequadas a respeito desses temas para as mulheres e prestemos atenção a sinais, óbvios ou indiretos, de algo que não corra bem. O Colégio Americano (ACOG) lançou recentemente um guia prático com ferramentas educacionais para ajudar os profissionais de saúde a implementar uma assistência pós-parto melhor e mais abrangente em suas práticas. O "*kit* de ferramentas" inclui recursos sobre os principais componentes dos cuidados pós-parto, como manejo do peso em longo prazo, complicações na gravidez, planejamento da vida reprodutiva e um questionário no formato *checklist* para as pacientes preencherem antes da consulta. Esse guia prático está disponível pelo *link* <https://www.acog.org/About-ACOG/ACOG-Departments/Toolkits-for-Health-Care-Providers/Postpartum-Toolkit?IsMobileSet=false> e traz informações como as seguintes:

O que você gostaria de conversar durante a consulta?

- Você tem alguma preocupação, pergunta ou problema que gostaria de discutir na consulta?
- Que mudanças ou desafios ocorreram em sua casa desde que você teve o parto?
- Você precisou procurar algum atendimento de saúde ou do serviço social desde que teve o parto? Se sim, por quê?
- Você está tomando alguma medicação atualmente? (com ou sem receita ou terapias à base de plantas)

Checklist pós-parto

- **Amamentação**
  - A amamentação está indo bem, mas tenho dúvidas.
  - Tenho dor na amamentação.
  - Tenho dificuldade para amamentar meu bebê.
  - Estou preocupada de não conseguir atingir minhas metas de amamentação.

- Estou preocupada em como manter a amamentação após o retorno ao trabalho/escola.
- **Emoções e bem-estar**
  Nos últimos 7 dias eu me senti:
  - Ansiosa ou preocupada por nenhuma razão importante.
  - Assustada ou "em pânico" por nenhuma razão importante.
  Estou tão infeliz que:
  - Tenho dificuldade para dormir.
  - Estou triste e me sentindo miserável.
  - Tenho chorado.
  - Tenho pensamentos de me machucar.
- **Sexualidade**
  - Estou interessada em manter relações sexuais e meu parceiro(a) também, mas tenho dúvidas.

- Estou interessada em manter relações sexuais, mas meu parceiro(a) não.
- Não estou interessada em manter relações sexuais, mas meu parceiro(a) está.
- Estou preocupada em ter relações sexuais após o parto.
- Não estou sexualmente ativa.

Esses foram alguns exemplos do *checklist* do documento da ACOG, que aborda também os seguintes assuntos: sangramento vaginal, sintomas urinários e intestinais, ferida operatória, sintomas gerais, segurança, nutrição e atividade física, planejamento familiar e anticoncepção, uso de tabaco/álcool e outras drogas, cuidado com o bebê, sono, rede de apoio, recursos e outras questões/preocupações.

No Quadro 40.1 consta o manejo nos pós-parto das principais complicações que ocorrem na gestação.

Quadro 40.1 Manejo nos pós-parto das principais complicações da gestação.			
Condição	**Teste pós-parto**	**Manejo/Considerações**	**Objetivos em longo prazo**
Diabetes gestacional (DMG)			
- Mulheres com DMG têm um risco 7 vezes maior de DM2.	- Glicemia de jejum ou TOTG (75 g) – 2 horas – entre 4 e 12 semanas do parto; a cada 3 anos; anual se + para pré-diabetes.	- Encorajar amamentação. - Se pré-diabetes, intolerância à glicose ou diabetes, encaminhar para tratamento/prevenção.	- Detecção precoce de DM2. - Prevenção de diabetes.
Diabetes			
- Controle glicêmico ruim está associado a nefropatia, retinopatia, doenças cardiovasculares, neuropatia, outras doenças crônicas e malformações fetais em gestações subsequentes.	- Bom controle glicêmico é visto com nível de hemoglobina glicosilada < 6,5%.	- Controle do peso. - Encaminhar para tratamento/prevenção. - Para DM1, solicitar TSH, se nunca solicitado antes. - Em outras gestações, introduzir doses baixas de AAS para prevenção de PE.	- Hemoglobina glicosilada alvo 6 a 6,5%. - Atingir o alvo sem episódios de hipoglicemia.
Pré-eclâmpsia e hipertensão gestacional			
- Risco aumentado de PE em gestações futuras. - Risco duas vezes maior de doenças cardiovasculares ao longo da vida.	- Monitoramento frequente da PA por pelo menos 72 horas pós-parto (internada). - Reavaliação da PA 7 a 10 dias pós-parto. - Checar a PA na consulta de revisão pós-parto.	- Em outras gestações, introduzir doses baixas de AAS para prevenção de PE.	- Manter a PA < 120 × 80 mmHg. - Manter peso saudável.
Hipertensão crônica			
- PA descontrolada no pós-parto aumenta o risco de AVC. - PA descontrolada em longo prazo ocasiona dano de órgãos alvo, doença renal e cardiovascular, como IAM e AVC.	- Monitoramento frequente da PA por pelo menos 72 horas pós-parto (internada). - Checar a PA na consulta de revisão pós-parto. - PA tende a ficar maior que os níveis pré-gestacionais nas primeiras 2 semanas pós-parto.	- Em outras gestações, introduzir doses baixas de AAS para prevenção de PE. - Ajustar as medicações no pós-parto para PA atingir níveis seguros (PAS < 160 mmHg e PAD < 100 mmHg).	- Manter a PA < 120 x 80 mmHg. - Manter peso saudável.
Ganho excessivo de peso na gestação e obesidade			
- Ganho excessivo de peso na gestação está associado a maior retenção de peso e obesidade. - A obesidade aumenta o risco de DM2, hipertensão, doenças cardiovasculares, artrites e alguns tipos de câncer.	- Medir IMC. - Se obesa, realizar testes preventivos para hipertensão, DM2 e dislipidemia.	- Identificar fatores de risco modificáveis para doenças cardiovasculares.	- Atingir peso pré-gestacional 6 a 12 semanas pós-parto. - Atingir IMC normal.
Parto prematuro ou recém-nascido pequeno para IG			
- Parto prematuro está associado a risco duas vezes maior de doença cardiovascular; o risco é maior se parto < 32 semanas ou indicado (terapêutico).	- Medir IMC.	- Identificar fatores de risco modificáveis para doenças cardiovasculares.	- Redução dos fatores de risco modificáveis para doenças cardiovasculares.

DM2: diabetes tipo 2; TOTG: teste oral de tolerância à glicose (sobrecarga); DM1: diabetes tipo 1; TSH: hormônio estimulante da tireoide; AAS: ácido acetilsalicílico; PA: pressão arterial; AVC: acidente vascular cerebral; IAM: infarto agudo do miocárdio; PAS: pressão arterial sistólica; PAD: pressão arterial diastólica; PE: pré-eclâmpsia; IMC: índice de massa corpórea; IG: idade gestacional.

Fonte: Desenvolvido pela autoria.

Aspectos psicoemocionais do puerpério

É importante que a equipe de saúde esteja próxima e acessível, na unidade de saúde e/ou em visitas familiares. Os profissionais devem compreender que o puerpério é um período em que os sentimentos gerados pela necessidade de ajuste ao filho real, as transformações corporais e a mudança na configuração familiar exigem muito esforço psíquico da mulher. Isso requer cuidadosa atenção dos familiares e cuidadores. Para dar acolhimento a esses aspectos, especialmente nas consultas de revisão pós-parto, é indispensável que a equipe multiprofissional:

- dê atenção a sintomas, evitando a tendência a justificar todas as queixas como problemas relacionados ao curso habitual do período;
- valorize o diálogo e as informações dos acompanhantes, desenvolvendo uma postura de apoio e crítica habilidosa;
- reconheça que a dúvida pode representar uma busca legítima de apoio;
- promova o vínculo familiar;

Publicação da Secretaria de Saúde do Governo do Estado de São Paulo (2017) destaca que é importante também que a equipe de saúde esteja preparada para reconhecer as alterações emocionais do puerpério e saiba diferenciar as alterações transitórias daquelas potencialmente mais graves, a fim de que possa orientar a mulher e seus familiares para a conduta mais adequada. São elas:

- **Tristeza materna, *blues* puerperal *ou baby blues***: manifestação mais frequente, acometendo 50 a 70% das puérperas. É definida como estado depressivo mais brando, transitório, que aparece em geral no 3º dia do pós-parto e tem duração aproximada de 2 semanas. Caracteriza-se por fragilidade, hiperemotividade, alterações do humor, falta de confiança em si própria, sentimentos de incapacidade.
- **Depressão pós-parto**: menos frequente, manifestando-se em 10 a 15% das puérperas. Os sintomas incluem perturbação do apetite, do sono, decréscimo de energia, sentimento de desvalia ou culpa excessiva, pensamentos recorrentes de morte e ideação suicida, sentimento de inadequação e rejeição ao bebê.
- **Psicose puerperal**: manifestação mais rara, ocorre entre 1,1 e 4 para cada mil nascimentos, mais comum em mulheres com distúrbios psiquiátricos prévios. O início é abrupto: os sintomas surgem até 2 ou 3 semanas pós-parto, quando a puérpera já se encontra fora da maternidade. Os sintomas incluem quadro alucinatório delirante, grave e agudo; delírios que envolvem seus filhos; estado confusional; comportamento desorganizado. Há risco para a própria mulher e para o bebê e é necessário que se proceda a encaminhamento para especialista em saúde mental.

LEITURAS COMPLEMENTARES

American College of Obstetricians and Gynecologists. Challenges for overweight and obese women. Committee Opinion n. 591. [Published erratum appears in Obstet Gynecol. 2016;127:166]. Obstet Gynecol. 2014;123:726-30.

American College of Obstetricians and Gynecologists. Gestational diabetes mellitus. ACOG PracticeBulletin n. 190. Obstet Gynecol. 2018;131:e49-64.

American College of Obstetricians and Gynecologists. Hypertension in pregnancy. Washington, DC: American College of Obstetricians and Gynecologists; 2013.

American College of Obstetricians and Gynecologists. Vaginal Birth After Cesarean Delivery. ACOG Practice Bulletin n. 184. Obstet Gynecol. 2017;130:e217-33.

Bernardi MC, Carraro TE, Sebold LF. Visita domiciliária puerperal como estratégia de cuidado de enfermagem na atenção básica: Revisão integrativa. Rev RENE [Internet]. 2011;12(n.esp):1074-80.

Block DE, Kurtzman C. Family planning in a healthy, married population: Operationalizing the human rights approach in an Israeli health service setting. Am J Public Health. 1984;74:830-3.

Borges ALV, dos Santos OA, Fujimori E. Concordance between intention to use and current use of contraceptives among six-month postpartum women in Brazil: The role of unplanned pregnancy. Midwifery [Internet]. Elsevier Ltd; 2018;56(December 2016):94-101.

Bryant AS, Haas JS, McElrath TF, McCormick MC. Predictors of compliance with the postpartum visit among women living in healthy start project areas. Matern Child Health J. 2006;10:511-6.

Centers for Medicare and Medicaid Services. Resources on strategies to improve postpartum care among Medicaid and CHIP populations. Baltimore (MD): CMS; 2015.

Cleland J, Bernstein S, Ezeh A, Faundes A, GlasierA, I. J. Family planning: The unfinished agenda. Lancet. 2006;368(9549):1810-27.

Conde-Agudelo A, Rosas-Bermudez A, Kafury-Goeta AC. Births pacing and risk of adverse perinatal outcomes: A meta-analysis. JAMA. 2006;295:1809-23.

Declercq ER, Sakala C, Corry MP, Applebaum S, Herrlich A. Listening to Mothers (SM) III: New mothers speak out. New York (NY): Childbirth Connection; 2013.

El-sayed Y, Heine RP, Wharton KR. Acog committee opinion. 2018;131(728):35-42.

Governo do Estado de São Paulo/Secretaria de Saúde. Pré-natal e puerpério: Manual técnico. Manual de consulta rápida para os profissionais de saúde. São Paulo; 16/03/2017.

Gulati M. Improving the cardiovascular health of women in the nation: moving beyond the bikini boundaries. Circulation. 2017;135:495-8.

Hounton S, Winfrey W, Barros AJD, Askew I. Patterns and trends of postpartum family planning in Ethiopia, Malawi, and Nigeria: Evidence of missed opportunities for integration. Glob Health Action. 2015;8(1):1-10.

Lu MC, Kotelchuck M, Culhane JF, Hobel CJ, Klerman LV, Thorp JM, Jr. Preconception care between pregnancies: The content of internatal care. Matern Child Health J. 2006;10:S107-22.

Practice C on O. Committee opinion. American Journal of Obstetrics and Gynecology. 2015; 131.

Contracepção no Puerpério

Ilza Monteiro

O puerpério configura, em especial após o nascimento do primeiro filho, um período no qual profundas mudanças marcam um ritmo totalmente novo e intenso na vida dos novos pais e mães. Além dos cuidados com o bebê, que demandam bastante tempo, as mudanças no corpo da mulher provocam sensações nem sempre agradáveis, como a dor das fissuras mamárias no início da amamentação ou o sangramento vaginal, que persiste ainda por semanas. Associa-se a recomendação de abstinência sexual até a revisão ginecológica, em torno de 30 dias após o parto, e estamos diante de um quadro no qual a sexualidade não é prioridade e não é exercida no 1º mês de puerpério pela quase totalidade dos casais.

Entretanto, o retorno à fertilidade pode ocorrer, principalmente para mulheres que não estão amamentando, o que reforça a importância da orientação contraceptiva. Idealmente, essa orientação deveria ser apresentada durante as consultas de pré-natal, oferecendo-se tempo suficiente até o parto para a escolha do método a ser utilizado. Taub e Jensen (2017), sugeriram que métodos contraceptivos reversíveis de longa ação, ou em inglês *long acting reversible contraceptives*, conhecidos pela sigla LARC, podem ser iniciados no momento do parto, com muitas vantagens para a mulher.

Em razão dos altos índices de gestação não planejada no Brasil e em vários países pelo mundo, superiores aos 50%, segundo Sedgh et al. (2014), a gestação e o puerpério passaram a ser bastante valorizados como oportunidade de início de contracepção, pois podem significar momentos em que a mulher/casal se sente muito estimulada a discutir, e até mesmo iniciar, métodos contraceptivos. Uma contracepção efetiva no puerpério é vital para garantir a saúde da mulher. Estudos mostraram que o intervalo interpartal entre 27 e 32 meses esteve associado a menor risco de morte materna, hemorragia no 3º trimestre e anemia (Conde-

-Agudelo et al., 2007). Embora o tempo possa diferir entre alguns órgãos de saúde, a Organização Mundial da Saúde (OMS) reportou em 2007 que o intervalo mínimo entre os partos associado a melhor saúde materna é de 24 meses.

Para discutirmos melhor esse importante tema, identificaremos características do puerpério que podem interferir na escolha do método, assim como segurança, eficácia, momento de início, taxas de continuação dos métodos contraceptivos, bem como sua possível interferência no tempo de amamentação.

Retorno da fertilidade

O retorno da fertilidade depende principalmente da amamentação. A elevação da prolactina ocorre logo após o parto, com a queda do estrógeno e da progesterona, e se mantém elevada por 3 a 4 semanas. Após esse período, a prolactina é liberada em pulsos provocados pela sucção do lactente, que, quando frequentes, podem manter a inibição da secreção de GnRH por meio dos opioides endógenos hipotalâmicos. Por essa razão, mulheres que não estão amamentando podem voltar a ovular em 40 a 45 dias de puerpério, segundo Yen e Jaffe (1990). Mulheres com amamentação exclusiva podem demorar 6 meses ou mais para retorno completo das ovulações. Quando a amamentação não é exclusiva ou é interrompida, a fertilidade retorna e, com ela, o risco de gravidez.

Tipos de métodos contraceptivos

Método da amenorreia lactacional (LAM)

Mulheres que estão em regime de amamentação exclusiva e em amenorreia têm risco inferior a 2% de engravidar, nos primeiros 6 meses. Esse método é conhecido como

LAM (*lactacional amenorrhea method*), e sua efetividade deve-se, de acordo com Van der Widjen et al. (2003), à anovulação decorrente dos picos de prolactina provocados pela sucção. Para tanto, a demanda deve ser exclusiva e as mamadas, frequentes. Caso a mulher comece a menstruar, o risco de gravidez aumenta significativamente. A ovulação pode preceder a menstruação, principalmente após os 3 meses ou caso ocorra redução no número de mamadas.

Métodos naturais

Os métodos comportamentais, com o coito sendo evitado no período fértil, podem falhar mais nesse período em função da amamentação, que mesmo não bloqueando a ovulação pode tornar os ciclos bastante irregulares.

Contracepção hormonal

Métodos com progestágenos exclusivamente

Liberados por via oral, necessitam da lembrança da tomada diária para garantir seu efeito. Os mais comuns são a minipílula, contendo 0,35 mg de noretisterona ou 0,03 mg de levonorgestrel ou 0,5 mg de linestrenol e, mais recentemente, o desogestrel 75 mcg. A minipílula pode ser mantida por até 6 meses, ou até o bebê iniciar alimentação suplementar. O desogestrel 75 mcg é utilizado continuamente, sem interrupções, e age como anovulatório que pode ser continuado mesmo após a suspensão da lactação. A taxa de falha no uso perfeito é de 0,5 em cada 100 mulheres/ano, bem inferior à taxa observada no uso típico, que é de 8 em cada 100 mulheres/ano, conforme orienta o Centro de Controle e Prevenção de Doenças (2010). Por via injetável, e com a vantagem do intervalo trimestral, o acetato de medroxiprogesterona de depósito (AMPD) também causa supressão da ovulação. A falha no uso típico é um pouco menor (3 em cada 100 mulheres/ano), mesmo assim bastante superior quando comparada ao uso perfeito (0,3 em cada 100 mulheres/ano). A contracepção de emergência também se utiliza de progestágenos (levonorgestrel 1,5 g em tomada única, até 72 horas após o coito desprotegido) e pode ser utilizada com segurança pela lactante, conforme descrito nos Critérios de Elegebilidade da OMS (2017).

Dois tipos de LARC, métodos que não necessitam de lembrança constante e em consequência, com alta eficácia no uso típico, ou seja, da maneira que as mulheres comumente utilizam, fazem parte desse grupo. São o implante de etonogestrel (ENG) e o sistema intrauterino liberador de levonorgestrel (SIU-LNG). As taxas de falha contraceptiva desses dois métodos variam de 0,1 a 3 gestações a cada mil usuárias/ano, conforme orientação do CDC (2010).

Contraceptivos orais combinados

São métodos que apresentam um componente estrogênico e um progestágeno. Também podem ser utilizados por via oral, chamados de contraceptivos orais combinados (COC), por via intramuscular (injetáveis mensais), por via vaginal, através de anel vaginal, ou por via transdérmica, o *patch* transdérmico. Os COCs apresentam inúmeras formulações, com variação no componente estrogênico, que pode ser o etinilestradiol (EE), o estradiol e o valerato de estradiol. Estes dois últimos são chamados estrogênios naturais, enquanto o EE, comum na quase totalidade dos COC, é denominado estrogênio sintético. A gama de progestágenos varia amplamente e será apresentada no Quadro 41.1. Os dois injetáveis mais conhecidos contêm valerato de estradiol e acetato de noretisterona ou cipionato de estradiol e acetato de medroxiprogesterona. Um dos maiores desafios no que se refere aos métodos contraceptivos hormonais combinados são as diferenças entre as taxas de falha do método em seu uso perfeito descritas resumidamente em reporte do CDC (2010) (0,3 em cada 100 usuárias/ano) *versus* em seu uso típico (8 em cada 100 usuárias/ano). Essa diferença deve-se ao uso incorreto do método, não respeitando os intervalos programados, e está intimamente relacionada às altas taxas de gestação não planejadas.

Quadro 41.1 Tipos de progestágenos utilizados em contraceptivos hormonais combinados de acordo com a classe farmacológica.	
Classe farmacológica	*Moléculas*
Progesterona micronizada	Progesterona micronizada
Pregnanos	Acetato de clormadinona
	Acetato de ciproterona
	Acetato de medroxiprogesterona
Norpregnanos	Acetato de nomegestrol
19-etinil nortestosterona	–
Estranos	Acetato de noretisterona
Gonanos	Levonorgestrel
	Gestodeno
	Norgestimato
	Desogestrel
19-nortestosterona não etinilada	Dienogest
Derivados da espironolactona	Drospirenona

Fonte: Schindler et al., 2003.

Tanto o anel vaginal quanto o adesivo transdérmico apresentam, até o momento, um único modelo de cada no país. O anel vaginal, que libera 0,120 mg de ENG + 0,015 mg de EE diariamente, durante 3 semanas, e o adesivo transdérmico, que libera, em média, 203 mcg de norelgestromina e 33,9 mcg de EE em um período de 24 horas, durante 7 dias. Na prática, as taxas de falha dos dois métodos são bastante semelhantes às dos COCs.

O uso de contraceptivos contendo estrogênios nas primeiras 4 semanas de puerpério, em conformidade com orientações do Critérios de Elegibilidade da OMS (2015), deve ser evitado, em virtude do risco de tromboembolismo venoso (TEV), já bastante aumentado nessa fase.

Contraceptivos não hormonais

Por não apresentarem hormônios, esses métodos não interferem nos riscos de tromboembolismo ou na amamentação.

Métodos de barreira

O mais utilizado é o *condom* masculino. Existem também o diafragma e o *condom* feminino. A escolha desses métodos deve considerar as taxas de falha maiores. Não são indicados para mulheres jovens, com atividade sexual frequente, pois essa população é mais fértil, potencializando o risco de falha contraceptiva. Para situações de menor risco de gravidez, por exemplo, atividade sexual eventual, o *condom* (masculino ou feminino), além de oferecer proteção contraceptiva, protege de infecções sexualmente transmissíveis. Caso esse método seja escolhido, deve-se lembrar que mulheres em amamentação exclusiva podem ser hipoestrogênicas e apresentar diminuição da lubrificação vaginal, o que potencialmente pode aumentar o risco de ruptura do *condom*. O uso de lubrificantes pode ser adicionado.

Dispositivo intrauterino (DIU) com cobre

Um dos métodos de contracepção intrauterinos mais conhecidos e de baixo custo: é fácil de utilizar e pode resultar em taxas de falha muito baixas, como 6 a 8 gestações em cada 1.000 usuárias/ano, conforme relato do CDC (2010). O modelo mais utilizado é o DIU TCu 380, com duração de 10 anos. Além dele, existe o Multiload 375 e o DIU com cobre e anel de prata (Ag), para aumentar a estabilidade do cobre. A durabilidade deste último é de 5 anos.

Esterilização definitiva

As normas para esterilização seguem as orientações da Lei n. 9.263, de 12 de janeiro de 1996 (Brasil, 1996). Um dos tópicos mais importantes é o fato de ser vedada a esterilização no momento do parto, exceto em situações especiais, como risco de vida materna em uma nova gestação ou em cesáreas sucessivas.

Início de uso do método no puerpério

Uma das principais mudanças no que se refere ao puerpério é o momento de início do uso dos métodos contraceptivos. Em razão das altas taxas de gestação não planejadas no país e no mundo, novas estratégias, como o início da contracepção no momento do parto, têm sido implementadas para aumentar as taxas de continuação no uso do método e sua eficácia. Os LARCs são reconhecidamente os métodos mais eficazes na prevenção de gravidez não planejada, e vários estudos sugerem seu início no intraparto ou imediatamente após o parto.

O DIU com cobre e o SIU-LNG podem ser inseridos após a dequitação da placenta, no momento da cesárea ou no parto vaginal. Podem ser inseridos até 48 a 72 horas após o parto, mas estudos de Blumenthal (2016), Goldthwaite (2018) e Whitaker (2018) e em relato do Colégio Americano de Ginecologia e Obstetrícia (2016) têm sugerido sua inserção nos primeiros 10 minutos após a dequitação, como sendo o período de menor risco de expulsão. Após as 72 horas, orienta-se que a inserção do DIU seja realizada após 6 semanas da gestação, quando já deve ter ocorrido a involução do útero e já está ocorrendo o retorno da fertilidade em mulheres que não estão amamentando. Entre 72 horas e 6 semanas após o parto, as taxas de expulsão dos DIUs/SIUs são mais elevadas. Um dos fatores de maior repercussão quando se discute a inserção de DIU/SIU no momento do parto são as taxas de expulsão (20 a 27%), maiores que quando inseridos fora do período puerperal (0 a 4,4%). Apesar disso, revisão sistemática publicada por Lopes et al. (2015) observou que as taxas de continuidade dos DIUs/SIUs são similares ou até mais altas que em mulheres fora do período puerperal. A chance de expulsão também pode variar com a via de parto. Enquanto após o parto cesárea as taxas de expulsão variaram de 3 a 20%, as taxas após parto vaginal oscilaram entre 19 e 30%. Ainda assim, 70 a 80% das mulheres retêm o dispositivo inserido no momento do parto.

Quanto ao implante de ENG, pode ser iniciado imediatamente após o parto ou em qualquer momento do puerpério, mas vale lembrar da vantagem de iniciar precocemente o método, o que pode oferecer contracepção para mulheres que não estão amamentando e já tiveram retorno da fertilidade. Além disso, o início do método no momento do parto evita a perda de seguimento que pode ocorrer após a alta hospitalar.

Impacto do uso de contraceptivos hormonais sobre amamentação

Durante a tomada de decisão e a escolha do método contraceptivo, os riscos de uso desses métodos devem ser ponderados, tanto quanto sua eficácia. No puerpério, o risco aumentado de tromboembolismo, inerente a esse período, contraindica o uso de contraceptivos contendo estrogênios nas primeiras 4 semanas. O risco aumentado de TEV é maior que 20 vezes nos primeiros 21dias do puerpério, e vai se manter elevado até 12 semanas após o parto, aproximadamente, de acordo com Marshal (2014). Para orientar a escolha do contraceptivo, utilizamos as orientações dos critérios de elegibilidade da OMS, que classifica a possibilidade de uso do método em quatro categorias, conforme apresentado no Quadro 41.2.

Quadro 41.2 Classificação dos critérios de elegibilidade de contraceptivos da OMS.		
Categoria	*Com juízo clínico*	*Juízo clínico limitado*
Sem restrição	Método pode ser usado sem restrições	Sim
Vantagens superam os riscos	Método geralmente pode ser usado	Sim
Riscos superam as vantagens	Método geralmente não recomendado	Não
Risco inaceitável	Método não deve ser utilizado	Não

Fonte: OMS, 2015.

Impacto sobre a amamentação do uso de contraceptivos hormonais

Há vários aspectos a ponderar quando se pensa em escolher um método hormonal no puerpério. Durante a gravidez, a secreção de prolactina, hormônio responsável pela lactação, é inibida por estrógeno e progesterona placentários. Fisiologicamente, a queda da progesterona após a dequitação provoca a liberação de prolactina, como relatado em estudos de Fritz e Speroff (2011) e de Pang e Hartmann (2017). Com o avanço da amamentação, a sucção dos mamilos cumpre esse papel. Em virtude desse mecanismo inibitório dos esteroides placentários sobre a prolactina, em especial a progesterona, surgiu uma preocupação hipotética com a possibilidade de redução na produção de leite materno, secundária à introdução de progestágeno, associado ou não a estrógenos (Stuebe, 2014).

Vários estudos foram realizados e essa preocupação não se confirmou, pois não se observou redução na produção do leite materno após a introdução de contraceptivos hormonais. Baheiraei et al. (2001) e Singhal et al. (2014) observaram que o uso de progestágenos, como contraceptivos orais contendo apenas progestágenos (POP) e AMPD, não afetou a composição do leite e não influenciou o crescimento do lactente. Os mecanismos de ação observados por Perheentupa et al. (2003) nos contraceptivos dos POPs foram locais, como espessamento do muco cervical e supressão endometrial, não sendo observadas inibições na secreção de gonadotrofinas ou no desenvolvimento folicular ovariano.

Bahamondes et al. (2013), observaram que a introdução precoce dos métodos contraceptivos hormonais, no primeiros 42 a 63 dias após o parto, também não influenciou a quantidade de leite produzido até 9 semanas de idade ou as taxas de continuidade de amamentação até 6 meses, em mulheres que utilizaram SIU-LNG, implante de ENG ou COC.

Apesar dos resultados observados nesses estudos, mulheres que estão amamentando apresentam-se preocupadas com a introdução de contraceptivos hormonais, como revelou estudo multicêntrico realizado por quase 3 mil mulheres que responderam ao questionário sobre amamentação. Apenas 29% delas estavam usando contracepção hormonal, e 50% desse montante estava usando POP.

Considerações finais

Durante a gravidez, a mulher/casal encontram-se muito estimulados na discussão sobre métodos contraceptivos. Todas as mulheres deveriam ser aconselhadas sobre a importância da contracepção após o parto, para evitar a gravidez não planejada. O aumento na morbimortalidade materna quando o intervalo interpartal é menor que 24 meses é outra razão para estimular o uso precoce de contracepção efetiva. Essas orientações deveriam ser feitas durante as consultas de pré-natal.

Os LARCs (DIU com cobre, SIU-LNG e implante de ENG) são os métodos mais eficazes para controlar os números de gestação não planejada, e sua inserção durante o parto deveria ser oferecida durante o aconselhamento pré-natal.

Iniciar o uso de contracepção intrauterina ou o implante de ENG durante o parto, além de seguro, é uma maneira de aumentar o uso desse tipo de contracepção, reconhecida como uma das mais eficazes.

Os LARC são seguros, não interferem na amamentação e podem ser usados no puerpério e além dele (Tabela 14.1).

Tabela 41.1. Métodos contraceptivos no puerpério de acordo com critérios de elegibilidade da OMS.

	COC/patch/anel vaginal/ injetável mensal	POP	AMPD	Implante de ENG	DIU cobre	SIU-LNG
Amamentação < 6 semanas pós-parto	4	2	3	2	–	–
Amamentação entre 6 semanas e 6 meses após o parto	3	1	1	1	–	–
≥ 6 meses após o parto	2	1	1	1	–	v
Pós-parto com ou sem amamentação	–					
< 48 horas					1	½*
≥ 48 horas até 4 semanas					3	3
≥ 4 semanas	–	–	–	–	1	1
Infecção puerperal					4	4

* Categoria 1 se não amamentar, e 2 se amamentar.

COC: contraceptivos orais combinados; POP: progestágenos; AMPD: acetato de medroxiprogesterona de depósito; ENG: etonogestrel; DIU: dispositivo intrauterino: SIU-LNG: sistema intrauterino liberador de levonorgestrel.
Fonte: OMS, 2015.

LEITURAS COMPLEMENTARES

American College of Obstetricians and Gynecologists' Committee on Obstetric Practice. Committee opinion n. 670. Immediate postpartum long-acting reversible contraception. Obstet Gynecol. 2016;128(2):e32-e37.

Bahamondes L, Bahamondes MV, Modesto W, Tilley IB, Magalhães A, Pinto e Silva JL, Amaral E, Mishell DR Jr. Effect of hormonal contraceptives during breastfeeding on infant's milk ingestion and growth. Fertil Steril. 2013;Aug;100(2):445-50.

Baheiraei A, Ardsetani N, Ghazizadeh SH. Effects of progestogen-only contraceptives onbreast-feeding and infant growth. Int J Gynecol Obstet. 2001;74:203-5.

Blumenthal PD, ChakrabortyNM, Prager S, Gupta P, Lerma K, Vwalika B. Programmatic experience of post-partum IUD use in Zambia: An observational study on continuation and satisfaction. Eur J Contracept Reprod Health Care. 2016;21(5):356-60.

Brasil. Presidência da República. Casa Civil. Subchefia para Assuntos Jurídicos. Lei n. 9263 de 12 de janeiro de 1996. Brasília; 15 jan 1996. Seção 1, p.1-3.

Bryant AG, Bauer AE, Muddana A, Wouk K, T Ellen Chetwynd, Yourkavitch J, Stuebe AM. The Lactational Effects of Contraceptive Hormones: An Evaluation (LECHE) Study. Contraception. 2019;100:48-53.

Centers for Disease Control and Prevention (CDC). U.S. medical eligibility criteria for contraceptive use, 2010. MMWR Recomm Rep. 2010; 59(RR-4):1-86.

Conde-Agudelo A, Rosas-Rosas-Bermúdez A, Kafury-Goeta AC. Effects of birth spacing on maternal health: A systematic review. Am J Obstet Gynecol. 2007;196:297-308.

Fritz MA, Speroff L. Clinical gynecologic endocrinology and infertility. 8th ed. Philadelphia: Wolters Kluwer Health/Lippincott Williams & Wilkins; 2011.

Goldthwaite LM, Cahill EP, Voedisch AJ, Blumenthal PD. Postpartum intrauterine devices: Clinical and programmatic review. Am J Obstet Gynecol. 2018;219(3):235-41.

Lopez LM, Bernholc A, Hubacher D, Stuart G, Van Vliet HA. Immediate postpartum insertion of intrauterine device for contraception. Cochrane Database Syst Rev. 2015;(6).

Marshal A. Diagnosis, treatment, and prevention of venous thromboembolism in pregnancy. Postgrad Med. 2014 Nov;126(7):25-34.

Organização Muncial da Saúde (OMS). Medical eligibility criteria for contraceptive use. 5.ed. OMS; 2015. [Acesso 2019 jan 10]. Disponível em: https://www.who.int/publications/i/item/9789241549158.

Pang WW, Hartmann PE. Initiation of human lactation: secretory differentiation and secretory activation. J Mammary Gland Biol Neoplasia. 2007;12:211-21.

Perheentupa A, Critchley HO, Illingworth PJ, McNeilly AS. Effect of progestin-only pill on pituitary-ovarian axis activity during lactation. Contraception. 2003 Jun;67(6):467-71.

Schindler AE, Campagnoli C, Druckmann R, Huber J, Pasqualini JR, Schweppe KW, Thijssen JH. Classification and pharmacology of progestins. Maturitas. 2003 Dec 10;46(Suppl 1):S7-S16.

Sedgh S, Singh S, Hussain R. Intended and Unintended Pregnancies Worldwide in 2012 and Recent Trends. Stud Fam Plann. 2014 September;45(3):301-14.

Singhal S, Sarda N, Gupta S, Goel S. Impact of injectable progestogen contraception in early puerperium on lactation and infant health. J Clin Diagn Res. 2014 Mar;8(3):69-72.

Stuebe AM. Enabling women to achieve their breastfeeding goals. Obstet Gynecol. 2014;123:643-52.

Taub RL, Jensen JT. Advances in contraception: new options for postpartum women. Expert Opinion on Pharmacotherapy. 2017;18(7).

van der Widjen C, Kleiknen J, van Den Berk T. Lactational amenorrhea for Family Planning. Cochrane Database Syst. 2003;Rev 4.

Whitaker AK, Chen BA. Society of Family Planning guidelines: Postplacental insertion of intrauterine devices. Contraception. 2018;97(1):2-13.

World Health Organization, Report of a WHO Technical Consultation on Birth Spacing. Geneva, Switzerland: WHO Press, WHO/RHR/07.1. World Health Organization; 2007.

World Health Organization. Medical eligibility criteria for contraceptive use. 5th ed. WHO. [Acesso 2019 August 01]. Disponível em: http://www.who.int/reproductivehealth/publications/family_planning/MEC-5/en/.

Yen SSC, Jaffe RB. Endocrinologia Reprodutiva. Fisiologia, fisiopatologia e tratamento clínico. 2.ed. São Paulo: Roca; 1990. p. 229-54.

Obstetrícia de Alto Risco

42

Abortamento

Olímpio Barbosa de Moraes Filho
João Alfredo Píffero Steibel
Nelson Lourenço Maia Filho
Ida Peréa Monteiro

Conceito

Segundo a OMS (1977), abortamento é síndrome hemorrágica da primeira metade da gravidez, que define como a interrupção da gravidez antes de 22 semanas ou com um feto até 500 g.

O abortamento representa a quarta causa de mortalidade materna no Brasil, diferentemente do que ocorre em países desenvolvidos, onde essas taxas de morte, especificamente por aborto, são reduzidas, segundo MS (2011).

Ao lidar com o atendimento ao abortamento, a equipe de saúde necessita refletir sobre a influência de suas convicções pessoais em sua prática profissional, para que dessa forma tenha uma atitude destituída de julgamentos arbitrários e rotulações.

Classificação dos tipos de abortamento

Segundo Surita et al. (2006), podemos classificar o abortamento em:

- **Precoce ou tardio:** pode ser precoce ou tardio, conforme a idade gestacional, ou seja, até a 12ª semana e entre a 13ª e a 20ª semanas, respectivamente.
- **Espontâneo ou provocado:** espontâneo é aquele que ocorre sem nenhuma intervenção externa e pode ser causado por doenças da mãe ou por anormalidades do embrião ou feto; sua incidência clinicamente reconhecida na população em geral é de 10 a 15%. Já o provocado se mostrou mais frequente entre mulheres com menor nível de escolaridade, independentemente da filiação religiosa; e conforme pesquisa de 2010, 22% das mulheres brasileiras de 35 a 39 anos, residentes em áreas urbanas, já provocaram aborto.
- **Seguro e inseguro:** um aborto seguro é aquele realizado por médico bem treinado, com os meios necessários e em ambiente adequado, o que implica em risco extremamente baixo para mulher. Em contraste, o aborto inseguro é procedimento de risco para interromper uma gravidez indesejada, realizado por pessoas que não têm as habilidades necessárias ou em ambiente sem os padrões médicos mínimos, ou ambos.

Formas clínicas

Segundo Surita et al. (2006), são as seguintes as formas clínicas do abortamento:

- **Ameaça de abortamento:** existem perspectivas no que diz respeito à evolução da prenhez. Dois grandes sintomas o caracterizam: o sangramento e a dor. O primeiro é de pequena monta e o segundo traduz a contratilidade do útero, que promove cólicas leves e é incapaz de induzir modificações cervicais. Ao exame especular, encontra sangue coletado ou sangramento ativo de leve intensidade e colo uterino impérvio. Ao toque vaginal combinado, constata-se útero com tamanho compatível com o atraso menstrual, colo impérvio e sangramento de pequena monta.
- **Abortamento inevitável:** abortamento não mais compatível com o prosseguimento da gestação. Traduz-se clinicamente pela dilatação da cérvice que se deixa permear pelo dedo, que, por sua vez, detecta, na maioria das vezes, as membranas ovulares ou o próprio embrião. Outra característica do abortamento inevitável é o sangramento profuso que compromete a hemodinâmica da paciente mesmo com cérvice impermeável ao dedo. Há proporcionalidade entre as dimensões do útero e a idade gestacional estimada pela data da última menstruação.
- **Abortamento incompleto:** aqui se expulsa o concepto e permanecem a placenta ou restos placentários. A sinto-

matologia é evidenciada por meio do sangramento, que é o sintoma maior; o útero se reduz em proporções e fica menor do que o esperado para a idade gestacional e as dores passam a ser do tipo cólicas no intento de expulsar o conteúdo refratário. A cérvice é dilatada, e o comprometimento do estado geral da paciente está na dependência do grau da hemorragia. É bem mais frequente após a 8ª semana gestacional.

- **Abortamento completo:** diz-se do abortamento em que há eliminação integral do ovo. A sintomatologia é representada pela diminuição ou mesmo pela parada do sangramento e das cólicas após a expulsão de ovo íntegro. A conduta é apenas expectante com monitoramento da hemorragia.
- **Abortamento retido:** o conceito clássico é aquele concepto que permanece na cavidade uterina sem vitalidade. Os sinais gravídicos experimentam regressão, a ecografia mostra o coração inerte, diminui a altura do fundo uterino e míngua a circunferência abdominal, a turgescência mamária desaparece, bem como os sintomas ligados à presunção de gravidez. O diagnóstico é confirmado pela ecografia que não falha. O tratamento expectante é justificado baseando-se no fato de que, nas 3 semanas que se seguem ao decesso do ovo, a grande maioria redunda em trabalho de abortamento com expulsão do produto da concepção. No entanto, a intervenção, mediante uso de misoprostol ou curetagem uterina ou vacuoaspiração, é o procedimento mais adotado.
- **Aborto infectado:** a etiologia quase sempre resulta da tentativa de esvaziar o útero por técnicas inadequadas e inseguras (introdução de sondas, agulhas, laminárias e soluções variadas). O sangramento, em geral, não é profuso. Costuma se manifestar por sangue aguado, escuro, tipo "lavado de carne", costumeiramente com odor fétido. Nas formas iniciais, em que apenas o endométrio e o miométrio estão comprometidos pelo processo infeccioso, além dos sintomas de abortamento incompleto, detectam-se aqueles outros que traduzem a infecção, principalmente a febre em torno de 38 ºC, dor média, do tipo cólicas intermitentes, bom estado geral sendo ao exame físico possível com dor moderada à mobilização do colo uterino e à palpação abdominal. Se o processo progrediu para estágios mais avançados, injuriando o peritônio pélvico, a sintomatologia é mais enriquecida e, além da temperatura mais elevada (39 ºC), a dor é mais intensa, o estado geral é comprometido com taquicardia, algum grau de desidratação com pele e mucosas descoradas. É difícil a palpação uterina em virtude da contratura dos retos abdominais (resultante da) pela dor e/ou reação peritoneal. No toque vaginal combinado, constata-se o colo uterino aberto, muitas vezes com saída de conteúdo purulento, no entanto a sua realização é bastante dolorosa por efeito da reação peritoneal, praticamente impossibilitando a mobilização do útero.

Condutas

- **Ameaça de abortamento:** segundo Savaris (2011), a conduta é expectante, não existindo indicação de internação

hospitalar, mesmo na presença de hematoma retroplacentário. Não há conduta médica a ser tomada para alterar a evolução ou não de um quadro de abortamento. Em pesquisas realizadas por Gobbe et al. (2001) e Aleman et al. (2005), a recomendação de repouso no leito não demonstrou benefícios. Pinto e Silva & Surita (2000) orientam realizar analgésico se apresentar dor, evitar relações sexuais durante a perda sanguínea e retornar em caso de aumento do sangramento.

- **Abortamento inevitável:** segundo o MS (2012), nas gestações com mais de 12 semanas, pelo tamanho uterino, a conduta consiste no uso do misoprostol para promover o esvaziamento uterino e complementação com curetagem uterina. Abaixo de 12 semanas, indica-se o esvaziamento uterino mecânico por intermédio da aspiração a vácuo.
- **Abortamento incompleto:** assim como no abortamento inevitável, no abortamento incompleto com menos de 12 semanas, pelo tamanho uterino, segundo Blum et al. (2007), indica-se a aspiração manual intrauterina. Naqueles casos com volume uterino maior de 12 semanas, a curetagem uterina.
- **Abortamento completo:** segundo Savaris (2011), a conduta é apenas expectante com monitoramento da hemorragia.
- **Abortamento retido:** segundo Surita et al. (2006), o tratamento expectante é justificado baseando-se no fato de que, nas 3 semanas que se seguem ao decesso do ovo, a grande maioria redunda em trabalho de abortamento com expulsão do produto da concepção. No entanto, a intervenção, com o uso de misoprostol ou curetagem uterina ou aspiração a vácuo, é o procedimento mais adotado.
- **Aborto infectado:** segundo Rahangdale (2009), o tratamento resume-se em administrar o antibiótico adequado e curetagem uterina. Nas formas iniciais, opta-se pela clindamicina associada à gentamicina ou amicacina. Nos casos mais graves, associar a penicilina G ou a ampicilina. Ainda como parte do tratamento clínico, deve-se equilibrar o estado geral da paciente com a administração de solutos e até mesmo sangue, se necessário. Se as medidas mobilizadas não resultarem em melhora do quadro clínico ou quando houver suspeita de perfuração uterina, lesão de alça e abscesso pélvico, procedimentos mais radicais são exigidos, impondo-se laparotomia seguida de extirpação do foco, inclusive histerectomia, se for o caso.

Técnicas de esvaziamento uterino

Farmacológica

No Brasil, segundo MS (2012), tem-se disponível o misoprostol em comprimidos para uso vaginal de 25, 100 e 200 µg para uso hospitalar.

- **Abortamento retido no 1º trimestre:** segundo Gemzell-Danielsson et al. (2007), deve ser usado misoprostol – 3 doses de 4 comprimidos de 200 µg (800 µg) via vaginal no intervalo mínimo de 3 ou 12 horas.
- **Abortamento retido no 2º trimestre:** segundo OMS (1992), a presença de ossos fetais no abortamento retido de 2º semestre torna o tratamento farmacológico seguido da curetagem altamente preferencial em relação ao

cirúrgico puro. A dose preconizada de misoprostol é de 200 μg via vaginal a cada 6 horas ou 400 μg via vaginal, repetida a cada 3 horas com um máximo de 5 doses. Em caso de cicatriz uterina anterior (cesárea ou miomectomia), a dose de misoprostol não deve ser maior do que 200 μg vaginal a cada 6 horas. As mulheres com cicatriz uterina têm um risco de 0,28% de rotura uterina durante o abortamento farmacológico no 2° trimestre.

- **Abortamento incompleto:** em abril de 2009, a OMS incluiu o misoprostol na lista de medicamentos essenciais para o tratamento do abortamento incompleto < 12 semanas, sem sinais de infecção ou alterações hemodinâmicas. Deve informar claramente à paciente sobre as opções terapêuticas e, no caso de escolha pelo tratamento farmacológico com misoprostol, orientar sobre o tempo da possível resposta e dos efeitos colaterais do uso da droga. Segundo Weeks e Faundes (2007), na apresentação de misoprostol por via vaginal, adota-se: a) 800 μg, dose única a cada 24 horas, durante 2 dias, podendo ser repetido 24 horas após a última dose, ou; b) 400 μg a cada 12 horas, durante 2 dias, podendo ser repetido após 24 horas da última dose, ou; c) 200 μg a cada 6 horas, e por igual período de tempo.

Mecânica

Os dois métodos mais utilizados para a remoção do conteúdo uterino são AMIU (aspiração manual intrauterina) e curetagem. A aspiração intrauterina usa sucção manual para esvaziar o útero (Figuras 42.1 e 42.2). A curetagem é um método cirúrgico de esvaziamento intrauterino. Segundo OMS (1992), a AMIU é o melhor método para o esvaziamento uterino no primeiro trimestre. Para realização do esvaziamento mecânico com colo uterino fechado no 1° trimestre, é de bom alvitre a utilização de 400 μg de misoprotol via vaginal alguns horas (em média 3 horas) antes do esvaziamento mecânico, no intuito de promover amolecimento e algum grau de dilatação do colo uterino.

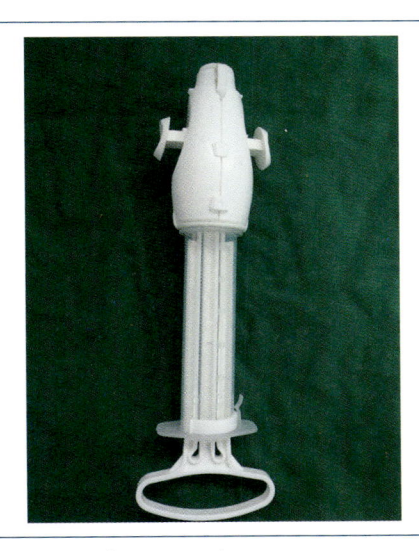

Figura 42.1. Aspirador manual.
Fonte: Acervo da autoria.

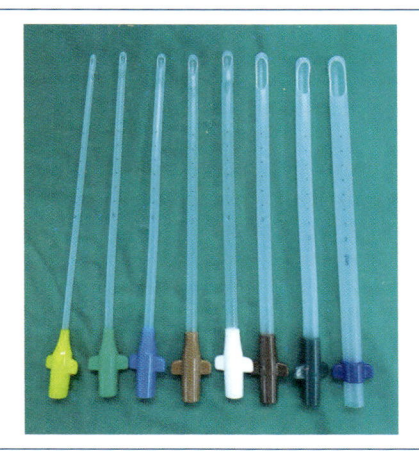

Figura 42.2. Cânulas Karman com diâmetros n. 4, 5, 6, 7, 8, 9, 10 e 12 mm (11 não existe).
Fonte: Acervo da autoria.

Complicações dos métodos de esvaziamento intrauterino

Segundo Lukman e Pogharian (1996), os efeitos colaterais mais comumente observados após procedimentos de esvaziamento intrauterino são cólicas abdominais, náuseas leves a moderadas, vômitos, dor e sangramento semelhante à menstruação. Outras complicações ocorrem raramente e incluem reação vagal em função da dor e do medo, esvaziamento incompleto, lesão cervical, perfuração uterina, embolia gasosa, infecção pélvica, sepse e hemorragia.

Planejamento reprodutivo pós-abortamento

Segundo OMS (1981), os serviços de saúde que prestam este atendimento precisam garantir o acolhimento adequado a estas mulheres, aproveitando a oportunidade para informar sobre a utilização de métodos anticoncepcionais, bem como garantir efetivamente o acesso a eles ainda no estabelecimento de saúde. Os esclarecimentos devem ser de tal ordem que garantam uma escolha informada e consciente. A oferta de métodos deve ser ampla para que a mulher possa escolher o que é mais adequado às suas condições clínicas, sociais, econômicas e pretensões reprodutivas.

LEITURAS COMPLEMENTARES

Aleman A, Althabe F, Belizán JM, Bergel E. Bed rest during pregnancy for preventing miscarriage. Cochrane Database of Systematic Reviews. In: The Cochrane Library. 2005;(6):CD003576. Doi: 10.1002/14651858. CD003576.pub2.

Blum J, Winikoff B, Gemzell-Danielsson K et al. Treatment of incomplete abortion and miscarriage with misoprostol. International Journal of Gynecology & Obstetrics. 2007;99:S186-S189.

Brasil. Ministério da Saúde. Norma Técnica: Atenção humanizada ao abortamento. 2. ed. Série de Direitos Sexuais Reprodutivos – Caderno n. 4. Brasília: Ministério da Saúde; 2011.

Brasil. Ministério da Saúde. Secretaria de Atenção à Saude. Departamento de Ações Progamáticas Estratégicas. Protocolo de Misoprostol. Brasília; 2012.

Gemzell-Danielsson K, Ho PC, Gómez Ponce de León R et al. Misoprostol to treat missed abortion in the first trimester. International Journal of Gynecology & Obstetrics. 2007;99(Suppl 2):S182-185.

Gobbe M, Fazzio M, Boni T. Current role of bed-rest in threarened abortion, Minerva Ginecol. 2001;53(5):337-40.

Lukman HY, Pogharian D. Management of incomplete abortion with manual vacuum aspiration in comparison to sharp metallic curette in an Ethiopian setting. East Afr Med J. 1996;73:598-603.

Magotti RF, Munjinja PG, Lema RS, Ngwalle EK. Cost-effectiveness of managing abortions: manual vacuum aspiration (MVA) compared to evacuation by curettage in Tanzania. East Afr Med J. 1995;72:248-51.

Pinto e Silva JL, Surita FGC. Abortamento Espontâneo. In: Neme B. Obstetrícia básica. 2.ed. São Paulo: Sarvier; 2000. p.552-61.

Rahangdale L. Infections Complications of Pregnancy Termination. Clinical Obstetrics and Gynecology. 2009;52(2):198-204.

Savaris RF. Abortamento. In: Rotinas em Obstetrícia. 6.ed. Porto Alegre: Artemed; 2011. p.97-109.

Surita FBC, Albuquerque. Abortamento. In: Ginecologia & Obstetrícia. Recife: Edupe; 2006. p.365-74.

Weeks A, Faúdes A. Misoprostol in obstetrics and gynecology. International Journal of Gynecology and Obstetrics. 2007;99:S156-S159.

WHO Task Force on Prostaglandins for Fertility Regulation. Contraception [Contraception]. Contraception. 1981;23:251-9.

World Health Organization. Recommended definitions, terminology and format for statistical tables related to the perinatal period and use of a new certificate for cause of preinatal deaths. Modifications recommended by FIGO as amended October 14, 1976. Acta Obstet Gynecol Scand. 1977;56(3):247-53.

World Health Organization. The prevention and management of unsafe abortion. Report of a technical Working Group, Geneva, World Health Organization (WHO/MSM/92.5); 1992.

World Health Organization. Uneditted Draft Report of the 17th Expert Committee on the Selection and Use of Essential Medicine. Geneva, Switzerland, 2009.

43

Gestação Ectópica

Luiz Francisco Cintra Baccaro

O termo "gestação ectópica" refere-se a toda gestação que se implanta fora do endométrio da cavidade uterina (Tulandi, 2019). A grande maioria das gestações ectópicas ocorre na tuba uterina (aproximadamente 95% dos casos). Na tuba uterina, o local mais comum de implantação do saco gestacional ectópico é a ampola tubária, correspondendo a 70% dos casos, seguido pela região ístmica da tuba (12%) e pela região fimbrial (11%). As gestações ectópicas que não se implantam na tuba uterina são consideradas de localização não usual. Entre essas, estima-se que aproximadamente 3% sejam ovarianas, 2 a 3% sejam cornuais (intersticiais) e menos do que 1% seja cervical, em cicatriz de cesárea e abdominais (Bouyer et al., 2002). A gestação heterotópica é uma gestação gemelar, em que um dos sacos gestacionais se implanta na cavidade uterina e o outro, de maneira ectópica. Estima-se que as gestações heterotópicas correspondam a 1% das gestações resultantes de fertilização assistida (Goettler et al., 1982).

Epidemiologia

Aproximadamente 1 a 2% do total de gestações correspondem a gestações ectópicas (Van den Eeden et al., 2005; Hoover et al., 2010; Stulberg et al., 2014). Nos últimos anos, o diagnóstico precoce, decorrente da melhor sensibilidade, especificidade e acesso ao exame de ultrassonografia, tem mudado a história natural da doença. Casos de prenhez ectópica rota com choque hipovolêmico têm ocorrido com menor frequência; entretanto, a gravidez ectópica ainda é uma das principais causas de morbimortalidade materna no 1º trimestre da gravidez. Estima-se que a taxa de mortalidade associada à doença, nos Estados Unidos, seja de 0,48 para cada 100 mil nascidos vivos (Stulberg et al., 2016), tendo ocorrido uma queda de 57% nessa taxa entre 1980 e 2010 (Creanga et al., 2011). No Brasil, um estudo de corte transversal com pacientes portadoras de morbidade materna grave admitidas na unidade de terapia intensiva (UTI) de um hospital no interior do Estado de São Paulo identificou que a gestação ectópica foi responsável por apenas 3% das internações (Lotufo et al., 2012). Em 2014, um estudo avaliou a ocorrência de complicações graves associadas à gravidez ectópica no país. Entre 9.555 casos de morbidade materna grave, 3,3% foram em decorrência de gravidez ectópica, com a observação de uma morte materna (Rocha Filho et al., 2014).

Fisiopatologia

Fatores que alteram a permeabilidade e a motilidade das tubas uterinas podem aumentar o risco de gravidez ectópica. Entre eles, destacam-se o antecedente de cirurgia tubária, de gravidez ectópica prévia e de laqueadura tubária. Os principais fatores associados à gravidez ectópica estão exemplificados no Quadro 43.1. Vale ressaltar que o uso de métodos anticoncepcionais como dispositivo intrauterino e anticoncepcionais hormonais combinados diminuem a ocorrência de ectópica, pois previnem a gravidez. Entretanto, se a mulher engravidar por falha do método, o risco de gravidez ectópica em usuárias desses métodos é maior (Tulandi, 2019).

A maioria das gestações ectópicas ocorre na tuba uterina, que apresenta um microambiente sem estrutura vascular adequada para promover o desenvolvimento do trofoblasto. Com isso, a produção de gonadotrofina coriônica humana (HCG) é menor, resultando na involução precoce do corpo lúteo e consequente queda dos níveis séricos de progesterona, provocando descamação endometrial. O desenvolvimento embrionário pode se interromper espontaneamente, ou prosseguir até a rotura tubária (Barnhart, 2009).

Quadro 43.1		
Fatores de risco para gravidez ectópica (*odds ratio* estimado).		
Alto	*Médio*	*Baixo*
• Doença tubária (3,5 a 25)	• Antecedente de DIP (2,5 a 3,4)	• Idade ≥ 40 anos (2,9)
• Cirurgia tubária (2,1 a 21)	• Tabagismo atual (1,7 a 3,9)	• Apendicectomia prévia (1,6)
• Laqueadura (5,2 a 19)	• Antecedente de cirurgia abdominal (4)	• Ducha vaginal (1,1 a 3,1)
• Uso de DIU (4,2 a 16,4)	• Uso de anticoncepcional combinado (1,7 a 4,5)	• Infertilidade (2,1 a 2,7)
• Ectópica prévia (2,7 a 8,3)		
• Gravidez por FIV (4 a 9,3)		

Fonte: Tulandi. Ectopic pregnancy, 2019.

Em 5% dos casos, a implantação ectópica do saco gestacional ocorre em localização não usual. A gestação ectópica cornual, ou intersticial, é a que ocorre na porção tubária que percorre o interior do miométrio. Como a camada de miométrio que recobre essa região da tuba é fina, pode haver rotura precoce com hemorragia volumosa (Tulandi et al., 2004). Gestações intrauterinas que não se implantam em uma localização e profundidade endometrial adequadas também são consideradas ectópicas. Entre elas, destacam-se a gravidez na cicatriz de uma cesárea prévia, a gestação intramural e a ectópica cervical. A gestação ectópica na cicatriz da cesárea ocorre quando o embrião se implanta no tecido fibrótico originado após a cicatrização de uma histerotomia. Estima-se que gestações em cicatriz de cesárea ocorram em 1 a cada 2 mil gestações e correspondam a 6% das gestações ectópicas de mulheres com antecedentes de cesárea (Tulandi et al., 2004). Gestações intramurais são raramente descritas, podendo ocorrer em mulheres com antecedente de miomectomia ou adenomiose (Memtsa et al., 2013). As ectópicas cervicais correspondem a menos de 1% das gravidezes, com incidência aproximada de 1 em cada 9 mil gestações espontâneas (Bouyer et al., 2002).

A gravidez ovariana geralmente não apresenta os mesmos fatores de risco de uma gravidez ectópica tubária, sendo descrita basicamente como um evento randômico que incide em 1 em cada 7 mil gestações espontâneas (Comstock et al., 2005). Casos de gravidez abdominal também são eventos muito raros, podendo ser tradicionalmente divididos em primários ou secundários. Nos casos primários, tanto as tubas uterinas como os ovários estão intactos e o trofoblasto está implantado exclusivamente na superfície peritoneal. Nos casos secundários, um embrião primariamente implantado na tuba uterina migra para a cavidade peritoneal. Gestações abdominais correspondem a 0,01% de todas as gestações (Joshi et al., 2014).

Quadro clínico

O quadro clínico de uma gestação ectópica tubária depende de seu estágio de desenvolvimento. Mulheres com tubas íntegras frequentemente são assintomáticas. Quando apresentam sinais e sintomas, os mais frequentes são o sangramento vaginal no 1º trimestre e as dores abdominais iniciando-se a partir da 6ª semana após a última menstruação (Alkatout et al., 2013). O sangramento vaginal nesses casos é de característica variável tanto em sua duração quanto em sua quantidade. É importante destacar que a perda sanguínea é decorrente de descamação endometrial em consequência à involução do corpo lúteo com queda dos níveis séricos de progesterona. Frequentemente as pacientes podem associar esse sangramento a um episódio menstrual, sobretudo quando a gravidez ectópica é precedida de ciclos irregulares (Tulandi, 2019). De maneira semelhante, a dor abdominal em casos de gestação ectópica íntegra pode ter característica muito diversa, podendo ser contínua ou intermitente. Mudanças no quadro álgico acompanhadas de alteração nos sinais vitais podem indicar rotura da tuba uterina. Mulheres com gestação ectópica rota podem apresentar volumosa hemorragia com consequente abdome agudo hemorrágico e choque hipovolêmico, com quadro clínico composto de dor abdominal intensa, taquicardia e hipotensão. Vale destacar que alguns casos de gestação ectópica rota também podem ter quadro clínico menos exuberante, com dor abdominal mais leve e sinais vitais estáveis, possivelmente em razão de um bloqueio local do sangramento (Crochet et al., 2013).

O quadro clínico das gestações ectópicas de localização não usual depende de sua localização. As gestações cornuais e ovarianas têm histórias clínicas semelhantes às ectópicas tubárias, com graus variáveis de sangramento vaginal e dor abdominal, que podem se agudizar, se houver rotura das estruturas (Tulandi, 2019).

A gestação ectópica cervical é frequentemente acompanhada de sangramento vaginal volumoso. A dor abdominal é menos frequente em ectópicas nessa localização, ocorrendo em menos de um terço dos casos (Vela et al., 2007). Ectópicas intramurais e na cicatriz da cesárea podem se manifestar clinicamente desde a presença de sangramento vaginal leve, até a rotura uterina seguida de choque hipovolêmico (Molinaro et al., 2019). O quadro clínico de uma gravidez abdominal pode ser muito variável, com graus diversos de sangramento vaginal irregular, dor abdominal, dispepsia e alterações do hábito intestinal. A continuidade do desenvolvimento de uma gravidez abdominal traz alto risco de morte para a mulher em virtude de hemorragia, coagulação intravascular disseminada, lesão intestinal e formação de fístulas (Joshi et al., 2014).

Diagnóstico

A gestação ectópica é um dos principais diagnósticos diferenciais da hemorragia no 1º trimestre da gravidez. Todas as mulheres grávidas que apresentam sangramento e/ou dor abdominal nessa fase da gestação devem ser investigadas para excluir a possibilidade de prenhez ectópica. A principal meta do diagnóstico é a identificação precoce da doença para evitar complicações potencialmente fatais e possibilitar a realização de tratamentos menos invasivos (Tulandi, 2019).

A avaliação propedêutica deve ser iniciada com história clínica detalhada e exame físico completo. A aferição dos sinais vitais é fundamental para assegurar a estabilidade hemodinâmica; entretanto, mulheres jovens podem não apresentar sinais de choque hipovolêmico até perderem um grande volume de sangue (Tulandi, 2019). O exame do abdome frequentemente é normal em mulheres com ectópicas íntegras. Dor localizada no andar inferior do abdome associada a sinais de peritonite sugere abdome agudo hemorrágico por rotura tubária.

O exame dos genitais internos deve ser realizado com auxílio de espéculo seguido de toque vaginal bimanual. O exame especular evidencia a origem uterina do sangramento e o seu volume, que na maioria dos casos de gravidez ectópica tubária é de leve intensidade. Em pacientes com ectópica cervical, o colo uterino pode estar aumentado de volume, edemaciado e hiperemiado (formato de barril). Material ovular pode ser visualizado exteriorizando-se pelo colo; entretanto, o orifício externo encontra-se impérvio na maioria dos casos iniciais. O toque vaginal bimanual realizado com cuidado pode evidenciar útero pouco aumentado para a idade gestacional associado à tumoração anexial dolorosa (Vela et al., 2007). A culdocentese é a punção do fundo de saco posterior para detecção de conteúdo sanguinolento na cavidade peritoneal, possivelmente originado de uma gravidez ectópica rota. Com a disponibilidade cada vez maior do exame de ultrassonografia pélvica, esse exame tem sido menos realizado (Tulandi, 2019).

O exame complementar de escolha para o diagnóstico diferencial da hemorragia no 1º trimestre da gravidez é a ultrassonografia realizada por via transvaginal (USTV). A sensibilidade do USTV para identificação de gestação ectópica tubária é estimada em 88% (52 a 98) e a especificidade estimada em 99% (96 a 100). A variabilidade na capacidade de diagnóstico pode ser explicada pelas diferentes idades gestacionais em que o exame pode ser realizado, e pelo nível de experiência do ultrassonografista, já que o exame é operador dependente. Erros podem ocorrer quando a tumoração não está claramente separada do ovário ou é confundida com outras estruturas da pelve como intestino, cistos paratubários, endometriomas ou cistos de corpo lúteo (Crochet, 2013). O USTV é capaz de diagnosticar corretamente 87,5% dos casos de gestação ectópica cervical (Ushakov et al., 1997); entretanto, o quadro pode ser confundido com um abortamento em curso, em que o embrião e o saco gestacional podem estar transitoriamente ocupando o canal cervical. Os principais achados ecográficos que aumentam a suspeição de prenhez cervical são embrião com batimentos cardíacos presentes e/ou fluxo sanguíneo ativo na região do saco gestacional (Kung et al., 2004). Situações em que se visualiza uma massa de trofoblasto invadindo a parede anterior uterina na topografia de uma cicatriz de histerotomia prévia são sugestivos de ectópica em cicatriz de cesárea. Nesses casos, geralmente não são visualizadas partes fetais no interior da cavidade uterina e o trofoblasto pode se localizar entre as paredes uterina e vesical (Ash et al., 2007).

A ressonância nuclear magnética (RNM) é um exame complementar muito útil para determinar a extensão de invasão de uma ectópica em cicatriz de cesárea em direção às estruturas adjacentes. Para casos de suspeita de gestação abdominal em que o USTV não foi conclusivo, a RNM pode ajudar na visualização das estruturas abdominais, conexões vasculares e localização da implantação placentária. Vale ressaltar que a RNM é um exame complementar à ultrassonografia, não sendo essencial para o diagnóstico de gravidez ectópica (Lockhat et al., 2006).

Estima-se que entre 7 a 30% das mulheres com sangramento no 1º trimestre da gravidez apresentarão quadro clínico de "gravidez de localização desconhecida" (Kirk et al., 2009). Esta condição ocorre quando uma mulher com teste de gravidez positivo não apresenta achados compatíveis com gestação intra ou extrauterina à ultrassonografia pélvica. Entre 15 e 26% das mulheres com gravidez ectópica apresentam gestação de localização desconhecida no início dos sintomas (Dogra et al., 2005). Frequentemente esses casos são mal interpretados como abortamentos completos, colocando em risco a paciente, que pode evoluir com rotura tubária dias após uma primeira avaliação.

Um exame complementar útil no diagnóstico diferencial da gestação de localização desconhecida é a dosagem sérica quantitativa de HCG. O saco gestacional deve ser visualizado no interior da cavidade uterina entre 5 e 6 semanas de gravidez. Entretanto, muitas vezes há dúvidas com relação à data da última menstruação, que pode ser desconhecida, ou de difícil interpretação em decorrência do uso de anticoncepcionais hormonais. Nestes casos, pode ser utilizado o conceito de zona discriminatória de HCG, que consiste na determinação de um valor acima do qual se considera que a gestação deva ser visualizada no interior da cavidade uterina ao USTV. Na ausência de imagem sugestiva de gestação intrauterina, sugere-se a presença de uma gravidez ectópica (Barnhart, 2009). O valor estipulado como zona discriminatória de HCG varia de serviço para serviço, de acordo com a experiência da equipe de ultrassonografistas. Geralmente situa-se entre 2000 e 3.510 mUI/mL. O uso de valores baixos aumenta a sensibilidade do exame para gravidez ectópica, porém, aumenta o número de falsos positivos. O uso de valores mais altos aumenta a especificidade do exame, à custa de uma menor sensibilidade. Além do conceito de zona discriminatória, a realização de medidas seriadas de HCG a cada 2 dias pode ajudar em casos de gestação de localização desconhecida. Estudos demonstram que 99% das gestações intrauterinas têm um aumento no HCG de no mínimo 35% em um intervalo de 2 dias. Em contrapartida, em casos de abortos espontâneos, o HCG cai entre 36 e 47%, dependendo do valor inicial (queda mais lenta em valores iniciais menores) (Morse et al., 2012). Estima-se que 50% das mulheres com gestação ectópica apresentam elevação do hCG e 50% apresentam queda, porém 71% das mulheres com ectópica têm uma elevação mais lenta do que seria esperado numa gestação normal e uma queda mais lenta do que seria esperado em um aborto (Barnhart, 2009). Levando-se em conta a zona discriminatória de HCG e a possibilidade de dosagem seriada do hormônio a cada 2 dias, podemos propor um algoritmo de diagnóstico de gestação de localização desconhecida como demonstrado na Figura 43.1. Vale ressaltar que em pacientes com gestação de localização desconhecida, estáveis clinicamente, não é orientado iniciar tratamento para ectópica baseado apenas em um valor de HCG. Como comentado previamente, características pessoais como biotipo e presença de miomas, além da experiência do ultrassonografista, podem diminuir a sensibilidade do USTV. Além disso, não há consenso de zona discriminatória para gestações múltiplas, que podem apresentar valores elevados de HCG em fases muito iniciais do desenvolvimento dos embriões, mesmo quando ainda não são visíveis à ultrassonografia (Doubilet et al., 2013).

Tratamento

Com uma maior facilidade de acesso ao exame de ultrassonografia, um número maior de gestações ectópicas tem sido diagnosticado em estágios iniciais, possibilitando a utilização de alternativas terapêuticas menos invasivas. Nesta seção, serão revisados a conduta expectante, o tratamento clínico e o tratamento cirúrgico para prenhez ectópica tubária. Posteriormente, serão expostas algumas alternativas terapêuticas para gestação ectópica de localização não usual.

Conduta expectante

Quando não tratada, a gestação ectópica tubária pode evoluir para rotura ou para aborto tubário. O tecido trofoblástico que se exterioriza pelas fímbrias nos casos de aborto tubário pode ser reabsorvido, ou pode dar origem à gestação ectópica abdominal (secundária). Casos de aborto tubário podem apresentar sangramento importante, com necessidade de intervenção cirúrgica, ou podem sofrer resolução espontânea. A incidência de resolução espontânea em casos de gravidez ectópica é desconhecida. Alguns autores sugerem que casos selecionados em que se suspeita de gravidez ectópica podem ser observados clinicamente, sem o estabelecimento de nenhuma intervenção (Tulandi, 2019). Para tanto, a paciente candidata à conduta expectante deve preencher todos os critérios exemplificados no Quadro 43.2.

Quadro 43.2
Critérios para conduta expectante em casos de suspeita de gravidez ectópica (paciente deve preencher todos os critérios).

- Capacidade de compreensão da proposta de acompanhamento e os possíveis riscos associados à conduta expectante
- Facilidade de acesso a uma unidade hospitalar com capacidade de realizar tratamento cirúrgico
- Concorda e está disposta a realizar acompanhamento médico rigoroso, com necessidade de retorno com frequência à unidade de saúde
- Paciente assintomática
- USTV não demonstra saco gestacional ou massa extrauterina sugestiva de ectópica
- β-HCG ≤ 200 mUI/mL e caindo mais de 10% em duas medidas consecutivas com intervalo de 2 dias

Fonte: Tulandi. Ectopic pregnancy, 2019.

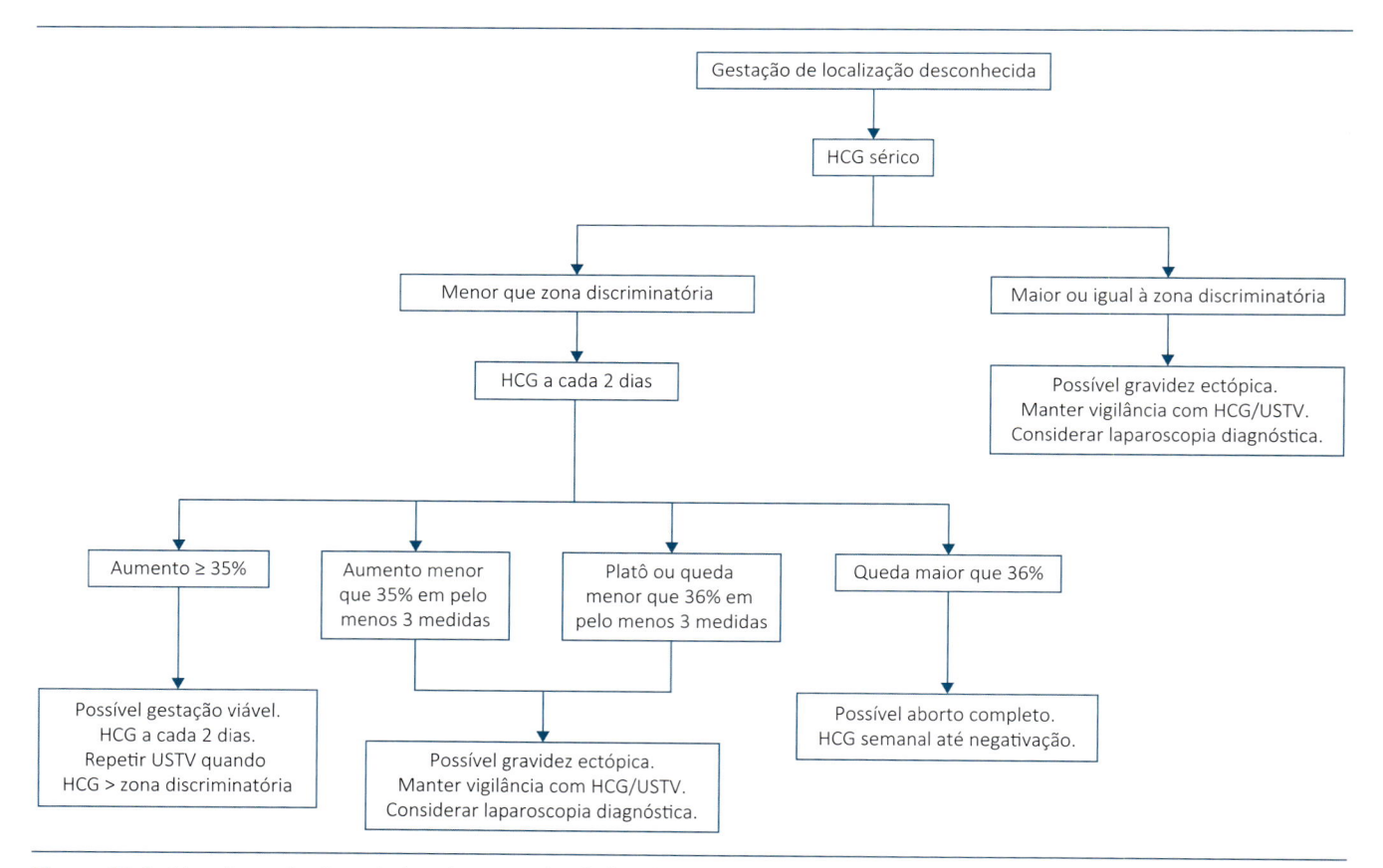

Figura 43.1. Algoritmo de diagnóstico de gestação de localização desconhecida.
Fontes: Barnhart, 2009; Morse et al., 2012; e Doubilet et al., 2013.

Tratamento clínico

O tratamento clínico teve início no fim do século XX e se tornou mundialmente aceito como possível tratamento primário para a gravidez ectópica nos últimos anos (Practice Committee of American Society for Reproductive Medicine, 2013). Ele tem como base o uso do metotrexato, um antagonista do ácido fólico, que atua em tecidos de replicação rápida, como o trofoblasto, impedindo a síntese de purinas, pirimidinas, serina e metionina, necessárias para a síntese de DNA (Barnhart et al., 2001). Fora as contraindicações absolutas ao uso do metotrexato, como evidência de disfunção da medula óssea ou presença de imunodeficiência, algumas condições são consideradas contraindicações relativas ao tratamento da gravidez ectópica tubária, pois diminuem as chances de sucesso do tratamento. Entre essas condições, estão a presença de batimentos cardíacos fetais visíveis à ultrassonografia, altas concentrações iniciais de hCG (> 5.000 mUI/mL) e diâmetro da gestação ectópica maior do que 4 cm (Committee on Practice Bulletins – Gynecology, 2018; Elson et al., 2016). Para pacientes bem selecionadas, o tratamento farmacológico apresenta boa relação de custo-benefício, com taxas de sucesso entre 78 e 96%, segundo publicações internacionais (Cecchino et al., 2014).

As doses de metotrexato utilizadas para o tratamento clínico da gravidez ectópica são consideradas intermediárias (50 mg/m^2 de superfície corporal ou 1 mg/kg de peso), sendo superiores às utilizadas para tratamento de doenças reumatológicas (geralmente de 7,5 a 25 mg semanais), mas significativamente inferiores às utilizadas para tratamento de neoplasias ($\geq$ 500 mg/m^2 de superfície corporal). Os protocolos mais comumente utilizados são o de dose única, o de duas doses e o de múltiplas doses. No protocolo de múltiplas doses, o ácido folínico ajuda no metabolismo das células normais que não são alvos da medicação e diminui os efeitos colaterais. O Quadro 43.3 exemplifica os protocolos de tratamento clínico com metotrexato para gestação ectópica.

Quadro 43.3 Protocolos de tratamento clínico com metotrexato para gestação ectópica.			
Dia	**Protocolo de dose única**	**Protocolo de duas doses**	**Protocolo de doses múltiplas**
1	Dosagem de β-HCG MTX 50 mg/m^2 de SC IM	Dosagem de β-HCG MTX 50 mg/m^2 de SC IM	Dosagem de β-HCG MTX 1 mg/kg de peso IM ou EV
2	–	–	Ácido folínico 0,1 mg/kg IM
3	–	–	Dosagem de β-HCG • Se < 15% de queda entre os dias 1 e 3, MTX 1 mg/kg de peso IM ou EV • Se ≥ 15% de queda entre os dias 1 e 3, dosagem de β-HCG semanal até negativação
4	Dosagem de β-HCG	MTX 50 mg/m^2 de SC IM Dosagem de β-HCG	Ácido folínico 0,1 mg/kg IM
5	–	–	Dosagem de β-HCG • Se < 15% de queda entre os dias 3 e 5, MTX 1 mg/kg de peso IM ou EV • Se ≥ 15% de queda entre os dias 3 e 5, dosagem de β-HCG semanal até negativação
6	–	–	Ácido folínico 0,1 mg/kg IM
7	Dosagem de β-HCG • Se < 15% de queda entre os dias 4 e 7, administrar MTX 50 mg/m^2 de SC IM • Se ≥ 15% de queda entre os dias 4 e 7, dosagem de β-HCG semanal até negativação	Dosagem de β-HCG • Se < 15% de queda entre os dias 4 e 7, administrar MTX 50 mg/m^2 de SC IM • Se ≥ 15% de queda entre os dias 4 e 7, dosagem de β-HCG semanal até negativação	Dosagem de β-HCG • Se < 15% de queda entre os dias 5 e 7, MTX 1 mg/kg de peso IM ou EV • Se ≥ 15% de queda entre os dias 5 e 7, dosagem de β-HCG semanal até negativação
8	–	–	Ácido folínico 0,1 mg/kg IM
11	–	Dosagem de β-HCG • Se < 15% de queda entre os dias 7 e 11, administrar MTX 50 mg/m^2 de SC IM • Se ≥ 15% de queda entre os dias 7 e 11, dosagem de β-HCG semanal até negativação	–
14	Dosagem de β-HCG • Se < 15% de queda entre os dias 7 e 14, tratamento cirúrgico • Se ≥ 15% de queda entre os dias 7 e 14, dosagem de β-HCG semanal até negativação	Dosagem de β-HCG • Se < 15% de queda entre os dias 11 e 14, tratamento cirúrgico • Se ≥ 15% de queda entre os dias 11 e 14, dosagem de β-HCG semanal até negativação	Dosagem de β-HCG • Se < 15% de queda entre os dias 7 e 14, tratamento cirúrgico • Se ≥ 15% de queda entre os dias 7 e 14, dosagem de β-HCG semanal até negativação

β-HCG: gonadotrofina coriônica humana – fração β; SC: superfície corporal; MTX: metotrexato; IM: intramuscular; EV: endovenoso.
Fontes: Practice Committee of American Society for Reproductive Medicine, 2013; e Committee on Practice Bulletins – Gynecology, 2018.

As principais contraindicações ao tratamento clínico da gravidez ectópica tubária são demonstradas no Quadro 43.4. Antes do início do tratamento recomenda-se a realização de história clínica detalhada e exames complementares como hemograma, testes de função hepática e dosagem de creatinina sérica para excluir contraindicações absolutas. A suplementação com vitaminas do pré-natal deve ser suspensa antes do início do tratamento, pois o ácido fólico pode diminuir a ação do metotrexato. A paciente deve ser orientada a não utilizar anti-inflamatórios não esteroidais em virtude de possível maior toxicidade associada ao metotrexato, além de evitar atividades físicas vigorosas e atividade sexual (Committee on Practice Bulletins – Gynecology, 2018). A profilaxia para isoimunização anti-D deve ser administrada em pacientes RH negativas (Practice Committee of American Society for Reproductive Medicine, 2013).

Estudos observacionais sugerem que o protocolo de doses múltiplas apresenta maior taxa de sucesso quando comparado ao protocolo de dose única (92,7% e 88,1% respectivamente) (Barnhart et al., 2003). Uma recente revisão sistemática da literatura que incluiu apenas ensaios clínicos randomizados não observou diferença significativa quanto à taxa de sucesso entre os dois protocolos; entretanto, o protocolo de múltiplas doses apresentou maior incidência de efeitos colaterais (Yang et al., 2017). Comparando-se os protocolos de dose única e de duas doses, as taxas de sucesso são semelhantes, embora o protocolo de duas doses possa ser mais efetivo quando as doses iniciais de β-HCG forem superiores a 3.600 mUI/mL (Committee on Practice Bulletins – Gynecology, 2018).

Os efeitos colaterais do tratamento clínico podem ser inerentes ao uso do metotrexato, ou decorrentes do efeito da medicação sobre o tecido trofoblástico. Entre os efeitos associados ao metotrexato, os mais comuns são os gastrointestinais como dispepsia, náusea e vômitos, além de estomatite e tontura. Eventos adversos graves como neutropenia, alopecia reversível e pneumonite são raros. Entre os eventos relacionados à involução do trofoblasto, destacam-se um aumento transitório do HCG no início do tratamento, aumento da circunferência abdominal e sangramento vaginal associado à queda dos níveis de progesterona. Algumas mulheres podem desenvolver uma dor abdominal passageira entre o 3º e o 7º dia após o início do tratamento. Essa dor geralmente se resolve em 4 a 12 horas e decorre do processo de abortamento e distensão tubária com formação de hematoma (Practice Committee of American Society for Reproductive Medicine, 2013). Quadro de dor isolada em uma paciente hemodinamicamente estável não é indicativo de cirurgia. Se a dor for persistente, é importante avaliar sinais vitais e hematócrito, além de repetir a ultrassonografia transvaginal para descartar possível rotura tubária. Um estudo sugere que mulheres com ao menos dois dos seguintes critérios: dor pélvica moderada ou severa; líquido livre acima do fundo uterino ou ao redor dos ovários à ultrassonografia; hemoglobina < 10 g/dL teriam 92,6% de chance de apresentarem hemoperitônio ≥ 300 mL, sugerindo rotura tubária com necessidade de intervenção cirúrgica com urgência (Fauconnier et al., 2007).

A resolução completa do quadro de gravidez ectópica após tratamento clínico pode demorar de 4 a 12 semanas, dependendo dos níveis iniciais de HCG. O metotrexato aparentemente não apresenta nenhum efeito sobre a reserva ovariana e sobre a fertilidade futura (Ohannessian et al., 2014). Apesar de estudos não demonstrarem aumento no número de abortos ou de teratogenicidade em mulheres que engravidaram pouco tempo após exposição ao metotrexato (Svirsky et al., 2009), a maioria dos especialistas recomenda um intervalo de no mínimo 3 meses entre a última dose de metotrexato e o início de uma nova tentativa de gestação (Committee on Practice Bulletins – Gynecology, 2018).

Tratamento cirúrgico

O tratamento cirúrgico deve ser considerado quando a paciente apresenta contraindicações ao tratamento clínico ou, ainda, quando há falha desse tratamento (Quadro 43.4) ou quando há suspeita de rotura de prenhez ectópica, seja à avaliação inicial, ou durante o acompanhamento da terapia com metotrexato. Vale ressaltar que as opiniões da mulher em um processo de decisão informada e compartilhada devem ser sempre consideradas para decisão da abordagem terapêutica.

Quadro 43.4 Contraindicações ao tratamento clínico da gravidez ectópica com metotrexato.	
Absolutas	**Relativas**
<ul><li>Gravidez intrauterina</li><li>Evidência de imunodeficiência</li><li>Anemia moderada a grave, leucopenia ou trombocitopenia</li><li>Sensibilidade ao metotrexato</li><li>Doença pulmonar ativa</li><li>Úlcera péptica ativa</li><li>Disfunção hepática importante</li><li>Disfunção renal importante</li><li>Amamentação</li><li>Gravidez ectópica rota</li><li>Instabilidade hemodinâmica</li></ul>	<ul><li>BCF positivo à ultrassonografia</li><li>β-HCG inicial alto (> 5.000 mUI/mL)</li><li>Gravidez ectópica > 4 cm</li><li>Recusa em aceitar transfusão sanguínea</li><li>Incapaz de realizar seguimento</li></ul>

Fontes: Committee on Practice Bulletins – Gynecology, 2018; e Elson et al., 2016.

Quando disponível, a abordagem por via laparoscópica é preferível à laparotomia em razão de menor morbidade associada e de menor tempo de internação hospitalar (Hajenius et al., 2007). As opções cirúrgicas para resolução da ectópica tubária são a salpingectomia, que consiste na remoção da tuba, e a salpingostomia, que consiste na realização de uma incisão longitudinal para remoção apenas do conteúdo trofoblástico e preservação do órgão, com o objetivo de aumentar a possibilidade de uma futura gestação espontânea intrauterina. A realização de salpingostomia pode se associar à persistência de trofoblasto, com resolução incompleta do quadro clínico, além de aumentar o risco de uma nova gestação ectópica na tuba operada. Um ensaio clínico randomizado publicado em 2014 incluiu 446 mulheres com ectópica tubária e a outra tuba uterina intacta. Não houve superioridade da salpingostomia em relação à salpingectomia quanto à taxa de gravidez espontânea após 36 meses (61% e 56% respectivamente) (Mol et al., 2014). Com isso, orienta-se que mulheres com ectópica tubária que tenham a outra tuba uterina presente e sem lesões evidentes sejam submetidas à salpingectomia para tratamento. Nos casos de portadoras de ectópica em que a outra tuba uterina já tiver sido removida, ou que apresente lesões evidentes, a salpingostomia é uma alternativa para evitar a necessidade de realização de *fertilização in vitro* para obtenção de uma gravidez (Mol et al., 2014; Cheng et al., 2016).

Mulheres submetidas à salpingostomia podem persistir com tecido trofoblástico após a realização do procedimento. Para tanto, é necessário dosar o HCG semanalmente até a sua negativação. Quando os valores não retornam à normalidade, como alternativa a um novo procedimento cirúrgico, pode-se realizar tratamento com metotrexato se a mulher não apresentar contraindicações absolutas ao uso da medicação (Tulandi, 2019).

Alternativas de tratamento para ectópicas de localização não usual

Gestações ectópicas de localização não usual têm grande potencial de sangramento e seu tratamento pode ser desafiador. Algumas alternativas de tratamento podem ser combinadas com o intuito de minimizar o risco de hemorragia grave. Vale ressaltar que as contraindicações relativas referentes ao tratamento clínico para ectópica tubária não são necessariamente aplicados às ectópicas não usuais. Outras opções como injeção local de KCl e embolização seletiva dos vasos que irrigam a prenhez ectópica também têm sido descritas em casos selecionados.

Ectópica cornual ou intersticial

A gravidez cornual pode resultar em sangramento de difícil controle em casos em que ocorre rotura das paredes uterinas. Com o diagnóstico precoce, o tratamento clínico com metotrexato é uma possibilidade. Não existem dados suficientes para indicar um protocolo específico de metotrexato nesses casos. Como os níveis de HCG estão costumeiramente elevados nessas gestações, alguns autores sugerem a administração do protocolo de múltiplas doses. Quando são visualizados batimentos cardíacos fetais, ou na presença de uma gestação heterotópica, a administração de KCl a 20% diretamente na gestação intersticial pode ser realizada (Moawad et al., 2010). As taxas de sucesso do tratamento clínico, mesmo em mulheres com níveis de HCG de até 100 mil mUI/mL chegam a 80%. Recomenda-se que seja realizada vigilância rigorosa das mulheres nessas condições.

Quando há contraindicação ou falha do tratamento clínico, recomenda-se o tratamento cirúrgico da gestação intersticial. A abordagem tradicionalmente é feita por laparotomia; entretanto, o procedimento pode ser realizado por laparoscopia se a equipe cirúrgica for habituada à realização de procedimentos complexos. São descritas basicamente duas técnicas de ressecção, a cornuostomia e a excisão cornual em forma de cunha. A cornuostomia é um procedimento análogo à salpingostomia, em que é realizada uma incisão longitudinal ao longo do local de implantação, seguida de expressão com retirada do tecido e realização de hemostasia. Recomenda-se o seguimento com dosagem semanal de HCG, pois pode haver persistência do trofoblasto. A ressecção cornual em cunha consiste na ressecção em bloco de todos os tecidos afetados. Em casos de sangramento incontrolável, ou em mulheres com prole já estabelecida, a histerectomia é uma opção para resolução da doença.

Ectópica em cicatriz da cesárea

Se não for adequadamente tratada logo após o diagnóstico, a gestação ectópica em cicatriz de cesárea aumenta o risco de eventos graves durante a gravidez. Um artigo publicado em 2015 identificou os desfechos obstétricos de nove mulheres que optaram pela não interrupção e seguiram as gestações. Dessas, cinco apresentaram complicações que culminaram em histerectomia durante o 2º trimestre (três roturas uterinas e duas protrusões de membranas fetais). Quatro mulheres deram à luz a recém-nascidos vivos por cesáreas eletivas. Dessas, três foram submetidas à histerectomia por placenta percreta e apenas uma teve evolução completamente normal (Timor-Tritsch et al., 2015).

Em casos confirmados de gestação ectópica em cicatriz de cesárea, a interrupção da gravidez é justificada pelo risco à vida da mãe. A decisão deve ser compartilhada entre médico e paciente. Nos casos em que a paciente concorda com a interrupção, existem algumas alternativas terapêuticas, que devem ser utilizadas de maneira individualizada. Quando a paciente se encontra clinicamente estável, opções menos invasivas como utilização de metotrexato local ou sistêmico e injeção de KCl no saco gestacional já foram descritas. Opções medicamentosas são menos invasivas, porém, frequentemente ensejam longo período até a resolução completa da gestação. O tratamento cirúrgico é uma opção a ser considerada. Em casos em que a fertilidade não é mais desejada, a histerectomia realizada em um ambiente controlado pode ensejar perda mínima de sangue e resolução completa do caso. Quando a mulher deseja preservar a fertilidade, a ressecção em cunha da lesão pode ter duplo benefício, pois, além de remover os produtos gestacionais, corrige o defeito na histerotomia com o fechamento apropriado da parede uterina. Recentemente, alguns autores têm sugerido a possibilidade da realização de embolização das artérias uterinas previamente à realização de cirurgia conservadora, com o objetivo de reduzir a perda sanguínea. Mesmo havendo relatos de gestações bem-sucedidas após embolização, há também controvérsias quanto aos possíveis riscos desse procedimento para uma futura gravidez. Uma metanálise sobre resultados de gestações após embolização de artérias uterinas para tratamento de miomas observou maiores taxas de abortamento e hemorragia puerperal em mulheres submetidas ao procedimento.

Ectópica cervical

O tratamento clínico com metotrexato é uma alternativa quando o quadro clínico for estável. Como os níveis de HCG podem ser elevados, recomenda-se a realização do protocolo de múltiplas doses. Quando observada a presença de batimentos cardíacos fetais, a administração de KCl no saco gestacional seguida de tratamento com metotrexato pode, em teoria, provocar uma reabsorção mais rápida dos produtos gestacionais. Estudos com pequeno número de sujeitos incluídos relatam uma taxa de sucesso do tratamento clínico entre 80 e 90% (Tulandi, 2019). Em casos de instabilidade hemodinâmica por sangramento vaginal ou quando há falha do tratamento clínico, a ectópica cervical deve ser tratada cirurgicamente. A realização de dilatação e curetagem pode provocar sangramento profuso, com necessidade de histerectomia em casos extremos. Com o objetivo de reduzir essa possibilidade, algumas medidas pré-operatórias podem ser tomadas, como injeção de solução diluída de vasopressina ao redor da cérvix, geralmente um total de 20 a 30 mL de solução de vasopressina (0,5 UI/mL) (Tulandi, 2019). Uma estratégia cirúrgica para remoção do material ovular consiste primeiramente no posicionamento de um ponto de cerclagem a McDonald antes do início do procedimento com fio absorvível de poliglactina, sem a finalização do nó. Após, procede-se à aspiração do conteúdo cervical em direção à cavidade endometrial sem dilatação prévia do colo. Vale ressaltar que nesses casos o colo já se encontra dilatado pelo saco gestacional e a realização de dilatação mecânica com velas de Hegar pode aumentar desnecessariamente o volume de sangramento. Imediatamente após a aspiração, insufla-se o balão de uma sonda Foley com até 95 mL de água destilada estéril no canal endocervical para auxiliar na hemostasia. Se apenas o balão endocervical não for efetivo para conter o sangramento, o nó da cerclagem é finalizado para interromper o fluxo das artérias cervicais. O balão é mantido insuflado por 24 a 48 horas. Após esse período, se o sangramento tiver sido controlado, o balão pode ser gradualmente desinsuflado. Se houver piora do sangramento nesse processo, o balão pode ser insuflado novamente (Fylstra, 2014). Em casos em que o sangramento persista, a embolização das artérias uterinas ou a ligadura de artérias ilíacas internas pode ser uma alternativa para preservar o útero; porém, em casos extremos, a histerectomia pode ser necessária. Para mulheres que não desejam novas gestações, a histerectomia pode ser considerada como tratamento cirúrgico inicial para gravidez cervical (Tulandi, 2019).

Gravidez abdominal

Os riscos à saúde materna decorrentes de uma gravidez abdominal são muitos e a interrupção é indicada logo após o diagnóstico. Como apresenta quadro clínico inespecífico, muitas vezes sem sangramento vaginal, não é incomum o diagnóstico ocorrer em idade gestacional mais avançada do que na ectópica tubária. Com isso, o uso de metotrexato como alternativa de tratamento clínico muitas vezes é inefetivo (Zinger et al., 2001). A abordagem cirúrgica deve ser cuidadosamente planejada em virtude do risco de sangramento profuso após a remoção placentária. A realização de ressonância magnética para melhor avaliação anatômica é recomendada. A embolização seletiva pré-operatória dos vasos placentários tem sido citada como alternativa terapêutica (Rahaman et al., 2004). A remoção da placenta do seu leito de implantação peritoneal pode ser muito difícil, especialmente em casos de invasão de estruturas vasculares. Uma opção nesses casos é ligar o cordão umbilical e deixar a placenta *in situ* para que sofra absorção espontânea, que pode demorar meses ou anos. Complicações dessa abordagem são decorrentes da necrose da massa placentária, podendo haver hemorragia tardia, abcesso, obstrução intestinal/ureteral e formação de fístulas (Molinaro et al., 2019). O uso de metotrexato para acelerar a degeneração de placentas deixadas *in situ* é controverso. Alguns autores relataram infecções abdominais após a administração da medicação, possivelmente em decorrência de uma rápida destruição do tecido placentário, que serve de meio de cultura para o crescimento bacteriano. Outros autores sugerem que o metotrexato não age satisfatoriamente nesses casos, pois a taxa de mitoses é menor em pacientes com placentas mais desenvolvidas (Fox et al., 2015).

Gravidez ovariana

Casos de gravidez ovariana muitas vezes podem ser confundidos com ectópicas tubárias ou com cistos de corpo lúteo. Não é incomum o diagnóstico correto ser feito apenas no intraoperatório. O tratamento clínico com metotrexato é uma opção em casos de ectópica ovariana íntegra. Quando há falha no tratamento clínico ou quando a cápsula ovariana está rota pelo tecido trofoblástico, a ressecção em cunha da área ovariana afetada, preservando-se o tecido sadio, é uma opção de tratamento para preservar a função gonadal (Papillon-Smith et al., 2016).

Gravidez heterotópica

O tratamento clínico com metotrexato é contraindicado para mulheres com gravidez heterotópica. O tratamento deve ser direcionado ao local de implantação do embrião ectópico, optando-se pela modalidade menos invasiva, e com menor potencial de dano ao embrião implantado na cavidade uterina. Em casos em que o embrião ectópico está implantado na tuba uterina, a salpingectomia por via laparoscópica é o procedimento de escolha na maioria dos casos. Punção guiada por ecografia pode ser uma alternativa a depender da localização do embrião ectópico, mas o agente utilizado deve ser inerte ao embrião tópico, dando se preferência ao KCl ou à solução hiperosmolar de glicose (Goldberg et al., 2006; Salomon et al., 2003).

LEITURAS COMPLEMENTARES

Alkatout I, Honemeyer U, Strauss A et al. Clinical diagnosis and treatment of ectopic pregnancy. Obstet Gynecol Surv. 2013;68:571.

Ash A, Smith A, Maxwell D. Caesarean scar pregnancy. BJOG. 2007;114:253.

Barnhart K, Coutifaris C, Esposito M. The pharmacology of methotrexate. Expert Opin Pharmacother. 2001;2:409-17.

Barnhart KT, Gosman G, Ashby R, Sammel M. The medical management of ectopic pregnancy: a meta-analysis comparing "single dose" and "multidose" regimens. Obstet Gynecol. 2003;101:778-84.

Barnhart KT. Clinical practice. Ectopic pregnancy. N Engl J Med. 2009;361(4):379-87.

Bouyer J, Coste J, Fernandez H et al. Sites of ectopic pregnancy: A 10 year population-based study of 1800 cases. Hum Reprod. 2002;17:3224.

Cecchino GN, Araujo Júnior E, Elito Júnior J. Methotrexate for ectopic pregnancy: When and how. Arch Gynecol Obstet. 2014;290(3):417-23.

Cheng X, Tian X, Yan Z, Jia M, Deng J, Wang Y, Fan D. Comparison of the Fertility Outcome of Salpingotomy and Salpingectomy in Women with Tubal Pregnancy: A Systematic Review and Meta-Analysis. PLoS One. 2016;11(3):e0152343.

Committee on Practice Bulletins – Gynecology. ACOG Practice Bulletin n. 193: Tubal Ectopic Pregnancy. Obstet Gynecol. 2018;131(3):e91-e103.

Comstock C, Huston K, Lee W. The ultrasonographic appearance of ovarian ectopic pregnancies. Obstet Gynecol. 2005;105:42.

Creanga AA, Shapiro-Mendoza CK, Bish CL et al. Trends in ectopic pregnancy mortality in the United States: 1980-2007. Obstet Gynecol. 2011;117:837.

Crochet JR, Bastian LA, Chireau MV. Does this woman have an ectopic pregnancy? The rational clinical examination systematic review. JAMA. 2013;309(16):1722-9.

Dogra V, Paspulati RM, Bhatt S. First trimester bleeding evaluation. Ultrasound Q. 2005;21:69.

Doubilet PM, Benson CB, Bourne T, Blaivas M. Society of Radiologists in Ultrasound Multispecialty Panel on Early First Trimester Diagnosis of Miscarriage and Exclusion of a Viable Intrauterine Pregnancy, Barnhart KT, Benacerraf BR, Brown DL, Filly RA, Fox JC, Goldstein SR, Kendall JL, Lyons EA, Porter MB, Pretorius DH, Timor-Tritsch IE. Diagnostic criteria for nonviable pregnancy early in the first trimester. N Engl J Med. 2013 Oct 10;369(15):1443-51.

Elson CJ, Salim R, Potdar N et al. Diagnosis and Management of Ectopic Pregnancy: Green-top Guideline n. 21. BJOG. 2016; 123(13):e15-e55.

Fauconnier A, Mabrouk A, Salomon LJ et al. Ultrasound assessment of haemoperitoneum in ectopic pregnancy: Derivation of a prediction model. World J Emerg Surg. 2007;2:23.

Fox KA, Shamshirsaz AA, Carusi D, Secord AA, Lee P, Turan OM, Huls C, Abuhamad A, Simhan H, Barton J, Wright J, Silver R, Belfort MA. Conservative management of morbidly adherent placenta: Expert review. Am J Obstet Gynecol. 2015;213(6):755.

Fylstra DL. Cervical pregnancy: 13 cases treated with suction curettage and balloon tamponade. Am J Obstet Gynecol. 2014;210(6):581.e1-5.

Goettler S, Zanetti-Dällenbach R. Heterotopic Pregnancy. N Engl J Med. 2016;375(20):1982.

Goldberg JM, Bedaiwy MA. Transvaginal local injection of hyperosmolar glucose for the treatment of heterotopic pregnancies. Obstet Gynecol. 2006;107:509.

Hajenius PJ, Mol F, Mol BW, Bossuyt PM, Ankum WM, van der Veen F. Interventions for tubal ectopic pregnancy. Cochrane Database Syst Rev. 2007;(1):CD000324.

Homer H, Saridogan E. Uterine artery embolization for fibroids is associated with an increased risk of miscarriage. Fertil Steril. 2010 Jun;94(1):324-30.

Hoover KW, Tao G, Kent CK. Trends in the diagnosis and treatment of ectopic pregnancy in the United States. Obstet Gynecol. 2010;115:495.

Joshi B, Aggarwal N, Singh A. Obstetrical catastrophe averted: Successful outcome of an abdominal pregnancy. Am J Emerg Med. 2014 Oct;32(10):1299.e3-4.

Kirk E Condous G, Bourne T. Pregnancies of unknown location. Best Pract Res Clin Obstet Gynaecol. 2009;23(4):493-9.

Kung FT, Lin H, Hsu TY et al. Differential diagnosis of suspected cervical pregnancy and conservative treatment with the combination of laparoscopy-assisted uterine artery ligation and hysteroscopic endocervical resection. Fertil Steril. 2004;81:1642.

Lockhat F, Corr P, Ramphal S, Moodley J. The value of magnetic resonance imaging in the diagnosis and management of extra-uterine abdominal pregnancy. Clin Radiol. 2006;61:264.

Lotufo FA, Parpinelli MA, Haddad SM, Surita FG, Cecatti JG. Applying the new concept of maternal near-miss in an intensive care unit. Clinics (Sao Paulo). 2012;67(3):225-30.

Martin JN Jr, Sessums JK, Martin RW et al. Abdominal pregnancy: Current concepts of management. Obstet Gynecol. 1988;71:549.

Memtsa M, Jamil A, Sebire N, Jauniaux E, Jurkovic D. Diagnosis and management of intramural ectopic pregnancy. Ultrasound Obstet Gynecol. 2013;42(3):359.

Moawad NS, Mahajan ST, Moniz MH et al. Current diagnosis and treatment of interstitial pregnancy. Am J Obstet Gynecol. 2010;202:15.

Mol F, van Mello NM, Strandell A et al. Salpingotomy versus salpingectomy in women with tubal pregnancy (ESEP study): An open-label, multicentre, randomised controlled trial. Lancet. 2014;383:1483.

Molinaro TA. Barnhart KT. Abdominal pregnancy, cesarean scar pregnancy, and heterotopic pregnancy. In: UpToDate, Post, TW (Ed), UpToDate, Waltham, MA; 2019.

Morse CB, Sammel MD, Shaunik A, Allen-Taylor L, Oberfoell NL, Takacs P, Chung K, Barnhart KT. Performance of human chorionic gonadotropin curves in women at risk for ectopic pregnancy: Exceptions to the rules. Fertil Steril. 2012;97(1):101-6.e2

Ohannessian A, Loundou A, Courbiere B, Cravello L, Agostini A. Ovarian responsiveness in women receiving fertility treatment after methotrexate for ectopic pregnancy: A systematic review and meta-analysis. Hum Reprod. 2014;29:1949-56.

Papillon-Smith J, Krishnamurthy S, Mansour FW. Ovarian Pregnancy. J Obstet Gynaecol Can. 2016;38(1):1-2.

Practice Committee of American Society for Reproductive Medicine. Medical treatment of ectopic pregnancy: a committee opinion. Fertil Steril. 2013;100(3):638-44.

Rahaman J, Berkowitz R, Mitty H, Gaddipati S, Brown B, Nezhat F. Minimally invasive management of an advanced abdominal pregnancy. Obstet Gynecol. 2004;103(5 Pt 2):1064.

Rocha Filho EA, Santana DS, Cecatti JG, Costa ML, Haddad SM, Parpinelli MA, Sousa MH, Camargo RS, Pacagnella RC, Surita FG, Pinto e Silva JL. Awareness about a life-threatening condition: ectopic pregnancy in a network for surveillance of severe maternal morbidity in Brazil. Biomed Res Int. 2014;2014:965724.

Rotas MA, Haberman S, Levgur M. Cesarean scar ectopic pregnancies: Etiology, diagnosis, and management. Obstet Gynecol. 2006;107:1373.

Salomon LJ, Fernandez H, Chauveaud A et al. Successful management of a heterotopic Caesarean scar pregnancy: Potassium chloride injection with preservation of the intrauterine gestation: case report. Hum Reprod. 2003;18:189.

Stulberg DB, Cain L, Dahlquist IH, Lauderdale DS. Ectopic pregnancy morbidity and mortality in low-income women, 2004-2008. Hum Reprod. 2016;31(3):666.

Stulberg DB, Cain LR, Dahlquist I, Lauderdale DS. Ectopic pregnancy rates and racial disparities in the Medicaid population, 2004-2008. Fertil Steril. 2014;102:1671.

Svirsky R, Rozovski U, Vaknin Z, Pansky M, Schneider D, Halperin R. The safety of conception occurring shortly after methotrexate treatment of an ectopic pregnancy. Reprod Toxicol. 2009;27:85-7.

Timor-Tritsch IE, Khatib N, Monteagudo A, Ramos J, Berg R, Kovács S. Cesarean scar pregnancies: Experience of 60 cases. J Ultrasound Med. 2015;34(4):601-10.

Tulandi T, Al-Jaroudi D. Interstitial pregnancy: Results generated from the Society of Reproductive Surgeons Registry. Obstet Gynecol. 2004;103:47.

Tulandi, T. Cervical pregnancy. In: UpToDate, Post, TW (Ed), UpToDate, Waltham, MA; 2019.

Tulandi, T. Ectopic pregnancy: Clinical manifestations and diagnosis. In: UpToDate, Post, TW (Ed), UpToDate, Waltham, MA; 2019.

Tulandi, T. Ectopic pregnancy: Epidemiology, risk factors, and anatomic sites. In: UpToDate, Post, TW (Ed), UpToDate, Waltham, MA; 2019.

Tulandi, T. Ectopic pregnancy: Expectant management. In: UpToDate, Post, TW (Ed), UpToDate, Waltham, MA; 2019

Tulandi, T. Ectopic pregnancy: Surgical treatment. In: UpToDate, Post, TW (Ed), UpToDate, Waltham, MA, 2019

Ushakov FB, Elchalal U, Aceman PJ, Schenker JG. Cervical pregnancy: Past and future. Obstet Gynecol Surv. 1997;52:45.

Van Den Eeden SK, Shan J, Bruce C, Glasser M. Ectopic pregnancy rate and treatment utilization in a large managed care organization. Obstet Gynecol. 2005;105:1052.

Vela G, Tulandi T. Cervical pregnancy: The importance of early diagnosis and treatment. J Minim Invasive Gynecol. 2007;14:481.

Yang C, Cai J, Geng Y, Gao Y. Multiple-dose and double-dose versus single-dose administration of methotrexate for the treatment of ectopic pregnancy: A systematic review and meta-analysis. Reprod Biomed Online. 2017;34:383-91.

Zinger M, Rosenfeld D. Failed treatment of abdominal pregnancy with methotrexate. A case report. J Reprod Med. 2001;46(4):392.

44

Doença Trofoblástica

Daniela Angerame Yela
Cristina Laguna Benetti-Pinto

A doença trofoblástica gestacional (DTG) caracteriza-se pela proliferação anormal do epitélio trofoblástico (citotrofoblasto, sinciotrofoblasto e trofoblasto intermediário), com propensão para regressão, invasão local, metástases e recorrência. Ela é classificada de acordo com as características anatomoclínicas em formas benignas (mola hidatiforme completa [Figura 44.1] e parcial) e em formas malignas (mola invasora [Figura 44.2], coriocarcinoma, tumor trofoblástico de sítio placentário e tumor trofoblástico epitelioide) denominadas "neoplasia trofoblástica gestacional" (Ngna et al., 2018).

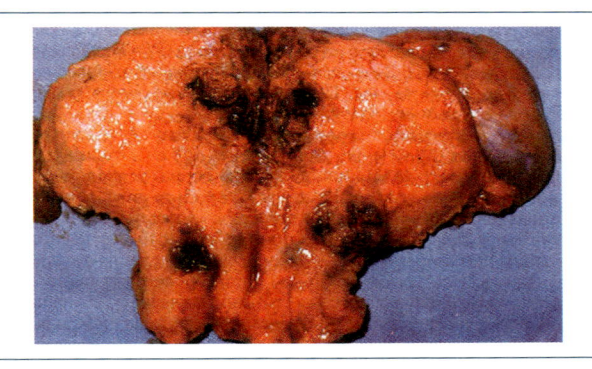

Figura 44.2. Mola invasora.
Fonte: Acervo da autoria.

A prevalência de DTG é bastante variável. A mola hidatiforme é a forma mais comum correspondendo a 80% dos casos de DTG. A incidência de mola hidatiforme varia de 0,6 a 1,1 a cada 1.000 gestações na América do Norte. Nos países asiáticos a incidência é mais elevada, de 1 a cada 400 gestações. No Brasil, estima-se que a incidência seja de 1 a cada 200 a 400 gestações. As formas malignas são mais raras, em que a incidência do coriocarcinoma é de 1 caso a cada 20 mil a 40 mil gestações. Essas variações entre as diversas regiões do mundo podem decorrer influências genéticas e alimentares.

O principal fator de risco para a doença trofoblástica gestacional é a idade materna. Mulheres acima de 35 anos têm risco cinco vezes maior de desenvolver DTG e esse risco aumenta com o avançar da idade. O outro fator de risco é história prévia de DTG. Fatores como o uso de contraceptivo oral combinado, tipagem sanguínea do grupo A ou AB, tabagismo, etilismo, exposição a herbicidas, excesso

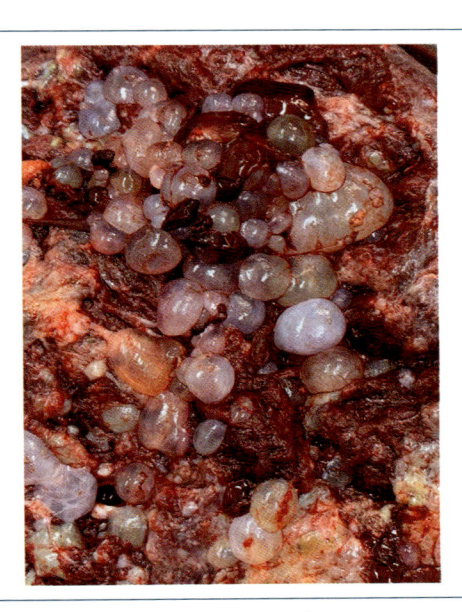

Figura 44.1. Mola hidatiforme completa.
Fonte: Acervo da autoria.

de consumo de vitamina B12 e deficiência de vitamina A também são aventados como possíveis fatores de risco (Altieri et al., 2003).

Clinicamente a principal manifestação é o sangramento de 1º trimestre. Além disso, colaboram com o diagnóstico níveis elevados de gonadotrofina coriônica humana (hCG) e o exame ultrassonográfico (Figura 44.3). As mulheres com DTG podem apresentar como complicações obstétricas hemorragia genital, hiperemese gravídica, cistos tecaluteínicos, hipertireoidismo pré-eclâmpsia e complicações pulmonares.

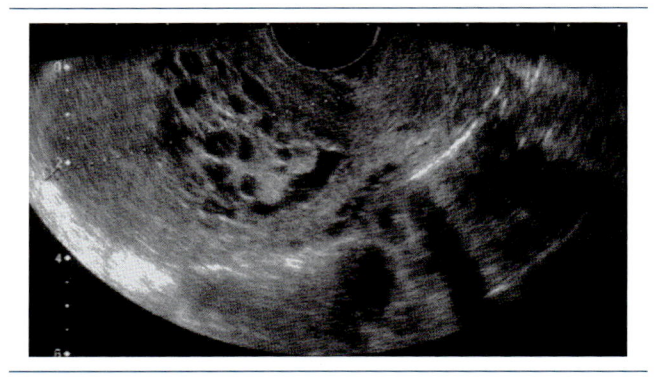

Figura 44.3. Ultrassonografia de mola hidatiforme.
Fonte: Acervo da autoria.

Hemorragia genital

O sangramento genital ocorre em 80 a 90% dos casos de DTG e 5% das mulheres poderão evoluir para anemia com níveis de hemoglobina inferiores a 9 mg/dL. A hemorragia é atribuída ao rápido crescimento do tecido trofoblástico que separa os vasos sanguíneos do leito decidual e danifica sua parede (Mangili et al., 2008; Belfort et al., 2004). Alguns casos podem evoluir para choque hipovolêmico (*near miss obstétrico*). Nesses casos, além das medidas tradicionais para estabilização hemodinâmica, na Inglaterra adota-se quimioterapia profilática para cessar o sangramento (Seckl et al., 2010). Também podem ser utilizados medicamentos uterotônicos, tamponamento uterino, embolização uterina, ligadura de artéria hipogástrica e, em situações extremas, pode se realizar a histerectomia para controle da hemorragia (Tse e Ngna, 2012).

Hiperemese gravídica

O trofoblasto hiperplásico produz um excesso de hCG que é responsável pelo desenvolvimento de cistos ovarianos, hiperemese, hipertireoidismo e pré-eclâmpsia (Mangili et al., 2008).

Vômitos estão presentes em 28% dos casos e podem ser refratários ao tratamento. A hiperemese caracteriza-se por vômitos com maior intensidade e frequência, que podem causar distúrbios hidroeletrolíticos e metabólicos e perda de peso (Belfort e Braga, 2004). A hiperemese é mais frequente em casos de molas volumosas com altos níveis de hCG.

Cistos tecaluteínicos

Comumente ocorrem na mola hidatiforme e estão associados a um risco aumentado de persistência da doença trofoblástica ou com complicações graves desta. Seu comportamento clínico não depende inteiramente de alterações nos níveis de beta-hCG, pois os cistos podem persistir por longos períodos após a regressão dos níveis hormonais de beta-hCG (Montz et al., 1988).

Definem-se cistos tecaluteínicos pela presença de inúmeros e grandes cistos ovarianos com líquido claro em seu interior, multiloculados e bilaterais, decorrentes da estimulação do hCG na teca ovariana (Belfort e Braga, 2004).

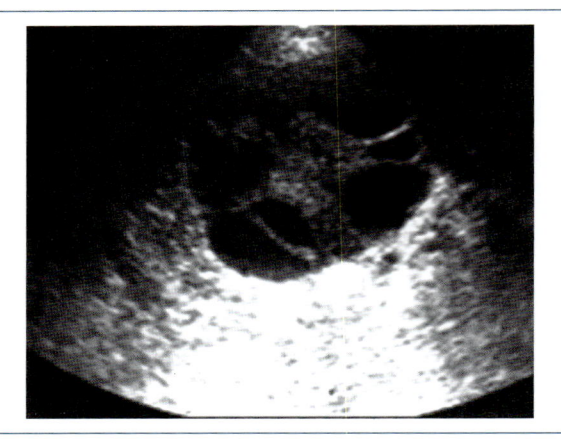

Figura 44.4. Cistos tecaluteínicos.
Fonte: Acervo da autoria.

Os cistos ovarianos apresentam diâmetros de até 8 a 10 cm e são atribuídos aos altos níveis de gonadotrofinas circulantes estimuladas pelo hCG. Em geral, a remissão clínica ocorre espontaneamente cerca de 4 meses após o hCG se tornar negativo, e a intervenção cirúrgica é necessária apenas nos poucos casos em que há torção ou ruptura ovariana (Mangili et al., 2008).

A incidência dos cistos tecaluteínicos pode chegar a 15% dos casos de doença trofoblástica gestacional. Sabe-se que sua ocorrência está associada a 25% dos casos de mola hidatiforme completa e 10% dos casos de coriocarcinoma (Upadhyaya et al., 2004).

As mulheres com cistos tecaluteínicos podem apresentar a síndrome de hiperestimulação ovariana (SHO); ela é bastante frequente (1 a 5%) em mulheres submetidas à fertilização *in vitro*, mas muito rara no caso de gestação espontânea. A SHO espontânea foi previamente descrita como associada a mola hidatiforme, concepção múltipla e hipotireoidismo na gravidez, mas há poucos relatos de caso dessa síndrome associada à mola hidatiforme (Lussiana et al., 2009; Yela et al., 2004).

A síndrome de hiperestimulação ovariana é a combinação do aumento dos ovários resultante da presença de múltiplos cistos e de hiperpermeabilidade vascular, com subsequentes hipovolemia e hemoconcentração; ela pode ser classificada em leve, moderada e grave, com base na gravidade dos sinais, sintomas, exames laboratoriais e achados ultrassonográficos. A SHO grave é caracterizada por ovário aumentado (maior do que 12 cm), presença de diversos cistos no ovário, ascite e, algumas vezes, efusão pleural e/ou pericárdica. Alguns casos podem apresentar desequilíbrio eletrolítico (hiponatremia e hipercalemia), choque hipovolêmico, insuficiência renal, tromboembolismo e morte (ASRM 2008).

Hipertiroidismo

O trofoblasto normal ou patológico produz a gonadotrofina coriônica humana (hCG). Estudos apontaram analogia entre o hCG e o hormônio tireotrófico (TSH), assim como entre seus receptores (Yoshima e Hershmam, 1995).

Altos níveis de hCG promovem estimulação tireoidiana com supressão da liberação do TSH hipofisário. Concentrações séricas acima de 200 mil mUI/mL demonstraram suprimir o TSH (menor ou igual a 0,2 mUI/mL) em 67% dos casos e níveis superiores a 400 mil mUI/mL promoveram supressão em 100% dos casos. A produção trofoblástica de hCG não sofre inibição (*feedback* negativo) pelo aumento dos hormônios tireoidianos (Lockwood et al., 2009).

A associação do hipertireoidismo secundário à gravidez molar é uma entidade clínica rara, mas reconhecida; ele ocorre em gestações molares avançadas não tratadas com altos títulos de β-hCG por causa da similaridade estrutural da fração β do hCG e do TSH, com resultante atividade tireotrópica do β-hCG (Swaminathan et al., 2017).

Em menos de 10% dos casos pode haver hipertireoidismo clínico. Os sintomas são: taquicardia, hipertensão, tremores, hipertensão arterial, taquipneia, emagrecimento, intolerância ao calor, fraqueza muscular, diarreia, nervosismo e reflexos hiper-reativos (Almeida et al., 2011).

A utilização de substâncias com iodo pode levar ao desencadeamento de crise tireotóxica (fenômeno Jod-Basedow). Além de fármacos, o uso de desinfetantes, antissépticos e contraste iodado também serem fatores desencadeantes. A amiodarona é o fármaco mais correlacionado à estimulação tireoidiana. Um comprimido de 100 mg contém 250 vezes a exigência diária recomendada de iodo (Almeida et al., 2011).

Em condições fisiológicas, o aumento dos níveis séricos de iodo ocasiona um aumento do transporte e aumento do *pool* de iodo, resultando na inibição da síntese de hormônios tireoidianos e inibição autorregulatória do transporte de iodo (fenômeno Wolff-Chaikoff). Assim, o excesso de iodo e a ausência de sistema regulatório podem ocasionar aumento persistente da produção de hormônio tireoidiano e tireotoxicose (Burg, 2010).

A redução dos hormônios tireoidianos é o passo inicial para o tratamento da tireotoxicose. As tionamidas (propiltiouracil, metimazol) são os antitireoidianos mais usados. Têm ação inibitória na peroxidase tireoidiana, inibindo a incorporação de iodo à tireoglobulina. O propiltiouracil (PTU) tem o mecanismo adicional de inibição da conversão periférica de T4 em T3 (Almeida et al., 2011).

A escolha do antitireoidiano depende de vários fatores. O metimazol apresenta efeitos colaterais dose-dependente. Os casos de hepatoxicidade são menos graves e são administrados em dose única diária. O PTU pode ser a droga de escolha na gravidez e lactação em virtude de menor passagem transplacentária e aos menores níveis no leite materno quando comparado ao metimazol. Em casos mais graves, como crise tireotóxica, o PTU deve ser a droga de escolha, pois, além do efeito inibitório na liberação do hormônio tireoidiano, inibe perifericamente sua conversão. O betabloqueador de escolha é o propranolol porque, além dos efeitos cardiovasculares, inibe a conversão periférica dos hormônios tireoidianos; entretanto, outros betabloqueadores não estão contraindicados (Almeida et al., 2011).

O diagnóstico da condição no período pré-operatório é importante porque vários relatos de crise tireoidiana intraoperatória e insuficiência cardíaca de alto débito foram relatados secundariamente à tireotoxicose. Assim, a otimização do estado da tireoide e o controle do estado hipermetabólico são necessários antes da cirurgia para evitar essa complicação. O tratamento deve ser individualizado. Algumas mulheres podem necessitar apenas de betabloqueadores, enquanto outras podem necessitar de medicamentos antitireoidianos, esteroides e iodo (Swaminathan et al., 2017).

Pré-eclampsia

A pré-eclâmpsia/eclâmpsia é complicação grave da mola hidatiforme e é causada pela acentuada hiperplasia trofoblástica, caracterizada pelo tamanho exagerado do útero, efeito da gonadotrofina sobre os ovários (cistos tecaluteínicos) e níveis séricos elevados de β-hCG. Relatos históricos ressaltavam a incidência aumentada de pré-eclâmpsia em portadoras de mola hidatiforme, com ocorrência variando entre 12 e 30% (Maesta et al., 2003).

A pré-eclâmpsia é uma doença específica da gravidez e é a principal causa de mortalidade e morbidade materna e perinatal; atualmente acredita-se ser induzida por um fator placentário que desencadeia a ativação e inflamação endotelial materna.

Sabe-se que a mola hidatiforme apresenta um risco extremamente elevado de pré-eclâmpsia grave de início precoce se não for tratada. Citocinas da superfamília TNF, a LIGHT pode estar associada à fisiopatologia da pré-eclâmpsia. Um estudo revelou que a LIGHT se encontra elevada nas células trofoblásticas da mola hidatiforme e induzem a produção de sFlt-1, que pode estar por trás do mecanismo patogênico da pré-eclâmpsia de início precoce secundário a gravidez molar (Iriyama et al., 2019),

Os sintomas clínicos da pré-eclâmpsia ocorrem após 20 semanas de gestação, mas na DTG, a pré-eclâmpsia (disfunção placentária) pode estar estabelecida no 1º trimestre. Embora o fator placentário que desencadeia a pré-eclâmpsia ainda não tenha sido definido, sabe-se há mais de 100 anos que os detritos trofoblásticos liberados da placenta para a circulação materna estão associados a essa doença. Fatores como Endoglin solúvel (sEndoglin) secretado a partir de trofoblastos da mola hidatiforme causam disfunção vascular materna e cursam com os sintomas clínicos de pré-eclâmpsia como hipertensão e proteinúria materna (Zhao et al., 2016).

O controle das mulheres com mola hidatiforme e eclâmpsia concomitante deve ser com sulfato de magnésio, medicamento de escolha para cessar o quadro convulsivo e melhorar o prognóstico materno. Anti-hipertensivos podem ser necessários para controle da pressão arterial. A conduta obstétrica deve ser o esvaziamento uterino imediato para interromper a evolução da doença. A vacuoaspiração é o método de escolha pelo menor tempo cirúrgico e menor risco de complicações, como hemorragia e perfuração uterina (Mol et al., 2016, Moraes et al., 2014).

É alta a incidência de malignização em casos de mola hidatiforme e eclâmpsia concomitante. Além da eclâmpsia como fator de risco para neoplasia trofoblástica gestacional, outros fatores são idade gestacional média de 16 semanas, altura uterina igual ou superior a 20 centímetros, tamanho uterino maior do que o esperado para a idade gestacional, cistos de ovário e níveis elevados de β-hCG. Dessa maneira, o seguimento das mulheres que apresentaram eclâmpsia como complicação da DTG deve ser rigoroso pelo maior risco de malignização (Maesta et al., 2003).

Complicações pulmonares

Em cerca de 2% dos casos, pode ocorrer embolização trofoblástica para os pulmões, cursando com taquipneia, dor torácica e taquicardia. Desse modo, na presença de sintomas indicativos, devem ser realizados exames radiológicos que a comprovem (Almeida et al., 2011).

Insuficiência respiratória aguda é uma complicação conhecida da gravidez molar, ocorrendo em 8 a 11%. Embora haja numerosos relatos de casos e estudos retrospectivos descrevendo complicações respiratórias após o esvaziamento molar uterino, apenas um número limitado de estudos fornece dados da monitorização hemodinâmica central em mulheres com esse quadro (Rosen et al., 2001).

A embolização pulmonar trofoblástica geralmente ocorre após o esvaziamento uterino de uma gravidez molar quando o útero é maior do que a idade gestacional e o nível de gonadotrofina coriônica humana é maior que 100 mil mUI/mL. Cursa com dispneia, taquipneia, infiltrados pulmonares bilaterais e baixa saturação. O tratamento requer apenas medidas de suporte. A intubação raramente é necessária. O curso clínico é de curta duração, com melhora gradual após 48 horas e resolução completa em 72 horas. Não há sequelas em longo prazo. O diagnóstico diferencial da embolização pulmonar inclui sobrecarga de líquidos e broncoaspiração (Garner et al., 1999).

Gestação subsequente

O diagnóstico de doença trofoblástica gestacional é feito em mulheres em idade reprodutiva, com diagnóstico principalmente entre 25 e 45 anos. As opções terapêuticas são dependentes de diversos fatores, como idade da mulher, desejo reprodutivo, além dos diferentes tipos da DTG, que podem ser benignos e malignos, sendo indicados tratamento cirúrgico e/ou quimioterápico. Por serem mulheres jovens, com desejo de uma futura gestação, o impacto do tratamento da DTG sobre o futuro reprodutivo deve ser considerado.

Mulheres com DTG são orientadas a evitar nova gestação por cerca de 1 ano, após o qual podem ser liberadas para nova gestação, o que traz a preocupação quanto à possibilidade de conceber e quanto ao desfecho da gestação subsequente.

Um estudo de aproximadamente 2 mil gestações ocorridas após uma mola completa, mola parcial ou neoplasia trofoblástica gestacional mostrou que, em gestações subsequentes, o desfecho foi similar ao da população em geral. O risco de uma nova gestação molar foi relatado como sendo em torno de 1,7%. No entanto, os dados mostraram que quando o tratamento quimioterápico é utilizado para tratar uma NTG, pode haver um mínimo impacto em uma gestação subsequente. Nesta situação, a taxa de nascidos vivos a termo é alta, sem aumento de risco de anormalidades congênitas. Também são comparáveis à população em geral as taxas de complicações obstétricas, embora um pequeno aumento no risco de natimortos seja reportado por alguns autores (Kim et al., 1998, Vargas et al., 2014, Rustin et al., 1984, Woolas et al., 1998).

Estudos mais recentes apontam resultados semelhantes. Assim, uma revisão sistemática com metanálise mostrou que a média de idade ao diagnóstico das mulheres nos artigos incluídos foi de 25,5 a 33,1 anos. Em um total de 1.329 mulheres que desejavam engravidar após tratamento, foram vistas 1.192 gestações, isto é, 86,7% delas engravidaram (95% CI 80,8% para 91,6%). Esses autores ainda referem que desfechos adversos foram comparáveis aos da população em geral e, em concordância com dados anteriores, apenas com pequena elevação nas taxas de natimortos. Nessa revisão, a taxa de repetição de uma nova gestação molar foi de 1,28% (95% CI 0,95% para 1,66%). Também referiram que mesmo quando se emprega quimioterapia com múltiplos agentes, aparentemente não há aumento na taxa de malformações fetais (Gadducci et al., 2015).

Uma revisão das repercussões de diversos tipos de câncer do aparelho ginecológico sobre o futuro reprodutivo, para DTG (n = 7.528 gestações) mostrou taxa de aborto de 14%, taxa de nascidos vivos de 74% das gestações, sendo a taxa de nascimento pré-termo de 5% (Gadducci et al., 2015).

Considerações finais

- "Doença trofoblástica gestacional" é o termo usado para a proliferação anormal do tecido placentário que se manifesta de diferentes formas: formas benignas (mola hidatiforme completa e parcial) e em formas malignas (mola invasora, coriocarcinoma, tumor trofoblástico de sítio placentário e tumor trofoblástico epitelioide).
- Mulheres em idade reprodutiva são acometidas por DTG, que se manifesta geralmente por sangramento em 1º trimestre da gestação.
- Durante a gestação em que a DTG se manifesta, as complicações mais frequentes são: cistos tecaluteínicos, hiperemese gravídica, pré-eclâmpsia, hipertireoidismo e embolização de material trofoblástico.
- Por ocorrer em mulheres jovens, muitas manifestam desejo de nova gestação após o tratamento da DTG; cerca de 90% das mulheres com desejo reprodutivo futuro conseguem conceber após tratamento com quimioterapia por DTG.

- A taxa de resultados adversos na gravidez subsequente é similar à da população em geral.
- Quimioterapia, ainda que com múltiplos agentes, não aumenta a taxa de malformações em uma gravidez subsequente, porém deve ser respeitado o tempo de ao menos 1 ano para liberar para uma nova gestação.

LEITURAS COMPLEMENTARES

Almeida CED, Curi EF, Almeida CRD, Vieira DF. Crise tireotóxica associada à doença trofoblástica gestacional. Rev Bras Anestesiol. 2011;61(5):604-9.

Altieri A, Franceschi S, Ferlay J, Smith J, La Vecchia C. Epidemiology and etiology of gestational trophoblastic diseases. Lancet Oncol. 2003;4(11):670-8.

Andrade JM. Mola hidatiforme e doença trofoblástica gestacional. Rev Bras Ginecol Obstet. 2009;31(2):94-101.

Belfort P, Braga A. Mudanças na apresentação clínica da gravidez molar. Rev. Bras. Ginecol. Obstet. 2004;26(6):483-8.

Belfort P, Bueno LG, Novaes CE, Rezende J. Doença trofoblástica gestacional complicada por hemorragia. Rev. Bras. Ginecol. Obstet. 2004;26(7):551-6.

Burg H. Iodine excess. Best Pract Res Clin Endocrinol Metab. 2010;24:107-15.

Gadducci A, Lanfredini N, Cosio S. Reproductive outcomes after hydatiform mole and gestational trophoblastic neoplasia. Gynecol Endocrinol. 2015;31(9):673-8.

Garner EI, Chang-Lee WY, Lu KH, Goldstein DP, Berkowitz RS. Trophoblastic pulmonary embolization after hysterectomy for invasive complete mole. A case report. J Reprod Med. 1999;44(10):908-12.

Iriyama T, Wang G, Yoshikawa M, Mimura N, Matsui H, Sayama S et al. Increased LIGHT leading to sFlt-1 elevation underlies the pathogenic link between hydatidiform mole and preeclampsia. Sci Rep. 2019;12;9(1):10107.

Kim JH, Park DC, Bae SN, Namkoong SE, Kim SJ. Subsequent reproductive experience after treatment for gestational trophoblastic disease. Gynecol Oncol. 1998;71:108-12.

Lockwood CM, Grenache DG, Gronowski AM. Serum human chorionic gonadotropin concentrations greater than 400.000 IU/L are invariably associated with supressed serum thyrotropin concentrations. Thyroid. 2009;19:863-8.

Lussiana C, Guani B, Restagno G, Rovei V, Menato G, Revelli A et al. Ovarian hyper-stimulation syndrome after spontaneous conception. Gynecol Endocrinol. 2009;25(7):455-9.

Maestá I, Peraçoli JC, Passos JR, Borges VTM, Pedrazzani CD, Rudge MVC. Mola hidatiforme completa e eclâmpsia: Relato de caso. Rev. Bras. Ginecol. Obstet. 2003;25(6):445-8.

Mangili G, Garavaglia E, Cavoretto P, Gentile C, Scarfone G, Rabaiotti E. Clinical presentation of hydatidiform mole in northern Italy: Has it changed in the last 20 years? Am J Obstet Gynecol. 2008;198(3):302.e1-4.

Mol BWJ, Roberts CT, Thangaratinam S, Magee LA, de Groot CJM, Hofmeyr GJ. Pre-eclampsia. Lancet. 20016;387(10022):999-1011.

Montz FJ, Schlaerth JB, Morrow CP. The natural history of theca lutein cysts. Obstet Gynecol. 1988;72(2):247-51.

Moraes VP, Marcolino LA, Sá RAM, Silva EP, Amim Júnior J, Rezende Filho JF et al. Complicações clinicas da gravidez molar FEMINA. 2014;42(5):229-34.

Ngan HYS, Seckl MJ, Berkowitz RS, Xiang Y, Golfier F, Sekharan PK et al. Update on the diagnosis and management of gestational trophoblastic disease. Int J Gynaecol Obstet. 2018;143(Suppl 2):79-85.

Practice Committe of the American Society for Reproductive Medicine (ASRM). Ovarian hyperstimulation syndrome. Fertil Steril. 2008;90(5 Suppl):S188-93.

Rosen T, Sutin K, Carreno CA, Hibbett E, Funai EF. Central hemodynamic monitoring in a woman with acute respiratory insufficiency after evacuation of a complete molar pregnancy. A case report. J Reprod Med. 2001;46(10):916-22.

Rustin GJ, Booth M, Dent J, Salt S, Rustin F, Bagashwe KD. Pregnancy after cytotoxic chemotherapy for gestational trophoblastic tumours. Br Med J. 1984;288(6411):103-6.

Seckl MJ, Sebire NJ, Berkowitz RS. Gestational trophoblastic disease. Lancet. 2010;28, 376(9742):717-29.

Swaminathan S, James RA, Chandran R, Joshi R. Anesthetic Implications of Severe Hyperthyroidism Secondary to Molar Pregnancy: A Case Report and Review of Literature. Anesth Essays Res. 2017;11(4):1115-7.

Tranoulis A, Georgiou D, Sayasneh A, Tidy J. Gestational trophoblastic neoplasia: A meta-analysis evaluating reproductive and obstetrical outcomes after administration of chemotherapy. Int J Gynecol Cancer. 2019;29(6):1021-103.

Tse KY, Ngan HY. Gestational trophoblastic disease. Best Pract Res Clin Obstet Gynaecol. 2012;26(3):357-70.

Upadhyaya G, Goswami A, Babu S. Bilateral theca lutein cysts: A rare cause of acute abdomen in pregnancy. Emerg Med Australas. 2004;16(5-6):476-7.

Vargas R, Barroilhet LM, Esselen K, Diver E, Bernstein M, Goldstein DP et al. Subsequent pregnancy outcomes after complete and partial molar pregnancy, recurrent molar pregnancy, and gestational trophoblastic neoplasia: An update from the New England Trophoblastic Disease Center. J Reprod Med. 2014;59:188-94.

Woolas RP, Bower M, Newlands ES, Seckl M, Short D, Holden L. Influence of chemotherapy for gestational trophoblastic disease on subsequent pregnancy outcome. Br J Obstet Gynaecol. 1998;105:1032-5.

Yela DA, Monteiro IMU, Gabiatti JRE, Bedone AJ. Síndrome da hiperestimulação ovariana como complicação da mola hidatiforme. Reprod Clim. 2004;19:35-6.

Yoshima M, Hershman JM. Thyrotropic action of human chorionic gonadotropin. Thyroid. 1995;5:425-34.

Zhao M, Yin Y, Wei J, Wu M, Yang C, Chen Q. Trophoblastic debris extruded from hydatidiform molar placentae activates endothelial cells: Possible relevance to the pathogenesis of preeclampsia. Placenta. 2016;45:42-9.

45

Restrição de Crescimento Fetal

Daniele Luminoso
Maria Letícia Macedo Luminoso

A restrição de crescimento fetal (RCF) é uma manifestação fenotípica caracterizada por fetos anormalmente pequenos. É também chamada de restrição de crescimento intrauterino (RCIU).

Não existe até hoje uma definição precisa de RCF, mas esta entidade é caracterizada prevalentemente por fetos pequenos que, em virtude de condições de origem genética, são intrinsecamente pequenos ou, por fatores de origem ambiental, como infecções congênitas e insuficiência placentária, não conseguiram atingir o potencial genético de crescimento predeterminado. Existem três categorias de fetos pequenos: pequenos constitucionais (saudáveis); pequenos desnutridos (RCF por insuficiência placentária); e pequenos com malformações (RCF por síndromes genéticas, cromossômicas ou infeciosas). A primeira entidade representa 70% dos fetos pequenos e é caracterizada por um prognóstico semelhante aos fetos de tamanho adequado. As últimas duas representam os verdadeiros fetos restritos. A RCF por insuficiência placentária engloba a maioria dos fetos restritos, tem alto risco de deterioração da vitalidade fetal, sendo necessários seguimento regular e vigilância para avaliação de riscos e benefícios quanto ao melhor momento do parto, que muitas vezes poderá ser antecipado. A RCF com feto malformado representa a minoria dos fetos restritos; no entanto, não existe conduta ou intervenção que possa melhorar o seu prognóstico.

A RCF é hoje uma das causas mais comuns de resultados adversos perinatais e em longo prazo. É, portanto, fundamental, no período pré-natal, identificar entre os fetos pequenos, aqueles que têm maior risco de resultado perinatal adverso (restritos). Entre estes, aqueles que classicamente são caracterizados por deterioração da vitalidade fetal e que se beneficiariam de vigilância apropriado e de parto antecipado – restritos desnutridos.

Epidemiologia

A prevalência da RCF depende da definição utilizada, mas genericamente ocorre em torno de 5 a 10%. Em um estudo recente europeu (Spencer et al., 2019), a incidência de RCF por insuficiência placentária, definida como estimativa de peso fetal (EPF) abaixo do percentil 10 associado à alteração no Doppler da artéria umbilical, foi de 3,17% (IC: 95% 2,93 a 3,43).

Etiologia

A RCF é uma manifestação fenotípica, consequência de várias causas. Estas podem ser classificadas em três grandes grupos: insuficiência placentária e outras causas de desnutrição fetal; infecções congênitas; anormalidades genéticas/cromossômicas. A seguir, está descrita classificação etiológica mais detalhada (ACOG Practice Bulletin n. 204, 2019).

Doenças maternas

Incluem doenças crônicas que se associam a alterações vasculares: diabetes *mellitus* pré-gestacional; insuficiência renal; doenças autoimunes; trombofilias adquiridas; doenças hipertensivas (hipertensão crônica, pré-eclâmpsia); e doenças cardíacas cianogênicas.

É interessante notar como trombofilias hereditárias (mutação do fator V Leiden, mutação da protrombina etc.) não têm associação com RCF.

Uso e abuso de substâncias

O uso de tabaco na gestação aumenta 3,5 vezes o risco de nascer pequeno. Outras substâncias incluem álcool, cocaína e narcóticos.

Nutrição materna

Desnutrição materna grave, como as decorrentes de grande redução de aporte proteico antes de 26 semanas de gestação ou de graves restrições calóricas (600 a 900 kcal/dia), tem associação com fetos e recém-nascidos pequenos.

Gestação múltipla

O risco de recém-nascido pequeno em gestação gemelar pode chegar até 25% e, em caso de trigêmeos, até 60%.

Exposição a teratógenos

Existem vários medicamentos maternos associados à RCF: antineoplásicos como a ciclofosfamida, drogas antiepiléticas como o ácido valpróico, antitrombóticos como a warfarina, por exemplo.

Doenças infecciosas

É estimado que infecções intrauterinas são responsáveis por 5 a 10% de todos os casos de RCF. Malária representa a causa principal. Outras infecções são citomegalovírus, rubéola, toxoplasmose, varicela e sífilis.

Alterações genéticas e estruturais

São várias as cromossomopatias implicadas neste mecanismo etiológico. Cinquenta por cento dos fetos com trissomia dos cromossomos 18 ou 13 têm restrição de crescimento. Existe também associação com mosaicismo cromossômico confinado à placenta.

Algumas malformações fetais, isoladas ou associadas a alterações genéticas/cromossômicas, aumentam o risco. Entre elas, algumas cardiopatias congênitas e a gastrosquise.

Alterações placentárias e de cordão umbilical

Existe associação entre alterações placentárias como infartos, corioangiomas, morfologia circunvalada e RCF. Esta associação ocorre também nos casos de algumas alterações do cordão umbilical como inserção velamentosa/marginal e artéria umbilical única.

Fisiopatologia

Os mecanismos etiopatogênicos responsáveis pela RCF são diferentes e frequentemente, mas não sempre, o resultado final é comum: insuficiência placentária. Sendo o feto um organismo pluricelular eucariota animal precisa, constantemente, de nutrientes e oxigênio para viver e se desenvolver (preservação da vitalidade fetal).

A insuficiência placentária é caracterizada por redução no aporte de nutrientes e oxigênio em relação à demanda fetal com consequente deterioração da sua vitalidade. Na fase inicial da insuficiência placentária, chamada pré-clínica, o feto mostra queda na velocidade de crescimento da circunferência abdominal (CA) e, consequentemente, da estimativa de peso fetal (EPF), caracterizando desnutrição. Com o avançar da idade gestacional, a demanda fetal aumenta e a insuficiência placentária classicamente piora. Esta nova fase, chamada "fase clínica", é caracterizada por

aumento da resistência fetoplacentária (alteração de Doppler da artéria umbilical) – deterioração gasométrica – hipoxemia – que se manifesta com alteração do Doppler da artéria cerebral média e piora da velocidade de crescimento fetal. Em fase mais avançada, chamada "deterioração cardiocirculatória", a hipoxemia evolui para hipóxia e acidose, com aparecimento de alterações no Doppler do ducto venoso (DV) (insuficiência cardíaca por hipóxia miocárdica) e na cardiotocografia (hipóxia neuronal) (Baschat, 2010).

A ultrassonografia (USG) é um excelente instrumento de avaliação da vitalidade fetal. Pela avaliação do tamanho fetal (CA e EPF) associada ao estudo com dopplervelocimetria, é possível, além de fazer o diagnóstico de insuficiência placentária, estabelecer no seguimento fetal o seu grau de deterioração gasométrica e hemodinâmica (Baschat, 2010).

Rastreamento

Em gestações de baixo risco, o instrumento clínico universalmente utilizado no pré-natal para suspeita de fetos pequenos é a avaliação da altura uterina. O seu valor é limitado, mas a sua realização é simples e de baixo custo. Quando a curva da altura uterina está alterada ou, na presença de fatores de risco referentes à história materna para RCF, o auxílio da USG por meio da medida da EPF ou da CA é indispensável para o diagnóstico de feto pequeno. A maioria das sociedades nacionais e internacionais de obstetrícia e medicina fetal utiliza como definição de feto pequeno para a idade gestacional o percentil 10, tanto para EPF como para CA (McCowan et al., 2018). O desempenho desses dois parâmetros ultrassonográficos na detecção de recém-nascido pequeno é semelhante: a sensibilidade e o valor preditivo positivo são de aproximadamente 50%, e a especificidade e o valor preditivo negativo são de aproximadamente 90% (Blue et al., 2017). Abaixo do percentil 10, estão incluídos os fetos constitucionalmente pequenos (pequenos sem patologia ou saudáveis) e serão excluídos alguns fetos com RCF que ainda não tiveram uma queda de tamanho abaixo do percentil 10 (Figura 45.1).

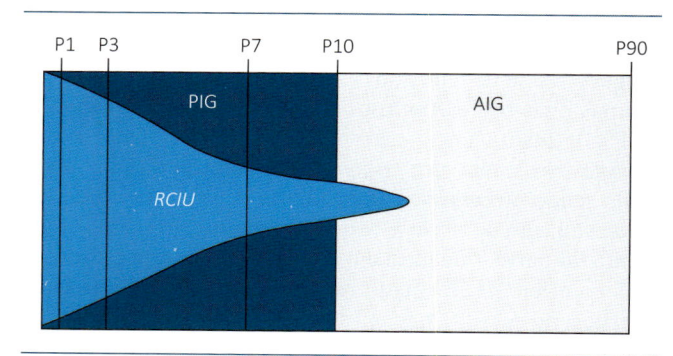

Figura 45.1. Relação entre fetos AIG, PIG e RCF.

AIG: adequado para idade gestacional; PIG: pequeno para idade gestacional; RCF: restrição de crescimento fetal; P: percentil.

Fonte: Desenvolvida pela autoria.

Observa-se na Figura 45.1 que a maioria dos fetos com RCF é de PIG, mas uma boa parte dos fetos PIG é constitucionalmente de bebês pequenos, e não restritos. Uma pequena proporção de fetos com RCF pode ser ainda AIG. Notar como a redução do percentil entre os fetos PIG aumenta a probabilidade de RCF e diminui a probabilidade de ser constitucionalmente pequeno.

Diagnóstico e classificação

Como mencionado anteriormente, existe uma classificação etiológica dos fetos pequenos na vida intrauterina (Baschat, 2010):

- **Restrito com malformações:** fetos restritos secundários a infecção congênita ou doenças genéticas/cromossômicas. Este feto é pequeno e mostra classicamente alterações anatômicas ou polidrâmnio no exame USG. Ele pode apresentar também um certo grau de insuficiência placentária e, portanto, alterações no Doppler.
- **Restrito desnutrido:** esta RCF é secundária à insuficiência placentária. O feto mostra classicamente alterações no Doppler, mas a sua anatomia no exame USG é normal. A maioria dos casos tem volume de líquido amniótico normal, mas pode ocorrer oligoidrâmnio.
- **Pequeno constitucional:** este feto tem EPF ou CA abaixo do percentil 10, mas normalmente acima do percentil 3. A morfologia e o Doppler no exame USG são normais. Ele não é um restrito, mas representa um diagnóstico diferencial.

É fácil entender como a identificação de cada um desses diferentes tipos de fetos pequenos se baseia na avaliação ultrassonográfica do tamanho fetal, anatomia, volume de líquido amniótico e Doppler (Figura 45.2).

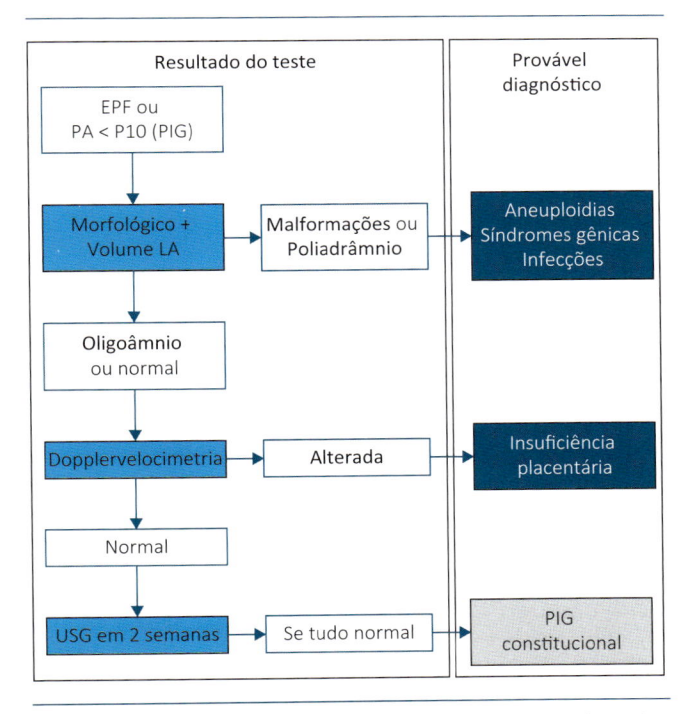

Figura 45.2. Diagnóstico pré-natal ultrassonográfico dos diferentes tipos de RCIU.

EPF: estimativa de peso fetal; PA: perímetro abdominal; P: percentil; PIG: feto pequeno para idade gestacional; LA: líquido amniótico; USG: ultrassonografia.

Fonte: Adaptada de Baschat, 2010.

O feto restrito por insuficiência placentária (pequeno com Doppler alterado e anatomia normal) é ulteriormente classificado em dois fenótipos diferentes: RCF precoce; e RCF tardia (Gordijn et al., 2016). Os achados ultrassonográficos são avaliados juntamente com a idade gestacional para diagnosticar entre essas duas entidades. Recentemente, um consenso internacional determinou os critérios ultrassonográficos pré-natais para o diagnóstico desses dois tipos de restrição por insuficiência placentária (Figura 45.3) (Gordijn et al., 2016).

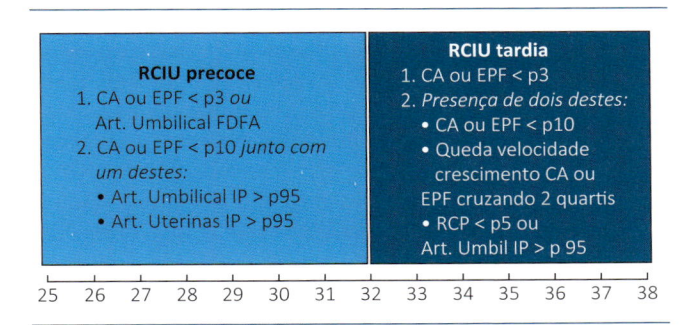

Figura 45.3. Critérios diagnósticos pré-natais de RCF por insuficiência placentária precoce e tardia.

RCIU: restrição de crescimento intrauterina (restrição de crescimento fetal); CA: circunferência abdominal fetal; EPF: estimativa de peso fetal; p: percentil; FDFA: fluxo diastólico final ausente; IP: índice de pulsatilidade; RCP: relação cérebro placentária.

Fonte: Adaptada de Gordijn et al., 2016.

A RCF precoce é uma entidade que se manifesta classicamente antes de 32 semanas de idade gestacional. A RCF tardia se manifesta classicamente após 32 semanas de idade gestacional. Em cada uma delas, o preenchimento dos critérios 1 ou dos critérios 2 são diagnósticos (Gordijn et al., 2016).

Clínica e comportamento

Os vários tipos de fetos pequenos (ver item "Diagnóstico e classificação") representam diferentes entidades clínicas e fenotípicas, cada uma caracterizada por um específico comportamento evolutivo, prognóstico e, portanto, sujeitas a condutas diferentes.

Feto pequeno constitucional

Tem um bom prognóstico perinatal, semelhante ao dos fetos de tamanho adequado. Ele não representa, portanto, uma preocupação obstétrica (Baschat, 2018; Seravalli et al., 2015).

Restrito com malformações

O seu prognóstico perinatal é determinado pela doença de base e pelas malformações características que esta acarreta, que não podem ser tratadas ou modificadas. A vigilância pré-natal e a conduta obstétrica não melhoram, portanto, o prognóstico.

Restrito desnutrido

O seu prognóstico perinatal depende da gravidade do comprometimento fetal (relação entre grau da insuficiência placentária e demanda fetal) e da prematuridade induzida como sua consequência. A vigilância pré-natal é essencial na determinação do momento e via ideal do parto e, portanto, em minimizar os resultados adversos (Baschat, 2010; Seravalli et al., 2015). Como mencionado anteriormente, existem dois subtipos, cada um com um comportamento clínico e evolutivo diferente. A **RCF precoce** é menos frequente, classicamente se manifesta antes de 32 semanas, mas é a mais grave. É caracterizada por uma piora progressiva da insuficiência placentária acompanhada por uma progressiva deterioração do perfil gasométrico e hemodinâmico fetal. É frequentemente causa de prematuridade induzida. A **RCF tardia** é mais frequente, classicamente se manifesta após 32 semanas. É caracterizada por uma insuficiência placentária leve não progressiva. A deterioração da vitalidade fetal é, portanto, mais dependente do aumento da demanda fetal que cresce progressivamente no 3º trimestre, atingindo o seu valor máximo no termo (Figura 45.4) (Figueras et al., 2014, 2017; Seravalli et al., 2015).

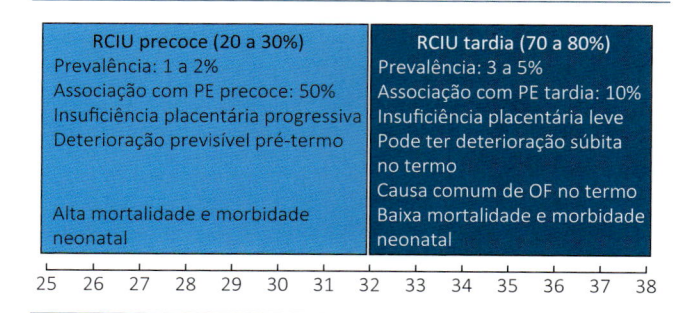

Figura 45.4. Características e comportamento clinico da RCF por insuficiência placentária precoce e tardia.

RCIU: restrição de crescimento intrauterina (restrição de crescimento fetal); PE: pré-eclâmpsia; OF: óbito fetal.

Fonte: Adaptada de Figueras e Gratacos, 2014.

Prognóstico

A RCF, em geral, é hoje uma das causas mais comuns de resultados adversos perinatais (óbito, sepse, hemorragias cerebrais, convulsões, estresse respiratório, enterocolite necrosante, hipotermia, hipoglicemia e hiperbilirrubinemia neonatais) e em longo prazo (atraso cognitivo, obesidade, diabetes *mellitus*, coronariopatias, infarto) (ACOG Practice Bulletin n. 204, 2019).

Restrito com malformações

Como já mencionado anteriormente, o prognóstico neste tipo de RCF depende predominantemente da etiologia de base. Óbito perinatal, atraso no desenvolvimento neuropsicomotor, sequelas neurológicas e sequelas relacionadas com a presença de malformações fazem parte desses quadros sindrômicos.

Restrito desnutrido

Na **RCF precoce**, importantes determinantes de óbito perinatal e morbidade grave neonatal são a idade gestacio-

nal ao diagnóstico e a idade gestacional ao parto. Quanto mais precoce, pior o prognóstico (Figura 45.5) (Lees et al., 2013). Outros determinantes de pior prognóstico são presença de doenças hipertensivas na gestação, baixa estimativa de peso ao diagnóstico, alterações de fluxo no DV, graves alterações Doppler da artéria umbilical, baixo peso ao nascimento, feto de sexo masculino, APGAR menor do que 7 aos 5 minutos e pH arterial abaixo de 7,2 (Lees et al., 2013). Aos 2 anos de idade, importantes determinantes de atraso neurológico generalizado, paralisia cerebral, déficit motor e neurossensorial são novamente baixa idade gestacional ao nascimento, baixo peso ao nascimento, alterações no fluxo do DV e graves alterações no Doppler da artéria umbilical (Baschat et al., 2007, 2009).

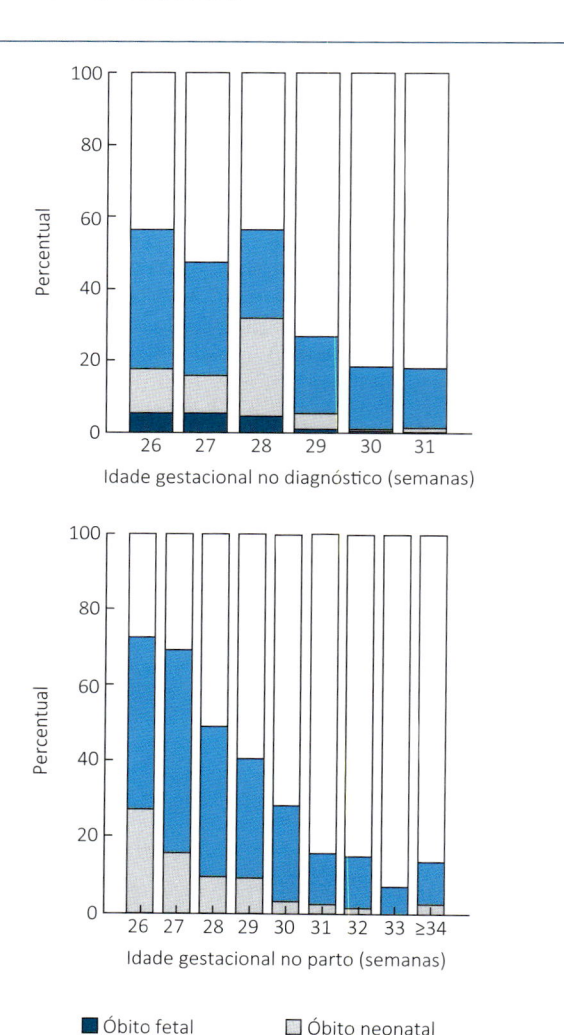

Figura 45.5. Prognóstico perinatal em fetos com RCF precoce por insuficiência placentária em função da idade gestacional ao diagnóstico (esquerda) e da idade gestacional do parto (direita).

Morbidade severa: displasia broncopulmonar, ou hemorragia intraperiventricular grau 3 e 4, ou leucomalácia cística periventricular, ou sepse, ou enterocolite necrosante.

Sobrevida intacta: sobrevida sem morbidade severa.

Fonte: Adaptada de Lees et al., 2013.

Atenção, na **RCF tardia**, há também um aumento de risco de óbito perinatal. Os fetos que nascem após 37 semanas, comparados com aqueles que nascem com 37 semanas, têm duas vezes e meia maior risco de óbito intrauterino (Figueras et al., 2017). Considerando que esses fetos nascem próximo ao termo ou no termo, não apresentam as clássicas morbidades graves neonatais características dos prematuros com RCF precoce. Aos 2, aos 6 e aos 8 anos de idade, eles têm uma pontuação na avaliação neurológica de soluções de problemas, comunicação, memória e desempenho escolar mais baixas que os fetos AIG ou PIG constitucionais (Eixarch et al., 2008).

Conduta

Feto pequeno constitucional

Não representa um risco obstétrico. O seguimento sugerido neste caso é USG (biometria fetal e Doppler) cada 2 semanas e, na ausência de sinais de RCF, o parto pode ser realizado por indicação e via obstétrica (Figueras et al., 2014, 2017).

Feto restrito com malformações

Conjuntos específicos de alterações encontradas no exame USG ajudam a determinar se há maior probabilidade de se tratar infecção congênita ou doença genética/cromossômica. Em função disso, a complementação diagnóstica se realizará por meio de rastreamento sorológico para infecções congênitas (toxoplasmose, rubéola, citomegalovírus, sífilis) maternas ou um procedimento invasivo (amniocentese) para estudo infeccioso, cromossômico ou genético. Confirmado o diagnóstico, o parto pode ser realizado por indicação e via obstétricas.

Feto restrito desnutrido

Neste caso, o exame USG (biometria fetal e Doppler) e a cardiotocografia computadorizada (variabilidade em curto prazo – VCP – e desacelerações espontâneas) são fundamentais para determinar a gravidade do comprometimento gasométrico e hemodinâmico fetal. A frequência das avaliações da vitalidade fetal, a idade gestacional ideal para interrupção da gestação e a via de parto são determinadas em função do resultado desses exames, da idade gestacional e claramente das condições clínicas maternas (Baschat, 2010).

A gravidade do comprometimento do feto com RCF por insuficiência placentária é classificada em quatro estágios (Figueras et al., 2014, 2017). A restrição precoce inicia classicamente no estágio 1, mas tem a tendência a evoluir para estágios mais altos. A restrição tardia inicia classicamente no estágio 1, mas tem a tendência a permanecer nele. A Figura 45.6 apresenta a descrição e a conduta de cada estágio.

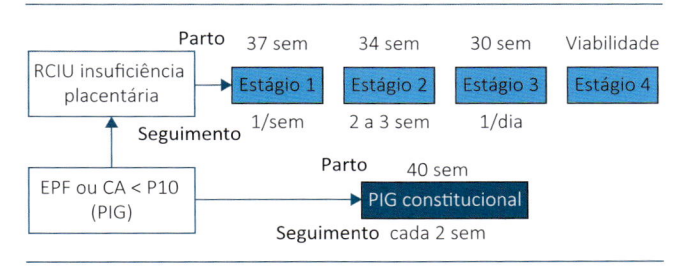

Figura 45.6. Conduta na RCF por insuficiência placentária baseada em estágios.
RCIU: restrição de crescimento intrauterina (restrição de crescimento fetal); EPF: estimativa de peso fetal; CA: circunferência abdominal fetal; P: percentil; PIG: feto pequeno para idade gestacional; Sem: semanas.
Fonte: Adaptada de Figueras e Gratacos, 2017.

É importante destacar algumas características clínicas e de conduta desses estágios (Figueras et al., 2014, 2017):

- **Estágio 1**: EPF ou CA abaixo do percentil 3 ou, ainda, pelo menos um Doppler alterado (artérias uterinas ou artéria umbilical ou artéria cerebral média ou relação cerebroplacentária) em conjunto com EPF ou CA abaixo do percentil 10, caracterizam o estágio 1. Neste grupo são incluídos os casos de RCF tardia e os caso de RCF precoce com insuficiência placentária leve. A conduta sugerida neste caso é indução a partir de 37 semanas (deve ser realizada monitorização eletrônica fetal pelo aumento do risco de sofrimento fetal agudo) e, antes deste momento, vigilância da vitalidade fetal semanalmente (Figueras et al., 2018).

- **Estágio 2**: caracterizado por fluxo diastólico final ausente no Doppler da artéria umbilical, mas fluxo no DV ainda normal. Este grupo representa casos de restrição precoce com insuficiência placentária grave. A conduta sugerida neste caso é cesárea eletiva a partir de 34 semanas e, se este momento não foi ainda atingido, vigilância da vitalidade fetal 2 ou 3 vezes por semana.

- **Estágio 3**: caracterizado por fluxo diastólico final reverso no Doppler da artéria umbilical ou aumento da resistência (IP acima percentil 95) no DV. Este grupo representa casos de restrição precoce com insuficiência placentária gravíssima, mas ainda com baixa suspeita de hipóxia fetal. A conduta sugerida neste caso é cesárea eletiva a partir de 30 semanas e, se este momento não foi atingido, vigilância da vitalidade fetal diária.

- **Estágio 4**: caracterizado por fluxo reverso atrial no DV, ou desacelerações espontâneas na cardiotocografia convencional, ou variabilidade curta menor do que 3 milissegundos na cardiotocografia computadorizada. Este grupo representa casos de restrição precoce com insuficiência placentária gravíssima com alta suspeita de acidose fetal e alto risco de óbito intrauterino. A conduta sugerida neste caso é cesárea eletiva a partir da viabilidade na UTI neonatal disponível.

Em caso de partos antes de 34 ou 37 semanas, a administração de corticosteroide materno melhora o resultado neonatal. Em caso de parto antes de 32 semanas, a administração de sulfato de magnésio materno exerce um efeito neuroprotetor neonatal (McCowan et al., 2018).

Considerações finais

A RCF é uma intercorrência gestacional relativamente frequente e tem consequências adversas. Existem vários tipos de restrição de crescimento, mas é a forma secundária à insuficiência placentária que tem um prognóstico modificável. Estas mudanças são decorrentes de um correto diagnóstico e uma personalização do seguimento e do parto em função do fenótipo da RCF e da gravidade da deterioração da vitalidade fetal.

LEITURAS COMPLEMENTARES

ACOG Practice Bulletin n. 204: Fetal Growth Restriction. Obstet Gynecol. 2019 Feb;133(2):e97-e109.

Baschat AA, Cosmi E, Bilardo CM, Wolf H, Berg C, Rigano S, Germer U, Moyano D, Turan S, Hartung J, Bhide A, Müller T, Bower S, Nicolaides KH, Thilaganathan B, Gembruch U, Ferrazzi E, Hecher K, Galan HL, Harman CR. Predictors of neonatal outcome in early-onset placental dysfunction. Obstet Gynecol. 2007 Feb;109(2 Pt 1):253-61.

Baschat AA, Viscardi RM, Hussey-Gardner B, Hashmi N, Harman C. Infant neurodevelopment following fetal growth restriction: Relationship with antepartum surveillance parameters. Ultrasound Obstet Gynecol. 2009 Jan;33(1):44-50.

Baschat AA. Fetal growth restriction – From observation to intervention. J Perinat Med. 2010 May;38(3):239-46.

Baschat AA. Planning management and delivery of the growth-restricted fetus. Best Pract Res Clin Obstet Gynaecol. 2018 May;49:53-65.

Blue NR, Yordan JMP, Holbrook BD, Nirgudkar PA, Mozurkewich EL. Abdominal Circumference Alone versus Estimated Fetal Weight after 24 Weeks to Predict Small or Large for Gestational Age at Birth: A Meta-Analysis. Am J Perinatol. 2017 Sep;34(11):1115-1124.

Eixarch E, Meler E, Iraola A, Illa M, Crispi F, Hernandez-Andrade E, Gratacos E, Figueras F. Neurodevelopmental outcome in 2-year-old infants who were small-for-gestational age term fetuses with cerebral blood flow redistribution. Ultrasound Obstet Gynecol. 2008 Dec;32(7):894-9.

Figueras F, Caradeux J, Crispi F, Eixarch E, Peguero A, Gratacos E. Diagnosis and surveillance of late-onset fetal growth restriction. Am J Obstet Gynecol. 2018 Feb;218(2S):S790-S802.e1

Figueras F, Gratacos E. An integrated approach to fetal growth restriction. Best Pract Res Clin Obstet Gynaecol. 2017 Jan;38:48-58.

Figueras F, Gratacos E. Stage-based approach to the management of fetal growth restriction. Prenat Diagn. 2014 Jul;34(7):655-9.

Frusca T, Todros T, Lees C, Bilardo CM. TRUFFLE Investigators. Outcome in early-onset fetal growth restriction is best combining computerized fetal heart rate analysis with ductus venosus Doppler: insights from the Trial of Umbilical and Fetal Flow in Europe. Am J Obstet Gynecol. 2018 Feb;218(2S):S783-S789.

Gordijn SJ, Beune IM, Thilaganathan B, Papageorghiou A, Baschat AA, Baker PN, Silver RM, Wynia K, Ganzevoort W. Consensus definition of fetal growth restriction: A Delphi procedure. Ultrasound Obstet Gynecol. 2016 Sep;48(3):333-9.

Lees C, Marlow N, Arabin B, Bilardo CM, Brezinka C, Derks JB, Duvekot J, Frusca T, Diemert A, Ferrazzi E, Ganzevoort W, Hecher K, Martinelli P, Ostermayer E, Papageorghiou AT, Schlembach D, Schneider KT, Thilaganathan B, Todros T, van Wassenaer-Leemhuis A, Valcamonico A, Visser GH, Wolf H. TRUFFLE Group. Perinatal morbidity and mortality in early-onset fetal growth restriction: Cohort outcomes of the trial of randomized umbilical and fetal flow in Europe (TRUFFLE). Ultrasound Obstet Gynecol. 2013 Oct;42(4):400-8.

McCowan LM, Figueras F, Anderson NH. Evidence-based national guidelines for the management of suspected fetal growth restriction: Comparison, consensus, and controversy. Am J Obstet Gynecol. 2018 Feb; 218(2S):S855-S868.

Salomon LJ, Alfirevic Z, Da Silva Costa F, Deter RL, Figueras F, Ghi T, Glanc P, Khalil A, Lee W, Napolitano R, Papageorghiou A, Sotiriadis A, Stirnemann J, Toi A, Yeo G. ISUOG Practice Guidelines: Ultrasound assessment of fetal biometry and growth. Ultrasound Obstet Gynecol. 2019 Jun;53(6):715-23.

Seravalli V, Baschat AA. A uniform management approach to optimize outcome in fetal growth restriction. Obstet Gynecol Clin North Am. 2015 Jun;42(2):275-88.

Spencer R, Rossi C, Lees M, Peebles D, Brocklehurst P, Martin J, Hansson SR, Hecher K, Marsal K, Figueras F, Gratacos E, David AL. EVERREST Consortium. Achieving orphan designation for placental insufficiency: Annual incidence estimations in Europe. BJOG. 2019 Aug;126(9):1157-67.

46

Hiperemese Gravídica

Jacinta Matias

Definição

Entre os sintomas referidos no início da gestação, o aparecimento de náuseas e vômitos frequentes, geralmente no período matutino, a partir da 4ª semana, são tão comuns que podem ser considerados parte das alterações fisiológicas dessa fase da gravidez. Hiperêmese gravídica (HG) é o termo usado para descrever o quadro mais grave desse espectro em que a perda de peso corporal pode chegar a 5% do peso pré-gestacional da mulher. Em pesquisa de 2017, Heitmann et al. encontraram que a HG pode afetar negativamente a experiência pessoal da gestante com relação à gravidez de tal forma a fazê-la cogitar a respectiva interrupção ou até a desistência de outra gestação no futuro. O desempenho nas atividades profissionais e funções diárias pode ser gravemente afetado, gerando ansiedade, conflitos e queda do rendimento.

Epidemiologia

Estima-se que náuseas, acompanhadas ou não de vômitos, sejam um sintoma presente em aproximadamente 90% das gestações, segundo Matthews et al. (2015). Os fatores associados à sua ocorrência parecem ser múltiplos e ainda não estão bem esclarecidos. A ocorrência do quadro é mais comum nas áreas urbanas ocidentais e menos frequente na Ásia e na África. Mulheres jovens e primigestas parecem ser mais afetadas que multíparas mais velhas, porém ainda não há dados consistentes para ratificar esta afirmação.

Os fatores de risco para a HG parecem ser semelhantes aos da doença na sua forma mais leve. O antecedente de náuseas e vômitos correlacionados à enxaqueca e utilização de medicamentos hormonais fora da gravidez, por exemplo, implica maior probabilidade de apresentar náuseas e vômitos na gravidez. De acordo com Emelianova et al. (1999), os fatores de risco também incluem grande sensibilidade olfativa, gestação múltipla, sintomas semelhantes em gravidez anterior, doença trofoblástica, não utilização de multivitamínicos no período periconcepcional até 6 semanas de gestação e o antecedente de distúrbios gastrointestinais.

Fisiopatologia

A patogênese da HG é desconhecida, existindo algumas teorias predominantes:

- **Fatores hormonais:** estrogênios e progestágenos em alta concentração têm sido implicados na gênese da HG por provocarem relaxamento da musculatura lisa como um todo e, no trato gastrointestinal, provocarem retardo do esvaziamento gástrico, o que poderia desencadear os sintomas, segundo Lagiou et al. (2003). O fato de as maiores concentrações desses hormônios aparecerem no 3º trimestre, quando náuseas e vômitos já não são sintomas tão prevalentes quanto no início da gestação, descaracterizam essa teoria. Com relação ao hormônio coriônico gonadotrófico (hCG), Soules et al. (1980) afirmam que sua alta concentração no 1º trimestre da gestação, quando náuseas e vômitos têm seu pico de surgimento, e em situações descritas como de maior risco para HG, como a doença trofoblástica e gestações múltiplas, condizem com a correlação deste hormônio com o quadro de HG, porém tal correlação não é consistente, pois o mesmo nível do hormônio aparece em mulheres com sintomas de intensidades diferentes, que seriam decorrentes da presença de isoformas do hormônio e de mutações nos receptores de hCG.
- **Motilidade gastrointestinal anormal:** estudo de Gill et al. (2009) mostrou que pode haver motilidade gastrointestinal anormal ou disrítmica em mulheres com HG,

mas não são altamente preditivas da doença. O relaxamento do esfíncter distal esofagiano na gravidez provoca refluxo gástrico e, em algumas mulheres, pode desencadear náuseas, porém se esse fator constituísse um importante mecanismo para a ocorrência da HG, deveria piorar com o curso da gestação, o que geralmente não ocorre de acordo com Brzana et al. (1997).

- *Helicobacter pylori*: a infecção pelo *H. pylori* pode estar associada ao desencadeamento da HG em algumas mulheres. A metanálise de 26 estudos em uma revisão sistemática realizada por Niemeijer et al. (2014), concluiu haver evidência de associação entre a infecção pelo *H. pilory* e HG/náuseas e vômitos na gravidez, em comparação com controles assintomáticos, porém sem distinção entre infecção passada e recente ou cepa de *H. pylori*.
- **Fatores genéticos**: estudos realizados por Klebanoff et al. (1985), Feijzo et al. (2008) e Zhang et al. (2011) mostram risco aumentado de HG entre mães, filhas e netas de mulheres que foram afetadas por náuseas e vômitos graves ou HG, o que sugere que algum fator genético esteja presente na etiologia da doença. Por sua vez, Fejzo et al. (2012) observaram que a manutenção ou troca de parceiros sexuais não modifica a incidência da HG, o que sugere que a expressão dos genes paternos tem um papel menor. Os genes GDF15 e IGFBP7 foram associados à HG em uma ampla pesquisa genômica, realizada também por Fejzo et al. (2018), o que constitui uma linha promissora de avaliação em relação ao melhor entendimento e tratamento da doença. Ambos desempenham papel na placentação, apetite e caquexia mediante ativação de neurônios no hipotálamo e área postrema (centro do vômito) no tronco cerebral, associando-se tanto ao aumento da frequência de náuseas e vômitos como à redução do risco de abortamento espontâneo. No futuro, existe a possibilidade de desenvolvimento de medicamentos direcionados à produção e ação do GDF15 e IGFBP7 para o tratamento de náuseas e vômitos na gravidez.

Diagnóstico, quadro clínico e diagnóstico diferencial

De acordo com Lacroix et al. (2000), não existe um limite claro entre a "doença matinal", como por vezes é denominada a ocorrência de náuseas e vômitos na gravidez que, no entanto, podem acontecer em qualquer momento do dia, e o seu desfecho menos frequente e mais grave que é a HG. Os critérios comuns associados ao quadro de vômitos persistentes são a perda de peso maior do que 5% em relação ao peso pré-gestacional e a cetonúria não relacionada a outras causas.

Godsey et al. (1991), observaram que mulheres com HG, ao contrário daquelas que apresentam a forma mais leve de náuseas e vômitos na gestação, apresentam alterações no exame físico, como hipotensão ortostática e sinais físicos de hipovolemia, além de alterações laboratoriais (anormalidades eletrolíticas, tireoidianas e hepáticas) que muitas vezes requerem hospitalização para correção do quadro e início do tratamento farmacológico.

O escore PUQE modificado (Quadro 46.1), definido por Koren et al. (2002), pode ser utilizado para avaliação da gravidade de náuseas, definido por Koren et al. (2002), e vômitos

na gravidez. De acordo com Lacasse et al. (2008), o sistema atribui pontos ao número de horas em que a mulher se sente enjoada, pelo número de vezes que ela vomita e número de vezes em que sente vômitos secos, em um dia típico. Em revisão sistemática de 2018, Koot et al. observaram que o escore alto indica necessidade de avaliação de hipovolemia (aferição do peso, medida da pressão arterial em posição ortostática e frequência cardíaca) e a dosagem de eletrólitos.

Quadro 46.1 Quantificação única do índice de pontuação de emese e náusea.	
Circule a resposta que melhor se adapta à sua situação desde o início da sua gravidez	
1. Em média, em 1 dia, por quanto tempo você se sente nauseada ou doente?	
	Pontos
De modo nenhum	1
≤ 1 hora	2
2 a 3 horas	3
4 a 6 horas	4
> 6 horas	5
2. Em média, em 1 dia, quantas vezes você vomita?	
Não vomito	1
1 a 2	2
3 a 4	3
5 a 6	4
> 7	5
3. Em média, em 1 dia, quantas vezes você tem náusea ou vômitos secos?	
Nenhuma	1
1 a 2	2
3 a 4	3
5 a 6	4
> 7	5

Pontuação total (soma das respostas 1, 2 e 3): NVP leve, ≤ 6; NVP moderada, 7-12; NVP grave, ≥ 13. NVP: náusea e vômito da gravidez.
Fonte: Koren et al., 2002.

A avaliação laboratorial direciona a reposição de eletrólito e contribui para o diagnóstico diferencial com outras complicações e doenças. A avaliação inicial é feita por dosagem de eletrólitos séricos e pesquisa de cetona na urina. Painel metabólico mais abrangente poderá ser solicitado a depender da gravidade do quadro e presença de sintomas associados: nitrogênio ureico no sangue; hemograma; creatinina; testes de função hepática e tireoidiana; lipase; amilase; fósforo e níveis de cálcio; de magnésio; e ultrassonografia hepática.

A ultrassonografia obstétrica deverá ser realizada, caso não o tenha sido anteriormente, para descartar a presença de doença trofoblástica e gestação múltipla, que podem associar-se ao quadro de náuseas e vômitos intensos.

Os achados na hipovolemia incluem hemoconcentração, alcalose metabólica hipoclorêmica, hipocalemia decorrente de vômitos e aumento do nitrogênio ureico sérico, nos casos mais graves.

Em aproximadamente 50% das pacientes, as enzimas hepáticas, notadamente ALT/AST, podem estar moderadamente aumentadas, raramente excedendo 1.000 U/L. A bilirrubina pode aumentar levemente e atingir aproximadamente 4 mg/dL, de acordo com Larrey et al. (1964). Os níveis retornam ao normal ao cessarem os vômitos.

Estudo de Robertson et al. (1999) mostrou que a amilase e a lipase podem estar aumentadas em 5 a 10% das pacientes. A amilase aumenta até cinco vezes o normal, ao contrário do que ocorre na pancreatite aguda, quando está elevada em 5 a 10 vezes, e sua origem é provavelmente salivar. A origem da lipase aumentada no quadro de HG provavelmente é pancreática, mas pode ser produzida também no estômago, duodeno, intestino delgado, cólon e fígado.

De acordo com o Colégio Americano de Obstetrícia e Ginecologia (2015), o hipertireoidismo leve pode ser diagnosticado em associação à HG em virtude do estímulo tireoidiano pelo hCG. É caracterizado por nível de tiroxina livre acima da faixa normal, hormônio estimulante da tireoide (TSH) abaixo de 0,4 mU/L e autoimunidade (receptor de tireotropina e anticorpos da tireoide peroxidase). É uma condição transitória que se resolve espontaneamente com a melhora dos vômitos, em torno de 18 semanas de gestação. A avaliação é necessária apenas na presença de sintomas sugestivos de hipertireoidismo.

A hipomagnesemia pode ocorrer pela privação acentuada de alimentos, causando hipocalcemia por induzir resistência ao paratormônio (PTH) quando abaixo de 0,8 mEq/L (1 mg/dL ou 0,4 mmol/L), ou pela diminuição da secreção de PTH na hipomagnesemia severa.

Náuseas e vômitos, que se desenvolvem após 10 semanas de gestação, provavelmente decorrem de outras alterações e deve ser observada a presença de outros sinais e sintomas como vômitos biliosos, dor abdominal, febre, cefaleia, achados neurológicos anormais, diarreia, constipação intestinal, bócio e hipertensão arterial. O uso crônico da maconha, segundo Allen et al. (2004), raramente pode provocar quadro de náuseas e vômitos semelhantes ao da HG.

Se o início dos sintomas acontecer na segunda metade da gestação, devem ser lembrados a pré-eclâmpsia, a síndrome HELLP e o fígado gorduroso da gestação, sendo comum nestes casos a presença de hipertensão arterial e trombocitopenia.

Tratamento

O Colégio Americano de Obstetrícia e Ginecologia (2018) indica que as mulheres com náusea e vômitos que apresentarem sintomas de hipovolemia (cansaço, tontura postural, sede, taquicardia, diminuição do volume e da frequência miccional) ou não conseguirem manter alimentos sólidos ou líquidos por mais de 12 horas deverão ser avaliadas em serviço de pronto atendimento e internadas para tratamento, caso não respondam à reposição volêmica e antieméticos por via venosa, ou apresentem alteração dos eletrólitos.

É recomendável, de acordo com Lub-Moss et al. (1997), suporte contínuo da equipe para essas pacientes e suas famílias a fim de fornecer apoio emocional no enfrentamento da ansiedade e estresse causados pela doença materna e suas repercussões sobre o feto, bem como as repercussões sobre as atividades rotineiras da mulher no lar e trabalho. Em alguns casos, é necessário acompanhamento psiquiátrico e psicossocial para ensinar técnicas de relaxamento e tratamento de psicopatologias subjacentes, se houver.

A maioria das pacientes responde à hidratação intravenosa associada a um curto período de repouso intestinal, seguido de reintrodução da alimentação por via oral e tratamento medicamentoso.

- **Fluidos e eletrólitos:** a primeira fase consiste na infusão de até 2 L de Ringer-lactato em 3 a 5 horas e, após, solução de glicose a 5% com 20 mEq de potássio em pacientes com potássio normal, a 150 mL/h, ajustada para manter diurese de 100 mL/hora. Quando abaixo do normal, também deverão ser corrigidos os níveis de magnésio, sódio e fósforo.
- **Vitaminas e minerais:** vômitos persistentes implicam em reposição de minerais e vitaminas, especialmente a tiamina.
- **Dieta:** reintroduzir alimentos sólidos, após um curto período de jejum, preferencialmente banana, arroz, maçã e torradas. Conforme a tolerância, novos alimentos, principalmente proteínas, deverão ser acrescentados.
- **Medicamentos:** ondansetrona, 4 a 8 mg por via venosa a cada 8 horas na fase inicial do tratamento, descontinuando-se com a estabilização do quadro clínico. Abaixo de 10 semanas de gestação, em virtude de relatos de pequeno aumento de anomalias congênitas, considerar a substituição por dimenidrinato 50 mg a cada 4 a 6 horas, metoclopramida 5 a 10 mg a cada 8 horas ou prometazina 12,5 a 25 mg a cada 6 horas. Medicamentos orais devem ser iniciados em mulheres que podem tolerá-los e mantidos por 1 semana após a alta, quando então a paciente deverá ser reavaliada quanto à possibilidade de reduzir a dosagem da medicação. A via retal de administração também pode ser considerada. Raramente, o tratamento prolonga-se além da vigésima semana de gestação.
- **Casos refratários:** relatos de casos e pequenas séries descrevem melhora dos sintomas após o tratamento do *H. pylori*, porém essa abordagem carece de evidência científica, segundo Mansour et al. (2011). Nos casos refratários, podem ser utilizados glicocorticosteroides, clorpromazina e droperidol. A clorpromazina está indicada nas pacientes que podem apresentar efeitos colaterais sérios com glicocorticosteroides.
  - Glicocorticosteroides podem ser adicionados à terapia atual da paciente, em ciclos curtos, em virtude do risco de efeitos colaterais e eficácia incerta. O mecanismo de ação não está claro e não há evidência científica robusta para apoiar a sua utilização. Em pesquisas realizadas por Pradat et al. (2003), os glicocorticosteroides foram associados com discreto aumento do risco de fendas orais, quando administrado abaixo de 10 semanas, motivo pelo qual seu uso deve ser evitado neste período. Segundo Ziaei (2004), podem ser utilizados metilprednisolona 16 mg por via venosa a cada 8 horas por 48 a 72 horas ou hidrocortisona 100 mg por via venosa, duas vezes ao dia. Podem ser descontinuados de forma abrupta se não houver resposta clínica satisfatória ou diminuídos ao longo de 2 semanas

nas pacientes que obtiveram melhora. Por seu efeito hiperglicêmico, a glicemia deverá ser monitorada em mulheres com diabetes pré-gestacional e gestacional. O regime de retirada consiste na administração por via oral de prednisona 40 mg por dia em 1 dia, seguido de 20 mg por dia, por 3 dias, 10 mg por dia por 3 dias e 5 mg por dia, por 7 dias. Pode ser repetido até 3 vezes ao longo de 6 semanas.

- Clorpromazina é um antagonista da dopamina e seus efeitos colaterais maternos são mais frequentes e graves, devendo ser reservada para os casos refratários. Os efeitos adversos incluem reações extrapiramidais, hipotensão ortostática, efeitos anticolinérgicos e arritmia cardíaca. A dose recomendada é de 25 a 50 mg por via oral a cada 4 a 6 horas. A via retal poderá ser considerada.
- Droperidol é utilizado raramente em razão dos riscos maternos, principalmente arritmia cardíaca, embora seja um antiemético eficaz, de acordo com estudo de Jackson et al. (2007).
- Nutrição enteral e parenteral está indicada nos casos não responsivos a todas as intervenções farmacológicas e não farmacológicas, o que pode reduzir a morbidade perinatal, de acordo com Peled et al. (2014). A avaliação e o acompanhamento deverão ser realizados em conjunto com o serviço de nutrição. A avaliação clínica criteriosa indica o melhor momento para que essa terapia seja iniciada. Está indicada para mulheres que não consigam manter o seu peso mesmo com todas as intervenções já descritas. Exige a instalação de um dispositivo de acesso venoso central que aumenta o risco de infecção relacionada ao cateter ou trombose, segundo Cape et al. (2014).

A Federação Brasileira de Ginecologia e Obstetrícia (Febrasgo) propôs, em 2013, um algoritmo para avaliação de náuseas e vômitos na gravidez (Figura 46.1).

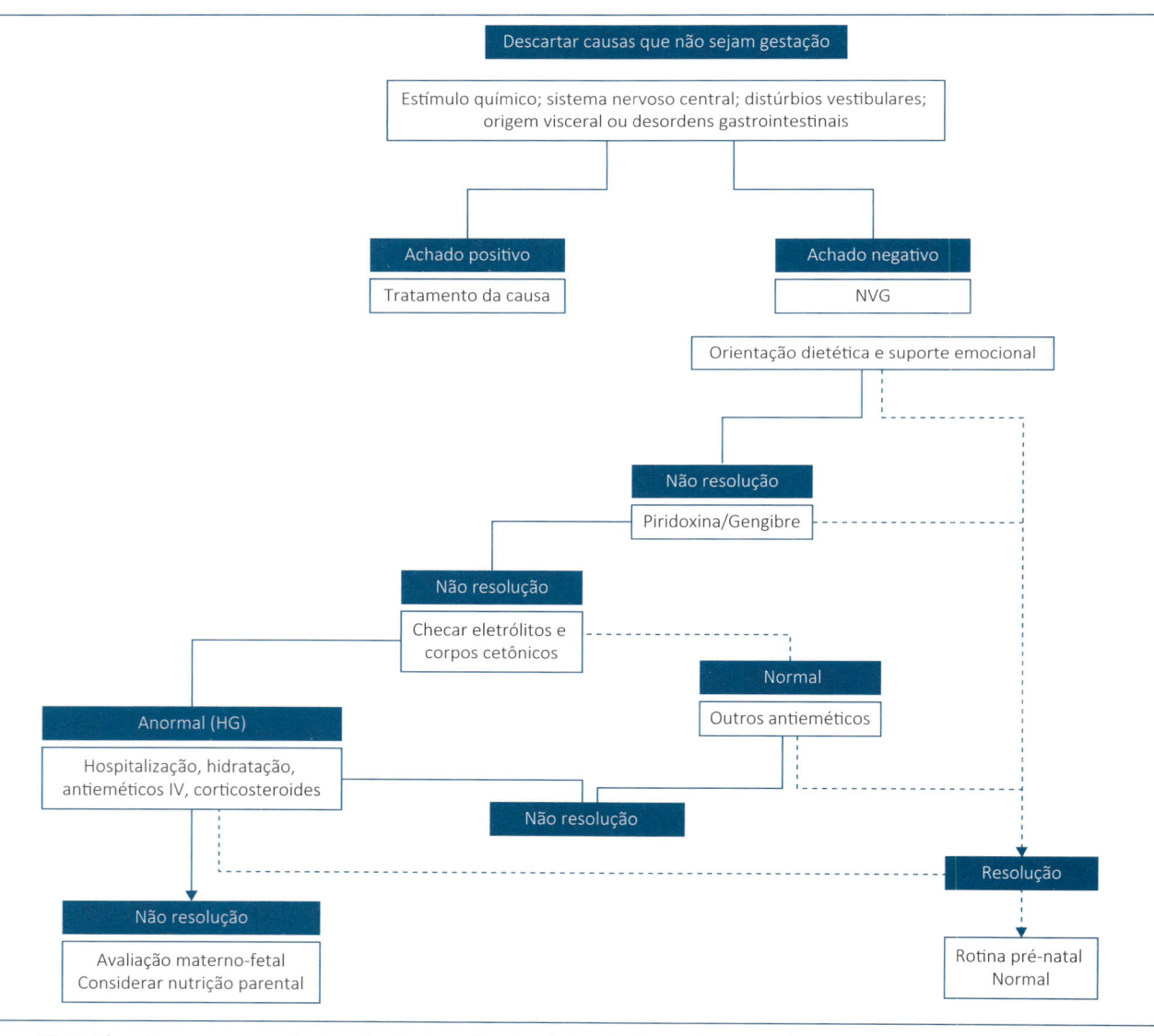

Figura 46.1. Algoritmo recomendado pela Federação Brasileira de Ginecologia e Obstetrícia (Febrasgo) para o tratamento de gestantes que apresentam náuseas e vômitos na gestação, 2013.
Fonte: Adaptada de Quinlan e Hill, 2003.

Prevenção

As mulheres em idade fértil devem ser aconselhadas a tomar um polivitamínico contendo ácido fólico, pelo menos 1 mês antes da concepção, com o intuito de reduzir o risco de defeitos do tubo neural e isso pode prevenir a ocorrência e a gravidade de náuseas e vômitos na gravidez. O efeito positivo parece estar associado à otimização do estado nutricional e metabólico como um todo.

O tratamento de distúrbios gastrointestinais como a azia e refluxo ácido antes da gravidez podem também prevenir ou reduzir a gravidade das náuseas e vômitos do período gestacional.

LEITURAS COMPLEMENTARES

Allen JH, de Moore GM, Heddle R, Twartz JC. Cannabinoid hyperemesis: Cyclical hyperemesis in association with chronic cannabis abuse. Gut. 2004;53:1566.

American College of Obstetricians and Gynecologists. Practice Bulletin n. 148: Thyroid disease in pregnancy. Obstet Gynecol. 2015;125:996. [Reaffirmed 2017.]

Brzana RJ, Koch KL. Gastroesophageal reflux disease presenting with intractable nausea. Ann Intern Med. 1997;126:704.

Cape AV, Mogensen KM, Robinson MK, Carusi DA. Peripherally inserted central catheter (PICC) complications during pregnancy. JPEN J Parenter Enteral Nutr. 2014;38:595.

Committee on Practice Bulletins-Obstetrics. ACOG Practice Bulletin n. 189: Nausea And Vomiting Of Pregnancy. Obstet Gynecol. 2018;131:e15.

Emelianova S, Mazzotta P, Einarson A, Koren G. Prevalence and severity of nausea and vomiting of pregnancy and effect of vitamin supplementation. Clin Invest Med. 1999;22:106.

Febrasgo (Federação Brasileira de Ginecologia e Obstetrícia). Guia Prático de Condutas: Como lidar com náuseas e vômitos na gestação: Recomendação da Federação Brasileira de Ginecologia e Obstetrícia; 2013.

Fejzo MS, Ching C, Schoenberg FP et al. Change in paternity and recurrence of hyperemesis gravidarum. J Matern Fetal Neonatal Med. 2012;25:1241.

Fejzo MS, Ingles SA, Wilson M et al. High prevalence of severe nausea and vomiting of pregnancy and hyperemesis gravidarum among relatives of affected individuals. Eur J Obstet Gynecol Reprod Biol. 2008;141:13.

Fejzo MS, Sazonova OV, Sathirapongsasuti JF et al. Placenta and appetite genes GDF15 and IGFBP7 are associated with hyperemesis gravidarum. Nat Commun. 2018;9:1178.

Gill SK, Maltepe C, Koren G. The effect of heartburn and acid reflux on the severity of nausea and vomiting of pregnancy. Can J Gastroenterol. 2009;23:270.

Godsey RK, Newman RB. Hyperemesis gravidarum. A comparison of single and multiple admissions. J Reprod Med. 1991;36:287.

Heitmann K, Nordeng H, Havnen GC et al. The burden of nausea and vomiting during pregnancy: Severe impacts on quality of life, daily life functioning and willingness to become pregnant again – Results from a cross-sectional study. BMC Pregnancy Childbirth. 2017;17:75.

Jackson CW, Sheehan AH, Reddan JG. Evidence-based review of the black-box warning for droperidol. Am J Health Syst Pharm. 2007;64:1174.

Klebanoff MA, Koslowe PA, Kaslow R, Rhoads GG. Epidemiology of vomiting in early pregnancy. Obstet Gynecol. 1985;66:612.

Koren G, Boskovic R, Hard M, et al. Sistema de pontuação Motherisk-PUQE (quantificação única de êmese e náusea) para náuseas e vômitos durante a gravidez. Am J Obstet Gynecol. 2002;186:S228.

Koot MH, Boelig RC, Van't Hooft J et al. Variation in hyperemesis gravidarum definition and outcome reporting in randomised clinical trials: A systematic review. BJOG. 2018;125:1514.

Lacasse A, Rey E, Ferreira E et al. Validity of a modified Pregnancy-Unique Quantification of Emesis and Nausea (PUQE) scoring index to assess severity of nausea and vomiting of pregnancy. Am J Obstet Gynecol. 2008;198:71.e1.

Lacroix R, Eason E, Melzack R. Nausea and vomiting during pregnancy: A prospective study of its frequency, intensity, and patterns of change. Am J Obstet Gynecol. 2000;182:931.

Lagiou P, Tamimi R, Mucci LA et al. Nausea and vomiting in pregnancy in relation to prolactin, estrogens, and progesterone: A prospective study. Obstet Gynecol. 2003;101:639.

Larrey D, Rueff B, Feldmann G et al. Recurrent jaundice caused by recurrent hyperemesis gravidarum. Gut. 1984;25:1414.

Lub-Moss MM, Eurelings-Bontekoe EH. Clinical experience with patients suffering from hyperemesis gravidarum (severe nausea and vomiting during pregnancy): Thoughts about subtyping of patients, treatment and counseling models. Patient Educ Couns. 1997;31:65.

Mansour GM, Nashaat EH. Role of Helicobacter pylori in the pathogenesis of hyperemesis gravidarum. Arch Gynecol Obstet. 2011;284:843.

Matthews A, Haas DM, O'Mathúna DP, Dowswell T. Interventions for nausea and vomiting in early pregnancy. Cochrane Database Syst Rev. 2015. p.CD007575.

Niemeijer MN, Grooten IJ, Vos N et al. Diagnostic markers for hyperemesis gravidarum: A systematic review and metaanalysis. Am J Obstet Gynecol. 2014;211:150.e1.

Peled Y, Melamed N, Hiersch L et al. The impact of total parenteral nutrition support on pregnancy outcome in women with hyperemesis gravidarum. J Matern Fetal Neonatal Med. 2014;27:1146.

Pradat P, Robert-Gnansia E, Di Tanna GL et al. First trimester exposure to corticosteroids and oral clefts. Birth Defects Res A Clin Mol Teratol. 2003;67:968.

Quinla JD, Hill DA. Nausea and vomiting of pregnancy. Am Fam Physician. 2003 Jul 1;68(1):121-8. PMID: 12887118.

Robertson C, Millar H. Hyperamylasemia in bulimia nervosa and hyperemesis gravidarum. Int J Eat Disord. 1999;26:223.

Soules MR, Hughes CL Jr, Garcia JA et al. Nausea and vomiting of pregnancy: Role of human chorionic gonadotropin and 17-hydroxyprogesterone. Obstet Gynecol. 1980;55:696.

Zhang Y, Cantor RM, MacGibbon K et al. Familial aggregation of hyperemesis gravidarum. Am J Obstet Gynecol. 2011;204:230.e1.

Ziaei S, Hosseiney FS, Faghihzadeh S. The efficacy low dose of prednisolone in the treatment of hyperemesis gravidarum. Acta Obstet Gynecol Scand. 2004;83:272.

47

Óbito Fetal

Karayna Gil Fernandes
Ricardo Porto Tedesco
Amanda de Arruda Carvalho
Sabrina Girotto Ferreira
Tânia Maria Ferreira de Carvalho

A morte do concepto é uma das complicações gestacionais que mais impactam a vida daqueles que a enfrentam, traz profundas repercussões, sendo a psicológica, possivelmente, a de abordagem mais complexa, como descrito na revisão de Page e Silver (2018). Embora, aproximadamente 7 mil mulheres vivenciem diariamente a experiência de ter um natimorto, muito pouco se avançou em termos de políticas públicas para reduzir esses números até o momento.

A invisibilidade dos natimortos aparentemente se reduziu após a publicação de uma série de estudos realizados pelo *The Lancet Series on Stillbirth*, em 2011, nos quais se apontou que 1,1 milhão de óbitos fetais por ano seriam evitáveis com intervenções economicamente viáveis e que se refletiriam também nos números de mortes maternas e neonatais. Em 2014, foi lançado o programa *Every Newborn Action Plan* pela Organização Mundial de Saúde (OMS) em associação com a United Nations Children's Fund (Unicef), cuja meta era reduzir a taxa de mortalidade para menos de 12 natimortos para cada 1.000 nascimentos até 2030 em todos os países do mundo.

De maneira geral, as ações necessárias para que a meta da OMS seja cumprida são ligadas ao planejamento familiar, melhorias na assistência pré-natal, além de assistência ao parto de forma adequada e especializada, segundo Bernis et al. (2016).

Porém, para cada família que vivencia a morte conceptual resta a dúvida da verdadeira razão que culminou nesse desfecho. Em muitos casos, não é possível determinar a causa do óbito fetal (OF) ou esta se encontra oculta pelo diagnóstico genérico de anóxia fetal/perinatal. É preciso que haja empenho para que se esgotem todas as investigações a fim de realizar o aconselhamento dos casais de forma consistente, com enfoque no seu futuro reprodutivo, não negligenciando a atenção ao estado emotivo e psicológico da família que necessita de suporte nesse momento, conforme descrito por Page e Silver (2018).

Conceito

Segundo Grunebaum et al. (2019) e Mac Dorman et al. (2015), é considerado OF a morte do concepto antes de sua expulsão ou extração completa do ventre materno, evidenciada pela ausência de respiração ou de outro sinal de vida como: batimentos cardíacos; pulsações do cordão umbilical ou movimentação muscular efetiva de contração voluntária. No entanto, há muita divergência na literatura quanto ao período da gravidez que se encaixa na definição de OF. Essas divergências se devem principalmente a diferentes definições e critérios para notificação dos OF entre os países, pois alguns usam o peso de nascimento em vez da idade gestacional (IG) para diferenciar o OF de um aborto; há também muita incongruência na datação da idade gestacional do óbito *versus* a IG do parto, além da incompletude dos dados levantados e informados na declaração de óbito enviada aos serviços de verificação de óbito, principalmente nos países com baixo desenvolvimento, conforme descrito por Lawn et al. (2011).

Para fins de comparação internacional, a OMS dispõe de uma orientação para classificação dos OF que leva em consideração a 10ª revisão da classificação internacional de doenças (CID-10), como detalhada na Figura 47.1.

Outra classificação muito importante para definir as causas da morte fetal é a categorização em relação ao parto (Patterson et al., 2019). Considera-se OF intraparto aquele que ocorre após o início do trabalho de parto e antes do nascimento, com base na presença do batimento cardíaco fetal no início do trabalho de parto. No caso da impossibilidade de definição da vitalidade fetal no início do trabalho de parto, utiliza-se o aspecto da pele fetal para definir se o óbito ocorreu antes do parto (pele macerada) (Figura 47.2A) ou intraparto (pele íntegra) (Figura 47.2B).

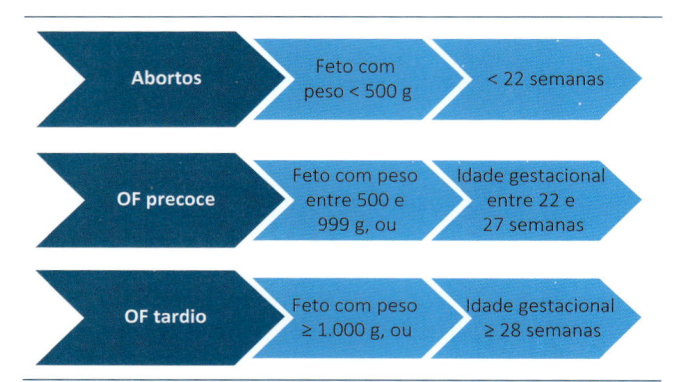

Figura 47.1. Recomendações da Organização Mundial da Saúde para classificação do óbito fetal.
Fonte: Adaptada de Patterson, 2019

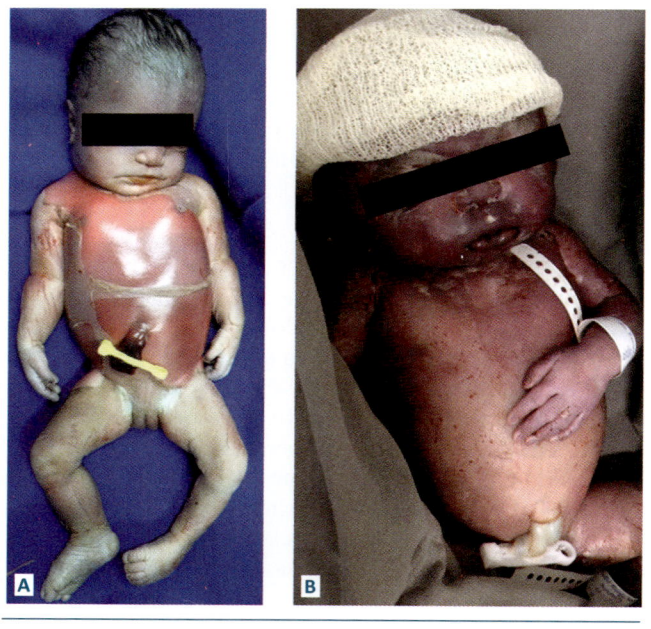

Figura 47.2. (A) Feto em processo de maceração grau 2. (B) Feto com pele íntegra indicando óbito recente (óbito há 2 horas).
Fonte: Acervo da autoria.

O número de óbitos que ocorrem intraparto é grande em países de baixa renda e pode ser evitado com a melhora na assistência ao parto no âmbito da adequação da monitorização da vitalidade fetal durante o trabalho de parto e possibilidade de realização de parto instrumentalizado ou cesariana quando da detecção do comprometimento da vitalidade do concepto, como demonstrado na revisão de Lawn et al. (2011).

Epidemiologia

Estima-se que ocorrem aproximadamente 2,6 milhões de OF no 3º trimestre por ano no mundo, e 98% desses natimortos ocorrem em países de baixa e média renda segundo Barbeiro et al. (2015) e Bernis et al. (2016). A taxa de natimortalidade ou taxa de mortalidade fetal (TMF) é considerada um dos melhores indicadores de qualidade de assistência prestada à gestante e ao parto. É calculada segundo a seguinte fórmula:

$$TMF = \frac{\text{número de óbitos fetais}}{\text{número de nascidos vivos}} \times 1.000$$

Segundo dados da OMS, a TMF mundial tem se reduzido nos últimos anos. A queda de 35 para aproximadamente 15 natimortos para cada mil nascidos vivos de 1980 a 2015 se deveu à melhoria do acesso e qualidade da assistência pré-natal, assistência ao parto especializada e maior atenção aos fatores de risco.

No Brasil, a TMF, em 2017, foi de 10,9 para cada 1.000 nascimentos, e destes, 4% ocorreram durante o trabalho de parto, 22% foram classificados como OF precoces e 62,8% como tardios. Embora a TMF tenha reduzido aproximadamente 25% nos últimos 20 anos, a qualidade de informação das declarações de óbito fetal (DOF) ainda é deficiente, notando-se que a incompletude nas informações dessas DOF supera os valores relatados nas declarações de óbito de menores de 1 ano, corroborando para a sua invisibilidade. Além de que os OF são computados em conjunto com os óbitos neonatais precoces para o cálculo da taxa de mortalidade perinatal, que é considerada o indicador mais apropriado para avaliação da assistência obstétrica e neonatal dos serviços de saúde mundialmente (Barbeiro et al., 2015).

Nos países com assistência obstétrica e neonatal adequada, o predomínio das mortes fetais é observado no período anteparto e maior atenção deve ser dada aos fatores de risco. Restrição de crescimento fetal (RCF), gestantes com hipertensão, diabetes, infecções como malária, sífilis e HIV, desnutrição ou obesidade e tabagismo apresentam risco elevado para esse lamentável desfecho obstétrico.

Fatores de risco

Entre os fatores sociodemográficos, destacam-se a afrodescendência, baixa escolaridade, idade materna avançada e estado marital (relação instável com o parceiro ou sem parceiro), estado nutricional (desnutrição e obesidade). Entre essas variáveis, a idade materna foi considerada fator de risco *per se* para resultados desfavoráveis perinatais, como observado em metanálise, publicada em 2019, por Pinheiro et al., e ocorre tanto em países com baixa renda como naqueles com níveis socioeconômicos melhores. A obesidade, mesmo não associada a doenças como hipertensão e diabetes, demonstra maior risco de ocorrência de OF, embora seja um fator modificável.

Segundo Fretts et al. (2019), a presença de afrodescendentes como fator de risco para OF é atribuída à maior prevalência de complicações como hipertensão, diabetes *mellitus*, descolamento prematuro de placenta (DPP) e ruptura prematura das membranas entre mulheres dessa etnia.

O tabagismo, uso de drogas ilícitas, etilismo e obesidade são considerados fatores de risco modificáveis para morte fetal, e uma mulher que fuma mais do que 10 cigarros tem um risco 2 a 3 vezes maior para OF, risco este semelhante para as fumantes passivas. Observa-se que mulheres que eliminam esse hábito da primeira para a segunda gestação têm redução de seu risco de OF para níveis semelhantes ao de mulheres não fumantes, conforme descrito em 2014 por Reddy et al.

Segundo revisão de Fretts et al. (2019), mulheres com gestação múltipla têm risco para OF diretamente proporcional ao número de fetos. São descritos riscos 2,5 vezes maiores em gestações gemelares e 5 vezes maior em gestações trigemelares em relação às gestações únicas. Esse risco é atribuível a complicações como a síndrome de transfusão feto-fetal, acardia fetal e restrição de crescimento, sendo maiores em gestações monocoriônicas.

As doenças maternas mais associadas ao OF são hipertensão e diabetes *mellitus*. A hiperglicemia materna quanto mais próxima ao termo, mais se associa ao risco de morte fetal (2 a 4 vezes). Associada à hiperinsulinemia, aumenta o consumo de oxigênio fetal, podendo induzir um estado de hipoxemia e acidose, que pode acarretar o óbito. Outro mecanismo seria a vasculopatia associada à hiperglicemia, que podem gerar um déficit da perfusão uteroplacentária, que, associada à RCF, pode culminar na morte do concepto.

A RCF é a segunda causa descrita de natimortalidade, com risco estimado 3 a 7 vezes maior do que em fetos com crescimento adequado. A disfunção placentária e suas consequências podem ser recorrentes e podem se manifestar de diferentes formas nas gestações subsequentes. A relação entre recém-nascido pequeno para a idade gestacional e RCF antes das 32 semanas em gestação anterior com OF em gestação subsequente tem sido demonstrada em vários estudos, como aponta Fretts et al. (2019).

A identificação dos fatores de risco, principalmente a presença do antecedente de OF em gestação pregressa é de suma importância. A recorrência desse desfecho pode ser prevenida, principalmente se a etiologia da primeira perda puder ser determinada e as intervenções disponíveis forem colocadas em prática. Portanto, os esforços para identificar a etiologia das mortes conceptuais bem como a adequação do preenchimento das declarações de OF têm papel fundamental na redução das taxas de natimortalidade e na sua prevenção (Barbeiro et al., 2014; Lawn et al., 2016).

Etiologia

Segundo Aquino e Cecatti (1998), a etiologia da morte fetal, quando conhecida, pode ser dividida em causas maternas, fetais e anexiais (Quadro 47.1).

É essencial conhecer as causas das mortes, para a compreensão e prevenção dos OF. A dificuldade em definir o motivo do OF decorre das situações variadas que o determinam, do subdiagnóstico e da alteração dos resultados causada pela deterioração do concepto, desde o momento da morte fetal até a investigação.

Quadro 47.1 Causas relacionadas aos óbitos fetais.		
Causas maternas	*Causas fetais*	*Causas anexiais*
• Síndromes Hipertensivas • Endocrinopatias • Anemias • Infecções • Aloimunização Rh • Doenças autoimunes • Trombofilias • Drogadição	• Anomalias congênitas • Anomalias cromossômicas • Anemias fetais • Infecções • RCF	• Descolamento prematuro de placenta • Placenta prévia • Funiculopatias

Fonte: Desenvolvido pela autoria.

Cerca de 40 a 50% dos casos de OF são ditos de causa não definida e, mesmo em países com maiores recursos diagnósticos, em 12 a 50% dos casos, a morte permanece inexplicável, mesmo após exaustiva pesquisa complementar.

Entre os OF de causa desconhecida, existe um grande número com desnutrição, alterações cromossômicas ou infecções não diagnosticadas e malformação. Além disso, um dos grandes problemas em se estabelecer a causa é que raramente se tem informações anatomopatológicas para todos os casos de OF.

Quando identificada a causa do OF, observa-se que a frequência das várias etiologias associadas difere entre países desenvolvidos e em desenvolvimento. Segundo Holanda (2010), em países em desenvolvimento, pré-eclâmpsia e infecções são causas comuns de OF, enquanto em países desenvolvidos, a maioria dos casos são relacionados a anomalias congênitas, desordens placentárias e doenças maternas (Figura 47.3).

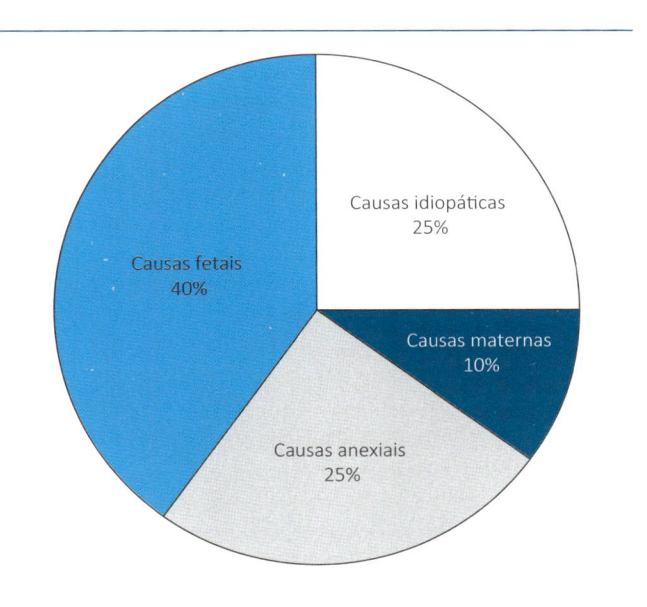

Figura 47.3. Proporção entre as causas fetais descritas.
Fonte: Desenvolvida pela autoria.

Causas maternas

Segundo Page et al. (2018), as causas maternas são responsáveis por 5 a 10% dos casos de OF. Entre as causas maternas, destacam-se as síndromes hipertensivas (pré-eclâmpsia, eclâmpsia), endocrinopatias (diabetes gestacional), anemias em geral, infecções, aloimunização Rh, doenças autoimunes (lúpus eritematoso sistêmico e síndrome dos anticorpos antifosfolípides), trombofilias hereditárias e hábitos como drogadição.

A causa mais frequente está associada aos distúrbios hipertensivos, de elevada morbiletalidade perinatal, resultante tanto de situações de sofrimento fetal crônico, com insuficiência placentária e RCF, como de sofrimento fetal agudo por DPP.

Outros fatores maternos importantes são as endocrinopatias, principalmente diabetes, sendo esta condição, entre as endocrinopatias, a que mais se relaciona com a morte fetal (Gautier-Dereure, 2000). Além do OF secundário à hipóxia, há perdas decorrentes de malformações fetais (anomalias esqueléticas, cardíacas e renais).

Na revisão realizada por Fretts et al. (2019), as infecções têm se destacado entre as causas conhecidas de OF, principalmente após a epidemia de zikavírus, enfrentada no Brasil entre os anos de 2015 e 2016. Das infecções parasitárias, destacam-se a toxoplasmose, doença de Chagas e a malária. Entre as infecções virais, destacam-se: citomegalovírus; *influenza*; herpes-vírus tipo II e zikavírus. Quanto às bacterianas, destacam-se: sífilis; e a corioamnionite. A corioamnionite decorre de uma infecção ascendente através do canal de parto, inicia-se nas membranas fetais e espalha-se através do espaço entre o âmnio e o córion, podendo alcançar a cavidade amniótica e a placenta, atingindo, então, o feto.

Segundo Aquino e Cecatti (1998), a aloimunização Rh também pode determinar morte fetal, assim como as hemorragias feto-maternas, independentemente do tipo sanguíneo. Na eritroblastose fetal, a anemia com déficit de transporte de oxigênio e a hidropisia, nos casos extremos, acompanham-se de proliferação de focos eritroblásticos que, juntamente com outras alterações, diminuem a permeabilidade placentária, podendo ocasionar a morte fetal por anóxia anêmica.

Segundo Holanda (2010), quanto ao uso de drogas ilícitas, os OF são resultantes dos efeitos destas sobre a circulação uteroplacentária e DPP, evento frequente entre as mulheres usuárias dessas substâncias.

As doenças autoimunes como síndrome do anticorpo antifosfolípide também são causa de morte fetal. Os anticorpos antifosfolípides são imunoglobulinas que reagem contra fosfolípides de membrana e o anticorpo anticardiolipina, associam-se à reação com antígenos placentários, inibindo o crescimento da placenta e o transporte de nutrientes (Aquino e Cecatti, 1998).

Alterações anatômicas, como hipoplasia uterina, útero bicorno ou septado, presença de miomas submucosos e intramurais de grande proporção, embora menos frequentes, podem também se relacionar à morte fetal, geralmente decorrente do desencadeamento do trabalho de parto prematuro ou por inadequação do sítio placentário, com consequente insuficiência placentária.

Causas fetais

As causas fetais estão entre 25 e 40% dos casos de OF, sendo as mais frequentes as anomalias congênitas e cromossômicas, anemias fetais acentuadas, infecções pré-natais e a RCF.

Quando há diagnóstico de malformação congênita durante a gestação, há um incremento em cinco vezes no risco de ocorrer OF. As anomalias congênitas, estruturais ou cromossômicas incluem-se entre as principais causas de OF. Segundo Fretts et al. (2019), as alterações de sistema nervoso central (SNC), gastrointestinais e cardíacas são as mais evidenciadas.

Causas anexiais

De 15 a 25% dos OF ocorrem por causas anexiais, assumindo relevância o DPP, a placenta prévia e as funiculopatias. Dos distúrbios placentários, o DPP é a causa mais frequente. Outros acometimentos placentários são infarto, senescência placentária associada à gestação prolongada, hemorragia feto-materna maciça nos casos de trauma materno e síndrome de transfusão feto-fetal grave.

Entre as funiculopatias, nós verdadeiros de cordão, circulares de cordão justas, vasa prévia e prolapso de cordão são os mais comuns. Cita-se ainda na literatura médica uma alteração rara: a constrição do cordão umbilical, caracterizada pela ausência localizada da geleia de Warthon, com consequente estreitamento do cordão, e o espessamento das paredes vasculares, resultando em comprometimento do suprimento sanguíneo para o feto, podendo acarretar anóxia e morte (Aquino e Cecatti, 1998).

Diagnóstico

Segundo Grunebaum et al. (2019), quando há suspeita de OF, fazem-se necessários anamnese detalhada, exame físico cuidadoso e a realização de exames complementares para confirmação diagnóstica.

Anamnese

Durante a anamnese, informações sobre comorbidades pré-gestacionais ou de gestações de alto risco podem ser muito relevantes. Algumas condições como tromboembolismo, diabetes, hipertensão, doenças autoimunes, parto prematuro, infecções, gemelaridade, malformações, antecedentes de perdas gestacionais e história familiar de síndromes genéticas podem direcionar diagnósticos.

Quanto aos sinais e sintomas referidos, a gestante pode relatar percepção de diminuição ou ausência dos movimentos fetais, redução do crescimento uterino, sangramento vaginal, contração uterina e diminuição dos sintomas gravídicos.

Exame físico

Ao exame clínico, notam-se ausência de batimentos cardíacos fetais, discrepância entre altura uterina e idade gestacional se o óbito ocorreu há algum tempo, ausência de movimentos fetais após estímulo do concepto, amnioscopia com líquido acastanhado (a aparência normal não descarta possibilidade de OF). No óbito antigo, ainda pode-se perceber o sinal de Boero, que corresponde à ausculta nítida da pulsação da aorta abdominal materna com o estetoscópio de Pinnard.

Ultrassonografia

A ultrassonografia é o padrão-ouro para a confirmação do OF, com o qual se evidencia ausência de atividade cardíaca fetal. Por esse método, é possível avaliar ainda sinais de OF antigo como superposição dos ossos do crânio (sinal de Spalding), hiperflexão da coluna vertebral (sinal de Hartley), sinal de halo craniano (sinal de Devel) e gases na circulação fetal (sinal de Robert).

Radiografia

A radiografia, método pouco utilizado atualmente, pode ser realizada em situações em que não há acesso à ultrassonografia. Os sinais precoces evidenciados podem ser presença de gás no interior do coração e vasos fetais de grande calibre, além de halo escuro ao redor dos ossos do crânio, decorrente da separação do tecido subcutâneo. Após 10 dias do óbito, o desalinhamento dos ossos da calota craniana pode ser observado e, mais tardiamente, a hiperflexão da coluna vertebral e desorganização da atitude fetal decorrente da perda do tônus e da maceração dos ligamentos.

Investigação

Segundo Page e Silver (2018), a identificação da causa do OF é de suma importância, pois, além de esclarecer a razão da perda fetal aos envolvidos, pode ser útil no aconselhamento de uma futura gestação e prevenção desse desfecho. Entretanto, mesmo com a utilização de protocolos detalhados de investigação da causa da morte, uma proporção variável entre 12 e 50% dos casos não têm a causa determinada.

Para a investigação da etiologia do OF, a realização de necropsia, exame placentário, análise citogenética e provas de coagulação são essenciais, além de uma revisão dos exames laboratoriais e ultrassonográficos realizados durante o pré-natal. Os exames necessários frente a um diagnóstico de OF estão apresentados no fluxograma a seguir (Figura 47.4).

A necropsia é um dos componentes potencialmente mais úteis da avaliação dos OF. Quando realizada por experientes patologistas, é útil na identificação ou descarte de causas potenciais de natimortos em 42,4% dos casos e, quando combinada a informações de patologia clínica e placentária, a necropsia fetal aumentou o rendimento diagnóstico para 61,1 a 74,3%.

Algumas drogas ilícitas estão associadas a aumento do risco de OF, mas uma vez que a maioria dos conceptos expostos a essas drogas é de nascidos vivos, o exame toxicológico não é recomendado para todos os casos.

A colestase intra-hepática gestacional também está associada à natimortalidade, no entanto, elevações subclínicas em ácidos biliares não estão associadas com OF e testes de rotina para essa condição não são recomendados.

Rotineiramente, os testes de trombofilias hereditárias como fator V Leiden e mutações no gene da protrombina têm sido solicitados em função da ligação com a natimortalidade, porém, estudos recentes indicam que a associação entre essas alterações é fraca e essa investigação não tem eficácia comprovada. Assim, os testes de trombofilias hereditárias não são recomendados nesse contexto e devem ser restringir aos casos de RCF ou história familiar/materna de trombose.

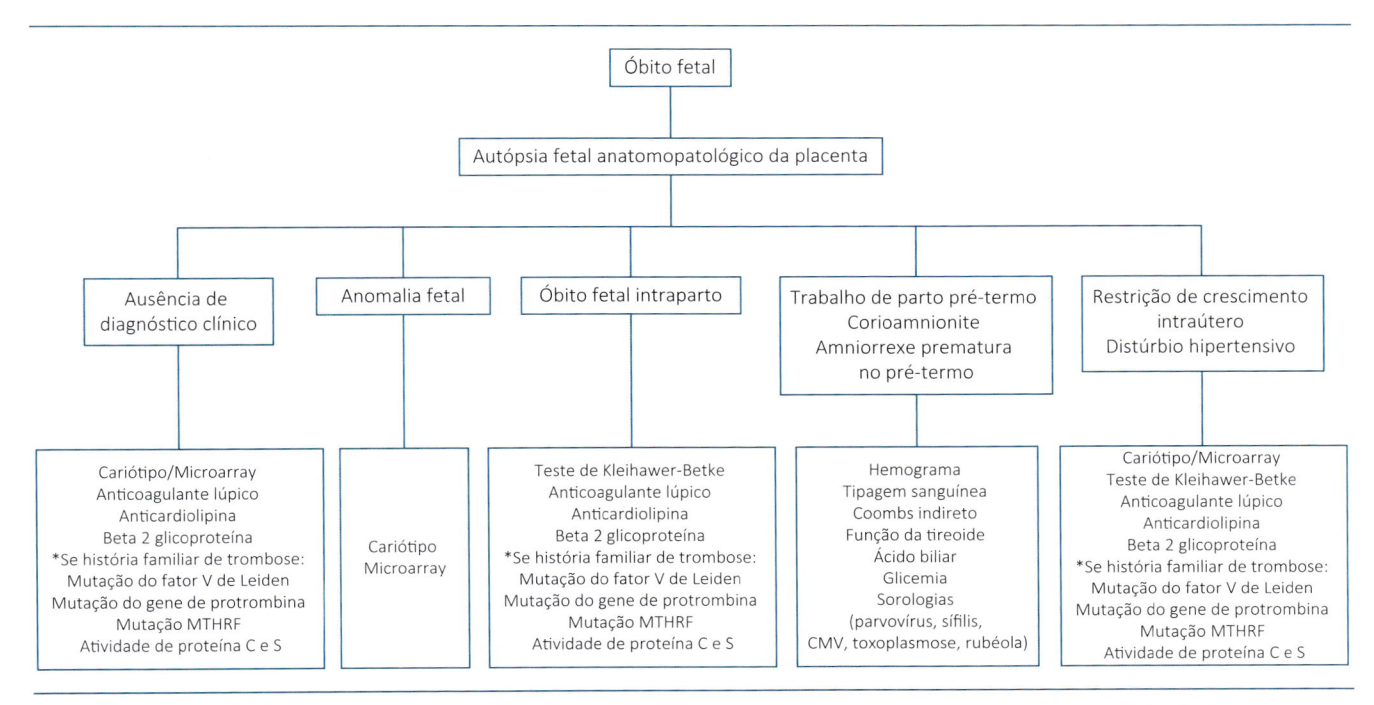

Figura 47.4. Fluxograma de investigação do óbito fetal baseado no contexto clínico.

Fonte: Desenvolvida pela autoria.

Conduta

Em estudo realizado por Mastrodima et al. (2016), os fatores que determinarão o momento e o modo do parto em situações de OF são: desejo materno; idade gestacional; e condições clínicas da paciente. Entre 80 e 90% das pacientes entrarão em trabalho de parto espontâneo dentro de 2 semanas após o diagnóstico de OF.

A permanência do feto morto por mais de 4 semanas no ambiente intrauterino é definida como retenção. Nestes casos, existe um risco aumentado de coagulação intravascular disseminada (CIVD) (Dodd e Crowther, 2010), consequente à liberação gradual na corrente sanguínea materna de fatores tromboplásticos do conjunto feto-anexial. Alterações da coagulação ocorrem em 3 a 4% das pacientes que apresentam OF (sem complicação) nas primeiras 4 a 8 semanas subsequentes ao diagnóstico, podendo esta taxa aumentar nos casos de DPP e de perfuração uterina, segundo Maslow et al. (1996). Outra desvantagem é que o longo intervalo entre a morte fetal e o início do trabalho de parto espontâneo limita a quantidade de informação sobre a causa do óbito em um exame *post mortem* (Dodd e Crowther, 2010).

Nos casos de conduta expectante, é mandatório o acompanhamento semanal desta gestante para avaliação clínica e exames laboratoriais como demonstrado na Figura 47.5.

Quando a opção é pela conduta ativa, o que ocorre na maioria das vezes, alguns fatores devem ser levados em consideração: idade gestacional; presença de cicatriz uterina; volume uterino; condição clínica materna. A depender dessa combinação de variáveis, é que o obstetra poderá decidir a melhor forma de nascimento em situações de OF.

Segundo Dodd e Crowther (2010), a indução do parto em pacientes com idade gestacional menor do que 28 semanas, o misoprostol é o método mais eficiente, independentemente do índice de Bishop.

Em estudo realizado por Beucher et al. (2015), o manejo ideal do OF no 3º trimestre de gestação ainda não está bem definido, sendo utilizados protocolos para amadurecimento cervical e indução do trabalho de parto semelhantes aos de gestações com feto vivo. A cesárea deve ser evitada a não ser que exista uma indicação médica para tal. Desde agosto de 2019, em virtude de nova lei vigente no estado de São Paulo, caso a mãe tenha desejo de realizar parto cesárea, este desejo deve ser respeitado, lembrando sempre que esta paciente deve ser esclarecida sobre os riscos do procedimento e complicações em futuras gestações, caso esta seja a vontade da mãe, ela deve assinar o termo de consentimento de cesárea a pedido.

Pacientes com cicatriz uterina recebem um tratamento individualizado. Estudos de Cowett et al. (2006) demonstraram que existe um maior risco de rotura uterina e falha de indução de trabalho de parto nestes casos. Uma opção em alguns desses casos, quando a via vaginal for a opção, é o preparo cervical com cateter de Foley.

A comunicação entre médico e paciente é de extrema importância neste cenário. Caso a paciente opte pela realização de cesárea, os riscos e benefícios devem ser cuidadosamente avaliados, levando em consideração o desejo reprodutivo desta mulher.

Assistência ao parto e puerpério Conduta

Para uma assistência adequada ao parto e ao puerpério é aconselhado:

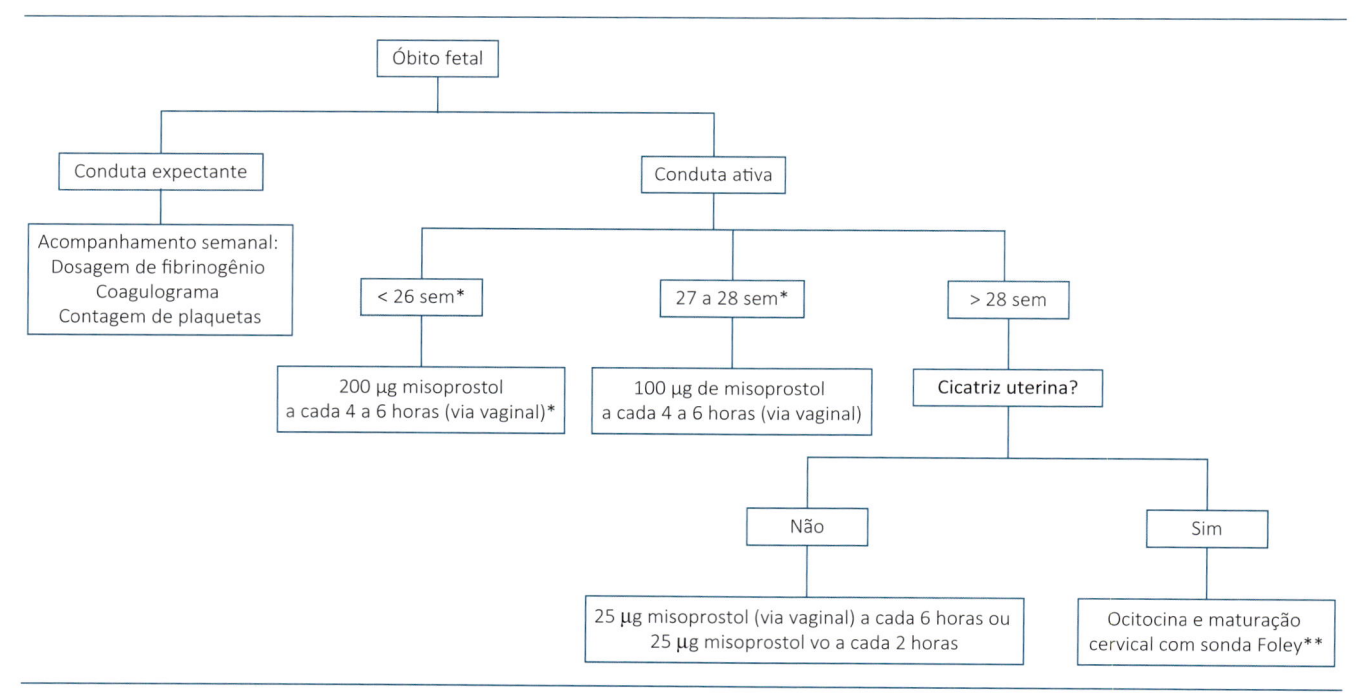

Figura 47.5. Fluxograma de manejo do parto em gestações com óbito fetal.

*Com ou sem cicatriz uterina; **Evitar uso de misoprostol.

Fonte: Desenvolvida pela autoria.

- Uso de anestesia e analgesia dever ser liberal durante a assistência ao parto.
- Evitar episiotomia.
- O fórcipe está contraindicado, a não ser em situações excepcionais.
- Enviar o feto e a placenta para exame anatomopatológico;
- Nos casos de anomalia fetal, oferecer a realização de citogenética ou *microarray*.
- Caso não ocorra a dequitação da placenta 30 minutos após o parto, doses adicionais de misoprostol podem ser prescritas.
- Nos casos de puérperas com tipagem sanguínea Rh-negativo, prescrever imunoglobulina anti-D, 300 mg, via intramuscular.
- Inibir a lactação.
- Evitar internação em alojamento conjunto.
- Apoio psicológico.
- Alta precoce.
- Programar o retorno desta paciente com o obstetra em aproximadamente 2 semanas.

Vale ressaltar a importância do apoio psicológico para esta família. A paciente e os familiares devem ser encorajados a passar um tempo com este bebê, carregá-lo caso queiram. Se possível, oferecer lembranças como fotografia e impressão dos pés e/ou mãos.

Achados do feto em óbito – Tanatologia Forense

Quando ocorre a morte fetal intrauterina, inicia-se o processo de autólise asséptica. Como o feto está imerso no líquido amniótico, ocorre um processo especial de transformação chamado "maceração". A maceração é a destruição dos tecidos moles do feto pela ação do líquido amniótico; este processo ocorre nos fetos com IG maior ou igual a 20 semanas, fetos com IG menor que 20 semanas podem ser reabsorvidos, mumificados ou calcificados.

O primeiro sinal de maceração a ser observado aparece cerca de 12 horas após o óbito intrauterino. É quando ocorre o deslizamento da pele. Sendo assim, os fetos que morreram cerca de 12 horas antes do parto, podem não apresentar nenhum sinal de maceração, ficando difícil confirmar se o óbito ocorreu antes do parto ou durante o parto.

O feto macerado é macio, flácido e achatado e exala um cheiro adocicado desagradável, bastante diferente do da putrefação. O feto morto apresenta a pele com coloração vermelha ou roxa, mas nunca esverdeada. Grandes bolhas contendo líquido seroso ou serossanguíneo são levantadas sobre a superfície da pele e a epiderme é facilmente removida, deixando áreas oleosas e úmidas. Os ossos tornam-se flexíveis e prontamente destacados das partes moles. Todas as vísceras são edematosas e perdem sua morfologia, mas os pulmões e o útero podem permanecer inalterados por um período mais longo; o cordão umbilical é vermelho, liso, amolecido e espessado.

Laugley classificou a maceração em graus:
- **Grau 0:** presença de pequenas bolhas esparsas na epiderme – seu aparecimento se inicia cerca de 8 horas após o óbito.
- **Grau 1:** bolhas agrupadas e epiderme começa a se destacar – cerca de 8 a 24 horas após o óbito.

- **Grau 2:** descolamento acentuado da epiderme e efusões avermelhadas nas cavidades – cerca de 24 a 48 horas após o óbito (Figura 47.2A).
- **Grau 3:** fígado amarelo-amarronzado, efusões turvas (líquido acastanhado).

A perda do alinhamento e da conformação dos ossos do crânio (acavalgamento) decorre do encolhimento do cérebro após a morte, conhecido como sinal de Spalding (Figura 47.6); este pode ser observado cerca de 7 dias após a morte do feto.

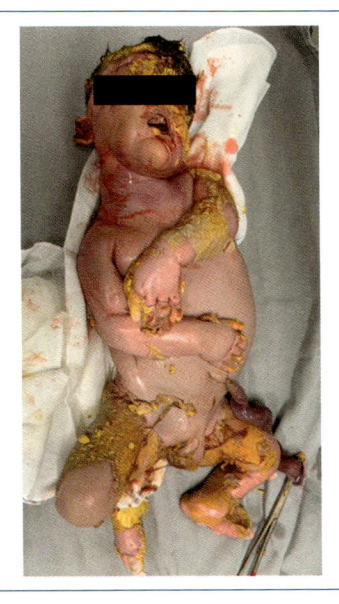

Figura 47.6. Feto com sinal de Spalding – óbito fetal há mais de 1 semana.
Fonte: Acervo da autoria.

Podem ocorrer sinais de mumificação quando o suprimento de sangue é deficiente e há pouco líquido amniótico, mas com a exclusão do ar. Se o ar ganha entrada em virtude da ruptura das membranas, o feto passa por putrefação em vez de maceração.

Gestação subsequente ao óbito fetal

Há pouca evidência para informar sobre condutas em gestação subsequente ao OF. Segundo Gupta et al. (2019), o aconselhamento deve ser realizado de forma individualizada, sempre buscando a causa da morte do feto em gestação prévia, diminuindo, assim, a probabilidade de recorrência. Outro fator estudado recentemente foi o intervalo interpartal, observando-se que quanto menor, maior o risco de recorrência.

O fator de risco mais importante é o OF em gravidez anterior. Outros fatores que devem ser levados em consideração são: tabagismo; obesidade; e diabetes *mellitus* tipo 2 não controlado. Importante encorajar estas pacientes a mudarem os seus estilos de vida, melhorando o estado de saúde antes de uma nova gestação.

O acompanhamento pré-natal de gestação subsequente a um OF deve incluir, além da rotina pré-natal habitual, maior atenção aos exames e orientações (Quadro 47.2).

Quadro 47.2
Orientações para acompanhamento pré-natal de gestações subsequentes à morte fetal, por trimestre.

1º Trimestre	2º Trimestre	3º Trimestre
Ultrassom morfológico do 1º trimestre	Ultrassom morfológico do 2º trimestre com Dopplervelocimetria das artérias uterinas	Ultrassom obstétrico seriado a partir de 28 semanas para investigação de RCF
PAPP-A, β-hCG livre	–	Contagem de movimentos fetais a partir de 28 semanas
Rastreamento de diabetes	–	Monitorização intensiva da vitalidade fetal a partir de 32/34 semanas*
Pesquisa de síndrome antifosfolípide e trombofilias	–	A indução do trabalho de parto deve ser realizada de forma eletiva com 39 semanas, se não houver contraindicação.

*Atenção: início de monitorização mais precoce pode resultar em prematuridade iatrogênica com base em teste falso-positivo.
Fonte: Desenvolvido pela autoria.

Considerações finais

Embora muito se tenha estudado sobre o aperfeiçoamento das investigações das possíveis causas das mortes fetais e do rastreamento de condições associadas à morbiletalidade perinatal, muito pouco é colocado em prática no Brasil, visto o alto custo e o acesso restrito a alguns desses exames. No entanto, o maior impacto desse evento está relacionado à saúde mental dos pais, com maior risco para depressão, estresse pós-traumático e ansiedade. Segundo Silver e Helser (2010), uma maior atenção deve-se ter com a humanização do atendimento ao casal com feto morto e com o apoio psicológico que deve ser oferecido aos envolvidos.

LEITURAS COMPLEMENTARES

ACOG Practice Bulletin n. 102: Management of stillbirth. Obstet Gynecol. 2009;113:748-61.

ACOG Practice Bulletin n. 107: Induction of labor. Obstet Gynecol. 2009;114:386-97.

Aquino, MMA, Cecatti, JG. Epidemiologia do óbito fetal em população de baixa renda. Rio de Janeiro: Revista Brasileira de Ginecologia e Obstetrícia. 1998 mar;20(2):71-5.

Aquino, MMA. Causas e fatores associados ao óbito fetal. [dissertação de Mestrado]. Campinas: Faculdade de Ciências Médicas, Universidade Estadual de Campinas; 1997.

Barbeiro, FMS, Fonseca, SC, Tauffer, MG, Ferreira, MSS, Silva, FP, Ventura, PM, Quadros, JI. Óbitos fetais no Brasil: Revisão sistemática. Revista de Saúde Pública; 2015. p.49:22.

Bernis L, Kinney MV, Stones W, Hoope-Bender P, Vivio D, Leisher SH et al. Stillbirths: Ending preventable deaths by 2030. 2016;387(10019):703-16.

Beucher G, Dolley P, Stewart Z, Carles G, Grossetti E, Dreyfus M. Fetal death beyond 14 weeks of gestation: Induction of labor and obtaining of uterine evacuation. Gynecol Obstet Fertil. 2015;43: 56-65.

Brasil. Ministério da Saúde. Estatísticas Vitais. Portal da saúde do SUS. Informações de saúde. s/d. [Acesso 2019 jun 28]. Disponível em: http://tabnet.datasus.gov.br/cgi/deftohtm.exe?sim/cnv/fet10uf.def.

Brasil. Ministério da Saúde. Secretaria de Políticas, Área Técnica da Saúde da Mulher. Gestação de alto Risco: Manual Técnico. Brasília; 2000.

Cowett AA, Golub RM, Grobman WA. Costeffectiveness of dilation and evacuation versus the induction of labor for second-trimester pregnancy termination. Am J Obstet Gynecol. 2006;194(3):768-73.

Dell Menezzi, AME et al. Vigilância do óbito fetal: Estudo das principais causas. São Paulo: O Mundo da Saúde. 2016;40(2):208-12.

Dodd JM, Crowther CA. Misoprostol for induction of labour to terminate pregnancy in the second or third trimester for women with a fetal anomaly or after intrauterine fetal death. Cochrane Database Syst Rev. 2010;(4):CD004901.

FIGO. Misoprostol Dosage Chart – New release! 2017. [Acesso 2019 jun 30]. Disponível em: https://www.figo.org/news/misoprostol-dosage-chart-new-release-0015613.

Fretts R, Spong C. Late fetal death and stillbirth: Incidence, etiology, and prevention; 2019. [Acesso 2019 jun 18]. Disponível em: https://www.uptodate.com/contents/late-fetal-death-and-stillbirth-incidence-etiology-and-prevention?search=fetal%20death&source=search_result&selectedTitle=2~150&usage_type=default&display_rank=2#H627981080.

Froen JF, Frigberg IK, Lawn JE, Bhutta ZA, Pattinson RC, Allanson ER et al. Stillbirths: Progress and unfinished business. Lancet. 2016;387:574-86.

Galtier-dereure F, Boegner C, Bringer J. Obesity and pregnancy: Complications and cost. American Journal Clinical Nutrition, Bethesda. 2000;71(5):1242-8.

Giraldi, LM et al. Óbito fetal: fatores obstétricos, placentários e necroscópicos fetais. Rio de Janeiro: J. Bras. Patol. Med. Lab. 2019 fev;55(1): 98-113.

Grunebaum A, Chevernack FA. Late fetal death and stillbirth: maternal care; 2019. [Acesso 2019 jun 18]. Disponível em: https://www.uptodate.com/contents/late-fetal-death-and-stillbirth-maternal-care.

Gupta PM et al. Interpregnancy interval and risk of stillbirth: A population-based case control study. Annals of Epidemiology. Doi: 10.1016/j.annepidem.2019.05.001.

Holanda, AAS. Caracterização da Mortalidade Fetal em Pernambuco, de 2000 a 2011: Causas e Fatores Associados [Monografia – Residência Multiprofissional em Saúde Coletiva]. Recife: Centro de Pesquisas Aggeu Magalhães, Fundação Oswaldo Cruz; 2013.

Ladhani NNN, Fockler ME, Stephens L, Barrett JFR, Heazell AEP. n. 369. Management of Pregnancy Subsequent to Stillbirth. J Obstet Gynaecol Can. 2018 Dec;40(12):1669-83.

Lawn JE, Blencowe H, Pattinson, R, Cousens S, Kumar, R, Ibiebele I et al. Stillbirths: Where? When? Why? How to make data count? Lancet. 2011;377:1448-63.

Lawn JE, Blencowe H, Waiswa P, Amouzou A, Mathers C, Hogan D et al. Stillbirths: Rates, risk factors, and acceleration towards 2030. Lancet. 2016;387(10018):587-603.

MacDorman MF, Gregory EC. Fetal and Perinatal Mortality: United States, 2013. Natl Vital Stat Rep. 2015;64(8):1-24.

Martins EF. Mortalidade perinatal e avaliação da assistência ao pré-natal, ao parto e ao recém-nascido em Belo Horizonte, Minas Gerias [tese de Doutorado]. Belo Horizonte: Universidade Federal de Minas Gerais, Escola de Enfermagem; 2010.

Maslow AD, Breen TW, Sarna MC et al. Prevalence of coagulation abnormalities associated with intrauterine fetal death. Can J Anaesth. 1996;43(12):1237-43.

Mastrodima S, Akolekar R, Yerlikaya G, Tzelepis T, Nicolaides KH. Prediction of stillbirth from biochemical and biophysical markers at 11-13 weeks. Ultrasound Obstet Gynecol. 2016;48:613-7.

Page, JM, Silver, RM. Evaluation of stillbirth. Current Opinion Obstetrics and Gynecology Journal. 2018;30(2):130-5.

Patterson J, Aziz A, Bauserman MS, McClure EM, Goldenberg RL, Bose CL. Challenges in classification and assignment of causes of sitillbirths in low-incomeand lower-middle-income countries. Seminars in Perinatology; 2019. p.1-7.

Pinheiro RL, Areia, AL, Mota Pinto A, Donato H. Advanced maternal age: Adverse outcomes of pregnancy, a Meta-Analysis.Acta Med Port. 2019;32(3):219-26.

Reddy UM, Spong CY. Stillbirth Disorders at the Maternal-Fetal Interface Creasy & Resnik's Maternal-Fetal Medicine: Principles and Practice. 7th ed. Chennai, India: Saunders; 2014. Chap 45, Part 4.

Silver RM, Heuser CC. Stillbirth workup and delivery management. Clin Obstet Gynecol. 2010;53(3):681-90.

Sun S Y, Mattar R, Carvalho N, Neto ARB. Morte Fetal. In: Tratado de Obstetrícia Febrasgo. Rio de Janeiro: Elsevier; 2019. p.327-33.

Vieira, MSM et al. Dificuldades para a identificação da causa do óbito fetal: Como resolver? Rio de Janeiro: Rev. Bras. Ginecol. Obstet.; 2012 set;34(9):403-8.

Vij K. Textbook of Forensic Medicine and Toxicology. 5.ed. Índia, Chennai; 2011. p.146-58.

Walles B et al. Maternal health care program and markers for late fetal death. Acta Obstetricia et Gynecologica Scandinavica, Stockholm. 1994;73:773-8.

World Health Organization, Unicef. Every newborn action plan; 2014. [Acesso 2019 jun 19]. Disponível em: https://www.healthynewbornnetwork.org/resource/every-newborn-action-plan/.

48

Distúrbios do líquido amniótico

Elias Ferreira de Melo Junior
Debora Farias Batista Leite

O líquido amniótico (LA) é um importante componente da gestação; participa do desenvolvimento fetal e protege o concepto contra impactos mecânicos. De acordo com Orczyk-Pawilowicz et al. (2016) sua composição varia ao longo da gestação, bem como seu volume, como demonstrado por Magann et al. (2000) e refletem o equilíbrio entre os metabolismos da mãe e do feto, segundo Palmas et al. (2016). Sua composição e volume variam ao longo da gestação, e refletem o equilíbrio entre os metabolismos da mãe e do feto. Morris et al. (2014) mostraram que a sua avaliação como parte da propedêutica obstétrica oferece informações sobre o bem-estar fetal; distúrbios do líquido amniótico estão relacionados a importantes eventos adversos na gravidez, como mortalidade perinatal e distúrbios do crescimento fetal. Estudos recentes de Graça et al. (2012, 2013), Seiku et al. (2015), Baraldi et al. (2016) e Lee et al. (2019), têm utilizado o LA como biofluido para investigação de doenças cromossômicas fetais, metabólicas, hipertensivas e prematuridade, o que demonstra sua relevância para o bem-estar materno-fetal, e sua potencialidade para a compreensão e o manejo de intercorrências gestacionais.

Avaliação do líquido amniótico

O principal componente do LA, conforme o tratado clássico de Moore e Persaud (2016), é a água em que estão dissolvidos componentes orgânicos e inorgânicos, além de células fetais descamadas em suspensão. Para Mitchell et al. (2018), o mecônio também pode fazer parte do LA no final da gestação, em função da maturação do sistema nervoso gastrointestinal fetal. Em gestações normais, a composição do LA acompanha os estágios do desenvolvimento fetal. A partir do 2º trimestre, Orczyk-Pawilowicz et al. (2016) sugeriram que os níveis de metabólitos estruturais e relaciona-

dos à geração de energia (p. ex., glicose, carnitina, aminoácidos) diminuam, ao passo que aumentem os níveis dos metabólitos associados à quebra de energia (p. ex., creatinina, succinato e piruvato). Rehbinder et al. (2018) e Lim et al. (2019), trabalhando com identificação de material genético bacteriano ou viral concluíram que o líquido amniótico não tem flora própria na gestação a termo, sem complicações.

Os autores Moore e Persaud (2016) estabeleceram que o volume total de LA aumenta cerca de 350 mL, na 20ª semana de gestação, até cerca de 1.000 mL, na 37ª semana, e tende a diminuir com o avançar da idade gestacional. No 1º trimestre, de acordo com Palmas et al. (2016), o LA provém, principalmente, por difusão através das membranas corioamnióticas e da pele fetal (por ser não queratinizada), e sua composição é semelhante ao plasma materno. Os rins fetais começam a produção de urina a partir da 14ª semana de gestação e, juntamente com as secreções gastrointestinais, pulmonares e oronasais, são as principais fontes de produção do LA. Há, ainda, pequena difusão de líquido a partir da placa coriônica, proveniente dos espaços intervilosos placentários. Em contrapartida, Dashe et al. (2018) mostraram que a deglutição fetal e a reabsorção pelas membranas permitem que o LA seja renovado a cada 24 horas, quando próximo ao termo. Sherer (2002) estimou que a diurese fetal corresponde a 30% do seu peso corporal, a termo, enquanto a deglutição de LA responda por 20 a 25% do peso. Das membranas corioamnióticas, a água e demais componentes do LA atingem a circulação materna.

Quantificação do líquido amniótico

A avaliação do LA é um componente imprescindível na Obstetrícia moderna. Os estudos iniciais de Manning et al. (1980) realçaram o papel do LA ao incluí-lo como parte do perfil biofísico fetal (PBF); em seguida, Phelan et al. (1987) descreveram a técnica de medida do índice de líquido amniótico (ILA). Hebbar et al. (2015) demonstraram que o volume do LA aumenta progressivamente até a 28ª semana, atinge o pico entre 32 e 34 semanas, e marcadamente diminui após as 40 semanas (Figura 48.1), o que pode estar relacionado aos mecanismos que deflagram o início do trabalho de parto, segundo Kehl et al. (2016). A alteração do volume do LA – oligo ou polidrâmnio – pode ser sinal de uma condição gestacional subjacente (p. ex., síndromes hipertensivas ou diabetes *mellitus*, respectivamente), mas pode ocorrer de maneira isolada, numa gestação até então considerada de risco habitual. Neste caso, o recém-nascido deve ser avaliado por profissional experiente, uma vez que a causa da alteração do LA pode ser diagnosticada ao longo do 1º ano de vida.

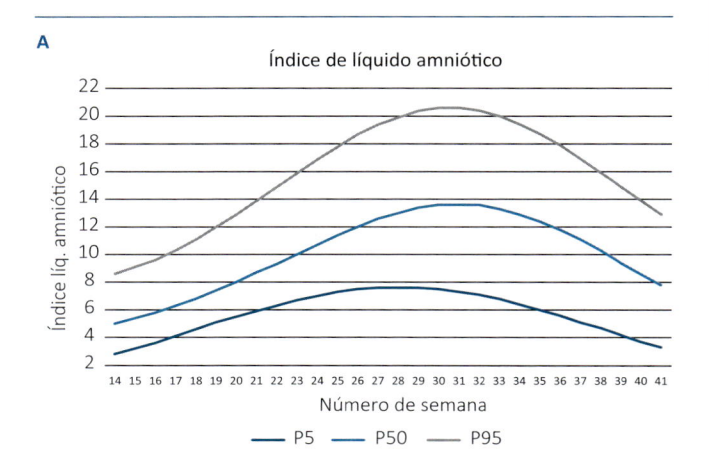

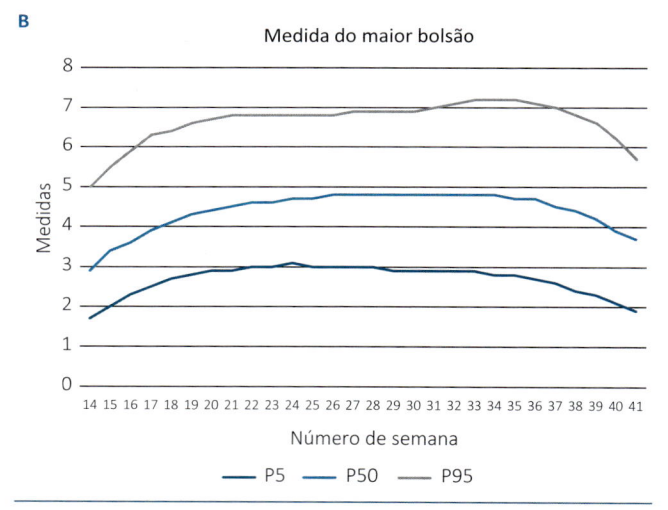

Figura 48.1. Curvas de referência para o líquido amniótico de acordo com a idade gestacional. (A) Medida pelo índice de líquido amniótico. (B) Medida pelo maior bolsão vertical.
Fonte: Valores adaptados de Magann et al., 2000.

A quantificação do LA pode ser direta ou indireta. Historicamente, a amniocentese com diluição do LA com corante (*aminno hyppurate dye dilution*) é considerada o padrão-ouro para medida quantitativa indireta do volume (Quadro

48.1), como sugerem Charles e Jacoby (1966). Felizmente, o advento da ultrassonografia permitiu uma avaliação não invasiva, acessível, reprodutível e de aprendizado simples. A avaliação subjetiva, quando realizada por profissional experiente é confiável. Quanto aos métodos semiquantitativos, os mais difundidos são a medida do maior bolsão (MB) vertical e o ILA (Tabela 48.1). Importante ressaltar que as aferições dos bolsões de LA não devem conter partes fetais ou do cordão umbilical (ACOG Practice Bulletin 145, 2014).

Quadro 48.1 Métodos de quantificação do líquido amniótico.		
Direta	***Aspiração do líquido amniótico durante a cesárea***	
Indireta	Quantitativa	Diluição com corante
	Semiquantitativa	Avaliação subjetiva
		Índice de líquido amniótico
		Maior bolsão vertical
		Bolsão bidimensional

Fonte: Desenvolvido pela autoria.

Os valores de referência, como esperado, variam de acordo com a idade gestacional considerada. Apesar de o ponto de corte para definição de limites mínimos e máximos serem divergentes entre os estudos (p. ex., uso de percentis ou desvios-padrão), intervalos de normalidade são bem aceitos na prática clínica e na literatura (Tabela 48.1). É importante ressaltar que quaisquer condições maternas ou fetais que interfiram com o metabolismo normal do líquido amniótico podem modificar a quantidade de LA. Como exemplo, o estímulo vibroacústico estimula a deglutição fetal, associando-se a diminuição do ILA. O jejum materno também pode provocar uma redução transitória do LA, por motivos pouco esclarecidos, ambos os achados constam do trabalho de Sherer (2002). Contudo, em curto prazo, o repouso materno e a hidratação podem aumentar as medidas do LA, conforme ensaio randomizado de Ülker et al. (2016). Os distúrbios do LA podem ser indicações de interrupção da gestação, e alguns desfechos perinatais adversos têm sido relacionados a estas condições.

Tabela 48.1. Valores de referência para as medidas do líquido amniótico.

	Maior bolsão vertical	*Índice de líquido amniótico*
Oligoâmnio	≤ 2 cm	≤ 5 cm
Normoâmnio	2 a 8 cm	5 a 24 cm
Polidrâmnio	≥ 8 cm	≥ 24 cm
Leve	8 a 11 cm	24 a 29,9 cm
Moderado	12 a 15 cm	30 a 34,9 cm
Grave	≥ 16 cm	≥ 35 cm

Fontes: Adaptada de Dashe et al., 2018; e American College of Obstetricians and Gynecologists. Practice Bulletin 145: Antepartum fetal surveillance, 2014.

Oligoâmnio

O termo oligoâmnio refere-se à quantidade diminuída do líquido amniótico. Neste capítulo iremos tratar do oligoâmnio não relacionado à ruptura de membranas amnióticas. Essa entidade impõe investigação e manejo específicos.

A quantidade normal de LA é mantida sob um equilíbrio dinâmico com importante participação do sistema urinário fetal; em gestações a termo, a diurese fetal chega a 1.200 mL/dia, de acordo com Sherer (2002). Por esta razão, o achado de oligoâmnio é compreendido como um marcador de hipoperfusão renal fetal, ou seja, hipoxemia tecidual. O emprego de percentis para definição de oligoâmnio não é recomendado; os valores de ILA ≤ 5cm ou MB ≤ 2cm (Tabela 48.1) são sugeridos pelo Colégio Americano de Obstetras e Ginecologistas, apesar de tais pontos de corte não serem validados no tocante a desfechos perinatais adversos (Casey et al., 2000; Chauhan et al., 1999).

O oligoâmnio atinge de 2 a 15% das gestações em geral, a depender da população sob estudo, e afeta pelo menos 5% das gestações pós-termo (Rosati, 2016). Ele coexiste com malformações congênitas em 0,99 por 1.000 nascidos vivos (Stoll et al., 2003), sendo imprescindível uma adequada avaliação da sonoanatomia fetal no momento do diagnóstico de oligoâmnio.

Propedêutica

O oligoâmnio pode ser suspeitado pela anamnese e exame físico, ativamente pesquisado em gestações de alto risco, ou pode ser um achado ocasional de ultrassonografia. A acurácia da medida ultrassonográfica em identificar o oligoâmnio verdadeiro (quando aferido por diluição de corante) é questionável (sensibilidade máxima de 10%) (Signore, 2008). Entretanto, diante dos vários estudos clínicos que relacionam o ILA ou MB com os desfechos gestacionais e neonatais, a diminuição do LA, por estes parâmetros, parece ser suficiente para demonstrar que o seu desequilíbrio funcional pode ser prejudicial ao feto.

Os estudos observacionais (Conway et al., 1998; Melamed et al., 2011; Freire et al., 2013; Ashwal et al., 2014; Naveiro-Fuentes et al., 2015) são conflitantes a respeito do significado patológico do oligoâmnio isolado, uma vez que os desfechos perinatais são semelhantes quando comparados a prenhezes com LA normal. Entretanto, a opinião mais prevalente na literatura é que a diminuição do LA seja um sinal de hipóxia crônica que pode acompanhar intercorrências gestacionais (p. ex., síndromes hipertensivas, restrição de crescimento fetal) ou ocorrer de maneira isolada. A medida da altura de fundo uterino demonstra baixa acurácia na detecção de oligoâmnio (sensibilidade de 28%) (Freire et al., 2013). Mesmo em gestações de risco habitual, alterações do LA e do peso fetal são detectadas três vezes mais quando a ultrassonografia é realizada de rotina.

Uma vez identificado o ILA ≤ 5cm, uma detalhada avaliação materno-fetal deve ser conduzida (Figura 48.2). As síndromes hipertensivas maternas devem ser vigiadas, pois o oligoâmnio pode ser o primeiro sinal clínico do hipofluxo placentário crônico. Sorologias para infecções congênitas, especialmente pelo citomegalovírus e parvovírus B19, devem ser realizadas, e o uso de fármacos que alteram o LA deve ser questionado. Os principais são as da classe dos anti-inflamatórios não esteroidais (AINES), inibidores da

conversão da angiotensina (IECA) e bloqueadores do receptor da angiotensina II (BRA). São fármacos que cruzam livremente a membrana placentária e atingem o sistema geniturinário fetal. Os AINEs podem interferir com a nefrogênese, mas o efeito mais comum é o de diminuir a taxa de filtração glomerular, que é transitório. Os IECA e BRA tendem a ser de administração crônica, e o achado de oligoâmnio pode corresponder a um dano renal definitivo. Assim, não são recomendados na gravidez e devem ser substituídos caso componham o esquema terapêutico da hipertensão essencial materna.

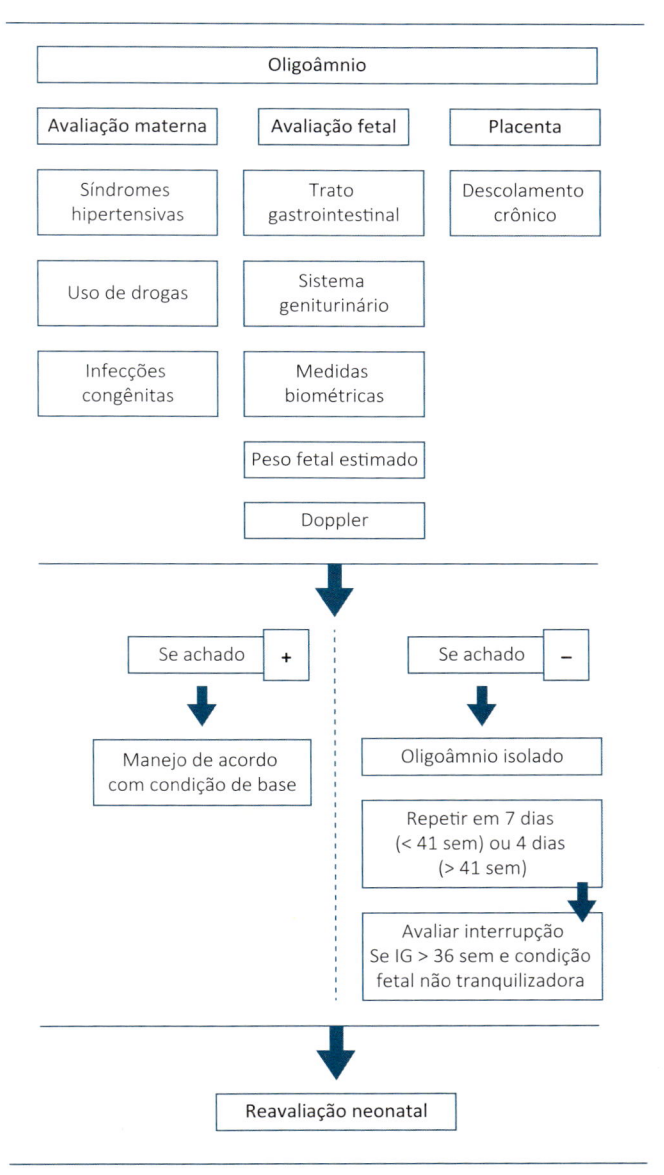

Figura 48.2. Fluxograma proposto de investigação e manejo dos casos de oligoâmnio.
Fonte: Desenvolvida pela autoria.

A sonoanatomia fetal também deve ser contemplada na investigação do oligoâmnio. As dificuldades técnicas são patentes, mas faz-se mister identificar a normalidade do sistema geniturinário. Sugere-se utilização do Doppler para identificação das artérias renais e, consequentemente, rins. A ausência de urina na bexiga pode ser indicativa de tumores obstrutivos ou de refluxo vesicoureteral. Causas mais raras de oligoâmnio, como o descolamento placentário crônico, também devem ser consideradas. As medidas biométricas fetais, o peso estimado e os índices Dopplervelocimétricos (artérias uterina, umbilical e cerebral média, além do ducto venoso) podem auxiliar na identificação da restrição de crescimento fetal (RCF).

Quadro 48.2 Principais condições que geram distúrbios do líquido amniótico.	
Oligoâmnio	*Polidrâmnio*
Isolado: 0,5 a 5% dos casos	Idiopático: 50 a 60% dos casos
Malformações congênitas e desordens genéticas	
Trato gastrointestinal: gastrosquise	Sistema nervoso central: anencefalia, meningomielocele, teratoma sacrococcígeo
Sistema geniturinário: agenesia renal, tumores obstrutivos, refluxo vesicoureteral, cistos renais, rim multicístico displásico	Trato gastrointestinal: atresia esofágica ou duodenal, fístula traqueoesofágica, hérnia diafragmática
	Sistema musculoesquelético: artrogriposes, distrofia muscular
	Sistema geniturinário: obstrução da junção ureteropélvica, nefroma mesoblástico
	Outras: fendas labiais e palatinas, micrognatia, retrognatia, tumorações cervicais ou torácicas, malformações cardíacas
	Aneuploidias: trissomias dos cromossomos 13 e 18
Desordens maternas, infecções e condições imunes	
Síndromes hipertensivas	Diabetes *mellitus*
Parvovirose B19, citomegalovirose	Parvovirose B19, citomegalovirose, sífilis, toxoplasmose
	Aloimunização fetal
Outras	
Restrição de crescimento fetal, síndrome da pós-maturidade, síndrome da transfusão feto-fetal, sequência do descolamento placentário crônico – oligoâmnio	Hidropsia não imune, síndrome de Bartter, diarreia congênita, síndrome da transfusão feto-fetal, hemólise fetal.

Fonte: Desenvolvido pela autoria.

Apesar de o oligoâmnio não compor a lista dos critérios diagnósticos de RCF ou de gravidade da síndrome hipertensiva, é uma boa prática obstétrica manter vigilância das pacientes nos limites da normalidade para estas condições. O Colégio Americano de Obstetras e Ginecologistas (ACOG Practice Bulletin, 2003) e a Sociedade Internacional para Estudo das Síndromes Hipertensivas na Gestação (Brown et al., 2018) recomendam a aferição do LA no momento do diagnóstico da hipertensão ou da RCF. A repetição da medida depende dos achados iniciais e da proposta terapêutica. Se clinicamente estáveis, para as quais se propõe trata-

mento expectante, o volume do LA deve ser avaliado ao menos semanalmente nas pacientes com síndromes hipertensivas. Essa conduta parece ser também razoável em casos de RCF, mas não há evidências que comparem o seu uso com as medidas do Doppler.

Nas situações em que se excluiu, na primeira avaliação, quaisquer condições patológicas, convém repetir a medida LA em até 1 semana, pois se estima que seja um quadro persistente em 60% dos casos (Lagrew et al., 1992). Contudo, deve-se reavaliar o LA 2 vezes por semana, quando a idade gestacional foi acima de 41 semanas.

Importância clínica e desfechos gestacionais

Em cerca de 40% dos casos, o oligoâmnio é transitório, e a medida do LA tende a ser normal em 1 semana. Contudo, o oligoâmnio persistente parece fazer parte de um ciclo vicioso. A diminuição da diurese pode ocorrer pela centralização da circulação fetal, que prioriza o cérebro, coração e adrenais; ao mesmo tempo, há menor deglutição, pela menor disponibilidade de LA. Como consequência, há possível hipoplasia pulmonar e contraturas de membros fetais. Nos casos de pré-eclâmpsia, a presença de oligoâmnio se relaciona a piores desfechos neonatais; a chance de hipóxia perinatal, óbito neonatal, anemia e hipoglicemia foi 2,5 vezes maior em gestações pré-termo (Rabinovich et al., 2019).

Os casos de oligoâmnio relacionado ao uso de fármacos são heterogêneos. Os associados ao uso de AINES tendem a ser reversíveis após suspensão da medicação, mas pode haver injúria renal definitiva quando a exposição ocorreu no 1º trimestre da gestação. Contudo, a exposição a bloqueadores do sistema renina-angiotensina (especialmente os BRA) é mais importante, uma vez que interferem com o desenvolvimento tubular. Estes efeitos tendem a ser permanentes e são ainda mais marcantes após o 2º trimestre, pois acarretam isquemia renal quando a ação da angiotensina na fisiologia renal é fundamental. Os neonatos expostos a estas drogas no período intrauterino devem ser avaliados por equipe multidisciplinar, para estimar o real impacto da função renal e a necessidade de tratamentos adicionais. Com relação às malformações do sistema urinário e síndrome de transfusão feto-fetal, são descritas intervenções cirúrgicas fetais desobstrutivas e ablação a *laser*, respectivamente. Esses procedimentos devem ser reservados para centros especializados.

Três revisões sistemáticas recentes avaliaram os desfechos perinatais adversos em gestações com oligoâmnio (Morris et al., 2014; Shrem et al., 2016; Rabie et al., 2017). Em gestações de risco habitual, o oligoâmnio isolado está associado a maiores taxas de indução do trabalho de parto, cesárea (eletiva ou intraparto), admissão em unidade de cuidado intensivo neonatal, escore de Apgar < 7 no 5º minuto e síndrome da aspiração meconial. O oligoâmnio está associado ao recém-nascido pequeno para a idade gestacional (PIG) (*odds ratio*, OR 6,31; intervalo de confiança 95%, IC95% 4,15 a 9,58), o que pode ser parcialmente explicado pelo menor volume de diurese em fetos de menor peso corporal. Entretanto, a chance de morte neonatal chega a ser quase nove vezes maior nesse grupo de recém-nascidos em comparação aos que apresentavam volume normal de LA (OR 8,72; IC95% 2,43 a 31,26). Em gestações de alto risco, o oligoâmnio esteve relacionado a maior risco para baixo peso ao nascer, recém-nascido PIG (OR 6,31; IC95% 4,15 a 9,58) e morte perinatal (OR 11,54, IC95% 4,05 a 32,9).

Tratamento

O oligoâmnio é um dos componentes clínicos das síndromes hipertensivas, RCF ou transfusão feto-fetal, por exemplo, e os protocolos de manejo específico destas condições devem ser respeitados. Nos casos de oligoâmnio associado ao uso de fármacos convém suspender a administração e reavaliar o impacto renal fetal e neonatal.

Uma revisão da Biblioteca Cochrane (Hofmeyr e Gülmezoglu, 2002) pontuou que o volume de LA responde à hidratação materna. A suplementação de até 4.000 mL de hidratação, por via oral ou venosa (hipo ou isotônica), em 2 a 6 horas, aumentou o ILA em 2,01 cm (IC95% 1,43 a 2,60) em gestações com oligoâmnio, e 4,50cm (IC95% 2,92 a 6,08) naquelas com volume normal do LA. Os estudos sugerem uma rápida resposta fetal na tentativa de restabelecer o equilíbrio dinâmico do LA, seja por aumento da diurese fetal ou por melhora do fluxo uteroplacentário, isto é, interferindo com a reabsorção da LA pelas membranas amnióticas e sangue fetal. Ao mesmo tempo, o menor aumento absoluto em casos oligoâmnio sugere que estes fetos devem aplicar mecanismos compensatórios para manter sua sobrevivência intrauterina. Infelizmente, não está claro até que ponto o aumento do LA é benéfico para o feto, ou qual a real eficácia da hidratação materna como tratamento em longo prazo para o oligoâmnio. Estudo recente apontou que a hidratação mantida por pelo menos 1 semana se relaciona ao aumento da medida do ILA acima de 30 semanas (Patrelli, 2012), de modo que pode ser uma estratégia viável quando não há contraindicações para essa terapêutica.

O emprego de vasodilatadores parece ser promissor, possivelmente por melhorar o fluxo uteroplacentário. Em comparação com a hidratação materna, o citrato de sildenafil, um inibidor da 5-fosfodiesterase, relacionou-se a maior aumento do ILA, maior idade gestacional no momento do parto, menor taxa de cesáreas e de admissão em unidade de cuidado intensivo neonatal (Maher et al., 2017).

A infusão de soluções cristaloides na cavidade amniótica para aumento do LA é uma opção terapêutica conhecida em casos de amniorrexe pré-termo. Entretanto, sua eficácia ainda não foi estabelecida em casos de oligoâmnio não relacionado a perdas. Estudos observacionais relatam aumento do diagnóstico pré-natal de malformações congênitas por melhora da janela acústica (Vikraman et al., 2017). Em casos selecionados de RCF precoce, a amnioinfusão seriada pode ser uma estratégia útil. Porém, quanto mais precoce o diagnóstico de oligoâmnio e o início da amnioinfusão, pior o prognóstico fetal, com maiores taxas de perdas gestacionais < 24 semanas. Nas situações de malformações congênitas com prognóstico neonatal reservado, as expectativas do casal, os riscos e os benefícios (clínicos, acadêmicos, científicos) do procedimento devem ser analisados sob uma perspectiva ética de não maleficência.

Resolução da gravidez

A interrupção da gestação em casos de oligoâmnio depende de fatores maternos (p. ex., condições associadas, como síndromes hipertensivas) e fetais (p. ex., idade gestacional, vitalidade). Caso seja identificada a origem do oligoâmnio, o manejo e o momento da interrupção da gestação devem ser guiados pela condição clínica de base. Em casos de restrição de crescimento fetal (peso fetal estimado abaixo do percentil 10), o oligoâmnio é considerado um achado de mau prognóstico. Apesar de não haver consenso na literatura, parece ser razoável interromper a gestação a partir da 32ª semana (ACOG Practice Bulletin 204, 2019).

Para os casos de oligoâmnio isolado, não há consenso sobre o momento da resolução da gestação. Numa pesquisa entre perinatologistas norte-americanos, um terço deles opinou que a indução do parto, a termo, não reduziria a morbidade perinatal, e apenas 12% deles consideraria interromper uma gestação entre 34 e 36 semanas quando o feto tem crescimento adequado para a idade gestacional (Schwartz et al., 2009). Contudo, estudos observacionais apontam maiores índices de corioamnionite e de LA meconial na conduta expectante. Em recente publicação, o Colégio Americano de Obstetras e Ginecologistas (ACOG) recomenda resolução da gravidez na 36ª semana em casos de oligoâmnio isolado e persistente, deixando claro que a medida não tem base em estudos consistentes (Figura 48.2).

Como já mencionado, o diagnóstico de oligoâmnio aumenta a taxa de indução do trabalho de parto, mas o real benefício em relação aos resultados perinatais deve ser considerado, independentemente da idade gestacional. Além disso, os potenciais riscos da prematuridade terapêutica não devem ser menosprezados. Com relação à via de parto, parece estar mais relacionada ao passado obstétrico materno e à apresentação fetal do que ao diagnóstico de oligoâmnio em si.

Um outro ponto que merece atenção é o método de aferição do LA. Uma revisão da Biblioteca Cochrane apontou que o emprego do ILA, em comparação ao do MB, relaciona-se a maior risco de diagnóstico de oligoâmnio (risco relativo, RR, 2,39; IC95% 1,73 a 2,38), de indução do trabalho de parto (RR 1,92, IC95% 1,50 a 2,46) e de cesárea intraparto (RR 1,46, IC95% 1,08 a 1,96), sem modificar os desfechos perinatais (Nabhan et al., 2010). Em 2016, Kehl et al. (2016) reforçaram esses achados em gestações acima de 40 semanas, e Rosati et al. (2016), acima das 41 semanas, demonstrando não haver benefício perinatal com a indução de parto. Neste sentido, parece ser prudente repetir a medida pelo MB caso haja oligoâmnio pelo ILA.

Para as pacientes com necessidade de indução, o misoprostol pode ser utilizado para o preparo do colo. Há um risco teórico de compressão do cordão umbilical e hipóxia intrauterina durante as contrações. A associação entre a diminuição do LA e o risco de parto instrumental não foi quantificado, mas o risco de cesáreas por frequência cardíaca fetal não tranquilizadora chega a ser duas vezes maior em gestações de risco habitual com oligoâmnio. Entretanto, quando são analisados em conjunto os casos de gestação de alto risco, os achados da monitorização intraparto de gestações com oligoâmnio demonstram ser semelhantes às de gestações com medidas normais do LA (Rhoades et al., 2019).

Polidrâmnio

O polidrâmnio é definido, de acordo com a Society for Maternal-Fetal Medicine, como ILA ≥ 24cm ou MB ≥ 8cm (Tabela 48.1). Acredita-se que até 2% das gestações sejam acometidas por polidrâmnio, sendo mais frequentes os considerados leves. A prevalência das diferentes condições que culminam em polidrâmnio variam entre as séries; em ordem decrescente, tem-se as malformações anatômicas fetais e desordens genéticas (8 a 45%), diabetes materno (5 a 26%), gestações múltiplas (8 a 10%) e anemia fetal (1 a 11%). Micrognatia, fenda lábio palatina ou fistula traqueoesofágica, por exemplo, dificultam a deglutição do líquido, ao passo que o diabetes *mellitus* materno e a hidropsia se associam ao volume urinário fetal. Outras causas incluem doenças neuromusculares fetais ou infecções congênitas. Entretanto, em cerca de metade dos casos, a causa não é esclarecida durante a gestação. Por exclusão, são casos denominados de origem idiopática; polidrâmnio grave ou o aumento progressivo do volume do líquido sugerem etiologia de base. Como já mencionado, a causa subjacente ao polidrâmnio pode ser diagnosticada após o nascimento; por exemplo, séries de casos tem reportado a síndrome de Bartter transitória (hipocalemia, hipocloremia, acidose metabólica e hiperreninemia provocados por distúrbio tubular renal) cuja manifestação na gravidez foi o polidrâmnio.

Propedêutica

A anamnese e exame físico obstétricos podem apontar para a presença de polidrâmnio, como a identificação de altura de fundo uterino não compatível com a idade gestacional. Porém, sua confirmação deve ser realizada por ultrassonografia. A investigação etiológica do polidrâmnio deve abranger desordens metabólicas, infecciosas, imunes, além do crescimento e da anatomia fetal (Figura 48.3). Caso o polidrâmnio surja no 3º trimestre, ou após 1 mês desde o rastreio para diabetes *mellitus* gestacional, pode-se considerar a repetição do exame. A presença de restrição de crescimento fetal sugere aneuploidia, especialmente trissomias dos cromossomos 13, 18 e 21. A pesquisa de condições genéticas (por métodos invasivos ou não) ou anemia fetal deve ser discutida entre a equipe médica e com o casal, bem como a continuidade de investigação neonatal para os casos idiopáticos.

Identificada a causa do polidrâmnio, o manejo específico para a condição em tela deve ser instituído, como a avaliação sequencial dos índices Dopplervelocimétricos na presença de isoimunização Rh. Parece razoável repetir a ultrassonografia diante do controle glicêmico materno. Para os casos de infecções e malformações congênitas, sugere-se seguimento em unidade terciária, em que estejam disponíveis serviços obstétrico e neonatal de suporte, incluindo unidade intensiva e cirurgia pediátrica.

Atualmente, não há evidências que orientem a necessidade, o tipo ou a frequência da avaliação fetal anteparto quando há polidrâmnio idiopático (ACOG Practice Bulletin 145, 2014). Para o Colégio Americano de Obstetras e Ginecologistas e para a Sociedade de Medicina Fetal (Dashe et al., 2018), os casos idiopáticos carecem de monitorização anteparto rotineira. Entretanto, diante do maior risco de morte perinatal, é prudente repetir a ultrassonografia em intervalos de 3 a 4 semanas, para acompanhamento do crescimento fetal, perfil hemodinâmico, e quantificação do LA – em cerca de 30 a 40% dos casos, trata-se de um quadro transitório. Adicionalmente, nos casos persistentes, sugere-se cardiotocografia (ou perfil biofísico fetal) ao menos 1 vez por semana a partir de 32 a 34 semanas (Figura 48.3).

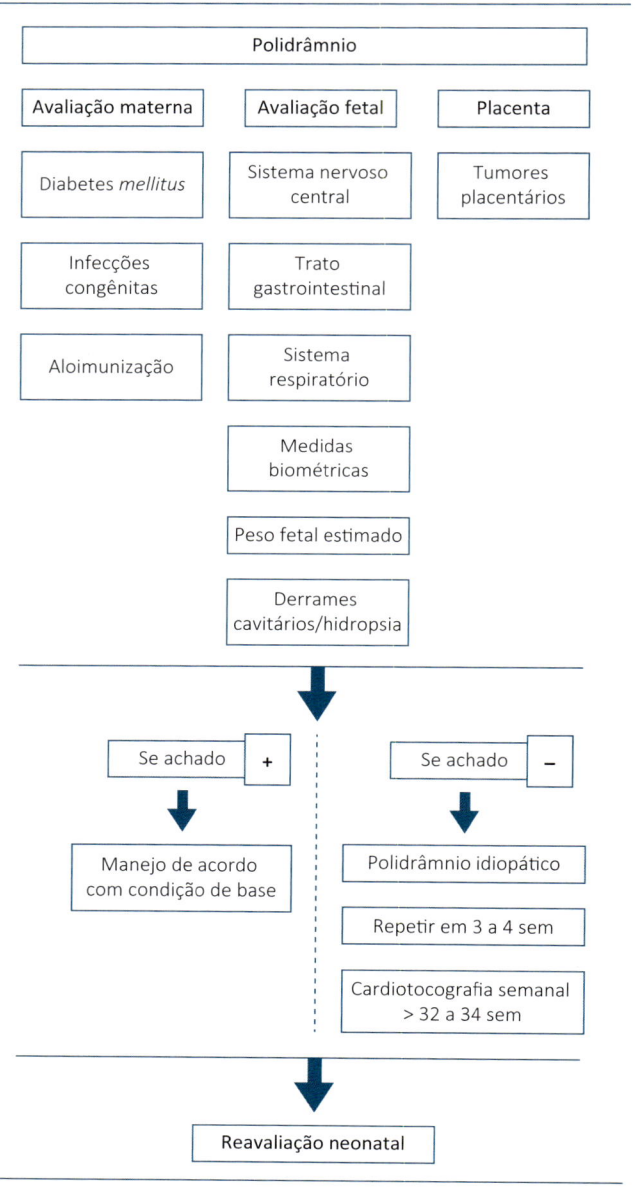

Figura 48.3. Fluxograma proposto de investigação e manejo dos casos de polidrâmnio.
Fonte: Desenvolvida pela autoria.

Importância clínica e desfechos gestacionais

O polidrâmnio compõe o quadro clínico de uma ampla gama de intercorrências perinatais (Quadro 48.2), de modo que as repercussões dependem, em última análise, da sua etiologia. As chances de parto prematuro, hipóxia perinatal e morte perinatal são crescentes a partir do ILA ≥ 20 cm. Condições como a anencefalia ou as aneuploidias são potencialmente fatais (p. ex., síndromes de Patau e Edwards), enquanto malformações anatômicas são passíveis de correção cirúrgica em centros especializados. O polidrâmnio pode ser um marcador de descontrole glicêmico em gestantes com diabetes *mellitus*, mas parece não ser um fator independente para piores desfechos neonatais.

O polidrâmnio idiopático, por sua vez, associa-se a vários desfechos perinatais adversos. A distensão das fibras uterinas pode ser o evento desencadeador da prematuridade, mas não guarda relação com a gravidade do polidrâmnio. É descrita associação com indução do trabalho de parto, frequência cardíaca fetal não tranquilizadora, parto vaginal operatório, cesariana, distocia de ombro, hemorragia pós-parto, apresentações anômalas, escore de Apgar < 7 no 5º minuto de vida e admissão em unidade de cuidados intensivos neonatais. O polidrâmnio se associa, ainda, à macrossomia em até 30% dos casos, e representa uma chance 11 vezes maior de peso ao nascer acima do percentil 90 (OR, 11.41, IC95%, 7,09 a 18,36) (Morris et al., 2014). Também é um fator independente para óbito perinatal, possivelmente em função do aumento da pressão intra-amniótica e da centralização da circulação fetal.

Tratamento

A terapêutica específica para o polidrâmnio depende da causa subjacente e de sua gravidade. Nos casos de síndrome da transfusão feto-fetal, a ablação a *laser* das anastomoses placentárias é uma possibilidade, assim como pode ser necessária transfusão sanguínea para os fetos anêmicos. Para as gestantes diabéticas, o controle glicêmico materno parece ser suficiente para a remissão do polidrâmnio. Os casos idiopáticos leves ou moderados são bem tolerados pela gestante, e dificilmente requerem tratamento específico.

Para os casos de polidrâmnio grave, a amniorredução e a indometacina podem ser considerados. A amniorredução é a drenagem de líquido amniótico a partir de uma punção abdominal materna, geralmente guiada por ultrassonografia. Está indicada quando há desconforto materno importante (p. ex., dispneia, ortopneia, dor abdominal) em casos de polidrâmnio severo. É uma medida temporária, visto que o polidrâmnio tende a se reinstalar.

A indometacina é um AINE que atravessa a barreira placentária e atinge a produção de prostaglandinas fetais, possivelmente reduzindo a diurese, de modo reversível. A administração parecia promissora, ao reduzir a necessidade de amniorreduções sucessivas em casos de polidrâmnio severo. Porém, observou-se redução da diurese neonatal em fetos submetidos à indometacina para inibição do trabalho de parto prematuro e aumento do risco de fechamento precoce do ducto arterioso quando prescrito a partir de 32 semanas de gestação. Além disso, uma revisão sistemática (Hammers et al., 2015) constatou maior risco perinatal nesta população para leucomalácia periventricular (RR 1,59, IC95% 1,17 a 2,17), enterocolite necrotizante (RR 1,36, IC95% 1,08 a 1,71) e hemorragia intraventricular (RR 1,29, IC95% 1,06 a 1,56). Portanto, o uso de indometacina como tratamento do polidrâmnio não é recomendado, devendo ser reservado para casos excepcionais.

Resolução da gravidez

O momento da interrupção da gestação e via de parto em casos de polidrâmnio devem seguir indicações obstétricas. A restrição de crescimento ou centralização hemodinâmica fetal, outras condições maternas (p. ex., síndromes hipertensivas) ou alterações da rotina de vigilância antenatal podem ocasionar uma interrupção mais precoce (Figura 48.3).

Não há indicação formal para resolução da gravidez na presença de polidrâmnio idiopático, seja por indução do trabalho de parto ou cesariana. Na presença de testes de vitalidade fetais normais, a interrupção da gestação pode ser considerada acima da 39ª semana se houver desconforto materno importante. A identificação de apresentações anômalas ou de feto grande para a idade gestacional pode determinar a via de parto. Do mesmo modo, as distocias, o maior risco para hemorragia pós-parto e o risco teórico de prolapso de cordão e descolamento prematuro de placenta normalmente inserida quando há amniorrexe exigem uma equipe obstétrica bem treinada.

LEITURAS COMPLEMENTARES

American College of Obstetricians and Gynecologists. ACOG practice bulletin 203: Chronic hypertension in pregnancy. Obstet Gynecol. 2019;133(1):e26-50.

American College of Obstetricians and Gynecologists. Medically Indicated Late-Preterm and Early-Term Deliveries. Obstet Gynecol. 2019;133(2):e151-5.

American College of Obstetricians and Gynecologists. Practice Bulletin 145: Antepartum fetal surveillance. Obstet Gynecol. 2014;124(1):182-92.

American College of Obstetricians and Gynecologists. Practice Bullettin No 204: Fetal growth restriction. Obstet Gynecol. 2019;133(2):e97-109.

American College of Obstetricians and Gynecologists. Practice Bulletin 145: Antepartum fetal surveillance. Obstet Gynecol. 2014;124(1):182-92.

Ashwal E, Hiersch L, Melamed N, Aviram A, Wiznitzer A, Yogev Y. The association between isolated oligohydramnios at term and pregnancy outcome. Arch Gynecol Obstet. 2014;290(5):875-81.

Balogun OA, Sibai BM, Pedroza C, Blackwell SC, Barrett TL, Chauhan SP. Serial third-trimester ultrasonography compared with routine care in uncomplicated pregnancies: A randomized controlled trial. Obstet Gynecol. 2018;132(6):1358-67.

Baraldi E, Giordano G, Stocchero M, Moschino L, Zaramella P, Tran MR et al. Untargeted metabolomic analysis of amniotic fluid in the prediction of preterm delivery and bronchopulmonary dysplasia. PLoS One. 2016;11(10):1-14.

Bauserman M, Nathan R, Lokangaka A, McClure EM, Moore J, Ishoso D et al. Polyhydramnios among women in a cluster-randomized trial of ultrasound during prenatal care within five low and low-middle income countries: A secondary analysis of the first look study. BMC Pregnancy Childbirth. 2019;19(1):258.

Berezowsky A, Ashwal E, Hiersch L, Yogev Y, Aviram A. Transient isolated polyhydramnios and perinatal outcomes. Ultraschall der Medizin – Eur J Ultrasound; 2018.

Bloor M, Paech M. Nonsteroidal anti-inflammatory drugs during pregnancy and the initiation of lactation. Anesth Analg. 2013;116(5):1063-75.

Brown MA, Magee LA, Kenny LC, Karumanchi SA, McCarthy FP, Saito S et al. Hypertensive disorders of pregnancy: ISSHP classification, diagnosis, and management recommendations for international practice. Hypertension. 2018;72(1):24-43.

Brzezinski-Sinai NA, Stavsky M, Rafaeli-Yehudai T, Yitshak-Sade M, Brzezinski-Sinai I, Imterat M et al. Induction of labor in cases of late preterm isolated oligohydramnios: Is it justified? J Matern Neonatal Med. 2019;32(14):2271-9.

Bullo M, Tschumi S, Bucher BS, Bianchetti MG, Simonetti GD. Pregnancy outcome following exposure to angiotensin-converting enzyme inhibitors or angiotensin receptor antagonists: A systematic review. Hypertension. 2012;60(2):444-50.

Casey BM, McIntire DD, Bloom SL, Lucas MJ, Santos R, Twickler DM et al. Pregnancy outcome after antepartum diagnosis of oligohydramnios amniotic fluid Index <5 cm at or beyond 34 weeks of gestation. Am J Obs Gynecol. 2000;182:909-12.

Charles D, Jacoby HE. Preliminary data on the use of sodium aminohippurate to determine amniotic fluid volumes. Am J Obstet Gynecol. 1966;95(2):266-9.

Chauhan SP, Sanderson M, Hendrix NW, Magann EF, Devoe LD. Perinatal outcome and amniotic fluid index in the antepartum and intrapartum periods: A meta-analysis. Am J Obstet Gynecol. 1999;181(6):1473-8.

Conway DL, Adkins WB, Schroeder B, Langer O. Isolated oligohydramnios in the term pregnancy: Is it a clinical entity? J Matern Fetal Med. 1998;7(4):197-200.

Dashe JS, Pressman EK, Hibbard JU. SMFM Consult Series #46: Evaluation and management of polyhydramnios. Am J Obstet Gynecol. 2018;219(4):B2-8.

Doherty DA, Lutgendorf MA, Usn LTMC, Magann MI, Morrison JC. A Review of Idiopathic Hydramnios and. 2007;62(12):795-802.

Dubil EA, Magann EF. Amniotic fluid as a vital sign for fetal wellbeing. Australas J Ultrasound Med. 2013;16(2):62-70.

Figueras F, Gratacós E. Update on the diagnosis and classification of fetal growth restriction and proposal of a stage-based management protocol. Fetal Diagn Ther. 2014;36(2):86-98.

Frank Wolf M, Peleg D, Stahl-Rosenzweig T, Kurzweil Y, Yogev Y. Isolated polyhydramnios in the third trimester: Is a gestational diabetes evaluation of value? Gynecol Endocrinol. 2017;33(11):849-52.

Freire DMC, Cecatti JG, Paiva CSM. A altura uterina é capaz de diagnosticar os desvios do volume de líquido amniótico? Rev Bras Ginecol e Obstet. 2013;35(2):49-54.

Garrido AG, Silva Filho ET, Silva Netto JP, Ferreira AC. Avaliação ecográfica do líquido amniótico: Técnicas e valores de referência. Protocolo Febrasgo – Obstetrícia, n. 82/Comissão Nacional Especializada em Ultrassonografia em GO. São Paulo: Federação Brasileira das Associações de Ginecologia e Obstetrícia (Febrasgo). 2018;20.

Goldenberg RL, Davis RO, Baker RC. Indomethacin-induced oligohydramnios. Am J Obstet Gynecol. 1989;160(5 PART 1):1196-7.

Graça G, Goodfellow BJ, Barros AS, Diaz S, Duarte IF, Spagou K et al. UPLC-MS metabolic profiling of second trimester amniotic fluid and maternal urine and comparison with NMR spectral profiling for the identification of pregnancy disorder biomarkers. Mol Biosyst. 2012;8(4):1243-54.

Graça G, Moreira AS, Correia AJ V, Goodfellow BJ, Barros AS, Duarte IF et al. Mid-infrared (MIR) metabolic fingerprinting of amniotic fluid: A possible avenue for early diagnosis of prenatal disorders? Anal Chim Acta. 2013;764:24-31.

Gynecologists TAC of O and. Practice Bullettin No 204: Fetal growth restriction. Obstet Gynecol. 2019;133(2):e97-109.

Haeri S, Simon DH, Pillutla K. Serial amnioinfusions for fetal pulmonary palliation in fetuses with renal failure. J Matern Neonatal Med. 2017;30(2):174-6.

Hammers AL, Sanchez-Ramos L, Kaunitz AM. Antenatal exposure to indomethacin increases the risk of severe intraventricular hemorrhage, necrotizing enterocolitis, and periventricular leukomalacia: A systematic review with metaanalysis. Am J Obstet Gynecol. 2015;212(4):505.e1-505.e13.

Harlev A, Sheiner E, Friger M, Hershkovitz R. Polyhydramnios and adverse perinatal outcome-what is the actual cutoff? J Matern Neonatal Med. 2014;27(12):1199-203.

Hebbar S, Rai L, Adiga P, Guruvare S. Reference ranges of amniotic fluid index in late third trimester of pregnancy: What should the optimal interval between two ultrasound examinations be? J Pregnancy. 2015; J Pregnancy. 2015;2015:319204.

Hofmeyr GJ, Gülmezoglu AM, Novikova N. Maternal hydration for increasing amniotic fluid volume in oligohydramnios and normal amniotic fluid volume. Cochrane Database Syst Rev. 2002;(1):CD000134.

JK Moise Jr. Indomethacin therapy in the treatment of symptomatic polyhydramnios. Clin Obstet Gynecol. 1991;34(2):310-8.

Kawakita T, Grantz KL, Landy HJ, Huang C-C, Kominiarek MA. Induction of labor in women with oligohydramnios: Misoprostol compared with prostaglandin E2. Am J Perinatol. 2017;34(2):204-10.

Kehl S, Schelkle A, Thomas A, Puhl A, Meqdad K, Tuschy B et al. Single deepest vertical pocket or amniotic fluid index as evaluation test for predicting adverse pregnancy outcome (SAFE trial): A multicenter, open-label, randomized controlled trial. Ultrasound Obstet Gynecol. 2016;47(6):674-9.

Kirshon B, Mari G, Jr KJM. Indomethacin therapy in the treatment of symptomatic polyhydramnios. Obstet Gynecol. 1990;75(2):202-5.

Kobayashi A, Minami S, Tanizaki Y, Shiro M, Yamamoto M, Yagi S et al. Adverse perinatal and neonatal outcomes in patients with chronic abruption-oligohydramnios sequence. J Obstet Gynaecol Res. 2014;40(6):1618-24.

Kollman M, Voelsch J, Koidl C, Schest E, Haeusler M, Lang U, Klarisch P. Etiology and perinatal outcome of polyhydramnios. Ultraschall der Medizin. 2014;35(4):350-6.

Kozinszky Z, Pásztor N, Vanya M, Sikovanyecz J, Pál A. Management of severe idiopathic oligohydramnios: Is antepartum transabdominal amnioinfusion really a treatment option? J Matern Neonatal Med. 2013;26(4):383-7.

Laghmani K, Beck BB, Yang S-S, Seaayfan E, Wenzel A, Reusch B et al. Polyhydramnios, Transient Antenatal Bartter's Syndrome, and MAGED2 Mutations. N Engl J Med. 2016;374(19):1853-63.

Lagrew DC, Pircon RA, Nageotte M, Freeman RK, Dorchester W. How frequently should the amniotic fluid index be repeated? Am J Obstet Gynecol [Internet]. 1992;167(4):1129-33. Doi: 10.1016/S0002-9378(12)80054-8.

Lagrew DC, Pircon RA, Nageotte M, Freeman RK, Dorchester W. How frequently should the amniotic fluid index be repeated? Am J Obstet Gynecol. 1992;167(4):1129-33.

Lee SM, Moon JY, Lim BY, Kim SM, Park CW, Kim BJ et al. Increased biosynthesis and accumulation of cholesterol in maternal plasma, but not amniotic fluid in pre-eclampsia. Sci Rep. 2019;9(1):1-8.

Lim ES, Rodriguez C, Holtz LR. Amniotic fluid from healthy term pregnancies does not harbor a detectable microbial community. Microbiome. 2019;6:N.87.

Luo QQ, Zou L, Gao H, Zheng YF, Zhao Y, Zhang WY. Idiopathic polyhydramnios at term and pregnancy outcomes: A multicenter observational study. J Matern Neonatal Med. 2017;30(14):1755-9.

Magann EF, Sanderson M, Martin JN, Chauhan S. The amniotic fluid index, single deepest pocket, and two-diameter pocket in normal human pregnancy. Am J Obstet Gynecol. 2000;182(6):1581-8.

Maher MA, Sayyed TM, Elkhouly N. Sildenafil citrate therapy for oligohydramnios: A randomized controlled trial. Obstet Gynecol. 2017;129(4):615-20.

Manning FA, Platt LD, Sipos L. Antepartum fetal evaluation: Development of a fetal biophysical profile. Am J Obstet Gynecol. 1980;136(6):787-95.

Melamed N, Pardo J, Milstein R, Chen R, Hod M, Yogev Y. Perinatal outcome in pregnancies complicated by isolated oligohydramnios diagnosed before 37 weeks of gestation. Am J Obstet Gynecol. 2011;205(3):241.e1-241.e6.

Meyer M, Berrios M, Lo C. Transient antenatal Bartter's syndrome: A case report. Front Pediatr. 2018;6(March):1-3.

Mitchell S, Chandraharan E. Meconium-stained amniotic fluid. Obstet Gynaecol Reprod Med. 2018;28(4):120-4.

Moore K, Persaud T. Embriologia Clínica. 10.ed. Rio de Janeiro: Elsevier; 2016. p.552.

Morris RK, Meller CH, Tamblyn J, Malin GM, Riley RD, Kilby MD et al. Association and prediction of amniotic fluid measurements for adverse pregnancy outcome: Systematic review and meta-analysis. BJOG An Int J Obstet Gynaecol. 2014;121(6):686-99.

Nabhan AF, Abdelmoula YA. Amniotic fluid index versus single deepest vertical pocket as a screening test for preventing adverse pregnancy outcome (Review) Amniotic fluid index versus single deepest vertical pocket as a screening test for preventing adverse pregnancy outcome. Cochrane. 2010;(3):2008-10.

Naveiro-Fuentes M, Prieto AP, Ruíz RS, Badillo MPC, Ventoso FM, Vallejo JLG. Perinatal outcomes with isolated oligohydramnios at term pregnancy. J Perinat Med. 2015;2015:0-5.

Odibo IN, Newville TM, Ounpraseuth ST, Dixon M, Lutgendorf MA, Foglia LM et al. Idiopathic polyhydramnios: Persistence across gestation and impact on pregnancy outcomes. Eur J Obstet Gynecol Reprod Biol. 2016;199:175-8.

Orczyk-Pawilowicz M, Jawien E, Deja S, Hirnle L, Zabek A, Mlynarz P. Metabolomics of human amniotic fluid and maternal plasma during normal pregnancy. PLoS One. 2016;11(4):1-13.

Palmas F, Fattuoni C, Noto A, Barberini L, Dessì A, Fanos V. The choice of amniotic fluid inmetabolomics for the monitoring of fetus health. Expert Rev Mol Diagn. 2016;16(4):473-86.

Patrelli TS, Gizzo S, Cosmi E, Carpano MG, Di Gangi S, Pedrazzi G et al. Maternal hydration therapy improves the quantity of amniotic fluid and the pregnancy outcome in third-trimester isolated oligohydramnios: A controlled randomized institutional trial. J Ultrasound Med. 2012;31(2):239-44.

Phelan J, Smith C, Broussard P, Small M. Amniotic fluid volume assessment with the four-quadrant technique at 36-42 weeks' gestation. J Reprod Med. 1987;32(7):540-2.

Rabie N, Magann E, Steelman S, Ounpraseuth S. Oligohydramnios in complicated and uncomplicated pregnancies: A systematic review and meta-analysis. Ultrasound Obs Gynecol. 2017;49(4):442-9.

Rabinovich A, Holtzman K, Shoham-Vardi I, Mazor M, Erez O. Oligohydramnios is an independent risk factor for perinatal morbidity among women with pre-eclampsia who delivered preterm. J Matern Neonatal Med. 2019;32(11):1776-82.

Rehbinder EM, Lødrup Carlsen KC, Staff AC, Angell IL, Landrø L, Hilde K et al. Is amniotic fluid of women with uncomplicated term pregnancies free of bacteria? Am J Obstet Gynecol. 2018;219(3):289.e1-289.e12.

Rhoades JS, Stout MJ, MacOnes GA, Cahill AG. Effect of Oligohydramnios on Fetal Heart Rate Patterns during Term Labor Induction. Am J Perinatol. 2019;36(7):715-22.

Rosati P. A comparison between amniotic fluid index and the single deepest vertical pocket technique in predicting adverse outcome in prolonged pregnancy. J Prenat Med. 2016;9:12-5.

Sagi-Dain L, Sagi S. Chromosomal aberrations in idiopathic polyhydramnios: A systematic review and meta-analysis. Eur J Med Genet. 2015;58(8):409-15.

Sandlin AT, Chauhan SP, Magann EF. Clinical relevance of sonographically estimated amniotic fluid volume: Polyhydramnios. J Ultrasound Med. 2013;32(5):851-63.

Sarah Crimmins D, Cecilia Mo B, Nassar Y, Kopelman JN, Turan OM. Polyhydramnios or excessive fetal growth are markers for abnormal perinatal outcome in euglycemic pregnancies. Am J Perinatol. 2018;35(2):140-5.

Schwartz N, Sweeting R, Young BK. Practice patterns in the management of isolated oligohydramnios: A survey of perinatologists. J Matern Neonatal Med. 2009;22(4):357-61.

Seikku L, Rahkonen L, Tikkanen M, Hämäläinen E, Rahkonen P, Andersson S et al. Amniotic fluid erythropoietin and neonatal outcome in pregnancies complicated by intrauterine growth restriction before 34 gestational weeks. Acta Obstet Gynecol Scand. 2015;94(3):288-94.

Sherer DM. A review of amniotic fluid dynamics and the enigma of isolated oligohydramnios. Am J Perinatol. 2002;19(5):253-66.

Shrem G, Nagawkar SS, Hallak M, Walfisch A. Isolated oligohydramnios at term as an indication for labor induction: A systematic review and meta-analysis. Fetal Diagn Ther. 2016;40(3):161-73.

Signore C, Spong CY. Antenatal testing: A re-evaluation. Introduction. Semin Perinatol. 2008;32(4):231.

Stoll C, Alembik Y, Roth MP, Dott B. Study of 224 Cases of Oligohydramnios and Congenital Malformations in a Series of 225,669 Consecutive Births. Community Genet. 2003;1(2):71-7.

Sugarman J, Anderson J, Baschat AA, Herrera Beutler J, Bienstock JL, Bunchman TE et al. Ethical Considerations Concerning Amnioinfusions for Treating Fetal Bilateral Renal Agenesis. Obstet Gynecol. 2018;131(1):130-4.

Takahashi Y, Iwagaki S, Chiaki R, Iwasa T, Takenaka M, Kawabata I et al. Amnioinfusion before 26 weeks' gestation for severe fetal growth restriction with oligohydramnios: Preliminary pilot study. J Obstet Gynaecol Res. 2014;40(3):677-85.

Ülker K, Çiçek M. Comparison of the effect of maternal rest in alternative lateral decubitus positions on the amniotic fluid index: A randomized controlled trial. J Ultrasound Med. 2016;35(5):983-8.

Ülker K, Çiçek M. Effect of maternal hydration on the amniotic fluid volume during maternal rest in the left lateral decubitus position: A randomized prospective study. J Ultrasound Med. 2013;32(6):955-61.

Vikraman SK, Chandra V, Balakrishnan B, Batra M, Parameswaran S, Patil SN et al. Impact of antepartum diagnostic amnioinfusion on targeted ultrasound imaging of pregnancies presenting with severe oligo- and anhydramnios: An analysis of 61 cases. Eur J Obstet Gynecol Reprod Biol [Internet]. 2017;212:96-100. Doi: 10.1016/j.ejogrb.2017.03.026

Vink JY, Poggi SH, Ghidini A, Spong CY. Amniotic fluid index and birth weight: Is there a relationship in diabetics with poor glycemic control? Am J Obstet Gynecol. 2006;195(3):848-50.

Voekt CA, Rinderknecht T, Hirsch HH, Blaich A, Hösli IM. Ultrasound indications for maternal STORCH testing in pregnancy. Swiss Med Wkly. 2017;147:w14534.

Wiegand SL, Beamon CJ, Chescheir NC, Stamilio D. Idiopathic polyhydramnios: Severity and perinatal morbidity. Am J Perinatol. 2016;33(7):658-64.

49

Hemorragias na Segunda Metade da Gravidez

Anderson Borovac-Pinheiro
Guilherme Negrão de Souza
Márcia Maria Auxiliadora de Aquino

Os quadros hemorrágicos que ocorrem a partir da 20ª semana de gestação compõem as chamadas hemorragias da segunda metade da gravidez. De causas obstétricas ou não, a abordagem clínica e/ou cirúrgica dependerá da doença de base e tem como objetivo diminuir a chance de deterioração materna e/ou fetal. Idade gestacional, causa do sangramento e prognóstico materno-fetal devem ser levados em consideração antes da tomada da decisão.

Entre as diversas situações que ocasionam sangramento vaginal na segunda metade da gestação, as mais comuns são: placenta prévia; descolamento prematuro de placenta; rotura uterina; rotura de vasa prévia; sangramento do colo uterino no trabalho de parto; cervicites; pólipo endocervical; ectrópio; câncer de colo de útero; e trauma vaginal.

Pela grande diversidade de procedência do sangramento, a anamnese é essencial para elaboração da hipótese diagnóstica e dos diagnósticos diferenciais. Entre as perguntas relevantes, podemos destacar: episódios anteriores de sangramento na gestação; presença de dor; se o início do sangramento foi paulatino e progressivo ou súbito; se a evolução foi intermitente ou contínua e ainda se houve quadro associado de rotura prematura de membranas.

O exame físico deve compreender abordagem geral e ginecológica-obstétrica. Para tanto, a avaliação de sinais vitais, do estado de consciência e de sinais clínicos que podem sugerir choque hemorrágico são essenciais para a abordagem geral da gestante. Do ponto de vista ginecológico/obstétrico, faz-se necessária a avaliação uterina (tônus, altura uterina, apresentação fetal e batimentos cardíacos fetais) e avaliação vaginal e de colo uterino por meio de exames especular e toque (este somente deve ser realizado nos casos em que o diagnóstico de placenta prévia foi excluído!). Importante ressaltar que nos quadros hemorrágicos na segunda metade da gestação, em pacientes com tipagem sanguínea Rh-negativa e com teste de Coombs indireto negativo, deve-se administrar imunoglobulina anti-D.

Neste capítulo, serão abordadas as principais causas de sangramento na segunda metade da gestação: descolamento prematuro de placenta; placenta prévia; e as inserções placentárias anormais (incluindo vasa prévia) além da rotura uterina.

Descolamento prematuro de placenta (DPP)

- **Definição:** é a separação súbita da placenta normalmente inserida implantada no corpo uterino, após a 20ª ou 22ª semanas de gestação e antes do parto. O desprendimento placentário pode ser total ou parcial.
- **Sinonímia:** *Abruptio placentae*, apoplexia uteroplacentária, hemorragia acidental, gestose hemorrágica.
- **Incidência e fatores de risco:** incide em 0,3 a 3,5% do total de gestações; pode acarretar 15 a 25% dos óbitos perinatais gerais (leucomalácia periventricular ou hemorragia intraventricular). A frequência aumenta com multiparidade, gestações múltiplas e idade materna acima de 35 anos (Quadro 49.1). É a principal causa de paralisia cerebral no recém-nascido e responde por 20% da morte materna pela síndrome hemorrágica associada à pré-eclâmpsia grave.
- **Causas:** a causa primária é desconhecida.
  - **Externas:**
    - Trauma direto sobre o abdome (sugere-se monitorar por 4 horas).
    - Realização de versão-externa.
  - **Internas:**
    - Retratilidade uterina após expulsão do 1º gemelar.
    - Polidrâmnio (retração intensa).
    - Cordão umbilical curto.
- **Diagnóstico:** é essencialmente clínico, porém a sua apresentação pode variar conforme a localização e o grau de descolamento. Os principais sinais e sintomas são:

- Hemorragia vaginal (ocorre em somente 78% dos casos).
- Dor à palpação uterina.
- Sofrimento fetal (ocorre em 60% dos casos).
- Hipertonia ou taquissistolia uterina (em casos em que a placenta está inserida posteriormente, a dor pode ser lombar). Mulheres em trabalho de parto podem ter persistência da dor entre as contrações.
- Óbito fetal (ocorre em 15% dos casos).
- Hemoâmnio.

Quadro 49.1 Fatores de risco para descolamento prematuro de placenta.		
Hipertensão (gestacional ou preexistente)	Rotura prematura de membranas ovulares	Cesariana prévia
Tabagismo	Idade materna avançada	Uso de drogas (álcool, cocaína, *crack*)
Sobredistensão uterina (polidrâmnio, gemelaridade)	Trauma (automobilístico, trauma abdominal direto)	DPP em gestação anterior
Amniocentese, cordocentese	Multiparidade	Trombofilias
Restrição de crescimento fetal	Tabagismo	Leiomiomas uterinos

Fonte: Desenvolvido pela autoria.

Apesar de ter sinais e sintomas comuns, há casos em que ocorre DPP oculto, no qual, mesmo com a presença de descolamento, não há sinais e sintomas. Infelizmente, o diagnóstico é realizado muitas vezes com o óbito fetal.

Quando há dúvida no diagnóstico e as condições materno-fetais permitem, pode ser realizada ultrassonografia, a qual, essencialmente, visualizará um coágulo retroplacentário ou espessamento anormal da placenta. No entanto, com baixa sensibilidade, a ausência de coágulo ao exame ultrassonográfico não exclui o diagnóstico de DPP.

Exame físico e laboratorial

O exame físico deve ser iniciado com o "ABC" da reanimação, ou seja, avaliação das vias aéreas, do padrão ventilatório e da circulação. A avaliação dos sinais vitais é essencial, lembrando que quando a gestante passa a apresentar sinais clínicos de choque (taquicardia e hipotensão arterial), é inferido que ela tenha perdido pelo menos 30% da volemia ou, em média, 1,5 L de sangue.

A avaliação obstétrica deve preconizar a avaliação do tônus uterino, contrações uterinas, medida de altura uterina e, se a idade gestacional permitir, monitorização fetal, que, frequentemente, pode apresentar traçado suspeito ou patológico.

Laboratorialmente deve ser solicitado:
- hemograma com contagem de plaquetas;
- coagulograma;
- tipagem sanguínea com *crossmatch*;
- fibrinogênio (resultado < 250 mg/dL é anormal e < 150 mg/dL é indício de coagulopatia).

Classificação e conduta

O DPP pode ser classificado em três diferentes graus. No grau 1 o sangramento genital é discreto e não há hipertonia

uterina. Vitalidade fetal está preservada. Geralmente, o diagnóstico é pós-parto. No grau 2, o sangramento genital é moderado e há contrações tetânicas. Pode haver queda no fibrinogênio e há comprometimento da vitalidade fetal. Já no grau 3, o sangramento genital é abundante com hipertonia uterina e óbito fetal. Pode haver hipotensão materna. O grau 3 ainda pode ser subdividido em grau 3A, quando não há coagulopatia e 3B, quando há coagulopatia.

O tratamento deve ser realizado com a estabilização materna (abordagem geral) e cuidados obstétricos. Para estabilização materna, deve-se oferecer oxigenioterapia com o intuito de manter a saturação de oxigênio acima de 90%. Além disso, devem ser assegurados dois acessos venosos calibrosos e iniciada infusão de cristaloides. Se a pressão arterial materna estiver estável, a infusão de cristaloides deve ser pormenorizada pela administração de bolus de 500 mL. Há alguns estudos que sugerem que a infusão maciça de cristaloides promova agravamento da coagulopatia diluicional, piorando o prognóstico materno. Mas esta conduta ainda carece de comprovação cientifica. Além disso, a diurese deve ser controlada.

A depender do grau de DPP, a conduta obstétrica é diferenciada. No grau 1, geralmente o diagnóstico é após o parto, sendo, portanto, a conduta obstétrica realizada anteriormente ao nascimento. No grau 2, se o parto for iminente, é possível ser realizado parto vaginal. No entanto, caso ocorra instabilidade materna ou fetal, a cesariana está indicada. Já no grau 3, com a ocorrência de óbito fetal, o parto vaginal também é preferível para não comprometer o futuro reprodutivo da gestante. No entanto, a cesárea deve ser realizada nos casos de instabilidade materna e/ou indicação absoluta de cesárea. Em qualquer caso, a conduta médica deve ser realizada conforme experiência do médico assistente para assegurar um desfecho bom tanto para a mão como para o feto. A Figura 49.1 mostra um esquema da classificação e conduta para os casos de DPP.

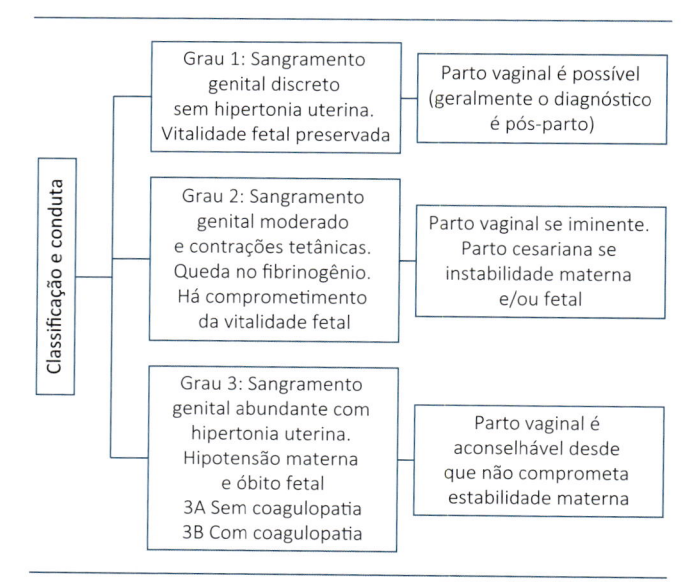

Figura 49.1. Classificação e conduta nos casos de DPP.
Fonte: Adaptada de Brasil. Ministério da Saúde. Gestação de alto risco – Manual Técnico, 2012.

Independentemente da via de parto, preconiza-se a amniotomia por menor compressão da veia cava inferior e da área de descolamento placentário com melhora da hipertonia uterina e confirmação diagnóstica do hemoâmnio, além de diminuir a hemorragia, a pressão intrauterina e o risco de coagulopatia de consumo.

Complicações maternas e fetais

As principais complicações que podem ocorrer são:
- Choque hipovolêmico.
- Apoplexia uterina ou útero de Couvelaire: sangramento oculto pode ocorrer em 20% dos casos quando há formação de coágulos retroplacentários com invasão intramiometrial. Esse quadro, além de dificultar e retardar o diagnóstico, pode dificultar a contração uterina após o parto, constituindo a apoplexia uterina ou útero de Couvelaire, sendo importante causa de hemorragia pós-parto. Nesse caso, a histerectomia não é mandatória, porém frequentemente é realizada por quadros de sangramento pós-parto.
- Coagulopatia: ocorre por consumo de fatores de coagulação pelo coágulo ou pela liberação de tromboplastina na circulação materna, com sinais de coagulação intravascular disseminada.
- Morte materna (< 1%).
- Óbito fetal.
- Óbito neonatal.
- Prematuridade.
- Perda do bem-estar fetal: o descolamento placentário pode acarretar alteração da frequência cardíaca fetal com prognóstico neonatal dependente do tempo de resolução do parto por hipóxia ou anóxia perinatal.
- Alterações renais: necrose tubular aguda e necrose cortical aguda por hipovolemia e distúrbio de coagulação (oligúria e insuficiência renal aguda).
- Alterações hipofisárias: necrose e isquemia hipofisária anterior com hipogalactia, amenorreia, tireoidopatia e insuficiência adrenal.

Placenta prévia e as implantações placentárias anormais

As implantações placentárias anormais (IPA) compreendem um grande grupo de enfermidades que incluem placenta prévia, vasa prévia e o espectro do acretismo placentário (que inclui acretismo, incretismo e percretismo placentários). As IPA são responsáveis por aproximadamente 8% dos nascimentos prematuros e correspondem à segunda maior causa de nascimento prematuro antes de 35 semanas de gestação. A incidência é de aproximadamente 1 para cada 200 gestações no termo, porém com grande variabilidade ao redor do mundo. Países como o Brasil, com altas taxas de cesariana, apresentam maior incidência de IPA. O Quadro 49.2 traz as definições das IPA.

Os fatores de risco para as implantações anormais placentárias estão agrupados no Quadro 49.3. Vale ressaltar que o risco de acretismo placentário em mulheres com placenta prévia é de 3, 11, 40, 61 e 67% para mulheres com 1, 2, 3, 4, e 5 ou mais cesarianas prévias, respectivamente (Ministério da Saúde; Anderson-Bagga e Sze, 2019; Jauniaux et al., 2019;

Silver e Barbour, 2015). Aparentemente, o risco é aumentado quando a cesariana foi realizada fora de trabalho de parto.

Quadro 49.2 Nomenclatura e definição das implantações placentárias anormais.	
Placenta prévia	Placenta que recobre o orifício interno do colo uterino
Placenta de inserção baixa	Placenta próxima, porém não recobrindo o orifício interno do colo uterino (distância entre placenta e orifício interno uterino está entre 0 e 2 cm)
Placenta acreta	Placenta com implantação anormal na decídua sem atingir o miométrio
Placenta increta	Placenta que invade o miométrio
Placenta percreta	Placenta com invasão através do miométrio e serosa de órgãos adjacentes
Vasa prévia	Presença de vasos sanguíneos fetais inseridos na membrana corioamniótica e atravessando em proximidade com o orifício interno do colo uterino, desprotegido pela placenta ou pelo cordão umbilical
Inserção velamentosa de cordão	Inserção dos vasos do cordão umbilical na membrana corioamniótica desprotegida pela placenta ou pelo cordão umbilical

Fonte: Desenvolvido pela autoria.

Quadro 49.3 Fatores de risco para as implantações anormais placentárias.	
Placenta prévia	- Antecedente de cesariana - Cicatriz uterina - Idade materna - Paridade - Gestação múltipla
Espectro de placenta acreta	- Placenta prévia - Antecedente de cesariana - Cicatriz uterina - Idade materna - Paridade - Gestação múltipla
Vasa prévia	- Inserção velamentosa de cordão - Placenta bilobada - Reprodução assistida - Inserção do cordão umbilical no terço inferior uterino em ecografia de 1º trimestre

Fonte: Adaptado de Brasil. Ministério da Saúde. Gestação de alto risco – Manual Técnico; 2012.

Diagnóstico

Tipicamente o sangramento das placentas prévias tem a característica de ser de cor vermelho vivo, indolor e autolimitado nos 2º e 3º trimestres. Os sangramentos que ocorrem entre 26 e 28 semanas são chamados "sangramento sentinela". No entanto, não é incomum que mulheres com as variações do espectro do acretismo placentário não apresentem sangramento até o parto. O diagnóstico das IPA é predominantemente realizado mediante ultrassonografia obstétrica abdominal em 2º trimestre, a qual poder ser complementada pela avaliação transvaginal. A avaliação transvaginal, além de avaliar melhor a localização placentária, auxilia no diagnóstico de invasão placentária, da espessura da borda placentária e do comprimento cervical. O espectro da placenta acreta será abordado em capítulo específico.

Exame físico e laboratorial

O exame físico deve ser iniciado com a avaliação geral da gestante (novamente o ABC da reanimação e com a avaliação de sinais vitais). A avaliação obstétrica deve ser cuidadosa e realizada mediante palpação uterina (frequentemente encontra-se apresentação anômala), medida de altura uterina e monitorização fetal. O exame especular avalia quantidade e características do sangramento vaginal e ajuda no diagnóstico diferencial. O exame de toque vaginal, preferencialmente, não deve ser realizado enquanto não for descartado o diagnóstico de placenta prévia.

Os exames laboratoriais a serem realizados são: hemograma com contagem de plaquetas; tipagem sanguínea com *crossmatch*; e coagulograma.

Conduta

A conduta nos casos de placenta prévia e das IPA depende da quantidade de sangramento vaginal, da estabilidade hemodinâmica materna e da idade gestacional. No entanto, é importante que a gestante esteja em um centro de referência e com preparo para cirurgias complexas, com equipe multidisciplinar (preferencialmente com cirurgião geral, urologista, cirurgião vascular e/ou radiologia intervencionista) e transfusão sanguínea se necessário.

Quando a idade gestacional é superior a 37 semanas está indicada a resolução da gestação por intermédio do parto cesariana. Em casos em que o diagnóstico é de inserção baixa da placenta, pode-se realizar parto vaginal desde que as condições materno-fetais e a quantidade de sangramento (se houver) permitam.

Quando a idade gestacional é inferior a 37 semanas, a conduta novamente depende da estabilidade materna e fetal e da quantidade de sangramento. Em situações favoráveis, deve-se orientar repouso relativo e considerar corticosteroideterapia para amadurecimento pulmonar fetal. No caso de trabalho de parto prematuro, podem ser usados tocolíticos, desde que os sinais vitais e vitalidade fetal sejam bem controlados. A conduta de resolução da gravidez deve levar em consideração o prognóstico materno e fetal.

Vasa prévia

É uma condição em que os vasos fetais, sem a proteção do cordão umbilical, ou da placenta, atravessam as membranas fetais no segmento uterino inferior, próximo ou acima do orifício interno do colo uterino. Há dois tipos de vasa prévia descritos: tipo 1 no qual há inserção velamentosa do cordão e os vasos fetais estão desprotegidos na membrana amniótica; e o tipo 2, no qual os vasos velamentosos conectam a placenta a um lobo sucenturiato placentário. Apesar de não haver consenso sobre a distância entre os vasos fetais e o colo uterino para diagnosticar vasa prévia, o limite de 2 cm tem sido proposto e é geralmente aceito.

Apesar de situação muito rara (estimada incidência de 1 para cada 2.500 gestações), a vasa prévia está associada a altas taxas de mortalidade perinatal quando não diagnosticada

durante o pré-natal. O problema ocorre durante a rotura das membranas amnióticas, que pode gerar rotura dos vasos sanguíneos fetais. O volume de perda de sangue fetal ao redor de 100 mL já é suficiente para ocasionar choque hemorrágico e morte fetal. Além disso, os vasos fetais na inserção velamentosa de cordão estão sujeitos à compressão extrínseca, o que pode gerar sofrimento fetal, asfixia e morte fetal. Sinais indiretos dessa condição podem ser encontrados na cardiotocografia com traçados sinusoidais ou desacelerações.

Fatores de risco

Os principais fatores de risco para vasa prévia são a inserção velamentosa de cordão, lobo placentário sucenturiato, placenta bilobada e, menos frequentemente, placenta prévia ou de inserção baixa, antecedente de reprodução assistida e gemelaridade. Quando há inserção velamentosa de cordão e a placenta apresenta inserção baixa, a incidência de vasa prévia é de 1 em 50. Quando na presença de lobo sucenturiato o risco é 22 vezes maior de vasa prévia (Donnolley et al., 2013).

Diagnóstico

O diagnóstico é realizado pela ultrassonografia de rotina no pré-natal, durante o 2º e 3º trimestres. No entanto, em aproximadamente 20% dos casos de vasa prévia diagnosticados pela ultrassonografia de 2º trimestre, poderá haver mudança da posição vascular antes do parto, pela chamada "migração placentária", deixando de ser vasa prévia. A combinação entre ultrassonografia transabdominal e transvaginal com o uso de Doppler apresenta a melhor acurácia para diagnóstico. O diagnóstico é confirmado se um vaso umbilical é visualizado por sobre o orifício interno do colo uterino ou se é visualizado próximo ao orifício interno e apresenta fluxo sanguíneo ao Doppler. A pesquisa ecográfica por vasa prévia justifica-se em mulheres que tenham os principais fatores de risco mencionados, visto que essa pesquisa em todas as ultrassonografias de 2º trimestre não se mostrou custo-efetiva. Quando não há diagnóstico pré-natal, o sinal mais clássico de rotura de vasa prévia é o sangramento que se inicia com a rotura da bolsa amniótica (Erfani et al., 2019; Donnolley et al., 2013).

Exame físico

Geralmente não há alteração no exame físico da gestante com vasa prévia. No entanto, podem ser visualizados vasos sanguíneos à amnioscopia ou palpá-los através do toque vaginal.

Conduta

A maioria dos protocolos internacionais orienta internação da gestante com diagnóstico ultrassonográfico de vasa prévia entre 30 e 34 semanas, a depender da sintomatologia (contrações), história de parto prematuro e distância do hospital. No mesmo período, pode ser considerada a realização de corticosteroideterapia. O objetivo da internação é a observação da gestante para parto cesariana de urgência em casos de contrações ou rotura de membranas. No entanto, alguns autores sugerem que este acompanhamento possa ser realizado ambulatorialmente (Donnolley et al., 2013).

Preferencialmente a cesariana eletiva deve ser realizada antes do início do trabalho de parto. A idade gestacional para a resolução é controversa, porém a maioria dos protocolos aprova a realização do parto com 35 semanas de gestação. A conduta expectante após 37 semanas de gestação não é aceitável nem justificada. Se uma gestante com suspeita de vasa prévia apresenta sangramento após rotura de membranas, o parto cesariana de emergência deve ser realizado.

Rotura uterina

Consiste na abertura de todas as camadas uterinas com rompimento das membranas fetais, comunicando a cavidade uterina com a peritoneal, estando todo o feto ou parte dele na cavidade abdominal associada a sangramento volumoso das bordas da lesão, caracterizando-se como acidente hemorrágico.

Pode ser classificada como:

- **Completa:** comunica-se diretamente com a cavidade abdominal.
- **Incompleta:** separa-se da cavidade pelo peritônio visceral ou pelo ligamento redondo.
- **Deiscência:** ocorre em cicatriz uterina anterior, em que a separação miometrial não envolve toda a extensão da cicatriz uterina e o peritônio visceral está intacto, com sangramento mínimo ou ausente e não compromete a vitalidade materno-fetal.

Rotura uterina é uma complicação rara periparto que ocorre numa frequência de 7 para cada 10 mil partos. Porém, sua incidência aumenta para 20 a 80/10 mil em mulheres com cicatriz uterina. A rotura uterina pode ocorrer anteparto ou durante trabalho de parto (forma mais comum e que gera mais sintomatologia). Os principais fatores de risco para rotura uterina estão listados no Quadro 49.4.

Quadro 49.4
Principais fatores de risco para rotura uterina.
- Cesariana - Cicatriz uterina - Multiparidade - Espectro do acretismo placentário - Desproporção cefalopélvica - Hipercontratilidade uterina - Trauma - Uso de prostraglandinas em mulheres com cicatriz uterina

Fonte: Adaptado de Brasil. Ministério da Saúde. Gestação de alto risco – Manual Técnico, 2012.

Exame físico

Antecedendo a rotura, a gestante pode apresentar um sinal clássico de iminência de rotura uterina: o sinal de *Bandl-Frommel*, que simboliza a síndrome de distensão segmentar. O sinal de *Bandl* consiste na presença de um anel próximo ou contíguo à cicatriz umbilical que separa o corpo do segmento inferior do útero. Já o sinal de *Frommel* representa o retesamento dos ligamentos redondos, os quais se apresentam desviados anteriormente.

Após a rotura uterina, a gestante pode apresentar dor abrupta e lancinante seguida de melhora da dor. Pode ocorrer sangramento vaginal ou não (no entanto pode haver sangramento intracavitário). A parturiente pode apresentar sinais clínicos de choque hemorrágico e sinais clínicos de irritação peritoneal. Partes fetais são facilmente palpadas no abdome materno e há subida da apresentação. Após a rotura, geralmente cessam as contrações e há sofrimento fetal ou ausculta negativa. Há algumas situações cuja rotura uterina não se apresenta da forma clássica. E há algumas situações que dificultam seu diagnóstico, como obesidade materna e analgesia de parto.

Conduta

Novamente deve-se realizar o ABC da reanimação seguida de laparotomia de emergência. Geralmente o feto encontra-se na cavidade abdominal e o prognóstico é ruim. Pode-se realizar sutura da área da rotura, porém, em alguns casos, é necessária a realização de histerectomia para cessar o sangramento.

Complicações maternas e fetais

As principais complicações maternas estão relacionadas à hemorragia grave e suas consequências, como necessidade de transfusão sanguínea, morbidade do procedimento cirúrgico, síndrome de *Sheehan*. O feto pode sofrer anóxia e ocorrer óbito fetal.

Diagnóstico diferencial das principais causas de hemorragia na segunda metade da gravidez

O Quadro 49.5 mostra, comparativamente, as principais características das causas mais importantes de hemorragias na segunda metade da gestação.

Quadro 49.5			
Características das principais causas de hemorragias na segunda metade da gestação.			
	Descolamento prematuro da placenta	*Placenta prévia*	*Rotura de vasa prévia*	*Rotura uterina*
---	---	---	---	---
Hemorragia	Vermelho escuro	Vermelho vivo	Vermelho vivo	Vermelho vivo
Início	Súbito	Sangramento de repetição	Inicia após amniorrexe	Súbito
Dor	Intensa	Indolor	Indolor	Intensa, seguida por cessamento
Sofrimento fetal	Sim	Não	Sim	Sim
Discrasia sanguínea	Sim	Não	Não	Não
Diagnóstico	Clínico	Ultrassonografia	Ultrassonografia. Pode ser feito após o parto, com a visualização da inserção velamentosa de cordão	Clínico

Fonte: Adaptado de Brasil. Ministério da Saúde. Gestação de alto risco – Manual Técnico; 2012.

LEITURAS COMPLEMENTARES

Al-Zirqi I, Stray-Pedersen B, Forsén L, Daltveit A-K, Vangen S. Uterine rupture: Trends over 40 years. BJOG An Int J Obstet Gynaecol. 2016;123(5):780-7. Doi: 10.1111/1471-0528.13394.

Anderson-Bagga FM, Sze A. Placenta Previa. StatPearls Publishing; 2019. [Acesso 2016 August 26]. Disponível em: http://www.ncbi.nlm.nih.gov/pubmed/30969640.

Astatikie G, Limenih MA, Kebede M. Maternal and fetal outcomes of uterine rupture and factors associated with maternal death secondary to uterine rupture. BMC Pregnancy Childbirth. 2017 Apr 12;17(1):117. Doi: 10.1186/s12884-017-1302-z.

Brasil. Ministério da Saúde. Gestação de Alto Risco – Manual Técnico; 2012. [Acesso 2019 August 26]. Disponível em: www.saude.gov.br/bvsSecretariadeVigilânciaemSaúdewww.saude.gov.br/svs.

Brasil. Ministério da Saúde. Secretaria de Atenção à Saúde. Departamento de Ações Programáticas Estratégicas. Gestação de alto risco – Manual Técnico. 5.ed. Brasília: Editora do Ministério da Saúde; 2012.

Butwick AJ, Ramachandran B, Hegde P, Riley ET, El-Sayed YY, Nelson LM. Risk Factors for Severe Postpartum Hemorrhage After Cesarean Delivery. Anesth Analg. 2017;125(2):523-32. Doi: 10.1213/ANE.0000000000001962.

Donnolley N, Halliday LE, Oyelese Y. Vasa Praevia: A descriptive review of existing literature and the evolving role of ultrasound in prenatal screening. Australas J Ultrasound Med. 2013;16(2):71-6. Doi: 10.1002/j.2205-0140.2013.tb00168.x.

Erfani H, Haeri S, Shainker SA et al. Vasa Previa: A multicenter retrospective cohort study. Am J Obstet Gynecol; 2019 June. Doi: 10.1016/j.ajog.2019.06.006.

Gagnon R, Morin L, Bly S et al. Guidelines for the Management of Vasa Previa. J Obstet Gynaecol Canada. 2009;31(8):748-53. Doi: 10.1016/S1701-2163(16)34282-7.

Jauniaux E, Hussein AM, Fox KA, Collins SL. New evidence-based diagnostic and management strategies for placenta accreta spectrum disorders. Best Pract Res Clin Obstet Gynaecol. 2019 Apr 30. pii: S1521-6934(19)30042-2. Doi: 10.1016/j.bpobgyn.2019.04.006.

Kramer MS, Berg C, Abenhaim H et al. Incidence, risk factors, and temporal trends in severe postpartum hemorrhage. Am J Obstet Gynecol. 2013;209(5):449.e1-7. Doi: 10.1016/j.ajog.2013.07.007.

Kuklina EV, Ayala C, Callaghan WM. Hypertensive disorders and severe obstetric morbidity in the United States. Obstet Gynecol. 2009 Jun;113(6):1299-306. Doi: 10.1097/AOG.0b013e3181a45b25.

Nath CA, Ananth CV, DeMarco C, Vintzileos AM. Low birthweight in relation to placental abruption and maternal thrombophilia status. Am J Obstet Gynecol. 2008 Mar;198(3):293.e1-5. Doi: 10.1016/j.ajog.2007.09.011.

Oyelese Y, Ananth CV. Placental abruption. Obstet Gynecol. 2006 Oct;108(4):1005-16.

Santos AP et al. Urgências e Emergências em Ginecologia e Obstetrícia. Urbanetz AA (coord.). Barueri: Manole; 2019.

Silver RM, Barbour KD. Placenta Accreta Spectrum. Obstet Gynecol Clin North Am. 2015;42(2):381-402. Doi: 10.1016/j.ogc.2015.01.014.

Tikkanen M. Placental abruption: Epidemiology, risk factors and consequences. Acta Obstet Gynecol Scand. 2011 Feb;90(2):140-9. Doi: 10.1111/j.1600-0412.2010.01030.x.

Tsakiridis I, Mamopoulos A, Athanasiadis A, Dagklis T. Diagnosis and Management of Vasa Previa. Obstet Gynecol Surv. 2019;74(7):436-42. Doi: 10.1097/OGX.0000000000000692.

Vilchez G, Nazeer S, Kumar K, Warren M, Dai J, Sokol RJ. Contemporary epidemiology and novel predictors of uterine rupture: A nationwide population-based study. Arch Gynecol Obstet. 2017 Sep 1. Doi: 10.1007/s00404-017-4508-4.

Vlemminx MWC, de Lau H, Oei SG. Tocogram characteristics of uterine rupture: A systematic review. Arch Gynecol Obstet. 2017;295(1):17-26. Doi: 10.1007/s00404-016-4214-7.

50

Gestação Múltipla

João Renato Bennini Júnior
Isabella Ruanna Meneses Neres de Brito

As gestações gemelares podem ocorrer após a fecundação de um ou dois óvulos (monozigóticas ou dizigóticas, respectivamente). A incidência espontânea das gestações múltiplas costumava ser: gêmeos 1/80 gestações, trigêmeos 1/80 ao quadrado ($1/80^2$) gestações, quadrigêmeos 1/80 ao cubo ($1/80^3$) gestações (e assim por diante). Segundo a SMFM (2020), houve um aumento nos últimos anos para aproximadamente 3% em algumas casuísticas, principalmente às custas da gemelaridade dizigótica. Estima-se que cerca de dois terços deste acréscimo sejam pela maior utilização de técnicas de reprodução assistida e um terço pelo aumento da média de idade das gestantes. Essa mudança na porcentagem de gestações de gêmeos tem implicações em termos de saúde pública, pois esses casos apresentam taxas mais elevadas de morbidade e mortalidade perinatais.

Tipos de gemelaridade

Gemelaridade dizigótica

Cerca de dois terços das gestações gemelares ocorrem após a fecundação de dois óvulos, gerando dois conceptos geneticamente diferentes, os gêmeos dizigóticos (Figura 50.1). Nesses casos, os fetos sempre têm placentas e cavidades amnióticas distintas (dicoriônicos e diamnióticos).

Alguns fatores influenciam na ocorrência da gemelaridade dizigótica como hereditariedade, etnia, idade e biótipo maternos. Dessa maneira, é mais comum em negros e menos frequente em asiáticos. Cerca de 2% das gestantes com 35 anos de idade têm gêmeos dizigóticos espontaneamente, com o pico de incidência entre 35 e 40 anos. Peso e estatura elevados aumentam a chance de ocorrerem gêmeos dizigóticos. Mulheres que já tiveram gêmeos dizigóticos têm um risco 10 vezes maior de os ter novamente em uma próxima gestação. Este padrão de herança provavelmente se transmite pelos descendentes femininos, pois gêmeas dizigóticas ou suas filhas também apresentam uma chance maior de ter este tipo de gestação. De qualquer forma, o maior fator de risco para a ocorrência de gêmeos dizigóticos é o uso de técnicas de reprodução assistida. Algumas casuísticas relatam taxas de até 20% após indução de ovulação.

Gemelaridade monozigótica

Em cerca de um terço das vezes, um único óvulo é fecundado, inicialmente formando um zigoto que sofre clivagem ao passar pelos estágios de mórula, blástula e blastocisto, dando origem a dois embriões geneticamente idênticos e formando a chamada gestação gemelar monozigótica (Figura 50.1). Excepcionalmente, o processo de clivagem pode ser acompanhado por divisão desigual da massa celular e/ou erros na divisão da carga genética, eventos que podem resultar em conceptos discordantes para malformações e/ou anomalias genéticas.

A gemelaridade monozigótica parece ocorrer ao acaso, não sendo influenciada por hereditariedade ou outros fatores como a idade materna ou etnia. O único fator de risco demonstrado para sua ocorrência é o uso de técnicas de reprodução assistida (aumenta em 2 a 3 vezes sua ocorrência).

Os gêmeos monozigóticos podem ter placentas separadas (dicoriônicos) ou compartilhar a mesma placenta (monocoriônicos). Quando a clivagem ocorre até o quarto dia após a fecundação (um terço dos casos), a gestação gemelar monozigótica será do tipo dicoriônica (e consequentemente diamniótica); quando ocorre entre o 4º e o 8º dias (dois terços dos casos), será do tipo monocoriônica diamniótica; quando ocorre entre o 9º e o 12º dias (cerca de 1% dos casos), será do tipo monocoriônica monoamniótica; se ocorrer após o 13º dia, será do tipo imperfeita (gêmeos conjugados).

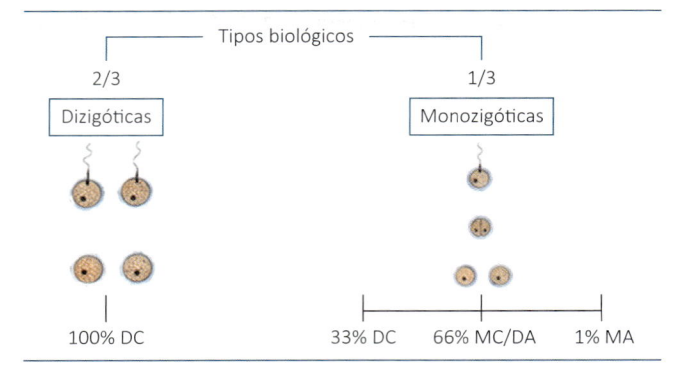

Figura 50.1. Embriologia e classificação da gemelaridade.
DC: dicoriônico; MC: monocoriônico; MA: monoaminiótico; DA: diaminiótico.
Fonte: Desenvolvida pela autoria.

Determinação do número de placentas ("corionicidade")

Determinar se uma gestação gemelar é mono ou dizigótica só é possível por meio da análise de DNA dos fetos, o que requer a coleta de uma amostra do líquido amniótico, vilosidades coriônicas ou do sangue fetal. A definição da corionicidade, entretanto, pode ser feita por meio da ultrassonografia. O conhecimento da corionicidade e não da "zigoticidade", é de fundamental importância para o acompanhamento gestacional, pois os gêmeos monocoriônicos podem apresentar mais complicações do que os dicoriônicos.

Se durante a ultrassonografia duas placentas separadas são observadas, a gestação gemelar é classificada como dicoriônica. Porém, em cerca de 50% dos gêmeos dicoriônicos, as placentas formam uma massa única ao exame de ultrassom por estarem muito próximas, não permitindo sua diferenciação da gemelaridade monocoriônica. Nestes casos, é preciso avaliar outros parâmetros ecográficos para se tentar definir o número de placentas.

Na gemelaridade dicoriônica diamniótica, a membrana intergemelar é composta por uma camada de córion entre duas camadas de âmnio, enquanto nos gêmeos monocoriônicos diamnióticos, esta membrana é composta apenas por dois folhetos de âmnio (sendo, portanto, mais fina).

Até a 10ª semana de idade gestacional a gemelaridade dicoriônica é facilmente identificável por meio da ecografia obstétrica, pela presença de um septo espesso hiperecogênico entre os dois sacos gestacionais (Figura 50.2). Com o avançar da gestação, este septo torna-se gradualmente mais fino, mas ainda permanece mais espesso e fácil de ser identificado na sua base entre as placentas, sendo visível como uma projeção triangular de tecido (chamada de "sinal do lambda" ou de "pico coriônico") (Figura 50.3). Na gestação monocoriônica a membrana intergemelar se insere abruptamente na placenta, ensejando a formação de uma imagem ecográfica semelhante a um "T" (sinal do "T" invertido) (Figura 50.3). Segundo Shetty et al. (2005), a avaliação da base da membrana intergemelar, principalmente até o final do 1º trimestre, é a maneira mais confiável de determinar o número de córions (placentas) quando aparentemente a massa placentária é única. No decorrer da gestação, há afilamento do folheto interno de córion e o sinal do lambda torna-se mais difícil de ser identificado. Com 20 semanas, este sinal pode ser encontrado em cerca de 85% das gestações dicoriônicas. Dessa maneira, a não visualização do sinal do lambda após 20 semanas não significa que a gestação gemelar é monocoriônica, mas a sua identificação em qualquer idade gestacional é considerada um achado típico da gemelaridade dicoriônica.

Rastreamento de aneuploidias

Assim como nas gestações únicas, na gemelaridade também pode ser feita uma avaliação para cálculo de risco de aneuploidias, preferencialmente no 1º trimestre, porém existem algumas diferenças que devem ser lembradas. É importante diferenciar a zigosidade da gestação, dado que em gêmeos monozigóticos a chance de haver um gêmeo com alteração é a mesma para ambos os fetos, afinal eles

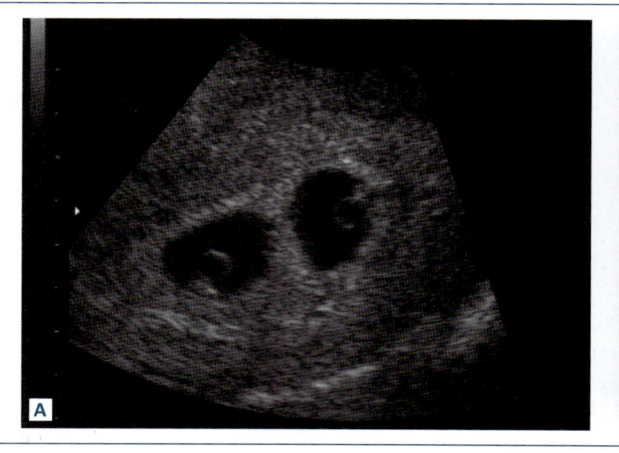
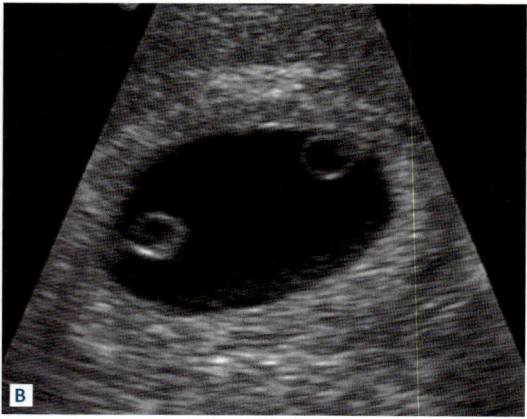

Figura 50.2. Determinação da corionicidade. Em (A), observam-se a presença de um septo espesso hiperecogênico entre os dois sacos gestacionais (gestação dicoriônica) e em (B), um único saco gestacional (gestação monocoriônica).
Fonte: Acervo da autoria.

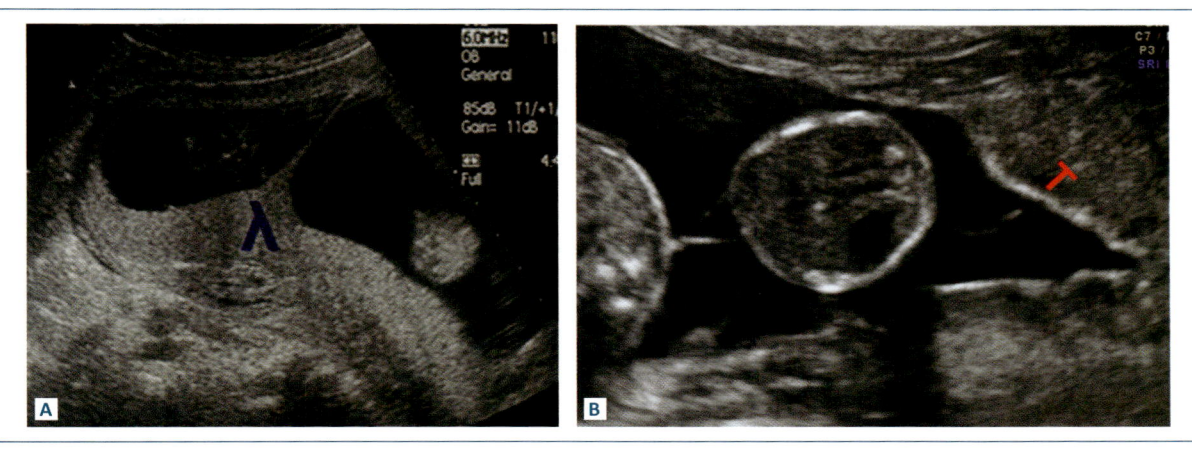

Figura 50.3. Sinais ecográficos para avaliação de corionicidade. Em (A), sinal do lambda presente nas gestações dicoriônicas e em (B), do "T" invertido presente nas gestações monocoriônicas.
Fonte: Acervo da autoria.

têm a mesma carga genética (salvo raras exceções). Em 2016 a ISUOG publicou um *practice guideline* ratificando as seguintes recomendações: para os gêmeos monocoriônicos, portanto monozigóticos, é realizado um único cálculo de risco para gestação. Em caso de fenótipos diferentes, como translucência nucal e/ou comprimento cabeça-nádegas diferente, gerando probabilidades distintas, é feita uma média entre os cálculos e definido um risco único. Nas gestações dicoriônicas assume-se que os gêmeos são dizigóticos (e na grande maioria das vezes o são) e cada feto tem seu próprio cálculo de risco.

A avaliação combinada de marcadores ecográficos e marcadores bioquímicos pode ser utilizada para o rastreamento de aneuploidias em gestações gemelares. A revisão realizada por Khalil et al. (2016), observa que a concentração de alfafetoproteína, de PAPP-A e de beta-hCG livre no sangue materno tem comportamento diferente do observado em gestações únicas, portanto é necessário aplicar fatores de correção para cada marcador durante o cálculo de risco. De modo geral, o rastreamento combinado em gêmeos apresenta taxa de detecção para a trissomia do 21 de cerca de 87%, com taxa de falso-positivo de cerca de 5%, semelhante ao que se encontra em gestações únicas (ISUOG, 2016).

Translucência nucal

As taxas de detecção (80%) e de falso-positivo (5% por feto) do rastreamento para trissomia do cromossomo 21 (T21), utilizando-se a medida da transluscência nucal (TN) nas gestações gemelares dicoriônicas, são as mesmas observadas nas gestações únicas. Nos gêmeos monocoriônicos, a TN aumentada pode ser uma manifestação precoce da síndrome de transfusão fetofetal, portanto para a mesma taxa de detecção (80%), há uma maior taxa de falso-positivo (8% por feto).

Pesquisa de DNA fetal livre na circulação materna

Os dados disponíveis apontam para uma taxa de detecção menor nos gêmeos dicoriônicos e semelhante nos monocoriônicos, quando comparadas com gestações de fetos únicos. Segundo pesquisas recentes, conduzidas por Khalil et al. (2021), a pesquisa de DNA fetal livre é o teste de triagem de maior acurácia para trissomia do cromossomo 21, com uma performance similar nas gestações gemelares e únicas; apresentando entretanto menores taxas de detecção para trissomia dos cromossomos 18 e 13.

Complicações
Prematuridade

A prematuridade é a principal complicação da gestação múltipla, causando grande impacto na morbimortalidade perinatal. Metade dos gêmeos nascem antes de 37 semanas. O risco de parto antes de 32 semanas é de cerca de 5% nas gestações gemelares dicoriônicas e 10% nas monocoriônicas.

O comprimento do colo uterino é um importante marcador do risco de prematuridade também nas gestações gemelares. Digno de nota é o fato de o encurtamento cervical durante a gestação ser mais pronunciado nos gêmeos, em comparação às gestações únicas, especialmente após 24 semanas. Na gemelaridade, o colo é considerado curto quando mede menos do que 25 mm antes de 24 semanas de idade gestacional. Em gestações gemelares, com colo curto, o risco de parto antes de 28 semanas chega a 12% e antes de 32 semanas, a 27%.

Vários tipos de intervenção já foram testados para reduzir a prematuridade na gemelaridade, entre as quais podemos citar a cerclagem cervical, pessário cervical e administração de progesterona. Embora o uso da progesterona pareça promissor nos casos de colo curto, nenhuma dessas intervenções apresentou resultados que sustentem seu uso na prática clínica.

Uso de corticosteroide

Embora ainda não haja muitos dados sobre o uso de corticosteroide especificamente nos casos de gemelaridade, a orientação atual é que deve-se administrar corticosteroide em todas os quadros de trabalho de parto prematuro, incluindo gestações múltiplas. Não há recomendação para o uso profilático de corticosteroide mesmo em gemelares.

Uso de tocolíticos

Nas gestações múltiplas, o uso de tocolíticos deve ser cuidadoso e comedido, seus benefícios parecem ser menores e o risco de complicações, maior do que nas gestações únicas. Antes da administração de tocolíticos, deve-se, de preferência, utilizar testes diagnósticos (como a medida do colo uterino e o teste com fibronectina fetal), para atingir um diagnóstico de parto prematuro mais preciso e seguro. O alvo principal do uso dos tocolíticos é obter tempo para a ação do corticosteroide (48 horas após a primeira dose) e, muitas vezes, também possibilitar a transferência da gestante para um centro de referência que tenha suporte de unidade de terapia intensiva neonatal (UTIN) e seja apta a receber esses recém-nascidos. Não há fundamento para o uso prolongado de tocolíticos.

Pré-eclâmpsia

A gemelaridade é considerada por si só um fator de risco para o desenvolvimento de pré-eclâmpsia, sendo esta condição cerca de quatro vezes mais comum nas gestações gemelares do que nas gestações únicas, não havendo diferença significativa entre gêmeos dicoriônicos ou monocoriônicos. É recomendado o uso de AAS a partir do final do 1º trimestre nas pacientes grávidas de gêmeos que apresentem algum outro fator de risco moderado para o desenvolvimento de hipertensão durante a gestação, como: primeira gestação; idade acima de 40 anos; obesidade (IMC > 35); ou antecedente familiar de pré-eclâmpsia.

Óbito fetal

Apesar de nas gestações únicas o óbito fetal estar associado com coagulação intravascular disseminada, nas gestações gemelares esta complicação materna é bem menos frequente. Nas gestações múltiplas, o feto remanescente tem um prognóstico dependente da corionicidade.

Nas gestações dicoriônicas, o parto prematuro é a principal complicação após o óbito fetal, uma possível causa seria a liberação de substâncias da placenta do feto que foi a óbito e está em reabsorção. O risco de morte ou de alguma sequela para o feto remanescente é de 5 a 10%.

Nas gestações monocoriônicas, a divisão da mesma placenta e a presença de anastomoses nos vasos placentários geram uma conexão entre as duas circulações fetais, essa conjuntura proporciona, além do risco de parto prematuro, o risco de morte ou sequela neurológica para o feto remanescente. Ocorrem desequilíbrio na volemia do feto remanescente e hemorragia para o "sistema fetoplacentário", gerando hipotensão arterial. Portanto, nas gestações monocoriônicas o risco de o feto remanescente morrer ou ter alguma sequela é maior, cerca de 30%.

Malformações fetais

Nas gestações gemelares, as malformações podem ser divididas entre as que ocorrem com fetos únicos e aquelas específicas das gestações monozigóticas. Por feto, a prevalência de malformações em gestações dizigóticas é a mesma que nas gestações únicas, ao passo que nas gestações monozigóticas a prevalência é 2 a 3 vezes maior. Quando presentes em ambos os fetos, as malformações podem ser concordantes ou não. A concordância de malformações é incomum, ocorrendo em cerca de 10% nos gêmeos dizigóticos e 20% nos gêmeos monozigóticos.

Orientações gerais para gestações gemelares não complicadas

Há maior incidência de anemia materna nas gestações múltiplas e, portanto, é recomendada a suplementação de ferro e ácido fólico durante toda a gestação. O uso das demais vitaminas e minerais pode ser individualizado.

A recomendação para ganho ponderal nas gestações gemelares não complicadas baseia-se no IMC materno pré-gestacional:

- **IMC 18,5 a 24,9:** aumento de 17 a 25 kg.
- **IMC 25 a 29,9:** aumento de 14 a 23 kg.
- **IMC 30 ou mais:** aumento de 11 a 19 kg.

O risco de doença tromboembólica também está aumentado nas gestações gemelares, assim como edema associado à retenção hídrica e oligúria. Diante deste quadro, é importante ressaltar o uso cauteloso dos tocolíticos, devendo-se realizar rigoroso balanço hídrico nas internações por parto prematuro. Se houver necessidade de repouso, recomenda-se anticoagulação profilática.

Visando detectar essas complicações e intercorrências clínicas mais frequentes nas gestações gemelares, recomenda-se o acréscimo de alguns exames na rotina do pré-natal: hemograma no 2º ou 3º trimestre; enzimas hepáticas, ácido úrico e rotina de urina no 3º trimestre; adiantar a triagem com *swab* vaginal e anal para detecção de estreptococos do grupo B para 34 semanas de idade gestacional.

Seguimento dos gêmeos dicoriônicos

As principais complicações da gestação gemelar dicoriônica são a prematuridade e a restrição de crescimento. É importante um seguimento no pré-natal associado à realização de ultrassonografias seriadas visando uma cuidadosa avaliação da curva de crescimento dos fetos. A Figura 50.4 representa uma sugestão para o acompanhamento das gestações dicoriônicas.

Após o exame morfológico de 1º e 2º trimestres, recomenda-se seguimento ultrassonográfico a partir da 24ª semana a cada 4 semanas, e semanal após a 36ª semana.

A partir da 38ª semana, há aumento do risco de morte fetal, portanto recomenda-se o parto eletivo das gestações dicoriônicas não complicadas entre 37 e 38 semanas.

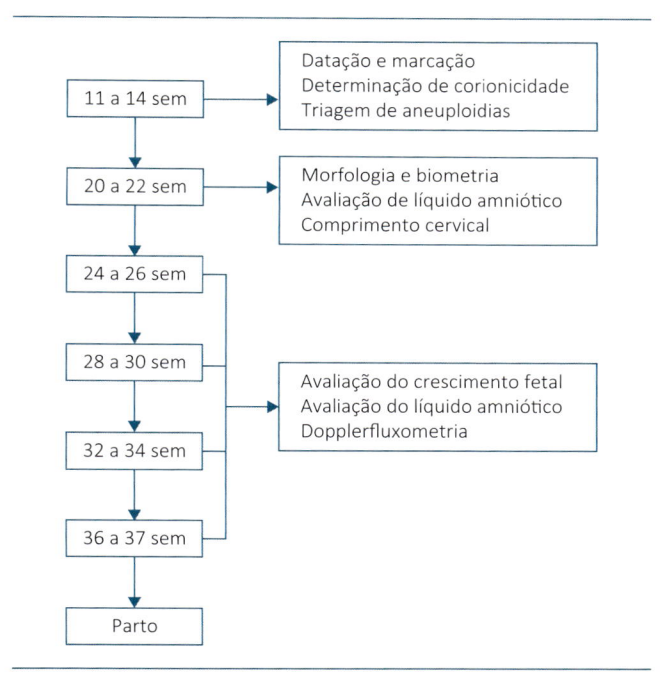

Figura 50.4. Seguimento ultrassonográfico nas gestações dicoriônicas.

Fonte: Adaptada de ISUOG Practice Guidelines: role of ultrasound in twin pregnancy, 2016.

RCF em gestações dicoriônicas

Depois da prematuridade, a restrição de crescimento é a complicação mais frequente da gestação dicoriônica e está presente em cerca de 10% dos casos. Sua etiopatogenia envolve uma invasão trofoblástica anômala e um espaço de implantação uterino reduzido para duas placentas.

Sabe-se que, após o 3º trimestre, a curva de crescimento dos gemelares sofre uma desaceleração. Diante desta situação, há um questionamento se os gemelares devem ser seguidos e classificados, quanto ao peso, por meio de curvas próprias para gemelares ou se podem ser classificados comparando seu peso com o esperado para fetos de gestações únicas.

A restrição de crescimento pode afetar ambos os fetos, porém a situação mais frequente é acometer apenas um dos fetos. Na avaliação do crescimento fetal, deve-se calcular a diferença de peso entre os fetos (dividindo-se a diferença de peso entre ambos pelo peso do maior feto) e considera-se discordância de peso quando essa diferença é maior do que 25%. Este achado está associado a pior prognóstico mesmo diante de um peso adequado para idade gestacional (acima do percentil 10) no feto menor.

Em 2019, Khalil et al., determinou, por consenso entre especialistas, utilizando o método Delphi, os principais achados para diagnóstico de RCF seletiva. Esse diagnóstico é definido na presença de peso fetal abaixo do percentil 3 isoladamente, ou, na presença de dois dos seguintes parâmetros: peso fetal abaixo do percentil 10, diferença de peso maior que 25% e IP da artéria umbilical do feto menor acima do percentil 95.

O manejo da restrição de crescimento fetal nas gestações dicoriônicas segue praticamente os mesmos critérios das gestações únicas (considerando o *status* das provas de vitalidade fetal do feto restrito).

Seguimento dos gêmeos monocoriônicos diamnióticos

O compartilhamento da mesma placenta e o grau de conexão entre as circulações fetais acarretam maior risco de complicações nas gestações monocoriônicas. Cerca de um terço das gestações monocoriônicas apresentam algum tipo de problema. O seguimento das gestações monocoriônicas visa a detecção das principais complicações: sequência oligo-polidrâmnio (*Twin oligo-polyhydramnios sequence* – TOPS), sequência anemia-policitemia (*Twin anemia-polycythemia sequence* – TAPS) e restrição de crescimento fetal seletiva (RCIUs). Há também maior risco de malformações.

Nas gestações monocoriônicas diamnióticas não complicadas parece adequado finalizar eletivamente a gestação com 36 semanas. Com o objetivo de detectar as complicações associadas a este tipo de gemelaridade, é importante a realização de ecografias periódicas. Também está indicada a ecocardiografia fetal de rotina para os monocoriônicos em virtude de aumento da incidência de malformações, sendo a mais frequente a cardíaca.

Na Figura 50.5, encontra-se uma recomendação de seguimento ultrassonográfico para as gestações monocoriônicas.

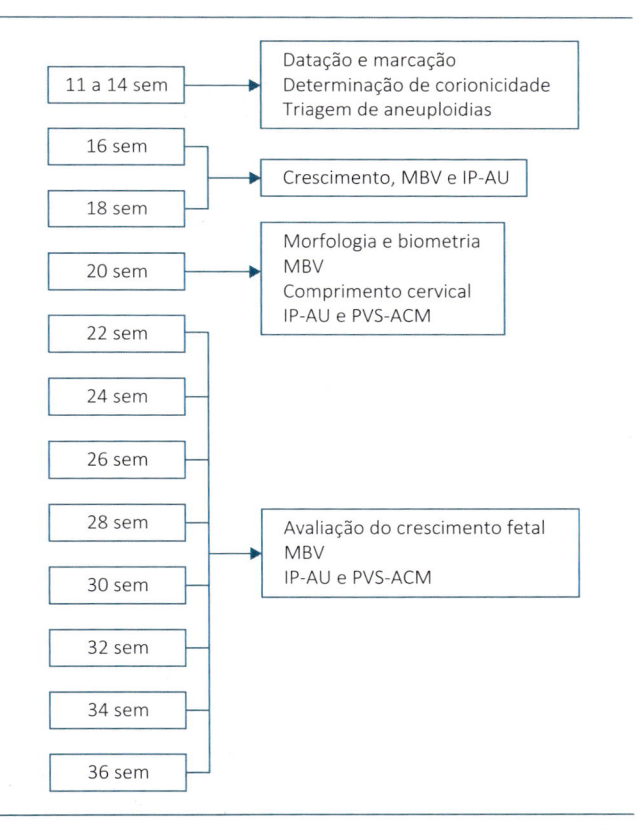

Figura 50.5. Seguimento ultrassonográfico nas gestações monoriônicas.

Fonte: Adaptada de ISUOG Practice Guidelines: role of ultrasound in twin pregnancy, 2016.

Restrição de crescimento seletiva em gêmeos monocoriônicos

É preciso atenção especial ao seguir a curva de crescimento dos gemelares monocoriônicos, a presença de restrição de crescimento intrauterino seletiva (RCIUs) de um feto traz risco de morte ao outro (ver tópico anterior "Óbito de um dos fetos"). A definição mais aceita para RCIUs é a presença de um feto com peso abaixo do percentil 10 e o segundo feto com peso adequado para idade gestacional. Uma discordância importante de peso entre os dois fetos (usualmente estabelecida quando há uma diferença maior do que 25%, em que o cálculo é realizado dividindo-se a diferença de peso entre os dois fetos pelo peso do feto maior), apesar de ser componente importante e frequente no quadro clínico, não é essencial para o diagnóstico. Nas situações em que os dois fetos são pequenos para idade gestacional (peso fetal estimado abaixo do percentil 10) ou nas quais ambos os fetos são AIG, porém com discrepância significativa de peso, a interpretação é incerta.

A presença das anastomoses vasculares entre os fetos enseja mudanças no desenvolvimento e prognóstico da restrição intrauterina dos gemelares monocoriônicos, portanto a classificação dos casos em grupos com padrão de evolução clínica similar possibilita o seguimento pré-natal adequado. Atualmente a maneira mais utilizada para classificar os casos de RCIUs em gêmeos monocoriônicos é por meio da dopplervelocimetria das artérias umbilicais do feto menor (Figura 50.6). Conforme demonstrado por Gratacós et al. (2007), a avaliação do fluxo sanguíneo nas artérias umbilicais do feto com restrição de crescimento possibilita a distinção de três padrões clínicos com prognóstico e evolução distintos:

- **RCIUs tipo I:** fluxo diastólico final positivo nas artérias umbilicais.
- **RCIUs tipo II:** fluxo diastólico persistentemente ausente ou persistentemente reverso nas artérias umbilicais.
- **RCIUs tipo III:** fluxo cíclico, alternando períodos de diástole com fluxo anterógrado, ausente ou retrógrado nas artérias umbilicais.

Esse padrão de comportamento mostra-se geralmente a partir da 20ª semana e mantém-se durante toda a gestação, propiciando melhor aconselhamento aos pais e tomada de decisões clínicas. Outro ponto digno de nota é que, nas gestações monocoriônicas com RCIUs, a troca e contato com o sangue mais oxigenado do gêmeo maior através das anastomoses que existem entre as circulações dos dois fetos amenizam os efeitos da insuficiência placentária no feto menor.

A RCIUs tipo I tem bom prognóstico, pois há uma discrepância menor entre os territórios placentários de cada feto, com taxa de mortalidade intraútero entre 2 e 4%. O seguimento com dopplervelocimetria deve ser semanal visando também detectar possível evolução do quadro de in-

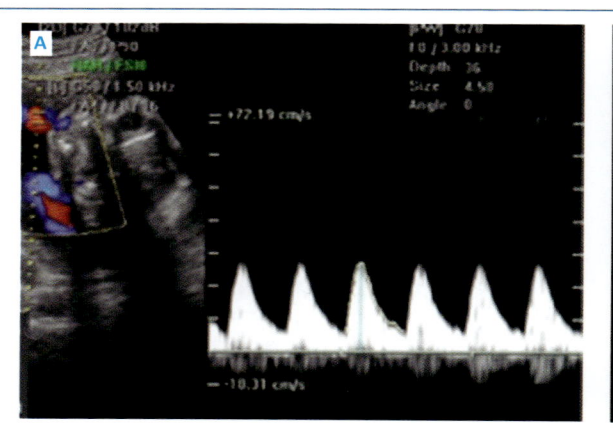
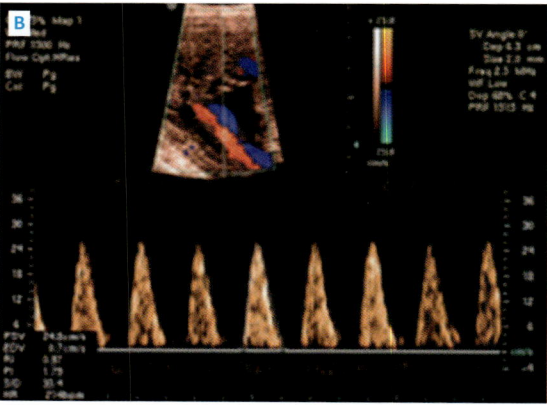
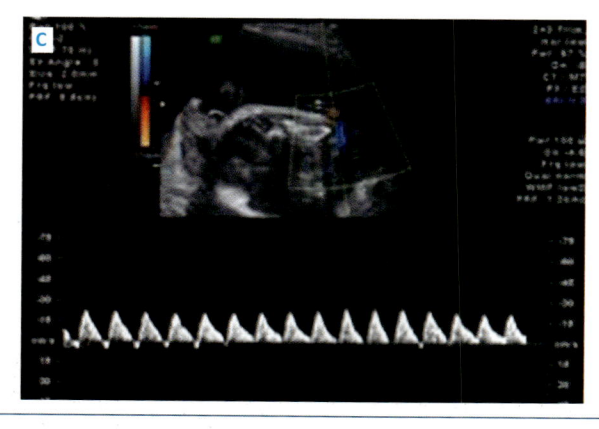

Figura 50.6. Dopplervelocimetria da artéria umbilical do feto menor. Fluxo diastólico final presente (A), ausente persistente (B) e cíclico (anterógrado, ausente e reverso intermitente) (C).

Fonte: Acervo da autoria.

suficiência placentária. Na maior parte dos quadros de RCIUs tipo I, o feto menor permanece com fluxo diastólico final presente nas artérias umbilicais, possibilitando o parto eletivo com 34 semanas.

Na RCIUs do tipo II, há uma discrepância maior entre os territórios placentários de cada feto, sendo o do feto com RCIUs muito menor em relação ao território do irmão. Soma-se a isso a presença de um menor número de anastomoses, o que diminui o efeito compensatório que ocorre no tipo I. O prognóstico tende a ser pior, com agravamento dos parâmetros dopplervelocimétricos (alteração no ducto venoso) no feto restrito em cerca de 90% dos casos. Portanto, diante de tais condições, na grande maioria dos casos, há indicação de parto antes das 30 semanas. É importante lembrar que neste tipo de restrição há um período maior de "latência" entre a alteração no Doppler das artérias umbilicais e a alteração do Doppler no ducto venoso, quando há a indicação do parto. Enquanto nas gestações únicas esse tempo gira em torno de 3 a 4 semanas, na RCIUs pode demorar até 10 semanas. Para seguimento da RCIUs tipo II, recomenda-se ecografia com Doppler e perfil biofísico duas vezes na semana. Diante da deterioração dos parâmetros dopplervelocimétricos, e alteração no fluxo no ducto venoso, recomenda-se discussão e decisão conjunta com os pais, avaliando parto nos casos que atingiram uma idade gestacional de viabilidade. Para os casos que ainda não alcançaram a viabilidade, há a opção de procedimento invasivo com coagulação a *laser* das anastomoses placentárias, tendo como objetivo a proteção do feto maior, caso o feto menor evolua para óbito.

A RCIUs tipo III é caracterizada pelo padrão cíclico do Doppler das artérias umbilicais do feto menor, com períodos de fluxo diastólico final presente e períodos de fluxo ausente ou reverso. Esse padrão resulta da presença de maiores número e calibre das anastomoses vasculares entre os fetos. Em decorrência da possibilidade de uma troca volêmica significativa, gerando hemorragia fetofetal, há uma chance de óbito repentino do feto restrito e de lesão neurológica no feto remanescente. Diante da instabilidade do quadro, o seguimento torna-se um desafio. O *follow up* deve ser rigoroso, semelhante ao do tipo II, salientando a possibilidade de mais eventos adversos e imprevisíveis. A coagulação com *laser* das anastomoses também é uma opção, e deve ser discutida logo após o diagnóstico. Realizar o parto eletivo na 32ª semana parece uma estratégia aceitável que vem sendo usada em muitos serviços.

Sequência oligoâmnio-polidrâmnio

Na gestação monocoriônica, a presença de anastomoses entre as circulações fetais permite a troca sanguínea de um feto para o outro, o que ocorre em praticamente 100% dos casos. Existem anastomoses do tipo arterioarteriais (AA), venovenosas (VV) e arteriovenosas (AV). As anastomoses AA e as VV estão presentes na superfície da placenta e permitem fluxo sanguíneo bidirecional. Em contrapartida as anastomoses AV são profundas, estão localizadas ao nível das vilosidades e permitem apenas fluxo unidirecional (no sentido arterial – venoso).

Em 80 a 90% das vezes, a troca sanguínea é balanceada, mas em 10 a 20% dos casos, ocorre desequilíbrio de fluxo sanguíneo, priorizando um feto em detrimento do outro, gerando um quadro conhecido como sequência oligoâmnio-polidrâmnio (*twin oligo-polyhydramnios sequence – TOPS*) ou síndrome de transfusão fetofetal (STFF). O feto doador torna-se hipovolêmico, anêmico, desenvolvendo oligoâmnio/anidrâmnio. O feto receptor torna-se hipervolêmico, pletórico, desenvolvendo polidrâmnio.

O diagnóstico de STFF é feito com auxílio da ultrassonografia, observando-se os seguintes critérios: feto doador apresentando oligoâmnio (maior bolsão vertical menor que 2 cm); **e** feto receptor apresentando polidrâmnio (maior bolsão vertical maior do que 8 cm).

A STFF apresenta graus variáveis de apresentação clínica (Figura 50.7). A classificação mais utilizada para definição de conduta nesses casos é a de Quintero et al. (1999), que tem relação com o prognóstico perinatal:

- **Estágio I:** doador com oligoâmnio (MBV menor do que 2 cm); receptor com polidrâmnio (MBV maior do que 8 cm).
- **Estágio II:** feto doador com bexiga permanentemente vazia.
- **Estágio III:** padrões dopplervelocimétricos alterados em um ou ambos os fetos.
- **Estágio IV:** hidropisia do feto receptor.
- **Estágio V:** óbito fetal.

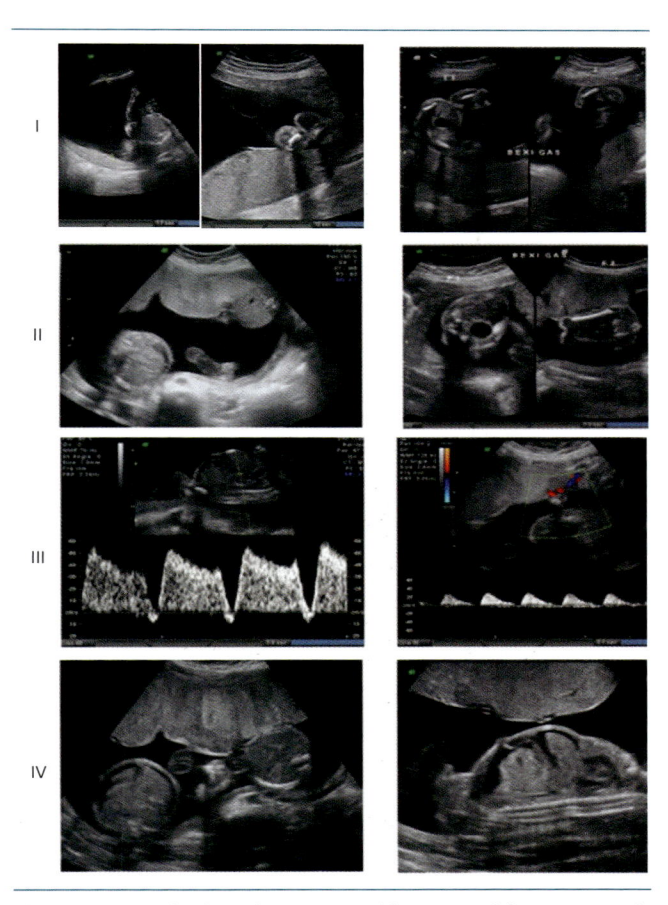

Figura 50.7. Achados ultrassonográficos nos diferentes estágios da classificação de Quintero.

Fonte: Acervo da autoria.

A partir do estágio II, os casos já são considerados graves. As taxas de mortalidade perinatal associadas à STFF variam de 80 a 100% quando estas gestações são acompanhadas de forma expectante. As sequelas (principalmente neurológicas) nos fetos sobreviventes ocorrem em 15 a 50% dos casos.

O tratamento de escolha para os casos graves de STFF é a coagulação das anastomoses placentárias com o uso do *laser*. Outras modalidades podem ser empregadas, como a amniodrenagem seriada ou a septostomia, mas apresentam resultados menos satisfatórios no geral. Nos casos leves de STFF (estágio I), alguns centros recomendam a conduta expectante; outros, a amniodrenagem; e o restante, a ablação vascular placentária com *laser*, não havendo consenso na literatura médica sobre a melhor conduta.

Sequência anemia-policitemia

A sequência anemia-policitemia (*Twin anemia-polycythaemia sequence* – TAPS) é caracterizada por uma diferença significativa dos níveis de hemoglobina entre os fetos. Pode ser compreendida como uma forma diferente de STFF, em que as anastomoses unidirecionais são de menor calibre, proporcionando uma transfusão lenta e gradual. O caráter crônico deste tipo de transfusão permite mecanismos de compensação volêmica nos fetos, que se mantêm euvolêmicos inicialmente, porém desenvolvem, na sequência, anemia (feto doador) e policitemia (feto receptor). A TAPS pode ocorrer tanto após terapia de coagulação a *laser* para STFF (maioria dos casos) como espontaneamente (minoria dos casos).

O diagnóstico pré-natal de TAPS baseia-se na diferença entre os picos de velocidade sistólica nas artérias cerebrais médias dos fetos (PVS-ACM). O critério mais utilizado é a presença de um pico de velocidade maior do que 1,5 MoM no feto doador e menor do que 1 MoM no feto receptor. Estudos recentes conduzidos por Tollenaar et al. (2019), sugerem que a diferença de 0,5 MoM entre os fetos proporciona maior sensibilidade ao teste diagnóstico.

Após o diagnóstico, o seguimento deve ser semanal nos casos estáveis. Se houver piora dos parâmetros, como sinais de disfunção cardíaca, avaliar parto (se a viabilidade fetal já tiver sido alcançada) ou mesmo a realização de ablação de anastomoses placentárias (antes da viabilidade).

Sequência da perfusão arterial reversa em feto acárdico

A sequência da perfusão arterial reversa é uma complicação rara das gestações monozigóticas, ocorre na presença de fluxo sanguíneo direcionado de um feto normal (também chamado de "feto bomba") para um feto que não tem um sistema cardiovascular que funcione adequadamente ou de modo independente (também chamado de "feto acárdico"). Sua incidência gira em torno de 1/35 mil partos.

O "feto acárdico" pode apresentar uma diversidade de anomalias (Figura 50.8). Na ecografia, observa-se um gêmeo de aparência normal e um segundo feto com graves alterações anatômicas, muitas vezes apenas massa de tecido amorfo. O gêmeo normal provê suprimento sanguíneo ao gêmeo amorfo através de anastomoses entre sua artéria umbilical e a circulação do feto acárdico. O diagnóstico pode ser confirmado com a observação ao Doppler de fluxo reverso na artéria umbilical do feto anormal. O gêmeo "bomba" pode vir a desenvolver insuficiência cardíaca congestiva e hidropisia. Alguns estudos mostram que, nos casos de conduta expectante, o feto normal pode chegar a 55% de taxa de mortalidade. É importante o seguimento visando identificar fatores de mau prognóstico, como relação peso do gêmeo acárdico sobre o peso do gêmeo bomba maior do que 0,7, gêmeo acárdico de crescimento rápido e sinais de insuficiência cardíaca no gêmeo bomba. Na ausência de viabilidade do feto normal, e impossibilidade de parto, o tratamento intrauterino auxilia a diminuição das taxas de morbimortalidade do feto bomba, Sueters et al. (2014) indica intervenção precoce. O tratamento invasivo visa a interrupção do suprimento vascular para o feto acárdico através da oclusão de seu cordão umbilical ou da coagulação a *laser* das anastomoses placentárias.

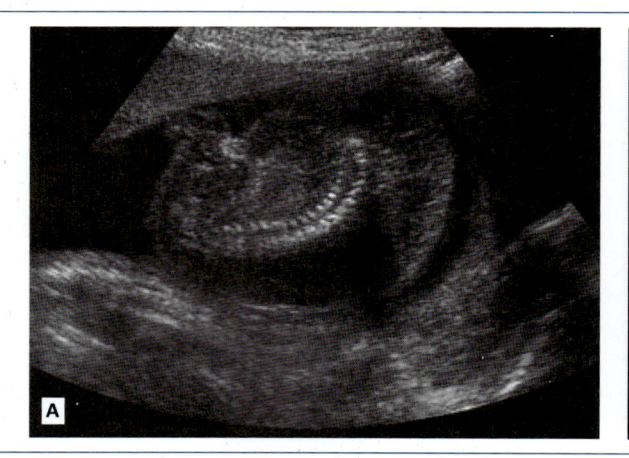
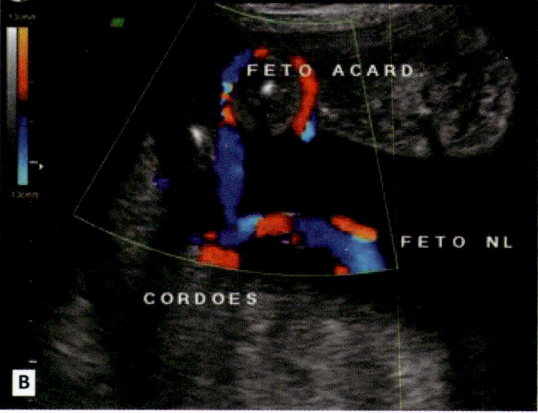

Figura 50.8. (A) Ultrassonografia mostrando imagem no plano sagital de um feto com uma configuração anatômica bizarra (feto "acárdico"). (B) O cordão umbilical do feto em questão se conectava diretamente ao cordão do feto anatomicamente normal (feto "bomba").

Fonte: Acervo da autoria.

Gestações gemelares monoamnióticas

As gestações monocoriônicas monoamnióticas ocorrem em cerca de 1% das gestações monozigóticas; nesses casos, os gêmeos dividem a mesma placenta e o mesmo saco amniótico. Não há membrana divisória entre os fetos, acarretando risco de entrelaçamento de cordão, que pode gerar episódios de hipoxemia e óbito fetal. Uma segunda causa para óbito fetal nas gestações monoamnióticas seria a uma transfusão fetofetal aguda grave, pois as inserções dos cordões umbilicais na placenta geralmente são muito próximas podendo haver anastomoses muito calibrosas entre ambos.

Em função do risco de acidentes de cordão repentinos, além do seguimento ecográfico já estabelecido para todas as gestações monocoriônicas, é recomendado avaliação com monitorização cardíaca fetal após a viabilidade, uma a duas vezes ao dia. Entretanto, é importante salientar que não há, até a presente data, protocolos de seguimento baseados em ensaios aleatorizados, apenas relatos isolados ou série de casos. A maioria dos autores recomenda cesariana eletiva por volta da 32ª semana em virtude do aumento da mortalidade após essa idade gestacional.

Gêmeos conjugados

Em cerca de 1/200 gestações monozigóticas, pode ocorrer a divisão tardia e incompleta do embrião, dando origem ao que chamamos de gemelaridade imperfeita (gêmeos siameses ou conjugados). A identificação precoce desses casos permite a avaliação do local e grau de compartilhamento dos órgãos. O prognóstico depende da possibilidade de correção pós-natal, sendo necessária uma discussão multidisciplinar de cada caso.

Assistência ao parto nas gestações gemelares

Apesar de haver controvérsias quanto à via de parto nas gestações gemelares, a maioria dos estudos orientam algumas recomendações, respeitando a apresentação dos fetos. A seguir algumas destas orientações:

1. **Gêmeos A e B cefálicos:** o parto normal pode ser indicado.
2. **Gêmeo A cefálico e gêmeo B não cefálico:** avaliar idade gestacional e peso do feto B. Se idade gestacional menor do que 32 semanas, peso fetal estimado menor do que 1.500 gramas ou peso estimado do gêmeo B consideravelmente maior do que o do primeiro gêmeo, considerar parto cirúrgico.
3. **Gêmeo A não cefálico:** está contraindicado o parto normal.

O tempo limite entre o nascimento dos fetos ainda é controverso. Alguns autores advogam que se for possível uma monitorização adequada da vitalidade fetal e o feto B não estiver apresentando sinais de sofrimento, pode-se adotar conduta expectante independentemente do tempo.

Nas gestações monoamnióticas, pelo risco de acidentes de cordão, indica-se parto cesárea eletivo por volta de 32 semanas de idade gestacional.

Gestação trigemelar

Nas gestações trigemelares e demais gestações múltiplas de ordem superior, podem ocorrer as mesmas complicações descritas anteriormente para gestações gemelares, porém com maior frequência.

A prematuridade permanece como o maior desafio: nas gestações trigemelares, espera-se uma taxa de 7 a 8% de parto entre 24 e 28 semanas e, nos quadrigêmeos, essa taxa aumenta para 14%. A prematuridade extrema torna-se mais frequente gerando grande impacto na morbimortalidade neonatal.

A prevalência das gestações trigemelares aumentou significativamente com as técnicas de reprodução assistida, e tem declinado nas últimas décadas em razão de novos protocolos, que recomendam um menor número de embriões transferidos por ciclo.

A gestante deve ser aconselhada quanto ao aumento do risco materno e fetal desde o início do pré-natal, receber suporte psicológico e orientação, considerando-se o impacto social e econômico gerado.

A determinação da corionicidade é de suma importância para estabelecer o correto cálculo de risco de aneuploidias, aconselhamento e manejo da gestação. Uma gestação dicoriônica triamniótica, por exemplo, por incluir um par monocoriônico, pode desenvolver STFF ou TAPS nos fetos que compartilham a mesma placenta.

O momento do nascimento depende do número de bolsas amnióticas. Nas gestações trigemelares monoamnióticas ou diamnióticas recomenda-se parto entre 32 semanas e 32 semanas e 6 dias, extrapolando o conceito aplicado para gêmeos monoamnióticos. Nas gestações triamnióticas não complicadas (independentemente da corionicidade), recomenda-se parto entre 35 semanas e 35 semanas e 6 dias, baseando-se em estudos que demonstram aumento do risco de óbito fetal a partir desta idade gestacional. Nos casos de trigemelares com complicações, o momento do parto pode ser antecipado de acordo com a gravidade do quadro apresentado. Em decorrência de altas taxas de morbidade e mortalidade perinatais e de insucesso de parto vaginal, recomenda-se parto por cesariana nas gestações trigemelares, independentemente do número de bolsas amnióticas e placentas.

LEITURAS COMPLEMENTARES

Bajoria R. Abundant vascular anastomoses in monoamniotic versus diamniotic monochorionic placentas. Am J Obstet Gynecol. 1998;179(3 Pt 1):788-93.

Benirschke K, Kim CK. Multiple pregnancy. N Eng J Med. 1973;288:1276-84.

Burn J. Disturbance of morphological laterality in humans. Ciba Found Symp. 1991;162:282-96; discussion 296-9.

Chauhan SP, Scardo JA, Hayes E, Abuhamad AZ, Berghella V. Twins: Prevalence, problems, and preterm births. Am J Obstet Gynecol. 2010;203(4):305-15.

Cuckle H. Down's syndrome screening in twins. J Med Screen. 1998;5:3-4.

Dias T, Mahsud-Dornan S, Bhide A, Papageorghiou AT, Thilaganathan B. Cord entanglement and perinatal outcome in monoamniotic twin pregnancies. Ultrasound Obstet Gynecol. 2010;35(2):201-4.

Dodd JM, Crowther CA, Haslam RR, Robinson JS. Timing of birth for women with a twin pregnancy at term: A randomised controlled trial. BMC Pregnancy Childbirth. 2010;10:68.

Dodd JM, Crowther CA. Evidence-based care of women with a multiple pregnancy. Best Pract Res Clin Obstet Gynaecol. 2005;19(1):131-53.

El Kateb A, Ville Y. Update on twin-to-twin transfusion syndrome. Best Pract Res Clin Obstet Gynaecol. 2008;22(1):63-75.

Fusi L, MacOharland P, Fisk N, Nicolini U, Wigglesworth J. Acute twin--twin transfusion: A possible mechanism for brain damaged survivors after intrauterine death of a monozygotic twin. Obstet Gynecol. 1991;78:517-22.

Garite TJ, Kurtzman J, Maurel K, Clark R; Obstetrix Collaborative Research Network. Impact of a 'rescue course' of antenatal corticosteroids: a multicenter randomized placebo-controlled trial. Am J Obstet Gynecol. 2009;200(3):248.e1-9. Erratum in: Am J Obstet Gynecol. 2009;201(4):428.

Geraldo J, Trippia CR, Caboclo MFFS, Lima RR, Nicolodi GC. Prenatal diagnosis of an acardiac twin. Radiol Bras [Internet]. 2018 Apr;51(2):125-6. [Citado 2020 Apr 19].

Gratacós E, Lewi L, Muñoz B, Acosta-Rojas R, Hernandez-Andrade E, Martinez JM, Carreras E, Deprest J. A classification system for selective intrauterine growth restriction in monochorionic pregnancies according to umbilical artery Doppler flow in the smaller twin. Ultrasound Obstet Gynecol. 2007;30(1):28-34.

Healy AJ, Gaddipati S. Intrapartum management of twins: Truths and controversies. Clin Perinatol. 2005;32(2):455-73.

Heyborne KD, Porreco RP, Garite TJ, Phair K, Abril D. Obstetrix/Pediatrix Research Study Group. Improved perinatal survival of monoamniotic twins with intensive inpatient monitoring. Am J Obstet Gynecol. 2005;192(1):96-101.

Hogle KL, Hutton EK, McBrien KA, Barrett JF, Hannah ME. Cesarean delivery for twins: A systematic review and meta-analysis. Am J Obstet Gynecol. 2003;188(1):220-7.

Khalil A, Archer R, Hutchinson V, Mousa HA, Johnstone ED, Cameron MJ, Cohen KE, Ioannou C, Kelly B, Reed K, Hulme R, Papageorghiou AT. Noninvasive prenatal screening in twin pregnancies with cell-free DNA using the IONA test: a prospective multicenter study. Am J Obstet Gynecol. 2021 Jul;225(1):79.e1-79.e13. doi:10.1016/j.ajog.2021.01.005. Epub 2021 Jan 15. PMID: 33460583.

Khalil A, Beune I, Hecher K, Wynia K, Ganzevoort W, Reed K, Lewi L, Oepkes D, Gratacos E, Thilaganathan B, Gordijn SJ. Consensus definition and essential reporting parameters of selective fetal growth restriction in twin pregnancy: a Delphi procedure. Ultrasound Obstet Gynecol, 53 (1) (2019), pp. 47-54.

Khalil A, Rodgers M, Baschat A, Bhide A, Gratacos E, Hecher K, Kilby MD, Lewi L, Nicolaides KH, Oepkes D, Raine-Fenning N, Reed K, Salomon LJ, Sotiriadis A, Thilaganathan B, Ville Y. ISUOG Practice Guidelines: Role of ultrasound in twin pregnancy. Ultrasound Obstet Gynecol. 2016 Feb;47(2):247-63.

Lewi L. Vascular anastomoses in monochorionic twin pregnancies and their clinical consequences. Am J Obstet Gynecol; 2013.

Matias A, Montenegro N, Areias JC. Anticipating twin-twin transfusion syndrome in monochorionic twin pregnancy. Is there a role for nuchal translucency and ductus venosus blood flow evaluation at 11-14 weeks? Twin Res. 2000;3:65-70.

Monteagudo A, Timor-Tritsch I, Sharma S. Early and simple determination of chorionic and amniotic type in multifetal gestations in the first 14 weeks by high frequency transvaginal ultrasound. Am J Obstet Gynecol. 1994;170:824-9.

Monteagudo A, Timor-Tritsch IE. Second and third-trimester ultrasound evaluation of chorionicity and amnionicity in twin pregnancy. A simple algorithm. J Reprod Med. 2000;45:476-80.

Murphy DJ, Caukwell S, Joels LA, Wardle P. Cohort study of the neonatal outcome of twin pregnancies that were treated with prophylactic or rescue antenatal corticosteroids. Am J Obstet Gynecol. 2002;187:483-8.

Nakhuda GS, Sauer MV. Addressing the growing problem of multiple gestations created by assisted reproductive therapies. Semin Perinatol. 2005;29(5):355-62.

Patient Safety and Quality Committee, Society for Maternal-Fetal Medicine. Electronic address: smfm@smfm.org, Hoskins IA, Combs CA. Society for Maternal-Fetal Medicine Special Statement: Updated checklists for management of monochorionic twin pregnancy. Am J Obstet Gynecol. 2020 Nov;223(5):B16-B20. doi: 10.1016/j.ajog.2020.08.066. Epub 2020 Aug 27. PMID: 32861686.

Peralta CF, Ishikawa LE, Bennini JR, Braga AD, Rosa IR, Biondi MC, Barini R. Laser ablation of placental vessels for treatment of severe twin-twin transfusion syndrome: Experience from an university center in Brazil. Rev Bras Ginecol Obstet. 2010;32:214-21.

Peralta CF, Ishikawa LE, Passini Júnior R, Bennini JR, Nomura ML, Rosa IR, Barini R. Natural history of monochorionic diamniotic twin pregnancies with and without twin-twin transfusion syndrome. Rev Bras Ginecol Obstet. 2009;31:273-8.

Peralta CF, Sbragia L, Corrêa-Silva EP, Young Oh GH, Braga AD, Gomes DA, Barini R. Maternal complications following endoscopic surgeries in fetal medicine. Rev Bras Ginecol Obstet. 2010;32:260-6.

Peralta CFA, Bennini Junior JR. Gestação Gemelar: Conduta e acompanhamento no crescimento fetal discordante. In: Federação Brasileira das Associações de Ginecologia e Obstetrícia; Urbanetz AA, Luz SH (org.). PROAGO – Programa de Atualização em Ginecologia e Obstetrícia: Ciclo 11. Porto Alegre: Artmed Panamericana; 2014. p.45-73. (Sistema de Educação Continuada a Distância, v. 1).

Peralta CFA, Bennini Junior JR. Gestação Múltipla: Assistência pré--natal e ao parto. In: Federação Brasileira das Associações de Ginecologia e Obstetrícia. Urbanetz AA, Luz SH (org.). PROAGO – Programa de Atualização em Ginecologia e Obstetrícia: Ciclo 8, módulo 2. Porto Alegre: Artmed Panamericana; 2011. p.59-86. (Sistema de Educação Continuada a Distância).

Quintero RA, Chmait RH, Murakoshi T, Pankrac Z, Swiatkowska M, Bornick PW, Allen MH. Surgical management of twin reversed arterial perfusion sequence. Am J Obstet Gynecol. 2006;194(4):982-91.

Quintero RA, Morales WJ, Allen MH, Bornick PW, Johnson PK, Kruger M. Staging of twin-twin transfusion syndrome. J Perinatol. 1999;19(8 Pt 1):550-5.

Savvidou MD, Karanastasi E, Skentou C, Geerts L, Nicolaides KH. Twin chorionicity and pre-eclampsia. Ultrasound Obstet Gynecol. 2001;18:228-31.

Sebire NJ, Carvalho M, D'Ercole C, Souka A, Nicolaides KH. Intertwin disparity in fetal size in monochorionic and dichorionic twin pregnancies. Obstet Gynecol. 1998;91:82-5.

Sebire NJ, Snijders RJ, Hughes K, Sepulveda W, Nicolaides KH. The hidden mortality of monochorionic twin pregnancies. BJOG. 1997;104:1203-7.

Sebire NJ, Snijders RJM, Hughes K, Sepulveda W, Nicolaides KH. Screening for trisomy 21 in twin pregnancies by maternal age and fetal nuchal translucency thickness at 10-14 weeks of gestation. BJOG. 1996;103:999-1003.

Sebire NJ, Souka A, Skentou H, Geerts L, Nicolaides KH. Early prediction of severe twin-to-twin transfusion syndrome. Hum Reprod. 2000;15:2008-10.

Senat MV, Deprest J, Boulvain M, Paupe A, Winer N, Ville Y. Endoscopic laser surgery versus serial amnioreduction for severe twin-to-twin transfusion syndrome. N Engl J Med. 2004;351:136-44.

Sepulveda W, Sebire NJ, Hughes K, Kalogeropoulos A, Nicolaides KH. Evolution of the lambda or twin/chorionic peak sign in dichorionic twin pregnancies. Obstet Gynecol. 1997;89:439-41.

Sepulveda W, Sebire NJ, Hughes K, Odibo A, Nicolaides KH. The lambda sign at 10-14 weeks of gestation as a predictor of chorionicity in twin pregnancies. Ultrasound Obstet Gynecol. 1996;7:421-3.

Shetty A, Smith AP. The sonographic diagnosis of chorionicity. Prenat Diagn. 2005;25(9):735-9.

Spencer K, Nicolaides KH. Screening for trisomy 21 in twins using first trimester ultrasound and maternal serum biochemistry in a one-stop clinic: a review of three years experience. BJOG. 2003;110:276-80.

Sueters M, Oepkes D. Diagnosis of twin-to-twin transfusion syndrome, selective fetal growth restriction, twin anaemia-polycythaemia sequence, and twin reversed arterial perfusion sequence. Best Pract Res Clin Obstet Gynaecol; 2014.

Tan TY, Sepulveda W. Acardiac twin: A systematic review of minimally invasive treatment modalities. Ultrasound Obstet Gynecol. 2003;22(4):409-19.

Valsky DV, Eixarch E, Martinez JM, Crispi F, Gratacós E. Selective intrauterine growth restriction in monochorionic twins: Pathophysiology, diagnostic approach and management dilemmas. Semin Fetal Neonatal Med. 2010;15(6):342-8.

Van Allen MI, Smith DW, Shepard TH. Twin reversed arterial perfusion (TRAP) sequence: Study of 14 twin pregnancies with acardius. Semin Perinatol. 1983;7:285-93.

Ville Y, Hyett J, Hecher K, Nicolaides KH. Preliminary experience with endoscopic laser surgery for severe twin-twin transfusion syndrome. N Engl J Med. 1995;332:224-7.

51

Gestação Pós-Termo

Ricardo Porto Tedesco
Karayna Gil Fernandes
Gilberto Lazaroni Theodoro da Cunha
Maria Letícia Sperandéo de Macedo Luminoso
Ricardo Maia Barbosa

A gestação pós-termo (GPT) é um importante tema obstétrico, pois ocorre em aproximadamente 10% das gestações, ocasiona alta incidência de intercorrências obstétricas e causa complicações maternas e fetais. Na literatura podemos encontrar o termo "gestação prolongada" no lugar de "gestação pós-termo". Não há um padrão universal de conduta na abordagem da GPT, e diversos trabalhos de revisão e metanálise sugerem que ainda há necessidade de trabalhos randomizados e estudos observacionais para fornecer provas suficientes de que a indução eletiva do parto em gravidez acima de 41 semanas seja o tratamento ideal para diminuir a mortalidade perinatal.

Definição

Segundo a Federação Internacional de Ginecologia e Obstetrícia (FIGO), a Organização Mundial da Saúde (OMS) e o American College of Obstetricians and Gynecologists (ACOG), GPT é a gestação com duração igual ou superior a 42 semanas completas ou com mais de 294 dias, contados a partir do 1º dia da data da última menstruação (DUM).

Incidência

A incidência varia conforme o critério utilizado. A GPT ocorre em cerca de 10% das gestações, caso a duração da gestação tenha sido considerada a partir da DUM. Se for datada pela ultrassonografia (USG), essa incidência pode cair para 1 a 2%, principalmente se a USG for de 1º trimestre. O que se tem relatado na literatura é uma incidência que varia de 3 a 14% das gestações.

Etiologia

A causa mais comum é o erro no cálculo da idade gestacional avaliada pela última menstruação informada. Quando a GPT é verdadeira, a etiologia, em geral, é desconhecida. Entre os fatores mais conhecidos associados à GPT estão a anencefalia, a primiparidade, as anomalias fetais, a hipoplasia suprarrenal e a deficiência de sulfatase placentária. Foram indicadas, também, outras causas da GPT, entre elas a idade da mãe (jovem demais ou em idade avançada), a multiparidade, além da duração longa do ciclo menstrual.

Fatores de risco

As mulheres com maior risco de GPT são aquelas com antecedente de GPT (27% com uma GPT anterior e 39% com duas GPT anteriores). Fatores de risco adicionais mais modestos incluem:

- nuliparidade;
- feto masculino;
- obesidade;
- idade materna avançada;
- história pessoal materna (e em menor grau paterna) de GPT;
- cor da pele materna (mulheres brancas não hispânicas têm maior risco que mulheres afro-americanas, hispânicas e asiáticas).

Como se diagnostica a gestação pós-termo?

Diversos trabalhos e diretrizes apontam para anamnese cuidadosa, na qual se verifica se existe algum dos seguintes dados: primiparidade, idade materna, antecedentes ginecológicos de puberdade tardia, alterações menstruais, longos períodos de infertilidade e/ou antecedente obstétrico de GPT.

Sempre é fundamental esclarecer a idade gestacional. Há unanimidade de que o USG de 1º trimestre é o melhor exame para definir a idade gestacional, sendo usado como parâmetro:

- Primeiro trimestre (de 11 a 14 semanas): variação de ±/– 1 semana. Nessa idade se usa a mensuração do comprimento cabeça-nádega (CCN).
- Segundo trimestre: variação de ±/– 2 semanas.
- Terceiro trimestre: variação de ±/– 3 semanas.

A GPT é previsível? Existem métodos que permitem determinar a idade da gestação e com isso evitar a gestação pós-termo?

A literatura mostra que a USG realizada de rotina no 1º trimestre é o que melhor prediz a idade gestacional. Esse exame deve ser realizado preferencialmente entre 11 e 14 semanas, em todas as mulheres, pois faz uma avaliação mais precisa da idade gestacional. Quando há diferença superior a 7 dias entre a idade gestacional pela DUM e a data pela USG realizada no 1º trimestre, a data estimada do parto deverá ser ajustada conforme essa USG.

Complicações obstétricas

Complicações perinatais

O American College of Obstetricians and Gynecologists, em seu Practice Bulletin de 2014, pontuou as seguintes complicações perinatais:
- Risco aumentado para **mortalidade perinatal**.
- Risco 2 vezes maior de **macrossomia** e consequentemente **distocias no trabalho de parto, partos vaginais operatórios, parto cesáreo e distocia de ombro**.
- Recém-nascidos pós-termo apresentam risco aumentado de desenvolver **convulsões, síndrome de aspiração meconial, síndrome de pós-maturidade (dismaturidade), escore de Apgar de 5 minutos abaixo de 4 e admissão em unidade de tratamento intensivo (UTI)**.
- Risco aumentado de desenvolver **infecções intrauterinas, oligoâmnio, cardiotocografia fetal com padrão não tranquilizador e baixo pH sanguíneo na artéria umbilical**.

A maior preocupação referente à GPT está relacionada ao aumento da mortalidade fetal (morte fetal intrauterina) A mortalidade perinatal aumenta de 0,7 para 5,8% entre 37 semanas e 43 semanas de gestação, e o nadir da morbidade/mortalidade fetal está entre 39 e 41 semanas de gestação (Bel-Ange et al., 2013; Maoz et al., 2019; Vayssière et al., 2013). As causas para o aumento dessa mortalidade incluem maiores taxas de insuficiência placentária e a compressão do cordão umbilical, acarretando hipóxia, asfixia e síndrome de aspiração meconial, o que resulta no aumento da incidência de internação em UTIs e no aumento da mortalidade perinatal. Em estudo retrospectivo recente conduzido por Maoz et al. (2013), no qual foram incluídos 226.918 partos, a taxa de mortalidade perinatal, que incluiu morte fetal intrauterina, morte intraparto e morte pós-parto, esteve aumentada em duas vezes no grupo GPT, especialmente as mortes intrauterinas e durante o trabalho de parto. Nesse estudo o parto pós-termo foi apontado como fator de risco independente para mortalidade perinatal total e para histerectomia pós-parto.

A maioria dos fetos provenientes de GPT apresenta crescimento fetal adequado para a idade gestacional; no entanto, gestações nessa idade gestacional (> 42 semanas) apresentam risco 2 vezes maior para macrossomia. Esse aumento na incidência de macrossomia contribuiu para o risco aumentado de parto vaginal operatório, parto cesáreo e distocia de ombro, observados nas GPT (American College of Obstetricians and Gynecologists. Practice bulletin n. 146, 2013; Alexander et al., 2000).

A síndrome de pós-maturidade (dismaturidade) complica 10 a 20% das GPT. Fetos pós-maduros apresentam características de nutrição deficiente crônica intrauterina e têm diminuição da gordura subcutânea, falta de vérnix caseoso e de lanugo (Rand et al., 2000; Mannino et al., 1988).

A liberação de mecônio é comum e pode estar relacionada à maturidade do intestino fetal, a hipóxia fetal ou a ambos. Recém-nascidos de GPT apresentam risco aumentado para morbidades associadas a restrição de crescimento, incluindo hipoglicemia, policitemia, asfixia perinatal, síndrome de aspiração meconial e hipertensão pulmonar persistente. Também apresentam aumento do risco para complicações do neurodesenvolvimento (convulsões e paralisia cerebral) (Shime et al., 1986; Errol et al., 2019).

Oligoâmnio ocorre mais frequentemente em GPT do que em gestações com idade gestacional inferior a 42 semanas. Gestações complicadas por oligoâmnio têm risco aumentado para anormalidades no padrão da cardiotocografia fetal, compressão do cordão umbilical, líquido amniótico meconial, pH sanguíneo da artéria umbilical menor que 7, *base excess* ≥ 12 e escore de Apgar mais baixo.

As GPT também têm maior chance de desenvolver infecções intrauterinas (corioamnionite) (Clausson et al., 1999; Gabbe et al., 1976).

Complicações maternas

Há aumento dos riscos maternos à medida que a gestação adentra o período pós-termo. Os riscos de laceração perineal grave (terceiro e quarto graus), infecções, hemorragia pós-parto e parto cesáreo estão aumentados nessas gestações (Caughey et al., 2009).

Resultado neurológico na infância

Nascimentos pós-termo (NPT) estão associados a desenvolvimento neurológico adverso na infância. Aumento da incidência de epilepsia na infância é observado, relacionado ao parto vaginal operatório e a partos cesáreos em crianças pós-termo. NPT estiveram associados a aumento da incidência de paralisia cerebral nas crianças nascidas ≥ 42 semanas de gestação e também a problemas emocionais e comportamentais, incluindo desordens como déficit de atenção e hiperatividade na infância precoce (Caughey et al., 2009; El Marroun et al., 2012).

Efeitos metabólicos e cardiovasculares em longo prazo

Estudos recentes demonstraram resultados metabólicos adversos na infância e adolescência. Dados aos 16 anos de meninos NPT demonstraram que metade estava acima do peso ou obesa, em comparação com 13% nos meninos nascidos a termo.

Recentemente, dados de crianças pré-puberais NPT demonstraram 34% na redução da sensibilidade a insulina e aumento da secreção de insulina nesses indivíduos. Crianças NPT têm marcadores precoces da síndrome metabólica, incluindo concentrações mais altas de leptina, concentrações mais baixas de adiponectina, perfil lipídico menos favorável e concentrações mais altas de ácido úrico.

Crianças NPT apresentam concentrações mais altas de ácido úrico, que é marcador de doença cardiovascular, síndrome metabólica e diabetes *mellitus* tipo 2. O resultado desse marcador sugere que crianças pós-termo têm maior risco de desenvolver doenças metabólicas e cardiovasculares durante a vida (Beltrand et al., 2011; Ayyavoo et al., 2013; Hayden et al., 2004).

Manejo das gestações pós-termo

O manejo das GPT ainda é um desafio para o obstetra. Não há consenso na literatura a respeito da melhor maneira de condução dessas situações. A falta de evidências baseadas em estudos clínicos randomizados, que encontram obstáculos éticos e médico-legais, dificulta ainda mais o estabelecimento da melhor conduta diante dos casos de gestações prolongadas.

A conduta nas GPT, que tem como objetivo a prevenção de suas complicações, deve ser baseada nos seguintes fatores: definição correta da idade gestacional, acompanhamento adequado da vitalidade fetal, utilização de métodos que antecipem o trabalho de parto e decisão sobre o melhor momento da interrupção da gestação.

Prevenção de gestações pós-termo

A determinação precisa da idade gestacional é fundamental para o diagnóstico e o manejo das GPT. A utilização rotineira da USG precoce é o melhor método para confirmação da idade gestacional, reduzindo as taxas de GPT. Pesquisas realizadas por Whitworth et al. (2015) demonstraram redução de aproximadamente 40% na necessidade de indução do trabalho de parto acima de 42 semanas em mulheres que realizaram USG precoce, quando comparadas às que se basearam apenas na datação pela última menstruação.

Métodos minimamente invasivos poderiam antecipar o trabalho de parto espontâneo, reduzindo a incidência de GPT e a necessidade de indução. O descolamento digital da membrana amniótica ("descolamento da bolsa") é uma técnica simples, sem necessidade de internação e que, segundo pesquisas realizadas por Boulvain et al. (2005), parece reduzir o intervalo para o início do trabalho de parto e a porcentagem de gestantes que atingem o pós-termo. Outros métodos, como acupuntura, estímulo mamilar e coito desprotegido, parecem ter os mesmos resultados, mas ainda carecem de evidências científicas mais fortes e de ensaios clínicos randomizados para serem encorajados.

Acompanhamento e avaliação da vitalidade fetal

Embora seja realizado rotineiramente na prática clínica, não existem evidências suficientes que demonstrem que o acompanhamento da vitalidade fetal em gestações prolongadas diminua a mortalidade perinatal. Entretanto, as maiores taxas de morbimortalidade perinatal associadas a esse período, o aumento da incidência de óbito fetal após a 41ª semana e a falta de evidências de que sua utilização seja prejudicial justificam seu uso.

O ACOG (2014) e a maioria das referências internacionais recomendam o início da avaliação da vitalidade fetal a partir da 41ª semana de gestação. Muitos serviços de saúde e protocolos nacionais propõem essa avaliação antecipadamente, a partir da 40ª semana.

A literatura é inconsistente a respeito de quais métodos são recomendados e a frequência com que devem ser realizados. Os exames mais empregados são: cardiotocografia, perfil biofísico fetal, perfil biofísico fetal simplificado (avaliação do líquido amniótico + cardiotocografia), cardiotocografia por estresse ou a combinação entre eles. As práticas variam muito, e nenhum método isolado se mostrou superior ao outro em pesquisas realizadas por Alfirevic et al. (1995) e Crowley et al. (2000).

A utilização da dopplervelocimetria obstétrica não mostrou benefícios no acompanhamento de gestações pós-termo. Pesquisas realizadas por Stokes et al. (1991) e Kauppinen et al. (2016) demonstraram que a avaliação das artérias uterinas, artérias umbilicais, artéria cerebral média ou ducto venoso não são úteis e não são recomendadas para as GPT.

A presença de oligoâmnio (ILA < 5 cm ou maior bolsão < 2 cm) está associada a piores resultados perinatais, o que torna sua identificação importante. Como o volume de líquido amniótico pode reduzir dentro de 24 a 48 horas, sua mensuração é indicada pelo menos 2 vezes por semana. Pesquisas realizadas por Boehm et al. (1986) sugerem que a avaliação da vitalidade fetal realizada 2 vezes por semana seja superior à avaliação semanal.

Embora a literatura existente não permita que se chegue a um consenso sobre a melhor maneira de acompanhar as gestações de termo tardio e pós-termo, a utilização de cardiotocografia e a avaliação do líquido amniótico pelo menos 2 vezes por semana parecem ser a prática mais aceita pelos clínicos. Essa recomendação deve se iniciar após a 41ª semana de gestação, podendo ser empregada a partir da 40ª semana.

Interrupção da gestação

Visto que as complicações perinatais são maiores nas GPT e proporcionalmente crescentes conforme a idade gestacional no termo tardio, induzir o parto antes da 42ª semana teria o potencial de prevenir esses desfechos adversos. Existem fortes evidências de que a indução do trabalho de parto no termo ou antes de 42 semanas está associada com menores complicações perinatais e com diminuição nas taxas de cesárea, segundo pesquisas realizadas por Gülmezoglu et al. (2012) e Middleton et al. (2018).

Em revisão sistemática da Biblioteca Cochrane, incluindo 30 ensaios clínicos randomizados e mais de 12 mil gestantes, Middleton et al. (2018) demonstraram que a indução do parto em gestações de termo e pós-termo apresentou menor risco de óbito perinatal (RR 0,33), taxa de cesárea (RR 0,92) e síndrome de aspiração meconial (RR 0,77), quando comparada à conduta expectante. O número necessário de induções para prevenir um óbito perinatal foi de 426.

Segundo a ACOG (2014) a indução do parto pode ser considerada após a 41ª semana e deve ser recomendada após a 42ª semana. À luz das evidências atuais, a indução com 41 semanas parece ser a conduta mais apropriada e minimizaria tanto as complicações maternas quanto as fetais.

Uma parcela de médicos ou pacientes pode se mostrar contrária à indução medicamentosa do trabalho de parto por valorizar seu início espontâneo ou pelo receio de possíveis complicações. Nessas situações, deve haver orientações e aconselhamento sobre os riscos e benefícios das diferentes condutas. Uma vez que, segundo Middleton et al. (2018), um número elevado de induções é necessário para prevenir um óbito perinatal (NNT = 426) e seu aumento em números absolutos não é tão evidente (0,5 para 3/1.000 gestações), essa possibilidade pode ser considerada, respeitando-se as escolhas de cada paciente. Nesse caso preconiza-se o monitoramento da vitalidade fetal.

Considerações finais e recomendação de manejo

Diante das evidências do aumento das complicações nas GPT, recomenda-se a avaliação da vitalidade fetal com cardiotocografia e a avaliação do líquido amniótico 2 vezes por semana a partir da 40ª semana de gestação, além do descolamento digital das membranas amnióticas (Figura 51.1). Na presença de oligoâmnio (ILA < 5 cm ou maior bolsão < 2 cm) ou de cardiotocografia não tranquilizadora, recomenda-se indução do trabalho de parto. Em razão de melhores resultados na literatura com a indução do trabalho de parto, esta deve ser considerada ao se atingir a 41ª semana de gestação. Em situações em que essa conduta não seja desejada, após o consentimento e orientações dos riscos e benefícios, mantém-se o acompanhamento da vitalidade fetal com recomendação de resolução desta ao se atingir a 42ª semana.

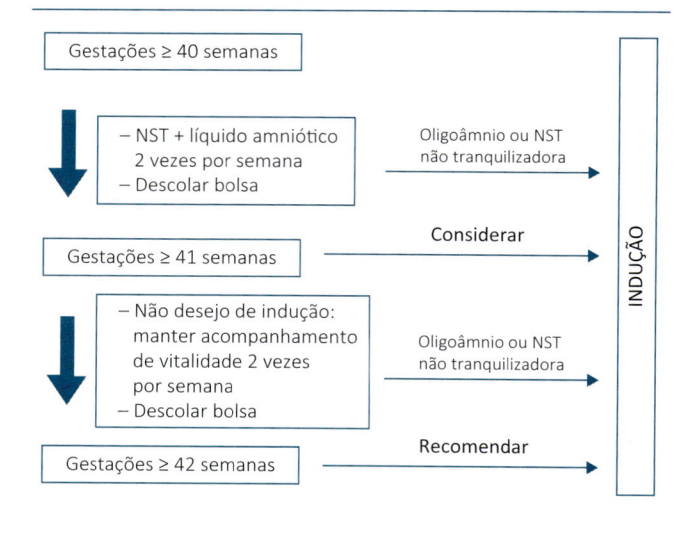

Figura 51.1. Seguimento e conduta em gestações prolongadas.

NST: *non stress test.*

Fonte: Desenvolvida pela autoria.

LEITURAS COMPLEMENTARES

Alexander JM, McIntire DD, Leveno KJ. Forty weeks and beyond: Pregnancy outcomes by week of gestation. Obstet Gynecol. 2000;96(2):291-4.

Alfirevic Z, Walkinshaw SA. A randomised controlled trial of simple compared with complex antenatal fetal monitoring after 42 weeks of gestation. Br J Obstet Gynaecol. 1995;102(8):638-43.

Ayyavoo A, Derraik JG, Hofman PL, Mathai S, Biggs J, Stone P et al. Pre-pubertal children born post-term have reduced insulin sensitivity and other markers of the metabolic syndrome. PLoS One. 2013;8(7):e67966.

Balchin I, Whittaker JC, Lamont RF, Steer PJ. Maternal and fetal characteristics associated with meconium-stained amniotic fluid. Obstet Gynecol. 2011;117(4):828-35.

Bel-Ange A, Harlev A, Weintraub AY, Sheiner E. Waiting for postterm in healthy women, is it an accident waiting to happen? J Matern Fetal Neonatal Med. 2013;26(8):779-82.

Beltrand J, Soboleva TK, Shorten PR, Derraik JG, Hofman P, Albertsson-Wikland K et al. Post-term birth is associated with greater risk of obesity in adolescent males. J Pediatr. 2012;160(5):769-73.

Boehm FH, Salyer S, Shah DM, Vaughn WK. Improved outcome of twice weekly nonstress testing. Obstet Gynecol. 1986;67(4):566-8.

Boulvain M, Stan C, Irion O. Membrane sweeping for induction of labour. Cochrane Database Syst Rev. 2005(1):CD000451.

Campbell MK, Ostbye T, Irgens LM. Post-term birth: risk factors and outcomes in a 10-year cohort of Norwegian births. Obstet Gynecol. 1997;89(4):543-8.

Caughey AB, Stotland NE, Washington AE, Escobar GJ. Who is at risk for prolonged and postterm pregnancy? Am J Obstet Gynecol. 2009;200(6):683.e1-5.

Caughey AB, Sundaram V, Kaimal AJ, Cheng YW, Gienger A, Little SE et al. Maternal and neonatal outcomes of elective induction of labor. Evid Rep Technol Assess (Full Rep). 2009(176):1-257.

Clausson B, Cnattingius S, Axelsson O. Outcomes of post-term births: The role of fetal growth restriction and malformations. Obstet Gynecol. 1999;94(5 Pt 1):758-62.

Crowley P. Interventions for preventing or improving the outcome of delivery at or beyond term. Cochrane Database Syst Rev. 2000(2):CD000170.

Divon MY, Haglund B, Nisell H, Otterblad PO, Westgren M. Fetal and neonatal mortality in the postterm pregnancy: The impact of gestational age and fetal growth restriction. Am J Obstet Gynecol. 1998;178(4):726-31.

Eden RD, Seifert LS, Winegar A, Spellacy WN. Perinatal characteristics of uncomplicated postdate pregnancies. Obstet Gynecol. 1987;69(3 Pt 1):296-9.

Ehrenstein V, Pedersen L, Holsteen V, Larsen H, Rothman KJ, Sørensen HT. Postterm delivery and risk for epilepsy in childhood. Pediatrics. 2007;119(3):e554-61.

El Marroun H, Zeegers M, Steegers EA, van der Ende J, Schenk JJ, Hofman A et al. Post-term birth and the risk of behavioural and emotional problems in early childhood. Int J Epidemiol. 2012;41(3):773-81.

Gabbe SG, Ettinger BB, Freeman RK, Martin CB. Umbilical cord compression associated with amniotomy: laboratory observations. Am J Obstet Gynecol. 1976;126(3):353-5.

Gelisen O, Caliskan E, Dilbaz S, Ozdas E, Dilbaz B, Haberal A. Induction of labor with three different techniques at 41 weeks of gestation or spontaneous follow-up until 42 weeks in women with definitely unfavorable cervical scores. Eur J Obstet Gynecol Reprod Biol. 2005;120(2):164-9.

Gülmezoglu AM, Crowther CA, Middleton P, Heatley E. Induction of labour for improving birth outcomes for women at or beyond term. Cochrane Database Syst Rev. 2012(6):CD004945.

Gynecologists ACoOa. Practice bulletin n. 146: Management of late--term and postterm pregnancies. Obstet Gynecol. 2014;124(2 Pt 1):390-6.

Hayden MR, Tyagi SC. Uric acid: A new look at an old risk marker for cardiovascular disease, metabolic syndrome, and type 2 diabetes mellitus: The urate redox shuttle. Nutr Metab (Lond). 2004;1(1):10.

Kauppinen T, Kantomaa T, Tekay A, Mäkikallio K. Placental and fetal hemodynamics in prolonged pregnancies. Prenat Diagn. 2016;36(7):622-7.

Kistka ZA, Palomar L, Boslaugh SE, DeBaun MR, DeFranco EA, Muglia LJ. Risk for postterm delivery after previous postterm delivery. Am J Obstet Gynecol. 2007;196(3):241.e1-6.

Kortekaas JC, Kazemier BM, Ravelli AC, de Boer K, van Dillen J, Mol B et al. Recurrence rate and outcome of postterm pregnancy, a national cohort study. Eur J Obstet Gynecol Reprod Biol. 2015;193:70-4.

MacDorman MF, Kirmeyer SE, Wilson EC. Fetal and perinatal mortality, United States, 2006. Natl Vital Stat Rep. 2012;60(8):1-22.

Mannino F. Neonatal complications of postterm gestation. J Reprod Med. 1988;33(3):271-6.

Maoz O, Wainstock T, Sheiner E, Walfisch A. Immediate perinatal outcomes of postterm deliveries. J Matern Fetal Neonatal Med. 2019;32(11):1847-52.

McLean FH, Boyd ME, Usher RH, Kramer MS. Postterm infants: Too big or too small? Am J Obstet Gynecol. 1991;164(2):619-24.

Middleton P, Shepherd E, Crowther CA. Induction of labour for improving birth outcomes for women at or beyond term. Cochrane Database Syst Rev. 2018;5:CD004945.

Mogren I, Stenlund H, Högberg U. Recurrence of prolonged pregnancy. Int J Epidemiol. 1999;28(2):253-7.

Myers ER, Blumrick R, Christian AL, Santanu Datta S, Gray RN, Kolimaga JT et al. Management of prolonged pregnancy. Evid Rep Technol Assess (Summ). 2002(53):1-6.

Neilson JP. WITHDRAWN: Ultrasound for fetal assessment in early pregnancy. Cochrane Database Syst Rev. 2010(4):CD000182.

Oberg AS, Frisell T, Svensson AC, Iliadou AN. Maternal and fetal genetic contributions to postterm birth: familial clustering in a population-based sample of 475,429 Swedish births. Am J Epidemiol. 2013;177(6):531-7.

Rand L, Robinson JN, Economy KE, Norwitz ER. Post-term induction of labor revisited. Obstet Gynecol. 2000;96(5 Pt 1):779-83.

Shime J, Librach CL, Gare DJ, Cook CJ. The influence of prolonged pregnancy on infant development at one and two years of age: A prospective controlled study. Am J Obstet Gynecol. 1986;154(2):341-5.

Stokes HJ, Roberts RV, Newnham JP. Doppler flow velocity waveform analysis in postdate pregnancies. Aust N Z J Obstet Gynaecol. 1991;31(1):27-30.

Tunón K, Eik-Nes SH, Grøttum P. Fetal outcome in pregnancies defined as post-term according to the last menstrual period estimate, but not according to the ultrasound estimate. Ultrasound Obstet Gynecol. 1999;14(1):12-6.

Vayssière C, Haumonte JB, Chantry A, Coatleven F, Debord MP, Gomez C et al. Prolonged and post-term pregnancies: Guidelines for clinical practice from the French College of Gynecologists and Obstetricians (CNGOF). Eur J Obstet Gynecol Reprod Biol. 2013;169(1):10-6.

Vorherr H. Placental insufficiency in relation to postterm pregnancy and fetal postmaturity. Evaluation of fetoplacental function; management of the postterm gravida. Am J Obstet Gynecol. 1975;123(1):67-103.

Whitworth M, Bricker L, Mullan C. Ultrasound for fetal assessment in early pregnancy. Cochrane Database Syst Rev. 2015(7):CD007058.

52

Hipertensão na Gestação –
Conceito, Classificação, Epidemiologia, Fisiopatologia e Rastreamento

José Paulo de Siqueira Guida
Carolina Bicudo Borrelli
Jussara Mayrink
Maria Laura Costa
Fernanda Garanhani de Castro Surita

Conceito

A hipertensão arterial é definida como a ocorrência de níveis pressóricos sistólicos iguais ou superiores a 140 mmHg ou diastólicos iguais ou superiores a 90 mmHg em duas ou mais medidas, em posição sentada ou em decúbito lateral esquerdo. Caso os valores de pressão sistólica sejam iguais ou superiores a 160 mmHg ou os de pressão diastólica sejam superiores a 110 mmHg, nova aferição da pressão arterial deve ser realizada em até 15 minutos, de modo a realizar o rápido diagnóstico de um quadro de hipertensão grave.

O manguito utilizado durante a medida da pressão arterial deve ser posicionado no meio do braço, e a medida da pressão sistólica deverá corresponder à primeira bulha de Korotkoff, enquanto a pressão diastólica corresponderá à quinta bulha de Korotkoff. É importante que o manguito seja adequado à circunferência braquial, devendo ser utilizado manguito de dimensões aumentadas caso a circunferência braquial seja superior a 33 cm. Caso não haja disponibilidade de manguitos apropriados, uma tabela de correção poderá ser utilizada. O melhor dispositivo para a mais acurada medida de pressão são os esfignomanômetros de mercúrio ou de cristal líquido, enquanto os dispositivos aneroides, mais disponíveis na prática clínica, podem apresentar erros importantes na medição. Na ausência de esfignomanômetros de mercúrio ou cristal líquido, o uso de dispositivos automáticos, desde que devidamente calibrados, deve ser preferido ao uso de dispositivos aneroides, para a confirmação diagnóstica.

A apresentação clínica dos distúrbios hipertensivos que acometem a gravidez é variável, desde formas brandas de hipertensão crônica até casos graves de pré-eclâmpsia e suas complicações. Diversas são as proposições de classificação dos distúrbios hipertensivos na gravidez. Enquanto a Federação Brasileira das Associações de Ginecologia e Obstetrícia (Febrasgo) divide os distúrbios hipertensivos em quatro principais entidades (hipertensão crônica, pré-eclâmpsia, hipertensão crônica com pré-eclâmpsia superajuntada, e hipertensão gestacional), a International Society for the Study of Hypertension in Pregnancy (ISSHP) considera também a existência da hipertensão do jaleco branco.

Classificação

Hipertensão crônica

A hipertensão crônica é identificada geralmente nas primeiras consultas de pré-natal, sendo o seu diagnóstico possível tanto quando a mulher já conhece sua condição como também quando há hipertensão antes das 20 semanas de idade gestacional. Na grande maioria dos casos, é uma doença primária, sendo raras aquelas secundárias a outras causas (especialmente as renais). A investigação de causas secundárias de hipertensão crônica não é recomendada rotineiramente na gestação, exceto se houver suficiente suspeita clínica. O ISSHP considera que até 25% das gestantes podem apresentar hipertensão do jaleco branco, e ser diagnosticadas como hipertensas crônicas. Para evitar essa situação, pode-se realizar automedidas de pressão arterial domiciliar, a monitorização da pressão arterial em 24 horas ou ainda aferir a medida de pressão arterial antes da consulta médica pela equipe de enfermagem.

Diante do diagnóstico de hipertensão crônica, exames laboratoriais são fundamentais para estabelecer a condição inicial da paciente, bem como identificar rapidamente a presença de lesão de órgãos-alvo. Recomenda-se a realização de hemograma completo, enzimas e provas funcionais hepáticas (transaminases, coagulograma, bilirrubinas), função renal (creatinina, ureia, proteinúria de 24 horas, exame sumário da urina), eletrólitos e ácido úrico. Também se sugere fazer rotineiramente nessas pacientes a avaliação de fundo de olho, preferencialmente por profissional especializado, assim eletrocardiograma e radiografia de tórax. Nossos dados apontam ainda que a realização de avaliação cardiológica de rotina parece melhorar os desfechos maternos e perinatais nesse grupo de mulheres, por isso sugerimos tal avaliação, se disponível.

Pré-eclâmpsia

A pré-eclâmpsia é diagnosticada quando, após as 20 semanas de idade gestacional, há o surgimento de hipertensão, associada ao aparecimento de proteinúria ou à ocorrência de alterações laboratoriais ou de sintomatologia clínica sugestiva de lesão orgânica, que pode ser renal, hepática, encefálica, pulmonar, cardiovascular ou hematológica. Há controvérsias se a restrição de crescimento fetal e as alterações velocimétricas no Doppler fetal devem ser consideradas critérios diagnósticos para a pré-eclâmpsia, quando associadas a hipertensão, entretanto essa situação deve determinar especial atenção do obstetra na prática clínica.

Toda mulher com diagnóstico de hipertensão após as 20 semanas de idade gestacional deve ser rastreada para o diagnóstico de pré-eclâmpsia. Para tanto, devem ser realizados exames hepáticos (funcionais e enzimáticos), de função renal (creatinina, ureia, proteinúria de 24 horas e exame sumário de urina), eletrólitos, ácido úrico, hemograma completo e desidrogenase láctica. A realização rotineira de exame de fita urinária em consultório é uma abordagem que permite o diagnóstico precoce, já que o exame tem resultado imediato e permite o diagnóstico ainda antes do fim da consulta. Entretanto, é importante reforçar que o exame sumário de urina negativo, ou até mesmo valores normais de proteinúria (que ocorrerão em até 25% das mulheres acometidas por pré-eclâmpsia), não devem retardar a realização do restante da propedêutica laboratorial.

A proteinúria não é critério fundamental para o diagnóstico de pré-eclâmpsia, pois a doença é uma condição endotelial sistêmica e a proteinúria pode ocorrer junto ou depois da manifestação de lesões em outros órgãos. Dessa maneira, a ausência de proteinúria, na presença de outros critérios diagnósticos, não pode postergar o adequado diagnóstico e tratamento de pré-eclâmpsia. Apesar de não constituir critério diagnóstico, a maior intensidade da proteinúria parece se correlacionar com piores desfechos maternos e perinatais, de modo que, quando possível, deve ser obtida sua quantificação.

Quanto à quantificação da proteinúria, três são as abordagens possíveis: o uso de fita urinária, a dosagem de proteinúria total em amostra de 24 horas de urina e a realização da relação proteína urinária/creatinina em amostra isolada. Há benefícios e prejuízos para os três métodos. A fita reagente, de baixo custo e fácil utilização, indica a quantificação com base em uma escala em cruzes da concentração de proteína em amostra isolada de urina. A principal proteína identificada com o uso da fita é a albumina, entretanto é possível que, em amostras com baixa concentração de proteína, se possa observar resultados falso-negativos, além do fato de a excreção de proteína pelo rim não ser constante ao longo de todo o dia, o que pode prejudicar a correta identificação da perda.

O cálculo da relação entre a proteinúria e a creatininúria é o terceiro método possível para o diagnóstico. Esse método é calculado com base na dosagem quantitativa de proteína e de creatinina em amostras isoladas de urina. Posteriormente, dividem-se tais valores e se considera que, quando essa relação é superior a 0,3, há uma correlação com valores de proteinúria em amostra de 24 horas superiores a 300 mg, com sensibilidade de 82%, especificidade de 93%, valor preditivo positivo de 77% e valor preditivo negativo de 94%. Dessa maneira, o cálculo da relação de proteinúria sobre a creatininúria pode ser usado na prática clínica.

A coleta de urina por 24 horas é considerada atualmente o padrão ouro para o diagnóstico de proteinúria. Por esse método, a amostra de urina corresponde à excreção total ao longo de 24 horas, permitindo a quantificação da proteinúria em miligramas por litro. As principais críticas a esse método relacionam-se à dificuldade de coleta, à falta de confiabilidade durante a coleta domiciliar e aos custos relacionados à armazenagem.

Na fita urinária, a Febrasgo considera que a presença de uma ou mais cruzes é suficiente para o diagnóstico, enquanto o ISSHP considera que valores de duas ou mais cruzes são suficientes, mas uma cruz determina a realização de exame complementar, preferencialmente a relação proteína urinária/creatinina. Valores superiores a 300 mg em amostra de 24 horas e relação superior a 0,3 na relação proteinúria/creatininúria são suficientes para o diagnóstico. Em nossa prática clínica, considera-se que a presença de proteinúria em qualquer um dos testes laboratoriais disponíveis deve ser considerada, e que a mulher que os apresente deve ser adequada e rapidamente avaliada quanto à presença de lesão em outros órgãos, além de ser submetida a um regime mais rígido de vigilância dos níveis pressóricos, preferencialmente em regime hospitalar.

Na ausência da proteinúria, a disfunção de outros órgãos-alvo, evidenciada por sintomatologia clínica ou laboratorial, é suficiente para o diagnóstico da pré-eclâmpsia. O Quadro 52.1 sumariza as principais alterações laboratoriais e clínicas para o diagnóstico da pré-eclâmpsia. Existem pequenas diferenças nos valores laboratoriais considerados pelo ISSHP e pela Febrasgo; diante disso, neste capítulo são considerados os valores adotados pela sociedade brasileira.

Entre as principais complicações associadas a pré-eclâmpsia encontra-se o desenvolvimento da síndrome HELLP, acrônimo para *Hemolisys, Elevated Liver enzymes and Low Platelets,* condição associada a alta morbimortalidade decorrente de seu rápido e destrutivo dano à função hepática, renal e hematológica. Outra condição catastrófica associada à progressão da pré-eclâmpsia é a ocorrência da eclâmpsia, definida quando ocorrem convulsões na vigência de crise hipertensiva, não atribuíveis a outras causas estruturais ou metabólicas. A eclâmpsia, uma das situações mais dramáticas para o obstetra, cursa com alta mortalidade e sequelas de longo prazo.

	Quadro 52.1	
	Sumário das alterações clínicas e laboratoriais diagnósticas de pré-eclâmpsia.	
Órgãos	*Exame*	*Alteração*
Rins	Proteinúria de 24 horas	≥ 300 mg
	Relação proteinúria/creatininúria	≥ 0,3
	Fita urinária	≥ 1+
	Creatinina sérica	≥ 1 mg/dL
	Oligúria	< 500 mL/24 horas
Fígado	Transaminases (TGO/TGP)	≥ 2 vezes o valor de referência
	Bilirrubina indireta	≥ 1,2 mg/dL
	Dor epigástrica, dor no quadrante superior ou náuseas e vômitos persistentes	–
Endotélio	Desidrogenase láctica	> 600 UI/L
	Plaquetopenia	< 100.000/mm³
Neurológico	Convulsões	–
	Cefaleia	–
	Escotomas	–
Pulmonar e cardíaco	Dor torácica, ventilatório-dependente ou não	–
	Edema pulmonar	–
Crise hipertensiva	Pressão sistólica ≥ 160 mmHg ou pressão diastólica ≥ 110, confirmada após repouso de 15 minutos	–

Fonte: Desenvolvido pela autoria.

A utilização clínica de biomarcadores, como o fator de crescimento placentário (PlGF) e o fator solúvel *tirokinase--like* (SLFT-1), tem sido extensivamente estudada, com importantes avanços na última década, ainda que seu uso na prática clínica seja incipiente. Acredita-se que os avanços no uso dessas ferramentas poderão determinar sua implementação na prática clínica diária como exames fundamentais para a predição de ocorrência, gravidade e necessidade de resolução da gravidez em casos de pré-eclâmpsia pré-termo. Sua incorporação na prática clínica vem sendo de grande valia para a tomada de decisões clínicas em casos assistidos em nossa rotina.

Hipertensão crônica com pré-eclâmpsia superajuntada

O diagnóstico da pré-eclâmpsia em mulheres com hipertensão crônica pode ser desafiador, uma vez que existe certa dificuldade na diferenciação entre a evolução da própria doença de base e a da ocorrência da pré-eclâmpsia. Considera-se, por isso, de suma importância que toda mulher com hipertensão crônica seja devidamente rastreada antes das 20 semanas, de modo que sua condição basal seja estabelecida, conforme previamente discutido. O diagnóstico preciso é importante, já que a pré-eclâmpsia superajuntada acomete 25% das gestantes hipertensas crônicas e piora substancialmente o prognóstico materno e perinatal, associando-se à prematuridade e a complicações maternas graves.

O diagnóstico de pré-eclâmpsia superajuntada deve ser considerado quando, após as 20 semanas, há o surgimento ou piora de proteinúria previamente diagnosticada antes das 20 semanas, ou quando há uma piora no controle pressórico, necessitando-se inclusive da introdução de novos anti-hipertensivos, ou ainda quando há evidência de lesões em órgãos-alvo. Considera-se piora de proteinúria prévia o aumento de ao menos três vezes o valor basal.

O aumento pressórico isolado após as 20 semanas de gestação, sem necessidade de associação de novas drogas, não é suficiente para o diagnóstico de pré-eclâmpsia superajuntada, uma vez que a cessação de mecanismos fisiológicos que determinam redução da pressão arterial entre as 12ª a 24ª semanas podem ser os responsáveis por tal aumento. Entre as hipertensas crônicas, a restrição de crescimento fetal é um achado mais frequente e também não pode ser considerado critério diagnóstico da pré-eclâmpsia superajuntada, ainda que, como já discutido, deva ser um fator de atenção para o obstetra na prática clínica.

As mulheres hipertensas crônicas talvez sejam, junto das que têm doença renal crônica, as mais beneficiadas com o uso de biomarcadores placentários, já que estes aparentemente permitem diferenciar as pacientes que estão sendo acometidas por pré-eclâmpsia superajuntada daquelas que estão tendo apenas a piora do controle da doença de base. Novos estudos e a incorporação desses exames à prática clínica poderão fornecer mais subsídios para confirmar essa perspectiva.

Hipertensão gestacional

Por fim, a hipertensão gestacional é a variedade mais benigna das diversas apresentações da hipertensão durante a gravidez; o diagnóstico de hipertensão gestacional ocorre quando há alteração nos níveis pressóricos após as 20 semanas sem qualquer alteração clínica ou laboratorial sugestiva de pré-eclâmpsia. Nesses casos, os níveis pressóricos devem retornar à normalidade em até 12 semanas após o parto.

Nos casos em que isso não ocorre, a mulher deve ser reclassificada como hipertensa crônica.

Mulheres diagnosticadas com hipertensão gestacional devem ser submetidas a vigilância clínica e laboratorial periódica, já que em 25% dos casos haverá progressão para a pré-eclâmpsia. Ainda que não haja uma recomendação específica de seguimento, acredita-se que essas pacientes devem ser avaliadas com fita urinária em toda consulta, além de ser reavaliadas laboratorialmente ao menos a cada 6 semanas, ou antes, se houver piora dos controles pressóricos ou o surgimento de proteinúria.

Epidemiologia

A pré-eclâmpsia pode acometer qualquer gestante. Entretanto, a presença de certas condições já identificadas ao início do pré-natal aumenta o risco de sua ocorrência (Quadro 52.2). Dentre elas, destaca-se a síndrome do anticorpo antifosfolípide, a hipertensão crônica, o diabetes, o antecedente de descolamento prematuro de placenta, a gestação múltipla, a nuliparidade, a obesidade, a doença renal crônica e a idade materna avançada.

O uso de aspirina em baixa dose para prevenção da pré-eclâmpsia se baseia na hipótese de que a doença pode derivar de um desbalanço no metabolismo de prostaciclinas e tromboxano A_2. Revisões sistemáticas demonstraram que houve discreta redução na frequência global de pré-eclâmpsia em mulheres que receberam aspirina antes das 16 semanas, entretanto o maior efeito benéfico de seu uso foi a redução de pré-eclâmpsia com sinais de gravidade e de restrição de crescimento fetal. Desse modo, acredita-se que a aspirina deva ser prescrita especialmente para mulheres com fatores de alto risco para o desenvolvimento da doença e que sua prescrição deve ser considerada para pacientes que tenham mais de um fator de risco intermediário para seu desenvolvimento. Existe certa celeuma na literatura a respeito da melhor dose a ser prescrita de aspirina, variando entre 75 e 150 mg ao dia; acredita-se que qualquer dose nesse intervalo parece ter efeito protetor para as mulheres com indicação de seu uso, e em nosso ambulatório optamos, considerando a disponibilidade na rede pública e a facilidade de uso, pela dose de 100 mg ao dia.

Mundialmente, a pré-eclâmpsia atinge cerca de 2 a 8% das gestações, sendo responsável por em torno de 25% dos óbitos maternos notificados na América Latina. No Brasil, a pré-eclâmpsia figura como a mais importante causa de morbidade materna grave, e sua principal complicação, a eclâmpsia, é a causa de morte materna mais prevalente no país. Além disso, a pré-eclâmpsia, junto dos demais distúrbios hipertensivos, é uma importante causa de prematuridade no Brasil e em todo o mundo, um dos principais fatores para morte até o quinto ano de vida entre os brasileiros.

Enquanto muitas mulheres morrem anualmente em decorrência da pré-eclâmpsia, muitas outras sobrevivem e carregam consigo complicações determinadas pela doença durante a gravidez. Há sólidas evidências na literatura que sugerem que pacientes acometidas por pré-eclâmpsia se encontram sob maior risco para o desenvolvimento de do-

ença cardiovascular entre 10 a 50 anos após a gestação. Também há evidências de que as lesões renais durante a pré-eclâmpsia podem persistir por um longo período de vida da mulher e aumentar seu risco de desenvolver doença renal crônica. A normalização da proteinúria deve ocorrer em até 3 meses após o parto. Caso isso não aconteça, a paciente deve ser acompanhada por nefrologista, uma vez que a persistência da proteinúria pode se relacionar com maior risco de hipertensão arterial, doença cardiovascular e doença renal crônica.

Quadro 52.2 Fatores de risco para o desenvolvimento de pré-eclâmpsia.		
Grau de risco	**Fator de risco**	**Recomendação**
Alto	História de pré-eclâmpsia	Recomendado o uso de aspirina em baixa dose
	Hipertensão crônica	
	Gestação múltipla	
	Diabetes tipo 1 ou 2	
	Doença renal	
	Doença autoimune	
Moderado	Nuliparidade	Considerar o uso de aspirina em baixa dose, se presença de ao menos dois fatores de risco
	Obesidade	
	História familiar (mãe ou irmã) de pré-eclâmpsia	
	Características sociodemográficas (afrodescendentes; baixo nível socioeconômico)	
	Idade > 35 anos	
	Fatores pessoais (intervalo de parto > 10 anos, antecedente de restrição de crescimento fetal, antecedente de desfecho negativo em gestação anterior)	

Fonte: Adaptado de ACOG Practice Bulletin n. 202: Gestational Hypertension and Preeclampsia, 2019.

O risco de recorrência da doença ainda é alvo de controvérsias na literatura, com resultados contraditórios a depender da metodologia adotada para o cálculo. Há estudos que evidenciam recorrência superior a 60%, ao passo que a metanálise de dados individuais mostrou que a pré-eclâmpsia recorre em média ao redor de 20% dos casos e, a depender do momento de sua ocorrência, pode recorrer mais tardiamente e com menor gravidade em gestações posteriores. De todo modo, a pré-eclâmpsia, em especial entre mulheres de países de baixa e média renda, representa uma condição de risco, dados os elevados números de gestações por mulher.

As pacientes acometidas por pré-eclâmpsia, assim como por outras condições potencialmente ameaçadoras da vida durante a gravidez, percebem a transitoriedade da vida e a iminência da morte. Os efeitos emocionais dessas experiências somam-se às complicações físicas que a doença pode causar, impactando na funcionalidade dessas mulheres após o parto.

Fisiopatologia

No início da gravidez, o trofoblasto, tecido que originará a placenta, invade o tecido miometrial e induz alterações na luz das artérias espiraladas do útero, aumentando seu calibre e reduzindo a velocidade do fluxo de sangue em seu leito, de modo a permitir adequadas trocas entre a circulação fetal e a materna. As artérias espiraladas uterinas perdem parte da túnica muscular e, com isso, tornam-se pouco afeitas ao controle vasomotor materno.

É necessário que o trofoblasto sintetize proteínas endoteliais e tenha um fenótipo semelhante ao endotélio para que haja uma remodelação adequada das arteríolas espiraladas. Por múltiplas razões, a liberação de endoproteínas semelhantes ao endométrio pelo trofoblasto pode ser insuficiente, o que determinará uma remodelação inadequada das arteríolas espiraladas. Elencam-se como causas para uma inadequada remodelação baixas concentrações de óxido nítrico, saturação de oxigênio inadequada, fatores imunológicos, genéticos ou ambientais maternos ou mecanismos que determinem estresse oxidativo intenso, sem haver, ainda, clareza quanto ao fator que desencadeará uma remodelação das arteríolas espiraladas.

A inadequada remodelação das arteríolas espiraladas faz com que a placenta seja constantemente submetida à hipóxia, com áreas relativamente isquêmicas. Achados histopatológicos mostrando múltiplas arteríolas espiraladas pouco remodeladas, com áreas de infarto placentário subjacente, e estudos com modelos animais, reforçam essa teoria.

Em virtude do estresse oxidativo secundário à hipóxia crônica na placenta mal perfundida, há liberação de fatores tóxicos e a redução de outros fatores protetores na circulação materna. Tais fatores ainda não foram completamente identificados, bem como a relevância de sua participação na fisiopatologia da doença ainda não está totalmente estabelecida, porém se postula que a redução do fator de crescimento placentário (PlGF) e o aumento do fator solúvel tirosina-*like* tipo 1 (sFLT1) e da endoglina solúvel (sEng) estabelecem lesões endoteliais difusas, principalmente nos rins, fígado e cérebro.

Outra hipótese para justificar a ocorrência da lesão endotelial difusa na pré-eclâmpsia são mecanismos imunológicos, com a formação de anticorpos que atacam diretamente o endotélio (anticorpo antiangiotensina 1) e que estão aumentados em mulheres acometidas pela pré-eclâmpsia. Sustenta-se, também, que existe presença aumentada de superóxidos derivados do estresse oxidativo, assim como há depleção da concentração de óxido nítrico na circulação materna.

Ainda que não totalmente esclarecidos, os fatores postulados como determinantes da primeira fase da pré-eclâmpsia têm, como via comum, atuação sobre o endotélio materno. As agressões ao endotélio materno vão determinar a ocorrência de lesões nos diferentes órgãos e sistemas e as consequentes manifestações clínicas da doença. Postula-se, além disso, que mulheres que desenvolvem pré-eclâmpsia mais precocemente, isto é, antes das 34 semanas, sejam acometidas majoritariamente por doença iminentemente placentária, em razão da invasão e remodelação insuficientes, ao passo que, naquelas em que a doença se manifestou mais tardiamente, os fatores angiogênicos, oxidativos ou imunes sejam liberados em razão das hipóxias ocorridas após a invasão trofoblástica, em mulheres cujo endotélio já tenha algum acometimento não relacionado à gravidez.

A presença dos fatores angiogênicos na circulação, agindo sobre o endotélio, faz com que se instale a hipertensão, em virtude da perda do controle vasomotor e a agressões na microcirculação. A proteinúria observada na pré-eclâmpsia ocorre pela destruição dos podócitos que compõem a membrana glomerular. Seguindo a perda dos podócitos, há uma redução da expressão de proteínas como a nefrina e a podocina, aumentando ainda mais a permeabilidade da barreira glomerular, o que faz torna progressiva a perda de proteínas através da urina.

O atual entendimento da fisiopatologia da pré-eclâmpsia, portanto, sustenta-se nas seguintes premissas: trata-se de uma doença em dois estágios, nos quais placentas cronicamente mal perfundidas, quer por danos na implantação placentária ou por um endotélio já previamente doente, liberam fatores angiogênicos e imunes na circulação materna, os quais vão agredir o endotélio e a microcirculação de diversos órgãos e sistemas. A manifestação clínica da doença dependerá da intensidade do acometimento nesses diferentes órgãos e sistemas.

A pré-eclâmpsia é um importante problema de saúde em obstetrícia, por isso acredita-se que as mulheres que apresentam risco para o desenvolvimento da doença devem receber atenção mais criteriosa, com vigilância rotineira da pressão e de sinais e sintomas. Os estudos cada vez mais sustentam que, apesar de inúmeros avanços tecnológicos, o cuidado atento é o que reduz a incidência e protege as pacientes de complicações associadas à pré-eclâmpsia. Seu diagnóstico precoce e manejo sob vigilância, preferencialmente em regime de internação, contribuem para o tratamento, além de antever o surgimento de complicações graves. A predição e a prevenção da pré-eclâmpsia devem ser o alvo de estudos para identificar biomarcadores capazes de rastrear as mulheres sob risco, bem como para criar drogas ou medidas capazes de proteger aquelas identificadas sob risco, o que é, no momento, a principal deficiência no cuidado com a doença.

Rastreamento

Identificar as gestantes em situação de risco para o aparecimento de pré-eclâmpsia sempre ocupou posição de prioridade para as equipes de saúde, na medida em que o uso precoce (anterior às 16 semanas) de aspirina em baixas doses e de cálcio (entre mulheres com dieta deficiente nesse elemento) foi consagrado como profilaxia efetiva na redução da ocorrência de casos de pré-eclâmpsia, em especial os de manifestação precoce (anteriores às 34 semanas). Apenas a título de ilustração, um ensaio clínico recente envolvendo cerca de 2 mil gestantes, comparando o uso de aspirina e de placebo, demonstrou redução em 62% da ocorrência de casos precoces de pré-eclâmpsia no grupo que fez uso diário de 150 mg de aspirina, quando identificado com base em um algoritmo que inclui fatores clínicos, biofísicos e bioquímicos. No entanto, esses achados ainda não são definitivos, uma vez que não foram validados em outras populações e não demonstraram custo-efetividade, especialmente em locais de média e baixa renda.

A história clínica é, definitivamente, a principal ferramenta consagrada por diversos estudos capaz de identificar as gestantes de alto risco e de definir, portanto, a necessidade ou não de profilaxia.

As diferentes instituições (Organização Mundial da Saúde – OMS, American College of Obstetricians and Gynecologists – ACOG, National Institute for Health and Care Excellence – NICE, Federação Brasileira das Associações de Ginecologia e Obstetrícia – Febrasgo) se posicionam de forma distinta quanto aos fatores de risco. O Quadro 52.3 apresenta as características que definiriam a gestante considerada de **alto risco** para os diversos órgãos e qual profilaxia deveria ser prontamente instituída diante da presença de uma única característica.

Quadro 52.3 Fatores de risco para pré-eclâmpsia segundo diferentes instituições.		
OMS/Febrasgo	*ACOG*	*NICE*
Antecedente pessoal ou familiar de pré-eclâmpsia	Ser primigesta	Antecedente pessoal de qualquer distúrbio hipertensivo em gestações anteriores
HAC	Idade > 40 anos	Doença renal crônica
Obesidade (IMC > 30)	Intervalo interpartal > 10 anos	Diabetes tipo 1 ou 2
Diabetes	Diabetes 1 ou 2	HAC
Doenças renais	Doença renal crônica	Doenças autoimunes (SAAF ou LES)
Doenças autoimunes	Antecedente pessoal de qualquer distúrbio hipertensivo em gestações anteriores	–
SAAF	HAC	–
Gravidez múltipla	Gravidez múltipla	–
	Doenças autoimunes (SAAF ou LES)	–
	Obesidade (IMC > 30)	–
	História familiar de pré-eclâmpsia	–

OMS: Organização Mundial de Saúde; Febrasgo: Federação Brasileira de Ginecologia e Obstetrícia; Acog: American College of Obstetricians and Gynecologists; Nice: National Institute of Health and Care Excellence; HAC: hipertensão arterial crônica; IMC: índice de massa corpórea; LES: lúpus eritematoso sistêmico; SAAF: síndrome do anticorpo antifosfolípide.
Fonte: Adaptado de Federação Brasileira de Ginecologia e Obstetrícia (Febrasgo). Protocolos, 2018.

Além dos fatores de risco clínicos, outros elementos podem ser citados como preditores da ocorrência de pré-eclâmpsia, entretanto as evidências científicas de efetividade, tendo em vista os modestos valores de sensibilidade, ainda se revelam escassas para que se recomende seu uso na prática clínica rotineira. O Quadro 52.4 resume os principais elementos e os achados em literatura de sua aplicação.

Quadro 52.4 Principais elementos para fatores preditores de pré-eclâmpsia.	
Pressão arterial	PAM é melhor preditor para gestantes de baixo risco no 2° trimestre. Para gestantes de alto risco, a pressão arterial diastólica acima de 75 mmHg exibe maior poder preditor.
Doppler de artérias uterinas	Quando realizado entre 11 e 13 semanas, exibe taxas de detecção em torno de 40% para os casos de pré-eclâmpsia de manifestação tardia e 59% para os casos de manifestação precoce. Quando realizado às 23 semanas, a taxa de detecção para os casos de pré-eclâmpsia de forma geral fica em torno de 40%.
Biomarcadores	Ainda não é possível eleger um fator que, isoladamente, possa atuar como preditor de pré-eclâmpsia. A seguir se pode observar os valores referentes à AUC para alguns fatores e, conforme os números indicam, seu baixo poder preditivo: ■ PlGF: 0,61 ■ PAPP-A: 0,64 ■ ADAM –12: 0,58 ■ sFlt-1: 0,54 ■ PP-13: 0,51 ■ características clínicas (etnia afro-americana; etnia afro-americana, IMC, pressão arterial sistólica e nível educacional: 0,78)

PAM: pressão arterial média; AUC: *area under the curve*; PlGF: *placental growth factor*; PAPP-A: *pregnancy-associated plasma protein*; ADAM –12: *disintegrin and metalloproteinase-12*; sFlt-1: *soluble fms-like tyrosine kinase-1*; PP-13: *placental protein-13*; IMC: índice de massa corpórea.
Fonte: Adaptado de Mayrink, 2018.

Desse modo, ainda é um posicionamento de consenso que sejam os fatores de risco clínicos os responsáveis pelo direcionamento da quimioprofilaxia a fim de reduzir a ocorrência de formas graves de pré-eclâmpsia.

LEITURAS COMPLEMENTARES

Acharya A, Brima W, Burugu S, Rege T. Prediction of preeclampsia-bench to bedside. Curr Hypertens Rep. 2014;16(11):491.

ACOG Practice Bulletin n. 202: Gestational Hypertension and Preeclampsia. Obstet Gynecol. 2019;133(1):e1-e25.

Akolekar R, Syngelaki A, Beta J, Kocylowski R, Nicolaides KH. Maternal serum placental protein 13 at 11-13 weeks of gestation in preeclampsia. Prenat Diagn. 2009;29(12):1103-8.

American College of Obstetricians and Gynecologists. Hypertension in pregnancy. Report of the American College of Obstetricians and Gynecologists' Task Force on Hypertension in Pregnancy. Obstet Gynecol. 2013;122(5):1122-31.

Anderson UD, Olsson MG, Kristensen KH, Åkerström B, Hansson SR. Review: Biochemical markers to predict preeclampsia. Placenta. 2012;33(Suppl):S42-7.

Baba Y, Yamada T, Obata-Yasuoka M, Yasuda S, Ohno Y, Kawabata K et al. Urinary protein-to-creatinine ratio in pregnant women after dipstick testing: Prospective observational study. BMC Pregnancy Childbirth. 2015;15(1):331.

Bartsch E, Medcalf KE, Park AL, Ray JG, Group HRoP-eI. Clinical risk factors for pre-eclampsia determined in early pregnancy: Systematic review and meta-analysis of large cohort studies. BMJ. 2016;353:i1753.

Bokslag A, van Weissenbruch M, Mol BW, de Groot CJ. Preeclampsia: Short and long-term consequences for mother and neonate. Early Hum Dev. 2016;102:47-50.

Brown MA, Magee LA, Kenny LC, Karumanchi SA, McCarthy FP, Saito S et al. Hypertensive Disorders of Pregnancy: ISSHP Classification, Diagnosis, and Management Recommendations for International Practice. Hypertension. 2018;72(1):24-43.

Chaiworapongsa T, Chaemsaithong P, Yeo L, Romero R. Pre-eclampsia part 1: Current understanding of its pathophysiology. Nat Rev Nephrol. 2014;10(8):466-80.

Chotayaporn T, Kasitanon N, Sukitawut W, Louthrenoo W. Comparison of proteinuria determination by urine dipstick, spot urine protein creatinine index, and urine protein 24 hours in lupus patients. J Clin Rheumatol. 2011;17(3):124-9.

Christensen M, Kronborg CS, Eldrup N, Rossen NB, Knudsen UB. Preeclampsia and cardiovascular disease risk assessment – Do arterial stiffness and atherosclerosis uncover increased risk ten years after delivery? Pregnancy Hypertens. 2016;6(2):110-4.

Cnossen JS, Morris RK, ter Riet G, Mol BW, van der Post JA, Coomarasamy A et al. Use of uterine artery Doppler ultrasonography to predict pre-eclampsia and intrauterine growth restriction: a systematic review and bivariable meta-analysis. CMAJ. 2008;178(6):701-11.

Cnossen JS, Vollebregt KC, de Vrieze N, ter Riet G, Mol BW, Franx A et al. Accuracy of mean arterial pressure and blood pressure measurements in predicting pre-eclampsia: Systematic review and meta-analysis. BMJ. 2008;336(7653):1117-20.

Côté AM, Firoz T, Mattman A, Lam EM, von Dadelszen P, Magee LA. The 24-hour urine collection: gold standard or historical practice? Am J Obstet Gynecol. 2008;199(6):625.e1-6.

Cushen SC, Goulopoulou S. New Models of Pregnancy-Associated Hypertension. Am J Hypertens; 2017.

Delorme P, Goffinet F, Ancel PY, Foix-L'Hélias L, Langer B, Lebeaux C et al. Cause of Preterm Birth as a Prognostic Factor for Mortality. Obstet Gynecol. 2016;127(1):40-8.

Doret M. Postnatal visit: Routine and particularity after complicated pregnancy – Guidelines for clinical practice. J Gynecol Obstet Biol Reprod (Paris). 2015;44(10):1118-26.

Duhig KE, Myers J, Seed PT, Sparkes J, Lowe J, Hunter RM et al. Placental growth factor testing to assess women with suspected pre-eclampsia: A multicentre, pragmatic, stepped-wedge cluster-randomised controlled trial. Lancet. 2019;393(10183):1807-18.

Duley L. The global impact of pre-eclampsia and eclampsia. Semin Perinatol. 2009;33(3):130-7.

Febrasgo – Federação Brasileira de Ginecologia e Obstetrícia. Protocolos. 2018;(8):16-8.

Fleury C, Parpinelli M, Makuch M. Development of the mother-child relationship following pre-eclampsia. Journal of Reproductive and Infant Psychology. 2010;28(3):297.

Franca EB, Lansky S, Rego MAS, Malta DC, Franca JS, Teixeira R et al. Leading causes of child mortality in Brazil, in 1990 and 2015: Estimates from the Global Burden of Disease study. Rev Bras Epidemiol. 2017;20(Suppl 01):46-60.

Furuta I, Zhai T, Ishikawa S, Umazume T, Nakagawa K, Yamada T et al. Association between nephrinuria, podocyturia, and proteinuria in women with pre-eclampsia. J Obstet Gynaecol Res. 2017;43(1):34-41.

Giannubilo SR, Landi B, Ciavattini A. Preeclampsia: What could happen in a subsequent pregnancy? Obstet Gynecol Surv. 2014;69(12):747-62.

Giordano JC, Parpinelli MA, Cecatti JG, Haddad SM, Costa ML, Surita FG et al. The burden of eclampsia: Results from a multicenter study on surveillance of severe maternal morbidity in Brazil. PLoS One. 2014;9(5):e97401.

Goetzinger KR, Zhong Y, Cahill AG, Odibo L, Macones GA, Odibo AO. Efficiency of first-trimester uterine artery Doppler, a-disintegrin and metalloprotease 12, pregnancy-associated plasma protein a, and maternal characteristics in the prediction of preeclampsia. J Ultrasound Med. 2013;32(9):1593-600.

Graham W, Woodd S, Byass P, Filippi V, Gon G, Virgo S et al. Diversity and divergence: The dynamic burden of poor maternal health. Lancet. 2016.

Guida JP, Parpinelli MA, Surita FG, Costa ML. The impact of proteinuria on maternal and perinatal outcomes among women with pre-eclampsia. Int J Gynaecol Obstet. 2018;143(1):101-7.

Gynecologists ACOG, Pregnancy TFoHi. Hypertension in pregnancy. Report of the American College of Obstetricians and Gynecologists' Task Force on Hypertension in Pregnancy. Obstet Gynecol. 2013;122(5):1122-31.

Henderson JT, Thompson JH, Burda BU, Cantor A. Preeclampsia Screening: Evidence Report and Systematic Review for the US Preventive Services Task Force. JAMA. 2017;317(16):1668-83.

Henderson JT, Whitlock EP, O'Connor E, Senger CA, Thompson JH, Rowland MG. Low-dose aspirin for prevention of morbidity and mortality from preeclampsia: A systematic evidence review for the U.S. Preventive Services Task Force. Ann Intern Med. 2014;160(10):695-703.

Hofmeyr GJ, Lawrie TA, Atallah Á, Torloni MR. Calcium supplementation during pregnancy for preventing hypertensive disorders and related problems. Cochrane Database Syst Rev. 2018;10:CD001059.

Kaufmann P, Black S, Huppertz B. Endovascular trophoblast invasion: Implications for the pathogenesis of intrauterine growth retardation and preeclampsia. Biol Reprod. 2003;69(1):1-7.

Kuc S, Koster MP, Franx A, Schielen PC, Visser GH. Maternal characteristics, mean arterial pressure and serum markers in early prediction of preeclampsia. PLoS One. 2013;8(5):e63546.

Lambert G, Brichant JF, Hartstein G, Bonhomme V, Dewandre PY. Preeclampsia: An update. Acta Anaesthesiol Belg. 2014;65(4):137-49.

Leal MD, Esteves-Pereira AP, Nakamura-Pereira M, Torres JA, Theme-Filho M, Domingues RM et al. Prevalence and risk factors related to preterm birth in Brazil. Reprod Health. 2016;13(Suppl 3):127.

Lecarpentier E, Tsatsaris V. Angiogenic balance (sFlt-1/PlGF) and pre-eclampsia. Ann Endocrinol (Paris). 2016;77(2):97-100.

Levine RJ, Lam C, Qian C, Yu KF, Maynard SE, Sachs BP et al. Soluble endoglin and other circulating antiangiogenic factors in preeclampsia. N Engl J Med. 2006;355(10):992-1005.

Lopes van Balen VA, Spaan JJ, Cornelis T, Spaanderman MEA. Prevalence of chronic kidney disease after preeclampsia. J Nephrol. 2017;30(3):403-9.

Lowe SA, Brown MA, Dekker GA, Gatt S, McLintock CK, McMahon LP et al. Guidelines for the management of hypertensive disorders of pregnancy 2008. Aust N Z J Obstet Gynaecol. 2009;49(3):242-6.

Mayrink J et al. Preeclampsia in 2018: Revisiting Concepts, Physiopathology, and Prediction. Scientific World Journal; 2018.

Melamed N, Hadar E, Peled Y, Hod M, Wiznitzer A, Yogev Y. Risk for recurrence of preeclampsia and outcome of subsequent pregnancy in women with preeclampsia in their first pregnancy. J Matern Fetal Neonatal Med. 2012;25(11):2248-51.

Mol BW, Roberts CT, Thangaratinam S, Magee LA, de Groot CJ, Hofmeyr GJ. Pre-eclampsia. Lancet. 2016;387(10022):999-1011.

Morton A. Imitators of preeclampsia: A review. Pregnancy Hypertens. 2016;6(1):1-9.

Myatt L, Roberts JM. Preeclampsia: Syndrome or Disease? Curr Hypertens Rep. 2015;17(11):83.

Peraçoli JC, Borges VTM, Ramos JGL, Cavalli RC, Costa SHAM, Oliveira LG et al. Pre-eclampsia/Eclampsia. Rev Bras Ginecol Obstet. 2019;41(5):318-32.

Pettit F, Mangos G, Davis G, Henry A, Brown MA. Pre-eclampsia causes adverse maternal outcomes across the gestational spectrum. Pregnancy Hypertens. 2015;5(2):198-204.

Phipps E, Prasanna D, Brima W, Jim B. Preeclampsia: Updates in Pathogenesis, Definitions, and Guidelines. Clin J Am Soc Nephrol. 2016;11(6):1102-13.

Piccoli GB, Cabiddu G, Castellino S, Gernone G, Santoro D, Moroni G et al. A best practice position statement on the role of the nephrologist in the prevention and follow-up of preeclampsia: the Italian study group on kidney and pregnancy. J Nephrol. 2017;30(3):307-17.

Roberts JM, Hubel CA. The two stage model of preeclampsia: Variations on the theme. Placenta. 2009;30(Suppl A):S32-7.

Roberts JM, Taylor RN, Musci TJ, Rodgers GM, Hubel CA, McLaughlin MK. Preeclampsia: An endothelial cell disorder. Am J Obstet Gynecol. 1989;161(5):1200-4.

Say L, Chou D, Gemmill A, Tunçalp Ö, Moller AB, Daniels J et al. Global causes of maternal death: A WHO systematic analysis. Lancet Glob Health. 2014;2(6):e323-33.

Seely EW, Ecker J. Chronic hypertension in pregnancy. Circulation. 2014;129(11):1254-61.

Sircar M, Thadhani R, Karumanchi SA. Pathogenesis of preeclampsia. Curr Opin Nephrol Hypertens. 2015;24(2):131-8.

Souza JP, Cecatti JG, Parpinelli MA, Krupa F, Osis MJ. An emerging "maternal near-miss syndrome": Narratives of women who almost died during pregnancy and childbirth. Birth. 2009;36(2):149-58.

Souza RT, Cecatti JG, Passini R, Tedesco RP, Lajos GJ, Nomura ML et al. The Burden of Provider-Initiated Preterm Birth and Associated Factors: Evidence from the Brazilian Multicenter Study on Preterm Birth (EMIP). PLoS One. 112016.

Tranquilli AL, Dekker G, Magee L, Roberts J, Sibai BM, Steyn W et al. The classification, diagnosis and management of the hypertensive disorders of pregnancy: A revised statement from the ISSHP. Pregnancy Hypertens. 2014;4(2):97-104.

von Dadelszen P, Magee LA, Roberts JM. Subclassification of preeclampsia. Hypertens Pregnancy. 2003;22(2):143-8.

World Health Organization (WHO). WHO recommendations for prevention and treatmentof pre-eclampsia and eclampsia. Geneva: WHO; 2011.

Yamada T, Kojima T, Akaishi R, Ishikawa S, Takeda M, Kawaguchi S et al. Problems in methods for the detection of significant proteinuria in pregnancy. J Obstet Gynaecol Res. 2014;40(1):161-6.

53

Hipertensão na Gestação –
Manejo Clínico

Mary Parpinelli
Tábata Regina Zumpano dos Santos
Maria Laura Costa

Neste capítulo será discutido o manejo das síndromes hipertensivas da gestação, divididas em hipertensão arterial crônica (HAC), hipertensão gestacional (HAG) e pré-eclâmpsia (PE). O manejo diz respeito principalmente ao acompanhamento materno e fetal, ou seja, à avaliação permanente de sinais e sintomas clínicos e laboratoriais, ao controle dos níveis pressóricos e da vitalidade fetal, em regime ambulatorial e naquelas com necessidade de internação hospitalar, ao momento do parto e ao acompanhamento pós-natal.

Manejo da hipertensão arterial crônica na gestação
Orientações pré-gestacionais

Idealmente, a avaliação deve se iniciar na visita pré--concepcional, ou o mais precocemente na gestação. No serviço de obstetrícia do CAISM-Unicamp as gestantes com histórico de HAC são triadas para a gravidade, a partir da história clínica, uso de medicações anti-hipertensivas, nível pressórico basal e tempo de doença, antecedentes obstétricos (como descolamento prematuro – DPP – e óbito fetal) e análise laboratorial da função renal e proteinúria de 24 horas (atualmente há uma tendência a substituir esse exame pela relação proteína/creatinina urinária, que está alterada se > 0,3), eletrocardiograma e radiografia de tórax, em conjunto com um especialista. É importante ressaltar que no período reprodutivo as mulheres são jovens, e em sua maioria a HAC acontece sem acometimento de órgãos--alvo e/ou HAC de etiologia por doença secundária, portanto o prognóstico gestacional costuma ser favorável. É necessário avaliar o uso de medicamentos utilizados antes (ou no início) da gestação, como inibidores da enzima conversora da angiotensina (Ieca) ou bloqueadores dos receptores de angiotensina II (BRA). As mulheres devem ser orientadas sobre o risco aumentado de malformações congênitas

se essas drogas forem utilizadas na gestação. Sendo assim, de acordo com o protocolo NICE (2019), devem ser discutidos tratamentos anti-hipertensivos alternativos, principalmente se o Ieca ou os BRA estiverem sendo utilizados por outras condições, como doença renal. O IECA e os BRA devem ser suspensos assim que a mulher descobrir a gestação, sendo oferecidas outras drogas para tratamento. As pacientes que fazem uso de diuréticos tiazídicos devem ser orientadas também quanto ao risco aumentado de malformações congênitas e de complicações neonatais se essas drogas forem utilizadas na gestação.

Para as mulheres que fazem uso de outras medicações anti-hipertensivas, que não Ieca, BRA e diuréticos tiazídicos, a orientação deve ser baseada na melhor evidência científica disponível (que é limitada), que não mostra risco aumentado de malformações congênitas com o uso dessas medicações. O maior controle do nível pressórico (< 130/80 mmHg) comparado a controle menos rigoroso (< 150/100 mmHg) não mostrou diferença nos resultados perinatais; contudo, o maior controle reduziu o risco de picos hipertensivos, no estudo CHIPS (*Control of hypertension in pregnancy study*, 2019).

Tratamento da HAC

Deve ser oferecido às gestantes com HAC aconselhamento para controle de ganho de peso na gestação (particularmente para as gestantes com sobrepeso e obesas), atividade física, preferencialmente supervisionada, alimentação saudável e redução da quantidade de sal na dieta, não sendo necessário dieta assódica.

Segundo protocolo NICE (2019), com relação às drogas anti-hipertensivas utilizadas antes da gestação, se seguras, devem ser mantidas ou se realizada a troca para tratamentos alternativos, a menos que a pressão arterial sistólica (PAS) esteja mantida < 110 mmHg ou a pressão arterial diastólica (PAD) mantida < 70 mmHg, ou ainda se a gestante apresentar hipotensão sintomática; nesses casos poderão ser realizadas a retirada e a observação rigorosa dos níveis pressóricos. Caso a paciente ainda não esteja em tratamento, drogas anti-hipertensivas podem ser introduzidas se PAS mantida ≥ 140 mmHg ou PAD mantida ≥ 90 mmHg. Quando em uso de terapia anti-hipertensiva, o alvo da PA é 135/85 mmHg.

Nos locais em que está disponível, considerar o uso de labetalol para tratamento da HAC na gestação (no Brasil não está disponível); considerar o uso de nifedipina, se o labetalol não estiver disponível; considerar o uso de metildopa caso ambas as drogas anteriormente citadas não estejam disponíveis. No serviço de obstetrícia do CAISM-Unicamp a metildopa é a droga de escolha (primeira opção). A escolha deve basear-se em tratamentos prévios, perfis de efeitos colaterais, risco (incluindo riscos fetais) e preferência da mulher. Os principais anti-hipertensivos que podem ser utilizados na gestação estão listados no Quadro 53.1.

Quadro 53.1 Anti-hipertensivos de manutenção recomendados para uso na gestação.		
Classe do agente	Agente	Posologia
Simpatolíticos de ação central, α2-agonistas	Metildopa Comprimidos de 250 e 500 mg	750 a 2.000 mg/dia 2 a 4 vezes/dia
	Clonidina Comprimidos de 0,1 e 0,2 mg	0,2 a 0,6 mg/dia 2 a 3 vezes/dia
Bloqueadores de canais de cálcio	Nifedipina Retard Comprimidos de 10 e 20 mg	20 a 120 mg/dia 1 a 3 vezes/dia
	Amlodipina Comprimidos de 2,5, 5 e 10 mg	5 a 20 mg/dia 1 a 2 vezes/dia
Vasodilatador periférico*	Hidralazina Drágeas de 25 e 50 mg	50 a 150 mg/dia
Betabloqueadores*	Metoprolol Comprimidos de 25, 50 e 100 mg	100 a 200 mg/dia 1 a 2 vezes/dia
	Carvedilol Comprimidos de 6,25 e 12,5 mg	12,5 a 50 mg/dia 1 a 2 vezes/dia Recomenda-se iniciar com 12,5 mg/dia por 2 dias e a partir de então aumentar a dose

* Medicações consideradas terceira opção na associação de medicamentos para controle pressórico ou no caso de impossibilidade de uso das drogas de primeira escolha. Os betabloqueadores de maior experiência clínica são o labetalol e o pindolol. Entretanto, o primeiro não está liberado para uso no Brasil e o segundo foi recentemente retirado do mercado.
Fonte: Peraçoli et al., 2018.

Em decorrências do risco aumentado de desenvolvimento de PE na gestação, as gestantes com HAC devem fazer uso de aspirina 75 a 150 mg/dia, à noite, a partir das 12 semanas de gestação, para prevenção da PE. Embora possa ser mantida até o final da gestação, sua suspensão após a 36ª semana

parece uma conduta racional, pois permite a renovação de plaquetas com plena capacidade funcional para as demandas do parto. Ainda com esse propósito, deve ser oferecido também carbonato de cálcio na dose de 1 a 2 g/dia, conforme orientação de Peraçoli et al. (2018).

A dosagem do fator de crescimento placentário (PlGF) pode ser oferecida entre 20 e 35 semanas de gestação na suspeita de a gestante com HAC estar desenvolvendo PE (esse tema é assunto do Capítulo 55 Hipertensão – novos marcadores.

Frequência das consultas pré-natais

Ainda conforme protocolo NICE (2019), nas gestantes com com HAC, as consultas pré-natais devem ser programadas com base nas necessidades individuais maternas e fetais. Isso pode incluir consultas adicionais com periodicidade semanal, se a PA não está sob controle, e consultas a cada 2 a 4 semanas, se está bem controlada.

Avaliação laboratorial e fetal

A avaliação laboratorial de rotina a ser realizada na primeira consulta (e repetida a critério clínico) deve ser por hemograma completo com contagem de plaquetas, urina tipo I/urocultura, dosagem de ácido úrico sérico, dosagem proteína/creatinina em amostra de urina aleatória, ureia e creatinina séricas. Para casos selecionados, principalmente aqueles com antecedente obstétrico ruim (como óbito fetal ou PE precoce em gestação anterior), pode ser realizada pesquisa de colagenoses (especialmente lúpus eritematoso sistêmico) e de síndrome do anticorpo antifosfolípide, uma vez que essas condições podem cursar com piores resultados na gestação. Após as 20 semanas de gestação, na suspeita de PE, deve-se solicitar hemograma completo (avaliação de hemoglobina, hematócrito e plaquetas), bilirrubinas totais (padrão ouro de anemia microangiopática), desidrogenase lática, creatinina e aspartato aminotransferase, visando ao diagnóstico de lesão de órgãos e acometimentos graves, como a síndrome HELLP (do inglês: *hemolysis/elevated liver enzymes/low platelets* – hemólise/ enzimas hepáticas elevadas/plaquetopenia).

Deve-se realizar ultrassonografia (US) obstétrica precoce e seriada conforme a curva de crescimento uterino, para avaliação do líquido amniótico e estimativa de peso fetal.

A vigilância da vitalidade fetal deve ser rotineira após a viabilidade fetal. No CAISM-Unicamp são realizados mobilograma diário, cardiotocografia semanal e Doppler mensal ou a critério clínico a partir de 26 semanas. Casos selecionados iniciam Dopplerfluxometria a partir das 24 semanas.

Critérios para internação

As seguintes situações merecem internação da paciente para melhor avaliação clínica, laboratorial e de vitalidade fetal:
- presença de PAS ≥ 150 ou PAD ≥ 100 mmHg;
- ganho de peso excessivo e/ou edema generalizado;
- alterações da vitalidade fetal (restrição de crescimento fetal, alteração da Dopplerfluxometria e/ou cardiotocografia);
- presença de sintomatologia clínica que denote envolvimento de órgãos-alvo, independentemente dos níveis pressóricos.

Manejo hospitalar

Deve-se prescrever terapia anti-hipertensiva de uso prolongado se PA 150/100 mmHg em mais que uma medida com intervalo de 4 horas ou 140 × 90 mmHg persistente. O controle de PA deve ser realizado com frequência, por exemplo, seis vezes ao dia (sugere-se não acordar a gestante para medir a PA na madrugada). Realizar também controle de peso materno diário.

Repouso em decúbito lateral esquerdo o maior tempo possível é recomendado. Sugere-se que a redução da atividade física para mulheres com PE possa contribuir para melhora no fluxo sanguíneo uteroplacentário e prevenir a exacerbação da hipertensão, particularmente se a PA não estiver bem controlada. Porém, não há comprovação de que melhore significativamente os principais desfechos maternos e perinatais, sendo importante ressaltar que não existem evidências para recomendar o repouso absoluto das pacientes com PE.

A vigilância fetal deve ser diária, com cardiotocografia e mobilograma, se idade gestacional ≥ 28 semanas. US obstétrica e Dopplerfluxometria devem ser realizadas e repetidas a critério clínico.

A avaliação laboratorial acima de 20 semanas de gestação inclui pesquisa de proteína na urina (urina 1 e/ou relação proteína/creatinina urinária), hemograma completo (avaliação de hemoglobina, hematócrito e plaquetas), bilirrubinas totais (padrão ouro de anemia microangiopática), desidrogenase lática, creatinina e aspartato aminotransferase, visando ao diagnóstico de lesão de órgãos e acometimentos graves, como a síndrome HELLP. Essa avaliação deve ser repetida a critério clínico.

Para a alta hospitalar, a paciente não pode apresentar qualquer sinal ou sintoma de gravidade, não pode estar de termo (nessa ocasião se deve discutir o parto, como descrito a seguir), deve apresentar controles clínicos adequados (medidas PAD máxima < 90 mmHg), exames laboratoriais normais, boa vitalidade fetal e possibilidade de reavaliação ambulatorial breve (p. ex., 1 semana). No caso de diagnóstico de PE precoce na ocasião da internação ou de necessidade de sulfatação, a alta hospitalar deve ser procedimento de exceção, com rigoroso esclarecimento sobre sinais de alerta e riscos.

Momento do parto

O parto não deve ser programado para antes das 37 semanas de gestação caso a gestante e o feto estejam clinicamente bem e a PA esteja < 160/110 mmHg, com ou sem uso de anti-hipertensivos, a menos que existam outras indicações médicas, reforça NICE (2019). No caso das gestantes com HAC em que a PA esteja < 160/110 mmHg após as 37 semanas de gestação, com ou sem uso de anti-hipertensivos, o momento do parto e as indicações maternas e fetais para este devem ser acordados entre a mulher e o obstetra sênior. Se um parto prematuro é necessário, recomenda-se oferecer um curso de corticosteroides antenatal e neuroproteção fetal com sulfato de magnésio, quando indicados.

Investigação, monitoramento e tratamento pós-natal

Segundo Bernstein (2017), considerando que 75% das mortes relacionadas às doenças hipertensivas da gestação ocorrem após o parto, sendo 41% após 48 horas desse evento, para mulheres com HAC que tiveram parto a medida da PA deve ser diária nos primeiros 2 dias após o parto, pelo menos uma vez por dia entre os dias 3 e 5 pós-parto e de acordo com a indicação clínica se houver mudança do tratamento anti-hipertensivo. O alvo da PA nessas mulheres é estar < 140 × 90 mmHg e sem sintomatologia clínica. O tratamento anti-hipertensivo deve ser revisto em 2 semanas após o parto, com o clínico geral/médico da família ou o especialista. Uma consulta de revisão puerperal 6 a 8 semanas após o parto deve ser agendada com médico da família ou especialista.

Se a mulher fez uso de metildopa para tratamento da HAC durante a gestação, esse anti-hipertensivo pode ser trocado, dentro dos 2 primeiros dias após o parto, por outro mais indicado para não gestantes, compatível com a amamentação, se for o caso.

Para aquelas mulheres que não fizeram uso de anti-hipertensivos durante a gestação, o tratamento deve ser iniciado se a PA estiver ≥ 150/100 após o parto.

Para as pacientes que terão seus cuidados transferidos para a atenção primária, um plano de ação deve ser redigido, contendo:

- quem fará seu acompanhamento, incluindo cuidado médico específico, quando indicado;
- frequência de aferição de PA;
- limiares para reduzir ou parar o tratamento anti-hipertensivo;
- indicações para quando procurar a atenção primária a depender da PA e para revisão desta.

Manejo da hipertensão gestacional

Avaliação e tratamento da HAG (NICE, 2019)

Em mulheres com HAG, uma avaliação completa deve ser realizada em um centro secundário por profissional da saúde treinado no manejo de desordens hipertensivas da gestação. Vale destacar que a presença de HAG pode ser uma transição até o aparecimento da proteinúria ou de sinais que configurem PE. Pacientes que apresentem fatores de risco (já abordados no Capítulo 52 – Hipertensão na Gestação – conceito, classificação, epidemiologia, fisiopatologia e rastreamento) merecem cuidado adicional e seguimento mais rigoroso.

Para mulheres com HAG, os seguintes testes e tratamentos devem ser avaliados, conforme listados no Quadro 53.2.

A dosagem de PlGF pode ser realizada entre 20 e 35 semanas de gestação na suspeita de a gestante com HAG estar desenvolvendo PE (esse tema é assunto no Capítulo 55 – Hipertensão – novos marcadores).

Com relação às drogas anti-hipertensivas, nos locais onde está disponível, considerar o uso de labetalol para tratamento da HAG. Considerar o uso de nifedipina ou metildopa se o labetalol não estiver disponível. No pré-natal de hipertensão do CAISM-Unicamp, a metildopa permanece como primeira opção de escolha. A escolha deve ser baseada em perfis de efeitos colaterais, riscos (incluindo riscos fetais) e preferência da mulher. Opção de drogas de acordo com o Quadro 53.1.

Quadro 53.2
Manejo de mulheres com HAG segundo níveis pressóricos.

	Classificação da hipertensão	
	Hipertensão*: 140/90 – 159/109 mmHg	*Hipertensão grave: ≥ 160/110 mmHg*
Internação hospitalar	Não de rotina	Sim; tratamento de urgência/emergência e quando a PA controlada, manejo igual a hipertensão não grave*
Drogas anti-hipertensivas	Sim, se PA se mantiver > 140/90 mmHg	Sim
Alvo da PA com tratamento	138/85 mmHg ou menos	138/85 mmHg ou menos
Frequência de aferição da PA	1 a 2 vezes/semana, até que a PA ≤ 138/85, em UBS ou domiciliar com registro	15 a 30 minutos até que a PA < 160/110 mmHg
Pesquisa de proteinúria na fita urinária	Sempre que em atendimento pré-natal ou de urgência	1 vez ao dia, enquanto internada
Exames laboratoriais	HMG completo, função hepática e renal à apresentação e então de acordo com a evolução clínica	HMG completo, função hepática e renal à apresentação e então de acordo com a evolução clínica
PlGF	Em uma ocasião, se há suspeita de PE	Em uma ocasião, se há suspeita de PE
Vitalidade fetal	<ul><li>BCF em toda consulta de pré-natal</li><li>Controle e registro diário de movimentos fetais pela gestante a partir de 8 semanas</li><li>US e Dopplerfluxometria ao diagnóstico da HAG e depois a cada 2 a 4 semanas, a depender da indicação clínica e da idade gestacional (após viabilidade fetal)</li><li>Cardiotocografia de rotina a partir de 28 semanas (semanal, p. ex.)</li></ul>	<ul><li>BCF em toda consulta de pré-natal</li><li>Controle e registro diário de movimentos fetais pela gestante a partir de 28 semanas</li><li>US e Dopplerfluxometria ao diagnóstico da HAG grave e depois a cada 2 semanas, se a hipertensão grave se mantiver (após viabilidade fetal)</li><li>Cardiotocografia de rotina ao diagnóstico da HAG e depois a depender da indicação clínica (a partir de 28 semanas); diária, por exemplo, se paciente internada</li></ul>

HAG: hipertensão gestacional; PA: pressão arterial; UBS: unidade básica de saúde; PE: pré-eclâmpsia; BCF: batimentos cardíacos fetais; US: ultrassonografia; PlGF: fator de crescimento placentário; UBS: unidade básica de saúde; HMG: hemograma.
Fonte: Desenvolvido pela autoria.

Repouso em decúbito lateral esquerdo o maior tempo possível é recomendado, embora sem evidência científica comprovada, como descrito no manejo hospitalar da paciente com HAC.

Momento do parto

As considerações para o momento do parto da mulher com HAG são as mesmas da mulher com HAC, já descritas neste capítulo.

Investigação, monitoramento e tratamento pós-natal

As considerações para investigação, monitoramento e tratamento pós-natal da mulher com HAG são as mesmas da mulher com HAC, já descritas neste capítulo.

Manejo da pré-eclâmpsia

Como princípio geral, é fundamental buscar o diagnóstico de PE em toda gestante e particularmente naquelas com fatores de risco já presentes ou na avaliação permanente do risco durante as consultas pré-natal. Na assistência pré-natal deve-se dar atenção para o ganho de peso semanal (> 500 g/semana), principalmente quando acontece de maneira rápida e acompanhado de edema de mãos

e face. A PE pode evoluir de forma imprevisível, ou seja, pode cursar por semanas sem manifestações de gravidade materna ou fetal ou em dias evoluir com risco de morte materna e/ou fetal, portanto sempre deve ser considerada grave. Os controles devem ser para os níveis pressóricos e sobretudo para as queixas relacionadas a sinais ou sintomas de comprometimento de órgãos-alvo. Diante do diagnóstico de PE, o foco do controle clínico é a prevenção da morbimortalidade materna e perinatal, por meio de orientações sobre os sinais de comprometimento da doença, de encaminhamento e assistência em serviços terciários e com assistência neonatal qualificada, bom controle pressórico, prevenção da eclâmpsia, identificação precoce de alterações laboratoriais (principalmente aquelas relacionadas à síndrome HELLP) e avaliação do bem-estar fetal. A combinação dessas ações deve possibilitar a condução dos casos objetivando a realização do parto, única forma real de evitar a progressão imediata da doença, com equilíbrio entre as repercussões materno-fetais e os impactos da prematuridade.

O manejo da PE depende fundamentalmente da classificação da doença em com ou sem sinais de gravidade. Segundo o Colégio Americano de Ginecologistas e Obstetras (2019), os critérios utilizados para gravidade são os listados no Quadro 53.3.

Quadro 53.3
Sinais e sintomas de gravidade.

- PAS ≥ 160 mmHg ou PAD ≥ 110 em dois momentos diferentes com pelo menos 4 horas de diferença entre eles (a menos que a terapia anti-hipertensiva seja iniciada antes desse período).
- Surgimento de cefaleia, refratária à medicação sintomática e que não se justifique por diagnósticos alternativos.
- Distúrbios visuais.
- Trombocitopenia (contagem de plaquetas < 100.000 × 109/L).
- Função hepática alterada, indicada por concentrações séricas elevadas das enzimas hepáticas (2 vezes o limite superior da normalidade) e dor severa persistente epigástrica ou no quadrante superior direito do abdome, sem resposta à medicação sintomática e que não se enquadrem em diagnósticos alternativos.
- Insuficiência renal (creatinina sérica > 1,1 mg/dL ou 2 vezes o valor basal, na ausência de outras doenças renais).
- Edema pulmonar.

PAS: pressão arterial sistólica; PAD: pressão arterial diastólica.
Fonte: Desenvolvido pela autoria.

Avaliação e tratamento (ACOG, 2019; NICE, 2019)

A avaliação e o acompanhamento de mulheres com PE devem ser realizados por profissionais de saúde treinados no manejo das doenças hipertensivas da gestação. Em toda consulta de pré-natal essas pacientes devem ser submetidas a uma avaliação clínica completa, sendo oferecida internação hospitalar para vigilância e intervenções (se necessário) se houver preocupação com o bem-estar materno e/ou fetal. Essas preocupações devem surgir se existir qualquer dos sinais de gravidade listados no Quadro 53.3, além de outros sinais de PE grave, suspeita de sofrimento fetal ou qualquer outro sinal clínico que cause preocupação. Deve-se considerar o uso de modelos validados de predição de risco materno (como o fullPIERS), já citados e especificados no Capítulo 52, que ajudam a guiar decisões sobre o local mais apropriado para o cuidado (e eventual necessidade de transferência materna), além de limiares de intervenção.

A avaliação inicial laboratorial deve ser completa, com hemograma (para avaliar hemoglobina, hematócrito e plaquetas), creatinina sérica, desidrogenase lática, transaminases hepáticas, bilirrubinas totais (pesquisa de anemia microangiopática) e proteinúria. A dosagem de ureia não precisa ser realizada se não houver nítido comprometimento renal ou suspeita de síndrome hemolítico-urêmica. Na avaliação de uma possível PE superajuntada a HAC, a solicitação do ácido úrico pode ser considerada e apresenta correlação com desfechos adversos, porém não constitui marcador único para decisões clínicas.

A monitorização contínua de mulheres com PE sem sinais de gravidade inclui US seriada para determinar o crescimento fetal, cardiotocografia semanal, acompanhamento frequente da medida da PA e avaliação laboratorial. A frequência desses exames pode ser modificada com base nos achados clínicos e nos sintomas das pacientes. Se proteinúria for identificada e o diagnóstico de PE, estabelecido, quantificações adicionais de proteinúria não são mais necessárias. Newman et al. (2003) e Schiff et al. (1996) relatam que embora seja esperado que a proteinúria aumente enquanto a gestação não for resolvida, esse aumento não é preditor de resultado perinatal e não deve influenciar o manejo da PE. As mulheres devem ser orientadas para imediatamente procurar atendimento caso apresentem qualquer sintoma de alarme, persistente ou incomum. De acordo com Hennessy e Makris (2011), pacientes com HAG, quando progridem para PE com sinais de gravidade, costumam demorar de 1 a 3 semanas para essa progressão, enquanto mulheres com PE sem sinais de gravidade podem progredir com sinais de gravidade em poucos dias. A PE é um fator de risco conhecido para morte fetal, por isso a cardiotocografia está indicada; porém, de acordo com ACOG (2019), não há estudos que mostrem quando iniciar e qual a frequência recomendada desse exame. No CAISM-Unicamp a cardiotocografia semanal é realizada a partir de 28 semanas de gestação.

A US com Dopplerfluxometria também está indicada para avaliação de gestações complicadas com doenças hipertensivas. Sugere-se iniciar essa avaliação à viabilidade fetal e repeti-la a critério clínico.

O acompanhamento ambulatorial domiciliar é uma opção apenas para as mulheres com PE sem sinais de gravidade e requer avaliações maternas e fetais frequentes. A hospitalização é apropriada para pacientes com sinais de gravidade e para aquelas em que a monitorização frequente é uma dificuldade.

Na opção pelo acompanhamento ambulatorial, não há estudos randomizados que tenham determinado os melhores testes para avaliação materna ou fetal. Entre as mulheres com PE sem sinais de gravidade, a conduta expectante até as 37 semanas de gestação (37 0/7) é recomendada, e nesse período são necessárias avaliações fetais e maternas frequentes. A monitorização fetal consiste de realização de US para determinar o crescimento fetal a cada 3 a 4 semanas e avaliação do volume do líquido amniótico pelo menos 1 vez por semana; além disso, cardiotocografia 1 a 2 vezes/semana e Dopplerfluxometria a critério clínico.

O controle materno consiste primariamente na avaliação frequente do aparecimento ou piora da PE. Em mulheres com PE sem sinais de gravidade são recomendados contagem semanal de plaquetas, creatinina sérica e enzimas hepáticas. Entretanto, esses testes podem ser repetidos com mais frequência se a progressão da doença for uma preocupação. As pacientes devem ser questionadas também sobre sintomas de gravidade como cefaleias severas, alterações visuais, epigastralgia e falta de ar. A aferição da PA e a avaliação de sintomas são recomendadas de forma rotineira, utilizando-se para isso de uma combinação de visitas ambulatoriais e de pelo menos uma visita por semana em clínica.

Momento do parto

Na avaliação inicial, além de uma avaliação clínica completa, materna e fetal, deve-se realizar avaliação laboratorial, como descrito anteriormente. A avaliação fetal deve incluir US com estimativa de peso fetal e a quantidade de líquido amniótico, além de cardiotocografia e dopplerfluxometria. O manejo posterior dependerá dos resultados das avaliações e da idade gestacional. A decisão sobre o momento do parto deve levar em consideração e balancear os riscos maternos e fetais.

De acordo com o relatório de um grupo de estudos sobre hipertensão arterial na gestação (2000), observação contínua é apropriada para uma mulher com feto pré-termo se ela apresenta PE sem sinais de gravidade. Segundo Sibai et al. (1994), não há estudos randomizados controlados nessas populações, mas estudos retrospectivos sugerem que, na ausência de critérios de gravidade, o balanço deve ser favorável à monitorização contínua até o parto com 37 semanas (37 0/7), desde que na ausência de cardiotocografia anormal, trabalho de parto prematuro, ruptura prematura de membranas pré-termo ou sangramento vaginal, pensando no benefício neonatal. Os riscos associados com a conduta expectante nos pré-termos tardios incluem o desenvolvimento de hipertensão grave, eclâmpsia, síndrome HELLP, DPP, restrição fetal e óbito fetal. Entretanto, esses riscos são baixos e se contrabalanceiam com altas taxas de admissão em unidade de terapia intensiva (UTI) neonatal, complicações respiratórias do recém-nascido e óbito neonatal, que estariam associadas com o parto antes das 37 semanas de gestação. No estudo HYPITAT (Koopmans et al., 2009) foi avaliada indução do trabalho de parto *versus* conduta expectante para HAG ou PE sem sinais de gravidade após 36 semanas, em 756 gestações únicas de 38 centros da Dinamarca: a indução de parto esteve associada com uma redução significativa de desfechos maternos adversos, como surgimento de sinais de gravidade da PE, síndrome HELLP, eclâmpsia, edema pulmonar e DPP (RR 0,71; IC 95% 0,59 a 0,86); além disso, não houve diferenças nas taxas de complicações neonatais ou de parto cesárea.

Em mulheres com PE sem sinais de gravidade, o parto apresenta benefícios em relação à conduta expectante nas idades gestacionais a partir de 37 semanas, e está recomendado.

Pré-eclâmpsia com sinais de gravidade pode resultar em complicações no curto e no longo prazo para a paciente e seu feto. Complicações maternas incluem edema pulmonar, infarto do miocárdio, acidente vascular cerebral (AVC), síndrome da angústia respiratória aguda (SARA), coagulopatia, falência renal e lesões da retina. Essas complicações ocorrem com mais frequência na presença de patologias prévias. O curso clínico da PE com sinais de gravidade é caracterizado pela deterioração progressiva das condições materna e fetal. Por esse motivo o parto é recomendado quando a PE com sinais de gravidade (Quadro 53.3) é diagnosticada a partir de 34 semanas de gestação (34 0/7), após a estabilização materna ou na presença de trabalho de parto prematuro ou de ruptura prematura de membranas pré-termo. O parto não deve ser retardado para que ocorra a administração de corticosteroides no pré-termo tardio.

Para as mulheres com PE com sinais de gravidade com menos de 34 semanas de gestação e condições maternas e fetais estáveis, a conduta expectante pode ser considerada. Dois estudos controlados randomizados de parto *versus* conduta expectante nessas condições (Odendaal et al., 1990 e Sibai et al., 1994) demonstraram que a conduta expectante está associada com maior idade gestacional no parto e melhores resultados neonatais. Esses resultados observados foram reiterados por uma revisão sistemática da Cochrane, realizada por Churchill et al. (2013). Os dados randomizados limitados disponíveis, de acordo com Magee et al.

(2009), são consistentes com a evidência observacional, o que sugere que a conduta expectante na PE precoce com sinais de gravidade prolonga em cerca de 1 a 2 semanas a idade gestacional ao parto, com baixo risco materno e melhora dos resultados neonatais. Em contrapartida, um estudo multicêntrico randomizado na América Latina, de Vigil-De Gracia (2013), não encontrou benefícios com a conduta expectante na PE com sinais de gravidade de 28 a 34 semanas de gestação. Essas diferenças entre os estudos podem refletir limitações no atendimento neonatal nas UTIs em países de baixa renda.

De acordo com Balogun e Sibai (2017), a conduta expectante necessita de adesão aos princípios da decisão compartilhada definida a partir da discussão sobre os riscos e benefícios maternos e fetais, recursos disponíveis apropriados (níveis de cuidado) e vigilância contínua. Monitoramento clínico materno e fetal frequente é necessário, com realização de exames laboratoriais (hemograma completo, incluindo plaquetas, enzimas hepáticas e creatinina sérica) seriados.

Segundo ACOG (2015), a conduta expectante da PE com sinais de gravidade antes das 34 semanas baseia-se na seleção criteriosa das candidatas apropriadas e é mais bem realizada em locais com recursos adequados para o cuidado materno e fetal. Como o manejo expectante visa fornecer benefício neonatal à custa do risco materno, não é recomendado quando a sobrevida neonatal não está prevista. Durante o manejo expectante, o parto está recomendado a qualquer momento em caso de deterioração das condições maternas ou fetais, o que pode incluir os critérios no Quadro 53.4.

Quadro 53.4 – Condições que impedem o manejo expectante*.

Maternas

- Descontrole pressórico (PAS persistente ≥ 160 mmHg ou PAD ≥ 110, sem resposta à terapia anti-hipertensiva), especialmente se uso de três ou mais classes de drogas em doses apropriadas.
- Cefaleia persistente, refratária ao tratamento.
- Dor epigástrica ou no abdome superior direito, sem resposta a analgésicos.
- Distúrbios visuais, déficit motor ou alterações sensoriais.
- AVC.
- Infarto miocárdico.
- Síndrome HELLP.
- Disfunção renal (nova ou piorada – creatinina sérica > 1,1 mg/dL ou 2 vezes o valor basal).
- Edema pulmonar.
- Eclâmpsia.
- Suspeita de DPP agudo ou sangramento vaginal na ausência de placenta prévia.
- Oximetria de pulso materna < 90%.

Fetais

- Cardiotocografia anormal.
- Óbito fetal.
- Fetos sem expectativa de sobrevida no momento do diagnóstico materno (p. ex., prematuridade extrema, malformação letal).
- Fluxo diastólico final reverso persistente na artéria umbilical.

PAS: pressão arterial sistólica; PAD: pressão arterial diastólica; AVC: acidente vascular cerebral; HELLP: hemólise, enzimas hepáticas elevadas, plaquetopenia; DPP: descolamento prematuro de placenta.

* Em alguns casos, um curso antenatal de corticosteroides pode ser considerado a depender da idade gestacional e da gravidade materna.

Fonte: Desenvolvido pela autoria.

Ainda segundo Balogun e Sibai (2017), se o parto está indicado com menos de 34 semanas de gestação, a administração de corticosteroides para maturação pulmonar fetal está recomendada; entretanto, retardar o parto para a realização do ciclo completo de corticosteroides pode nem sempre ser aconselhável. Piora do quadro materno e/ou fetal pode impedir a administração do curso completo dos corticosteroides. Anteriormente, a restrição fetal era considerada uma indicação para parto. Hoje, em um cenário em que os outros parâmetros fetais estão normais (volume do líquido amniótico, Doppler e cardiotocografia), a conduta expectante pode ser realizada, desde que na ausência dos critérios maternos e fetais acima mencionados. No parto com menos de 32 semanas, se a paciente não estiver em uso do sulfato de magnésio por causa materna, considerar também seu uso para neuroproteção fetal, de acordo com os protocolos para essa finalidade.

Na discussão sobre a necessidade de parto terapêutico decorrente da PE, recomenda-se incluir, sempre que possível, um obstetra sênior, a equipe de anestesiologistas e de neonatologistas.

A Figura 53.1 apresenta um fluxograma para condução de casos na PE.

Investigação, monitoramento e tratamento pós-natal

Para as mulheres que tiveram PE e não fizeram uso de anti-hipertensivos, após o parto a PA deve ser aferida pelo menos quatro vezes/dia enquanto a paciente estiver internada, pelo menos uma vez entre os dias 3 e 5 pós-parto e em dias alternados até a normalização da PA, se houver alteração entre os dias 3 e 5. Para essas mulheres, o tratamento anti-hipertensivo deve ser iniciado se a PA se encontra em níveis de 150 × 100 mmHg ou mais. Cada vez que a PA for aferida a paciente deve ser questionada sobre cefaleia e epigastralgia.

Para as que tiveram PE e fizeram uso de anti-hipertensivos, após o parto o tratamento anti-hipertensivo deve ser continuado; considerar a redução do tratamento se PA < 140 × 90 mmHg; reduzir o tratamento anti-hipertensivo se PA < 130 × 80 mmHg.

Se a mulher fez uso de metildopa durante o tratamento da PE, a troca para outro anti-hipertensivo dois dias após o parto pode ser realizada.

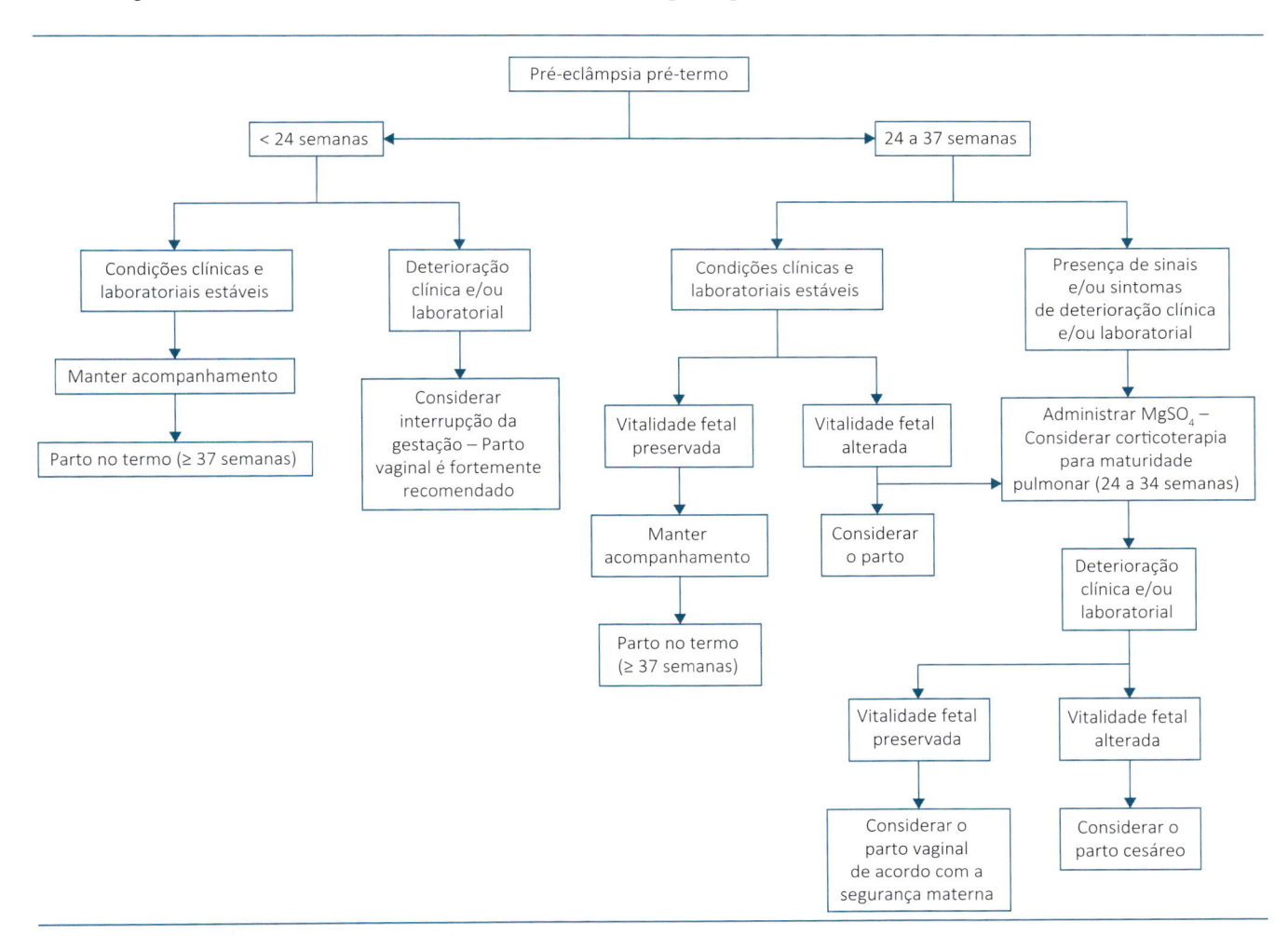

Figura 53.1. Fluxograma para condução de casos na PE.

Vitalidade fetal alterada se define pela presença de Dopplervelocimetria de artérias umbilicais com diástole zero ou reversa e/ou ducto venoso com IP > P95, de acordo com a idade gestacional e/ou cardiotocografia considerada anormal.

Fonte: Desenvolvida pela autoria.

Após o parto, a mulher que teve PE e que não apresente sintomas de PE, e cuja PA esteja ≤ 150 × 100 mmHg (com ou sem uso de anti-hipertensivos), além de exames laboratoriais estáveis ou em melhora, deve ser transferida para o cuidado da atenção primária de saúde. Para essa mulher, deve-se redigir um plano de cuidado que contenha:

- quem fará esse cuidado/acompanhamento, incluindo as avaliações médicas;
- frequência de aferição da PA;
- com que valores de PA o tratamento deve ser reduzido ou interrompido;
- indicações para procurar atendimento para reavaliação da PA;
- automonitoramento de sintomas.

Para as mulheres que se mantêm em tratamento anti-hipertensivo após o parto, recomenda-se oferecer uma consulta com o generalista ou o especialista 2 semanas após a alta. Todas as pacientes devem passar por uma consulta com o generalista ou o especialista 6 a 8 semanas pós-parto; nessa consulta deve-se testar a urina para a presença de proteinúria (pode ser com fita urinária ou com solicitação da quantificação pela relação proteína/creatinina ou proteinúria 24 horas). Para as mulheres em que, nessa consulta (6 a 8 semanas após o parto), a proteinúria for positiva, agendar uma consulta com o generalista ou o especialista 3 meses após o parto para reavaliação da função renal. Nessa consulta (3 meses após o parto), mantendo-se a proteinúria positiva, a mulher deve ser encaminhada para um nefrologista.

Com relação aos testes laboratoriais necessários após o parto, se a mulher que teve PE apresentou hipertensão leve ou moderada ou se teve alta da UTI, solicitar contagem de plaquetas, transaminases e creatinina 48 a 72 horas após o parto ou após a alta da UTI. Não é necessário repetir esses exames se nessa reavaliação (48 a 72 horas pós-parto ou alta da UTI) eles já se encontram dentro do valor da normalidade. Se os resultados dos exames estiverem fora da normalidade, a repetição deve ser de acordo com a indicação clínica, até a normalização.

É de extrema importância no cuidado pós-natal que as mulheres que tiveram PE sejam orientadas quanto ao fato de apresentarem risco aumentado (aproximadamente dobrado) para doenças cardiovasculares ao longo da vida, incluindo aumento da mortalidade por essas comorbidades, que incluem hipertensão (o risco chega a ser cinco vezes maior), infarto, insuficiência cardíaca congestiva, acidente vascular cerebral, doença arterial periférica, síndrome metabólica e doença renal crônica. Esses riscos são maiores quanto mais grave for a PE. Os riscos chegam a ser oito vezes maiores quando o quadro de PE é recorrente, de início precoce e/ou com necessidade de parto prematuro. As estratégias de prevenção dessas complicações incluem esforços conjuntos das mulheres e das equipes de saúde para que ocorra um seguimento mais próximo e por tempo mais prolongado, com modificações do estilo de vida (p. ex., melhora dos hábitos alimentares, atividade física regular, atingir um peso adequado, cessar tabagismo), e manejo adequado dos fatores de risco para doenças cardiovasculares, destaca ACOG (2019).

LEITURAS COMPLEMENTARES

American College of Obstetricians and Gynecologists. ACOG Practice Bulletin n. 202. Gestational hypertension and preeclampsia. Obstet Gynecol. 2019;133:e1-25.

Balogun OA, Sibai BM. Counseling, management, and outcome in women with severe preeclampsia at 23 to 28weeks' gestation. Clin Obstet Gynecol. 2017;60:183-9.

Bernstein PS, Martin Jr JN, Barton JR, Shields LE, Druzin ML, Scavone BM et al. National Partnership for Maternal Safety: Consensus Bundle on Severe Hypertension During Pregnancy and the Postpartum Period. International Anesthesia Research Society. 2017;125:540-7.

Churchill D, Duley L, Thornton JG, Jones L. Interventionist versus expectant care for severe pre-eclampsia between 24 and 34 weeks' gestation. Cochrane Database of Systematic. 2013 Reviews;(7):CD003106. (Systematic Review and Meta-Analysis).

Hennessy A, Makris A. Preeclamptic nephropathy. Nephrology (Carlton). 2011;16:134-43.

Koopmans CM, Bijlenga D, Groen H, Vijgen SM, Aarnoudse JG, Bekedam DJ et al. Induction of labour versus expectant monitoring for gestational hypertension or mild pre-eclampsia after 36 weeks' gestation (HYPITAT): A multicentre, open-label randomized controlled trial. HYPITAT study group. Lancet. 2009;374:979-88.

Kosińska-Kaczyńska K, Wielgoś M. How to identify pregnant women at risk of pre-eclampsia? – A review of the current literature. Ginekologia Polska. 2018;89(6):335-8.

Levels of maternal care. Obstetric Care Consensus n. 2. American College of Obstetricians and Gynecologists. Obstet Gynecol. 2015;125:502-15.

Magee LA, Rey E, Asztalos E, Hutton E, Singer J, Helewa M et al. Management of non-severe pregnancy hypertension – A summary of the CHIPS Trial (Control of Hypertension in Pregnancy Study) research publications. Pregnancy Hypertension. 2019;18:156-62.

Magee LA, Yong PJ, Espinosa V, Cote AM, Chen I, von Dadelszen P. Expectant management of severe preeclampsia remote from term: A structured systematic review. Hypertens Pregnancy. 2009;28:312-47. (Systematic Review).

National Institute for Health and Care Excellence. NICE Guideline. Hypertension in pregnancy: Diagnosis and management (NG 133). Published: 25 June 2019.

Newman MG, Robichaux AG, Stedman CM, Jaekle RK, Fontenot MT, Dotson T et al. Perinatal outcomes in preeclampsia that is complicated by massive proteinuria. Am J Obstet Gynecol. 2003;188:264-8.

Odendaal HJ, Pattinson RC, Bam R, Grove D, Kotze TJ. Aggressive or expectant management for patients with severe preeclampsia between 28-34 weeks' gestation: A randomized controlled trial. Obstet Gynecol 1990;76:1070-5.

Peraçoli JC, Borges VT, Ramos JG, Cavalli RC, Costa SH, Oliveira LG et al. Pré-eclâmpsia/eclâmpsia. São Paulo: Federação Brasileira das Associações de Ginecologia e Obstetrícia (Febrasgo); 2018. (Protocolo Febrasgo – Obstetrícia, n. 8/Comissão Nacional Especializada em Hipertensão na Gestação.)

Report of the National High Blood Pressure Education Program Working Group on High Blood Pressure in Pregnancy. Am J Obstet Gynecol. 2000;183:S1-22.

Schiff E, Friedman SA, Kao L, Sibai BM. The importance of urinary protein excretion during conservative management of severe preeclampsia. Am J Obstet Gynecol. 1996;175:1313-6.

Sibai BM, Mercer BM, Schiff E, Friedman SA. Aggressive versus expectant management of severe preeclampsia at 28 to 32 weeks' gestation: A randomized controlled trial. Am J Obstet Gynecol. 1994;171:818-22.

Sibai BM. Management of late preterm and early-term pregnancies complicated by mild gestational hypertension/pre-eclampsia. Semin Perinatol. 2011;35:292-6.

Vigil-De Gracia P, Reyes Tejada O, CalleMinaca A, Tellez G, Chon VY, Herrarte E et al. Expectant management of severe preeclampsia remote from term: The MEXPRE LatinStudy, a randomized, multicenter clinical trial. Am J Obstet Gynecol. 2013;209:425.e1-8.

Zeeman GG. Neurologic complications of pre-eclampsia. Semin Perinatol. 2009;33:166-72.

54

Diagnóstico Diferencial e Manejo das Formas Graves de Pré-Eclâmpsia

Mary Angela Parpinelli
Tábata Regina Zumpano dos Santos

A pré-eclâmpsia (PE) pode cursar por semanas sem manifestações de gravidade materna ou fetal e, subitamente, evoluir com risco de morte para o binômio, portanto, ela deve sempre ser considerada como potencialmente grave. Deve-se também sempre atentar para o controle dos níveis pressóricos e, principalmente, para as queixas relacionadas a sinais ou sintomas de comprometimento de órgãos-alvo.

O diagnóstico diferencial entre síndrome HELLP e outras patologias (especialmente patologias hemorrágicas e hepáticas) que podem ocorrer no ciclo gravidez e puerpério é fundamental. Entre as principais patologias, as que se destacam são: hepatite aguda, colecistite, pancreatite, lúpus, fígado gorduroso agudo da gestação (FGAG), púrpura trombocitopênica trombótica (PTT), síndrome hemolítico--urêmica (SHU) e choque hemorrágico ou séptico. O diagnóstico diferencial é particularmente difícil para doenças como PTT, SHU e FGAG, em virtude da insuficiente história clínica e da semelhança dos aspectos fisiopatológicos. Alguns autores sugerem tratar-se de espectros diferentes da mesma doença.

Síndrome HELLP (*Hemolysis/Elevated Liver Enzymes/ Low Platelets* – hemólise, enzimas hepáticas elevadas e baixa contagem de plaquetas)

É uma manifestação de gravidade da PE, definida pela presença de anemia hemolítica microangiopática, identificada por alterações laboratoriais de hemólise, necrose hepatocelular focal e plaquetopenia. Sua manifestação pode ocorrer na gestação pré-termo (principalmente na PE superajuntada) ou a termo, e também no puerpério.

Segundo Khalid e Tonismae (2010), a síndrome HELLP tem prevalência de 0,5 a 0,9%. Cerca de 70% dos casos ocor-

rem no 3º trimestre da gravidez, e o restante ocorre dentro de 48 horas após o parto. A taxa de mortalidade de mulheres com síndrome HELLP é de 0 a 24%, com taxa de mortalidade perinatal de até 37%.

A suspeita clínica se faz em gestante com PE ou PE superajuntada pela presença de queixas de mal-estar geral incaracterístico, dor em hipocôndrio direito ou epigastralgia, náuseas e vômitos, sensação de ganho de peso rápido e excessivo da mulher e, mais raramente, pela presença de ictericia (sinal tardio).

O diagnóstico é confirmado pelo quadro laboratorial que pode não ser completo, ou seja, com a presença apenas de um ou dois sinais laboratoriais e, nesses casos, denomina-se **síndrome HELLP parcial**.

Pode ocorrer hematoma subcapsular hepático em associação com a síndrome HELLP, e seu diagnóstico inicial pode ser por exame de imagem, como a ultrassonografia de abdome superior. É importante considerar que o quadro é evolutivo, principalmente quando a gestação não é resolvida, e a síndrome HELLP parcial pode evoluir para a forma completa.

Critérios diagnósticos laboratoriais

- **Hemólise:** esfregaço periférico com a presença de esquizócitos, dosagem de bilirrubina sérica total > 1,2 mg/dL; LDH > 600 UI/L.
- **Elevação transaminases hepáticas:** AST e ALT > 70 U/L ou 2 vezes o valor de referência; LDH > 600 UI/L.
- **Plaquetopenia:** < 100.000/mm^3 (casos mais graves < 50.000/mm^3).

Complicações graves da síndrome HELLP ocorrem com hemorragia (sistema nervoso central, hepática, ferida operatória e descolamento prematuro de placenta). Plaquetopenia abaixo de 50.000/mm³ está associada com coagulação intravascular disseminada (CIVD) e é um indicador importante de complicações hemorrágicas. Em um estudo nacional com 105 pacientes com Síndrome HELLP, de Katz et al. (2008), as principais complicações encontradas foram: sangramento (34%), oligúria (47%), insuficiência renal aguda (20%), edema agudo de pulmão (7%), necessidade de transfusão (33%) e óbito materno (4%). Esses números confirmam a gravidade dessa síndrome e a importância do seu manejo em um centro terciário, com times experientes. O principal fator para a redução da morbimortalidade materna é o diagnóstico precoce, que pode ser realizado na fase assintomática por meio da investigação laboratorial de plaquetopenia, hemólise e alterações hepáticas em todas as pacientes com PE. Embora icterícia na gestação possa ser sintoma de hepatite, se ela ocorre, a presença da síndrome HELLP com hemólise avançada deve sempre ser descartada.

Manejo da síndrome HELLP

A síndrome HELLP deve ser encarada como uma emergência obstétrica com necessidade de cuidado imediato e intensivo (em UTI). O tratamento baseia-se na prevenção das complicações hemorrágicas e eclâmpsia, controle da pressão arterial sistêmica e resolução da gestação. O sulfato de magnésio deve ser iniciado imediatamente após o diagnóstico e mantido por 24 horas pós--parto, com controle de diurese, reflexos tendíneos e frequência respiratória.

Conduta obstétrica

O momento da resolução da gestação é programado de acordo com a gravidade do caso e a idade gestacional. A partir de 34 semanas de gestação, a indução do parto pode ocorrer imediatamente e simultaneamente com o uso do sulfato de magnésio, além da transfusão de hemocomponentes, quando indicado. Antes das 34 semanas de gestação, na ausência de complicações graves, como hematoma hepático, plaquetopenia importante e eclâmpsia, pode-se realizar corticoterapia (betametasona 12 mg intramuscular, 2 doses com intervalo de 24 horas entre elas, ou dexametasona 6 mg endovenosa a cada 12 horas, 4 doses) para amadurecimento pulmonar fetal, antes da interrupção da gestação, 24 horas após a última dose, desde que durante esse período (48 horas) não ocorra deterioração clínica materno-fetal ou laboratorial.

De acordo com Ramos et al. (2017), a decisão sobre a melhor via de parto deve ser individualizada caso a caso e devem ser considerados: condições fetais, idade gestacional e condições do colo uterino (índice de Bishop). Abaixo das 30 semanas, na ausência de trabalho de parto e com índice de Bishop < 5 (ou seja, colo desfavorável/não trabalhado), a cesárea eletiva é recomendada, após o início do sulfato de magnésio. Nas gestações abaixo de 32 semanas e fetos com restrição de crescimento e/ou alteração do Doppler da artéria umbilical, prefere-se também realização de cesárea, exceto em casos que a paciente já esteja em trabalho de parto. As outras pacientes podem ser submetidas à indução do trabalho de parto. No caso de parto normal, a anestesia do nervo pudendo deve ser evitada pelo risco de hematoma.

Ainda segundo Ramos et al. (2017), as cesáreas devem ser realizadas por profissionais experientes, com utilização das melhores técnicas cirúrgicas e atenção à hemostasia intraoperatória. Na presença de plaquetopenia (< 100.000/mm³), a laparotomia mediana infraumbilical é recomendada para reduzir o risco de hematomas no espaço subaponeurótico. Se a plaquetopenia estiver abaixo de 75.000/mm³, as anestesias epidural e subdural devem ser evitadas, e a anestesia geral passa a ser a opção mais segura. O uso de um dreno intracavitário é recomendado nos casos mais graves, especialmente para os casos que evoluem com CIVD, facilitando o controle pós-operatório (é o chamado "dreno sentinela"). O dreno deve ser removido de 24 a 48 horas após a cesárea, a depender da evolução clínica da paciente e da quantidade de sangue que esteja sendo drenada. Deve-se ter atenção especial à perda sanguínea puerperal e ao risco de hipotonia uterina.

Condutas clínicas

Para os casos suspeitos de síndrome HELLP, que são atendidos em níveis primários ou secundários de atenção à saúde, deve ocorrer transferência imediata em uma ambulância adequada, na presença de um médico, e após contato com a maternidade de referência, para um hospital terciário. A paciente deve estar sob infusão endovenosa de sulfato de magnésio e, caso apresente plaquetopenia < 100.000/mm³, a administração intramuscular do sulfato de magnésio deve ser evitada em virtude do risco de hematoma em região glútea.

Uso de corticosteroides para plaquetopenia

Corticosteroides têm sido utilizados para tratamento de mulheres com síndrome HELLP, especialmente aquelas com plaquetas abaixo de 50.000/mm³. O mecanismo de ação desse tratamento inclui redução da adesão plaquetária, redução da remoção plaquetária pelo baço e aumento na ativação plaquetária. Alguns centros utilizam dexametasona 10 mg endovenosa a cada 12 horas antes do parto e após o parto, até que os valores laboratoriais se normalizem. Alguns estudos, como o de Martin et al. (2003), demonstraram melhora na plaquetopenia e outros testes laboratoriais com essa prática, especialmente após o parto, assim como diminuição na necessidade de transfusões, hipertensão e uso de medicamentos anti-hipertensivos, o que torna a recuperação pós-parto com menor morbidade. Entretanto, esse achado não foi confirmado em outros estudos, como é o caso de Fonseca et al. (2005). Revisão sistemática da Cochrane, de 2010, concluiu que há evidência insuficiente para uso de corticosteroides de modo rotineiro na síndrome HELLP, mas que esse uso pode se justificar em situações especiais em que o aumento das plaquetas for relevante. Apesar de já ter se passado uma década desde a publicação dessa revisão sistemática, não houve mudança na literatura a esse respeito até esse momento. Nove em cada dez pacientes terão contagem de plaquetas maior que 100.000/mm³, apenas com cuidados de suporte intensivo na 1ª semana pós-parto. A dexametasona endovenosa pode ser utilizada quando as plaquetas se encontram abaixo de 50.000/mm³. Essa recomendação pode abrir uma janela de oportunidade na melhora da plaquetopenia, mesmo que temporária, permitindo, por exemplo, o uso de um bloqueio anestésico em uma cesárea.

Transfusão de hemoderivados

Conforme publicação de Ramos et al. (2017), na presença de sangramento anormal e síndrome HELLP ou na presença de plaquetopenia grave (< 20.000/mm³), mesmo sem sangramento, transfundir concentrado de plaquetas pode ser indicado. Se a paciente foi submetida a uma cesárea, a transfusão de plaquetas é recomendada quando sua contagem fica abaixo de 50.000/mm³. Cada unidade de concentrado de plaquetas eleva o número de plaquetas em 5.000 a 10.000/mm³ em um adulto com 70 kg. No caso de CIVD, plasma fresco congelado (PFC) com ou sem crioprecipitado pode ser necessário. Essas condutas geralmente são tomadas em conjunto com especialistas (hematologistas e intensivistas), o que justifica também a necessidade das pacientes com diagnóstico (ou alta suspeita diagnóstica) de síndrome HELLP serem cuidadas em hospitais/maternidades de nível pelo menos terciário de atenção à saúde.

Manejo pós-parto

O período pós-parto permanece extremamente crítico. No geral, nas primeiras 24 horas do período pós-parto, existe uma piora transitória do cenário clínico em virtude do consumo de plaquetas e fatores de coagulação. Essa piora é mais evidente quando a via de parto é a cesárea. Muitas mortes maternas ocorrem no período pós-parto por complicações hemorrágicas, e pouca importância é dada ao cuidado materno nesse período. Mesmo que a paciente ainda não apresente critérios para admissão em UTI, ela deve ser admitida nesse tipo de unidade de cuidados intensivos para o imediato controle de qualquer tipo de mudança clínica que ocorrer. O controle laboratorial a ser realizado é o mesmo utilizado para o diagnóstico (plaquetas, LDH, transaminases e bilirrubina). A diurese deve ser controlada e mantida acima de 25 mL/hora. A pressão arterial deve ser mantida abaixo de 160 × 100 mmHg. Se a diurese estiver acima de 25 mL/hora, creatinina sérica normal, LDH em queda, melhora das plaquetas e transaminases hepáticas, podemos considerar que a doença está em remissão.

O'Brien et al. (2005) propõem 14 passos fundamentais no cuidado da síndrome HELLP:

1. Manter alta suspeita diagnóstica em gestantes com PE.
2. Realizar exames laboratoriais e pensar em diagnósticos diferenciais
3. Avaliar continuamente o bem-estar materno e fetal.
4. Controlar pressão arterial.
5. Estabilizar cenário clínico: acesso venoso, sulfato de magnésio e medicamentos anti-hipertensivos.

6. Considerar uso de corticoterapia, quando a gravidade permitir, para maturação fetal.
7. Utilizar hemoterápicos, se necessário.
8. Checar se há necessidade de solicitar exame de imagem hepático (quando há epigastralgia ou dor em hipocôndrio direito).
9. Caso haja necessidade de realização de cesárea, discutir com o anestesista a melhor técnica a ser utilizada.
10. Manejo ativo do trabalho de parto ou planejar a cesárea com a técnica adequada.
11. Planejar o uso de Unidade de Terapia Intensiva (UTI) para cuidado materno e neonatal, se necessário.
12. Realizar exames laboratoriais a cada 6 a 24 horas, dependendo da gravidade do quadro clínico materno, até estabilização.
13. Manter o uso dos anti-hipertensivos e do sulfato de magnésio no período puerperal.
14. Realizar aconselhamento para as gestações futuras.

Síndrome hemolítico-urêmica (SHU)

De acordo com Jokiranta (2017), a SHU é uma microangiopatia trombótica caracterizada por hemólise intravascular, plaquetopenia e insuficiência renal aguda. A SHU é geralmente classificada como:

- Típica quando causada por infecção por *Escherichia coli* produtora de toxina Shiga (STEC) (90% dos casos, associados a diarreia).
- Atípica (SHUa), geralmente causada por ativação descontrolada do complemento.
- Secundária a uma doença coexistente.

Nos últimos anos, uma compreensão geral dos mecanismos patogenéticos que provocam a SHU aumentou. SHU típica (isto é, STEC-SHU) segue uma infecção gastrointestinal com STEC, enquanto a SHUa está associada principalmente a mutações ou autoanticorpos que causam ativação desregulada do complemento. Entre 30 e 50% dos pacientes com SHU que não apresentam defeito do complemento detectável apresentam atividade prejudicada da diacilglicerol quinase ε (DGKε), deficiência de cobalamina C ou deficiência de plasminogênio. Alguns deles têm SHU secundária a uma doença coexistente ou gatilho, como autoimunidade, transplante, câncer, infecção, certos medicamentos citotóxicos ou gravidez. As características patogênicas comuns em STEC-SHU, SHUa e SHU secundária são a ocorrência simultânea de: dano às células endoteliais, hemólise intravascular e ativação de plaquetas, ocasionando um estado pró-coagulativo, formação de microtrombos e dano tecidual, decorrentes do que parece ser um ciclo vicioso de ativação do complemento. Esse processo pode ser interrompido pela inibição terapêutica do complemento na maioria dos pacientes com SHUa, mas geralmente não naqueles com mutação DGKε e em alguns pacientes com SHU-STEC ou SHU secundária.

Em comparação com a população em geral, as pacientes com anormalidades genéticas do complemento apresentam piores resultados na gravidez, ou seja, maior incidência de perda fetal e PE. Porém, no geral, as mulheres que desenvolveram SHUa associada à gravidez tiveram um desempenho ruim, com 76% delas desenvolvendo doença renal em estágio final.

Quanto ao tratamento de SHUa na gravidez, a base da terapia, semelhante a pacientes não grávidas, é a plasmaférese e o tratamento com eculizumab, um anticorpo humano monoclonal anti-C5 que seletivamente inibe a porção terminal da cascata do complemento. Eculizumab parece ser relativamente seguro durante a gravidez, com base em dados que indicam que não prejudica a função do complemento em recém-nascidos, quando usado em pacientes grávidas com hemoglobinúria paroxística noturna, uma anemia hemolítica induzida por complemento. Embora seu uso para SHUa na gravidez tenha sido apoiado por relatos de casos isolados, estudos em grande escala são necessários para abordar sua real segurança e eficácia na prevenção da progressão para doença renal em estágio final após a gravidez em mulheres com SHUa.

Púrpura trombocitopência trombótica (PTT)

Segundo Sukumar et al. (2021), Púrpura Trombocitopênica Trombótica (PTT) é uma microangiopatia trombótica rara caracterizada por anemia hemolítica microangiopática, plaquetopenia grave e lesão isquêmica de órgãos-alvo em decorrência de trombos ricos em plaquetas microvasculares.

A PTT resulta de uma deficiência grave de ADAMTS13, uma protease de clivagem do fator de von Willebrand; é uma enzima metaloprotease contendo zinco que cliva o fator de von Willebrand, uma grande proteína envolvida na coagulação sanguínea. A deficiência de ADAMTS13 é mais comumente adquirida em razão dos autoanticorpos anti-ADAMTS13. Também pode ser herdado na forma congênita como resultado de mutações bialélicas no gene ADAMTS13. Em adultos, a condição é mais frequentemente mediada por imunidade (PTTi) enquanto a PTT congênita (PTTc) é frequentemente detectada na infância ou durante a gravidez. PTTi ocorre com mais frequência em mulheres e é potencialmente letal sem reconhecimento e tratamento imediatos.

A PTTi ocorre em 1 a cada 200.000 gestações. Aproximadamente 10% das mulheres com PTTi e um quarto a metade daquelas com PTTc abrem o quadro pela primeira vez durante a gravidez, geralmente na primeira gestação ou no pós-parto. Essa predisposição pode refletir uma queda de ADAMTS13 e aumento do fator de von Willebrand, fato que ocorre normalmente durante a gestação.

O diagnóstico imediato é importante porque a mortalidade materna pode ser reduzida em 80 a 90% com o reconhecimento oportuno e tratamento. PTT se apresenta mais comumente durante a segunda metade da gestação ou no pós-parto. O diagnóstico é mais simples quando uma mãe previamente saudável se apresenta no 1º trimestre com anemia hemolítica microangiopática grave, plaquetopenia e disfunção neurológica, que pode estar acompanhada de insuficiência renal e febre. A certeza clínica torna-se progressivamente mais difícil à medida que a gestação se aproxima do termo em vista da sobreposição

entre os diagnósticos de PTT e PE grave. A PTT deve ser uma consideração proeminente quando uma mulher com microangiopatia trombótica não atende aos critérios para PE grave ou síndrome HELLP, quando a contagem de plaquetas cai abaixo de $20.000/mm^3$ ou na presença de achados neurológicos, como fraqueza, dormência, afasia ou uma mudança no estado mental. A PTT confere risco aumentado de PE, o que pode complicar o reconhecimento precoce e aumentar a morbidade. Uma abundância de esquizócitos e glóbulos vermelhos nucleados no esfregaço de sangue periférico e uma elevação acentuada na LDH sérica favorecem o diagnóstico de PTT, mas nem sempre são achados presentes. A distinção clínica de PTT e de SHUa também é favorecida por uma contagem de plaquetas abaixo de $20.000/mm^3$, pela ausência de insuficiência renal grave e progressiva (creatinina acima de 2,2 mg/dL), e por complicações neurológicas inexplicáveis pela gravidade da insuficiência renal. O diagnóstico de PTT deve se tornar uma consideração importante quando os sinais e sintomas clínicos não melhoram e a contagem de plaquetas não aumenta acima de $100.000/mm^3$ em 48 a 72 horas após o parto.

A PTTc, que compreende até 50% de todos os casos de PTT gestacional em algumas séries, deve ser suspeitada quando uma deficiência grave de ADAMTS13 (< 10% de atividade) é detectada sem a presença de um inibidor de IgG, mesmo na ausência de uma história familiar sugestiva; o sequenciamento genético é necessário para o diagnóstico definitivo e para orientar o manejo de gestações subsequentes.

Com relação ao manejo da PTT, a perspicácia clínica é crítica porque na necessidade de decisão de instituir plasmaférese para a PTTi, infusão de plasma para PTTc ou um inibidor do complemento para SHUa *versus* parto breve para PE grave/síndrome HELLP, frequentemente essa última conduta precede a confirmação do diagnóstico de PTT com base em um ADAMTS13 abaixo de 10% do nível normal. A gravidez não prejudica a resposta à infusão de plasma na PTTc ou plasmaférese e corticosteroides para a PTTi. Também não há evidências de que a interrupção da gravidez melhore o resultado materno. Perda fetal causada por isquemia generalizada da placenta é frequente quando a PTT ocorre no 1º e 2º trimestres, mas a incidência de nascidos vivos saudáveis se aproxima de 75 a 90% quando a PTT se desenvolve próximo ao termo e quando o tratamento materno foi bem-sucedido. A passagem transplacentária de anticorpos anti-ADAMTS13 foi documentada na ausência de sequelas clínicas. Há pouca orientação publicada sobre o uso de ritixumabe, azatioprina ou outras medicações em mulheres com PTTi que não respondem a plasmaférese. Uma preparação de fator VIII de pureza intermediária contendo ADAMTS13 já foi utilizado; dados sobre o uso de recombinante de ADAMTS13 são necessários. O uso de aspirina em baixas doses e heparina de baixo peso molecular tem sido defendido sem evidências de alto grau.

O risco de recorrência em uma gravidez subsequente excede 50% para mulheres com PTTc ou PTTi que têm atividade ADAMTS13 persistentemente reduzida de forma grave. Portanto, a atividade ADAMTS13 e o anticorpo devem ser dosados antes ou no início do 1º trimestre para identificar mulheres em maior risco que requerem vigilância rigorosa. Profilaxia com infusões de plasma seriadas devem ser fortemente consideradas ao longo de gestações subsequentes e períodos pós-parto em mulheres com PTTc, e a plasmaférese tem sido defendida para mulheres com PTTi quando os níveis plasmáticos de ADAMTS13 caem abaixo de 5 a 10%, mas a evidência na literatura é limitada. A frequência das trocas baseia-se na contagem de plaquetas e LDH com resultados maternos geralmente excelentes. A contagem de plaquetas deve ser realizada mensalmente em mulheres com história prévia de PTTi, mas com níveis normais de ADAMTS13 no início da gravidez. Mulheres com PTT associada à gravidez também podem ter risco aumentado de PE durante as gestações subsequentes.

Fígado gorduroso agudo da gravidez (FGAG)

De acordo com Jim e Garovic (2017), FGAG, também conhecido antigamente como atrofia amarela aguda da gestação, é uma entidade rara, mas potencialmente fatal para a mulher e o feto; ocorre em aproximadamente 1 em cada 10.000 partos. Sua patogênese é atribuída a uma deficiência fetal da cadeia longa 3-hidroxil coenzima A desidrogenase (LCHAD), provocando excesso de ácidos graxos livres fetais, que cruzam a barreira placentária e são hepatotóxicos para a mãe. As mulheres acometidas por essa patologia geralmente se apresentam no 3º trimestre com fadiga, vômito, cefaleia, hipoglicemia e acidose láctica. As anormalidades laboratoriais incluem distúrbios hepáticos, como aumento nas transaminases, fosfatase alcalina e bilirrubinas, bem como anormalidades hematológicas, como leucocitose, plaquetopenia e CIVD. Também pode se apresentar com insuficiência renal aguda e proteinúria, o que causa confusão com PE/síndrome HELLP. Os achados clínicos que diferenciam o FGAG incluem hipoglicemia e ascite abdominal. Até 50% das mulheres com FGAG também podem ter PE concomitante, o que aumenta ainda mais a dificuldade em fazer o correto diagnóstico. Felizmente, os tratamentos em geral são os mesmos para ambas as entidades. Precocemente, o diagnóstico diferencial pode ser favorecido pela avaliação laboratorial, que revela aumento nos tempos de protrombina (TP) e tromboplastina parcial (TTPA), comumente normais na síndrome HELLP. A deterioração clínica pode acontecer dentro das primeiras 48 horas da manifestação da icterícia por meio da coagulopatia com elevado consumo de fibrinogênio e plaquetas. Histologicamente, esteatose microvesicular e *ballooning* citoplasmático (tumefação dos hepatócitos, citoplasma pálido e núcleo aumentado hipercrômico – achado típico da esteato-hepatite) são encontrados na biópsia hepática. Acúmulo de lipídios também é relatado em células epiteliais tubulares renais. Biópsia do fígado geralmente não é necessária para fazer diagnóstico e pode ser perigosa, especialmente quando há coagulopatia concomitante, embora possa ser útil na fase inicial da doença se o diagnóstico for incerto. O parto breve, juntamente com cuidados de suporte e monitoramento intensivos são os pilares do tratamento. Existem séries de casos que sugerem que a plasmaférese e o transplante de fígado podem ser realizados em casos graves; no entanto, a maioria dos casos se resolve espontaneamente após o parto. A cascata de eventos adversos ou a simultaneidade das complicações como hipoglicemia grave, insuficiência renal, hiperuricemia, hiperlipidemia, amilasemia e leucocitose extrema podem culminar em necrose hepática fulminante. As intervenções oportunas e a resolução imediata da gravidez são imperiosas para a redução da mortalidade materna e fetal. A recorrência em uma gravidez subsequente é incomum, mas possível com ou sem a presença da mutação do gene LCHAD.

No diagnóstico de PE e na possibilidade constante do agravamento do quadro, o foco do controle clínico é a prevenção da morbimortalidade materna e perinatal por meio de orientações sobre os sinais de comprometimento da doença, de encaminhamento e assistência em serviços terciários com cuidado intensivo neonatal e adulto qualificado, bom controle pressórico, prevenção da eclâmpsia, identificação precoce das alterações laboratoriais (principalmente aquelas relacionadas à síndrome HELLP) e avaliação do bem-estar fetal. A combinação dessas ações deve possibilitar a condução dos casos, objetivando-se a realização do parto, única forma real de se evitar progressão imediata da doença, com equilíbrio entre as repercussões materno-fetais e os impactos da prematuridade. O diagnóstico diferencial de síndrome HELLP deve ser pensado para os casos com evolução desfavorável após 48 a 96 horas de resolução da gravidez (queda mantida do número de plaquetas, presença de insuficiência renal, confusão mental, febre, coagulopatia), com destaque para PTT, SHU e FGAG, que são patologias raras, porém se não forem cogitadas, e caso não ocorra o rápido diagnóstico, são potencialmente letais e altamente causadoras de morbidades graves. Nesses casos, o acompanhamento conjunto de outras especialidades médicas, além da obstetrícia, é fundamental, especialmente neonatologistas, anestesistas, intensivistas e clínicos (hematologistas, nefrologistas, entre outros).

O Quadro 54.1 aborda os principais parâmetros a serem considerados na abordagem do diagnóstico diferencial das formas graves de PE.

Quadro 54.1
Parâmetros clínicos e laboratoriais iniciais que auxiliam no diagnóstico diferencial da síndrome HELLP.

Parâmetro	Síndrome HELLP	PTT	SHU	FGAG
PA elevada	+++	+	+	++ (50% dos casos)
Sintomas neurológicos	+/++ (cefaleia)	+++ (torpor, fraqueza, afasia, alteração do estado mental)	+	+
Sintomas abdominais	+ (dor em hipocôndrio direito)	++ (inespecíficos/difusos)	+	+++ (inespecíficos/difusos)
Febre	–	–/+	–	–
Hematomas (aparecimento fácil)	–	–/+	–	–
Plaquetopenia	+/++ (> 50.10^9/mm³)	+++ (< 20.10^9/mm³)	+ (< 100.10^9/mm³)	+
Insuficiência renal (Cr > 2 mg)	+/++	+/++	+++	++/+++
Disfunção hepática (AST/ALT)	+	–/+	–/+	+++ (e BI)
Coagulopatia	–/+	–	–	+++
LDH	+	+/+++	+/++	+++
Anemia microangiopática hemolítica	+	+/+++	+/++	+
Hipoglicemia	–	–	–	+
Atividade do ADAMTS13	Normal	< 10%*	> 20 a 30%**	> 30%

+: presente; –: usualmente não presente; PA: pressão arterial; Cr: creatinina; AST: aspartato aminotransferase; ALT: alanina aminotransferase; BI: bilirrubina; LDH: lactato desidrogenase.

*: Alguns investigadores exigem que o nível de atividade de ADAMTS13 no plasma esteja abaixo de 10% do normal para fazer o diagnóstico de PTT, enquanto outros usam isso apenas como confirmação de um diagnóstico clínico.

**: A atividade do ADAMTS13 está geralmente acima de 30% do normal em pacientes com diagnóstico clínico de SHUa, mas não há diretrizes que excluam esse diagnóstico com base somente nos níveis de atividade.

Fonte: Peraçoli e Parpinelli, 2005.

LEITURAS COMPLEMENTARES

Cines DB2, Levine LD. Thrombocytopenia in pregnancy. Blood. 2017;130(21):2271-7.

Fonseca JE, Méndez F, Cataño C, Arias F. Dexamethasone treatment does not improve the outcome of women with HELLP syndrome: A double-blind, placebo-controlled, randomized clinical trial. Am J Obstet Gynecol 2005;193(05):1591-8.

Gestational hypertension and preeclampsia. ACOG Practice Bulletin n.222. American College of Obstetricians and Gynecologists. Obstet Gynecol. 2020;135:e237-60.

Jim B1, Garovic VD. Acute Kidney Injury in Pregnancy. Semin Nephrol. 2017 July;37(4):378-85.

Jokiranta TS. HUS and atypical HUS. Blood. 2017 May 25;129(21):2847-56.

Katz L, Amorim MM, Miranda GV, Pinto e Silva JL. Clinical and laboratorial profile and complications of patients with HELLP syndrome admitted in an obstetric intensive care unit. Rev Bras Ginecol Obstet. 2008;30(02):80-6.

Khalid F, Tonismae T. HELLP Syndrome. [Updated 2020 Jul 31]. In: StatPearls [Internet]. Treasure Island (FL): StatPearls Publishing; 2021 Jan-.

Kirkpatrick CA. The HELLP syndrome. Acta Clin Belg. 2010 Mar-Apr;65(2):91-7.

Magann EF, Haram K, Ounpraseuth S, Mortensen JH, Spencer HJ, Morrison JC. Use of antenatal corticosteroids in special circumstances: A comprehensive review. Acta Obstet Gynecol Scand 2017;96:395-409.

Mao M et al. Corticosteroid therapy for HELLP syndrome© Med Sci Monit. 2015;21:3777-83.

Martin JN Jr, Thigpen BD, Rose CH, Cushman J, Moore A, MayWL. Maternal benefit of high-dose intravenous corticosteroid therapy for HELLP syndrome. Am J Obstet Gynecol. 2003;189(03):830-4.

O'Brien JM, Barton JR. Controversies with the diagnosis and management of HELLP syndrome. Clin Obstet Gynecol. 2005;48(02):460-77 Review.

O'Brien JM, Shumate SA, Satchwell SL, Milligan DA, Barton JR. Maternal benefit of corticosteroid therapy in patients with HELLP (hemolysis, elevated liver enzymes, and low platelet count) syndrome: Impact on the rate of regional anesthesia. Am J Obstet Gynecol. 2002. Mar;186(3):475-9.

Peraçoli JC, Borges VTM, Ramos JGL, Cavalli RC, Costa SHAM, Oliveira LG et al. Pré-eclâmpsia/Eclampsia. Rev Bras Ginecol Obstet. 2019;41:318-32.

Peraçoli JC, Parpinelli MA. Síndromes hipertensivas da gestação: Identificação de casos graves. Rev Bras Ginecol Obstet. 2005;27(10):627-34.

Ramos JGL, Sass N, Costa SHAM. Pré-eclâmpsia. Rev Bras Ginecol Obstet. 2017;39:496-512.

Sukumar S, Lämmle B, Cataland SR. Thrombotic Thrombocytopenic Purpura: Pathophysiology, Diagnosis, and Management. J. Clin. Med. 2021;10:536.

Thomas MR, Robinson S, Scully MA. How we manage thrombotic microangiopathies in pregnancy. Br J Haematol. 2016;173(06):821-30.

van Lieshout LCEW, Koek GH, Spaanderman MA, van Runnard Heimel PJ. Placenta derived factors involved in the pathogenesis of the liver in the syndrome of haemolysis, elevated liver enzymes and low platelets (HELLP): A review. Pregnancy Hypertens. 2019 Oct;18:42-48.

Woudstra DM, Chandra S, Hofmeyr GJ, Dowswell T. Corticosteroids for HELLP (hemolysis, elevated liver enzymes, low platelets) syndrome in pregnancy. Cochrane Database Syst Rev. 2010;(09):CD008148 Review.

Yang L, Ren C, Mao M, Cui S. Prognostic Factors of the Efficacy of High-dose Corticosteroid Therapy in Hemolysis, Elevated Liver Enzymes, and Low Platelet Count Syndrome During Pregnancy A Meta-analysis Medicine. 2016 April;95(13).

55

Hipertensão –
Novos Marcadores

Leandro Gustavo de Oliveira

As síndromes hipertensivas na gestação constituem importantes manifestações clínicas que conferem elevados riscos para desfechos adversos, tanto maternos quanto perinatais. Atualmente, as formas de manifestação de hipertensão arterial durante a gravidez são classificadas da seguinte maneira;

- hipertensão arterial crônica (HAC);
- pré-eclâmpsia (PE);
- pré-eclâmpsia sobreposta;
- hipertensão gestacional.

A ISSHP (International Society for the Study of Hypertension in Pregnancy) (2018) considerou duas novas classificações que já são aplicadas na clínica médica. São elas a "hipertensão arterial do jaleco branco" e a "hipertensão arterial mascarada". Essas duas classificações não são consenso e ainda não foram adotadas mundialmente. Ressalta-se que, ainda que tais considerações possam ser reais, é interessante o fato de que os dois casos associam-se a maiores riscos para o desenvolvimento de PE.

As síndromes hipertensivas na gestação, como um todo, estão associadas a desfechos perinatais adversos como prematuridade, restrição de crescimento fetal e óbito perinatal. Estudo conduzido, em 2019, pela Organização Mundial da Saúde (OMS) em países de baixa renda. Na Índia (WHO-SEARO), o estudo de Kumar et al. (2019) demonstrou 1.239 casos de óbito fetal entre 46.816 gestantes avaliadas (26,2/1.000 nascidos vivos) no período observado. As síndromes hipertensivas se apresentaram como causas maternas para os óbitos em 304 casos (24,9%). Entre as síndromes hipertensivas, a PE se apresenta como principal causa de morbidade e mortalidade perinatais. No Brasil, Souza et al. (2016) demonstraram que cerca de 20% das prematuridades eletivas e de 90% dos nascimentos abaixo de 28 semanas de idade gestacional são relacionados à PE.

Os desfechos maternos e perinatais adversos associados às síndromes hipertensivas têm encorajado diversos pesquisadores na busca de marcadores que possam ser utilizados tanto para o rastreamento de mulheres com maiores chances de desenvolver esses problemas quanto para o diagnóstico precoce. Nesse contexto, a PE é o modelo de hipertensão arterial na gestação com maior número de investigações. Entretanto, a doença se apresenta com fisiopatologia complexa e diferentes fenótipos clínicos e laboratoriais, o que dificulta sobremaneira a definição de marcadores a serem utilizados universalmente. Ademais, os custos relacionados à aplicabilidade dos marcadores até o momento encontrados têm grande impacto na assistência à saúde; ao consideramos que 90% dos desfechos adversos relacionados a PE ocorrem em países de média e baixa renda, tal aplicabilidade se torna ainda mais difícil.

Fisiopatologia da pré-eclâmpsia

Um breve resumo sobre a fisiopatologia da PE é necessário para discutir a aplicabilidade clínica dos marcadores da doença na atualidade.

De acordo com Moffet et al. (2007), a primeira fase da PE caracteriza-se pela quebra na tolerância imunológica necessária entre o trofoblasto e o sistema imune materno, ocasionando assim alterações no desenvolvimento placentário. Burton et al. (2009) demonstraram que em decorrência dessa quebra de tolerância, a segunda fase de desenvolvimento da PE se instala, havendo invasão trofoblástica deficiente, persistência das características primárias das artérias uterinas e mau controle da oxigenação do espaço interviloso desde fases iniciais da gravidez, determinando, principalmente, lesões por isquemia-reperfusão (I/R). Os estudos de Cindrova-Davies et al. (2009) demonstraram que essas lesões culminam com a produção exagerada de ROS (do inglês, *reactive oxigen species*) e RNS (do inglês, *reactive nitrogen species*). Diante da insuficiente capacidade tecidual antioxidativa apresentada pelo sinciciotrofoblasto, uma cascata de alterações celulares se inicia, caracterizada por intensa resposta inflamatória, mediada principalmente por TNF (fator de necrose tumoral), INF-gama (interferon--gama) e IL-6 (interleucina-6), alterações bem demonstradas pelos estudos de Weel et al. (2016). Germain et al. (2007) demonstraram que grande quantidade de micropartículas sinciciais formadas a partir de processos apoptóticos é lançada na circulação materna. Essas micropartículas carreiam exossomos, microRNAs, hemoglobina fetal e atuam entre os responsáveis pela lesão endotelial encontrada na PE.

Levine et al. (2004) demonstraram que em associação com a disfunção placentária, ocorre ainda a produção de grande quantidade de fatores antiangiogênicos, como o sFlt-1 (do inglês, *soluble fms-like tyrosin*) e a sEndoglin (*soluble endoglin*). O sFlt-1 é um receptor solúvel para os fatores angiogênicos, como o VEGF (*vascular growth factor*) e o PlGF (*placental growth factor*), necessários para a manutenção da homeostase endotelial do organismo materno e para próprio desenvolvimento placentário. A ligação do sFlt-1 tanto ao VEGF quanto ao PlGF circulantes impede que esses fatores se liguem aos seus receptores comuns nas células endoteliais e, portanto, impede o processo de manutenção da integridade endotelial (Figura 55.1).

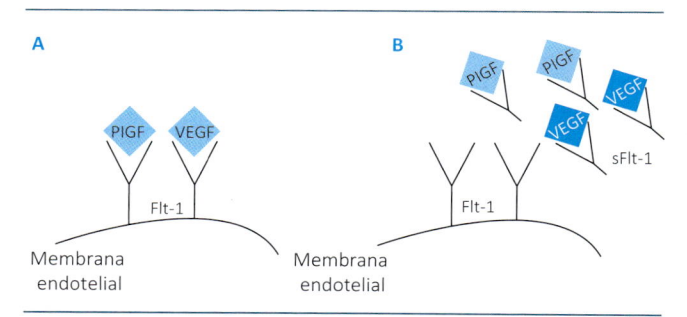

Figura 55.1. (A) Representação do processo fisiológico de ligação dos fatores angiogênicos PlGF e VEGF em seus receptores (Flt-1) dispostos na superfície das células endoteliais na gestação normal. (B) Representação da ação do receptor solúvel (sFlt-1) ao interceptar os fatores angiogênicos na circulação de pacientes com pré-eclâmpsia, impedindo assim que esses fatores realizem a homeostase endotelial.

PlGF: *placental growth factor*; VEGF: *vascular growth factor*; sFlt-1: *soluble fms-like tyrosin*.

Fonte: Desenvolvida pela autoria.

De maneira interessante, Maynard et al. (2003) demonstraram que a injeção de sFlt-1 em camundongos prenhes determina hipertensão arterial e proteinúria nesses animais, simulando a expressão clínica da PE. Esser et al. (1998) demonstraram que o VEGF é responsável pela manutenção das fenestras do endotélio glomerular. Sugimoto et al. (2003) demonstraram que o tratamento com drogas antiangiogênicas, em especial o sFlt-1, provoca destaca-

mento das células glomerulares, hipertrofia local e redução na síntese de nefrina, uma proteína essencial para a manutenção da filtração glomerular. Esse mecanismo é reconhecido como responsável pela proteinúria vista em pacientes com PE. A sEndoglin age sistemicamente de forma semelhante ao sFlt-1, impedindo a ação angiogênica do seu ligante, o TGF-β1. Corroborando as repercussões universais da PE, além do aumento na produção de fatores antiagiogênicos, o sinciciotrofoblasto passa também a produzir menores quantidades de PlGF, agravando assim o desequilíbrio angiogênico característico da PE.

Do ponto de vista clínico, as elevações nos níveis séricos de sFlt-1 podem ser identificadas em torno de 5 semanas antes das manifestações da PE (hipertensão e proteinúria), reforçando o papel desse marcador no desenvolvimento da doença. Associados à elevação dos níveis de sFlt-1, observa--se redução dos níveis séricos de PlGF livres, decorrente de suas ligações aos receptores solúveis. Essa redução coincide com as elevações de sFlt-1. Romero et al. (2008) demonstraram perfil angiogênico semelhante em outra população estudada e acrescentaram a avaliação de sEndoglin, que se sobrepôs à curva de sFlt-1.

Marcadores angiogênicos

O papel dos marcadores angiogênicos na fisiopatologia da PE tem apontado esses fatores como promissores tanto para o rastreamento quanto para o diagnóstico e prognóstico da doença.

Marcadores angiogênicos no rastreamento da pré-eclâmpsia

A produção de PlGF pelo tecido placentário é reconhecida desde o início da gestação, mostrando-se prejudicada em torno de 11 semanas em mulheres que desenvolverão PE. Em revisão sobre esse marcador, realizada por Lambert--Messerilian (2014) observou-se taxa de detecção de 72% para PE antes de 34 semanas – PE precoce. Entretanto, os resultados obtidos têm sido bastante conflitantes, parecendo haver diferenças entre as populações estudadas. Ademais, o PlGF avaliado no 1º trimestre não tem se mostrado um bom marcador para identificar gestantes que desenvolverão PE após 34 semanas (PE tardia). De acordo com Zhang et al. (2019), com uma taxa de falsos-positivos de 10%, as taxas de detecção de pré-eclâmpsia precoce e tardia (> 34 semanas) foram 87,50% e 48,57%.

Com o intuito de elevar as taxas de detecção da PE, principalmente em sua apresentação precoce, alguns grupos têm preconizado a aplicação de algoritmos com a associação de marcadores epidemiológicos, biofísicos e bioquímicos como formas de rastreamento. Entretanto, Rolnik et al. (2016) rastrearam 26.941 pacientes a partir de um algoritmo utilizando, além de PlGF, a PAPP-A (*pregnancy-associated plasma protein-A*), Doppler de artérias uterinas e características epidemiológicas maternas. Esse estudo identificou 2.971 mulheres com risco para desenvolver PE pré--termo (< 37 semanas). Dessas gestantes consideradas como portadoras de risco elevado para desenvolver PE, 1.776 foram randomizadas, e, a partir dessa randomização, 798 receberam 150 mg de ácido acetilsalicílico para prevenção de PE e 822 receberam placebo. Ao final do estudo os autores demonstraram que 13 pacientes desenvolveram PE no grupo de estudo contra 35 no grupo placebo. Ao considerarmos o número de pacientes rastreadas e o número total de gestantes que desenvolveriam PE se nenhuma intervenção tivesse sido aplicada (aproximadamente 70 pacientes), torna-se questionável a implementação desse algoritmo, pelo menos em populações de baixo nível socioeconômico.

Revisão sistemática de Henderson et al. (2017) demonstrou não haver dados suficientes para a aplicação clínica de qualquer algoritmo de rastreamento para PE. Ademais, outra revisão recente apontou não haver definição sobre qual algoritmo deve ser validado e utilizado para cada população em questão e que existe grande necessidade de metanálises, bem como da realização de outros estudos bem desenhados sobre esse tema.

Marcadores angiogênicos e antiagiogênicos no diagnóstico precoce e no prognóstico da pré-eclâmpsia

Novamente, ao considerarmos a fisiopatologia da PE ressaltam-se os papéis tanto dos marcadores antiangiogênicos quanto dos angiogênicos. Uma vez que se reconheceu o aumento de sFlt-1 e a redução de PlGF como alterações que antecedem o aparecimento da forma clínica da PE, sugeriu-se que uma razão entre esses dois marcadores poderia constituir uma avaliação aplicável na prática clínica, com o intuito de diagnosticar precocemente a PE. Recentemente, Zeisler et al. (2016) avaliaram o papel da razão sFlt-1/PlGF no diagnóstico de PE entre 500 pacientes com suspeita da doença no estudo PROGNOSIS. Esses autores demonstraram que um cut-off de 38 se apresentou como importante valor preditivo. Pacientes com razões ≤ 38 apresentaram valor preditivo negativo (VPN) de 99,3% (95% CI, 97,9 a 99,9) para a exclusão de PE e suas complicações, desde o momento da avaliação até 1 semana depois. O valor preditivo positivo (VPP) de razões acima de 38 para a confirmação do diagnóstico de PE dentro de 4 semanas foi de 36,7% (95% CI, 28,4 a 45,7), com sensibilidade de 66,2% (95% CI, 54 a 77) e especificidade de 83,1% (95% CI, 79,4 a 86,3). Assim, o cut-off ≤ 38 se mostrou seguro para ser utilizado na exclusão de casos de PE.

A razão sFlt-1/PlGF tem se apresentado também como promissor marcador de prognóstico para desfechos adversos associados a PE. Em uma segunda análise de seus dados, Zeisler et al. (2016) demonstraram que pacientes apresentando cut-off > 38 tinham 2,9 vezes maior chance de necessitar de antecipação do parto do que aquelas com cut-off ≤ 38. Porém, tal determinação se mostra elusiva, uma vez que dentro do entendimento da doença é razoável que o encontro de diferentes valores possa relacionar-se com apresentações clínicas e intensidades diferentes de PE. De fato, isso tem sido sugerido. Verlohen et al. (2012) demonstraram que valores > 655 relacionaram-se com decisão clínica sobre a antecipação dentro de 2 ou 7 dias em 70,6 e 94,1% das vezes. Ainda assim, o entendimento sobre o impacto de diferentes valores de sFlt-1/PlGF parece depender da idade gestacional em que a paciente se encontra no momento da avaliação

desses marcadores. Considerando que os resultados perinatais se mostram mais satisfatórios quando o parto é realizado a partir de 34 semanas de idade gestacional, Verlohen et al. (2012) sugeriram que valores acima de 201 devem ser considerados altos e de maior risco entre 34 e 37 semanas. Herraiz et al. (2018) reafirmaram que os marcadores angiogênicos se apresentam alterados principalmente nos casos de PE antes de 34 semanas de idade gestacional. Ressalta-se que, ao preconizar que o parto deve ser indicado sempre a partir de 37 semanas, não há necessidade, até o momento, de avaliar esses marcadores após essa idade gestacional com o intuito de tomada de decisão clínica. Uma avaliação na população brasileira realizada por De Oliveira et al. (2013) demonstrou que o cut-off ≥ 85 se associou com maiores chances de antecipação do parto em até 7 dias de sua avaliação. A média de idade gestacional na admissão das pacientes que evoluíram com antecipação do parto foi de 35 semanas, e a mediana da razão sFlt-1/PlGF foi de 260 (intervalos interquartis de 127,7 a 404,7).

Alguns estudos têm avaliado também o papel isolado do PlGF no diagnóstico e prognóstico para desfechos adversos na PE. Chappell et al. (2013) demonstraram que níveis séricos menores do que o percentil 5 para o kit utilizado associaram-se com grande chance de antecipação do parto em 2 semanas. A sensibilidade observada foi de 96% (95% CI, 89 a 99%) e o VPN foi de 98% (95% CI, 98 a 99,5%). O teste teve maior aplicabilidade na população abaixo de 35 semanas de idade gestacional. Recentemente, Duhig et al. (2019) demonstraram que a disponibilidade da avaliação angiogênica contribuiu significativamente para a redução entre o tempo de admissão da paciente e o diagnóstico final de PE.

Por fim, estudos de Leaños-Miranda et al. (2015) e Bramham et al. (2016), têm demonstrado que a avaliação dos fatores angiogênicos e antiangiogênicos pode ser útil para diferenciar a PE de outras doenças com características semelhantes, como é o caso das doenças renais crônicas e do lúpus eritematoso sistêmico.

Em termos econômicos e éticos, é importante salientar que a avaliação de diferentes plataformas disponíveis para as dosagens de fatores angiogênicos e antiagiogênicos tem demonstrado haver compatibilidade entre essas plataformas, o que também demonstra a estabilidade desses marcadores.

Considerações finais

A aplicabilidade clínica dos marcadores angiogênicos nas síndromes hipertensivas tem-se demonstrado promissora, principalmente quanto ao diagnóstico e ao prognóstico da doença. É importante ressaltar, entretanto, que os valores discriminatórios obtidos até o momento partiram de decisões clínicas, portanto estudos de segurança precisam ainda ser realizados para que esses valores possam ser amplamente utilizados. Validações em diferentes populações também são necessárias, mas até o momento é possível apontar que esses são os únicos marcadores diretamente relacionados com a fisiopatologia da PE disponíveis na prática clínica. Outros parâmetros comumente utilizados, como marcadores de função renal, hepático e hemólise, são decorrentes de comprometimentos provocados pela PE.

Assim, esses marcadores se apresentam ainda como potenciais alvos para o desenvolvimento de terapias específicas para a PE, algo inexistente até o momento.

LEITURAS COMPLEMENTARES

Association between Placental Lesions, Cytokines and Angiogenic Factors in Pregnant Women with Preeclampsia. Weel IC, Baergen RN, Romão-Veiga M, Borges VT, Ribeiro VR, Witkin SS, Bannwart-Castro C, Peraçoli JC, De Oliveira L, Peraçoli MT. PLoS One. 2016 Jun 17;11(6):e0157584.

Bramham K, Seed PT, Lightstone L, Nelson-Piercy C, Gill C, Webster P, Poston L, Chappell LC. Diagnostic and predictive biomarkers for pre-eclampsia in patients with established hypertension and chronic kidney disease. Kidney Int. 2016;89(4):874-85.

Brown MA, Magee LA, Kenny LC, Karumanchi SA, McCarthy FP, Saito S, Hall DR, Warren CE, Adoyi G, Ishaku S. International Society for the Study of Hypertension in Pregnancy (ISSHP). The hypertensive disorders of pregnancy: ISSHP classification, diagnosis & management recommendations for international practice. Pregnancy Hypertens. 2018;13:291-310.

Burke Ó, Benton S, Szafranski P, von Dadelszen P, Buhimschi SC, Oliveira L et al. Extending the scope of pooled analyses of individual patient biomarker data from heterogeneous laboratory platforms and cohorts using merging algorithms. Pregnancy Hypertens. 2016;6(1):53-9.

Burton GJ, Charnock-Jones DS, Jauniaux E. Regulation of vascular growth and function in the human placenta. Reproduction. 2009;138(6):895-902.

Chappell LC, Duckworth S, Seed PT, Griffin M, Myers J, Mackillop L, Simpson N, Waugh J, Anumba D, Kenny LC, Redman CW, Shennan AH. Diagnostic accuracy of placental growth factor in women with suspected preeclampsia: A prospective multicenter study. Circulation. 2013;128(19):2121-31.

Cindrova-Davies T. Gabor Than Award Lecture 2008: pre-eclampsia – From placental oxidative stress to maternal endothelial dysfunction. Placenta. 2009;30(Suppl A):S55-65.

Cronqvist T, Tannetta D, Mörgelin M, Belting M, Sargent I, Familari M, Hansson SR. Syncytiotrophoblast derived extracellular vesicles transfer functional placental miRNAs to primary human endothelial cells. Sci Rep. 2017;7(1):4558.

Crovetto F, Figueras F, Triunfo S, Crispi F, Rodriguez-Sureda V, Dominguez C, Llurba E, Gratacós E. First trimester screening for early and late preeclampsia based on maternal characteristics, biophysical parameters, and angiogenic factors. Prenat Diagn. 2015;35(2):183-91.

De Oliveira L, Peraçoli JC, Peraçoli MT, Korkes H, Zampieri G, Moron AF, Sass N. sFlt-1/PlGF ratio as a prognostic marker of adverse outcomes in women with early-onset preeclampsia. Pregnancy Hypertens. 2013;3(3):191-5.

De Oliveira LG, Karumanchi A, Sass N. Preeclampsia: Oxidative stress, inflammation and endotelial dysfunction. Rev Bras Ginecol Obstet. 2010;32(12):609-16.

Dias MAB, De Oliveira L, Jeyabalan A, Payne B, Redman CW, Magee L, Poston L, Chappell L, Seed P, von Dadelszen P, Roberts JM. PREPARE Research Group. PREPARE: Protocol for a steped wedge trial to evaluate whether a risk stratification model can reduce preterm deliveries among women with suspected or confirmed pre-eclampsia. BMC Pregnancy Childbirth. 2019;19(1):343.

Duhig KE, Myers J, Seed PT, Sparkes J, Lowe J, Hunter RM, Shennan AH, Chappell LC; PARROT trial group. Placental growth factor testing to assess women with suspected pre-eclampsia: a multicentre, pragmatic, stepped-wedge cluster-randomised controlled trial. Lancet. 2019;393(10183):1807-18.

Esser S, Wolburg K, Wolburg H, Breier G, Kurzchalia T, Risau W. Vascular endothelial growth factor induces endothelial fenestrations in vitro. J Cell Biol. 1998;140(4):947-59.

Germain SJ, Sacks GP, Sooranna SR, Sargent IL, Redman CW. Systemic inflammatory priming in normal pregnancy and preeclampsia: The role of circulating syncytiotrophoblast microparticles. J Immunol. 2007;178(9):5949-56.

Henderson JT, Thompson JH, Burda BU, Cantor A. Preeclampsia Screening: Evidence Report and Systematic Review for the US Preventive Services Task Force. JAMA. 2017;317(16):1668-83.

Herraiz I, Llurba E, Verlohren S, Galindo A; Spanish Group for the Study of Angiogenic Markers in Preeclampsia. Update on the Diagnosis and Prognosis of Preeclampsia with the Aid of the sFlt-1/PlGF Ratio in Singleton Pregnancies. Fetal Diagn Ther. 2018;43(2):81-9.

Kingdom J, Huppertz B, Seaward G, Kaufmann P. Development of the placental villous tree and its consequences for fetal growth. Eur J Obstet Gynecol Reprod Biol. 2000;92(1):35-43.

Kumar M, Singh A, Garg R, Goel M, Ravi V. Hypertension during pregnancy and risk of stillbirth: challenges in a developing country. J Matern Fetal Neonatal Med. 2019 Dec 25:1-7.

Lambert-Messerlian G, Eklund EE, Chien EK, Rosene-Montella K, Neveux LM, Haddow HR, Palomaki GE. Use of first or second trimester serum markers, or both, to predict preeclampsia. Pregnancy Hypertens. 2014 Oct;4(4):271-8.

Leaños-Miranda A, Campos-Galicia I, Berumen-Lechuga MG, Molina-Pérez CJ, García-Paleta Y, Isordia-Salas I, Ramírez-Valenzuela KL. Circulating Angiogenic Factors and the Risk of Preeclampsia in Systemic Lupus Erythematosus Pregnancies. J Rheumatol. 2015;42(7):1141-9.

Levine RJ, Maynard SE, Qian C, Lim KH, England LJ, Yu KF, Schisterman EF, Thadhani R, Sachs BP, Epstein FH, Sibai BM, Sukhatme VP, Karumanchi SA. Circulating angiogenic factors and the risk of preeclampsia. N Engl J Med 2004;350:672-83.

Magee LA, von Dadelszen P, Bohun CM, Rey E, El-Zibdeh M, Stalker S, Ross S, Hewson S, Logan AG, Ohlsson A, Naeem T, Thornton JG, Abdalla M, Walkinshaw S, Brown M, Davis G, Hannah ME. Serious perinatal complications of non-proteinuric hypertension: An international, multicenter, retrospective cohort study. J Obstet Gynaecol Can. 2003;25(5):372-82.

Maharaj AS, Walshe TE, Saint-Geniez M, Venkatesha S, Maldonado AE, Himes NC et al. VEGF and TGF-beta are required for the maintenance of the choroid plexus and ependyma. J Exp Med. 2008;205(2):491-501.

Maynard SE, Min JY, Merchan J, Lim KH, Li J, Mondal S et al. Excess placental soluble fms-like tyrosine kinase 1 (sFlt1) may contribute to endothelial dysfunction, hypertension, and proteinuria in preeclampsia. J Clin Invest. 2003;111(5):649-58.

Moffett A, Hiby SE. How does the maternal immune system contribute to the development of pre-eclampsia? Placenta. 2007;28(Suppl A):S51-6.

Oliveira N, Magder LS, Blitzer MG, Baschat AA. First-trimester prediction of pre-eclampsia: External validity of algorithms in a prospectively enrolled cohort. Ultrasound Obstet Gynecol. 2014;44(3):279-85.

Poon LC, Nicolaides KH. Obstet Gynecol Int. 2014;2014:297397.

Redman CW, Sacks GP, Sargent IL. Preeclampsia: An excessive maternal inflammatory response to pregnancy. Am J Obstet Gynecol. 1999;180(2 Pt 1):499-506.

Rolnik DL, Wright D, Poon LC, O'Gorman N, Syngelaki A, de Paco Matallana C, Akolekar R, Cicero S, Janga D, Singh M, Molina FS, Persico N, Jani JC, Plasencia W, Papaioannou G, Tenenbaum-Gavish K, Meiri H, Gizurarson S, Maclagan K, Nicolaides KH. Aspirin versus Placebo in Pregnancies at High Risk for Preterm Preeclampsia. N Engl J Med. 2017;377(7):613-22.

Souza RT, Cecatti JG, Passini RJr, Tedesco RP, Lajos GJ, Nomura ML, Rehder PM, Dias TZ, Haddad SM, Pacagnella RC, Costa ML. Brazilian Multicenter Study on Preterm Birth study group The Burden of Provider-Initiated Preterm Birth and Associated Factors: Evidence from the Brazilian Multicenter Study on Preterm Birth (EMIP) PLoS One. 2016;11(2):e0148244.

Sugimoto H, Hamano Y, Charytan D, Cosgrove D, Kieran M, Sudhakar A, Kalluri R. Neutralization of circulating vascular endothelial growth factor (VEGF) by anti-VEGF antibodies and soluble VEGF receptor 1 (sFlt-1) induces proteinuria. J Biol Chem. 2003;278(15):12605-8.

Townsend R, Khalil A, Premakumar Y, Allotey J, Snell KIE, Chan C, Chappell LC, Hooper R, Green M, Mol BW, Thilaganathan B, Thangaratinam S; IPPIC Network. Prediction of pre-eclampsia: review of reviews. Ultrasound Obstet Gynecol. 2019;54(1):16-27.

Ukah UV, De Silva DA, Payne B, Magee LA, Hutcheon JA, Brown H, Ansermino JM, Lee T, von Dadelszen P. Prediction of adverse maternal outcomes from preeclampsia and other hypertensive disorders of pregnancy: A systematic review. Pregnancy Hypertens. 2018;11:115-23.

Zeisler H, Llurba E, Chantraine F, Vatish M, Staff AC, Sennström M, Olovsson M, Brennecke SP, Stepan H, Allegranza D, Dinkel C, Schoedl M, Dilba P, Hund M, Verlohren S. Soluble fms-Like Tyrosine Kinase-1--to-Placental Growth Factor Ratio and Time to Delivery in Women with Suspected Preeclampsia. Obstet Gynecol. 2016;128(2):261-9.

Zeisler H, Llurba E, Chantraine F, Vatish M, Staff AC, Sennström M, Olovsson M, Brennecke SP, Stepan H, Allegranza D, Dilba P, Schoedl M, Hund M, Verlohren S. Predictive Value of the sFlt-1:PlGF Ratio in Women with Suspected Preeclampsia. N Engl J Med. 2016;374(1):13-22.

Zhang J, Han L, Li W, Chen Q, Lei J, Long M, Yang W, Li W, Zeng L, Zeng S. Early prediction of preeclampsia and small-for-gestational-age via multi-marker model in Chinese pregnancies: A prospective screening study. BMC Pregnancy Childbirth. 2019 Aug 19;19(1):304.

56

Hipertensão –
Emergência Hipertensiva

José Carlos Peraçoli
Joelcio Francisco Abbade
Vera Therezinha Medeiros Borges

Historicamente, as crises hipertensivas são estratificadas em urgências e emergências hipertensivas. Essa subdivisão é clinicamente significativa, pois pode exigir o controle agudo da pressão arterial. Contudo, as decisões no controle de pacientes ambulatoriais muitas vezes podem ser postergadas ou desnecessariamente referidas para uma unidade de pronto-socorro, pelo fato de não haver claro entendimento sobre como diferenciar a emergência da urgência hipertensiva.

Segundo Suneja e Sanders (2017), podemos definir:

- **Crise hipertensiva:** aumento agudo e grave da pressão arterial sistólica (PAS) ≥ 180 mmHg e/ou pressão arterial diastólica (PAD) ≥ 120 mmHg, podendo ocorrer tanto em situação de urgência quanto de emergência hipertensiva.
- **Emergência hipertensiva:** aumento grave da pressão arterial associado a lesão inicial ou progressiva de órgão-alvo (Quadro 56.1), sendo considerada verdadeira emergência e que requer controle imediato da pressão arterial, geralmente ao longo de minutos a horas.
- **Urgência hipertensiva:** aumento grave da pressão arterial não associada a lesão de órgão-alvo, embora sintomas não fatais, como ansiedade, cefaleia, epistaxe, palpitações ou dispneia leve, possam estar presentes. Não é uma emergência, e, contrariamente a seu nome, a pressão arterial não requer redução urgente na maior parte das vezes, mas pode ser reduzida ao longo de horas ou dias.
- **Emergência hipertensiva na gravidez:** de início agudo, manifestando PAS igual ou maior que 160 mmHg e/ou PAD igual ou maior que 110 mmHg, que persiste por mais de 15 minutos. Entre as lesões de órgãos-alvo se incluem pré-eclâmpsia grave, síndrome HELLP (hemólise, elevação das enzimas hepáticas, baixa contagem de plaquetas) e eclâmpsia. Portanto, em gestantes, o diagnóstico de pré-eclâmpsia e eclâmpsia sempre deve ser considerado.

Quadro 56.1 Lesões iniciais ou progressivas de órgãos-alvo associadas à emergência hipertensiva.	
Órgão-alvo	*Tipo de dano*
Cérebro	Convulsão, isquemia transitória, leucoencefalopatia reversível posterior, encefalopatia hipertensiva, infarto cerebral, sangramento intracerebral ou subaracnóideo
Coração	Edema pulmonar agudo, insuficiência cardíaca congestiva, isquemia coronariana aguda
Vasos sanguíneos	Anemia hemolítica microangiopática, dissecção aguda de aorta
Rins	Insuficiência renal aguda
Retina	Edema de papila, edema de retina, hemorragias
Útero	Eclâmpsia

Fonte: Adaptado de Suneja e Sanders, 2017.

Dentre as principais complicações das síndromes hipertensivas da gestação, especialmente em relação à pré-eclâmpsia, destacam-se a **emergência hipertensiva**, a eclâmpsia e a síndrome HELLP, pois são situações responsáveis pelas altas taxas de morbidade materna, contribuindo para as admissões em unidades de terapia intensiva (UTI) durante a gestação. Consequentemente, também são as causas mais frequentes de morte materna e perinatal, ressaltando-se que com grande frequência a **emergência hipertensiva** se associa aos quadros de eclâmpsia e de síndrome HELLP. Em nosso serviço, levantamento de 2 anos de mulheres portadoras de síndromes hipertensivas da gestação mostrou que 60,1% dos casos apresentava sinais de gravidade, e, nestes, a gravidade se caracterizou por emergência hipertensiva em 72,9%.

O acidente vascular cerebral, que causa a morte ou deixa algum grau de sequela/deficiência, é uma das complicações mais graves da pré-eclâmpsia/eclâmpsia, responsável por aproximadamente 36% dos acidentes vasculares cerebrais associados à gestação. Nesse contexto, a maioria dos acidentes vasculares cerebrais é hemorrágica e precedida de cefaleia intensa e de valor de pressão arterial flutuante e grave.

Kilpatrick et al. (2016), avaliando 2.252 mulheres com manifestação de emergência hipertensiva, verificaram que 20% não receberam tratamento anti-hipertensivo decorrente de diferentes situações: retorno espontâneo do valor da pressão arterial à condição leve, permanecendo hipertensas sem receber tratamento anti-hipertensivo agudo (13,3%); prioridade na administração do sulfato de magnésio (54%) ou de outras ações competitivas, como realizar ultrassonografia e colher exames laboratoriais (4%); desconhecimento dos parâmetros do tratamento (3,6%); medo de causar hipotensão (0,9%); relutância em tratar com medicação intravenosa (0,2%); e desconhecida (24%).

Entre os princípios básicos da medicina estão as ações de prevenção no sentido de evitar a ocorrência de doença e, especificamente no contexto das síndromes hipertensivas, evitar a ocorrência de emergência hipertensiva, pelo significado de suas consequências.

A **prevenção da emergência hipertensiva** em gestantes traz benefícios maternos e fetais, pois se considera a hipertensão grave um marcador bem estabelecido para desfechos maternos e perinatais adversos.

A principal forma de manifestação das síndromes hipertensivas com potencial para evoluir para emergência hipertensiva é a pré-eclâmpsia, como manifestação pura/isolada ou sobreposta à hipertensão arterial sistêmica. Assim, a prevenção da emergência hipertensiva deve se iniciar pela prevenção da pré-eclâmpsia, em mulheres com risco de desenvolver a doença: antecedente pessoal ou familiar (primeiro grau) de pré-eclâmpsia, hipertensão arterial sistêmica, obesidade (IMC > 30), diabetes tipo 1 e 2, doenças renais, doenças autoimunes (lúpus eritematoso sistêmico), síndrome antifosfolípide e gravidez múltipla.

As intervenções recomendadas e que podem resultar em redução dos riscos de desenvolver pré-eclâmpsia são:
- **Administração de ácido acetilsalicílico (AAS):** 100 mg/dia à noite, a partir de 12 semanas (iniciar antes da 16ª semana) até a 34 a 36 semanas, pois permite a renovação de plaquetas com plena capacidade funcional para as demandas do parto, evitando-se assim sangramento anômalo em procedimento cirúrgico.
- **Suplementação de cálcio – (carbonato de cálcio):** 1 a 2 g/dia em doses fracionadas, iniciando-se antes da 16ª semana e mantendo-se até a resolução da gestação.

Com relação à hipertensão arterial sistêmica, recomendam-se medidas não farmacológicas e farmacológicas. Dentre as primeiras, merecem destaque:
- reduzir a utilização de sódio, uma vez que a ingesta de sal pela população brasileira está acima da recomendada pela Organização Mundial da Saúde (OMS);
- procurar um nutricionista para orientação alimentar e praticar atividade física leve (caminhada 2 a 3 vezes por semana durante 30 a 40 minutos) para perder peso, direcionada às gestantes com sobrepeso/obesidade;
- reduzir/abolir o tabagismo;

- evitar o uso excessivo de substâncias que contêm cafeína (café, chás, chocolate, refrigerantes).

Quanto às medidas farmacológicas destacam-se os anti-hipertensivos, uma vez que, na gestação, metanálises e o *trial* CHIPS demonstraram que, menores valores de pressão arterial se associam com redução da ocorrência de emergência hipertensiva, embora não reduzam a ocorrência de pré-eclâmpsia. Assim:
- Gestantes com pré-eclâmpsia ou com hipertensão preexistente sobreposta por pré-eclâmpsia associadas a sintomas clínicos de lesão de órgão-alvo (dor torácica, dispneia e baixa contagem de plaquetas) estão predispostas a desenvolver complicações ameaçadoras da vida (*near miss*) ou fatais. Nessa situação, em qualquer momento da gestação, deve-se iniciar o tratamento anti-hipertensivo quando a pressão arterial atingir 140 × 90 mmHg.
- Em decorrência da incerteza quanto aos efeitos indesejáveis dos anti-hipertensivos para o feto, aconselha-se usar anti-hipertensivos, quando indicados (persistência de pressão arterial com valores ≥ 140 e/ou 90 mmHg), para prevenir a morbidade e a mortalidade cardiovascular materna, devendo-se escolher aqueles com o melhor perfil de segurança e com cujo uso se tenha experiência (Quadro 56.2). Lembrar que os anti-hipertensivos dos grupos inibidor da enzima conversora de angiotensina (IECA), antagonista de receptor de angiotensina (ARA) e inibidor direto da renina (Alquisteren) são contraindicados na gestação.

Quadro 56.2 Anti-hipertensivos liberados para tratamento da hipertensão arterial leve em gestantes.		
Classe do agente	*Agente*	*Posologia*
Simpatolíticos de ação central, α₂-agonistas	Metildopa	750 a 2.000 mg/dia 2 a 4 vezes/dia
	Clonidina	0,1 a 0,2 mg/dia – máximo de 0,6 mg/dia 2 a 3 vezes/dia
	Prazosina	20 mg 2 a 3 vezes/dia
Bloqueadores de canal de cálcio	Nifedipino Retard	20 a 60 mg/dia 2 a 3 vezes/dia
	Nifedipino Oros	30 a 60 mg/dia Dose única
	Anlodipino	2,5 a 10 mg/dia Dose única
Bloqueadores adrenérgicos*	Metoprolol	50 a 200 mg/dia 1 a 2 vezes/dia
	Pindolol Comprimidos de 5 e 10 mg	10 a 30 mg/dia 2 a 3 vezes/dia
	Carvedilol Comprimidos de 6,25 e 12,5 mg	12,5 a 50 mg/dia 1 a 2 vezes/dia Recomenda-se iniciar com 12,5 mg/dia por dois dias e a partir de então aumentar a dose

* Labetalol não está disponível no Brasil, e Pindolol foi retirado do mercado.
Fontes: Peraçoli et al., 2018; Pré-eclâmpsia/eclâmpsia – Protocolos Febrasgo – Obstetrícia, n. 73/Comissão Nacional Especializada em Gestação de Alto Risco, 2021.

O **diagnóstico de emergência hipertensiva** deve ser estruturado, destacando-se alguns aspectos:

- **História:** a presença de sintomas por si só não confirma a emergência hipertensiva, mas sugere que um órgão pode estar afetado, exigindo avaliação específica.
- **Exame físico:** avaliar estado de consciência, valor da pressão arterial (adequadamente aferida) e ausculta pulmonar.
- **Exames laboratoriais:** devem ser direcionados para o sistema de órgãos que se considera que possam estar comprometidos (rins, fígado, sistema de coagulação, vasos sanguíneos – anemia microangiopática).

Diante do diagnóstico de emergência hipertensiva, a gestante/puérpera deve receber assistência em unidade de terapia intensiva ou intermediária, pois, para evitar lesões adicionais a órgãos-alvo, há necessidade de controle imediato da pressão arterial. No entanto, o início da terapia **deve ocorrer** no local em que se faz o diagnóstico, pois seu atraso, se houver necessidade de referenciar a gestante, pode resultar na progressão da lesão do órgão-alvo.

Importante lembrar que a avaliação e o tratamento da crise hipertensiva serão diferentes se o aumento acentuado e brusco da pressão arterial ocorrer em gestante sem história de hipertensão ou com história de hipertensão sistêmica. Por exemplo, no caso de uma gestante previamente normotensa, que chega à unidade de pronto atendimento, após a 20ª semana de gestação, com hipertensão arterial grave associada a cefaleia, deve-se pensar em pré-eclâmpsia, que requer controle emergente. Entretanto, se a gestante já tiver o diagnóstico de hipertensão sistêmica e cefaleia, o grau de preocupação e a abordagem para controle são diferentes daqueles relacionados à gestante descrita anteriormente. Também deve ser descartado se a gestante é usuária de drogas ilícitas, como cocaína e fenciclidina, que podem causar hipertensão arterial grave.

O **tratamento** definitivo de qualquer emergência hipertensiva é a redução aguda da pressão arterial para evitar lesão contínua de órgãos, recomendando-se alcançar essa meta na primeira hora. As decisões terapêuticas devem ser consideradas com cuidado, avaliando riscos e benefícios e identificando qual órgão final está comprometido, bem como as comorbidades da paciente. Uma gestante/puérpera em estado de emergência hipertensiva deve ser admitida em unidade de terapia intensiva ou intermediária, para rigoroso controle da administração intravenosa de anti-hipertensivos e monitoramento cardiopulmonar. Havendo redução da pressão arterial pela ação de anti-hipertensivo de ação rápida, é importante que se administre agente anti-hipertensivo oral para controle de longa duração, antes da descontinuação do agente intravenoso. Se a paciente já usava anti-hipertensivo oral, seu reinício é apropriado em decorrência de seu perfil de efeitos colaterais e do início de ação e meia-vida, pois a hipotensão iatrogênica é comum nessa população.

O objetivo do tratamento é reduzir o valor da pressão arterial materna em 15 a 25%, tendo como meta chegar ao valor de PAS entre 140 e 150 mmHg e de PAD entre 90 e 100 mmHg. Deve-se estar atento para evitar redução excessiva da pressão arterial, pois isso pode diminuir ainda mais a perfusão placentária e potencializar os efeitos negativos sobre as condições do feto. Deve-se associar ao anti-hipertensivo o sulfato de magnésio (esquema de Zuspan ou de Pritchard) para proteger a mãe de complicações graves como acidente vascular cerebral, insuficiência cardíaca, edema pulmonar, encefalopatia hipertensiva e insuficiência renal. É importante lembrar que, embora o sulfato de magnésio tenha efeito favorável na redução da pressão arterial materna, esse efeito é passageiro, sendo sua principal ação a prevenção ou tratamento da convulsão que caracteriza a eclâmpsia.

O **tratamento** da emergência hipertensiva deve ser agressivo, ou seja, com drogas de ação rápida. A literatura indica como primeira escolha o labetalol (bloqueador alfa e beta-adrenérgico), que não está liberado no Brasil, e como segunda escolha a hidralazina (vasodilatador) pela via intravenosa. Também considera como opção a nifedipina oral (bloqueador de canais de cálcio) de liberação rápida, principalmente quando não há disponibilidade de acesso venoso. A terceira droga de escolha é o nitroprussiato de sódio (Quadro 56.3 e Tabela 56.1).

- **Hidralazina (ampola: 1 mL/20 mg):** a hidralazina, um vasodilatador periférico, é o agente mais utilizado no Brasil, por meio do esquema intravenoso em bolus. A

Quadro 56.3 Anti-hipertensivos recomendados para o tratamento da emergência hipertensiva em gestantes.					
Agente	*Dose inicial*	*Repetir se necessário*	*Início da ação*	*Duração do efeito*	*Dose máxima*
Hidralazina	5 mg via intravenosa	5 mg a cada 20 minutos	10 a 20 minutos	1 a 4 horas	30 mg
A ampola de hidralazina contém 1 mL, na concentração de 20 mg/mL. Diluir uma ampola (1 mL) em 19 mL de água destilada, assim se obtém a concentração de 1 mg/mL.					
Nifedipino (cápsula)	10 mg via oral	10 mg a cada 20 a 30 minutos (via oral)	30 a 60 minutos	1 a 3 horas	50 mg
Nitroprussiato de sódio	0,5 a 10 mcg/kg/min Infusão intravenosa contínua		Imediato	1 a 2 minutos	#
A ampola de nitroprussiato de sódio contém 2 mL, na concentração de 50 mg/2 mL. Diluir uma ampola (2 mL) em 248 mL de soro glicosado 5%, assim se terá a concentração de 200 mcg/mL.					

\# A dose máxima, quando necessária, não deve ser utilizada por mais do que 10 minutos, devendo-se reduzi-la então pela metade. O nitroprussiato deixa de agir 3 minutos após a interrupção da infusão.

Fontes: Peraçoli et al., 2018; Pré-eclâmpsia/eclâmpsia – Protocolos Febrasgo – Obstetrícia, n. 73/Comissão Nacional Especializada em Gestação de Alto Risco, 2021.

ação máxima da droga ocorre em 20 minutos, por isso deve ser feito controle de pressão arterial a cada 5 minutos, durante 20 minutos, após a administração inicial e toda vez que se administrar nova dose da droga. Seu tempo de duração varia entre 2 e 4 horas.

Tabela 56.1. Esquema de infusão recomendado para o nitroprussiato de sódio.

Dose desejada (mcg/kg/min)		0,5	1	2	3	4	5	
Peso da paciente	50 kg	7,5	15	30	60	90	120	Velocidade de infusão (mL/min)
	60 kg	9	18	36	72	108	144	
	70 kg	10	21	42	84	126	168	
	80 kg	12	24	48	96	144	192	
	90 kg	14	27	54	108	162	216	
	100 kg	15	30	60	120	180	240	

Do ponto de vista prático, recomenda-se iniciar com a dose mínima e aumentar 1 mL/hora a cada 10 minutos.

Fontes: Peraçoli et al., 2018; e Protocolo Febrasgo – Obstetrícia, n. 8/Comissão Nacional Especializada em Hipertensão na Gestação; 2019.

- **Nifedipino oral (cápsulas: 10 mg):** o nifedipino oral de liberação imediata, um bloqueador de canais de cálcio, também pode ser usado como terapia de primeira linha, especialmente quando o acesso intravenoso não está disponível. **Não administrar via sublingual pelos riscos maternos.** Recomenda-se evitar sua associação com sulfato de magnésio pelo efeito potencializador de hipotensão materna. Entretanto, preocupação de ocorrência de bloqueio neuromuscular e hipotensão grave com a associação de nifedipino e sulfato de magnésio não foi comprovada por grande revisão retrospectiva.
- **Nitroprussiato de sódio (Nipride, Nitropress) (2 mL/50 mg):** terceira escolha, se as duas opções anteriores falharem. É um potente vasodilatador arterial e venoso. A experiência clínica limitada e a possibilidade de intoxicação fetal por cianeto restringem o uso de nitroprussiato na gestação. Assim, nesse período, o nitroprussiato deve ser usado como último recurso para o controle de emergência hipertensiva refratária, e seu uso deve se limitar em curto período de tempo.

Após a estabilização materna, deve-se avaliar o bem-estar fetal (perfil biofísico, cardiotocografia, Doppler das artérias umbilical, cerebral média e do ducto venoso). Se as avaliações do feto não forem tranquilizadoras, está indicada a resolução da gestação.

O princípio da **conduta obstétrica** deve ser norteado pela idade gestacional.

Idade gestacional inferior a 24 semanas

Conduta expectante nesta idade gestacional está associada com alta taxa de mortalidade perinatal (> 80%) e morbimortalidade materna (27 a 71%). Portanto, a maioria dos protocolos indica resolução da gestação.

Idade gestacional igual ou superior a 24 e inferior a 34 semanas

Prolongar a gestação, sob rigoroso controle, até 34 semanas.

- Cuidados maternos diários:
  - PA < 160 × 110 mmHg: anti-hipertensivo via oral;
  - PA ≥ 160 × 110 mmHg: anti-hipertensivo intravenoso + sulfato de magnésio;
  - identificar sintomas de iminência de eclâmpsia;
  - controle laboratorial rigoroso (hemograma, função renal e hepática).
- Vigilância do bem-estar fetal e do crescimento fetal:
  - instituir protocolo (Figura 56.1);
  - administrar corticoide para a maturação pulmonar fetal;
  - betametasona (12 mg/intramuscular a cada 24 horas/ por 48 horas); **ou**
  - dexametasona (6 mg/intramuscular a cada 12 horas/ por 48 horas);
  - administrar sulfato de magnésio (esquema de Zuspan) para neuroproteção fetal, antes da resolução da gestação, durante pelo menos 4 horas e sem ultrapassar 48 horas, quando a idade gestacional for inferior a 32 semanas.

Idade gestacional igual ou superior a 34 semanas

Resolver a gestação.
- A **resolução da gestação** por indicação materna decorre das seguintes situações:
  - síndrome HELLP;
  - eclâmpsia;
  - descolamento prematuro de placenta;
  - emergência hipertensiva refratária a tratamento;
  - edema pulmonar;
  - trabalho de parto prematuro;
  - rotura prematura de membranas.

Via de parto

A via de parto se fundamenta na indicação obstétrica. Entretanto, nas situações de pré-eclâmpsia pré-termo, com sinais de gravidade e colo uterino desfavorável, deve-se indicar cesárea.

Cuidados no puerpério imediato

Segundo August (2018), hipertensão arterial pós-parto pode ocorrer pela persistência da hipertensão pré-parto ou intraparto ou aparecer pela primeira vez no puerpério. O início da pré-eclâmpsia pós-parto frequentemente se associa à cefaleia persistente e/ou a alterações visuais.

A pressão arterial atinge um pico entre 3 e 6 dias pós-parto e pode ser significativamente maior no período pós-parto imediato do que na gestação ou no intraparto. Portanto, anti-hipertensivos devem ser administrados a mulheres com hipertensão persistente no pós-parto imediato. A maioria dos acidentes vasculares cerebrais ocorre nos primeiros 10 dias e tipicamente dentro de 48 horas pós-parto, sendo a hipertensão arterial o principal fator de risco.

Não há evidências para não se utilizar anti-inflamatórios não esteroides para controle da dor nos casos de pré-eclâmpsia em geral, porém em pacientes com comprometimento da função renal (creatinina compromedL) e/ou perda sanguínea importante que possa ter determinado comprometimento renal agudo, essas medicações devem ser evitadas.

No pós-parto utilizam-se os mesmos anti-hipertensivos da gestação, inclusive os contraindicados (IECA, ARA e Alquisteren), uma vez que a maioria é compatível com a amamentação. Uma diretriz de sociedades médicas sugere evitar o uso de metildopa pós-parto em virtude do risco de depressão pós-natal.

Mulheres que manifestam hipertensão arterial pela primeira vez no puerpério devem ser avaliadas por meio da história (incluindo revisão de medicamentos pós-parto e aporte de líquidos), exame físico e exame laboratorial (função hepática, contagem de plaquetas, creatinina, proteinúria). A presença de sintomas neurológicos, cardíacos ou gastrointestinais ou de anormalidades laboratoriais sugere uma doença diferente da hipertensão transitória relacionada a fluidos e/ou medicamentos.

Quem deve receber medicação anti-hipertensiva no puerpério imediato?

- História de hipertensão arterial crônica e usuária de anti-hipertensivo prévio à gestação – reintroduzir a droga com dose usada antes da gestação.
- Presença de comorbidades (doença renal), mesmo na ausência de hipertensão arterial.
- Paciente que mantém ou manifestar no puerpério valor de PAS ≥ 160 mmHg e/ou PAD ≥ 110 mmHg.
- Paciente com risco de manifestar crise hipertensiva, eclâmpsia puerperal ou síndrome HELLP que apresentar tireotoxicose, cardiomiopatia ou feocromocitoma.

Após a alta hospitalar, essas mulheres devem ser avaliadas em 1 semana e orientadas a fazer seguimento clínico. Segundo a literatura, mulheres que tiveram pré-eclâmpsia apresentam risco de desenvolver no futuro doenças cardiovasculares e síndromes metabólicas. Portanto, devem ser orientadas a mudar o estilo de vida (abolir tabagismo, praticar atividade física e seguir dieta adequada) e a realizar avaliação laboratorial e por imagem periodicamente.

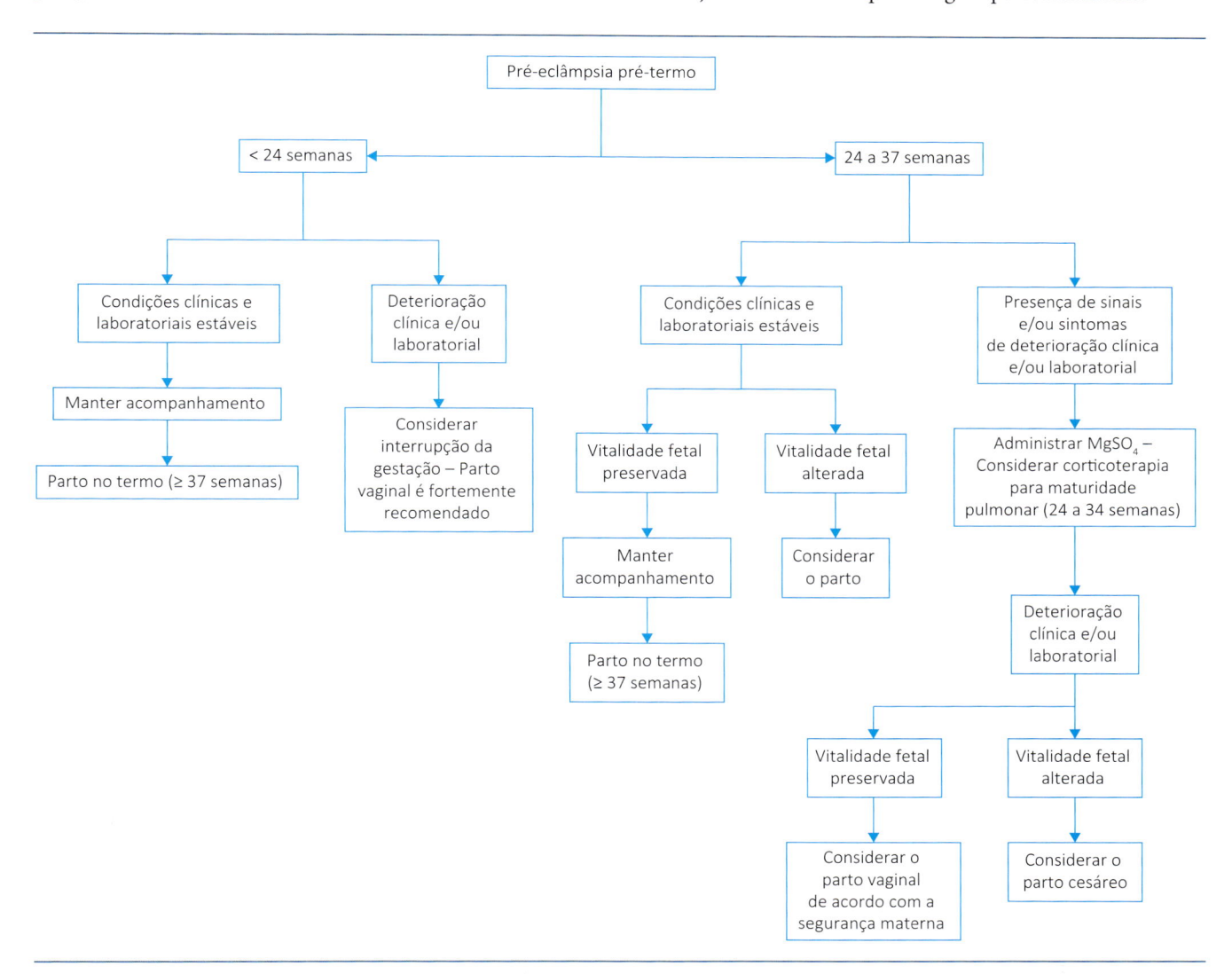

Figura 56.1. Fluxograma de avaliação da vitalidade fetal.
Vitalidade fetal alterada se define pela presença de dopplervelocimetria de artérias umbilicais com diástole zero ou reversa e/ou ducto venoso com PI > P95 de acordo com a idade gestacional e/ou cardiotocografia considerada anormal.

Fontes: Peraçoli et al., 2018; e Protocolo Febrasgo – Obstetrícia, n. 8/Comissão Nacional Especializada em Hipertensão na Gestação; 2019.

LEITURAS COMPLEMENTARES

Abalos E, Duley L, Steyn DW, Gialdini C. Antihypertensive drug therapy for mild to moderate hypertension during pregnancy. Cochrane Database Syst Rev. 2018:CD002252.

Adebayo O, Rogers RL. Hypertensive emergencies in the emergency department. Emerg Med Clin N Am. 2015;33:539-51.

Amaral LM, Wallace K, Owens M, LaMarca B. Pathophysiology and current clinical management of preeclampsia. Curr Hypertens Rep. 2017;19(8):61.

American College of Obstetricians and Gynecologists. Hypertension in pregnancy. Report of the American College of Obstetricians and Gynecologists' Task Force on Hypertension in Pregnancy. Obstet Gynecol. 2013;122(5):1122-31.

August P. Management of hypertension in pregnant and postpartum women. Uptodate; 2018 Feb.

Brody AM, Miller J, Polevoy R, Nakhle A, Levy PD. Institutional pathways to improve care of patients with elevated blood pressure in the Emergency Department. Curr Hypertens Rep. 2018;20(4):30. (American Heart Association).

Brück S, Seeland U, Kranke E, Kranke P. Relevant aspects of the ESC guidelines for the management of cardiovascular diseases during pregnancy for obstetric anaesthesia. Anaesthesist. 2019; 68(7):461-75. (European Society of Cardiology).

Chobanian A, Bakris G, Black H, Cushman WC, Green LA, Izzo JL Jr et al. The seventh report of the Joint National Committee on prevention, detection, evaluation, and treatment of high blood pressure: the JNC 7 report. JAMA. 2003;289:2560-72.

Committee on Obstetric Practice. Committee opinion n. 623: Emergent therapy for acute-onset, severe hypertension during pregnancy and the postpartum period. Obstet Gynecol. 2015;125:521-5.

Committee Opinion No. 692: Emergent therapy for acute-onset, severe hypertension during pregnancy and the postpartum period. Obstet Gynecol. 2017;129(4):e90-e95.

Crovetto F, Somigliana E, Peguero A, Figueras F. Stroke during pregnancy and pre-eclampsia. Curr Opin Obstet Gynecol. 2013;25(6):425-32.

Duley L, Meher S, Jones L. Drugs for treatment of very high blood pressure during pregnancy. Cochrane Database Syst Rev. 2013:CD001449.

Duley L. The global impact of pre-eclampsia and eclampsia. Semin Perinatol. 2009;33(3):130-7.

European Society of Gynecology (ESG), Association for European Paediatric Cardiology (AEPC), German Society for Gender Medicine (DGesGM) et al. ESC Guidelines on the management of cardiovascular diseases during pregnancy: The Task Force on the management of cardiovascular diseases during pregnancy of the European Society of Cardiology (ESC). Eur Heart J. 2011;32(24):3147-97.

Firoz T, Magee LA, MacDonell K, Payne BA, Gordori R, Vidler M et al. Oral antihypertensive therapy for severe hypertension in pregnancy and postpartum: A systematic review. Br J Obstet Gynaecol. 2014;121(10):1210-8.

Jeschke E, Ostermann T, Vollmar HC, Kröz M, Bockelbrink A, Witt CM et al. Evaluation of prescribing patterns in a German network of CAM physicians for the treatment of patients with hypertension: A prospective observational study. BMC Fam Pract. 2009;10:78. (German Society of Gender Medicine).

Kilpatrick SJ, Abreo A, Greene N, Melsop K, Peterson N, Shields LE et al. Severe maternal morbidity in a large cohort of women with acute severe intrapartum hypertension. Am J Obstet Gynecol. 2016; 215(1):91.e1-7.

Korkes HA, Souza FLP, Cunha Filho EV, Sass N. Hipertensão arterial crônica e gravidez. In: Fernandes CE, Sá MFS. Tratado de Obstetrícia – Febrasgo. Rio de Janeiro: Elsevier; 2019. p.334-43.

Kuklina EV, Tong X, Bansil P, George MG, Callaghan VM. Trends in pregnancy hospitalizations that included a stroke in the United States from 1994 to 2007: Reasons for concern? Stroke. 2011;42(9):2564-70.

Magee LA, von Dadelszen P, Rey E, Ross S, Asztalos E, Murphy KE et al. Less-tight versus tight control of hypertension in pregnancy. N Engl J Med. 2015;372(5):407-17.

Magee LA, von Dadelszen P, Singer J, Lee T, Rey E, Ross A et al. The CHIPS randomized controlled trial (Control of Hypertension in Pregnancy Study): Is severe hypertension just an elevated blood pressure? Hypertension. 2016;68(5):1153-9.

Magee LA, Miremadi S, Li J, Cheng C, Ensom MH, Carleton B et al. Therapy with both magnesium sulfate and nifedipine does not increase the risk of serious magnesium-related maternal side effects in women with preeclampsia. Am J Obstet Gynecol. 2005;193(1):153-63.

Nomura EM, Zaniolo VC, Zambon AA, Aguiar ADS, Ferrari EB, Peraçoli JC. Procedência dos encaminhamentos à maternidade do HC-FMB-UNESP dos casos graves e de morte materna associados à hipertensão arterial. In: Oliveira Jr JMB. Análise crítica das ciências biológicas e da natureza, v. 2 (recurso eletrônico). Atena Editora, 2019. p.381.

Olson-Chen C, Seligman NS. Hypertensive emergencies in pregnancy. Crit Care Clin. 2016;32:29-41.

Peraçoli JC, Borges VTM, Ramos JGL. Pré-eclâmpsia/eclâmpsia. In: Fernandes CE, Sá MFS. Tratado de Obstetrícia – Febrasgo. Rio de Janeiro: Elsevier; 2019, p.252-83.

Peraçoli JC, Borges VT, Ramos JG, Cavalli RC, Costa SH, Oliveira LG, et al. Pré-eclâmpsia/eclâmpsia. São Paulo: Federação Brasileira das Associações de Ginecologia e Obstetrícia (Febrasgo); 2018.

Porreco RP, Barkey R. Peripartum intensive care. J Matern Fetal Neonatal Med. 2010;23(10):1136-8.

Protocolos Febrasgo – Obstetrícia, n. 73 – Pré-eclâmpsia/eclâmpsia. Comissão Nacional Especializada em Gestação de Alto Risco, 2021.

Sibai BM. Etiology and management of postpartum hypertension-preeclampsia. Am J Obstet Gynecol. 2012;206(4):470-5.

Suneja M, Sanders L. Hypertensive Emergency. Med Clin N Am. 2017;101:465-78.

Too G, Wen T, Boehme AK, Miller EC, Leffert LR, Attenello FJ et al. Timing and risk factors of postpartum stroke. Obstet Gynecol. 2018;131(1):70-8.

Too GT, Hill JB. Hypertensive crisis during pregnancy and post-partum period. Semin Perinatol. 2013;37(4):280-7.

Viteri OA, England JA, Alrais MA, Lash KA, Villegas MI, Ashimi Balogun OA et al. Association of nonsteroidal antiinflammatory drugs and postpartum hypertension in women with preeclampsia with severe features. Obstet Gynecol. 2017;130(4):830-5.

von Dadelszen P, Payne B, Li J, Ansermino JM, Broughton Pipkin F, Côté AM et al. Prediction of adverse maternal outcomes in preeclampsia: Development and validation of the fullPIERS model. Lancet. 2011;377(9761):219-27.

Wasden SW, Ragsdale ES, Chasen ST, Skupski DW. Impact of non-steroidal anti-inflammatory drugs on hypertensive disorders of pregnancy. Pregnancy Hypertens. 2014;4(4):259-63.

Webster LM, Conti-Ramsden F, Seed PT, Webb AJ, Nelson-Piercy C, Chappell LC. Impact of antihypertensive treatment on maternal and perinatal outcomes in pregnancy complicated by chronic hypertension: A systematic review and meta-analysis. J Am Heart Assoc. 2017;6(5). pii: e005526.

57

Hipertensão –
Uso do Sulfato de Magnésio

Jussara Mayrink
Maria Laura Costa

O sulfato de magnésio é a droga de escolha para o tratamento dos casos de iminência de eclâmpsia e eclâmpsia. Sua utilização clínica representou uma grande mudança na morbidade materna e fetal, traduzindo-se em menores taxas de mortalidade, menor tempo de internação hospitalar e redução de morbidade neonatal, conforme demonstrado por Altman et al. (2002) no estudo Magpie. O estudo Magpie (*MAGnesium sulphate for prevention of eclampsia*) foi uma coorte que envolveu mais de 10 mil mulheres a fim de avaliar os efeitos do sulfato de magnésio nas mulheres com pré-eclâmpsia que fizeram uso dessa droga e em seus recém-nascidos. O risco relativo para eclâmpsia no grupo que utilizou sulfato de magnésio foi de 0,42 (0,29 a 0,60), significando um grande efeito protetor. Esse estudo marcou a consagração do sulfato de magnésio como a droga de eleição na prevenção e tratamento das crises convulsivas associadas à doença hipertensiva na gestação, muito superior aos benzodiazepínicos, à fenitoína e aos derivados do lítio (clorpromazina, prometazina e petidina), resultados ratificados por Duley et al. (2001, 2003) e Sibai (2004).

Conforme recomendação da Organização Mundial de Saúde (2011), o uso de sulfato de magnésio deve ser fortemente encorajado nas seguintes situações clínicas:

- eclâmpsia;
- iminência de eclâmpsia;
- síndrome HELLP (hemólise, elevação das enzimas hepáticas, baixa contagem de plaquetas);
- pré-eclâmpsia com deterioração clínica e/ou laboratorial (incluindo hipertensão de difícil controle).

Os principais esquemas de sulfatação são: Zuspan e Pritchard. Ambos têm igual eficácia, e a escolha entre eles dependerá da experiência de cada serviço, bem como dos recursos disponíveis. Outro ponto a considerar é a necessidade de referenciar a paciente para outro serviço e de garantir transporte com estabilidade clínica. Nesse caso, pode-se considerar o esquema de Pritchard, já que permite administração intramuscular da dose de manutenção.

Quadro 57.1 Esquemas de uso de sulfato de magnésio para prevenção e tratamento de eclâmpsia.		
	Esquema de Pritchard	**Esquema de Zuspan**
Ataque	4 g por via endovenosa (em bolus) aplicados lentamente e 10 g via intramuscular (5 g em cada nádega)	4 g por via endovenosa (em bolus) aplicados lentamente
Manutenção	5 g por via intramuscular profunda, a cada 4 horas	1 g por via endovenosa a cada hora, em BIC

BIC: bomba de infusão contínua.
Fonte: Adaptado de Protocolo Federação Brasileira das Associações de Ginecologia e Obstetrícia (Febrasgo). Pré-eclâmpsia nos seus diversos aspectos; 2017.

É preciso atenção, pois o sulfato de magnésio poderá aparecer em três concentrações diferentes, a saber:

- **$MgSO_4$ 50%:** ampola com 10 mL, que contém 5 g de magnésio;
- **$MgSO_4$ 20%:** ampola com 10 mL, que contém 2 g de magnésio;
- **$MgSO_4$ 10%:** ampola com 10 mL, que contém 1 g de magnésio.

Logo, para o preparo da sulfatação, deve-se atentar para alguns pontos:

- **Para o preparo da dose de ataque endovenosa:** no caso de $MgSO_4$ 50%, usar 8 mL e diluir em 12 mL de água destilada ou soro fisiológico. O volume final de 20 mL deverá ser administrado lentamente (1 mL/min). Nas outras apresentações do $MgSO_4$, usar 20 mL se a concentração for 20% ou 40 mL se a concentração for 10%, sempre se respeitando o tempo de infusão de 15 a 20 minutos para a realização da dose de ataque.

- **Para o preparo da dose intramuscular no esquema de Pritchard:** usar a apresentação $MgSO_4$ 50% e administrar 10 mL por nádega, considerado um volume aceitável para tanto. As demais apresentações devem ser evitadas, já que o volume final é muito grande para a via de administração intramuscular.
- **Para a dose de manutenção do esquema Zuspan:** diluir 10 mL de $MgSO_4$ 50% em 490 mL de solução fisiológica e colocar em bomba de infusão contínua (BIC) na velocidade de 100 mL/hora (que equivale a uma velocidade de 1 g/hora) ou 100 mL de $MgSO_4$ a 10% diluídos em 400 mL de solução fisiológica e colocar em bomba de infusão à velocidade de 50 mL/hora (equivalente a 1 g/hora).

Intoxicação por sulfato de magnésio

É um quadro raro e não deve servir para desencorajar o obstetra ao uso desse medicamento. A excreção do sulfato de magnésio é renal, e é preciso atentar para os sinais de toxicidade, já que sua utilização se dá no contexto clínico de uma doença (a pré-eclâmpsia) que por si só pode já estar comprometendo a função renal como forma de apresentação.

A concentração terapêutica do íon magnésio é de 4 a 7 mEq/L ou 4,8 a 8,4 mg/dL. O primeiro sinal de intoxicação é a redução ou completo desaparecimento de reflexos tendíneos. Esse sinal acontece quando a concentração fica entre 8 e 10 mEq/L e sinal precede a depressão respiratória, que ocorre com valores a partir de 12 mEq/L, quando há risco de parada respiratória.

Portanto, é muito importante avaliar os sinais de toxicidade por magnésio nas pacientes que estão sendo sulfatadas, e para tanto é necessário controlar:

- reflexos osteotendíneos (patelar, p. ex.);
- frequência respiratória (que deve estar acima de 16 incursões respiratórias por minuto);
- débito urinário (que deve estar acima de 25 mL em 1 hora ou 100 mL nas últimas 4 horas).

Essas observações precisam ser registradas a cada 30 minutos. Não é necessário realizar magnesemia (dosagem sérica de magnésio) como prática da rotina. Importante destacar que é necessário que 10 mL de gluconato de cálcio a 10% estejam sempre disponíveis e ao alcance da equipe. Nos casos com sinais de intoxicação, a medicação deverá ser administrada em 3 minutos.

Situações especiais

Pacientes com insuficiência renal, com creatinina ≥ 1,2 mg/dL, devem receber a mesma dose de ataque proposta nos esquemas de Zuspan ou Pritchard. Entretanto, a dose de manutenção deve ser a metade da dose recomendada. Caso a diurese seja inferior a 25 mL em 1 hora, interromper a administração de sulfato imediatamente.

Nos casos de recorrência da crise convulsiva, deve-se administrar mais 2 g de sulfato de magnésio endovenoso (em bolus); a dose de manutenção deverá ser dobrada (2 g/hora) nessas situações. É possível fazer dois *bolus* de sulfato de magnésio. Caso as crises convulsivas se mantenham, é necessário iniciar a administração de fenil-hidantoína no seguinte esquema:

- Fenil-hidantoína 250 mg em 250 mL de soro fisiológico por via endovenosa em 30 minutos, até completar 750 mg.
- A dose de manutenção será 100 mg de fenil-hidantoína em 100 mL de solução fisiológica a cada 8 horas. A critério do neurologista, a via endovenosa será substituída pela via oral.

Importante ressaltar que essas pacientes (com crises convulsivas recorrentes de difícil controle) devem ser avaliadas quanto à ocorrência de maiores danos neurológicos, em especial hemorragias intracranianas.

LEITURAS COMPLEMENTARES

Altman D, Carroli G, Duley L, Farrell B, Moodley J, Neilson J et al. Do women with pre-eclampsia, and their babies, benefit from magnesium sulphate? The Magpie Trial: A randomised placebo-controlled trial. Lancet. 2002;359(9321):1877-90.

Brown MA, Magee LA, Kenny LC, Karumanchi SA, McCarthy FP, Saito S et al. Hypertensive Disorders of Pregnancy: ISSHP Classification, Diagnosis, and Management Recommendations for International Practice. Hypertension. 2018;72(1):24-43.

Duley L, Gulmezoglu AM. Magnesium sulphate versus lytic cocktail for eclampsia. Cochrane Database Syst Rev. 2001(1):CD002960.

Duley L, Henderson-Smart D. Magnesium sulphate versus diazepam for eclampsia. Cochrane Database Syst Rev. 2003(4):CD000127.

Duley L, Henderson-Smart D. Magnesium sulphate versus phenytoin for eclampsia. Cochrane Database Syst Rev. 2003(4):CD000128.

NICE. Hypertension in Pregnancy: The managment of hypertensive disorders during pregnancy. London: RCOG press; 2010.

Protocolo Federação Brasileira das Associações de Ginecologia e Obstetrícia (Febrasgo). Pré-eclâmpsia nos seus diversos aspectos. São Paulo: Febrasgo; 2017. Série Orientações e Recomendações Febrasgo. n. 8; 2017.

Sibai BM. Magnesium sulfate prophylaxis in preeclampsia: Lessons learned from recent trials. Am J Obstet Gynecol. 2004;190(6):1520-6.

58

Diabetes –
Conceito, Classificação e Epidemiologia

Rosiane Mattar

Conceito

Diabetes *mellitus* (DM) é um conjunto de distúrbios metabólicos de natureza endócrina caracterizado por hiperglicemia, consequente à deficiência absoluta ou relativa de insulina. Essa deficiência pode ser decorrente da produção pancreática reduzida ou ausente, de inadequada liberação, por resistência periférica à insulina, ou, ainda, por associação desses fatores.

O DM pode se manifestar de forma e gravidade extremamente variáveis, em consequência de modificações metabólicas, com velocidade e extensão de processo patológico maior ou menor. Em sua expressão clínica completa apresenta alterações metabólicas e complicações vasculares e neuropáticas. Além da hiperglicemia, que é o componente metabólico definidor da patologia, o DM pode se acompanhar de alterações no metabolismo de proteínas e lipídios. O componente vascular pode se manifestar por macro e microvasculopatia com manifestações no rim, retina, coronárias e outras áreas do corpo.

Classificação

As causas da hiperglicemia são várias, sendo a base da classificação dos quadros de diabetes, segundo diversas associações.

Nos últimos anos a evolução da Imunologia e da biologia molecular tem esclarecido a origem de vários tipos de diabetes, contabilizando mais de 50 tipos de causas diferentes na atualidade e modificando a classificação etiológica dessa doença.

São elementos importantes para classificar o diabetes:
- idade;
- história clínica e do diagnóstico e evolução da doença;
- características físicas;
- história familiar;
- medicações associadas;
- laboratório com estudo de insulina, peptídeo-C, estudo de anticorpos e marcadores genéticos.

A Associação Americana de Diabetes, em 2018, apresentou classificação etiológica geral do Diabetes adotada pela Associação Americana de Diabetes. Nela, a caracterização etiopatogênica da disglicemia permite o entendimento da fisiopatologia.
- **DM tipo 1:** por destruição das células beta, usualmente resultando em deficiência completa de insulina:
  a) autoimune;
  b) idiopático.
- **DM tipo 2:** por graus variados de diminuição de secreção e resistência à insulina.
- **Outros tipos específicos de DM:** por etiologias variadas:
  c) Defeitos genéticos na função célula β:
  - MODY 1 a 13;
  - diabetes mitocondrial.
  d) Defeitos genéticos na ação da insulina:
  - diabetes lipoatrófico;
  - resistência à insulina tipo A.
  e) Doenças do pâncreas exócrino:
  - trauma;
  - pancreatite;
  - neoplasia;
  - hemocromatose;
  - fibrose cística;
  - outros.
  f) Endocrinopatias:
  - acromegalia;
  - síndrome de Cushing;
  - feocromocitoma;
  - hipertireoidismo;
  - outros.
  g) Induzido por fármacos ou agentes químicos:
  - glicocorticoides;
  - hormônio tiroidiano;
  - diazóxido;

- betamiméticos;
- tiazídicos;
- interferon-α;
- outros.

h) Infecções:
- rubéola;
- citomegalovírus (CMV);
- outros.

i) Síndromes genéticas associadas com DM, eventualmente:
- síndrome de Down;
- síndrome de Klinefelter;
- síndrome de Turner;
- porfiria;
- Prader-Willi;
- coreia de Huntington;
- outras;
- formas incomuns de diabetes autoimune.

Diabetes gestacional

As diretrizes da World Health Organization (2013), ressaltam que a hiperglicemia inicialmente detectada em qualquer momento da gravidez deva ser categorizada e diferenciada em diabetes *mellitus* diagnosticado pela primeira vez na gestação (diabetes *mellitus* na gestação ou *overt diabetes*) ou em diabetes *mellitus* gestacional (DMG), classificação esta sugerida pela International Association of Diabetes and Pregnancy Study Groups, em 2010.

Epidemiologia

Em 2015, segundo Hod et al., foi estimado que aproximadamente 415 milhões de adultos entre 20 e 79 anos apresentavam DM em todo o mundo (80% dos casos em países de baixa ou média renda) e que 318 milhões de adultos tinham risco elevado de desenvolver a doença no futuro decorrente de intolerância à glicose. Esse número vem aumentando gradativamente.

No Brasil, estima-se que cerca de 12 milhões de indivíduos sejam diabéticos, alguns ainda sem diagnóstico firmado.

O DM, por ser doença crônica e sistêmica, determina complicações que podem ocasionar sequelas orgânicas e a morte. Estima-se que 1 em cada 12 mortes em adultos no mundo possa ser atribuída ao DM, sendo a proporção de óbitos ligeiramente maior em mulheres do que em homens. Outro aspecto importante é o gasto com DM, que, na maioria dos países, varia entre 5 e 20% das despesas globais em saúde.

O DM tipo 1 é o mais frequente em pessoas jovens, abaixo de 25 a 30 anos, com picos de incidência na primeira infância e na adolescência, mas pode, menos comumente, acontecer em qualquer idade.

A incidência de DM tipo 2 aumenta progressivamente com a idade e com o IMC (índice de massa corpórea).

Segundo a International Diabetes Federation (IDF, 2020), o diabetes gestacional apresenta modelo fisiopatológico que se assemelha ao padrão do diabetes tipo 2, de resistência à insulina, e também aumenta com a idade e o IMC da gestante.

Cabe ressaltar que a obesidade vem apresentando aumento sistemático nas últimas décadas, tanto em países desenvolvidos como nos em desenvolvimento. No Brasil, dados do estudo Vigitel (Vigilância de Fatores de Risco e Proteção para Doenças Crônicas por Inquérito Telefônico – Ministério da Saúde (2016), que coletou informações nas 26 capitais do país e no Distrito Federal, por meio de 41 mil entrevistas realizadas por telefone), publicados em 2015, revelaram que mais da metade da população brasileira apresentava sobrepeso (52,5%), e, desse universo, 17,9% das pessoas eram obesas. Também foi verificado que o aumento de peso vem sendo progressivo e contínuo no país na última década.

O DM2 também apresenta frequência cada vez maior, concomitante ao aumento exponencial da obesidade.

Nas duas últimas décadas houve aumento de grandes proporções no número de mulheres em idade fértil e durante o ciclo gravídico-puerperal com essa doença, em virtude de novos critérios de diagnóstico, mais rígidos e relacionados à morbidade fetal, ao crescimento populacional, ao aumento da idade materna, à falta de atividade física e, principalmente, à obesidade. Em 2015, Hod et al., em comitê da Federação Internacional de Gineologia e Obstetrícia (FIGO), refere que 1 a cada 6 crianças no mundo advenha de mãe com alguma forma de hiperglicemia durante a gestação, 84% das quais sendo decorrente de DMG.

O DM tipo 1 e os outros tipos de diabetes também vêm apresentando maior frequência, seja pela oportunidade diagnóstica ou por mudanças de hábito de vida, mas sem as altas taxas de aumento do DM2 e do DMG.

O Brasil apresenta-se como o quarto país do mundo em taxa de DM, com um total de 14,3 (12,9 a 15,8) milhões de pessoas de 20 a 79 anos, perfazendo um gasto anual de pelo menos US$ 21,8 bilhões. Segundo Negrato et al. (2010), as estimativas populacionais de frequência de hiperglicemia na gestação no Brasil são conflitantes. Existe estimativa aproximada de que a prevalência de DMG no Sistema Único de Saúde (SUS) seja de aproximadamente 18%, utilizando-se os critérios diagnósticos atualmente propostos na literatura.

LEITURAS COMPLEMENTARES

American Diabetes Association Standards of medical Care in Diabetes, 2018. Diabetes Care. 2018;4(S1):1-159.

Hod M, Kapur A, Sacks DA, Hadar E, Agarwal M, Di Renzo GC et al. The International Federation of Gynecology and Obstetrics (FIGO) Initiative on gestational diabetes mellitus: A pragmatic guide for diagnosis, management, and care. Int J Gynaecol Obstet. 2015;131(Suppl 3):S173-S211.

IDF. International Diabetes Federation. Diabetes Atlas. Disponível em: https://www.idf.org/e-library/epidemiology-research/diabetes-atlas/134-idf-diabetes-atlas-8th-edition.html.

International Association of Diabetes and Pregnancy Study Groups Consensus Panel. International association of diabetes and pregnancy study groups recommendations on the diagnosis and classification of hyperglycemia in pregnancy. Diabetes Care. 2010;33(3):676-82.

Negrato CA, Montenegro RMJr, Mattar R, Zajdenverg L, Francisco RP, Pereira BG et al. Dysglycemias in pregnancy: From diagnosis to treatment. Brazilian consensus statement. Diabetology & metabolic syndrome. 2010;24:2:27.

Vigitel Brasil. Hábitos dos brasileiros impactam no crescimento da obesidade e aumenta prevalência de diabetes e hipertensão; 2016. Disponível em: http://portalarquivos.saude.gov.br/images/pdf/2017/abril/17/Vigitel.pdf.

World Health Organization. Diagnostic criteria and classification of hyperglycaemia first detected in pregnancy. Diabetes Research and Clinical Practice. Doi: 10.1016/j.diabres.2013.10.012.

59

Diabetes –
Fisiopatologia

Carolina Serri Lepore
Ênio Luís Damaso
Elaine Christine Dantas Moisés

Metabolismo da glicose

A glicose é um carboidrato simples do tipo monossacarídeo que representa a principal fonte de energia do nosso organismo, responsável pelo provimento de adenosina trifosfato (ATP), tanto em condições aeróbicas como anaeróbicas. Trata-se de uma molécula polar, insolúvel na membrana plasmática, sendo seu transporte realizado a favor de seu gradiente de concentração, por meio de difusão facilitada, e dependente da presença de proteínas transportadoras (GLUTs) na superfície das células (Hall, 2011; Voet, 2011).

Seu metabolismo é regulado principalmente pelos hormônios insulina e glucagon, produzidos pelo pâncreas, com o objetivo de levar energia para todos os tecidos e manter os níveis sanguíneos estáveis (Hall, 2011).

Fisiologia do pâncreas

O pâncreas é formado por dois tipos principais de tecidos (Hall, 2011):
- **Ácinos:** secretor de suco digestivo no duodeno.
- **Ilhotas de Langherans:** secretoras de insulina e glucagon diretamente no sangue. As ilhotas de Langherans são formadas por três tipos de células, alfa, beta e delta, sendo as células beta responsáveis pela produção de insulina e as células alfa pela produção de glucagon.

A insulina e o glucagon são moléculas proteicas com função hormonal e que estão envolvidas no metabolismo dos macronutrientes: carboidratos, lipídios e proteínas (Hall, 2011; Voet, 2011).

A insulina é sintetizada a partir da molécula precursora proinsulina pela ação de enzimas proteolíticas conhecidas como pró-hormônio convertases. A insulina ativa é um polipeptídeo estruturado em duas cadeias de aminoácidos ligadas por pontes dissulfídicas, sendo a cadeia A constituída por 21 e a cadeia B por 30 aminoácidos (Hall, 2011; Voet, 2011).

Após a clivagem da proinsulina, a parte remanescente da molécula constitui o peptídeo C, que é liberado na corrente sanguínea em quantidades iguais às da insulina ativa. Como insulinas exógenas não contêm peptídeo C, a mensuração dos níveis plasmáticos desse peptídeo caracteriza-se como um bom marcador de produção endógena de insulina (Hall, 2011; Palmer et al., 2001). Recentemente, descobriu-se que esse peptídeo C também apresenta atividade biológica na camada muscular das artérias (Zierath, 1996).

De forma geral, a secreção de insulina é diretamente regulada pelos níveis glicêmicos (Figura 59.1). Após a ingestão de alimentos e a absorção dos nutrientes, há aumento da glicemia, fator estimulante da secreção desse hormônio para a corrente sanguínea. A insulina atua determinando o aumento da captação de glicose pelas células e, consequentemente, o retorno para os níveis basais da glicemia; desempenha papel importante no armazenamento do excesso de carboidratos sob a forma de glicogênio, principalmente no fígado e nos músculos, e sob a forma de gordura no tecido adiposo; exerce efeito direto na promoção da captação de aminoácidos pelas células e em sua conversão em proteína. Em contrapartida, inibe o catabolismo das proteínas que já se encontram nas células (Hall, 2011).

Por sua vez, o glucagon é secretado quando há redução da concentração da glicose sanguínea (Figura 59.1). Desempenha diversas funções diametralmente opostas às da insulina, sendo a mais relevante a de aumentar a concentração da glicose sanguínea. Os principais efeitos do glucagon sobre o metabolismo da glicose são a quebra do glicogênio hepático (glicogenólise) e o aumento da gliconeogênese no fígado, que determinam o aumento da disponibilidade da glicose para os outros órgãos do organismo (Bansal, 2008).

Na população geral, a concentração de glicose sanguínea está sob controle estrito, variando geralmente entre 80 e 90 mg/100 mL de sangue ao jejum. Essa concentração aumenta para 120 a 140 mg/100 mL durante a primeira hora após a refeição. Os sistemas de resposta restabelecem a concentração de glicose aos níveis basais, em geral dentro de 2 horas após a última absorção de carboidratos. Inversamente, na ausência de alimentação, a gliconeogênese hepática produz a glicose necessária para manter o nível sérico de glicose em jejum. Portanto, a insulina e o glucagon funcionam como importantes sistemas de retrocontrole para manter a concentração de glicose sanguínea em níveis dentro dos padrões de normalidade (Hall, 2011).

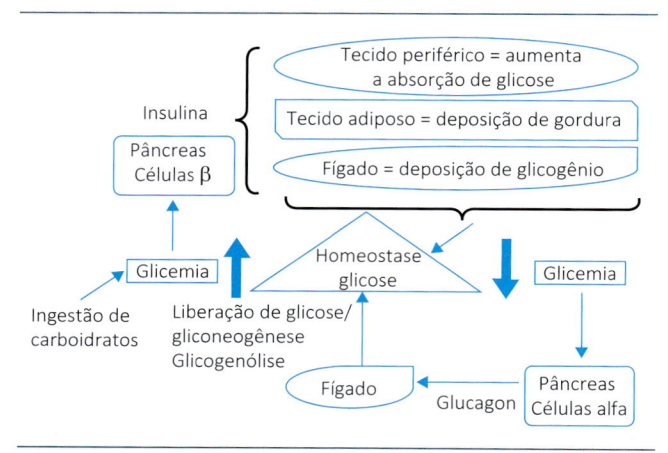

Figura 59.1. Metabolismo da glicose.
Fonte: Desenvolvida pela autoria.

Durante a gestação, o metabolismo materno se adapta para suprir as necessidades de nutrientes da unidade feto-placentária. No 1º trimestre, a glicose passa para o feto por difusão facilitada e os aminoácidos são transportados ativamente para a circulação placentária (Pritchard, 1980).

Durante o jejum, diferentemente do que ocorre com uma pessoa fora do ciclo gravídico-puerperal, as concentrações plasmáticas de glicose na gestante não podem ser mantidas regularmente constantes. Isso é explicado pela maior utilização de glicose a fim de servir ao feto, e pela menor formação de glicose pelo fígado, via gliconeogênese, decorrente da menor disponibilidade do aminoácido alanina (Ranciaro, 2006).

O jejum materno e/ou prolongado conduz a um estado metabólico acelerado de inanição, obrigando o organismo a se valer de mecanismos metabólicos alternativos para produção de energia, em particular a hidrólise de triglicerídios no tecido adiposo. Essa busca de novas fontes de glicose conduz às reações que aumentam os corpos cetônicos e os ácidos graxos livres (Bertini, 2001).

No estado alimentado ocorrem também alterações em função da crescente resistência à insulina (RI) que se desenvolve durante o 2º e o 3º trimestre. Não obstante a secreção de insulina se eleve acentuadamente, as concentrações de glicose são muitas vezes aumentadas, mesmo que na faixa normal, em comparação com o estado não gravídico (Ranciaro, 2006).

Identificam-se na gestação duas fases distintas, uma fase anabólica e uma catabólica, sendo a primeira caracterizada por uma diminuição da glicemia por maior armazenamento da glicose, enquanto a segunda se caracteriza por uma diminuição da glicemia por maior consumo fetal. Na segunda fase, que engloba os dois últimos trimestres de gestação, há aumento progressivo da resistência insulínica resultante da combinação entre o aumento da adiposidade materna e o da ação metabólica de hormônios placentários, como hormônio do crescimento, cortisol, estrogênio, hormônio lactogênio placentário e progesterona. Esses hormônios, embora importantes para o desenvolvimento fetal, podem interferir na ação da insulina no organismo materno, funcionando como seus antagonistas (Sancovski, 1999).

Importância do controle da glicemia

A glicose constitui-se no nutriente utilizado pelo encéfalo, retina e epitélio germinativo das gônadas. Desse modo, é fundamental manter a concentração da glicose sanguínea em nível adequado, capaz de fornecer a nutrição necessária para esses tecidos.

Contudo, é importante que a concentração da glicose sanguínea não exceda determinados limites por quatro motivos:

1. Se a concentração da glicose aumentar para valores excessivos, pode provocar considerável desidratação celular em decorrência do efeito osmótico no líquido extracelular.
2. O nível excessivamente elevado de concentração de glicose sanguínea provoca perda de glicose na urina.
3. A perda de glicose na urina provoca diurese osmótica pelos rins, que pode depletar o organismo de seus líquidos e eletrólitos.
4. Aumentos duradouros da glicose sanguínea podem causar lesões em diversos tecidos, especialmente nos vasos sanguíneos (Hall, 2011).

Diabetes *mellitus*
Conceito e epidemiologia

O diabetes *mellitus* (DM) é um importante e crescente problema de saúde. Estima-se, de acordo com a International Diabetes Federation em 2017, que em torno de 8,8% da população adulta de 20 a 79 anos seja portadora de DM, sendo mais prevalente em países em desenvolvimento. Com relação ao período gestacional, a hiperglicemia é considerada atualmente a alteração metabólica mais prevalente dessa fase do ciclo de vida da mulher, ocorrendo em 3 a 25% das gestações, a depender da população estudada e do teste diagnóstico realizado (SBD, 2019).

O DM engloba um grupo heterogêneo de distúrbios, nos quais se pode identificar modelos genéticos envolvidos, bem como variados mecanismos etiológicos e fisiopatológicos relacionados ao metabolismo de carboidratos, lipídios e proteínas, com consequentes alterações na produção e/ou secreção de insulina ou pela diminuição da sensibilidade dos tecidos a seu efeito, e decorrente hiperglicemia (SBD, 2019; ADA, 2019; Diabetes DOF, 2009; Alberti, 1998).

A primeira classificação para o DM foi publicada por Priscilla White em 1949, categorizando essa doença nas classes A, B, C, D, E, F, R, H e T, de acordo com a severidade, idade de início, duração, necessidade de uso de insulina e presença ou ausência de doenças vasculares decorrentes do DM. Essa classificação ainda é extensamente utilizada para predizer complicações durante a gravidez e é considerada um sistema etiológico e de prognóstico. O National Diabetes Data Group (1979) sugeriu a classificação clínica baseada no tipo de diabetes, considerando os seguintes grupos: DM insulina-dependente ou tipo I; DM não insulina-dependente ou tipo II; e DM gestacional, que é diagnosticado durante a gestação. Essa classificação foi, em 1980, recomendada pelo World Health Organization Expert Committee on Diabetes Mellitus, sendo incluído o grupo de intolerância à glicose.

A Associação Americana de Diabetes (do inglês American Diabetes Association – ADA), em 1999, reestruturou a classificação e os critérios diagnósticos para a doença, enfatizando sua etiologia. Posteriormente (2005), a ADA reconheceu dois estágios intermediários da doença, chamados de pré-diabetes, caracterizados pela intolerância à glicose e pela intolerância em jejum à glicose. A partir de 2014, a ADA adicionou outras formas específicas de diabetes do adulto de início no jovem (do inglês *maturity onset diabetes of the young* – MODY) (Quadro 59.1) (ADA, 2004; ADA, 2019).

Fisiopatologia

Intolerância à glicose

Intolerância à glicose refere-se a estágio metabólico intermediário entre a homeostase normal da glicose e o diabetes, sendo o diagnóstico realizado fora do período gestacional com base em valores de glicemia de jejum entre 100 e 125 mg/dL e em valores de glicemia maiores que 140 e menores que 200 mg/dL após 2 horas de sobrecarga de 75 g de glicose. Esse ponto escolhido representa o nível acima do qual a fase aguda da secreção de insulina em resposta à injeção intravenosa de glicose não ocorre de maneira adequada, sendo relacionada a um risco progressivamente maior de desenvolvimento de complicações micro e macrovasculares.

Muitos indivíduos com intolerância à glicose mantêm-se euglicêmicos nas suas vidas diárias, apresentando hemoglobina glicada próxima aos limites de normalidade. Nesses casos, a hiperglicemia é observada somente após a sobrecarga de glicose durante a prova de tolerância à glicose.

Quadro 59.1
Classificação etiológica do diabetes *mellitus*.

I. Diabetes tipo 1 (destruição da célula β, conduzindo geralmente à deficiência absoluta de insulina)
  A. Imunomediado
  B. Idiopático

II. Diabetes tipo 2 (pode variar desde predominantemente em virtude de RI com deficiência relativa de insulina a um defeito predominantemente secretor com resistência de insulina)

III. Outros tipos específicos:
  A. Defeitos genéticos de função da célula β:
  - Cromossomo 12, HNF-1α (MODY – 3)
  - Cromossomo 7, glucoquinase (MODY – 2)
  - Cromossomo 20, HNF-4α (MODY – 1)
  - Outras formas de MODY (p. ex., MODY4 – cromossomo 13/fator 1 promotor de insulina; MODY 6 – cromossomo 2/NeuriD1; MODY 7 – cromossomo 9/carboxil éster lipase)
  - Diabetes neonatal transitório (mais comum ZAC/HYAMI – defeito de impressão em 6q24)
  - Diabetes neonatal permanente (mais comum KCNJ11 – codificação do gene Kir6.2 responsável pela subunidade do canal potássio ATP dependente na subunidade beta da célula pancreática)
  - DNA mitocondrial
  - Outros

  B. Defeitos genéticos na ação da insulina:
  - Insulinorresistência tipo A
  - Leprechaunismo
  - Síndrome de Rabson-Mendenhall
  - Diabetes lipoatrófico
  - Outros

  C. Doenças do pâncreas exócrino:
  - Pancreatite
  - Trauma/pancreatectomia
  - Neoplasia
  - Fibrose cística
  - Hemocromatose
  - Pancreatopatia fibrocalculosa

  D. Endocrinopatias:
  - Acromegalia
  - Doença de Cushing
  - Glucagonoma
  - Feocromocitoma
  - Hipertireoidismo
  - Somastotinoma
  - Aldosteronoma

  E. Drogas ou químico-induzido:
  - Ácido nicotínico
  - Glicocorticoides
  - Hormônio tireoidiano
  - Agonistas beta-adrenérgicos
  - Tiazidas
  - Gama interferon

  F. Infecção:
  - Rubéola congênita
  - Citomegalovírus

  G. Formas incomuns de diabetes imunomediado:
  - Síndrome de Stiff-man
  - Anticorpos antirreceptores de insulina

  H. Outras síndromes genéticas algumas vezes associadas ao diabetes:
  - Síndrome de Down
  - Síndrome de Klinefelter
  - Síndrome de Turner
  - Síndrome de Wolfram
  - Ataxia de Friedreich
  - Coreia de Huntington
  - Distrofia miotônica
  - Porfiria
  - Síndrome de Prader-Willi

IV. Diabetes *mellitus* gestacional

RI: resistência à insulina; MODY: *maturity onset diabetes of the young*.
Fonte: Adaptado de ADA, 2019.

A intolerância à glicose fora do período gestacional representa um fator de risco para o desenvolvimento futuro de DM, síndrome metabólica e doença cardiovascular.

Diabetes *mellitus* na gestação

A hiperglicemia durante o ciclo gravídico-puerperal corresponde a duas categorias: DM na gestação e diabetes *mellitus* gestacional (DMG). O primeiro grupo é composto pelos casos de DM identificados previamente ao início da gravidez e por aqueles em que o diagnóstico é realizado pela primeira vez durante a gestação, cumprindo critérios diagnósticos para DM no estado não gravídico (do inglês *overt diabetes*) (OPAS, 2016; ADA, 2019; SBD, 2019). Contudo, o DMG deve ser considerado como a hiperglicemia detectada pela primeira vez durante gestação e que não cumpre critérios diagnósticos para diabetes pré-gestacional (OPAS, 2016; ADA, 2019; SBD, 2019).

O desenvolvimento de RI durante a gestação é resultado de adaptação fisiológica, mediada principalmente pelos hormônios placentários anti-insulínicos, para garantir o aporte adequado de glicose ao feto. Quando a demanda de insulina supera a capacidade das células β pancreáticas de produzi-la, instala-se um estado hiperglicêmico, configurando o DMG. Mulheres que apresentam sobrepeso, obesidade ou síndrome dos ovários policísticos já engravidam com algum grau de RI, potencializado pelas modificações gravídicas.

Diabetes *mellitus* tipo 1

O desenvolvimento do DM tipo 1 ocorre por predisposição genética e fatores ambientais geralmente representados por vírus (*Coxsackie*, rubéola, citomegalovírus) que induzem a produção de autoanticorpos contra um ou vários antígenos. O ataque autoimune é mediado pelo antígeno leucocitário humano (HLA), marcadores autoimunes ácido glutâmico descarboxilase-65 (GAD65), anticorpo de células da ilhota (ICA512), anticorpo anti-insulina. Assim, postula-se que a resposta imune contra as células β das ilhotas de Langerhans ocorra por fases: agravo ambiental, ativação de células T, diferenciação de células T e destruição das células β pancreáticas por meio de uma resposta inflamatória (insulite) (Alberti e Zimmet, 1998).

Pode ser dividida em uma fase pré-clínica, em que as células β do pâncreas sofrem destruição gradual; durante o chamado "período de lua de mel", células β pancreáticas ainda mantêm função exócrina parcial, com secreção de insulina em pequenas doses. Na fase clínica sem tratamento, os pacientes apresentam poliúria, polidipsia, polifagia, cetonúria e perda de peso (Alberti e Zimmet, 1998).

Em decorrência da secreção insuficiente de insulina, as pacientes portadoras de DM tipo 1 geralmente necessitam da administração exógena em altas doses desse hormônio para correção do metabolismo alterado.

Diabetes *mellitus* tipo 2

O DM tipo 2 é considerado uma doença poligênica que é agravada por fatores ambientais como falta de atividade física e dieta hipercalórica-lipídica. Apresenta um componente genético importante e complexo, porém sem predomínio de defeito único identificado (ADA, 2009).

As pacientes com DM tipo 2 apresentam quadro de hiperglicemia em decorrência de secreção deficiente de insulina, RI em receptores de células de músculos esqueléticos e aceleração da produção de glicose hepática. A permanência de quadro crônico de hiperglicemia e hiperlipidemia desencadeia efeitos de glicotoxicidade e lipotoxicidade sobre as células β, gerando descompensação progressiva (Ismail-Beigi, 2012).

Diabetes latente autoimune do adulto

O diabetes latente autoimune do adulto (LADA) ocorre geralmente em pacientes acima de 30 anos de idade, com ausência de necessidade de insulinoterapia nos primeiros 6 meses após o diagnóstico e positividade para pelo menos um dos seguintes autoanticorpos: anticorpo anti-ilhota, anticorpo antiGad (descarboxilase do ácido glutâmico), autoantígeno 2 do insulinoma e anticorpos anti-insulina (Ismail-Beigi, 2012).

Diabete da maturidade com início no jovem (MODY)

Diabetes monogenética ou MODY (*maturity-onset diabetes of the young*) consiste em um subtipo do DM ocasionado por defeito primário na secreção de insulina, sendo responsável por aproximadamente 1 a 2% dos pacientes com DM. Sua fisiopatologia deriva de alteração geneticamente heterogênea, com herança autossômica dominante abrangendo três gerações (Malecki e Mlynarski, 2008).

Atualmente são conhecidos 14 defeitos genéticos responsáveis pelo desenvolvimento de MODY, todos caracterizados clinicamente por alteração na função da célula β, observando-se associação de RI nos subtipos MODY HNF1A e MODY HNF1B a (Miller, Dykes, Polesky, 1988).

A apresentação é heterogênea e depende especificamente da mutação, sendo o diagnóstico geralmente feito antes dos 25 anos e entre um ou dois indivíduos da mesma família.

As características clínicas e a classificação de DM tipo MODY de acordo com o defeito genético estão expressas no Quadro 59.2.

Fisiopatologia das repercussões fetais e perinatais

Várias são as consequências e complicações fetais e perinatais decorrentes do DM descompensado com hiperglicemia, incluindo aumento do risco de óbito fetal, aborto espontâneo, malformações fetais e prematuridade (Calderon, 2007).

Em qualquer nível de descompensação, o DM está associado ao aumento do risco de macrossomia fetal. A hiperglicemia materna determina a hiperglicemia e a hiperinsulinemia fetais, resultando no crescimento anormal do feto com deposição de gordura subcutânea na região abdominal e interescapular (Kc, 2015).

A hiperglicemia materna aumenta os níveis de hemoglobina glicosilada, que apresenta alta afinidade ao oxigênio e, consequentemente, diminui a oferta deste ao feto, determinando o mecanismo metabólico de hipóxia intrauterina.

Quadro 59.2
Classificação etiológica do diabetes *mellitus* tipo MODY.

Classificação	Gene acometido	Frequência entre MODY	Idade de diagnóstico	Manifestações adicionais	Tratamento usual	Complicações microvasculares
MODY 1	HNF-4α	5	Adulto jovem	↓ triglicerídios	• dieta → • sulfonilureias • → insulina	Frequentes
MODY 2	Glucocinase	15 a 25	Neonatos/adolescentes	↓ triglicerídios	• dieta e atividade física • insulina durante gestação	Raras
MODY 3	HNF-1α	30 a 50	Adolescentes	↓ excreção renal de glicose ↑ HDL colesterol	• dieta → • SU • → insulina	Frequentes
MODY 4	Gene homeobox 1 pancreático e duodenal (PDX 1)	< 1	• neonatos (homozigoto) • adultos jovens • (heterozigotos)	Agenesia renal	• insulina • hipoglicemiantes orais	Poucos dados
MODY 5	HNF-1β	5	Neonatos/adolescentes	• doença renal • anomalias genitais • atrofia pancreática e disfunção exógena • disfunção pancreática e biliar	Hipoglicemiantes orais e insulina	Poucos dados
MODY 6	NEUROD 1	Extremamente raro	Adulto jovem	–	Insulina	Poucos dados
MODY 7	Kruppel-*like* fator 11 (KLF11)	Extremamente raro	Adulto jovem	–	Antidiabéticos orais ou insulina	Poucos dados
MODY 8	Enzima CEL	Famílias tailandesas	Adulto jovem	–	Insulina ou antidiabéticos orais	Poucos dados
MODY 9	Gene pareado *box* 4 (PAX 4)	Extremamente raro	Adulto jovem	–	Insulina ou antidiabéticos orais	Poucos dados
MODY 10	Gene insulínico (INS)	Extremamente raro	Dados raros	–	Dieta ou antidiabéticos orais	Poucos dados
MODY 11	BLK	< 1	Poucos dados	Obesidade	Insulina ou dieta	Poucos dados
MODY 12	ABCC8	< 1	Poucos dados	–	Antidiabéticos orais	Poucos dados
MODY 13	KCNJ11	< 1	Diabetes neonatal se homozigoto	–	Insulina, antidiabéticos orais, dieta	Poucos dados
MODY 14	APPL1	< 1	Poucos dados	Fenótipos dismórficos, atraso de desenvolvimento	Dieta ou antidiabéticos orais	Poucos dados

MODY: *maturity onset diabetes of the young*; CEL: carboxil éster lipase; SU: sulfonilureias.
Fontes: Adaptado de Colom e Corcoy R, 2010; e Firdous et al., 2018.

O aumento da eritropoiese ocorre como mecanismo compensatório da hipóxia, determinando policitemia e, consequentemente, a possibilidade de trombose de microvasculatura e icterícia neonatal.

A hiperinsulinemia fetal atrasa a maturidade pulmonar fetal, pois inibe a produção de fosfolipídios, aumentando o risco de desenvolvimento de síndrome de angústia respiratória do recém-nascido. Hipoglicemia e distúrbios hidroeletrolíticos são outras possíveis complicações neonatais associadas ao diabetes (Sancovski et al., 2010).

No caso específico de fetos de mães com MODY, ressalta-se que também podem apresentar mutações. Nesses casos, a presença de mutações no gene da glucoquinase limita a secreção fetal adequada de insulina, sendo o crescimento fetal não alterado significativamente mesmo diante de níveis aumentados de glicemia materna. Por sua vez, fetos com mutações no gene HNF4a apresentam maior probabilidade de desenvolver macrossomia e hipoglicemia neonatal (Malecki, Mlynarski, 2008).

Considerações finais

A hiperglicemia é considerada uma condição clínica de grande relevância durante o ciclo gravídico-puerperal em decorrência de sua elevada prevalência e da associação com desfechos adversos tanto para mãe quanto para o feto/recém-nascido. A fisiopatologia baseia-se na ocorrência de deficiência insulínica, que pode ser decorrente da produção pancreática reduzida, de inadequada liberação e/ou de resistência periférica à insulina.

LEITURAS COMPLEMENTARES

Alberti KG, Zimmet PZ. Definition, diagnosis and classification of diabetes mellitus and its complications. Part 1: Diagnosis and classification of diabetes mellitus provisional report of a WHO consultation. Diabet Med. 1998:539-53.

American Diabetes Association. 2. Classification and Diagnosis of Diabetes: Standards of Medical Care in Diabetes-2019. Diabetes Care. 2019 Jan;42(Suppl 1):S13-S28.

American Diabetes Association. Diabetes Mellitus and other categories of description of Diabetes. 2004;27:5-10.

Bansal P, Wang Q. Insulin as a physiological modulator of glucagon secretion. Am J Physiol Endocrinol Metab. 2008 Oct;295(4):E751-61.

Behrman RE, Kliegman RM, Jenson HB. Nelson Textbook of Pediatrics. 16th ed.; 2003.

Bertini AM. Diabetes Mellitus. In: Guariento A, Mamede JAV. Medicina materno-fetal. São Paulo: Atheneu, 2001.

Calderon IMP, Kerche LTRL, Damasceno DC, Rudge MVC. Diabetes and pregnancy: An update of the problem. Annu Rev Biomed Sci. 2007;9:1-11.

Colom C, Corcoy R. Maturity onset diabetes of the young and pregnancy. Best Pract Res Clin Endocrinol Metab. 2010;24(4):605-15.

Diabetes DOF. Diagnosis and classification of diabetes mellitus. Diabetes Care. 2009;32(Suppl. 1).

Firdous P, Nissar K, Ali S, Ganai BA, Shabir U, Hassan T et al. Genetic Testing of Maturity-Onset Diabetes of the Young Current Status and Future Perspectives. Front Endocrinol (Lausanne). 2018 May 17;9:253.

Hall J. Guyton and Hall textbook of medical physiology (12th ed.). Philadelphia, Pa.: Saunders/Elsevier. 2011, 3.

International Diabetes Federation. IDF Atlas. 8. ed. Bruxelas: International Diabetes Federation; 2017.

Ismail-Beigi F. Pathogenesis and glycemic management of type 2 diabetes mellitus: A physiological approach. Arch Iran Med. 2012;15(4):239-46.

Kc K, Shakya S, Zhang H. Gestational diabetes mellitus and macrosomia: A literature review. Ann Nutr Metab. Karger Publishers. 2015;66(Suppl. 2):14-20.

Malecki MT, Mlynarski W. Monogenic diabetes: Implications for therapy of rare types of disease. Diabetes Obes Metab. 2008;10(8):607-16.

McFarland MB, Trylovich CG, Langer O. Anthropometric differences in macrosomic infants of diabetic and nondiabetic mothers. J Matern Fetal Med.7(6):292-5.

Negrato CA, Montenegro RM, Mattar R, Zajdenverg L, Francisco RP V, Pereira BG et al. Dysglycemias in pregnancy: From diagnosis to treatment. Brazilian consensus statement. Diabetol Metab Syndr. BioMed Central. 2010;2(1):27.

Organização Pan-Americana da Saúde. Ministério da Saúde. Federação Brasileira das Associações de Ginecologia e Obstetrícia. Sociedade Brasileira de Diabetes Rastreio e Diagnóstico do Diabetes Mellitus Gestacional no Brasil. Brasília, DF: OPAS, 2016.

Palmer JP, Fleming GA, Greenbaum CJ, Herold KC, Jansa LD, Kolb H et al. C-peptide is the appropriate outcome measure for type 1 diabetes clinical trials to preserve beta-cell function: report of an ADA workshop, 21-22 October 2001.

Pritchard JA, Mc Donald PC. Obstetrícia de Williams. Rio de Janeiro: Guanabara Koogan; 1980.

Ranciaro RMC, Mauad FF. Efeitos da ingestão de glicose sobre a circulação materno-fetal; Revista Brasileira de Ginecologia e Obstetrícia. Rio de Janeiro, v. 28 n. 12, , 2006.

Sancovski M. Diabetes e gravidez. Terapêutica em diabetes. Centro BD de educação em diabetes. v. 5, n. 25, p. 1-5, 1999.

Sociedade Brasileira de Diabetes (SBD). Diretrizes da Sociedade Brasileira de Diabetes (2019-2020). São Paulo: AC Farmacêutica, 2019.

Thanabalasingham G, Owen KR. Diagnosis and management of maturity onset diabetes of the young (MODY). BMJ. 2011;343:d6044.

Thomas CC, Philipson LH. Update on diabetes classification. Med Clin North Am. 2015;99(1):1-16.

Unwin N, Shaw J, Zimmet P, Alberti KGMM. Impaired glucose tolerance and impaired fasting glycaemia: The current status on definition and intervention. Diabet Med. 2002;19(9):708-23.

Voet D, Voet JG. Biochemistry. 4. ed. New Jersey, John Wiley & Sons, Inc, 2011.

WHO. Definition, diagnosis and classification of diabetes mellitus and its complications: Report of a WHO consultation. Part 1, Diagnosis and classification of diabetes mellitus; 1999.

Zierath J, Handberg A, Tally M, Wallberg-Henriksson H. C-peptide stimulates glucose transport in isolated human skeletal muscle independent of insulin receptor and tyrosine kinase activation. Diabetologia. 1996;39:306-13.

60

Diabetes –
Diagnóstico na Gestação

Iracema de Mattos Paranhos Calderon

De acordo com a International Diabetes Federation (IDF, 2015), diabetes *mellitus* (DM) é condição crônica, diagnosticada pela observação de níveis elevados de glicose no sangue e ocorre quando há falta de produção suficiente ou de utilização da insulina produzida. Insulina é um hormônio produzido no pâncreas, necessário para transportar glicose da corrente sanguínea para as células do corpo, onde é usada como energia. Assim, com a falta, ou ineficácia, de insulina, a glicose permanece circulando no sangue em taxas elevadas (hiperglicemia) que, em curto e longo prazo, resultam em complicações na saúde e em risco para a vida.

Dados demográficos da IDF informam que, em 2015, 199,5 milhões de mulheres foram diagnosticadas com DM, número que deverá aumentar para 313,3 milhões em 2040. Estima-se que na região do Sudeste Asiático, 24,2% de todos os nascidos vivos são afetados por hiperglicemia durante a gravidez; na região do Oriente Médio e Norte da África, 2 em cada 5 adultos são diagnosticados com DM, e, na região da América do Sul e Central, o número de pessoas com diabetes aumentará em 65% até 2040. O Brasil figura em quarto lugar entre os dez países de maior taxa de adultos com DM, apresentando 14,3 milhões de pessoas acometidas por essa condição.

No Brasil, estudo de Flor et al. (2015) demonstraram que o DM em mulheres adultas foi associado a sobrepeso (49,2%), obesidade (58,3%) e excesso de peso (70,6%). Na gestação, os resultados de Vernini et al. (2016) definiram obesidade como fator independente de risco para hipertensão e hiperglicemia, com aumento de 7 e 5 vezes, respectivamente, na ocorrência dessas complicações. Além disso, a obesidade foi fator determinante para o aumento de quatro vezes na ocorrência de níveis de hemoglobina glicada (HbA1c) ≥ 6,5% no final da gestação.

Obesidade e DM são epidemias crescentes, e essa é a realidade, também, no Brasil. Assim, a hiperglicemia associada à gestação torna-se um problema de saúde pública, não só pelo risco perinatal e de doenças futuras mas também pelo aumento de sua prevalência. Justifica-se, portanto, o rastreamento, o diagnóstico e o controle do DM, sobretudo durante a gestação.

Tipos de DM associados à gestação

De acordo com a American Diabetes Association (ADA, 2014), os tipos de DM mais comumente associados à gestação são o DM tipo 1 (DM1), o DM tipo 2 (DM2) e o DM gestacional (DMG).

O DM1 é caracterizado pela destruição das células beta, geralmente ocasionando deficiência absoluta de insulina. Pode ser imunomediado ou idiopático. O DM imunomediado é responsável por apenas 5 a 10% dos casos e resulta da destruição autoimune, mediada por células, das células β do pâncreas. Os marcadores da destruição imune das células β incluem autoanticorpos para células de ilhotas, insulina, GAD (GAD65) e tirosinas fosfatases IA-2 e IA-2b. Um e, geralmente, mais desses autoanticorpos estão presentes em 85 a 90% dos indivíduos quando é detectada a hiperglicemia em jejum. A doença tem forte associação do antígeno de histocompatibilidade (HLA), com ligação aos genes DQA e DQB, e é influenciada pelos genes DRB. O DM1 idiopático representa algumas formas de etiologia desconhecida, nas quais os indivíduos têm insulinopenia permanente e são propensos à cetoacidose, mas não apresentam evidências de autoimunidade. Embora apenas uma minoria se enquadre nessa categoria, a maioria tem ascendência africana ou asiática. Indivíduos com essa forma de diabetes sofrem de cetoacidose episódica e apresentam graus variados de deficiência de insulina entre os episódios. Assim, a dependência de insulina para seu controle também pode ser episódica. Essa forma de diabetes é fortemente herdada, faltam evidências imunológicas para a autoimunidade das células β e não está associada ao HLA.

O DM2 é responsável por 90 a 95% dos casos, acomete indivíduos que têm resistência à insulina e, geralmente, com relativa (em vez de absoluta) deficiência de insulina. Pelo menos inicialmente e, muitas vezes, ao longo da vida esses indivíduos não são dependentes de insulina, podendo ser controlados com adequação alimentar, exercício físico e antidiabéticos orais (ADO). Apesar da etiologia inespecífica, não há destruição autoimune das células β e nenhuma das outras causas conhecidas está associada. A obesidade é característica comumente associada e, mesmo nos indivíduos classificados como não obesos pelos critérios de peso, observa-se percentual aumentado de gordura corporal, principalmente no abdome. A obesidade e o excesso de gordura localizada são os responsáveis pela resistência à insulina. A cetoacidose raramente ocorre de modo espontâneo e geralmente está associada a uma causa secundária – estresse por infecção ou decorrente de outras condições. O DM2 pode não ser diagnosticado e permanecer assintomático por muitos anos, pois a hiperglicemia se desenvolve gradualmente, sendo leve/moderada nos estágios iniciais.

Atualmente são reconhecidas duas formas de hiperglicemia que, diferentemente do DM1 e do DM2 (diagnosticados previamente à gestação), são identificadas exclusivamente no período gestacional. São elas o DM na gestação (do inglês *overt diabetes*) e o DMG. Ambas as formas pressupõem a ausência de DM antes da gestação. O DM na gestação (*overt diabetes*) é definido pela presença de hiperglicemia detectada pela primeira vez na gestação, com níveis glicêmicos que atingem critérios diagnósticos de DM recomendados pela Organização Mundial de Saúde (OMS) fora do período gestacional. Diabetes *mellitus* gestacional (DMG) é a hiperglicemia detectada pela primeira vez na gestação, com níveis glicêmicos que não atingem os critérios diagnósticos de DM recomendados pela OMS fora do período gestacional. Geralmente o DM na gestação é diagnosticado no início ou até a 20ª semana e o DMG mais tardiamente, após a 20ª semana, na fase de resistência à insulina exclusiva da gestação.

Além desses, outros tipos específicos, como defeitos genéticos da função da célula β, defeitos genéticos da ação da insulina, doenças do pâncreas exócrino, endocrinopatias, indução por drogas ou produtos químicos, infecções e outras formas incomuns de diabetes imunomediado podem ser condições de hiperglicemia associada à gestação. As principais características dos tipos de DM associados à gestação estão ilustradas no Quadro 60.1.

Protocolos atuais para o diagnóstico de DMG

O início da década passada foi marcado por mudanças importantes nos critérios diagnósticos de DMG. Os resultados do estudo HAPO, no qual foram avaliadas mais de 23 mil mulheres submetidas ao teste oral de tolerância à glicose (TOTG) de 75 g, entre 24 e 32 semanas de gestação, com resultados de níveis de glicose no jejum, 1 hora e 2 horas pós-sobrecarga, evidenciaram relação direta entre glicemia materna e peso ao nascer acima do percentil 90, necessidade de primeira cesárea, episódios de hipoglicemia neonatal e níveis elevados de peptídeo C no cordão umbilical. A partir daí um grupo de pesquisadores, sob a sigla IADPSG, propôs um novo protocolo diagnóstico para o DMG, pela primeira vez, considerando os desfechos adversos perinatais, com probabilidade de ocorrência equivalente a 1,75 vez. Em janeiro de 2011, a ADA recomendou esse novo

Quadro 60.1
Tipos de DM associados à gestação.

1. DM1: destruição total das células β, completamente dependente de insulina:
   ■ Autoimune
   ■ Idiopático

2. DM2: graus variados de queda na produção e de aumento na resistência à insulina.

3. DMG: hiperglicemia identificada pela primeira vez na gestação:
   ■ DM na gestação*
   ■ DMG**

4. Outros tipos específicos:
   ■ Defeitos genéticos da função da célula β
   ■ Defeitos genéticos da ação da insulina
   ■ Doenças do pâncreas exócrino
   ■ Endocrinopatias
   ■ Indução por drogas ou produtos químicos
   ■ Infecções
   ■ Formas incomuns de diabetes imunomediado

* DM na gestação (do inglês *overt diabetes*): mulher sem diagnóstico prévio de DM, com hiperglicemia detectada na gravidez e níveis glicêmicos que atingem critérios diagnósticos de DM recomendados pela OMS fora do período gestacional.

** DMG: hiperglicemia detectada pela primeira vez na gravidez, com níveis de glicose elevados que não atingem os critérios diagnósticos de DM recomendados pela OMS fora do período gestacional.

DM: diabetes *mellitus*; DM2: DM tipo 2; DMG: DM gestacional; OMS: Organização Mundial da Saúde.

Fonte: Organização Pan-Americana da Saúde. Ministério da Saúde. Federação Brasileira das Associações de Ginecologia e Obstetrícia. Sociedade Brasileira de Diabetes; 2016.

protocolo, de forma universal, para todas as gestantes sem diagnóstico prévio de DM.

Em 2013, a OMS, na tentativa de consenso entre os protocolos diagnósticos, realizou nova revisão sistemática considerando as novas evidências do estudo HAPO. Assim, reconheceu a validade do novo protocolo na identificação das gestantes com hiperglicemia e que precisam ser tratadas, destacando três recomendações: 1) a hiperglicemia detectada pela primeira vez, a qualquer momento durante a gravidez, deve ser diferenciada em DM na gravidez (*overt diabetes*) e DMG; 2) o DM na gravidez deve ser diagnosticado pelos critérios da OMS de 2006, definidos por um ou mais dos seguintes critérios: glicose plasmática em jejum ≥ 7 mmol/L (126 mg/dL) e/ou glicose plasmática de 2 horas, após 75 g de glicose por via oral, ≥ 11,1 mmol/L (200 mg/dL) e/ou glicose plasmática aleatória ≥ 11,1 mmol/L (200 mg/dL) na presença de sintomas de diabetes, sem valor estabelecido para a glicose plasmática de 1 hora pós-sobrecarga; 3) o DMG deve ser diagnosticado a qualquer momento da gravidez, na presença de um ou mais dos seguintes critérios: glicose plasmática em jejum entre 5,1 e 6,9 mmol/L (92 a 125 mg/dL) e/ou 1 hora pós-75g de glicose oral ≥ 10 mmol/L (180 mg/dL) e/ou 2 horas pós-75g de glicose oral entre 8,5 e 11 mmol/L (153 a 199 mg/dL).

O Quadro 60.2 apresenta o novo protocolo diagnóstico de DMG e os respectivos pontos de corte para os valores de glicose plasmática, recomendado pela ADA (2011) e referendado, com pequenas alterações, pela OMS (2013).

De acordo com os resultados de Sacks et al. (2012), o novo protocolo diagnóstico resultou em aumento na incidência de DMG, passando de 5 a 6% para 15 a 20%, com dificuldades técnicas para sua implementação e repercussões financeiras importantes, especialmente nos países de baixa renda. Assim, as diretrizes atuais são divergentes, recomendando tanto a abordagem diagnós-

tica realizada em uma (*One Step Screening*) como em duas (*Two Step Screening*) etapas. O estado atual das recomendações para o diagnóstico de DMG está ilustrado no Quadro 60.3.

Independentemente do protocolo diagnóstico, a hiperglicemia materna, seja DM na gestação ou DMG, precisa ser investigada e tratada durante a gravidez, pois traz efeitos adversos, de curto e longo prazo, para a mãe e o feto/recém-nascido. Em curto prazo, o estudo HAPO (2008) documentou claramente que a hiperglicemia materna, de forma independente e linear, aumenta o risco de pré-eclâmpsia, prematuridade, primeira cesárea, crescimento fetal exagerado, distocia do ombro, hipoglicemia e hiperbilirrubinemia neonatais e admissão em unidades de terapia intensiva (UTI). Estudos subsequentes de Lowe Jr et al. (2018 e 2019) acompanharam as mães e seus filhos da coorte HAPO, avaliando repercussões em longo prazo da hiperglicemia na gestação. Em longo prazo, as mulheres com DMG têm risco aumentado para desenvolver DM2 após o parto, além de repercussões metabólicas e de doença cardiovascular. Os filhos dessas mães têm maior risco de obesidade e síndrome metabólica, hipertensão arterial, DM2 e doença cardiovascular na vida adulta, condições resultantes da reprogramação metabólica fetal, descrita na literatura como *Developmental origins of health and disease hypotesis* (DOHAD hipótese).

Protocolo diagnóstico da hiperglicemia na gestação no Brasil

Diante do panorama brasileiro, em que 1) obesidade e diabetes são problemas reais, e, dentro desse contexto, 2) há aumento na incidência de hiperglicemia na gestação, seja DM na gestação ou DMG propriamente dito, e 3) risco aumentado de desfechos adversos maternos e perinatais, em

Quadro 60.2 Protocolo diagnóstico de hiperglicemia na gestação, recomendado pela ADA e referendado pela OMS.	
ADA	**OMS**
DM na gestação (na primeira consulta de pré-natal)	DM na gestação (critérios da OMS fora da gestação)
G jejum ≥ 126 mg/dL e/ou	G jejum ≥ 126 mg/dL e/ou
G2h pós-prandial ≥ 200 mg/dL e/ou	(G1h não definida)
HbA1c ≥ 6,5%	G aleatória ≥ 200 mg/dL, na presença de sintomas de diabetes
DMG* (24 a 28 semanas com TOTG-75g)	DMG** (qualquer idade gestacional OU 24-28 semanas com TOTG-75g)
G jejum ≥ 92 mg/dL e/ou	G jejum entre 92 e 125 mg/dL e/ou
G1h ≥ 180 mg/dL e/ou	G1h ≥ 180 mg/dL e/ou
G2h ≥ 153 mg/dL	G2h 153 a 199 mg/dL

* DMG: identificado pelo teste oral de tolerância à glicose, com sobrecarga de 75 g (TOTG-75g), com os respectivos pontos de corte para a glicose plasmática no jejum (mínimo de 8 horas) e pós-sobrecarga (de 1 e 2 horas), indicado entre 24 e 28 semanas, para todas as gestantes sem diagnóstico prévio de DM1, DM2 ou DM na gestação.

** DMG: identificado em qualquer idade gestacional pelos valores de glicose de jejum OU pelo teste oral de tolerância à glicose, com sobrecarga de 75 g (TOTG-75g), com os respectivos pontos de corte para a glicose plasmática no jejum (mínimo de 8 horas) e pós-sobrecarga (de 1 e 2 horas), indicado entre 24 e 28 semanas, para todas as gestantes sem diagnóstico prévio de DM1, DM2 ou DM na gestação.

ADA: American Diabetes Association; OMS: Organização Mundial da Saúde; DM: diabetes *mellitus*; G: glicose; DMG: DM gestacional; DM1: DM tipo 1; DM2: DM tipo 2; HbA1c: hemoglobina glicada; TOTG: teste oral de tolerância à glicose com sobrecarga de 75 g.
Fontes: Adaptado de WHO Guideline, 2013/2014; e American Diabetes Association, 2011.

		Quadro 60.3			
		Estado atual das recomendações para o diagnóstico de DMG			
Abordagem	*Teste diagnóstico*	*Pontos de corte (mg/dL)*	*Critérios*	*Prevalência (%)*	*Sociedades*
Uma etapa	TOTG-75g 3 amostras	GJ < 92 G1h < 180 G2h < 153	1 valor ≥	15 a 20	ADA, IADPSG, Endocrine Society
Duas etapas	TOTG-50g [sem jejum prévio]	G1h < 130 ou 140	valor ≥	5 a 6	ACOG, NIH consensus group
	se TOTG-50g alterado, realizar TOTG-100g 4 amostras	Carpenter & Coustan (mg/dL) GJ < 95 G1h < 180 G2h < 155 G3h < 140	2 valores ≥		
		NDDG (mg/dL) GJ < 105 G1h < 190 G2h < 165 G3h < 145			

Pontos de corte recomendados por Carpenter e Coustan (1982); NDDG: National Diabetes Data Group com pontos de corte recomendados por O'Suliivan e Mahan (1979).

TOTG: teste oral de tolerância à glicose (com 50, 75 e 100 g de sobrecarga de glicose); GJ: glicose de jejum; G1h, G2h e G3h: glicose plasmática avaliada após 1, 2 e 3 horas da sobrecarga de glicose; ADA: American Diabetes Association; IADPSG: International Association of the Diabetes and Pregnancy Study Groups; ACOG: American College of Obstetricians and Gynecologists.

Fontes: IADPSG, 2010; Blumer et al., 2013; Vandorsten et al., 2013; American Diabetes Association, 2018; ACOG, 2018; e Dickens e Thomas, 2019.

curto e longo prazo, justificou-se a necessidade de um consenso nacional para o diagnóstico de hiperglicemia na gestação. Uma iniciativa conjunta entre obstetras da Federação Brasileira das Associações de Ginecologia e Obstetrícia (Febrasgo), endocrinologistas da Sociedade Brasileira de Diabetes (SBD), consultores da Organização Pan-Americana da Saúde/Organização Mundial da Saúde (OPAS/OMS no Brasil) e assessores técnicos do Ministério da Saúde definiu um protocolo específico de diagnóstico para a hiperglicemia no Brasil. Para tanto, foram considerados aspectos específicos:

- O TOTG-75g, teste de melhor sensibilidade/especificidade, com os valores propostos pela IADPSG e referendados pela OMS e pela FIGO.
- O fato de que o rastreamento pelos fatores clínicos de risco tem baixa sensibilidade para identificar as mulheres de risco para desenvolverem hiperglicemia na gestação.
- A oportunidade de diagnosticar e tratar a hiperglicemia na gestação deve ser oferecida a todas as mulheres, de forma universal, com potencial chance de prevenir o risco de obesidade e DM2 após DMG, na mãe e em seus filhos.
- Os problemas de ordem financeira e técnica para implementação e aderência ao protocolo, específicos do nosso país.
- Os resultados do estudo de Trujillo et al. (2016) que reavaliou os dados do Estudo Brasileiro de Diabetes Gestacional (EBDG) aplicando os novos critérios diagnósticos, e identificou a prevalência de 18% de DMG e de 86% de glicemia de jejum ≥ 92 mg/dL.

Assim, o documento de consenso de especialistas, Rastreamento e Diagnóstico do Diabetes Mellitus Gestacional no Brasil (2016), definiu duas estratégias para o protocolo diagnóstico da hiperglicemia na gestação, de acordo com as condições financeiras e técnicas bastante diferenciadas em nosso país.

Quando a viabilidade financeira e a disponibilidade técnica são ideais, recomenda-se o diagnóstico universal, ou seja, para todas as gestantes que ainda não tenham diagnóstico de DM1 ou DM2 prévios à gestação. Nessas condições ideais, todas as mulheres devem realizar a GJ na primeira consulta de pré-natal (até 20 semanas) para diagnóstico de DMG (GJ entre 92 e 125 mg/dL) ou de DM na gestação (GJ ≥ 126 mg/dL). As gestantes com GJ inferior a 92 mg/dL (sem diagnóstico de hiperglicemia) devem realizar o TOTG-75g entre 24 a 28 semanas de gestação. Se o início do pré-natal ocorrer após 20 semanas, deve-se dispensar a GJ e realizar o TOTG-75g o mais breve possível. De acordo com os proponentes, o diagnóstico universal deverá identificar 100% dos casos de mães com hiperglicemia na gestação (Figura 60.1).

Nos locais onde as condições financeiras e técnicas são restritas, recomenda-se o diagnóstico de hiperglicemia na gestação pela GJ, para todas as gestantes que ainda não tenham diagnóstico de DM1 ou DM2 prévios à gestação. Nessas condições, todas as mulheres devem realizar a GJ na primeira consulta de pré-natal (até 20 semanas) para diagnóstico de DMG (GJ entre 92 e 125 mg/dL) ou de DM na gestação (GJ ≥ 126 mg/dL). As gestantes com GJ inferior a 92 mg/dL (sem diagnóstico de hiperglicemia) ou nos casos de pré-natal de início tardio (após 20 semanas) deverão realizar a GJ entre 24 a 28 semanas de gestação. De acordo com os proponentes, esse protocolo deverá identificar 86% dos casos de mães com hiperglicemia na gestação (Figura 60.2).

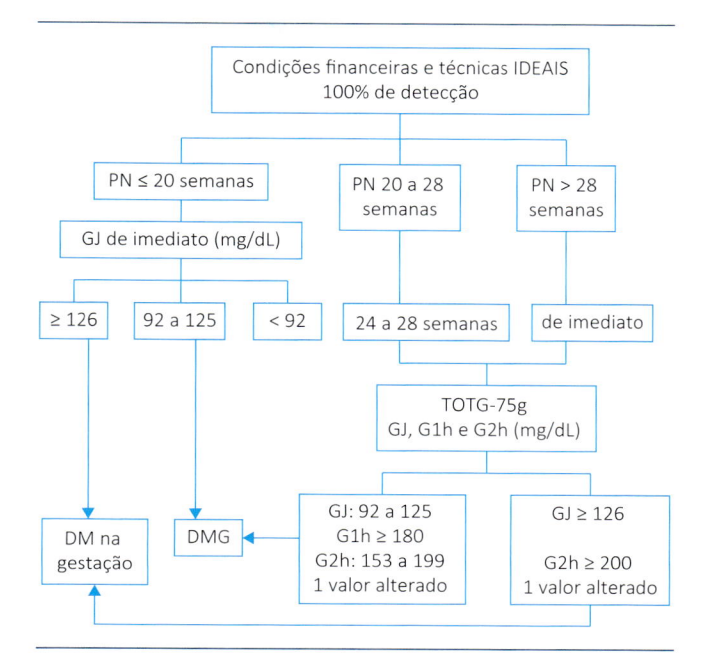

Figura 60.1. Protocolo diagnóstico de hiperglicemia na gestação, em condições financeiras e técnicas ideais, recomendado para o Brasil.

PN: pré-natal; sem: semanas de gestação; TOTG-75g: teste oral de tolerância à glicose com sobrecarga de 75 g; GJ: glicose de jejum; G1h: glicose de 1 hora pós-sobrecarga; G2h: glicose de 2 horas pós-sobrecarga; DM: diabetes *mellitus*; DMG: DM gestacional.

Fonte: Organização Pan-Americana da Saúde. Ministério da Saúde. Federação Brasileira das Associações de Ginecologia e Obstetrícia. Sociedade Brasileira de Diabetes; 2016.

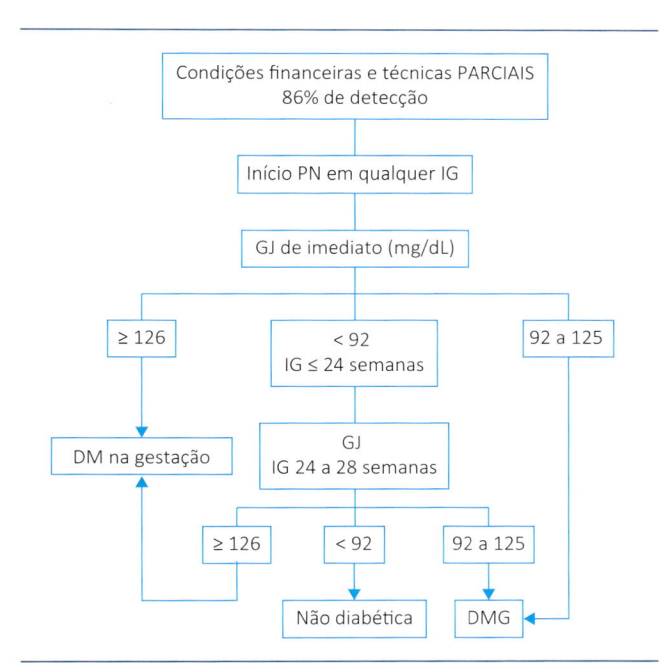

Figura 60.2. Protocolo diagnóstico de hiperglicemia na gestação, em condições financeiras e técnicas parciais, recomendado para o Brasil.

PN: pré-natal; sem: semanas de gestação; IG: idade gestacional; GJ: glicose de jejum; DM: diabetes *mellitus*; DMG: DM gestacional.

Fonte: Organização Pan-Americana da Saúde. Ministério da Saúde. Federação Brasileira das Associações de Ginecologia e Obstetrícia. Sociedade Brasileira de Diabetes; 2016.

Diagnóstico (ou reclassificação) do DMG após a gestação

O DMG representa uma "janela de oportunidade" para avaliar o risco metabólico futuro, tanto para a mãe como para seu filho, justificando o rastreamento desde o início da gestação e no período pós-parto. Identificar e tratar adequadamente DM na gestação ou DMG reduz complicações metabólicas para a mãe e seu filho, em curto e longo prazo. Da mesma forma, o acompanhamento pós-parto nas mulheres que tiveram diagnóstico de DMG é fundamental para prevenir ou retardar o desenvolvimento do DM2 após essa gestação.

Todas as gestantes com diagnóstico de DMG deverão ser reavaliadas em 6 a 8 semanas pós-parto. Nesse momento, elas deverão ser submetidas a um novo TOTG-75g, agora com os valores diagnósticos recomendados pela OMS para diagnóstico do DM2 fora da gestação. No Brasil, nos locais onde os recursos financeiros e técnicos são ideais, a recomendação segue os padrões internacionais (Figura 60.3).

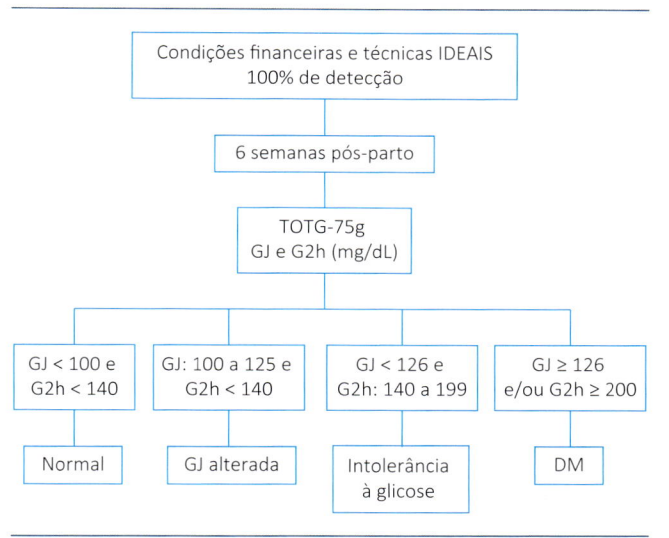

Figura 60.3. Protocolo de diagnóstico pós-parto nas mulheres com DMG, em condições financeiras e técnicas ideais, recomendado para o Brasil.

TOTG-75g: teste oral de tolerância à glicose com sobrecarga de 75g; GJ: glicose de jejum; G2h: glicose de 2 horas pós-sobrecarga; DM: diabetes *mellitus* (mais comum, DM2); DMG: DM gestacional.

Fonte: Organização Pan-Americana da Saúde. Ministério da Saúde. Federação Brasileira das Associações de Ginecologia e Obstetrícia. Sociedade Brasileira de Diabetes; 2016.

No Brasil, nos locais em que os recursos financeiros e técnicos são restritos, recomenda-se a substituição do TOTG-75g pela avaliação da glicose plasmática em jejum, e respectivos pontos de corte, com 66% de detecção dos distúrbios glicêmicos no pós-parto.

Apesar das evidências de que o diagnóstico pós-parto nas mulheres com DMG reduz a incidência de DM2, ainda existem barreiras significativas para essa avaliação no Brasil e no mundo. Muitas mulheres com histórico de DMG não realizam o TOTG-75g pós-parto, e um número ainda maior delas nem sequer é encaminhado para o diagnóstico pós-parto. Assegurar e viabilizar a realização do diagnóstico pós-parto, sobretudo na população mais carente, deve melhorar os baixos índices de cobertura. Assim, esforços devem ser despendidos para disponibilizar a essas mulheres, além do encaminhamento e acesso, condições compatíveis com o tempo para a realização do teste e seus compromissos pessoais e familiares.

LEITURAS COMPLEMENTARES

American Diabetes Association. Classification and diagnosis of diabetes: Standards of medical care in diabetes-2018. Diabetes Care. 2018;41(Suppl 1):S13-27. [Acesso 2019 out 21]. Doi: 10.2337/dc18-S002.

American Diabetes Association. Classification and Diagnosis of Diabetes. Diabetes Care. 2016;39(Suppl.1):S13-S22. [Acesso 2019 out 21]. Doi: 10.2337/dc16-S005.

American Diabetes Association. Diagnosis and Classification of Diabetes Mellitus. Diabetes Care Jan. 2014;37(Suppl.1):S81-S90. [Acesso 2019 out 21]. Disponível em: https://care.diabetesjournals.org/content/diacare/37/Supplement_1/S81.full.pdf.

American Diabetes Association. Diagnosis and classification of diabetes mellitus (Position Statement). Diabetes Care. 2011;34(Suppl.1):S62–S69. [Acesso 2019 out 21]. Disponível em: https://care.diabetesjournals.org/content/34/Supplement_1/S62.full-text.pdf.

Blumer I, Hadar E, Hadden DR, Jovanovič L, Mestman JH, Murad MH et al. Diabetes and pregnancy: An endocrine society clinical practice guideline. J Clin Endocrinol Metab. 2013;98(11):4227-49. [Acesso 2019 out 21]. Doi: 10.1210/jc.2013-2465.

Committee on Practice Bulletins – Obstetrics. ACOG practice bulletin n. 190: Gestational diabetes mellitus. Obstet Gynecol. 2018;131(2):e49-64. [Acesso 2019 out 21]. Doi: 10.1097/AOG. 0000000000002501.

Diagnostic criteria and classification of hyperglycaemia first detected in pregnancy: A World Health Organization Guideline; 2013. [Acesso 2019 out 21]. Disponível em: https://apps.who.int/iris/bitstream/handle/10665/85975/WHO_NMH_MND_13.2_eng.pdf;jsessionid=5C9BF3C052F85802FB01F1E646533E17?sequence=1.

Dickens LT, Thomas CC. Updates in Gestational Diabetes Prevalence, Treatment, and Health Policy. Curr Diab Rep. 2019;19:33. [Acesso 2019 out 21]. Doi: 10.1007/s11892-019-1147-0.

Flor L, Campos M, Oliveira A, Schramm J. Carga de diabetes no Brasil: Fração atribuível ao sobrepeso, obesidade e excesso de peso. Rev Saúde Pública. 2015;49(29):1-11.

HAPO Study Cooperative Research Group. Hyperglycemia and adverse pregnancy outcomes. N Engl J Med. 2008;358:1991-2002.

Hod M, Kapur A, Sacks DA, Hadar E, Agarwal M, Di Renzo GC et al. The International Federation of Gynecology and Obstetrics (FIGO) Initiative on gestational diabetes mellitus: A pragmatic guide for diagnosis, management, and care. Int J Gynaecol Obstet. 2015;131(Suppl 3):S173-211.

IDF Diabetes Atlas. 7th Ed. Brussels: International Diabetes Federation; 2015. [Acesso 2019 out 21]. Disponível em: http://www.diabetesatlas.org.

Lowe Jr WL, Scholtens DM, Lowe LP, Kuang A, Nodzenski M, Talbot O et al. Association of gestational diabetes with maternal disorders of glucose metabolism and childhood adiposity. JAMA. 2018;320:1005-16.

Lowe WL Jr, Lowe LP, Kuang A, Catalano PM, Nodzenski M, Talbot O, Tam WH, Sacks DA, McCance D, Linder B, Lebenthal Y, Lawrence JM, Lashley M, Josefson JL, Hamilton J, Deerochanawong C, Clayton P, Brickman WJ, Dyer AR, Scholtens DM, Metzger BE. HAPO Follow-up Study Cooperative Research Group. Maternal glucose levels during pregnancy and childhood adiposity in the Hyperglycemia and Adverse Pregnancy Outcome Follow-up Study. Diabetologia. 2019 Apr;62(4):598-610.

Metzger BE, Gabbe SG, Persson B, Buchanan TA, Catalano PA, Damm P et al. International association of diabetes and pregnancy study groups (IADPSG). Recommendations on the diagnosis and classification of hyperglycemia in pregnancy (Consensus Panel). Diabetes Care. 2010;33(3):676-82.

Organização Pan-Americana da Saúde. Ministério da Saúde. Federação Brasileira das Associações de Ginecologia e Obstetrícia. Sociedade Brasileira de Diabetes. Rastreamento e diagnóstico de diabetes mellitus gestacional no Brasil. Brasília, DF: OPAS; 2016. 32p.: il. ISBN: 978-85-7967-118-0. [Acesso 2019 out 21]. Disponível em: https://www.diabetes.org.br/profissionais/images/pdf/diabetes-gestacional-relatorio.pdf.

Oza-Frank R, Conrey E, Bouchard J, Shellhaas C, Weber MB. Healthcare experiences of low-income women with prior gestation al diabetes. Matern Child Health J. 2018;22(7):1059-66. [Acesso 2019 out 21]. Doi: 10.1007/s10995-018-2489-y.

Sacks DA, Hadden DR, Maresh M, Deerochanawong C, Dyer AR, Metzger BE et al. Frequency of gestational diabetes mellitus at collaborating centers based on IADPSG consensus panel recommended criteria: The Hyperglycemia and Adverse Pregnancy Outcome (HAPO) Study. Diabetes Care. 2012;35(3):526-8. [Acesso 2019 out 21]. Doi: 10.2337/dc11-1641.

Trujillo J, Vigo A, Reichelt A, Duncan BB, Schmidt MI. Fasting plasma glucose to avoid a full OGTT in the diagnosis of gestational diabetes. Diabetes Res Clin Pract. 2016 Sep;105(3):322-6.

Vandorsten JP, Dodson WC, Espeland MA, Grobman WA, Guise JM, Mercer BM et al. NIH consensus development conference: Diagnosing gestational diabetes mellitus. NIH Consens State Sci Statements. 2013;29(1):1-31.

Vernini JM, Moreli JB, Magalhães CG, Costa RAA, Rudge MVC, Calderon IMP. Maternal and fetal outcomes in pregnancies complicated by overweight and obesity. Reprod Health. 2016 Aug 27;13(1):100. [Acesso 2019 out 21]. Disponível em: https://www.ncbi.nlm.nih.gov/pmc/articles/PMC5002321/pdf/12978_2016_Article_206.pdf.

World Health Organization. Diagnostic criteria and classification of hyperglycaemia first detected in pregnancy. Diabetes Res Clin Pract. 2014;103:341-63.

61

Diabetes –
Manejo Clínico

Belmiro Gonçalves Pereira
Patrícia Moretti Rehder

O diabetes *mellitus* (DM) é uma condição clínica de elevada prevalência na população geral, aproximando-se de 17%, segundo Metzger (2010). O diagnóstico clínico, em geral, é difícil. A principal complicação detectável é a hiperglicemia, de regra mensurada por exame laboratorial. Raramente e em certas circunstâncias, o diagnóstico é tardio e resulta de grave complicação, como acontece com as diabéticas que apresentam a doença desde muito cedo. Durante a gestação, a hiperglicemia constitui um problema pelo risco não só de piores desfechos, mas também do desenvolvimento de outras comorbidades e diabetes no futuro.

Em 2015, a Federação Internacional de Ginecologia e Obstetrícia (FIGO) mostrou, em relatório, que a hiperglicemia esteve presente em uma entre cada seis crianças nascidas no mundo e destacou oito países como de especial enfoque, entre eles o Brasil, pela elevada prevalência de DM e pela elevada natalidade. A hiperglicemia na gestação pode ser atribuída a três condições mais prevalentes: DM preexistente (DM1 e DM2); o diabetes diagnosticado na gestação: diabetes *mellitus* gestacional (DMG); e o DM que é diagnosticado no início ou no decorrer da gestação por glicemia muito elevada.

O tratamento adequado do DM na gestação está relacionado ao diagnóstico acertado e precoce da doença, ao início imediato da terapêutica, ao rígido controle glicêmico na gestação e ao acompanhamento das medidas preventivas no pós-parto, segundo o American College of Obstetric and Gynecology (2002). O objetivo primordial do diagnóstico precoce e do tratamento da gestante com DM é o controle metabólico adequado, que pode resultar na diminuição da morbimortalidade perinatal e da morbidade materna em curto e longo prazos. O controle eficaz da hiperglicemia materna aumenta significativamente a possibilidade de desfecho neonatal favorável, como recém-nascidos de peso desejável e diminuição das complicações metabólicas e respiratórias.

Complicações clínicas e obstétricas

Segundo a Diabetes Control and Complications Trial Reserch Group (2000), a gestação de mulheres com diabetes *mellitus* pode evoluir com complicações como: hipertensão arterial (crônica, gestacional ou mesmo a pré-eclâmpsia), cerca de três vezes mais prevalente entre as diabéticas; infecção urinária, cerca de 20% mais prevalente nessas gestantes; parto prematuro, de regra terapêutico; e maiores taxas de cesariana.

Além dessas conhecidas complicações clínicas, Ju et al. (2008) descrevem outras agudas podem ocorrer, como cetoacidose diabética e hipoglicemia materna, esta última muito comum entre mulheres em tratamento com medicamentos, principalmente a insulina. As mulheres com DMG apresentam maior recorrência em gestações futuras, sendo este, também, um dos principais fatores de risco para DM2 no futuro.

Complicações fetais e nos filhos das mulheres com DM

As complicações fetais e neonatais estão entre os mais importantes problemas que se enfrentam entre portadoras de diabetes *mellitus*, sejam as gestacionais, sejam as pré-gestacionais. De modo geral, as complicações são similares para as gestantes diabéticas gestacionais, ou diagnosticadas na gestação, e DM2, exceto pela maior frequência de malformações entre estas últimas. Segundo Crowther et al. (2005), entre as complicações comuns aos fetos de gestantes diabéticas, está o crescimento excessivo, gerando fetos macrossômicos ou grandes para a idade gestacional. A macrossomia fetal ocorre porque a glicose, em excesso no sangue materno, cruza a barreira placentária, por difusão facilitada, e chega em grande quantidade ao feto, o que estimula a produção de insulina pelo pâncreas fetal. Segundo Gabbe e Graves (2003), a hiperinsulinemia fetal estimula o crescimento, e a glicose em excesso é armazenada como gordura no feto, causando a macrossomia. A deposição de gordura no tórax e no abdome tem como consequências maior risco de distocia de ombro, aumentando o risco de tocotraumatismo, e maiores taxas de cesariana. A constante hiperglicemia fetal, com a hiperinsulinemia resultante, é uma das principais causadoras de hipoglicemia neonatal, de regra associada à hipocalcemia. Metzger et al. (2002) descrevem também a poliglobulia, que no recém-nascido se associa à hiperbilirrubinemia. A hiperinsulinemia fetal parece também ser importante na diminuição da produção de surfactante pulmonar, por competição entre a insulina e o cortisol nos receptores dos pneumócitos tipo 2, o que causa o aumento de desconforto respiratório neonatal, mesmo em gestações a termo.

Segundo Yajnik (2009), em relação às malformações, sabe-se que podem ser de diversas gravidades e atingir diferentes órgãos. Mais frequentemente, as malformações ocorrem no sistema cardiovascular, em particular no coração, no sistema nervoso central (SNC) e, por último, no sistema esquelético, embora possam ocorrer malformações em outros órgãos. Segundo Ray et al. (2001), as malformações congênitas parecem ter mais associação à hiperglicemia no período periconcepcional, e a hiperplasia e a hipertrofia septal do coração fetal podem estar relacionadas ao descontrole metabólico no 3º trimestre.

Segundo Arabin et al. (2017) e Rowan et al. (2011), as evidências atuais da exposição fetal à hiperglicemia materna apontam que está associada a risco elevado de obesidade, DM do tipo 2 e doença cardiovascular e metabólica no futuro. O feto se adapta ao ambiente intrauterino por meio de mudança na expressão gênica, que o prepara para condições similares após o nascimento.

Portanto, o diagnóstico precoce e o controle metabólico materno rigoroso durante a gestação reduzem não apenas as complicações fetais, mas também as complicações antes da adolescência. As graves repercussões maternas e perinatais sugerem a necessidade de terapêutica adequada e rigorosa às mulheres com diabetes *mellitus* na gestação, segundo a Press at Royal College of Obstetricians and Gynaecologists (2008).

Manejo do diabetes *mellitus* na gestação

Segundo Dluhy et al. (2006), para o tratamento bem-sucedido de gestantes com diabetes *mellitus*, recomendam-se: dieta, exercício físico e medicamentos. O objetivo é o controle metabólico dentro dos valores de normalidade para a gestação. Para a avaliação desse controle, podem ser utilizadas as medidas das glicemias capilares por glicosímetro em vários períodos do dia. Essas medidas permitem construir uma avaliação clara de cada uma das intervenções, ou seja, construir o perfil glicêmico (PG).

Gabbe et al. (2007) descreveram que para a realização do PG, a gestante precisa avaliar as glicemias capilares em diferentes momentos do dia. Muitas vezes, recomenda-se a realização de um PG completo, quando o manejo requer medicamentos; ou do simplificado, quando se está na fase de manejo do DM sem ser necessário o uso de medicamentos. A Tabela 61.1 mostra os valores de normalidade deste perfil.

Tabela 61.1. Valores de normalidade do PG (mg/dL).

Dextro	PG simplificado	PG completo
Jejum	70 a 100	70 a 100
Pós-café	1 hora < 140 2 horas < 120	1 hora < 140 2 horas < 120
Pós-almoço	1 hora < 140 2 horas < 120	1 hora < 140 2 horas < 120
Pós-jantar	–	1 hora < 140 2 horas < 120
23 horas	–	70 a 100
3 horas	–	70 a 100

Fonte: Adaptada de OPAS. Ministério da Saúde. Febrasgo. Sociedade Brasileira de Diabetes, 2019.

Segundo a Febrasgo (2019), o manejo deve ser iniciado com dieta e exercício. Cerca de 1 semana depois, avalia-se o PG simplificado. Caso esteja alterado, introduz-se medicação. O manejo requer ações educativas com equipe multidisciplinar que devem fazer parte da assistência pré-natal, sendo uma oportunidade para a promoção de um cuidado centrado nas necessidades de cada mulher, objetivando esclarecer as dúvidas sobre o diagnóstico, o tratamento do diabetes e as repercussões para o feto. Médico, enfermeiro, assistente social, nutricionista e fisioterapeuta ou profissional de educação física devem fazer parte da equipe multidisciplinar; essa equipe deve estar bem sintonizada e capacitada para prescrever e orientar os procedimentos necessários ao bom controle metabólico, segundo Karter (2001).

Dieta

As gestantes com DM devem receber orientações nutricionais para atingir as metas glicêmicas propostas e ganho ponderal adequado. Com relação à dieta, pode-se adequar o controle prescrevendo valores entre 1.800 e 2.100 calorias.

É muito importante conhecer e avaliar a dieta habitual da gestante, investigar o número de refeições e a quantidade de alimentos consumidos. A dieta deverá ser fracionada em cinco refeições diárias, usando-se para isso a divisão do total de calorias por sete e oferecendo-se um sétimo no café da manhã, no lanche e na ceia, e dois sétimos nas refeições maiores, como almoço e jantar. Segundo as orientações da Sociedade Americana de Diabetes (2009) e a Sociedade Brasileira de Diabetes na Gestação (2019), a dieta deve ser composta de nutrientes variados, com aporte adequado de carboidratos (CH), gorduras (G) e proteínas (P). Segundo a National Academies Press (1992), de modo geral, a proporção recomendada é de cerca de 50% do total de calorias em CH, 25% em G e aproximadamente 20% em P, sendo necessária a inclusão de oligoelementos, vitaminas e sais minerais.

É preciso a avaliação periódica, ao menos semanal, do ganho de peso, da atividade física e do perfil glicêmico para os ajustes necessários. A participação de nutricionista integrada à equipe é de fundamental importância nesse processo.

Exercício físico

Segundo Carpenter (2000), a realização de exercício físico é essencial para o controle metabólico das gestantes com diabetes. Por ser uma atividade já recomendada durante a gestação de baixo risco, a grávida usufrui de todos os benefícios proporcionados pelo exercício, além de prevenir ou minimizar complicações materno-fetais decorrentes de diabetes. Segundo Calderon e Cunha (2003), o efeito no metabolismo das gestantes portadoras de diabetes que praticam exercícios é refletido em regulação da taxa de glicose no sangue, controle do peso, prevenção de morbimortalidade materno-fetal e prevenção de complicações futuras. As vantagens do exercício durante a gestação se estendem também aos aspectos emocionais, contribuindo para que a gestante se torne mais autoconfiante e satisfeita com a aparência, elevando a autoestima e apresentando maior satisfação na prática dos exercícios.

Segundo Davies et al. (2003), para prescrição dessa atividade, é necessária a avaliação feita pelo profissional de fisioterapia ou de educação física, com intenção de descartar possíveis contraindicações ou limitações. De modo geral, para se prescrever exercício é preciso adequar o tipo de atividade, que deve ser aeróbica e de intensidade leve a moderada. O exercício é realizado após refeição leve e, de preferência, na modalidade de caminhada em terreno aproximadamente plano, ou de exercícios aquáticos, por meio da hidroginástica, em que a gestante passa por processo de aquecimento, alongamento, seguido de fase ativa de realização do exercício e posterior desaceleração, com novo alongamento e relaxamento muscular. É importante salientar a presença de acompanhante durante todo o exercício. Hartmann et al. (1999), esse tipo de atividade não altera de maneira relevante os dados vitais, nem maternos, nem fetais, mas reduzem, significativamente, os valores da glicemia sérica na gestante diabética e mesmo na não diabética. Esse mecanismo justifica a presença de acompanhante. Calderon e Cunha (2003) demonstraram esse efeito em mulheres diabéticas gestantes após a realização de caminhada, com redução da necessidade da insulina e dos níveis plasmáticos de glicose.

Nenhum efeito adverso do exercício materno no desenvolvimento fetal foi relatado até o momento em gestantes portadoras de diabetes, sejam elas insulinodependentes ou não. Ao contrário, a prática de exercícios de intensidade leve a moderada tem se mostrado benéfica para a manutenção do peso fetal adequado. Segundo Snapp et al. (2008), gestantes portadoras de diabetes que não praticam exercício correm risco 12,9 vezes maior de terem fetos macrossômicos do que aquelas fisicamente ativas. É importante salientar que a atividade física doméstica das grávidas diabéticas não tem esse mesmo efeito sobre o metabolismo energético, porque consome energia de forma diferenciada, sem reduzir a necessidade de medicamentos.

Medicamentos

Segundo Pereira (2005), o tratamento medicamentoso está indicado sempre que a dieta individualizada e a atividade física não forem suficientes para atingir as metas glicêmicas adequadas na gestação. Segundo a ACOG e a Febrasgo (2020), considerando as evidências científicas atuais, a insulina humana continua como a primeira escolha no tratamento medicamentoso para o controle da hiperglicemia na gestação, pois não cruza a barreira placentária e controla muito bem a glicemia, já que é o hormônio natural produzido pelo pâncreas.

Segundo Blumer (2013), para a prescrição de insulina, deve-se dar preferência às humanas e conhecer os mecanismos de ação de cada um dos tipos disponíveis, conforme representado na Tabela 61.2 e na Figura 61.1.

Tabela 61.2. Nome, tipo, início de ação, ação máxima e duração total de ação das insulinas.

Tipo	Nome	Início de ação	Ação máxima	Duração total
Humana	NPH	0,5 a 1 hora	5 a 6 horas	14 a 18 horas
Humana	Regular	0,5 a 1 hora	2 a 3 horas	5 a 7 horas
Análoga	Lantus	1 hora	–	24 horas
Análoga	Detemir	1 hora	6 a 8 horas	18 a 22 horas
Análoga	Ultrarrápidas	5 a 15'	0,5 a 1 hora	3 a 5 horas

NPH: *neutral protamine hagedorn*; Lantus: insulina glargina.
Fontes: Hahr e Molitch, 2008; Oliveira e Venio, 2015; e OPAS. Ministério da Saúde. Febrasgo. Sociedade Brasileira de Diabetes, 2019.

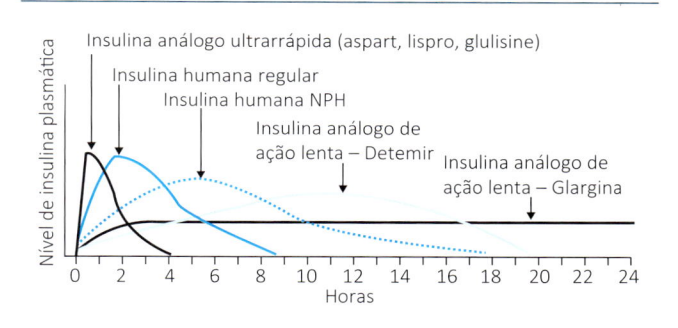

Figura 61.1. Nome, tipo, início de ação, ação máxima e duração total de ação das insulinas.
NPH: *neutral protamine hagedorn*.
Fontes: Hahr e Molitch, 2008; Oliveira e Venio, 2015; e OPAS. Ministério da Saúde. Febrasgo. Sociedade Brasileira de Diabetes, 2019.

A Sociedade Brasileira de Diabetes (SBD) recomenda o cálculo da dose inicial de 0,5 UI/kg/dia ou (Jejum-90/4). A dose inicial não deve ultrapassar 20 unidades; sempre dar preferência para a introdução da insulina pela manhã e, se necessário, reajustar com doses antes do almoço e às 22 horas.

Segundo a SBD (2015), a insulina NPH da manhã vai ter pico de ação por volta das 13 horas, o que coincide com o pico de máxima glicemia após o almoço que, em geral, ocorre 1 hora depois dessa refeição. Se necessária uma 2ª dose, por ocorrer hiperglicemia após o jantar, deve-se acrescentar insulina NPH no horário do almoço para seu pico de ação coincidir com o da hiperglicemia após o jantar. Se a glicemia permanecer elevada pela manhã, recomenda-se usar insulina NPH às 22 horas (lembrando que o metabolismo noturno é mais lento). O total de insulina usada dessa maneira deve ser dividida em: dois terços cedo e um terço na segunda dose, ou ½ cedo e ¼ na 2ª e na 3ª dose.

A insulina regular deve ser reservada para ajustes finos, como escapes após refeições que não se consegue corrigir apenas com pequenas mudanças no conteúdo das dietas a cada refeição.

Os ajustes devem ser realizados, no mínimo, a cada semana, até se atingir um controle adequado, avaliado pelo PG.

Segundo Anderson et al. (2003) e Hahr et al. (2008), as insulinas análogas são reservadas para portadoras de DM1 ou DM2 resistentes às insulinas humanas. Para usar análogas, é necessária a associação de uma lenta a outras de ação ultrarrápida. O ajuste pode ter pequenas diferenças, principalmente pelos tempos de ação. Também é preciso lembrar que, embora lentas e com ação por 24 horas, as insulinas Glargina e Levemir devem ser administradas em duas aplicações: a primeira, cedo; e a outra, próximo às 17 horas. As ultrarrápidas administram-se sempre imediatamente antes da refeição e em dose muito pequena.

Segundo Balsells et al. (2015), os antidiabéticos orais (ADO), apesar de não serem medicações de primeira escolha, podem ter seu uso considerado como monoterapia nos casos de inviabilidade de adesão ou acesso à insulina, ou como adjuvante em casos de hiperglicemia severa que necessitem de altas doses de insulina para controle glicêmico.

Entre os diversos princípios ativos de agentes orais utilizados no controle glicêmico durante a gestação, metformina e glibenclamida são os mais estudados. As diferenças de risco e benefícios de um ADO sobre o outro não estão claramente definidas. A metformina é a mais utilizada por apresentar superioridade nos estudos quando comparada com a glibenclamida; é absorvida no intestino delgado e tem disponibilidade máxima entre 2 e 3 horas após a ingestão. A sua posologia varia de 500 a 2.500 mg/dia, com administração associada às refeições.

Segundo Brown et al. (2017), ao analisarem os resultados obstétricos e perinatais de uma metanálise que comparou o uso de metformina e insulina em gestantes com DMG, observou-se o sucesso do ADO quanto ao controle glicêmico como monoterapia em 66,2% dos casos. Os dados também evidenciaram menor ganho de peso materno e redução de hipoglicemia neonatal severa. Além disso, os dados indicaram diminuição na idade gestacional ao nascimento e incremento na ocorrência de parto pré-termo. Segundo Rowan et al. (2008), vale ressaltar que as gestantes randomizadas para receber metformina precisaram de troca por insulina para melhorar o controle metabólico.

Segundo Kitwitee et al. (2015), a metformina é considerada categoria B pela FDA. Outros estudos que avaliaram filhos de mães que utilizaram metformina na gestação, aos 4 e 7 anos de idade, observaram maiores escores de peso, massa corporal, com aumento da circunferência abdominal, braquial e prega cutânea, do que entre aqueles cujas mães utilizaram insulina. Segundo Febrasgo (2019), considera-se

que não foram observados eventos adversos graves no acompanhamento em médio prazo das crianças expostas.

Monitorização glicêmica na gestação

Segundo Jovanovic et al. (2005), as gestações complicadas pelo DM, o controle glicêmico deverá ser realizado a partir do início do tratamento até o pós-parto, visando a adequada avaliação da eficácia e a adesão ao tratamento. O mais indicado para o controle glicêmico durante a gestação é a automonitorização da glicemia capilar, utilizando fitas reagentes e glicosímetro; esse controle resulta em mais compreensão e adesão ao tratamento.

Jovanovic et al. (2008) mostraram em estudo clínico que o tratamento do DMG, quando acompanhado do monitoramento capilar realizado quatro vezes (jejum e pós-prandiais) por dia, reduz a morbidade perinatal, como mortalidade neonatal, distocia de ombro, lesão de plexo braquial, macrossomia fetal, cesarianas e pré-eclâmpsia. Esse resultado favorável foi mostrado tanto em mulheres com o uso de insulina como naquelas apenas com dieta e exercícios físicos. As metas do controle glicêmico na gestação já foram descritas. A frequência das mensurações vai depender da disponibilidade de material para as medidas. Febrasgo (2019), segundo o último consenso que o ideal seria de 2 a 3 vezes por semana nas usuárias de insulina e de 1 a 2 vezes por semana naquelas em uso apenas de dieta e exercícios. Mulheres com a utilização de insulina deverão também ter as mensurações do pós-ceia e às 3 horas da manhã, para evitar hipoglicemia na madrugada.

Acompanhamento pré-natal e vitalidade fetal

Segundo Pereira (2005), o acompanhamento pré-natal em gestantes com diabetes *mellitus* necessita ser norteado pelo princípio de a gestação ser de alto risco, o que indica esse acompanhamento especializado; são necessárias avaliações frequentes e profissionais com domínio dos mecanismos de ação de todas as intervenções. O início do pré-natal deve ser precoce e as consultas frequentes; se possível, devem ser iniciadas ainda no 1º trimestre. Nos casos de diabetes *mellitus* pré-gestacional, a orientação pré-concepcional é fundamental, já que o bom controle pré-gestacional está associado a importante redução na incidência de malformações fetais.

Segundo Anderson et al. (2003), para as gestantes com diabetes *mellitus* prévio (Tipo 1 ou Tipo 2), no início do pré-natal devem ser solicitadas as avaliações da função renal, assim como da tireoide (TSH e T4L), para que seja possível descartar ou tratar possíveis alterações nesses órgãos. Nessas gestantes, a ecocardiografia fetal é mandatória. A prescrição de ácido acetilsalicílico (AAS) 100 mg/dia e carbonato de cálcio 1,5 g é também recomendada nessas pacientes, com o objetivo de prevenção de síndromes hipertensivas.

Até o estabelecimento do controle metabólico adequado, os retornos devem ser a cada 15 dias e, depois, podem ser espaçados, conforme a idade gestacional. No 1º trimestre, o intervalo das consultas pode ser mensal; no 2º trimestre, a cada 15 dias; e no 3º trimestre, de modo geral, a consulta deve ser semanal.

Para boa avaliação do tratamento, recomenda-se que sejam analisados, a cada consulta, os perfis glicêmicos, a altura uterina e o ganho de peso, para se certificar da adequação do tratamento proposto.

Segundo a ACOG (2020), a avaliação da vitalidade fetal inicia-se já na primeira consulta, com a ultrassonografia para datar a gestação. Por volta da 12ª semana, é necessária a realização de ultrassonografia para avaliação da translucência nucal e, entre a 20ª e a 24ª semana, deve ser realizada ultrassonografia morfológica do 2º trimestre para pesquisa de outras malformações. A ultrassonografia mensal é boa prática para acompanhamento do crescimento fetal, associada à avaliação obstétrica.

Segundo Pereira (2005), para a avaliação de vitalidade, senso estrito, usam-se percepção materna de movimentos fetais (PMMF) após as 28 semanas, cardiotocografia (CTG) após as 32 semanas, dopplervelocimetria e, em certos casos, perfil biofísico fetal (PBF), caso ocorram vasculopatias associadas. Para quaisquer dos métodos, é recomendada a mesma interpretação daquela realizada para outros casos de gestação de alto risco.

Parto

Segundo a Febrasgo (2019), o parto nas gestantes com diabetes *mellitus* deve ter sua indicação pela via obstétrica. Recomenda-se a analgesia de parto, não sendo necessária a realização de cesárea pela doença materna, salvo se existirem outras comorbidades maternas e/ou fetais. É necessário o controle glicêmico durante o trabalho de parto, com medida das glicemias em sangue capilar a cada 1 a 2 horas, seguida da administração de insulina ou glicose, de acordo com os valores encontrados. O parto deve ser programado para as 38 semanas, em gestantes com a utilização de insulina, vasculopatia e controle glicêmico inadequado; ou entre 39 e 40 semanas, em gestantes com diabetes em uso de dieta e/ou insulina com controle glicêmico adequado e sem vasculopatia. Não há necessidade de parto prematuro terapêutico, salvo nos casos de comorbidades, mau controle e difícil tratamento.

Não há contraindicação ao uso de corticosteroide para aceleração da maturidade pulmonar.

Segundo Jovanovic et al. (2016), no dia do parto, se a dose total da insulina já tiver sido administrada, recomenda-se a manutenção de um acesso intravenoso com infusão contínua de solução de glicose a 5% ou 10% (125 mg/h) e monitoramento da glicemia capilar a cada 1 ou 2 horas, mantendo-se a glicemia entre 70 e 120 mg/dL. Se o parto ou cesárea são agendados, utilizar a metade da dose diária.

Conduta após o parto

Após o parto, com a queda dos hormônios placentários, a maioria das mulheres com diabetes *mellitus* diagnosticado na gestação não necessitará de insulina ou poderá ter redução à metade da dose total ao término da gestação. Em mulheres com o uso da insulina prévio à gestação, retornar à dose anterior ou manter metade da dose total utilizada na última semana de gestação.

A amamentação é fortemente recomendada. Melhora os níveis glicêmicos e a involução dos órgãos genitais.

Davies et al. (2003) e Buchanam et al. (1998), descrevem que ainda que a hiperglicemia possa se normalizar após o parto na maioria das mulheres que desenvolveram DMG, o risco de desenvolver DM2 ou intolerância à glicose é significativo. A reclassificação no pós-parto visa, além de diagnosticar diabetes tipo 2 precocemente, identificar as mulheres que persistem com hiperglicemia no pós-parto. Estima-se que em torno de 20% apresentem intolerância à glicose após o parto. A incidência de diabetes entre mulheres com história de DMG varia de 3% a 65%, sendo essa variação devida à população estudada e aos critérios diagnósticos empregados. Em razão da alta incidência, a puérpera deverá ser orientada a retornar em consulta de revisão para reclassificação do diabetes e receber orientação sobre o futuro reprodutivo.

É necessário orientar métodos para planejamento familiar de maneira individualizada e de escolha da puérpera. Os dispositivos intrauterinos são bem indicados para mulheres com diabetes *mellitus* gestacional e prévia à gestação, não aumentando a incidência de endometrite. Os anticoncepcionais orais e injetáveis combinados devem ser evitados, em razão do aumento de tromboembolismo. A esterilização definitiva deve ser realizada em casos de prole constituída ou em casos de riscos para gestação futura na mulher com vasculopatia severa.

Segundo a ACOG (2020) e a SBD (2020), a reclassificação pode ser realizada por meio do teste de tolerância à glicose oral 75 g (TTGO 75 g). Os valores estão apresentados na Tabela 61.3, com as definições de possíveis diagnósticos.

Tabela 61.3. Valores de referência para alterações do TTGO 75g.

Valores	Normal	Hiperglicemia de jejum	Intolerância à glicose	DM*
Jejum	< 100	≥ 100 < 126	< 126	≥ 126
2 horas	< 140	< 140	≥ 140 < 199	≥ 200

* Ambos os valores precisam estar alterados para classificar.

Nos casos de hiperglicemia de jejum, o seguimento deve ser com clínico a cada 2 anos; já nos casos de intolerância à glicose ou DM, a mulher deve seguir com endocrinologista.

Observação: nos casos com resultado normal, ela deve ser avaliada por clínico a cada 3 anos.
Fonte: OPAS. Ministério da Saúde. Febrasgo. Sociedade Brasileira de Diabetes, 2019.

LEITURAS COMPLEMENTARES

ACOG – Pratice Bulletin n. 190: Gestational Diabetes Mellitus. Obstet Gynecol. 2020 Feb;131(2):e49-e64.

American College of Obstetrics and Gynecology. Exercise during pregnancy and the post partum period: Committee opinion n. 267. Obstet. Gynecol. 2002;99:171-73.

American Diabetes Association. Standards of Medical Care in Diabetes – 2009. Diabetes Care. 2009;32(Suppl):S13-S61.

Anderson JG, Patterson CC, Hadden DR et al. Preprandial *versus* postprandial blood glucose monitoring in type 1 diabetic pregnancy: A randomized controlled clinical trial. Am. J. Obst. Gynecol. 2003;189:507-12.

Arabin B, Baschat AA. Pregnancy: An Underutilized Window of Opportunity to Improve Long-term Maternal and infant Health – An Appeal for Continuous Family Care and Interdisciplinary Communication. Front Pediatric. 2017 Apr 13;5:69. Doi: 10.3389/fped.2017.00069. eCollection 2017.

Artal R. Exercise and diabetes mellitus in pregnancy: A brief review. Sport Med. 1990;9:261-9.

Balsells M, Garcia-Patterson A, Sola I, Roque M, Gich I, Corcoy R. Glibenclamide, metformin, and insulin for treatment of gestational diabetes: A systematic review and meta-analysis. BMJ. 2015;350:h102. PMID: 25609400.

Ben-Haroush A, Yoged Y, Hod M. Epidemiology of gestational diabetes mellitus and its association with Type 2 diabetes. Diabetes Med. 2004 Feb;21(2);103-13.

Blumer I, Hadar E, Hadden DR. Jovanovic L, Mestman JH, Murad MH et al. Diabetes and pregnancy: An endocrine society clinical practice guideline. J Clin Endocrinol Metab. 2013 Nov;98(11):4227-49.

Brown J, Martins R, Hughes B, Rowan J, Crowther CA. Oral anti-diabetic pharmacological therapies for the treatment of women with gestational diabetes. Cochrane Database Syst Rev. 2017 Jan;25(1):CD011967.

Buchanam TA, Xiang A, Kjos SL, Lee WP, Trigo E, Nader I et al. Gestational diabetes antepartum characteristics that predict postpartum glucose intolerance and type 2 diabetes in latino women. Diabetes. 1998 Aug;47(8):1302-10.

Calderon IMP, Cunha ERN. Repercussões de um programa de caminhada no metabolismo e prognóstico neonatal de gestações complicadas por diabetes e hiperglicemia diária [tese de mestrado]. Botucatu: FMBotucatu; 2003. 75p.

Carpenter MW. The role of exercise in pregnant women with diabetes mellitus. Clin. Obstet. 2000;43(1):56-64.

Crowther CA, Hiller JE, Moss JR, McPhee AJ, Jeffries WS, Robinson JS. Effect of treatment o gestational diabetes mellitus on pregnancy outcomes. N England J Med. 2005 Jun 16;352(240):2477-86.

Damm P. Gestational diabetes mellitus and subsequent development of overt diabetes mellitus. Dan Med Bull. 1998 Nov;45(5):495-509.

Davies GA, Wolfe LA, Mottola MF et al. Society of Obstetricians and Gynecologists of Canada Clinical Practice Obstetrics Committee, Canadian Society for Exercise Physiology Board of Directors: Exercise in pregnancy and the postpartum period. J. Obstet. Gynecol. Can. 2003;25:516-29.

Diabetes control and complications trial research group. Effect of pregnancy on microvascular complications in the Diabetes Control and Complications Trial. Diabetes Care. 2000;23:84-91.

Diabetes in Pregnancy: Management of diabetes and its complications from preconception to the posnatal period clinical Guideline. RCOG – Press at Royal College of Obstetricians and Gyneacologists 2008. Disponível em: www.rcog.org.uk

Diagnostic criteria and classification of hyperglycemia first detected in pregnancy: A World Health Organization Guideline. Diabetes Res Clin Pract. 2014 Mar;103(3):341-63.

Dluhy RG, Mcmahon G. Intensive glycemic control in the accord advance trials. The New England Journal of Medicine. 2008;24(258):2630-3.

Fetita LS, Sobngwi E, Serradas P et al. Consequences of fetal exposure to maternal diabetes in offspring. J. Clin. Endocrinol. Metab. 2006;91:3714-24.

Gabbe SG, Carpenter LB, Garrison EA. New strategies for glucose control in patients with type 1 and type 2 diabetes mellitus in pregnancy. Clinical Obstetric and Gynecology. 2007;50(4):1014-24.

Gabbe SG, Graves CR. Management of diabetes mellitus complicating pregnancy. Obstetric Gynecol. 2003;102:857-60.

Gunderson EP, Hedderson MM, Chiang VCY, Waltin D, Azevedo RA et al. Lactatior intensity and postpartum maternal glucose tolerance and insulin resistence in woman with recent GMD the Swith cohort. Diabetes Care. 2019 Jan;35(1):50-6.

Hahr AJ, Molitch ME. Optimizing Insulin Therapy in patients with Type 1 and Type 2 diabetes mellitus: Optimal dosing and timing in the outpatient setting. Am J Ther. 2008;15(6):543-50. Doi: 10.1097/MJT.0b013e31815aeb79.

Hanem LGE, Stridsklev S, Juliusson PB, Salvesen O, Roelants M, Carksen SM et al. Metformin Use in Pregnancies Increases The risk of Offspring Overweight at 4 years of Age: Follow-up of RCTs. J Clin Endocrinol Metab. 2018 Apr;103(4):1612-21.

Hartmann S, Bung P. Physical exercise during pregnancy: Physiological considerations and recommendations. J. Perinat. Med. 1999;27:204-15.

Jovanovic L, Kitzmiller JL. Insulin therapy in pregnancy. In: Hod H, Jovanovic L, Di Renzo GC et al. Textbook of Diabetes and Pregnancy. 2.ed. London: Forma Healthcare; 2008. p.205-16.

Jovanovic L, Knopp RH, Kim H et al. The diabetes in early pregnancy study group: elevated pregnancy losses at high and low extremes of maternal glucose in early normal and diabetic pregnancy: Evidence for a protective adaptation in diabetes. Diabetes Care. 2005;28:1113-7.

Ju H, Rumbold AR, Willson KJ et al. Borderline gestational diabetes mellitus and pregnancy outcomes. BMC Pregnancy and Childbirth. 2008;8:31.

Kaira B, Gupta Y, Singla R, Kaira S. Use of oral anti-diabetic agents in pregnancy: A pragmatic approach. N Am J Med Sci. 2015 Jan;7(1):6-12.

Karter AJ, Ackerson LM, Darbinian JA, D'Agostino RB, Jr, Ferreira A, Liu J et al. Self-monitoring of blood glucose levels and glycemic control: The Northern California Kaiser Permanente Diabetes Registry. Am J Med. 2001 Jul;111(1):1-9.

Kitwitee P, Limwattananon S, Limwattananon C Waleekachonlert O, Ratanachotpanich T, Phimphilai M. Metformin for the treatment of gestational diabetes: An update meta-analysis. Diabetes Res Clin Pract. 2015 Sep;109(93):521-32.

Kitzmiller JL, Block JM, Brown FM et al. Managing preexisting diabetes for pregnancy: Summury of evidence and consensus recommendations for care. Diabetes Care. 2009;31(5):1060-79.

Langer O, Conway DL, Berkus MD et al. A comparison of glyburide and insulin in women with gestational diabetes mellitus. N Engl J Med. 2000;343:1134-8.

Management of Diabetes in Pregnancy: Standards of Medical Care in Diabetes. Diabetes Care. 2020 Jan;43 (Suppl. 1):S183-S192.

Metzger BE, Gabbe SG, Persson B, Buchanan TA, Catalano PA, Damm P et al. International association of diabetes and pregnancy study groups recommendations on the diagnosis and classification of hyperglycemia in pregnancy. Diabetes Care. 2010;33(3):676-82.

Metzger BE, Lowe LP, Dyer AR, Trimble ER, Chaovarindr U, Coustan DR et al. Hyperglycemia and adverse pregnancy outcomes (HAPO). N Engl J Med. 2008 May;358(19): 1991-2002.

Moses RG. The recurrence rate of gestational diabetes in subsequent pregnancies. Diabetes Care. 1996 Dec;19(12):1348-50.

National Academy of Sciences. Institute of Medicine, Food and Nutrition Board. Committee on Nutritional status During Pregnancy and Lactation, Subcommittee for a Clinical Application Guide. Nutrition During Pregnancy and Lactation: an implementation guide. Washington: National Academies Press; 1992.

Oliveira JEP, Vencio S (org). Diretrizes da Sociedade Brasileira de Diabetes: 2014-2015. São Paulo: AC Farmacêutica; 2015.

Organização Pan-Americana da Saúde (OPAS). Ministério da Saúde. Federação Brasileira das Associações de Ginecologia e Obstetrícia. Sociedade

Brasileira de Diabetes (SBD). Tratamento do diabetes *mellitus* gestacional no Brasil. Brasília: OPAS; 2019. 57p.:il. ISBN: 978-85-94091-12-3.

Organização Pan-Americana da Saúde. Ministério da Saúde. Federação Brasileira de Ginecologia e Obstetrícia. Sociedade Brasileira de Diabetes. Rastreamento e Diagnóstico de Diabetes *Mellitus* Gestacional no Brasil. Femina. 2018;47(11):786-96.

Pereira, B. G. Diabetes mellitus. In: NEME, B. Neme Obstetricia Básica. 3.ed. São Paulo: Sarvier; 2005. p.489-500.

Ray JG, O'Brien TE, Chan WS. Preconception care and the risk of congenital anomalies in the offspring of women with diabetes mellitus: A meta-analysis. QJM. 2001;94:435-44.

Reader DM. Medical nutrition therapy and lifestyle interventions. Diabetes Care. 2007;30(Suppl. 2):S188-S193.

Reichelt AJ, Spichler ER, Branchtein L et al. For the Brazilian Study of Gestational Diabetes (EBDG) working group. Fasting plasma glucose is an useful test for the detection of gestational diabetes. Diabetes Care. 1998;21:246-9.

Rowan JA, Hague WM, Gao W, Battin MR, Moore MP. Metformin versus insulin for the treatment of gestational diabetes. N Engl J Med. 2008 May;358(19):2003-15.

Rowan JA, Rush EC, Plank LD, Lu J, Obolonkin V, Coat S et al. Metformin in gestational diabetes: The offspring follow-up (MIG TOFU): Body composition and metabolic outcomes at 7-9 years of age. BMJ Open Diabetes Res Care. 2011;6(1):e000456.

Ryu RJ, Hays KE, Hebert MF. Gestational diabetes Mellitus management with oral hypoglycemic agents. Semin Perinatol. 2014 Dec;38(8):508-15.

Snapp CA, Donaldson SK. Gestational diabetes mellitus: Physical exercise and health outcomes. Biol. Res. Nurs. 2008;10:145-55.

Sociedade Brasileira de Diabetes. Posicionamento Oficial SBD n. 02/2015: Conduta terapêutica no diabetes tipo 2: Algoritmo SBD 2015. São Paulo: SBD; 2015.

Thompson D, Berger H, Feig D, Gagnon R, Kader T, Keely E et al. Diabetes and pregnancy. Can J Diabetes. 2013 Apr;37(Suppl. 1):S168-83. Doi: 10.1016/j.jcjd.2013.01.044.

World Health Organization (WHO). WHO medical eligibility criteria wheel for contraceptive use – 2015 uptade. Switzerland: WHO Press; 2015.

Yajnik CS. Nutrient-mediated teratogenesis and fuel-mediated teratogeneses: Two pathways of intrauterine programming of diabetes. International Journal of Gynecology and Obstetrics. 2009;104:S27-S31.

62

Diabetes –
Cetoacidose Diabética na Gestante

Rosiane Mattar
Patrícia Dualib
Victor Hugo Saucedo Sanchez

Conceito

A cetoacidose é uma complicação aguda do diabetes *mellitus*, caracterizada por estado de hiperglicemia grave, associado a acidose metabólica e aumento na concentração de corpos cetônicos. Quando existe a hiperglicemia grave, hiperosmolaridade e desidratação, mas sem acidose, denomina-se estado hiperglicêmico hiperosmolar.

Segundo ADA (2018), geralmente acontece pela omissão de dose de insulina ou pelo surgimento de condição patológica que torna insuficiente a dose habitual. Ambas as condições são graves e necessitam terapêutica adequada e imediata.

Prevalência

Segundo relatos de Dalfra et al. (2015), a cetoacidose diabética (CAD) é uma complicação rara na gestação, ocorrendo em aproximadamente 0,5% a 10% das gestantes com diabetes prévio à gravidez. Provoca graves consequências tanto para mãe quanto para o feto. Pode ocorrer muito raramente em pacientes com diabetes gestacional.

Fatores desencadeantes

- Omissão ou subtratamento com insulina.
- Interrupção na bomba de infusão de insulina;
- Infecções de qualquer natureza, principalmente as urinárias e infecção das vias aéreas superiores (IVAS).
- (30 a 50% dos casos).
- Uso de medicamentos: corticosteroides, diuréticos, pentamidina, inibidores de protease, interferon e ribavirina na hepatite C.
- Uso de bebida alcoólica, cocaína e outras drogas.
- Pacientes idosos, institucionalizados e não bem controlados.
- Indeterminado.

Fisiopatologia

A ADA (2018) refere que as características metabólicas da CAD podem desencadear uma sucessão de eventos que se perpetuará em um círculo vicioso. A hiperglicemia gera gradiente osmótico que resulta em diurese excessiva, o que causa desidratação grave e hipovolemia. Isso ainda agrava a hiperglicemia e a acidose em decorrência da ativação de outros hormônios do estresse (hormônio do crescimento e cortisol), e a diurese osmótica causa hiponatremia. Além disso, na acidose, os íons hidrogênio se movem para o espaço intracelular a partir do compartimento extracelular, resultando na mudança de potássio na direção oposta: o que determina, então, depleção de potássio intracelular.

Nos organogramas das Figuras 62.1 e 62.2, são mostradas as alterações que ocorrem na CAD quanto ao metabolismo de carboidratos e lipídios:

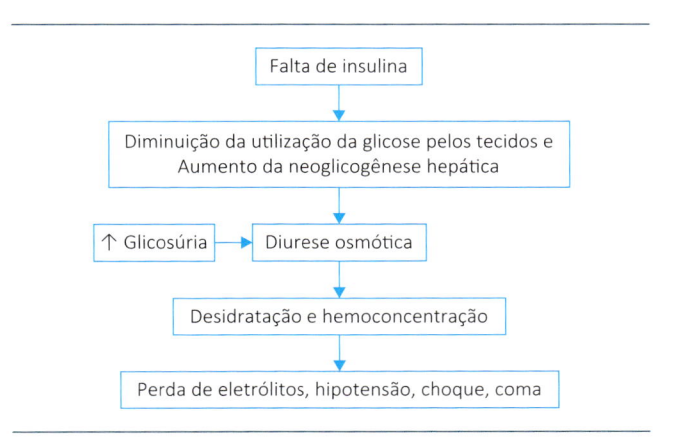

Figura 62.1. Alteração no metabolismo dos carboidratos.
Fonte: Desenvolvida pela autoria.

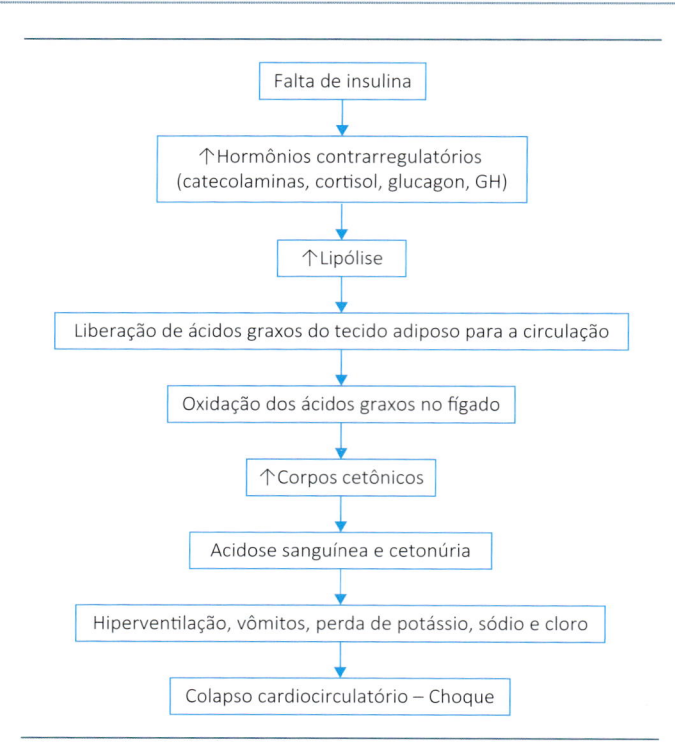

Figura 62.2. Alteração no metabolismo dos lipídios.
Fonte: Desenvolvida pela autoria.

CAD e gestação – fisiopatologia

Segundo Jaber et al. (2019), gravidez é caracterizada por resistência à insulina, catabolismo e alcalose respiratória, especialmente no segundo e no terceiro trimestres. A diminuição gradual da sensibilidade à insulina é considerada um mecanismo fisiológico para ajudar a fornecer glicose ao feto e precisa coincidir com o aumento gradual da secreção de insulina para manter a tolerância à glicose normal.

No início da gravidez, altos níveis de gonadotrofina coriônica humana são frequentemente causa de êmese gravídica, com a ocorrência de náuseas e vômitos, que podem dar origem a um estado de catabolismo, desidratação e acidose, com ativação subsequente de hormônios do estresse.

A progesterona também reduz a motilidade gastrointestinal e aumenta a absorção de carboidratos, elevando os níveis de glicose no plasma.

Os níveis de cetonas na mãe aumentam em 33% durante o 3º trimestre da gravidez.

A maior ventilação alveolar em mulheres grávidas gera alcalose respiratória, que é superada por meio de excreção renal aumentada de bicarbonato.

Todas essas modificações gravídicas podem desencadear o aparecimento de cetoacidose, mesmo com níveis glicêmicos mais baixos do que aqueles observados em mulheres diabéticas não gestantes, isto é, a CAD na gravidez tende a ocorrer com níveis mais baixos de glicose no sangue do que a CAD em mulheres diabéticas não grávidas e, às vezes, apresenta-se como cetoacidose euglicêmica, dificultando o diagnóstico.

Quadro clínico

Geralmente, a cetoacidose é de instalação rápida, em menos de 24 horas após o fator desencadeante.

Segundo Rougerie et al. (2018), os sinais e sintomas são:

- poliúria e polidipsia;
- náuseas e vômitos;
- dor abdominal;
- respiração de Kussmaul: rápida e profunda;
- hálito cetônico (odor de maçã podre ou de removedor de esmalte);
- sinais de desidratação: turgor da pele diminuído, taquicardia, hipotensão;
- hipotermia;
- nível de consciência: pode variar desde alerta (50%) até comatoso (10%).

Diagnóstico

Se houver suspeita de CAD pela anamnese e pelo exame físico, existem alguns exames laboratoriais a serem realizados para confirmação diagnóstica. Em particular, as análises devem incluir teste de níveis séricos de glicose, eletrólitos séricos, creatinina, bicarbonato, cetonas séricas e/ou urinárias, hemograma.

Hiperglicemia (níveis plasmáticos de glicose superiores a 250 mg/dL), pH arterial menor que 7,3, cetose (positividade para cetose sérica e na urina) e níveis séricos reduzidos de bicarbonato são características da CAD. No entanto, como anteriormente citado, as mulheres grávidas com CAD têm mais probabilidade de apresentar níveis mais baixos de glicose no sangue, até mesmo normoglicemia.

A cetona predominante produzida na CAD é a β-OHB e é usada para testar a presença de cetose na urina. Como as cetonas podem ser detectadas no sangue antes de na urina, o exame de sangue permite rápido diagnóstico de cetose.

Os pacientes podem apresentar níveis normais ou altos de potássio, mas é importante considerar que o potássio total do corpo geralmente é baixo. Níveis altos de creatinina no sangue podem ser resultado de disfunção renal.

Tratamento

Segundo ADA (2018), o tratamento da CAD tem por objetivo repor as perdas de fluidos, corrigir a hiperglicemia e a acidose metabólica, corrigir as alterações nos eletrólitos, identificar e tratar as causas precipitantes.

Reposição de fluidos

O objetivo dessa fase do tratamento é a reposição do volume intracelular e extracelular por meio da administração endovenosa de solução salina. A solução para reposição inicial deve ser soro fisiológico (NaCl 0,9%), na velocidade de 10 a 20 mL/kg de peso/hora. Nas horas subsequentes, deve ser utilizada solução de NaCl a 0,45%, se o sódio corrigido estiver elevado ($Na^+ > 155$ mEq/L); com sódio normal ou baixo, deve-se continuar com soro a 0,9%. Quando a glicemia atingir valores em torno de 180 a 200 mg/dL, deve-se administrar soro glicosado a 5%.

Insulinoterapia

Deve-se administrar insulina de ação rápida ou ultrarrápida via endovenosa, sendo, de preferência, por meio de infusão contínua. Quando não é possível a administração de infusão contínua (como na ausência de bomba de infusão), uma alternativa é a administração intermitente de pequenas doses via intramuscular ou endovenosa. A dose recomendada de insulina para adultos é de 0,1 U/kg de peso corpóreo em bolus inicial, seguida de infusão contínua de 0,1 U/kg/h. O objetivo é se atingir uma taxa de declínio da glicemia de 50 a 75 mg/dL/h. Quando a glicemia atingir valores em torno de 250 mg/dL, pode-se diminuir a infusão de insulina para 0,05 U/kg/h, e glicose (5% a 10%) deve ser adicionada ao fluido endovenoso.

Reposição de potássio

Durante o tratamento com insulina, correção da acidose e hidratação, os níveis plasmáticos de potássio invariavelmente cairão. Em geral, de 20 a 40 mEq de potássio devem ser adicionados a cada litro de fluido endovenoso para manter os níveis plasmáticos na faixa de 4 a 5 mEq/L. Alguns autores recomendam que, quando a concentração plasmática de K^+ inicial estiver inferior a 3,3 mmol/L, se faça uma hidratação inicial com reposição de potássio antes de iniciar a insulinoterapia.

Bicarbonato

O uso de bicarbonato para a correção da acidose na CAD não é necessário na maioria das vezes. Entretanto, em situações como acidose importante (pH < 6,9), associada a uma má resposta à insulinoterapia, com diminuição da contratilidade miocárdica e refratariedade vascular à ação adrenérgica, má perfusão periférica ou choque, recomenda-se a administração de bicarbonato. O bicarbonato deve ser ad-

ministrado em veia calibrosa, pois a infusão de bicarbonato extravenoso pode causar a necrose do subcutâneo.

O critério para determinar-se que houve resolução da CAD é glicemia < 200 mg/dL, bicarbonato sérico < 18 mEq/L e pH venoso > 7,3. Com a resolução do quadro, deve-se iniciar o regime de insulina por via subcutânea e liberar a dieta via oral.

Conduta obstétrica

A ADA (2018) orienta que habitualmente, **não se deve indicar antecipação do parto** no imediatismo da situação. O mais importante é a normalização da condição clínica da paciente, pois, se as alterações metabólicas maternas forem corrigidas, o feto nascerá em melhores condições. A via e o momento do parto dependerão das condições de maturidade e vitalidade fetal, a não ser em situação extrema materna, o que é raro.

LEITURAS COMPLEMENTARES

American Diabetes Association. Standards of Medical Care in Diabetes Diabetes Care; 2018.

Dalfrà MG, Burlina S, Sartore G, Lapolla A. Ketoacidosis in diabetic pregnancy. The Journal of Maternal-Fetal & Neonatal Medicine; 2015. Doi: 10.3109/14767058.2015.1107903.

Jaber JF, StandLey, Reddy R. Euglycemic Diabetic Ketoacidosis in Pregnancy: A Case Report and Review of Current Literature. Case Reports in Critical Care; 2019.

Rougerie M, Czuzoj-Shulman N, Abenhaim HA. Diabetic ketoacidosis among pregnant and non-pregnant women: A comparison of morbidity and mortality, The Journal of Maternal-Fetal & Neonatal Medicine; 2018. Doi: 10.1080/14767058.2018.1443071.

63

Trabalho de Parto Prematuro

Eduardo Borges da Fonseca
Rievani de Sousa Damião
Daniela Aires Moreira

O nascimento pré-termo é definido como aquele que ocorre antes da 37ª semana de gestação (< 259 dias) e é a principal causa de morbidade e de mortalidade neonatal, sendo responsável por ¾ de todos os óbitos neonatais quando excluídas as malformações congênitas. Dos que sobrevivem, 10% a 15% podem apresentar complicações importantes em curto e em longo prazo, que são mais graves quanto menor a idade gestacional no parto.

A incidência de nascimento prematuro varia de acordo com as características da população. Na Europa, o parto prematuro ocorre entre 5 e 8% e nos Estados Unidos corresponde a 10,8% dos nascidos vivos (dados de 2018). Em 2017, no Brasil, dados do Ministério da Saúde relatam 10,9% de partos prematuros, sem variação significativa desde 2012 (Tabela 63.1).

Tabela 63.1. Prevalência de nascimento pré-termo na população brasileira entre 2012 e 2017.

Ano	Nascidos vivos	Número de nascimentos prematuros	Prevalência de prematuros (%)
2017	2.923.535	317.862	(10,8)
2016	2.857.800	316.245	(11,1)
2015	3.017.668	325.365	(10,8)
2014	2.979.259	331.486	(11,1)
2013	2.904.027	331.871	(11,4)
2012	2.905.789	343.128	(11,8)

Fonte: Brasil. Ministério da Saúde. Informações de Saúde (TABNET), Estatísticas Vitais.

O nascimento prematuro pode ocorrer de maneira eletiva, quando a gestação é interrompida em virtude de complicações maternas (p. ex., doença hipertensiva específica da gestação e outras doenças maternas) e/ou fetais (p. ex., restrição do crescimento fetal – RCF – ou sofrimento fetal), ou ocorrer espontaneamente após rotura a prematura das membranas ovulares (RPMO) ou após ativação coriodecidual com desencadeamento de uma via comum (contração uterina, esvaecimento e dilatação cervical) que caracteriza o trabalho de parto prematuro (TPP).

Neste capítulo, abordaremos medidas preventivas ao trabalho de parto prematuro (TPP). Assim, o acompanhamento clínico das contrações uterinas, do esvaecimento e da dilatação cervical é fundamental para o diagnóstico correto do TPP. No falso trabalho de parto, as contrações uterinas são irregulares e sem coordenação, não ocorrendo a mudança progressiva do colo do útero, ou seja, esvaecimento e dilatação.

Falso trabalho de parto prematuro

O falso trabalho de parto (ameaça de trabalho de parto pré-termo) é caracterizado por contrações irregulares que não modificam o colo do útero, também definido, por alguns, como **útero irritável**. Nessa situação, a gestante deverá ser mantida em repouso e poderá fazer uso da progesterona micronizada vaginal (200 a 400 mg toda noite) e/ou sedação (diazepan, via oral, 5 mg à noite) caso necessário.

No falso trabalho de parto, não ocorre mudança progressiva do colo do útero, e as contrações cessam espontaneamente após um período de repouso. Para o diagnóstico diferencial em casos duvidosos, é importante que a gestante permaneça em repouso durante 2 a 3 horas para observação clínica. Outro recurso que pode ser utilizado é o teste para detecção da fibronectina fetal (fFN), ou mesmo a avaliação do comprimento cervical por via endovaginal (Figura 63.1) (Di Renzo et al., 2017).

As intercorrências clínicas, quando presentes, devem ser tratadas especificamente e, pela frequência elevada, as infecções urinárias e vaginais devem ser sempre investigadas.

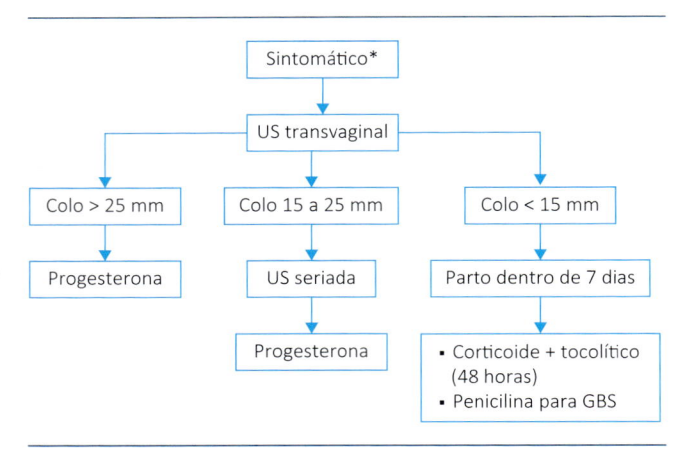

Figura 63.1. Prevenção do parto pré-termo em pacientes sintomáticas.

* Contrações irregulares com dilatação cervical inferior a 2 cm.

Fonte: Adaptada de Di Renzo et al., 2017.

Em gestantes sem ultrassonografia prévia, é imprescindível a realização desse exame com a finalidade de avaliar a idade gestacional, as estruturas anatômicas e o crescimento fetal. Desde que haja viabilidade, ou seja, idade gestacional igual ou superior a 26 semanas, deve-se analisar a vitalidade fetal.

Agentes tocolíticos não deveriam ser utilizados. Os beta-adrenérgicos não devem ser administrados profilaticamente por via oral; primeiro, por serem mal absorvidos no trato gastrointestinal; segundo, por terem, nas doses habitualmente utilizadas, mais efeito placebo do que terapêutico; e terceiro, pela possibilidade de taquifilaxia (necessidade de maiores doses para atingir o mesmo efeito), o que diminuiria a eficácia da inibição em face do verdadeiro trabalho de parto prematuro. Assim, é mais importante manter a paciente em repouso e sob vigilância contínua e, diante do aumento das contrações uterinas e de mudança progressiva do colo, diagnosticar precocemente o TPP e agir rapidamente.

Trabalho de parto prematuro

O TPP é caracterizado por contrações rítmicas e eficazes para que ocorra a dilatação do colo do útero. As medidas preventivas nesse estágio são a tocólise e a utilização de corticoide para maturação do pulmão fetal.

Os critérios utilizados para definir o verdadeiro trabalho de parto prematuro são:

- contrações uterinas regulares a cada 5 minutos;
- dilatação cervical de pelo menos 1 cm;
- esvaecimento cervical; e/ou
- progressão das alterações cervicais;
- estar entre 22 e 36^{+6} semanas.

Antes de se instituir a tocólise, deve-se estar atento a suas contraindicações, como: óbito fetal, RPMO, sofrimento fetal agudo/crônico, infecção amniótica, DPP, PP etc. A gestante deverá ser hospitalizada e mantida em repouso no leito, e as seguintes providências e avaliações deverão ser realizadas:

- vitalidade fetal (desde que haja viabilidade fetal, ou seja, idade gestacional igual ou superior a 26 semanas, reali-

za-se a cardiotocografia fetal; com tal medida, também são monitorizadas as contrações);
- pesquisa vaginal e perianal para o estreptococo do grupo B, caso possível;
- acesso venoso e exames laboratoriais (hemograma, urina tipo I e cultura de urina);
- ultrassonografia para confirmar a apresentação fetal, analisar o volume de líquido amniótico, estimar o peso fetal e a idade gestacional e pesquisar possíveis malformações fetais.

Caso se decida pela inibição das contrações uterinas, a gestante deve ser monitorada, em intervalos regulares, e as contrações e os batimentos cardíacos fetais devem ser avaliados com frequência.

Agentes uterolíticos

Há décadas que os agentes uterolíticos são empregados para inibir o TPP e evitar o nascimento pré-termo. Dentre eles, citam-se: a) agonista beta-2-adrenérgico; b) bloqueadores de canal de cálcio; c) sulfato de magnésio ($MgSO_4$); d) inibidores da ciclo-oxigenase; e) antagonistas do receptor de ocitocina; e f) doadores de óxido nítrico.

Nos últimos anos, esses agentes estão sendo questionados, não só porque não conseguem diminuir as taxas de nascimentos prematuros, mas também por seus efeitos colaterais maternos e fetais. A comparação dos resultados dos trabalhos científicos sobre esses diferentes tipos de uterolíticos gera dúvidas na interpretação pelos vieses encontrados. O diagnóstico do trabalho de parto é difícil, principalmente em sua fase inicial, e os critérios adotados para o seu diagnóstico diferem entre os diversos autores. A maioria dos estudos não é placebo-controlada e o modo de randomização é questionável; os tamanhos amostrais são em geral pequenos e as comparações feitas entre os diferentes uterolíticos se baseiam em populações com riscos variados. Dentre os agentes uterolíticos mais utilizados, destacamos os descritos a seguir.

Agonista do receptor beta-2-adrenérgico

Engloba terbutalina, salbutamol, isoxsuprina, fenoterol e ritodrina, embora somente esta última tenha sido aprovada pela Food and Drug Administration (FDA) dos Estados Unidos para inibir o trabalho de parto pré-termo. A ritodrina e a terbutalina são as que têm demonstrado mais eficácia em inibir as contrações por determinado período e com menores efeitos colaterais. Assim, apesar de esses agentes, quando utilizados por via intravenosa, praticamente não alterarem o coeficiente de prematuridade, são úteis por adiarem o parto em 2 ou 3 dias, tempo suficiente para o emprego dos corticosteroides, importantes por reduzirem as complicações pulmonares e neurológicas do recém-nascido.

O esquema terapêutico com a terbutalina é o seguinte: diluem-se cinco ampolas (1 ampola = 0,5 mg) em soro glicosado a 5% (500 mL), que são infundidas por via intravenosa, iniciando-se com 2,5 µg/min (10 gotas/min); a seguir, aumentam-se 10 gotas/min a cada 20 minutos, até o máximo de 80 gotas/min; uma vez obtida a dose mínima capaz de cessar as contrações, mantém-se o gotejamento por 12 horas. Após 12 horas sem contrações, faz-se o desmame gradual (diminuir 10 a 20 gotas/min a cada 20 a 30 minutos, mantendo a dose mínima necessária por 12 horas).

Caso as contrações não diminuam em 6 horas, ou se a tocólise for necessária por mais de 24 horas, deve-se pesquisar a presença de corioamnionite ou insuficiência placentária. Após 24 horas de administração do fármaco, diminuem-se 10 gotas a cada 20 minutos, até sua suspensão total. A paciente deve ser mantida em repouso absoluto e sob vigilância por mais 24 horas e, caso ocorra o retorno das contrações, utiliza-se o esquema intravenoso mais uma vez. Os beta-agonistas não devem ser empregados por via oral após a infusão intravenosa, pois os estudos disponíveis não demonstraram a eficácia deles em postergar o parto (Dodd et al., 2012). Protocolos preconizam nessa situação utilizar progesterona micronizada, 200 mg/dia, via vaginal, concomitantemente à tocólise, mantendo a mesma posologia após a alta hospitalar.

Alguns cuidados devem ser tomados por ocasião do uso dos beta-agonistas: realizar eletrocardiograma materno prévio; controlar com cuidado o pulso e a pressão arterial, mantendo o pulso materno abaixo de 120 bpm; ausculta pulmonar e cardíaca da mãe; e monitorar os batimentos cardíacos fetais. Deve-se salientar que os efeitos colaterais cardiovasculares, como o edema agudo de pulmões, são mais frequentes em situações de hipervolemia materna, como no polidrâmnio, na gestação gemelar e em pacientes submetidas à infusão de grande quantidade de líquidos. É importante destacar que, diante da tocólise com beta-agonistas, a administração de líquidos não deve ultrapassar 2 L em 24 horas.

Sulfato de magnésio

Compete com o cálcio, impedindo a sua entrada pela membrana da célula miometrial. A dose utilizada é de 4 g diluídos em soro glicosado a 10% e infundidos IV em 20 minutos, como dose de ataque, seguidos de 2 a 3 g/h até cessarem as contrações uterinas. Considerando que não há demonstração de sua eficácia em estudos randomizados controlados, seu uso não deveria ser indicado na prática clínica com objetivo de inibir o trabalho de parto prematuro.

Inibidores de prostaglandinas

Inibem a prostaglandina sintetase e são apontados como agente de escolha para inibir o TPP com idade gestacional abaixo de 32 semanas em muitos centros dos Estados Unidos da América. O esquema mais comumente empregado é o de uma dose inicial de 100 mg por via retal ou oral, seguida de 25 mg por via oral a cada 4 ou 6 horas, por um período máximo de 48 horas, para idades gestacionais inferiores a 32 semanas. Dentre suas principais complicações fetais/neonatais, citamos: a) enterocolite necrosante; b) fechamento precoce do ducto arterioso; c) hipertensão pulmonar primária; d) oligoâmnio; e e) hemorragia intracraniana. Por causa dos efeitos colaterais graves, esses fármacos não são empregados rotineiramente para inibir o TPP (ACOG, 2016).

Bloqueadores de canais de cálcio

Inibem a entrada do cálcio extracelular através da membrana citoplasmática, impedem a liberação do cálcio intracelular do retículo sarcoplasmático e aumentam a saída do cálcio da célula miometrial. É a segunda linha de escolha para TPP com idade gestacional abaixo de 32 semanas, e a primeira escolha após essa idade gestacional em muitos centros norte-americanos (Crowther et al., 2002; Di Renzo et al., 2017). Habitualmente, é utilizada a nifedipina e o esquema mais comumente empregado é o de uma dose inicial de 30 mg por via oral (10 mg via oral a cada 20 minutos); e dose de manutenção, 20 mg por via oral a cada 8 horas, por um período máximo de 48 horas. O efeito colateral materno mais comum é o enrubescimento facial, mas náuseas e cefaleia também podem ocorrer. De maneira geral, os estudos até aqui realizados concluem que os bloqueadores de canais de cálcio são tão efetivos em adiar o parto quanto os beta-agonistas, porém com menos efeitos colaterais. Entretanto, até o momento não existem estudos placebo-controlados que avaliem a eficácia da nifedipina. Há apenas estudos comparativos com outros fármacos, que devem ser interpretados com cautela. Lamont et al., em revisão sistemática realizada em 2019, sobre o uso da nifedipina para inibir o TPP, identificou 45 estudos; e foram incluídos 31, dos quais 77% apresentavam vieses de amostragem, de aferição, de seleção e confusão. Além disso, o próprio fabricante contraindicou o seu uso na inibição do TPP. Assim, há necessidade de estudos clínicos controlados para determinar com mais precisão a aplicabilidade desses medicamentos.

Antagonistas da ocitocina

O atosiban é um peptídeo sintético que age competindo com a ocitocina no seu receptor da célula miometrial e reduz os efeitos fisiológicos desse hormônio. Nos estudos em que foi avaliado, observou-se diminuição significativa das contrações uterinas quando utilizado por via intravenosa, apresentando efeitos colaterais maternos mínimos, como náuseas, cefaleias, vômitos, tonturas, taquicardia e hipotensão arterial. Os achados perinatais e neonatais até o momento foram semelhantes aos descritos para os beta-agonistas. O produto deve ser administrado em três etapas:

1. inicialmente, emprega-se uma dose de 0,9 mL (6,75 mg) injetada diretamente na veia durante 1 minuto;
2. manutenção: infundem-se duas ampolas de 5 mL em 90 mL de SG5% (solução de 100 mL), IV, durante 3 horas, na velocidade de 24 mL/h (300 mg/min); posteriormente, infundem-se os 28 mL restantes da solução anterior em 3h30min, na velocidade de 8 mL/h, totalizando 6h30min; antes de continuar com a administração do fármaco, deve-se monitorar as contrações uterinas;
3. se as contrações persistirem, mantém-se a solução IV de 90 mL de SG5% com duas ampolas de 5 mL de atosiban na velocidade de 8 mL/h; na maioria dos casos, a administração do fármaco por um período total de 18 horas é suficiente para bloquear as contrações; deve ser lembrado que a duração do tratamento não deve exceder 48 horas.

Em resumo, os agentes uterolíticos devem ser utilizados quando se pretende adiar o parto por pelo menos 48 horas, com o intuito de se administrar o corticoide, ou quando é necessária a transferência da parturiente para outro serviço, com esse objetivo. Apesar da indicação ser restrita a gestantes com dilatação cervical inferior a 4 cm, alguns autores observaram efeitos benéficos do uterolítico, mesmo em mulheres com dilatação cervical avançada, sobretudo na prematuridade extrema.

Não há segurança com relação aos efeitos colaterais maternos e fetais. Assim, os riscos e benefícios devem ser avaliados em cada caso. Os beta-agonistas são eficazes, mas apresentam vários efeitos colaterais; já o sulfato de magnésio é ineficaz como uterolítico. Os bloqueadores dos canais de cálcio são eficazes, mas ainda existem dúvidas com relação à sua posologia e aos seus resultados. Os antagonistas da ocitocina também são eficazes, apresentam poucos efeitos colaterais, porém têm custo elevado.

A terapia de manutenção com uterolítico após inibição por 48 horas é ineficaz para prevenir o nascimento pré-termo e melhorar o prognóstico neonatal e, por isso, não é recomendada com esse propósito (ACOG, 2016a).

A idade gestacional mínima em que a inibição do TPP seria uma intervenção razoável é controversa e tem por base a opinião de especialistas. Nesse sentido, a viabilidade deve ser considerada e alguns autores recomendam 24 semanas como limite inferior. Nos Estados Unidos, todavia, um *workshop* de especialistas em obstetrícia e pediatria sugeriram 22 semanas como o limite inferior para considerar a tocólise, caso corticosteroide fosse administrado simultaneamente, uma vez que essa idade gestacional está no limite de viabilidade e eficácia dos corticosteroides. Em contrapartida, o Colégio Americano de Obstetras e Ginecologistas (ACOG) e a Sociedade de Medicina Fetal Materna (SMFM) recomendam não administrar tocólise antes de 24 semanas de gestação, mas consideram seu uso com 23 semanas, com base em circunstâncias individuais.

Com relação ao limite superior da idade gestacional para o tratamento do trabalho de parto prematuro, há maior consenso com relação até quando indicar tocólise. Concordamos com o ACOG e o SMFM que 34 semanas de gestação definem o limiar em que a morbimortalidade perinatal é muito baixa para justificar as possíveis complicações e custos maternos e fetais associados à inibição do trabalho de parto prematuro e atraso no parto em curto prazo (Quadro 63.1).

Quadro 63.1
Contraindicações para uso de tocólise na prevenção do parto pré-termo.

- Óbito fetal
- Sofrimento fetal agudo/crônico
- Malformações fetais incompatíveis com a vida
- Ruptura prematura das membranas ovulares (RPMO)
- Infecção amniótica
- Descolamento prematuro de placenta (DPP)
- Placenta prévia
- Síndromes hipertensivas graves
- Diabetes insulinodependente instável
- Cardiopatias graves
- Anemia falciforme

Fonte: Desenvolvido pela autoria.

Corticoterapia

Em 1972, Liggins e Howie demonstraram redução das complicações pulmonares em neonatos prematuros com a utilização de corticosteroides, por estimularem a síntese e a liberação de surfactante mais estável no alvéolo pulmonar, bem como por provocarem estabilização lisossomal. Os glicocorticoides (betametasona e dexametasona) atravessam a barreira placentária e, por via intramuscular, são os preferidos para a corticoterapia antenatal. Assim, o corticosteroide antenatal é capaz de reduzir a incidência de síndrome de angústia respiratória (SAR), como também de outras complicações no recém-nascido, como hemorragia intraventricular, leucomalácia periventricular, retinopatia da prematuridade, enterocolite necrosante, persistência do canal arterial e, o que é mais importante, a taxa de mortalidade neonatal.

O uso do corticosteroide está consagrado em obstetrícia. Diversas investigações têm demonstrado os benefícios da terapêutica antenatal com corticosteroides, os quais, de maneira geral, incluem: redução de 40 a 60% de membrana hialina entre recém-nascidos de 28 a 34 semanas; menor gravidade da SAR, quando presente; menor incidência de hemorragia intracraniana; menor risco de enterocolite necrosante; maior sobrevida dos recém-nascidos prematuros, com melhora na estabilidade circulatória e com necessidades reduzidas de oxigenação e de suporte ventilatório. Além disso, observam-se melhores respostas terapêuticas ao uso do surfactante neonatal quando a paciente faz uso de corticosteroide no período antenatal. Embora os corticosteroides antenatais não diminuam claramente a incidência de SAR em recém-nascidos entre 24 e 28 semanas, parecem reduzir a gravidade do quadro e também o risco de hemorragias intraventriculares, em mais de 50%.

Revisão sistemática da Biblioteca Cochrane recomenda curso único de corticosteroide, que pode ser a betametasona, 12 mg via intramuscular, repetida duas vezes, com intervalo de 24 horas entre as doses, ou a dexametasona, na dose de 6 mg intramuscular a cada 12 horas (4 doses), sempre quando houver risco iminente de parto pré-termo, incluindo: a) ruptura prematura das membranas ovulares abaixo de 32 semanas, b) grávidas com risco de parto pré-termo eletivo nos próximos 7 dias e c) trabalho de parto prematuro, abaixo de 34 semanas. Atualmente, o ACOG tem sugerido o uso do corticosteroide entre 34 e 36[+6] semanas, na prematuridade eletiva, caso a gestante não tenha feito nenhum ciclo e o parto possa ocorrer nos próximos 7 dias. Todavia, essa indicação é controversa, sobretudo por alguns riscos neonatais, como a hipoglicemia. Não há evidências de que a betametasona deva ser preferida em relação à dexametasona, e o esquema deve ser administrado em pacientes entre 24 e 34 semanas de gestação. O ACOG (2016b) considera a possibilidade de iniciar o corticosteroide com 23 semanas em situações especiais, após discutir com o casal.

O efeito máximo se inicia após 24 horas e persiste por 7 dias. Em geral, utiliza-se apenas um ciclo de corticosteroide. Não se aconselha a repetição dos cursos de corticosteroide, porém curso de resgate pode ser considerado em gestações de < 33 semanas, se o primeiro curso foi há mais de 7 dias e o parto é esperado dentro de 1 semana (ACOG, 2016b).

Por fim, o seu uso é contraindicado na presença de infecções maternas e ovulares, diabetes *mellitus* descompensado e úlcera péptica.

Profilaxia da infecção neonatal pelo estreptococo do grupo B

O estreptococo do grupo B (*Streptococcus agalactiae*) é com frequência encontrado na vagina e no reto da gestante. Quando essa bactéria é transmitida da mãe para o feto, o que se dá na maioria das vezes durante o trabalho de parto e no parto, pode causar a sepse neonatal, principalmente em prematuros. Recomenda-se que seja realizada a pesquisa do estreptococo do grupo B na vagina e no reto durante o 3º trimestre, entre 35 e 37 semanas. A bacteriúria pelo estreptococo também deve ser considerada de risco. O uso de antibióticos durante a gestação não impede a reinfecção e a transmissão vertical por ocasião do nascimento.

Os fatores de riscos mais importantes para a infecção neonatal pelo estreptococo do grupo B são parto prematuro, RPMO no prematuro, RPMO por mais de 18 horas, história de recém-nascido anterior com infecção pela mesma bactéria e febre durante o trabalho de parto. Durante o TPP, a menos que se disponha de cultura vaginal e retal negativa realizada nas últimas 5 semanas anteriores ao TPP, a melhor maneira de se evitar a infecção neonatal precoce é o tratamento profilático com antibiótico (Figuras 63.1 e 63.2).

A profilaxia antibiótica intraparto (PAI) contra estreptococo do grupo B (GBS) é obrigatória, a menos que a cultura vaginorretal tenha sido negativa nas últimas 5 semanas: penicilina G cristalina, 5 milhões de unidades em *bolus*, seguidas de 2,5 milhões de unidades IV, a cada 4 horas, ou ampicilina 2 g, seguidos por 1 g a cada 4 horas até o parto ou a inibição do TPP (CDC, 2010) (Figura 63.2).

Trabalho de parto prematuro irreversível

O trabalho de parto irreversível tem como objetivo diminuir as complicações imediatas e tardias, consequentes, na maioria das vezes, de traumatismo durante o parto. As complicações neonatais são mais significativas para os prematuros com idade gestacional inferior a 32 semanas; e ainda mais graves para aqueles considerados prematuros extremos, ou seja, abaixo de 28 semanas. Dessa maneira, a experiência da equipe médica responsável pela assistência ao parto e a infraestrutura hospitalar são determinantes para a obtenção dos melhores resultados.

Exceto pela profilaxia da paralisia cerebral com sulfato de magnésio ($MgSO_4$) no TPP anterior à 32ª semana de gestação, nessa fase adota-se mais uma conduta assistencial ao parto prematuro do que medidas preventivas propriamente ditas.

Profilaxia da paralisia cerebral

O sulfato de magnésio ($MgSO_4$) utilizado para a neuroproteção fetal está indicado na gestação entre 23 e 31^{+6} semanas, quando o parto é iminente ou a gravidez deve ser interrompida nas 24 horas seguintes (Figura 63.3). No parto pré-termo com indicação clínica, o $MgSO_4$ deve ser iniciado 4 horas antes da interrupção. Revisão Cochrane publicada em 2009 demonstra redução significativa de paralisia cerebral.

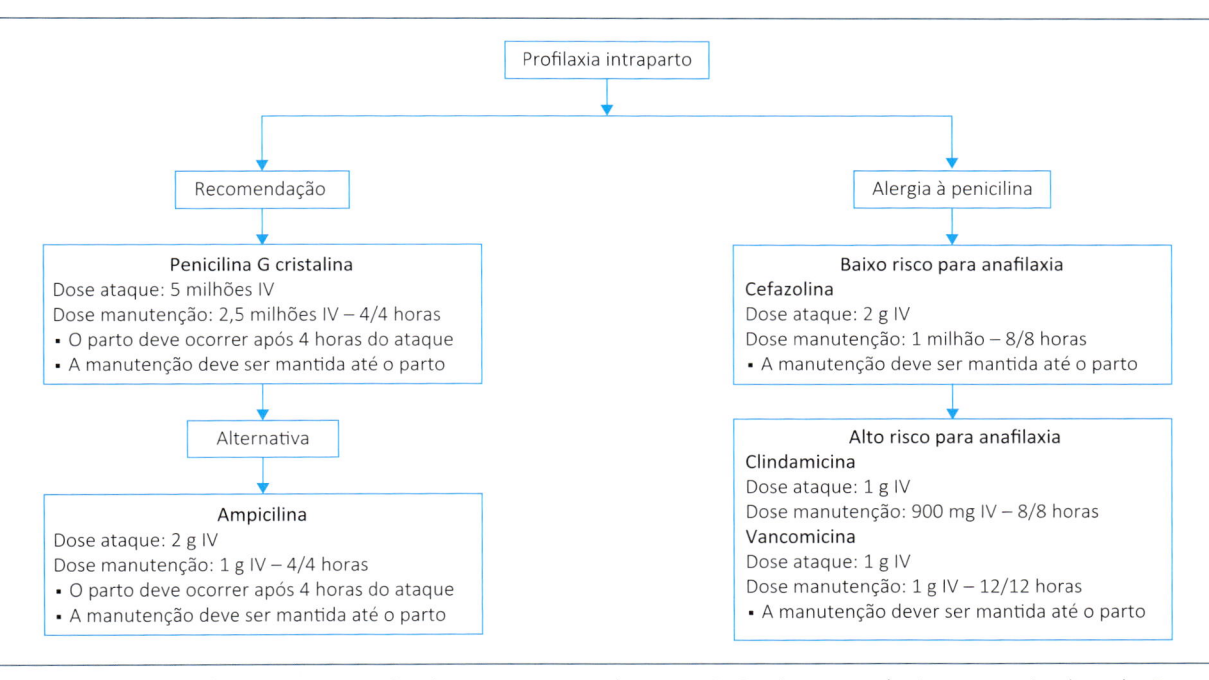

Figura 63.2. Prevenção da sepse neonatal pelo estreptococo do grupo B. Regime terapêutico preconizado pelo Centers for Disease Control and Prevention (CDC).

Fonte: Mukhopadhyay et al., 2014.

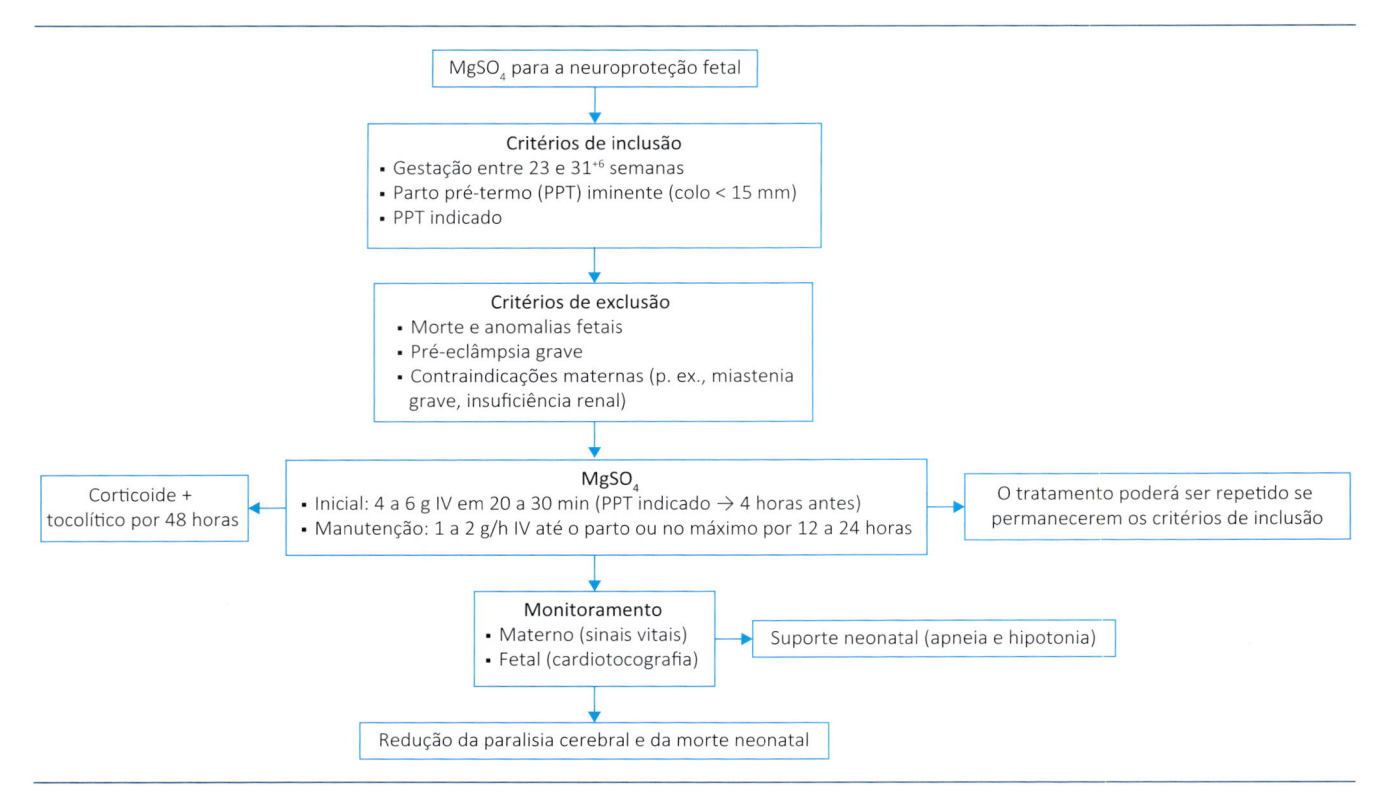

Figura 63.3. Sulfato de magnésio (MgSO₄) para a neuroproteção fetal.
Fontes: SOGC, 2011; e Reeves et al., 2011.

A dose recomendada pela Sociedade Canadense de Obstetrícia e Ginecologia é de 4 g de MgSO₄ por 20 minutos e uma dose de manutenção de 1 g/h. Recomendamos esse regime, pois acreditamos que tal dose provavelmente tenha efeito colateral e perfil de segurança mais favoráveis do que o regime de doses mais altas, usados em outros estudos. Além disso, parece biologicamente plausível que os efeitos neuroprotetores do sulfato de magnésio sejam secundários a concentrações residuais do medicamento na circulação do neonato. O uso deve ser interrompido após o parto, ou após 24 horas caso o parto não tenha ocorrido. Não há recomendação para outro curso caso seja iniciado novo episódio de trabalho de parto prematuro.

Assistência ao parto pré-termo

O feto prematuro tem menor tolerância à acidose, maior frequência de apresentações anômalas e maior risco de traumas fetais, tornando os procedimentos obstétricos mais difíceis de serem realizados. Portanto, os cuidados com a vitalidade fetal intraparto e a escolha criteriosa da via de parto fazem parte da rotina assistencial.

Os anestesiologistas devem possuir vivência com esses casos, a fim de optarem pelo melhor tipo de anestesia. Não só a qualidade técnica da equipe é importante, mas a integração entre os seus membros (obstetras, anestesiologistas, neonatologistas e enfermagem) deve ser a melhor possível. Uma unidade de terapia intensiva (UTI) neonatal adequada é obrigatória para que o trabalho de toda a equipe envolvida alcance o sucesso esperado. Esses cuidados são confirmados pela literatura, em que estudos epidemiológicos demostram que a mortalidade de RN prematuros com idade gestacional inferior a 32 semanas diminui se o parto for conduzido em centros terciários devidamente capacitados.

Via de parto

Em trabalhos de parto pré-termo, há mais probabilidade de fetos em apresentação pélvica do que naqueles a termo. Os recém-nascidos pré-termo, especialmente com menos de 32 semanas, estão mais sujeitos a lesões traumáticas e asfixia no parto pélvico. A maioria dos protocolos indica a cesariana para todos os casos de parto pré-termo com peso estimado maior ou igual a 750 g quando há apresentação pélvica. Entretanto, os recém-nascidos pré-termo em apresentação cefálica devem ser submetidos à cesariana pelas mesmas indicações daqueles a termo. Na verdade, no pré-termo entre 24 e 34 semanas em apresentação cefálica, a cesariana aumenta o risco de SAR e de baixo índice de Apgar, quando comparada ao parto vaginal.

Muitas instituições com apropriada unidade de terapia intensiva (UTI) neonatal oferecem a cesariana para os fetos pré-viáveis na gestação de 24 semanas e a recomendam fortemente na de 26 semanas. Entretanto, o prognóstico dos pré-viáveis, como já mencionado, é tão desalentador, que essa rotina parece ser discutível. Os recém-nascidos pré-termo, especialmente aqueles extremamente pré-termo, são muito vulneráveis à lesão neurológica e à hemorragia intracraniana. O ACOG e a Sociedade de Medicina Materno-Fetal publicaram uma declaração de consenso sobre o manejo clínico de gestações com parto iminente com 20^{+0} a 25^{+6} semanas de gestação, recomendando cesárea após a 25ª semana de gestação; abaixo de 23 semanas, recomendam a via baixa; e entre 23^{+0} e 24^{+6}, ela deveria ser considerada, porém discutida com o casal.

Anestesia e analgesia

A escolha da anestesia não tem particularidades. Assim, a analgesia/anestesia materna para o trabalho de parto e/ou parto deve ser orientada principalmente pelas necessidades maternas e pelo cenário clínico específico, dada a ausência de dados adequados sobre a abordagem ideal para mulheres com feto com baixo peso ao nascer (< 2.500 g). Estudo epidemiológico prospectivo (EPIPAGE) relatou risco aumentado de mortalidade neonatal em recém-nascidos muito prematuros submetidos a cesariana sob raquianestesia, em comparação com anestesia geral ou peridural. Entretanto, esse estudo teve várias limitações (p. ex., técnicas anestésicas confusas e não padronizadas) e deve ser avaliado com muita cautela.

Episiotomia

O uso profilático da episiotomia para o parto de feto com baixo peso ao nascer (< 2.500 g) não parece estar associado a melhor resultado neonatal. O uso seletivo de episiotomia é razoável quando indicado clinicamente, como partos com alto risco de laceração perineal grave ou necessidade de facilitar o parto de um feto possivelmente comprometido.

Vácuo-extrator

O parto assistido por vácuo-extrator é contraindicado antes das 34 semanas de gestação, pois pode aumentar o risco de hemorragia intraventricular (HIV) no feto prematuro. O fórceps deve ser usado quando um parto assistido por instrumento é necessário antes das 34 semanas de gestação.

Fórceps

O uso profilático de fórceps baixo não é indicado, pois a maior parte dos dados observacionais sugerem que o risco de hemorragia intraventricular não é reduzido pelo uso de fórceps baixo em comparação com nenhum procedimento. O uso de fórceps baixo, quando clinicamente indicado, parece razoável, uma vez que o risco de danos ao feto com baixo peso ao nascer não parece ser maior do que nos fetos a termo, cujo peso é apropriado para a idade gestacional. Estão disponíveis dois fórceps com dimensões menores que os fórceps padrão e que se destinam ao uso de fetos com baixo peso ou muito baixo peso (< 1.500 g).

Ligadura do cordão umbilical

Imediatamente após o parto de infantes pré-termo, assim como o de infantes a termo, que estão respirando e chorando, pode-se optar pela ligadura tardia do cordão, cerca de 30 a 45 segundos. A revisão sistemática do International Liaison Committee on Resuscitation confirmou que a ligadura tardia do cordão está associada a menor incidência de hemorragia intraventricular, de qualquer grau, maior pressão e volume sanguíneos, menos transfusões ao nasci-

mento e enterocolite necrosante. Todavia, a ordenha do cordão é ação proscrita da assistência pós-parto.

Assistência imediata ao recém-nascido pré-termo

É fundamental a presença de pediatra experiente na sala de parto por ocasião do nascimento. Exige-se delicadeza na manipulação do pré-termo e suavidade nas manobras de reanimação em face da fragilidade desses recém-nascidos, que devem ser cuidados em unidades terciárias.

Com relação ao índice de Apgar, na população de recém-nascidos pré-termo, em face de sua imaturidade fisiológica, esse índice não tem importância clínica (ACOG, 2006).

A limpeza da orofaringe será imediata por meio de pera de borracha quando do desprendimento do polo cefálico. Após a secção do cordão, complementa-se o atendimento com aspiração gástrica, utilizando-se cateteres adequados. Ao se utilizarem aspiradores mecânicos, é recomendado não ultrapassar pressões negativas de 200 mmHg.

A sala deve estar aquecida, com temperatura igual ou superior a 26° C. Não deve ser utilizado o arcondicionado quando do nascimento do pré-termo, que será imediatamente aquecido e colocado em incubadora à temperatura de 30° C.

A reanimação é indicada para neonatos deprimidos.

Prognóstico do parto pré-termo

A sobrevida dos recém-nascidos pré-termo aumentou consideravelmente, sobretudo daqueles que nascem após 32 semanas de gravidez. Entretanto, esses recém-nascidos não estão isentos de complicações. A maioria dos problemas graves está associada àqueles que nascem antes de 32 semanas (1 a 2% do total de partos), principalmente aos nascidos antes de 28 semanas (0,4% do total de partos).

A evolução da assistência perinatal, com a utilização de corticosteroide e surfactante, bem como a estruturação dos centros terciários, foi importante para melhorar o prognóstico do prematuro. No entanto, tal prognóstico permanece desalentador para os prematuros pré-viáveis (nascidos entre 23 e 25 semanas).

Quanto aos prematuros pré-viáveis, a taxa de sobrevida é de 0,7%, 31,2%, e 59,1%, respectivamente, para os recém-nascidos de 23, 24 e 25 semanas. Entre os sobreviventes, há alta prevalência de alterações mentais, motoras, sensoriais (auditiva, visual) e cognitivas.

Com relação aos recém-nascidos pré-termo tardios, a morbidade está elevada em comparação com os recém-nascidos a termo. Hipotermia, dificuldade alimentar e respiratória, apneia, hiperbilirrubinemia são mais frequentes nesse grupo, provavelmente por sua imaturidade fisiológica e resposta compensatória limitada ao ambiente extrauterino.

LEITURAS COMPLEMENTARES

American College of Obstetricians and Gynecologists. Antenatal corticosteroid therapy for fetal maturation. ACOG Committee Opinion n. 475. Obstet Gynecol. 2011;117:422.

American College of Obstetricians and Gynecologists. Antenatal corticosteroid therapy for fetal maturation. ACOG Committee Opinion n. 402. Obstet Gynecol. 2008;111:805.

American College of Obstetricians and Gynecologists. Cesarean delivery on maternal request. ACOG Committee Opinion n. 394. Obstet Gynecol. 2007;110:1501.

American College of Obstetricians and Gynecologists. Management of preterm labor. ACOG Practice Bulletin n. 155. Obstet Gynecol. 2016a;127:e29.

American College of Obstetricians and Gynecologists. Management of preterm labor. ACOG Practice Bulletin n. 127. Obstet Gynecol. 2012;119:1308.

American College of Obstetricians and Gynecologists. Multifetal gestations: Twin, triplet, and higher order multifetal pregnancies. ACOG Practice Bulletin n. 144. Obstet Gynecol. 2014;123:1118.

American College of Obstetricians and Gynecologists. Periviable birth. ACOG Obstetric Care Consensus n. 4. Obstet Gynecol. 2016b;127:e157.

American College of Obstetricians and Gynecologists. Prediction and prevention of preterm birth. ACOG Practice Bulletin n. 130. Obstet Gynecol. 2012;120:964.

American College of Obstetricians and Gynecologists. The Apgar score. ACOG Committee Opinion n. 333. Obstet Gynecol. 2006;107:1209.

American College of Obstetricians and Gynecologists. Timing of umbilical cord clamping after birth. ACOG Committee Opinion n. 543. Obstet Gynecol. 2012;120:1522.

Asztalos EV et al. Multiple courses of antenatal corticosteroids for preterm birth study: Outcomes in children at 5 years of age (MACS-5). JAMA Pediatr. 2013;167(12):1102-10.

Bain E et al. Implementation of a clinical practice guideline for antenatal magnesium sulphate for neuroprotection in Australia and New Zealand. Aust N Z J Obstet Gynaecol. 2013;53(1):86-9.

Bain E, Middleton P, Crowther CA. Different magnesium sulphate regimens for neuroprotection of the fetus for women at risk of preterm birth. Cochrane Database Syst Rev. 2012(2):CD009302.

Berghella V et al. Cervical ultrasonography compared with manual examination as a predictor of preterm delivery. Am J Obstet Gynecol. 1997;177(4):723-30.

Bittar RE, Carvalho MHB, Zugaib M. Condutas para o trabalho de parto pré-termo. Rev Bras Gin Obst. 2005;27:561.

Brasil. Ministério da Saúde. Informações de Saúde (TABNET), Estatísticas Vitais – Ministério da Saúde. Disponível em: http://tabnet.datasus.gov.br/cgi/deftohtm.exe?sinasc/cnv/nvuf.def.

Brownfoot FC et al. Different corticosteroids and regimens for accelerating fetal lung maturation for women at risk of preterm birth. Cochrane Database Syst Rev. 2013(8):CD006764.

Conde-Agudelo A. Romero R, Kusanovic JP. Nifedipine in the management of preterm labor: a systematic review and metaanalysis. Am J Obstet Gynecol. 2011;204(2):134 e1-20.

Crowther CA et al. Australasian randomised trial to evaluate the role of maternal intramuscular dexamethasone versus betamethasone prior to preterm birth to increase survival free of childhood neurosensory disability (A*STEROID): Study protocol. BMC Pregnancy Childbirth. 2013;13:104.

Crowther CA et al. Magnesium sulphate at 30 to 34 weeks' gestational age: Neuroprotection trial (MAGENTA) – Study protocol. BMC Pregnancy Childbirth. 2013;13:91.

Crowther CA et al. Repeat prenatal corticosteroid prior to preterm birth: A systematic review and individual participant data meta-analysis for the PRECISE study group (prenatal repeat corticosteroid international IPD study group: Assessing the effects using the best level of evidence) – Study protocol. Syst Rev. 2012;1:12.

Crowther CA, Hiller JE, Doyle LW. Magnesium sulphate for preventing preterm birth in threatened preterm labour. Cochrane Database Syst Rev. 2002;(4):CD001060.

Di Renzo GC et al. Preterm Labor and Birth Management: Recommendations from the European Association of Perinatal Medicine. J Matern Fetal Neonatal Med. 2017;30(17):2011-30.

Dodd JM, Crowther CA, Middleton P. Oral betamimetics for maintenance therapy after threatened preterm labour. Cochrane Database Syst Rev. 2012;12:CD003927.

Doyle LW, Crowther CA, Middleton P, Marret S, Rouse D. Magnesium sulphate for women at risk of preterm birth for neuroprotection of the fetus. Cochrane Database Syst Rev. 2009 Jan 21;(1):CD004661. Doi: 10.1002/14651858.CD004661.pub3.

Effectiveness and safety of the oxytocin antagonist atosiban versus beta-adrenergic agonists in the treatment of preterm labour. The Worldwide Atosiban versus Beta-agonists Study Group. BJOG. 2001;108(2):133-42.

Engle WA. Morbidity and mortality in late preterm and early term newborns: A continuum. Clin Perinatol. 2011;38(3):493-516.

Goldenberg RL et al. Epidemiology and causes of preterm birth. Lancet. 2008;371(9606):75-84.

Gomez R et al. Cervicovaginal fibronectin improves the prediction of preterm delivery based on sonographic cervical length in patients with preterm uterine contractions and intact membranes. Am J Obstet Gynecol. 2005;192(2):350-9.

Han S, Crowther CA, Moore V. Magnesium maintenance therapy for preventing preterm birth after threatened preterm labour. Cochrane Database Syst Rev. 2013(5):CD000940.

Hobel CJ. Prevention of preterm delivery. In: Beard RW, Nathanielsz PW (ed). Fetal phisiology and medicine: The basis of perinatology. New York: Marcel Dekker; 1984.

Iams JD et al. Primary, secondary, and tertiary interventions to reduce the morbidity and mortality of preterm birth. Lancet. 2008;371(9607):164-75.

Lamont RF, Jørgensen JS. Safety and Efficacy of Tocolytics for the Treatment of Spontaneous Preterm Labour. Curr Pharm Des. 2019;25(5):577-592. Doi: 10.2174/1381612825666190329124214.

Liggins GC, Howie RN. A controlled trial of antepartum glucocorticoid treatment for prevention of the respiratory distress syndrome in premature infants. Pediatrics. 1972;50(4):515-25.

Liggins GC. Premature delivery of foetal lambs infused with glucocorticoids. J Endocrinol. 1969;45(4):515-23.

Magee L et al. SOGC Clinical Practice Guideline. Magnesium sulphate for fetal neuroprotection. J Obstet Gynaecol Can. 2011;33(5):516-29.

McKinlay CJ et al. Repeat antenatal glucocorticoids for women at risk of preterm birth: A Cochrane Systematic Review. Am J Obstet Gynecol. 2012;206(3):187-94.

Mehler K et al. Survival Among Infants Born at 22 or 23 Weeks' Gestation Following Active Prenatal and Postnatal Care. JAMA Pediatr. 2016;170(7):671-7.

Moore GP et al. Neurodevelopmental outcomes at 4 to 8 years of children born at 22 to 25 weeks' gestational age: A meta-analysis. JAMA Pediatr. 2013;167(10):967-74.

Mukhopadhyay S, Dukhovny D, Mao W, Eichenwald EC, Karen M. 2010 Perinatal GBS Prevention Guideline and Resource Utilization Pediatrics. 2014 Feb;133(2):196-203. Doi: 10.1542/peds.2013-1866.

Naik Gaunekar N et al. Maintenance therapy with calcium channel blockers for preventing preterm birth after threatened preterm labour. Cochrane Database Syst Rev. 2013;(10):CD004071.

Nguyen TM et al. Magnesium sulphate for women at term for neuroprotection of the fetus. Cochrane Database Syst Rev. 2013;(2):CD009395.

Schrag S. et al. Prevention of perinatal group B streptococcal disease. Revised guidelines from CDC. MMWR Recomm Rep. 2002;51(RR-11):1-22.

Reeves SA, Gibbs RS, Clark SL. Am J Obstet Gynecol. 2011 Mar;204(3):202.e1-4. Doi: 10.1016/j.ajog.2011.01.014.

Verani JR, McGee L, Schrag SJ. Prevention of perinatal group B streptococcal disease – Revised guidelines from CDC, 2010. MMWR Recomm Rep. 2010;59(RR-10):1-36.

64

Insuficiência Istmocervical

Isabela Nelly Machado
Ricardo Barini

Colo uterino: aspectos histológicos

Histologicamente, a matriz extracelular do colo uterino (cérvix) contém proteínas (principalmente colágeno e, em menor quantidade, elastina) e proteoglicanos (p. ex., ácido hialurônico) que servem como sustentação e regem as propriedades bioquímicas e mecânicas do tecido, como resistência e elasticidade (Oxlund et al., 2010).

A recente explosão de informações moleculares e microestruturais está expandindo rapidamente nossa compreensão da arquitetura do tecido cervical humano, e sabe-se agora que o colo do útero não é homogêneo, nem as zonas são tão distintas quanto se pensava anteriormente. As evidências apontam que o orifício interno possui heterogeneidade significativa de reticulação de colágeno e apresenta maior concentração celular (com cerca de 50% a 60% de células musculares lisas) em comparação com o orifício externo. Como a estrutura está relacionada à função, é esperado que as diferenças arquiteturais no orifício interno, em comparação com o orifício externo, sejam decorrentes de diferenças funcionais e fisiológicas.

Essas células musculares são orientadas circunferencialmente em torno do canal endocervical, semelhantemente a um "esfíncter" (Figura 64.1), expressam proteínas associadas à contração (ou seja, junções de *gap*) e são funcionais (são contráteis quando tratadas com ocitocina). Esses achados sugerem que o útero e o colo do útero são menos distintos, estrutural e funcionalmente, e que o colo do útero pode desempenhar um papel muito mais ativo durante a gravidez do que se acreditava anteriormente (Vink e Feltovich, 2016).

Durante a gestação normal, apesar da diminuição lenta e progressiva da sua consistência que começa logo após a concepção, o colo uterino mantém o útero fechado até o final da gravidez. Próximo ao término da gestação, o colo se esvaece e dilata rapidamente, até culminar com a fase de dilatação ativa durante o trabalho de parto e expulsão do concepto. Minutos após o nascimento, essa estrutura se reconstitui para fechar o útero. Esse processo, conhecido como remodelação cervical, envolve um "afinado concerto" de eventos moleculares e microestruturais, incluindo a ativação de vias bioquímicas e interações entre células cervicais (intrínsecas), células imunológicas e a matriz extracelular.

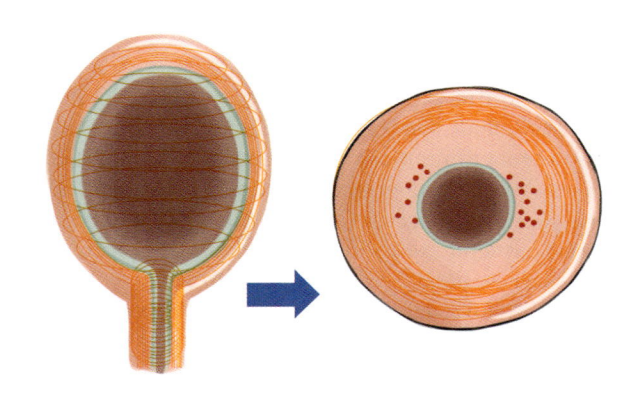

Figura 64.1. Representação da arquitetura das células do músculo liso uterino e cervical. A área do orifício interno contém células musculares circunferenciais que são contráteis e se assemelham a um "esfíncter". Essas células se comunicam diretamente com o tecido muscular do corpo uterino. *Fonte:* Adaptada de Vink e Feltovich, 2016.

A remodelação cervical foi estudada predominantemente em modelos animais (roedores), em razão das dificuldades inerentes à obtenção de tecido de mulheres grávidas.

Além das alterações de reticulação de colágeno, o amolecimento cervical provavelmente envolve alterações em outras proteínas da matriz celular e extracelular (p. ex., trombospondina 2 e tenascina C). Entretanto, é importante ressaltar que, mesmo que muitos processos bioquímicos sejam semelhantes, há forças mecânicas marcadamente diferentes entre humanos (bípedes) e roedores (quadrúpedes), além das diferenças na anatomia reprodutiva (humanos têm um útero; camundongos, dois) e no comportamento hormonal entre as espécies, o que coloca em questão a generalização dos estudos com roedores. Assim, podemos concluir que a fisiologia da remodelação cervical normal em humanos ainda não é completamente conhecida.

Incompetência istmocervical: definição e fisiopatologia

A incompetência istmocervical (IIC) foi descrita na década de 1940 por Palmer & Lancome, sendo definida como a falência do sistema oclusivo da matriz uterina, impossibilitando que o colo uterino se mantenha ocluído até o termo da gravidez, o que resulta em perdas conceptuais de 2º trimestre, na ausência de sinais e sintomas de contrações uterinas ou trabalho de parto. A maioria dos casos é congênita e pode se manifestar desde a primeira gravidez, enquanto os casos adquiridos podem ser resultantes de situações de traumas sobre o colo, como dilatação e curetagem uterina, segundo período do parto prolongado e cirurgias cervicais.

Recentemente, estudos combinando análises histológicas, bioquímicas e biomecânicas não confirmam a hipótese prévia de que a insuficiência cervical (IIC) seja caracterizada por um colo com baixa concentração de colágeno e altas concentrações de músculos lisos, permanecendo sua fisiopatologia ainda não completamente esclarecida.

Relevância clínica

A prematuridade é considerada o principal desafio da obstetrícia atual, por ser evento frequente, cuja incidência não apresenta diminuição consistente nas últimas décadas, e por se constituir na principal causa de morbimortalidade neonatal. Entre as causas da prematuridade passíveis de prevenção, encontra-se a incompetência istmocervical, com prevalência estimada em 1 a 2% de todas as gestações e cerca de 10 a 20% das perdas fetais de 2º trimestre.

Quadro clínico e diagnóstico

O quadro clínico se manifesta "tipicamente" com esvaecimento e cervicodilatação indolor durante o 2º trimestre (ou nas primeiras semanas do 3º trimestre), evoluindo com a protrusão e/ou rotura das membranas fetais e culminando com a eliminação (parto) de um concepto prematuro extremo. Importante refletir aqui que o uso da palavra "tipicamente" vem levantar a questão de que algumas mulheres podem apresentar, inicialmente, um quadro de pressão pélvica, sensação de contrações irregulares e pouco frequentes, sangramento e/ou corrimento vaginal, lembrando um trabalho de parto prematuro ou rotura prematura de membranas. A ausência de consistência entre esses sinais/sintomas e os achados cervicais (evolução atípica de um trabalho de parto habitual) permite o diagnóstico diferencial com o trabalho de parto pré-termo.

Os critérios de diagnóstico para IIC baseiam-se em três aspectos:

1. **Diagnóstico clínico:** histórico médico de pelo menos um episódio de aborto espontâneo no 2º trimestre ou nascimento prematuro causado por dilatações cervicais indolores, na ausência de patologias aparentes (como infecção, rotura de membranas ou sangramentos uterinos).
2. **Indicadores diagnósticos:** exames de imagem (marcadores).
3. **Testes que apoiam o diagnóstico:** dilatadores cervicais graduados durante o período não gestacional.

Entre esses aspectos, o histórico médico é o mais importante e suficiente para o diagnóstico de IIC. Na presença de história obstétrica sugestiva, a passagem do dilatador cervical n. 7 (vela de Hegar) através do orifício cervical interno sem resistência durante o período não gravídico pode confirmar o diagnóstico de incompetência istmocervical, mas não é essencial para que seja estabelecido.

Não há testes objetivos para avaliar a força do tecido cervical, como modo de confirmar o diagnóstico de IIC, mas alguns exames de imagem foram sugeridos para auxiliar nesse diagnóstico e incluem: uma largura do canal cervical > 0,6 cm no orifício cervical interno no exame ultrassonográfico; imagem de cavidade cervical "alargada" à histerossalpingografia; e imagem da tração do balão no colo do útero radiograficamente. Entretanto, nenhum desses testes foi validado cientificamente, e eles não estão indicados para fins de diagnóstico da IIC.

O estudo ultrassonográfico do comprimento do colo uterino via transvaginal (cervicometria) permite presumir o risco de parto prematuro, mas não confirma ou afasta o diagnóstico de IIC, particularmente na ausência de antecedente de prematuridade extrema ou perda gestacional de 2º trimestre, permitindo o diagnóstico diferencial com o quadro de "colo curto" (Figura 64.2).

Além do trabalho de parto prematuro (prematuridade espontânea) e do colo curto, já mencionados, outros diagnósticos diferenciais incluem a corioamnionite, o abortamento de repetição e a rotura prematura pré-termo de membranas.

A corioamnionite ou infecção intra-amniótica aguda é caracterizada clinicamente por febre e leucocitose materna, taquicardia materna ou fetal e odor fétido da secreção vaginal ou do líquido amniótico. Entretanto, metade das pacientes que apresentaram histologia para corioamnionite aguda não possui sintomas nem sinais objetivos de infecção. Nesse contexto, as lesões placentárias podem revelar uma associação significativa com a história de gravidez seguida por parto prematuro.

O abortamento de repetição pode ser distinguido, pois, diferentemente da IIC, é caracterizado por perdas gestacionais de 1º trimestre.

Para os casos de rotura prematura pré-termo de membranas, a ausência de dilatação do colo (ou uma discreta dilatação, a depender do tempo da rotura e da presença de contrações) afasta o diagnóstico de IIC.

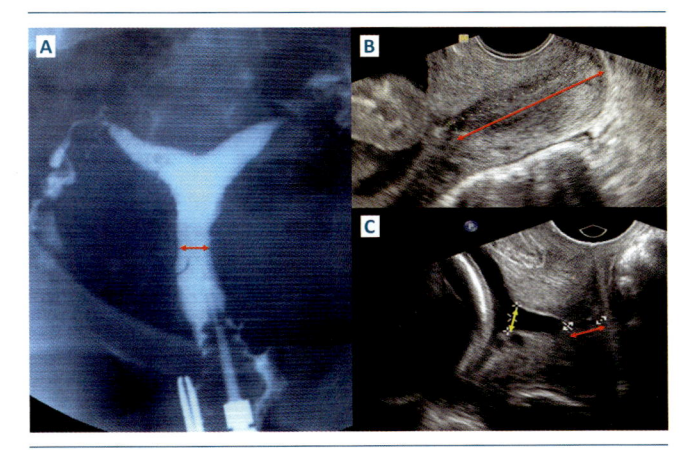

Figura 64.2. (A) Imagem de histerossalpingografia com alargamento da cavidade cervical (seta vermelha). (B) Corte longitudinal do colo uterino à ultrassonografia transvaginal, com medida longitudinal normal do colo uterino (seta vermelha). (C) Corte longitudinal do colo uterino à ultrassonografia transvaginal, com medida longitudinal diminuída do colo uterino (seta vermelha) e medida da largura do orifício interno evidenciando alargamento (afunilamento) (seta amarela).
Fonte: Acervo da autoria.

Abordagens terapêuticas

Os objetivos do tratamento da IIC são evitar a prematuridade (e suas consequências) e manter uma qualidade de vida para a gestante. Historicamente, a restrição de atividade física, relativa ou absoluta, não se mostrou efetiva e não deve ser recomendada como medida central do tratamento. Há evidências de que três tratamentos são mais eficazes do que o placebo na prevenção do parto prematuro nos casos de IIC: uso de progesterona, pessário cervical e cerclagem uterina.

Tratamento medicamentoso

A taxa de parto prematuro pode ser reduzida pelo uso profilático de progesterona via vaginal em mulheres com histórico de parto prematuro (particularmente em idades gestacionais menores que 34 semanas) e naquelas com um colo curto incidentalmente identificado por ultrassonografia transvaginal de rotina (sem história de parto prematuro). Entretanto, o papel da progesterona nas perdas de 2º trimestre e IIC permanece incerto, e, portanto, seu uso rotineiro não é recomendado.

Pessário cervical

O uso de um pessário de vidro no tratamento da insuficiência cervical ou do parto prematuro foi descrito pela primeira vez em 1977. Desde então, vários projetos e materiais foram usados e relatados. O pessário cervical atual é um anel de silicone flexível que pode ser facilmente inserido no colo uterino via vaginal (e, da mesma maneira, removido), em um procedimento que não requer hospitalização ou anestesia, apertando o colo do útero e forçando o fechamento do canal.

A maioria dos estudos utilizou o pessário Arabin, disponível em diferentes tamanhos, com diâmetro externo entre 65 e 70 mm, diâmetro interno entre 32 e 35 mm e altura da curvatura entre 21 e 25 mm. Foi concebido para ser inserido com a sua curvatura para cima, de modo a que o maior diâmetro seja suportado pelo chão pélvico. O menor diâmetro interno deve abranger o colo do útero (Figura 64.3).

O mecanismo exato do pessário cervical permanece desconhecido, mas, por meio de uma análise computacional biomecânica preliminar, foi levantada a hipótese de que, ao modificar a posição do canal cervical, o pessário altera a distribuição do peso do útero e do feto sobre o colo, reduzindo a quantidade de estiramento de tecido na região do orifício interno do colo uterino e prevenindo a sua dilatação prematura. Outro mecanismo proposto é que o pessário possa auxiliar a barreira imunológica entre os espaços corioamniótico extraovular e a microbiota vaginal.

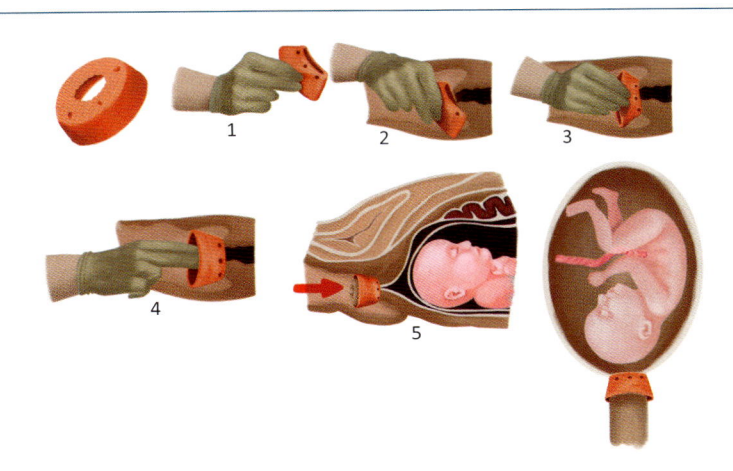

Figura 64.3. Pessário cervical e a representação dos passos para inserção do pessário (1 a 5).
Fonte: Desenvolvida pela autoria.

A única complicação descrita para o método é aumento do corrimento vaginal, referido por cerca de metade das usuárias de pessário, mas que os estudos demonstraram parecer refletir mais irritação local pela presença do corpo estranho do que infecção.

O pessário deve ser removido após 36 semanas de gestação.

A eficácia clínica do pessário cervical na prevenção do parto prematuro em gestações complicadas por IIC permanece incerta, uma vez que resultados conflitantes foram publicados até o momento (Saccone et al., 2017). Apesar da eficácia clínica controversa, o uso do pessário cervical, por ser uma opção terapêutica relativamente de baixo custo e pouco invasiva, pode ser útil em especial para os serviços de saúde com menos recursos, ou em situações com algum impedimento para o tratamento cirúrgico.

Cerclagem uterina

O tratamento cirúrgico utilizado há mais de 60 anos para a incompetência istmocervical é a cerclagem (ou circlagem) uterina (ou cervical), por meio da colocação de material de sutura em torno do colo do útero, limitando o seu encurtamento e sua abertura. De acordo com o momento de sua realização, a cerclagem pode ser feita fora da gestação (pré-gestacional) ou, classicamente, durante a gravidez.

Quando realizada durante a gestação, a cerclagem pode ser classificada em eletiva (ou profilática) entre 12 e 16 semanas, ou de urgência, a qualquer momento da gravidez. Para as cerclagens eletivas, a realização do procedimento não é indicada antes da 12ª semana de gestação, em vista da maior possibilidade de abortamento por outras causas. Após a 16ª semana, entretanto, a expansão uterina já instalada pela evolução da gravidez poderia causar a dilatação cervical, perdendo-se o tempo oportuno para a profilaxia (tratamento antes de o problema surgir).

Atualmente, as indicações da cerclagem para gestações únicas têm por base três situações:

1. história obstétrica típica de IIC, com ou sem cerclagem prévia;
2. achado ultrassonográfico de comprimento cervical < 25 mm antes de 24 semanas em mulheres com partos prematuros prévios (< 34 semanas), com ou sem afunilamento;
3. achados anormais no exame físico (dilatação cervical ao toque vaginal antes de 24 semanas).

A cerclagem uterina não deve ser indicada com a finalidade de reduzir prematuridade em gestações gemelares ou em situações de colo curto (< 25 mm antes de 24 semanas) na ausência de antecedentes obstétricos que justifiquem o procedimento (prematuridade < 34 semanas ou quadro de IIC típica) (ACOG, 2014; Brown et al., 2019).

Abaixo, descreveremos as principais técnicas cirúrgicas e suas indicações clínicas. Não há evidência científica de melhores resultados entre as diferentes técnicas. Entretanto, além da experiência da equipe cirúrgica, o principal fator associado a melhores resultados perinatais parece ser a altura do posicionamento dos pontos: quanto mais alto, melhores resultados (Estrada et al., 2019).

Cerclagem profilática

A técnica de **Shirodkar** foi originalmente descrita em 1955 e consiste em uma única sutura ao redor da cérvix no nível do orifício interno. A sutura é precedida por uma incisão na mucosa vaginal anterior logo abaixo da inserção cervical, com o afastamento cranial da bexiga até o nível da prega peritoneal vesicouterina, e uma incisão na mucosa posterior, rebatendo o reto. Na sua publicação original, o Dr. Vithal Naresh Shirodkar usou uma faixa de $10 \times 0,5$ cm de fáscia lata da região da coxa da paciente como material de sutura (Yeomans et al., 2019). Atualmente, uma fita Mersilene de 5 mm (com duas agulhas, uma em cada extremidade) é passada da porção posterior para a anterior de cada lado do colo, transfixando-o. A fita é posicionada posteriormente no colo (sem dobras) e o nó é atado anteriormente na linha média, isolando-se lateralmente a circulação cervical. Originalmente, as incisões da mucosa vaginal não são totalmente fechadas, e as extremidades livres do nó ficam expostas para facilitar a remoção subsequente da fita. Uma variação da técnica, descrita em 1980 por Curet, propõe fechar as incisões da mucosa vaginal e deixar a cauda da sutura protusa pela incisão (Figuras 64.4 e 64.5).

Logo depois, em 1957, o Dr. Ian McDonald descreveu uma nova técnica de cerclagem cervical utilizando uma sutura "em bolsa", tecnicamente mais simples que a técnica de Shirodkar por não requerer incisões na mucosa vaginal ou mobilização da bexiga. O procedimento utilizado hoje é bastante semelhante ao descrito originalmente, porém usando fios não absorvíveis (polipropileno n. 1 ou 2, nylon monofilamentar, poliéster trançado ou fita Mersilene). A sutura é feita com 4 a 6 pontos posicionados circunferencialmente o mais alto possível, começando na junção cervicovaginal, profundos o suficiente para incluírem o estroma sem entrarem no canal endocervical. O nó da sutura é deixado anteriormente e com comprimento suficiente para ser removido ao final da gestação (Figura 64.6).

As **técnicas cirúrgicas** Shirodkar e McDonald são ainda hoje as técnicas mais comumente realizadas para cerclagem uterina. Várias modificações das técnicas originalmente descritas foram propostas. A maioria das modificações envolvem a substituição do posicionamento do nó dos fios e tipo dos fios utilizados, com posicionamento do nó anterior ou posterior, transmucosa ou não. Em mãos experientes, parece não haver diferença na eficácia das duas técnicas, com uma taxa de insucesso em prevenir novas perdas ou partos prematuros que variam de 10 a 50%.

Outras técnicas descritas para o tratamento cirúrgico da IIC são Aquino-Salles (1959) e Espinosa Flores (1966). A técnica de **Aquino-Salles** consiste na colocação de três pontos em "U" paralelos entre si, transfixando toda a espessura do colo longitudinalmente, com fios não absorvíveis (seda n. 2) com os nós fixados anteriormente. Já por meio da técnica de **Espinosa Flores**, os fios utilizados são fitas cardíacas, que são ancorados nos ligamentos de Mackenrodt e nos lábios anterior e posterior do colo.

As principais complicações das cerclagens uterinas (por qualquer técnica) incluem ruptura prematura de membranas, corioamnionite, trabalho de parto prematuro, deslocamento da sutura, sangramento e risco aumentado de laceração cervical. Complicações graves, como rotura uterina ou septicemia materna, são felizmente raras.

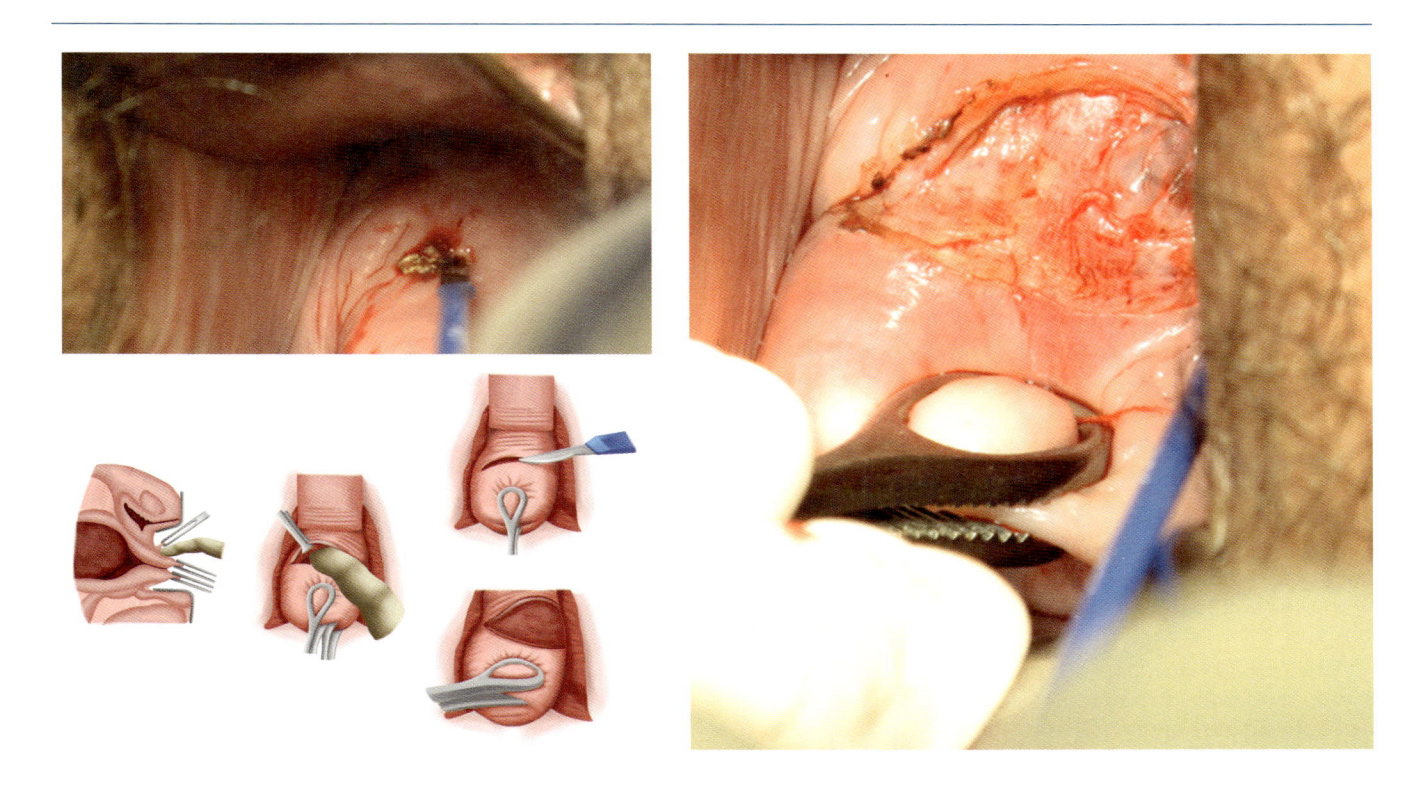

Figura 64.4. Abertura do fórnix vaginal anterior na técnica de Shirodkar, com dissecção até o nível da prega vesicouterina.
Fonte: Acervo da autoria.

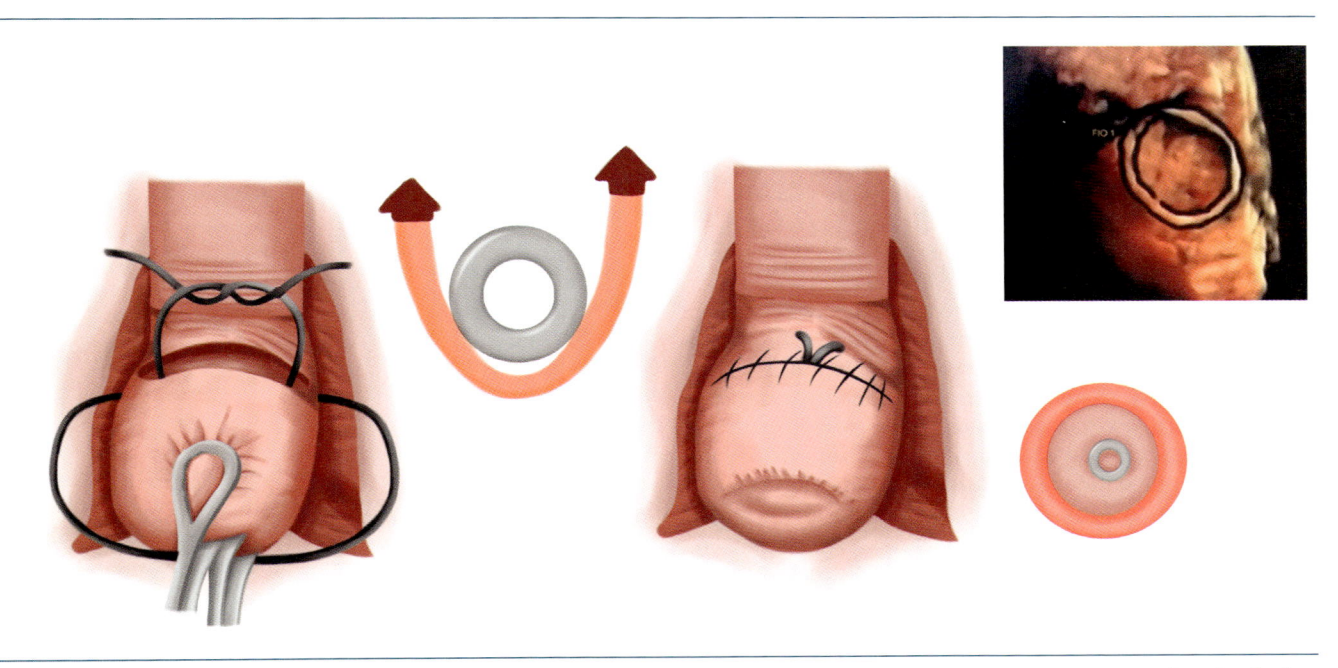

Figura 64.5. Técnica da passagem da fita Mersilene na cerclagem Shirodkar, com o posicionamento anterior do nó e fechamento das incisões da mucosa, deixando a cauda da sutura protusa pela incisão (desenhos). Os esquemas representam a posição da fita Mersilene (em azul), em relação ao colo uterino, numa visão transversal, antes e após a amarração das extremidades da fita. À direita, foto de ultrassonografia em corte sagital em 3D do colo uterino com a visão da fita Mersilene.
Fonte: Acervo da autoria.

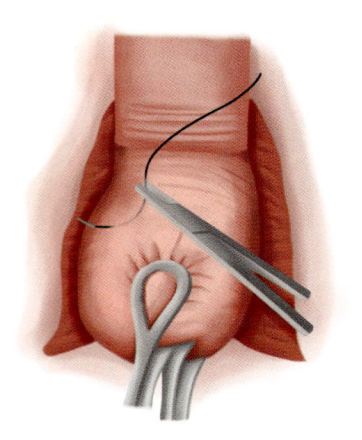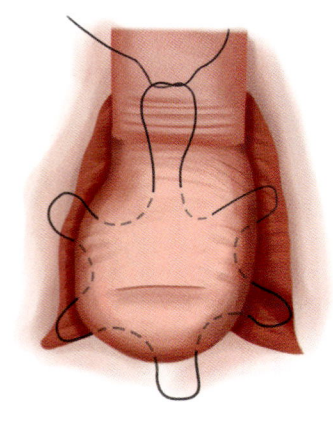

Figura 64.6. Técnica da passagem do fio na cerclagem McDonald, com o posicionamento anterior do nó, que é deixado visível para sua retirada no momento indicado. O esquema representa a posição do fio (em azul), em relação ao colo uterino, numa visão transversal, após a amarração das extremidades do fio.
Fonte: Desenvolvida pela autoria.

Vale ressaltar que, para a cerclagem profilática, nenhum estudo randomizado apresentou achados livres de variáveis de confusão para apoiar o uso rotineiro de tocolíticos, corticosteroides ou antibióticos, embora em cerclagens colocadas em gestações próximas à viabilidade fetal, o uso de corticosteroide possa ser considerado. Da mesma maneira, não há dados que suportem o uso de progesterona em mulheres cercladas.

Nas gestações não complicadas, a retirada eletiva dos fios da cerclagem é recomendada em idades gestacionais de 36 a 38 semanas, num procedimento ambulatorial (sem necessidade de anestesia). Se o planejamento do parto for pela via alta, os pontos podem ser retirados logo após o término da cirurgia, com a paciente ainda anestesiada e em posição de litotomia dorsal. Está recomendada a retirada dos pontos da cerclagem na presença de sinais de trabalho de parto ativo (prematuro ou não), rotura de membranas ou suspeita de corioamnionite, em qualquer momento da gestação.

Em 1965, Benson e Durfee propuseram a **cerclagem via transabdominal (CTA)**, com o objetivo de fixar os pontos da cerclagem no nível da junção istmocervical, diferentemente das técnicas vaginais, nas quais a cerclagem acontece na junção do colo com o fórnix vaginal. Por esse motivo, as CTA são também chamadas de **cerclagens istmocervicais**.

Atualmente, as técnicas abdominais podem ser por laparotomia ou laparoscopia, convencional ou robótica, durante ou fora do período gestacional. A opção entre uma técnica e outra depende da idade gestacional, condições do colo e da experiência da equipe cirúrgica. Por questões técnicas, quando realizada durante a gestação, a CTA deve ocorrer entre as semanas 11 e 14 de idade gestacional, após triagem fetal para aneuploidias ou malformações e antes de o volume uterino atingir dimensões que envolvam maiores riscos obstétricos ou cirúrgicos.

A incisão de Pfannenstiel permite acesso à reflexão vesicouterina, que é dissecada para mobilização caudal da bexiga e exposição do espaço entre os vasos uterinos e o istmo do útero, na altura do orifício interno do colo uterino (1 cm acima dos ligamentos uterossacros). Nesse "espaço vazio",

são passados os pontos com fita Mersilene através do folheto posterior do ligamento largo, em ambos os lados do útero, ao redor do istmo e amarrados anteriormente ou posteriormente. A passagem da fita medialmente aos vasos uterinos permite a sua não oclusão quando a cerclagem é amarrada (Figura 64.7).

Embora a literatura tenha mostrado bons resultados perinatais com a técnica da CTA, as desvantagens dessa técnica consistem na necessidade da abertura da cavidade abdominal, com maior morbidade cirúrgica, maior risco de sangramento, formação de aderências abdominais/pélvicas, lesões vesicais e necessidade de parto cesárea, pela impossibilidade da retirada dos pontos via vaginal antes do parto. Importante ressaltar que, na vigência de CTA, não há necessidade de antecipação do parto para idades gestacionais menores que 39 semanas.

As indicações atuais para a realização da cerclagem via abdominal incluem:

- colo congenitamente curto;
- colo amputado cirurgicamente;
- cicatrização e/ou deformação extensa do colo;
- lacerações penetrantes em fórnices e fístula vaginal;
- cerclagens vaginais prévias sem sucesso.

Cerclagem profilática pré-gestacional

Um grupo selecionado de pacientes podem se beneficiar da realização da cerclagem profilática no período não gravídico. A principal indicação desse tratamento é antecedente de insucesso em cerclagem uterina prévia. As técnicas podem ser via transvaginal ou transabdominal, sendo esta última útil (e por vezes a única possível) para as situações de dificuldade ou impossibilidade de acesso ao colo uterino para inserção das suturas, como nos colos amputados ou gravemente lacerados. Atualmente, a cerclagem profilática abdominal pré-gestacional pode ser inserida ao mesmo tempo em que uma traquelectomia é realizada, em mulheres com desejo reprodutivo.

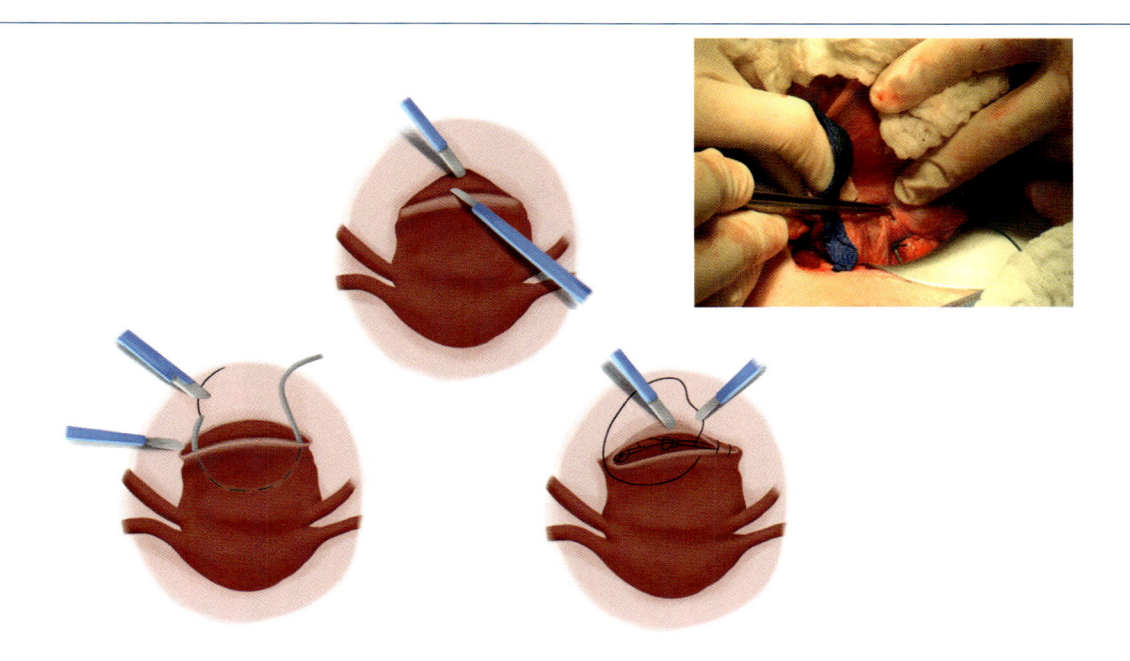

Figura 64.7. Cerclagem abdominal: dissecção do peritônio na reflexão vesicouterina, exposição do espaço entre os vasos uterinos e o istmo do útero (vasos em vermelho nos desenhos), posicionamento da fita Mersilene em ambos os lados do útero, ao redor do istmo e amarrados anteriormente (no desenho) ou posteriormente (na foto).
Fonte: Acervo da autoria.

No Centro de Atenção Integral à Saúde da Mulher (CAISM), desde 2000, tem sido realizada uma técnica de cerclagem pré-gestacional via vaginal "variante" das técnicas já descritas. A cerclagem é iniciada como a técnica de Shirodkar, com a abertura das mucosas vaginais anterior e posterior, porém com o posicionamento mais alto da cerclagem, já que não há riscos de perfuração da bolsa amniótica (por ser fora do período gestacional) e com a vantagem da baixa morbidade cirúrgica da via vaginal. A abertura da mucosa vaginal permite a identificação dos ligamentos uterossacros, por palpação, e o ponto é inserido logo acima desses ligamentos, na altura da junção istmocervical, como na CTA (Figura 64.8) (Lotgering, 2007).

Além da altura do posicionamento, a técnica se diferencia pelo uso de pelo menos duas suturas. A primeira sutura, usando um fio inabsorvível de poliéster multifilamentado, recoberto por polibitilato (Ethibond®), resistente, de grande durabilidade e pouca reação tecidual, comumente usados nas suturas de tendões e aponeurose. A segunda sutura usando uma fita cardíaca, de algodão, resistente e atraumática. Os fios da sutura são apertados usando-se um histerômetro dentro do canal cervical, a fim de preservar a permeabilidade cervical e futura fertilidade. Como as suturas ficam acima do nível cervicovaginal, os fios das suturas **são deixados** totalmente recobertos, após sutura contínua da mucosa vaginal. Como consequência, os fios da cerclagem não são retirados antes do parto, como nas cerclagens profiláticas convencionais realizadas durante a gestação, e, por esse motivo, a técnica ficou conhecida como "cerclagem definitiva".

Um levantamento dos primeiros 76 casos indicados para essa técnica por falha em cerclagens prévias (de 1 a 5 cerclagens sem sucesso, por paciente) identificou 85% de partos > 34 semanas, com 95,3% de recém-nascidos vivos à alta hospitalar após o parto, sem complicações maternas significativas (dados não publicados), o que demonstra que essa técnica é eficaz e segura, quando bem indicada.

Cerclagem emergencial

As gestantes que se apresentam com dilatação cervical, na ausência de outros sinais de trabalho de parto ou descolamento placentário, são candidatas à cerclagem uterina emergencial ("de urgência" ou "de resgate"). Nessa situação, as membranas amnióticas estão expostas, o que torna a cirurgia tecnicamente mais delicada. Nas situações mais complicadas, quando as membranas estão protusas dentro da vagina, há necessidade de reduzir as membranas para dentro da cavidade uterina, usando chumaço de gaze (embebido em soro fisiológico), balão de sonda de Foley ou amniodrenagem orientada por ultrassonografia no momento da cirurgia (Figura 64.9).

As contraindicações para a realização da cerclagem de urgência são:

- colo com dilatação cervical > 4 cm e muito esvaecido (sem tecido para "ancorar os pontos");
- suspeita de corioamnionite;
- feto com alterações de vitalidade.
- idade gestacional com viabilidade fetal.

Embora haja uma expectativa de prorrogação em torno de 8 semanas na gestação, o que pode fazer a maioria dos fetos atingirem a viabilidade, não há evidências científicas robustas de um claro benefício diante da morbidade materna e dos riscos perinatais, tornando necessário uma discussão prévia com quanto a riscos e benefícios. Os critérios para remoção de cerclagem de emergência são os mesmos que para a cerclagem profilática.

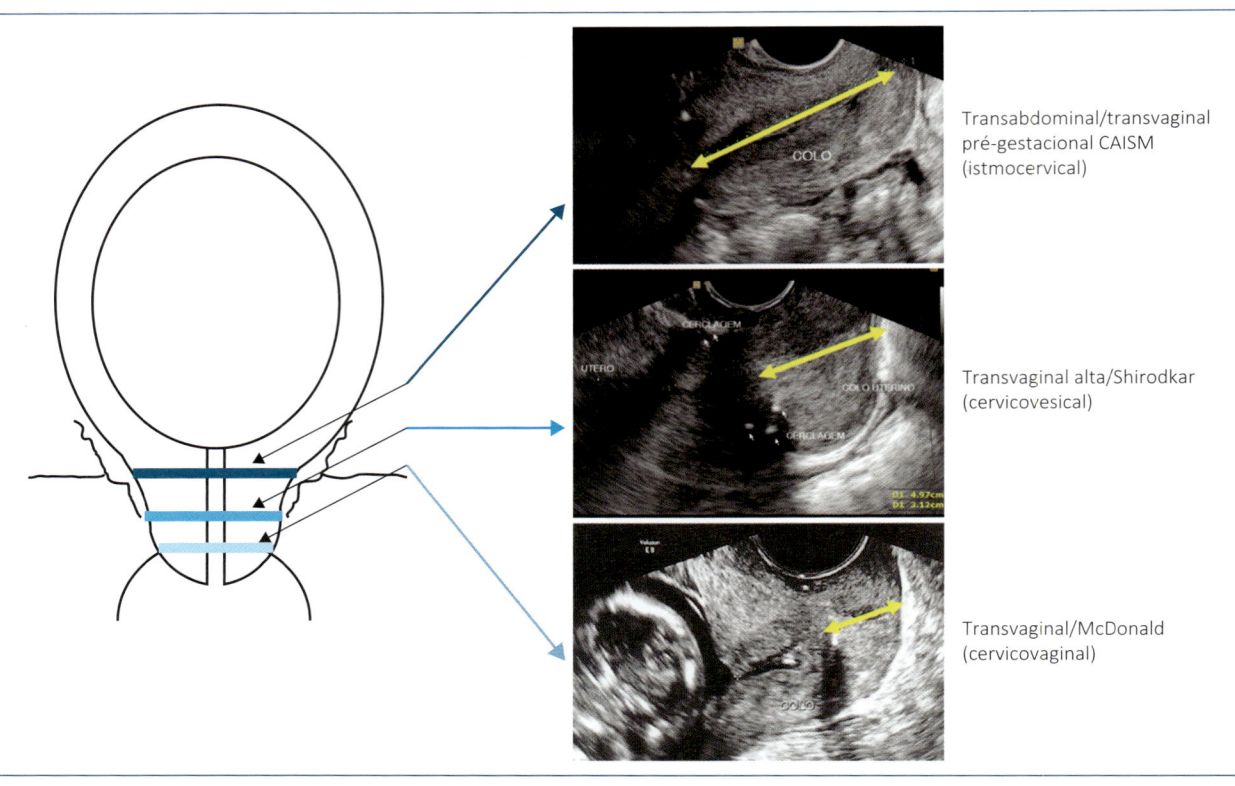

Figura 64.8. Representação do posicionamento das diferentes técnicas de cerclagem uterina com correspondentes achados ultrassonográficos pós-operatórios à direita. Nas fotos, é possível verificar a "altura" de cada cerclagem pela medida da distância entre os pontos da cerclagem (pontos ecogênicos com sombra acústica) e o orifício externo do colo, em corte longitudinal do colo uterino pela ultrassonografia transvaginal (setas amarelas).

Fontes: Ilustração adaptada de Lotgering, 2007; e Fotos do acervo da autoria.

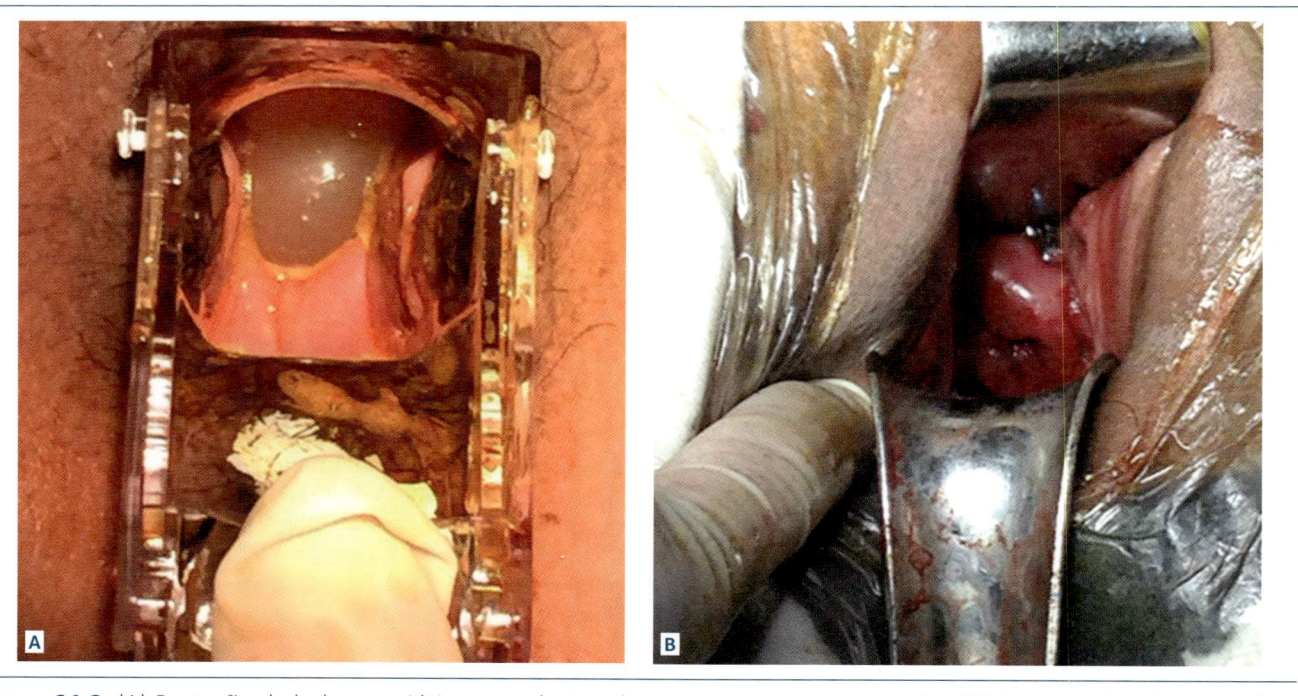

Figura 64.9. (A) Protusão da bolsa amniótica para dentro da vagina, ao exame especular. (B) Aspecto do pós-operatório imediato da cerclagem de urgência, com visualização do colo fechado e de fios da cerclagem (nó posicionado anteriormente).
Fonte: Acervo da autoria.

Perspectivas

Estudos multidisciplinares

Modelos de simulação computadorizados da pelve, do útero e do colo do útero são promissores para o estudo da remodelação cervical humana na gravidez. Isso é extremamente encorajador, dadas as limitações dos modelos de roedores e os desafios da obtenção de tecido cervical humano na gravidez. Estudos recentes utilizando esses modelos de simulação mostraram que o ângulo do colo do útero na pelve influencia a quantidade de alongamento (pressão) exercido na área do orifício interno, além de demonstrarem que a força das membranas fetais também influencia o grau de estiramento no orifício interno. Combinando esses achados, é razoável prever a utilidade desses modelos de computador (que incorporam propriedades teciduais específicas da paciente e parâmetros derivados do ultrassom) para prever e/ou identificar quais mulheres com remodelação cervical prematura realmente evoluem para partos prematuros.

Estudos futuros exigirão uma colaboração multidisciplinar e criativa, incluindo especialistas em obstetrícia, bioquímica, biologia molecular, engenharia biomecânica e biologia de sistemas. Essa abordagem tem o potencial de finalmente descobrir a fisiopatologia da remodelação cervical prematura em um nível específico da paciente, podendo nos guiar para novos e individualizados tratamentos para a IIC, bem como para outras causas de prematuridade espontânea.

Cerclagem injetável

A proteína de seda purificada é uma proteína fibrosa natural que exibe notáveis propriedades mecânicas, flexibilidade química e biocompatibilidade. Pode ser processada em géis biodegradáveis com propriedades físico-mecânicas ajustáveis, misturando-se com outros materiais biológicos para atender às demandas funcionais, e, portanto, pode atender a uma ampla gama de aplicações biomédicas. Várias formulações derivadas dos biomateriais de seda foram testadas quanto a propriedades mecânicas em amostras teciduais de grávidas e não grávidas, quanto à biocompatibilidade, facilidade de injeção e degradação *in vitro*. Fibroblastos cervicais foram cultivados nesses biomateriais, mantendo-se proliferativos e metabolicamente ativos. Além disso, a injeção *in vitro* de tecido cervical humano demonstrou que exige baixa força de injeção e que o volume do tecido poderia ser aumentado sem influência significativa na rigidez cervical.

Resultados de estudos preliminares em animais (coelhos brancos da Nova Zelândia) demonstram que esses géis de seda elásticos são um protótipo inicial promissor para aumento do tecido cervical durante a gravidez. No entanto, atualmente não existem dados sobre a biodegradação ou os resultados do trabalho *in vivo*, o que será avaliado em estudos futuros.

Pessário personalizado

Cada gestante tem uma anatomia diferente, resultando em diferentes padrões de carga mecânica no segmento uterino inferior, membranas fetais e orifício interno do colo do útero. O objetivo de um pessário paciente-específico é a utilização de um dispositivo complementar personalizado para a anatomia de cada gestante, que incline adequadamente o colo do útero na direção correta e se encaixe no colo externo para chegar o mais próximo possível do orifício interno e comprimir o canal cervical com pressão mínima de contato, garantindo mais eficácia.

O dispositivo de ajuste personalizado, para ser projetado, requer a obtenção das dimensões da anatomia, como comprimento cervical, ângulo uterocervical anterior, diâmetro cervical externo e altura do canal vaginal, por meio de ultrassonografia transabdominal e transvaginal. A validação do material obtido pode ser executada por uma simulação computacional da geometria do dispositivo colocada em um modelo de computador da anatomia da paciente, para verificar se realmente reduzirá a carga mecânica no colo do útero (Koullali et al., 2017).

LEITURAS COMPLEMENTARES

ACOG Practice Bulletin. Cerclage for the management of cervical insufficiency n.142. Obstet Gynecol. 2014;123(2, Pt 1):372-9.

Brown R, Gagnon R, Delisle MF. Cervical Insufficiency and Cervical Cerclage n. 373. J Obstet Gynaecol Can. 2019;41(2):233-47.

Estrada F, Karakash S, SeeToe T, Weedon J, Minkoff H. Cerclage Location and Gestational Ageat Delivery. Am J Perinatol Rep. 2019;9:e195-e199.

Koullali B, Westervelt AR, Myers KM, House MD. Prevention of Preterm Birth: Novel Interventions for The Cervix. Semin Perinatol. 2017;41(8):505-10.

Lotgering FK. Clinical aspects of cervical insufficiency. BMC Pregnancy and Childbirth. 2007;7(Suppl 1):S17.

Oxlund BS, Ørtoft G, Brüel A, Danielsen CC, Oxlund H, Uldbjerg N. Cervical collagen and biomechanical strength in non-pregnant women with a history of cervical insufficiency. Reproductive Biology and Endocrinology. 2010;8:92.

Saccone G, Ciardulli A, Xodo S, Dugoff L, Ludmir J, Pagani G et al. Cervical Pessary for Preventing Preterm Birth in Singleton Pregnancies with Short Cervical Length: A Systematic Review and Meta-analysis. J Ultrasound Med. 2017;36:1535-43.

Vink J, Feltovich H. Cervical etiology of spontaneous preterm birth. Semin Fetal Neonatal Med. 2016;21(2):106-12.

Yeomans ER, Hoffman BL, Gilstrap III, LC, Cunninghan FG. Cirurgia Obstétrica de Cunninghan e Gilstrap. Procedimentos Simples e Complexos. 3.ed. Porto Alegre, São Paulo: AMGH Editora Ltda; 2019.

65

Amniorrexe Prematura

Luís Henrique Alves de Souza Moraes Ferreira Leão
Marcos Marangoni Junior
Renato Teixeira Souza

A ruptura prematura das membranas ovulares (RPMO) ocorre quando as membranas ovulares se rompem antes do início das contrações uterinas. Também é denominada amniorrexe prematura. Quanto maior a idade gestacional no momento da ruptura prematura, maiores as chances de trabalho de parto espontâneo. Em outras palavras, a fase latente, período entre a ruptura e o início da atividade uterina espontânea, é maior quanto mais precoce a gestação. Em geral, em torno de 50% das mulheres com ruptura prematura no pré-termo não entram em trabalho de parto espontâneo nas primeiras 48 horas (Souza et al., 2016).

A RPMO pode ser classificada em: ruptura prematura pré-termo das membranas ovulares (RPPMO) (ou amniorrexe prematura pré-termo), quando ocorre em gestações com menos de 37 semanas de idade gestacional; e ruptura prematura das membranas ovulares em gestações no termo. Do total de gestações, a RPPMO incide em cerca de 3% das gestantes, sendo o principal fator de risco isolado para trabalho de parto prematuro, responsável por aproximadamente um terço dos partos pré-termo (Passini Jr et al., 2014). Trata-se, portanto, de um tema de suma importância para a boa prática obstétrica na atualidade.

Ainda pouco se sabe sobre a etiologia ou os mecanismos biológicos envolvidos na ocorrência da RPMO. Processos inflamatórios e/ou infecciosos parecem ser determinantes. A RPMO está associada a maior risco de corioamnionite, que, por sua vez, está associada a pior desfecho materno e perinatal. Estima-se que aproximadamente 15% dos casos de RPMO apresentam corioamnionite clínica, aquela em que há sinais maternos e/ou fetais de infecção; em torno de 30% a 40% apresentam sinais histológicos de infecção (Souza et al., 2016).

Fatores de risco

Há diversas patologias, características maternas, hábitos de vida e aspectos socioeconômicos associados ao maior risco de RPMO, conforme listados no Quadro 65.1. Aqueles de maior risco relativo e maior prevalência na população serão abordados individualmente (Mercer et al., 1999).

Quadro 65.1 Fatores de risco para RPPMO.
História obstétrica/ginecológica
<ul><li>Trabalho de parto prematuro anterior</li><li>RPMO na gestação anterior</li><li>Malformação mülleriana</li><li>História de cirurgia no colo uterino</li></ul>
Aspectos sociodemográficos e nutricionais
<ul><li>Gestante adolescente</li><li>Idade materna avançada</li><li>Intervalo intergestacional < 6 meses</li><li>Baixo nível econômico</li><li>IMC < 19 ou peso < 50 kg</li></ul>
Gestação atual
<ul><li>Colo uterino curto</li><li>Gestações múltiplas</li><li>Malformação fetal</li><li>Alterações no volume do líquido amniótico</li><li>Estresse ou depressão</li><li>Técnicas de reprodução assistida</li><li>Cirurgia abdominal na gestação</li></ul>

Fonte: Desenvolvido pela autoria.

1. **RPPMO prévia:** agrega um risco relativo de 3,3 vezes para um novo episódio na gestação atual.
2. **Infecção do trato genital inferior e/ou urinário:** acredita-se que a presença de patógeno no trato geni-

tal inferior e/ou urinário desencadeia uma resposta imune na paciente que, por meio de fatores inflamatórios, aumenta o risco da RPPMO. As condições mais comuns associadas são a vaginose bacteriana, a tricomoníase e infecção de trato urinário.

3. **Sangramentos na gestação:** o sangramento em qualquer trimestre da gestação aumenta o risco de RPPMO. Quando o sangramento ocorre em mais de um trimestre da gestação, aumenta-se de 3 a 7 vezes o risco. A explicação mais aceita é que a trombina produzida pela gestante para estancar o sangramento liga-se aos receptores de proteases ativados da decídua (PAR-1 e PAR-2), desencadeando o *up-regulation* na expressão das proteases, sobretudo das metaloproteases, que estão intimamente associadas a RPPMO.

4. **Tabagismo:** embora o mecanismo não esteja muito claro, o uso de cigarro durante a gestação aumenta em 2 a 4 vezes a chance de RPPMO.

Quadro clínico

A queixa mais associada à RPMO é a perda de líquido claro, via vaginal, em grande quantidade, e manutenção da perda nas horas ou dias seguintes. O odor "de água sanitária" (*sui generis*) do líquido perdido e a percepção de um "estalido" também são comumente descritos ou confirmados pelas pacientes que apresentam RPMO. Entretanto, queixas de sensação de vagina ou períneo úmidos ou perda vaginal de líquido em pequena quantidade não são infrequentes. A diminuição da altura uterina também pode fazer parte da apresentação clínica.

Diagnóstico

Exame clínico

Com um espéculo estéril, deve-se avaliar o orifício externo do colo e a perda de líquido, que pode ser ativa ou percebida por meio da manobra de Valsalva. O acúmulo de líquido amniótico na vagina é considerado o padrão-ouro para o diagnóstico de ruptura de membranas ovulares. Importante salientar que o toque vaginal deve ser evitado, exceto quando a paciente evolui com contrações espontâneas.

A realização dos testes de pH vaginal, prova do forro e cristalização da secreção mucoide do colo e do fundo de saco vaginal pode auxiliar o diagnóstico. O pH do líquido amniótico varia entre 7 e 7,3, sendo mais básico do que o pH vaginal (aproximadamente 4,3) e o pH da urina (usualmente < 6). Deve-se colocar a fita de pH em contato com as paredes e a secreção vaginal por pelo menos 1 minuto. A leitura do pH depende do *kit* utilizado, mas a identificação de pH acima de 6 aumenta a suspeição de RPMO. A presença de sangue pode dificultar a interpretação do resultado. A prova do forro consiste em pedir para a gestante deambular durante 1 hora com um forro (compressa) na região vulvar. O odor *sui generis* de água sanitária no forro confirma o diagnóstico. A formação do fenômeno de cristalização (em folha de samambaia) da secreção coletada com um *swab* e analisada em lâmina a fresco em microscópio (aumento de 40 vezes) também auxilia na confirmação diagnóstica. Pode haver em alguns casos, porém, a possibilidade de resultados discordantes ou inconclusivos. A cuidadosa repetição

da propedêutica e/ou a utilização da ultrassonografia podem ser importantes ferramentas nesses casos.

Ultrassonografia

A maioria dos casos de RPMO estão associados ao oligoâmnio. O exame ultrassonográfico pode ser utilizado no caso de o exame físico e os testes complementares não confirmarem ou afastarem completamente o diagnóstico de RPMO em casos suspeitos. Em gestações pré-termo com ruptura de membranas, o índice de líquido amniótico (ILA) apresenta-se < 5 cm em torno de 2/3 das pacientes, enquanto o maior bolsão (MB) < 2 cm é observado em torno de metade dos casos. Assim, a ultrassonografia pode ajudar na investigação de amniorrexe quando há oligoâmnio e suspeita de RPMO; o líquido normal, entretanto, não afasta o diagnóstico de RPMO.

Testes biomoleculares

Existem alguns *kits* moleculares disponíveis para confirmação da RPMO que, em decorrência das características de conservação dos testes e do custo mais elevado, são reservados principalmente para casos suspeitos não confirmados. Dessa maneira, o uso desses testes adicionais pode ser útil para casos suspeitos de amniorrexe prematura no pré-termo, principalmente em pacientes com suspeita de rotura, mas com exame clínico normal e ultrassonografia com ILA entre 5 e 7 cm.

O exame que possui melhor sensibilidade (94,4% a 98,9%) e especificidade (87,5% a 100%) é o PA MG-1 (AmniSure®). É um teste rápido, capaz de detectar a quantidade da alfa-microglobulina-1, uma proteína presente em alta concentração no líquido amniótico (2.000 a 25.000 ng/mL) e baixas concentrações no sangue e na secreção vaginal, quando as membranas estão intactas. Esse teste não é afetado pela presença de sêmen ou sangue na vagina.

- **Método de coleta:** um *swab* estéril deve ser inserido na vagina por 1 minuto; a seguir, deve-se retirar o *swab* e colocá-lo em um recipiente com um solvente específico por mais 1 minuto; retira-se o *swab* desse recipiente. Por fim, mergulha-se por 5 a 10 minutos a fita do AmniSure® dentro desse recipiente.
- **Interpretação do resultado:** a) 2 linhas: positivo; b) 1 linha: negativo; c) nenhuma linha: resultado inválido.

O fluxograma a seguir (Figura 65.1) demonstra de maneira simplificada como realizar o diagnóstico de ruptura prematura das membranas ovulares.

Fatores prognósticos associados a desfechos perinatais

A amniorrexe prematura, quando pré-termo, é complicação obstétrica grave, todavia é o feto ou neonato que corre riscos maiores, em comparação aos riscos maternos. Os principais riscos dessa complicação são prematuridade, compressão ou prolapso de cordão, infecção intrauterina e descolamento prematuro de placenta.

No caso de infecção intrauterina, o feto poderá evoluir com sepse neonatal, retardo do desenvolvimento neuropsicomotor e até mesmo paralisia cerebral. Como complicações maternas, tem-se a possibilidade de evolução com corioamnionite, endometrite e sepse.

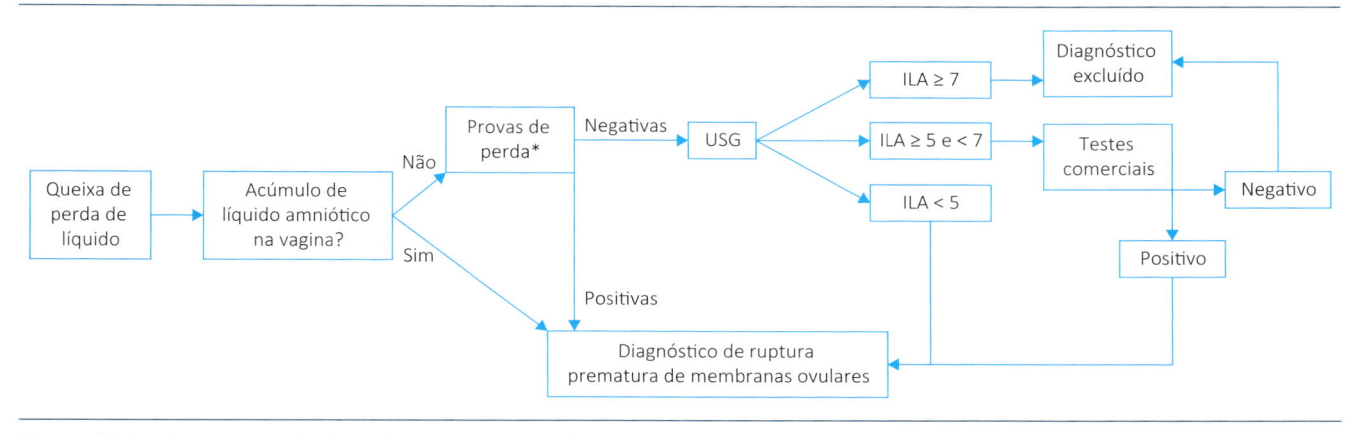

Figura 65.1. Fluxograma do diagnóstico nos casos de RPMO.

*Se cristalização positiva, prova do forro positiva ou pH > 6.

USG: ultrassonografia.

Fonte: Acervo da autoria.

No caso de compressão do cordão umbilical ou prolapso, o feto corre grande risco de asfixia e óbito intrauterino. A evolução para oligoâmnio em idade gestacional precoce, principalmente até a metade do 2º trimestre, está relacionada a hipoplasia pulmonar e deformidades esqueléticas por restrição. Outra complicação possível é o descolamento prematuro de placenta, relacionado também a hipóxia e óbito do feto, bem como a complicações hemorrágicas e coagulopatia na gestante.

Importante ressaltar, no entanto, que a maior complicação da RPPMO é a prematuridade, sendo uma das três maiores causas de morbidade e mortalidade perinatal associada à prematuridade. O neonato sofre com as morbidades do período pré-termo, incluindo disfunções respiratórias, hemorragia intraventricular, enterocolite necrosante, retinopatia da prematuridade, entre outros agravos.

A duração do período de latência, ou seja, o tempo entre a rotura das membranas e o parto, é inversamente proporcional à idade gestacional em que ocorreu a complicação. Todavia a maioria das mulheres com essa condição evolui para parto na primeira semana após a ruptura de membranas.

Sabe-se hoje que os resultados perinatais de gestantes com RPPMO são mais influenciados pelo período de latência e pelo volume de líquido amniótico. Assim, o manejo dessa complicação visa o aumento do período de latência e do líquido amniótico, mas mantendo-se vigilância quanto a potencial infecção e outras complicações obstétricas (como compressão do cordão ou desencadeamento de trabalho de parto prematuro).

Apresentações anômalas (não cefálicas) estão relacionadas a prolapso de cordão e também a outras condições, como descolamento de placenta, infecção e óbito fetal. O descolamento de placenta ocorre em 2 a 5% das gestações complicadas por RPPMO. Esse risco aumenta entre 7 e 9 vezes nos casos de infecção intrauterina ou oligoâmnio. Em pacientes com líquido amniótico meconial, houve associação a risco aumentado de corioamnionite clínica e cultura positiva de líquido amniótico.

Para resultados perinatais desfavoráveis, o principal fator prognóstico é a idade gestacional em que ocorreu a rotura de membranas, e gestações múltiplas não parecem melhorar ou piorar o prognóstico fetal, em relação a gestação única. Outros importantes fatores associados ao prognóstico neonatal são a idade gestacional no momento do parto, período de latência prolongado, peso ao nascimento e níveis adequados de líquido amniótico. A rotura de iatrogênica de membranas, associada a procedimentos obstétricos invasivos, como amniocentese, apresenta melhor prognóstico, sendo mais frequente o retorno do líquido amniótico a níveis adequados e diminuição ou parada da perda líquida.

O oligoâmnio também está mais relacionado à incidência de corioamnionite. A presença de corioamnionite, por sua vez, reduz o tempo de latência e aumenta as taxas de cesárea e óbito intrauterino. As taxas de cesárea são maiores em gestações múltiplas, quando comparadas a gestações únicas, e quanto maior a idade gestacional quando da ruptura das membranas. Oligoâmnio severo também está associado a menor período de latência e menores taxas de sobrevivência ao nascimento. Dessa maneira, a avaliação do líquido amniótico nessa condição deve ser seriada.

Deve-se ressaltar, por fim, a importância do exame físico cuidadoso, para evitar complicações iatrogênicas, dado o potencial de ascensão de micro-organismos rumo à cavidade uterina. Assim, na avaliação do colo uterino, devem ser evitados os toques vaginais, reservando-os para situações de evidente trabalho de parto. O uso de luva estéril é altamente recomendado para evitar a disseminação de micro-organismos. O tempo entre a rotura de membranas e o primeiro toque vaginal tem correlação inversa com o risco de infecção intrauterina e redução do período de latência.

Manejo

As complicações e os fatores prognósticos maternos e fetais, assim como o manejo, são estritamente dependentes da idade gestacional em que a rotura de membranas ocorreu. Assim, além da confirmação da idade gestacional pela estimativa mais confiável possível e da devida confirmação diagnóstica de RPMO, deve-se atentar para:

- possível presença de infecção materna ou fetal, se o trabalho de parto foi deflagrado;
- avaliação da apresentação e da vitalidade fetal, bem como das condições do colo uterino (em caso de trabalho de parto ou se elegível para indução);
- disponibilidade de recursos de Unidade de Terapia Intensiva Neonatal, assim como presença de outras morbidades maternas associadas (diabetes, infecção, sepse etc.);
- triagem infecciosa e *status* da colonização por *Streptococcus agalactiae.*

Portanto, diante do diagnóstico de amniorrexe prematura, a gestante deve ser internada e a idade gestacional confirmada. Uma cautelosa avaliação da saúde materna e da vitalidade fetal está indicada, com a procura de sinais de corioamnionite e/ou complicações, como prolapso de cordão, apresentação fetal anômala e descolamento de placenta, por exemplo. A ausculta intermitente (ausculta dos batimentos cardíacos fetais por pelo menos 1 minuto) ou cardiotocografia (após 28 semanas de gestação) e a dinâmica uterina são indicados para avaliação da frequência cardíaca fetal e da presença de contrações. Assim que possível, sugere-se a realização de ultrassonografia obstétrica, a fim de mensurar peso fetal estimado, quantidade de líquido amniótico remanescente, sobretudo a medida do maior bolsão, avaliação de Doppler de artérias umbilicais e cerebral média fetal, bem como confirmação da apresentação fetal (quando duvidosa).

Deve-se ressaltar, como já mencionado, que o toque vaginal deve ser evitado quando optado por conduta expectante, pois pode piorar o prognóstico materno-fetal. Todavia, em casos de suspeita de deflagração de trabalho de parto, em que há dinâmica uterina, o toque pode ser realizado. Ainda na admissão da paciente, deve-se colher hemograma completo, exame de urina (sumário/parcial de urina ou urina I e urocultura) e atentar para profilaxia de sepse neonatal por *Streptococcus agalactiae.*

A conduta diante da RPMO deve considerar, sobretudo, as categorias de idade gestacional e, por isso, dividimos didaticamente o manejo em RPMO no termo (≥ 37 semanas), RPMO no pré-termo (entre 24 e 36 semanas) e manejo da RPMO na periviabilidade (abaixo de 24 semanas). Tópicos específicos abordarão, em separado, a profilaxia de sepse neonatal por *Streptococcus agalactiae* e o manejo diante da corioamnionite.

Ruptura prematura de membranas no termo

Há consenso na literatura quanto à indicação de resolução da gestação quando do diagnóstico de amniorrexe prematura no termo. O parto vaginal deve ser a preferência, desde que não exista contraindicação obstétrica. Na RPMO no termo, há, na maioria das vezes, o início espontâneo de contrações em poucas horas. A indução do parto, após adequada avaliação do histórico materno, colo uterino, apresentação, vitalidade fetal e confirmação de idade gestacional, deve ser oferecida, salvo na presença de contraindicações. Para preparo do colo, caso o índice de Bishop seja desfavorável, dá-se preferência ao uso de misoprostol (para pacientes sem cicatriz uterina prévia). Não se usa, portanto, método de Krause (balão cervical) para preparo do colo. Para mulheres com colo favorável ou com contraindicação para misoprostol, a indução deve ser feita com ocitocina, observando-se os casos de contraindicação (p. ex., iteratividade).

Deve-se realizar monitorização fetal por meio de cardiotocografia antes de iniciar a indução do parto e avaliar a condição materna em busca de sinais clínicos de infecção, como frequência cardíaca, aferição de pressão arterial, temperatura corporal, aspecto do líquido amniótico e tônus uterino. Deve-se excluir complicações graves, como o prolapso de cordão ou o comprometimento da vitalidade fetal, situações em que a cesariana deve ser realizada. Caso haja suspeita de corioamnionite, devem ser tomadas condutas específicas que serão discutidas adiante.

Ruptura prematura de membranas entre 24 e 36 semanas

Uma vez realizados os passos iniciais do manejo, a recomendação é por conduta expectante, caso não haja indicação imediata de parto (Morris et al., 2016; Bond et al., 2017). Trata-se de uma série de ações no período de latência, com o intuito de prevenir a infecção intrauterina e favorecer a maturação pulmonar e de outros órgãos fetais, na tentativa de reduzir os danos da prematuridade.

Ainda na admissão da paciente, deve-se colher hemograma completo, exame de urina (sumário/parcial de urina ou urina I e urocultura) e *swab.* A frequência cardíaca e a temperatura maternas devem ser controladas com rigor, e a gestante deve permanecer em repouso relativo.

A profilaxia de sepse neonatal será abordada em outro tópico deste capítulo.

Uma medida comumente adotada é a hiper-hidratação (oral ou endovenosa), embora não haja evidência científica que comprove benefício dessa medida em restabelecer os níveis de líquido amniótico ou que melhore desfechos maternos ou perinatais. Dessa maneira, sugere-se uso cauteloso e de exceção dessa técnica, tendo em vista os possíveis efeitos adversos (p. ex., edema agudo de pulmão) e contraindicação absoluta em casos de doença renal, hipertensão grave ou cardiopatia materna. A mensuração do líquido amniótico por ultrassonografia está indicada, tendo-se em vista que são usados dois parâmetros ultrassonográficos principais: o ILA (índice de líquido amniótico); e o diâmetro do maior bolsão. Não existe consenso quanto ao nível crítico de líquido em que estaria indicada a resolução da gestação, seja pelo risco de corioamnionite ou de compressão do cordão umbilical, ao que pese também a idade gestacional em que o oligoâmnio severo estiver presente. O monitoramento da vitalidade fetal e a avaliação longitudinal do líquido amniótico são ferramentas adjuvantes para essa tomada de decisão. Há menor benefício em continuar a gestação com oligoâmnio severo (sobretudo ILA < 3 cm ou maior bolsão < 2 cm) acima de 34 semanas, e a resolução da gestação deve ser fortemente considerada.

A vitalidade fetal é avaliada diariamente com ausculta de batimentos cardíacos fetais ou cardiotocografia. Repete-se o hemograma a cada 3 dias, valorizando-se alterações evolutivas em exames seriados (como aumento da contagem total de leucócitos ou da proporção de formas imaturas). A ultrassonografia para mensuração do líquido amniótico deve ser repetida a cada 7 dias, ou se ocorrer aumento importante do débito em forro.

A prescrição de corticosteroides para maturação pulmonar está indicada entre 24 e 34 semanas, sendo a medicação de escolha a betametasona 12 mg, intramuscular, a cada 24 horas, num total de duas doses (ACOG, 2017). Em avaliações posteriores, deve-se considerar os efeitos da administração do corticosteroide sobre o hemograma, com possível leucocitose, que não deve ser confundida com alterações laboratoriais precoces da corioamnionite. Discute-se, mais recentemente, o uso de corticosteroide na iminência de prematuridade tardia, entre 34 e 36 semanas. Um estudo trouxe evidências de resultados favoráveis em complicações respiratórias. Todavia, não se verificam benefícios na redução da mortalidade neonatal e há aumento nas taxas de hipoglicemia do recém-nascido; assim, a prescrição de corticosteroides nessa fase continua a critério do profissional ou dos protocolos da instituição.

Há vários estudos na literatura avaliando o benefício do antibiótico em mulheres com RPPMO para aumentar a fase de latência, aumentando a idade gestacional ao nascimento e, consequentemente, reduzindo as complicações neonatais. Uma revisão sistemática, com metanálise da Biblioteca Cochrane, incluiu 22 ensaios clínicos e mostrou que o uso de antibiótico reduziu corioamnionite, aumentou tempo de latência (nascimento em 48 horas e em 7 dias após a rotura) e reduziu infecção neonatal, uso de surfactante e oxigenioterapia neonatal (Kenyon et al., 2013). Houve, entretanto, aumento do risco de enterocolite necrosante em estudo utilizando a amoxicilina com clavulanato.

Não há, entretanto, uma recomendação definitiva sobre qual a melhor conduta ou qual o melhor regime de antibiótico, uma vez que há grande heterogeneidade na metodologia nos ensaios clínicos randomizados, sobretudo acerca do regime e do período de utilização do antibiótico, bem como do perfil de pacientes incluídas, o que limita a incorporação dos dados nas revisões sistemáticas com metanálise (Kenyon et al., 2013). Ainda, não há conhecimento sobre os efeitos em longo prazo, incluindo desenvolvimento de resistência bacteriana em gestantes e nos recém-nascidos, o que torna essa prática ainda controversa. O Estudo ORACLE foi o único a publicar efeitos em longo prazo, mostrando que não houve diferença na saúde infantil aos 7 anos de idade (Kenyon et al., 2008).

Até 32 semanas de gestação, indica-se sulfato de magnésio intravenoso para neuroproteção fetal, caso exista iminência de parto na gestante com ruptura prematura pré--termo de membranas. Sabe-se que esse medicamento, nessa faixa de idade gestacional (< 32 semanas), pode prevenir complicações do sistema nervoso central, como paralisia cerebral.

A evidência atual aponta para a não realização da tocólise em RPMO, e há correlação positiva entre a inibição do trabalho de parto e o risco de corioamnionite. Entretanto, a depender da avaliação da equipe e de algumas condições maternas, fetais e da instituição (p. ex., vagas de UTI neonatal ou necessidade de transferência interinstitucional), pode-se proceder à tocólise, sendo este um procedimento de exceção. O tempo de inibição, quando realizada, não deve ultrapassar 48 horas.

A conduta expectante pode ser mantida até a 36ª semana ou se houver sinal de deterioração da vitalidade fetal, de infecção materna ou de complicações graves, como prolapso de cordão. Um ensaio clínico (PPROMT *trial*) randomizou mais de 1.800 mulheres com RPPMO que não tinham entrado em trabalho de parto entre 34 e 36 semanas e 6 dias, para conduta expectante ou resolução imediata (Morris et al., 2016). Esse estudo mostrou haver benefício da conduta expectante (aguardar resolução até 37 semanas), havendo redução do risco de síndrome do desconforto respiratório, da necessidade de ventilação mecânica e de internação em UTI. Entretanto, o manejo expectante esteve associado a maior risco de hemorragia materna, febre intraparto, uso de antibióticos e internamento hospitalar materno mais prolongado.

O manejo ambulatorial de mulheres com RPPMO em fase latente ainda é controverso. Uma revisão sistemática da Biblioteca Cochrane incluiu dois ensaios clínicos comparando manejo hospitalar com manejo ambulatorial e/ou hospital-dia (Abou et al., 2014). Os dados foram insuficientes para embasar alguma recomendação, principalmente em razão do baixo número de mulheres incluídas e da grande heterogeneidade nas características assistenciais e de monitoramento. As mulheres em conduta expectante podem, em caráter excepcional, ser acompanhadas ambulatoriamente. Após um período inicial de internação para avaliação, alguns critérios de alta hospitalar podem ser aplicados, como feto com apresentação cefálica, ILA satisfatório (ILA > 50 mm), ausência de sinais de corioamnionite ou de trabalho de parto e boa vitalidade fetal. Mulheres nessas condições podem ser acompanhadas em pré-natal especializado, atentando-se para o seguimento dos critérios mencionados (apresentação do feto, ILA, vitalidade fetal, presença de sinais de corioamnionite e/ou trabalho de parto).

Profilaxia de sepse neonatal por estreptococo do Grupo B (*Streptococcus agalactiae*)

A colonização retovaginal assintomática de gestantes pelo *Streptococcus agalactiae* (estreptococo do grupo B – GBS) varia de 10% a 30%, sendo quase a totalidade pelos sorotipos I a V. A colonização por GBS está associada tanto à ocorrência de sepse neonatal como à ocorrência de ruptura prematura de membranas. A recomendação de 2019 do Colégio Americano de Obstetrícia e Ginecologia (ACOG) atualiza e substitui a recomendação do Centers for Disease Control and Prevention (CDC) de 2010 (ACOG, 2019). O documento indica o rastreio universal com cultura perianal e vaginal para estreptococo do Grupo B (*Group B Streptococcus* – GBS) idealmente durante o período pré-natal, entre 36 e 37 semanas e 6 dias de gestação. Considera-se válido o resultado da cultura por até 5 semanas.

A realização de antibioticoprofilaxia de sepse neonatal por GBS deve ser realizada conforme as seguintes recomendações:

- **Ruptura prematura pré-termo de membranas:** realizar a coleta de cultura perianal e vaginal de GBS e iniciar, imediatamente, a antibioticoprofilaxia. Essa recomendação tem por base fundamentalmente o fato de que grande parte das mulheres possuem risco de evolução para parto nas próximas 48 horas e que, idealmente, o resultado da cultura já estaria disponível a partir dessas 48 horas. Assim, reavaliar a permanência do antibiótico em 48 horas, quando houver o resultado da cultura, de acordo com as quatro situações a seguir:

- se não houver trabalho de parto e a cultura for positiva, suspender antibiótico e reiniciar quando houver iminência de parto (se entrar em trabalho de parto ou cesariana);
- se não houver trabalho de parto e a cultura for negativa, suspender antibiótico e não reiniciar se ocorrer iminência de parto nas próximas 5 semanas; após esse período de 5 semanas, considerar novo rastreamento ou usar os fatores de risco;
- se houver trabalho de parto e a cultura for positiva, manter antibiótico até o parto;
- se houver trabalho de parto e a cultura for negativa, suspender antibiótico e dar assistência ao parto.
- **Ruptura prematura de membranas no termo:** realizar a profilaxia conforme resultado da cultura do rastreio universal. Se ela não tiver sido realizada, considerar *status* da colonização como desconhecido e iniciar profilaxia a depender dos fatores de risco (expostos a seguir).

Independentemente da presença de rotura de membranas, os fatores de risco para sepse neonatal por GBS são os seguintes:

- iminência de parto com menos de 37 semanas (parto pré-termo);
- febre intraparto (T > 38°C);
- tempo de ruptura de membranas maior que 18 horas;
- história de colonização retovaginal prévia em cultura realizada em gestação anterior.

O antecedente de recém-nascido acometido por sepse neonatal por estreptococo do Grupo B ou a bacteriúria positiva para GBS na gestação atual dispensam a realização de rastreamento antenatal universal e indicam a realização de antibioticoprofilaxia intraparto para sepse neonatal se ocorrer RPMO ou não (ACOG, 2019).

O esquema antibiótico recomendado é com penicilina cristalina, 5 milhões UI, via intravenosa (dose de ataque), seguidos de 2,5 milhões UI, via intravenosa, a cada 4 horas (dose de manutenção), até o parto. O regime alternativo é a ampicilina 2 g intravenosa de ataque e 1 g intravenosa a cada 4 horas (ACOG, 2019). Para gestantes com alto risco de alergia a penicilina, indica-se clindamicina 900 mg intravenosa a cada 8 horas. A vancomicina, 20 mg/kg a cada 8 horas (máximo de 2 g/dose), é a segunda opção para casos de alergia à penicilina, sendo a primeira escolha para casos em que o GBS é sabidamente resistente a clindamicina. A cefazolina, 2 g via intravenosa de ataque e 1 g via intravenosa a cada 8 horas, reserva-se aos casos de baixo risco de alergia a penicilina (relata-se história atípica de alergia, sem acometimento sistêmico, ou apenas história familiar).

Em mulheres com RPMO com indicação de profilaxia de sepse neonatal e que serão submetidas à cesariana, a antibioticoprofilaxia deve ser realizada, preferencialmente, ao menos 4 horas antes do procedimento, para que seja considerada adequada.

Corioamnionite: diagnóstico e manejo

Independentemente da idade gestacional ou da via de parto, não se pode adotar conduta expectante na presença de sinais clínicos ou laboratoriais de corioamnionite. Assim, está sempre indicada resolução da gestação, dadas a potencial gravidade do quadro e a possibilidade de sepse e óbitos materno e neonatal. Parto vaginal é a via de preferência e não deve haver demora na resolução da gestação, visando garantir a menor morbidade possível. Em casos de indicação de via alta, deve-se proteger a cavidade abdominal, alocando compressas úmidas nas goteiras parietocólicas.

Classicamente, o diagnóstico de corioamnionite baseia-se na presença de febre (37,8°C), associada a duas ou mais das seguintes condições (Gibbs et al., 1991):

- taquicardia materna;
- taquicardia fetal;
- útero "irritável" (dor uterina ou contrações irregulares);
- secreção purulenta exteriorizando-se pelo orifício cervical externo;
- leucocitose materna (> 15.000/mm^3 ou aumento de 20%).

Em 2015, um grupo de *experts* do National Institute of Child Health and Human Development Workshop propôs um novo conceito no entendimento da corioamnionite, afirmando haver um possível processo inflamatório e infeccioso relacionado à ruptura prematura de membranas (Higgins et al., 2016). Chamado de *Triple I*, do inglês *intrauterine inflamation, infection or both*, esse conceito tem por base a possibilidade de haver RPMO desencadeada tanto por processo inflamatório subjacente quanto por processo infeccioso (ou ambos). Isso explicaria por que casos de RPMO se apresentam com sinais sugestivos de infecção, havendo febre ou presença de alguns marcadores inflamatórios, sem haver, por vezes, infecção.

Ainda de acordo com os critérios do *Triple I* (Quadro 65.2), as mulheres com RPMO podem ser classificadas com "febre isolada, "corioamnionite suspeita", "corioamnionite confirmada" ou sem nenhuma dessas condições. Nos casos de corioamnionite suspeita ou confirmada, o tratamento inclui resolução da gestação, antibioticoterapia e suporte clínico materno e fetal/neonatal. A conduta em caso de "febre isolada" é manter vigilância materna e fetal. Quanto ao manejo, a grande diferença com o advento do *Triple I* é no tratamento do recém-nascido, e não fundamentalmente da gestante. Os recém-nascidos seriam tratados de acordo com o *status* da mãe (febre isolada, corioamnionite suspeita ou confirmada), a idade gestacional e condição após o nascimento. Recém-nascidos acima de 34 semanas, com aparente boa condição e cujas mães tenham suspeita de *Triple I* deveriam ser observados, reavaliados, e não tratados inicialmente como potencial caso de sepse neonatal.

Assim que realizado o diagnóstico de corioamnionite, colhem-se exames gerais, como hemograma, eletrólitos, função renal e hepática. Colhe-se ainda hemocultura, principalmente na presença de febre ou sinais de sepse. Caso esta última seja diagnosticada, deve-se adotar precocemente o manejo específico para sepse, incluindo ressuscitação volêmica, manutenção de adequada oxigenação tecidual e funções orgânicas.

Quadro 65.2 Critérios de corioamnionite – Gibbs e Duff (clássico) e Triple I.	
Gibbs e Duff	**Triple I**
Febre (37,8°C) com DOIS ou mais dos seguintes sintomas: • taquicardia materna • taquicardia fetal sustentada (linha de base acima de 160 bpm) • útero "irritável" (dor uterina ou contrações irregulares) • secreção purulenta exteriorizando-se pelo orifício cervical externo • leucocitose materna (> 15.000/mm³ ou aumento de 20%)	Corioamnionite suspeita – presença de um episódio de febre ≥ 39°C ou dois episódios de 38 a 38,9°C (30 minutos) sem outra etiologia conhecida da febre, associado a UM dos seguintes critérios: • taquicardia fetal sustentada (linha de base acima de 160 bpm) • secreção purulenta exteriorizando-se pelo orifício cervical externo • leucocitose materna (> 15.000/mm³) na ausência de corticosteroides e preferencialmente com desvio à esquerda
–	Corioamnionite confirmada – presença de critérios de suspeita e UM dos seguintes critérios: • identificação de patógeno no líquido amniótico por método de Gram • baixos níveis de glicose no líquido amniótico • cultura positiva do líquido amniótico • altos níveis de leucócitos no líquido amniótico Histopatológico de placenta, membranas ou cordão umbilical com sinais de inflamação ou infecção

Fonte: Gibbs e Duff, 1991; Higgins et al., 2016.

A antibioticoterapia deve ser precoce, dando-se preferência ao esquema com ampicilina 2 g, intravenosa, a cada 6 horas, associada a gentamicina 5 mg/kg/dia, dose única diária, e metronidazol 500 mg a cada 8 horas, intravenoso (WHO, 2015). Esse esquema deve ser mantido por, ao menos, 48 horas sem febre, e pode-se escalonar para antimicrobianos via oral, como amoxicilina e clavulanato, se houver melhora clínica. A antibioticoterapia deve ser mantida por ao menos 7 dias. Pode-se usar como esquema alternativo a mesma dose de gentamicina associada somente à clindamicina, 900 mg, intravenosa, a cada 8 horas.

Após o parto, a paciente deve receber acompanhamento ainda mais cauteloso, sobretudo no quarto período e nas primeiras 24 horas. A não prevenção ou tratamento precoce de uma eventual retenção placentária ou hemorragia puerperal podem deteriorar rapidamente o quadro clínico de uma paciente em tratamento para corioamnionite.

Desafios no diagnóstico e no manejo de corioamnionite – perspectivas

Como comentado anteriormente, os mecanismos envolvidos na ruptura prematura de membranas podem estar associados a processos inflamatórios, infecciosos ou ambos. Alguns autores chamam de "cold" RPMO (ruptura "fria"), quando há apenas inflamação (sem infecção), e "hot" (ruptura "quente"), quando há infecção.

A corioamnionite clínica, aquela com manifestação clínica materna e/ou fetal de infecção conforme os critérios de Gibbs, está associada a piores desfechos maternos e neonatais. O diagnóstico e o tratamento precoces são grandes aliados no melhor prognóstico materno e neonatal possível, evitando um quadro mais grave.

A corioamnionite histológica, por sua vez, é aquela em que há sinais histológicos de inflamação e infecção placentária e/ou das membranas e do cordão umbilical, e também está associada a piores desfechos maternos e neonatais. O diagnóstico, entretanto, é retrospectivo, o que limita intervenções precoces.

Os marcadores prognósticos ou de detecção precoce de corioamnionite que são empregados logo após a ruptura prematura de membranas trazem grandes desafios. Por um lado, o diagnóstico de corioamnionite clínica evidencia que já houve um comprometimento do compartimento uterino e do feto, havendo maior risco de sepse e outras morbidades neonatais, incluindo óbito. A resolução da gestação e o tratamento da corioamnionite são imperativos nesse caso, mas a pergunta que fica é: seria possível ter se antecipado ao estabelecimento de um quadro clínico grave e que resulta em maior severidade para gestante e feto? Por outro lado, a utilização dos marcadores clínicos e laboratoriais durante o rastreio infeccioso após RPPMO pode sugerir um quadro de infecção materna que, eventualmente, não é confirmado em estudo histopatológico (falso-positivo). Esses quadros de RPMO sem evidência de corioamnionite histológica são significativamente associados a melhor prognóstico materno e fetal, justamente pela ausência do componente infeccioso. Nesse caso, a pergunta a ser feita é: seria possível ter evitado a resolução e prolongado a gestação?

Há um esforço da comunidade científica internacional em identificar e validar marcadores que possuam bom desempenho para diagnosticar precocemente as mulheres com RPMO que apresentam ou não corioamnionite (clínica ou subclínica/histológica) (Higgins et al., 2016). O desempenho de diversos marcadores, como leucometria materna, interleucinas (principalmente a interleucina-6 e a 8), procalcitonina, haptoglobina e proteína C-reativa, tem sido estudado. Entretanto, ainda não houve a identificação de modelo preditor, com marcador isolado ou em combinação, com desempenho capaz de mudar as condutas já estabelecidas até o momento. O conceito do *Triple I* surgiu como uma alternativa para tentar melhor discriminar os casos "cold" e "hot" da RPMO, ou seja, distinguir casos de ruptura de membranas com provável componente apenas inflamatório dos casos com possível componente infeccioso, resultando em novas sugestões ao manejo e ao tratamento dos recém-nascidos. Ainda faltam estudos prospectivos de identificação e validação de marcadores e algoritmos que possam melhorar a identificação precoce e/ou diminuam o falso-positivo de infecção intrauterina e beneficiem o manejo das gestantes.

Ruptura prematura de membranas na periviabilidade

A incidência de RPMO na periviabilidade, ou seja, antes das 24 semanas de idade gestacional, pode chegar a 1% das gestações (Tchirikov et al., 2018). O prognóstico fetal quando da ocorrência dessa complicação é muito reservado, dado o alto risco de hipoplasia pulmonar, infecção intrauterina, óbito fetal e neonatal precoce e outras complicações pós-natais graves, além dos riscos maternos (Hunter et al., 2012; ACOG, 2016). Entretanto, a ruptura de membranas abaixo de 24 semanas com feto vivo costuma ser uma situação dramática, cujas avaliação e conduta devem ser individualizadas (Waters et al., 2009; Sim et al., 2017; Tchirikov et al., 2018). De maneira geral, há aceitação técnica e legal de que a RPMO abaixo de 20 semanas se trata de um processo de abortamento. Entretanto, mesmo sabendo do prognóstico e dos riscos envolvidos, nem sempre a conduta ativa é aceita por parte da paciente, seu parceiro ou familiares, que ficam, por vezes, relutantes em realizar os procedimentos para expulsão do concepto ainda vivo. Diante desse dilema, a manutenção do bom vínculo médico-paciente e do acompanhamento respeitoso da decisão da paciente e familiares é determinante para o melhor desfecho possível do caso. A assinatura de Termo de Consentimento pela mulher é crucial para formalizar a discussão realizada.

A gestante que apresenta RPPMO próximo à viabilidade deve ser internada e deve-se avaliar o bem-estar materno por meio de exame clínico e laboratorial. Vários fatores podem influenciar os resultados perinatais em curto e longo prazos para os prematuros na periviabilidade, conforme já discutido neste capítulo.

A discussão sobre a conduta deve ser conjunta entre paciente, família e equipe de obstetras e neonatologistas. A ponderação entre os riscos maternos, fetais e neonatais, incluindo repercussões para a saúde reprodutiva da gestante e potenciais complicações relacionadas à conduta expectante, deve ser clara. A conduta expectante pode ser realizada se não houver contraindicações, como a presença de corioamnionite, por exemplo, e a gestante estiver ciente dos riscos e benefícios.

As decisões quanto a intervenções preventivas baseiam-se no risco/benefício, tendo em vista o prognóstico fetal e possíveis efeitos não desejados para a gestante (ACOG, 2016). A prescrição de antibioticoprofilaxia para sepse neonatal pode ser oferecida se a rotura ocorreu a partir de 20 semanas de gestação após coleta de pesquisa de GBS. O uso de corticoide deve ser individualizado, não sendo recomendado antes de 22 semanas, podendo ser considerado em alguns casos com 23 semanas e sendo recomendado a partir de 24 semanas.

Novas evidências científicas vêm surgindo, quanto mais frequente se torna a prática de conduta expectante na periviabilidade. É fundamental, de qualquer modo, a avaliação da viabilidade de acordo com o serviço em que a gestante está sendo conduzida e da infraestrutura disponível.

LEITURAS COMPLEMENTARES

Aboul El Senoun G, Dowswell T, Mousa HA. Planned home versus hospital care for preterm prelabour rupture of the membranes (PPROM) prior to 37 weeks' gestation. Cochrane Database Syst Rev. 2014;(4):CD008053.

ACOG Committee Opinion n. 712. Intrapartum Management of Intraamniotic Infection. Obstet Gynecol. 2017 Aug;130(2):e95-e101.

ACOG. Committee Opinion n. 713. Summary: Antenatal Corticosteroid Therapy for Fetal Maturation. Obstet Gynecol. 2017 Aug;130(2):493-494. doi: 10.1097/AOG.0000000000002231. PMID: 28742672.

ACOG. Obstetric Care Consensus n. 4: Periviable Birth. Obstet Gynecol. 2016 Jun;127(6):e157-e169. doi: 10.1097/AOG.0000000000001483. PMID: 27214190.

ACOG. Practice Bulletin n. 188: Prelabor Rupture of Membranes. Obstet Gynecol. 2018;131(1):e1-e14.

ACOG. Prevention of Group B Streptococcal Early-Onset Disease in Newborns: ACOG Committee Opinion, Number 797. Obstet Gynecol. 2020 Feb;135(2):e51-e72. doi: 10.1097/AOG.0000000000003668. Erratum in: Obstet Gynecol. 2020 Apr;135(4):978-979. PMID: 31977795.

Bond DM, Middleton P, Levett KM, van der Ham DP, Crowther CA, Buchanan SL, Morris J. Planned early birth versus expectant management for women with preterm prelabour rupture of membranes prior to 37 weeks' gestation for improving pregnancy outcome. Cochrane Database of Systematic Reviews. 2017;(3):CD004735.

Gibbs RS, Duff P. Progress in pathogenesis and management of clinical intraamniotic infection. American Journal of Obstetrics and Gynecology. 1991;164(5):1317-26.

Higgins RD, Saade G, Polin RA, Grobman WA, Buhimschi IA, Watterberg K, Silver RM, Raju TN. Chorioamnionitis Workshop Participants. Evaluation and Management of Women and Newborns with a Maternal Diagnosis of Chorioamnionitis: Summary of a Workshop. Obstet Gynecol. 2016;127(3):426-36.

Hunter TJ, Byrnes MJ, Nathan E, Gill A, Pennell CE. Factors influencing survival in pre-viable preterm premature rupture of membranes. J Matern Fetal Neonatal Med. 2012;25(9):1755-61.

Kenyon S, Boulvain M, Neilson JP. Antibiotics for preterm rupture of membranes. Cochrane Database of Systematic Reviews. 2013;(12):CD001058.

Kenyon S. Brocklehurst P. Jones D. et al. MRC ORACLE Children Study. Long term outcomes following prescription of antibiotics to pregnant women with either spontaneous preterm labour or preterm rupture of the membranes. BMC Pregnancy Childbirth. 2008;8:14.

Mercer BM, Goldenberg RL, Moawad AH, Meis PJ, Iams JD, Das AF et al. The preterm prediction study: effect of gestational age and cause of preterm birth on subsequent obstetric outcome. National Institute of Child Health and Human Development Maternal-Fetal Medicine Units Network. Am J Obstet Gynecol. 1999;181(5 Pt 1):1216-21.

Morris JM, Roberts CL, Bowen JR, Patterson JA, Bond DM, Algert CS, Thornton JG, Crowther CA. PPROMT Collaboration. I mmediate delivery compared with expectant management after preterm pre-labour rupture of the membranes close to term (PPROMT trial): A randomised controlled trial. Lancet. 2016 Jan 30;387(10017):444-52.

Passini R Jr, Cecatti JG, Lajos GJ, Tedesco RP, Nomura ML, Dias TZ, Haddad SM, Rehder PM, Pacagnella RC, Costa ML, Sousa MH. Brazilian Multicentre Study on Preterm Birth study group. Brazilian multicentre study on preterm birth (EMIP): prevalence and factors associated with spontaneous preterm birth. PLoS One. 2014 Oct 9;9(10):e109069. doi: 10.1371/journal.pone.0109069. Erratum in: PLoS One. 2015;10(2):e0116843. PMID: 25299699; PMCID: PMC4192080.

Schmitz T, Sentilhes L, Lorthe E, Gallot D, Madar H, Doret-Dion M et al. Preterm premature rupture of the membranes: Guidelines for clinical practice from the French College of Gynaecologists and Obstetricians (CNGOF). Eur J Obstet Gynecol Reprod Biol. 2019;236:1-6.

Sim WH, Araujo Junior E, Da Silva Costa F, Sheehan PM. Maternal and neonatal outcomes following expectant management of preterm prelabour rupture of membranes before viability. J Perinat Med. 2017;45(1):29-44.

Souza AS, Patriota AF, Guerra GV, Melo BC. Evaluation of perinatal outcomes in pregnant women with preterm premature rupture of membranes. Rev Assoc Med Bras (1992). 2016;62(3):269-75.

Tchirikov M, Schlabritz-Loutsevitch N, Maher J, Buchmann J, Nabereznev Y, Winarno AS et al. Mid-trimester preterm premature rupture of membranes (PPROM): Etiology, diagnosis, classification, international recommendations of treatment options and outcome. J Perinat Med. 2018;46(5):465-88.

Waters TP, Mercer BM. The management of preterm premature rupture of the membranes near the limit of fetal viability. Am J Obstet Gynecol. 2009;201(3):230-40.

WHO. World Health Organization. WHO recommendations for prevention and treatment of maternal peripartum infections, Geneva, Switzerland, 2015.

66

Aloimunização Materno-Fetal

Isabela Nelly Machado
Ricardo Barini

A passagem transplacentária de imunoglobulina da classe IgG da mãe para o feto é um fenômeno fisiológico durante a gravidez e confere imunidade passiva durante os primeiros meses de vida da criança. Entretanto, a passagem de anticorpos IgG contra antígenos fetais de origem paterna em células sanguíneas fetais pode causar destruição prematura dessas células e, consequentemente, diversos quadros clínicos hematológicos fetais. Essa condição é chamada de aloimunização materno-fetal (AMF). Das formas clínicas de hemopatias mediadas por anticorpos IgG, a aloimunização materno-fetal é a mais complexa, porque envolve a produção de anticorpos em um indivíduo e destruição celular em outro.

Basicamente, a exposição materna a antígenos *non-self* pode ocorrer no parto e no puerpério, podendo também acontecer durante a gravidez (por procedimentos invasivos, como amniocentese e cordocentese, por traumas abdominais, ou por hemorragia feto-materna espontânea), abortamento, gravidez ectópica, transfusões incompatíveis e transplantes de órgãos ou tecidos. Essa exposição deflagra uma resposta imune materna contra o antígeno em questão, e a mulher se torna "aloimunizada" a partir da produção dos anticorpos específicos. Na vigência de uma gravidez após essa aloimunização, se o feto carregar o antígeno para o qual a mãe está imunizada, os anticorpos IgG de origem materna atravessam a placenta e ligam-se à superfície celular fetal, que passa a ser reconhecida por receptores Fc dos macrófagos fetais, causando sua destruição extravascular no baço.

A depender da célula-alvo na circulação fetal, as consequências podem ser anemia, leucopenia ou trombocitopenia. Neste capítulo, abordaremos a primeira situação, na qual as hemácias fetais são destruídas por anticorpos maternos, instalando a doença hemolítica do feto e do recém-nascido (ou doença perinatal).

Doença hemolítica do feto e do recém-nascido (DHFRN)

Fundamentos

A primeira descrição da DHFRN de que se tem registro é de 1609, quando uma mulher francesa deu à luz um gemelar hidrópico natimorto e outro gemelar com icterícia grave (Phibbs, 1996). Durante alguns séculos, esse quadro clínico foi reconhecido como duas condições separadas, até que, em 1932, foi demonstrado que a anemia congênita, a hidropisia fetal e a icterícia faziam parte da mesma doença, na qual a hemólise fetal estimulava a eritropoiese, causando a eritroblastenemia. Essa doença, a partir de então, em decorrência da presença de hematopoiese extracelular e eritroblastenemia, ficou conhecida por muito tempo como eritroblastose fetal. A descoberta da causa da hemólise teve que esperar a descoberta do sistema de grupo sanguíneo Rh em 1939.

A DHFRN (Figura 66.1) pode ser definida como doença imunológica causada pela passagem, através da placenta, de anticorpos específicos para determinado antígeno de origem paterna, presente nas hemácias fetais, encurtando seu tempo de vida.

A mulher pode tornar-se imunizada para qualquer um dos mais de 300 antígenos eritrocitários atribuídos a 39 sistemas de grupos sanguíneos em humanos reconhecidos pela Sociedade Internacional de Transfusão Sanguínea (International Society of Blood Transfusion – ISBT). O impacto da variabilidade fenotípica (natureza e estrutura do antígeno) depende da expressão gênica de cada antígeno e de suas variantes genéticas, determinando a produção de anticorpos com diferentes graus de capacidade de destruição imunológica das hemácias, responsáveis por induzir resultados clínicos variáveis.

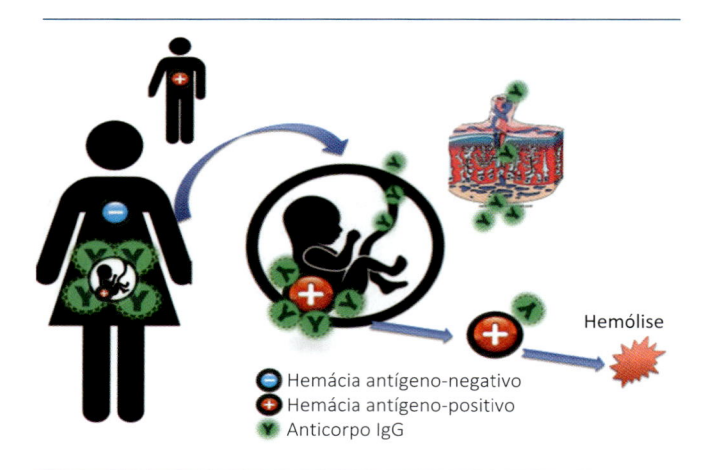

Figura 66.1. Doença hemolítica do feto e do recém-nascido (DHFRN).

Fonte: Desenvolvida pela autoria.

O Quadro 66.1 apresenta de maneira resumida o "poder de hemólise" de alguns aloanticorpos de grupos sanguíneos, o qual está diretamente relacionado à importância clínica desse aloanticorpo para o desenvolvimento da DHFRN (Castilho et al., 2016). Como exemplo, temos o anticorpo anti-M, que também pode ser da classe IgG, mas que raramente causa DHFRN; o mesmo se aplica aos autoanticorpos quentes. Anticorpos como anti-I, -P, -Le^a e -Le^b podem ser ignorados, porque os antígenos correspondentes estão pouco presentes no nascimento e não há associação à DHFRN.

O Sistema de Grupo Sanguíneo Rh (ISBT-004), descoberto em 1939, é o maior e o mais complexo, com o maior grau de polimorfismo entre os marcadores da membrana eritrocitária. O sistema Rh compreende, atualmente, 54 antígenos de membrana eritrocitária. Os cinco principais antígenos são: D, C/c e E/e, que formam oito complexos gênicos, conhecidos como haplótipos Rh (Cde, cde, cDE, cDe, cdE, CDe, CDE, CdE). Diferentemente dos antígenos ABO e Lewis, os antígenos Rh estão localizados somente nos eritrócitos e, portanto, não são encontrados nos fluidos. O antígeno D é o mais relevante clinicamente, sendo o indivíduo classificado como "Rh-positivo" ou "Rh-negativo", de acordo com a presença ou ausência do antígeno RhD. Foi demonstrado, por meio da análise do DNA genômico de diferentes fenótipos do sistema Rh, que na maioria dos indivíduos caucasianos RhD-negativo, o gene *RHD* encontra-se deletado. No entanto, outros mecanismos moleculares têm sido descritos associados à não expressão do gene *RHD*, principalmente em populações não caucasianas.

O principal antígeno eritrocitário responsável pela DHFRN é o antígeno D do sistema Rh, em razão de sua alta prevalência (85% da população branca) e alta imunogenicidade, contribuindo com cerca de 60% dos casos de DHFRN em fetos assintomáticos e 90% dos casos de anemia fetal grave (Urbaniak e Greiss, 2000). Como a circulação fetal está bem estabelecida com 4 semanas de gestação e o antígeno RhD foi demonstrado em células fetais em 30 a 40 dias após a concepção, a sensibilização RhD pode se instalar, teoricamente, desde o início da gestação.

Quadro 66.1 Relevância clínica dos anticorpos antieritrocitários atípicos: associação a acometimento fetal (DHFRN).	
Anticorpo	*DHFRN*
ABO	Leve/moderada
H (Bombay)	Leve/grave
D (Rh)	Leve/grave**
c (Rh)	Leve/grave**
E (Rh)	Leve/grave**
Rh outros	Leve/grave
E (Rh)	Leve/grave
Kell	Leve/grave**
Kidd	Leve
Duffy	Leve
M	Leve
N	Nenhuma
S	Leve/grave
s	Leve/grave
U	Grave
PP1P^K	Leve/grave*
Vel	Leve/grave
Lutheran	Leve
Diego	Leve/grave
Colton	Leve/grave
Dombrock	Leve
LW	Leve
Yt^a	Nenhuma
Ch/Rg	Nenhuma
JMH	Nenhuma
P1	Nenhuma
Le^a	Nenhuma
Le^b	Nenhuma
I	Nenhuma
Knops	Nenhuma
Xg^a	Nenhuma

*Associação a abortamento recorrente. **Casos mais graves.
Fonte: Castilho et al., 2016.

Aloimunização a outros antígenos eritrocitários que não o "D" do sistema Rh é relativamente incomum, com prevalência que varia de 0,1% a 0,3% das gestantes, embora sua ocorrência esteja aumentando à medida que a profilaxia com imunoglobulina anti-D se torna mais acessível (Healsmith et al., 2019). Entretanto, alguns desses anticorpos "não D" podem causar quadros clínicos graves, incluindo óbito perinatal. Os quadros mais graves descritos referem-se a anti-cE, anti-Kell e aos casos em que há associação deles ao anti-D (Quadro 66.1).

Quadro clínico

A doença hemolítica do feto e do recém-nascido é caracterizada por anemia fetal de diferentes graus. O quadro clínico varia desde discreta palidez até grave edema generalizado, com derrames pleurais e pericárdicos que prejudicam a função respiratória do neonato. A hidropisia fetal pode ser explicada pela insuficiência cardíaca resultante da anemia fetal grave e hipervolemia, mas também pela hipertensão venosa portal e umbilical. O crescimento de áreas extensas de eritropoiese ectópica no fígado resulta em compressão da circulação hepática e degeneração e distorção do parênquima hepático. Além disso, como resultado da disfunção hepática, desenvolve-se hipoproteinemia fetal, e esta, juntamente com a placenta edematosa que apresenta dificuldade para transferir precursores das proteínas, também contribui para a ascite e o edema generalizado (Figura 66.2). Sem tratamento, 25 a 30% dos fetos terão algum grau de anemia hemolítica e hiperbilirrubinemia, e outros 20 a 25% desenvolverão hidropisia grave (Tannirandorn e Rodeck, 1990).

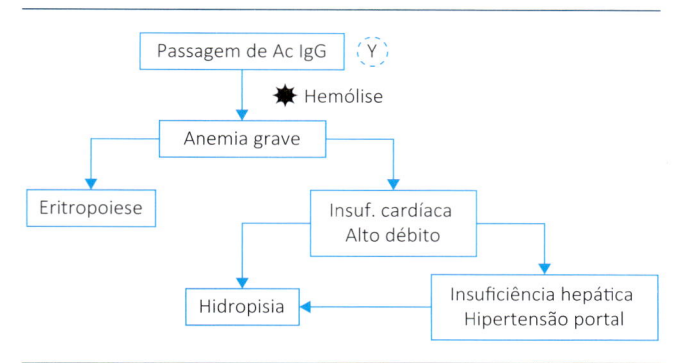

Figura 66.2. Fisiopatologia da doença hemolítica do feto e do recém-nascido (DHFRN).
Fonte: Desenvolvida pela autoria.

A fisiopatologia e o quadro clínico também podem variar entre os diferentes anticorpos. Certos anticorpos, como anti-K, anti-Kpa e anti-Ge3, têm a supressão da eritropoiese como mecanismo patogênico mais importante para causar anemia fetal, sobrepondo-se à hemólise. No quadro clínico da DHFRN por aloimunização no Sistema de Grupo Sanguíneo Kel (ISBT-006), a história obstétrica das mulheres com anti-K geralmente não é preditiva da gravidade da doença, bem como existe apenas fraca correlação entre o título de anticorpos e a gravidade da doença, diferentemente do que acontece na aloimunização Rh (Machado et al., 2005). Assim, mesmo quando o título de anticorpos é baixo (< 1:16), deve ser considerada de risco para anemia fetal, dada a gravidade das manifestações clínicas fetais e/ou neonatais.

Mesmo quando submetidos a tratamento intraútero, os fetos acometidos podem apresentar sequelas no desenvolvimento neuropsicomotor secundárias ao dano cerebral, com incidência em torno de 5%. Os fatores preditivos da ocorrência de dano cerebral são hemoglobina fetal < 5 g/dL, número de transfusões intrauterinas (> 3) e hidropisia fetal, sendo este último o principal deles. A associação a prematuridade é o principal fator agravante desses danos. Além disso, há indícios de que a hipóxia crônica e o acúmulo de bilirrubina indireta, que é uma neurotoxina, poderiam danificar as células da glia do indivíduo em formação e aumentar o risco de esquizofrenia.

Diagnóstico

A testagem sanguínea materna Rh e a pesquisa de anticorpos irregulares na circulação materna devem fazer parte do rastreamento de todas as gestantes, na primeira consulta do acompanhamento pré-natal. A triagem inicial para a pesquisa de anticorpos irregulares ou atípicos é realizada por meio do Teste Indireto da Antiglobulina (também conhecido como teste de Coombs indireto), permitindo a identificação da mulher aloimunizada. Como a aloimunização pode acontecer para qualquer dos antígenos eritrocitários dos 39 sistemas de grupos sanguíneos em humanos, a recomendação de se rastrear apenas as mulheres Rh-negativo não permite o diagnóstico da sensibilização aos demais antígenos nas mulheres Rh-positivo.

Uma vez detectados anticorpos irregulares (= gestante imunizada), a próxima fase é quantificar (titulação) e identificar qual(is) anticorpo(s) está(ão) presente(s), por meio de um painel de identificação de anticorpos. A partir de então, é possível calcular o risco de hemólise fetal (Quadro 66.1) e planejar o acompanhamento da gestação. Ao se deparar com um Teste Indireto da Antiglobulina positivo, é importante atentar ao fato de que as gestantes que receberam imunoprofilaxia com Ig anti-D apresentarão esse resultado positivo, sem se tratar de aloimunização ativa e, portanto, não configurando DHFRN. A documentação das doses de Ig anti-D administradas deve ser sempre estimulada.

Seguimento pré-natal, parto e pós-natal

Para as gestantes que não apresentarem anticorpos irregulares no rastreamento inicial (Teste Indireto da Antiglobulina negativo), deve-se repetir a pesquisa pelo menos mais uma vez antes do parto, preferencialmente ao final do 2º trimestre, quando da indicação da imunoprofilaxia (antes da aplicação). Essas gestações podem continuar a ser seguidas em serviços de pré-natal de risco habitual. Como recomendação, a eficácia da imunoprofilaxia (Ig anti-D) deve ser verificada com uma pesquisa de anticorpos anti-D no soro da mulher pelo menos 6 meses após o parto (para evitar a interferência do anti-D introduzido passivamente). Uma pesquisa negativa de anticorpos anti-D é evidência de que a imunoprofilaxia foi bem-sucedida.

As gestantes sensibilizadas com anticorpos clinicamente relevantes devem ser acompanhadas em centros de maior complexidade de atenção à saúde, pois necessitam de atenção multidisciplinar, o que inclui, além de obstetras, especialistas em Medicina Fetal, pediatras, neonatologistas e imuno-hematologistas. A avaliação da história obstétrica é uma importante ferramenta diagnóstica para predizer a gravidade da aloimunização Rh. As gestantes aloimunizadas que relataram morte(s) neonatal(is) prévia(s), transfusão(ões) intrauterina(s) ou pós-natal(is) devem receber vigilância fetal mais próxima, em razão do risco de maior taxa de hemólise fetal e da necessidade de tratamento mais precoce (Machado et al., 2005).

O principal objetivo do seguimento pré-natal na vigência de sensibilização materna é a identificação da anemia fetal, para que o tratamento possa ser oportuno, buscando um melhor resultado perinatal (ACOG, 2009). A ultrassonografia obstétrica tem como primeira evidência de feto acometido o aumento da circunferência abdominal, em decorrência da hepatoesplenomegalia. Outros achados são placentomegalia, aumento do átrio cardíaco direito, derrames cavitários e edema de pele/tecidos. Infelizmente, embora facilmente diagnosticados, esses sinais ultrassonográficos são tardios e indicam anemia fetal em fases mais avançadas.

A determinação direta do hematócrito e da hemoglobina fetal por meio da cordocentese é o padrão mais fidedigno para se chegar a prognóstico perinatal, além de permitir o tratamento imediato. A cordocentese permite também identificar o fenótipo RhD fetal. Entretanto, as taxas de perda fetal relacionadas à cordocentese têm sido estimadas em 1% a 2% para os fetos não hidrópicos, em aproximadamente 15% para os hidrópicos antes da 20ª semana gestacional e em 5% após esse período (Urbaniak e Greiss, 2000). Além disso, a punção funicular pode causar hemorragia materno-fetal e agravar a sensibilização. Por isso, a cordocentese é indicada somente nos casos em que está indicado o tratamento com transfusão intrauterina (Kohatsu, 2012).

Atualmente, a medida do pico de velocidade sistólica na artéria cerebral média (PVS-ACM) fetal por dopplervelocimetria é o teste de escolha para a predição da hemoglobinemia fetal, sendo considerada a técnica não invasiva mais efetiva, e substituiu definitivamente a análise espectrofotométrica do líquido amniótico (LA), usado no passado para determinar os níveis de bilirrubina no LA como medida indireta da bilirrubinemia fetal (Mari et al., 2000). O diagnóstico de anemia fetal é feito por meio de tabelas com valores em múltiplos da mediana para cada idade gestacional (Tabela 66.1).

Tabela 66.1. Pico de velocidade sistólica esperado na artéria cerebral média fetal (centímetros por segundo) de acordo com a idade gestacional (semanas).

Idade gestacional (semanas)	Múltiplos da mediana			
	1 (Mediana)	1,29	1,50	1,55
	cm/sec			
18	23,2	29,9	34,8	36
20	25,5	32,8	38,2	39,5
22	27,9	36	41,9	43,3
24	30,7	39,5	46	47,5
26	33,6	43,3	50,4	52,1
28	36,9	47,6	55,4	57,2
30	40,5	52,2	60,7	62,8
32	44,4	57,3	66,6	68,9
34	48,7	62,9	73,1	75,6
36	53,5	69	80,2	82,9
38	58,7	75,7	88	91
40	64,4	83	96,6	99,8

Fonte: Mari et al., 2000.

A ultrassonografia obstétrica e a medida do pico de velocidade sistólica na artéria cerebral média fetal por dopplervelocimetria são realizadas com intervalos de 1 a 3 semanas, dependendo da gravidade do caso. Basicamente, dois parâmetros são avaliados: presença/ausência de ascite/hidropisia fetal e a medida PVS-ACM em relação aos múltiplos da mediana para cada idade gestacional (Dodd et al., 2018).

A partir da 35ª semana de gestação, a confiabilidade do teste PVS-ACM isolado é limitada e, portanto, mais atenção deve ser dada a qualquer sinal de ascite fetal. Nesse momento, o monitoramento cardiotocográfico é muito útil e deve ser realizado pelo menos semanalmente. Se um ou mais parâmetros forem anormais, o parto deve ser indicado, com a devida profilaxia da síndrome do desconforto respiratório.

Se os parâmetros permanecerem dentro da faixa normal, é aconselhável que o parto ocorra entre 38 e 39 semanas. A via de parto deve ser escolhida exclusivamente com base nas indicações obstétricas (a presença de aloimunização não é contraindicação ao parto vaginal). O clampeamento tardio do cordão umbilical apresenta benefícios descritos, como redução na necessidade de transfusão pós-natal ou maior tempo entre o nascimento e a primeira transfusão, bem como melhora no nível de hemoglobina no momento do nascimento e menor risco de hiperbilirrubinemia grave.

Tratamento fetal

A transfusão intrauterina (TIU) é o único tratamento específico para a DHFRN disponível. A primeira TIU foi realizada por fetoscopia no início da década de 1980, mas foi rapidamente substituída pela TIU guiada por ultrassonografia, sendo o primeiro tratamento fetal de sucesso na história da Medicina Fetal. Dos fetos acometidos, cerca de 50% vão necessitar de TIU. A eficácia e a segurança desse procedimento estão bem estabelecidas. A taxa de sobrevivência atual de fetos anêmicos submetidos a TIU é de aproximadamente 60 a 80% para fetos hidrópicos e de 90% para casos sem hidropisia fetal (Moise et al., 2019).

A presença de alterações ultrassonográficas ou dopplervelocimétricas (medida PVS-ACM) que identifiquem anemia fetal indica a avaliação do hemograma fetal por cordocentese e o tratamento fetal imediato (Zwiers et al., 2018). Para a transfusão fetal, são utilizadas unidades sanguíneas altamente "especializadas", as bolsas são irradiadas, devem ser múltiplo-antígeno negativas, além de muito concentradas (hematócritos geralmente > 70%), necessitando de comunicação e coordenação claras entre os médicos assistentes e seus serviços de transfusão. Esses cuidados buscam diminuir a sensibilização materna e fetal a outros antígenos eritrocitários por meio do sangue transfundido. O objetivo terapêutico da transfusão é manter o nível de hemoglobina fetal entre 7 e 10 g/dL.

No seguimento dos fetos transfundidos, os principais parâmetros utilizados para a programação de futuras transfusões são: a medida PVS-ACM por dopplervelocimetria (embora sua precisão seja menor após as TIU); a estimativa da diminuição do hematócrito ou hemoglobina fetais; e os achados ultrassonográficos de descompensação/anemia fetal. Valores ascendentes de múltiplos da mediana na medida de PVS-ACM são indicativos da necessidade de outra TIU. A estimativa de queda diária no hematócrito fetal é de 1% e na hemoglobina fetal é de 0,3 g/dL. A estimativa do grau de acometimento neurológico fetal pode ser avaliada por imagens compatíveis com isquemia ou hemorragias cerebrais por ultrassonografia e/ou por ressonância nuclear magnética do cérebro fetal.

Nos raros casos em que os fetos são gravemente afetados em idades gestacionais precoces, quando a TIU não é possível tecnicamente (< 20 semanas) ou quando há contraindicações para procedimentos invasivos (como na associação a retrovirose materna), as opções terapêuticas são a aplicação de imunoglobulina humana inespecífica intravenosa (IgIV) e a troca de plasma materno. A IgIV em altas doses e a troca de plasma materno têm como objetivo a estabilização/redução temporária dos níveis de imunoglobulina materna, particularmente útil nos casos em que a TIU precisa ser postergada e na presença de antecedente de fetos gravemente afetados. Apesar do alto custo para nosso meio, o tratamento tem boa eficácia na diminuição do número de TIU, além de ser seguro para o feto.

Profilaxia

A profilaxia da doença hemolítica do feto e do recém-nascido baseia-se em evitar que mulheres com potencial reprodutivo se tornem aloimunizadas, principalmente contra os antígenos eritrocitários mais imunogênicos. Partindo desse objetivo único, os bancos de sangue devem adotar medidas que minimizem os riscos de aloimunização pós-transfusional. As estratégias devem incluir a maior compatibilidade sanguínea possível para essas mulheres durante hemotransfusões, idealmente com pareamento dos antígenos RhD, CE e Kell, bem como o uso de hemácias RhD-negativo em situações emergenciais (quando não há tempo suficiente para a testagem sanguínea da receptora).

A profilaxia da DHFRN relacionada ao ciclo gravídico-puerperal, por sua vez, baseia-se em evitar que a mulher seja aloimunizada durante a gestação ou o parto. O momento do parto, independentemente da via, é o evento de maior risco de sensibilização materna. A partir de 1968, o uso da imunoglobulina anti-D (Ig anti-D) evita a sensibilização da mãe após sua exposição ao antígeno D fetal. A imunoglobulina humana específica anti-D (Rho) tradicional é um produto policlonal altamente purificado, derivado do plasma de doadores sensibilizados ao antígeno D. A imunoglobulina anti-D (Rho) reconhece e se liga ao antígeno Rh-D na superfície das células vermelhas Rh-D-positivo fetais, fazendo com que se liguem aos receptores Fc nos macrófagos do baço, onde sofrem fagocitose ou lise citotóxica.

Dessa maneira, o mecanismo de ação da Ig anti-D consiste na destruição precoce das hemácias fetais na circulação materna, antes que uma resposta imune primária ao antígeno D seja deflagrada, evitando-se a produção ativa de anticorpos anti-D pelo sistema imune materno. A imunoglobulina humana específica anti-D (Rho) não causa ativação do sistema complementário, e a administração equivocada de Ig anti-D a mulheres RhD-positivo não causa efeitos imunológicos adversos nessas mulheres.

A recomendação atual é a administração da Ig anti-D para todas as gestantes Rh-negativo, não sensibilizadas, entre a 26ª e a 30ª semana de gestação (28ª semana, na maioria dos protocolos) e novamente dentro das primeiras 72 horas após o parto de um recém-nascido (ou natimorto) com tipagem sanguínea Rh-positivo, D-fraco ou desconhe-

cida. A imunoglobulina também deve ser administrada após situações de risco para imunização materna, como a realização de procedimentos invasivos pré-natais (biopsia de vilo corial, amniocentese, cordocentese, fetoscopia), abortamentos (com ou sem curetagem uterina, independentemente da idade gestacional), tratamentos fetais (colocação de shunts, transfusões intrauterinas), traumas ou cirurgias abdominais, episódios de sangramento, versão externa, gravidez ectópica (Figura 66.3).

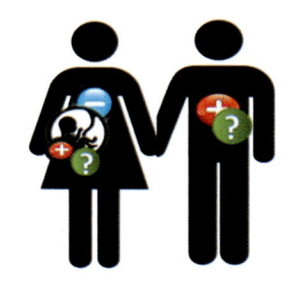

Gestantes Rh-negativo, não sensibilizadas

❖ **Parto:** dentro das primeiras 72 horas após o parto de um recém-nascido (ou natimorto) com tipagem sanguínea Rh-positivo, D-fraco ou desconhecida
❖ **Durante a gestação:** 28ª semana (26 a 30 semanas)

❖ Aborto
❖ Gravidez ectópica
❖ Gestação molar
❖ Sangramentos vaginais
❖ Manipulação uterina
❖ Procedimentos invasivos
❖ Tratamentos fetais
❖ Traumas abdominais

Figura 66.3. Recomendação atual para imunoprofilaxia com Ig anti-D no ciclo gravídico-puerperal.
Fonte: Acervo da autoria.

Em alguns países, a dose de 50 a 120 mcg é indicada em casos de abortamentos de 1º trimestre (< 12 semanas), sem dilatação cervical, não induzidos farmacologicamente e sem curetagem uterina. Entretanto, a dose padrão de 300 mcg de Ig anti-D via intramuscular é considerada apropriada para a maioria das situações. Se houver contraindicação para a via intramuscular (p. ex., em alguns distúrbios da hemostasia, como trombocitopenias), a via intravenosa pode ser usada com segurança e mesma eficácia. Se houver evento potencialmente sensibilizador após a dose pré-natal (28 semanas), nova dose deve ser administrada. Nos casos de sangramento persistente ou recorrente, a Ig anti-D deve ser administrada com intervalos de 6 semanas.

A utilização dessa estratégia de imunoprofilaxia pré-natal e pós-natal tem reduzido a aloimunização de 16% para até 1 a 2% em mulheres de risco (Moise, 2002), porém somente é efetiva na prevenção da aloimunização Rh ao antígeno D. A aloimunização materna contra os outros antígenos eritrocitários ("não D") por meio de imunoglobulinas específicas ainda não está disponível. Após um rápido e significativo decréscimo, a partir da década de 1970, as taxas de incidência da DHFRN têm se mantido constantes nos últimos anos, em decorrência de vários fatores: falha da administração da imunoprofilaxia (ausente, insuficiente ou inoportuna), falha no reconhecimento das situações clínicas de hemorragia materno-fetal, transfusão sanguínea incompatível e sensibilização espontânea precoce (< 28 semanas) ou silenciosa (sem sinais clínicos) (Machado e Barini, 2006).

Entre os fatores de falha na imunoprofilaxia, a administração insuficiente da imunoglobulina pode ser evitada se for considerado que a dose padrão de 300 mcg de Ig anti-D é apropriada para uma hemorragia de até 15 mL de sangue fetal para um volume sanguíneo materno total de 5.000 mL. Assim, levantou-se uma questão sobre possível benefício de se quantificar a hemorragia feto-materna, a fim de se calcular a "quantidade" (dose) de imunoglobulina a ser administrada. Essa quantificação é possível pelo teste de Kleihauer-Betke (quantificação subjetiva) ou por técnicas de citometria de fluxo (medida direta da concentração), ambos com base nas diferenças biofísico-químicas da hemoglobina fetal (HbF). Alguns países usam essa quantificação rotineiramente para adequação da dose da Ig anti-D. Podem ser utilizadas quando há suspeita de hemorragia feto-materna atípica (> 15 mL ou na presença de obesidade materna; volume de sangue total materno pode ser > 5.000 mL e/ou parte da medicação pode ficar no subcutâneo durante injeção intramuscular). Esses testes não são acessíveis na maioria dos laboratórios brasileiros, bem como não há disponibilidade de diferentes doses da imunoglobulina no mercado farmacêutico do Brasil.

A imunoglobulina anti-D pode ter alguns raros efeitos adversos. Alguns fetos podem apresentar positividade fraca no teste da antiglobulina humana (Coombs) direto, sem, entretanto, desenvolverem a DHFRN. Apesar de os únicos casos descritos de transmissão de doenças infecciosas relacionada à administração da IgG anti-D datarem da década de 1970, esse risco não pode ser considerado zero, já que se trata de um derivado sanguíneo. Somando-se esses potenciais riscos biológicos aos custos envolvidos, torna-se desejável que se evite o seu uso desnecessário.

Para tanto, algumas estratégias têm sido propostas, a fim de melhor selecionar os casos indicativos da imunoprofilaxia. A tipagem sanguínea paterna é utilizada nessa seleção, uma vez que a Ig anti-D não estaria indicada quando a tipagem paterna for Rh-negativo. Mesmo para os pais Rh-positivo, se considerarmos que aproximadamente 55% da população RhD-positivo é heterozigota para o gene *RHD*, o feto de uma gestante RhD-negativo cujo pai é heterozigoto tem 50% de chance de ser RhD-negativo e, portanto, não é "de risco" para desenvolver a DHFRN. Nesse contexto, a genotipagem RhD fetal por meio de técnicas de PCR pode ser útil na identificação do antígeno de grupo sanguíneo correspondente aos anticorpos que a mãe possui, particularmente quando o pai é heterozigoto para o antígeno ou não é disponível para investigação. Essa seleção pode ser particularmente útil na ausência de sensibilização materna; se o feto for identificado como RhD-negativo, poderia ser evitada a exposição desnecessária à imunoglobulina humana anti-D nos momentos em que há indicação de profilaxia da DHFRN (Machado et al., 2006).

Ainda na tentativa de diminuir o uso desnecessário da Ig anti-D, a genotipagem RhD materna é recomendada para determinar a base molecular dos fenótipos "D-fracos" (Webb e Delaney, 2018). Estima-se que de 0,6 a 1% das mulheres expressam um fenótipo "D-fraco", das quais aproximadamente 80% terão um D-fraco dos tipos 1, 2 ou 3, que podem ser conduzidos com segurança como RhD-positivo, não estando indicada a imunoprofilaxia. Na impossibilidade de se identificarem as variantes antigênicas com análise

molecular do gene RhD, a mulher deve ser considerada como RhD-negativo e receber a imunoprofilaxia, incluindo-se aqui também o fenótipo "D-parcial".

Apesar de todas essas tentativas de se selecionar a população para receber a Ig anti-D durante a gestação, o seu uso para todas as gestantes Rh-negativo não sensibilizadas na 28ª semana de gestação e após eventos passíveis de sensibilização parece ter o melhor desempenho (mais eficácia e melhor custo-benefício) na prevenção de novos casos de aloimunização, quando comparado a estratégias que incluem testagem paterna ou fetal.

LEITURAS COMPLEMENTARES

ACOG Practice Bulletin n. 192 Summary: Management of Alloimmunization During Pregnancy. Obstet Gynecol. 2018;131(3):611-2.

Baiochi E, Nardozza LMM. Aloimunização. Rev Bras Ginecol Obstet. 2009;31(3):311-9.

Castilho l, Pellegrino Junior J, Reid ME. Fundamentos de Imuno-hematologia. São Paulo, Rio de Janeiro, Belo Horizonte: Atheneu; 2016.

Dodd JM, Andersen C, Dickinson JE, Louise J, Deussen A, Grivell RM, Voto L, Kilby MD, Windrim R, Ryan G. MCA Doppler Study Group. J Gynecol Obstet Hum Reprod. 2018;47(5):197-204.

Healsmith S, Savoia H, Kane SC. How clinically important are non-D Rh antibodies? Acta Obstet Gynecol Scand. 2019;98(7):877-84.

Kohatsu, MHY. Análise dos resultados dos procedimentos invasivos para estudo do cariótipo fetal. Dissertação (Mestrado), Faculdade de Medicina USP. São Paulo, 2012.

Machado IN, Barini R. Doença Hemolítica Perinatal: Aspectos Atuais. Rev. Ciênc. Méd., Campinas, 15(1):69-74, jan./fev., 2006.

Machado IN, Castilho L, Pellegrino Jr J, Barini R. Fetal rhd genotyping from maternal plasma in a population with a highly diverse ethnic background. Rev Assoc Med Bras. 2006;52(4):232-5.

Machado IN, Santos CM, Simoni RZ, Milanez HMBPM, Pinto e Silva JL. Maternal antecedents and outcomes for RhD allo-immunization: A study of brazilian population. Rev Ciênc Med. 2005;14(3):273-77.

Mari G, Deter RL, Carpenter RI, Rahman F, Zimmerman R, Moise Jr KJ. Noninvasive diagnosis by Doppler ultrasonography of fetal anemia due to maternal red cell alloimmunization. Collaborative Group for Doppler Assessment of the blood velocity in anemic fetuses. N Engl J Med. 2000;342:9-14.

Moise KJ Jr, Hashmi SS, Markham K, Argoti PS, Bebbington M. Cell free fetal DNA to triage antenatal rhesus immune globulin: Is it really cost-effective in the United States? Prenat Diagn. 2019;39(3):238-47.

Phibbs, RH. Hemolytic Disease of the Newborn (Erythroblastosis Fetalis) In: Abraham M, Rudolph et al., editors. Rudolph's Pediatric. Stamford: Appleton & Lange; 1996.

Tannirandorn Y, Rodeck CH. New approaches in the treatment of haemolytic disease of the fetus. Baillieres Clin Haematol. 1990 Apr;3(2):289-320. doi: 10.1016/s0950-3536(05)80052-6. PMID: 2121301.

Urbaniak SJ, Greiss MA. RhD haemolytic disease of the fetus and the newborn. Blood Rev. 2000 Mar;14(1):44-61. doi: 10.1054/blre.1999.0123. PMID: 10805260.

Webb J, Delaney M. Red Cell Alloimmunization in the Pregnant Patient. Transfusion Medicine Reviews. 2018;32:213-9.

Zwiers C, Scheffer-Rath ME, Lopriore E, de Haas M, Liley HG. Fetal middle cerebral artery Doppler to time intrauterine transfusion in red cell alloimmunization: A randomized trial. Ultrasound Obstet Gynecol. 2018;51(3):306-12.

67

Obesidade e Gravidez

Belmiro Gonçalves Pereira
Giuliane Jesus Lajos

A obesidade vem se tornando epidemia mundial, com aumentos significativos a cada década. Alguns países apresentam índices alarmantes, transformando tal transtorno em questão de saúde pública. No Brasil, a situação não é tão diferente. Os dados disponíveis vêm de pesquisas realizadas por telefone pelo IBGE, mas mesmo assim mostram aumento significativo nas prevalências para ambos os sexos. A população feminina, mais acometida, predomina em todas as faixas etárias. Entretanto, a prevalência em idade fértil repercute de modo desfavorável na fertilidade e nas condições de gestação, associando-se a evolução ruim, com desenvolvimento de outras doenças para a gestante e resultados perinatais adversos.

A obesidade, segundo a Organização Mundial da Saúde (OMS), é classificada por meio do índice de massa corporal (IMC), calculado como a razão do peso (em quilogramas) pelo quadrado da altura (em metros). Define-se sobrepeso quando o IMC se encontra entre 25 e 29,9 kg/m²; e obesidade, quando acima de 30 kg/m². A obesidade pode ser subdividida em classe 1 (IMC 30 a 34,9 kg/m²), classe 2 (IMC 35 a 39,9 kg/m²), classe 3 (IMC 40 a 49,9 kg/m²) e superobesidade (IMC ≥ 50 kg/m²), sendo essa classificação importante para se definir riscos, pois o grau de obesidade está diretamente relacionado com as repercussões, tanto na gestação quanto no puerpério (Lindsay et al., 1997). Durante a gestação, em decorrência da rápida mudança na composição corporal, com aumento da volemia e da taxa de água corporal, a correlação do IMC com a porcentagem de gordura fica prejudicada, sendo esta uma das críticas no uso do IMC para classificar obesidade.

O aumento do IMC em mulheres tem sido observado como fenômeno mundial, com IMC médio de 22,1 em 1975 e de 24,4 em 2014 (WHO, 2000). Entre 1980 e 2008, a prevalência de obesidade dobrou na população mundial. De acordo com publicações recentes, aproximadamente 37% das mulheres americanas entre 20 e 39 anos de idade apresentam obesidade. Na Europa, a OMS estimou em 2013 que mais da metade das mulheres eram obesas ou estavam com sobrepeso, e 23% destas eram obesas. Em 2014, o Brasil ocupou o 5º lugar com obesidade na mulher, entre 186 países estudados, e o 4º lugar quando se fala em obesidade grau 2 ou mais, segundo estudo realizado pelo NCD Risk Factor Collaboration (NCD-RiscC).

A obesidade parece ser uma condição bastante objetiva. Por exemplo, calcula-se o Índice de Massa Corporal (IMC) e, se estiver acima de certo valor, é obesidade. Entretanto, há diversas nuances, como a distribuição da gordura, a bioimpedância e a excessiva quantidade de massa magra (nos atletas), as quais merecem considerações especiais. De qualquer maneira, o IMC é um dado muito objetivo e, juntamente com a distribuição da gordura corporal, pode ser muito útil para padronizar a apresentação de resultados e compará-los. O IMC é usado, por exemplo, para definir o ganho de peso ideal para cada gestante, que estaria associado ao desempenho mais fisiológico na evolução da gestação.

O aumento do sobrepeso e de obesidade na população feminina é uma grande preocupação na saúde reprodutiva, uma vez que as mulheres com obesidade possuem risco aumentado de piores resultados, que envolvem desde a redução de sua fertilidade, maior incidência de complicações, como abortamentos, o diabetes gestacional e a pré-eclâmpsia, até piores desfechos no parto e no puerpério.

Obesidade prévia à gestação

Partindo do princípio de que a obesidade é uma doença crônica e que toda doença crônica deve ser tratada e controlada previamente à concepção, recomenda-se que a perda de peso pré-concepcional faça parte do guia de recomendação para mulheres com obesidade que desejam engravidar.

Em princípio, a obesidade já é uma condição associada a dificuldade de engravidar. Isto pode ser justificado pela maior prevalência de síndrome dos ovários policísticos (SOP), com anovulação crônica e hiperandroginismo, porém se pode observar subfertilidade mesmo entre mulheres com ciclos menstruais ovulatórios. Naquelas que engravidam, há maiores taxas de abortamento espontâneo, com ou sem malformações, especialmente após o processo de técnicas de reprodução assistida.

Há ainda uma relação diretamente proporcional entre anomalias congênitas e obesidade materna, como defeitos de fechamento de tubo neural, defeitos cardíacos, lábio leporino e/ou fenda palatina, atresia anorretal, hidrocefalia e encurtamento de membros. Sugere-se que alterações no metabolismo de glicose e deficiências de nutrientes em gestantes obesas são os principais mecanismos associados a essas malformações fetais. Nesse sentido, é fundamental o bom controle glicêmico e a suplementação vitamínica com ácido fólico em mulheres com obesidade que desejam engravidar, assim como a manutenção dessas medidas durante os primeiros meses de gestação.

O rastreamento e o controle de doenças associadas à obesidade, como diabetes *mellitus* tipo 2 (DM2), hipertensão, dislipidemia, apneia do sono e esteatose hepática, são medidas fundamentais antes de uma gestação planejada.

Dependendo do grau de obesidade e do comprometimento na saúde da mulher que deseja engravidar, a cirurgia bariátrica pode estar indicada, como uma maneira de perder peso de modo consistente. Essas mulheres devem ser acompanhadas no pós-operatório e liberadas para engravidar quando houver estabilidade clínica, ponderal e ausência de déficits vitamínicos. Foi observada menor incidência de diabetes *mellitus* gestacional, desordens hipertensivas, hemorragia puerperal e macrossomia fetal entre mulheres que foram submetidas à cirurgia bariátrica, quando comparadas às obesas sem esse tratamento prévio. Em contrapartida, entre gestantes com antecedente de cirurgia bariátrica prévia, houve aumento nos partos prematuros e de recém-nascidos pequenos para a idade gestacional.

Aspectos da gestação da mulher com obesidade

A gestação na mulher com obesidade deve ser sempre considerada uma condição de alto risco, pois está associada a maior morbidade e mortalidade materna e fetal. Em um estudo realizado no Reino Unido, foi observado que 35% dos casos de morte materna ocorreram entre as mulheres com obesidade, em comparação com 23% na população materna geral (Lewis, 2004).

O ambiente metabólico materno altera o desenvolvimento placentário e sua expressão genética, assim como a sua função, que se manifestará clinicamente mais tarde na gestação. Na gestante com obesidade, o aumento da insulina, associado à resistência insulínica, pode acarretar diferentes respostas no desenvolvimento do trofoblasto. Dessa maneira, a placenta da mulher com obesidade ao termo é caracterizada por aumento no conteúdo lipídico, acúmulo de macrófagos e mediadores pró-inflamatórios, quando comparada à placenta de uma mulher de peso normal. Esses mediadores inflamatórios se associam principalmente à pré-eclâmpsia, bem como ao aumento da resistência insulínica, predispondo ao diabetes gestacional. Além disto, observa-se concentração plasmática de estradiol e progesterona menor nas mulheres com obesidade. Esses hormônios, produzidos na mitocôndria placentária, quando reduzidos estão associados a resultados perinatais adversos.

É altamente recomendável que se faça rastreamento de hiperglicemia em gestantes com obesidade na primeira consulta de pré-natal, seja por meio da glicemia de jejum ou da curva glicêmica gestacional, para se diagnosticar precocemente diabetes e iniciar o tratamento, reduzindo-se as complicações maternas e perinatais.

Além do diabetes preexistente, sabe-se que o IMC materno inicial é diretamente proporcional ao risco do desenvolvimento de diabetes gestacional (DG). Gestantes com sobrepeso, avaliadas em uma revisão sistemática (Jacob et al., 2016), quando comparadas a gestantes com IMC normal, tiveram *oddes ratio* (OR) para DG de 1,97 (IC95% = 1,77 a 2,19); as gestantes com obesidade classe I tiveram OR de 3,10 (IC95% = 2,34 a 3,87); e aquelas com obesidade mórbida (classe II ou mais), OR para DG de 5,55 (IC95% = 4,27 a 7,21).

A ocorrência de hipertensão gestacional e de pré-eclâmpsia na gestante com obesidade também é diretamente proporcional ao IMC inicial. Segundo uma revisão sistemática (O'Brien et al., 2003), para cada kg/m^2 de IMC, há aumento de 0,54% (IC95% = 0,27 a 0,80) no risco de pré-eclâmpsia, o que equivale ao dobro do risco dessa complicação a cada 5 a 7 kg/m^2 de aumento no IMC. Nesse sentido, tem sido recomendada a tomada diária de 81 a 100 mg de ácido acetilsalicílico (AAS), da concepção até 37 semanas de gestação, além da ingesta adequada de cálcio, como estratégias de prevenção de pré-eclâmpsia em gestantes com obesidade (ACOG, 2013).

O ganho de peso está diretamente associado a resultados adversos, como risco de desenvolver diabetes gestacional, diabetes tipo 2 e desordens hipertensivas, além de repercussões em curto e longo prazo em seu concepto, como macrossomia fetal, síndrome metabólica e obesidade na infância. Portanto, o ganho de peso gestacional deve ser foco de muita atenção, pois mulheres com sobrepeso e obesidade são mais suscetíveis ao excesso de ganho ponderal na gestação. Segundo o Institute of Medicine (IOM), o ganho ponderal deve ter por base o IMC materno anterior à gestação, sendo recomendado menor ganho ponderal para categorias de maior IMC. Assim, o ganho de peso máximo total recomendado para gestantes com sobrepeso é de 11,5 kg (7 a 11,5 kg), o que representa cerca de 280 g por semana em média; já para as pacientes com obesidade, o ganho máximo recomendado seria de 9 kg (5 a 9 kg), o que corresponde a cerca de 220 g por semana como ideal, podendo-se chegar a um máximo semanal de 270 g.

A meta do ganho ponderal deve ser calculada e discutida com a gestante no início do pré-natal. Além de dieta adequada, deve-se incentivar a prática de exercícios físicos aeróbicos regulares por cerca de 30 minutos (caso não haja outra contraindicação clínica), idealmente acompanhadas por especialistas.

Para avaliação fetal, recomenda-se a realização de ultrassonografia na primeira consulta, na 12ª e na 20ª semana. No 3º trimestre, a ecografia deve ser no mínimo mensal, a fim de avaliar o crescimento fetal, além de empregar-se outros métodos de avaliação de vitalidade, como mobilograma, cardiotocografia, perfil biofísico fetal e dopplervelocimetria, a depender da associação a outras comorbidades e risco de sofrimento fetal.

Parto e puerpério da gestante com obesidade

O melhor momento do parto da gestante com obesidade envolve avaliação de outras morbidades associadas, além de aspectos do próprio parto. Sabe-se que a obesidade aumenta o risco de parto prematuro terapêutico, especialmente quando associado às complicações hipertensivas e ao diabetes; no entanto, os índices de prematuridade espontânea não são diferentes. Quando não há indicação de parto terapêutico, há evidências que sugerem associação entre obesidade e gestação prolongada. As modificações hormonais ligadas à obesidade podem justificar o prolongamento do início do processo de parturição.

Diversos estudos mostram risco progressivamente maior de óbito fetal, conforme o IMC anterior à gestação, variando de 1,37 (IC 95% 1,02 a 1,85) – nas mulheres com sobrepeso – a 5,04 (IC 95% 1,79 a 14,07) – nas mulheres com superobesidade – quando comparadas àquelas com IMC normal (Jacob et al., 2016). As menores taxas de morte neonatal e paralisia cerebral estão associadas ao parto que ocorre até 39 semanas de gestação. A indução eletiva do trabalho de parto, seja por indicação médica ou para reduzir o risco de óbito fetal, reduz o risco de cesárea, sem aumentar complicações.

Sabe-se que a cesárea na mulher com obesidade é tecnicamente mais difícil de ser efetuada, aumentando o risco de infecção de ferida operatória e infecções de parede ou uterina. A pior vascularização do tecido subcutâneo e a formação de seromas e de hematomas explicam parcialmente esses riscos, independentemente da profilaxia com antibióticos. O risco de tromboembolismo venoso (TEV) também é uma complicação descrita nas cesáreas de mulheres com obesidade; o uso de heparina de baixo peso molecular ou profilaxia mecânica é indicado quando forem submetidas a cesárea de emergência, ou quando há associação de pelo menos um fator de risco adicional para TEV, como pré-eclâmpsia ou restrição de crescimento fetal intrauterino.

Além disto, sabe-se que a obesidade materna aumenta as dificuldades nas técnicas anestésicas, tanto nas regionais (múltiplas tentativas de punção, pela adiposidade, com maiores taxas de falha de bloqueios) como na anestesia geral (dificuldade de intubação maior que 33% entre mulheres obesas) (Tan e Sia, 2011).

No puerpério, independentemente da via de parto, o risco de hemorragia é aproximadamente o dobro em mulheres com sobrepeso ou obesidade, sendo a atonia uterina secundária à macrossomia fetal uma das explicações para isso.

Outro aspecto que merece observação entre as gestantes com obesidade é o risco aumentado de depressão puerperal. Segundo uma metanálise realizada em 2014, que avaliou 62 estudos que relacionavam obesidade e desordens mentais durante a gravidez e puerpério, houve um risco de depressão puerperal 30% maior nas mulheres com obesidade (IC 95% 1,20 a 1,42), em comparação às puérperas com IMC normal (Moyneaux et al., 2014).

A amamentação, recomendada de modo exclusivo nos primeiros 6 meses de vida e com manutenção por 1 a 2 anos, é extremamente benéfica para as mães com obesidade, uma vez que diminui risco cardiovascular futuro, assim como reduz risco de desenvolvimento de diabetes tipo 2 (DM2) e diminui a gordura visceral tardiamente.

Da mesma maneira que se propõe o cuidado com o ganho ponderal da mulher com obesidade durante a gravidez, essa atenção no puerpério, mesmo durante a amamentação, deve ser tomada especialmente entre aquelas que planejam uma próxima gestação, sendo recomendável a orientação de dieta e a realização de atividade física regular. Estudos mostram que o aumento do IMC no intervalo entre as gestações está associado a risco materno aumentado de hipertensão, pré-eclâmpsia e diabetes gestacional, além de risco aumentado de óbito fetal na gestação subsequente.

O concepto da gestante com obesidade: repercussões intrauterinas, perinatais e em longo prazo

Os filhos de mulheres com obesidade podem apresentar diversas complicações, seja em curto ou longo prazo. O ambiente intrauterino caracterizado por excesso de nutrientes ou por outras alterações metabólicas, já descritas anteriormente, além de mais abortamentos, malformações e óbitos fetais, pode ter como consequência maior risco de recém-nascidos grandes para a idade gestacional (GIG) e suas complicações, como a distocia de ombro. Nesses conceptos, são observadas diversas modificações metabólicas, como o aumento de resistência à insulina, mudanças na função mitocondrial, doenças cardiovasculares e esteatose hepática não alcoólica.

Em longo prazo, as modificações que se iniciam no ambiente intrauterino elevam o risco de obesidade e suas complicações na infância e na vida adulta. Esse fenômeno é conhecido como "programação fetal".

LEITURAS COMPLEMENTARES

Alanis MC, Villers MS, Law TL et al. Complications of cesarean delivery in the massively obese parturiente. Am J Obstet Gynecol. 2010;203(3):71.

American College of Obstetricians and Gynecologists. ACOG practice bulletin n. 156: Obesity in pregnancy. Obstet Gynecol. 2015;126(6):e112-126.

American College of Obstetricians and Gynecologists. Task force on hypertension in pregnancy. Hypertension in pregnancy. Obstet Gynecol. 2013;122(5):1122-31.

Basu S, Haghiac M, Surace P et al. Pregravid obesity associates with increased maternal endotoxemia and metabolic inflammation. Obesity (Silver Spring). 2011;19(3):476-82. Doi: 10.1038/oby.2010.215. Epub 2010 Oct 7.

Bates SM, Greer IA, Middeldorp S et al. VTE, thrombophilia, antithrombotic therapy, and pregnancy: Antithrombotic therapy and prevention of thrombosis. 9th ed. American College of Chest Physicians evidence-based clinical practice guidelines. Chest. 2012;141(2 Suppl):e691S-736S.

Boyle KE, Patinkin ZW, Shapiro AL et al. Mesenchymal stem cells from infants born to obese mothers exhibit greater potential for adipogenesis: The Healthy Start BabyBUMP Project. Diabetes. 2016;65(3):647-59.

Coitinho DC, Sichieri R, D'Aquino Benicio MH. Obesity and weight change related to parity and breast-feeding among parous women in Brazil. Public Health Nutr. 2001;4(4):865-70.

Ferraro ZM, Barrowman N, Prud'homme D et al. Excessive gestational weight gain predicts large for gestational age neonates independent of maternal body mass index. J Matern Fetal Neonatal Med. 2012;25(5):538-42.

Ferraro ZM, Contador F, Tawfiq A et al. Gestational weight gain and medical outcomes of pregnancy. ObstetMed. 2015;8(3):133-7.

Flegal KM, Carroll MD, Kit BK, Ogden CL. Prevalence of obesity and trends in the distribution of body mass index among US adults, 1999-2010. JAMA. 2012;307:491-7.

Flegal KM, Kruszon-Moran D, Carroll MD et al. Trends in obesity among adults in the United States, 2005 to 2014. JAMA. 2016;315(21):2284-91.

Fyfe EM, Thompson JM, Anderson NH et al. Maternal obesity and postpartum haemorrhage after vaginal and caesarean delivery among nulliparous women at term: A retrospective cohort study. BMC Pregnancy Child birth. 2012;12:112.

Halloran DR, Cheng YW, Wall TC et al. Effect of maternal weight on postterm delivery. J Perinatol. 2012;32:85.

Hughes RC, Moore MP, Gullam JE et al. An early pregnancy HbA1c>/= 5.9% (41 mmol/mol) is optimal for detecting diabetes and identifies women at increased risk of adverse pregnant outcomes. Diabetes Care. 2014;37(11):2953-9.

Institute of Medicine and National Research Council Committee to Reexamine IOM Pregnancy Weight Guidelines, Rasmussen KM, Yaktine AL (ed). Weight gain during pregnancy: Reexamining the guidelines. Washington, DC; 2009.

Instituto Brasileiro de Geografia e Estatística. Pesquisa do Orçamento Familiar (Internet). Rio de Janeiro: IBGE; 2008-2009. [Acesso 2019 nov 12]. Disponível em: http://www.ibge.gov.br/home/estatistica/pesquisas/pesquisa_resultados.php?id_pesquisa = 25.

Jacob L, Kostev K, Kalder M. Risk of stillbirth in pregnant women with obesity in the United Kingdom. Obes Res Clin Pract. 2016;10(5):574-79.

Kominiarek MA, Chauhan SP. Obesity before, during, and after pregnancy: A review and comparison of five national guidelines. Am J Perinatol. 2016;33(5):433-41. Doi: 10.1055/s-0035-1567856. Epub 2015 Nov 20. Review.

Lassance L, Haghiac M, Minium J et al. Obesity-induced down-regulation of the mithocondrial translocator protein (TSPO) impairs placental steroid production. J Clin Endocrinol Metab. 2015;100(1):E11-8. Doi: 10.1210/jc.2014-2792.

Lee VR, Darney BG, Snowden JM et al. Term elective induction of labour and perinatal outcomes in obese women: retrospective cohort study. BJOG. 2016;123(2):271-78.

Lee VR, Liu B, Anjali K et al. Optimal timing of delivery in obese women: A decision analysis.Obstet Gynecol. 2014;123(S1):152S-153S.

Lewis G (ed). Why mothers die 2000-2002: The sixth report of the confidential enquires into maternal deaths in the United Kingdom. London: CEMACH; 2004.

Lindsay CA, Huston L, Amini SB, Catalano PM. Longitudinal changes in the relationship between body mass index and percent body fat in pregnancy. Obstet Gynecol. 1997;89(3):377-82.

Liu B, Jorm L, Banks E. Parity, breastfeeding, and the subsequent risk of maternal type 2 diabetes. Diabetes Care. 2010;33(6):1239-41.

McDonald SD, Han Z, Mulla S et al. Overweight and obesity in mothers and risk of preterm birth and low birth weight infants: systematic review and meta-analyses. BMJ. 2010;341:c3428.

Ministério da Saúde. Prevalência de obesidade auto referida no conjunto das capitais brasileiras. VIGITEL 2006-2015.

Moyneaux E, Poston L, Ashurst-Williams S et al. Obesity and mental disorders during pregnancy and postpartum: a systematic review and meta-analysis. Obstet Gynecol. 2014;123:857.

Natland ST, Nilsen TI, Midthjell K et al. Lactation and cardiovascular risk factors in mothers in a population-based study: The HUNT-study. Int Breast feed J. 2012;7(1):8.

NCD Risk Factor Collaboration (NCD-RisC). Trends in adult body mass index in 200 countries from 1975-2014: A pooled analysis of 1968 population-based measurements studies with 19.2 million participants. Lancet. 2016;387:1377-96.

Nicholas LM, Morrison JL, Rattanatray L et al. The early origins of obesity and insulin resistance: Timing, programming and mechanisms. Int J Obes (Lond). 2016;40(2):229-38.

Nohr EA, Timpson NJ, Andersen CS et al. Severe obesity in youg women and reproductive health: the Danish National Birth Cohort. PLoSOne. 2009;4(12):e8444.

O'Brien TE, Ray JG, Chan WS. Maternal body mass index and the risk of preeclampsia: A systematic overview. Epidemiology. 2003;14(3):368-74.

O'Tierney-Ginn P, Presley L, Myers S, Catalano P. Placental growth response to maternal insulin in early pregnancy. J Clin Endocrinol Metab. 2015;100(1):159-65. Doi: 10.1210/jc.2014-3281.

Royal College of Obstetricians and Gynaecologists. Management of women with obesity in pregnancy. Joint Guideline; 2010. [Acesso 2019 nov 12]. Disponível em: https://www.rcog.org.uk/globalassets/documents/guidelines/cmacercogjointguidelinemanagementwomenobesitypregnancya.pdf.

Sim KA, Partridge SR, Sainsbury A. Does weight loss in overweight or obese women improve fertility treatment outcomes? A systematic review. Obes Rev. 2014;15(10):839-50.

Starling AP, Brinton JT, Glueck DH et al. Associations of maternal BMI and gestational weight gain with neonatal adiposity in the Healthy Start study. Am J Clin Nutr. 2015;101(2):302-9.

Stothard KJ, Tennant PW, Bell R et al. Maternal overweight and obesity and the risk of congenital anomalies: A systematic review and meta-analysis. JAMA. 2009;301(6):636-50.

Tan T, Sia AT. Anesthesia considerations in the obese gravida. Semin Perinatol. 2011;35(6):350-55.

Torlini MR, Betrán AP, Horta BL et al. Prepregnancy BMI and the risk of gestational diabetes: A systematic review of the literature with meta-analysis. Obes Rev. 2009;10(2):194-203.

Villamor E, Cnattingius S. Interpregnancy weight change and risk of adverse pregnancy outcomes: A population-based study. Lancet. 2006;368(9542):1164-70.

WHO. Data and statistics. The challenge of obesity-quick statistics; 2013. Disponível em: http://www.euro.who.int/en/health-topics/noncommunicable-diseases/obesity/data-and-statistics.

WHO. Obesity: Preventing and managing the global epidemic. Report of a WHO consultation. WHO Technical Report series, 894; 2000. Disponível em: http://www.who.int/nutrition/publications/obesity/WHO_TRS_894/en/.

Yi XY, Li QF, Zhang J et al. A meta-analysis of maternal and fetal outcomes of pregnancy after bariatric surgery. Int J Gynaecol Obstet. 2015;130(1):3-9.

68

Doenças Cardiovasculares

Vera Therezinha Medeiros Borges

Segundo Avila et al. (2020), a incidência de doença cardiovascular varia entre 1 e 4% de todas as gestações. É a quarta causa de mortalidade materna, sendo a primeira causa indireta. Para que possamos realizar diagnóstico e conduta adequada nas gestantes cardiopatas, é necessário conhecermos as principais modificações no sistema cardiovascular.

Foley (2019) descreve a seguir as principais alterações cardiocirculatórias durante a gestação:

a) **Aumento do volume sanguíneo (40 a 45% dos valores pré-gravídicos):** inicia-se precocemente (5ª semana de gestação), expande-se mais rapidamente no 2º trimestre e atinge um platô no final da gestação. Esse aumento é decorrente do aumento do volume plasmático (45%) e do número de hemácias (33%).

b) **Aumento do débito cardíaco (40% dos valores pré-gravídicos):** o maior aumento ocorre até a 28ª semana de gestação, atingindo um platô e mantendo-se estável até o termo. Esse aumento ocorre à custa do volume sistólico (início da gestação) e da frequência cardíaca (final da gestação – 10 a 20%). Durante o trabalho de parto, o débito cardíaco aumenta em torno de 24% durante as contrações uterinas, sendo lançados em torno de 250 a 300 mL de sangue na circulação materna a cada contração. Após o parto, o débito cardíaco eleva-se, pelo aumento do retorno venoso por descompressão da veia cava, atinge pico entre 10 e 15 minutos após o parto e declina a seguir, e a maior queda ocorre nas 2 primeiras semanas.

c) **Diminuição da resistência periférica:** a queda ocorre desde o início da gestação, atinge o menor valor no 2º trimestre e mantém-se nesse nível até o termo.

d) **Pressão arterial:** ocorre queda mínima da pressão sistólica e queda acentuada da pressão diastólica, sendo o menor valor atingido no meio da gestação, retornando-se a níveis pré-gravídicos próximo do termo.

Diagnóstico clínico de cardiopatia na gestação

As modificações cardiovasculares que ocorrem na gestante normal podem simular doença cardiovascular, o que torna o seu diagnóstico mais difícil. As gestantes sem patologias podem se queixar de dispneia, fadiga, edema, palpitações, síncope. No exame físico, podemos encontrar íctus impulsivo e deslocado para a esquerda no final da gestação, hiperfonese e desdobramento da primeira e da segunda bulha, sopro sistólico audível em borda esternal esquerda ou foco pulmonar. No eletrocardiograma, pode ser visualizado desvio de eixo para a esquerda, extrassístoles atriais e ventriculares e alterações de repolarização. Como achados ecocardiográficos, podemos observar regurgitação mitral ou tricúspide e derrame pericárdico. Portanto, os sintomas e sinais da gestação normal são semelhantes aos de doença cardiovascular. Para interpretação desses dados, devem ser consideradas a época da gestação, a intensidade e a relação com atividade física.

Os sintomas e sinais sugestivos de cardiopatia são: dispneia e/ou ortopneia progressiva, dispneia paroxística noturna, hemoptise, síncope após esforço, dor precordial, cianose, estase jugular persistente, sopro sistólico intenso, sopro diastólico e arritmia sustentada.

Estratificação de risco para gravidez

O mais aconselhável é que todas as mulheres cardiopatas, especialmente as mais graves, façam uma avaliação antes da concepção, para receberem informação sobre possível contraindicação ou os riscos a serem considerados durante a gravidez. Também deve ser explicado que muitas mulheres cardiopatas podem ter uma gravidez de baixo risco.

A avaliação do risco em mulheres com doença cardiovascular deve ser sempre individualizada e idealmente realizada antes da gravidez, para orientação em vários aspectos, como prognóstico em longo prazo, risco de recorrência de doença congênita, ajuste farmacológico, com a suspensão de fármacos contraindicados e introdução de fármacos alternativos, e até mesmo contraindicação de gestação nas patologias com risco de mortalidade materna elevado.

O risco de complicações cardiovasculares durante a gestação dependerá de alguns fatores: tipo de cardiopatia, função ventricular, tamanho da lesão valvar, classe funcional, presença de cianose e grau de hipertensão pulmonar, entre outros. Portanto, a estimativa de risco deve ser individualizada.

Para estratificação do risco de complicações cardiovasculares maternas, foram criados vários escores, sendo atualmente o mais preciso e recomendado o da Organização Mundial da Saúde (OMS) modificado (Quadro 68.1).

Complicações obstétricas e dos recém-nascidos

As mulheres com doença cardiovascular, principalmente as classificadas como OMSm III e IV, têm um risco aumentado de complicações obstétricas, incluindo abortamento, trabalho de parto prematuro, pré-eclâmpsia, restrição de crescimento fetal (RCF) e hemorragia pós-parto. As complicações neonatais ocorrem em 18 a 30%, com mortalidade neonatal entre 1 e 4%. As principais são prematuridade, baixo peso, malformações fetais e cardiopatia congênita.

Complicações cardiovasculares

As principais complicações são insuficiência cardíaca, fibrilação atrial, edema agudo de pulmão, fenômenos tromboembólicos, disfunção de prótese biológica e trombose de prótese metálica.

Assistência pré-natal

Atualmente, recomenda-se a estratificação de risco proposta pela OMS, para guiar a assistência pré-natal. Segundo a OMS, as mulheres classificadas no grupo I podem ser acompanhadas em serviço de baixa complexidade. A partir da classificação OMSm II, a gestante deve ser acompanhada por uma equipe multidisciplinar, composta por cardiologistas, obstetras, anestesistas, pediatra, enfermagem, psicólogos, nutricionistas, fisioterapeutas e assistentes sociais. Em algumas situações, há necessidade de envolvimento de outros especialistas, como cirurgião cardiotorácico, cardiologista pediátrico, especialista em medicina fetal, neonatologista, hematologista e pneumologista, entre outros. Preferencialmente, esta assistência deve ser realizada em centro de atendimento terciário ou quaternário.

A avaliação inicial deve ser realizada o mais precocemente possível e, na primeira consulta, os riscos devem ser avaliados e comunicados à paciente, informando-a sobre a necessidade do acompanhamento, bem como do seguimento das orientações que serão realizadas.

A seguir estão descritas as principais condutas recomendadas pelas diretrizes nacionais e internacionais:

- **Controle de peso materno:** é importante para minimizar a sobrecarga cardíaca, não devendo o aumento de peso ultrapassar de 10 a 12 kg durante a gestação.

Quadro 68.1 Classificação modificada da OMS sobre risco cardiovascular materno.					
	OMSm I	*OMSm II*	*OMSm II-III*	*OMSm III*	*OMSm IV*
Diagnóstico	1. Lesões pequenas ou leves não complicadas: • Estenose pulmonar • Persistência do canal arterial • Prolapso de valva mitral 2. Cardiopatia corrigida e sem sequela (p. ex., CIV, CIA, PCA) 3. Extrassístoles atriais ou ventriculares isoladas	1. CIA ou CIV não corrigida 2. Tetralogia de Fallot corrigida 3. Maioria das arritmias 4. Síndrome de Turner sem dilatação da aorta	1. Disfunção ventricular leve (FE ≥ 45%) 2. Miocardiopatia hipertrófica 3. Estenose mitral ou aórtica leve ou moderada 4. Síndrome de Marfan sem dilatação da aorta 5. Válvula aórtica bicúspide (aorta < 45 mm) 6. Coarctação de aorta corrigida 7. Defeito septal atrioventricular	1. Disfunção ventricular moderada (FE = 30 a 45%) 2. Miocardiopatia periparto anterior sem sequelas 3. Prótese metálica 4. Ventrículo esquerdo sistêmico com boa ou discreta diminuição da função ventricular 5. Cardiopatias congênitas complexas pós-cirurgia de Mustard ou de Fountan 6. Cardiopatia cianótica sem correção 7. Estenose mitral moderada 8. Estenose aórtica grave assintomática 9. Dilatação moderada da aorta 10. Taquicardia ventricular	1. Hipertensão pulmonar 2. Disfunção ventricular grave (FE < 30%) 3. Miocardiopatia periparto anterior com disfunção ventricular 4. Estenose mitral grave 5. Estenose aórtica grave sintomática 6. Ventrículo esquerdo sistêmico com disfunção ventricular moderada ou grave 7. Dilatação da aorta 8. Coarctação da aorta grave
Riscos de acordo com a condição clínica	• Não há aumento de morbimortalidade materna	• Pequeno aumento da mortalidade ou risco moderado na morbidade	• Aumento moderado da mortalidade ou Moderado para grave na morbidade	• Aumento moderado da mortalidade ou morbidade grave	• Risco alto de mortalidade materna ou morbidade grave • Gestação contraindicada
% riscos de eventos cardíacos maternos	2,5 a 5%	5,7 a 10,5%	10 a 19%	19 a 27%	40 a 100%
Local do pré-natal	Primário	Secundário	Secundário ou terciário	Terciário ou quaternário	Quaternário

Fonte: Tedoldi et al., 2009.

- **Redução da atividade física e da ingesta de sal:** quando diagnosticada insuficiência cardíaca.
- **Tabagismo:** evitar.
- **Suplementação de ferro:** deve-se avaliar criteriosamente o quadro de anemia, uma vez que essa condição aumenta o trabalho cardíaco.
- **Detecção e tratamento precoce dos quadros infecciosos:** além de haver risco de endocardite bacteriana, a infecção aumenta o trabalho cardíaco.
- **Terapêutica medicamentosa cardiovascular:** deve-se proceder às adaptações medicamentosas, ajustando-se a dose e substituindo-se fármacos que possam prejudicar o concepto, como: anticoagulante oral (no período de embriogênese), inibidores das enzimas conversoras de angiotensina II, bloqueadores dos receptores da angiotensina II, hidantoinatos e amiodarona.
- **Prevenção da doença reumática:** está indicada nas pacientes com valvopatia reumática. Deve ser administrada penicilina benzatina (1.200.000 UI a cada 21 dias, durante todo o período gestacional), pelo risco de novos surtos reumáticos durante a gestação.
- **Profilaxia para endocardite bacteriana (EI):** sabe-se que procedimentos (tanto para diagnóstico quanto terapêuticos) podem resultar em bacteremia e ocasionar endocardite, estando incluídos tratamento dentário, geniturinários, gastrointestinais, parto vaginal e cesárea. Entretanto, não há consenso na literatura sobre as indicações de antibioticoprofilaxia para endocardite. A Sociedade Brasileira de Cardiologia a recomenda em pacientes de risco moderado a alto, ao serem submetidas a procedimentos invasivos (tratamento dentário, cordocentese, cirurgias, parto vaginal ou cesárea). São consideradas de risco as portadoras de próteses valvares, valvopatias, cardiomiopatia hipertrófica, prolapso de valva mitral com disfunções, cardiopatias congênitas complexas ou com *shunts* cirúrgicos sistêmico-pulmonares, além de antecedente de endocardite infecciosa.
  O esquema sugerido é:
  - **parto:** ampicilina ou amoxicilina 2 g IV, mais gentamicina 1,5 mg/kg IV (não exceder 120 mg) 30 minutos antes do parto e, 6 horas após, ampicilina ou amoxicilina 1 g IV ou VO; nos casos de paciente alérgica à penicilina: vancomicina 1 g IV, em infusão por até 2 horas, mais gentamicina 1,5 mg/kg IV (não exceder 120 mg) 30 minutos antes do parto;
  - **procedimentos dentários, endoscopia, procedimentos em tecidos infectados:** amoxicilina 2 g VO, 1 hora antes do procedimento; nos casos de alergia à penicilina ou ampicilina: cefalexina 2 g, 1 hora antes do procedimento (ou clindamicina 600 mg, ou azitromicina 500 mg).
- **Inibição do trabalho de parto prematuro:** inicialmente, deve-se avaliar se o trabalho de parto não é decorrente de uma descompensação materna. Frequentemente, ao compensar-se a mãe clinicamente, há uma melhora da perfusão tissular, e as contrações param. Se houver necessidade do uso de tocolíticos, deve-se optar pelo bloqueador de canal de cálcio, com extrema cautela em sua utilização.
- **Corticoterapia para maturação pulmonar fetal:** como corticoides podem provocar a retenção hídrica e, consequentemente, precipitar ou piorar a insuficiência cardíaca, devem ser utilizados com parcimônia, avaliando-se riscos e benefícios.
- **Prevenção do tromboembolismo:** as pacientes que necessitam do uso de anticoagulante na gravidez são aquelas com próteses mecânicas, fibrilação atrial, antecedentes de tromboembolismo, trombo intracavitário, insuficiência cardíaca congestiva (ICC), risco de trombose arterial ou venosa ou de embolia pulmonar.
  A literatura ainda é controversa sobre o esquema mais adequado de anticoagulação na gestação. Um dos mais propagados é:
  - **primeiro trimestre:** heparina subcutânea (manter o tempo de tromboplastina parcial ativada [TTPA] 2 vezes do valor basal) ou heparina de baixo peso molecular (1 mg/kg), 12/12 horas; neste caso, recomenda-se a monitoração com atividade heparínica (ou anti-Xa entre 0,6 e 1);
  - **da 13ª até a 36ª semana da gestação:** usar anticoagulante oral, em dose de acordo com a International Normatization Relation (INR), mantendo-se INR entre 2,5 e 3,5;
  - **entre a 34ª e a 36ª semana:** retornar para heparina e programar o parto;
  - **puerpério:** reintroduzir heparina 12 horas após o parto e introduzir anticoagulante oral após 24 horas, suspendendo a heparina (regular ou de baixo peso molecular) quando o INR estiver na faixa adequada.
  O controle da anticoagulação oral deve ser mais frequente durante a gravidez, em razão do aumento dos fatores de coagulação ao longo da gestação, bem como do risco de hemorragia fetal em caso de INR elevado.
- **Exames complementares:** deverão ser solicitados exames para o diagnóstico e o acompanhamento da cardiopatia, como as provas de função reumática, eletrocardiograma, ecocardiograma, entre outros, conforme a necessidade de cada situação clínica.
- **Procedimentos cardiológicos:** se houver indicação, pode-se realizar cardioversão elétrica, ou medicamentosa, e até mesmo implante de marca-passo. A valvoplastia e a cirurgia cardíaca, quando necessárias, deverão ser programadas para serem realizadas entre 13 e 28 semanas, período de menor risco materno e fetal. Em decorrência do alto risco de morbidade fetal e materna, cirurgias na gravidez só são recomendadas em casos refratários ao tratamento clínico.
- **Marcação de retornos:** depende da gravidade da lesão cardíaca. Pacientes das classes 3 e 4 da OMS podem necessitar de retornos mais frequentes, ou até mesmo de internações prolongadas, para vigilância clínica materna e da vitalidade fetal.

Assistência ao trabalho de parto e ao parto

A literatura ainda é controversa sobre o momento mais adequado para a resolução da gestação e qual a melhor via de parto para as mulheres com cardiopatia. Geralmente, a conduta dependerá das condições maternas e fetais. Nas pacientes classificadas por OMSm I ou II, deve-se aguardar o termo e preferencialmente que entrem em trabalho de parto espontâneo. Já em pacientes do grupo Classe III ou IV da OMS, com doenças mais graves ou de maior repercussão hemodinâmica, recomenda-se a antecipação do parto (a partir da 37ª semana).

Com relação à via de parto, na maioria dos casos a preferencial é o parto vaginal, em função do menor risco de sangramento, infecções e fenômenos tromboembólicos. As indicações de cesárea por motivos cardiológicos estão reservadas às pacientes com risco de dissecção de aorta (coarctação de aorta, ou síndrome de Marfan com aorta ascendente de diâmetro superior a 40 mm), bem como às pacientes sob anticoagulação oral no momento do parto (pelo risco de sangramento cerebral fetal decorrente dos fenômenos plásticos do parto). Constituem indicações relativas de cesárea: estenose aórtica grave, infarto do miocárdio recente, hipertensão pulmonar grave e insuficiência cardíaca descompensada.

Com relação ao trabalho de parto, devem-se adotar os seguintes procedimentos:

- **Decúbito em 45°:** preferencialmente em decúbito lateral esquerdo, com o intuito de diminuir a sobrecarga cardíaca e melhorar o retorno venoso.
- **Medicações em uso:** os fármacos de que a paciente fazia uso durante a gestação devem ser mantidos mesmo no dia do parto, com exceção do anticoagulante, que deverá ser suspenso 6 horas antes.
- **Monitorização cardíaca materna:** as pacientes classificadas como OMSm III e IV devem ser mantidas monitorizadas e preferencialmente contar com a presença do cardiologista no momento do parto.
- **Monitorização fetal:** por meio da cardiotocografia intraparto.
- **Infusão de líquido:** deverá ser cautelosa, pelo risco de sobrecarga de volume iatrogênica.
- **Sedação e analgesia:** estão indicadas para aliviar a dor e, assim, reduzir a sobrecarga cardíaca do trabalho de parto; é fortemente recomendada a analgesia precoce de pacientes cardiopatas em trabalho de parto, a fim de re-

duzir o estresse desencadeado pela dor, com possíveis repercussões maternas e fetais.

Assistência no puerpério

Durante o puerpério, devemos estar atentos, pois aproximadamente dois terços dos óbitos maternos relacionados à cardiopatia ocorrem nesse período. Principalmente nos primeiros dias após o parto, quando se dá a reabsorção da embebição gravídica, pode haver o aparecimento da insuficiência cardíaca, bem como dos riscos associados à presença de anemia, tromboembolismo e infecção.

As pacientes devem receber cuidados intensivos nas primeiras 24 ou 48 horas após o parto, e a alta deve ser tardia (nos casos graves, depois do 5º dia pós-parto).

Deve ser estimulada a deambulação precoce e o uso de meia elástica de compressão, pelo risco de tromboembolismo. O retorno de puerpério deverá ser programado e, de maneira geral, realizado após 40 dias pós-parto, onde será realizada nova avaliação cardiológica e aconselhamento quanto ao planejamento familiar, destacando-se, em cada caso, a indicação mais conveniente. As pacientes com cardiopatias graves devem ser reavaliadas precocemente para acerto de medicação e diagnostico de possível descompensação.

LEITURAS COMPLEMENTARES

Avila WS, Alexandre ERG, Castro ML, Lucena AJG, Marques-Santo C, Freire CMV et al. Posicionamento da Sociedade Brasileira de Cardiologia para Gravidez e Planejamento Familiar na Mulher Portadora de Cardiopatia – 2020. Arq Bras Cardiol. 2020; 114(5):849-942.

Foley MR. Maternal adaptations to pregnancy: cardiovascular and hemodynamic changes – UpToDate. July, 2019.

Tedoldi CL, Freire CMV, Bub TF et al. Sociedade Brasileira de Cardiologia. Diretriz da Sociedade Brasileira de Cardiologia para Gravidez na Mulher Portadora de Cardiopatia. Arq Bras Cardiol. 2009;93(6 supl.1):e110-e178.

69

Doenças Pulmonares

Mônica Corso Pereira
Gisele Nunes Yonezawa
Natália Aranha Netto
Paulo Roberto Araújo Mendes

A gestação é uma condição especial de saúde que causa algumas adaptações no organismo materno. Durante a gestação, ocorrem alterações tanto na fisiologia quanto na anatomia respiratória da mulher. Tais adaptações acontecem para suportar o aumento da demanda metabólica da gestante e do feto. Estímulos hormonais, alterações circulatórias e o efeito mecânico do aumento do tamanho uterino são fatores que, em conjunto, têm efeito nas vias aéreas superiores, nas vias aéreas inferiores, na musculatura respiratória e no sistema cardiovascular.

É importante conhecer essas alterações fisiológicas para perceber a distinção entre sintomas respiratórios normais da gestação e sintomas patológicos, que podem requerer uma investigação mais aprofundada.

Caixa torácica

O tórax passa por uma mudança significativa durante a gestação. O ângulo subcostal da caixa torácica aumenta (de cerca de 68,5° para 103,5°), assim como a circunferência da parte inferior do tórax. O hormônio relaxina, responsável pelo relaxamento dos ligamentos pélvicos, pode também estar relacionado ao relaxamento dos ligamentos da caixa torácica inferior, proporcionando essas mudanças tanto no ângulo subcostal quanto na circunferência torácica.

Ocorre também a elevação do diafragma (deslocamento de 4 cm até o final da gestação) para que o útero se acomode. O aumento da circunferência torácica alivia o aumento do volume pulmonar gerado pela elevação do diafragma.

Vias aéreas superiores

Durante a gravidez, também ocorrem alterações na anatomia das vias aéreas superiores. Em primeiro lugar, a circunferência do pescoço aumenta; e pode ocorrer também edema das vias aéreas superiores envolvendo laringe e faringe. Em razão dessas alterações, a intubação em gestantes pode ser difícil, sendo muitas vezes necessário o uso de cânulas menores para que o procedimento seja realizado com sucesso.

É frequente a ocorrência de vasodilatação nasal (com ingurgitamento dos capilares), além de elevação da atividade fagocítica, hipersecreção glandular e extravasamento de plasma para o estroma, resultando em edema, hiperemia de mucosa nasal e, ocasionalmente, sangramento, congestão nasal e "rinite da gestação".

A rinite da gestação é definida pela presença de congestão nasal por 6 semanas ou mais durante a gestação, sem outros sintomas de infecção de trato respiratório e sem causa alérgica conhecida. Esses sintomas desaparecem em até 2 semanas após o parto. A etiologia da rinite da gestação não está bem definida, no entanto fatores hormonais estão provavelmente ligados ao aparecimento desses sintomas (especialmente, o estrogênio). A rinite da gestação pode contribuir para complicações materno-fetais, já que a congestão nasal pode causar roncos e distúrbios do sono, que estão associados a hipertensão e pré-eclâmpsia.

Vias aéreas inferiores

A resistência das vias aéreas inferiores permanece estável durante a gestação, indicando que não há alteração de calibre das grandes ou médias vias aéreas. Isso pode ser explicado por efeitos hormonais, mais especificamente da progesterona e da relaxina (possível efeito broncodilatador).

A capacidade vital (volume máximo de gás expirado após uma inspiração forçada) não se altera durante a gestação. A capacidade residual funcional (volume de ar que resta nos pulmões após uma expiração passiva) é reduzida em 10% a 25% na grávida, enquanto o volume residual (volume que permanece nos pulmões após uma expiração máxima) diminui de 20 a 25% (200 a 400 mL). Já a capacidade inspiratória aumenta em 5 a 10% (aproximadamente 200 a 350 mL).

A capacidade pulmonar total, que é a soma da capacidade funcional residual e a capacidade inspiratória, diminui em 5% até a gestação chegar a termo, enquanto o consumo de oxigênio se eleva em 30% e a taxa metabólica aumenta em 15%. Esse conjunto de fatores resulta na diminuição da reserva materna de oxigênio. Em razão dessas alterações, grávidas são mais suscetíveis a desenvolver hipoxemia durante períodos de apneia, como durante a intubação orotraqueal, por exemplo.

O volume corrente cresce em 30 a 50% (500 a 700 mL) na gestante, enquanto a frequência respiratória aumenta em apenas 1 a 2 respirações por minuto. A alteração desses dois parâmetros resulta em elevação da ventilação/minuto, que é a quantidade de gás inalado ou exalado do pulmão de uma pessoa em 1 minuto (volume corrente multiplicado pela frequência respiratória). Esse aumento na gestação é de 20 a 50%, o que corresponde a uma elevação de 7,5 L/min para 10,5 L/min, resultando em hiperventilação. Esse padrão respiratório de hiperventilação pode provocar a sensação de dispneia. Aliás, esse sintoma é muito comum durante a gestação, estando presente em até 70% das grávidas. Normalmente, é mais comum durante o 3º trimestre, embora possa aparecer desde o início da gravidez.

O aumento da demanda metabólica do feto, do útero e dos demais órgãos maternos eleva o consumo de oxigênio e a produção de dióxido de carbono (em aproximadamente 20% e 35%, respectivamente). Esse aumento do consumo de oxigênio pode provocar uma hiperventilação relativa, que pode ser percebida por algumas mulheres e que ocasiona aumento na PaO_2 e diminuição na $PaCO_2$.

Uma $PaCO_2$ persistentemente baixa resulta em alcalose respiratória, compensada por mecanismos renais (excreção de bicarbonato de sódio). Essa alcalose crônica estimula a produção de 2,3-difosfoglicerato, causando um desvio para a direita da curva de dissociação da oxi-hemoglobina, facilitando a transferência de oxigênio para a placenta. Outra adaptação que facilita a passagem de oxigênio para o feto é o aumento da tensão de oxigênio.

Espirometria

A função pulmonar sempre foi muito estudada em gestantes. A espirometria não mostra alterações significativas quando comparada à de mulheres não grávidas. Tanto a capacidade vital forçada (CVF) quanto o pico expiratório e o fluxo expiratório forçado de 25 a 50% (representando as pequenas vias aéreas) não são diferentes nas gestantes em comparação às não gestantes, mesmo considerando gestações gemelares. Portanto, na presença de espirometria com anormalidades durante a gravidez, deve-se sempre interrogar doença respiratória.

Asma brônquica

A asma é a doença respiratória obstrutiva mais prevalente em grávidas e, apesar de a mortalidade ser baixa, está associada a aumento significativo da morbidade materna e perinatal, podendo acarretar desfechos desfavoráveis tanto para a mãe quanto para o recém-nascido.

Estima-se que 8% das grávidas apresentem asma. Considerando-se que em 2018, no Brasil, ocorreram 2.937.414 partos, pode-se estimar uma prevalência de aproximadamente 234.993 gestantes asmáticas naquele ano. Nesse contexto, é clara a importância de que clínicos e obstetras conheçam as particularidades da assistência pré-natal à gestante asmática.

Asma mal controlada durante a gravidez pode ocasionar hipóxia e consequente aumento da letalidade materna e perinatal, prematuridade e retardo no crescimento fetal, hiperêmese e pré-eclâmpsia. A evolução da asma durante a gestação não é previsível, podendo ocorrer melhora (1/3 das gestantes), piora (1/3 das gestantes) ou estabilização do quadro. No entanto, pacientes com asma grave tendem a piorar, e aquelas com a forma leve tendem a melhorar. As gestantes asmáticas com bom controle da doença têm morbimortalidade semelhante à da gestante normal, o que enfatiza a necessidade do manejo terapêutico adequado da gestante asmática.

Diagnóstico

O diagnóstico da asma durante a gravidez é um desafio, pois as alterações fisiológicas da ventilação na gestante provocam um estado de hiperventilação que pode ser interpretado como dispneia pela grávida. Schatz et al. (2006) relataram que 70% das gestantes normais queixaram-se de dispneia durante a gestação.

Na maioria das vezes, entretanto, as gestantes asmáticas já têm o diagnóstico previamente estabelecido. Os sintomas da asma costumam ser intermitentes e ocorrer em crises provocadas por agentes disparadores e contatos com alérgenos, como poeira, mudanças de temperatura, estresse emocional, infecção viral, exercício físico, fumaça, poluição ambiental, entre outros. Esses sintomas podem se intensificar à noite, ao contrário do que ocorre na dispneia fisiológica da gravidez, que costuma ser constante. Além de uma história clínica detalhada acerca das características dos sintomas e das exposições ambientais da gestante, a realização da espirometria pode auxiliar nesse diagnóstico.

Se a espirometria demonstrar obstrução das vias aéreas com melhora significativa do volume expiratório forçado no primeiro segundo (VEF1) (200 mL e 12%), pode-se confirmar o diagnóstico de asma. No entanto, uma espirometria normal não o exclui, de modo que pacientes com história clínica compatível, quando afastadas outras causas de dispneia, e que apresentem melhora do quadro com tratamento adequado podem ser consideradas com diagnóstico de asma. Testes de provocação brônquica devem ser evitados durante a gravidez (Quadro 69.1).

O diagnóstico diferencial com outras doenças é fundamental, e as mais comuns são dispneia fisiológica, pneumonias, sinusite ou rinite com gotejamento posterior, doença pulmonar obstrutiva crônica (DPOC), embolia pulmonar, insuficiência cardíaca e miocardiopatias, arritmias cardíacas, edema agudo de pulmão, refluxo gastroesofágico, disfunção de cordas vocais e embolia por líquido amniótico.

Quadro 69.1		
Critérios para o diagnóstico de asma na gravidez.		
	Clínicos	*Espirométricos (achados sugestivos)*
Sintomas	• Episódicos (dispneia, tosse crônica, sibilância, aperto torácico) • Melhora espontânea OU com uso de medicamentos • Mais frequentes à noite e ao acordar	• Presença de obstrução do fluxo aéreo com VEF1 < 80% do previsto e VEF1/CVF inferior a 75% (Espirometria pode ser normal) • Melhora significativa do VEF1 após uso de broncodilatador de curta duração (12% e 200 mL) • Aumento de 20% no VEF1 após uso de corticosteroides por 2 semanas • Variação diurna no pico de fluxo expiratório (PFE) – diferença entre medida de PFE pela manhã e à noite > 20% (realizar média de 3 medidas em cada turno, avaliado em 2 a 3 semanas)
Agentes disparadores	• Exposição a alérgenos, exercícios físicos, mudanças climáticas ou infecções respiratórias	
Exame físico	• Ausculta pulmonar normal OU sibilos expiratórios	

Fonte: Adaptado de Junqueira et al., 2014.

Asma e gravidez: mecanismos

A asma decorre da inflamação crônica das vias aéreas, resultado da interação entre células mediadoras da inflamação (mastócitos, macrófagos, eosinófilos e linfócitos Th2) e o epitélio respiratório. Vários mediadores inflamatórios são liberados, ocasionando alteração na integridade epitelial, aumento do tônus muscular das vias aéreas, hipersecreção de muco com alterações na função mucociliar. Em geral, o processo inflamatório crônico é reversível, mas em asmáticos mal controlados pode ocorrer a proliferação de células epiteliais e miofibroblastos adjacentes, depósito de colágeno, espessamento da membrana basal e da camada muscular. Essas alterações caracterizam o remodelamento brônquico e tornam o quadro clínico muito mais grave, com possíveis consequências materno-fetais.

Embora a evolução da asma durante a gestação não seja previsível, coortes realizadas nos Estados Unidos demonstram que o controle da asma é mais difícil nas últimas semanas de gestação. Alterações hormonais da grávida, com aumento dos níveis de progesterona e modificações no seu *status* imunológico, podem explicar esse fenômeno. A progesterona aumenta os níveis de AMP cíclico, promovendo broncodilatação, o que pode ocasionar a melhora do pico de fluxo e dos sintomas de asma no 3º trimestre de gestação; além disso, a progesterona promove o aumento do volume/minuto e relaxamento da musculatura lisa. Entretanto, a progesterona modifica a resposta de receptor beta-adrenérgico e intensifica a resposta inflamatória das vias aéreas, podendo agravar o quadro asmático de parte das gestantes.

Durante a gravidez, ocorre ainda uma polarização da resposta Th2, com aumento da liberação das interleucinas produzidas por esses linfócitos (IL-4, IL-5, IL-13), o que é essencial na sobrevivência do feto. No entanto, essas interleucinas estão envolvidas na resposta inflamatória dos asmáticos, de modo que o predomínio de resposta Th2 du-

rante a gestação pode intensificar o quadro inflamatório brônquico da grávida asmática.

As exacerbações da asma podem ocorrer em qualquer estágio da gestação, mas a maioria dos estudos indica maior frequência no 3º trimestre. Entre os fatores que predispõem às exacerbações na grávida, destacam-se a piora do refluxo gastroesofágico, da atopia e de sinusites. Ainda são fatores impactantes na falta de controle da doença o uso inadequado de corticoide inalatório e infecções virais das vias aéreas. Grávidas são mais suscetíveis às infecções por vírus *influenzae*, em decorrência da diminuição da imunidade celular, e essa situação se torna mais dramática na gestante asmática. Estudo na cidade de Nova York demonstrou melhora do controle da asma em 50% das asmáticas grávidas que receberam vacina contra *influenzae* (Rastogi et al. 2006).

No Quadro 69.2, sumarizamos os fatores gestacionais que podem interferir na asma.

Quadro 69.2	
Fatores gestacionais que alteram o curso da asma.	
Melhoram	*Pioram*
Broncodilatação mediada pela progesterona, prostaglandina E peptídeo atrial natriurético Aumento do volume/minuto mediado pela progesterona	Broncoconstrição mediada pela prostaglandina F2alfa Alteração da resposta do receptor beta-adrenérgico mediada pela progesterona Polarização da resposta Th2
Aumento do cortisol plasmático	Redução da capacidade residual funcional (CRF) em 18%, decorrente da elevação do diafragma em 4 a 5 cm, ocasionando fechamento das pequenas vias aéreas e redução dos índices de ventilação/ perfusão
Redução dos níveis de IgE	Aumento do refluxo gastroesofágico e atopia
	Maior suscetibilidade a infecções virais

Fonte: Adaptado de Junqueira et al., 2014.

Asma e risco materno-infantil

Vários estudos correlacionaram a asma com aumento de complicações materno-infantis. No entanto, existem dados conflitantes. Coortes na Europa e nos Estados Unidos mostraram maior prevalência de hipertensão induzida por gravidez e pré-eclâmpsia em gestantes asmáticas, com maior risco nas asmáticas em uso de corticoide oral; entretanto, não se observou essa correlação nas asmáticas em uso de corticoide inalatório. Alguns estudos mostraram maior risco de pré-eclâmpsia em mulheres asmáticas com sintomas graves e moderados, com piora da espirometria e com mau controle da doença prévia à gravidez. Contrariamente, outros estudos não observaram risco aumentado de complicações perinatais em mulheres asmáticas que mantinham a asma sob controle.

De fato, a gravidade da asma está relacionada a um maior risco de pré-eclâmpsia, e isso decorre da semelhança fisiopatológica entre as duas condições. Em ambas, ocorre infiltração do mastócito, tanto na musculatura lisa do brônquio quanto do miométrio da gestante asmática e com pré-eclâmpsia. Além disso, observam-se maior hiper-reatividade brônquica nas mulheres com pré-eclâmpsia e maior hiper-reatividade vascular tanto nas placentas das gestantes asmáticas graves quanto nas com pré-eclâmpsia.

Os estudos que correlacionam asma materna e risco neonatal também são divergentes. Revisão de Murphy et al. (2011) demonstrou maior risco de baixo peso em recém-nascidos de mães asmáticas quando comparados aos de mães não asmáticas, enquanto outros estudos mostraram ausência de risco de baixo peso em recém-nascidos cujas mães tinham asma, porém estavam em uso de corticoide inalatório.

Gestantes asmáticas que tiveram muitas exacerbações, maior gravidade de sintomas e fizeram uso de corticoide oral apresentaram maior risco de recém-nascidos com baixo peso, prematuridade e óbito fetal. No entanto, essas mães também apresentavam menor índice de escolaridade e piores condições socioeconômicas, dificultando a interpretação correta do impacto da asma nesse cenário. Coortes recentes não demonstraram maior risco perinatal em mães com asma, quando comparadas com não asmáticas.

Tratamento da asma na gestação

O principal objetivo no manejo da asma na gestante é manter oxigenação adequada ao feto e prevenir exacerbação que provoque hipoxemia na mãe.

Embora o curso da asma seja variável durante a gestação, em cerca de 1/3 dos casos há piora do controle e dos sintomas, com maior número de internações no 3º trimestre da gestação. Além dos mecanismos e desencadeantes já discutidos, outra barreira importante para o controle da asma na gestante é a falta de adesão ao tratamento. Tanto a relutância do médico em prescrever medicamentos quanto o medo da grávida em usar medicações que possam prejudicar o feto contribuem para esse cenário. É fundamental explicar que as medicações via inalatória são seguras para a mãe e para o feto, além de apresentar os diferentes dispositivos e seu uso correto, bem como propor um plano de ação para ser usado caso ocorra uma exacerbação. Para tanto, é necessária uma boa interação entre as equipes obstétrica, clínica e pneumológica.

Vários estudos já demonstraram a segurança dos medicamentos mais frequentemente usados para asma durante a gestação. Corticoide por via inalaria não se associa a maior risco de malformações, prematuridade, baixo peso ao nascer ou abortos, tampouco a maior risco perinatal.

Em contrapartida, asma mal controlada está associada a aumento da mortalidade perinatal e a maior prevalência de complicações perinatais, como placenta prévia, pré-eclâmpsia, parto prematuro, anomalias congênitas, baixo peso ao nascer e aumento da ocorrência de cesáreas. Em gestantes com asma bem controlada durante a gravidez, o risco de complicações perinatais é idêntico ao da população não asmática.

Os riscos provocados pelo descontrole da asma superam os riscos decorrentes do uso da medicação, por isso o trata-

mento da asma na gestante não difere muito do tratamento das asmáticas não grávidas.

A asma é classificada em leve (intermitente ou persistente), moderada e grave, e as exacerbações podem ocorrer em qualquer uma dessas formas, sendo mais frequentes nos casos de asma moderada e grave.

Nas Tabelas 69.1 e 69.2 e no Quadro 69.3, são descritos tanto a classificação da gravidade da asma como o tratamento adequado para cada fase.

Tabela 69.1. Classificação da gravidade da asma na gestante.

	Frequência dos sintomas	Despertares noturnos	Interferência nas atividades diárias	% VEF1
Intermitente/ Leve	2 dias/semana ou menos	Até 2 vezes/ mês	Nenhuma	> 80%
Persistente Leve	3 a 5 dias/ semana, mas não diários	> 2 vezes/ mês	Mínima limitação	> 80%
Moderada	Diariamente	> 1 vez/ semana	Alguma limitação	60 a 80%
Grave	Durante o dia todo	> 4 vezes/ semana	Extrema limitação	< 60%

Fonte: Adaptada de Namazy e Schatz, 2018.

Tabela 69.2. Equivalência de doses do corticoide inalado.

Fármaco	Dose mínima diária (em mcg)	Dose média diária (em mcg)	Dose máxima diária (em mcg)
Beclometasona	200 a 500	Maior de 500 a 1.000	Maior de 1.000 a 2.000
Budesonida	200 a 400	Maior de 400 a 800	Maior de 800 a 1.600

Fonte: Brasil. Ministério da Saúde, 2013.

Quadro 69.3 Tratamento da asma nas gestantes.			
Step (passo)	Medicação de controle preferencial	Medicações alternativas	Medicação de resgate para crise
1	Nenhuma	–	SABA
2	Corticoide inalatório (dose baixa)	Modificador de leucotrienos, teofilina	SABA
3	Corticoide inalatório (dose média)	Corticoide inalatório (dose baixa) + LABA, ou modificador de leucotrienos ou teofilina	SABA
4	Corticoide inalatório (dose média) + LABA	Corticoide inalatório (dose média) + modificador de leucotrienos ou teofilina	SABA
5	Corticoide inalatório (dose alta) + LABA	–	SABA
6	Corticoide inalatório (dose alta) + LABA + corticoide oral	–	SABA

LABA: beta-agonista de ação prolongada (do inglês, *long action beta agonist*) (p. ex., formoterol, salmeterol); SABA: beta-agonista de curta ação (do inglês, *short action beta agonist*) (p. ex., salbutamol).
Fonte: Adaptado de Namazy e Schatz, 2018.

Após prescrição do tratamento adequado para cada passo (*step*) da asma, deve-se reavaliar o controle obtido em 4 a 6 semanas, bem como o tipo, as doses, a eficácia, a tolerabilidade e a adesão aos medicamentos prescritos anteriormente. Uma vez obtido o controle da asma por mais de 3 meses, procede-se à redução lenta e gradual de doses e medicamentos (reduzir inicialmente broncodilatadores e, por último, a dose de corticosteroide inalatório), mantendo-se o tratamento mínimo necessário para o controle. O corticoide inalatório deve ser mantido na sua dose mínima até o final da gestação. Caso se opte por redução de doses/medicamentos, o controle da asma deve ser reavaliado no mínimo a cada mês. A budesonida é o corticoide mais estudado em grávidas e deve ser a primeira escolha. Entretanto, se a paciente estiver bem controlada com uso de outro corticoide, pode-se manter seu uso. Pacientes com asma grave devem ser acompanhadas em conjunto pelo obstetra e pelo pneumologista. A Tabela 69.3 apresenta parâmetros para se avaliar o controle da asma na gestante.

A monitorização fetal também deve ser observada e a ultrassonografia deve ser realizada precocemente para avaliação da data precisa da gravidez e acompanhamento do crescimento fetal apropriado. Exames seriados no 2º e no 3º trimestre são essenciais se a gestante apresentar asma moderada ou grave, ou se houver suspeita de restrição no crescimento fetal.

A cardiotocografia e a avaliação do perfil biofísico fetal deverão ser realizadas rotineiramente a partir da 32ª semana em casos de asma moderada e grave. Se houver exacerbação da asma, recomenda-se ultrassonografia após a recuperação.

Tabela 69.3. Avaliação do controle da asma na gestante.

	Asma bem controlada	Asma parcialmente controlada	Asma mal controlada
Frequência dos sintomas	< 2 dias/semana	≥ 2 dias/semana	O dia todo
Despertares noturnos	< 2 vezes/mês	3 vezes/semana	> 4 vezes/semana
Interferência com atividades diárias	Nenhuma	Alguma	Muita
Uso de medicação de resgate	< 2 d/semana	≥ 2 dias/semana	Várias vezes/dia
VEF1 ou pico de fluxo expiratório (% do predito)	> 80	60 a 80	< 60
Exacerbações com uso de corticoide oral	0 a 1 nos últimos 12 meses	≤ 2 nos últimos 12 meses	> 2 nos últimos 12 meses

Fonte: Adaptada de Namazy e Schatz, 2018.

Novos fármacos na gravidez

O omalizumabe (anti-IgE) já é considerado seguro para uso em grávidas (categoria B pela Food and Drugs Administration – FDA). Embora testes experimentais tenham demonstrado segurança em doses de até 10 vezes a preconizada e o acompanhamento de gestantes que usaram o medicamento em algum momento da gestação não tenha mostrado maior risco de malformações ou baixo peso nos recém-nascidos, novos estudos estão acompanhando grávidas que usaram o omalizumabe para confirmar a segurança durante a gestação. Desse modo, em gestantes com asma grave e mal controlada o uso desse imunobiológico pode ser considerado.

O tiotrópio (anticolinérgico de ação broncodilatadora prolongada) foi incluído como fármaco complementar no tratamento de asma moderada e grave, sendo eficiente no controle das exacerbações; no entanto, não existem relatos do seu perfil de segurança durante a gravidez.

O mepolizumabe e o benralizumabe são anticorpos monoclonais anti-IL-5 que se mostraram muito eficazes no tratamento adjuvante da asma grave eosinofílica, mas ainda estão em andamento estudos que comprovem sua segurança durante a gestação.

Medidas não medicamentosas

Como na população asmática não gestante, é fundamental evitar os desencadeantes de crise fazendo a profilaxia ambiental (evitar ácaros e poeira doméstica, manter ambientes arejados e sem fungos, evitar fumaça e cheiros fortes), além de manter hábitos de vida saudável, como não fumar e realizar atividades físicas. A vacinação contra vírus *influenzae* também é recomendada na gestante asmática, assim como a dieta equilibrada e rica em vitaminas.

Assistência durante o parto

Durante o trabalho de parto, a analgesia deve ser priorizada, pois a dor pode ser um estímulo para o broncoespasmo. Na anestesia, o bloqueio locorregional deve ser a primeira escolha, pois evita a manipulação das vias aéreas. Caso seja necessária a anestesia geral, deve-se considerar como pré-anestésico a atropina, a indução com ketamina, e preferir a anestesia com gases halogenados em baixas concentrações, os quais apresentam ação broncodilatadora; a extubação deve ser assistida e com analgesia adequada.

Nos sangramentos, prostaglandinas F2X devem ser evitadas, se possível, pois causam broncoespasmo. Em contrapartida, prostaglandinas E1 e E2 são broncodilatadoras e podem ser usadas. Os derivados do ergot empregados no pós-parto para contração uterina também causam broncoespasmo, de modo que na parturiente asmática deve-se preferir a ocitocina.

Doença pulmonar obstrutiva crônica (DPOC)

A DPOC é definida pelo GOLD 2019 como uma doença comum, prevenível e tratável, que se caracteriza por sintomas e limitação persistente ao fluxo aéreo, em decorrência de anormalidades nas vias aéreas e alvéolos. Entre os fatores de risco, o tabagismo é o mais importante, seguido pela exposição à queima de biomassa. Apesar do grande número de mulheres tabagistas em idade fértil, a doença comumente afeta indivíduos a partir da quarta década de vida, sendo mais prevalente em idosos. Assim, há uma escassez de dados na literatura sobre os efeitos da DPOC em gestantes.

Corradino et al. (1981) relataram o caso de uma gestante de 40 anos de idade, diagnosticada com DPOC grave (evidenciada por um volume expiratório no primeiro segundo de 26% do previsto), tabagista desde a adolescência, que evoluiu com parto prematuro na 32ª semana de gestação, além de complicações respiratórias, necessitando internação em UTI e ventilação mecânica no pós-parto.

Uma causa genética rara de enfisema pulmonar é a deficiência de alfa-1-antitripsina, uma antiprotease que protege os tecidos da ação deletéria de enzimas liberadas por células inflamatórias. Nesses casos, o desenvolvimento da DPOC é mais precoce, de modo que há maior número de gestantes portadoras da doença. Baron et al. (2012) dosaram os níveis de alfa-1-antitripsina em 71 gestantes normais e encontraram níveis bastante reduzidos em duas gestações complicadas por rotura prematura de membranas, o que levantou a hipótese de tal complicação obstétrica ter ocorrido por causa da deficiência de alfa-1-antitripsina.

No que diz respeito ao tratamento farmacológico da DPOC, o uso de corticoides inalatórios e broncodilatadores (anticolinérgicos e beta-2-adrenérgicos) não apresenta contraindicações durante a gestação, podendo ser utilizados inclusive durante o 1º trimestre de gravidez.

Bronquiectasias não fibrocísticas

As bronquiectasias são dilatações permanentes das vias aéreas associadas a infecções respiratórias recorrentes e alteração da microbiota das vias aéreas inferiores. Geralmente, são causadas por infecções, estados de imunossupressão e várias outras condições congênitas e inflamatórias. Caracterizam-se clinicamente por tosse produtiva crônica e períodos de exacerbações que demandam o recorrente uso de antibióticos. Podem provocar obstrução das vias aéreas e insuficiência respiratória crônica.

A prevalência de bronquiectasias na população geral apresenta tendência de crescimento desde os anos 2000, e dados do Ministério da Saúde revelam internações por bronquiectasia entre os anos de 2003 e 2013 da ordem de 0,9 por 100 mil habitantes, sendo a taxa de mortalidade de 0,2 por 100 mil habitantes no mesmo período.

Taylor et al. (2017) descreveram 11 gestações em 10 pacientes portadoras de bronquiectasias não fibrocística. Todos os casos tiveram boa evolução, sendo o valor médio do VEF1 antes do parto de 70%, o que, em associação a outros critérios, categorizavam essas gestantes como tendo doença respiratória não grave.

Uma causa rara de bronquiectasia não fibrocística é a discinesia ciliar primária, distúrbio genético causado por herança autossômica recessiva que se caracteriza pela motilidade anômala de cílios presentes em células de diversos sistemas do organismo, resultando principalmente em deficiente limpeza das secreções do trato respiratório. Cerca de 50% dos casos apresentam alteração na rotação dos órgãos internos no período embrionário, o que provoca *situs inversus*. Vanaken et al. estudaram a incidência de infertilidade em 85 adultos portadores dessa enfermidade, sendo 36 do sexo feminino. Encontraram infertilidade masculina em 75% dos casos e feminina em 61%. Blyth et al. (2008) descreveram gravidez ectópica tubária em gestantes portadoras de discinesia ciliar primária.

No manejo terapêutico de gestantes com bronquiectasias, são fundamentais medidas para manter adequado *clearance* das vias aéreas (fisioterapia). O uso de broncodilatadores inalatórios pode ser útil e, como mencionado anteriormente, não tem contraindicações. Particularmente importante pode ser o uso de antibióticos macrolídeos, que pela sua ação anti-inflamatória e imunomoduladora estão indicados no manejo do paciente estável com bronquiectasias, a fim de reduzir exacerbações.

Fibrose cística

A fibrose cística (FC) é uma doença autossômica recessiva, causada pela mutação do gene *transmembrane conductance regulator* (CFTR), que codifica a síntese do canal regulador do transporte de íons através das membranas celulares. Havendo disfunção desse canal, vários órgãos terão suas funções comprometidas, sendo os principais: trato respiratório, pâncreas, fígado, intestino e aparelho reprodutor masculino. Com relação às mulheres, há redução na fertilidade decorrente do espessamento do muco cervical.

Desde a descrição de pacientes com insuficiência pancreática exócrina feita em 1938 e posteriores casos, descritos em anos subjacentes, associados a infecções pulmonares recorrentes, pacientes com FC têm apresentado aumento progressivo na expectativa de vida, em razão da melhoria no tratamento e diagnósticos mais precoces. Atualmente, a sobrevida nos centros que dispõem de tratamento especializado ultrapassa a quarta década de vida, assim não raramente há pacientes com desejo de engravidar.

Osmundo Jr et al. (2019) avaliaram desfechos maternos e perinatais em portadoras de FC com envolvimento pulmonar grave (VEF1 médio de 31% do previsto) e IMC médio de 19,5 kg/m². As pacientes avaliadas não apresentaram aumento de parto prematuro nem restrição ao crescimento ou morte fetal, porém todos os casos evoluíram com exacerbações respiratórias, cerca de quatro episódios por paciente, necessitando antibioticoterapia.

Reynaud et al. (2019) acompanharam a evolução de 149 gestantes com FC e verificaram que as pacientes mais graves (VEF1 abaixo de 50% do previsto) tiveram um número aumentado de cesarianas e de neonatos com baixo peso em relação às gestantes que tinham função pulmonar mais preservada; não houve, no entanto, diferença na incidência de prematuridade entre as diferentes gravidezes.

Com esses dados, pode-se concluir que, com o avanço no tratamento da FC e havendo um acompanhamento pré-natal multidisciplinar especializado, atualmente é possível que gestantes evoluam até o parto a termo. Entretanto, dada a gravidade da doença, portadoras de FC devem ser bem orientadas quanto aos riscos que uma gravidez pode trazer para elas próprias e para o desenvolvimento fetal. Orientações quanto à contracepção adequada devem sempre fazer parte do manejo dessas pacientes. Os cuidados durante a gestação não se limitam ao pneumologista e ao obstetra, uma vez que comumente essas pacientes apresentam envolvimento extrapulmonar, como insuficiência pancreática exócrina, diabetes e dificuldades no ganho ponderal durante o período gestacional. Geralmente, suplementação alimentar será necessária durante toda a gravidez, podendo-se considerar a necessidade de dieta por gastrostomia em casos de desnutrição grave.

Fármacos comumente utilizados na FC, como alfadornase, azitromicina e antibiótico inalatório (tobramicina), podem ser usados na gravidez, embora este último apresente risco de lesão no oitavo par craniano no feto. Com relação ao antibiótico colistimetato inalatório, os dados durante a gravidez são limitados. Medicamentos moduladores do canal CFTR atualmente disponíveis, como ivacaftor e lumacaftor, devem ser evitados durante a gravidez, por não haver dados conclusivos em gestantes.

Hipertensão pulmonar

A hipertensão arterial pulmonar (HAP) é uma doença rara, que provoca um remodelamento na parede de arteríolas pulmonares, causando aumento da resistência vascular pulmonar e elevação da pressão arterial pulmonar média. Pode evoluir com insuficiência ventricular direita e morte. As diversas causas e condições associadas incluem a forma hereditária, associada a fármacos (p. ex., anorexígenos), a doenças do tecido conjuntivo, a infecção por vírus HIV, secundária à doença cardíaca congênita, à esquistossomose e à hipertensão portal. Na ausência de qualquer dessas situações, será caracterizada como idiopática. Como a HAP ocorre predominantemente em mulheres jovens, não é raro o encontro de pacientes com desejo de engravidar.

Apesar do avanço atual no manejo da HAP, a mortalidade permanece elevada e o risco de exacerbação aguda cardíaca e óbito é ainda maior durante a gravidez. Dessa maneira, as principais diretrizes de tratamento da HAP contraindicam a gestação e enfatizam o uso de métodos contraceptivos em todas as portadoras de HAP em idade reprodutiva. Segundo diretrizes, caso venha a ocorrer gravidez, aconselha-se sua interrupção até a 22ª semana de gestação. Não havendo concordância por parte dos pais quanto à interrupção da gravidez, o pré-natal deverá ser feito em serviço experiente e especializado no acompanhamento de HAP, devendo ser recomendada a realização de cesariana entre a 32ª e a 36ª semana.

Quanto aos métodos contraceptivos, podem ser usados os hormonais, dispositivos intrauterinos e métodos de barreira, destacando-se o maior risco de falha deste último. O uso de progesterona não apresenta contraindicação em pacientes com HAP, porém, caso a paciente esteja utilizando bosentana, um inibidor não seletivo da endotelina 1, poderá haver redução da eficácia contraceptiva por esse método, de modo que ele deverá estar associado a outro método concomitante. O uso de estrógenos aumenta o risco de eventos tromboembólicos, sendo necessária a utilização simultânea de anticoagulação.

A piora clínica encontrada durante a gestação deve-se a alterações fisiológicas relacionadas a aumento no volume sanguíneo, aumento da massa ventricular esquerda e do débito cardíaco, além de queda na pressão arterial e na resistência vascular sistêmica. Outras alterações relevantes que contribuem para o agravamento da HAP durante a gestação são o aumento nos fatores de coagulação, redução da proteína S e resistência à proteína C, o que acarreta um estado de hipercoagulabilidade.

Nas pacientes que desejarem levar a gravidez a termo, recomenda-se a realização mensal de ecocardiograma e internação caso haja qualquer complicação cardíaca que possa colocar a vida da paciente e do feto em risco. No que diz respeito ao tratamento medicamentoso para HAP, não há restrições durante a gravidez do uso de inibidores de antifosfodiesterase 5 e de fármacos prostanoides, porém os antagonistas de receptores de endotelina 1 estão contraindicados, por apresentarem riscos de teratogenicidade. É importante ressaltar que os riscos de insuficiência cardíaca direita e óbito não se restringem ao período gestacional, uma vez que as complicações podem ocorrer também no período após o parto.

Tromboembolismo pulmonar

Tromboembolismo venoso (TEV) – termo que inclui trombose em membros inferiores (TVP) e pulmonar (TEP) – segue como uma das principais causas de mortalidade materna durante a gestação. Dados do Reino Unido e da Irlanda demostram que os TEV estão entre as principais causas de morte materna direta (não relacionada a doença preexistente). O risco de TEV é aumentado em mulheres grávidas quando comparadas com não grávidas da mesma idade; esse risco aumenta ao longo da gestação, atingindo o ápice durante o período após o parto.

A gravidez reúne os fatores que compõem a tríade de Virchow: estase venosa, hipercoagulabilidade e dano vascular. Para estase venosa, contribuem a posição da artéria ilíaca sobre a veia ilíaca, associada à compressão delas, decorrente do útero gravídico; além disso, ocorre dilatação venosa hormônio-mediada e, com frequência, algum grau de imobilidade da gestante. Favorecem a hipercoagulabilidade o aumento dos fatores pró-coagulantes (fibrinogênio, fatores V, IX e X, e VIII), redução da atividade anticoagulante (redução da concentração da proteína S e aumento da resistência à proteína C ativada), redução da atividade fibrinolítica (aumento dos inibidores de ativadores do plasminogênio e aumento do ativador do plasminogênio tissular), maior geração de trombina, menor eficiência na dissolução do trombo. Para o dano vascular, contribuem a compressão vascular no parto, seja ele parto assistido ou cesárea. Além desses fatores de risco intrínsecos à gestação, fertilização *in vitro* eleva o risco de TEV ainda mais, chegando a um risco 4,22 vezes maior durante o 1º trimestre (95% IC 2,46 a 7,2) (Henriksson et al., 2013). Fundamental lembrar também outros fatores de risco comuns que podem estar presentes concomitantemente, como TEV prévio, obesidade, comorbidades, ocorrência de natimorto, pré-eclâmpsia, hemorragia pós-parto, parto cesárea. Por tudo isso, avaliação de risco deve ser realizada e documentada.

Diante de um quadro com suspeita de TEP na gestação, tanto o diagnóstico quanto o manejo terapêutico constituem grandes desafios.

Diagnóstico

A dificuldade para o diagnóstico de TEP na gestação reside no fato de alguns sintomas de TEP (p. ex., dispneia) ocorrerem na gestação por motivos fisiológicos. Em razão dessa sobreposição, a avaliação de probabilidade clínica pré-teste fica prejudicada, e até recentemente não havia estratégias para diagnóstico validadas nessa população. Em geral, gestantes são excluídas de estudos tanto para o manejo diagnóstico quanto para o tratamento. Dessa maneira, o diagnóstico se baseava exclusivamente em métodos de imagem, com grandes ressalvas à indicação desses exames pelo prejuízo que poderiam trazer à mãe e ao feto.

A prevalência geral de TEP confirmado é baixa entre mulheres investigadas para a condição, ficando entre 2% e 7%. O dímero-D (produto de degradação da fibrina) se eleva ao longo da gravidez, de modo que durante o 3º trimestre quase um quarto das gestantes tem dímero-D acima do *cutoff* usado para excluir o diagnóstico de TEP.

Estudos recentemente publicados foram pioneiros em organizar e avaliar algoritmos para o diagnóstico de TEP na população gestante. Em um estudo multinacional de Righini et al. (2018), foram incluídas 441 gestantes com suspeita de TEP, submetidas a um algoritmo para diagnóstico com avaliação de probabilidade clínica, medida de dímero-D, ultrassonografia de membros inferiores (USMI), tomografia de tórax com contraste endovenoso (angio-TC) e cintilografia pulmonar. Nesse estudo, 12% das pacientes puderam ter o diagnóstico final (positivo ou negativo) sem necessitar de exames de imagem; USMI foi extremamente improdutivo, sendo positivo em apenas 0,6% dos casos; em 23 pacientes (6,7%), as angio-TCs resultaram inconclusivas. Mas um dado importante é que foi possível excluir TEP em 11,7% das 392 pacientes com baixa probabilidade pré-teste (pelo escore Geneva), taxa que se reduziu no 3º trimestre (4,2%).

No estudo Artemis, publicado em 2019, 498 grávidas com suspeita de TEP foram investigadas conforme o protocolo YEARS, no qual três aspectos são considerados: sinais clínicos de TVP, hemoptise e se o diagnóstico mais provável é TEP. Na ausência de qualquer sinal positivo no YEARS, devia-se prosseguir com dímero-D; se o dímero-D fosse menor que 1 micrograma/mL, excluiria TEP; se fosse maior ou igual a 1 micrograma/mL, indicaria necessidade de iniciar o tratamento e realizar angio-T. No caso de o protocolo YEARS apresentar de 1 a 3 sinais positivos e dímero-D abaixo de 0,5 micrograma/mL, TEP era excluído; caso dímero-D fosse igual ou maior que 0,5 micrograma/mL, era feita a indicação de iniciar o tratamento e realizar angio-TC para confirmação do diagnóstico. Nesse estudo, os limites foram diferentes conforme o grau de suspeita clínica. Embora 40% das pacientes tenham sido manejadas sem a realização de angio-TC, a eficiência desse algoritmo se reduz após o 1º trimestre, chegando a 32% no 3º trimestre.

Na comparação angio-TC *versus* cintilografia ventilação e perfusão (V/Q), pode-se ponderar os seguintes aspectos: ambas têm valor preditivo negativo maior que 99%; a taxa de resultados não definitivos é semelhante (12% e 14%, respectivamente); e a angio-TC (atualmente) é mais facilmente disponível que a cintilografia V/Q. Em ambos os exames, a exposição materna e fetal à radiação está muito abaixo dos níveis aceitáveis de toxicidade, sobretudo pelo uso de técnicas mais modernas de imagem, que permitem controlar e baixar a dose de radiação. A dose de radiação associada a complicações fetais está entre 50 e 100 mSv.

Com base em avaliação de níveis de evidência nessa população, a diretriz europeia publicada em 2019 (Konstantinides et al., 2019) recomenda para o diagnóstico: 1) na suspeita clínica de TEP durante a gravidez ou no período pós-parto, a avaliação diagnóstica formal deve ser feita com os instrumentos validados em outras populações; 2) na gravidez e no período pós-parto, regras de predição clínica e dímero-D devem ser usados para afastar o diagnóstico de TEP; 3) em uma grávida com suspeita de TEP (especialmente se tiver sinais de TVP), deve-se tentar o USMI para o diagnóstico, com o objetivo de evitar radiação desnecessária; 4) cintilografia V/Q ou angio-TC (preferência, pelo uso de baixa dosagem de radiação) devem ser consideradas para afastar o diagnóstico de TEP na gestante; a angio-TC deve ser a primeira escolha se a radiografia de tórax for anormal.

Manejo terapêutico do TEP durante a gestação

O planejamento dos períodos pré, peri e pós-parto de gestantes com doenças cardiovasculares, como TEP, deve ser feito por equipe multidisciplinar que inclua profissionais com expertise no manejo de TEP. Se possível, deve-se acordar de antemão entre os membros da equipe um protocolo de manejo diagnóstico e terapêutico para essa situação.

Heparina de baixo peso molecular (HBPM) é o fármaco de escolha para anticoagulação em gestantes com TEP sem instabilidade hemodinâmica. Diferentemente dos antagonistas de vitamina K (AVK: warfarina) e os novos anticoagulantes orais (inibidores de fator X, como rivaroxabana, edoxabana e apixabana, ou antitrombina, como dabigatrana), as HBPM não ultrapassam a barreira placentária, de modo que não conferem maior risco de hemorragia fetal ou teratogenicidade. Heparina não fracionada (HNF) pode ser utilizada, mas HBPM tem uma farmacocinética mais previsível e um perfil de risco mais aceitável. A dose de HBPM costuma ser a mesma utilizada para a população não grávida, e a dose fixa terapêutica deve ter por base o peso corporal do início da gravidez.

Limitações do uso dos anticoagulantes são: 1) HNF: risco de trombocitopenia e perda óssea; 2) AVK: malformação e embriopatia no 1º trimestre da gestação, hemorragia fetal ou neonatal (3º trimestre), bem como descolamento de placenta; anomalias de desenvolvimento do sistema nervoso central (toda a gravidez).

O uso dos novos anticoagulantes orais está contraindicado na gravidez.

O planejamento do parto deve ser cuidadoso, sobretudo em pacientes que estejam em anticoagulação terapêutica plena. É fundamental o envolvimento de equipe multidisciplinar e experiente, para que, se possível, seja evitado o trabalho de parto espontâneo na vigência de anticoagulação plena. Se houver consideração do uso de anestesia regional para pacientes em uso de HBPM, é recomendado um intervalo de tempo mínimo de 24 horas entre a última dose de HBPM e a inserção da agulha para anestesia espinhal/epidural, a fim de minimizar o risco de hematoma espinhal.

Em situações de alto risco, como TEP recente, deve-se transicionar da HBPM para HNF pelo menos 36 horas antes do parto. Entre 4 e 6 horas antes do parto, deve-se interromper a HNF e avaliar o tempo de tromboplastina parcial ativado para analisar se está dentro da normalidade, condição necessária para iniciar a anestesia regional.

Em condições que não sejam de alto risco, deve-se pular a dose de HBPM assim que os primeiros sinais de trabalho de parto surgirem e recomeçá-la 24 horas após o parto (não complicado).

O intervalo de tempo para reiniciar a anticoagulação depende do tipo de parto e da avaliação de risco de sangramento *versus* risco de trombose. Deve-se discutir o manejo com a equipe multidisciplinar (obstetra, anestesiologista e clínico). Deve-se ressaltar, no entanto, que não se recomenda o reinício da HBPM antes de 4 horas da remoção de um eventual cateter epidural.

A duração do tratamento deve ser pelo menos de 6 semanas após o parto e chegar no mínimo a 3 meses de tratamento, no total. HBPM e AVK podem ser utilizados durante a amamentação, e os novos anticoagulantes orais não estão recomendados.

Nas diretrizes europeias (Konstantinides et al., 2019), recomenda-se que trombólise ou embolectomia cirúrgica sejam consideradas para gestantes com TEP de alto risco, assim como para as populações não grávidas. Tratamento trombolítico não deve ser realizado em período periparto, a não ser que seja uma situação ameaçadora de vida, e deve-se dar preferência à HNF nesse contexto.

A indicação de filtros de cava segue as normas para pacientes não grávidas, e há pouca experiência na literatura em gestantes.

O manejo diagnóstico e terapêutico pode seguir o sugerido na Figura 69.1.

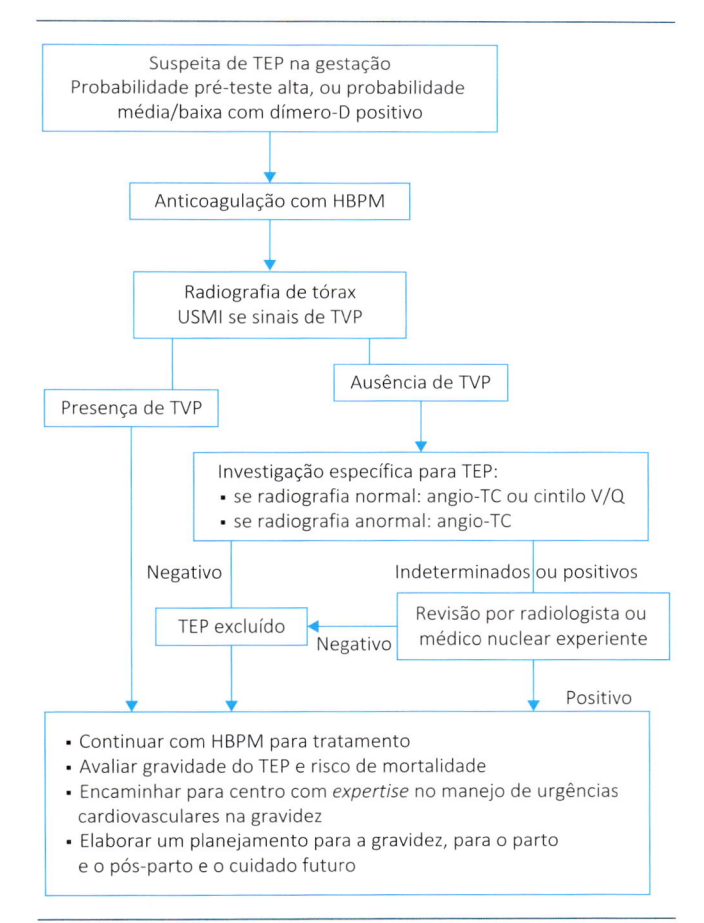

Figura 69.1. Algoritmo sugerido para manejo diagnóstico e terapêutico de TEP na gestação.
Fonte: Adaptada de Konstantinides et al., 2019.

LEITURAS COMPLEMENTARES

Fisiologia respiratória

Hegewald MJ, Crapo RO. Respiratory Physiology in Pregnancy. Clin Chest Med. 2011;32:1-13.

Jarvis S, Nelson-Piercy C. Common symptoms and signs during pregnancy. Obstetrics, Gynaecology and Reproductive Medicine. 2014;24(8):245-9.

Lee SY, Chien DK, Huang CH, Shih SC, Lee WC, Chang WH. Dyspnea in pregnancy. Taiwanese Journal of Obstetrics & Gynecology. 2017;56:432-6.

Pinto, AVAP, Schleder JC, Penteado C, Gallo RBS. Avaliação da mecânica respiratória em gestantes. 2015;22(4):348-54.

Siddiqui AH, Tauheed N, Ahmad A, Mohsin Z. Pulmonary function in advanced uncomplicated singleton and twin pregnancy. Jornal Brasileiro de Pneumologia. 2014;40(3):244-9.

Tan EK, Tan EL. Alterations in physiology and anatomy during pregnancy. Best Practice & Research Clinical Obstetrics and Gynaecology. 2013;27:791-802.

Asma brônquica

Aguiar MM et al. Asma na gravidez: Atualização no manejo. Braz J Allergy Immunol. 2013;1(3):138-42.

Brasil. Ministério da Saúde. Protocolos Clínicos e Diretrizes Terapêuticas – Asma. Disponível em: portalarquivos.saude.gov.br›images›pdf›abril›pcdt-asma-livro-2013.

Breton MC, Beauchesne MF, Lemiere C et al. Risk of perinatal mortality associated with asthma during pregnancy. Thorax. 2009;64:101.

Diretrizes da Sociedade Brasileira de Pneumologia e Tisiologia para o Manejo da Asma. 2012;38(Supl. 1).

Junqueira MSR et al. Asma e gravidez: Uma abordagem completa. Rev Med Minas Gerais. 2014;24:367-73.

MacMullen NJ, Shen JJ, Tymkow C. Adverse maternal outcomes in women with asthma versus women without asthma. Appl Nurs Res. 2010;23(1):e9e13.

Martel MJ, Rey E, Beauchesne MF et al. Use of inhaled corticosteroids during pregnancy and risk of pregnancy induced hypertension: Nested case control study. BMJ. 2005;330:230.

Murphy VE, Gibson PG. Asthma in Pregnancy. Clin Chest Med. 2011;32:93-110.

Murphy VE, Gibson PG, Talbot PI et al. Asthma self-management skills and the use of asthma education during pregnancy. Eur Respir J. 2005;26:435.

Namazy JA, Schatz M. Management of asthma during pregnancy: Optimizing outcomes and minimizing risk. Semin Respir Crit Care Med. 2018;39:29-35.

Rastogi D, Wang C, Lendor C, Rothman PB, Miller RL. T-helper type 2 polarization among asthmatics during and following pregnancy. Clin Exp Allergy. 2006 Jul;36(7):892-8.

Schatz M, Dombrowski MP, Wise R et al. Spirometry is related to perinatal outcomes in pregnant women with asthma. Am J Obstet Gynecol. 2006;194:120-6.

Doenças de vias aéreas: DPOC, bronquiectasias e fibrose cística

Baron J, Sheiner E et al. α1-Antitrypsin insufficiency is a possible contributor to preterm premature rupture of membranes. The Journal of Maternal-Fetal and Neonatal Medicine. 2012;25:934-37.

Blyth M et al. Ectopic pregnancy in primary ciliary dyskinesia. J Obstet Gynaecol. 2008;28:358-59.

Corradino ML et al. Pregnancy and Chronic Obstructive Pulmonary Disease. Chest. 1981;80:759-61.

Geake J et al. Pregnancy and cystic fibrosis: Approach to contemporary management. Obstetric Medicine. 2014;7:147-55.

Kroon MAGM et al. Drugs during pregnancy and breast feeding in women diagnosed with Cystic Fibrosis – An update. Journal of Cystic Fibrosis. 2018;17:17-25.

Olsson KM et al. Pregnancy in pulmonary arterial hypertension. Eur Respir Ver. 2016;25:431-437.

Osmundo GS, Athanazio RA et al. Desfechos maternos e perinatais em gestantes portadoras de fibrose cística. Rev Bras Ginecol Obstet. 2019;41:230-5.

Pereira MC et al. Consenso Brasileiro sobre bronquiectasias não fibrocísticas. J Bras Pneumol. 2019;45:1-24.

Reynaud Q et al. Pregnancy outcome in women with cystic fibrosis and poor pulmonary function. Journal of Cystic Fibrosis. 2019;1:1-4.

Schechter MS et al. Long-term Effects of Pregnancy and Motherhood on Disease Outcomes of Women with Cystic Fibrosis. Ann Am Thorac Soc. 2013;10:213-9.

Taylor SEG, Flight WG. Outcomes of pregnancy in women with bronchiec-tasis thorax. 2017;72(Suppl 3):A1-278.

Vanaken GJ, Bassinet L, Boon M et al. Infertility in an adult cohort with primary ciliary dys-kinesia: phenotype-gene association. Eur Respir J. 2017;50:1700314. Disponível em: https://doi.org/10.1183/13993003.00314-2017.

Tromboembolismo pulmonar

Berg CJ, Callaghan WM, Syverson C, Henderson Z. Pregnancy-related mortality in the United States, 1998 to 2005. Obstet Gynecol. 2010;116:1302-09.

Bourjeily G, Paidas M, Khali H et al. Pulmonary embolism in pregnancy. Lancet. 2010;375:500-12.

Ercan S, Ozkan S, Yucel N, Orcun A. Establishing reference intervals for D-dimer to trimesters. J Matern Fetal Neonatal Med. 2015;28:983-7.

Fitzpatrick KE, Tuffnell D, Kurinczuk JJ, Knight M. Incidence, risk factors, management and outcomes of amniotic-fluid embolism: A population-based cohort and nested case-control study. BJOG. 2016;123:100-9.

Fong A, Chau CT, Pan D, Ogunyemi DA. Amniotic fluid embolism: antepartum, intrapartum and demographic factors. J Matern Fetal Neonatal Med. 2015;28:793-8.

Hamilton EJ, Green AQ, Cook JA, Nash H. Investigating for pulmonary embolism in pregnancy: Five year retrospective review of referrals to the acute medical unit of a large teaching hospital. Acute Med. 2016;15:58-62.

Heit JA, Kobbervig CE, James AH et al. Trends in the incidence of venous thromboembolism during pregnancy or post-partum: A 30-year population-based study. Ann Intern Med. 2005;143:697-706.

Henriksson P, Westerlund E, Wallen H et al. Incidence of pulmonary and venous thromboembolism in pregnancies after in vitro fertilisation: Cross sectional study. BMJ. 2013;346:e8632.

Konstantinides SV, Meyer G, Becattini C et al. 2019 ESC Guidelines for the diagnosis and management of acute pulmonary embolism developed in collaboration with the European Respiratory Society (ERS). European Heart Journal. 2019;00:1-61.

Leroyer C, Couturaud F, Kroft LJM, Huisman MV, Klok FA. Computed tomography pulmonary angiography versus ventilation-perfusion lung scanning for diagnosing pulmonary embolism during pregnancy: A systematic review and meta-analysis. Haematologica. 2019;104:176-88.

Righini M, Robert-Ebadi H, Elias A et al.CT-PE-Pregnancy Group. Diagnosis of pulmonary embolism during pregnancy: A multicenter prospective management outcome study. Ann Intern Med. 2018;169:766-73.

Sultan AA, West J, Tata LJ et al. Risk of first venous thromboembolism in and around pregnancy: A population-based cohort study. Br J Haematol. 2012;156:366-73.

Tromeur C, van der Pol LM, Le Roux PY et al. Artemis Study Investigators. Pregnancy-adapted YEARS algorithm for diagnosis of suspected pulmonary embolism. N Engl J Med. 2019;380:1139-49.

70

Doenças Tromboembólicas

Egle Couto

Tromboembolismo venoso

O tromboembolismo venoso (TEV) é causa™ importante de morbimortalidade materna. Apesar dos avanços na prevenção e no tratamento, a taxa de mortalidade materna por TEV permaneceu constante nas duas últimas décadas.

Segundo Abe et al. (2019), gestantes apresentam risco de 4 a 4,6 vezes maior de TEV, quando comparadas com mulheres da mesma idade. O risco aumenta com a evolução da gestação, com valor máximo em 1 a 3 semanas pós-parto e redução para o estado pré-gestacional após 12 semanas, mas pode persistir além disso. O risco de TEV no puerpério aumenta de 20 a 22 vezes.

O TEV obstétrico pode determinar sequelas em longo prazo, como morbidade cardiovascular, insuficiência venosa crônica e úlceras de estase associadas à síndrome pós-trombótica. Sua prevenção pode reduzir a mortalidade materna com medidas simples, como a deambulação precoce.

Aumentam o risco de morte materna por TEV a reprodução assistida, gestação múltipla, imobilização prolongada anteparto e índice de massa corpórea (IMC) elevado.

A trombose venosa profunda (TVP) na gestação é mais frequente na região iliofemoral e apresenta maior risco de tromboembolismo pulmonar (TEP), o que difere do período não gestacional, quando ocorre com maior frequência na panturrilha. Segundo o American College of Obstetricians and Gynecologists (ACOG, 2001), o TEP responde por aproximadamente 10% das mortes relacionadas à gravidez. Entre 69% e 89% das mulheres que desenvolvem TEP na gestação apresentam fatores de risco identificáveis (Quadro 70.1).

Rudolf Virchow (1856) postulou que a estase do fluxo sanguíneo, o trauma local das paredes vasculares com dano endotelial e alterações pró-coagulantes no sistema hemostático predispõem à trombose venosa.

Todos os componentes da tríade de Virchow ocorrem na gestação e no puerpério: hipercoagulabilidade resultante de aumento na maioria dos fatores de coagulação, redução dos anticoagulantes naturais e do potencial fibrinolítico; estase, decorrente da compressão mecânica da veia cava inferior e das veias pélvicas pelo útero aumentado, no contexto de aumento da capacitância venosa mediada por hormônios e da compressão exagerada da veia ilíaca esquerda pela artéria ilíaca direita; lesão endotelial, que ocorre na pré-eclâmpsia e também pode resultar de trauma relacionado ao parto vaginal ou abdominal.

Pode ocorrer redução de até 50% na velocidade de fluxo venoso dos membros inferiores, do início do 3º trimestre até 6 semanas pós-parto. Aproximadamente 90% das TVP na gestação ocorrem no lado esquerdo. No 1º trimestre, há aumento dos fatores da coagulação VIII, IX e X e fibrinogênio, com redução concomitante nas proteínas anticoagulantes naturais antitrombina e proteína S. O estado de hipercoagulação resultante das alterações fisiológicas da gravidez parece ser um mecanismo protetor evolucionário contra a hemorragia durante o nascimento, mas faz com que haja maior risco de TEV.

Complicações na gestação ou durante o parto aumentam substancialmente o risco de TEV, como gestação múltipla, anemia, infecção, cesariana e hemorragia, além de óbito fetal e necessidade de histerectomia periparto.

Fatores que aumentam o risco de tromboembolismo fora da gestação também o fazem nela, como história pessoal ou familiar de TEV, trombofilia hereditária, síndrome antifosfolípide (SAF), obesidade, idade avançada, doença renal, imobilização, tabagismo, cirurgia recente, trauma, câncer, hipertensão, diabetes, doença cardíaca valvar, doenças falciformes, lúpus e enxaqueca. O mais importante deles é a

Quadro 70.1 Fatores de risco para tromboembolismo venoso na gravidez e no puerpério.		
Fatores preexistentes	*Fatores obstétricos*	*Fatores transitórios*
TEV prévio	Pré-eclâmpsia	Cirurgia na gravidez ou puerpério
Trombofilia conhecida	Reprodução assistida	Hiperêmese
Comorbidades (câncer, falência renal, síndrome nefrótica, diabetes, doenças do tecido conjuntivo, doenças mieloproliferativas, doenças falciformes)	Cesariana com ou sem histerectomia	Síndrome de hiperestimulação ovariana
História familiar de TEV não provocado	Gestação múltipla	Infecção sistêmica
Idade superior a 35 anos	Parto operatório	Imobilização prolongada
Obesidade (IMC > 30 kg/m²)	Trabalho de parto > 24 horas	Desidratação
Paridade* 3	Hemorragia pós-parto e anemia	Internação hospitalar
Tabagismo	Parto prematuro	–
Varicosidades extensas	Óbito fetal	–
Anomalias anatômicas (síndrome de May-Thurner)	Infecção puerperal	–

* Número de partos anteriores.
Fonte: Desenvolvido pela autoria.

história pessoal de trombose: segundo o American College of Obstetricians and Gynecologists (ACOG), 15 a 25% dos casos de TEV durante a gestação são eventos recorrentes. Outro fator de risco importante é a trombofilia geneticamente determinada, encontrada em 20 a 50% das mulheres que desenvolvem TEV na gestação ou no pós-parto.

Trombofilia

A trombofilia, ou seja, maior tendência à trombose, pode ser decorrente de fatores adquiridos e/ou hereditários. Várias proteínas reguladoras agem como inibidores da cascata de coagulação (Figura 70.1), e sua deficiência pode causar hipercoagulabilidade e TEV recorrente.

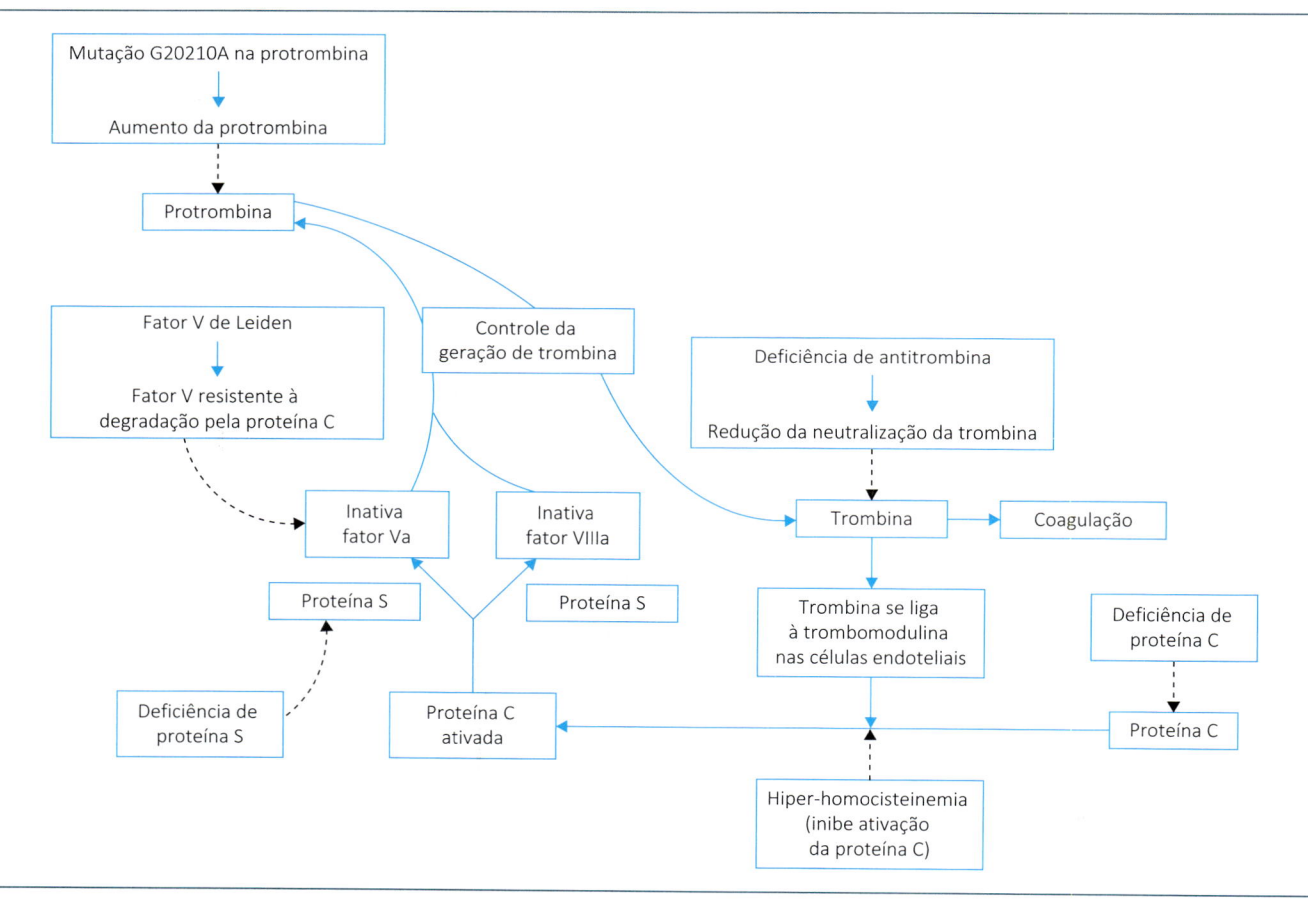

Figura 70.1. Trombofilias hereditárias e seus efeitos na cascata de coagulação.
Fonte: Desenvolvida pela autoria.

Apesar de essas deficiências serem encontradas em apenas 15% da população branca europeia, são responsáveis por aproximadamente 50% dos eventos tromboembólicos na gravidez. Alguns aspectos das trombofilias mais comuns são resumidas na Tabela 70.1.

O principal representante da trombofilia adquirida é a SAF. Na trombofilia hereditária, o fator V de Leiden (FVL), a mutação G20210A no gene da protrombina e a deficiência das proteínas C (DPC), S (DPS) e da antitrombina (DAT) foram associados a complicações na gravidez em alguns estudos.

Trombofilia adquirida – síndrome antifosfolípide

A SAF foi descrita pela primeira vez por Hughes, em 1983, e consistia em trombose arterial e venosa, teste de Coombs direto positivo, trombocitopenia, livedo reticular e complicações obstétricas, principalmente o óbito fetal de 2º trimestre. Mais de 35 anos depois da descrição original da SAF, o conhecimento sobre essa doença ainda está se desenvolvendo.

A SAF é uma doença autoimune sistêmica caracterizada por trombose arterial ou venosa e/ou perda gestacional na presença persistente de anticorpos antifosfolípides (AAF). Os AAF associados a complicações na gravidez são o anticoagulante lúpico e os anticorpos anticardiolipina e anti-b2-glicoproteína 1.

Epidemiologia

Os AAF podem ser detectados em várias situações clínicas, como história de trombose e/ou morbidade gestacional, e com outras doenças autoimunes, como o lúpus eritematoso sistêmico (LES).

A prevalência dos AAF entre pacientes com LES varia de 15 a 34% para o anticoagulante lúpico, de 12 a 44% para o anticorpo anticardiolipina e de 10 a 19% para o anti-b2-glicoproteína 1. Na população geral, a prevalência de SAF é de aproximadamente 40 a 50 casos por 100.000 indivíduos. A SAF catastrófica, forma rara e ameaçadora da doença, tem prevalência menor que 1% de todos os casos de SAF.

Na SAF obstétrica, o aborto recorrente é a complicação mais frequente, sendo observada na maioria (54%) das mulheres com a doença. O óbito fetal é considerado consequência de disfunção placentária e também é fortemente associado aos AAF.

A observação por 10 anos por Cervera et al. (2015) mostrou que mulheres portadoras de AAF que tinham 3 abortos espontâneos consecutivos com menos de 10 semanas de idade gestacional ou 1 óbito fetal com 10 semanas ou mais apresentaram maiores taxas de TVP, TEP, trombose de veias superficiais e eventos cerebrovasculares do que as não portadoras.

Fisiopatologia

A origem dos AAF permanece um enigma, mas é provavelmente decorrente de perda da tolerância imunológica e perturbações na imunidade inata, possivelmente deflagrada por estímulo infeccioso.

O primeiro mecanismo pró-trombótico dos AAF identificado foi a inibição da atividade anticoagulante natural, especialmente do sistema da proteína C. Eles também inibem a ligação da heparina e a ativação da antitrombina, assim como a atividade do inibidor do fator tecidual, e neutralizam a habilidade da b2-glicoproteína 1 de estimular a atividade do ativador do plasminogênio, que inibe a fibrinólise. Além disso, os anticorpos anti-b2-glicoproteína 1 impedem a inibição da agregação plaquetária e a ativação do complemento.

Apesar de, em alguns indivíduos, os AAF serem persistentemente presentes, os eventos trombóticos podem ser raros, sugerindo que o desenvolvimento dos AAF é um passo necessário, mas insuficiente para o desenvolvimento da SAF, e outros fatores podem tomar parte. Tais "gatilhos secundários" provavelmente direcionam o balanço hemostático em favor da trombose e podem incluir fatores infecciosos, inflamatórios, ou outros fatores não imunológicos, como contraceptivos com estrogênio, cirurgia e imobilização.

Pacientes com AAF podem desenvolver trombose em qualquer vaso, mas a TVP, geralmente em membros inferiores, e o acidente vascular cerebral (AVC) isquêmico constituem 90% dessas complicações.

Os fatores de risco para complicações trombóticas arteriais e para tromboembolismo venoso são diferentes, sugerindo que a interferência dos anticorpos antifosfolípides na homeostase de cada vaso é única. É também possível que os

Tabela 70.1. Trombofilias hereditárias e sua associação a tromboembolismo venoso na gravidez.

Mutação	Risco de TEV por gravidez (sem história) (%)	Risco de TEV por gravidez (com TEV prévio) (%)	OR*
Fator V de Leiden heterozigoto	0,5 a 1,2	10	6,4
Fator V de Leiden homozigoto	4	17	35,8
Protrombina heterozigota	< 0,5	> 10	5,1
Protrombina homozigota	2 a 1	> 17	21,1
Fator V de Leiden e protrombina heterozigotos associados	4 a 5	> 20	21,2
Deficiência de antitrombina	3 a 7	40	9,5
Deficiência da proteína C	0,1 a 0,8	4 a 17	9,3
Deficiência da proteína S	0,1	0 a 22	7

OR*: *Odds ratio* para TEV associado à gravidez, comparado ao de portadoras não grávidas.
Fonte: Desenvolvida pela autoria.

autoanticorpos interfiram com passos metabólicos envolvidos de modo diferente nas tromboses arterial, venosa e microvascular. Foram propostos vários mecanismos para explicar os efeitos pró-trombóticos dos anticorpos antifosfolípides, mas nenhum foi comprovado.

Muitos anticorpos identificados na SAF não se ligam diretamente aos fosfolípides, mas agem por meio de ligação com cofatores proteicos, como a b2-glicoproteína 1, com consequente ativação celular.

A ligação dos anticorpos anti-b2-glicoproteína 1 à b2-glicoproteína 1 da superfície celular resulta na ativação de células endoteliais, plaquetas, monócitos, neutrófilos fibroblastos e células trofoblásticas. É possível que todas essas células estejam envolvidas, direta ou indiretamente, no processo de trombose, pela liberação de micropartículas pró-trombóticas.

A ativação das plaquetas é crítica para a formação de trombos. O anticorpo anti-b2-glicoproteína 1 liga-se a receptores presentes nas plaquetas, causando a trombose arterial e venosa por meio do aumento da produção do tromboxano B2, um produto de degradação do potente ativador plaquetário tromboxano A2. Os neutrófilos também se encontram em estado pró-inflamatório na SAF, tornando-se mais responsivos à ativação das células endoteliais.

Na SAF obstétrica, a interação dos AAF resulta em produção de citocinas pró-inflamatórias, em inibição da migração e invasão do trofoblasto e em redução da produção de gonadotrofina coriônica humana. Além disso, causa a infiltração dos espaços intervilosos por traves de neutrófilos, induzindo dano vascular.

Apesar de a trombose uteroplacentária com insuficiência vascular ser um dos mecanismos para resultados gestacionais adversos, nem todas as placentas afetadas demonstram sinais de trombose ou infarto. Os AAF parecem ter efeito direto na função do trofoblasto, reduzindo sua viabilidade, sincicialização e capacidade de invasão. Além disso, podem afetar a produção de hormônios e moléculas sinalizadoras pelas células do trofoblasto e estimular a coagulação e ativação do complemento, que pode mediar as lesões placentárias, causando perda fetal.

As manifestações obstétricas tardias da SAF, que incluem pré-eclâmpsia, restrição de crescimento intrauterino (RCIU) e óbito fetal, são consequência de disfunção placentária. As potenciais causas desses resultados são: falhas na remodelação das artérias espiraladas pelo trofoblasto extraviloso, resultando em redução do fluxo materno para a placenta e em lesão por hipóxia; chegada inadequada de nutrientes ao feto; fluxo sanguíneo de alta velocidade e alta pressão, que pode danificar a placenta.

A patogênese da perda gestacional recorrente de 1º trimestre associada aos AAF é diferente da morbidade que ocorre na perda tardia. A perda de 1º trimestre foi atribuída a um efeito inibitório direto na proliferação das células trofoblásticas.

Os AAF também interferem na ativação do complemento, estimulando a liberação do fator de necrose tumoral e de um fator antiangiogênico conhecido como sFLT1, ambos associados a prejuízo à placentação e desenvolvimento de pré-eclâmpsia.

Os AAF se direcionam para a placenta, e as respostas inflamatórias associadas, especialmente ativação de complemento e recrutamento e estimulação dos neutrófilos, são causa essencial de insuficiência placentária, perda fetal e RCIU. Os anticorpos anti-b2-glicoproteína 1 desencadeiam a produção de citocinas pró-inflamatórias e quimocinas, como a interleucina IL-1, IL-7 e IL-8. Também dificultam a ativação da proteína C, assim como sua capacidade de inativar os fatores da coagulação V e VIII. Os autoanticorpos competem com a proteína C ativada pela ligação aos fosfolípides, limitando o acesso da proteína a seus substratos. A resistência à proteína C ativada predispõe fortemente ao tromboembolismo venoso.

Diagnóstico

Nos atuais critérios de diagnóstico de SAF atualizados por Miyakis et al. (2006) (Quadro 70.2), estão incluídas as pesquisas do anticoagulante lúpico e dos anticorpos anticardiolipina e anti-b2-glicoproteína 1.

Quadro 70.2
Critérios clínicos e laboratoriais para o diagnóstico da síndrome antifosfolípide.

Critérios clínicos

Obstétricos
- Um ou mais óbitos inexplicáveis de fetos morfologicamente normais com 10 semanas ou mais, ou
- Pré-eclâmpsia grave ou insuficiência placentária que resulte em parto com menos de 34 semanas, ou
- Três ou mais abortos espontâneos consecutivos e inexplicáveis antes de 10 semanas, ou

Vascular
- Um ou mais episódios de trombose arterial, venosa ou de pequenos vasos em qualquer tecido ou órgão

Critérios laboratoriais
- Presença do anticoagulante lúpico de acordo com as recomendações da Sociedade Internacional de Trombose e Hemostasia, ou
- Anticorpos anticardiolipina IgG ou IgM em títulos médios ou altos
- Anticorpos anti-b2-glicoproteína I IgG ou IgM

Pelo menos um critério clínico e um laboratorial devem estar presentes para o diagnóstico; os testes laboratoriais devem ser positivos em pelo menos duas ocasiões, com pelo menos 12 semanas de intervalo entre elas.

Fonte: Miyakis et al. (2006).

Os testes para a detecção dos anticorpos devem ser suficientemente sensíveis e específicos para classificar corretamente as pacientes como portadoras de SAF, porque o equívoco no diagnóstico pode implicar em tratamento inadequado. Para definir a SAF, são necessários um critério clínico e um critério laboratorial.

Em 1952, Conley & Hartmann detectaram um prolongamento inexplicável dos testes de coagulação em alguns pacientes, determinando um inibidor específico circulante. Em 1954, Beaumont descreveu a primeira associação entre perdas fetais recorrentes e a presença de um anticoagulante. Em 1955, também foi descrito tal anticoagulante por Frick, em uma paciente com resultados cronicamente falso-positivos para sífilis. Mais tarde, foi encontrada associação entre anticorpos circulantes e episódios de trombose. Em 1972, foi proposto por Feinstein e Rapapport o termo "anticoagulante lúpico", pois o anticorpo havia sido descrito inicialmente em pacientes portadoras de LES. Foi notado também que pacientes com o anticoagulante lúpico não apresentavam maiores sangramentos do que pacientes sem ele, mas sim uma predisposição a fenômenos tromboembólicos. Entretanto, o termo "anticoagulante lúpico" já estava difundido na literatura e persistiu.

Os testes para o anticoagulante lúpico envolvem dois ensaios funcionais de coagulação que medem a capacidade dos anticorpos em prolongar testes de coagulação dependentes de fosfolípides: o *diluted Russell viper venom time* (dRVVT) e o tempo de trombina parcial ativado (TTPa). O paciente é considerado positivo para anticoagulante lúpico se pelo menos um desses testes for positivo. Uma das desvantagens deles é sua sensibilidade à terapia anticoagulante; níveis elevados do fator VIII ou da proteína C reativa podem resultar em testes falso-negativos ou falso-positivos, respectivamente.

A cardiolipina é um fosfolípide carregado negativamente, com duas cadeias unidas por uma ligação glicerol. Os anticorpos anticardiolipina foram inicialmente estudados em pacientes com LES. Foram identificadas a IgG, IgM e IgA, mas a importância dessas classes de imunoglobulina era desconhecida. A b2-glicoproteína 1 é uma apolipoproteína composta por 5 domínios, com papel central na fisiopatologia da SAF. Em sua forma não ligada, assume formato circular. Pode se ligar a fosfolípides de membrana das células do trofoblasto e em plaquetas e células endoteliais ativadas, quando então assume um formato linear, o que permite que os anticorpos se liguem a ela.

Os dois anticorpos são medidos por imunoensaio de fase sólida; a presença do IgM ou IgG é considerada diagnóstica. A detecção do mesmo isotipo para ambos os anticorpos reforça a probabilidade de SAF, e a trombose é mais fortemente associada ao IgG. A importância do IgA para anticardiolipina e anti-b2-glicoproteína 1 permanece controversa, e a pesquisa desse isotipo não é recomendada.

Os anticorpos direcionados contra o domínio 1 da b2-glicoproteína 1 (anti-D1) podem ser marcadores promissores para a estratificação de risco. São significativamente mais frequentes no triplo positivo (definido pela presença concomitante do anticorpo anticardiolipina, anti-b2-glicoproteína 1 e anticoagulante lúpico), apresentam correlação com títulos médios a altos do anticorpo anticardiolipina e são associados a manifestações clínicas com trombose e morbidade gestacional, mas sua capacidade de ser melhor marcador do que os anticorpos utilizados nos critérios da SAF é questionada.

A presença de múltiplos AAF, referida como duplo ou triplo positivo, prediz risco aumentado de desenvolvimento das características clínicas da SAF, com incidência cumulativa de trombose de 12,2% em 1 ano, de 26,1% em 5 anos e de 44,2% em 10 anos de seguimento. A incidência da primeira trombose em mulheres duplo ou triplo positivo é 2 vezes mais alta do que naquelas com um único anticorpo, e a tripla positividade é fator de risco para perda gestacional em mulheres com SAF.

Manifestações clínicas

Trombose

Na SAF, a trombose pode ocorrer em lugares não usuais, como veias hepáticas, viscerais, ou circulação venosa cerebral. Pode haver grande variação no número de trombos,

localização e intervalo de tempo, o que resulta em amplo espectro de manifestações clínicas.

O tromboembolismo venoso, particularmente a TVP de membros inferiores, é a manifestação mais frequente da SAF, com prevalência de 39%. Apesar de a trombose arterial ser menos comum do que a venosa, ela é geralmente mais severa e ameaçadora. A taxa de recorrência de eventos trombóticos em pacientes não tratados após o primeiro evento não provocado é alta (em torno de 10 a 29% por ano). A positividade para o anticoagulante lúpico, o triplo positivo e a persistência isolada do anticardiolipina em títulos médios ou altos são associados a maior risco de trombose.

O AVC é a manifestação neurológica mais grave da SAF. Entretanto, várias outras manifestações não incluídas nos critérios foram associadas aos anticorpos antifosfolípides, incluindo disfunção cognitiva, cefaleias intratáveis e enxaqueca, epilepsia e coreia.

Outras manifestações clínicas não incluídas nos critérios para diagnóstico da SAF podem ocorrer. A trombocitopenia é vista em pelo menos 30% dos pacientes com SAF, principalmente na fase de formação de trombos.

As manifestações cardíacas podem variar de lesões valvares a aterosclerose acelerada, infarto agudo do miocárdio (IAM), trombo intracardíaco, hipertensão pulmonar, cardiomiopatia e disfunção diastólica. A doença valvar é definida como vegetações estéreis e/ou espessamento das valvas.

Êmbolos e infarto pulmonar são as manifestações pulmonares mais frequentes e afetam 14% dos pacientes com SAF. Podem ocorrer também a hipertensão pulmonar, síndrome da dificuldade respiratória aguda e hemorragia intra-alveolar.

As manifestações dermatológicas podem ser a primeira apresentação clínica da SAF. A mais frequente é o livedo reticular, que ocorre em 16 a 25% dos pacientes. O livedo consiste em descoloração azulada ou avermelhada da pele, com padrão reticular, e pode ser um marcador prognóstico de doença severa associada a microangiopatia.

A nefropatia é caracterizada por microangiopatia trombótica, arteriosclerose, hiperplasia de íntima, atrofia cortical focal e obliteração arterial das artérias. A microangiopatia trombótica pode se manifestar por hematúria de instalação lenta, proteinúria e insuficiência renal, ou pode se manifestar de forma aguda, como falência renal e hipertensão.

A SAF catastrófica é uma forma rara e ameaçadora de SAF, que ocorre em menos de 1% dos pacientes, definida como uma trombose intravascular que afeta três ou mais órgãos, sistemas e/ou tecidos simultaneamente, ou em até 1 semana, com confirmação histológica de oclusão de pequenos vasos. Grandes vasos podem ser ocluídos, e infecções são o fator precipitante mais comum. Os sistemas mais frequentemente envolvidos na SAF catastrófica são: renal (73%), pulmonar (60%), cerebral (56%), cardíaco (50%) e pele (47%). A trombocitopenia é comum, seguida pela presença de hemácias fragmentadas, e a mortalidade registrada em 12 anos foi de 37%.

Morbidade obstétrica

A SAF obstétrica pode ser associada a várias complicações na gestação, como aborto recorrente, óbito fetal, restrição de crescimento fetal (RCF), pré-eclâmpsia e eclâmpsia, prematuridade e descolamento prematuro de placenta. O aborto recorrente com menos de 10 semanas de idade gestacional é a manifestação mais frequente.

Vários fatores de risco ajudam a prever pior resultado gestacional, como a associação a doença autoimune sistêmica, história de eventos trombóticos ou resultados gestacionais adversos prévios, queda nos níveis do complemento, positividade do anticoagulante lúpico ou triplo positivo.

Mulheres com SAF obstétrica podem ser classificadas em três diferentes fenótipos clínicos: aquelas com aborto recorrente prévio, aquelas com complicações prévias decorrentes de isquemia placentária e aquelas com trombose prévia. Cada um desses fenótipos é associado a diferentes resultados gestacionais. Mulheres com história prévia de trombose tendem a apresentar resultados neonatais menos favoráveis, com taxas de parto pré-termo em torno de 27%, e 9% de recém-nascidos pequenos para a idade gestacional.

A ocorrência de diferentes manifestações clínicas da SAF pode ser relacionada a características especiais do antígeno-alvo b2-glicoproteína 1. Células endoteliais alteradas expressam altos níveis de b2-glicoproteína 1, são reconhecidas pelos AAF e ativam o complemento e outros passos que resultam na trombose. As únicas exceções são as células do sinciciotrofoblasto e do trofoblasto extraviloso, que já expressam altos níveis basais de b2-glicoproteína 1, mesmo não estando alteradas. Representam, assim, alvos facilmente acessíveis para os AAF dependentes da b2-glicoproteína 1.

A grande quantidade de b2-glicoproteína 1 encontrada na interface materno-fetal poderia explicar como baixos títulos de AAF são associados à morbidade gestacional, enquanto os eventos vasculares da SAF ocorrem apenas em pacientes com títulos altos ou médios. Baixos títulos de AAF são associados a complicações obstétricas e têm valor diagnóstico e prognóstico para abortos. A implicação prática dessa observação é que um tratamento é necessário para prevenir a recorrência de resultados adversos em gestantes com baixos níveis de anticorpos antifosfolípides, o que é uma mudança nas recomendações terapêuticas prévias.

A redução de fluxo nas artérias uterinas medida por dopplerfluxometria é um indicador indireto do desenvolvimento de insuficiência placentária e/ou pré-eclâmpsia. Portanto, gestantes com SAF devem realizar ultrassonografia obstétrica para avaliar o crescimento fetal e o volume de líquido amniótico, bem como dopplerfluxometria de 2º trimestre para avaliar o fluxo diastólico final na artéria uterina; quando normal entre 20 e 24 semanas, é forte preditor de bom resultado gestacional. O valor preditivo positivo da dopplerfluxometria de artéria uterina para RCF ou pré-eclâmpsia é de 67%; e o valor preditivo negativo, de 93%. A ultrassonografia com dopplerfluxometria no 2º trimestre é o melhor preditor para o resultado gestacional na SAF e no LES.

Há dados limitados sobre a evolução da gravidez em mulheres com SAF e AVC ou acidente isquêmico transitório (AIT), mas parece haver mais casos de pré-eclâmpsia e AVC recorrente, apesar do tratamento com aspirina e heparina de baixo peso molecular (HBPM).

Os AAF podem cruzar a placenta, sendo detectados em aproximadamente 30% dos recém-nascidos de mães portadoras durante a gestação. Apesar disso, a trombose perinatal é rara.

Prevenção e tratamento

Mulheres com AAF e SAF devem receber aconselhamento antes da gestação e vigilância rigorosa durante ela, quanto a trombose materna, manifestações renais, pré-eclâmpsia e crescimento fetal. A morbidade gestacional pode ser consequência dos infartos placentários decorrentes de tromboses vasculares mediadas por AAF. A oclusão vascular resulta em prejuízo no suprimento de oxigênio e nutrientes para o feto, o que pode acarretar RCF e aborto. Por isso, o anticoagulante heparina e o antiagregante plaquetário aspirina têm sido usados com alta eficácia na maior parte das mulheres. O padrão de tratamento para mulheres com SAF obstétrica é a aspirina em baixa dose e HBPM ou heparina não fracionada (HNF) em dose profilática ou intermediária. Mulheres com história prévia de trombose requerem anticoagulação em dose intermediária ou terapêutica por toda a gestação para prevenir novos eventos trombóticos.

A prevenção do aborto recorrente precoce é a complicação da SAF obstétrica mais estudada. As recomendações atuais se baseiam nos estudos randomizados e controlados de Rai et al. (1997) e de Kutteh e Ermel (1996), nos quais as mulheres com perdas gestacionais recorrentes de 1º trimestre e com anticorpos antifosfolípides foram randomizadas para aspirina em baixa dose ou para a combinação de aspirina e HNF. A combinação de aspirina em baixa dose e HNF mostrou taxa de nascidos vivos significativamente maior do que a aspirina isolada (71% *versus* 42%). A taxa de nascidos vivos com o uso de aspirina em baixa dose e HBPM ou HNF foi de 70%. Além disso, uma Revisão Cochrane de 2005 concluiu que o tratamento com HNF em combinação com aspirina em baixa dose pode reduzir a perda gestacional em 54%.

A aspirina em baixa dose, ao estimular a IL-3, que é fator essencial para a implantação e o crescimento placentário, pode contribuir para a implantação embrionária favorável, além de prevenir a pré-eclâmpsia em mulheres de alto risco, ao reverter o equilíbrio tromboxano A2/prostaciclina em fases iniciais da gestação. Quando associada à heparina, constitui tratamento efetivo para a prevenção da perda gestacional relacionada à SAF, resultando em uma taxa de nascidos vivos próxima de 80%.

A conduta mais utilizada, endossada pelas recomendações do American College of Chest Physicians (ACCP), é a combinação diária de heparina (HNF ou HBPM em dose profilática ou intermediária) com aspirina em baixa dose (75 a 100 mg) para mulheres que preenchem os critérios clínicos e laboratoriais para SAF obstétrica.

SAF refratária

Na situação de perda gestacional apesar do tratamento convencional com aspirina e heparina, chamada SAF obstétrica refratária, vários tratamentos adicionais foram propostos para aumentar a taxa de nascidos vivos: prednisolona no 1º trimestre, imunoglobulina humana intravenosa (IGIV) ou plasmaferese, sem resultados conclusivos.

A prednisolona em baixa dose (10 mg por dia) para mulheres com aborto recorrente, combinada com o tratamento convencional e administrada a partir do teste de gravidez positivo até a 14ª semana, elevou a taxa de nascidos vivos em situações de perda gestacional relacionada à SAF refratária.

O uso de IGIV foi avaliado em dois ensaios randomizados e controlados. No primeiro, de Triolo et al. (2003), 40 mulheres com anticorpos antifosfolípides e perda gestacional recorrente de 1º trimestre foram randomizadas para IGIV ou para a combinação de aspirina em baixa dose e HBPM, e não foi mostrado qualquer benefício com o uso da IGIV. No segundo estudo, de Branch et al. (2000), 16 mulheres foram randomizadas para IGIV ou a combinação de placebo com aspirina em baixa dose e HBPM, e não houve benefício nos resultados obstétrico e neonatal com o uso de IGIV. Entretanto, as mulheres randomizadas para IGIV tiveram menos RCF e menos admissões em unidade de terapia intensiva neonatal, o que fez alguns clínicos considerarem a IGIV como adjuvante para casos refratários.

Os mediadores inflamatórios na SAF obstétrica podem ser inibidos de várias maneiras: regulação dos fatores angiogênicos pelas estatinas, bloqueio do TNFa e inibição da clivagem do C5 pelo anticorpo monoclonal eculizumabe.

As estatinas são conhecidas por suas propriedades anti-inflamatórias. Bloqueiam a ativação das células endoteliais; e inibem a expressão do fator tecidual induzidas pelos anticorpos antifosfolípides *in vitro*. As estatinas e a vitamina D são consideras protetoras do endotélio vascular. A fluvastatina poderia reduzir, de modo reversível, biomarcadores pró-trombóticos e pró-inflamatórios em pacientes com anticorpos antifosfolípides persistentemente positivos.

Entretanto, nenhum desses tratamentos foi avaliado em metanálises de estudos consistentes.

O interesse no uso da hidroxicloroquina como medicamento imunomodulador no tratamento da SAF tem aumentado. Ela pode ser utilizada na prevenção primária da trombose em pacientes com AAF ou como terapia adjuvante. A hidroxicloroquina mostrou-se benéfica em gestações com SAF tanto em estudos experimentais quanto em estudos clínicos.

Estudos retrospectivos de mulheres com SAF obstétrica mostraram redução nos abortos de 1º trimestre e melhora na taxa de nascidos vivos, quando a hidroxicloroquina foi associada ao tratamento convencional com aspirina em baixa dose e HBPM. Assim, a hidroxicloroquina tem sido utilizada como terapia associada à heparina e aspirina na SAF refratária.

Trombofilia hereditária
Fisiopatologia e fatores de risco

As trombofilias hereditárias são condições genéticas que aumentam o risco de doença tromboembólica. Durante a gestação, o potencial trombogênico aumenta, pelo estado de hipercoagulação produzido por alterações fisiológicas em vários fatores de coagulação. As potenciais sequelas desse estado de hipercoagulação são a TVP e o TEP; a trombose arterial é rara.

Foi sugerida associação modesta da trombofilia hereditária com resultados gestacionais adversos, mas essa associação permanece controversa. A hipótese é que a trombofilia poderia aumentar o risco de trombose na interface materno-fetal, resultando em complicações mediadas pela placenta, como perda gestacional, pré-eclâmpsia, RCF e descolamento prematuro de placenta. O papel da ativação do sistema hemostático induzida pela gravidez na avaliação de risco de complicação vascular placentária é objeto de muita discussão, mas vários estudos destacam a associação entre TEV e complicações vasculares placentárias.

O resultado gestacional depende da invasão trofoblástica à vasculatura uterina e do desenvolvimento e manutenção de um sistema circulatório uteroplacentário adequado. A placentação inadequada, com dano às artérias espiraladas e impedimento ao fluxo, bem como aumento na resposta inflamatória materna e alterações protrombóticas, pode ocasionar complicações gestacionais mediadas pela placenta.

O principal fator de risco para TEV na gravidez é a história pessoal. Entre 15% e 25% dos episódios tromboembólicos associados à gravidez são recorrentes, sendo essa taxa 3 ou 4 vezes maior no ciclo gestacional. A recorrência do TEV parece ser, sobretudo, determinada pelas circunstâncias clínicas do primeiro episódio: características, idade da paciente e existência de fator desencadeante.

A trombofilia é o segundo fator de risco mais importante. Em cerca de 20 a 50% das gestações complicadas por trombose, pode ser identificada uma trombofilia.

Fatores de trombofilia

As trombofilias hereditárias clinicamente relevantes (prevalência total > 10%) são as deficiências das proteínas inibidoras da coagulação (antitrombina, proteínas C e S), o FVL e a mutação G20210A na protrombina.

Deficiência da antitrombina (DAT)

Sintetizada no fígado, a antitrombina é um dos mais importantes inibidores da trombina e do fator X ativado (Xa). A taxa da interação da trombina com seu alvo é acelerada pela heparina. A DAT pode resultar de centenas de diferentes mutações, quase sempre autossômicas dominantes. A DAT tipo I resulta da síntese reduzida da antitrombina biologicamente normal, e a DAT tipo II é caracterizada por níveis normais de antitrombina, com atividade funcional reduzida. A mutação homozigota é letal.

A DAT é rara: afeta aproximadamente 1 para 500 a 5.000 indivíduos, que apresentam risco aproximado de 50% de trombose durante a vida. É a mais trombogênica das trombofilias hereditárias, associada a risco relativo 25 a 50 vezes maior de TEV durante a gestação.

Dado tal risco, mulheres com DAT são tratadas na gravidez com heparina em dose terapêutica, independentemente de terem ou não trombose prévia. Quando a anticoagulação precisa ser suspensa, como durante cirurgia ou parto, o tratamento com antitrombina humana recombinante pode proteger contra o TEV. Sharpe et al. (2011) descreveram o uso com sucesso de infusões de concentrado de antitrombina associado à anticoagulação em gestante com DAT, a qual desenvolveu trombose no 3º trimestre, apesar do uso de heparina de baixo peso molecular (HBPM) em dose terapêutica. A HBPM depende da atividade da antitrombina para exercer seu efeito anticoagulante e, assim, baixos níveis de antitrombina têm potencial de reduzir a eficácia da profilaxia na gravidez.

Deficiência da proteína C (DPC)

Quando a trombina se liga à trombomodulina nas células endoteliais de pequenos vasos, sua atividade pró-coagulante é neutralizada. Essa ligação também ativa a proteína C, anticoagulante natural que, na presença da proteína S, controla a geração de trombina, em parte pela inativação dos fatores Va e VIIIa. A atividade da proteína C aumenta na primeira metade da gravidez, e especula-se se esse aumento pode ter papel na manutenção da gestação inicial por meio de passos regulatórios anticoagulante e anti-inflamatório.

Mais de 160 diferentes mutações autossômicas dominantes para o gene da proteína C foram descritas. A prevalência da DPC é de 2 a 3 por 1.000 indivíduos, que podem não apresentar história de trombose, pois a expressão fenotípica é altamente variável. Tal prevalência estima correspondência com atividade funcional de 50 a 60%, que é utilizada pela maioria dos laboratórios, e é associada a aumento de 6 a 12 vezes no risco de TEV.

Deficiência da proteína S (DPS)

Esse anticoagulante circulante é ativado pela proteína C, que aumenta a capacidade da proteína S em inativar os fatores Va e VIIIa. A DPS pode ser causada por mais de 130 diferentes mutações, com prevalência agregada de aproximadamente 0,3 a 1,3 por 1.000 indivíduos. A proteína S pode ser medida por níveis antigenicamente determinados livre, funcional e total. Os três diminuem significativamente durante a gestação normal. Portanto, o diagnóstico em gestantes, assim como em mulheres usando certos contraceptivos orais, é difícil. Se a triagem durante a gravidez for necessária, os valores-limite para a proteína S livre no 2º e 3º trimestres foram identificados como < 30% e < 24%, respectivamente. Entre aquelas com história familiar positiva, o risco de TEV na gestação é de 6 a 7%.

A DPC e a DPS neonatais homozigotas são associadas a um fenótipo clínico fatal conhecido como *purpura fulminans*.

Fator V de Leiden

É a trombofilia hereditária conhecida mais prevalente, caracterizada por resistência do plasma aos efeitos anticoagulantes da proteína C ativada (PCa). Encontrada em 5 a 15% das populações europeias e em 3% dos afro-americanos, é virtualmente ausente nos africanos e asiáticos. Uma teoria para a prevalência relativamente alta sugere que o estado heterozigoto pode conferir vantagem na sobrevida, possivelmente por causa da redução no sangramento com o nascimento ou trauma.

Há várias mutações que criam essa resistência, mas a mais comum é o fator V de Leiden, que resulta da substituição de glutamina por arginina na posição 506 do fator V. Como resultado, o fator V ativado é neutralizado dez vezes mais lentamente pela PCa, o que provoca maior geração de trombina.

Mulheres heterozigotas para o FVL respondem por aproximadamente 40% dos casos de TEV durante a gestação. Entretanto, o risco real entre gestantes heterozigotas, sem história pessoal ou em familiar de primeiro grau de TEV antes dos 50 anos é de 5 a 12 por 1.000 grávidas (Tabela 70.1). O risco se eleva para 10% ou mais entre gestantes com história pessoal ou familiar. Gestantes homozigotas para o FVL sem história pessoal ou familiar têm risco de 1 a 4% de TEV, enquanto aquelas com tal história têm risco de aproximadamente 17%.

Para avaliar o significado prognóstico do FVL materno durante a gestação, Kjellberg et al. (2010) compararam os resultados de 491 portadoras com 1.055 controles. Três TEV ocorreram entre as portadoras. As taxas de prematuridade, complicações hipertensivas e o peso ao nascimento não diferiram entre os dois grupos. Em estudo prospectivo observacional de aproximadamente 5.000 mulheres, conduzido pela Maternal-Fetal Units Network, a incidência do gene mutante heterozigoto foi de 2,7%. Nenhum dos três episódios de TEP e TVP ocorreu entre portadoras. Além disso, nas mulheres heterozigotas, os riscos de pré-eclâmpsia, descolamento prematuro de placenta, restrição de crescimento intrauterino ou perda gestacional não foram elevados. Os investigadores concluíram que a triagem universal pré-natal para o FVL e a profilaxia para portadoras sem TEV prévio não são indicadas.

Mutação G20210A no gene da protrombina

A mutação no gene da protrombina causa o acúmulo excessivo de protrombina, que pode ser convertida em trombina. Os níveis de protrombina aumentam aproximadamente 30% nos heterozigotos e 70% nos homozigotos. Assim como ocorre com o FVL, a história pessoal ou familiar de TEV em parentes de primeiro grau antes dos 50 anos aumenta o risco de TEV na gestação (Tabela 70.1). Para a portadora heterozigota com tal história, o risco excede a 10%. Sem história de TEV, as portadoras heterozigotas apresentam risco menor de 1% para TEV na gestação.

Silver et al. (2010) testaram perto de 4.200 mulheres para a mutação da protrombina. Um total de 157 mulheres (3,8%) tinham a mutação, e apenas uma era homozigota. As portadoras apresentaram taxas similares de perda gestacional, pré-eclâmpsia, RCF e descolamento prematuro de placenta, quando comparadas com as não portadoras. Três TEV ocorreram nas mulheres negativas para a mutação.

Mulheres homozigotas ou aquelas com as duas mutações (FVL e G20210A na protrombina) apresentam maior risco de TEV na gestação do que as heterozigotas, e a ausência de história familiar pode ser menos útil para a estratificação de risco.

Hiper-homocisteinemia (HHC)

A causa mais comum de elevação na homocisteína é a mutação termolábil C677T da enzima 5,10-metileno-tetrahidrofolato redutase (MTHFR). A herança é autossômica recessiva. A homocisteína elevada também pode resultar da deficiência de uma das várias enzimas envolvidas no metabolismo da metionina e de deficiências nutricionais corrigíveis do ácido fólico, vitamina B6 ou B12. Durante a gestação normal, a concentração plasmática média de homocisteína se reduz. Portanto, para fazer o diagnóstico na gestação, recomenda-se o limite de jejum > 12 mmol/L para definir HHC.

Estudos internacionais sobre os polimorfismos da MTHFR foram coletivamente associados a risco discretamente maior de trombose. Entretanto, estudos conduzidos coletivamente na América do Norte demonstraram ausência de associação. A suplementação de ácido fólico poderia explicar a diferença. O ácido fólico serve como cofator na reação de remetilação da homocisteína em metionina. Da mesma maneira, a falta de associação com TEV poderia refletir a redução fisiológica dos níveis de homocisteína na gravidez e os efeitos da suplementação ampla de ácido fólico. O ACOG concluiu que não há evidência suficiente para apoiar a pesquisa da mutação ou dosar a homocisteína em jejum na avaliação do TEV.

Outras trombofilias hereditárias

Polimorfismos potencialmente trombofílicos vêm sendo descobertos rapidamente. Infelizmente, a informação quanto ao significado prognóstico dessas novas mutações é limitada. A proteína Z, por exemplo, é dependente de vitamina K e serve como cofator na inativação do fator Xa. Estudos mostraram que níveis baixos de proteína Z são associados a maior risco de TEV fora da gestação e podem ser implicados na patogênese de resultados gestacionais adversos. Da mesma maneira, o inibidor do ativador do plasminogênio tipo 1 (PAI-1) é um importante regulador da fibrinólise. Certos polimorfismos em seu gene promotor foram associados a riscos discretamente elevados de TEV. Apesar de essas trombofilias elevarem o risco em pacientes quando coexistentes com outras trombofilias, o ACOG concluiu que a evidência é insuficiente para recomendar sua pesquisa.

Complicações gestacionais

Em geral, a deficiência de antitrombina é considerada a trombofilia de maior risco para TEV. Depois, por ordem decrescente, consideram-se as mutações FVL homozigota, da protrombina homozigota, e ambas as heterozigotas presentes simultaneamente. As associações não são claras quanto ao risco gestacional.

Revisões sistemáticas de estudos retrospectivos demonstraram: aumento no risco de perda fetal recorrente no 1º trimestre em portadoras do FVL e da mutação da protrombina; associação entre perda fetal tardia e FVL, mutação da protrombina e deficiência da proteína S; e ausência de diferença no risco em portadoras da mutação C677T no gene da MTHFR homozigota.

Said et al. (2010) avaliaram prospectivamente mais de 2.000 nulíparas saudáveis para FVL, mutação da protrombina, C677T-MTHFR, A1298C-MTHFR e polimorfismo da trombomodulina. Mulheres portadoras da mutação da protrombina apresentaram risco 3,6 vezes maior de resultados gestacionais adversos, incluindo pré-eclâmpsia grave, RCF, descolamento prematuro de placenta ou óbito fetal.

Entretanto, nenhum dos outros polimorfismos conferiu elevação no risco de eventos adversos.

Metanálises de estudos retrospectivos sobre pré-eclâmpsia e trombofilia hereditária mostraram: aumento significante no risco em mulheres com FVL e com a mutação da protrombina; e baixo risco de pré-eclâmpsia em mulheres com a mutação C677T-MTHFR homozigota. Kahn et al. (2009), entretanto, não encontraram maior risco de pré-eclâmpsia precoce ou grave em mulheres com FVL, mutação de protrombina, mutação C677T-MTHFR ou hiper-homocisteinemia.

Estudos que avaliaram RCF e trombofilia mostraram resultados contraditórios. Metanálise de estudos prospectivos mostrou que o FVL e a mutação da protrombina não estavam associados ao risco de RCF com peso fetal inferior ao percentil 10 ou 5. A associação foi sugerida em caso de RCF grave, com peso no percentil menor que 3, sem causa determinada, e mulheres com trombofilias combinadas.

A pesquisa das TH em casos de RCF grave foi recomendada por algumas associações profissionais, mas não é endossada por outras, dados sua baixa prevalência e resultados conflitantes dos estudos realizados.

No Stillbirth Collaborative Research Network, Silver et al. (2016) encontraram associação fraca entre o FVL materno e óbito fetal, mas não com outras trombofilias. Com base no estudo prospectivo de 750 gestações complicadas por óbito fetal, Korteweg et al. (2010) concluíram que a pesquisa rotineira de trombofilias após o óbito fetal não é recomendada.

As associações significativas encontradas em estudos caso-controle nem sempre foram confirmadas em metanálises e estudos prospectivos. Os achados de Rey et al. (2003) indicam que algumas, mas não todas as trombofilias, são associadas a perda fetal. A associação entre o FVL e perda fetal recorrente foi mais forte quando outras causas potenciais foram excluídas. A perda fetal tardia foi associada à presença do FVL, mutação da protrombina e DPS.

As principais fontes de variação dos estudos originais são pertinentes à definição de perda gestacional recorrente e ao período da gestação em que ela ocorre. Tais discrepâncias poderiam explicar, em parte, a variabilidade dos achados entre estudos individuais. Outra fonte de variação foi o fato de que alguns estudos pesquisaram patologias subjacentes que poderiam explicar a perda fetal, enquanto outros não o fizeram.

Como nem todos os trabalhos examinaram todas as principais trombofilias, não se pode eliminar a possibilidade de que alguns controles eram portadores de trombofilias. Isto poderia resultar em uma subestimativa da associação entre perda fetal e trombofilia. Os critérios de seleção dos controles foi variável entre os estudos, o que poderia explicar sua heterogeneidade. Nem todas as análises estipularam que as gestações prévias dos controles deveriam ser saudáveis e sem complicações.

A gestação anembrionada, que é tipicamente relacionada a anomalias cromossômicas, pode ter difícil diferenciação da perda fetal precoce. Esta também pode acontecer sem ser percebida, e essas incertezas não foram levadas em conta nas metanálises avaliadas. O ACOG definiu que uma associação causal definitiva não pode ser feita entre trombofilia hereditária e resultados gestacionais adversos.

Na Tabela 70.2, encontram-se os achados de revisão sistemática de 25 estudos incorporados às recomendações do ACCP. A considerável heterogeneidade e amplos intervalos de confiança ilustram a incerteza das associações, principalmente para as trombofilias de menor prevalência. Perda fetal única e pré-eclâmpsia também foram associadas a trombofilia hereditária, mas a associação é controversa para RCF e descolamento prematuro de placenta.

A pesquisa da trombofilia hereditária em mulheres com história de complicações obstétricas e sem antecedente de doença tromboembólica é controversa. Os estudos de associação, pouco consistentes, sugerem risco absoluto modesto para as trombofilias hereditárias mais frequentes. No en-

tanto, as complicações obstétricas configuram indicação para o rastreio da SAF.

Dados tais resultados, permanece a dúvida quanto a ser o rastreamento para trombofilia hereditária o melhor para mulheres com complicações gestacionais. O ACOG ressalta que a pesquisa das TH em mulheres que tiveram perda fetal recorrente ou descolamento prematuro de placenta não é recomendada, pela evidência clínica insuficiente de que a profilaxia anteparto com heparina previna a recorrência. Da mesma maneira, o exame não é recomendado para mulheres com história de RCF ou pré-eclâmpsia. O ACCP também não recomenda a triagem de mulheres com complicações gestacionais prévias.

Os métodos de triagem para as trombofilias hereditárias mais comuns são mostrados no Quadro 70.3. Quando pos-

Tabela 70.2. Associação entre complicações gestacionais e trombofilia.

Tipo de trombofilia	Perda precoce	Perda recorrente de 1° trimestre	Perda não recorrente de 2° trimestre	Perda tardia	Pré-eclâmpsia	Descolamento prematuro de placenta	Restrição de crescimento fetal
Fator V de Leiden homozigoto	2,71 (1,32 a 5,58)	–	–	1,98 (0,4 a 9,69)	1,87 (0,44 a 7,88)	8,43 (0,41 a 171,20)	4,64 (0,19 a 115,68)
Fator V de Leiden heterozigoto	1,68 (1,09 a 2,58)	1,91 (1,01 a 3,61)	4,12 (1,91 a 8,81)	2,06 (1,10 a 3,86)	2,19 (1,46 a 3,27)	4,70 (1,13 a 19,59)	2,68 (0,59 a 12,13)
Mutação da protrombina heterozigota	2,49 (1,24 a 5)	2,70 (1,37 a 5,43)	8,60 (2,18 a 33,95)	2,66 (1,28 a 5,53)	2,54 (1,52 a 4,23)	7,71 (3,01 a 19,76)	2,92 (0,62 a 13,70)
C677T-MTHFR homozigota	1,40 (0,77 a 2,55)	0,86 (0,44 a 1,69)	ND	1,31 (0,89 a 1,91)	1,37 (1,07 a 1,76)	1,47 (0,40 a 5,35)	1,24 (0,84 a 1,82)
Deficiência de antitrombina	0,88 (0,17 a 4,48)	ND	ND	7,63 (0,30 a 196,36)	3,89 (0,16 a 97,19)	1,08 (0,06 a 18,12)	ND
Deficiência da proteína C	2,29 (0,20 a 26,43)	ND	ND	3,05 (0,24 a 38,51)	5,15 (0,26 a 102,22)	5,93 (0,23 a 151,58)	ND
Deficiência da proteína S	3,55 (0,35 a 35,72)	ND	ND	20,09 (3,70 a 109,15)	2,83 (0,76 a 10,57)	2,11 (0,47 a 9,34)	ND
Anticorpos anticardiolipina	3,40 (1,33 a 8,68)	5,05 (1,82 a 14,01)	ND	3,30 (1,62 a 6,70)	2,73 (1,65 a 4,51)	1,42 (0,42 a 4,77)	6,91 (2,70 a 17,68)
Anticoagulante lúpico	2,97 (1,03 a 9,76)	ND	14,28 (4,72 a 43,20)	2,38 (0,81 a 6,98)	1,45 (0,70 a 4,61)	ND	ND
Hiper-homocisteinemia	6,25 (1,37 a 28,42)	4,21 (1,28 a 13,87)	ND	0,98 (0,17 a 5,55)	3,49 (1,21 a 10,11)	2,40 (0,36 a 15,89)	ND

Dados apresentados como *odds ratio* (OR).

MTHFR: metileno tetra-hidrofolato redutase; ND: não disponível.

Fonte: Bates et al., 2012.

Quadro 70.3 Como testar as trombofilias.				
Trombofilia	Método de exame	O resultado é confiável na gravidez?	O resultado é confiável na trombose aguda?	O resultado é confiável com anticoagulação?
Fator V de Leiden	Ensaio para resistência à proteína C ativada (segunda geração)	Sim	Sim	Não
	Se anormal: análise de DNA	Sim	Sim	Sim
Mutação G20210A na protrombina	Análise de DNA	Sim	Sim	Sim
Deficiência de proteína C	Atividade de proteína C (< 60%)	Sim	Não	Não
Deficiência de proteína S	Ensaio funcional (< 55%)	Não	Não	Não
Deficiência de antitrombina	Atividade de antitrombina (< 60%)	Sim	Não	Não
Se a dosagem na gravidez for necessária, os valores de corte para proteína S livre no segundo e terceiro trimestres são, respectivamente, < 30% e < 24%.				

Fonte: American College of Obstetricians and Gynecologists; 2017.

sível, os testes laboratoriais são realizados pelo menos 6 meses após o evento trombótico, fora da gravidez, sem anticoagulação ou terapia hormonal.

Como salientado pelo consenso do ACCP em 2001 e 2004, as recomendações para a prevenção do TEV na gravidez devem ser individualizadas, considerando-se todos os fatores de risco.

É importante enfatizar que o TEV pode recorrer apesar da profilaxia antitrombótica. Galambosi et al. (2014) avaliaram 270 mulheres em 369 gestações que tinham pelo menos um TEV prévio. Apresentaram recorrência 28 mulheres (10,4%). Das recorrências, 12 ocorreram no início da gravidez, antes que a profilaxia antitrombótica fosse instaurada, e 16 ocorreram apesar do uso de HBPM.

Portanto, uma estratégia de triagem seletiva é necessária. A American Academy of Pediatrics (AAP) e o ACOG recomendam que a pesquisa das trombofilias seja considerada quando há história pessoal de TEV associado a fator de risco não recorrente, como fraturas, cirurgias e/ou imobilização prolongada, ou a presença de parente de primeiro grau com história de trombofilia de alto risco ou TEV antes dos 50 anos, na ausência de fatores de risco.

Profilaxia

Dada a relativamente alta incidência de trombofilia na população e a baixa incidência de TEV, e pelas incertezas na magnitude do risco e nos benefícios da profilaxia feita para prevenir complicações gestacionais em mulheres com trombofilia hereditária, não há indicação para a triagem universal.

O primeiro episódio de TEV pode ocorrer na gravidez. Assim, parece lógico propor o rastreamento laboratorial sistemático em mulheres que têm história pessoal de doença tromboembólica. A história familiar de TEV, principalmente em jovens, sugere trombofilia hereditária, que pode se manifestar pela primeira vez durante a gravidez ou puerpério. Nesses casos, o rastreio da trombofilia é pertinente.

A vigilância anteparto e a administração de heparina profilática são recomendadas para mulheres com TEV prévio sem fator de risco.

As recomendações para prevenção do TEV em gestantes não são facilmente interpretadas por não especialistas. Isso provavelmente explica a enorme disparidade nos cuidados com mulheres de risco para TEV ou patologia vascular placentária entre as equipes médicas e, às vezes, dentro da mesma equipe. O Quadro 70.4 destaca as recomendações do Royal College of Obstetricians and Gynaecologists (RCOG) para tromboprofilaxia em mulheres com trombofilia. Na profilaxia com HBPM, a monitorização com níveis do fator anti-Xa não é recomendada.

Trombose venosa profunda

Diagnóstico clínico

Durante a gestação, a maioria das tromboses ocorre nas veias profundas dos membros inferiores. Diferentemente do que acontece com a população geral, na qual mais de 80% das TVP envolvem vasos da panturrilha, na gravidez 70% dos casos localizam-se nas veias iliofemorais, e tromboses ilíacas isoladas não são comuns.

Os sinais e sintomas variam amplamente e dependem do grau de oclusão e da intensidade da resposta inflamatória. A TVP em gestantes ocorre no lado esquerdo em 85% dos casos, resultante da compressão extrínseca da veia ilíaca comum esquerda pela artéria ilíaca comum direita e artéria ovariana, que cruzam a veia apenas no lado esquerdo.

A trombose nas extremidades inferiores tem início abrupto, com dor e edema de perna e coxa. O trombo envolve, tipicamente, o sistema venoso profundo da região iliofemoral, e a extensão proximal da TVP para as veias pélvicas pode causar dor abdominal.

Um espasmo arterial reflexo pode induzir frio e palidez no membro afetado, com redução do pulso. Alternativamente, pode haver pouca dor, calor ou edema. A dor em panturrilha, espontânea ou em resposta ao estiramento do tendão de Aquiles (sinal de Homans), pode ser causada por estiramento muscular ou contusão. Entre 30% e 60% das mulheres com TVP aguda no membro inferior apresentam embolia pulmonar assintomática. O risco de sequelas pós-TVP na gestação, com insuficiência venosa crônica ou síndrome pós-trombótica, é maior do que fora da gravidez.

	Quadro 70.4 Recomendações do Royal College of Obstetricians and Gynaecologists para tromboprofilaxia em gestantes com tromboembolismo venoso prévio e trombofilias.	
Risco	*Trombofilia*	*Recomendações*
Muito alto	TEV prévio sob anticoagulação Deficiência de antitrombina	Enoxaparina 80 mg por dia antenatal e pós-natal por 6 semanas
Alto	TEV prévio, exceto se relacionado a cirurgia Síndrome antifosfolípide com TEV prévio	Enoxaparina 40 mg por dia antenatal e pós-natal por 6 semanas
Intermediário	Fator V de Leiden homozigoto, deficiência proteína C ou S sem TEV prévio	Considerar dose profilática antenatal e pós-natal de HBPM
	TEV prévio associado a cirurgia	Considerar dose profilática antenatal de HBPM; recomenda-se dose profilática antenatal de HBPM a partir de 28 semanas e 6 semanas pós-parto
Baixo	Trombofilia de baixo risco assintomática	Dose profilática pós-natal de HBPM por 10 dias; considerar dose profilática pós-natal de HBPM se história familiar de TEV

TEV: tromboembolismo venoso; HBPM: heparina de baixo peso molecular.
Fonte: Royal College of Obstetricians and Gynaecologists; 2019.

Os sinais e sintomas de TEV são, em parte, similares a sintomas comuns da gravidez. O diagnóstico clínico da TVP é difícil e, em estudos feitos precocemente em gestantes, foi confirmado em apenas 10% delas. Outro desafio é que vários dos testes diagnósticos comuns foram investigados extensivamente em mulheres não grávidas, mas não foram validados apropriadamente na gestação. A Figura 70.2 mostra um algoritmo para diagnóstico, recomendado pelo ACCP, que pode ser utilizado na avaliação de gestantes.

Diagnóstico por imagem e laboratorial

Ultrassonografia de compressão

Em gestantes com suspeita de TVP, a AAP e o ACOG recomendam a ultrassonografia de compressão das veias proximais como teste diagnóstico inicial. De acordo com o ACCP, essa técnica não invasiva é atualmente a mais utilizada como primeira linha para detectar a TVP. O diagnóstico tem por base a não compressibilidade e arquitetura típica da veia trombosada.

A ultrassonografia de compressão única pode excluir o diagnóstico de TVP na maioria das grávidas e puérperas. Em gestantes, é importante notar que achados normais na ultrassonografia venosa nem sempre excluem o TEP. Isto ocorre por a embolização já ter acontecido ou por ser original de veia ilíaca ou veias profundas da pelve, menos acessíveis ao exame.

Ressonância magnética

Essa técnica de imagem permite excelente delineamento dos detalhes anatômicos acima do ligamento inguinal. Portanto, em muitos casos, a ressonância magnética (RM) é bastante útil para o diagnóstico de trombose iliofemoral e pélvica. A RM apresentou sensibilidade de 100% e especificidade de 90% na detecção de TVP comprovada por venografia em mulheres não grávidas.

Khalil et al. (2012) utilizaram a venografia por RM para estudar a história natural da trombose de veias pélvicas após parto vaginal. Dentre 30 puérperas assintomáticas nos primeiros 4 dias pós-parto, 30% apresentavam trombose nas veias ilíacas e/ou ovarianas, e 37% tinham suspeita de trombose. Apesar de a importância clínica dos achados ser incerta, parece ser claro que algum grau de preenchimento intraluminal de veias pélvicas pode ser um achado normal.

Dímero-D

Esse produto da degradação da fibrina é gerado durante a fibrinólise, como ocorre no tromboembolismo. Sua dosagem é frequentemente incorporada nos algoritmos diagnósticos para TEV fora da gravidez. Na gravidez, entretanto, a triagem com o dímero-D é problemática por várias razões. Dependendo da sensibilidade do teste, os níveis séricos do dímero-D se elevam com a idade gestacional, seguindo a elevação do fibrinogênio plasmático, e também são afetados pela gestação multifetal e cesariana, além de certas complicações gestacionais, como descolamento prematuro de placenta, pré-eclâmpsia, doença falciforme e sepse. Por todas essas razões, seu uso na gestação permanece duvidoso.

Tratamento da TVP na gravidez

O manejo ótimo do TEV na gravidez não foi definido em grandes estudos clínicos, para fornecer práticas com base em evidências. Há, entretanto, consenso para o tratamento com anticoagulação e atividade limitada. Se forem realizados testes de trombofilia, eles devem ser feitos antes do início da anticoagulação, porque a heparina pode induzir a redução dos níveis de antitrombina, e a warfarina reduz as concentrações das proteínas C e S.

Na terapêutica, devem ser consideradas as características da anticoagulação na gestação: aumento do volume sanguíneo materno, maior volume de distribuição e taxa de filtra-

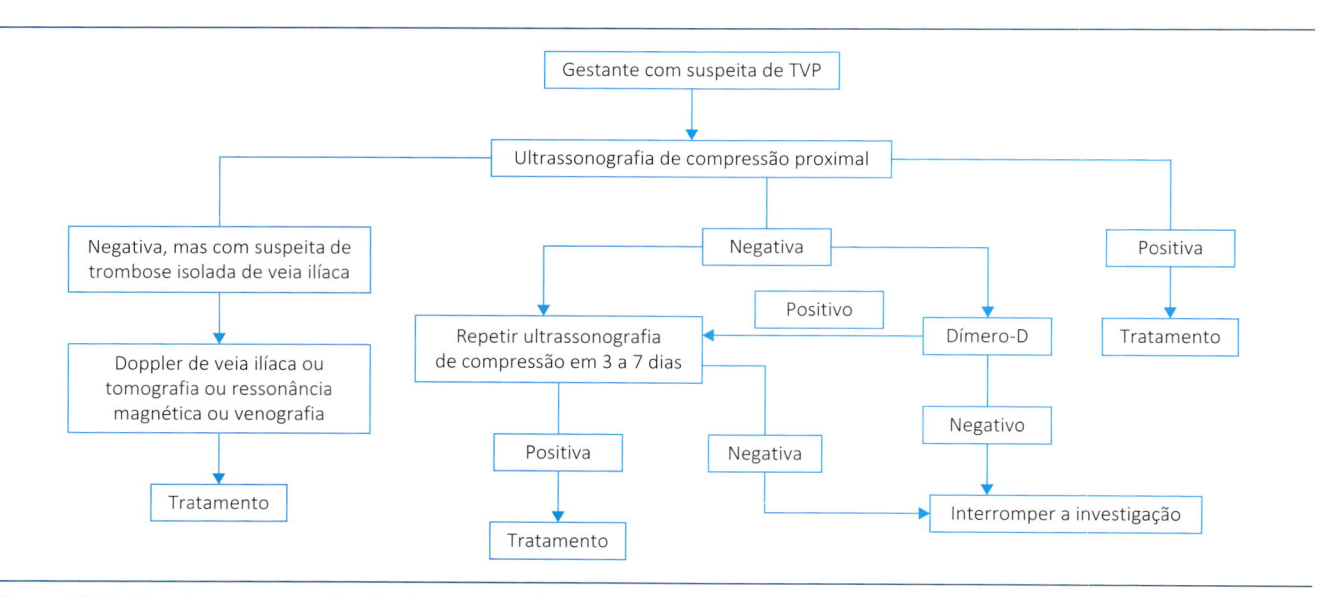

Figura 70.2. Algoritmo para avaliação da suspeita de trombose venosa profunda na gravidez.
Fonte: Bates et al., 2012.

ção glomerular, maior taxa de remoção da heparina pelo fígado materno, maior combinação de heparina e proteínas, menor pico de concentração e meia-vida da HNF e HBPM no sangue materno.

A anticoagulação pode ser iniciada com HBPM ou HNF. Embora ambas sejam aceitáveis, a maioria dos estudos recomenda HBPM. O ACCP sugere o uso preferencial da HBPM durante a gestação por sua melhor biodisponibilidade, maior meia-vida plasmática, dose-resposta mais previsível, menor risco de osteoporose e trombocitopenia, bem como aplicações menos frequentes. As doses podem ser vistas no Quadro 70.5.

Quadro 70.5 Regimes de anticoagulação.	
Regime de anticoagulação	**Definição**
HBPM profilática	Enoxaparina 40 mg SC por dia
	Dalteparina 5.000 UI SC por dia
	Tinzaparina 4.500 UI SC por dia
HBPM terapêutica	Enoxaparina 1 mg/kg a cada 12 horas
	Dalteparina 200 UI/kg 1 vez por dia
	Tinzaparina 175 UI/kg 1 vez por dia
	Dalteparina 100 UI/kg a cada 12 horas
	Alvo do anti-Xa na faixa terapêutica de 0,6 a 1 U/mL para o regime a cada 12 horas; doses discretamente maiores podem ser necessárias para o regime 1 vez por dia
HNF profilática	HNF 5.000 UI SC a cada 12 horas
	HNF 5.000 a 7.500 UI SC a cada 12 horas no 1º trimestre
	HNF 7.500 a 10.000 UI SC a cada 12 horas no 2º trimestre
	HNF 10.000 UI SC a cada 12 horas no 3º trimestre, a menos que eleve o TTPa
HNF terapêutica	HNF 10.000 UI SC ou mais a cada 12 horas, para atingir TTPa na faixa terapêutica (1,5 a 2,5) 6 horas após a injeção
Anticoagulação pós-parto	HBPM ou HNF profilática por 6 semanas ou antagonistas da vitamina K por 6 semanas até atingir o RNI-alvo de 2 a 3, com sobreposição da terapia com heparina até que o RNI atinja 2 ou mais, por 2 dias
Vigilância	Vigilância clínica e investigação objetiva e apropriada para mulheres com sintomas que direcionem à suspeita de TPV ou TEP

SC: subcutânea; HBPM: heparina de baixo peso molecular; HNF: heparina não fracionada; TPV: trombose venosa profunda; TEP: tromboembolismo pulmonar.
Fonte: American College of Obstetricians and Gynecologists; 2013.

Quando a mulher engravida em uso de heparina, a terapia é continuada na gravidez e, no puerpério, a anticoagulação com warfarina é iniciada simultaneamente à heparina, até que o valor-alvo da anticoagulação seja atingido. Somente então a heparina é suspensa. É importante lembrar que o TEP se desenvolve em até 60% dos pacientes com TVP não tratada, e a anticoagulação reduz o risco para menos de 5%.

Ao longo dos anos, a dor pós-TVP no membro inferior diminui aos poucos. Depois da redução inicial dos sintomas, pode-se retomar a deambulação gradual. A recuperação para esse estágio geralmente demora de 7 a 10 dias. Meias de compressão graduada devem ser mantidas por 2 anos a partir do diagnóstico para reduzir a incidência da síndrome pós-trombótica, que inclui dor ou parestesia crônica nos membros inferiores, edema intratável, mudanças na coloração da pele e úlceras.

Heparina não fracionada

A HNF pode ser considerada para o tratamento inicial do tromboembolismo e em situações próximas ao parto ou cirurgia, pois tem menor meia-vida do que a HBPM e sua atividade é mais completamente revertida.

A HNF pode ser administrada de duas maneiras: terapia intravenosa inicial, seguida por dose subcutânea ajustada a cada 12 horas; ou dose subcutânea administrada 2 vezes por dia, ajustada para prolongar o TTPa até a faixa terapêutica, 6 horas após a injeção. Como mostrado no Quadro 70.5, a dose terapêutica para a HNF subcutânea é geralmente de 10.000 unidades ou mais, a cada 12 horas.

Vários protocolos são aceitos para a terapia intravenosa. No geral, se a HNF é utilizada, inicia-se com *bolus* intravenoso de 70 a 100 U/kg, variando de 5.000 a 10.000 unidades. Segue-se a infusão intravenosa, iniciada com 1.000 U/h ou 15 a 20 U/kg/h, titulada para manter o TTPa 1,5 a 2,5 vezes o valor do controle. A anticoagulação intravenosa é mantida por 5 a 7 dias, e depois converte-se o tratamento para heparina subcutânea. Para mulheres portadoras do anticoagulante lúpico, o TTPa não avalia de modo acurado a anticoagulação, sendo preferida a dosagem do fator anti-Xa, com alvo entre 0,1 e 0,2 U/mL, dosado 6 horas depois da última injeção.

O período de anticoagulação plena varia, e os estudos não definiram a melhor duração para o TEV associado à gravidez. O ACCP recomenda a anticoagulação durante toda a gestação e, no mínimo, 3 meses pós-parto. Se o TEV ocorre durante o puerpério, a anticoagulação é mantida por, no mínimo, 6 meses.

Dada a plaquetopenia ser uma das complicações do uso da HNF, as plaquetas devem ser monitorizadas a cada 2 ou 3 dias, do 4º ao 14º dia de uso.

A HNF é geralmente utilizada quando a anticoagulação plena é necessária próximo ao parto, tornando sua reversibilidade e curta meia-vida desejáveis, e para flexibilizar a administração da anestesia neuroaxial.

Heparina de baixo peso molecular

A HBPM deriva da HNF e tem com peso molecular de 4.000 a 5.000 daltons. Nenhuma das heparinas cruza a placenta, e todas exercem atividade anticoagulante por meio da ativação da antitrombina. A diferença primária é a ação relativamente inibidora contra o fator Xa e trombina. Especificamente, a HNF tem atividade equivalente contra o fator Xa e a trombina, mas a HBPM apresenta maior atividade contra o fator Xa do que contra a trombina. Também apresenta resposta anticoagulante mais previsível e menos complicações hemorrágicas que a HNF, por sua melhor biodisponibilidade, maior meia-vida e menor interferência com as plaquetas. Os componentes da HBPM são eliminados pelos rins, e ela deve ser utilizada com cuidado na insuficiência renal.

A HBPM é o anticoagulante de escolha na gravidez, por seu perfil de segurança superior. É eficaz na redução do tamanho do trombo, sem aumentar a taxa de mortalidade ou de sangramentos maiores. Vários diferentes regimes de tratamento para o TEV agudo, que utilizam doses ajustadas de HBPM, foram recomendados pelo ACOG e estão listados no Quadro 70.5.

As sociedades de anestesiologia recomendam evitar o cateter espinhal ou epidural por 12 horas após a HBPM profilática e 24 horas após a dose terapêutica.

Com relação à farmacocinética, as HBPM para uso na gravidez incluem enoxaparina, tinzaparina e dalteparina. A farmacocinética da enoxaparina foi estudada por Rodie et al. (2002) em mulheres com TEV durante a gestação ou imediatamente pós-parto, que receberam 1 mg/kg 2 vezes por dia. Com a monitorização da anticoagulação por meio da atividade do fator anti-Xa, 3 horas após a injeção, o alvo terapêutico de 0,4 a 1 U/mL foi atingido na maioria das mulheres avaliadas. Nenhuma desenvolveu TEV recorrente ou complicações hemorrágicas. Em mulheres pós-cesariana com IMC igual ou superior a 35, a dose ajustada de 0,5 mg/kg 2 vezes por dia é recomendada para atingir o alvo do anti-Xa de 0,2 a 0,6 U/mL.

A HBPM é o agente de escolha em todas as recomendações para tromboprofilaxia na gestação. A morte materna por TEV é geralmente associada a fatores de risco identificáveis e pode ser prevenida farmacologicamente com a HBPM.

No momento, não há dados suficientes para estimar o risco de sangramento fatal com HBPM profilática na gravidez. Sangramentos maiores que 500 mL são encontrados em 0,2 a 0,43% das mulheres anteparto e em 0,6 a 0,94% pós-parto.

No tratamento do TEV agudo na gravidez, a dose total de HBPM fracionada em 2 vezes por dia é preferível por causa da excreção renal de HBPM na gravidez. As HBPM devem ser evitadas em mulheres com insuficiência renal.

Warfarina

Os antagonistas da vitamina K e warfarina são utilizados na anticoagulação em longo prazo fora da gestação, mas cruzam a placenta e podem causar hemorragia e teratogenicidade no feto. A embriopatia ocorre em aproximadamente 5% dos fetos expostos entre 6 e 12 semanas. Não acumulam no leite materno e podem ser usados com segurança na amamentação.

A TVP pós-parto é geralmente tratada com heparina intravenosa e warfarina oral iniciadas simultaneamente. A dose inicial de warfarina é de 5 a 10 mg nos primeiros 2 dias. Depois, as doses são ajustadas para atingir a razão normalizada internacional (RNI) entre 2 e 3. Para evitar trombose paradoxal e necrose cutânea pelo efeito precoce anti-proteína C da warfarina, as mulheres devem continuar utilizando as doses terapêuticas de HNF ou HBPM por 5 dias e até que o RNI esteja na faixa terapêutica por 2 dias consecutivos.

A warfarina é mais eficaz na prevenção da trombose valvar em gestantes com válvulas mecânicas do que as heparinas. Exceto nessa situação, a warfarina não deve ser utilizada na gravidez.

Novos anticoagulantes

Novos agentes, como rivaroxaban, dabigatran e apixaban, não apresentam evidências de segurança na gravidez e devem ser evitados. O dabigatran inibe a trombina, e o rivaroxaban e o apixaban inibem o fator Xa. Poucos estudos avaliaram os novos agentes durante a gestação, e os riscos reprodutivos em humanos são desconhecidos. O dabigatran cruza a placenta humana, e não se sabe quanto desses agentes são excretados no leite materno. Pelo potencial de prejuízo ao recém-nascido, a decisão precisa ser feita entre evitar o aleitamento ou utilizar um anticoagulante alternativo, como a warfarina, nas puérperas.

Complicações da anticoagulação

Três complicações importantes associadas à anticoagulação são hemorragia, trombocitopenia e osteoporose. As últimas duas ocorrem apenas com a heparina, e seu risco pode ser reduzido com a HBPM. A complicação mais séria é a hemorragia, mais comum em cirurgias recentes ou lacerações. O sangramento aumentado também pode ocorrer se a dose de heparina for excessiva. Infelizmente, esquemas para o manejo utilizando testes laboratoriais para identificar quando a dosagem de heparina é suficiente para inibir possível trombose, mas não causar hemorragias graves, não estão disponíveis.

Trombocitopenia induzida pela heparina

Há dois tipos de trombocitopenia, e o mais comum é a não imune e benigna, que se desenvolve nos primeiros dias de uso da heparina e é revertida em até 5 dias após a sua suspensão. A segunda é a forma severa de trombocitopenia induzida pela heparina (TIH), resultante de reação imune que envolve anticorpos IgG direcionados contra complexos constituídos pelo fator plaquetário 4, presente na superfície das plaquetas, e heparina. O diagnóstico da TIH se baseia na queda de plaquetas em mais de 50% ou trombose em 5 a 10 dias após o início da heparina, associada ao surgimento de anticorpos ativadores de plaquetas. A queda nas plaquetas ocorre rapidamente, no período de 1 a 3 dias. A queda típica vai até 40.000 a 80.000 plaquetas por mL.

A incidência da TIH é de aproximadamente 3 a 5% fora da gestação e menor que 0,1% em pacientes obstétricas. O ACCP recomenta não monitorizar as plaquetas quando o risco de TIH é inferior a 1%. Quando o risco é superior, sugere a monitorização a cada 2 ou 3 dias, do 4º ao 14º dia de uso.

Quando a TIH é diagnosticada, a heparina deve ser substituída por anticoagulação alternativa, e tenta-se evitar as transfusões de plaquetas. O ACCP recomenda o danaparoide, um heparinoide, como opção. Entretanto, Lindhoff-Last et al. (2005) relataram duas hemorragias maternas fatais e três óbitos fetais entre 50 gestantes que utilizaram o danaparoide, e Magnani (2010) relatou duas mortes maternas por hemorragia entre 83 gestantes, e o fármaco foi removido do mercado nos Estados Unidos.

Outros agentes citados como alternativas são fondaparinux e argatroban, com estudos restritos a relatos de casos, em sua maioria. Além disso, a meia-vida do danaparoide e do fondaparinux é longa (24 e 18 horas, respectivamente).

Osteoporose induzida pela heparina

A perda óssea pode se desenvolver com a administração de heparina em longo prazo, geralmente 6 meses ou mais, e é mais prevalente em fumantes. A HNF pode causar osteopenia, menos frequente com a HBPM. Mulheres tratadas com qualquer heparina devem ser encorajadas a tomar diariamente 1.500 mg de suplemento de cálcio.

Tromboprofilaxia na gravidez

A maior parte das recomendações sobre tromboprofilaxia na gravidez deriva de consensos, mas não há concordância geral sobre quais mulheres devem receber tromboprofilaxia ou realizar a pesquisa de trombofilias. Bates et al. (2016) revisaram as recomendações para TEV associado à gestação e mostraram que as recomendações com base em evidências derivam de estudos observacionais e da extrapolação de dados obtidos fora da gravidez. Da mesma maneira, revisão Cochrane (2005) concluiu que as evidências são insuficientes para recomendações definitivas quanto à tromboprofilaxia na gestação.

Cleary-Goldman et al. (2007) entrevistaram 151 pares do ACOG e relataram que intervenções sem clara indicação são comuns. O Quadro 70.6 lista as recomendações do ACOG e ACCP para profilaxia. Em alguns casos, há mais de uma opção, ilustrando a dúvida que por ora reina.

As medidas não farmacológicas recomendadas para tromboprofilaxia incluem hidratação adequada, mobilização precoce e uso de meias elásticas. O RCOG recomenda

Quadro 70.6 — Recomendações para tromboprofilaxia durante a gestação.				
Cenário clínico	**Gravidez**		**Pós-parto**	
	ACOG	*ACCP*	*ACOG*	*ACCP*
TEV único prévio				
Fator de risco não mais presente	Vigilância	Vigilância	Anticoagulação pós-parto	Dose profilática ou intermediária de HBPM ou warfarina com RNI-alvo entre 2 e 3 por 6 semanas
Associado à gestação ou uso de estrogênio ou idiopático, sem anticoagulação em longo prazo	Dose profilática de HBPM ou HNF	Dose profilática ou intermediária de HBPM	Anticoagulação pós-parto	Dose profilática ou intermediária de HBPM ou warfarina com RNI-alvo entre 2 e 3 por 6 semanas
Usando warfarina em longo prazo	Não especificado	Dose ajustada de HBPM ou 75% da dose terapêutica	Não especificado	Retomar a warfarina em longo prazo
Associado a trombofilia de alto risco e sem anticoagulação em longo prazo, ou com história de TEV em parente de primeiro grau	Dose profilática, intermediária ou ajustada de HBPM ou HNF	Não especificado	Anticoagulação pós-parto ou dose intermediária ou ajustada de HBPM ou HNF por 6 semanas	Dose profilática ou intermediária de HBPM ou HNF ou warfarina com RNI-alvo entre 2 e 3, por 6 semanas
Associado a trombofilia de baixo risco, sem tratamento	Dose profilática ou intermediária de HBPM ou HNF, ou vigilância apenas	Não especificado	Anticoagulação pós-parto ou dose intermediária de HBPM ou HNF	Dose profilática ou intermediária de HBPM ou HNF ou warfarina com RNI-alvo entre 2 e 3, por 6 semanas
2 ou mais TEV prévios, com ou sem trombofilia				
Sem tratamento em longo prazo	Dose profilática ou terapêutica de HBPM ou HNF	Não especificado	Anticoagulação pós-parto ou dose terapêutica de HBPM ou HNF por 6 semanas	Dose profilática ou intermediária de HBPM ou warfarina com RNI-alvo entre 2 e 3, por 6 semanas
Recebendo anticoagulação em longo prazo	Dose terapêutica de HBPM ou HNF	Dose ajustada de HBPM ou 75% da dose terapêutica	Retomar anticoagulação em longo prazo	Retomar anticoagulação em longo prazo
Sem TEV prévio				
Trombofilia de alto risco	Vigilância ou dose profilática ou intermediária de HBPM ou HNF	Dose profilática ou intermediária de HBPM ou HNF	Anticoagulação pós-parto	Dose intermediária de HBPM ou warfarina com RNI-alvo entre 2 e 3, por 6 semanas
História familiar de TEV e FVL homozigoto ou mutação da protrombina homozigota	Não especificado	Dose profilática ou intermediária de HBPM ou HNF	Não especificado	Dose profilática ou intermediária de HBPM ou warfarina com RNI-alvo entre 2 e 3, por 6 semanas

(continua)

(continuação)

	Quadro 70.6 Recomendações para tromboprofilaxia durante a gestação.			
Cenário clínico	**Gravidez**		**Pós-parto**	
	ACOG	ACCP	ACOG	ACCP
Sem TEV prévio				
História familiar negativa e FVL homozigoto ou mutação da protrombina homozigota	Vigilância ou dose profilática de HBPM ou HNF	Vigilância	Anticoagulação pós-parto	Dose profilática ou intermediária de HBPM ou warfarina com RNI-alvo entre 2 e 3, por 6 semanas
História familiar de TEV e trombofilias de baixo risco	Vigilância	Vigilância	Anticoagulação pós-parto ou dose intermediária de HBPM ou HNF	Dose profilática ou intermediária de HBPM ou, em mulheres sem DPC ou DPS, warfarina com RNI-alvo entre 2 e 3
Trombofilias de baixo risco	Vigilância	Vigilância se ausência de história familiar	Vigilância; anticoagulação pós-parto se fatores de risco adicionais	Vigilância se ausência de história familiar
Anticorpos antifosfolípides				
História de TEV	Dose profilática de HBPM ou HNF (mais aspirina em baixa dose)	Não especificado	Dose profilática de HBPM ou HNF; encaminhar ao especialista	Não especificado
Sem TEV prévio	Vigilância ou dose profilática de HBPM ou HNF ou dose profilática de HBPM ou HNF mais aspirina em baixa dose se perda gestacional recorrente ou óbito fetal anteriores	Dose profilática ou intermediária de HBPM ou HNF ou dose profilática de HBPM mais aspirina em baixa dose	Dose profilática de heparina mais aspirina em baixa dose por 6 semanas se perda gestacional recorrente ou óbito fetal anteriores	Não especificado

Trombofilia de alto risco: deficiência de antitrombina, fator V de Leiden homozigoto ou mutação da protrombina homozigota, fator V de Leiden e mutação da protrombina heterozigotos compostos; trombofilia de baixo risco: fator V de Leiden heterozigoto, mutação da protrombina heterozigota, deficiências da proteína C ou S; HBPM: heparina de baixo peso molecular; HNF: heparina não fracionada; TEV: tromboembolismo venoso; ACOG: American College of Obstetricians and Gynecologists; ACCP: American College of Chest Physicians.

Fonte: Bates et al., 2012.

meias elásticas com pressão graduada da panturrilha de 14 a 15 mmHg durante a gravidez e o puerpério.

Tromboembolismo pulmonar

Apesar de causar aproximadamente 10% das mortes maternas, o TEP é relativamente incomum na gravidez e no puerpério. A incidência é de 1 para cada 7.000 gestações, e 70% das grávidas com TEP apresentam evidência clínica de TVP. Entre 30% e 60% das mulheres com TVP terão TEP assintomático.

A gravidez pode complicar a identificação do TEP, por ambos apresentarem sintomas em comum. A dispneia é queixa frequente na gestação, e a frequência cardíaca materna tende a aumentar em 15 a 20 batimentos por minuto.

As morbidades associadas ao TEP são sérias e podem reduzir a qualidade de vida dos indivíduos afetados. Hipertensão pulmonar crônica é complicação relatada em 4% dos pacientes com TEP, até 2 anos depois do diagnóstico.

Sinais e sintomas

Os sintomas do TEP incluem dispneia em 82% dos casos, dor torácica em 49%, tosse em 20%, síncope em 14% e hemoptise em 7%. Outros achados clínicos predominantes incluem taquipneia, apreensão e taquicardia. Em alguns casos, um som acentuado do fechamento da válvula pulmonar e estertores podem ser ouvidos.

O eletrocardiograma pode mostrar desvio do eixo para a direita e inversão da onda T na parede anterior. Em pelo menos 40% dos casos, a radiografia de tórax é normal. Outros achados não específicos podem incluir atelectasia, infiltrados, cardiomegalia e efusões. A maioria das mulheres é hipoxêmica, mas uma análise normal dos gases sanguíneos não exclui TEP. Aproximadamente um terço das pacientes jovens apresenta valores de PO_2 superiores a 80 mmHg. Portanto, a diferença de tensão de oxigênio alveolar-arterial é o melhor indicador da doença. Mais de 86% das pacientes com TEP agudo terão diferença superior a 20 mmHg. Mesmo com TEP maciço, os sinais, sintomas e dados laboratoriais podem ser bastante inespecíficos.

Tromboembolismo pulmonar maciço

É definido como embolia pulmonar que causa instabilidade hemodinâmica. A obstrução mecânica aguda da vasculatura pulmonar causa aumento na resistência vascular e hipertensão pulmonar, seguida por dilatação aguda do ventrículo direito. Em pacientes saudáveis, a hipertensão pulmonar significativa não se desenvolve até que 60 a 75% da árvore vascular estejam ocluídos. O colapso circulatório requer 75 a 80% de obstrução. A maioria dos êmbolos sintomáticos são grandes e em formato de sela. A suspeita ocorre quando a pressão da artéria pulmonar é substancialmente elevada, como estimado pela ecocardiografia.

Se há evidência de disfunção ventricular direita, a mortalidade se aproxima de 25%. Se não há tal disfunção, a taxa é de 1%. É importante a infusão cuidadosa de cristaloides, assim como a manutenção da pressão arterial com vasopressores. O tratamento com oxigênio, intubação endotraqueal e ventilação mecânica são preparatórios para trombólise, colocação de filtro ou embolectomia.

Diagnóstico

Na maioria dos casos, o reconhecimento do TEP requer alto índice de suspeita clínica, que resulte em uma avaliação objetiva. A exposição da mãe e do feto à radiação ionizante deve ser considerada na investigação do TEP na gestação. Um diagnóstico equivocado na gravidez é carregado de problemas. Expõe desnecessariamente a mãe e o feto aos riscos da anticoagulação e tem impacto na programação de parto, contracepção futura e tromboprofilaxia nas gestações subsequentes.

A ultrassonografia de compressão é a primeira linha de técnicas de imagem para investigar TVP. Dada a frequência do TVP em veias ilíacas, podem ser utilizadas imagens adicionais, como ultrassonografia com dopplerfluxometria, venografia ou ressonância magnética. As recomendações para avaliação da suspeita de TEP na gestação são mostradas no algoritmo da Figura 70.3.

Angiografia pulmonar por tomografia computadorizada (APTC)

É a técnica mais comumente utilizada para o diagnóstico de TEP fora da gestação. A radiação fetal estimada varia de 0,45 a 0,6 mGy. A dose no tórax materno varia de 10 a 70 mGy. Bourjeily et al. (2012) realizaram estudo de seguimento de 318 mulheres que tiveram APTC negativa na suspeita de TEP. Todas foram avaliadas 3 meses depois e 6 semanas após o parto. Nenhuma foi diagnosticada com TEP.

Angiografia pulmonar intravascular

Requer cateterização do lado direito do coração e é considerada exame de referência para TEP. Com a nova geração de dispositivos de imagem, entretanto, o papel da angiografia pulmonar invasiva passou a ser questionado, principalmente pela alta exposição do feto à radiação. Outras desvantagens podem ser o tempo consumido, desconforto, alergia ao contraste e insuficiência renal. A mortalidade relacionada ao procedimento é de 1 para 200. É reservado para confirmação, quando testes menos invasivos apresentam resultados duvidosos.

Cintilografia ventilação e perfusão

Envolve pequena dose de marcadores radioativos. Há pouquíssima exposição fetal e materna à radiação (0,1 a 0,4 mGy). O exame pode não fornecer um diagnóstico definitivo porque outras condições causam defeitos de perfusão, como pneumonia ou broncoespasmo. Chan e Ginsberg (2002) mostraram que 1 em cada 4 cintilografias ventilação e perfusão em gestantes não fizeram diagnóstico de TEP.

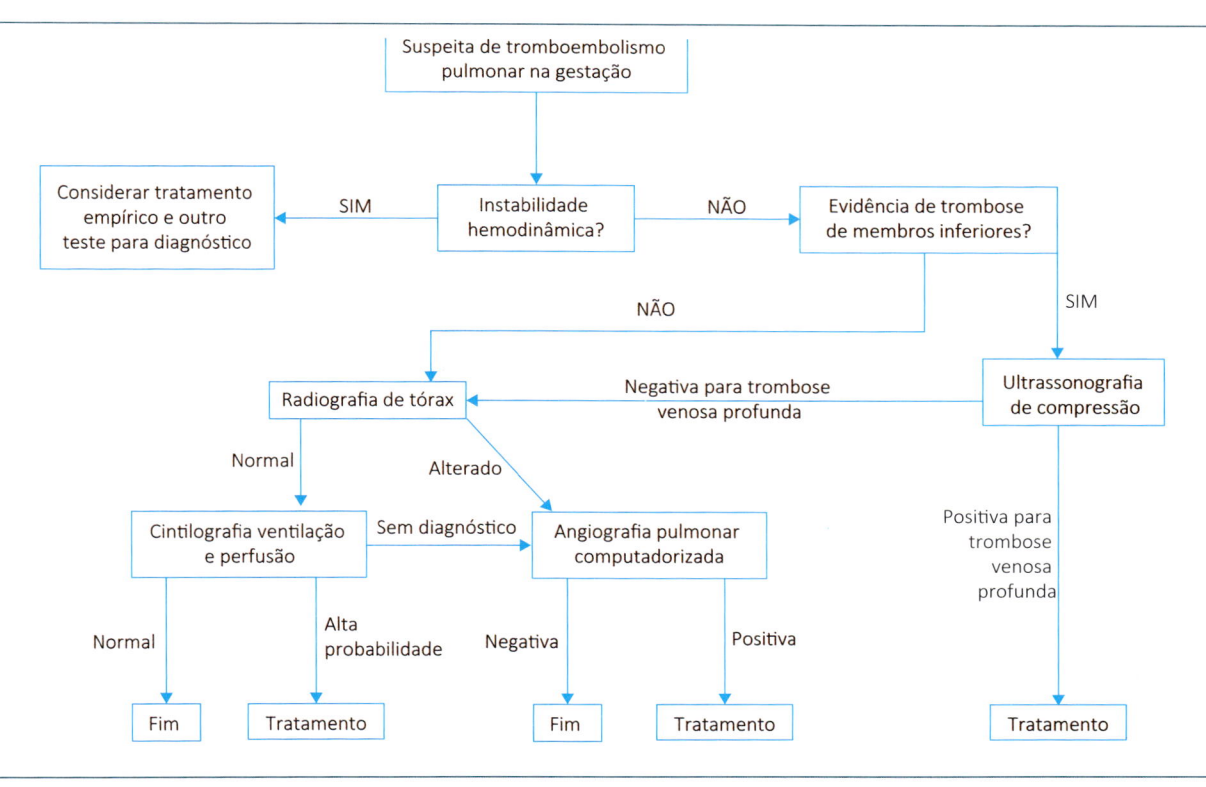

Figura 70.3. Recomendações na suspeita de tromboembolismo pulmonar na gravidez, com base nas recomendações da American Thoracic Society and Society of Thoracic Radiology 2011.

Fonte: Leung et al., 2011.

Para comparar os resultados da cintilografia e APTC, Revel et al. (2011) avaliaram 137 gestantes com suspeita de TEP. Os dois exames não apresentaram diferenças nas proporções de resultados positivos, negativos e indeterminados. A proporção destes últimos foi de aproximadamente 20%. Na população geral, aproximadamente 25% apresentam resultados indeterminados. O exame de ventilação/perfusão é o teste preferido, pois a prevalência de exames indeterminados em grávidas é baixa e há pouca exposição à radiação do tórax materno e do tecido pulmonar.

Tratamento

O tratamento imediato para TEP é anticoagulação plena. Vários procedimentos complementares podem ser indicados.

Filtro de veia cava

A gestante diagnosticada com TEP que precisa ser submetida a cesariana apresenta um problema particularmente sério. A reversão da anticoagulação pode ser seguida por outra embolização, e a cirurgia com a paciente anticoagulada frequentemente resulta em hemorragias que ameaçam a vida ou grandes hematomas. Nesses casos, a colocação de um filtro de veia cava poderia ser considerada antes da cirurgia. Nas raras situações em que o tratamento com heparina falha na prevenção do TEP recorrente a partir da pelve ou membros inferiores, o filtro pode ser indicado. Ele pode ser usado após embolia maciça em pacientes não candidatas à trombólise.

O dispositivo é inserido através da veia jugular ou femoral, o que pode ser feito durante o trabalho de parto. Em revisão sistemática, Harris et al. (2016) encontraram taxa de complicações do filtro de veia cava em gestantes muito similar à de não gestantes.

Trombólise

Comparados com a heparina, agentes trombolíticos fornecem lise mais rápida dos coágulos pulmonares e melhora da hipertensão pulmonar. O ativador do plasminogênio tecidual recombinante (*alteplase*) parece reduzir o risco de morte por TEP grave, e metanálise realizada por Agnelli et al. (2002), envolvendo 461 pacientes fora da gestação, relatou risco de recorrência ou morte significativamente menor naqueles que receberam agentes trombolíticos e heparina, quando comparados com os que receberam apenas heparina (10% *versus* 17%). Entretanto, ocorreram cinco hemorragias fatais (2%) no grupo de trombólise e nenhum no grupo da heparina isolada.

O uso do ativador do plasminogênio tecidual na gestação foi avaliado apenas em relatos de casos, e as taxas de complicações foram similares àquelas fora da gestação. Entretanto, a terapia trombolítica sistêmica administrada nas primeiras 48 horas pós-parto cursou com necessidade de transfusões de sangue, histerectomia e drenagem de hematoma. A trombólise direta por cateter no tratamento do TEV confere risco de hemorragia, particularmente próximo ao parto, e geralmente é considerada apenas quando há risco de morte ou perda do membro afetado.

Embolectomia

Dada a eficácia da trombólise e dos filtros, a embolectomia cirúrgica é rara. A experiência com embolectomia de emergência na gestação é limitada a relatos de casos e revisões, que mostraram risco operatório para a mãe e taxa de óbito fetal variando de 2 a 40%.

Via de parto na trombofilia

A via de parto não é definida pela presença da trombofilia, mas sim pelas condições obstétricas. Na ausência de complicações maternas ou fetais que impeçam a via vaginal, o parto pode ocorrer, e geralmente a HNF ou HBPM é suspensa no início do trabalho de parto. A menor lesão tecidual e a possibilidade de deambulação precoce tornam o parto vaginal uma ótima possibilidade para mulheres com trombofilia.

Nos casos de indicação ou desejo materno pela cesariana, ela também pode ser realizada, desde que os cuidados com a hemostasia sejam rigorosos, assim como no parto vaginal. A possibilidade da programação do parto e da suspensão da heparina faz com que algumas gestantes optem por essa via.

O risco de TVP e especialmente de TEV fatal aumenta em mulheres após cesariana, comparada ao risco após parto vaginal. A falta de dados de qualidade cria considerável variação nas recomendações feitas por ACOG, RCOG e ACCP.

Na ausência de indicações para parto prematuro, recomenda-se o agendamento (indução ou cesariana) para 39 semanas, para controlar o tempo de suspensão dos medicamentos antitrombóticos. Gestantes que recebem dose terapêutica de HBPM podem tê-la substituída por HNF entre 36 e 37 semanas para utilizar sua meia-vida mais curta, permitindo a administração de anestesia neuroaxial e minimizando o sangramento em caso de trabalho de parto espontâneo. As recomendações anestésicas são de pelo menos 24 horas de intervalo entre a última dose da HBPM terapêutica e a inserção de cateter peridural, e pelo menos 12 horas para doses profiláticas. O propósito da conversão para HNF tem menos a ver com o risco de sangramento materno no momento do parto e mais com o bloqueio neuroaxial complicado por hematoma epidural ou espinhal.

O hematoma epidural é uma complicação rara da anestesia espinhal, com incidência relatada de 1 para cada 200.000 a 250.000 partos. É mais comum após a anestesia epidural do que a espinhal e geralmente ocorre em situações de anomalias de coagulação ou administração de anticoagulantes. Quando surgem déficits neurológicos pela presença do hematoma, a cirurgia com descompressão é recomendada imediatamente.

O ACCP recomenda que mulheres com parto planejado que recebem dose ajustada de HBPM ou HNF 2 vezes por dia suspendam a heparina 24 horas antes da indução de parto ou cesariana. O ACOG recomenda que a HBPM ou HNF terapêutica seja descontinuada de 24 a 36 horas antes da indução de parto ou cesariana. A American Society of Regional Anesthesia and Pain Medicine recomenda aguardar, para o bloqueio neuroaxial, de 10 a 12 horas para dose profilática de HBPM e 24 horas para dose terapêutica. Tal abordagem geralmente assegura que pacientes com trombose prévia não fiquem sem anticoagulantes por mais de 48 horas.

Os efeitos da heparina na perda sanguínea no parto dependem da dose, da via e do período da administração; do número e da profundidade de incisões e lacerações; da intensidade das contrações miometriais pós-parto; e da presença de outros defeitos da coagulação.

Se o trabalho de parto se inicia com a mulher ainda em uso de HNF, a eliminação pode ser avaliada pelo TTPa. A reversão da heparina com sulfato de protamina é raramente necessária; e não é indicada com doses profiláticas de heparina. A administração intravenosa lenta de sulfato de protamina geralmente reverte o efeito da heparina de maneira rápida e eficaz. Não deve ser administrado em doses maiores do que as necessárias para neutralizar a heparina, pois também possui efeito anticoagulante.

A AAP e ACOG recomendam reiniciar a HNF ou HBPM de 4 a 6 horas após parto vaginal e de 6 a 12 horas após cesariana.

A aspirina em baixa dose pode ser suspensa após 36 semanas em mulheres sem história de trombose. A suspensão da aspirina em baixa dose de 7 a 10 dias antes do parto evita o discreto aumento de sangramento observado quando se continua o fármaco.

Cesariana

Em 2011, o ACOG recomendou o uso de dispositivos de compressão pneumática antes da cesariana para todas as mulheres sem tromboprofilaxia. Essa recomendação teve por base consenso e opiniões de especialistas. Para mulheres submetidas a cesariana com fatores de risco adicionais, a compressão pneumática e HNF ou HBPM são recomendadas. O uso dessa estratégia foi associado à redução de mortes por TEP.

Em 2016, o National Partnership for Maternal Safety publicou várias recomendações para a prevenção do TEV materno, incluindo a expansão no uso de profilaxia antenatal para mulheres hospitalizadas por 3 dias ou mais, durante e após parto vaginal, e da profilaxia farmacológica para a maioria das mulheres após cesariana. Em resposta, Sibai e Rouse (2016) expressaram preocupação que tais recomendações derivassem de dados esparsos, questionando sua aplicabilidade para pacientes obstétricas. Disseram haver necessidade de dados de melhor qualidade para medir os benefícios, perigos e custos do aumento da tromboprofilaxia farmacológica.

O ACCP recomenda considerar a profilaxia pós-parto com HBPM durante a permanência hospitalar para mulheres após cesárea com fatores de risco acrescidos.

Cuidados no puerpério

Não há dados de qualidade para direcionar o manejo pós-parto de mulheres com SAF, com base em morbidade obstétrica, sem história de trombose, ou em mulheres com AAF isolados. Geralmente, o uso de enoxaparina é recomendado por 6 semanas após o parto.

O estudo *Nimes Obstetricians and Hematologists Antiphospholipid Syndrome* avaliou mulheres com SAF, com base na história obstétrica, sem história de trombose, por

uma média de 9,3 anos. Comparadas com mulheres sem trombofilia, aquelas tiveram risco aumentado de TVP e acidente vascular cerebral, apesar do risco absoluto baixo. Em mulheres com morbidade gestacional associada à SAF, o diagnóstico em jovens, fatores concomitantes de risco cardiovascular, trombose de veias superficiais, doença cardíaca valvar e positividade para múltiplos AAF aumentam o risco da primeira trombose.

Mulheres com SAF e história de trombose arterial ou venosa apresentam alto risco de recorrência e geralmente são anticoaguladas com warfarina por período indefinido, e tal anticoagulação pode ser reiniciada de 4 a 6 horas após o parto vaginal e de 6 a 12 horas após cesariana, a menos que haja sangramento importante.

Não se sabe o quanto dos novos anticoagulantes, dabigatran, rivaroxaban e apixaban, é excretado no leite materno. Não são recomendados durante a amamentação e devem ser substituídos por outro anticoagulante, como a warfarina.

LEITURAS COMPLEMENTARES

Abe K, Kuklina EV, Hooper WC, Callaghan WM. Venous thromboembolism as a cause of severe maternal morbidity and mortality in the United States. Semin Perinatol. 2019;43(4):200-4.

Agnelli G, Becattini C, Kirschstein T. Thrombolysis vs heparin in the treatment of pulmonary embolism: A clinical outcome-based meta--analysis. Arch Intern Med. 2002;162(22):2537-41.

American College of Obstetricians and Gynecologists Women's Health Care Physicians. ACOG Practice Bulletin n. 138: Inherited thrombophilias in pregnancy. Obstet Gynecol. 2013;122(3):706-17.

American College of Obstetricians and Gynecologists. Thromboembolism in pregnancy. Practice Bulletin n. 123; 2001 September. Reaffirmed 2017.

Bates SM, Greer IA, Middeldorp S, Veenstra DL, Prabulos AM, Vandvik PO. VTE, thrombophilia, antithrombotic therapy, and pregnancy: Antithrombotic Therapy and Prevention of Thrombosis. 9th ed. American College of Chest Physicians Evidence-Based Clinical Practice Guidelines. Chest. 2012;141(2 Suppl):e691S-e736S.

Bates SM, Middeldorp S, Rodger M, James AH, Greer I. Guidance for the treatment and prevention of obstetric-associated venous thromboembolism. J Thromb Thrombolysis. 2016;41(1):92-128.

Bourjeily G, Khalil H, Raker C, Martin S, Auger P, Chalhoub M, Larson L, Miller M. Outcomes of negative multidetector computed tomography with pulmonary angiography in pregnant women suspected of pulmonary embolism. Lung. 2012;190(1):105-11.

Branch DW, Peaceman AM, Druzin M, Silver RK, El-Sayed Y, Silver RM, Esplin MS, Spinnato J, Harger J. A multicenter, placebo-controlled pilot study of intravenous immune globulin treatment of antiphospholipid syndrome during pregnancy. The Pregnancy Loss Study Group. Am J Obstet Gynecol. 2000;182(1 Pt 1):122-7.

Cervera R, Serrano R, Pons-Estel GJ, Ceberio-Hualde L, Shoenfeld Y, de Ramón E et al. Morbidity and mortality in the antiphospholipid syndrome during a 10-year period: a multicentre prospective study of 1000 patients. Ann Rheum Dis. 2015;74(6):1011-8.

Chan WS, Ginsberg JS. Diagnosis of deep vein thrombosis and pulmonary embolism in pregnancy. Thromb Res. 2002;107(3-4):85-91.

Chen GC, Gao H, Zhang L, Tong T. Evaluation of therapeutic efficacy of anticoagulant drugs for patients with venous thromboembolism during pregnancy: A systematic review and meta-analysis. Eur J Obstet Gynecol Reprod Biol. 2019;238:7-11.

Cleary-Goldman J, Bettes B, Robinson JN, Norwitz E, Schulkin J. Thrombophilia and the obstetric patient. Obstet Gynecol. 2007;110(3):669-74.

Conley CL, Hartmann RC. A hemorrhagic disorder caused by circulating anticoagulant in patients with disseminated lupus erythematosus. J Clin Invest.1952;31:621-2.

Connors JM. Preventing pregnancy loss. Blood. 2014;123(3):308-10.

Dizon-Townson D, Miller C, Sibai B, Spong CY, Thom E, Wendel G Jr et al. National Institute of Child Health and Human Development Maternal-Fetal Medicine Units Network. The relationship of the factor V Leiden mutation and pregnancy outcomes for mother and fetus. Obstet Gynecol. 2005;106(3):517-24.

Duffy CR1, Friedman AM2. Outcomes research on obstetric venous thromboembolism. Semin Perinatol. 2019;43(4):194-9.

Dugalić S, Petronijevic M, Stefanovic A, Jeremic K, Petronijevic SV, Soldatovic I et al. The association between IUGR and maternal inherited thrombophilias: A case-control study. Medicine (Baltimore). 2018;97(41):e12799.

Empson M, Lassere M, Craig J, Scott J. Prevention of recurrent miscarriage for women with antiphospholipid antibody or lupus anticoagulant. Cochrane Database Syst Rev. 2005;(2):CD002859.

Esmon CT. Basic mechanisms and pathogenesis of venous thrombosis. Blood Rev. 2009;23:225-9.

Feinstein DI, Rapaport SI. Acquired inhibitors of blood coagulation. Progress in hemostasis and thrombosis. T. Spaet (ed.), Nueva York, Grune & Stratton, Inc 1972;1:75-95.

Frick PG. Acquired circulating anticoagulant in systemic collagen disease. Blood. 1955;10:691-697.

Galambosi PJ, Ulander VM, Kaaja RJ. The incidence and risk factors of recurrent venous thromboembolism during pregnancy. Thromb Res. 2014;134(2):240-5.

Harris SA, Velineni R, Davies AH. Inferior Vena Cava Filters in Pregnancy: A Systematic Review. J Vasc Interv Radiol. 2016;27(3):354-60.

Hughes GR. Thrombosis, abortion, cerebral disease, and the lupus anticoagulant. Br Med J (Clin Res Ed). 1983;287(6399):1088-1089.

Kahn SR, Platt R, McNamara H, Rozen R, Chen MF, Genest J Jr et al. Inherited thrombophilia and preeclampsia within a multicenter cohort: the Montreal Preeclampsia Study. Am J Obstet Gynecol. 2009;200(2):151.

Khalil H, Avruch L, Olivier A, Walker M, Rodger M. The natural history of pelvic vein thrombosis on magnetic resonance venography after vaginal delivery. Am J Obstet Gynecol. 2012;206(4):356.e1-4.

Kjellberg U, van Rooijen M, Bremme K, Hellgren M. Factor V Leiden mutation and pregancy-related complications. Am J Obstet Gynecol. 2010;203(5):469.e1-8.

Korteweg FJ, Erwich JJ, Folkeringa N, Timmer A, Veeger NJ, Ravisé JM et al. Prevalence of parental thrombophilic defects after fetal death and relation to cause. Obstet Gynecol. 2010;116(2 Pt 1):355-64.

Kutteh WH, Ermel LD. A clinical trial for the treatment of antiphospholipid antibody-associated recurrent pregnancy loss with lower dose heparin and aspirin. Am J Reprod Immunol. 1996;35(4):402-7.

Lamont MC, McDermott C, Thomson AJ, Greer IA. United Kingdom recommendations for obstetric venous thromboembolism prophylaxis: Evidence and rationale. Semin Perinatol. 2019;43(4):222-8.

Leung NA, Bull TM, Jaeschke R. An official American Thoracic Society/Society of Thoracic Radiology Clinical Practice Guideline: Evaluation of suspected pulmonary embolism in pregnancy. Am J Respir Crit Care Med. 2011;184(10):1200-8.

Lindhoff-Last E, Kreutzenbeck HJ, Magnani HN. Treatment of 51 pregnancies with danaparoid because of heparin intolerance. Thromb Haemost. 2005;93(1):63-9.

Magnani HN. An analysis of clinical outcomes of 91 pregnancies in 83 women treated with danaparoid (Orgaran). Thromb Res. 2010;125(4):297-302.

McLean K, Cushman M. Venous thromboembolism and stroke in pregnancy. Hematology Am Soc Hematol Educ Program. 2016;2016(1):243-50.

Miyakis S, Lockshin MD, Atsumi T. International consensus statement on an update of the classification criteria for definite antiphospholipid syndrome (APS). J Thromb Haemost. 2006;4(2):295-306.

Rai R, Cohen H, Dave M, Regan L. Randomised controlled trial of aspirin and aspirin plus heparin in pregnant women with recurrent miscarriage associated with phospholipid antibodies (or antiphospholipid antibodies). BMJ. 1997;314(7076):253-7.

Revel MP, Cohen S, Sanchez O, Collignon MA, Thiam R, Redheuil A, Meyer G, Frija G. Pulmonary embolism during pregnancy: Diagnosis with lung scintigraphy or CT angiography? Radiology. 2011;258(2):590-8.

Rey E, Kahn SR, David M, Shrier I. Thrombophilic disorders and fetal loss: A meta-analysis. Lancet. 2003;361(9361):901-8.

Rodie VA, Thomson AJ, Stewart FM, Quinn AJ, Walker ID, Greer IA. Low molecular weight heparin for the treatment of venous thromboembolism in pregnancy: A case series. BJOG. 2002;109(9):1020-4.

Said JM, Higgins JR, Moses EK, Walker SP, Borg AJ, Monagle PT, Brennecke SP. Inherited thrombophilia polymorphisms and pregnancy outcomes in nulliparous women. Obstet Gynecol. 2010;115(1):5-13.

Sharpe CJ, Crowther MA, Webert KE, Donnery C. Cerebral venous thrombosis during pregnancy in the setting of type I antithrombin deficiency: Case report and literature review. Transfus Med Rev. 2011 Jan;25(1):61-5.

Sibai BM, Rouse DJ. Pharmacologic Thromboprophylaxis in Obstetrics: Broader Use Demands Better Data. Obstet Gynecol. 2016;128(4):681-4.

Silver RM, Saade GR, Thorsten V, Parker CB, Reddy UM, Drews-Botsch C et al. Factor V Leiden, prothrombin G20210A, and methylene tetrahydrofolate reductase mutations and stillbirth: The Stillbirth Collaborative Research Network. Am J Obstet Gynecol. 2016;215(4):468.e1-468.

Silver RM, Zhao Y, Spong CY, Sibai B, Wendel G Jr, Wenstrom K et al. Eunice Kennedy Shriver National Institute of Child Health and Human Development Maternal-Fetal Medicine Units (NICHD MFMU) Network. Prothrombin gene G20210A mutation and obstetric complications. Obstet Gynecol. 2010;115(1):14-20.

Skeith L. Preventing venous thromboembolism during pregnancy and postpartum: crossing the threshold. Hematology Am Soc Hematol Educ Program. 2017;2017(1):160-167.

Triplett DA. Obstetrical complications associated with antiphospholipid antibodies. In Coulam CB, Faulk WP, McIntyre JÁ (eds). Immunological obstetrics. London, Norton Medical Books, 1992. p.379.

Triolo G, Ferrante A, Ciccia F, Accardo-Palumbo A, Perino A, Castelli A, Giarratano A, Licata G. Randomized study of subcutaneous low molecular weight heparin plus aspirin versus intravenous immunoglobulin in the treatment of recurrent fetal loss associated with antiphospholipid antibodies. Arthritis Rheum. 2003;48(3):728-31.

Williams Obstetrics. 25th ed. New York: McGraw Hill Education; 2018. Chapter 52.

71

Doenças renais e do trato urinário

Mario Dias Corrêa Junior
Marcus Pace Lasmar
Kellen Silva Sousa
Catharina Wagner Giannini

As doenças renais e do trato urinário consistem em um grupo de patologias com significativo potencial de complicações na gravidez, capazes de agravar tanto o desfecho materno quanto o perinatal, sobretudo quando não diagnosticadas precocemente e tratadas de maneira rápida e adequada.

As doenças renais que ocorrem no ciclo gravídico-puerperal, sejam elas de diagnóstico prévio ou não à gestação, requerem acompanhamento multidisciplinar rigoroso com o objetivo de prevenir e/ou tratar possíveis complicações que possam ocorrer. Para que esse acompanhamento seja realizado de maneira adequada, os profissionais envolvidos precisam ter conhecimento das alterações anatômicas e fisiológicas observadas durante a gravidez, em especial àquelas relacionadas ao trato urinário, para que assim seja possível o reconhecimento de alterações patológicas. Mudanças ocorridas na gravidez podem facilitar o desenvolvimento ou piora das doenças do trato urinário.

Dentre as modificações que ocorrem no sistema urinário durante a gravidez, pode-se destacar, segundo Glaser et al. (2015), um aumento do ritmo de filtração glomerular (40 a 65%) e do fluxo plasmático renal (60 a 80%), com consequente aumento do volume renal e, às vezes, redução dos níveis de creatinina sérica. Podem ocorrer ainda dilatação do sistema coletor e hidronefrose, principalmente à direita. Isso é resultado da compressão mecânica do útero e do complexo vascular ovariano dilatado na região do infundíbulo pélvico, assim como a ação miorrelaxante da progesterona nas camadas musculares do sistema coletor, o que reduz a atividade peristáltica. Essa dilatação das vias urinárias começa a ser detectada após a sétima semana de gestação em 90% das pacientes e atinge o pico por volta de 22 a 24 semanas, podendo persistir por até 16 semanas após o parto; isso, muitas vezes, dificulta a interpretação de exames de imagem realizados nesse período. Associado ao aumento do débito urinário e à redução do tônus vesical, a dilatação do sistema coletor predispõe a estase urinária, refluxo vesicoureteral e infecção do trato urinário (ITU).

A ITU é a segunda doença mais comum na gravidez após a anemia, sendo a infecção mais frequente durante o período gestacional. Estima-se que 5 a 10% das mulheres desenvolvam algum tipo de infecção urinária durante a gravidez, sendo ela responsável por aproximadamente 5% de todas as causas de internações hospitalares relacionada à gestação, de acordo com Souza et al. (2015). O aumento do ritmo de filtração glomerular acompanha-se ainda de aumento na excreção de aminoácidos, vitaminas hidrossolúveis, sódio, potássio, cálcio, proteínas e glicose. A glicosúria pode ocorrer em cerca de 50% das mulheres e na maioria das vezes não tem relação com os níveis plasmáticos de glicose.

Infecção do trato urinário

Infecção do trato urinário refere-se à invasão e replicação de bactérias no sistema urinário, anteriormente estéril, seja em sua porção superior ou inferior. As ITUs correspondem à forma mais frequente de infecção bacteriana na gestante e também na puérpera. Somado a isso, junta-se o fato de que o arsenal terapêutico antimicrobiano se torna restrito quando considerada a toxicidade de determinados fármacos ao feto, tornando essa uma condição obstétrica grave.

Além das mudanças do trato urinário materno citadas anteriormente, sabe-se que a urina da grávida apresenta pH mais alcalino, o que, juntamente com a redução da capacidade de concentrar a urina, favorece o crescimento de bactérias, tornando a grávida mais suscetível às infecções.

As vias de contaminação do trato urinário incluem a ascendente, a hematogênica e a linfática, sendo a primeira a via mais importante – a partir da uretra, passando pela bexiga e posteriormente para o trato urinário superior. A colonização da bexiga por si só não é capaz de determinar um processo infeccioso, sendo necessários também uma micção anormal e fatores intrínsecos do hospedeiro, bem como a virulência do micro-organismo.

Os micro-organismos que causam ITU em mulheres grávidas são da mesma espécie e têm fatores de virulência semelhantes aos das mulheres não grávidas. Segundo Glaser et al. (2015), o germe mais comumente envolvido é a *Escherichia coli*, responsável por até 80% dos casos. Como exemplo, em um estudo com mais de 400 casos de pielonefrite, a *E. coli* foi responsável por aproximadamente 70% deles. Seu mecanismo de colonização baseia-se na presença de receptores específicos no uroepitélio, permitindo a fixação dos filamentos. Outras bactérias causadoras de ITU na gestante são: *Klebsiella* ssp. (8%), *Staphylococcus aureus* (15%), *Streptococcus agalactiae* (2 a 10%) e outros estafilococos coagulase negativos (15%).

A ITU na gestante pode ser assintomática, sintomática ou complicada, uma vez que a gravidez por si só consiste em um fator de risco para persistência ou recorrência da infecção. Sua classificação pode se basear na localização – trato urinário alto ou baixo – e na frequência com que elas ocorrem. De forma geral, essas infecções são classificadas em três grupos principais: 1) bacteriúria assintomática, 2) cistite aguda e 3) pielonefrite aguda.

Bacteriúria assintomática

Consiste na colonização bacteriana do trato urinário, com bactérias que se multiplicam ativamente, sem qualquer manifestação clínica associada. Ocorre em aproximadamente 2 a 7% das gestantes, uma incidência semelhante à de mulheres não grávidas, principalmente em multíparas. No entanto, a bacteriúria recorrente é mais comum durante a gravidez. Geralmente ocorre no 1º trimestre, com apenas um quarto dos casos identificados no 2º e 3º trimestres. Fatores de risco que se associam à maior ocorrência de bacteriúria assintomática em gestantes incluem as hemoglobinopatias, anemias, hipertensão arterial, diabetes, alterações estruturais do trato urinário, tabagismo, história além de prévia de ITU.

Cerca de 20 a 35% das mulheres com bacteriúria assintomática não tratada desenvolvem ITU sintomática durante a gestação, com grande probabilidade de desenvolvimento de pielonefrite. Esse risco é reduzido em até 80% das vezes se a bacteriúria for erradicada. O American College of Ostetricians and Gynecology (ACOG) recomenda a solicitação de urocultura para avaliação de bacteriúria na primeira consulta de pré-natal ou entre 12 e 16 semanas de gestação. Novo rastreamento geralmente não é realizado, exceto em gestantes com alto risco de infecção. O diagnóstico é feito pela presença de duas uroculturas consecutivas positivas, isto é, com a presença de um único tipo de bactéria com mais de 100.000 UFC/mL. Na prática clínica, no entanto, apenas uma amostra de urina é tipicamente obtida, e o diagnóstico (e início do tratamento) é feito em mulheres com mais de 100.000 UFC/mL sem a obtenção de uma cultura confirmatória de repetição. A paciente deve ser orientada a realizar a coleta de uma maneira que minimize a contaminação.

Em alguns estudos, a bacteriúria não tratada tem sido associada a aumento do risco de parto prematuro, baixo peso ao nascer e mortalidade perinatal. De acordo com Cunningham et al. (2016), em uma metanálise de 19 estudos, nas pacientes sem bacteriúria, os riscos de parto prematuro e de um recém-nascido de baixo peso foram metade e dois terços dos riscos daquelas com bacteriúria assintomática. Em uma revisão de 14 ensaios clínicos randomizados da Cochrane, o uso do antibiótico foi significativamente mais efetivo na resolução da bacteriúria, na redução da incidência de pielonefrite e na diminuição das taxas de trabalho de parto pré-termo ou de recém-nascidos de baixo peso.

O tratamento inicial é empírico (Quadros 71.1 e 71.2), mas idealmente adaptado aos resultados da cultura. Opções potenciais incluem betalactâmicos, nitrofurantoína e cefalosporina. A escolha do agente antimicrobiano deve também ter em conta a segurança durante a gravidez. O tratamento com dose única não se mostrou superior ao tratamento de longa duração. Uma exceção é a fosfomicina em dose única, que trata com sucesso a bacteriúria assintomática. De acordo com Souza et al. (2015), em três estudos comparando o medicamento com outras terapias administradas por mais tempo, a erradicação do organismo foi similar e tem se demonstrado ser uma alternativa ao tratamento.

O tratamento pode ser ambulatorial. Tetraciclinas e quinolonas não devem ser prescritas em virtude da teratogenicidade fetal. Sulfonamida associa-se a *kenicterus* quando utilizada no 3º trimestre, e Trimetoprima não deve ser utilizado no 1º trimestre, pois interfere no metabolismo do ácido fólico. Ampicilina pode ser utilizada, mas vem apresentando resistência significativa dos germes envolvidos no processo infeccioso.

Independentemente do esquema utilizado, a taxa de recorrência é de aproximadamente 30%. A paciente deverá fazer urocultura de controle 1 semana após o término do tratamento para confirmar a eficácia do tratamento. Se a cultura repetida não tiver crescimento, não há indicação para novos exames de urina na ausência de sintomas sugestivos de ITU. Se a cultura repetida for positiva para o crescimento bacteriano, a condução ideal é incerta. Em geral, repete-se o tratamento antibiótico adaptado ao teste de suscetibilidade antimicrobiana. Se na nova cultura houver recidiva do quadro, administra-se o mesmo antimicrobiano administrado no primeiro tratamento em um curso mais longo (p. ex., 7 dias, se um regime de 3 dias foi usado previamente) ou se modifica a antibioticoterapia.

Cistite aguda

Trata-se de infecção urinária baixa (bexiga) sintomática, precedida ou não por bacteriúria assintomática. Sua incidência gira em torno de 1 a 2% das gestantes. Aproximadamente 30% das pacientes com cistite desenvolvem infecção alta.

Os sintomas típicos da cistite aguda na gestante são os mesmos que em mulheres não grávidas. Manifesta-se clinicamente por algúria, disúria, urgência miccional, polaciúria, nictúria, dor suprapúbica, hematúria macroscópica e urina com odor desagradável. Geralmente não há febre ou repercussão sistêmica.

Exame de sedimento urinário e urocultura devem ser realizados em mulheres grávidas que apresentam disúria recente. O diagnóstico baseia-se na presença da sintomatologia citada associado à urocultura com contagem de uma única bactéria acima de 100.000 UFC/mL. Antes de confirmar o diagnóstico, o tratamento empírico é tipicamente iniciado na paciente com sintomas consistentes e piúria no exame de sedimento urinário. A presença de sintomas de piúria, mas com urocultura negativa, pode representar uretrite causada por *Chlamydia trachomatis*. O tratamento da cistite inclui antibioticoterapia empírica, que é posteriormente adaptada aos resultados da cultura e se baseia nos mesmos esquemas antimicrobianos propostos para tratamento da bacteriúria assintomática. Urocultura de controle deve ser realizada 1 semana após o término do tratamento. Para aquelas mulheres com bacteriúria persistente ou recorrente, antibióticos profiláticos ou supressivos podem ser necessários. Em mulheres que têm dois ou mais episódios de cistite deve ser iniciada Nitrofurantoína 100 mg ou Cefalexina 500 mg, uma vez ao dia, sendo mantidas até o final da gestação.

Quadro 71.1 Diagnóstico e tratamento de bacteriúria assintomática e cistite/uretrite (doses para a função renal normal).					
Screening: *Obrigatório – 1ª visita pré-natal* Repetição: *sempre que a paciente apresentar sintomas*					
Tratamento					
Droga	*FDA*	*Intervalo*	*Bacteriúria assintomática*	*Cistite/ uretrite*	
Amoxacilina 500 mg	A	8/8	3 a 7 dias	7 dias	
Cefalexina 500 mg	A	6/6	3 a 7 dias	7 dias	
Amoxacilina/clavulanato 500 mg	B	8/8	3 a 7 dias	7 dias	
Nitrofurantoína 100 mg	B	6/6	5 a 7 dias	7 dias	
Cefuroxima 250 mg	B	8/8	5 a 7 dias	7 dias	
Sulfametoxazol/ Trimetropim 800/160 mg*	C	12/12	5 dias	7 dias	

* Tratamento limitado ao 2º e 3º trimestres (exceto nas últimas 2 semanas); não deve ser usado no 1º trimestre se houver disponibilidade de utilizar outros agentes antimicrobianos.
Fonte: Desenvolvido pela autoria.

Quadro 71.2 Classificação das drogas de acordo com a categoria de risco na gravidez, segundo a FDA.
▪ Estudos controlados falharam em demonstrar o risco do feto no 1º trimestre da gravidez. A possibilidade de malformação fetal é rara.
▪ Estudos em animais falharam em demonstrar o risco do feto e não foram adequados e bem controlados em grávidas. Estudos em um grupo de grávidas não confirmaram qualquer risco fetal.
▪ Estudos animais demonstraram efeitos teratogênicos ou letal em fetos.

FDA: Food and Drug Administration.
Fonte: Desenvolvido pela autoria.

Pielonefrite aguda

Caracteriza-se pela infecção bacteriana aguda do trato urinário superior (rim e pelve), geralmente precedida de bacteriúria assintomática ou cistite. É a forma mais grave de ITU em gestante, podendo acometer cerca de 0,5 a 2% desse grupo. Mais comum em nulíparas jovens e ocorrendo predominantemente em 80 a 90% das vezes no 2º e 3º trimestres. O risco de pielonefrite é reduzido em até 80% se a bacteriúria for erradicada; logo, sua ocorrência está diretamente relacionada à prevalência da bacteriúria prévia. Outros fatores de risco incluem: tabagismo, baixo nível educacional, multiparidade, diabetes *mellitus* e nefrolitíase.

Clinicamente, a pielonefrite manifesta-se por sintomas locais e sistêmicos: inicialmente com quadro de cistite associado à febre alta, calafrios e dor lombar – uni ou bilateral – com punho-percussão dolorosa. O estado geral é comprometido, com desidratação, prostração, náuseas e vômitos.

As manifestações clínicas apresentam graus variáveis de gravidade. Cerca de 20% das pacientes desenvolvem quadros graves com possíveis complicações, como anemia, insuficiência renal aguda, hipertensão arterial, hemólises, trombocitopenia, sepse, choque séptico, pré-eclâmpsia, síndrome da angústia respiratória e coagulação intravascular disseminada induzidas pela liberação de endotoxinas bacterianas. Outras complicações possíveis são: restrição de crescimento intrauterino fetal, trabalho de parto pré-termo e baixo peso ao nascimento.

A urocultura é um elemento obrigatório no diagnóstico e normalmente se apresenta positiva. A piúria está presente na maioria das mulheres com pielonefrite. A ausência de piúria não exclui o diagnóstico, mas deve suscitar a consideração de um diagnóstico alternativo. É importante ressaltar que pode ocorrer pielonefrite aguda com urina estéril, quando a paciente já se encontra em uso de antibióticos. Diagnósticos diferenciais incluem descolamento de placenta, infecção intra-amniótica e nefrolitíase. A hemocultura é positiva em 20 a 30% dos pacientes.

Exames de imagem não são usados rotineiramente para diagnosticar pielonefrite. Entretanto, em pacientes com pielonefrite grave ou que também apresentam sintomas de cólica renal ou história de cálculos renais, diabetes, história de cirurgia urológica prévia, imunossupressão, episódios repetidos de pielonefrite, a imagem dos rins pode ser útil para avaliar as complicações. Em mulheres grávidas, a ultrassonografia do trato urinário é a modalidade de imagem preferida por evitar o uso de contraste ou a exposição à radiação.

O tratamento inclui internação hospitalar e uso de antibioticoterapia endovenosa até que a mulher esteja afebril por 24 a 48 horas e tenha melhora clínica. A terapia antibiótica pode ser convertida em um regime oral adaptado ao perfil de suscetibilidade do organismo isolado após a melhora clínica, completando 10 a 14 dias de tratamento ambulatorial. Betalactâmicos e cafalosporinas são os antibióticos preferidos para a terapia empírica inicial de pielonefrite e podem ser combinados com gentamicina e carbapenêmicos em caso mais graves. A escolha deve ser guiada por dados epidemiológicos de microbiologia e suscetibilidade, bem como a tolerância da paciente. Fluoroquinolonas e aminoglicosídeos, que são frequentemente usados para pielonefrite em mulheres não grávidas, devem ser evitados na gravidez. Para o tratamento sequencial, as opções orais são limitadas principalmente a betalactâmicos ou, se no 2º trimestre, trimetoprima-sulfametoxazol. A nitrofurantoína e a fosfomicina não são apropriadas para o tratamento da pielonefrite pelos níveis teciduais inadequados. Se não houver melhora clínica em 24 a 48 horas, deve-se repetir a urocultura e programar ultrassonografia renal para descartar a infecção persistente e patologias do trato urinário. No Quadro 71.3 serão apresentados os antimicrobianos mais indicados no tratamento de pielonefrite.

Quadro 71.3 Tratamento endovenoso da pielonefrite aguda (dose para a função renal normal).			
Leve ou moderada	Ceftriaxona	1 g	12 em 12 horas
	Cefepime	1 g	12 em 12 horas
	Aztreonam	1 g	8 a 12 horas
	Amoxacilina/ clavulanato	1 g	8 em 8 horas
Leve ou moderada	Ceftriaxona	1 g	12 em 12 horas
	Cefepime	1 g	12 em 12 horas
	Aztreonam	1 g	8 a 12 horas
	Amoxacilina/ clavulanato	1 g	8 em 8 horas
Grave ou em paciente imunossuprimido	Tazobactan com piperacilina	3,375 g	6 em 6 horas
	Meropenem	1 g	12 em 12 horas
	Ertapenem	1 g	24 em 24 horas

Fonte: Desenvolvido pela autoria.

Pielonefrite recorrente durante a gravidez ocorre em 6 a 8% das mulheres. Desse modo, após o tratamento, os antibióticos supressivos são normalmente usados durante o restante da gravidez para prevenir a recorrência. Mulheres que não usam profilaxia antimicrobiana devem realizar uroculturas mensais para avaliar a recorrência de bacteriúria.

Como a pielonefrite está associada ao nascimento prematuro, uma consideração obstétrica importante é se a tocólise deve ser usada quando a pielonefrite desencadeia o trabalho de parto pré-termo. Tocólise geralmente não é administrada após 34 semanas de gestação; se uma mulher com pielonefrite anterior a essa idade gestacional entrar em trabalho de parto prematuro, a administração de tocólise e corticoide para maturação pulmonar fetal será aceitável para tentar prolongar a gravidez. Entretanto, se houver quadro de gravidade ou de sepse, a tocólise deve ser contraindicada.

Cálculo renal

Cálculo renal é um evento raro durante a gravidez, ocorrendo em aproximadamente uma em cada 1.500 a 3 mil gestações. A maioria dos cálculos na gravidez – 65 a 75% – é de fosfato de cálcio ou hidroxiapatita. Trata-se de causa importante de infecção no período gestacional, podendo aumentar a incidência de ITU em cerca de 20%.

Ocorre principalmente no 2º ou 3º trimestre. Manifesta-se geralmente com dor aguda no flanco com irradiação para a virilha ou abdome inferior, sendo esse sintoma presente em mais de 90% das vezes, conforme Correa et al.

(2011). A hematúria também pode estar presente. Entre as complicações associadas à urolitíase, tem-se trabalho de parto induzido por cólica renal.

A ultrassonografia das vias urinárias é o método de escolha para diagnóstico de nefrolitíase, mas muitas vezes o cálculo não é detectado pela presença de hidronefrose. No entanto, a hidronefrose fisiológica da gravidez deve ser diferenciada da hidronefrose patológica da obstrução. Para evitar a exposição à radiação, a ultrassonografia transvaginal deve ser realizada em seguida naqueles casos em que a ultrassonografia transabdominal não foi efetiva. Essa modalidade pode ajudar a detectar cálculos ureterais distais. A ultrassonografia com Doppler também tem sido utilizada para melhorar a acurácia diagnóstica da identificação de cálculos ureterais. Se for necessário um exame diagnóstico adicional, pode-se lançar mão da urografia por ressonância magnética, que não está associada à exposição à radiação, ou a tomografia computadorizada de baixa dosagem.

O tratamento depende dos sintomas e da idade gestacional, mas inclui inicialmente a hidratação e o uso de analgésicos. A maioria dos cálculos é expelida espontaneamente, em parte pelo trato urinário normalmente dilatado em mulheres grávidas. Algumas pacientes requerem tratamento invasivo, como colocação de cateter de duplo J ureteral, ureteroscopia para remover ou fragmentar o cálculo, nefrostomia percutânea ou ainda a litotripsia a *laser* transuretral. No entanto, a gravidez aumenta significativamente o risco de incrustação do duplo J, podendo exigir a necessidade de troca frequente a cada 4 a 6 semanas até o parto.

Doença renal crônica

A doença renal crônica (DRC) engloba um grupo heterogêneo de doenças caracterizadas por alterações estruturais e funcionais dos rins. Pode se manifestar de formas variáveis conforme a causa e a gravidade da doença, e o estágio final é a insuficiência renal, que demanda diálise ou transplante renal. Segundo Cunningham et al. (2016), as causas mais comuns de insuficiência renal são diabetes (33%), hipertensão (25%), glomerulonefrite (20%) e doença renal policística (15%). Mulheres com DRC têm menor chance de engravidar e de ter uma gestação sem complicações em comparação com mulheres sem disfunção renal, e mesmo aquelas com DRC em estágios iniciais apresentam maior risco de eventos adversos maternos e fetais.

Há poucos dados relacionados à frequência e ao desfecho de gestações em mulheres com DRC. De acordo com Gill et al. (2009), um estudo observacional nos Estados Unidos que avaliou pacientes com transplante renal em idade reprodutiva mostrou uma taxa de três gestações para cada mil pacientes em até 3 anos após o transplante, com 55% de nascidos vivos. Não se sabe, no entanto, se a baixa incidência de gestações se deve apenas a um comprometimento da fertilidade, sabidamente presente em pacientes com estágio final de DRC, ou também ao aconselhamento contraceptivo, considerando o uso frequente de medicamentos teratogênicos em pacientes transplantados.

A DRC aumenta o risco de eventos adversos maternos e fetais, como pré-eclâmpsia (OR 10,4, IC 95% 6,3 a 17,1), parto pré-termo (OR 5,7, IC 95% 3,3 a 10), feto pequeno para a idade gestacional (OR 4,9, IC 95% 3 a 7,8), cesariana (OR 2,7, IC 95% 2 a 3,4) e perda gestacional (OR 1,8, IC 95% 1 a 3,1), de acordo com Zhang et al. (2015). O aumento do risco desses eventos é observado mesmo em estágios iniciais da DRC, e progride conforme a redução da taxa de filtração glomerular (TFG), sendo agravados na presença de proteinúria e hipertensão associadas. O prognóstico é pior quando a DRC é secundária a doenças sistêmicas como diabetes e lúpus eritematoso sistêmico.

Na gravidez, a perda de tecido renal é compensada pela vasodilatação intrarrenal e hipertrofia dos néfrons remanescentes, que serão eventualmente lesados pelo aumento da perfusão, ocasionando nefroesclerose e piora da função renal. Consequentemente ocorre também aumento da proteinúria em 50% das pacientes e complicações hipertensivas em 25%. O risco de piora da função renal é maior em pacientes com creatinina sérica maior que 1,4 mg/dL e proteinúria maior que 1 g/dia, e 30% destas apresentarão estágio terminal de DRC em até 3 anos após a gravidez. O aumento fisiológico gestacional do ritmo de filtração glomerular e a hipervolemia são reduzidos proporcionalmente ao comprometimento da função renal. Na DRC grave observa-se hemoconcentração semelhante à encontrada em pacientes com eclâmpsia.

Condução da DRC na gestação

No acompanhamento pré-natal de pacientes com DRC, recomenda-se, além do monitoramento rigoroso da pressão arterial nas consultas, a aferição domiciliar diariamente. Não há um alvo bem estabelecido para a pressão arterial nessas pacientes, sendo razoável a manutenção entre 120/70 e 140/90 mmHg. Além das medicações habitualmente usadas no controle pressórico, como metildopa e nifedipina, pode ser necessária também a associação de diurético em pacientes apresentando edema e redução da TFG.

Com relação a exames laboratoriais, recomenda-se dosagem trimestral (ou mais frequente, conforme indicação clínica) de creatinina, bicarbonato, eletrólitos, hemograma, urinálise, urocultura e relação proteína/creatinina em amostra única. Deve-se também atentar para a realização de dosagem sérica de tacrolimus e ciclosporina nas pacientes utilizando essas medicações. Recomenda-se a realização de teste de tolerância oral à glicose no 1º trimestre naquelas em uso de corticoides (em razão do maior risco de diabetes gestacional), e no 2º trimestre nas pacientes sem evidência de diabetes prévio.

A DRC altera o metabolismo do fósforo, cálcio, vitamina D e paratormônio (PTH), o que pode causar doença mineral óssea associada, a qual requer tratamento específico. Recomenda-se acompanhamento semelhante ao realizado anteriormente à gestação, levando em consideração que a gravidez também pode alterar os níveis séricos dessas substâncias. Em pacientes que já realizam tratamento de doença mineral óssea, deve-se realizar dosagem trimestral. Quando há indicação de uso de quelantes de fosfato, recomenda-se o carbonato de cálcio, uma vez que não há estudos suficientes com outras medicações análogas na gravidez.

A indicação de administração de eritropoetina para tratamento da anemia de doença crônica associada a DRC durante a gestação é similar à das pacientes não grávidas. A eritropoetina não ultrapassa a barreira placentária, e pode ser necessária uma dose maior que a utilizada previamente, uma vez que as alterações fisiológicas da gravidez podem acarretar piora da anemia. Sugere-se manter a hemoglobina entre 10 e 11,5 mg/dL utilizando a menor dose possível de eritropoetina, e avaliar também a necessidade de administração de ferro intravenoso.

Considerando o risco aumentado de pré-eclâmpsia associado a DRC, deve-se avaliar a prescrição de ácido acetilsalicílico em doses baixas como profilaxia em pacientes sem contraindicações ao uso, embora os estudos que avaliam a eficácia dessa medicação na prevenção de pré-eclâmpsia não tenham incluído pacientes com DRC. O diagnóstico de pré-eclâmpsia nessas pacientes pode ser dificultado pela presença de proteinúria e hipertensão preexistentes. Deve-se, portanto, realizar monitoramento rigoroso de outras manifestações, como avaliação de crescimento fetal por meio de ultrassonografia, contagem plaquetária e função hepática seriadas. Caso disponível, a dosagem de marcadores angiogênicos como PIGF e sFlt-1 pode ser útil na diferenciação de doença hipertensiva crônica e gestacional.

Em pacientes previamente dialíticas, a indicação de realização de diálise é mais agressiva durante a gestação do que em não grávidas, uma vez que a DRC grave está muito associada a desfechos gestacionais ruins, como pré-eclâmpsia grave, parto pré-termo e crescimento intrauterino restrito. De acordo com Piccoli et al. (2010), a realização de diálise mais frequente e mais prolongada melhora os desfechos, reduzindo o risco de polidrâmnio, melhorando o controle pressórico, aumentando a incidência de nascidos vivos, o peso e a idade gestacional ao nascimento. Recomenda-se diálise em caso de TFG menor que 20 mL/min/1,73 m^2, sendo preferida hemodiálise em relação à diálise peritoneal. Já nas pacientes com DRC não dialítica, a indicação de início de diálise é semelhante para grávidas e não grávidas, como uremia sintomática, acidose e hipercalemia refratárias. Durante a diálise, deve-se evitar mudanças súbitas no volume plasmático em virtude do risco de hipotensão e redução do fluxo placentário, podendo ser necessária maior frequência de sessões semanais, o que pode resultar em grande impacto psicossocial. Considerando as substâncias perdidas na realização de diálise, recomenda-se dobrar a dose de polivitamínicos, bem como a reposição de cálcio e ferro, de acordo com Cunningham et al. (2016).

O acompanhamento nutricional com equipe multiprofissional é recomendado principalmente nas pacientes dialíticas, devendo a ingesta proteica diária ser maior em relação a pacientes com DRC não grávidas e também em relação a grávidas sem DRC. Recomenda-se também a suplementação de ácido fólico com 5 mg/dia nessas pacientes durante toda a gravidez.

Parto em pacientes com DRC

A via vaginal para mulheres com doença renal crônica é a preferida na ausência de contraindicações obstétricas para esta. Nas pacientes não dialíticas recomenda-se a interrupção a partir de 39 semanas, considerando a possibilidade de maior risco materno em comparação a pequeno benefício, sem alteração dos riscos perinatais, de acordo com a Society of Maternal-Fetal Medicine (2019). Já nas pacientes dialíticas, deve-se avaliar interrupção a partir de 37 semanas, sendo interessante a programação eletiva decorrente do uso de heparina nas sessões de diálise. Pode ser necessária a interrupção pré-termo em casos de pré-eclâmpsia, crescimento intrauterino restrito e estado fetal não tranquilizador, conforme as mesmas indicações da população obstétrica em geral. Considera-se também a interrupção nas pacientes com declínio progressivo da função renal, especialmente nas dialíticas. Nos casos com indicação de uso de sulfato de magnésio para prevenção de convulsões ou neuroproteção fetal, atentar para o maior risco de intoxicação, principalmente em pacientes com TFG menor que 30 mL/min, devendo-se realizar dosagem sérica e monitoramento clínico rigoroso. Quando indicado o uso de sulfato de magnésio em pacientes dialíticas, considerar redução da dose e da velocidade de infusão pela metade.

Injúria renal aguda

Injúria renal aguda (IRA) é o termo utilizado para descrever a piora súbita da função renal com retenção de escórias renais e desequilíbrio do volume extracelular e de eletrólitos. O termo "injúria renal aguda" substituiu em grande parte o uso do termo "insuficiência renal aguda", incluindo também situações em que a função renal diminuída não causa insuficiência terminal, mas ainda assim pode apresentar morbimortalidade relevante associada. Em pacientes não grávidas, segundo o Acute Kidney Injury Work Group (2012), os critérios para diagnóstico de IRA são: aumento da creatinina sérica $\geq$ 0,3 mg/dL em 48 horas em relação ao valor basal conhecido, aumento da creatinina $\geq$ 1,5 vez o valor basal conhecido ou presumido em período de 7 dias, ou redução da diurese para < 3 mL/kg em 6 horas. No entanto, a definição dos critérios diagnósticos para IRA na gestação não é bem estabelecida, uma vez que, em razão do aumento fisiológico da TFG secundário às alterações hormonais da gravidez, a gestante apresenta níveis séricos de creatinina basais menores do que pacientes não gestantes. Desse modo, valores de creatinina a princípio considerados normais podem representar declínio significativo da função renal da gestante.

Na gravidez a IRA pode ocorrer pelas mesmas causas que na população em geral, como glomerulonefrite, nefrite intersticial ou necrose tubular aguda secundária a toxinas ou medicações, havendo também complicações obstétricas que podem causar injúria renal. Está fortemente relacionada a alta morbimortalidade materna e obstétrica, estando associada em 70% dos casos a pré-eclâmpsia, em 50% a hemorragia obstétrica e em 30% a descolamento de placenta. Cerca de 20% das pacientes necessitam de diálise, e entre estas a mortalidade é de 15%, de acordo com Cunningham et al. (2016).

As causas obstétricas de IRA têm se tornado menos frequentes, e podem ser estratificadas por idade gestacional.

Na primeira metade da gravidez as principais causas são: doença pré-renal secundária a hiperêmese gravídica, IRA secundária a quadro infeccioso (viral ou bacteriano) ou sepse, e necrose tubular aguda secundária a aborto infectado. Já na segunda metade da gestação, destacam-se como causas pré-eclâmpsia grave associada ou não à síndrome HELLP (hemólise, elevação das enzimas hepáticas, baixa contagem de plaquetas), púrpura trombocitopênica trombótica, síndrome hemolítico urêmica, esteato-hepatite aguda da gravidez e necrose tubular aguda secundária a hemorragia. Raramente o útero gravídico extremamente grande pode causar obstrução ureteral bilateral associada a oligúria e azotemia. Além disso, pielonefrite aguda e nefrolitíase também podem estar associadas a IRA. Já no puerpério, além das causas já citadas que podem estar presentes no periparto e persistirem após o parto, pode ocorrer IRA associada ao uso de anti-inflamatórios não esteroidais (AINES), principalmente em pacientes com fatores de risco como depleção de volume e pré-eclâmpsia.

Nos casos de IRA secundária a pré-eclâmpsia, a função renal começa a melhorar em 2 a 3 dias após o parto, e a TFG retorna para níveis normais após 8 semanas, podendo haver persistência de proteinúria moderada, de acordo com Martin et al. (1991).

Abordagem da IRA na gestação

Diante de um quadro de IRA em paciente gestante, deve-se primeiramente excluir causas não associadas à gravidez. É importante atentar para as medicações utilizadas e revisar a história clínica e exames laboratoriais prévios, uma vez que o achado de proteinúria ou redução da TFG prévios pode indicar piora de uma doença glomerular de base que não está associada à gestação.

Recomenda-se realização de exame de sedimento de urina; proteinúria (em amostra única ou em 24 horas); urocultura; hemograma (para avaliação de hemólise e trombocitopenia); bilirrubinas, haptoglobinas e desidrogenase lática (para avaliação de hemólise); transaminases hepáticas; e ultrassonografia de rins e vias urinárias. Nos casos suspeitos de glomerulopatia, pode-se realizar dosagem de complemento, FAN e Anca. Pode ser necessário realização de biópsia renal para confirmação diagnóstica e definição de prognóstico, mas sua indicação deve ser muito criteriosa devido ao maior risco de complicações, como hemorragias e infecção local. No entanto, a biópsia está proscrita acima de 32 semanas de gestação.

A prevenção de IRA associada a perda hemorrágica deve ser feita com reposição volêmica rigorosa. Recomenda-se evitar o uso de diuréticos de alça para tratamento de oligúria, devendo-se primeiramente assegurar que o volume sanguíneo e o débito cardíaco estejam adequados. O tratamento da IRA é suportivo, além do tratamento específico da causa primária. Nas pacientes apresentando IRA com uremia e oligúria persistentes, segundo Cunningham et al. (2016), a realização de diálise precoce reduz a mortalidade e melhora a recuperação da função renal.

LEITURAS COMPLEMENTARES

Alves Filho N et al. Perinatologia básica. In Duarte G, Quintana SM, El Beitune P, Marcolin AC, Cunha SP. Infecções geniturinárias na gravidez. 3.ed. Rio de Janeiro: Guanabara Koogan; 2006. Capítulo 16. p.129-41.

Amiri M, Lavasani Z, Norouzirad R, Najibpour R, Mohamadpour M, Nikpoor AR, Raeisi M, Zare Marzouni.H. Prevalence of urinary tract infection among pregnant women and its complications in their newborns during the birth in the hospitals of Dezful City, Iran, 2012-2013. Iran Red Crescent Med J. 2015;17:e26946.

Archabald Kl, Friedman A, Raker CA, Anderson BL. Impact of trimester on morbidity of acute pyelonephritis in pregnancy. Am J Obstet Gynecol, 2009,201,406.e1-406.e4.

Corrêa MD, Melo VH, Aguiar RALP, Corrêa Junior MD. Noções práticas de obstetrícia. In Rio SMP, Andrade BAMA. Doenças do aparelho urinário. 14.ed. Belo Horizonte: Coopmed, 2011. Capítulo 38. p.593-620.

Cunningham FG et al. Obstetrícia de Williams. 24.ed. Porto Alegre: McGrawHill; 2016.

Delzell JE, Lefevre Ml. Urinary tract infection during pregnancy. Am Fam Physician. 2000;61:713-20.

Gill JS, Zalunardo N, Rose C, Tonelli M. The pregnancy rate and live birth rate in kidney transplant recipients. Am J Transplant. 2009;9(7):1541. Doi: 10.1111/j.1600-143.2009.02662.x.

Glaser AP, Schaeffer AJ. Urinary tract infection during pregnancy. Urol Clin North Am. 2015;42:547-60.

Gomi H, Goto Y, Laopaiboon M, Ursui R, Mori R. Routine blood cultures in management of pyelonephritis in pregnancy for improving outcomes. Cochrane Database Syst Rev. 2015;(2):CD009216.

Hou S. Pregnancy in chronic renal insufficiency and end-stage renal disease. Am J Kidney Dis. 1999;33(2):235.

Kidney Disease: Improving Global Outcomes (KDIGO). Acute Kidney Injury Work Group. KDIGO clinical practice guidelines for acute kidney injury. Kidney Int Suppl 2012;2:1.

Madi JM et al. Doenças infecciosas na prática obstétrica e neonatal. In Madi JM. Infecção do trato urinário. Rio de Janeiro: Editora Rubio; 2008. Capítulo 13. p.175-83.

Martin JN Jr, Blake PG, Perry KG Jr, McCaul JF, Hess LW, Martin RW. The natural history of HELLP syndrome: Patterns of disease progression and regression. Am J Obstet Gynecol. 1991;164(6 Pt 1):1500. Doi: 10.1016/0002-9378(91)91429-z.

Matuszkiewicz-Rowinska J, Malyszko J, Wieliczko M. Urinary tract infections in pregnancy: Old and new unresolved diagnostic and therapeutic problems. Arch Med Sci. 2015;11:67-77.

Piccoli GB, Conijn A, Consiglio V, Vasario E, Attini R, Deagostini MC, Bontempo S, Todros T. Pregnancy in dialysis patients: Is the evidence strong enough to lead us to change our counseling policy? Clin J Am Soc Nephrol. 2010;5(1):62. Epub 2009 Nov 5. Doi: 10.2215/CJN.05660809.

Sibai BM, Villar MA, Mabie BC. Acute renal failure in hypertensive disorders of pregnancy. Pregnancy outcome and remote prognosis in thirty-one consecutive cases. Am J Obstet Gynecol. 1990;162(3):777. Doi: 10.1016/0002-9378(90)91009-2.

SMFM Statement on Elective Induction of Labor in Low-Risk Nulliparous Women at Term: the ARRIVE Trial. Society of Maternal-Fetal (SMFM) Publications Committee. Am J Obstet Gynecol. 2019;221(1):B2. Doi: 10.1016/j.ajog.2018.08.009.

Souza RB, Trevisol DJ, Schuelter-Trevisol F. Bacterial sensitivity to fosfomycin in pregnant women with urinary infection. Braz J Infect. 2015;19:319-23.

Thomas AA, Thomas AZ, Campbell SC, Palmer JS. Urologic emergencies in pregnancy. Urology. 2010;76:453-60.

Zhang JJ, Ma XX, Hao L, Liu LJ, Lv JC, Zhang H. A Systematic Review and Meta-Analysis of Outcomes of Pregnancy in CKD and CKD Outcomes in Pregnancy. Clin J Am Soc Nephrol. 2015 Nov;10(11):1964-78. Epub 2015 Oct 20. Doi: 10.2215/CJN.09250914..

72

Infecção do Trato Urinário

Luiz Gustavo Oliveira Brito

Conceito, epidemiologia e fatores de risco

A infecção do trato urinário (ITU) é a presença de 100 mil bactérias na cultura quantitativa de um referido patógeno em pelo menos uma amostra coletada de forma adequada, assintomática (bacteriúria assintomática), com presença de sintomas urinários (cistite) e/ou sintomas sistêmicos (pielonefrite). É a forma mais frequente de infecção bacteriana no ciclo gravídico-puerperal, e afeta 5 a 10% das gestantes (Febrasgo, 2018).

De modo geral, as mulheres apresentam uma propensão 30 vezes maior de apresentarem ITU do que os homens. Seu risco acumulado durante a vida é de 50 a 60%; um quarto das mulheres apresentarão recidiva em 1 ano e 22% terão ITU de repetição (Abou Heidar et al., 2019).

É importante rastrear uma ITU durante a gestação porque apresenta possibilidade de risco de progressão para formas mais graves; ela também é fator de risco para complicações perinatais, havendo associação entre infecção urinária não tratada e aumento da morbimortalidade materna.

Os fatores anatômicos mais citados ao maior risco de ITU são: uretra feminina mais curta (3 a 4 cm), distância uretra-ânus mais curta, ausência do líquido prostático com ação antibacteriana, ambiente periuretral masculino mais seco que o feminino. Outros fatores de risco são: atividade sexual, uso de espermicidas, novo parceiro sexual, histórico de ITU em parente de primeiro grau, fatores genéticos, alterações anatômicas (refluxo vesicoureteral), bexiga neurogênica, prolapso genital, imunossupressão.

Ao se contextualizar o maior risco dentro da gestação, existem fatores conhecidos como a ação da progesterona, que retarda o peristaltismo e o tônus muscular dos ureteres, o hiperestrogenismo que poderia facilitar a adesão de cepas "pielonefríticas" de *Escherichia coli* e, além disso, há uma compressão das vias urinárias de forma fisiológica no 3º trimestre, o que pode acentuar a estase urinária. Ademais, pode ocorrer hipertrofia e hiperplasia da musculatura ureteral e maior angulação do ureter direito podendo facilitar todo o processo. A mudança da posição uterina pode estar associada à influência hormonal, a reduzir o tônus hormonal, a causar esvaziamento incompleto e a reduzir o refluxo vesicoureteral (Moisés et al., 2011).

A associação entre ITU e prematuridade se deve ao fato da infecção potencialmente causar aumento de mediadores inflamatórios, como as fosfolipases A e C, estimuladas pela presença de bactérias, ocasionando corioamnionite subclínica, podendo desencadear início do trabalho de parto. Há também aumento de interleucinas e de metaloproteinases, também envolvidas na cascata de processo inflamatório associada ao desencadeamento da atividade uterina prematura.

Diagnóstico clínico e diferencial

Os sintomas mais comuns da UTI são disúria, polaciúria e dor suprapúbica. Náuseas e vômitos podem estar presentes, principalmente em situações mais graves. Em quadro de pielonefrite, febre pode estar presente em até 50% dos casos, e dor lombar alta pode ser constatada por meio de manobra de punho-percussão dolorosa (sinal de Giordano). A bacteriúria assintomática (BA), como a própria terminologia representa, não apresenta queixas ou sintomas, sendo identificada apenas por meio de uma urocultura positiva.

O diagnóstico diferencial deve ser feito com nefrolitíase/ureterolitíase, corioamnionite com ou sem trabalho de parto, uretrite e outras causas de dor em flanco em gestantes com evolução atípica.

Diagnóstico laboratorial

O rastreamento de ITU deve ocorrer no início do 1º e do 3º trimestre. A urocultura é o padrão ouro para diagnóstico (100 mil unidades formadoras de colônia por mililitro da mesma bactéria em jato médio de urina), porém é importante ressaltar que ela poderá ser negativa em até 10% dos casos. O patógeno mais associado à ITU é o Gram-negativo *Escherichia coli* (70 a 90% dos casos não complicados), seguido rotineiramente por *Enterobacter*, *Klebsiella* sp., *Staphyloccocus saprophyticus*, *Proteus mirabilis*, *Serratia* sp., entre outros. A ultrassonografia de rins e vias urinárias é importante para descartar causas complicadas de ITU, e em quadros sistêmicos sugere-se que seja solicitada.

Tratamento

Devemos tratar todas as formas de ITU na gestação, inclusive a bacteriúria assintomática. Outro ponto a ressaltar é a duração do tratamento; em gestantes, o tratamento deve ser realizado preferencialmente por pelo menos 7 dias (exceto no uso da fosfomicina 3 g, em dose única). Uma revisão sistemática da Biblioteca Cochrane (Smaill e Vazquez, 2015) com 14 ensaios clínicos randomizados evidenciou que tratar a BA reduz a incidência de futuras complicações: pielonefrite em 77%, baixo peso ao nascer em 36% e parto pré-termo em 73%; contudo, é importante ressaltar que a qualidade da evidência é muito baixa. Segundo os protocolos do Ministério da Saúde (2016) e da Federação Brasileira das Associações de Ginecologia e Obstetrícia (Febrasgo, 2018), os antibióticos mais usados no tratamento da ITU não complicada em gestantes são: nitrofurantoína (100 mg) de 6 em 6 horas por 10 dias (evitar após a 36ª semana de gestação em razão do risco aumentado de anemia hemolítica), cefalexina 250 mg 8/8 horas a 500 mg 6/6 horas por 7 a 10 dias (avaliar o perfil microbiológico para descartar resistência), amoxicilina-clavulanato 500 mg + 125 mg 8/8 horas ou 875 mg + 125 mg a cada 12 horas, por 7 a 10 dias e fosfomicina 1 dose 3 g. Após 7 a 10 dias do término do tratamento deve ser repetida urocultura e, na manutenção dos sintomas, verificar se o quadro de infecção urinária é persistente (urocultura mantém-se positiva) ou recorrente (urocultura negativa, porém os sintomas retornam antes de 6 meses passado o primeiro tratamento). O uso de quinolonas (norfloxacin) deve ser evitado em razão do risco de distúrbios de cartilagem de crescimento do feto, assim como o uso de sulfa (risco de *kernicterus* e de anemia hemolítica e, na exposição de 1º trimestre risco aumentado para malformações).

Em situação de pielonefrite, a paciente deve preferencialmente ser internada e iniciar antibioticoterapia endovenosa por pelo menos 48 horas com cefalosporina de segunda geração (cefuroxima) ou terceira (ceftriaxona), além de hidratação, reeducação miccional e higiene local associada a analgesia adequada. Em caso de melhora clínica, é possível transicionar para via oral e depois finalizar o tratamento em ambiente domiciliar. É extremamente importante a orientação do antibiograma em ambas as situações no sentido de respeitar o perfil microbiológico local.

As indicações de profilaxia pós-tratamento são: dois episódios de ITU baixa durante a gestação ou um episódio de pielonefrite, ou ainda uma ITU grave associada a fator de risco. É também importante a orientação de hábitos de higiene genital antes e depois do intercurso sexual, assim como a educação miccional.

O controle de tratamento deve ocorrer após a primeira urocultura pós-término da antibioticoterapia, ser mensal nos 3 meses seguintes e bimensal após três mensais negativas. A melhor recomendação durante o período gestacional é a realização de uroculturas de controle mensal durante toda a gestação nas mulheres que estão em vigência de profilaxia e apresentam risco aumentado para ocorrência de ITU.

Complicações

Como complicações perinatais, a ITU pode estar relacionada à restrição de crescimento intrauterino, baixo peso ao nascer, prematuridade direta e indireta, hipóxia secundária à liberação de toxinas, resposta inflamatória sistêmica, óbito direto e indireto.

Como complicações maternas, a ITU pode estar associada a trabalho de parto pré-termo, anemia, processos septicêmicos, abscesso perinefrético, endocardite bacteriana, insuficiência renal e respiratória, além de óbito.

LEITURAS COMPLEMENTARES

Abou Heidar NF, Degheili JA, Yacoubian AA, Khauli RB. Management of urinary tract infection in women: A practical approach for everyday practice. Urol Ann. 2019 Oct-Dec;11(4):339-346.

Brasil. Ministério da Saúde. Protocolos da Atenção Básica: Saúde das Mulheres/Ministério da Saúde, Instituto Sírio-Libanês de Ensino e Pesquisa; 2016. 230p.

Chu CM, Lowder JL. Diagnosis and treatment of urinary tract infections across age groups. Am J Obstet Gynecol. 2018;219(1):40-51.

Fihn SD. Clinical practice. Acute uncomplicated urinary infection in women. NEJM. 2003;349(3):259-66.

Glaser AP, Schaeffer AJ. Urinary tract infection and bacteriuria in pregnancy. Urol Clin North Am. 2015;42(4):547-60.

Kalinderi K, Delkos D, Kalinderis M, Athanasiadis A, Kalogiannidis I. Urinary tract infection during pregnancy: Current concepts on a common multifaceted problem. J Obstet Gynaecol. 2018;38(4):448-53.

Moises ECD, Brito LGO, Duarte G, Freitas MMS. Disfunções miccionais no período gestacional e puerperal. Femina 2011;39(8):409-412.

Santos Filho OO, Telini AH. Infecções do trato urinário durante a gravidez. São Paulo: Federação Brasileira das Associações de Ginecologia e Obstetrícia (Febrasgo); 2018. (Protocolo Febrasgo – Obstetrícia, n. 87/Comissão Nacional Especializada em Gestação de Alto Risco).

Smaill FM, Vazquez JC. Antibiotics for asymptomatic bacteriuria in pregnancy. Cochrane Database Syst Reviews. 2015;CD000490.

73

Glomerulopatias

Maria Almerinda Vieira Fernandes Ribeiro Alves

Com relação aos rins e ao sistema coletor urinário, a gravidez promove adaptações que precisam ser lembradas quando do diagnóstico de doença renal nesse período da vida da mulher. As alterações "morfológicas" do sistema coletor urinário observadas durante a gravidez se caracterizam por dilatação de cálices, pelve e ureteres (principalmente a direita), sendo os mecanismos envolvidos nessas alterações ainda não elucidados.

Quanto à adaptação fisiológica renal normal, durante a gestação, observa-se vasodilatação renal e sistêmica, com queda da pressão arterial (PA) e aumento do fluxo plasmático renal, resultando em torno de 50% de aumento na filtração glomerular (em geral com início por volta da 10ª semana de gestação, atingindo pico na 26ª e mantendo-se até o final da gestação). A expectativa dessas alterações, em uma gestação normal, inclui a queda da creatinina em relação ao período pré-gestacional, assim como a diminuição da PA e o aumento da taxa de filtração glomerular (TFG) medida.

É importante lembrar que durante a gestação, mesmo sendo rotineiramente utilizada, a estimativa da TFG tem sua acurácia reduzida. O valor de proteinúria "normal" durante a gestação (baseado em poucos trabalhos de validação na literatura) é considerado (American College of Obstetrics and Gynecology, the Working Group on Hypertension in Pregnancy of the National High Blood Pressure Educational Program e American Society of Hypertension) em até 300 mg nas 24 horas (em média os valores da última metade da gestação mais altos que a primeira metade), e a albuminúria, em gravidez não complicada, não difere, de forma significativa, daquela em mulheres não grávidas (embora seja observado um aumento com o avançar do período gestacional).

As doenças glomerulares (glomerulopatias – GPs) são doenças renais que se caracterizam pela presença de alteração da permeabilidade da membrana basal glomerular (resultante de vários estímulos agressores) e/ou por processos inflamatórios que podem ocupar a maioria dos glomérulos (difusa) ou parte deles (focal). Além disso, as GPs podem estar associadas a doenças sistêmicas (quer infecciosas, autoimunes, relacionadas a medicação) ou ser primárias.

Essas doenças são perceptíveis clinico-laboratorialmente pela presença de proteinúria glomerular (quando a albumina é o componente principal da proteinúria), desde assintomática até quadros graves de síndrome nefrótica, e/ou de hematúria glomerular (presença de dismorfismo eritrocitário) assintomática ou com síndrome nefrítica (podendo ser acompanhada ou não de leucocitúria estéril como indicativo de processo inflamatório não infeccioso). As GPs podem se apresentar sem ou com perda da filtração glomerular (aguda ou crônica). A presença de hipertensão arterial nas doenças glomerulares, clinicamente expressas, acontece em grande número dos casos. Além disso, a mulher pode engravidar já sendo portadora de uma doença glomerular ou desenvolvê-la durante a gestação. Obviamente o risco evolutivo da gestação, do feto ou renal dependerá da gravidade da perda da função de filtração (se aguda ou crônica), da apresentação clínica da GP (em especial níveis de proteinúria), da presença de hipertensão arterial grave (PA ≥ 160/105) e da superposição (se houver) de doença hipertensiva gestacional.

O risco de pré-eclâmpsia superposta aumenta em cerca de 25 a 50% em mulheres hipertensas crônicas (em geral há mais de 4 anos), em especial naquelas cuja PA diastólica é ≥ 100 a 110 mmHg (situação na qual a indicação de tratamento hipotensor, na gestação, não é questionável). Com relação à hipertensão arterial crônica associada às GPs (sejam elas primárias ou associadas), em gestantes, o manejo terapêutico dependerá da gravidade da pressão e dos efeitos das drogas utilizadas sobre o desenvolvimento fetal.

Desse modo, a relação entre a evolução materna e fetal e a presença de GPs dependerá da apresentação clínico-laboratorial dessa doença.

Diagnóstico de glomerulopatias na gestação

Os principais sinais laboratoriais de doenças glomerulares são a proteinúria glomerular e/ou a hematúria glomerular. Diagnosticada a doença glomerular, a investigação etiológica (primária ou associada), assim como a presença de perda aguda da TFG (lesão renal aguda), são importantes na condução terapêutica e na indicação de biópsia renal.

Quando a mulher engravida já sabendo ser portadora de doença glomerular, em geral já tem o diagnóstico etiológico, o diagnóstico histológico, a condução terapêutica prévia (de acordo com a GP) e a orientação de evitar a gestação durante o período no qual a doença de base está ativa. No caso de o diagnóstico de glomerulopatia ser feito no período gestacional, todo o processo do diagnóstico (clínico, etiológico, histológico) deve ser realizado com o objetivo terapêutico pertinente. A parceria entre o nefrologista e o obstetra é fundamental.

A proteinúria glomerular (acompanhada ou não de hematúria) antes da 20ª semana gestacional é um importante sinal de GP, de tal forma que já no início da gravidez, em particular, em mulheres com história de doença renal glomerular prévia, em diabéticas, em hipertensas crônicas, naquelas com história de doença renal na família e em mulheres com diagnóstico de lúpus eritematoso sistêmico (LES), o exame de urina e a avaliação da filtração glomerular (creatinina sérica) são fundamentais para o acompanhamento da gestação.

A presença de proteinúria no exame de urina necessita de investigação diagnóstica, que se inicia pela quantificação e qualificação dessa alteração. O padrão ouro para a quantificação é a urina de 24 horas. O uso para esse fim (quantificação) de amostra isolada corrigida por creatininúria é considerado possível, também em grávidas, para detecção de mais de 300 mg de proteinúria/dia. A proteinúria, nas GPs, pode ser de valor nefrótico (maior que 3 a 3,5 g/24 horas), com ou sem a apresentação clínica da síndrome nefrótica (edema e hipoalbuminemia), ou de valor não nefrótico (< 3 g/24 horas). O diagnóstico diferencial, em apresentações proteinúricas nefróticas, a partir da 20ª semana, entre pré-eclâmpsia e glomerulopatia, em particular quando a proteinúria é acompanhada de hipertensão arterial, é um desafio, da mesma forma que o quadro sobreposto à doença proteinúrica de base.

Por constituírem um grupo heterogêneo, quer na apresentação clínico-laboratorial, aspectos etiológicos, apresentação histológica e mecanismos fisiopatogênicos envolvidos, os estudos em gestantes com grupos específicos de doenças glomerulares são muito escassos. Da mesma maneira, são poucos os trabalhos sobre a evolução da função renal em mulheres com doenças glomerulares que engravidam comparadas com aquelas que não apresentaram gesta-

ções. A maioria dos estudos diz respeito a mulheres com doença renal crônica (DRC com TFG $\leq$ 60 mL/min/1,73 m²), independentemente da causa.

Estudo realizado por Imbasciati et al. (2007), abordando DRC em gestação (no qual a maioria das pacientes era portadora de GPs) evidenciou que apenas pacientes que engravidam com proteinúria mantida acima de 1 g/dia associada a TFG menor que 40 mL/min/1,73 m² apresentam, após o parto, creatinina mais alta do que antes da gestação. O pequeno número de pacientes nesse estudo é um fator limitante para a conclusão. Com relação aos desfechos gravídicos, observou-se que mulheres com proteinúria no início da gestação (independentemente do nível pressórico) evoluem com aumento na prematuridade, mais crianças com baixo peso e com maior necessidade de cuidados intensivos neonatais. Quanto ao prognóstico da gestação em pacientes com e sem DRC, Zhang et al. (2015), observaram, em estudo de revisão sistemática, risco maior de pré-eclâmpsia (*odds ratio* – OR 10,36), prematuridade (OR 5,72), indicação de cesárea (OR 4,85), baixo peso (OR 2,67) e perda gestacional (OR 1,8) naquelas com DRC.

A maioria das revisões sistemáticas sobre o tema prognóstico de função renal (em geral avaliada por creatinina plasmática e definida de maneira não uniforme), em mulheres com doença renal prévia, não identifica gestação como fator de risco para progressão de doença renal. Porém, respeitadas as limitações dos estudos (em particular pelo pequeno número de gestações avaliadas em pacientes com TFG em estágios muito avançados), admite-se que o risco mais importante para a progressão da doença renal (independentemente da causa dessa doença) em associação com a gestação é a severidade da insuficiência renal dessa mulher. Assim, para avaliação de risco de piora da função renal pela gestação é importante o conhecimento pré-gestacional desse parâmetro.

As causas de proteinúria glomerular (inclusive na gestação) que, em geral, necessitam de investigação etiológica (acima 1 g/24 horas) podem ser classificadas em primárias e associadas. As GPs primárias são denominadas, de acordo com sua apresentação histológica, em glomerulosclerose focal e segmentar, glomerulopatia membranosa, doença de lesões mínimas (nessas doenças o predomínio é da proteinúria, em geral de níveis nefróticos, com pouca ou nenhuma expressão laboratorial de hematúria), nefropatia por IgA, membranoproliferativas e proliferativas (nestas, além da proteinúria, a presença de hematúria glomerular é frequente). Dentre as causas associadas de GPs destacam-se o diabete *mellitus* (tendo a proteinúria como expressão principal) e, em geral, com componente hematúrico importante, o LES, as doenças glomerulares associadas a infecções por vírus (B, C, HIV), por outros agentes (endocardite, esquistossomose), a síndrome antifosfolípide, a microangiopatia trombótica e as vasculites. Por definição, a pré-eclâmpsia, considerada a principal causa de proteinúria na gestação, é uma glomerulopatia exclusiva da gravidez.

O aparecimento de síndrome nefrótica (recidiva ou primeira apresentação) decorrente de GP na gravidez é considerado evento raro, mas são escassos os dados de literatura sobre o tema. Em estudo de Castro et al., publicado em

2017, o tema foi abordado analisando, retrospectivamente, 26 gestações com desenvolvimento de síndrome nefrótica em um período médio de 18 semanas de gestação. O diagnóstico clínico-laboratorial ocorreu primariamente na gravidez em 12 das 26 mulheres, e 8/12 foram submetidas a biópsia renal durante o período gestacional e 13 das 26 tinham diagnóstico histológico prévio de GP. O diagnóstico mais frequente no grupo foi de glomerulosclerose segmentar e focal (GESF) em 50% dos casos. A magnitude da proteinúria se correlacionou com superposição de pré-eclâmpsia, com baixo peso ao nascimento e prematuridade.

Em 2017, Blom et al. analisaram, em artigo de revisão sistemática sobre o tema gravidez e doenças glomerulares primárias (com estudos a partir de 1980), 24 publicações, totalizando 1.416 gestações em 808 mulheres. Em 525 mulheres o diagnóstico foi de nefropatia por IgA, em 68 de glomerulosclerose segmentar e focal, em 29 foi de lesões mínimas glomerulares, em 42 foi de glomerulopatia membranosa e em 144 o diagnóstico foi de outras doenças glomerulares.

A glomerulopatia primária mais estudada na gestação é a nefropatia primária por IgA (*doença de Berger*). A nefropatia primária por IgA é considerada a doença glomerular primária mais comum no mundo, com uma incidência, em média, de 2,5/100.000/ano e diagnosticada, preferencialmente, em adultos jovens. No Brasil, de acordo com publicação de Malafronte et al. (2006), é a terceira glomerulopatia primária diagnosticada em material de biópsia. Estudos sobre o papel da gestação na evolução da nefropatia por IgA geralmente abordam um pequeno número de pacientes, e poucos deles referem a função renal pré-gestação. Na análise de Blom et al. (2017), em apenas um estudo (e em pacientes com creatinina > 1,2 mg/dL) foi possível identificar piora da função renal após a gestação. Da mesma forma, em um dos estudos foi possível associar proteinúria com efeitos adversos gestacionais (baixo peso, pré-eclâmpsia e morte intrauterina).

Também, recente metanálise (sendo a maioria das pacientes originária da Ásia) publicada por Wang et al. (2019), com informações sobre função renal prévia em pacientes com nefropatia por IgA observou não haver diferença na evolução renal dessas pacientes. É importante salientar que em apenas um dos nove estudos analisados as mulheres engravidaram com creatinina > 1,2 mg/dL.

Diagnóstico etiológico das doenças glomerulares

O diagnóstico da doença glomerular, em geral expressa clinicamente (síndrome nefrótica, síndrome nefrítica), costuma preceder a gestação (a mulher engravida e já sabe ser portadora da doença), de tal forma que a etiologia e a apresentação histológica já são conhecidas. Obviamente, mesmo acontecendo o diagnóstico da GP durante o período gestacional, é importante que para o acompanhamento e para a proposta terapêutica a investigação etiológica se faça. Em algumas situações a biópsia renal é necessária.

É importante lembrar que algumas dessas doenças podem ter componente familiar. Assim, se houver a presença de doença renal na família (doença renal crônica, proteinúria, hematúria), esse dado deve constar na anamnese.

A abordagem laboratorial para o diagnóstico diferencial, em geral, concentra-se na avaliação dos níveis séricos de complemento (C_3 e C_4), fator antinuclear e antiDNA nativo, ANCA (anticorpo anticitoplasma de neutrófilos), anti-PLA2R (anticorpo antirreceptor de fosfolipase A2 – biomarcador de glomerulopatia membranosa primária), sorologias para HIV, vírus B e C. É no grupo das GPs hipocomplementêmicas que se concentra a maioria das glomerulonefrites associadas, exceto a associação com diabete (nefropatia diabética), importante causa associada normocomplementêmica de proteinúria, que, em geral, pela característica evolutiva da doença renal, tem o diagnóstico do diabetes com o comprometimento renal precedendo a gestação.

Das doenças sistêmicas com comprometimento glomerular, o LES é a mais estudada em mulheres grávidas. De acordo com estudo de revisão sistemática de Smyth et al. (2010), em pacientes com LES as complicações maternas mais frequentes incluem a atividade da doença (25,6%), hipertensão (16,3%) nefrite ativa (16,1%) e pré-eclâmpsia (7,6%), e a presença de atividade renal está relacionada a hipertensão e prematuridade. A hipocomplementemia por C3 e altos títulos de antiDNAn (sugerindo doença ativa) na concepção predizem o surto de atividade renal durante a gestação (61% *versus* 7%). Assim, a orientação é que se mantenha um período de pelo menos 6 meses com a doença inativa para a concepção.

Diagnóstico histológico das doenças glomerulares

Não há consenso sobre quando e quais os critérios de indicação da biópsia renal (BR) em pacientes gestantes.

A BR em mulheres grávidas com proteinúria e ou hematúria (indicando lesão glomerular) é realizada com maior frequência após o período gestacional. Porém, a indicação na gestação, embora com estudo de metanálise sugerindo aumento do risco de sangramento pós-procedimento principalmente entre a 23ª e a 26ª semana, permite um diagnóstico mais preciso da doença glomerular e, portanto, alterar a proposta terapêutica, se houver indicação. Em estudo de revisão sistemática foi verificada mudança no tratamento em 66% das mulheres (39/59) biopsiadas durante a gestação. Ficou claro também que a realização do procedimento, na grande maioria das publicações, ocorre após o parto (em até 2 meses).

Assim, antes da 20ª semana o aparecimento de marcadores de gravidade de glomerulopatia, a saber, proteinúria nefrótica (com ou sem síndrome), hematúria glomerular, com ou sem síndrome nefrítica, mas com perda rápida na TFG (glomerulonefrite rapidamente progressiva), deve levar em consideração a indicação da biópsia renal.

Proposta terapêutica

O manejo terapêutico específico para doenças glomerulares na gestação obviamente dependerá da gravidade da apresentação clínica e, sem dúvida, da glomerulopatia (etiologia, tipo histológico, tratamentos prévios, quando houver). A expressão clínica de síndrome nefrótica, assim como as GPs rapidamente progressivas (crescênticas), primárias ou associadas, são situações nas quais o custo-benefício de medicação imunossupressora deve ser avaliado, sendo em geral prescrita. O uso de ciclofosfamida e de micofenolato deve ser evitado durante a gestação pelo potencial dano fetal observado. Prednisona e azatioprina são as medicações mais utilizadas na gravidez, quando há indicação. A dose e o tempo de manutenção dependerão do tipo de glomerulopatia.

O controle pressórico, o controle do edema e, em algumas situações, em particular quando do quadro clínico de síndrome nefrótica ou da presença de anticorpo antifosfolípide, a prevenção de fenômeno tromboembólico são metas importantes na sobrevida da paciente, assim como a minimização de complicações fetais. O alvo pressórico na gestação não tem consenso. A maioria das diretrizes sugere, quando houver comorbidades associadas, iniciar o tratamento quando PA > 140/90 mmHg. Alvos terapêuticos que envolvam tratamento de hipertensão em doenças glomerulares buscam PA < 140/90 mmHg.

Considerações finais

A abordagem da doença glomerular envolve o diagnóstico clínico-laboratorial, etiológico e histológico com o objetivo de elaborar uma proposta terapêutica custo-benefício adequada quer para a sobrevida da paciente ou para a sobrevida renal. A gestação em mulheres com glomerulopatia acresce o olhar para sobrevida do feto e a minimização de morbidade. No caso de mulheres com diagnóstico que antecede a gestação, o adequado é que a gravidez ocorra nos períodos de remissão da doença glomerular e quando a proposta terapêutica para tanto tiver a menor probabilidade de efeitos deletérios para o feto. Quando o diagnóstico ocorrer durante a gestação, a apresentação clínico-laboratorial e a etiologia deverão orientar a condução terapêutica.

LEITURAS COMPLEMENTARES

Blom K, Odutayo A, Bramham K, Hladunewich MA. Pregnancy and Glomerular Disease: A Systematic Review of the Literature with Management Guidelines. Clin J Am Soc Nephrol. 2017 Nov 7;12(11):1862-1872.

Braunthal S, Brateanu A. Hypertension in pregnancy: Pathophysiology and treatment. SAGE Open Med. 2019 Apr 10;7:2050312119843700.

Côté AM, Brown MA, Lam E, von Dadelszen P, Firoz T, Liston RM, Magee LA. Diagnostic accuracy of urinary spot protein: Creatinine ratio for proteinuria in hypertensive pregnant women: systematic review. BMJ. 2008;336(7651):1003.

De Castro I, Easterling TR, Bansal N, Jefferson JA. Nephrotic syndrome in pregnancy poses risks with both maternal and fetal complications. Kidney Int. 2017 Jun;91(6):1464-72.

Higby K, Suiter CR, Phelps JY, Siler-Khodr T, Langer O. Normal values of urinary albumin and total protein excretion during pregnancy. Am J Obstet Gynecol. 1994;171:984-9.

Hladunewich MA, Bramham K, Jim B, Maynard S. Managing glomerular disease in pregnancy. Nephrol Dial Transplant. 2017 Jan 1;32(Suppl_1):i48-i56.

Imbasciati E, Gregorini G, Cabiddu G, Gammaro L, Ambroso G, Del Giudice A, Ravani P. Pregnancy in CKD stages 3 to 5: Fetal and maternal outcomes. Am J Kidney Dis. 2007 Jun;49(6):753-62.

Koetje PM, Spaan JJ, Kooman JP, Spaanderman ME, Peeters LL. Pregnancy: Reduces the accuracy of the estimated glomerular filtration rate based on Cockroft-Gault and MDRD formulas. Reprod Sci. 2011;18:456-62.

Lindheimer MD, Kanter D. Interpreting Abnormal Proteinuria in Pregnancy: Obstet Gynecol. 2010;115:365-75.

Malafronte P, Mastroianni-Kirsztajn G, Betônico GN, Romão JE Jr, Alves MA, Carvalho MF, Viera Neto OM, Cadaval RA, Bérgamo RR, Woronik V, Sens YA, Marrocos MS, Barros RT. Paulista Registry of glomerulonephritis: 5-year data report. Nephrol Dial Transplant. 2006 Nov;21(11):3098-105.

Mustafa R, Ahmed S, Gupta A, Venuto RC. A comprehensive review of hypertension in pregnancy. J Pregnancy; 2012 p.105918.

Piccoli GB, Daidola G, Attini R, Parisi S, Fassio F, Naretto C, Deagostini MC, Castelluccia N, Ferraresi M, Roccatello D, Todros T. Kidney biopsy in pregnancy: Evidence for counselling? A systematic narrative review. BJOG. 2013 Mar;120(4):412-27.

Smyth A, Oliveira GH, Lahr BD, Bailey KR, Norby SM, Garovic VD. A systematic review and meta-analysis of pregnancy outcomes in patients with systemic lupus erythematosus and lupus nephritis. Clin J Am Soc Nephrol. 2010 Nov;5(11):2060-8.

Sibai BM, Lindheimer M, Hauth J, Caritis S, VanDorsten P, Klebanoff M et al. Risk factors for preeclampsia, abruptio placentae, and adverse neonatal outcomes among women with chronic hypertension. N Engl J Med. 1998;339:667-71.

Wang F, Lu JD, Zhu Y, Wang TT, Xue J. Renal Outcomes of Pregnant Patients with Immunoglobulin A Nephropathy: A Systematic Review and Meta-Analysis. Am J Nephrol. 2019;49(3):214-24.

Wiles K, Lightstone L. Glomerular disease in women. Kidney International Reports. 2018 Feb 2;3(2):258-70.

Zhang JJ, Ma XX, Hao L, Liu LJ, Lv JC, Zhang H. A Systematic Review and Meta-Analysis of Outcomes of Pregnancy in CKD and CKD Outcomes in Pregnancy. Clin J Am Soc Nephrol. 2015 Nov 6;10(11):1964-78.

74

Lesão Renal Aguda e Crônica na Gestação

Marcos Vinicius de Sousa
José Paulo de Siqueira Guida
Marilda Mazzali

Fisiologia renal e gestação

A gestação é acompanhada de mudanças hemodinâmicas significativas, como aumento do volume sanguíneo, redução da resistência vascular e aumento do débito cardíaco. Também ocorre aumento dos níveis de hormônios vasodilatadores, como óxido nítrico e relaxina, e relativa resistência aos hormônios vasoconstritores, como a angiotensina II, com consequente redução na pressão arterial sistêmica, aumento do fluxo plasmático renal e aumento da taxa de filtração glomerular (TFG) em aproximadamente 50%. Observa-se alteração da permeabilidade glomerular, com aumento da excreção de proteína urinária de 60 a 90 para 180 a 250 mg/24 horas, composta por proteínas de origem glomerular (albuminúria, detectada em fita reagente) e tubular (proteínas de baixo peso molecular, negativas em fita reagente).

A TFG é o melhor marcador quantitativo da função renal, e pode ser medida a partir da eliminação urinária de marcadores exógenos, como inulina ou ácido etilenodiamino tetra-acético. Na prática, a TFG é mais frequentemente estimada a partir de equações derivadas da creatinina plasmática, como MDRD, do inglês *modified diet in renal disease*, e CKDEPI, do inglês *chronic kidney disease epidemiology collaboration*. Entretanto, tais fórmulas geralmente subestimam a função renal em gestantes, dificultando a classificação dessas pacientes em estágios mais avançados de doença renal crônica (DRC) e a avaliação do impacto da doença sobre os desfechos da gestação.

A disfunção renal avançada causa alteração do eixo hipotálamo-hipofisário, com consequente redução da fertilidade. Pode-se observar irregularidade menstrual com TFG < 15 mL/min, e amenorreia é comum com TFG < 5 mL/min. Mesmo nos casos em que os ciclos menstruais estão preservados, a anovulação é frequente. Na DRC, níveis de hormônio luteinizante (LH) estão frequentemente aumentados, contrastando com a redução dos níveis de estrogênio e de progesterona, com alterações anatômicas do endométrio (atrofia ou proliferação) e ausência do pico de LH, necessário para a ovulação. A redução da depuração renal de prolactina aumenta seu nível sanguíneo, contribuindo para a infertilidade. Entretanto, mulheres com DRC podem engravidar, e o diagnóstico de gestação pode ser tardio em razão da irregularidade menstrual. Elevações discretas de gonadotrofina coriônica humana podem ocorrer na DRC mesmo na ausência de gestação, mas elevações expressivas, com aumento de valor em duas vezes a cada 48 a 72 horas, indicam gestação, que pode ser confirmada por ultrassonografia.

Além das alterações hemodinâmicas, durante a gestação também ocorrem mudanças nas imunidades inata e adaptativa, com transformação de linfócitos T auxiliares (TH, do inglês *T helper*) do tipo 1, da imunidade celular, para um fenótipo TH2, da imunidade mediada por anticorpos, e aumento de linfócitos T reguladores. Tais alterações imunológicas são importantes para tolerância aos antígenos fetais, invasão trofoblástica e formação placentária.

As mudanças hormonais e estruturais pelas quais o corpo passa para acomodar o crescimento do útero gravídico também exercem potencial efeito sobre os rins e o sistema urinário. O relaxamento da musculatura lisa por efeito da progesterona e a compressão mecânica exercida pelo útero gravídico podem ocasionar hidronefrose fisiológica e retenção de urina no sistema coletor, favorecendo o surgimento de infecções e aumentando o risco de lesão renal nessa população. Infecção do trato urinário (ITU) é a segunda condição patológica mais prevalente durante a gestação, atrás apenas da anemia.

Infecção do trato urinário é a infecção mais comum, acometendo 5 a 10% das gestantes, e pode se manifestar clinicamente como bacteriúria assintomática, cistite aguda ou pielonefrite aguda (PNA). A bacteriúria assintomática é verificada em casos de cultura de urina positiva na ausência de sintomas, podendo evoluir para PNA em 30% dos casos se não tratada. A cistite aguda geralmente apresenta-se como disúria, polaciúria, urgência miccional, desconforto em abdome inferior e hematúria. A PNA, por sua vez, ocorre em 1 a 4% das gestantes, sobretudo no segundo e terceiro trimestres. Fatores de risco para PNA incluem bacteriúria assintomática, idade (mais frequente em jovens), antecedente de tabagismo, menor grau de escolaridade, dificuldade de acesso ao serviço de saúde, multiparidade, diabetes *mellitus* prévio e antecedente de nefrolitíase. A PNA manifesta-se clinicamente com febre, náuseas, vômitos, dor lombar uni ou bilateral agravada com punho-percussão ao exame físico, acompanhada de bacteriúria e piúria. Seu tratamento requer hospitalização, com administração de antibiótico por via endovenosa por pelo menos 48 horas até o controle da febre e demais sintomas, com complementação antibiótica por 10 a 14 dias. A PNA representa uma condição clínica grave, com potencial para desenvolver complicações como lesão renal aguda (LRA), anemia, hipertensão arterial sistêmica, hemólise, trombocitopenia, sepse, pré-eclâmpsia (PE) e insuficiência respiratória aguda.

Lesão renal aguda e gestação

A lesão renal aguda é definida, segundo diretriz do Kidney Disease Improving Global Guidelines (KDIGO, 2012) e do Clinical Practice Guidelines for Acute Kidney Injury, como um dos seguintes critérios: aumento da creatinina sérica > 0,3 mg/dL em 48 horas, aumento da creatinina sérica em > 1,5 vez o seu valor basal nos últimos 7 dias ou redução do débito urinário < 0,5 mL/kg/h por 6 horas. LRA é uma condição grave, associada a aumento do risco de perda de função renal futura, doença cardiovascular e morte. A incidência global de LRA durante a gestação tem diminuído, em decorrência de fatores como melhora na qualidade da assistência à saúde reprodutiva, particularmente o acesso a assistência para interrupção da gestação e melhoria nos cuidados pré-natal e periparto. As causas de LRA na gestação podem ser divididas em pré-renais, renais e pós-renais (Quadro 74.1). A LRA pré-renal ocorre por redução do fluxo sanguíneo renal e pode ser causada durante a gestação por hiperêmese gravídica, hemorragias, vômitos por causas infecciosas, uso de diuréticos e insuficiência cardíaca. Na LRA por dano renal ocorre alteração anatômica, com achados histológicos de necrose tubular aguda, necrose cortical, microangiopatia trombótica, nefrite intersticial aguda ou glomerulopatias. Microangiopatia trombótica na gestação pode ocorrer em casos de PE, síndrome HELLP (do inglês *hemolysis, elevated liver enzymes and low platelets*), fígado gorduroso agudo da gestação, púrpura trombocitopênica trombótica e síndrome hemolítico-urêmica. A LRA pós-renal ocorre como consequência de fatores obstrutivos ao fluxo urinário, como hidronefrose bilateral, trauma de ureter ou bexiga durante o parto cesáreo, obstrução ureteral por litíase ou tumor.

Quadro 74.1
Causas de lesão renal aguda durante a gestação.

Pré-renal
- Hiperêmese gravídica
- Vômitos
- Infecção
- Hemorragias
- Uso de diuréticos
- Insuficiência cardíaca

Renal intrínseca

Necrose tubular aguda/necrose cortical
- Pré-eclâmpsia
- Síndrome HELLP
- Fígado gorduroso agudo da gestação
- Embolia por líquido amniótico

Microangiopatia trombótica
- Síndrome hemolítico-urêmica
- Pré-eclâmpsia
- Síndrome HELLP
- Coagulação intravascular disseminada
- Agravamento de doença glomerular preexistente

Doença glomerular de novo

Nefrite intersticial aguda

Pós-renal
- Hidronefrose bilateral
- Trauma de ureter ou bexiga durante parto cesáreo
- Obstrução de ureter por litíase ou tumor

HELLP: *hemolysis, elevated liver enzymes and low platelets.*
Fonte: Desenvolvido pela autoria.

São considerados fatores de risco para LRA na gestação a presença de hipertensão arterial sistêmica (HAS), PE, DRC com creatinina sérica superior a 1,5 mg/dL, proteinúria e microangiopatia trombótica. Diabetes *mellitus* não somente aumenta o risco de PE como também predispõe a LRA na presença de microalbuminúria, mesmo quando a função renal é normal. Hipertensão arterial sistêmica é verificada em 6 a 8% das gestações, podendo ser classificada como hipertensão crônica, hipertensão gestacional ou PE, e está associada a maior risco cardiovascular materno futuro e mortalidade. Pacientes com história prévia conhecida de hipertensão ou com pressão arterial sistêmica igual ou superior a 140/90 mmHg antes de 20 semanas de gestação são consideradas hipertensas crônicas. Em razão da redução fisiológica dos valores pressóricos durante os dois primeiros trimestres da gestação, algumas pacientes previamente hipertensas podem se apresentar normotensas nesse período, dificultando o diagnóstico. Hipertensão gestacional ocorre durante a segunda metade da gestação em pacientes sem história de hipertensão arterial sistêmica, e tem incidência de 6 a 7%.

A pré-eclâmpsia parece ter etiologia multifatorial, com a participação de fatores como angiogênese inadequada, disfunção endotelial sistêmica e redução da complacência vascular, resultando em prejuízo da acomodação da expansão volêmica gestacional. A PE é definida como pressão arterial igual ou superior a 140/90 mmHg em mulher previamente normotensa, medida em duas ocasiões diferentes com pelo menos 4 horas de intervalo, após 20 semanas de gestação, na presença de proteinúria igual ou superior a 300 mg/dia ou relação proteinúria/creatininúria igual ou superior a 0,3 g/g. O diagnóstico de PE também pode ser feito na ausência de proteinúria, se houver algum dos seguintes critérios: contagem de plaquetas inferior a 100.000/μL; creatinina sérica superior a 1,1 mg/dL ou aumento superior a duas vezes o seu valor na ausência de outra doença renal; elevação de transaminases superior a duas vezes o limite superior de referência; edema pulmonar; sintomas visuais ou do sistema nervoso central (cefaleia, turvação visual, escotomas).

A hipertensão na gestação e a PE apresentam fatores de risco semelhantes, como obesidade, paridade e história prévia de PE, embora o risco de eventos adversos perinatais e de evolução para hipertensão arterial sistêmica crônica após o parto seja maior nos casos de PE. Síndrome HELLP pode ocorrer em mais de 10 a 20% das mulheres com PE grave, geralmente entre 28 e 36 semanas de gestação, e se manifesta como hemólise, nível de aspartato aminotransferase superior a 70 U/L e contagem de plaquetas inferior a 100.000/mm³. Aproximadamente 40% dos casos de LRA durante a gestação em países em desenvolvimento estão associados a PE grave complicada com síndrome HELLP.

Doença renal crônica e gestação

Como ocorre redução da fertilidade com o declínio da TFG, estudos de gestação em pacientes com DRC são limitados a populações pequenas, geralmente retrospectivos. Mulheres com DRC nos estágios 3 a 5 têm aumento na incidência de recém-nascidos com baixo peso, prematuridade e óbito fetal.

Pacientes com DRC secundária a nefrite por lúpus eritematoso sistêmico (LES) apresentam maior taxa de morbidade e piores desfechos na gestação do que as outras etiologias de DRC. A gestação é considerada fator de risco para o desencadeamento de *flare* de nefrite lúpica. Assim como na população geral com DRC, o nível de proteinúria na população com LES está associado com eventos adversos na gestação, com aumento de 15% no risco de parto prematuro para cada aumento na proteinúria em 1 g/dia por trimestre. Crianças nascidas de mães com LES que apresentam autoanticorpos circulantes antiRo/SSA ou antiLa/SSB têm risco de 1 a 2% de desenvolver lúpus neonatal.

Mulheres que apresentam DRC moderada a severa, sobretudo com TFG inferior a 40 mL/min/1,73 m² e proteinúria superior a 1 g/24 horas, apresentam maior risco de progressão mais rápida da disfunção renal, sobretudo no 3º trimestre de gestação, podendo persistir em alguns pacientes, com necessidade de início de terapia renal substitutiva. O controle pressórico adequado tem efeito benéfico na redução da progressão da disfunção renal.

Pacientes em diálise costumam apresentar redução significativa da fertilidade, e a modalidade de terapia de substituição renal instituída no tratamento da DRC também exerce influência sobre a capacidade reprodutiva. O primeiro registro de gestação bem-sucedida em paciente submetida a hemodiálise é de 1971. Ao longo dos anos, verificou-se aumento progressivo na taxa de nascidos vivos nessa população, de 23% em 1980 para 70,9% em 2008, consequência da melhor qualidade da terapia renal substitutiva. A terapia

hemodialítica intensiva, como diálise diária noturna, pode favorecer a ocorrência de gestação, particularmente no 1º ano de tratamento. A diálise peritoneal, por sua vez, está associada a menor taxa de concepção, provavelmente em decorrência de efeitos do dialisato sobre a sobrevivência e a mobilidade dos óvulos. O transplante renal bem-sucedido geralmente é seguido de retorno da fertilidade em cerca de 6 meses, com regularização do ciclo menstrual em aproximadamente 68% dos casos.

Nas gestantes com DRC, o tratamento dialítico intensivo objetivando manter o nível sérico de escórias nitrogenadas próximo do normal resulta em melhores desfechos maternos e fetais. Embora um alvo ideal seja de 36 horas de hemodiálise por semana, é recomendado o mínimo de 20 horas semanais de hemodiálise com manutenção de ureia abaixo de 50 mg/dL. Hemodiálise mais intensiva também está associada a menor taxa de restrição de crescimento intrauterino e de prematuridade, quando comparada à diálise peritoneal.

O tratamento da DRC inclui o ajuste de dose de eritropoietina para manter a hemoglobina entre 10 a 11 g/dL, com saturação de ferro idealmente acima de 30%. A dose necessária de ácido fólico geralmente é maior que a indicada para pacientes não dialíticas, uma vez que o ácido fólico é dialisável. A ingestão diária de proteínas deve ser maior para pacientes com DRC durante a gestação (1,5 g/kg para pacientes em hemodiálise e 1,8 g/kg para os casos de diálise peritoneal), a fim de compensar as perdas de aminoácido durante a diálise. Com o aumento da frequência das sessões de diálise durante a gestação, ocorre redução dos níveis sanguíneos de fosfato, reduzindo a necessidade de restrição dietética ou de quelantes nessa fase. Em razão do ganho de peso que ocorre na progressão da gestação, é necessário ajuste regular do peso seco nessa fase.

Transplante renal e gestação

A taxa de gestação em mulheres transplantadas é cerca de 4 ou 5 vezes menor em comparação à população geral, provavelmente resultado da redução da fertilidade da DRC e de contracepção. Cerca de um terço das gestações em transplantadas renais não são bem-sucedidas, não ultrapassando o 1º trimestre em razão da alta taxa de aborto. O restante dos casos, no entanto, apresenta bom prognóstico, com baixas taxas de mortes intrauterinas ou neonatais e taxa de malformações em recém-nascidos de transplantadas semelhante à da população geral, com frequência de aproximadamente 3%.

O prognóstico da gestação depende de vários fatores, incluindo a função renal antes da concepção, a presença de comorbidades como diabetes e hipertensão, efeitos colaterais das medicações em uso sobre a saúde da gestante, efeitos das medicações sobre o desenvolvimento fetal, o impacto das doenças oportunistas sobre a saúde da mãe e do feto, o efeito sobre o enxerto renal das alterações imunológicas durante a gestação, a presença de complicações obstétricas com efeito na função do enxerto, entre outros. Com isso, as pacientes transplantadas em idade reprodutiva devem ser esclarecidas sobre os riscos de uma possível gestação ainda na avaliação pré-transplante renal, e as gestações desejadas devem ser planejadas, a fim de controlar possíveis comorbidades e evitar o uso de drogas imunossupressoras com conhecido efeito teratogênico sobre o feto.

De acordo com recomendações da American Society of Transplantation (AST), a gestação é considerada segura em transplantadas renais quando as seguintes condições estão presentes: a) creatinina sérica inferior a 1,5 mg/dL e proteinúria inferior a 500 mg em 24 horas; b) ausência de infecções toxicas ao feto, como citomegalovírus; c) ausência do uso de medicações sabidamente teratogênicas; d) estabilidade do estado de imunossupressão de manutenção. Mesmo na presença dessas condições, a gestação é considerada de maior risco quando comparada à população geral, e deve ser acompanhada por equipe multidisciplinar, envolvendo profissionais da obstetrícia e da nefrologia. São consideradas contraindicações à gestação após o transplante renal, de acordo com a AST: a) episódio de rejeição no último ano, b) creatinina sérica > 1,5 mg/dL, c) existência de qualquer infecção que possa afetar o feto ou d) evidência de instabilidade de imunossupressão.

O principal fator preditor de desfecho satisfatório em gestações de pacientes transplantadas é a função renal adequada, considerada como creatinina sérica inferior a 1 mg/dL. Alterações de função renal são comuns durante a gestação em transplantadas renais, atingindo cerca de 10 a 18% dos casos. Nesse caso, reavaliações clínicas e laboratoriais periódicas e alta suspeição auxiliam na detecção de piora de função renal, possibilitando a identificação etiológica e abordagem terapêutica mais adequada. Existe forte associação entre a alteração de função renal e o surgimento de doenças durante a gestação, como PE e síndrome HELLP (síndrome composta por hemólise, transaminases elevadas e plaquetopenia), entre outras.

A presença de comorbidades comuns como hipertensão arterial sistêmica (HAS) e diabetes *mellitus* (DM) também influencia a evolução das gestações pós-transplante. A HAS é mais frequente em transplantados renais, sobretudo associada aos inibidores de calcineurina e à presença de inflamação e disfunção endotelial. O alvo de pressão arterial é mais rigoroso do que em gestantes não transplantadas, e deve ser mantida abaixo de 130 x 80 mmHg; entretanto, o uso de medicações anti-hipertensivas pode alterar o fluxo sanguíneo uterino e placentário, comprometendo o crescimento e o desenvolvimento fetais, com maior ocorrência de recém-nascidos pequenos para a idade gestacional nessa população. Além disso, diversas medicações anti-hipertensivas comumente utilizadas após o transplante e na DRC, como inibidores de enzima conversora de angiotensina (iECA) e bloqueadores dos receptores de angiotensina (BRA), são consideradas teratogênicas, devendo ter seu uso interrompido antes da concepção, dificultando o manejo da hipertensão arterial sistêmica nesse grupo.

Outra condição muito frequente em transplantadas renais e pacientes com DRC é a anemia. Além da hemodiluição fisiológica verificada durante a gestação, a anemia pode resultar ainda do efeito de drogas mielossupressoras, hemólise por medicações, síndrome hemolítica, deficiência de ferro e da própria disfunção renal. A eritropoietina, usada para tratamento da anemia na DRC, não parece ser teratogênica, embora quando usada em altas doses possa aumentar o risco de acidente vascular encefálico.

A maioria das drogas imunossupressoras atravessa a barreira placentária, atingindo a circulação sanguínea fetal. Inibidores de calcineurina (ciclosporina e o tacrolimus) não apresentam associação com malformações fetais. As drogas antiproliferativas (azatioprina e micofenolato sódico ou mofetil) podem causar distúrbio no desenvolvimento do feto. A azatioprina não apresenta associação com malformações, mas existem relatos de maior incidência de restrição de crescimento fetal, além de leucopenia, trombocitopenia, náuseas, vômitos e hepatite na gestante. O micofenolato está relacionado a maior risco de aborto e malformações congênitas, sobretudo em orelha externa, além de anormalidades faciais, malformações cardíacas, renais e de trato digestivo, de forma que seu uso deve ser interrompido 6 meses antes da concepção. Os corticosteroides aumentam o risco de hipertensão materna e diabetes gestacional. Quando usada em doses acima de 20 mg/dia, a prednisona aumenta o risco de infecções oportunistas e de trabalho de parto prematuro.

A piora de função renal em transplantadas durante a gestação pode estar relacionada a diversas causas (Quadro 74.2). Para os casos de suspeita de rejeição, o diagnóstico é feito por meio da realização de biópsia renal, assim como é realizado na ausência de gestação. Para as terapias de resgate em casos de rejeição comprovada, está indicado tratamento com corticosteroides em altas doses. A segurança do uso de depletores de linfócitos e das imunoglobulinas é desconhecida.

Quadro 74.2
Causas de lesão renal aguda em transplantadas durante a gestação.

- Rejeição aguda do enxerto
- Necrose tubular aguda
- Nefrite intersticial
- Toxicidade por inibidores de calcineurina
- Infecções – poliomavírus, citomegalovírus, bacterianas
- Glomerulonefrite pós-infecciosa

Fonte: Desenvolvido pela autoria.

O efeito da gestação sobre o estado imunológico da paciente transplantada é controverso. Embora exista maior risco teórico de sensibilização por antígenos HLA paternos pela presença do feto, a ocorrência de rejeição durante a gestação é baixa, em virtude dos diversos mecanismos de tolerância nessa fase, como a formação de moléculas HLA-G com ação inibitória sobre linfócitos T, células *natural killer* e apresentadoras de antígenos.

O transplante renal aumenta o risco de aborto espontâneo, gestação ectópica, prematuridade, natimortos, baixo peso ao nascer, hipertensão materna, PE e morte neonatal. Por isso, a gestação em transplantadas renais é considerada de alto risco, com necessidade de acompanhamento pré-natal multidisciplinar, reavaliação frequente da função renal e do estado imunológico maternos, bem como do crescimento e desenvolvimento fetais. A proximidade do útero com o rim transplantado não costuma causar problemas mecânicos, de forma que a indicação da melhor via de parto costuma ser semelhante à da população não transplantada.

Recém-nascidos de transplantadas devem receber as vacinas inativadas nos primeiros 12 meses de vida, conforme o calendário vacinal local. Vacinas vivas são contraindicadas em crianças imunocomprometidas e devem ser introduzidas após os 12 meses de idade.

Doença renal materna e desfechos fetais e perinatais

A saúde materna está diretamente relacionada ao desenvolvimento fetal e a desfechos neonatais, uma vez que o feto recebe oxigênio e nutrientes por meio da interface placentária. Doenças durante a gestação podem impactar nesse processo, com potencial para resultar em morte intrauterina, restrição de crescimento intrauterino, parto prematuro, mortalidade neonatal e distúrbios do desenvolvimento neurológico.

Os efeitos da doença renal durante a gestação sobre o feto podem estar relacionados a fatores como instabilidade hemodinâmica, ambiente urêmico pró-inflamatório, predisposição a doença cardiovascular e efeitos de medicações usadas. Além disso, alterações físicas e psicológicas na gestante associadas a doença renal podem causar alterações na alimentação durante a gravidez, com potencial impacto na nutrição materna e fetal. Níveis elevados de ureia estão associados a maior incidência de óbito fetal, baixo peso ao nascer e prematuridade. Hipertensão e proteinúria durante a gestação são consideradas preditores independentes de pior prognóstico neonatal em todos os estágios de DRC, o que torna o controle pressórico adequado muito importante nessa população. Gestação em pacientes em hemodiálise estão associadas a outros desfechos neonatais, como óbito, desconforto respiratório e admissão em terapia intensiva, além de impactar diretamente no crescimento fetal.

São considerados pequenos para a idade gestacional os recém-nascidos que apresentam valor de peso ao nascer abaixo do percentil 10 para a idade gestacional e gênero em relação ao valor de referência populacional. Recém-nascidos prematuros pequenos para a idade gestacional apresentam maior risco de óbito neonatal, paralisia cerebral e distúrbio do desenvolvimento cognitivo e comportamental esperado para a idade. Eventos adversos com potencial impacto no desenvolvimento fetal, juntamente com fatores genéticos, epigenéticos e socioeconômicos, podem impactar na programação fetal, predispondo a doenças na fase adulta.

A prematuridade é definida como parto antes de 37 semanas gestacionais completas. O parto prematuro aumenta o risco para desenvolvimento de doenças respiratórias, neurológicas, gastrointestinais e infecciosas no recém-nascido. Pode ter impacto em sequelas em longo prazo, como paralisia cerebral, disfunção cognitiva, asma, doença pulmonar obstrutiva, aumento do risco cardiovascular, HAS e síndrome metabólica. A alta taxa de prematuridade em pacientes com DRC está relacionada a fatores como interrupção eletiva da gestação por PE ou sobrecarga fisiológica da gestação.

A amamentação é recomendada como a nutrição padrão dos recém-nascidos até os 6 meses de idade, de acordo com recomendação da Organização Mundial da Saúde (OMS), e está associada a redução de risco de infecções, doenças alérgicas e autoimunes, leucemia, obesidade na adolescência e na fase adulta. Em recém-nascidos pré-termo e com muito baixo peso ao nascer, ela também reduz a incidência de enterocolite necrotizante, o tempo de hospitalização e tem impacto no desenvolvimento neurológico. Em pacientes dialíticas, há evidência de que o sódio e cloreto estão significativamente mais elevados após a diálise quando comparados aos valores pré-diálise, mas ainda assim permanecem em níveis considerados seguros quando comparados aos valores observados em fórmulas. A amamentação em pacientes transplantadas é considerada segura com medicações imunossupressoras como tacrolimus, ciclosporina, azatioprina e corticoesteroides. Assim como acontece durante a gestação, o uso de micofenolato durante a amamentação deve ser evitado, uma vez que não há dados sobre a segurança de seus efeitos nos recém-nascidos.

LEITURAS COMPLEMENTARES

Acharya A et al. Acute Kidney Injury in Pregnancy – Current Status. Advances in Chronic Kidney Disease. 2013 maio;20(3):215-22.

Blume C et al. Pregnancies in liver and kidney transplant recipients: A review of the current literature and recommendation. Best Practice & Research Clinical Obstetrics & Gynaecology. 2014 nov;28(8):1123-36.

Brosens I, Pijnenborg R, Benagiano G. Risk of Obstetrical Complications in Organ Transplant Recipient Pregnancies. Transplantation Journal. 2013 ago;96(3):227-33.

Chawla LS et al. Acute kidney disease and renal recovery: Consensus report of the Acute Disease Quality Initiative (ADQI) 16 Workgroup. Nature Reviews Nephrology. 2017 abr;13(4):241-57.

Cornelis T et al. The Kidney in Normal Pregnancy and Preeclampsia. Seminars in Nephrology. 2011 jan;31(1):4-14.

Gonzalez Suarez ML et al. Renal Disorders in Pregnancy: Core Curriculum 2019. American Journal of Kidney Diseases. 2019 jan.;73(1):119-30.

Haider L, Adams ND. Pregnancy Management of Diabetic Renal Transplant Patients. Clinics in Laboratory Medicine. 2013 jun;33(2):257-69.

Hall DR, Conti-Ramsden F. Acute kidney injury in pregnancy including renal disease diagnosed in pregnancy. Best Practice & Research Clinical Obstetrics & Gynaecology. 2019 maio;57:47-59.

Haseler E, Melhem N, Sinha MD. Renal disease in pregnancy: Fetal, neonatal and long-term outcomes. Best Practice & Research Clinical Obstetrics & Gynaecology. 2019 maio;57:60-76.

Hou S. Pregnancy in Renal Transplant Recipients. Advances in Chronic Kidney Disease. 2013 maio;20(3):253-9.

Khwaja A. KDIGO Clinical Practice Guidelines for Acute Kidney Injury. Nephron. 2012 ago 7;120(4):c179-c184.

Lun Hon K, Leung AKC. Neonatal Lupus Erythematosus. Autoimmune Diseases. 2012;2012:1-6.

Meibody F et al. Post-partum acute kidney injury: Sorting placental and non-placental thrombotic microangiopathies using the trajectory of biomarkers. Nephrology Dialysis Transplantation; 2019 fev 25 fev.

Moroni G et al. Fetal outcome and recommendations of pregnancies in lupus nephritis in the 21st century. A prospective multicenter study. Journal of Autoimmunity. 2016 nov;74:6-12.

Nadeau-Fredette AC et al. End-Stage Renal Disease and Pregnancy. Advances in Chronic Kidney Disease. 2013 maio;20(3):246-52.

Reddy SS, Holley JL. Management of the Pregnant Chronic Dialysis Patient. Advances in Chronic Kidney Disease. 2007 abr;14(2):146-55.

Rocha A et al. Pregnancy After Kidney Transplantation: Graft, Mother, and Newborn Complications. Transplantation Proceedings. 2013 abr;45(3):1088-91.

Szweda H, Józwik M. Urinary tract infections during pregnancy – An updated overview. Developmental Period Medicine. [s.d.];20(4):263-72.

Tebet JLS et al. Pregnancy in renal transplant patients: Renal function markers and maternal-fetal outcomes. Pregnancy Hypertension. 2019 jan;15:108-13.

Vidal-Petiotc E, Flamant M. Mesure et estimation du débit de filtration glomérulaire. Néphrologie & Thérapeutique. 2017 dez;13(7):560-8.

Ying W, Catov JM, Ouyang P. Hypertensive Disorders of Pregnancy and Future Maternal Cardiovascular Risk. Journal of the American Heart Association. 2018 set 4;7(17).

You JY et al. Predictive factors for adverse pregnancy outcomes after renal transplantation. Clinical Transplantation. 2014 jun;28(6):699-706.

75

Doenças Gastrointestinais

Ciro Garcia Montes
Marcello Imbrizi
Tiago Bezerra de Freitas Diniz
Fernando Lopes Ponte Neto

Doenças gastrointestinais

As alterações do trato gastrointestinal (TGI) estão entre as mais prevalentes desordens associadas à gestação. Elas podem ocorrer tanto pela alteração física da estrutura abdominal, sendo mais comum a partir do 2º trimestre, mas também pelas alterações hormonais. Os elevados níveis de progesterona são capazes de induzir náuseas, vômitos, refluxo gastroesofágico (RGE), entre outros sintomas; já as prostaglandinas são capazes de modificar o hábito intestinal, causando, por exemplo, diarreia.

Além das desordens gastrointestinais características do período gestacional, deve-se considerar as alterações que a gestação pode proporcionar a indivíduos com doenças gastrointestinais crônicas, como síndrome dispéptica ou doenças inflamatórias intestinais.

Este capítulo será dividido em desordens do TGI decorrentes das alterações físicas e hormonais durante a gestação, manejo de doenças crônicas do TGI durante a gestação e indicações e cuidados na realização de endoscopia digestiva em mulheres gestantes.

Desordens gastrointestinais na gestação

Náusea e vômito

Episódios de náuseas e vômitos na gravidez são extremamente comuns, estando presentes em aproximadamente 50% das gestantes. Quando avaliamos somente os episódios de náuseas, estes são ainda mais frequentes, podendo estar presentes em até 80% das grávidas. O quadro inicia-se em torno da 4ª a 6ª semana, com pico entre a 8ª e a 12ª semana, e geralmente cessa por volta da 20ª semana.

As causas desses sintomas não estão totalmente esclarecidas, sendo a influência hormonal a teoria mais aceitável.

O aumento de estrógeno e da progesterona, característico desse período, proporciona maior relaxamento da musculatura lisa, causando a lentificação do esvaziamento gástrico em razão da redução do tônus muscular e do relaxamento pilórico, além do comprometimento da motilidade intestinal, tornando o trânsito intestinal mais lento.

Associados às alterações hormonais, os fatores psicológicos atuam como causa de náuseas e vômitos, como evidenciado em pesquisas com mulheres que experimentaram relacionamentos negativos com familiares ou apresentavam transtornos de humor como depressão e ansiedade.

Apesar dos sintomas relacionados à própria gestação, outros diagnósticos diferenciais devem ser considerados: gastroenterite, colelitíase, úlcera péptica, síndrome do intestino irritável, além de causas menos comuns como uremia, abuso de drogas, cetoacidose diabética, doença de Addison, hipertireoidismo, tumores do sistema nervoso central e outros. Condições associadas à gestação também precisam ser investigadas mediante outros sintomas clínicos, como gestação multifetal, doença trofoblástica gestacional, pré-eclâmpsia/síndrome HELLP (hemólise, elevação de enzimas hepáticas e plaquetopenia), esteatose hepática gestacional aguda e outras.

A terapia indicada para o tratamento das náuseas e vômitos se assemelha à terapia da hiperêmese gravídica, e será discutida no próximo tópico.

Hiperêmese gravídica

A hiperêmese gravídica (HG) corresponde ao quadro de náuseas e vômitos de maior intensidade, que afeta até 2% das gestantes, podendo ocasionar aumento da morbidade e prejuízo na qualidade de vida materna, além de estar relacionada a desfechos neonatais indesejáveis como baixo peso ao nascer, prematuridade e morte fetal. É a principal causa de internação na primeira metade da gestação, podendo causar desidratação, distúrbios eletrolíticos e acidobásicos, perda de peso, deficiência nutricional, lesão renal aguda e disfunção hepática. Em casos intensos, pode causar danos severos como a ruptura esofágica e a encefalopatia de Wernicke.

As etiologias da HG coincidem com as já discutidas no item de náuseas e vômitos, porém existe maior predisposição genética, sendo mais comum entre mulheres com história familiar presente em mães e irmãs com HG. Entre os efeitos hormonais, a concentração de gonadotrofina coriônica humana (hCG) se relaciona com maior incidência e gravidade dos sintomas da HG, como visto em gestações molares ou múltiplas.

Alguns estudos apontam a associação entre HG e infecção por *Helicobacter pylori (H. pylori)*, chegando a 90% das pacientes. Dessa maneira, deve-se prosseguir com investigação de rastreio de *H. pylori* em pacientes com HG refratárias ao tratamento convencional; todavia, poucos estudos avaliaram a eficácia da erradicação da bactéria na resolução dos sintomas. No Brasil, a terapia convencional (para não gestantes) visando à erradicação do *H. pylori* (Quadro 75.1) é baseada na administração de inibidor de bomba de prótons (IBP), amoxicilina e claritromicina, porém a claritromicina esteve associada ao risco de aborto e malformações, devendo ser substituída, nesse caso, pelo metronidazol.

Quadro 75.1 Terapia de erradicação do *H. pylori* em gestantes.			
Medicação	*Posologia*	*Tempo de uso*	*Classificação de risco*
Amoxicilina 500 mg	1 g de 12/12 horas	14 dias	B
Metronidazol 400 mg	400 mg de 8/8 horas	14 dias	B
Omeprazol 40 mg	40 mg de 12/12 horas	14 dias	C

Fonte: Classificação de risco da utilização de medicamentos na gestação. Categorização proposta pela FDA.

Entre as opções terapêuticas, as não farmacológicas devem ser as de primeira escolha, dado o risco teratogênico do uso de medicações nesse período. Ajustes na dieta, como fracionamento desta, substituição de alimentos gordurosos e vegetais frescos, que retardam o esvaziamento gástrico, aumento da ingestão hídrica na tentativa de reduzir o risco de desidratação e suas consequências, além das mudanças do estilo de vida (como redução do estresse).

Como primeira escolha farmacológica é possível indicar cápsulas de gengibre em até quatro tomadas diárias (1 g/dia), associada a tratamentos alternativos de medicina complementar como a acupuntura.

Estudos mostram a eficácia da suplementação de tiamina e piridoxina na redução de náuseas e vômitos, sendo o tratamento de segunda linha. A metoclopramida, um antagonista da dopamina e serotonina, pode ser usada durante a gestação, pois não há relato de efeitos teratogênicos, embora o fármaco atravesse a barreira placentária. A doxilamina, um bloqueador dos receptores histamínicos, é considerada, nos Estados Unidos, de primeira linha farmacológica no tratamento de náuseas e vômitos na gravidez,

podendo ser utilizada em combinação com a piridoxina. Outro fármaco, também da classe dos anti-histamínicos, amplamente utilizado no controle de náuseas e vômitos em gestantes é o dimenidrato, que age indiretamente no sistema vestibular, controlando o centro do vômito. A ondansetrona é considerada superior quando comparada a outros antieméticos, pois atua bloqueando seletivamente os receptores de serotonina (5-HT3), porém sua segurança na gestação é controversa e deve ser utilizada em casos particulares e com o conhecimento da gestante.

Em casos leves a moderados, o tratamento pode ser feito ambulatorialmente; já nos casos de longos períodos sintomáticos com episódios de náuseas e vômitos mantidos ou salivação excessiva, o tratamento em ambiente hospitalar com equipe multiprofissional é indicado, podendo ser necessário o suporte nutricional.

Quadro 75.2 Principais medicamentos utilizados no tratamento da náusea e vômito durante a gestação.			
Medicação	*Posologia*	*Tempo de uso*	*Classificação de risco*
Dimenidrato 100 mg	100 mg de 8/8 horas	Sob demanda	B
Metoclopramida 10 mg	10 mg de 8/8 horas	Sob demanda	B
Ondansetrona 4 ou 8 mg	4 mg de 8/8 horas ou 8 mg de 12/12 horas	Sob demanda	B

Fonte: Classificação de risco da utilização de medicamentos na gestação. Categorização proposta pela FDA.

Doença do refluxo gastroesofágico (DRGE)

A DRGE é condição comum na população em geral, e ainda mais presente em mulheres grávidas, com prevalência estimada de 50% nessa população. É uma condição de curso benigno, não causando riscos para a gestante ou o concepto. Costuma apresentar resolução logo após o parto, entretanto pode retornar em gestações subsequentes. Entre as explicações fisiopatogênicas estão o aumento no número de relaxamentos e a redução da pressão do esfíncter esofágico inferior, o maior tempo para esvaziamento gástrico e o trânsito intestinal lentificado causado pela elevação da progesterona e do estrógeno durante a gestação. Acredita-se que o aumento da pressão intra-abdominal em consequência do útero gravídico possa contribuir com o surgimento do RGE, o que, em parte, explicaria a maior prevalência da condição no segundo e terceiro trimestres gestacionais.

Diferentemente do que é popularmente difundido, a DRGE não tem relação com o índice de massa corporal ou o ganho de peso na gestação, entretanto pacientes com ajuste de dieta e perda de peso costumam apresentar melhora dos sintomas, provavelmente decorrentes da adequação dietética.

Os sintomas típicos da DRGE são a pirose e a regurgitação, apresentando como fator de piora o período pós-prandial e a posição supina. A pirose é definida como uma sensação de queimação retroesternal que, na maior parte dos casos, surge no epigástrio, podendo chegar à região cervical.

O diagnóstico pode ser realizado com base em sintomas típicos de refluxo (pirose e/ou regurgitação). Se presença de sinais de alarme como odinofagia, disfagia, perda de peso ou suspeita de hemorragia digestiva alta, deve-se prosseguir com a realização de endoscopia digestiva alta e suporte intensivo caso seja necessário, na tentativa de identificar fatores agravantes ou diagnósticos alternativos como lacerações, erosões, úlceras, hérnias, neoplasias e outros; contudo, esses são achados raros em gestantes. Manometria esofágica e pHmetria podem ser utilizadas, embora não sejam necessárias na grande maioria dos casos.

As medidas não farmacológicas que visam a mudanças do estilo de vida, como fracionar a dieta em pequenas porções, evitar ingesta líquida junto com alimentos, não comer três horas antes de dormir, mastigar bem, evitar alimentos gordurosos, condimentados, chocolates, excesso de cafeína e alimentos gatilho dos sintomas (aqueles alimentos que proporcionam sintomas de forma individualizada a cada paciente), devem ser as primeiras recomendações médicas, assim como o aumento da prática de atividade física e a suspensão do consumo de álcool e tabaco, quando presentes.

Em casos refratários, as medidas farmacológicas devem ser empregadas sempre com cautela, mediante a ausência de estudos robustos que garantam a segurança das medicações nesse período. Apesar de a redução da acidez gástrica poder causar redução da absorção de ferro, as terapias locais, como os antiácidos, são as primeiras linhas farmacológicas em gestantes, em razão da ausência de efeitos sistêmicos e de seus efeitos mais imediatos, contudo se deve evitar bicarbonato de sódio pelo risco de sobrecarga hídrica e alcalose metabólica. O sucralfato é outra terapia local que pode ser utilizada, pois mostrou remissão sintomática mais rápida quando associado a mudanças do estilo de vida.

Na segunda linha farmacológica estão os antagonistas do receptor de histamina tipo 2 (inibidores H2). Tanto a ranitidina quanto a famotidina e a cimetidina foram estudadas na gestação e confirmadas como drogas seguras nesse período. Recentemente, pelo risco de contaminação com uma impureza de nitrosamina chamada N-nitrosodimetilamina, a ranitidina foi retirada do comércio.

Os IBPs são classificados como classe C da FDA (Food and Drug Administration), mesmo após estudos que não confirmaram efeito teratogênico em humanos. Os IBPs podem ser utilizados em casos pontuais de sintomatologia refratária ou com complicações conhecidas, preferencialmente após o 1º trimestre. O lanzoprazol é a droga mais estudada e tem o maior perfil de segurança na classe.

Constipação

A constipação é condição comum entre mulheres grávidas e atinge cerca de 40% delas, que podem apresentar queixas de esforço evacuatório e sensação de evacuação incompleta. Costuma ser mais comum no 1º trimestre, reduzindo a frequência com o evoluir da gestação, podendo permanecer por até 12 meses após o parto.

Além do efeito da progesterona na lentificação do trânsito intestinal, a ingestão hídrica reduzida em decorrência de episódios de náuseas e vômitos e o baixo consumo de fibras contribuem para o desenvolvimento da constipação. Com a evolução do útero gravídico pode haver aumento da pressão sobre o reto e o cólon sigmoide, além da elevação da pressão intra-abdominal, que pode causar disfunção no grupo muscular elevador do ânus, podendo ocasionar sintomas obstrutivos.

Medicações eventualmente utilizadas na gestação podem contribuir com a constipação, como os procinéticos, os antiácidos e a suplementação de ferro. Uma investigação deve ser feita com anamnese e exame físico incluindo avaliação perineal e toque retal, em repouso e durante manobra de estimulação da defecação na tentativa de identificar e avaliar prolapsos; a investigação de distúrbios da tireoide e dos eletrólitos é importante, entretanto a constipação funcional (sem causa orgânica identificável) é a principal causa nesse período.

Quadro 75.4 Principais medicamentos utilizados no tratamento da constipação intestinal durante a gestação.			
Medicação	*Posologia*	*Tempo de uso*	*Classificação de risco*
Fibras	20 a 35 g/dia	Sob demanda	Não classificado
Lactulose	15 a 30 mL/dia	Sob demanda	C
Polietilenoglicol (macrogol)	Conforme formulação	Sob demanda	C

Fonte: Classificação de risco da utilização de medicamentos na gestação. Categorização proposta pela FDA.

No manejo inicial orientam-se as mesmas estratégias utilizadas na população geral: mudança no estilo de vida, com aumento da ingestão hídrica e suplementação de fibras (20 a 35 g/dia). Nos casos refratários, inicia-se a prescrição dos laxativos osmóticos, como lactulose (15 a 30 mL/dia). O polietilenoglicol, que também é um laxativo osmótico, pode ser uma alternativa na indisponibilidade ou intolerância à lactulose, já que sua absorção sistêmica é mínima e não há risco fetal relatado – entretanto, a droga continua como categoria C de segurança pela FDA, sendo pouco usada. Os laxantes estimulantes têm maior risco de efeitos colaterais, como diarreia e dor abdominal, sendo classificados na cate-

Quadro 75.3 Principais medicamentos utilizados no tratamento da DRGE e da síndrome dispéptica durante a gestação.			
Medicação	*Posologia*	*Tempo de uso*	*Classificação de risco*
Antiácidos (hidróxido de alumínio ou magnésio)	Variada	Sob demanda	Não classificado
Cimetidina 400 mg	DUP: 800 mg 1 vez/dia SD/DRGE: 400 mg 12/12 horas	8 semanas (sob demanda)	B
Famotidina 20 ou 40 mg	DUP: 40 mg 1 vez/dia SD/DRGE: 20 mg/dia	8 semanas (sob demanda)	B
Lansoprazol 30 mg	DUP: 30 mg/dia SD/DRGE: 30 mg/dia	8 semanas (sob demanda)	B

DUP: doença ulcerosa péptica; SD: síndrome dispéptica; DRGE: doença do refluxo gastroesofágico.

Fonte: Classificação de risco da utilização de medicamentos na gestação. Categorização proposta pela FDA.

goria C de segurança pela FDA. Caso seu uso seja necessário, deve ser utilizado por curto período. Não se deve usar óleo mineral, pela interferência na absorção das vitaminas lipossolúveis. A lubiprostona não deve ser utilizada em gestantes, pois não tem segurança comprovada, além de danos em experimentos animais já terem sido relatados.

Diarreia

Diarreia é considerada o aumento na frequência de evacuações com aproximadamente de 300 g de fezes ao dia. É uma afecção comum nas gestantes, ocorrendo em aproximadamente um terço delas.

Apesar de poder ocorrer puramente pela elevação dos níveis de prostaglandinas, as causas comuns à população geral são as mais comuns também nas gestantes. São elas: infecções virais, bacterianas ou parasitárias, intoxicação alimentar e medicações de ação laxativa ou que alteram a simbiose intestinal. As doenças crônicas que cursam com diarreia serão discutidas em um tópico próprio.

Assim como na população geral, a maioria das diarreias nas gestantes será autolimitada, sendo a investigação diagnóstica necessária àquelas que mantiverem diarreia por mais de 48 horas ou algum dos seguintes sintomas: emagrecimento, desnutrição, febre ou sinais de depleção de volume.

Na investigação diagnóstica, a análise das fezes pode ser realizada mediante exame coprológico funcional (pesquisa de sangue, gordura, leucócitos, fibras musculares não digeridas, açúcares etc.), coprocultura e pesquisa de ovos e parasitas. As dosagens séricas da proteína C reativa, a velocidade de hemossedimentação e a mensuração da calprotectina fecal podem auxiliar no diagnóstico de processos inflamatórios. A amilase e a lipase séricas deverão ser avaliadas na suspeita de pancreatite. Caso necessário, a retossigmoidoscopia flexível pode ser útil no diagnóstico, com a avaliação da mucosa e a realização de biópsias. Esse exame tem se mostrado seguro e não está associado à indução de trabalho de parto ou a malformações congênitas.

Quadro 75.5 Principais medicamentos utilizados no tratamento da diarreia durante a gestação.			
Medicação	*Posologia*	*Tempo de uso*	*Classificação de risco*
Ampicilina 500 mg	500 mg de 6/6 horas	7 dias	B
Eritromicina 500 mg	500 mg de 12/12 horas	7 dias	B
Loperamida 2 mg	2 mg/evacuação (máximo: 16 mg)	Sob demanda	C
Mebendazol 100 mg	Nematoides: 100 mg 12/12 horas Cestoides: 200 mg 12/12 horas	3 dias	C

Fonte: Classificação de risco da utilização de medicamentos na gestação. Categorização proposta pela FDA.

O tratamento da diarreia deve basear-se na reposição volêmica quando necessária e no tratamento da causa (infecção, medicações etc.). Caso necessário, o uso da loperamida pode ser considerado (desde que na exclusão de disenteria). Apesar de o subsalicilato de bismuto ser efetivo e considerado medicação de ação local, seu uso deve ser criterioso e a absorção do salicilato deve ser considerada (dependendo da formulação), sendo uma substância sabidamente teratogênica. Grande parte dos agentes antimicrobianos é contraindicada durante a gestação (como quinolonas, preparações com sulfa, tetraciclinas e metronidazol). Na necessidade de antibioticoterapia, deve-se avaliar o uso de eritromicina ou ampicilina.

As parasitoses intestinais, especialmente por helmintos, devem ser consideradas em pacientes com diarreia a anemia e dificuldade no ganho de peso fetal. Neste caso o mebendazol a partir do 2º trimestre pode ser empregado.

Litíase biliar

A gestação é associada a aumento no risco de formação de cálculos da via biliar, embora as complicações agudas como coledocolitíase, colecistite e pancreatite biliar sejam eventos raros.

A fisiopatogenia da litíase está associada principalmente às alterações hormonais. O estrógeno aumenta a síntese do colesterol, desequilibrando a taxa de secreção entre sais biliares e fosfolipídios, causando a formação de cálculos. É descrito também um aumento dos receptores estrogênicos especificamente no fígado e na vesícula biliar. A progesterona gera um estado de discinesia da vesícula biliar, causada pelo relaxamento da musculatura lisa gastrointestinal, e que também aumenta o tônus do esfíncter de Oddi, favorecendo a colestase. Há também o efeito mecânico das modificações intra-abdominais em decorrência do aumento do volume uterino. O risco de litíase biliar mantém-se aumentado mesmo até 5 anos após a gestação.

Na gestante a colecistolitíase assintomática é de tratamento conservador, assim como cólicas biliares não complicadas ou pancreatite biliar leve. No entanto, efeitos deletérios vêm sendo demonstrados em quadros inflamatórios moderados com tratamento conservador, fazendo a colecistectomia, por vezes, necessária.

Doença ulcerosa péptica

A incidência da doença ulcerosa péptica (DUP) em gestantes é subestimada, provavelmente em virtude da associação com sintomas gastrointestinais relacionados ao período, o que ocasiona menor investigação.

Acredita-se que úlceras pépticas tenham tendência à cicatrização durante o período da gestação pelas mudanças protetoras fisiológicas próprias desse período e as mudanças do estilo de vida das gestantes, com propensão a hábitos de vida mais saudáveis, melhora na qualidade da alimentação, redução do estresse, aumento do repouso e parada no consumo de álcool e substâncias tóxicas.

O tratamento deve ser baseado em mudança na dieta e no estilo de vida, associado a pesquisa de agentes causadores como o uso de anti-inflamatórios não hormonais e a infecção pelo *H. pylori*. A terapia com antagonistas de receptores H2 como a famotidina e cimetidina é a primeira linha terapêutica. O uso de IBP deve ser considerado em pacientes com doença refratária.

Em gestantes com doença péptica associada à infecção pelo *H. pylori*, a terapia tripla com amoxicilina, metronidazol e IBP deve ser empregada e demonstrou ser efetiva e segura durante a gestação.

Doenças gastrointestinais crônicas e gestação

Síndrome dispéptica

A síndrome dispéptica é causada por sintomas relacionados ao sistema digestivo alto (esôfago, estômago e duodeno). É manifestação de diversas doenças relacionadas à disfunção cloridropéptica, como a DRGE, a DUP gastroduodenal e a dispepsia funcional. Em melhor definição, o consenso de Roma IV considera os sintomas dessa síndrome os descritos a seguir: dor epigástrica, pirose epigástrica, plenitude pós-prandial e saciedade precoce.

A dispepsia na gestação é uma queixa comum e muitas vezes desconsiderada. A predisposição à dispepsia pode ocorrer nas seguintes situações: a) quando o volume gástrico aumenta após as refeições; b) quando o conteúdo gástrico está próximo à junção esofagogástrica; c) quando a pressão gástrica é elevada.

Especialmente no 1º trimestre, as mudanças hormonais poderão lentificar o trabalho gástrico, retardando o esvaziamento. Já nos dois últimos trimestres os órgãos gastrointestinais são deslocados para cima, alterando as características mecânicas do aparelho digestivo.

Assim como na DRGE, o tratamento deve basear-se principalmente na mudança de estilo de vida. Quando as medicações se fazem necessárias, a terapia local com antiácidos é a primeira escolha nas gestantes, assim como o sucralfato. Os bloqueadores dos receptores H2 podem ser indicados nos casos refratários, sendo seguros na gestação.

Esofagite eosinofílica, gastroenterocolite eosinofílica, colites microscópicas

A esofagite eosinofílica é uma doença crônica imunomediada por um alérgeno, que pode ocasionar remodelamento da arquitetura esofágica, causando sintomas como disfagia e impactação alimentar. No paciente com diagnóstico de esofagite eosinofílica, medidas como pesquisa do alérgeno e modificação dietética devem ser adotadas. Os IBPs são boas opções terapêuticas, especialmente em portadores de esofagite eosinofílica induzida pelo refluxo ácido oriundo do estômago. A terapia medicamentosa em longo prazo mais efetiva é o uso tópico de corticosteroides como budesonida e fluticasona. Por serem corticosteroides de ação tópica e baixa dosagem, não têm repercussão sistêmica. No Brasil não há registro dessas formulações para uso na esofagite eosinofílica, sendo a formulação realizada por meio de manipulação em farmácias especializadas.

A gastroenterite eosinofílica é uma doença incomum, caracterizada pela infiltração eosinofílica do TGI na ausência de causas secundárias. A fisiopatogenia e a epidemiologia não são claras. O tratamento concomitante com alergologista, na pesquisa e tentativa de evitar alérgenos

específicos, pode ser uma estratégia inicial antes do tratamento medicamentoso. Os corticosteroides de ação sistêmica são os principais medicamentos, com boa eficácia, porém devem ser usados com cautela, especialmente no 1º trimestre, em decorrência do risco de malformações, ainda que baixos. Outras medicações, como imunomoduladores e terapia biológica, não apresentam dados robustos para serem indicados às gestantes pelos riscos envolvidos à gestação e ao feto.

A colite eosinofílica (CE) é também condição rara, caracterizada pela infiltração de eosinófilos na mucosa colônica, causando diarreia aquosa. As colites microscópicas (CM) são causas relativamente comuns de diarreia aquosa crônica, porém afetando mais comumente a população idosa. Os dois tipos de CM, colite colágena e linfocítica, compartilham características clínicas semelhantes, sendo a principal diferença a presença ou ausência de uma banda de colágeno subepitelial espessada ao estudo histopatológico. Existem várias opções de tratamento para pacientes com CM e CE, e dentre eles se destaca, em segurança para as gestantes, o uso de budesonida MMX, uma formulação ideal para atingir as porções mais distais do TGI. Na indisponibilidade dessa medicação, a budesonida de liberação ileal também parece ser eficaz. Uma segunda opção segura seria o uso de derivados do 5-aminossalicilato, especialmente a mesalazina, por ter ação tópica evitando a depleção de ácido fólico causada pela sulfassalazina.

Doenças inflamatórias intestinais (DII)

As DII são enfermidades crônicas em que há uma resposta imune descontrolada, provavelmente direcionada à microbiota intestinal, causando a agressão dos segmentos do TGI e ocasionando manifestações sistêmicas (manifestações extraintestinais). As principais representantes dessas doenças são a retocolite ulcerativa (RCU) e a doença de Crohn (DC).

Apesar de poder ocorrer em qualquer faixa etária, o pico de incidência ocorre em adultos jovens, afetando, portanto, mulheres em idade fértil. Mulheres portadoras de DII estão sujeitas a complicações durante a gestação e o parto, especialmente se o médico obstetra não estiver familiarizado com os riscos da doença ou com as características das medicações. Desse modo, obstetras e gastroenterologistas e/ou proctologistas devem seguir a paciente de perto e em comunicação constante.

Quanto à fertilidade, pacientes com DII quiescente têm a mesma taxa de infertilidade que a população geral, desde que não tenham sido submetidas a dano estrutural do aparelho reprodutor pela própria atividade da doença ou cirurgias. Todavia, as pacientes com doença em atividade terão redução da fertilidade por diversos mecanismos: inflamação pélvica, má nutrição, redução da libido, dispareunia e depressão.

Portadoras de DII gestantes têm maior risco que a população geral para partos pré-termo, baixo peso do neonato e necessidade de cesarianas, todavia esses riscos são realmente significantes nas gestantes com DII em atividade. O risco de recaída (atividade da doença que estava controlada por medicação) ou recidiva (atividade da doença que estava controlada após cirurgia) da doença quiescente na gestante é similar ao dos demais portadores de DII; em contrapartida, a concepção ou gestação durante a doença em atividade está associada a dificuldade no controle da inflamação e a dano estrutural futuro, além de aumentar os riscos para parto pré-termo e aborto espontâneo. A exacerbação da RCU parece ocorrer de forma mais frequente que a DC.

Quanto ao parto, a maioria das pacientes com DII em remissão terá o parto a termo, e não há, em decorrência da doença de base, uma indicação absoluta da via de parto. Portadoras de DC perianal ou retal, ou pacientes submetidas a bolsa ileal, devem ter preferência pela cesariana visando à preservação da continência. A gestação e a via de parto devem ser discutidas entre obstetras, gastroenterologistas, proctologistas e a própria paciente.

O seguimento clínico dessas pacientes deve ser realizado conforme a gravidade da atividade da doença. Nas portadoras de doença quiescente, a avaliação trimestral é suficiente, com interrogatório clínico e dosagem da calprotectina fecal. Demais marcadores de atividade de doença, como proteína C reativa, velocidade de hemossedimentação, hemoglobina e albumina, podem estar alteradas pela própria natureza da gestação. A retossigmoidoscopia flexível deve ser indicada em casos de maior severidade, como no sangramento digestivo baixo.

No tratamento das DII, somente o metotrexato ou a talidomida devem ser suspensos obrigatoriamente na gestação, pois são teratogênicos. As demais medicações serão discutidas a seguir:

- 5-aminossalicilatos são considerados seguros durante a gestação. A sulfassalazina interfere na absorção de ácido fólico, e este deve ser suplementado em altas doses sempre que necessário.
- A azatioprina atravessa a barreira placentária e está associada a anemia no recém-nascido. Os estudos apontam ser anemia leve e de baixo risco ao feto, especialmente quando comparado aos altos riscos da doença em atividade.
- Ciclosporina em monoterapia tem baixo nível de evidência na remissão das DII. Não existem dados suficientes na literatura sobre sua segurança em gestantes portadoras de DII, mas, nos dados de mulheres grávidas submetidas previamente a transplantes em uso de ciclosporina, essa medicação foi associada a partos pré-termo e a baixo peso do neonato.
- AntiTNF (fator de necrose tumoral): vários estudos demonstram a segurança de infliximabe (IFX), adalimumabe (ADA) e certolizumabe pegol (CZP) na gestação, não sendo associados a teratogenicidade. A maioria dos estudos foi realizada com o infliximabe. Os estudos CRIB e CREDLE avaliaram a segurança de gestantes em uso de CZP e constataram que não ocorre passagem significativa via transplacentária ou pelo aleitamento dessa medicação para o feto ou a criança. Isso se deve ao fato de que, diferentemente dos demais anticorpos monoclonais, o CZP não possui a fração Fc do anticorpo, necessária no transporte ativo dessa proteína na via placentária. O consenso europeu para tratamento das DII orienta a suspensão dessas drogas no 3º trimestre da

gestação, de modo a não interferir na vacinação dos neonatos e não os sujeitar à imunossupressão. Já o consenso canadense orienta à manutenção da terapia durante toda a gestação, apontando que essa manutenção não se associou a desfechos ruins no pós-parto – esses dados foram corroborados pelo estudo PIANO. A associação de azatioprina e antiTNF está relacionada a partos pré-termo e complicações gestacionais. A decisão de manutenção das medicações deve ser individualizada e compartilhada com a paciente.

- Vedolizumabe (VEDO): é um anticorpo monoclonal que atua de forma seletiva no TGI, bloqueando a migração dos leucócitos do intravascular para o interstício por meio do bloqueio da a4b7 integrina. Estudos preliminares apontam ser uma medicação segura, porém ainda existem poucos dados para essa afirmação.
- Ustequinumabe (USQ): ainda são escassos os dados de segurança em gestantes em uso de USQ. É um anticorpo monoclonal capaz de interromper a cascata inflamatória pelo bloqueio das interleucinas 12 e 23.
- Tofacitinibe (TOFA): poucos são os estudos que avaliaram a segurança do TOFA em portadoras de DII gestantes, provavelmente pela sua recente liberação para esse tratamento. Alguns estudos realizados em portadoras de artrite reumatoide ou psoríase não identificaram diferenças entre a população geral, mas se tratam de estudos com reduzida amostra dessa população (gestantes). O TOFA é uma molécula pequena e de administração via oral, capaz de inibir as *janus kinases* 1 e 3.
- Corticosteroides: podem ser utilizados durante os surtos inflamatórios, porém não são efetivos em longo prazo e devem ser descontinuados assim que possível, evitando complicações como diabetes gestacional, hipertensão e baixo peso gestacional.
- Antibióticos: o metronidazol está associado a malformações orofaciais, e o ciprofloxacino interfere no crescimento intrauterino. Se a antibioticoterapia for necessária, a preferência deve ser dada à amoxicilina com ácido clavulânico.

Endoscopia digestiva na gestação

Os procedimentos endoscópicos do TGI são considerados procedimentos seguros para a população em geral; no entanto, nas pacientes gestantes alguns cuidados devem ser tomados para evitar riscos em potencial.

O feto é particularmente sensível à hipóxia e à hipotensão. O tipo de sedação que resulta em hipoventilação e hipotensão, ou decúbito materno dorsal que causa compressão da veia cava inferior, podem acarretar diminuição do fluxo sanguíneo uterino e hipóxia fetal.

A indicação mais comum para a realização da endoscopia digestiva alta (EDA) em gestantes é a hemorragia digestiva alta (HDA), compreendida por sangramentos proximais ao ângulo de Treitz, seguida de náuseas e/ou vômitos intensos ou refratários, e disfagia e/ou odinofagia.

A HDA não varicosa na gestante tem como causa mais comum a laceração de Mallory-Weiss. As gestantes portadoras de cirrose hepática e hipertensão portal devem ser informadas quanto ao risco de sangramento durante a gestação, principalmente nos quadros associados à HG.

Quando necessárias abordagens terapêuticas, métodos mecânicos como clipes e bandas elásticas são preferíveis. A injeção de vasoconstritor à base de adrenalina deve ser realizada com cautela, mas se mostra segura nas análises disponíveis. Quando o tratamento térmico é necessário, cuidados com a dissipação de energia devem ser tomados, sendo preferível a energia bipolar, por possuir menor dispersão elétrica. O uso de escleroterapia e de ligadura elástica em gestantes com sangramento varicoso mostrou-se seguro.

Para os quadros dispépticos refratários ao tratamento clínico, deve-se indicar a endoscopia com o intuito de excluir principalmente a DUP ou quadros de obstrução do esvaziamento gástrico.

A endoscopia do TGI baixo, englobada pela retossigmoidoscopia e pela colonoscopia, tem como principal indicação nas gestantes o sangramento que acontece distalmente ao ângulo de Treitz, seguido de massas abdominais colônicas e diarreias severas persistentes de etiologia indefinida.

A retossigmoidoscopia é considerada mais segura para as gestantes, em virtude da não necessidade de preparo intestinal intenso e também o uso de anestésicos e sedativos, podendo ser realizada de forma ambulatorial, após a avaliação obstétrica.

A indicação de colonoscopia na gestante deve ser restrita a casos excepcionais, quando o resultado poderá ser realmente importante para o diagnóstico e a mudança de conduta terapêutica. Esse exame causa importante mobilização abdominal, necessidade de sedação e risco de complicações como a perfuração.

A colangiopancreatografia retrógrada endoscópica (CPRE), procedimento no qual é acessada a via biliar com o auxílio de contraste e radiação, tem sua indicação principalmente nos quadros de obstrução da via biliar por cálculos, associada ou não à pancreatite e a colangites agudas. Os estudos sobre o tema são bastante limitados e controversos em virtude da exposição fetal à radiação. É importante citar que adiar procedimentos com indicação formal, quando a gestante está exposta a riscos, pode ser mais deletério que a própria exposição do feto à radiação.

Outra modalidade diagnóstica associada à endoscopia digestiva é a ultrassonografia via endoscópica (ecoendoscopia), que apresenta a mesma segurança da EDA, valendo-se de um método de imagem auxiliar não invasivo e não ionizante, podendo ser realizada com segurança e auxiliando no diagnóstico, principalmente de patologias da via biliar e pâncreas.

Diversos estudos quanto ao uso de medicação analgésica e sedativa para gestantes foram realizados, sendo demonstrado que a meperidina é um medicamento seguro, sem efeitos teratogênicos, para auxílio na sedação e analgesia das endoscopias. O midazolam e o propofol têm segurança avaliada somente a partir do 2º trimestre. O uso de diazepam e de fentanil é contraindicado por estarem associados a desordens teratogênicas neurológicas e a defeito do septo palatino.

Os princípios gerais que devem ser adotados na endoscopia em gestantes são:

1. A endoscopia digestiva em gestantes deve ser considerada quando existe suspeita de doenças potencialmente graves para a mãe e para o feto. Doenças como a HDA e a colangite justificam o exame endoscópico em qualquer fase da gestação. O período mais crítico são as 12 primeiras semanas, quando o feto está ainda no período embrionário e os riscos são maiores.

2. Para todos os procedimentos endoscópicos, dá-se preferência a que a paciente esteja no 2º ou 3º trimestre.

3. É necessário o consentimento informado incluindo riscos para a mãe e para o feto. Sugere-se que toda mulher em idade reprodutiva realize teste de gravidez antes de ser submetida a CPRE.

4. EDA e colonoscopia geralmente são seguros na gravidez.

5. CPRE geralmente é seguro, desde que sejam seguidos os cuidados relacionados para minimizar a radiação exposta ao feto e os riscos à mãe. Só deve ser realizada quando o objetivo é intervenção terapêutica.

6. Radiação: o feto deve ser protegido da radiação ionizante, utilizando-se aventais de chumbo no quadril e no abdome inferior. A fluoroscopia deve ser realizada somente para confirmar a posição da cânula e cálculo no ducto biliar principal.

7. Quando necessário o uso do eletrocautério, deve-se optar pelo bipolar. Caso o eletrocautério monopolar é usado, a placa do bisturi elétrico deve ser posicionada acima do abdome (tórax, de preferência), para minimizar o fluxo de corrente elétrica através do líquido amniótico. Usar o mínimo de medicamentos sedativos. Se possível, utilizar medicamentos da categoria A ou B. O fentanil não deve ser prescrito. O propofol e o midazolam devem ser evitados no 1º trimestre. Se a sedação profunda for necessária, deve ser administrada por anestesista.

8. A adrenalina é considerada categoria C e causa diminuição do fluxo sanguíneo uterino. **Seu uso para hemostasia deve ser realizado com cautela; equilibrando os benefícios com os riscos potenciais.**

9. Manter administração contínua de oxigênio, durante e depois do procedimento.

10. Manter a posição de decúbito lateral ou inclinação pélvica à esquerda, para evitar compressão da veia cava inferior ou da aorta.

11. Confirmação da presença de batimentos cardíacos fetais antes da sedação, antes e depois do procedimento endoscópico.

12. Ter disponível auxílio da equipe obstétrica para a eventualidade de uma complicação relacionada com a gravidez.

13. A endoscopia está contraindicada em complicações obstétricas, como descolamento prematuro da placenta, parto expulsivo, ruptura das membranas ou eclâmpsia.

LEITURAS COMPLEMENTARES

Agência Nacional de Vigilância Sanitária (Anvisa). Substâncias e suas categorias de risco na gravidez e no aleitamento; 2010.

Austin K, Wilson K, Saha S. Hyperemesis Gravidarum. Nutrition in Clinical Practice Volum. 2019;34(2):226-41.

Body C, Christie JA. Gastrointestinal Diseases in Pregnancy: Nausea, Vomiting, Hyperemesis Gravidarum, Gastroesophageal Reflux Disease, Constipation, and Diarrhea. Gastroenterol Clin North Am. 2016 Jun;45(2):267-83.

Bustos M, Venkataramanan R, Caritis S. Nausea and Vomiting of Pregnancy-What's New? Auton Neurosci. 2017;202:62-72.

Clowse ME, Förger F, Hwang C et al. Minimal to no transfer of certolizumab pegol into breast milk: Results from CRADLE, a prospective, postmarketing, multicentre, pharmacokinetic study. Ann Rheum Dis. 2017;76(11):1890-6.

Frise CJ, Nelson-Piercy C. Peptic ulcer disease in pregnancy. J Obstet Gynaecol. 2012;32(8):804.

Gomes CF, Sousa M, Lourenço I, Martins D, Torres J. Gastrointestinal diseases during pregnancy: What does the gastroenterologist need to know? Ann Gastroenterol. 2018;31(4):385-94.

Ludvigsson JF, Lebwohl B, Ekbom A, Kiran RP, Green PH, Höijer J et al. Outcomes of pregnancies for women undergoing endoscopy while they were pregnant: A nationwide cohort study. Gastroenterology. 2017;152(3):554-63.

Mahadevan U, Martin CF, Sandler RS, Dubinsky M, Lewis JD, Sandborn WJ et al. PIANO: A 1000 patient prospective registry of pregnancy outcomes in women with IBD exposed to immunomodulators and biologic therapy. Gastroenterology. 2012;142(Suppl 1):S-149.

Mariette X, Förger F, Abraham B, Flynn AD, Moltó A, Flipo RM et al. Lack of placental transfer of certolizumab pegol during pregnancy: Results from CRIB, a prospective, postmarketing, pharmacokinetic study. Ann Rheum Dis. 2018 Feb;77(2):228-33.

Mendez-Sanchez N, Chavez-Tapia NC, Uribe M. Pregnancy and gallbladder disease. Ann Hepatol. 2006;5(3):227-30.

Nguyen GC, Seow CH, Maxwell C, Huang V, Leung Y, Jones J et al. The Toronto Consensus Statements for the Management of Inflammatory Bowel Disease in Pregnancy. Gastroenterology. 2016 Mar;150(3):734-57.

Pardi DS. Diagnosis and Management of Microscopic Colitis. Am J Gastroenterol. 2017;112(1):78-85.

Rodríguez-Morales AJ, Barbella RA, Case C, Arria M, Ravelo M, Perez H et al. Intestinal Parasitic Infections Among Pregnant Women in Venezuela. Infect Dis Obstet Gynecol. 2006;2006:23125.

Shergill AK, Ben-Menachem T, Chandrasekhara V, Chathadi K, Decker GA, Evans JA et al. ASGE Standard of Practice Committee. Guidelines for endoscopy in pregnant and lactating women. Gastrointest Endosc. 2012;76(1):18-24.

Thukral C, Wolf JL. Therapy insight: Drugs for gastrointestinal disorders in pregnant women. Nat Clin Pract Gastroenterol Hepatol. 2006 May;3(5):256-66.

Uppal V, Kreiger P, Kutsch E. Eosinophilic Gastroenteritis and Colitis: A Comprehensive Review. Clin Rev Allergy Immunol. 2016;50(2):175-88.

Van Der Woude CJ, Ardizzone S, Bengtson MB, Fiorino G, Fraser G, Katsanos K et al. The second European evidenced-based consensus on reproduction and pregnancy in inflammatory bowel disease. J Crohns Colitis. 2015 Feb; 9(2):107-24.

76

Doenças Hepáticas e Pancreáticas

Elaine Cristina de Ataíde
Tiago Sevá Pereira
Daniel Ferraz de Campos Mazo
Simone Reges Perales
Marlone Cunha da Silva

Alterações laboratoriais ou de exames de imagem, bem como manifestações clínicas relacionadas ao fígado e às vias biliares, incluindo o pâncreas, necessitam de avaliação especializada, pois podem determinar doenças corriqueiras e sem repercussão clínica, como também doenças graves, que ameaçam a vida da mãe e do feto.

Dividiremos este capítulo em quatro partes: 1) gravidez e doenças hepáticas preexistentes; 2) doenças hepáticas específicas da gestação; 3) abdome agudo na gestação; e 4) gravidez e nódulos hepáticos. Dessa maneira, fica mais fácil a compreensão de ampla variedade de afecções possíveis.

Gravidez e doenças hepáticas preexistentes

Portadoras de hepatite autoimune (HAI), principalmente quando a doença está controlada, têm possibilidade de engravidar. Durante o período de gravidez pode haver reativação da doença em até 20% dos casos, e em até 50% após o parto. As gestações em pacientes com HAI têm menor taxa de sucesso, e maior risco de complicações, como prematuridade, necessidade de cuidado neonatal intensivo ou descompensação hepática da mãe, especialmente nas pacientes que já apresentam cirrose. É recomendada monitorização frequente da atividade da doença, e habitualmente se sugere continuar com o tratamento, seja com corticoides e/ou azatioprina.

A infecção pelo vírus da hepatite C deve ser investigada em todas as gestantes, e a transmissão materno-fetal é descrita em até 6% em casos de monoinfecção, porém até o momento não há qualquer profilaxia conhecida, assim como não há orientação específica para via de parto. O tratamento usual de hepatite C crônica é contraindicado durante a gestação, principalmente quando o esquema terapêutico inclui a ribavirina, pelo risco de teratogênese, ou pela falta de dados que comprovem a segurança da maior parte das outras drogas. As diretrizes brasileiras recomendam que homens e mulheres devem ser orientados a usar métodos contraceptivos seguros durante o tratamento e até 6 meses após seu término.

No caso das infecções pelo vírus da hepatite B, as manifestações e a evolução clínica, sejam agudas ou crônicas, são semelhantes às das pacientes não gestantes, e sua presença habitualmente não modifica a evolução obstétrica. Porém, deve-se atentar para o risco de transmissão materno-fetal, que é causa bastante frequente nas infecções crônicas pelo vírus da hepatite B, especialmente em áreas endêmicas. Em gestantes com presença do antígeno HBs, a imunoprofilaxia (imunoglobulina para a mãe + vacinação do RN nas primeiras 12 horas, seguida de outras duas doses de vacina) mostrou-se efetiva para impedir a transmissão, porém 8 a 10% de falha ainda pode ocorrer. Os principais fatores de risco maternos para a transmissão são a positividade do antígeno HBe e carga viral elevada, por isso diretrizes internacionais recomendam o tratamento com Tenofovir no 3º trimestre para gestantes com carga viral superior a 200.000 UI/mL.

A insuficiência hepática crônica ocasiona diminuição da fertilidade, por isso a ocorrência de gravidez em mulheres com cirrose hepática é menos frequente. Há maiores taxas de aborto, além de prematuridade e crianças com baixo peso, porém não há indicação de interromper a gravidez pela simples presença de doença hepática. A gravidez pode causar aumento da hipertensão portal em decorrência do aumento do volume plasmático, por isso há risco de complicações como o aparecimento de ascite e hemorragia digestiva em pacientes com varizes esofagogástricas, em especial naquelas que já apresentaram sangramento prévio. Recomenda-se a realização de endoscopia digestiva para rastreamento de varizes, preferencialmente antes da gestação. Em casos de pacientes com cirrose que já se encontram grávidas, a endoscopia também é indicada, e deve ser feita no 2º trimestre. O tratamento não difere do indicado para mulheres não gestantes, e a ligadura elástica, quando indicada, deve ser feita até a erradicação das varizes.

Não relacionada às doenças hepáticas preexistentes, citaremos a hepatite por vírus A, de transmissão fecal-oral, determinando quadro agudo, não havendo risco de uma doença mais grave durante a gestação. A hepatite vírus E tende a ser grave na gestante, com maior risco de quadros fulminantes, mas não é um problema no nosso meio.

Doenças hepáticas específicas da gestação

Durante a gestação, as enzimas hepáticas mantêm-se baixas, exceto a fosfatase alcalina, que tem um incremento decorrente da produção placentária. Elevações de enzimas hepáticas, se persistentes, devem indicar algo a ser investigado. As doenças hepáticas específicas da gestação incluem: hiperêmese gravídica, colestase intra-hepática, síndrome HELLP (hemólise, elevação de enzimas hepáticas e plaquetopenia) e esteatose hepática aguda da gestação.

Hiperêmese gravídica

Apesar de náusea e vômitos ocorrerem em até 80% das gestações, 0,5 a 2% das gestantes podem ser acometidas pelo que chamamos de hiperêmese gravídica (HG). Tal condição ocorre geralmente no 1º trimestre e é caracterizada por náusea e vômitos graves e persistentes, podendo causar desidratação, distúrbios metabólicos, déficits nutricionais e perda de peso. Geralmente os sintomas regridem antes da 20ª semana, mas cerca de 10% das gestantes podem mantê-los em menor proporção até o parto. Diversos fatores fisiopatogênicos já foram propostos, e possivelmente a gênese da HG é multifatorial, envolvendo mecanismos hormonais, motilidade gástrica, alterações enzimáticas, como desidrogenase 3-hidroxiacetil-CoA de cadeia longa (LCHAD) e carnitina palmitoiltransferase I. Os principais fatores de risco são multiparidade, gestação molar e anormalidades fetais, como hidrocefalia.

Em metade dos casos existe acometimento hepático, sendo a HG a principal causa de elevação de enzimas hepáticas no 1º trimestre. Esses aumentos, geralmente de AST e ALT (aspartato e alanina aminotransferase), são leves (até 200 a 300 UI/L), e a icterícia é um evento raro. De qualquer maneira, deve ser feita a exclusão de outras causas de hepatopatias. As elevações de enzimas são transitórias, reduzem com a melhora clínica da paciente e geralmente não é necessário realizar biópsia hepática.

O prognóstico da HG usualmente é bom; entretanto, sintomas persistentes e desidratação acentuada requerem internação hospitalar para administração de antieméticos por via endovenosa, além de hidratação e correção das alterações eletrolíticas e metabólicas e administração de vitaminas, como tiamina; se necessário, pode-se prescrever nutrição parenteral. Tratamento com corticoides parece não ser efetivo, porém alguns grupos o prescrevem em caso de refratariedade. Nesse contexto é importante o diagnóstico diferencial com hipertireoidismo, gastroenterites, colecistolitíase, infecção por *Helicobacter pylori*, doença ulcerosa péptica, parasitoses e causas neurológicas, como neoplasias ou infecções do sistema nervoso central.

Colestase intra-hepática da gravidez

Colestase intra-hepática da gravidez (ICP) é a doença hepática específica mais comum da gestação, afetando aproximadamente 0,1 a 5% das gestantes. É reversível, geralmente começando no 2º ou 3º trimestre da gravidez e caracterizada por prurido com elevação da concentração sérica de ácidos biliares e/ou de enzimas hepáticas, na ausência de outra desordem hepatobiliar ou sistêmica. Apresenta alívio espontâneo dos sinais e sintomas geralmente dentro de 6 semanas após o parto, e alta taxa de recorrência em gestações subsequentes (40 a 92%). Está associada a desfechos adversos gestacionais, incluindo risco aumentado de parto prematuro (iatrogênico e espontâneo), líquido amniótico meconial, depressão neonatal, síndrome do desconforto respiratório neonatal e óbito fetal.

Fisiopatologicamente, na ICP existe um transporte biliar anormal através da membrana canalicular, com etiologia complexa e multifatorial, apresentando componentes genéticos, endócrinos e ambientais.

O quadro clínico começa com prurido, de leve a intenso, começando nas palmas e plantas e evoluindo para generalizado e com piora à noite. Podem acompanhar náuseas, dor em hipocôndrio direito, inapetência, privação de sono e esteatorreia. Ao exame físico podem ser encontradas lesões de pele secundárias às escoriações pelo prurido, e até 25% das pacientes podem apresentar icterícia, surgindo 1 a 4 semanas após o início do prurido.

Achados laboratoriais incluem aumento dos níveis séricos de ácidos biliares em mais de 90% dos casos. O prurido pode preceder à elevação dos ácidos biliares, dessa forma a avaliação dos níveis deve ser repetida a cada 1 a 2 semanas, se inicialmente normais e sintomas persistirem. As transaminases podem estar elevadas em até 60% dos casos, geralmente < 2 vezes o limite superior da normalidade (LSN); a fosfatase alcalina pode estar elevada até 4 vezes o LSN. A bilirrubina sérica, quando está elevada, geralmente apresenta níveis < 5 mg/dL. Uma importante pista diagnóstica é que, diferentemente de outras doenças hepáticas colestáticas, os níveis de gama GT geralmente estão normais ou pouco elevados na ICP. O tempo de protrombina geralmente está normal (porém pode estar alterado secundariamente à deficiência de vitamina K por má absorção de gordura secundária a esteatorreia), e exames de imagem hepáticos não apresentam alterações na ICP.

Seu diagnóstico é baseado na presença de prurido associado à elevação dos níveis séricos de ácidos biliares totais (> 10 μmol/L), elevação de transaminases ou ambos, na ausência de doenças com achados clínicos e laboratoriais semelhantes. As complicações fetais estão relacionadas com a magnitude da elevação materna sérica dos ácidos biliares e com o avanço da idade gestacional, decorrentes de arritmia fetal/vasoespasmo placentário. Colestase grave é definida quando níveis séricos de ácidos biliares totais estão

> 40 µmol/L, com risco ainda mais elevado de complicações fetais quando > 100 µmol/L.

O tratamento está indicado para reduzir os sintomas e reduzir a morbimortalidade perinatal. O ácido ursodesoxicólico (AUDC) via oral na dose de 10 a 15 mg/kg/dia é a terapia de escolha, com programação do parto de acordo com a idade gestacional, os sintomas e a gravidade da colestase. A tomada de decisão clínica é baseada nos sintomas maternos e no maior nível total de ácidos biliares antes do início do tratamento com AUDC. Pacientes com níveis séricos de ácidos biliares totais > 40 e < 100 µmol/L em período gestacional, < 36 semanas, devem ser avaliadas de maneira individualizada, com aconselhamento cuidadoso. A maioria dos autores recomenda indução do parto com 37 semanas de gestação, já que morte súbita fetal é infrequente antes de 36 semanas.

O prurido geralmente resolve dentro de dias após o parto. Recomenda-se monitorar a bioquímica hepática das pacientes em 2 a 4 semanas do fim da gravidez e orientar sobre o risco de recorrência da ICP em futuras gestações. Caso persistam sintomas e/ou alterações laboratoriais, avaliação por especialista é recomendada.

Pré-eclâmpsia e síndrome HELLP

A pré-eclâmpsia é a complicação séria mais comum, ocorrendo em cerca de 5 a 10% das gestações; destas, 12 a 20% evoluirão para síndrome HELLP (SH). Uma variedade de fatores genéticos e imunológicos parece estar envolvida na fisiopatogenia da pré-eclâmpsia. Alterações perfusionais na placenta parecem aumentar a sensibilidade ao vasoespasmo, causando injúria em vários órgãos, inclusive no fígado. Pré-eclâmpsia é definida como aumento recente da pressão arterial sistólica (> 140 mmHg) ou diastólica (> 90 mmHg) associada a proteinúria (> 300 mg em 24 horas), geralmente depois da 20ª semana de gestação. Clinicamente, há edema, tontura, geralmente sem dor abdominal. Os fatores de risco são diabetes, hipertensão arterial e obesidade prévias, primiparidade, extremos de idades (< 16 e > 40 anos) e gestação gemelar.

O quadro pode resultar em restrição do crescimento fetal e morte perinatal. Na gestante, quando a evolução é ruim, ocorrem insuficiência renal, edema agudo pulmonar, acidente vascular cerebral hemorrágico, convulsão (eclâmpsia), SH e morte. O controle da pressão pode ser feito com metildopa, hidralazina, betabloqueadores ou bloqueadores dos canais de cálcio com o objetivo de manter a pressão arterial menor que 155 × 100 mmHg; a prevenção da eclâmpsia é feita com sulfato de magnésio endovenoso. Havendo maturação fetal, a interrupção da gestação na pré-eclâmpsia grave e na eclâmpsia reduz a chance de complicações para a mãe e para o feto.

A SH tem instalação rápida e é caracterizada por hemólise, elevação de enzimas hepáticas e plaquetopenia; acontece geralmente no 3º trimestre, mas pode se manifestar após o parto. Clinicamente, pode haver dor abdominal, náusea, vômitos, edema e tontura, que acompanham a pré-eclâmpsia, mas cerca de 20% das gestantes podem não manifestar pré-eclâmpsia antes da SH. Em uma série que avaliou 437 pacientes em 442 gestações com SH, 30% aconteceram após o delivramento e 11% aconteceram antes da 27ª semana.

Não existem biomarcadores específicos disponíveis, então as alterações laboratoriais e o quadro clínico vão determinar o diagnóstico. A classificação de Tennessee pode ser usada para definição diagnóstica, e a de Mississippi divide a SH em diferentes estágios de gravidade (Quadro 76.1). Os exames que compõem essas classificações são aminotransferases, plaquetas, desidrogenase láctica e também bilirrubinas. Reforçam o diagnóstico níveis reduzidos de haptoglobina e a presença de esquizócitos, já que na SH ocorre anemia hemolítica microangiopática.

A apresentação clínica e a laboratorial das doenças hepáticas específicas da gestação muitas vezes se entrelaçam e fica difícil fazer o diagnóstico diferencial (Quadro 76.2). Outras condições graves que podem ser confundidas são púrpura trombocitopênica trombótica e síndrome hemolítico-urêmica.

Em geral, a elevação é de AST e ALT e é variável (3 a 30 vezes LSN), e, quando os níveis estão além de 1.000 UI/mL, o risco de complicações aumenta. Nesse contexto, a dor

	Quadro 76.1 Classificações de Mississippi e Tennessee na síndrome HELLP.	
HELLP	*Classificação Mississippi*	*Classificação Tennessee*
Classe 1 (grave)	AST ou ALT ≥ 70 UI/L DHL ≥ 600 UI/L Plaquetas ≤ 50.000/mm³	AST ≥ 70 UI/L DHL ≥ 600 UI/L ou BT ≥ 1,2 mg/dL Plaquetas ≤ 50.000/mm³
Classe 2 (moderada)	AST ou ALT ≥ 70 UI/mL DHL ≥ 600 UI/mL Plaquetas 50 a 100/mm³	Não aplicado
Classe 3 (leve)	AST ou ALT ≥ 40 UI/mL DHL ≥ 600 UI/mL Plaquetas 100 a 150.000/mm³	Não aplicado
HELLP parcial	Presença de pré-eclâmpsia grave + critérios incompletos de HELLP (p. ex., aumento de enzimas hepáticas e plaquetopenia, sem hemólise).	

HELLP: hemólise, elevação de enzimas hepáticas e plaquetopenia; AST: aspartato aminotransferase; ALT: alanina aminotransferase; DHL: desidrogenase láctica; BT: bilirrubinas totais.
Fontes: Than e Neuberger, 2013; Mikolasevic et al., 2018; e Ahmed et al., 2013.

Quadro 76.2
Diagnóstico diferencial entre colestase intra-hepática, pré-eclâmpsia grave, SH e esteatose hepática aguda da gravidez.

	Colestase intra-hepática	*Pré-eclâmpsia*	*Síndrome HELLP*	*Esteatose hepática aguda*
Prevalência	0,1 a 5%	5 a 10%	0,1%	0,01%
Período	2°/3° trimestres	A partir da 22ª semana	Do final do 2° trimestre até o pós-parto inicial	3° trimestre
Achados clínicos	Prurido, icterícia (25%)	Hipertensão, edema	Dor abdominal, náusea e vômitos, hipertensão	Dor abdominal, náusea, vômitos, tontura, ascite, icterícia
Achados laboratoriais	Elevação dos ácidos biliares (> 10 µmol/L), elevação de bilirrubinas (< 5 mg/dL), ↑transaminases (1 a 5x), ↑fosfatase alcalina. Gama GT normal ou pouco elevada	Proteinúria, elevação discreta de AST e ALT, disfunção renal, sem coagulopatia	Anemia hemolítica, elevação de DHL, AST e ALT, plaquetopenia, proteinúria, disfunção renal, geralmente sem coagulopatia	Hipoglicemia, aumento importante de AST, ALT, bilirrubinas, leucocitose, coagulopatia, disfunção renal, queda do fibrinogênio, plaquetas podem estar inalteradas, CIVD
Manejo	Ácido ursodesoxicólico e parto com 37 semanas	Controle da hipertensão, sulfato de magnésio	Controle da hipertensão, sulfato de magnésio, interrupção da gestação	Interrupção da gestação, plasmaférese, transplante hepático
Desfecho	Parto prematuro espontâneo (30 a 40%), natimorto (até 3,5%)	Mortalidade materna 1%, mortalidade fetal baixa	Mortalidade materna 5%, mortalidade fetal até 20%	Mortalidade materna até 10%, mortalidade fetal até 45%

SH: síndrome HELLP; AST: aspartato aminotransferase; ALT: alanina aminotransferase; DHL: desidrogenase láctica; CIVD: coagulação intravascular disseminada.
Fontes: Than e Neuberger, 2013; Mikolasevic et al., 2018; e Ahmed et al., 2013.

abdominal de forte intensidade pode requerer a realização de exames de imagem como tomografia computadorizada ou ressonância magnética (RM) para detecção de complicações, como infartos, hematomas ou rupturas hepáticas. Biópsia hepática não tem papel no diagnóstico da SH e não muda o tratamento.

O tratamento para SH (além das medidas terapêuticas para a pré-eclâmpsia, se houver) é a retirada do feto e da placenta. O uso de corticosteroides está indicado para a maturação pulmonar entre 24 e 34 semanas; no pós-parto essa indicação é controversa. Geralmente se esperam 24 horas após a última dose da dexa ou betametasona para interromper a gestação, porém situações que ameacem a vida da mãe, como disfunções multiorgânicas, coagulopatia grave e infartos hepáticos extensos, podem tornar mais urgente essa ação.

Os hematomas hepáticos geralmente são contidos pela cápsula de Glisson, mas pode haver laceração para a cavidade abdominal, causando hemoperitônio, insuficiência renal e choque. Se este for corrigido, em alguns casos pode ser tentada terapia endovascular (embolização), mas se houver instabilidade hemodinâmica, pode ser necessário tratamento cirúrgico, sendo rara a indicação de transplante hepático. As alterações laboratoriais podem levar até 2 semanas para a regressão.

A mortalidade materna na pré-eclâmpsia é de cerca de 1%, sendo a prematuridade uma complicação comum. Na SH, a mortalidade materna gira em torno de 5 a 10%, e a perinatal, 10 a 20%. Nos casos em que há ruptura hepática ou placentária, a mortalidade materna e a fetal podem chegar a 50 e 80%, respectivamente.

Esteatose hepática aguda da gravidez

A esteatose hepática aguda da gravidez (EHAG) é uma doença incomum, afetando 1 em cada 7 mil a 20 mil gestações, que geralmente ocorre no 3º trimestre (> 30 semanas), mas pode apresentar-se tão precoce quanto na 22ª semana de gestação, e até no pós-natal (em 20% dos casos). Trata-se de uma emergência obstétrica potencialmente fatal, que exige diagnóstico e manejo imediatos para minimizar a mortalidade materna e fetal.

A fisiopatologia da doença ainda é desconhecida, mas defeitos no metabolismo dos ácidos graxos têm sido descritos em cerca de 20% das pacientes com diagnóstico de EHAG. O defeito mais comum é uma β-oxidação mitocondrial anormal causada por deficiências na atividade da enzima LCHAD. Esse defeito resulta em acúmulo de ácidos graxos e ácidos graxos 3-hidróxi, que promovem lesão oxidativa e dano subcelular envolvendo mitocôndrias, peroxissomos e microssomas. A placenta é capaz de gerenciar o metabolismo dos ácidos graxos, incluindo enzimas e proteínas de transporte, e pertence genotipicamente ao feto, compartilhando com ele as mesmas atividades enzimáticas. Portanto, sempre que o feto é afetado por defeitos na oxidação de ácidos graxos, a placenta acumula ácidos graxos e metabólitos de ácidos graxos 3-hidróxi que entram no sangue materno, resultando em toxicidade para o fígado da mãe. A atividade de LCHAD na placenta diminui ao longo da gravidez, com uma redução significativa após a 29ª semana, o que é paralelo à observação clínica de que a maioria dos casos de EHAG ocorre após a 30ª semana. Entretanto, a deficiência fetal de LCHAD não determina necessariamente a EHAG nas gestantes, e outras mutações que levam a defeitos de β-oxidação mitocondrial (como na acetil-CoA desidrogenase de cadeia curta, de cadeia média, e na carnitina palmitoiltransferase) podem estar presentes.

Os fatores de risco potenciais para EHAG incluem deficiência fetal de LCHAD, episódios prévios de EHAG, gestação múltipla, pré-eclâmpsia ou SH, feto masculino e baixo índice de massa corpórea (< 20 kg/m²). A EHAG tipicamente acontece entre a 30ª e a 38ª semanas de gravidez, e a maioria das acometidas se queixa de sintomas inespecíficos como náuseas, vômitos e dor abdominal, seguidos por cefaleia e fadiga. À medida que a doença progride, sinais e sintomas relacionados à insuficiência hepática aguda invariavelmente aparecem, incluindo icterícia, encefalopatia hepática, hipoglicemia e coagulopatia intravascular disseminada. A maioria das pacientes desenvolve lesão renal aguda e progride frequentemente para falência de múltiplos órgãos. Até 50% das pacientes podem apresentar sinais de pré-eclâmpsia.

Achados laboratoriais incluem elevação de transaminases (5 a 10 vezes LSN) em praticamente todos os casos, podendo estar presentes também níveis séricos elevados de bilirrubina (geralmente acima de 5 mg/dL), creatinina, contagem de glóbulos brancos, amônia e ácido úrico. Redução de níveis séricos de glicose, trombocitopenia, hipoalbuminemia e coagulopatia também são observados. A ultrassonografia de abdome é rotineiramente realizada nesse contexto, apesar do achado clássico de fígado brilhante sugestivo de esteatose ser altamente variável na literatura (variando de 25 a 80%). Um conjunto de achados conhecidos como critérios de Swansea (Quadro 76.3) foi descrito para facilitar o diagnóstico de EHAG, limitando o uso de biópsia hepática para detectar a característica esteatose microvesicular difusa/perivenular (raramente realizada na prática clínica).

Quadro 76.3
Critérios de Swansea para a definição de esteatose hepática aguda da gravidez (EHAG).

- Vômito
- Dor abdominal
- Polidipsia/poliúria
- Encefalopatia
- Bilirrubina > 0,8 mg/dL
- Hipoglicemia < 72 mg/dL
- Ácido úrico > 5,72 mg/dL
- Contagem de glóbulos brancos > 11 × 10^9/L
- Ascite
- Alanina aminotransferase > 42 U/L
- Amônia > 75 µg/dL (47 µmol/dL)
- Lesão renal aguda ou creatinina sérica > 1,7 mg/dL
- Coagulopatia ou TP > 14 segundos ou TTPa > 34 segundos
- Fígado brilhante à ultrassonografia
- Esteatose microvesicular na biópsia hepática

Presença de seis ou mais critérios na ausência de outra doença hepática da gravidez indica o diagnóstico. TP: tempo de protrombina; TTPa: tempo de tromboplastina parcial ativada.
Fontes: Than e Neuberger, 2013; Ahmed et al., 2013.

O manejo inicial da paciente com EHAG inclui o parto imediato, independentemente da idade gestacional. Deve ser fornecido tratamento médico para estabilizar a mãe enquanto o fígado se recupera. Embora possa não ser possível distinguir entre EHAG, SH e pré-eclâmpsia com sinais de gravidade, o manejo clínico é similar (parto e suporte materno) para as três enfermidades. Desse modo o parto não deve ser atrasado na tentativa de tal distinção. O transplante ortotópico de fígado foi reportado em vários casos como um tratamento de resgate para pacientes que não se recuperam com tratamento conservador após o parto. Recente estudo de registro americano de transplante (Kushner et al., 2019) descreveu taxas mais elevadas de disfunção do enxerto no contexto de EHAG, quando comparadas a insuficiência hepática aguda por acetaminofeno/outras etiologias. O escore de MELD na EHAG se correlaciona linearmente com mortalidade e complicações perinatais, e, quando ≥ 30, identifica os casos mais graves.

Na maioria dos casos de EHAG, a resolução completa e a normalização da função hepática ocorrem dentro de 1 semana a 10 dias após o parto. As taxas de mortalidade materna, que no passado chegavam a 75%, diminuíram para menos de 10% na atualidade. Filhos de paciente com EHAG devem ser submetidos a testes moleculares para a deficiência de LCHAD, bem como o monitoramento de suas manifestações, incluindo hipoglicemia e fígado gorduroso.

Abdome agudo na gestação

Colecistite

O manejo de pacientes grávidas com abdome agudo não obstétrico é uma questão delicada. Não apenas existem aspectos técnicos e fisiológicos a serem considerados, mas também uma apreensão contínua com saúde da mãe e do feto.

O abdome agudo não obstétrico ocorre em cerca de 1 a cada 500 gestantes.

A colecistite aguda é a segunda causa mais comum de abdome agudo inflamatório, perdendo apenas para a apendicite, com uma incidência de 0,05 a 0,8% entre as gestantes. A colecistite pode afetar até 20% das mulheres aos 40 anos de idade. Outras complicações dos cálculos biliares variam desde sintomas frequentes de cólica biliar a pancreatite ou mesmo colangite, com diferentes graus de morbimortalidade.

A gravidez é um fator de risco independente para maior prevalência de cálculos biliares. Alterações hormonais e fisiológicas aumentam o risco de formação de cálculos durante a gravidez. Peso corporal elevado é outro fator de risco; portanto, em grávidas com obesidade pode-se esperar um aumento na incidência de doenças relacionadas ao cálculo biliar.

Os cálculos biliares sintomáticos podem apresentar características típicas da cólica biliar com desconforto abdominal pós-prandial, distensão abdominal, náusea e dor leve a severa no quadrante superior direito ou epigástrio. Como não há alterações anatômicas importantes, as características clínicas são semelhantes às adultas não grávidas e o diagnóstico geralmente é simples. O sinal de Murphy é normalmente positivo. Ultrassonografia (USG) de abdome é o método de investigação de escolha, com sensibilidade de 95%, podendo detectar cálculos biliares medindo até 2 mm.

Até a década passada a abordagem conservadora era muito defendida, sendo a intervenção cirúrgica usada apenas nos casos mais graves ou quando o tratamento conservador falhava.

Recentemente vem sendo demonstrado que o tratamento conservador não é isento de riscos, com necessidade de cirurgia em 27 a 36% das pacientes com doença biliar sintomática, muitas vezes em condições mais graves. Por essa razão, a conduta cirúrgica precoce tem sido paulatinamente aventada.

Revisões recentes na literatura e metanálises apontam que o retardo na indicação de colecistectomia em grávidas está mais associado a sepse, fenômenos tromboembólicos e internação prolongada dessas pacientes, além de piora da morbidade fetal.

Outro fator a considerar é que o risco de recidiva e nova admissão por patologia biliar está entre 38 e 69%. Embora a maioria seja tratada conservadoramente na cólica biliar simples, cada novo episódio aumenta em 23% o risco de complicações, como colecistite e pancreatite, elevando assim a chance de desfechos desfavoráveis.

O desenvolvimento de técnicas e estratégias cirúrgicas, anestésicas e obstétricas reduziu os riscos da intervenção, que agora é considerada segura e viável em todos os trimestres, sendo mais bem realizada durante o 2º trimestre, pois o feto concluiu a organogênese e o útero não tem tamanho muito aumentado.

A colecistectomia laparoscópica é o procedimento cirúrgico de eleição, com diminuição da morbidade materna e perinatal. Esse procedimento deve ser realizado por cirurgiões experientes em centros com disponibilidade de atendimento obstétrico e neonatal.

A manutenção de uma pressão intra-abdominal abaixo de 10 a 15 mmHg pode ser utilizada para minimizar hipercapnia significativa e acidose respiratória na mãe e no feto, além de manter retorno venoso adequado e de fornecer visibilidade adequada da cavidade intra-abdominal. Uma inclinação lateral esquerda da paciente também pode ajudar a reduzir a compressão da veia cava inferior e aorta, e evitar a diminuição do suprimento sanguíneo para o útero. Com relação à monitoração fetal, recomenda-se que, se o feto for considerado viável, a monitoração da frequência cardíaca e da contração uterina seja realizada antes e após o procedimento para avaliar o bem-estar fetal.

Silvestri et al. compararam 32.479 mulheres não grávidas e 436 grávidas, investigando a segurança da colecistectomia durante a gravidez do ponto de vista materno. As gestantes apresentaram taxas semelhantes de complicações, sugerindo que a gravidez não aumenta a morbidade materna no pós-operatório.

Pancreatite aguda

A pancreatite aguda durante a gravidez é uma doença rara, com taxa de incidência estimada em cerca de 1 caso por mil a 10 mil gestações. O diagnóstico é mais frequente em pacientes multíparas (75%), raro durante o 1º e o 2º trimestres (12%), geralmente ocorrendo durante o 3º trimestre (50%) ou no período pós-parto precoce (38%). Na maioria das vezes é uma doença autolimitada, mas pode evoluir para uma condição mais grave associada a falência de múltiplos órgãos, choque e morte. A taxa de mortalidade materna é de 1%, e a taxa de parto prematuro é de cerca de 20%.

A causa mais frequente de pancreatite na gravidez é a colelitíase (70%). Muito raramente, a pancreatite pode estar associada à pré-eclâmpsia ou eclâmpsia. A apresentação clássica é semelhante à de adultas não grávidas, havendo náusea, vômito e dor epigástrica súbita e rapidamente progressiva com irradiação para as costas, refratária a doses usuais de analgésicos. A amilase e a lipase séricas se elevam, sendo a lipase mais específica.

A USG abdominal é segura e tem maior sensibilidade que a tomografia computadorizada para detectar cálculos biliares nos casos de pancreatite. A RM é o próximo exame a ser solicitado, podendo fornecer informações sobre pancreatite e suas complicações (edema, pseudocistos, pancreatite hemorrágica). Também tem a vantagem de não causar toxicidade fetal, pois o contraste usado é o gadolíneo, e não o iodo, que pode induzir hipotireoidismo fetal.

O tratamento é geralmente conservador, jejum, hidratação adequada, correção de eletrólitos e analgésicos. A meperidina (petidina) é o analgésico de escolha, e a administração em curto prazo é relativamente segura na gravidez. Na maioria das pacientes, a melhora clínica ocorre em cerca de 5 dias. O papel dos antibióticos, nutrição parenteral ou enteral por sonda nasoentérica pós-pilórica, e intervenção cirúrgica, devem ser considerados em casos de complicações como abscesso, hemorragia, necrose ou sepse.

Colangite

A colangite geralmente se apresenta como febre/calafrios, icterícia e dor intermitente no abdome superior (tríade de Charcot). Quando há confusão mental e hipotensão, é esperado um pior desfecho.

A tríade de Charcot é 95% específica e 26% sensível para o diagnóstico. As investigações são iguais às de mulheres não grávidas e consistem em USG e colangiorressonância associadas a testes de função hepática demonstrando padrão obstrutivo de icterícia.

A USG tem sensibilidade de 30%. A colangiorressonância é uma excelente modalidade diagnóstica na gravidez e não está associada a desfechos ruins para o feto.

O tratamento é feito com suporte hidroeletrolítico, antibióticos endovenosos e terapia invasiva, como intervenção cirúrgica ou colangiopancreatografia retrógrada endoscópica (CPRE), sendo esta última o tratamento de escolha.

CPRE na gestação

Além dos riscos usuais associados à CPRE, surgem algumas preocupações inerentes a uma grávida, incluindo exposição à radiação, teratogenicidade da medicação, anestesia e alterações na anatomia materna. No entanto, esse procedimento tem sido seguro em casos bem indicados. Estudos sobre CPRE sem radiação (CPRE-SR) usando canulação biliar guiada por fio guia e coledocoscopia foram recentemente publicados, concluindo ser um tratamento seguro e eficaz para a coledocolitíase sintomática durante a gravidez.

Também, a técnica de CPRE em dois estágios foi descrita em alguns relatos e consiste em: durante a gravidez, realização de CPRE-SR com aspiração biliar empírica e prótese de colédoco visando à desobstrução; após o parto, uma CPRE é repetida para remover o *stent* e garantir a limpeza de cálculos em colédoco. No entanto, ainda é necessária uma vasta experiência em CPRE nessa técnica, pois a colocação de *stent* sem fluoroscopia pode levar ao extravio deste.

O manejo de gestantes com doença pancreática biliar, portanto, requer abordagem multidisciplinar, com uma equipe clínico-cirúrgica que inclui gastroenterologista, gastrocirurgião, obstetra/perinatologista e anestesiologista, preferencialmente especializado em anestesiologia obstétrica. A experiência e os conhecimentos necessários geralmente são encontrados em um centro médico acadêmico terciário.

Gravidez e nódulos hepáticos

Com a melhora dos métodos de imagem, a detecção de lesões focais hepáticas na gestação tem sido cada vez mais comum. É difícil definir uma incidência precisa, pois muitas são assintomáticas, e os sintomas podem ser atribuídos à gestação. As lesões identificadas durante a gravidez são mais comumente benignas, sendo as mais comuns: hemangioma, adenomas e hiperplasia nodular focal.

Hemangioma

Hemangiomas são os tumores benignos mais comuns do fígado. Eles são compostos de múltiplos vasos sanguíneos revestidos por uma única camada de células endoteliais dentro de um estroma fibroso fino. Os hemangiomas hepáticos são considerados malformações vasculares congênitas. A maioria é assintomática e menos de 5% têm risco de ruptura.

O tratamento é conservador, e é improvável que pequenos hemangiomas hepáticos desenvolvam complicações durante a gravidez ou com o uso de pílulas contraceptivas orais (ACO), não havendo contraindicação ao uso dessas medicações após o parto. O monitoramento conservador durante a gravidez é aconselhável para pacientes com lesões grandes ou múltiplas.

Adenoma

O adenoma hepatocelular é um tumor benigno do fígado que ocorre, particularmente, em mulheres entre 20 e 44 anos. Mostra uma incidência estimada de 1 a 1,3 por 1 milhão de mulheres que nunca usaram ACO, em comparação com 30 a 40 por 1 milhão de mulheres que fizeram uso de ACO. Em 70 a 80% dos casos há uma única lesão, e a presença de dez ou mais lesões é conhecida como adenomatosa hepática.

Gestantes com adenomas são geralmente assintomáticas e apresentam prognóstico favorável, mas pode haver aumento das lesões pela estimulação hormonal. Tumores > 5 cm e subtipo inflamatório têm maior risco para complicações, como ruptura com sangramento e transformação maligna.

Segundo o *PALM-study* (van Aalten et al., 2012), foi sugerido que há segurança na gravidez em casos de um ou mais adenomas menores que 5 cm (sem intervenção anterior), pois nessa situação o risco de sangramento é pequeno; não obstante, deve ser realizada uma monitoração cuidadosa durante a gravidez por meio de USG (e RM em caso de crescimento). O risco de ruptura parece ser mais alto durante o 3º trimestre da gravidez. Segundo Gáspeas et al. (2020), o risco de sangramento foi definido como pequeno em adenomas com tamanho inferior a 5 cm, sendo indicado o acompanhamento dessas lesões e embolização em caso de aumento de 20% no seu maior diâmetro.

Hiperplasia nodular focal

A hiperplasia nodular focal é o segundo tumor benigno mais comum e é mais prevalente em mulheres entre 20 e 60 anos de idade. Não causa sintomas em 70 a 90% dos casos.

A presença de uma cicatriz central clássica permite um diagnóstico definitivo na maioria dos pacientes. Normalmente não está associada a complicações como sangramento, nem tem potencial para transformação maligna, não apresentando riscos maiores durante o período gestacional.

LEITURAS COMPLEMENTARES

Ahmed KT, Almashhrawi AA, Rahman RN et al. Liver diseases in pregnancy: Diseases unique to pregnancy. World J Gastroenterol; 2013.

Azab M, Bharadwaj S, Jayaraj et al. Safety of endoscopic retrograde cholangiopancreatography (ERCP) in pregnancy: A systematic review and meta-analysis. Saudi J Gastroenterol. 2019 Nov-Dec;25(6):341-54. Doi: 10.4103/sjg.SJG_92_19.

Azzaroli F, Mazzella G, Marchesini G, Brodosi L et al. Fatty liver in pregnancy: A narrative review of two distinct conditions. Expert Rev Gastroenterol Hepatol; 2020.

Barut B, Gönültaş F, Gök AFK, Şahin TT. Management of Acute Cholecystitis During Pregnancy: A Single Center Experience. Ulus Travma Acil Cerrahi Derg. 2019 Mar;25(2):154-8. Doi: 10.5505/tjtes.2018.82357.

Brady CW. Liver Disease in Pregnancy: Whats´s new. Hepatol Commun; 2020.

Cappell MS, Stavropoulos SN, Friedel D. Systematic review of safety and efficacy of therapeutic endoscopic-retrograde-cholangiopancreatography during pregnancy including studies of radiation-free therapeutic endoscopic-retrograde-cholangiopancreatography. World J Gastrointest Endosc. 2018 Oct 16;10(10):308-21.

Cobey FC, Salem RR. A review of liver masses in pregnancy and a proposed algorithm for their diagnosis and management. Am J Surg. 2004 Feb;187(2):181-91.

Date RS, Kaushal M, Ramesh A. A review of the management of gallstone disease and its complications in pregnancy. Am J Surg. 2008 Oct;196(4):599-608. Doi: 10.1016/j.amjsurg.2008.01.015. Epub 2008 Jul 9. Review.

Dhupar R, Smaldone GM, Hamad GG. Is there a benefit to delaying cholecystectomy for symptomatic gallbladder disease during pregnancy? Surg Endosc. 2010 Jan;24(1):108-12. Doi: 10.1007/s00464-009-0544-x.

Ducarme G, Maire F, Chatel P et al. Acute pancreatitis during pregnancy: A review. J Perinatol. 2014 Feb;34(2):87-94. Doi: 10.1038/jp.2013.161.

El-Messidi A, Alsarraj G et al. Evaluation of management and surgical outcomes in pregnancies complicated by acute cholecystitis. J Perinat Med. 2018 Nov 27;46(9):998-1003. Doi: 10.1515/jpm-2017-0085.

Erkılınç S, Eyi EGY. Factors contributing to adverse maternal outcomes in patients with HELLP syndrome. J Matern Fetal Neonatal Med; 2018.

European Association for the Study of the Liver. Electronic address: easloffice@easloffice.eu. European Association for the Study of the Liver. EASL 2017 Clinical Practice Guidelines on the management of hepatitis B virus infection. Journal of Hepatology; 2017;67.

García-Romero CS, Guzman C, Cervantes A, Cerbón M. Liver disease in pregnancy: Medical aspects and their implications for mother and child. Ann Hepatol; 2019.

Gaspersz MP, Klompenhouwer AJ, Broker MEE et al. Growth of hepatocellular adenoma during pregnancy: A prospective study. J Hepatol. 2020 Jan;72(1):119-24. Doi: 10.1016/j.jhep.2019.09.011.

Hedström J, Nilsson J, Andersson R, Andersson B. Changing management of gallstone-related disease in pregnancy – A retrospective cohort analysis. Scand J Gastroenterol. 2017 Sep;52(9):1016-21. Doi: 10.1080/00365521.2017.1333627.

Ibiebele I, Schnitzler M, Nippita T et al. Outcomes of Gallstone Disease during Pregnancy: A Population-based Data Linkage Study. Paediatr Perinat Epidemiol. 2017 Nov;31(6):522-30. Doi: 10.1111/ppe.12406.

Kanis SL, de Lima-Karagiannis A, de Boer NKH, van der Woude CJ. Use of Thiopurines During Conception and Pregnancy Is Not Associated with Adverse Pregnancy Outcomes or Health of Infants at One Year in a Prospective Study. Clin Gastroenterol Hepatol; 2017.

Katz L, de Amorim MM et al. Postpartum dexamethasone for women with hemolysis, elevated liver enzymes, and low platelets (HELLP) syndrome: A double-blind, placebo-controlled, randomized clinical trial. Am J Obstet Gyneco; 2008.

Kushner T, Tholey D, Dodge J, Saberi B et al. Outcomes of liver transplantation for acute fatty liver disease of pregnancy. Am J Transplant; 2019.

Kwon H, Lee M, Park HS, Yoon SH et al. Laparoscopic management is feasible for nonobstetric surgical disease in all trimesters of pregnancy. Surg Endosc. 2018 Jun;32(6):2643-9. Doi: 10.1007/s00464-018-6189-x.

Mack CL, Adams D, Assis DN, Kerkar N et al. Diagnosis and management of autoimmune hepatitis in adults and children: 2019 practice guidance and guidelines from the American Association for the study of liver diseases. Hepatology; 2019.

Mali P. Pancreatitis in pregnancy: Etiology, diagnosis, treatment, and outcomes. Hepatobiliary Pancreat Dis Int. 2016 Aug;15(4):434-8.

Mikolasevic I, Filipec-Kanizaj T, Jakopcic I et al. Liver Disease During Pregnancy: A Challenging Clinical Issue. Med Sci Monit; 2018.

Mukherjee R, Samanta S. Surgical emergencies in pregnancy in the era of modern diagnostics and treatment. Taiwan J Obstet Gynecol. 2019 Mar;58(2):177-82.

Nasioudis D, Tsilimigras D, Economopoulos KP. Laparoscopic cholecystectomy during pregnancy: A systematic review of 590 patients. Int J Surg. 2016 Mar;27:165-75. Doi: 10.1016/j.ijsu.2016.01.070. Epub 2016 Jan 28. Review.

Pan CQ, Duan Z-P, Bhamidimarri KR et al. An algorithm for risk assessment and intervention of mother to child transmission of hepatitis B virus. Clin Gastroenterol Hepatol; 2012.

Protocolo Clínico e Diretrizes Terapêuticas para Hepatite C e Coinfecções/Ministério da Saúde, Secretaria de Vigilância em Saúde, Departamento de Vigilância, Prevenção e Controle das Infecções Sexualmente Transmissíveis, do HIV/Aids e das Hepatites Virais. Brasília: Ministério da Saúde; 2019.

Ramin KD, Ramsey PS. Disease of the gallbladder and pancreas in pregnancy. Obstet Gynecol Clin North Am; 2001.

Schramm C, Herkel J, Beuers U, Kanzler S et al. Pregnancy in Autoimmune Hepatitis: Outcome and Risk Factors. Am J Gastroenterol; 2016.

Smith DD, Rood KM. Intrahepatic Cholestasis of Pregnancy. Clin Obstet Gynecol; 2020.

Strauss E, Ferreira Ade S, França AV et al. Diagnosis and treatment of benign liver nodules: Brazilian Society of Hepatology (SBH) recommendations. Arq Gastroenterol. 2015 Dec;52(Suppl 1):47-54. Doi: 10.1590/S0004-28032015000500003.

Terrault NA, Lok ASF, Mcmahon BJ et al. Update on prevention, diagnosis, and treatment of chronic hepatitis B: AASLD 2018 hepatitis B guidance. Hepatology. Wiley-Blackwell; 2018.

Than NN, Neuberger J. Liver abnormalities in pregnancy. Best Pract Res Clin Gastroenterol 2013.

van Aalten SM, Bröker ME, Busschbach JJ, de Koning HJ et al. Pregnancy and liver adenoma management: PALM-study. BMC Gastroenterol; 2012

Zachariah SK, Fenn M, Jacob K et al. Management of acute abdomen in pregnancy: Current perspectives. Int J Womens Health; 2019.

77

Doenças Proctológicas

Maria de Lourdes Setsuko Ayrizono
Raquel Franco Leal

Queixas proctológicas são bastante comuns na gestação, especialmente no 3º trimestre de gravidez. Unadkat et al. (2010) relataram sintomas anorretais em 16, 22,9 e 43,1%, respectivamente, no 1º, 2º e 3º trimestres de gestação. Os principais problemas são as complicações da doença hemorroidária e a fissura anal. Ocorrência de constipação intestinal e história prévia de problemas anais são fatores de risco para seu desenvolvimento. A patogênese dessas enfermidades é o aumento da pressão intra-abdominal decorrente do crescimento do útero gravídico, causando ingurgitamento vascular e estase venosa. Gestantes também podem apresentar incontinência fecal (IF) em razão de alterações hormonais e mecânicas que ocorrem na gravidez. Outras doenças anorretais como abscessos e fístulas perianais são achados incomuns, de acordo com Ferdinande et al. (2018) e Unadkat et al. (2010).

Doença hemorroidária

A doença hemorroidária é um problema comum entre os adultos, e acredita-se que ocorram em aproximadamente 5% da população geral. Acredita-se que a doença hemorroidária resulte do prolapso do coxim tecidual do canal anal ou da mucosa retal redundante, de acordo com Firstenberg et al. (2018). Esses coxins são formados por tecido vascular, tecido conjuntivo e elástico, e fibras de musculatura lisa existentes no canal anal e no ânus. A doença hemorroidária durante a gestação pode ocorrer pelo aumento do volume circulatório sanguíneo, ao efeito relaxante da progesterona sobre o músculo liso nas paredes das veias, esforço da constipação, bem como pela congestão venosa aumentada causada pela compressão das veias retais superiores pelo útero gravídico, de acordo com Parangi et al. (2007) e Wald (2003).

As hemorroidas podem ser classificadas como internas ou externas. As externas são revestidas com anoderma e são distais à linha pectínea, enquanto as internas se originam acima desta e podem ser classificadas de acordo com a extensão do prolapso em: primeiro grau (com sangramento e sem prolapso), segundo grau (prolapso com redução espontânea), terceiro grau (prolapso necessitando de redução manual) e quarto grau (permanentemente prolapsadas) (Quadro 77.1).

Quadro 77.1 Classificação das hemorroidas.	
Hemorroidas externas: (distal à linha pectínea)	–
Hemorroidas internas: (acima da linha pectínea)	Grau 1: sem prolapso
	Grau 2: prolapso com redução espontânea
	Grau 3: prolapso com redução manual
	Grau 4: prolapso permanente

Fonte: Desenvolvido pela autoria.

Segundo Beksac et al. (2018), um terço das mulheres apresenta doença hemorroidária durante a gravidez, e cerca de 10% necessitam de algum tipo de tratamento cirúrgico. As pacientes podem apresentar sangramento, prolapso, secreção mucoide e desconforto retal, sendo o prurido a queixa mais comum. O sangramento raramente causa complicações graves durante a gravidez. Quando ocorre trombose hemorroidária, o principal sintoma é dor de grande intensidade, e muitas vezes incapacitante. É importante excluir outras causas desses sintomas, como doença inflamatória intestinal, fissura anal e carcinoma colorretal ou anal. Caso haja dúvida diagnóstica, deve ser realizada sigmoidoscopia ou colonoscopia. Esses procedimentos podem ser realizados com segurança durante a gravidez, segundo Cappell (1998).

Beksac et al. (2018) avaliaram 61 primigrávidas sem antecedente de doença perianal em três fases da gravidez (entre 11ª e 14ª semanas, 24ª semana e 37ª semana de gestação), com achado de ocorrência de hemorroidas sintomáticas em 5, 8 e 11 gestantes, respectivamente, estando relacionada com a presença de constipação.

Por sua vez, Poskus et al. (2014), em estudo envolvendo 280 gestantes, verificaram doença perianal em 43,8%, sendo 1,6% no 1º trimestre, 61% durante o 3º trimestre, 34,1% após o parto e 3,3% 1 mês após o parto. Os diagnósticos foram: 114 (40,7%) hemorroidas, 7 (2,5%) hemorroidas e fissura e 2 (0,71%), fissura anal.

O tratamento da doença hemorroidária durante a gravidez é direcionada principalmente para o alívio dos sintomas, especialmente a dor. Inclui medidas dietéticas como aumento da ingesta de fibras e líquidos, uso de *psyllium*, emolientes fecais e utilização de pomadas analgésicas locais. Recomenda-se também evitar o esforço físico.

A doença hemorroidária geralmente responde com essas medidas dietéticas e locais. A ligadura elástica pode ser realizada para hemorroidas internas quando persiste o sangramento. A hemorroidectomia deve ser considerada quando a doença hemorroidária evoluir gravemente com prolapso ou ulceração associada, sangramento de maior volume, fissura e sintomas que não responderem às medidas conservadoras. A doença hemorroidária externa com trombose pode ser tratada com extração de coágulo ou com ressecção do mamilo hemorroidário com trombose, o que reduz a chance de recorrência. Geralmente não ocorre morbidade fetal, de acordo com Avsar et al. (2010), Firstenberg et al. (1998) e Quijano et al. (2015).

Fissura anal

A fissura anal geralmente é observada na linha média posterior, e causa muita dor e sangramento durante e imediatamente após a evacuação. É causada por trauma do canal anal, comumente pela passagem de fezes endurecidas. O diagnóstico é sugerido pela história clínica e pela inspeção. Na forma crônica pode ser observada a tríade de plicoma sentinela, papila hipertrófica e fissura. O principal fator predisponente é a constipação intestinal, que é bastante frequente na gravidez, de acordo com Medich et al. (1995).

A ocorrência de fissura anal na gestação não é tão comum quanto a doença hemorroidária; ela ocorre mais comumente no período pós-parto. Abramowitz et al. (2002), analisando 165 pacientes gestantes, observaram no 3º trimestre de gravidez 9,1% com lesões anais, sendo 13 tromboses hemorroidárias e 2 fissuras anais. No período pós-parto observaram 33 tromboses e 25 fissuras anais.

O tratamento consiste em corrigir a constipação e aliviar o espasmo do esfíncter anal interno, ocorrendo frequentemente a cicatrização da fissura. Medich et al. (1995) recomendam evitar a realização de esfincterotomia durante a gravidez, uma vez que essas pacientes podem apresentar lesão de canal anal durante o parto, aumentando o risco de IF.

Abscesso e fístula perianal

Sintomas anorretais como dor anal e sangramento aumentam durante a gravidez, principalmente durante o 3º trimestre. O diagnóstico diferencial de dor anal inclui hemorroidas, fissura anal e abscesso. O abscesso anorretal é decorrente principalmente de uma infecção aguda criptoglandular e é classificado de acordo com a localização: perianal (ou superficial), isquiorretal (perirretal), interesfincteriano e supraelevador (pelvirretal). Os abscessos perianais são os mais frequentes e causam muita dor, desconforto anal e área de enduração com sinais flogísticos, enquanto os mais profundos podem ter poucos sintomas locais e necessitar de exame sob anestesia e/ou métodos de imagem para o diagnóstico, de acordo com Martins et al. (2010) e Rizzo et al. (2010).

A ocorrência de abscesso anorretal é extremamente rara na gravidez. Koyama et al. (2014) relataram uma paciente que apresentou abscesso na 36ª semana de gestação, sendo submetida a incisão e drenagem, com evolução satisfatória, tendo evoluído com parto normal às 38 semanas de gravidez.

As fístulas representam a sequela crônica dos abscessos perianais e também são pouco observadas na gestação. A classificação mais comumente utilizada é a de Parks et al. (1976), que divide as fístulas anais em quatro categorias (interesfinctérica, transesfinctérica, supraesfinctérica e extraesfinctérica), com posterior acréscimo do trajeto submucoso (Figura 77.1).

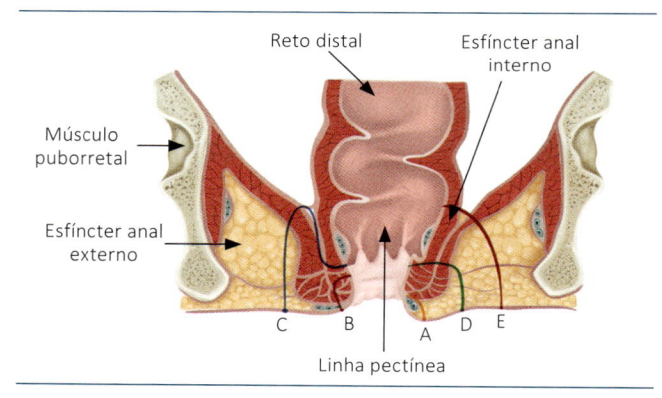

Figura 77.1. Classificação das fístulas anorretais. (A) Submucosa. (B) Interesfinctérica. (C) Transesfinctérica. (D) Supraesfinctérica. (E) Extraesfinctérica.
Fonte: Adaptada de Parks et al., 1976.

Barrager et al. (2000) descreveram três casos de pacientes que apresentaram fístula perianal como complicação de episiotomia. A etiologia não é bem definida; ela poderia ser uma complicação de um abscesso anorretal após trauma obstétrico que resultou de um hematoma infectado e infecção das glândulas anais, ou de uma infecção profunda da ferida quando os pontos são inadvertidamente passados através do tecido perirretal. O orifício externo é sempre muito próximo da cicatriz da episiotomia, enquanto o orifício interno pode ser encontrado em qualquer nível no quadrante da parede retal próximo ao local da episiotomia.

Incontinência fecal

É queixa frequente na gestação e no período pós-parto, impactando na qualidade de vida das pacientes. A continência fecal depende de muitos fatores, incluindo volume e consistência das fezes, trânsito colônico, distensibilidade retal, função anal esfincteriana, sensação anorretal e reflexo anorretal, segundo Shin et al. (2015).

Solans-Domènech et al. (2010) ressaltam que muitos fatores contribuem para a IF e outras disfunções do assoalho pélvico na gestação, como aumento da pressão intra-abdominal em razão do volume uterino e variações hormonais nesse período também estão associados.

Sua prevalência durante a gravidez e período pós-parto difere muito na literatura, provavelmente em decorrência de diferentes definições de IF, se para flatos, se fezes sólidas ou líquidas. O escore bastante utilizado para IF é o de Jorge-Wexner, publicado por Jorge et al. (1993), cuja pontuação varia de 0 a 20, no qual são avaliados o tipo de incontinência, o uso de forro absorvente, limitações e a frequência desses eventos (Tabela 77.1).

Tabela 77.1. Escore de incontinência de Jorge-Wexner.

Parâmetros	Frequência				
	Nunca	Raro	Eventual	Usual	Sempre
Flatos	0	1	2	3	4
Fezes líquidas	0	1	2	3	4
Fezes sólidas	0	1	2	3	4
Forro de proteção	0	1	2	3	4
Limitações	0	1	2	3	4

Valor total: 0 a 20 pontos

Fonte: Jorge e Wexner, 1993.

Em estudo prospectivo observacional com 228 grávidas (59 no 1º trimestre e o restante no 3º), Parés et al. (2015) observaram que 40,8% apresentaram algum episódio de IF nas 4 semanas antes da avaliação, sendo 15 pacientes para fezes sólidas, 6 para líquidas e 72 para flatos, com média de escore de Wexner de 3,82. Não houve diferença significativa entre IF e idade, índice de massa corporal, gestações prévias e trimestre da gravidez.

A IF também pode ocorrer em mulher jovem e nulípara. Svare et al. (2016) realizaram um estudo com 1.018 pacientes primíparas e 1.836 nulíparas. Eles verificaram que incontinência para flatos foi significativamente mais frequente em primíparas (35% *versus* 25%), enquanto incontinência para fezes líquidas foi menos frequente nesse grupo (8% *versus* 20%), mas a incontinência para fezes sólidas foi similar. Avaliação realizada 1 ano mais tarde demonstrou que a prevalência de IF foi semelhante nos dois grupos, e sem diferença entre os diferentes tipos de parto.

A ocorrência de IF na gravidez aumenta o risco de incontinência no período pós-parto. Em um estudo prospectivo envolvendo 862 primíparas saudáveis, 189 (22%) relataram IF no fim da gestação. Destas, um terço mantinha no pós-parto, e aproximadamente 40% das mulheres com IF aos 6 meses mantinham esses sintomas após 12 meses. Exceto pela apresentação occipitoposterior, nenhum fator relacionado ao parto aumentou o risco de IF pós-parto, indicando que alterações hormonais, mecânicas e neuromusculares da gestação afetam mais a IF do que propriamente o parto por via vaginal, de acordo com Johannessen et al. (2015).

O tratamento da IF na gestação é clínico, com dietas constipantes e medicamentos como loperamida, podendo ser associado com fisioterapia do assoalho pélvico. Se o sintoma persistir após o parto, necessitará de melhor investigação, com manometria anorretal e ultrassonografia endoanal ou ressonância magnética para melhor avaliação e definição do tratamento.

Cirurgia proctológica durante a gestação

A avaliação e o tratamento adequados da gestante requerem bom conhecimento clinico das alterações fisiológicas da gravidez. Várias alterações anatômicas e fisiológicas ocorrem durante a gravidez normal, o que pode implicar condutas diferenciadas por parte da equipe cirúrgica e anestésica, como diminuição do retorno venoso em virtude da pressão exercida na veia cava inferior pelo útero aumentado, aumento do débito cardíaco e frequência cardíaca, anemia fisiológica, leucocitose e taquicardia, motilidade gástrica diminuída, aumento da acidez gástrica, aumento da ventilação por minuto e diminuição da capacidade pulmonar residual funcional.

A necessidade de cirurgia não é rara durante a gestação e pode ocorrer em aproximadamente uma de 500 gestações, de acordo com Malangoni (2003). No entanto, a cirurgia é sempre muito estressante e produz ansiedade para a gestante, mesmo que o resultado seja bem-sucedido. O aconselhamento pré-operatório cuidadoso e abrangente sobre os perigos para o feto é um componente importante do cuidado. Consulta e comunicação frequente com colegas obstétricos é crucial. Parangi et al. (2007) descreveram alguns direcionamentos clínicos neste sentido. No pré-operatório, a manutenção da hidratação adequada, a disponibilidade de sangue para transfusão, oxigenação adequada e pH do sangue materno dentro da normalidade para evitar a acidose devem ser observadas. A monitorização fetal deve ser feita durante todo o período perioperatório. Tocolíticos devem ser administrados apenas para contrações documentadas ou percebidas, não profilaticamente.

Devem ser adotadas medidas para evitar a aspiração, pois a gestante apresenta risco aumentado de aspiração, em decorrência da diminuição da motilidade gastrointestinal e da compressão intra-abdominal dos órgãos. A progesterona também tem um efeito relaxante sobre o músculo liso, diminuindo a competência do esfíncter esofágico. A monitorização fetal deve ser continuada no período pós-operatório.

LEITURAS COMPLEMENTARES

Abramowitz L, Sobhani I, Benifla JL, Vuagnat A, Daraï E, Mignon M et al. Anal fissure and thrombosed external hemorrhoids before and after delivery. Dis Colon Rectum. 2002;45(5):650-5.

Avsar AF, Keskin HL. Haemorrhoids during pregnancy. J Obstet Gynaecol. 2010;30(3):231-7.

Barranger E, Haddad B, Paniel BJ. Fistula in ano as a rare complication of mediolateral episiotomy: Report of three cases. Am J Obstet Gynecol. 2000;182(3):733-4.

Beksac K, Aydin E, Uzelpasaci E, Akbayrak T, Ozyuncu O. Hemorrhiods and related complications in primigravid pregnancy. J Coloproctol. 2018;38(3):179-82.

Cappell MS. The safety and efficacy of gastrointestinal endoscopy during pregnancy. Gastroenterol Clin North Am. 1998;27:37-71.

Ferdinande K, Dorreman Y, Roelens K, Ceelen W, De Looze D. Anorectal symptoms during pregnancy and postpartum: A prospective cohort study. Colorectal Dis. 2018;20(12):1109-16.

Firstenberg MS, Malangoni MA. Gastrointestinal surgery during pregnancy. Gastroenterol Clin North Am. 1998;27(1):73-88.

Johannessen HH, Wibe A, Stordahl A, Sandvik L, Mørkved S. Anal incontinence among first time mothers – What happens in pregnancy and the first year after delivery? Acta Obstet Gynecol Scand. 2015;94(9):1005-13.

Jorge JM, Wexner SD. Etiology and management of fecal incontinence. Dis Colon Rectum. 1993;36(1):77-97.

Koyama S, Hirota M, Kobayashi M, Tanaka Y, Kubota S, Nakamura R et al. Anorectal abscess during pregnancy. J Obstet Gynaecol Res. 2014;40(2):595-8.

Malangoni MA. Gastrointestinal surgery and pregnancy. Gastroenterol Clin North Am. 2003;32:181-200.

Martins I, Pereira JC. Supurações perianais: abcessos e fístulas anais. Rev Port Coloproct. 2010;7(3):118-24.

Medich DS, Fazio VW. Hemorrhoids, anal fissure, and carcinoma of the colon, rectum, and anus during pregnancy. Surg Clin North Am. 1995;75(1):77-88.

Parangi S, Levine D, Henry A, Isakovich N, Pories S. Surgical gastrointestinal disorders during pregnancy Am J Surg. 2007;193:223-32.

Parés D, Martinez-Franco E, Lorente N, Viguer J, Lopez-Negre JL, Mendez JR. Prevalence of fecal incontinence in women during pregnancy: A large cross-sectional study. Dis Colon Rectum. 2015;58(11):1098-103.

Parks AG, Gordon PH, Hardcastle JD. A classification of fistula-in-ano. Br J Surg. 1976;63:1-12.

Poskus T, Buzinskienė D, Drasutiene G, Samalavicius NE, Barkus A, Barisauskiene A et al. Haemorrhoids and anal fissures during pregnancy and after childbirth: A prospective cohort study. BJOG. 2014;121(13):1666-71.

Quijano CE, Abalos E. Conservative management of symptomatic and/or comploicated haemorrhoids in pregnancy and the puerperium. Cochrane Database Syst Rev. 2005;20(3):CD004077.

Rizzo JA, Naig AL, Johnson EK. Anorectal Abscess and Fistula-in-ano: Evidence-Based Management. Surg Clin North Am. 2010;90:45-68.

Shin GH, Toto EL, Schey R. Pregnancy and postpartum bowel changes: Constipation and fecal incontinence. Am J Gastroenterol. 2015;110(4):521-9.

Solans-Domènech M, Sánchez E, Espuña-Pons M. Pelvic Floor Research Group (Grup de Recerca del Sòl Pelvià; GRESP). Urinary and anal incontinence during pregnancy and postpartum: incidence, severity, and risk factors. Obstet Gynecol. 2010;115(3):618-28.

Svare JA, Hansen BB, Lose G. Prevalence of anal incontinence during pregnancy and 1 year after delivery in a cohort of primiparous women and a control group of nulliparous women. Acta Obstet Gynecol Scand. 2016;95(8):920-5.

Unadkat SN, Leff DR, Teoh TG, Rai R, Darzi AW, Ziprin P. Anorectal symptoms during pregnancy: How important is trimester? Int J Colorectal Dis. 2010;25:375-9.

Wald A. Constipation, diarrhea and symptomatic hemorrhoids during pregnancy. Gastroenterol Clin North Am. 2003;32(1):309-22.

78

Doenças Hematológicas

Erich Vinicius de Paula
Camilla Olivares
Camilla Maria de Alencar Saraiva
Maria Laura Costa

Anemias – considerações gerais

Anemia é definida pela Organização Mundial da Saúde (OMS, 2001) como a redução da capacidade de transporte de oxigênio para os tecidos, sendo sua definição operacional baseada na redução da concentração de hemoglobina no sangue abaixo dos valores esperados para sexo e idade. É um dos principais problemas de saúde pública, acometendo mais de 2 bilhões de pessoas no mundo. Cerca de metade dos casos ocorre por deficiência nutricional de ferro e acomete pessoas de todas as classes sociais tanto em países de baixa renda como em países de alta renda, principalmente em mulheres e crianças. Conforme a causa, a anemia pode ocorrer de forma isolada (p. ex., anemia por deficiência de ferro, anemia por sangramento e muitas das anemias hemolíticas) ou associada a alterações nas séries leucocitária ou plaquetária, o que pode indicar causa que comprometa de forma mais abrangente a hematopoiese.

Anemia na gestação

Estima-se que 30% das mulheres em idade reprodutiva sejam anêmicas, e a OMS estima que até 40% das gestantes no mundo tenham anemia. Na gestação, a anemia é definida como Hb < 11 g/dL (Hct < 33%) no 1º e 3º trimestres e < 10,5 g/dL (Hct < 31%) no 2º trimestre, de acordo com a OMS, e Hb < 11 g/dL em qualquer trimestre, de acordo com o Ministério da Saúde (2014) e o manual técnico do estado de São Paulo.

As gestantes são um grupo mais propenso a desenvolver anemia em decorrência de uma série de fatores como o aumento da demanda fisiológica própria da gestação, hemodiluição e também por perda sanguínea durante o parto. Além disso, as causas que normalmente acarretam anemia fora da gestação podem também ocorrer nessa fase da vida. No Quadro 78.1 são apresentadas as principais causas de anemia em gestantes divididas em três grupos: anemia fisiológica, causas adquiridas e causas congênitas. Há na literatura outras formas de classificação, como as baseadas no volume corpuscular médio (VCM), bastante úteis para o diagnóstico diferencial, ou baseada na fase da diferenciação do eritrócito, útil para a compreensão de sua fisiopatologia. Para o leitor interessado em uma visão panorâmica das anemias que podem ocorrer durante a gestação, a classificação do Quadro 78.1 é adequada.

Quadro 78.1 Principais causas de anemia de interesse clínico na gestação.
Anemia fisiológica da gestação
Causas adquiridas • Anemia por deficiência de ferro • Anemia megaloblástica (deficiência de B12 ou folato) • Anemia da doença crônica/inflamação • Anemia hemolítica autoimune • Anemias hemolíticas microangiopáticas (Sd HELLP, PTT, SHU) • Aplasia de medula óssea • Doenças hematológicas clonais (SMD, leucemias, outras neoplasias) • Anemia por sangramento agudo e coagulação intravascular disseminada
Causas congênitas • Doença falciforme • Talassemias • Outras anemias hemolíticas hereditárias (esferocitose, eliptocitose, G6PD)

HELLP: hemólise, elevação de enzimas hepáticas, plaquetopenia; SMD: síndromes mielodisplásicas; PTT: púrpura trombocitopênica trombótica; SHU: síndrome hemolítico-urêmica; G6PD: deficiência de G6PD.
Fonte: Desenvolvido pela autoria.

Com relação a suas consequências, dependendo da gravidade, pode haver impacto no ganho de peso da mulher, maior risco de parto prematuro, ruptura prematura de membranas, pré-eclâmpsia/eclâmpsia, baixo peso ao nascer, maior mortalidade neonatal, déficit no desenvolvimento intelectual e infecções maternas pós-parto, sendo, portanto, necessários seu diagnóstico e tratamento o mais precoce possível.

A gravidade da anemia na gestação é classificada de acordo com os níveis de hemoglobina em leve, se Hb entre 9 e 11 g/dL, moderada, se taxas entre 7 e 9 g/dL, ou grave, se abaixo de 7 g/dL, de acordo com o Ministério da Saúde (2014). Nas anemias moderadas e graves prolongadas, pode haver impacto no crescimento e vitalidade fetal, sendo necessário seguimento mais frequente e, dependendo da gravidade do acometimento fetal, terapia transfusional e até antecipação do parto nos casos de sofrimento. A avaliação fetal é feita mediante ultrassonografia para seguimento do crescimento fetal e do fluxo sanguíneo feto-placentário.

A seguir discorreremos sobre algumas das principais causas de anemia na gestação, abordando sua definição, aspectos diagnósticos e princípios de seu manejo.

Anemia fisiológica da gravidez

Surge como consequência das alterações fisiológicas ocorridas na gestante pela expansão de volume plasmático, que ocorre em maior proporção que o aumento do volume das células sanguíneas. Normalmente cursa com anemia leve, porém sem um valor exato para defini-la.

Causas adquiridas de anemia

Anemia por deficiência de ferro

É a segunda causa mais comum na gestação (após a anemia fisiológica), e tem como causa o aumento da demanda por ferro secundária à expansão eritrocitária e crescimento fetal e placentário. Essa causa pode ser agravada por fatores como estoque reduzido de ferro anterior à gestação, baixa ingestão, defeitos na absorção do ferro, espoliação desse micronutriente por sangramentos ou parasitose, entre outras causas. Consequentemente, a prevalência dessa condição é maior em populações vulneráveis do ponto de vista socioeconômico, regiões com infestações endêmicas (malária, ascaridíase, helmintoses, protozooses intestinais), pacientes com hábito de veganismo ou vegetarianismo, com histórico de perda frequente de sangue (melena, hematêmese) e, como veremos, gestantes sem suplementação adequada de ferro. De fato, todas as gestantes devem receber suplementação de ferro a partir da 20ª semana em razão da maior demanda por esse nutriente durante a gravidez. Em casos de anemia por deficiência de ferro instalada, a dose de suplementação é maior, devendo ser observadas as recomendações vigentes do Ministério da Saúde para manejo dessa anemia.

Anemia megaloblástica

Embora referida como anemia, essa condição é caracterizada por comprometimento mais amplo de toda a hematopoiese, sendo a anemia a alteração geralmente mais evidente. É causada mais frequentemente por carência de vitamina B12 (cobalamina) ou de ácido fólico, dois elementos essenciais para a síntese de DNA, ocasionando assincronia da maturação núcleo-citoplasmática durante a hematopoiese, que se torna ineficaz. Além das alterações clínicas decorrentes da anemia, plaquetopenia e neutropenia, essa anemia também pode cursar com sintomas neurológicos como parestesias e hipoestesias em extremidades quando causada por deficiência de B12.

Carência de B12

A cobalamina é encontrada exclusivamente em alimentos de origem animal. Sua absorção é intestinal, mas depende do fator intrínseco, produzido pelas células parietais do estômago. A necessidade de vitamina B12 é de aproximadamente 2,4 mcg ao dia, e os estoques corporais são grandes, de modo que a deficiência desse nutriente leva anos para se instalar. De fato, a carência de B12 só ocorrerá por causa nutricional em casos excepcionais de veganismo, sendo mais frequente em pacientes submetidas à cirurgia bariátrica, portadoras de doença inflamatória intestinal ou com uma afecção autoimune conhecida como "anemia perniciosa", em que a secreção de fator intrínseco é reduzida, impedindo a absorção dessa vitamina. Durante a gestação, seus níveis séricos diminuem em decorrência do transporte ativo pela placenta e, em menor grau, à hemodiluição.

Carência de ácido fólico

Ao contrário da B12, os estoques de ácido fólico são lábeis e podem ser depletados em curto prazo em casos de redução da ingestão, ou de uso excessivo desse micronutriente, que ocorre em anemias hemolíticas ou estados de hiperproliferação celular. No entanto, em decorrência das políticas de suplementação alimentar em alguns alimentos industrializados a carência de folato como causa de anemia megaloblástica reduziu drasticamente. Na gestação a deficiência de ácido fólico está associada a defeitos do tubo neural, retardo do desenvolvimento fetal, prematuridade e perda fetal, justificando a recomendação de suplementação desse micronutriente. O crescimento fetal ocasiona um balanço negativo de folato na gestação, com declínio gradual de seu nível sérico durante a gravidez.

Laboratorialmente, as anemias megaloblásticas caracterizam-se por macrocitose, podendo haver leucopenia/neutropenia e plaquetopenia de graus variados. A presença de neutrófilos hipersegmentados é fortemente sugestiva desse diagnóstico. Em nosso meio o diagnóstico é confirmado pela dosagem de B12 e de ácido fólico, associada à caracterização da causa da deficiência e, em casos selecionados, avaliação medular.

O tratamento consiste na reposição desses nutrientes em conjunto com a reposição profilática de ferro. A reposição de B12 em gestantes é semelhante à da população não obstétrica e pode ser via intramuscular ou oral, pois cerca de 1% da absorção no trato digestivo acontece de forma passiva. Em pacientes com sintomas neurológicos, o tratamento deve ser feito preferencialmente por via intramuscular. Indivíduos com quadro grave requerem múltiplas doses intramusculares nas primeiras semanas, seguidas por doses mais esparsas subsequentemente. A duração do tratamento depende da causa, e esses esquemas devem ser desenhados em conjunto com um hematologista.

Anemia da doença crônica/inflamação

Estados inflamatórios representam a segunda causa de anemia mais prevalente no mundo, atrás apenas da deficiência de ferro. Em linhas gerais, o mecanismo está ligado ao sequestro do ferro no sistema reticuloendotelial, que, embora presente nos estoques, não consegue ser utilizado para a hematopoiese. Do ponto de vista evolutivo, supõe-se que essa resposta seja decorrente de um programa celular que reduziria a disponibilidade de ferro durante infecções (o que seria benéfico para o indivíduo), que, quando ativado em situações de inflamação estéril (p. ex., artrite reumatoide), acaba causando a anemia. Os mecanismos celulares desse sequestro são bem descritos na literatura mas fogem do escopo deste capítulo. Pacientes com anemia da inflamação podem permanecer assintomáticas por longos períodos, pois essa condição se instala insidiosamente. Deve-se suspeitar de anemia da inflamação na presença de anemia normocítica ou normocrômica, na presença de ferritina elevada ou normal e ferro sérico baixo. Destacamos em particular o fato de que o ferro sérico reduzido não é um biomarcador dos estoques de ferro, como bem ilustrado nessas pacientes. Esse quadro laboratorial reflete uma "deficiência funcional" de ferro – o organismo tem estoque do elemento, mas ele não está biodisponível para a síntese de hemoglobina.

Idealmente, o tratamento da anemia da inflamação é a cura ou, ao menos, o controle da doença inflamatória subjacente. Adicionalmente, deve-se corrigir qualquer grau de deficiência de ferro eventualmente associada à doença de base, presente em 20 a 80% dos pacientes com anemia da inflamação. A necessidade de transfusão é excepcional, já que essa anemia não costuma atingir valores criticamente reduzidos de hemoglobina. A eritropoietina pode ser usada sobretudo em pacientes com insuficiência renal ou naquelas em que a suplementação de ferro não foi efetiva. Todavia, deve-se atentar para os efeitos colaterais desse grupo de medicamentos, como o aumento no risco trombótico.

Anemia hemolítica autoimune

A anemia hemolítica autoimune (AHAI) ocorre em 1 a cada 140 mil gestações. Como toda anemia hemolítica, ela cursa com aumento da contagem de reticulócitos, associada à presença de marcadores bioquímicos de hemólise (diminuição da haptoglobina e elevação de bilirrubina indireta e da desidrogenase lática). Sua característica específica é a presença de autoanticorpos antieritrocitários, definida pela positividade no teste de Coombs direto (atualmente referido como teste da antiglobulina direta). A avaliação por um hematologista é essencial para a caracterização mais detalhada do tipo de anticorpo envolvido, avaliação de casos excepcionais com Coombs direto negativo e para definição terapêutica. Em linhas gerais, o tratamento baseia-se na imunossupressão com corticoterapia, podendo ser necessárias medidas adicionais como imunoglobulina endovenosa, esplenectomia (no 2º trimestre) ou outros imunossupressores.

Após o parto, deve-se realizar o Coombs direto no sangue do cordão umbilical. Se o exame for positivo, colher hemograma, reticulócitos, bilirrubina e tipagem sanguínea. Certos tipos de anticorpos (IgG) podem cruzar a placenta e causar anemia hemolítica, com manejo semelhante ao da doença hemolítica perinatal, podendo ser realizada fototerapia e, em casos selecionados, exsanguinitransfusão.

Anemias hemolíticas microangiopáticas

Caracterizam-se por anemia hemolítica (já definida na seção de AHAI) associada a indícios de que a ruptura dos eritrócitos ocorre por lesão mecânica na microcirculação, os chamados esquizócitos. Como a identificação desses elementos é relativamente subjetiva, outras causas de anemia hemolítica de instalação rápida também devem ser excluídas, particularmente a AHAI e a coagulação intravascular disseminada (CIVD), que podem ser excluídas pela presença de Coombs direto negativo, e tempo de protrombina normal, respectivamente. A descrição detalhada dessas condições exigiria um capítulo separado, e há na literatura excelentes revisões sobre o tema. As apresentações prototípicas dessa condição são a púrpura trombocitopênica trombótica (PTT) e a síndrome hemolítico-urêmica (SHU). Ambas são consequência da agregação plaquetária desregulada na microcirculação (por mecanismos fisiopatológicos diversos), que resulta em plaquetopenia (por consumo), anemia hemolítica (microangiopática) e sintomas/sinais de lesão de órgãos-alvo (por isquemia ajusante). A síndrome HELLP (hemólise, elevação de enzimas hepáticas e plaquetopenia) é outra condição relevante que cursa com esse tipo de anemia. O diagnóstico diferencial entre essas três situações pode ser extremamente desafiador, particularmente no puerpério, exigindo a discussão entre obstetras e hematologistas e a avaliação laboratorial especializada dessas pacientes.

Aplasia de medula óssea (anemia aplástica)

Anemia aplástica é uma condição caracterizada por pancitopenia e hipocelularidade da medula óssea, causada por autoimunidade direcionada aos precursores hematopoiéticos. Sua instalação tende a seguir um curso subagudo, com hemograma inespecífico, caracterizado por citopenias variadas (tanto em número de séries comprometidas quanto em gravidade). O quadro tende a se agravar durante a gestação, e suas complicações mais frequentes – decorrentes da falência da hematopoiese – são hemorragia pós-parto, ruptura prematura de membranas, endometrite, hematoma subcoriônico e descolamento de placenta. O tratamento da anemia aplástica na população não obstétrica inclui transplante de células-tronco hematopoiéticas – contraindicado na gestação, em razão da teratogenicidade dos medicamentos – e imunossupressão, frequentemente com glicocorticoides e ciclosporina. Deve-se ponderar quanto aos riscos e benefícios da terapia imunossupressora durante a gravidez, pois a ciclosporina está associada à prematuridade. Outro grupo de medicamentos utilizados com função adjuvante são os estimuladores da granulopoiese.

O suporte hemoterápico é essencial para o manejo da anemia aplástica na gestação – sugere-se manter a hemoglobina acima de 8 g/dL e as plaquetas acima de 20.000/mm³, com exceção do período periparto, em que contagens plaquetárias mais elevadas são necessárias.

Anemias associadas a doenças hematológicas clonais

Embora mais frequentes em faixas etárias mais avançadas, as doenças hematológicas clonais (neoplasias hematológicas) podem ocorrer em gestantes. Essas condições geralmente comprometem a hematopoiese em proporção a sua gravidade e extensão, podendo em alguns casos cursar apenas com anemia, por exemplo, no caso de síndromes mielodisplásicas (SMD). O hemograma é inespecífico, com anemia normo ou macrocítica, que pode cursar com comprometimento das demais séries. O tratamento de suporte transfusional é o mais frequentemente usado durante a gestação, guiado pelo grau da anemia. A abordagem de neoplasias hematológicas que exigem tratamentos mais agressivos será discutida em outra seção deste capítulo.

Anemia por sangramento agudo e coagulação intravascular disseminada

A anemia decorrente de sangramento agudo é em geral normocítica e acompanhada de aumento da contagem de reticulócitos (desde que não esteja associada a fatores que comprometam a hematopoiese, como deficiência de ferro ou inflamação). Ocorre predominantemente no período puerperal, sendo discutida em outra seção deste livro. Nas formas graves em que transfusões de grandes quantidades de hemocomponentes se fazem necessárias e/ou associadas a comprometimento tecidual agudo, o quadro hematológico pode evoluir para coagulação intravascular disseminada (CIVD).

A CIVD é uma síndrome clínica e laboratorial decorrente da ativação desregulada da coagulação em um contexto de inflamação/dano tecidual importante. Programas celulares de ativação da hemostasia e de ativação da imunidade inata, benéficos para o controle local de sangramentos ou lesão tecidual, são acionados de forma desregulada, resultando no rápido consumo de fatores da coagulação, plaquetas e fibrinogênio, com piora do sangramento. Do ponto de vista diagnóstico, caracteriza-se por anemia de instalação aguda, plaquetopenia, prolongamento dos tempos de coagulação e consumo de fibrinogênio. Nas fases bem iniciais pode haver aumento da contagem de plaquetas e do fibrinogênio, o que justifica a recomendação para que o diagnóstico seja buscado por meio de avaliações laboratoriais seriadas. Na medida em que não há tratamento específico para a CIVD (além do controle do fator desencadeante), a avaliação laboratorial tem como objetivo guiar a terapia transfusional, havendo pouca utilidade na realização de testes adicionais, como

dosagem de dímeros-D ou outros marcadores de ativação da hemostasia. Um aspecto relevante da CIVD é que ela pode cursar com hemólise microangiopática e por consequência esquizócitos circulantes, sendo um diagnóstico diferencial de PTT (púrpura trombocitopênica trombótica), SHU (síndrome hemolítico-urêmica) e Sd Hellp. O prolongamento dos testes de coagulação diferencia a CIVD das primeiras, nas quais a ativação plaquetária é o fenômeno fisiopatológico primário, não havendo alteração da hemostasia salvo em casos em que resposta inflamatória sistêmica já esteja presente.

Causas congênitas de anemia
Doença falciforme

Causa genética de anemia mais comum, com complicações frequentes durante a gestação, cursando com elevada morbimortalidade materna e perinatal, sendo fundamentais seu diagnóstico e acompanhamento. Por ser de causa genética, não tem tratamento definitivo, mas pode exigir transfusões sanguíneas para redução de dano tecidual.

A doença falciforme pode se apresentar em homozigose, quando há mutação nos dois genes da cadeia S da hemoglobina (Hb), situação conhecida como anemia falciforme (HbSS). Ou então essa cadeia S mutada pode se combinar com diferentes variações da Hb, ocasionando as formas heterozigóticas, incluindo: HbSC quando em associação com a Hb C, HbSB, quando em associação com alterações na cadeia beta – traço talassêmico (HbS/betatalassemia). Essas alterações na Hb alteram a membrana do glóbulo vermelho quando exposto a condições de baixa tensão de oxigênio, tornando-o rígido e desencadeando ativação endotelial e intenso processo inflamatório. Assim, o glóbulo vermelho, além de perder sua função de transporte de oxigênio, causando hipóxia, também pode se romper, ocasionando hemólise e obstrução de pequenos vasos com lesão de isquemia/reperfusão. As complicações mais comuns durante a gestação e neonatais estão listadas no Quadro 78.2.

Quadro 78.2 Principais complicações em gestantes com doença falciforme.	
Complicações clínicas	
• Anemia hemolítica	• Crises vaso-oclusivas
• Complicações pulmonares	• Eventos tromboembólicos
• Infecções	• Disfunção renal
Complicações obstétricas	
• Parto cesárea	• Pré-eclâmpsia
• Infecção	
Complicações fetais/neonatais	
• Prematuridade	• Óbito fetal
• Restrição de crescimento fetal	• Baixo peso

Fonte: Desenvolvido pela autoria.

Gestantes com doença falciforme devem realizar pré-natal de alto risco, com avaliação rigorosa das condições maternas e fetais. O seguimento dessas pacientes inclui, além das visitas rotineiras, seguimento com equipe multidisciplinar com hematologista, nutricionista e psicólogo, além de exames laboratoriais frequentes visando à detecção precoce de anemia grave e acompanhamento fetal rigoroso por meio da ultrassonografia. O genótipo HbSS é o de maior risco a desenvolver complicações obstétricas, fetais e neonatais. De forma simplificada, o tratamento da doença falciforme na gestação pode ser dividido em: 1) estratégias de prevenção de complicações e 2) manejo das complicações agudas propriamente ditas. Quanto à prevenção de desfechos negativos, muitos serviços (incluindo a Unicamp) têm como protocolo assistencial a realização de procedimentos transfusionais profiláticos a partir de 28 semanas de gravidez que, ao reduzirem a proporção de HbS (pela transfusão de Hb A dos doadores), reduzem as complicações. Há várias fontes na literatura que discutem os riscos e benefícios dessa estratégia, bem como seus aspectos operacionais.

Com relação às complicações clínicas agudas, as principais são: crises álgicas (são a causa mais recorrente de morbidade e hospitalização), síndrome torácica aguda (principal causa de mortalidade da doença em adultos), crises hiper-hemolíticas e eventos trombóticos (tromboembolismo venoso, acidente vascular cerebral), além de apresentarem maior risco de desenvolver pré-eclâmpsia e eclâmpsia. Essas complicações podem ser extremamente graves se não identificadas e manejadas rapidamente, tornando imprescindível seu diagnóstico precoce a fim de reduzir a morbidade e a mortalidade pela doença. Seu tratamento inclui hidratação, analgesia, suporte de oxigênio quando necessário, além de tratamentos específicos quando pertinente (infecção, eventos trombóticos, piora da anemia). Não raro é necessária a redução rápida da quantidade de HbS, o que pode ser feito por exsanguinitransfusão ou transfusão simples, sendo imperativo o acompanhamento por hematologista experiente em conjunto com a equipe obstétrica.

Talassemias

Talassemias são um grupo de doenças hematológicas hereditárias em que as mutações não alteram a estrutura da Hb, mas sim sua produção, que é reduzida em graus variáveis. As talassemias são classificadas de acordo com a cadeia acometida. Mutações nos alelos responsáveis pela produção da cadeia alfa da Hb acarretam as alfatalassemias. A apresentação clínica se relaciona à quantidade de alelos acometidos, devendo-se lembrar que o ser humano possui quatro alelos desse gene, o que gera a possibilidade de quatro fenótipos conforme o número de alelos mutados. Por isso, a alfatalassemia varia desde uma forma assintomática ou minimamente sintomática, sem anemia e com discreta microcitose e hipocromia, até a hidropsia fetal, condição incompatível com a vida, em que ocorre morte intrauterina decorrente da incapacidade de produzir Hb, causada pela perda de todos os quatro alelos. Betatalassemias são causadas por mutações em um ou nos dois genes responsáveis pela produção da cadeia beta da Hb. Sua apresentação varia de quadros graves, dependentes cronicamente de transfusão (betatalassemia major), a condições oligossintomáticas (betatalassemia minor).

Nas formas mais graves é improvável que a gestante se apresente ao serviço de obstetrícia sem o diagnóstico prévio ou mesmo sem que a gestação tenha sido planejada com a participação da equipe médica. Em linhas gerais, a gestação é um momento em que há aumento da demanda transfusional dessas pacientes, e em que disfunções orgânicas latentes, como cardiopatia por acúmulo de ferro podem descompensar. Assim, é fundamental o manejo conjunto por parte de hematologista e obstetra. Ao contrário, formas leves podem, sim, ser identificadas na gestação, sendo a suspeita feita a partir do hemograma que mostra anemia microcítica, cuja diferenciação da deficiência de ferro deve ser suspeitada quando houver VCM desproporcionalmente baixo, aumento do número de glóbulos vermelhos e RDW normal, ou história de anemia microcítica resistente à reposição de ferro sem uma causa que justifique. A importância desse diagnóstico reside na necessidade de avaliação do parceiro para eventual orientação dos pais na possibilidade de o recém-nascido ser portador de alguma hemoglobinopatia clinicamente relevante.

Investigação de anemias na gestação

A investigação de anemia na gestante ocorre na primeira consulta de pré-natal e no 3º trimestre, com dosagem de hemoglobina por meio do hemograma, juntamente com os demais exames solicitados rotineiramente na gestação. A depender do resultado da hemoglobina, prossegue-se na investigação mais detalhada visando à elucidação da provável causa para instituir o melhor tratamento. Para tanto, a classificação das anemias com base no VCM e na contagem de reticulócitos é uma excelente estratégia para subsidiar o diagnóstico diferencial entre as diversas causas de anemia (Quadro 78.3).

Quadro 78.3 Diagnóstico das anemias baseado no VCM e na contagem de reticulócitos.		
VCM < 80 fL Anemias microcíticas	VCM 80 a 100 fL Anemias normocíticas	VCM > 100 fL Anemias macrocíticas
Deficiência de ferro Doença crônica/ inflamação Traço talassêmico	Reticulócitos: • Sangramento agudo • Hemólise Reticulócitos normais: • Doença crônica/ inflamação • Doença renal • Doenças medulares	Deficiência de B12 Deficiência de folato Hepatopatia Doenças medulares Medicamentosa*

* Antirretrovirais, hidroxiureia.
Fonte: Desenvolvido pela autoria.

Além disso, é fundamental que o hemograma seja avaliado por completo, sem considerar apenas o valor da hemoglobina, para que o manejo do caso seja adequado. A Figura 78.1 apresenta uma sugestão de fluxograma simplificado para abordagem dos casos de anemia microcítica na gravidez.

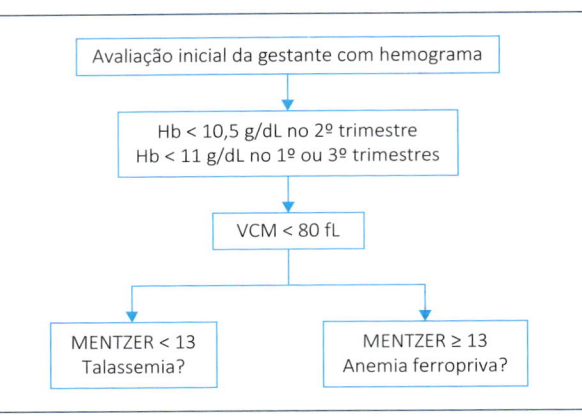

Figura 78.1. Fluxograma sugerido na avaliação da gestante com anemia (adaptado do protocolo assistencial CAISM--Unicamp). Diante de uma gestante com anemia, é conveniente avaliar o VCM. A utilização do índice Mentzer pode ajudar na elucidação diagnóstica, sendo calculado dividindo--se o VCM (em fL) pelo número de eritrócitos (em milhões). Se o resultado for acima de 13, trata-se provavelmente de anemia por deficiência de ferro. Se esse resultado for abaixo de 13, o diagnóstico é de provável hemoglobinopatia, sendo o traço talassêmico o mais frequente em nossa população.

VCM: volume corpuscular médio.

Fonte: Desenvolvida pela autoria.

Plaquetopenias na gestação

A frequência de plaquetopenia isolada na gestação varia de 6 a 11%, mas contagens inferiores a 100.000/mL ocorrem em apenas cerca de 1% dos casos. A principal causa (70 a 80% dos casos) é a chamada **plaquetopenia gestacional,** uma condição benigna de fisiopatologia incerta (suspeita-se de *clearance* acelerado das plaquetas), que ocorre a partir do 2º trimestre e cujas contagens não costumam ser inferiores a 80.000/mL. Sua fisiopatologia é incerta, pois o único teste confirmatório é a normalização da contagem ao término da gestação. No entanto, no contexto de um pré-natal regular, seu curso benigno não exige medidas específicas, exceto o monitoramento regular, e investigação de valores abaixo de 80.000/mL. A segunda causa mais frequente é a **púrpura trombocitopênica imune (PTI) ou plaquetopenia imune,** cuja diferenciação da plaquetopenia gestacional pode ser desafiadora quando as contagens são acima de 80.000/mL, mas que deve ser considerada em casos em que a contagem cai abaixo desses valores, na ausência de outras alterações clínicas ou hematológicas. A importância do diagnóstico da PTI decorre da eventual necessidade de tratamento específico (feito com corticosteroides ou imunoglobulina) e pela possibilidade de plaquetopenia neonatal pela passagem dos autoanticorpos pela placenta. A condução conjunta com hematologista é importante nesses casos. Outro grupo importante de plaquetopenias na gestação são aquelas associadas a **microangiopatias trombóticas** como PTT, SHU, Sd Hellp e CIVD, cuja suspeita é feita a partir dos demais comemorativos clínicos e laboratoriais. Além dessas causas, a plaquetopenia na gestação pode ocorrer no contexto de **infecções virais, doenças medulares** e, mais raramente, em pacientes com **plaquetopenias hereditárias.**

Neoplasias hematológicas na gestação

A descoberta de uma neoplasia hematológica na gestação acarreta grande risco à mãe e ao feto. As neoplasias mais frequentes nesse período são linfoma de Hodgkin, linfomas não Hodgkin e leucemia aguda. A abordagem deve focar a sobrevivência da mãe e a minimização de efeitos deletérios sobre o feto. Com relação ao diagnóstico e ao estadiamento dos linfomas, recomenda-se usar ultrassonografia de abdome e radiografia de tórax com proteção abdominal, devendo ser evitadas tomografias ou PET-CT (tomografia por emissão de pósitrons). Em pacientes com linfoma de Hodgkin ou linfoma não Hodgkin indolente pode haver a possibilidade de adiar a quimioterapia até o 2º ou 3º trimestre. Todavia, linfomas agressivos e leucemias agudas requerem tratamento intensivo e imediato, independentemente do período gestacional. O desfecho de pacientes que recebem quimioterapia no 2º ou 3º trimestres geralmente é bom.

A abordagem terapêutica deve levar em consideração a gravidade da neoplasia, a teratogenicidade das drogas disponíveis e a necessidade de continuar a gestação, exigindo comunicação intensa entre equipe médicas multidisciplinar, pacientes e familiares.

LEITURAS COMPLEMENTARES

Azulay CE, Pariente G, Shoham-Vardi I, Kessous R, Sergienko R, Sheiner E. Maternal anemia during pregnancy and subsequent risk for cardiovascular disease. J Matern Fetal Neonatal Med. 2015;28(15):1762-5.

Beucher G, Grossetti E, Simonet T, Leporrier M, Dreyfus M. Iron deficiency anemia and pregnancy. Prevention and treatment. J Gynecol Obstet Biol Reprod. 2011;40(3):185-200.

Campbell BA. Megaloblastic anemia in pregnancy. Clin Obstet Gynecol. 1995;38:455.

Drukker L, Hants Y, Farkash R, Ruchlemer R, Samueloff A, Grisaru--Granovsky S. Iron deficiency anemia at admission for labor and delivery is associated with an increased risk for Cesarean section and adverse maternal and neonatal outcomes. Transfusion. 2015;55(12):2799-806.

Gernsheimer T, James AH, Stasi R. How I treat thrombocytopenia in pregnancy. Blood. 2013;121(1):38-47.

Haider BA, Olofin I, Wang M, Spiegelman D, Ezzati M, Fawzi WW et al. Anaemia, prenatal iron use, and risk of adverse pregnancy outcomes: systematic review and meta analysis. British Medical Journal. 2013;346:f3443.

Lishner M, Avivi I, Apperley JF, Dierickx D, Evens AM, Fumagalli M, Nulman I et al. Hematologic Malignancies in Pregnancy: Management Guidelines from an International Consensus Meeting. Journal of Clinical Oncology. 2016;34(5):501-8.

Ministério da Saúde. Protocolo Clínico e Diretrizes Terapêuticas – Anemia por deficiência de ferro – Portaria SAS/MS n. 1.247, de 10 de novembro de 2014.

Nomura RM, Igai AM, Tosta K, da Fonseca GH, Gualandro SF, Zugaib M. Maternal and perinatal outcomes in pregnancies complicated by sickle cell diseases. Rev Bras Ginecol Obstet. 2010;32(8):405-11.

Oteng-Ntim E, Meeks D, Seed PT, Webster L, Howard J, Doyle P et al. Adverse maternal and perinatal outcomes in pregnant women with sickle cell disease: Systematic review and meta-analysis. Blood. 2015;125(21):3316-25.

Ren A, Wang J, Ye RW, Li S, Liu JM, Li Z. Low first-trimester hemoglobin and low birth weight, preterm birth and small for gestational age newborns. Int J Gynaecol Obstet. 2007;98(2):124-8.

Reveiz L, Gyte GM, Cuervo LG, Casasbuenas A. Treatments for iron-deficiency anaemia in pregnancy. Cochrane Database Syst Rev. 2011;(10):CD003094.

Saad STO, Paula EV. Hematologia prática a partir do hemograma. São Paulo: Atheneu; 2018. p.1-140.

Serjeant GR. The emerging understanding of sickle cell disease. British Journal of Haematology. 2001;112(1):3-18.

Tunkyi K, Moodley J. Anemia and pregnancy outcomes: a longitudinal study. J Matern Fetal Neonatal Med. 2018;31(19):2594-8.

World, Health, Organization. Iron Deficiency Anaemia – Assessment, Prevention and Control. A guide for programme managers. World Health Organization: WHO/NHD/01.3; 2001.

Zago MA, Falcão RP, Pasquini R. Tratado de hematologia. São Paulo: Atheneu; 2013. p.1-1064.

79

Doenças da Tireoide

Douglas Bernal Tiago

A tireoide é uma glândula que apresenta sua função regulada por um mecanismo de *feedback* negativo hipotálamo-hipofisário representado pelos níveis séricos de hormônios tireoidianos T3 e T4. A ocorrência de doenças tireoidianas na idade reprodutiva da mulher é frequente, incluindo desde disfunções mais comuns, como o hipotireoidismo e o hipertireoidismo, até nódulos e também o câncer de tireoide, podendo coexistir mais de uma patologia, também durante a gestação. As disfunções tireoidianas apresentam incidência variável na população geral e na gestação, dependendo principalmente dos critérios de referência utilizados para o diagnóstico e dos níveis séricos de iodo observados.

Fisiologia da tireoide na gestação

Na gestação temos aumento global da hipófise principalmente da adeno-hipófise à custa de hipertrofia e hiperplasia celular. Com a tireoide, o processo é idêntico ao da adeno-hipófise, com aumento volumétrico oscilando entre 10 e 40%, dependendo dos níveis séricos de iodo e com relação direta entre o maior volume da tireoide quanto maior a carência de iodo. Por ocasião da gestação, a glândula tireoide sofre uma série de alterações na secreção sérica dos hormônios tireoidianos, interferindo na regulação da liberação do TSH (Figura 79.1).

Essas modificações são responsáveis pela fisiopatologia dos hormônios tireoidianos maternos e fetais e estão relacionadas a cinco alterações fisiológicas importantes para o equilíbrio regulatório desses hormônios, a saber:

1. No 1º trimestre, praticamente até a 11ª semana de gestação, existe total dependência dos níveis de tiroxina materna na fisiologia fetal; após esse período observamos uma produção crescente dos hormônios tireoidianos pela tireoide fetal.

2. O crescente aumento de estrogênios placentários interfere no processo da produção da TBG (*thyroxine-binding-globulin*), principal globulina transportadora dos hormônios tireoidianos, com a diminuição de sua metabolização; como consequência, ocorre maior quantidade de T3 e T4 ligados à globulina. Esse processo exerce papel relevante na pesquisa sérica dos hormônios tireoidianos, em especial o T4, que, dependendo do método de análise, apresenta valores não confiáveis. A maior porcentagem de T4 está ligada às globulinas, e menos de 1% se apresenta em sua forma livre.

3. Ocorre também um processo de degradação do T4 em nível placentário pela ação da enzima deiodenase placentária tipo 3, ocasionando menor passagem desse hormônio pela barreira placentária.

4. No nível renal, observamos um aumento da taxa de filtração glomerular e, consequentemente, do iodo, que, em situações de baixa ingesta ou dietas restritivas, poderá impactar na produção dos hormônios tireoidianos materno e fetal.

5. Há um aumento da produção da gonadotrofina coriônica, principalmente no 1º trimestre; por sua similaridade molecular com o TSH, ela acaba estimulando seus receptores, desencadeando aumento da produção de hormônios tireoidianos e consequentemente uma inibição da produção de TSH; essa alteração é mais marcante no 1º trimestre, com aumento gradativo de seus níveis séricos à medida que ocorre a queda da gonadotrofina coriônica.

Tantos os hormônios tireoidianos quanto os anticorpos maternos conseguem ultrapassar a barreira placentária, e esse fato é o responsável pelas repercussões dessas substâncias tanto no nível placentário como no fetal.

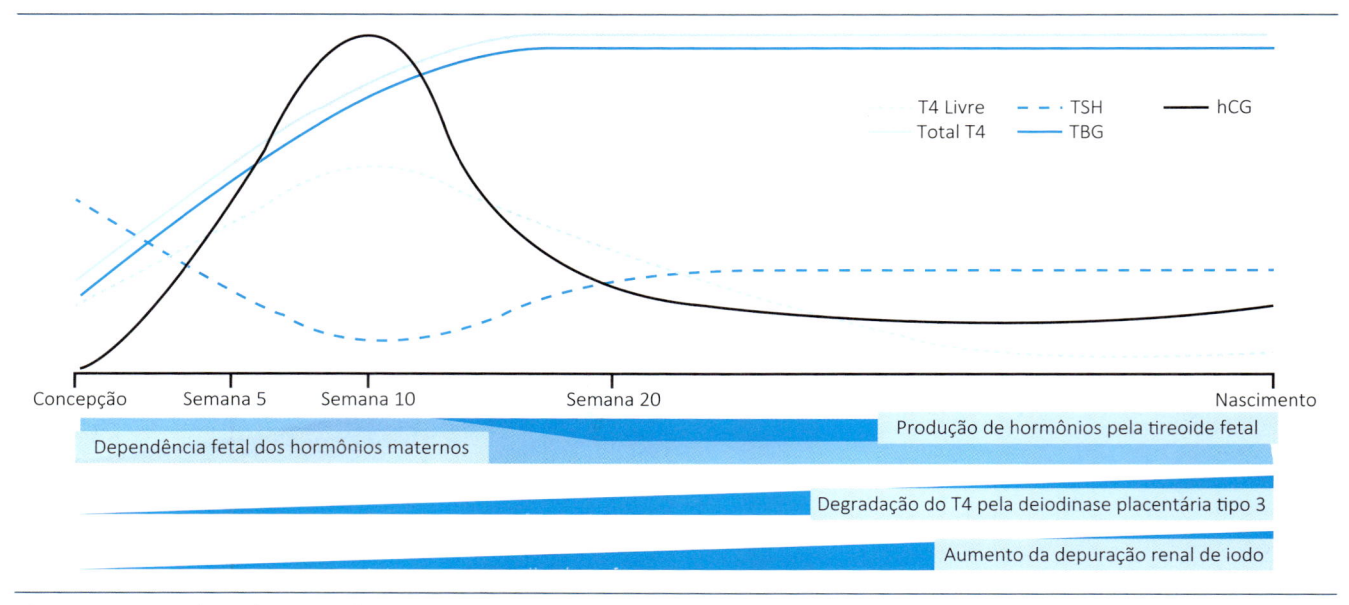

Figura 79.1. Fisiologia hormonal tireoidiana na gestação.
Fonte: Adaptada de Korevaar et al., 2017.

Diante do exposto, fica clara a íntima relação entre os hormônios tireoidianos maternos e os produzidos pela própria tireoide fetal no sistema nervoso central, com influência no crescimento e na plasticidade neuronal do feto e em seu adequado desenvolvimento, inclusive no período pós-natal.

Hipotireoidismo

Rastreamento e diagnóstico do hipotireoidismo

O hipotireoidismo tem prevalência na população geral de até 15%; quando analisamos somente a população de grávidas, essa prevalência varia de 0,3 a 3%, dependendo dos critérios utilizados para seu rastreio e concentração de iodo, o que dificulta a implementação de ações na gestação.

A maioria dos casos de hipotireoidismo é primária e deve-se em geral a dois fatores principais: déficit na ingesta de iodo ou secundário às tireoidites autoimunes, principalmente a tireoidite de Hashimoto; admitem-se outras causas, contudo em frequência bem menor. A presença de anticorpos antitireoperoxidase (antiTPO) e antitireoglobulina (antiTG) pode ser encontrada em 30 a 60% de mulheres grávidas com TSH elevado.

Os anticorpos tireoidianos desempenham papel relevante na invasão trofoblástica da placenta, interferindo de forma negativa na produção do fator vascular de crescimento endotelial (VEGF) e do fator de crescimento placentário (PlGF) e ocasionando maior probabilidade de pré-eclâmpsia, restrição de crescimento intrauterino e descolamento prematuro de placenta.

O hipotireoidismo na gestação pode estar presente em três formas clínicas, de acordo com os níveis de TSH e T4 total: hipotireoidismo clínico, subclínico e *overt* hipotireoidismo (Quadro 79.1). O Quadro 79.2 apresenta os principais achados clínicos do hipotireoidismo.

Quadro 79.1 Formas clínicas do hipotireoidismo.		
Forma clínica	*TSH (mUi/L)*	*T4 Total*
Hipotireoidismo clínico	> 2,5	1,5 vez < referência
Hipotireoidismo subclínico	> 4	Normal
Overt hipotireoidismo	> 10	Normal ou diminuído discretamente

Fonte: Desenvolvido pela autoria.

Quadro 79.2 Achados clínicos e exame físico do hipotireoidismo.
■ **Peso:** ganho excessivo de peso e obesidade.
■ **Sistema nervoso:** cansaço, astenia, esquecimento, sonolência.
■ **Membros e pele:** pele seca, sensibilidade ao frio e unhas fracas.
■ **Tireoide:** pode ser observada a presença de bócio ou de nódulos.

Fonte: Desenvolvido pela autoria.

Não existe atualmente um consenso se o rastreamento das disfunções tireoidianas deve ser realizado de forma universal ou em grupos considerados de risco para essas doenças.

Admite-se que o rastreamento deve ser seletivo, ou seja, restrito a determinados grupos de riscos de disfunção tireoidiana e não de maneira universal. Dessa maneira, são considerados fatores de risco para disfunções tireoidianas:

1. histórico pessoal ou familiar de doenças da tireoide;
2. irradiação na região do crânio e na região cervical;
3. zona considerada risco déficit de iodo;
4. uso recente de contraste iodado;
5. presença de bócio;
6. diabete *mellitus* tipo I;
7. doenças autoimunes;
8. uso de determinadas substâncias: lítio e amiodarona;
9. obesidade mórbida;
10. histórico obstétrico de multiparidade, infertilidade, prematuridade e abortamentos, e idade materna > 30 anos.

Por sua vez, quando se pratica o rastreamento em grupos de risco o mais utilizado é o proposto pela American Thyroid Association (ATA), de 2017, que propõe o fluxograma para critérios diagnósticos e terapêuticos para hipotireoidismo (Figura 79.2).

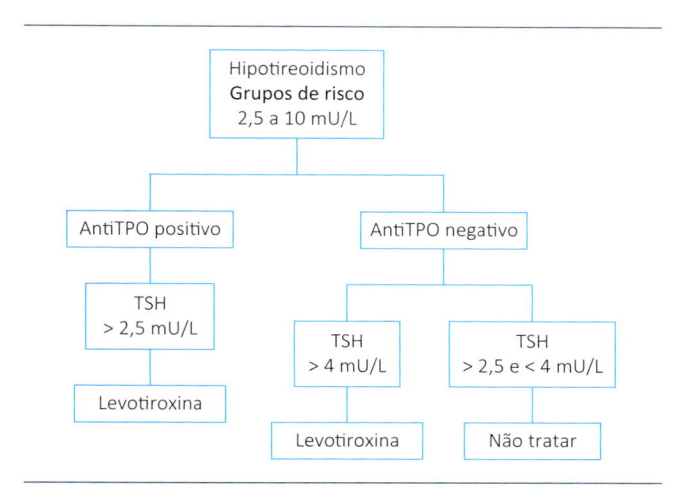

Figura 79.2. Fluxograma para critérios diagnósticos e terapêuticos para hipotireoidismo.

Fonte: Adaptada de Guidelines of the American Thyroid Association for the Diagnosis and Management of Thyroid Disease During Pregnancy and the Postpartum, 2017.

Tratamento do hipotireoidismo

O tratamento do hipotireoidismo, em geral, depende do método de rastreamento utilizado e da forma clínica de manifestação da doença na gestação. O tratamento consiste basicamente na suplementação de levotiroxina, dose única, com alguns cuidados na administração: 1) sempre tomar em jejum e nunca concomitante com outras substâncias, inclusive vitaminas ou alimentação na próxima hora da ingesta, pois isso diminui em mais de 50% as taxas de absorção; 2) não realizar troca de marcas de medicamentos, pois, mesmo apresentando a mesma substância e dose, podem apresentar resultados distintos, já que diferentes tipos de levotiroxina apresentam farmacodinâmicas diferentes de absorção; 3) por último, realizar controle de TSH em média 4 a 6 semanas após a introdução ou ajuste de doses.

As doses no diagnóstico primário de hipotireoidismo clínico ou mesmo *overt* hipotireoidismo são em média de 2 µg/kg/dia e, nos casos de hipotireoidismo subclínico, 1 µg/kg/dia, sendo ajustados de acordo com sintomas e níveis de TSH, cuja meta é alcançar níveis de até 2,5 mUi/l. Em mulheres já em uso de levotiroxina ou quando há necessidade de ajustes de doses é recomendado esse ajuste a depender dos níveis de TSH: se os níveis de TSH encontram-se entre 2,5 e 4 mUi/L, acrescentar 25 µg à dose atual; se > 4 a 10 mUi/L, acrescentar 50 µg; > 10 a 20 mUi/L, acrescentar 75 µg; finalmente, > 20 mUi/L, acrescentar 100 µg.

Assistência obstétrica

Na vigilância fetal do hipotireoidismo em todas suas formas preconiza-se ultrassonografia de rotina mensal após a realização do ultrassom obstétrico morfológico; com 34 semanas, iniciar vigilância da vitalidade fetal, incluindo perfil biofísico fetal. Em casos de restrição de crescimento fetal, um protocolo individualizado deve ser instituído. Quanto ao parto, a via é obstétrica.

No puerpério, o TSH deve ser repetido em 6 semanas. Nos casos de hipotireoidismo clínico controlado, retorna-se à dose pré-gestacional. Nos casos de *overt* hipotireoidismo ou de hipotireoidismo subclínico com anticorpos positivos, a dose é reduzida em 50%.

Hipertireoidismo

A prevalência do hipertireoidismo na gestação, quando comparada ao hipotireoidismo, é menor, podendo atingir até 1% da população geral e 0,5% das gestantes. Em 95% das vezes está associado à Doença de Graves, podendo ser oriundo, em menor número de casos, de outras situações clínicas, por exemplo, neoplasia trofoblástica gestacional, gestação gemelar e outras doenças tireoidianas.

A característica típica laboratorial do hipertireoidismo é dada pela supressão dos níveis séricos de TSH, geralmente menor que 0,1 mUi/L. Identificados esses níveis de TSH, a dosagem do T4 total e do TRAb é necessária: valores de T4 total acima de 1,5 vez o valor de referência confirmam o diagnóstico para o hipertireoidismo clínico. Os anticorpos também devem ser solicitados, e o TRAb é marcador fundamental de prognóstico para repercussões maternas e fetais.

A tireotoxicose gravídica ocorre preferencialmente entre a 8ª e a 14ª semanas de gestação; observamos como principal manifestação clínica uma exacerbação dos sintomas de náuseas e vômitos, níveis de T4 total normais ou discretamente aumentados e TRAb negativo. Habitualmente, após a 20ª semana, há uma normalização dos níveis de TSH e melhora dos sintomas.

No hipertireoidismo subclínico os sintomas são brandos e o diagnóstico é basicamente laboratorial, com níveis de T4 total normais e TRAb negativo. Contudo, há uma tendência do TSH a continuar suprimido durante toda a gravidez.

Tanto o hipertireoidismo subclínico como a tireotoxicose gravídica não necessitam do uso de drogas antitireoidianas (DAT), sendo recomendado apenas o uso de sintomáticos.

No hipertireoidismo clínico, ou Doença de Graves, os anticorpos presentes na circulação materna (TRAb = *thyroid-stimulating hormone receptor antibody*) são responsáveis pela fisiopatologia da doença, aumentando a produção de T4 por sua ação nos receptores das células foliculares da tireoide. O TRAb consegue ultrapassar a barreira placentária, acometendo também a tireoide fetal. Quanto maiores os níveis de TRAb, maiores são as repercussões fetais e maternas.

O hipertireoidismo clínico apresenta quadro bem típico, com sinais e sintomas clássicos da doença; a presença do TRAb, que facilmente atravessa a barreira placentária, produz efeitos deletérios também no feto (Quadro 79.3). Apesar dos efeitos tóxicos das DAT em nível materno e fetal, o uso dessas medicações é importante no controle da doença e ajuda na prevenção das manifestações graves, como a crise tireotóxica na gestação, que pode inclusive provocar o óbito materno.

> **Quadro 79.3**
> Achados clínicos e exame físico do hipertireoidismo.
>
> - **Cardiológicas:** aumento da frequência cardíaca, taquiarritmias, aumento da pressão arterial e sensação de palpitações.
> - **Oftalmológicos:** exoftalmo, hiperemia, edema, visão turva e aumento do lacrimejamento.
> - **Peso:** queda de peso habitual e menor ganho na gestação.
> - **Sistema nervoso:** impaciência, não finalização de tarefas, ansiedade, inquietude, irritabilidade, sensibilidade maior ao calor e perda do sono.
> - **Membros e pele:** presença de edema que não melhora com repouso, tremor de extremidades, prurido universal e aumento da temperatura da pele.
> - **Tireoide:** pode ser observada a presença de bócio ou nódulos.

Fonte: Desenvolvido pela autoria.

Repercussões maternas do hipertireoidismo clínico

A necessidade do tratamento do hipertireoidismo clínico visa colaborar na redução das complicações clínicas quando não tratadas de forma adequada. A pré-eclâmpsia apresenta maior prevalência nos casos em desequilíbrio terapêutico e suas complicações com maior ocorrência de restrição de crescimento intrauterino, disfunções cardiológicas graves e síndromes hemorrágicas, como o descolamento prematuro de placenta. As taquiarritmias podem ser fatores complicadores para a gestação, em especial nos casos em que coexistam com a crise tireotóxica. No início da gestação também pode ocorrer maior incidência de abortamentos.

Repercussões fetais do hipertireoidismo clínico

Em decorrência das complicações maternas, os distúrbios de crescimento fetal podem ser graves, podendo evoluir até o óbito fetal. Classicamente, os efeitos mais diretos do hipertireoidismo no feto devem-se à coexistência de formas graves maternas, como pré-eclâmpsia e crise tireotóxica, e principalmente ao fato de que o TRAb consegue ultrapassar facilmente a barreira placentária, agindo de forma direta na tireoide fetal e podendo causar alterações da glândula com graus variáveis de acometimento, desde hipotireoidismo fetal até a ocorrência de bócio. O hipertireoidismo fetal também pode se manifestar tanto na vida intrauterina como no período pós-nascimento.

Uso das drogas antitireoidianas no hipertireoidismo

O manejo do tratamento do hipertireoidismo na gestação representa um dos maiores desafios clínicos. Os motivos dessa dificuldade decorrem dos efeitos deletérios dessas drogas para a gestante e seu feto (risco D). De modo geral, o tratamento visa evitar os riscos de complicações maternas e fetais. Logo, as mulheres com hipertireoidismo devem ser desencorajadas a engravidar antes que seu *status* metabólico atinja o eutireoidismo.

As diretrizes de tratamento visam obter o controle da doença com o uso das menores doses possíveis de DAT, que são norteadas pelos sinais e sintomas da doença e pelos níveis de T4 total que declinam com o tratamento adequado e, muitas vezes, com queda simultânea dos níveis do TRAb, o que será importante para a redução das repercussões fetais.

Antes da utilização das DAT na gestação, deve-se realizar uma análise pormenorizada caso a caso; em pacientes contro-

ladas com baixas doses de DAT, assintomáticas e sem histórico de crises tireotóxicas podem ocorrer, em quase um terço das gestantes, uma redução gradativa das doses até o ponto de seu uso poder ser suspenso na gestação; devem, entretanto, realizar acompanhamento clínico laboratorial rigoroso.

Quando necessário, as drogas mais utilizadas no tratamento são o propriltiouracil (PTU) e o metimazol (MTZ), que têm como principal mecanismo de ação a diminuição da captação de iodo, matéria-prima para produção dos hormônios tireoidianos. Essas drogas apresentam ação imunomoduladora e podem intervir na enzima conversora de T4 em T3. Seu pico sérico ocorre, em média, após 2 semanas do início do tratamento com uma preferência ao PTU no 1º trimestre de gestação e posterior troca pelo metimazol no 2º e 3º trimestres.

As doses do PTU variam de 100 a 450 mg/dia, devendo ser divididas em até três doses pela meia-vida curta da medicação. Com relação ao MTZ, as doses variam de 5 a 30 mg/dia, em geral em uma única tomada. Existe uma proporcionalidade de doses utilizadas na conversão do PTU em MTZ; em geral, 20:1, ou seja, cada 100 mg PTU equivalem a 5 mg MTZ.

A monitorização da função hepática e da crase sanguínea deve ser periódica com o uso de DAT. Dentre os efeitos adversos, o *rash* cutâneo é a manifestação clínica mais comum, porém a hepatite fulminante (< 0,1%) e a agranulocitose (< 0,15%) também podem ocorrer; entretanto, complicações raras são muito graves, mas são indicadores de interrupção imediata da medicação, devendo a paciente ser encaminhada para atendimento de urgência de suporte à vida.

Com risco D pela US Food na Drug Administration, a exposição fetal ao uso de DAT está associada a malformações congênitas como dismorfismo fetal, defeitos de fechamento da parede abdominal e do septo interventricular, atresia de coanas e esofágica, malformações oculares e do sistema urinário.

Uso de bloqueadores

Os betabloqueadores são medicações utilizadas muitas vezes inicialmente no apoio dos sintomas clínicos, em especial cardiovasculares, até que o efeito terapêutico das DAT seja atingido, sendo então suspensos. Seu uso está relacionado à restrição de crescimento intrauterino, e esse efeito deve ser monitorizado com exames seriados de ultrassonografia (Tabela 79.1).

Tabela 79.1. Betabloqueadores mais utilizados no hipertireoidismo.

Betabloqueadores	Dose
1. Propranolol	40 a 120 mg/dia
2. Metoprolol	100 a 20 mg/dia
3. Carvedilol	12,5 a 50 mg/dia

Fonte: Desenvolvida pela autoria.

Crise tireotóxica

Por sorte a crise tireotóxica é evento raro, com incidência de até 1% dos casos de hipertireoidismo. O diagnóstico é eminentemente clínico, apresentando-se com um quadro clínico gravíssimo, que necessita de tratamento de emergência de suporte à vida. No tratamento, o arsenal terapêutico envolve o uso DAT, betabloqueadores, glicocorticoides e compostos iodados. Mesmo com uma abordagem adequada, ocorre taxas de mortalidade materna em um quarto dos casos.

O diagnóstico da crise tireotóxica é clínico e baseado no escore de Burch e Wartfosky: escore: > 45 pontos = crise tireotóxica, entre 25 e 45 pontos = suspeito e < 25 pontos = descarta crise tireotóxica (Tabela 79.2). O manejo da crise tireotóxica (Figura 79.3) segue fluxograma com três etapas, sendo a etapa 1 e 2 realizadas em intervalos de meia hora; caso não haja melhora, a etapa 3 é realizada 1 hora após as etapas 1 e 2 sem melhora clínica.

Tabela 79.2. Escore de Burch e Wartfosky (pontos).

Temperatura (°C)		Frequência cardíaca	
37,2 a 37,7	5	99 a 109	5
37,8 a 38,2	10	110 a 119	10
38,3 a 38,8	15	120 a 129	15
38,9 a 39,4	20	130 a 139	20
> 40	25	> 140	25
Sistema nervoso central		Fibrilação atrial Insuficiência cardíaca	10
Leve (agitação)	10	Leve (edema dos membros inferiores)	5
Moderada (delírio, psicose e letargia)	20	Moderada (estertores em bases)	10
Grave (convulsões e coma)	30	Grave (edema agudo de pulmão)	20
Disfunção hepática e gastrointestinal		Fator desencadeante	
Moderada (náuseas e vômitos, diarreia, dor abdominal)	10	Presente	10
Grave (icterícia)	20		

Fonte: Burch e Wartfosky, 1993.

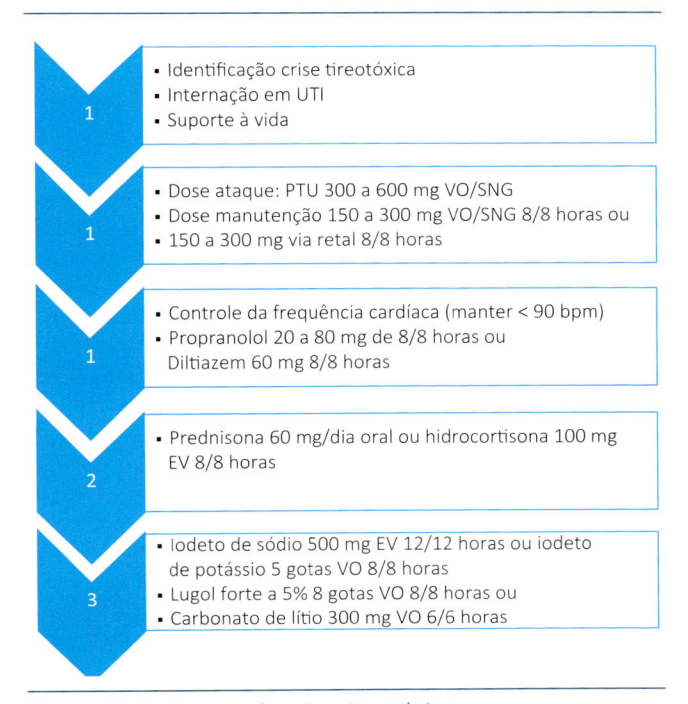

Figura 79.3. Manejo da crise tireotóxica.
UTI: unidade de terapia intensiva; PTU: propriltiouracil; VO: via oral; SNG: sonda nasogástrica; bpm: batimentos por minuto; EV: endovenoso.
Fonte: Desenvolvida pela autoria.

Fluxograma:

1
- Identificação crise tireotóxica
- Internação em UTI
- Suporte à vida

1
- Dose ataque: PTU 300 a 600 mg VO/SNG
- Dose manutenção 150 a 300 mg VO/SNG 8/8 horas ou
- 150 a 300 mg via retal 8/8 horas

1
- Controle da frequência cardíaca (manter < 90 bpm)
- Propranolol 20 a 80 mg de 8/8 horas ou
- Diltiazem 60 mg 8/8 horas

2
- Prednisona 60 mg/dia oral ou hidrocortisona 100 mg EV 8/8 horas

3
- Iodeto de sódio 500 mg EV 12/12 horas ou iodeto de potássio 5 gotas VO 8/8 horas
- Lugol forte a 5% 8 gotas VO 8/8 horas ou
- Carbonato de lítio 300 mg VO 6/6 horas

Tireoidectomia

A cirurgia de remoção da glândula tireoide é uma terapia de exceção na gravidez e está indicada em casos com idade gestacional abaixo de 22 a 24 semanas; ela deve ser considerada em pacientes com altas doses ou intolerância ao uso de DAT, naqueles sem controle clínico e risco potencial para crise tireotóxica, quando da presença de bócios volumosos que exercem efeito compressivo ou na confirmação de nódulos malignos. Após a remoção da glândula, a reposição de hormônios tireoidianos deve ser prontamente realizada. O iodo radioativo está contraindicado em qualquer período da gestação.

Nódulos e câncer de tireoide

A avaliação dos nódulos tireoidianos palpáveis na gestação é realizada pelo emprego da ultrassonografia, e, de acordo com suas características, devem ser submetidos a punção aspirativa de agulha fina. Recomenda-se a aspiração por agulha fina de nódulos tireoidianos nas seguintes condições: naqueles com suspeita de câncer, se estiverem em crescimento, com características suspeitas à ultrassonografia (microcalcificações, hipoecoicas, vascularização aumentada, margens infiltrativas) ou com dimensões maiores que 1 cm.

O câncer de tireoide afeta aproximadamente 14 entre 100 mil mulheres grávidas; na maioria das vezes é assintomático e diagnosticado por um nódulo palpável encontrado no exame pré-natal; o câncer tireoidiano papilar é o tipo histológico mais comum durante a gravidez e possui excelente prognóstico em longo prazo. A abordagem do diagnóstico em uma mulher grávida com um nódulo tireoidiano palpável é semelhante à da mulher não grávida. Recomenda-se avaliação do TSH sérico e da ultrassonografia do pescoço e da glândula tireoide. A proposta de cirurgia depende do grau de diferenciação celular e do trimestre gestacional. Nos tumores diferenciados não se encontram diferenças de resultados com cirurgia durante a gravidez ou no puerpério. A taxa de sobrevida em 10 anos para o câncer diferenciado de tireoide na gravidez é semelhante ao da mulher não grávida, ficando em torno de 99%. As mulheres que se submetem a tratamento cirúrgico durante a gravidez requerem monitoramento da função tireoidiana e geralmente precisam de reposição hormonal.

Assistência obstétrica

Na vigilância fetal do hipertireoidismo preconiza-se um controle da vitalidade fetal a partir dos limites de viabilidade, que, na maioria dos grandes centros, inicia-se com 26 semanas. A avaliação do crescimento fetal, bem como o exame da tireoide fetal, guarda forte relação com o prognóstico fetal. Os níveis séricos de TRAb, bem como as doses utilizadas de DAT, são diretamente responsáveis pela alteração na tireoide fetal, principalmente no desenvolvimento do bócio. Na maioria das gestantes controladas a via de parto é obstétrica.

A dopplerfluxometria e o perfil biofísico fetal seguem protocolos individuais de acordo com a idade gestacional e as repercussões do crescimento fetal. Na lactação, cuidado especial com o uso de DAT, uma vez que exibe concentrações séricas que podem interferir no funcionamento da tireoide fetal. Recomenda-se que o uso das DAT seja realizado após as mamadas, para fugir do pico sérico das drogas. Alguns trabalhos sugerem doses máximas de PTU e Metimazol no período de lactação, respectivamente, de 450 mg/dia e de 30 mg/dia.

No puerpério, as doses utilizadas na gravidez de DAT devem ser mantidas e novas dosagens laboratoriais de T4 total e livre devem ser realizadas 15 dias após o parto, para ajuste terapêutico.

LEITURAS COMPLEMENTARES

Alexander EK, Pearce EM, Brent GA, Brown RS, Chen H, Dosiou C et al. Guidelines of the American Thyroid Association for the Diagnosis and Management of Thyroid Disease During Pregnancy and the Postpartum. Thyroid. 2017:27(3):315-89.

Andersen SL, Olsen J, Lauberg P. Foetal programming by maternal thyroid disease. Clin Endocrinol (Oxf). 2015:83(6)751-8.

Baeza A, Aguayo J, Barria M, Pineda G. Rapid preoperative preparation in hyperthyroidism. Clin Endocrinol (Oxf). 1991;35(5):439-45.

Burch HB, Wartofsky L. Life-threatening thyrotoxicosis. Thyroid storm. Endocrinol Metab Clin. 1993 Jun;22(2):263-77.

Camargo R, Corigliano S, Frigulietti C, Gauna A, Harach R, Munizaga F et al. Latin American thyroid society. Latin American thyroid society recommendations for the management of thyroid nodules. Arq Bras Endocrinol Metab. 2009;53(9):1167-75.

Clementi M, Di Gianantonio E, Cassina M, Leoncini E, Botto LD, Mastroiacovo P. SAFE-Med Study Group Treatment of hyperthyroidism in pregnancy and birth defects. J Clin Endocrinol Metab. 2010;95(11):E337-41.

Clementi M, Di Gianantonio E, Pelo E, Mammi I, Basile RT, Tenconi R. Methimazole embryopathy: Delineation of the phenotype. Am J Med Genet. 1999;83(1):43-6.

Couto E, Cavichiolli F. Doenças da tireoide na gestação. Femina. 2019;47(6):322-49.

Davis LE, Lucas MJ, Hankins GD, Roark ML, Cunningham FG. Thyrotoxicosis complicating pregnancy. Am J Obstet Gynecol. 1989;160(1):63-70.

De Rooij A, Vandenbroucke JP, Smit JW, Stokkel MP, Dekkers OM. Clinical outcomes after estimated versus calculated activity of radioiodine for the treatment of hyperthyroidism: Systematic review and meta-analysis. Eur J Endocrinol. 2009;161(5):771-7.

Fantz CR, Dagogo-Jack S, Ladenson JL, Gronowski AM. Thyroid Function during Pregnancy. Clin Chem. 1999;45(12):2250-58.

Fitzpatrick DL, Russell MA. Diagnosis and management of thyroid disease in pregnancy. Obstet Gynecol Clin North Am. 2010 Jun;37(2):173-93.

Giles HG, Roberts EA, Orrego H, Sellers EM. Disposition of intravenous propylthiouracil. J Clin Pharmacol. 1981;21(11-12 Pt1):466-71.

Goodwin TM, Montoro M, Mestman JH. Transient hyperthyroidism and hyperemesis gravidarum: clinical aspects. Am J Obstet Gynecol. 1992;167(3):648-52.

Hamburger JI. Diagnosis and management of Graves' disease in pregnancy. Thyroid. 1992;2(3):219-24.

Hegedus L. Treatment of Graves' hyperthyroidism: Evidence based and emerging modalities. Endocrinol Metab Clin North Am. 2009;38(2):355-71.

Hodak SP, Huang C, Clarke D, Burman KD, Jonklaas J, Janicic Kharic N. Intravenous methimazole in the treatment of refractory hyperthyroidism. Thyroid. 2006;16(7):691-5.

Jongjaroenprasert W, Akarawut W, Chantasart D, Chailurkit L, Rajatanavin R. Rectal administration of propylthiouracil in hyperthyroid patients: Comparison of suspension enema and suppository form. Thyroid. 2002;12(7):627-31.

Korevaar TIM, Medici M, Visser TJ, and Peeters RP. Thyroid disease in pregnancy: New insights in diagnosis and clinical management. Nat Rev Endocrinol. 2017 August;13:1-13.

Laurberg P, Vestergaard H, Nielsen S, Christensen SE, Seefeldt. Sources of circulating 3,5,3'-triiodothyronine in hyperthyroidism estimated after blocking of type 1 and type 2 iodothyronine deiodinases. J Clin Endocrinol Metab, 2007 Jun;92(6):2149-56. Doi: 10.1210/jc.2007-0178. Epub 2007 Mar 27.

Lavado-Autric R, Ausó E, García-Velasco JV, Arufe Mdel C, Escobar del Rey F, Berbel P, Morreale de Escobar G. Early maternal hypothyroxinemia alters histogenesis and cerebral cortex cytoarchitecture of the progeny. J Clin Invest. 2003 Apr;111(7):1073-82.

Leung AM. Thyroid function in pregnancy. J Trace Elem Med Biol. 2012 Jun;26(2-3):137-40.

Maia AL, Ward LS, Carvalho GA, Graf H, Maciel RM, Maciel LM et al. Thyroid nodules and differentiated thyroid cancer: Brazilian consensus. Arq Bras Endocrinol Metab. 2007;51(5):867-93.

Millar LK, Wing DA, Leung AS, Koonings PP, Montoro MN, Mestman JH. Low birth weight and preeclampsia in pregnancies complicated by hyperthyroidism. Obstet Gynecol. 1994;84(6):946-9

Moreno-Reyes R, Herman D, Van Oyen H, Vandevijvere S. High Prevalence of Thyroid Disorders in Pregnant Women in a Mildly Iodine-deficient Country: A Population-Based Study. J Clin Endocrinol Metb. 2013,98(9):3694-701.

Nabil N, Miner DJ, Amatruda JM. Methimazole: An alternative route of administration. J Clin Endocrino Metab. 1982;54(1):180-1.

Nakamura H, Miyauchi A, Miyawaki N, Imagawa J. Analysis of 754 cases of antithyroid drug-induced agranulocytosis over 30 years in Japan. J Clin Endocrinol Metab. 2013;98(12):4776-83.

Obregon, MJ, Rey F, Escobar G. The Effects of Iodine Deficiency on Thyroid Hormone Deiodination. Thyroid. 2005;15(8):917-29.

Robuschi G, Manfredi A, Salvi M, Gardini E, Montermini M, d'Amato L et al. Effect of sodium ipodate and iodide on free T4 and free T3 concentrations in patients with Graves' disease. J Endocrinol Invest. 1986;9(4):287-91.

Solomon BL, Wartofsky L, Burman KD. Adjunctive cholestyramine therapy for thyrotoxicosis. Clin Endocrinol (Oxf). 1993;38(1):39-43.

Stocker DJ, Burch HB. Thyroid cancer yield in patients with Graves' disease. Minerva Endocrinol. 2003;28(3):205-12.

T, Helleberg K et al. Sources of circulating 3,5,3'-triiodothyronine in hyperthyroidism estimated after blocking of type 1 and type 2 iodothyronine deiodinases. J Clin Endocrino Metab. 2007;92(6):2149-56.

Tsatsoulis A, Johnson EO, Kalogera CH, Seferiadis K, Tsolas O.The effect of thyrotoxicosis on adrenocortical reserve. Eur J Endocrinol. 2000;142(3):231-5.

Vaisman M, Rosenthal D, Carvalho D. Enzimas envolvidas na organificação tireoideana do iodo. Arq Bras Endocrinol Metabol. 2004;48(1):9-15.

Vyas AA, Vyas P, Fillipon NL, Vijayakrishnan R, Trivedi N. Successful treatment of thyroid storm with plasmapheresis in a patient with methimazole-induced agranulocytosis. Endocr Pract. 2010;16(4):673-6. North Am. 1993;22(2):263-77.

Walter RM Jr, Bartle WR. Rectal administration of propylthiouracil in the treatment of Graves' disease. Am J Med. 1990;88(1):69-70.

Yassa L, Marqusee E, Fawcett R, Alexander EK. Thyroid hormone early adjustment in pregnancy (the THERAPY) trial. J Clin Endocrinol Metab. 2010;95(7):3234-41.

Yeung SC, Go R, Balasubramanyam A. Rectal administration of iodide and propylthiouracil in the treatment of thyroid storm. Thyroid. 1995;5(5):403-5.

Zugaib M, Francisco RPV. Zugaib Obstetrícia: Doenças endócrinas. 4.ed. Barueri: Manole; 2019.

80

Doenças Difusas do Tecido Conjuntivo

Simone Appenzeller

As doenças difusas do tecido conjuntivo (DDTC) caracterizam-se pela presença de processo inflamatório crônico envolvendo pele, articulações, anexos articulares e vísceras. O denominador comum que define a maioria dessas condições é a inflamação de tecidos mesenquimais, mediada por autoanticorpos e citocinas. As doenças desse grupo mais frequentemente observadas em mulheres de idade fértil que podem influenciar a gestação, ou ainda ter sua evolução clínica por ela alterada, são: lúpus eritematoso sistêmico (LES), artrite reumatoide (AR), esclerose sistêmica (ES) e, mais raramente, as espondiloartrites, miopatias inflamatórias e vasculites primárias.

Embora as DDTC possam estar associadas com uma redução de libido, não existem evidências de que pacientes acometidos dessas doenças tenham redução significativa de fertilidade. Métodos efetivos de anticoncepção devem ser discutidos de forma rotineira para permitir uma gravidez planejada, preferencialmente durante a remissão da doença de base e em uso de medicações que não afetem o desenvolvimento do feto (Sammaritano, 2018).

As estratégias para a abordagem desse paciente devem envolver uma atuação integrada do obstetra e do reumatologista, de modo a assegurar que as eventuais complicações possam ser evitadas ou controladas por meio de algumas diretrizes: vigilância da atividade da doença; tratamento adequado da enfermidade da mãe; monitorização do desenvolvimento fetal; e para melhor adequação das condições de parto ainda não inteiramente definidas.

Artrite reumatoide

Dentre as DDTC, esta é a entidade mais frequente e acomete mulheres ainda em idade reprodutiva. Em decorrência de mecanismos imunológicos inerentes à gestação, a maioria das pacientes com AR apresenta melhora da atividade inflamatória nos primeiros 2 trimestres da gravidez e piora da atividade de doença durante os primeiros 6 a 12 meses do pós-parto.

As principais complicações observadas no curso da gestação e no desenvolvimento fetal estão associadas a medicação utilizada pela gestante. A classificação das medicações está resumida no Quadro 80.1 (Andreoli, 2017; Götestam Skorpen, 2016). O objetivo durante a gestação ou lactação deve ser a redução da atividade da doença, evitando-se a exposição do feto ou recém-nascido a efeitos adversos das drogas. As decisões devem ser tomadas de forma compartilhada entre reumatologista, obstetra e gestante. Evidências atuais permitem um espectro amplo de drogas que podem ser utilizadas durante a gestação. Registros internacionais de seguimento de gestantes e recém-nascidos permitem aquisições de dados de forma contínua e devem ser consultados antes das tomadas de decisão, atualizando frequentemente as informações.

Para melhor planejamento do parto é importante avaliar a presença de deformidades articulares, principalmente do quadril e da coluna cervical. A amplitude da mobilidade do quadril comprometida pode dificultar um parto normal. A avaliação da coluna cervical em flexão deve ser obtida antes do parto. Mais que 3 mm de subluxação entre as vértebras C1 e C2 indicam a necessidade de a gestante utilizar um colar cervical.

Alguns cuidados devem ser tomados para recém-nascidos expostos a medicações intraútero. O uso de antiTNF durante os 2 últimos trimestres da gestação contraindica a vacinação de BCG nos primeiros 6 meses de vida. Exposição a rituximabe está associada a citopenias e a depleções de linfócitos B no recém-nascidos. Avaliação da imunidade do recém-nascidos faz-se necessária.

Quadro 80.1
Drogas modificadoras de doença e imunossupressores e o grau de recomendação durante a gestação.

Categoria	Drogas	Grau de recomendação
Drogas permitidas durante a gestação	Hidroxicloroquina Azatioprina Sulfassalazina Ciclosporina Tacrolimus Colchicina Prednisona Anti-inflamatórios não esteroidais (1º e 2º trimestre) Imunoglobulina humana	B
DMARDS biológicos permitidos durante a gestação	Certolizumabe pegol Etanercepte (até 32ª semana) Infliximabe (até 20ª semana) Adalimumabe (até 20ª semana)	B
DMARDS sintéticos teratogênicos que devem ser suspensos antes da gestação	Metotrexato Micofenolato Ciclofosfamida	B
Drogas que devem ser evitadas durante a gestação por evidências insuficientes	Leflunomida Tofacitinibe Golimumabe	C
DMARDS biológicos que devem ser evitados durante a gestação	Rituximabe Tocilizumabe Abatacepte	D
Outras drogas que devem ser evitadas durante a gestação	Anti-inflamatórios inibidores seletivos da COX 2	C

Categoria FDA: (A): estudos controlados em grávidas demonstraram não haver risco para o feto; (B) dados em humanos não evidenciam risco (utilização em animais com evidência de risco para o feto) ou estudos em humanos insuficientes, mas evidência em animais negativa; (C) dados em humanos insuficientes ou estudos em animais positivos ou não conclusivos; (D) dados em humanos demonstram risco, benefícios podem justificar possíveis riscos; (X) estudos animais, humanos, investigacionais e pós-marketing demonstraram claramente risco para o feto, sem importante benefício para o paciente. DMARDS: drogas modificadoras de doença e imunossupressores.
Fonte: Adaptado de Andreoli (2016) e Götestam Skorpen (2017).

A amamentação deve ser estimulada, desde que não apresente contraindicação causada pelas medicações em uso (Quadro 80.2) (Andreoli 2017, Götestam Skorpen 2016). Estudos que avaliam a excreção de drogas no leite materno são raros. Pacientes com artrite de ombros, cotovelos, punhos e mãos podem apresentar dor e incapacidade. Esta pode limitar sensivelmente o desempenho da mãe em relação aos cuidados para o recém-nascido, gerando sério envolvimento psicológico (Andreoli, 2017; Andreoli, 2019; Sammaritano, 2018; Gotestam Skorpen, 2016).

Lúpus eritematoso sistêmico

Trata-se de doença inflamatória crônica, sistêmica, do tecido conjuntivo. Em contraste com a AR, a gravidez pode exacerbar o curso clínico do LES em 30 a 35% das pacientes. A atividade da doença, quando do início da gravidez, está diretamente relacionada às condições do curso clínico subsequente. Na paciente em fase de inatividade da doença ou atenuada pelo tratamento, a gravidez poderá não modificar o prognóstico ou até mesmo o curso evolutivo do LES. Já em presença da atividade de doença, episódios de piora ocorrerão com maior frequência e particularmente no 3º trimestre e no puerpério. Recomenda-se remissão de 6 a 12 meses, com a mínima dose possível de corticosteroides antes da concepção. Outros fatores que aumentam a morbimortalidade materna e fetal são a presença de nefrite ativa, história pregressa de nefrite e a presença de anticorpos antifosfolípides: lúpus anticoagulante, anticardiolipina IgM, IgG e B2 glicoproteína. Autoanticorpos antiRo e antiLa

devem ser dosados preconcepção em toda mulher com LES pelo risco de lúpus neonatal.

Drogas que podem ser utilizadas durante a gestação estão no Quadro 80.1. Hidroxicloroquina está associada a uma redução de atividade de doença durante a gestação e reduz a passagem transplacentária de anticorpos antiRo e antiLa. Portanto, 5 mg/kg de peso ideal de hidroxicloroquina devem ser prescritos no período preconcepção e mantidos durante toda a gestação, desde que a paciente não apresente contraindicações para seu uso.

A avaliação da atividade de doença pode ser desafiadora durante a gestação, em especial diferenciá-la de pré-eclâmpsia/eclâmpsia. Além das manifestações sistêmicas, antiDNA nativo e dosagem de complemento podem ser de grande valia. Pacientes com LES devem ser seguidas em serviços de gravidez de alto risco, conforme protocolos estabelecidos. Ultrassonografia com Doppler de artéria umbilical e uterinas com 20 a 24 semanas têm bom valor preditivo negativo, porém modesto valor preditivo positivo para disfunções placentárias, como restrições do crescimento intrauterino e pré-eclâmpsia. Ecocardiografia fetal entre 16 e 26 semanas está indicada para mulheres com anticorpos antiRo e antiLA. Nas mulheres que tiveram filhos com bloqueio cardíaco fetal prévio, nas quais a taxa de recorrência dessa complicação é de 16%, a ecocardiografia fetal está indicada a cada 2 semanas durante esse período. A presença de atividade de doença, clínica ou serológica e um aumento menor do que esperado de C3 estão associados com morbidades

Quadro 80.2 Drogas modificadoras de doença e imunossupressores e o grau de recomendação durante a lactação (desde que não existam contraindicações da parte do recém-nascido).		
Categoria	*Drogas*	*Grau de recomendação*
Drogas permitidas durante a lactação	Hidroxicloroquina Azatioprina Sulfassalazina Ciclosporina Tacrolimus Colchicina Prednisona Anti-inflamatórios não esteroidais Imunoglobulina humana Celexocibe Certolizumabe pegol Etanercepte Infliximabe Adalimumabe	D
Drogas que devem ser evitadas durante a lactação por evidências insuficientes	G Metotrexato Micofenolato Ciclofosfamida Leflunomida Tofacitinibe Rituximabe Tocilizumabe Abatacepte Anti-inflamatórios inibidores seletivos da COX 2 (exceto celecoxibe)	D

Categoria FDA: (A): estudos controlados em grávidas demonstraram não haver risco para o feto; (B) dados em humanos não evidenciam risco (utilização em animais com evidência de risco para o feto) ou estudos em humanos insuficientes, mas evidência em animais negativa; (C) dados em humanos insuficientes ou estudos em animais positivos ou não conclusivos; (D) dados em humanos demonstram risco, benefícios podem justificar possíveis riscos; (X) estudos animais, humanos, investigacionais e pós-marketing demonstraram claramente risco para o feto, sem importante benefício para o paciente.
Fonte: Adaptado de Andreoli (2016) e Gotestam Skorpen (2017).

gestacionais e fetais, como perda fetal, restrição de crescimento intrauterino e parto pré-termo.

O tipo de parto (vaginal ou cesárea) e quando realizá-lo está associado à idade gestacional do feto, à presença de sofrimento fetal e à morbidade materna (hipertensão e anticoagulação).

O aleitamento deve ser estimulado. Drogas recomendadas durante a lactação podem ser encontradas no Quadro 80.2.

O lúpus neonatal é uma complicação rara que ocorre em 1 a 3% das mulheres que têm antiRo (antiSSA) ou antiLa (antiSSB) circulante, ou seja, não é exclusivo de mulheres com LES, mas pode ocorrer também na síndrome de Sjogren primária ou secundária. Caracteriza-se pela presença de lesões cutâneas, que podem estar presentes ao nascimento ou aparecer nas primeiras semanas de vida, em áreas fotoexpostas; doença hepatobiliar (falência hepática, hiperbilirrubinemia transitória, ou aumento de transaminases), doença hematológica (plaquetopenia, neutropenia ou anemia) e/ou comprometimento cardíaco. O tratamento depende da gravidade da manifestação. Nas manifestações transitórias, estas tendem a melhorar e desaparecer com a diminuição do anticorpo circulante na criança entre 6 e 9 meses de vida. Mulheres com LES têm incidência aumentada de filhos com autismo ou dificuldades de aprendizado. As causas dessas morbidades ainda não estão bem estabelecidas. Passagem transplacentária de autoanticorpos e citocinas tem sido estudada.

Outras doenças do tecido conjuntivo

A evolução da gestação de outras DDTC está resumida no Quadro 80.3. São dados obtidos de estudos retrospectivos ou de relatos de casos, dada a raridade das doenças.

Quadro 80.3 Evolução da gestação em outras DDTC.				
DDTC	*Número de gestações*	*Atividade durante gestação*	*Atividade durante o pós-parto*	*Fatores de risco para atividade*
Síndrome Sjogren	45	4,4% Mucocutâneo Hematológico	10% Mucocutâneo Hematológico	Sem dados
Esclerose sistêmica	99	Pele: estável Piora do refluxo gastresofágico Melhora: Raynaud	Espessamento cutâneo: 15%	Duração da doença < 3 anos Scl70+ Forma difusa
Miopatias inflamatórias	33	Melhora: 37%	Até 12,5%	Atividade de doença Preconcepção
Doença indiferenciada do tecido conjuntivo	50	16%	12,5%	Sem dados

DDTC: doenças difusas do tecido conjuntivo.
Fonte: Adaptado de Andreoli, 2019.

LEITURAS COMPLEMENTARES

Andreoli L, Bertsias GK, Agmon-Levin N, Brown S, Cervera R, Coste-doat-Chalumeau N et al. EULAR recommendations for women's health and the management of family planning, assisted reproduction, pregnancy and menopause in patients with systemic lupus erythematosus and/or antiphospholipid syndrome. Ann Rheum Dis. 2017;76:476-85.

Andreoli L, Gerardi MC, Fernandes M, Bortoluzzi A, Bellando-Randone S, Brucato A et al. Disease activity assessment of rheumatic diseases during pregnancy: A comprehensive review of indices used in clinical studies. Autoimmun Rev. 2019;18:164-76.

Götestam Skorpen C, Hoeltzenbein M, Tincani A, Fischer-Betz R, Elefant EC, Hambers C et al. The EULAR points to consider for use of antirheumatic drugs before pregnancy, and during pregnancy and lactation. Ann Rheum Dis. 2016;75:795-810.

Sammaritano LR, Bermas BL. Management of pregnancy and lactation. Best Pract Res Clin Rheumatol. 2018;32:750-66.

81

Doenças Neurológicas

Marcondes Cavalcante França Jr.
Felipe Franco da Graça

A abordagem das afecções do sistema nervoso durante o período gestacional e puerpério é desafiadora tanto para o neurologista como para o obstetra e o perinatologista (Block, 2016). Isso porque não só as alterações do organismo materno inerentes à gravidez favorecem a ocorrência de certas patologias, como também modificam a evolução de condições neurológicas crônicas. Ademais, o seu tratamento pode necessitar de expressivas modificações e cuidado, considerando-se o risco de efeitos adversos e de teratogênese (Aminoff, 2014).

Para facilitar a abordagem desse assunto, portanto, descreveremos separadamente as complicações de doenças neurológicas crônicas daqueles quadros mais frequentes ou mesmo exclusivos do período gestacional.

Abordagem e evolução de condições neurológicas preexistentes

Epilepsia

O paciente com epilepsia é aquele que tem chance aumentada de apresentar crises epilépticas recorrentes. Esse conceito, apesar de aparentemente simples, é importante considerando-se que cerca de 10% da população pode apresentar uma crise ao longo da vida, mas apenas 1% dela tem chance aumentada de crises recorrentes e, portanto, epilepsia (o que implica necessidade de tratamento). Essa chance aumentada pode ocorrer pela presença de uma lesão estrutural (p. ex., tumor, sequela de acidente vascular cerebral ou outras causas de gliose) ou por alterações funcionais dos neurônios (como ocorre nas síndromes epilépticas da infância e nas epilepsias ditas genéticas). Para tornar esse diagnóstico mais simples, a ILAE (International League Against Epilepsy) considera que um paciente é epiléptico quando apresenta duas crises não provocadas separadas por um período maior do que 24 horas ou uma única crise associada à lesão estrutural que a justifique.

Como será visto nas demais condições discutidas neste capítulo, a evolução da doença de base durante a gestação é muito variável, podendo haver melhora, piora ou manutenção do *status* pré-gestacional, e as estatísticas a respeito do tema mostram proporções de piora muito variadas a depender da coorte (Harden, 2014). No caso da epilepsia, alterações na farmacodinâmica das medicações utilizadas no tratamento, privação de sono e cansaço podem ser fatores que justifiquem uma eventual piora. Desse modo, embora haja risco potencial dos fármacos utilizados no tratamento, sua suspensão tem também riscos inerentes, que incluem aumento da frequência de crises, que, por sua vez também podem ter graves consequências para a mãe e para o feto.

Entre as medicações utilizadas, é o ácido valproico que mais claramente está associado a malformações como espinha bífida e hipospádia, com um risco absoluto que varia de 6 a 9% para cada gestação. Este risco é especialmente relevante quando a exposição ocorre no 1º trimestre e com doses elevadas (Sazgar, 2019).

Outras medicações consideradas com alto risco de malformação são o topiramato e o fenobarbital, sendo o primeiro mais associado a fendas palatinas e o segundo, a alterações estruturais cardíacas.

A carbamazepina e a fenitoína são relativamente seguras em relação ao que se refere a malformações maiores, mas a lamotrigina e o levetiracetam parecem ser ainda mais seguras.

No caso da lamotrigina, utilizada por muitos como droga de escolha em pacientes com desejo de gravidez ou gestantes, um cuidado especial deve ser tomado, já que é necessário ajuste cuidadoso ao longo da gravidez, considerando-se que há grandes variações de sua concentração plasmática em razão do aumento do volume de distribuição. Igualmente significativo é o aumento de sua concentração no pós-parto, quando precisa ser reduzida para evitar intoxicações.

O contexto mais desafiador nesse grupo de pacientes é, entretanto, aquele em que uma paciente se vê grávida, muitas vezes já no fim do 3º trimestre, em vigência do uso de medicações notadamente teratogênicas como o ácido valproico. A decisão de trocar a medicação nesse momento deve ser muito cautelosa e discutida, visto que, na maioria das vezes, já terá passado o período de maior risco, e que a retirada pode resultar em piora das crises, já que outras medicações mais seguras, como a lamotrigina, demoram para atingir níveis terapêuticos.

Outro desafio encontrado nessa fase se relaciona ao surgimento de um novo quadro convulsivo em uma paciente previamente hígida durante a gestação. Principalmente quando isso ocorre no 3º trimestre, é importante descartar que se trate de eclâmpsia, que será abordada em outro capítulo, já que implica grande mudança da terapêutica e da conduta obstétrica.

Miastenia gravis

Entre as doenças neuromusculares, a Miastenia gravis (MG) é, de longe, a mais conhecida e frequente. Trata-se de um distúrbio autoimune em que há produção de anticorpos contra componentes da junção neuromuscular, mais comumente o receptor nicotínico de acetilcolina (Ach). A Ach é um neurotransmissor essencial para a comunicação entre os terminais axonais dos motoneurônios e o músculo e, portanto, para a contração muscular. Na presença de disfunções nessa comunicação mioneural, observa-se clinicamente fatigabilidade, situação em que há piora progressiva do déficit de força com o esforço repetitivo. No caso dos pacientes com miastenia, são comuns as queixas oculares, como ptose e diplopia flutuantes (com acentuação ao longo do dia) e também queixas bulbares (como disfagia) ou mesmo insuficiência ventilatória. Situações em que há significativo acometimento ventilatório são conhecidas como crises miastênicas e podem necessitar de abordagem de urgência.

Muitos são os precipitantes de uma piora clínica em pacientes com MG, sendo os mais frequentes as infecções e o uso de certas medicações que podem, *per se*, culminar na piora clínica. No Quadro 81.1, resumimos algumas medicações que têm o risco potencial de piorar a MG.

Quadro 81.1
Algumas medicações com potencial risco de piora dos sintomas em pacientes com MG.

- Succinilcolina ou outros bloqueadores neuromusculares
- Analgésicos narcóticos
- Magnésio
- Alguns antibióticos (aminoglicosídeos, fluoroquinolonas, macrolídeos)
- Quinino
- Betabloqueadores
- Bloqueadores de canal de cálcio
- Lítio

Fonte: Desenvolvido pela autoria.

Entretanto, cabe a ressalva de que este risco não implica proibição de seu uso, devendo apenas ser levado em conta para se pesar o risco e benefício de sua utilização em cada situação. É o caso do sulfato de magnésio, cujo uso pode ser essencial em pacientes com eclâmpsia e, sendo a paciente portadora de MG, o obstetra deve sabê-lo e preparar-se para uma possível piora da doença de base.

Assim como outras doenças autoimunes, a MG é mais frequente em mulheres jovens e, portanto, em idade fértil. Dessa maneira, quatro aspectos principais devem ser de conhecimento do médico no acompanhamento de gestantes com MG.

Planejamento gestacional e manejo terapêutico em gestantes com MG

O comportamento da MG ao longo da gestação (como é quase regra nas doenças crônicas) é imprevisível, sendo iguais as chances de piora, melhora ou estabilidade do quadro (Modi et al., 2018). Esse risco de piora deve ser discutido com a gestante, sendo mais proeminente em pacientes com doença em franca atividade. Outro ponto importante a ser discutido é o risco relacionado à terapêutica. O tratamento de manutenção da MG se baseia em dois grupos de medicações: o primeiro deles são as medicações anticolinesterásicas (sendo a piridostigmina a principal representante), cujo efeito é sintomático, ou seja, ao inibirem a degradação da Ach na junção neuromuscular, aumentam sua disponibilidade e diminuem os sintomas da doença. Sua meia-vida é curta e sua molécula não atravessa a placenta de maneira significativa, sendo uma medicação classificada na categoria B e, portanto, segura na gestação. A segunda classe de medicações utilizadas no tratamento, agora atuando no controle da autoimunidade, são os imunossupressores. Entre essas medicações, as mais frequentemente utilizadas são a prednisona e a azatioprina. No caso da prednisona, é reconhecido que seu uso deve ser mantido na menor dose possível em pacientes que desejem engravidar e durante a gestação, pois pode estar associada a risco aumentado de malformações, como fendas palatinas, especialmente em doses mais altas. Existe, ainda, a recomendação de que em caso do uso de mais de 7,5 mg/dia, deve-se realizar corticosteroide intravenoso durante o trabalho de parto, pelo risco de hipocortisolismo secundário à supressão crônica da adrenal.

No caso da azatioprina, os principais riscos associados são o de restrição do crescimento e também há preocupação relacionada a distúrbios imunes no feto (categoria D). Entretanto, há autores que defendem seu uso na gestação como relativamente seguro. Outras medicações imunossupressoras de uso menos frequente, como a ciclosporina, são consideradas mais seguras na gestação, embora possa estar associada a maior chance de diabetes gestacional, sendo necessário seguimento mais próximo da glicemia (categoria C). O micofenolato é potencialmente teratogênico (categoria D) e o metotrexato é sabidamente teratogênico (categoria X).

Manejo da crise miastênica na gestação

Além do cuidado com a ventilação e eventual necessidade de intubação orotraqueal na paciente em crise, as terapêuticas de escolha, sabidamente são imunoglobulina humana intravenosa (na dose de 2 g/kg, dividida em 5 dias) e plasmaférese. Ambas são relativamente seguras na gestação, sendo utilizadas no tratamento de outras condições desse período como na púrpura trombocitopênica imune (Cuero et al., 2016).

Escolha da via de parto

A escolha da via de parto é obstétrica e não há contraindicação ao parto normal. Entretanto, a chance de ser necessário auxílio com fórceps ou vácuo extrator é maior em virtude do risco de fadiga. A analgesia de parto também não é contraindicada.

Miastenia gravis Neonatal

Cerca de 10 a 30% dos filhos de pacientes miastênicas podem desenvolver um quadro transitório de fraqueza, dificuldade de deglutição e hipotonia em virtude da passagem de anticorpos IgG anti-Ach pela placenta nos 2º e 3º trimestres da gestação (miastenia neonatal transitória) (Shimizu et al., 2016). Esse quadro é autolimitado, mas pode persistir de semanas a meses após o parto. A equipe de neonatologia deve estar atenta a esta potencial complicação ao receber recém-nascidos de mães miastênicas, pois pode haver inclusive necessidade de suporte ventilatório.

Esclerose múltipla

Assim como a MG, a esclerose múltipla (EM) é uma afecção autoimune e, portanto, mais frequente em mulheres jovens. No caso da EM, o alvo da autoimunidade é a mielina do sistema nervoso central (SNC). Isso enseja, na forma mais comum, quadros recorrentes de sintomas neurológicos focais que se alteram a depender da topografia da lesão, os chamados "surtos".

Dois pontos principais devem ser levados em consideração durante a gestação:

Tratamento de surtos

Há tendência à redução do número de surtos durante a gestação (Aminoff, 2014). Na maioria das vezes, o tratamento desses episódios é feito com corticosteroide intravenoso (1 g de metilprednisolona IV por 3 a 5 dias), podendo ser realizado da mesma maneira no período gestacional. Sintomas comuns incluem parestesias, déficits motores e alteração visual (neurite óptica). Sempre na ocorrência de piora de um sintoma prévio, devem-se excluir causas infecciosas (frequentemente infecções do trato urinário). Essas pioras associadas a infecções podem simular surtos sendo conhecidas como pseudossurtos.

Terapia modificadora da doença

Cada vez mais opções de terapias imunomoduladoras ou imunossupressoras têm surgido com o objetivo de modificar a evolução natural da EM e reduzir a carga de incapacidade. Desta maneira, a decisão pelo início da terapia em pacientes com desejo de engravidar deve sempre levar em conta o risco implicado em cada medicação e, em contrapartida, o risco de piora funcional na ausência de tratamento. Uma vez que a paciente esteja grávida, a decisão sobre interromper ou não a medicação é igualmente desafiadora e deve ser compartilhada entre a paciente e a equipe médica. Embora a maioria das drogas seja classificada na categoria C (com exceção do copaxone, categoria B), algumas delas são sabidamente mais associadas a risco de teratogenicidade como é o caso do fingolimode, teriflunomida, ocrelizumabe e dimetil fumarato, e nesses casos a interrupção parece mais indicada.

Migrânea

Apesar de menos grave do que as condições até aqui descritas, a migrânea é muito prevalente, o que a faz merecer destaque neste capítulo (Negro et al., 2017). Trata-se de uma cefaleia primária, de característica pulsátil, frequentemente unilateral, associada a foto/fono e osmofobia e que tende a piorar com o esforço.

Embora a cefaleia em si não tenha efeitos deletérios sobre o feto, as medicações muitas vezes utilizadas para seu tratamento profilático ou abortivo podem ser prejudiciais. Entre essas medicações profiláticas, incluem-se alguns antiepilépticos, como o próprio ácido valproico, já discutido e sabidamente teratogênico. Diferentemente do que ocorre com os pacientes com epilepsia, entretanto, a manutenção de uma profilaxia sabidamente teratogênica não se justifica nesses casos, devendo ser prontamente considerada sua suspensão ou troca por outra opção mais segura na gravidez. O Quadro 81.2 lista algumas medicações profiláticas de migrânea que devem ser evitadas na gestação.

Quadro 81.2 Medicações utilizadas na profilaxia de migrânea e seu risco na gestação.		
Medicamento	*Categoria*	*Preocupação*
Ácido valproico	D	Defeitos de fechamento do tubo neural e hipospádia
Betabloqueadores	C	Restrição de crescimento intrauterino
Topiramato	D	Baixo peso ao nascer, fenda palatina
Venlafaxina	C	Possíveis malformações descritas

Fonte: Desenvolvido pela autoria.

Outro desafio é o tratamento da crise aguda nessas pacientes. Os anti-inflamatórios não esteroides (AINES), altamente eficazes nesse manejo, devem ser evitados, especialmente nos 1º e 3º trimestres da gestação. Outras medicações de uso frequente como triptanos parecem aumentar número de abortamentos, embora sua teratogenicidade não seja de todo clara. Neste contexto, algumas opções são os analgésicos simples, como o paracetamol e, nos 2º e 3º trimestres, os corticosteroides. O uso de opioides fracos, embora possível, nem sempre é eficaz na melhora sintomática podendo, inclusive, resultar na piora paradoxal dos sintomas em alguns casos.

Como se nota, o manejo, agudo e profilático fica bastante limitado na gestação. Felizmente, para a maioria das pacientes, uma melhora expressiva das crises ocorre já no 1º trimestre. Paradoxalmente, pode se observar piora ou recorrência de crises de dor no puerpério.

Vale ressaltar que, no contexto do aparecimento de uma cefaleia nova, ainda que de característica migranosa, em paciente gestante, é importante levantar a hipótese de outras causas potencialmente graves de origem vascular, que serão discutidas a seguir. Casos assim merecem investigação com exames de imagem encefálica.

Tumores do SNC

Alguns tumores como meningiomas e adenomas hipofisários podem aumentar de tamanho de maneira mais rápida durante a gestação, provavelmente como resposta às alterações hormonais. Isso pode se manifestar com sintomas neurológicos focais, a depender da localização e tamanho das lesões. Nesses casos, a investigação deve ser feita por meio de ressonância magnética para evitar exposição do feto à radiação ionizante. O tratamento dessas lesões dependerá da repercussão clínica e da topografia, devendo ser individualizado.

Condições neurológicas associadas ou exclusivas da gravidez

Quadros neurovasculares

Trombose de seio venoso

O estado pró-coagulante próprio da gravidez, especialmente quando associado a outros fatores de risco da gestante (como mutação do fator V de Leiden, síndrome do anticorpo antifosfolípide e mutações no gene da protrombina), aumenta a chance de trombose nos seios venosos cerebrais. A sintomatologia nestes casos é variada e depende do seio acometido, embora a presença de cefaleia refratária, papiledema, sinais focais ou alteração do nível de consciência devam pedir consideração dessa hipótese. A investigação na gestação deve ser feita preferencialmente por meio de ressonância magnética a fim de evitar radiação ionizante. O tratamento de escolha é a heparina de baixo peso molecular, já que nem a varfarina nem os anticoagulantes não antagonistas de vitamina K são indicados na gravidez.

Acidente vascular cerebral

A ocorrência de AVC, isquêmicos ou hemorrágicos, na gestação é relativamente baixa. Entretanto, é maior nesse grupo quando comparado a pacientes da mesma idade. O risco parece ser maior no 3º trimestre e no puerpério (Pacheco et al., 2019).

Qualquer déficit neurológico de início ictal deve levantar a hipótese de AVC e ser prontamente investigado. O tratamento dos eventos isquêmicos com fibrinolítico (trombólise com alteplase) na gestação é controverso, já que essas pacientes foram excluídas dos principais trabalhos que liberaram seu uso. Relatos pontuais na literatura de fibrinólise, entretanto, parecem corroborar com alguma segurança de

sua utilização, na mesma dose que a utilizada em outros pacientes (0,9 mg/kg).

A investigação da etiologia do evento nesses casos deve incluir estudo do ritmo cardíaco com ECG e Holter, ecocardiografia, estudo de vasos com Doppler e, no caso de demais investigações negativas, pesquisa de forame oval patente (que poderia ensejar a embolização paradoxal de um trombo venoso).

No caso dos eventos hemorrágicos, eles decorrem, em sua maioria, de rotura de malformações arteriovenosas e roturas de aneurismas (hemorragia subaracnóidea).

Distúrbios de movimento

Coreia *Gravidarum*

A coreia é um distúrbio do movimento caracterizado por movimentos involuntários, breves, imprevisíveis, que se assemelham a uma dança. O termo coreia *gravidarum* é utilizado para quadros coreicos que se iniciam na gestação (Miyasaki et al., 2014). O principal fator de risco para seu desenvolvimento é a história prévia de coreia de Sydenham (complicação neurológica da febre reumática na infância). O manejo sintomático da coreia na gravidez, por ser autolimitada, só deve ser indicado quando gerar riscos, uma vez que a maioria das medicações não é segura na gestação. Casos que persistem após o puerpério devem levantar a hipótese de outras causas de coreia, como as genéticas (Huntington).

Síndrome das pernas inquietas (doença de Willis-Ekbom)

É o distúrbio de movimento mais comum na gestação afetando, segundo algumas coortes, até 25% das gestantes. Consiste de uma sensação de desconforto nas pernas, com urgência para movimentá-las, o que gera alívio. Costuma ser pior no período noturno, quando a paciente está deitada para dormir, podendo, inclusive, atrapalhar o sono. Tem associação com deficiência de ferro, devendo ser sempre pesquisada em pacientes que apresentem o quadro. Caso a sintomatologia exija tratamento, a medicação de primeira linha na gravidez é a levodopa.

Afecções do sistema nervoso periférico

Neuropatias compressivas na gravidez

Alterações do tecido conectivo ou mesmo fatores mecânicos podem favorecer o surgimento de neuropatias compressivas durante a gestação. A síndrome do túnel do carpo, neuropatia focal mais comum do adulto, é também a mais comumente observada na gestação e decorre da compressão do nervo mediano em sua passagem pelo punho, sob o ligamento carpal transverso. A sintomatologia pode ser intensa e inclui dor e parestesias, principalmente do 1º dedo à face medial do 4º dedo, embora muitas vezes as queixas das pacientes possam ser mais difusas. Os sintomas são notados mais intensamente no período noturno, por vezes fazendo a paciente despertar e movimentar avidamente as mãos. As manobras de Tinel e Phalen podem auxiliar na avaliação clínica, e o estudo neurofisiológico auxilia a confirmar o diagnóstico. Na gestação, o tratamento de escolha é conservador – incluindo talas para os punhos e injeções locais de corticosteroides –, já que grande parte das pacientes evolui com remissão dos sintomas no puerpério.

Outra neuropatia focal também comum é a meralgia parestésica que decorre da compressão do nervo cutâneo femoral lateral na sua saída da pelve. A sintomatologia nesse caso inclui dor e desconforto na região lateral da coxa, frequentemente unilateral, que muitas vezes se alivia com a posição sentada. Da mesma maneira, os sintomas tendem a melhorar após o parto.

Neuropatias no pós-parto

Vários fatores podem causar lesões de nervos periféricos no parto, a começar da posição da paciente, e constitucionais. Caso não haja adequada proteção com coxins, pode-se observar lesão do nervo fibular na cabeça da fíbula. Outras lesões possíveis podem envolver o plexo lombossacro e o nervo ciático, seja pelo próprio feto, ou durante a realização de fórceps. Em todos os casos, uma manifestação possível é a de pé caído (dificuldade de realizar a dorsiflexão do pé). A recuperação depende do grau de lesão. Tanto o tipo de acometimento como a topografia exata podem ser mais bem acessados por meio de estudo neurofisiológico (eletroneuromiografia) e eventualmente exames de imagem.

Como é notável, as manifestações neurológicas na gravidez são extensas. No presente capítulo selecionamos algumas das mais comuns e desafiadoras. Esse desafio envolve não só a suspeição diagnóstica, mas também as limitações da investigação e terapêutica decorrentes da gestação. É essencial, nesse contexto, a interação próxima entre o obstetra e o neurologista, já que o risco e benefício de cada uma dessas abordagens precisam ser discutidos com a paciente para a adequada tomada de decisões.

LEITURAS COMPLEMENTARES

Aminoff MJ. Pregnancy and Disorders of the Nervous System. Aminoffs Neurology and General Medicine. 2014;657-81. Doi: 10.1016/b978-0-12-407710-2.00031-x.

Block HS. Neurological Complications of Pregnancy. Current Neurology and Neuroscience Reports. 2016;16(7). Doi: 10.1007/s11910-016-0665-2.

Cuero MR, Varelas PN. Neurologic Complications in Pregnancy. Critical Care Clinics. 2016;32(1):43-59. Doi: 10.1016/j.ccc.2015.08.002.

Harden CL. Pregnancy and Epilepsy. CONTINUUM: Lifelong Learning in Neurology. 2014;20(1):60-79. Doi: 10.1212/01.con.0000443837.95260.af.

Miyasaki JM, Aldakheel A. Movement Disorders in Pregnancy. Continuum: Lifelong Learning in Neurology. 2014;20(1):148-61. Doi: 10.1212/01.con.0000443842.18063.a9.

Modi M, Bansal R, Goyal M. Management of myasthenia gravis during pregnancy. Indian Journal of Pharmacology. 2018;50(6):302. Doi: 10.4103/ijp.ijp_452_17.

Negro A, Delaruelle Z, Ivanova TA, Khan S, Ornello R, Raffaelli B, Mitsikostas DD. Headache and pregnancy: A systematic review. The Journal of Headache and Pain. 2017;18(1). Doi: 10.1186/s10194-017-0816-0.

Pacheco LD, Hankins GDV, Saad AF, Saade GR. Acute Management of Ischemic Stroke During Pregnancy. Obstetrics & Gynecology. 2019;133(5):933-9. Doi: 10.1097/aog.0000000000003220.

Sazgar M. Treatment of Women with Epilepsy. Continuum: Lifelong Learning in Neurology. 2019;25(2):408-30. Doi: 10.1212/con.0000000000000713.

Shimizu Y, Kitagawa K. Management of myasthenia gravis in pregnancy. Clinical and Experimental Neuroimmunology. 2016;7(2):199-204. Doi: 10.1111/cen3.12305.

82

Doenças Psiquiátricas

Eliza Maria Tamashiro
Verônica Cardoso Massarolo
Jaqueline Cristina de Amorin
Rodolfo de Carvalho Pacagnella
Renata Cruz Soares de Azevedo

A gestação e a chegada de um bebê indicam um período incomparável de mudanças para a mãe e seu entorno. Todavia, para muitas mulheres, durante a gestação, problemas físicos e mentais estão intrinsecamente relacionados e podem resultar em graves complicações ou morte. Segundo Easter et al. (2018), enquanto no cuidado à saúde materna o termo *near mis* está bem estabelecido, com a redução da mortalidade relacionada ao adequado cuidado recebido, há poucas pesquisas em *near misses* psiquiátricos ou de saúde mental.

Para melhorar o cuidado e segurança das mulheres com transtornos mentais (TM) perinatais, são imperativos: a construção de indicadores; o desenvolvimento e o monitoramento de programas visando o aprimoramento da prática clínica; e a redução da morbidade e mortalidade.

Vários fatores influenciam negativamente a saúde mental materna, com destaque para condições adversas do meio, dificuldades financeiras, ausência de suporte social, relações maritais conflituosas, violência doméstica, experiências negativas em gestações anteriores, ambivalência com relação ao feto, antecedentes de TM e uso de substâncias psicoativas (SPA). Transtornos mentais perinatais podem contribuir para uma proporção substancial de mortes maternas se o suicídio for adequadamente reportado. A correta detecção e a adequada abordagem de fatores relacionados ao sofrimento psíquico nesta fase permitem a minimização de prejuízos para a mãe e o bebê, contribuindo para uma melhor gravidez e desenvolvimento da criança.

Entre os quadros a serem avaliados, destacam-se os transtornos mentais comuns (TMC), termo usado para designar a presença de sintomas depressivos não psicóticos, ansiedade e queixas somáticas, com prevalência em torno de 23% na população geral. Os TMC são frequentes no período pré-natal, podendo afetar em torno de 20% das ges-

tantes. Além do sofrimento psíquico, os TMC podem contribuir para desfechos obstétricos adversos, como aumento do risco de parto prematuro, baixo peso ao nascer, restrição de crescimento intrauterino e dificuldades no processo da amamentação, importante não apenas pelo benefício nutricional e imunológico à criança, mas também pela interação entre mãe e bebê.

Em seguida, serão descritos os principais TM do período da gravidez e puerpério, com a ressalva de que os quadros relacionados ao uso de substâncias psicoativas lícitas e ilícitas, que também ocupam lugar de destaque no que tange aos agravos à saúde mental materna e repercussões no neonato, estão apresentados no Capítulo 24 – Uso de Drogas Lícitas e Ilícitas na Gravidez.

Depressão na gestação

Como ressalta Payne (2017), existe uma ideia geral de que a gravidez seja um fator de proteção ou até de melhora de quadros depressivos na mulher. Contudo, as diversas mudanças hormonais, na rotina de vida e das expectativas, podem impactar negativamente a gestante, facilitando o aparecimento de sintomas como tristeza, angústia, choro e até ideação suicida tornando fundamental distinguir sentimentos ou mesmo sintomas leves relacionados ao contexto de TM. Para o diagnóstico de transtorno depressivo, são utilizados os mesmos critérios empregados na avaliação da população geral, com destaque para a anedonia (incapacidade de sentir prazer), tristeza, desesperança, ideias de culpa ou de indignidade e redução da autoestima e autocuidado. Alguns sintomas depressivos podem ser confundidos com queixas da própria gestação, como a fadiga, as alterações do sono ou da libido, a lentificação do pensamento ou da psicomotricidade. Okagbue et al. (2019) realizaram uma revisão sistemática e verificaram uma prevalência de depressão durante a gestação de 16,4% e estes quadros têm sido associados à baixa idade; primiparidade; antecedente de aborto e de abusos físicos ou sexuais; transtornos mentais prévios; baixa renda; pouco suporte social e familiar. A combinação da avaliação dos fatores de risco e dos sintomas psíquicos é fundamental para o estabelecimento diagnóstico.

Quadros depressivos não tratados podem por si só impactar na gestação, com maiores taxas de aborto espontâneo, sangramentos, má adesão ao acompanhamento pré-natal ou partos prematuros. Os índices de parto cesárea também são mais elevados, assim como maiores dificuldades na relação mãe-bebê e na amamentação. Há um risco maior de depressão pós-parto e atraso no desenvolvimento da fala, cognição e habilidades motoras dos bebês.

Ansiedade na gestação

É bastante compreensível que uma grávida fique ansiosa em função de tantas mudanças em tão pouco tempo, das incertezas e receios do que possa vir a acontecer ou da insegurança pela inexperiência como mãe. Contudo, as alterações do sono, as inquietações no pensamento, na psicomotricidade ou no comportamento, quando impactam negativamente e de forma mais intensa podem ser compreendidas como transtornos ansiosos, com liberação de mediadores inflamatórios e de estresse, aumentando o risco de parto prematuro, descolamento prematuro da placenta ou índices de Apgar mais baixos nos recém-nascidos.

A ansiedade e os transtornos relacionados atingem mais mulheres do que homens, sendo mais frequentes em gestantes do que nas mulheres não grávidas. São diagnosticados em 4 a 39% das mulheres, e as taxas de prevalência aumentam se considerarmos as comorbidades, além de serem apontados como preditores de depressão puerperal.

Dentro dos quadros ansiosos, destacam-se as crises e o transtorno do pânico (caracterizado por ataques recorrentes de ansiedade grave, com início súbito e sem desencadeante, com palpitações, dor no peito, tontura e sentimentos de irrealidade, frequentemente acompanhado de medo intenso), o transtorno de ansiedade generalizada (quadro persistente com sintomas de apreensão, tensão motora e hiperatividade autonômica), o transtorno obsessivo-compulsivo (composto de quadro persistente de pensamentos intrusivos ou atos compulsivos recorrentes, em geral angustiantes e desagradáveis) e os quadros fóbicos que podem se relacionar com temores específicos sobre a gestação e o parto.

Transtornos psicóticos na gestação

As mudanças advindas da gestação podem desestabilizar transtornos mentais, como a esquizofrenia (caracterizada por quadro recorrente de distorções do pensamento e juízo de realidade – delírios –, alterações da percepção – alucinações – e alterações do afeto) ou o transtorno afetivo bipolar (perturbação do humor ou afeto, podendo cursar com alternância entre fases de aceleração psíquica, denominadas "fases maníacas e períodos depressivos", entremeadas por períodos de normalidade). Os surtos psicóticos ou os episódios de mania afetam a saúde mental da gestante, mas também podem afetar a evolução da gravidez ou o desenvolvimento do feto, com risco aumentado de anomalias cardíacas, placentárias, estresse fetal, baixo peso ou hemorragias na gestação.

Blue puerperal

Com o nascimento do bebê e a dequitação da placenta, os hormônios podem sofrer alterações intensas e abruptas, contribuindo para frequentes oscilações do humor, irritabilidade e "choro fácil". O *blue* puerperal pode ocorrer com prevalências altas e variáveis, chegando a 50 a 80% das puérperas. No geral, os sintomas duram poucos dias e caso ultrapassem 15 dias, uma avaliação mais profunda pode ser necessária.

Depressão puerperal

Cerca de 10 a 15% das puérperas podem apresentar quadros depressivos, com sintomas como tristeza, desânimo e lentificação do pensamento ou psicomotora. Podem ser acompanhados por um humor ansioso, grande insegurança ou sintomas obsessivos, além de sentimento de culpa marcantes. Os sintomas surgem depois de 2 ou 3 meses do nascimento, embora o início precoce em poucos dias também possa ocorrer.

Psicose puerperal

Geralmente tem início dentro das 2 primeiras semanas após o parto, mas pode ocorrer em 48 a 72 horas. Apresenta-se com um quadro polimórfico, com humor deprimido e/ou euforia, agitação ou inquietação psicomotora, impulsividade, alteração do sono, desorganização do pensamento e/ou do comportamento, podendo ocorrer delírios e alucinações. Pela inespecificidade, o diagnóstico pode ser confundido com quadros dissociativos. Sua incidência é de 0,1 a 0,2%, e, dessas puérperas, 50% nunca apresentaram um quadro psicótico anterior, tornando este momento ainda mais dramático. A alta taxa de recorrência em futuras gestações (cerca de 35%) justifica, por parte de alguns autores, a indicação de profilaxia com antipsicóticos. Muitas destas mulheres apresentarão posteriormente, outros episódios de humor, recebendo o diagnóstico de transtorno afetivo bipolar.

Há de ser lembrado que outros transtornos mentais podem se manifestar com sintomas psicóticos no puerpério como esquizofrenia, transtorno esquizoafetivo, transtorno depressivo grave com sintomas psicóticos ou ainda quadros confusionais agudos (*delirium*), que necessitam de investigação para quadros ditos "orgânicos" como na síndrome de Sheehan, infecções ou outros eventos cardiovasculares.

Além dos problemas citados, um dos elementos relacionados com o sofrimento vivido no período gestacional é o comportamento suicida (CS), que engloba a ideação suicida, o planejamento, a tentativa de suicídio e o suicídio consumado. Estudo realizado na Inglaterra apontou que o suicídio é uma das principais causas de morte materna, abrangendo 10% dos óbitos, sendo considerado uma questão de saúde pública. Estima-se que 86% dessas mulheres provavelmente tinham um diagnóstico psiquiátrico e, com maior atenção à sua saúde mental, possivelmente, uma parcela dos suicídios poderia ter sido evitada. Estudo realizado no Brasil com 358 mulheres no 3º trimestre de gestação, indicou que 7,8% tiveram ideação suicida.

A despeito da potencial gravidade dos quadros psíquicos durante a gestação, estima-se que apenas 1/5 a 1/10 dessas mulheres recebam auxílio clínico, por falta de informação e acesso a tratamento, preocupações com a representação da doença mental, medo de discriminação, envolvimento dos serviços sociais ou decisão de tomar medicação.

Psicofármacos na gestação e puerpério

Os estudos sobre psicofármacos na gestação têm qualidade de baixa a moderada. Pesquisas com métodos experimentais e randomizados não são viáveis e, com isso, a maioria dos estudos é observacional, com um grande número sem controle de vieses. O uso concomitante de mais de um psicofármaco, a consideração da influência dos transtornos mentais no desenvolvimento da gravidez e o agrupamento "grosseiro" de diversas malformações são exemplos de problemas nos estudos existentes. Assim, a análise crítica e cuidadosa da literatura científica deve ser associada à ponderação sobre os riscos e benefícios de um tratamento medicamentoso.

Não somente os efeitos teratogênicos de uma medicação devem ser considerados, mas também o seu impacto na evolução da gestação, no tipo de parto, nas condições imediatas e posteriores do recém-nascido, no seu desenvolvimento neuropsicomotor e na amamentação. Indícios de aborto, parto prematuro, sangramento, alterações no líquido amniótico e/ou crescimento fetal, ou a presença de comorbidades como hipertensão ou diabetes devem ser monitorados cuidadosamente a fim de evitar iatrogenias.

Todavia, sabe-se que a ocorrência e agravamento de TM tem importante potencial de dano à gestante, à gravidez e ao bebê.

Ao se ponderar, por um lado, sobre os potenciais danos provocados por TM à gestante, à gravidez e ao bebê e, por outro lado, sobre as opções de tratamento farmacológico que não são inócuas, os profissionais de saúde são confrontados com difíceis decisões sobre as diversas modalidades de tratamento. É recomendada uma discussão estruturada entre a equipe de saúde, a paciente e sua família, para expor as possibilidades terapêuticas e seus respectivos riscos e benefícios, a fim de facilitar o processo de tomada de decisões.

Antidepressivos

A maioria dos estudos não demonstra uma associação dos antidepressivos com malformações. Algumas medicações têm dados mais controversos como a paroxetina e os tricíclicos e por isso devem ser evitadas como 1ª escolha. Com relação ao aumento da chance de aborto, os riscos parecem ser de baixos a inexistentes, embora alguns trabalhos tragam ressalvas quanto ao uso de antidepressivos duais (como bupropiona, duloxetina, mirtazapina e venlafaxina).

Algumas pesquisas apontaram a redução na idade gestacional ao nascimento com o uso de antidepressivos principalmente no 3º trimestre; contudo, estudos observacionais com controle de vieses não demonstraram impacto nas taxas de prematuridade. O mesmo aconteceu quanto a incidência de hipertensão na gravidez.

O índice de Apgar e o peso ao nascimento parecem ser mais baixos nos bebês cujas mães estavam em uso de antidepressivos, porém os valores não são clinicamente relevantes. Estudos chegaram a apontar quadro de persistência da hipertensão pulmonar após o nascimento, mas outros avaliaram a resolução do mesmo.

A presença de receptores serotoninérgicos nas plaquetas pode justificar o aumento do risco de sangramento e, por isso, em quadros com risco maior de hemorragias, como antecedente de atonia uterina em gestação anterior, deve-se ponderar sobre os riscos e benefícios do antidepressivo.

De acordo com Ornoy et al. (2019), os efeitos a longo prazo ainda são desconhecidos, embora os estudos até aqui não tenham demonstrado impactos persistentes no desenvolvimento neuropsicomotor das crianças. Em relação aos impactos a curto prazo é necessário estar atento quanto à síndrome de descontinuação dos antidepressivos (com taxas bem variáveis de acordo com o psicofármaco utilizado), com sintomas como alterações gastrointestinais, do sono e presença da síndrome de agitação. Esta última, conhecida como *jitteriness*, inclui sintomas que podem confundir os profissionais de saúde com crises convulsivas, com tremores, alteração do tônus muscular e sobressaltos. Geralmente é um quadro autolimitado, com medidas de observação e suporte, de duração média de 2 podendo chegar a 6 semanas.

A prescrição de antidepressivos deve ser consequência da ponderação sobre o impacto da doença na gestante, tratamentos não farmacológicos associados, rede de apoio, antecedentes obstétricos (p. ex., prematuridade) e mórbidos (p. ex., risco de hemorragias), além de alterações nos exames físicos (p. ex., alteração na pressão arterial) ou complementares, e a idade gestacional no momento da prescrição.

Ansiolíticos

Os relatos de teratogenicidade com o uso de benzodiazepínicos são muito variados, assim, há uma dificuldade em se estabelecer uma relação de causa e efeito entre o seu uso e a presença de malformações. O uso de doses mais altas parece estar relacionado com maior risco de prematuridade e o uso no 3º trimestre deve ser mais cuidadoso, pois os benzodiazepínicos atravessam a placenta, com potencial de acúmulo no feto. Após o nascimento, o bebê pode apresentar sintomas de síndrome de abstinência (com hipoventilação, hipertonicidade ou irritabilidade) ou de síndrome do *floppy baby* (podendo apresentar maior letargia, dificuldade de sucção ou hipotonia).

Quando necessário, o uso durante a amamentação deve ser iniciado com a menor dose possível, evitando os medicamentos de meia-vida longa. Quanto ao impacto no desenvolvimento neuropsicomotor do infante, não há estudos comprovando alterações decorrentes uso de benzodiazepínicos pela gestante.

A maioria dos autores concorda que seu uso deve ser evitado, mas não proscrito no 1º trimestre, que se deve buscar prescrever a menor dose, pelo menor tempo necessário e que tratamentos não farmacológicos, como psicoterapia, com destaque para a terapia cognitivo-comportamental, devem ser encorajados.

Estabilizadores de humor

O uso de carbonato de lítio na gestação ainda é um ponto de controvérsia, particularmente no 1º trimestre. Há um aumento em 2 vezes no risco de malformações principalmente cardíacas, como coarctação de aorta, atresia mitral e doença de Ebstein (malformação da válvula tricúspide, com alterações no átrio e ventrículo direitos e septo interatrial). Como o risco de doença de Ebstein com o uso de lítio (1 para 1.000) pode ser ainda considerado baixo, alguns autores não veem um impedimento para o uso de lítio no início da gestação. Contudo, outros concordam que embora este risco seja pequeno, o aumento em quase 20 vezes quando do uso da medicação (1 para 20.000 sem o uso do lítio) e a gravidade da malformação determinam que o uso do lítio não seja recomendado até 16 a 18 semanas e, quando prescrito, atentar para sinais clínicos de intoxicação, pois a litemia pode não ser fidedigna em virtude da hemodiluição na gravidez. Há discordâncias sobre uma maior chance de aborto ou prematuridade, e sobre seu uso na amamentação.

Os anticonvulsivantes podem ser utilizados para a estabilização de humor em transtornos como o afetivo bipolar ou de impulsos. As pesquisas desses fármacos são provenientes principalmente da observação de seu uso para controle de quadros convulsivos e, por isso, a análise dos riscos e benefícios consideram os riscos de crises convulsivas (deletérias à gestação) e não o impacto dos transtornos mentais. Os anticonvulsivantes em geral podem aumentar a chance de defeitos no tubo neural em 3 a 8%, por essa razão alguns autores recomendam o rastreamento de malformações com a realização de ultrassonografia entre 18 e 20 semanas de gestação e, eventualmente, dosagem de alfafeto proteína no líquido amniótico entre 14 e 16 semanas. Ressalte-se a recomendação do uso de ácido fólico previamente à concepção e, quando há o antecedente familiar de alteração do tubo neural, deve-se desconsiderar o uso dos anticonvulsivantes.

Segundo Ornoy et al. (2017), os novos antiepilépticos como a lamotrigina parecem ser seguros e sem alterações a longo prazo no desenvolvimento psicomotor. Monoterapia e menores doses possíveis limitam os riscos e, no geral, o uso dos anticonvulsivantes não contraindica a amamentação.

Antipsicóticos

Os antipsicóticos são classificados como típicos (mais antigos, portanto, com maior tempo de observação de riscos, porém com efeitos colaterais, principalmente extrapiramidais, que podem limitar seu uso) e atípicos (mais recentes, com menos efeitos extrapiramidais, porém com maiores impactos plurimetabólicos). O uso de antipsicóticos atípicos apresenta maior risco de malformações quando comparados com os típicos, porém com índices de malformações muito baixos.

O uso de haloperidol ou clorpromazina é compatível com a amamentação; olanzapina, quetiapina e risperidona apresentam riscos moderados; e o uso de aripiprazol, ziprasidona ou lurasidona não é bem estabelecido. O uso de clozapina deve ser desencorajado, pois, embora o número de relatos com impactos negativos seja pequeno, a relação causal entre eles é claramente estabelecida, como a presença de agranulocitose no bebê, efeito colateral grave do uso da clozapina.

Alguns estudos indicaram uma pior performance neuromotora (alterações na postura, tônus muscular ou reflexos osteotendíneos) em 6 meses, com melhora espontânea com o decorrer do tempo. Quanto aos comportamentos, cognição ou desenvolvimento emocional, não há relatos de alterações nas crianças cujas mães utilizaram antipsicóticos na gestação.

Eletroconvulsoterapia (ECT)

A convulsão provocada pela passagem de um estímulo elétrico de baixa voltagem libera neurotransmissores que são eficazes no tratamento de quadros catatônicos, Depressões com sintomas psicóticos ou refratárias a medicações, "furor maníaco", entre outras indicações de TM graves. Seu uso mantém-se eficaz e seguro, desde que respeitados alguns consensos como aplicação da corrente elétrica em ambiente hospitalar, sempre sob sedação e avaliação pré-anestésica cuidadosa. Seu uso precisa ser claramente explicado às pacientes e familiares, pois houve no passado sua utilização de forma incorreta e deletéria, incorrendo em temor a ser esclarecido quando de sua indicação. O estudo por Coshal et al. (2019) considerou o uso de ECT, quando comparado ao uso de múltiplas medicações, como relativamente seguro para grávidas. Existem relatos de ocorrência de trabalho de parto prematuro, descolamento prematuro de placenta ou arritmias fetais, contudo esses riscos são inferiores ao uso de doses altas de polifármacos que seriam indicados para gestantes nas condições descritas anteriormente. Os fármacos usados na sedação das pacientes também foram avaliados, podendo ser utilizados tanto na gestação quanto na amamentação.

Considerações finais

Embora a gestação e a vinda do bebê representem experiências de bem-estar e alegria para a maioria das mulheres, a gestação não protege contra a ocorrência, recorrência ou agravamento de transtornos mentais. O diagnóstico e tratamento de gestantes com TM devem ser cuidadosos e ponderados e representam uma janela de oportunidade para abordagem dos quadros, principalmente pela preocupação da mãe com o bebê e maior proximidade com profissionais da saúde. Não tratar uma mulher na fase da gestação pode ser tão ou mais iatrogênico que a escolha de psicofármacos inadequados. Fatores como idade materna, antecedentes mórbidos, psiquiátricos e obstétricos devem ser considerados, assim como o acompanhamento pré-natal adequado à gestante e sua rede de suporte familiar e social. Smith et al. (2017) apontam que os potenciais benefícios do tratamento de transtornos mentais, geralmente superam os riscos depois que as terapias não farmacológicas foram consideradas e estimuladas. Já a decisão sobre a melhor medicação a ser prescrita deve ser considerada com base na avaliação dos riscos e benefícios para mãe e bebê.

É fundamental que haja capacitação para detecção e abordagem precoces por parte da equipe multiprofissional, com atenção aos fatores de risco. O uso de entrevistas padronizadas e instrumentos validados podem auxiliar no estabelecimento diagnóstico e o obstetra tem papel central na triagem e orientação de casos leves a moderados. A decisão sobre uso de psicofármacos deve ser compartilhada e considerar a gravidade do quadro, rede de apoio e racionalidade na prescrição, com encaminhamento de casos de maior gravidade para colega psiquiatra.

É importante destacar que muitos estudos têm reforçado que a falha persistente no cuidado inicial por negligência ou incapacidade associa-se a alterações no padrão de apego mãe-bebê, repercutindo em maiores taxas de depressão, ansiedade, abuso de drogas, prejuízos cognitivos e comportamentais ao longo da vida. Todavia, cuidado materno afetuoso, aliado à tradução e satisfação das necessidades do bebê, correlaciona-se com o desenvolvimento de capacidades positivas pré-programadas geneticamente. Considerando que a prontidão do cérebro da criança para receber experiências é particularmente presente nos primeiros anos de vida, a saúde mental materna é um dos elementos cruciais para um desenvolvimento saudável ao longo da vida.

LEITURAS COMPLEMENTARES

Coshal S, Jones K, Coverdale J, Livingston R. An Overview of Reviews on the Safety of Electroconvulsive Therapy Administered During Pregnancy. J Psychiatr Pract. 2019;25(1):2-6.

Easter A, Howard LM, Sandall J. Mental health near miss indicators in maternity care: a missed opportunity? A commentary. BJOG An Int J Obstet Gynaecol. 2018;125(6):649–51.

Okagbue HI, Adamu PI, Bishop SA, Oguntunde PE, Opanuga AA, Akhmetshin EM. Systematic Review of Prevalence of Antepartum Depression during the Trimesters of Pregnancy. Open Access Maced J Med Sci. 2019 May 15; 7(9):1555-60. Doi: 10.3889/oamjms.2019.270.

Ornoy A, Koren G. SSRIs and SNRIs (SRI) in Pregnancy: Effects on the Course of Pregnancy and the Offspring: How far are we from having all the answers? Int J Mol Sci. 2019 May 14;20(10): pii: E2370. Doi: 10.3390/ijms20102370.

Ornoy A, Weinstein-Fudim L, Ergaz Z. Antidepressants, Antipsychotics, and Mood Stabilizers in Pregnancy: What Do We Know and How Should We Treat Pregnant Women with Depression. Birth Defects Res. 2017;109(12):933-56.

Payne JL. Psychopharmacology in Pregnancy and Breastfeeding. Psychiatr Clin North Am. 2017;40(2):217-38.

Smith B, Dubovsky SL. Pharmacotherapy of mood disorders and psychosis in pre- and post-natal women. Expert Opin Pharmacother. 2017;18(16):1703-19.

83

Doenças Dermatológicas

Renata Ferreira Magalhães
Andréa Eloy da Costa França
Elisa Nunes Secamilli
Juliana Yumi Massuda Serrano
Mariana Valbon Beleli
Thaís Helena Buffo

Muitas alterações cutâneas fisiológicas são observadas durante a gravidez consequentemente às elevações dos estrógenos e da progesterona e à maior atividade glandular e da pigmentação:

- Melanização (linha *nigra*, aréola secundária, hiperpigmentação das axilas, genitais, cicatrizes, nevos, melasma).
- Vasos (hemangioma estelares, varicosidades, edema, púrpura etc.).
- Pelos (eflúvio, hirsutismo, alopecia androgênica).
- Unhas (sulcos, fragilidade, onicólise, hiperqueratose subungueal).
- Glândulas sebáceas e écrinas com atividade aumentada (acne, seborreia, hiperidrose), estrias, gengivite, acrocórdons (*molluscum fibrosum gravidarum*) etc.

As alterações imunológicas na gravidez, para permitir tolerância fetal, influenciam o curso de várias doenças. O aumento da produção de anticorpos, redução da imunidade celular, predominância de citocinas Th2 e troca de Th1 para Th2 na placenta, justificam o aumento de quadros eczematosos e redução da gravidade ou da incidência de psoríase, segundo Figueiredo et al. (2016). Além disso, o desenvolvimento da unidade fetoplacentária pode desencadear fenômenos imunológicos e hormonais que se manifestam por dermatoses específicas da gestação. Estas são menos comuns, mas muito importantes em virtude da clínica exuberante, do comprometimento da qualidade de vida da gestante e da possível repercussão grave para mãe e feto.

Na investigação da queixa dermatológica na gestante, é importante perguntar sobre gravidez anterior ou perda fetal, história de doenças cutâneas pregressas mesmo na infância, antecedente familiar (acne, atopia, psoríase, autoimunidade), momento do início do quadro cutâneo, tratamentos pregressos, resultados de exames laboratoriais de rotina do pré-natal e data esperada do parto.

O exame dermatológico permite caracterizar a distribuição e o padrão das lesões, como urticas, eczema, bolhas, prurido, pústulas, escoriações e envolvimento mucoso. Podem ser necessários exames complementares, a depender da hipótese diagnóstica, como hemograma, eletrólitos, painel de autoanticorpos, IgE, cálcio, ácidos biliares séricos e ultrassonografia.

Dados de uma clínica de atenção dermatológica a gestantes apontaram, em uma casuística de 505 pacientes, que a dermatose mais frequente foi a erupção atópica da gravidez (50%), seguida de erupção polimórfica (22%), penfigoide gestacional (4%) e colestase (3%). Entre outras dermatoses que podem ocorrer na gravidez, observadas em 22%, destacaram-se acne, psoríase, pitiríase rósea e urticária.

Dermatoses específicas da gestação

A marca de todas as dermatoses específicas da gestação é o prurido, acompanhado de lesões cutâneas diversas. O diagnóstico precoce e o tratamento adequado são essenciais. A classificação mais recente, de 2006, de Ambros-Rudolph et al., agrupa essas entidades da seguinte maneira:

- Erupção atópica da gravidez (do inglês, *atopic eruption of pregnancy*) (AEP), que engloba eczema da gravidez, prurigo da gravidez e foliculite pruriginosa da gravidez.
- Erupção polimórfica da gravidez (do inglês, *polymorphic eruption of pregnancy*) (PEP), que engloba a entidade PUPP (do inglês, *pruritic urticarial papules and plaques of pregnancy*).
- Penfigoide ou herpes gestacional (do inglês, *pemphigoid gestationis*) (PG).
- Colestase intra-hepática da gravidez (do inglês, *intrahepatic cholestasis of pregnancy* – ICP).

As características das dermatoses específicas da gestação estão expostas no Quadro 83.1.

Erupção atópica da gravidez

A partir de estudo de Ambros-Rudolph et al., o *prurigo gestationis* foi englobado, juntamente com o eczema atópico e a foliculite pruriginosa que ocorrem nessa etapa da vida, sob a denominação de erupção atópica da gravidez (EAG). Em comum, foi observada a ocorrência dos quadros majoritariamente no 1º e 2º trimestres da gestação, acompanhados de prurido intenso e a presença de critérios (maiores ou menores) para dermatite atópica. Cerca de 20% das pacientes já apresentavam o diagnóstico de dermatite atópica previamente e, nas 80% restantes, o quadro eczematoso surgiu pela primeira vez ou após longo período de remissão. A EAG é a dermatose específica da gravidez mais comum.

Acredita-se que a redução na imunidade celular e na produção de citocinas Th1 na gravidez predisponha a uma preponderância do padrão de resposta Th2, resultando na exacerbação e/ou aparecimento de manifestações eczematosas.

A apresentação da EAG pode ser dividida em manifestações eczematosas em dois terços dos casos e papulosas no restante. O quadro eczematoso é semelhante à dermatite atópica, com predomínio de lesões na face, pescoço, fossas cubitais e poplíteas. A forma papulosa da EAG pode manifestar-se desde pequenas pápulas nos membros e tronco, até quadro exuberantes, como o prurigo gestacional e a foliculite pruriginosa da gravidez (FPG).

O prurigo gestacional, primeiramente descrito por Besnier em 1904, caracteriza-se por pápulas eritematosas e nódulos pruriginosos, especialmente na superfície extensora dos membros. Já a foliculite pruriginosa é a entidade mais rara, com uma prevalência de 1:3.000 gestações, apresentando-se como lesões papulopustulosas foliculares, inicialmente no tronco alto, com posterior acometimento de outras partes do corpo.

Segundo King et al. (2011), o diagnóstico da EAG é clínico e os exames laboratoriais são inespecíficos, exceto pelos níveis de IgE, que podem estar elevados em 20 a 70% das pacientes. A histologia varia de acordo com o tipo clínico da doença (eczema ou pápula) e a imunofluorescência é negativa. É importante considerar outras causas de prurido na gravidez, como a colestase intra-hepática, escabiose e infecção secundária das lesões nos diagnósticos diferenciais.

Segundo Babalola et al. (2013), o tratamento compreende o controle do prurido e a umectação, podendo ser usados também corticosteroides tópicos. Casos mais graves podem ser tratados com fototerapia e tratamento sistêmico com corticosteroide e ciclosporina já foram relatados. A recorrência em outras gestações é variável e o prognóstico materno fetal é bom.

Erupção polimórfica da gravidez

A PEP, antiga PUPP, descrita em 1979 por Lawley et al., é uma das dermatoses específicas da gravidez com frequência de um caso a cada 200 gestações. Foi renomeada de erupção polimórfica da gravidez por Holmes e Black, denominação mais abrangente que engloba outras manifestações cutâneas dessa entidade.

A patogênese é desconhecida, embora alterações hormonais, substâncias placentárias e dano ao tecido conjuntivo por exposição a moléculas antigênicas tenham sido implicados no processo. Os fatores de risco descritos incluem gestações gemelares e excesso de ganho de peso na gravidez, conforme relatado por Rudolph et al. (2006).

Segundo Ghazeeri et al. (2012), é doença do último trimestre da gestação, comumente no último mês ou no pós-parto imediato, benigna e acomete primigestas em 76% dos casos. Apresenta-se com pápulas e placas urticadas, intensamente pruriginosas, que se iniciam sobre as áreas com estrias e poupam a região periumbilical (Figuras 83.1 e 83.2). Lesões eczematosas ou em alvo também podem ser vistas. As mucosas, a face e as regiões palmoplantares não são acometidas.

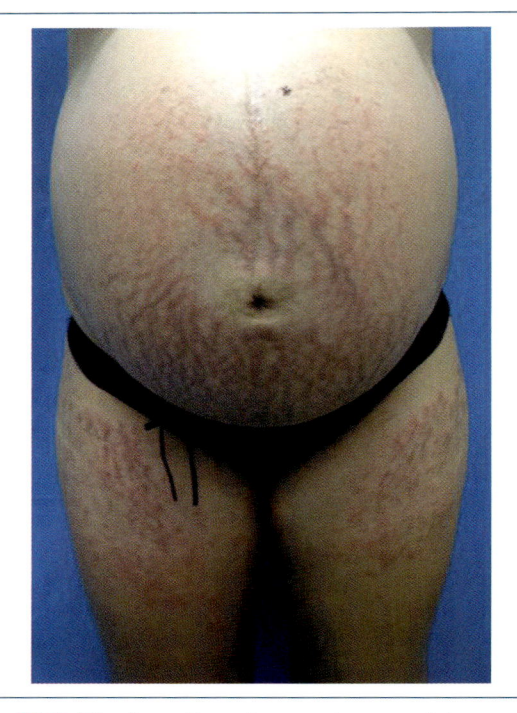

Figura 83.1. Pápulas eritematosas sobre as estrias, poupada a região periumbilical.
Fonte: Acervo da autoria.

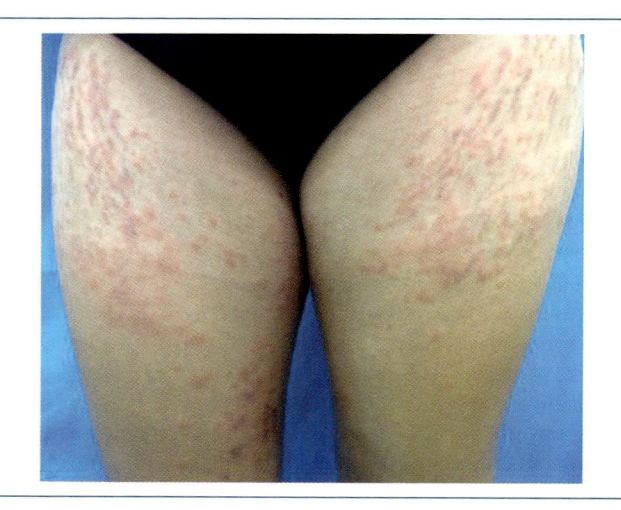

Figura 83.2. Pápulas e placas urticadas nas regiões proximais dos membros inferiores.
Fonte: Acervo da autoria.

O diagnóstico é clínico, sendo a biópsia inespecífica. O diagnóstico diferencial se faz com o exantema viral e eritema multiforme por droga, e a imunofluorescência direta negativa em fragmento da pele lesionada a diferencia do penfigoide gestacional.

O tratamento é expectante e sintomático para o prurido, sendo à base de corticosteroides tópicos de baixa ou média potência, anti-histamínicos, emolientes ou corticosteroides sistêmicos em casos refratários.

A duração média da doença é estimada em 3 a 6 semanas, com resolução total do quadro 7 a 10 dias após o parto. O prognóstico materno-fetal não é alterado, o quadro não justifica antecipação do parto e não tende a recorrer em gestações subsequentes.

Colestase intra-hepática da gravidez

Apesar de a colestase intra-hepática da gravidez (CIHG) não apresentar lesões cutâneas inicialmente, sua inclusão no rol das dermatoses específicas da gestação se deve ao diagnóstico diferencial com outras dermatoses pruriginosas próprias dessa fase. A incidência varia geograficamente, sendo mais comum em alguns países da América do Sul, como o Chile (15 a 28%), e infrequente na Europa central (0,2 a 2,4%).

Segundo Lammert et al. (2000), a patogênese se baseia em um defeito na excreção dos sais biliares, com subsequente aumento no soro, por fatores genéticos, hormonais e ambientais. A ocorrência familiar, as variações geográficas e a recorrência em gestações subsequentes, além do encontro de mutações nas proteínas transportadoras transmembrana dos ácidos biliares, reforçam a predisposição genética. Níveis elevados de estrógeno e progesterona são encontrados nessas pacientes e fatores dietéticos têm sido aventados.

O principal sintoma é o prurido, de aparecimento abrupto e início na região palmoplantar, a partir do final do 2º trimestre da gravidez. Com a evolução, o prurido se generaliza e surgem lesões cutâneas secundárias à coçadura (Figura 83.3), especialmente na face extensora dos membros. Icterícia está presente em apenas 10 a 15% dos casos, de aparecimento 2 a 4 semanas após o início do prurido.

A suspeita de CIHG deve ser feita em todos os casos de prurido na gestação avançada e confirmada com a dosagem sérica dos ácidos biliares. Nas grávidas sadias, elevação discreta dos ácidos biliares pode ser vista (até 11 μmol/L), mas aumentos 3 a 100 vezes o normal confirmam o diagnóstico de CIHG. A elevação da bilirrubina, quando ocorre, se dá às custas da sua fração direta. Alterações discretas das transaminases e no tempo de protrombina também podem estar presentes. Não há necessidade da realização de biópsia hepática.

O diagnóstico diferencial se faz com outras causas de hepatopatia, entre elas viral (é importante descartar hepatite C), por drogas ou autoimune (colangite esclerosante e cirrose biliar primária) e causas secundárias de prurido (p. ex., linfoma de Hodgkin, policitemia vera etc.). Os critérios diagnósticos para CIHG estão apontados no Quadro 83.1.

O tratamento recomendado é feito com ácido ursodeoxicólico (AUDC), na dose de 15 mg/kg/dia, oralmente, em uma a duas tomadas, até o parto. O AUDC é um ácido biliar hidrofílico, único tratamento capaz de diminuir os níveis séricos dos ácidos biliares, melhorar o prurido materno e reduzir os efeitos sobre o concepto. Outros tratamentos com colestiramina e fototerapia com UVB podem ser realizados, mas sem interferência no prognóstico fetal.

Quadro 83.1
Critérios para diagnóstico de colestase intra-hepática da gravidez.

- Prurido generalizado
- Ausência de lesões cutâneas
- Alterações laboratoriais sugestivas de colestase
- Regressão completa do quadro após o parto
- Recorrência nas gestações posteriores
- Ausência de outras doenças que cursam com prurido e icterícia

Fonte: Desenvolvido pela autoria.

O prognóstico materno não é afetado a não ser pelo risco aumentado de colelitíase e hemorragia intra e pós-parto, se deficiência de vitamina K. Os sintomas e as alterações laboratoriais declinam rapidamente após o parto. Com relação ao concepto, há um risco 3 a 5 vezes maior de morte fetal, além de prematuridade e natimorto. A monitorização fetal frequente deve ser realizada e pode indicar uma indução do parto antes das 38 semanas. Há possibilidade de o quadro recorrer nas gestações subsequentes.

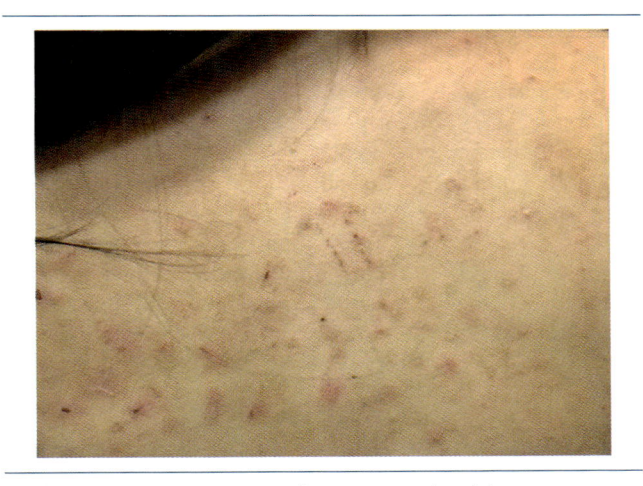

Figura 83.3. Gestante com colestase intra-hepática apresentando muitas escoriações no dorso, sem lesão cutânea específica. *Fonte:* Acervo da autoria.

Penfigoide gestacional

O penfigoide gestacional (PG), anteriormente chamado de herpes gestacional, é uma dermatose bolhosa autoimune subepidérmica, semelhante ao penfigoide bolhoso. A incidência de PG é variável, um caso por 2 mil até 60 mil gestações. Ocorre durante o 3º trimestre e menos comumente no 2º trimestre ou após o parto.

Segundo Sävervall et al. (2017), a fisiopatogenia da doença está relacionada à produção de autoanticorpos contra antígenos da zona da membrana basal da pele, de 180 kD (BP180, também designado BPAG2) e colágeno XVII. O PG está fortemente associado ao HLA-DR materno DRB1*0301 (HLA-DR3) e DRB1*0401/040X (HLA-DR4). O BP180 não é expresso apenas na pele, mas também no 1º trimestre da gravidez, nas células citotrofoblásticas e sincitiotrofoblásticas da placenta, bem como nas células epiteliais da membrana amniótica. A autoimunização pode ocorrer em virtude da perda de tolerância a esse antígeno placentário de 180 kDa, resultando em uma reação alogênica local contra a unidade fetoplacentária. Esse processo, promovido pela expressão anormal de antígenos HLA classe II da placenta, é acompanhado por alterações na membrana basal da placenta. Depois disso, surgem as lesões cutâneas.

A erupção é polimórfica, sendo o prurido o principal sintoma, e lesões eczematosas, eritema multiforme, placas urticariformes eritematosas e pápulas que evoluem para vesículas e bolhas tensas (65% dos casos) podem ser encontradas. Iniciam-se na região periumbilical e subsequentemente se espalham para a região abdominal e as extremidades, sem acometer mucosa (Figura 83.4).

Os principais diagnósticos diferenciais da fase pré-bolhosa são pápulas e placas urticariformes polimórficas da gravidez e, da fase bolhosa, o eritema polimorfo, reação a droga e pênfigos.

O exame histopatológico é importante e os achados dependem da fase da doença. Na fase pré-bolhosa, há edema papilar com infiltração da derme por linfócitos e histiócitos e um número variável de eosinófilos e, na fase bolhosa, a formação de bolhas subepidérmicas. A imunofluorescência direta mostra depósito linear de complemento na junção dermoepidérmica em 100% dos casos e IgG em 30%. A imunofluorescência indireta permite a detecção de anticorpos IgG circulantes no soro do paciente em 30 a 100% dos casos.

Geralmente, o prognóstico é bom, resolvendo-se em 2 meses após o parto. No entanto, pode persistir ou exacerbar após a gravidez em razão de um aumento repentino no nível de anticorpos. A recorrência pode ocorrer com gestações subsequentes, menstruações ou tratamento com estrógenos e contraceptivos orais contendo progesterona. Os riscos fetais observados no PG são: baixo peso ao nascer; prematuridade e lesões cutâneas temporárias que desaparecem várias semanas após o nascimento. Há relatos de associação com mola hidatiforme e o coriocarcinoma, além da doença de Graves.

Segundo Cohen et al. (2018), o principal objetivo do tratamento é aliviar os sintomas, evitar a formação de novas bolhas e propiciar a reepitelização. Corticosteroides tópicos e anti-histamínicos orais, especialmente em doenças localizadas, são indicados. Casos graves, com mais de 10% de superfície corpórea acometida requerem corticosteroideterapia sistêmica. Kushner et al. (2018) recomendam prednisona 0,3 a 0,5 mg/kg e, em alguns casos, imunossupressores, como ciclosporina ou azatioprina, para o controle da doença. Imunoglobulina intravenosa (IGIV) foi utilizada com sucesso em alguns casos, bem como rituximabe, um anticorpo monoclonal-anti-CD20.

Psoríase pustulosa da gravidez

A psoríase pustulosa da gravidez (PPP), denominada anteriormente "impetigo herpetiforme", é rara e caracteriza-se pela progressão possivelmente fatal da doença para a mãe e o feto, se não tratada. Inicialmente descrita por Hebra em 1872, é provável que seja uma variante da doença psoriásica e não uma erupção específica da gravidez, mas, em razão da importância do reconhecimento e tratamento precoces, é incluída neste grupo.

Segundo Namazi et al. em uma revisão de 2018, muitas vezes, não há histórico familiar de psoríase. Fatores genéticos estão envolvidos e há relatos de casos em que a mutação do gene do antagonista do receptor da IL-36 foi detectada, caracterizando-se a entidade autoinflamatória denominada "DITRA", que tem sido encontrada em pacientes com pustuloses generalizadas, principalmente na infância, segundo Sugiura et al. (2014). Isso demonstra o papel da IL-1 e da IL-36 na patogênese da doença. Atualmente, há um total de

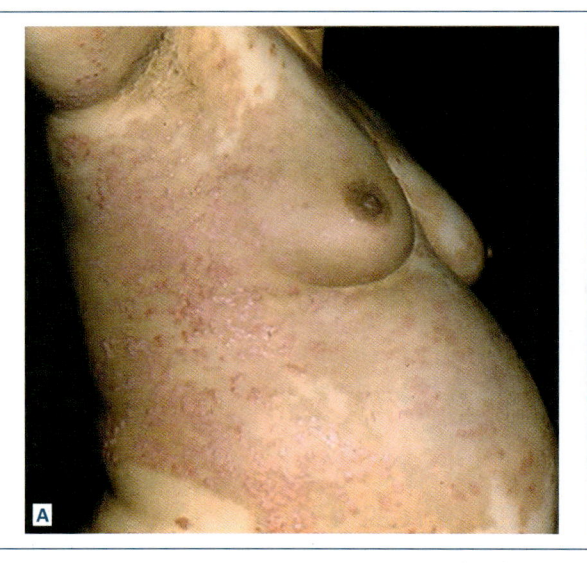 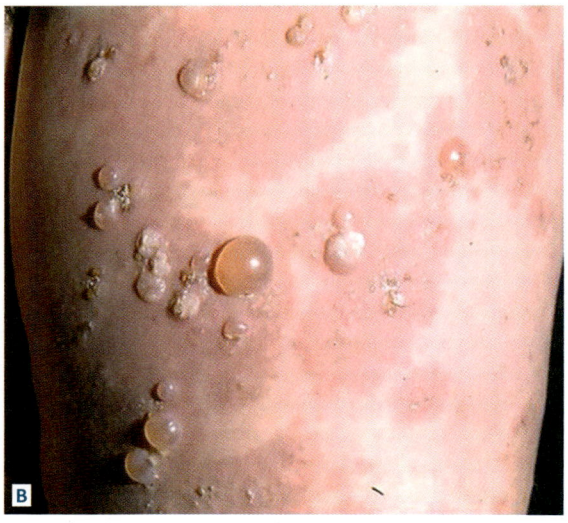

Figura 83.4. Gestante no 3º trimestre apresentando placas eritematosas e bolhas tensas no abdome (A) e raiz dos membros (B), tendo diagnóstico de penfigoide gestacional.
Fonte: Acervo da autoria.

17 mutações associadas à psoríase pustulosa generalizada relatadas na literatura.

A PPP tende a ocorrer no início do 3º trimestre da gravidez e resolve-se após o parto. Contraceptivos orais e alterações do ciclo menstrual também têm sido associados à doença.

A apresentação clínica caracteriza-se pela formação de pústulas estéreis sobre base eritematosa que tendem a começar nas dobras e disseminar-se centrifugamente, poupando a face, as palmas e plantas, e coalescendo em placas eritematosas e descamativas (Figura 83.5).

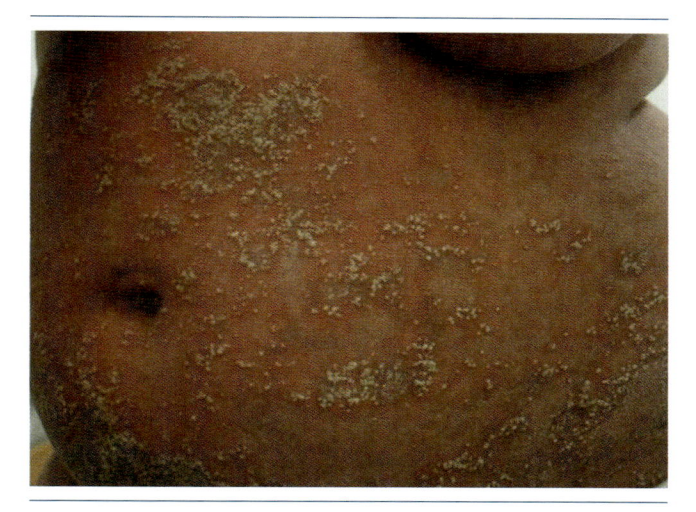

Figura 83.5. Gestante no 3º trimestre apresentando eritema disseminado recoberto com pústulas estéreis, caracterizando psoríase pustulosa generalizada.
Fonte: Acervo da autoria.

Ao exame histopatológico, observam-se pústulas subcórneas com intenso afluxo de neutrófilos.

É acompanhada por alterações sistêmicas, incluindo fadiga, febre, diarreia, neutrofilia, anormalidades eletrolíticas (hipocalcemia) e marcadores inflamatórios elevados, entre outros achados. Em casos graves, pode progredir para eritrodermia com desequilíbrios hidroeletrolíticos, da termorregulação e sepse.

Pode haver vários fatores desencadeantes, como retirada abrupta de corticosteroides, gravidez, hipoparatireoidismo, hipocalcemia, estresse e infecções.

O tratamento agressivo e o monitoramento rigoroso da mãe e do feto são mandatórios, pelo risco de insuficiência placentária, restrições de crescimento intrauterino, aborto e natimorto. Os sintomas regridem espontaneamente no parto, o que facilita a redução gradual dos medicamentos. Há um risco aumentado de surtos mais graves e mais precoces em gestações subsequentes.

O tratamento baseia-se em corticosteroides sistêmicos em altas doses, ciclosporina, UVB *narrow-band*, infliximabe. Há relatos do uso de anti-IL-17 e outras drogas anti-TNF-alfa, segundo Trivedi et al. (2018). É necessária terapia de suporte. Metotrexato, PUVA e retinoides orais podem ser introduzidos após o parto. Há ressalvas sobre o uso de corticosteroides na psoríase pustulosa, pela possibilidade de rebote da doença com a retirada da droga, e a acitretina deve ser evitada em mulheres em idade fértil pelo risco de graves malformações fetais, sendo necessário esperar três anos após a exposição para engravidar.

O Quadro 83.2 resume as características das dermatoses específicas da gestação.

Dermatoses inflamatórias frequentes influenciadas pela gestação

Acne e rosácea

São dermatoses comuns na adolescência e na mulher jovem, com impacto na qualidade de vida, associadas à depressão e com risco de deixar cicatrizes. A incidência é variável. Em estudo retrospectivo francês com 378 mulheres grávidas, a acne foi observada em 42,3%, e 87% já tinham a doença previamente, 35,1% tiveram recaída de acne curada durante gravidez, e 52% mantiveram acne contínua mesmo após adolescência. Podem acontecer surtos no 3º trimestre, pelo aumento da atividade das glândulas sebáceas e da concentração de andrógenos maternos. Lesões no tronco e pigmentação pós-inflamatória são características e seu curso é imprevisível.

		Quadro 83.2 Características das dermatoses específicas da gestação.					
	Início (trimestre)	*Quadro clínico*	*Diagnóstico*	*Risco mãe*	*Risco fetal*	*Tratamento*	*Recorrência*
EPG	3º	Pápulas e urticas	Clínico	Não	Não	Sintomático	Não
EAG	1º e 2º	Eczema e pápulas	Clínico	Não	Não	Sintomático	Possível
CIHG	2º e 3º	Prurido sem lesão cutânea	↑ ácidos biliares	Não	Sim	AUDC	Sim
HG	3º	Pápulas e placas urticadas e bolhas	Clínico, histologia, IFD	Não	Sim	Corticosteroides tópicos e orais	Sim
PPP	3º	Lesões eritematosas, pústulas, descamação arciforme e eritrodermia	Clínico, histologia	Sim	Sim	Corticosteroides, ciclosporina, biológico	Sim

EPG: erupção polimórfica da gravidez (antiga PUPP); EAG: erupção atópica da gravidez (antigo prurigo *gestationis* e foliculite pruriginosa da gravidez); CIHG: colestase intra-hepática da gravidez; HG: penfigoide gestacional (antigo herpes *gestationis*); PPP: psoríase pustulosa da gestação (antigo impetigo herpetiforme); AUDC: ácido ursodeoxicólico; IFD: método de imunofluorescência direta.
Fonte: Desenvolvido pela autoria.

Tratamentos tópicos são recomendados como primeira linha. Os antibióticos tópicos não devem ser usados por tempo prolongado pelo risco de resistência bacteriana e preconiza-se evitar a monoterapia. A combinação com peróxido de benzoíla aumenta a eficácia e diminui esse risco. O ácido azelaico pode ser usado a partir do 2º trimestre, com a vantagem de tratar acne e hipercromias. Os retinoides tópicos não devem ser usados na gestação ou usados com muita cautela, pelo risco de absorção sistêmica e malformação fetal, principalmente no 1º trimestre. Outras terapias como extração de comedos, *peelings* superficiais de alfa-hidroxiácidos, microdermabrasão não foram relacionados a eventos adversos e podem ser alternativas (Quadro 83.3).

Para casos mais graves, cursos curtos de penicilinas, cefalosporinas ou macrolídeos (eritromicina, azitromicina, claritromicina), podem ser usados a partir do 2º trimestre. Prednisona pode ser adicionado para casos graves, nodulocística, necrótica e fulminante. Isotretinoína oral é absolutamente contraindicada e deve ser suspensa até 6 meses antes da gravidez, pelo risco de malformação fetal, e tetraciclinas e outras ciclinas devem ser evitadas em virtude do risco de alterações ósseas e auditivas no feto. Na lactação, macrolídeos podem ser usados em cursos curtos, mas ciclinas também são contraindicadas. Estas informações foram detalhadas na publicação de Murase et al., em 2014, sobre segurança de medicações dermatológicas na gravidez e lactação.

Quadro 83.3 Drogas utilizadas para o tratamento da acne.			
Princípio ativo	*FDA (categoria)*	*Mecanismo de ação*	*Apresentação*
Ácido azelaico	B	Antimicrobiano, comedolítico, anti-inflamatório	Creme 20% Gel 15%
Peróxido de benzoíla	C	Antimicrobiano, comedolítico, anti-inflamatório	Sabonete, gel, creme (2,5 a 10%)
Ácido salicílicos	C	Comedolítico, queratolítico	Sabonete, espuma, gel, 0,5 a 2%
Eritromicina	B	Antibacteriano	Gel, solução 2%
Clindamicina	B	Antibacteriano	Gel, loção, solução 1%
Tretinoína	C	Comedolítico, anti-inflamatório	Gel e creme, 0,025%, 0,05%, 0,1%
Adapaleno	C	Comedolítico, anti-inflamatório	Gel 0,1% Associado ao PB 2,5%

Fonte: Desenvolvido pela autoria

A rosácea é uma entidade frequente em mulheres, caracterizada por eritema telangiectásico na região centrofacial, fase papulopustulosa e fase tardia com formas faciais. Fatores genéticos e desencadeantes ambientais como extremos de temperatura e certos alimentos são relacionados às causas da dermatose, assim como a presença do ácaro comensal *Demodex folliculorum*, cuja densidade folicular parece não se alterar na gestação. A rosácea pode se intensificar, principalmente o aspecto telangiectásico, e não há dados sobre seu curso na gravidez. Uso tópico de ivermectina 1% (categoria C) não é recomendado e deve ser usado com cau-

tela em casos graves de dermodecidose associada à rosácea. Metronidazol tópico e sistêmico se mostraram seguros em estudos controlados, assim como ácido azelaico. Recomendam-se cuidados gerais como umectação da pele, restauração da barreira, fotoproteção com filtros físicos, sabonetes suaves. Luz intensa pulsada pode melhorar o aspecto vascular, mas recomenda-se esperar o parto porque a condição pode melhorar espontaneamente. Rosácea *fulminans*, também denominada "pioderma facial", é rara, sendo referidos casos de desfechos obstétricos desfavoráveis. Constitui grande desafio terapêutico, e são usados antibióticos e corticosteroides sistêmicos.

Psoríase

A psoríase vulgar é uma doença crônica que clinicamente se manifesta como placas eritematosas descamativas nitidamente demarcadas nas regiões de cotovelos, joelhos, couro cabeludo e eventualmente unhas, mãos, pés e tronco (Figura 83.6). Ao menos um terço dos pacientes podem apresentar artrite psoriásica, e outras comorbidades como síndrome metabólica e alterações psicológicas são comuns. Não afeta a fertilidade ou taxas de abortos, defeitos congênitos e partos prematuros.

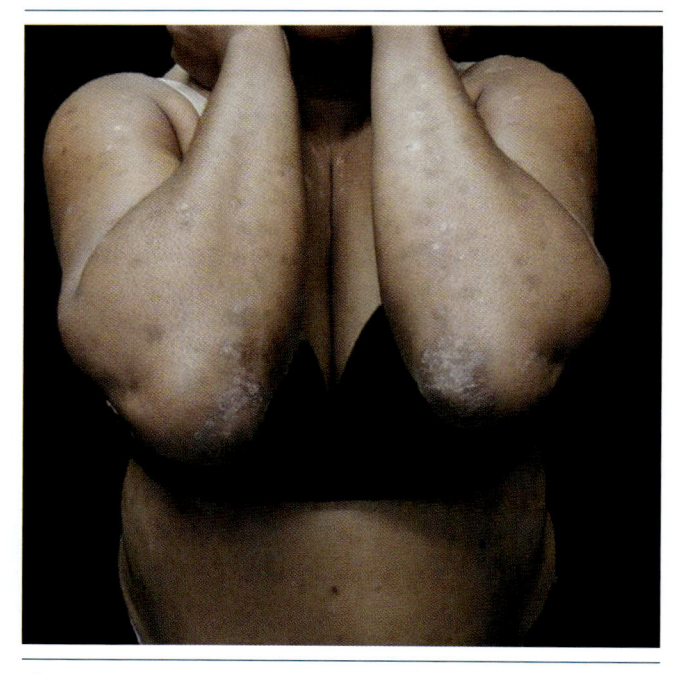

Figura 83.6. Gestante com psoríase em placas, com lesões eritematosas e descamativas nas faces extensoras dos antebraços, face e abdome, além de lesões de aspecto hipercrômico residual.
Fonte: Acervo da autoria.

O sistema imune materno se adapta para tolerar adequadamente o feto e existe uma diminuição das respostas Th1 e Th17 na gestação, que são as predominantes na psoríase. Estudos mostraram que 55% dos casos apresentam melhora mais significativamente no final do 1º e 2º trimestres, 24%

piora e 6 a 21% permanecem inalterados. A maioria (62 a 87%) das pacientes apresenta agravamento no puerpério.

Segundo National Psoriasis Foundation (2012), os tratamentos tópicos são a primeira linha de tratamento para psoríase, e emolientes e corticosteroides tópicos são considerados seguros na gestação. Corticosteroides tópicos e análogos de vitamina D são a primeira linha, embora calcipotriol deva ser usado com cautela, pelo risco de absorção sistêmica se usado em áreas extensas e distúrbios do metabolismo de cálcio.

UVB *narrow-band* é a segunda linha, para casos moderados a graves, seguido de ciclosporina. Atenção ao fato de que a fototerapia pode ensejar fotodegradação do ácido fólico, e a ciclosporina pode causar complicações renais e hipertensão, requerendo monitorização.

São contraindicados: PUVA, por ser mutagênico; metotrexate, em virtude do risco de abortamento e malformações como fenda palatina e anormalidades esqueléticas (recomenda-se suspender ao menos 2 meses antes de tentar engravidar); acitretina, altamente teratogênica, provocando malformações cardíacas, ósseas e neurológicas. Não são recomendadas para mulheres em idade fértil, e se usadas, seria necessária sua suspensão 3 anos antes da tentativa de engravidar.

Segundo Carter et al. (2009), os imunobiológicos são considerados categoria B, havendo mais relatos de uso de anti-TNF-alfa (infliximabe, etanercepte e adalimumabe). Essas drogas aparentemente não ultrapassam a barreira placentária até o 3º trimestre, quando se recomenda a suspensão em função do risco de passagem transplacentária e do feto nascer imunossuprimido, com risco maior de infecção e riscos da utilização de vacina de vírus vivo. Há relato de um recém-nascido de mãe tratada com infliximabe durante a gravidez por doença de Crohn que desenvolveu tuberculose miliar e foi a óbito após vacinação para BCG. O certolizumabe pegol é um anti-TNF-alfa, também aprovado para psoríase que tem uma fração FC modificada, sem risco de passagem placentária. Poderia ser usado até o fim da gravidez em casos muito graves. Da mesma forma, mulheres em idade fértil com desejo de engravidar podem ser candidatas a usar certolizumabe-pegol como 1º biológico. A recomendação de bula dessas drogas é que não se usem durante a gravidez ou a amamentação. Sabe-se que são excretadas em pequenas quantidades no leite materno e destruídas no trato gastrointestinal, portanto a amamentação não é contraindicada. Outros biológicos como ustequinumabe, secuquinumabe, ixequizumabe, guselcumabe e risanquizumabe não têm recomendação em bula para uso em gestação e há poucos relatos na literatura. Importante lembrar que a posologia de drogas como ustequizumabe e risanquizumabe permite uso a cada 12 semanas, portanto uma paciente exposta até o 2º semestre poderia ficar sem a medicação até após o parto.

Uma recomendação de tratamento de 2012 sugere como primeira linha: umectantes e corticosteroides tópicos de baixa potência; segunda linha: UVB *narrow band*); terceira linha: anti-TNF-alfa (certolizumabe, depois os demais), ciclosporina, corticosteroide sistêmico a partir do 2º semestre no impetigo herpetiforme.

Um estudo mostrou risco baixo de malformações associadas ao uso de imunobiológicos, estimado em 1,6 por 10 mil, ainda influenciado por outros fatores como outras medicações e condições próprias das doenças de base. Houve 61 casos de malformações, e a síndrome VACTREL foi citada (defeitos vertebrais, atresia anal, malformações cardíacas, fístula traqueia-esôfago, defeitos renais e dos membros).

Pitiríase rósea de Gibert

Erupção papuloescamosa aguda que pode ser desencadeada dias ou semanas como uma resposta imunológica a vários agentes infecciosos. A reativação dos vírus HHV-6 e HHV-7 parece ser a causa mais frequente. As respostas imunológicas predominantes na gravidez Th2 e T-reg se sobrepõem à imunidade celular materna e diminui a defesa contra vírus e cândida. É mais comum em mulheres jovens em idade reprodutiva e é uma dermatose inflamatória comum na gravidez.

Pode ocorrer em qualquer momento da gravidez, sendo mais comum nos 2º e 3º trimestres. O diagnóstico é clínico e, eventualmente, a histopatologia é necessária para afastar outros diferenciais.

A apresentação clínica clássica de uma placa arredondada ou ovalada maior inicial, eritematosa com descamação no centro, seguida de erupção disseminada de pápulas e placas arredondadas, com descamação na periferia da lesão, no tronco e na raiz dos membros, seguindo linhas de clivagem (Figura 83.7). A clínica é semelhante à erupção não relacionada à gestação. O prurido é variável, moderado, referido em torno de 25% dos casos. Os principais diagnósticos diferenciais a serem considerados são: sífilis secundária; tinha do corpo; psoríase gutata; eczema numular; reação a droga e prurigos da gestação.

Desfechos desfavoráveis na gestação foram reportados em dois estudos italianos em 36% dos casos. Foram observados prematuridade em 24%, aborto e APGAR diminuído em mais de 50%. Dados da Universidade de Graz, de 2019, mostraram aumento da prematuridade, baixo peso ao nascer, aborto em 20 de 58 casos (34,5%).

Complicações na gravidez são associadas a surgimento precoce da dermatose, antes de 20 semanas, graves sintomas como cefaleia, fadiga, insônia, inapetência, lesões disseminadas e duradouras, acometendo mais de 50% da superfície corporal, alta carga viral de DNA de HHV-6/7 no plasma, pele, placenta, tecido fetal, confirmando reativação viral.

Acredita-se que o mau prognóstico da gravidez está relacionado à transmissão intrauterina do vírus.

O quadro costuma ser autolimitado e se resolve em 8 a 12 semanas, normalmente não requerendo tratamento. Emolientes, corticosteroides tópicos (hidrocortisona, mometasona) em lesões muito pruriginosas, anti-histamínicos como loratadina podem ser usados. Não há evidência do benefício do uso de aciclovir ou de outras drogas antivirais. Monitorização da gravidez é recomendada.

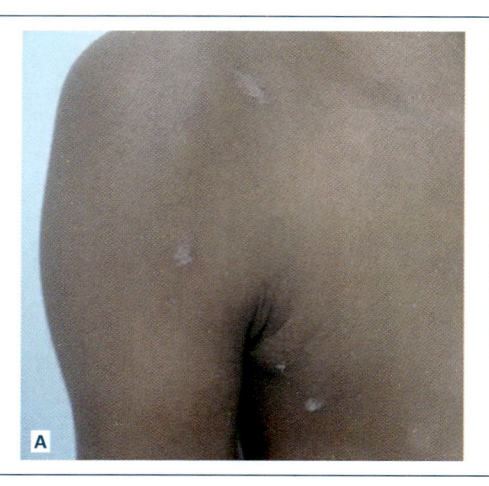
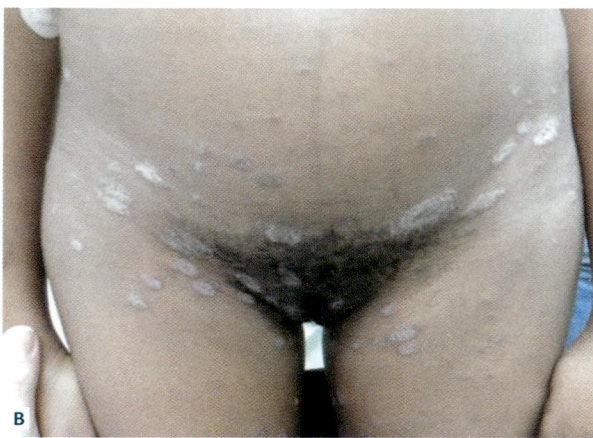

Figura 83.7. Mulher jovem no início da gestação apresentando placas ovaladas eritematosas e descamativas seguindo distribuição em linhas de clivagem.
Fonte: Acervo da autoria.

Urticária

A urticária é uma erupção cutânea súbita, caracterizada por pápulas eritematoedematosas, de bordais bem definidas, com duração de algumas horas, migratórias e altamente pruriginosas. Sua etiologia está relacionada à liberação de histamina pelos mastócitos da derme, com consequente extravasamento de plasma. É classificada em aguda, quando de duração menor de seis semanas, e os principais desencadeantes são fatores alérgicos, químicos/medicamentosos, infecciosos ou emocionais. É considerada crônica quando dura acima de seis semanas, e em até 80% das vezes é idiopática. Quando o edema da derme se estende ao subcutâneo e à submucosa, caracteriza-se o angioedema.

Afeta 1% da população e até 20% das pessoas podem ter um episódio de urticária na vida. Faltam dados epidemiológicos publicados quanto à incidência e prevalência desta dermatose na gestação. Um estudo prospectivo realizado na Índia encontrou uma prevalência de 13,5%, sendo a dermatose mais frequente nesta série de casos e 96,3% destas pacientes estavam em uso de progesterona.

As lesões ocorrem por vasodilatação e extravasamento de plasma na derme alta, em virtude da ação de mediadores inflamatórios, como histamina, liberada por degranulação dos mastócitos. Os estrógenos aumentam a liberação de histamina diretamente ou por ação de IgE, por meio dos receptores alfaestrogênicos presentes nestas células, enquanto a progesterona inibe a liberação de histamina, porém aumenta os níveis de IgE. A hipersensibilidade a progestagênio, também conhecida como "dermatite autoimune à progesterona", pode apresentar-se como urticária e angioedema, segundo Li et al. (2018). Nesta dermatose, foram demonstrados em alguns casos a formação de anticorpos IgE específicos à progesterona, que pode ser endógena (gestação ou menstruação) ou exógena (contraceptivos). Outro diagnóstico diferencial importante é a erupção polimórfica da gestação.

Quanto ao tratamento da urticária, anti-histamínicos H1 de 2ª geração recomendados incluem loratadina e cetirizina, enquanto os de 1ª geração, como clorfeniramina e difenidramina são considerados mais seguros no 1º trimestre por terem um histórico de segurança mais longo, apesar de causarem sedação. O uso de dose quadruplicada não foi estudado na gestação, e os riscos e benefícios devem ser considerados em cada caso. Segundo Cuervo-Pardo et al. (2016), nos casos não responsivos aos anti-histamínicos, o omalizumabe na dose de 300 mg/dia pode ser uma alternativa em pacientes gestantes, por ser classificado como categoria B. A ciclosporina, na dose de 2 a 5 mg/kg/dia, pode ser utilizada em casos selecionados, por não apresentar teratogenicidade humana ou animal, além de não aumentar o risco de alteração do desenvolvimento neuropsicomotor, nefrotoxicidade ou imunossupressão na criança. Seu uso na gestação pode aumentar a chance de hipertensão materna e baixo peso ao nascimento ou prematuridade.

Reações cutâneas adversas a drogas

Uma reação adversa a droga é definida como qualquer mudança na estrutura ou função da pele que esteja relacionada a alguma medicação. Estima-se que 5 a 10% das vezes, estas reações são não previsíveis e imunomediadas. A maior parte das erupções é leve e autolimitada após a suspensão da droga, porém reações graves, que ameaçam a vida, possam acontecer.

Essas reações podem ser inespecíficas, como um exantema maculopapuloso ou representar entidades nosológicas bem reconhecidas, como eritema pigmentar fixo, síndrome de Stevens Johnson, pustulose exantemática aguda generalizada, entre outras (Quadro 83.4). As principais medicações implicadas são antibióticos, anticonvulsivantes, anti-inflamatórios não esteroidais (AINEs) e alopurinol.

As alterações fisiológicas da gestação podem afetar a farmacocinética das medicações (absorção, distribuição, metabolismo e eliminação). No entanto, os dados sobre in-

Quadro 83.4
Padrões dermatológicos das reações adversas a drogas mais comuns, causas associadas e diagnósticos diferenciais, apresentação clínica e evolução com a conduta recomendada.

Quadro dermatológico	Diagnósticos diferenciais	Manifestação clínica	Evolução e conduta
Exantema	Rubéola, sarampo, dengue, zika e outras viroses	Lesões micropapulosas eritematosas disseminadas de surgimento abrupto.	Desaparece em dias, observação, AH
Eritema pigmentar fixo	Hipercromia pós-inflamatória	Manchas eritematovioláceas ovaladas, que desaparecem, recidivam no mesmo local e deixam hipercromia residual.	CE tópico ou sistêmico
Fotossensibilidade	Doenças autoimunes, dermatite de contato	Eritema, edema e eczema nas áreas expostas ao sol.	Fotoproteção, AH, CE
Urticária	Infecção, alergia	Lesões eritematoedematosas migratórias e fugazes.	AH, CE, CYA
Eritema polimorfo	Herpes simples, outras infecções, hanseníase reacional, colagenoses, malignidades	Lesões em alvo, com centro às vezes vesiculoso ou crostoso.	AH, CE, aciclovir
Eritrodermia	Eczemas, osoríase, linfoma cutâneo	Eritema e descamação de mais de 90% da superfície corpórea, curso mais arrastado.	AH, CE, outros imunossupressores
Pustulose exantemática aguda	Psoríase pustulosa, pênfigos	Eritema frecoberto de pústulas estéreis em todo tegumento, surgimento abrupto e desaparecimento rápido com a retirada da droga. Mortalidade 5%.	CE
Síndrome de hipersensibilidade a drogas ou DRESS	Sepse, hepatite	Quadro cutâneo inespecífico, febre, eosinofilia, elevação enzimas hepáticas ou alteração renal, linfonodomegalia, associado à viremia por HHV6. Mortalidade 10%.	Pode evoluir para falência hepática, CE sistêmico.
Síndrome de Stevens-Johnson	Pênfigos e penfigoides	Mucosite intensa com exulcerações e crostas, lesões maculopapulosas, às vezes em alvo, até bolhas, com descolamento de menos de 10% da superfície corpórea. Mortalidade 5%.	Pode deixar sequelas oculares e estenoses. Suporte, CE, CYA, IgIV.
Necrólise epidérmica tóxica	Pênfigos e penfigoides	Mucosite intensa, bolhas e despregamento de grandes retalhos da epiderme, descolamento de mais de 30% da superfície corpórea. Mortalidade 40%.	Alta mortalidade por sepse. Suporte, CE, CYA, IgIV

* AH: anti-histamínicos, CE: corticosteroides, CYA: ciclosporina, IgIV: imunoglobulina intravenosa. Sempre retirar a droga suspeita e todas as demais necessárias. Sinais de gravidade que indicam atenção hospitalar: acometimento de mais de 60% da superfície corpórea, bolhas, necrose, acometimento mucoso, alterações laboratoriais.
Fonte: Desenvolvido pela autoria.

cidência dessas reações são escassos. Os estudos disponíveis abordam principalmente as farmacodemias do espectro síndrome de Stevens Johnson (SSJ)/necrólise epidérmica tóxica (NET). Foi descrito por Knight et al., em 2015, uma série de casos de reações graves a drogas e, gestantes com HIV. A gravidez, em mulheres infectadas pelo HIV usando nevirapina, aumenta o risco de desenvolvimento de SSJ/NET em até 14 vezes. Além disso, houve cinco casos de SSJ/NET com acometimento simultâneo da mãe e do feto, mas este é um evento raro. Há possibilidade de estenose vaginal como sequela da cicatrização das lesões, o que pode afetar a escolha da via de parto. Quanto ao feto, os principais riscos são o parto prematuro e baixo peso ao nascimento, causados pelo sofrimento fetal ligados à doença materna ou à insuficiência placentária.

O manejo das reações adversas cutâneas inclui a suspensão imediata da droga implicada. Casos leves podem ser tratados com umectantes e corticosteroides tópicos não fluorados. Casos graves devem ser monitorizados em unidades de terapia intensiva (UTI) e o tratamento pode ou não incluir corticosteroides sistêmicos, a depender do protocolo de cada farmacodemia.

Dermatoses infecciosas comuns na gestação

Escabiose

Corresponde a 6% de todas as dermatoses da gestação ditas miscelâneas e não tem implicação no desfecho da gravidez. Não é diferente da clínica e evolução da mulher não grávida, mas é importante diagnóstico diferencial das dermatoses pruriginosas especificas da gravidez. Caracteriza-se pelo prurido, escoriações, lesões eczematizadas nas áreas típicas como mamas, pregas axilares, abdome, glúteos e interdígitos. O diagnóstico é clínico e pode ser confirmado pela escarificação e exame direto do agente ou histopatológico.

O tratamento tópico é a primeira linha: permetrina 5% em creme (categoria B, deixar 8 a 14 horas e lavar, repetir após 1 semana); benzoato de benzila 25% seria a segunda linha (categoria C, considerado não teratogênico), malathion 0,5% solução aquosa (categoria B, deixar 24 horas e lavar, repetir em 1 semana); enxofre 5 a 10% em petrolato (categoria C, usar 3 dias consecutivos). Ivermectina é considerda categoria C, sem risco aumentado de aborto ou malformação, teratogênica em roedores, indicada apenas em infestação maciça como na sarna crostosa.

Tinhas

As tinhas ou dermatofitoses são infecções fúngicas causadas por três gêneros de fungos que têm a habilidade de invadir e se multiplicar dentro de tecidos queratinizados. São os fungos do gênero Microsporum, Trichophyton e Epidermophyton. Entre as principais manifestações clínicas, encontram-se: placas eritematosas com bordas papulosas e descamativas (*Tinea corporis, Tinea cruris*); placas alopécicas eritematosas descamativas com tonsuras dos fios (*Tinea capitis*); descamação em colarete; e eritema na região plantar (*Tinea pedis*).

Gravidez é uma condição fisiológica que predispõe infecções, especialmente fúngicas, em virtude de tolerância imunológica fisiológica, ganho de peso, e aumento da sudorese decorrente de mudanças hormonais. Diversos estudos são conflitantes em relação ao uso de antifúngicos na gestação, conforme relatado por Prabnu et al. (2017).

- **Antifúngicos tópicos:** clotrimazol e miconazol não apresentam potencial teratogênico e podem ser usados com segurança na gestação. Com relação a terbinafina e ciclopirox, tópicos são mais limitados. Os antifúngicos devem ser usados 2 vezes ao dia até 2 semanas após a melhora das lesões.
- **Antifúngicos sistêmicos:** griseofulvina deve ser evitada porque há poucos dados de segurança na gestação. A terbinafina, apesar de ser classificada como categoria B, deve ser evitada até após o parto e até durante a lactação. O fluconazol, itraconazol e cetoconazol aumentam o risco de defeitos cardiovasculares, esqueléticos, craniofaciais e de neurodesenvolvimento no 1º trimestre. Eles também afetam a produção de estrógeno e testosterona. Podem ser usados com cautela no final da gestação.

Candidíase

A candidíase é uma afecção cutaneomucosa causada por diversas espécies de cândida, uma levedura habitante comum dos tratos gastrointestinal e geniturinário e da pele. Sob certas condições, torna-se patogênica causando lesões na pele, unhas e mucosa. As áreas intertriginosas são frequentemente afetadas com placas úmidas eritematosas, pruriginosas, maceradas e com fissuras. Nas mucosas, geralmente provocam placas membranosas branco-acinzentadas.

A candidíase geralmente se torna mais frequente durante a gravidez em 10 a 20%, em mais de 50% dos nascidos de mães infectadas se isola a levedura.

- Candidíase neonatal acontece como resultado da passagem da criança pelo canal de parto contaminado e manifesta-se na boca e/ou área de fraldas alguns dias após o parto.
- Candidíase congênita é a infestação ascendente para o útero e as lesões no concepto são disseminadas na pele e aparecem perto de 12 horas após o parto. Nos recém-nascidos de baixo peso, a candidíase congênita pode ser fatal.

O tratamento de grávidas com candidíase se faz com medicações tópicas como nistatina, clotrimazol e miconazol durante o 2º e o 3º trimestres da gestação, sem os efeitos danosos ao feto. Com relação ao tratamento sistêmico, o fluconazol (categoria C), em baixas doses, pode ser receitado para tratamento da candidíase vaginal, pois se associa a mínimo ou nenhum risco fetal. O itraconazol (categoria C) não deve ser prescrito no 1º trimestre e usado com cuidado posteriormente.

Pitiríase versicolor

É a infecção recidivante ou crônica da camada córnea causada por leveduras do gênero Malassezia, que faz parte da flora normal folicular, mas produz lesões cutâneas quando se encontra na forma patogênica de pseudo-hifas. Clinicamente, apresenta-se como máculas levemente descamativas coalescentes hipo ou hiperpigmentadas, eventualmente eritematosas. Os principais locais de acometimento são áreas mais oleosas do corpo como região esternal, laterais do tórax, abdome, dorso e pescoço. Um dos principais fatores predisponentes é a gestação.

As medicações tópicas são consideradas primeira linha de tratamento, sendo os xampus de cetoconazol, antifúngicos tópicos (clotrimazol e miconazol) sem potencial teratogênico, e os sistêmicos (fluconazol, itraconazol, cetoconazol), usados com cautela no final da gestação, pelo risco de malformações.

Herpes simples

A infecção com o herpes simples vírus é uma das infecções mais prevalentes do planeta. O HSV-1 causa a maioria dos casos de herpes orolabial, enquanto a infecção com HSV-2 causa a maioria dos casos de herpes genital. Clinicamente se manifestam com vesículas sob base eritematosa e até mesmo exulcerações cobertas com uma membrana branca. Geralmente precedido por formigamento, prurido e queimação no local de surgimento da lesão. Essa virose não sofre modificação na gravidez quanto à frequência e à clínica.

Nos Estados Unidos, cerca de 22% das gestantes são infectadas pelo HSV-2 e 2% adquirem a infecção durante a gestação. O interesse e a preocupação decorrem de efeitos nocivos no feto. Cerca de 50% dos recém-nascidos de mães com lesões evidentes no canal de parto adquirem a infecção, e número expressivo deles morre ou tem sequelas neurológicas.

Nas gestantes com história de herpes genital recorrente, estudos randomizados mostraram que o uso de antiviral desde a 36ª semana reduz o risco de espalhar o vírus na ausência de lesões clinicamente visíveis e risco de reativação viral, diminuindo a porcentagem de cesarianas. Recomenda-se a dose de aciclovir 400 mg, 3 vezes por dia ou ainda valaciclovir 200 mg, 2 vezes ao dia, a partir da 36ª semana até o parto.

Varicela-zóster

A varicela, comumente conhecida como "catapora", é a infecção primária causada pelo VZV. Há viremia inicial entre 4 e 6 dias acometendo o fígado, o baço, os pulmões e eventualmente outros órgãos. Após 11 a 20 dias, ocorre a viremia secundária com o surgimento de lesões cutâneas caracterizadas por vesículas exsudativas sob base eritematosa. Inicialmente máculas eritematosas que em 24 horas evoluem para vesículas, e a incidência de novas vesículas por poucos dias com predileção pelo tronco, face e mucosa oral. As vesículas, então, tornam-se pustulosas, umbilicadas e finalmente crostosas.

A varicela durante os 1º e 2º trimestres da gestação enseja o risco da síndrome da varicela congênita (0,5 a 1,5% acima do risco normal de malformações). Quando a doença acontece no 3º trimestre, às vezes, evolui para pneumonia com sérias complicações. A varicela neonatal é mais grave quando aparece 5 dias antes ou 2 dias após o parto. Recomenda-se o aciclovir intravenoso tanto para a pneumonia materna como para neonatos gravemente afetados.

Molusco contagioso

É observado na gravidez, principalmente na região genital, como doença sexualmente transmissível facultativa. Molusco congênito ou infantil tem sido reportado, por transmissão vertical no canal de parto. É recomendado tratar durante a gravidez, com a extração das lesões.

Condiloma acuminado

Os condilomas podem aumentar durante a gravidez. Raramente os HPV 6 e 18 podem causar papilomatose laríngea em recém-nascidos. Em casos de obstrução do canal do parto, o parto cesáreo deve ser indicado. O tratamento sempre está indicado, sendo a remoção cirúrgica com eletrocoagulação ou cauterização química com ácido tricloroacético as mais utilizadas. Podofilotoxina e podofilina devem ser evitados e não há dados suficientes de segurança sobre o uso de imiquimode.

Tumores e procedimentos dermatológicos nas gestantes

Nevos melanocíticos

Os nevos melanocíticos são lesões pigmentadas benignas presentes ao nascimento ou que surgem durante a juventude, correspondendo a agrupamentos de melanócitos imaturos localizados na junção dermoepidérmica ou na derme. Considerando que em torno de 30% dos melanomas podem surgir de um nevo prévio, características como cor uniforme, contorno regular, simetria, diâmetro menor do que 6 mm e evolução ao longo da vida sem mudança de padrão, falam a favor de lesão benigna (regra do ABCDE). Podem sofrer escurecimento ou aumento de tamanho durante a gestação, segundo Bieber et al. (2016). Crescimento e mudança no padrão dermatoscópico dos nevos ocorrem principalmente nas mamas e abdome, em virtude do estiramento da pele nesses locais, e não indicam necessariamente malignidade. As lesões devem, portanto, ser avaliadas e, em caso de suspeita, devem ser submetidas à biópsia, para que não haja atraso no diagnóstico.

Melanoma associado à gestação

O melanoma é uma das neoplasias mais comuns reportadas durante a gestação e foi motivo de controvérsias nos últimos anos. Lesões pigmentadas, de surgimento de novo ou sobre nevo prévio, que crescem rápido, apresentam mais de uma cor e contorno irregular devem chamar a atenção (Figura 83.9). Estudos recentes demonstraram não haver diferença significativa na sobrevida de gestantes com melanoma estadios I e II e com melanoma avançado (estadios III e IV) que foram submetidas ao tratamento, comparando com pacientes não gestantes. Existem relatos de casos raros de metástase placentária e neonatos que desenvolveram melanoma, como reportado por Alexander et al. (2004) e de Carolis et al. (2015), portanto, pacientes com doença metastática devem ter a placenta examinada.

Segundo Berk-Krauss et al. (2018), em caso de lesões pigmentadas suspeitas, deve-se realizar a biópsia excisional com margem de 0,2 mm em qualquer trimestre. A excisão do melanoma sob anestesia local é segura em qualquer mo-

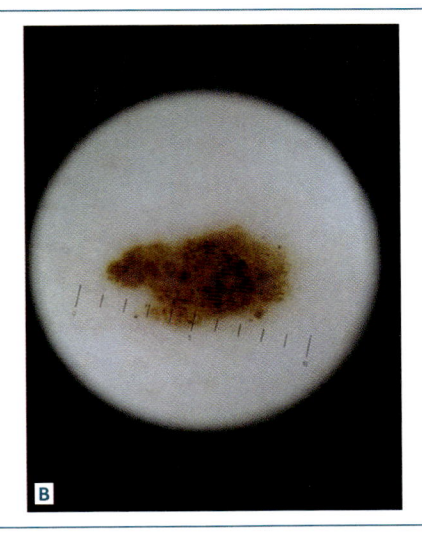

Figura 83.8. Lesão pigmentada, apresentando crescimento e bordas irregulares durante a gestação, com indicação de biópsia excisional. (A) Imagem clínica. (B) Imagem da dermatoscopia mostrando um nevo melanocítico em crescimento com glóbulos na periferia e área de rede espessada à esquerda. O exame anatomopatológico da lesão comprovou tratar-se de um nevo melanocítico composto displásico.

Fonte: Acervo da autoria.

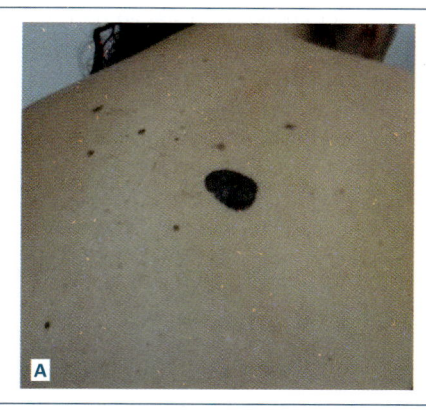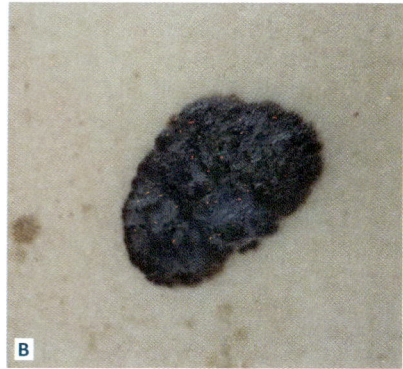

Figura 83.9. Lesão pigmentada irregular no contorno e nas bordas, crescimento rápido, maior do que 6 mm, requerendo biópsia excisional, comprovando o diagnóstico de melanoma.
Fonte: Acervo da autoria.

mento da gestação. Caso haja indicação da pesquisa de linfonodo sentinela, pode ser recomendada monitorização fetal, em virtude do uso de anestesia geral. Caso a pesquisa seja positiva, há recomendação da realização de exames de imagem com mínima exposição a radiação e contraste.

Câncer de pele não melanoma

Cânceres de pele são os mais frequentes em todas as populações, sendo carcinoma basocelular (CBC) responsável por ao menos 80% deles. A incidência dos tumores de pele não melanoma, particularmente CBC e carcinoma espinocelular (CEC), tem aumentado nos últimos anos, incluindo pacientes mais jovens, pela maior exposição solar e fatores genéticos. Entre os fatores de risco conhecidos estão fototipos I a III de Fitzpatrick, exposição cumulativa ou intermitente à radiação ultravioleta, imunossupressão, tabagismo, síndromes genéticas (Figura 83.10), entre outros, segundo Hoban et al. (2002).

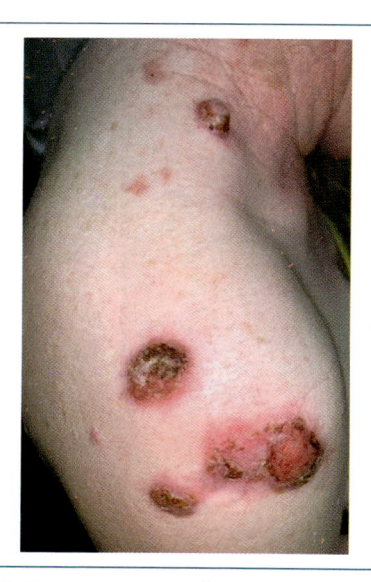

Figura 83.10. Gestante com albinismo e múltiplas lesões tumorais nos ombros e alto dorso.
Fonte: Acervo pessoal dos autores

O CBC é um tumor epitelial caracterizado por grupamentos de células basaloides de crescimento lento, raramente evoluindo com metástases, porém com potencial de destruição local. Descrevem-se alguns subtipos histológicos como o CBC nodular (Figura 83.11A), mais comum, com incidência de 45 a 60% dos casos, seguido pelo CBC superficial, que corresponde de 15 a 35%. Os subtipos mais agressivos são menos frequentes: tipo esclerosante e esclerodermiforme (10 a 20%); micronodular (aproximadamente 15%); bem como as raras formas mistas.

O CEC (Figura 83.11B) é o segundo tipo mais comum de câncer de pele, correspondendo a cerca de 20 a 25% dos casos. É formado por uma proliferação atípica de queratinócitos e está relacionado a maior risco de metastatização. Podem ser classificados histologicamente segundo o grau de diferenciação entre bem, moderadamente ou pouco diferenciados.

Existem, ainda, outros tumores cutâneos pouco comuns, porém com alto risco de recidiva, que podem ser divididos, de acordo com a origem histológica. Entre eles, destacam-se o dermatofibrossarcoma protuberante (DFSP) e o carcinoma de células de Merkel (CCM). O DFSP é um tumor maligno de fibroblastos da derme, de crescimento lento e assimétrico com infiltração local. Apresenta taxas de incidência reportadas que variam de 0,8 a 5 por milhão de habitantes, com predomínio em pacientes jovens. Relatos clínicos indicam um curso mais agressivo durante a gestação, o que requer avaliação individualizada para tratamento e monitorização de recorrência após, segundo Bogucki et al. (2012). O CCM é um tumor cutâneo neuroendócrino agressivo com aumento da prevalência nos últimos anos, chegando a 0,7 casos a cada 100 mil habitantes nos Estados Unidos, com predomínio em pacientes acima de 50 anos, segundo Cornejo et al. (2019). Apresenta elevada taxa de metástase e mortalidade, com sobrevida em 5 anos de 62% nos estágios iniciais e de 13,5% nos estágios avançados. Os dados para a população de crianças e adultos jovens são escassos, segundo Paulson et al. (2019). Existem poucos relatos de casos de pacientes com diagnóstico de CCM durante a gestação ou que engravidaram durante o tratamento para a neoplasia, mas, em virtude de sua elevada mortalidade, deve ser cuidadosamente monitorada.

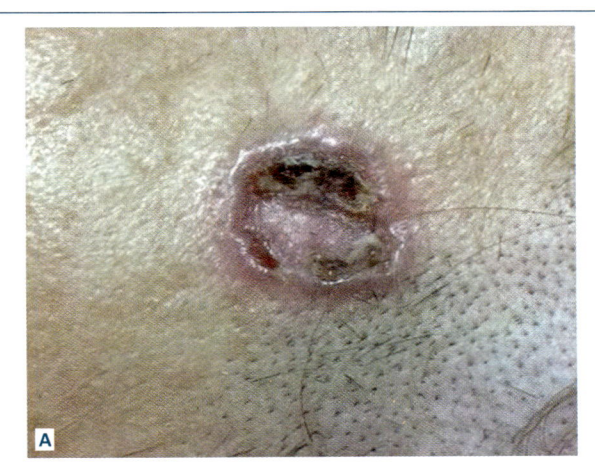

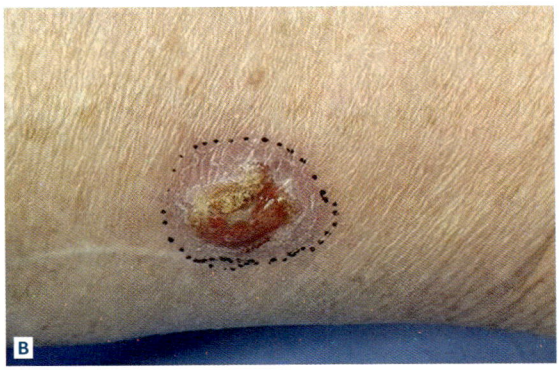

Figura 83.11. (A) Carcinoma basocelular sólido. (B) Carcinoma espinocelular.
Fonte: Acervo da autoria.

Segundo Walker et al. (2016), em se tratando de gestantes, os tumores e pacientes devem ser avaliados individualmente, na tentativa de estratificação de risco e programação de tratamento. Devem ser levados em consideração o risco para a paciente ao postergar o tratamento bem como a segurança para o feto, caso seja necessário o tratamento imediato, segundo Anderson et al. (2015).

Procedimento cirúrgico dermatológico na gestação

A realização de um procedimento cirúrgico dermatológico requer uma abordagem completa prévia, de maneira individualizada. Essa preocupação é especialmente importante em pacientes gestantes em virtude da preocupação com a saúde da mulher e com a segurança do feto.

Momento ideal

Com o objetivo de evitar o risco de um aborto espontâneo no 1º trimestre, período crítico para a organogênese e com maior potencial teratogênico, bem como de um trabalho de parto prematuro no 3º trimestre, o período mais seguro para a realização do procedimento é o 2º semestre (13

a 24 semanas) da gestação ou o período pós-parto. A escolha dependerá de vários fatores, como diagnóstico, comorbidades e indicação da cirurgia.

Risco para a paciente

O momento da cirurgia também é essencial para o melhor desfecho para a paciente, principalmente quando há riscos no atraso do tratamento proposto.

O risco de atrasar o tratamento até o 2º trimestre ou até o período pós-parto para um carcinoma basocelular (CBC) de baixo risco é muito diferente de atrasar o tratamento de um melanoma avançado. Mesmo o CBC pode provocar um impasse, se a paciente tiver uma lesão de alto risco, com invasão e destruição local e com possível perda de função. Todos esses cenários precisam ser amplamente discutidos, em termos de riscos e benefícios, para que a melhor decisão seja tomada.

Avaliação pré-operatória

História médica típica enfatizando os aspectos específicos da gestação, como idade gestacional, exames de rotina, edema, sangramento, contrações etc. é mandatória. Os sinais vitais devem ser avaliados e pico hipertensivo pode indicar pré-eclâmpsia, contraindicando o procedimento no momento.

Posicionamento da paciente

Segundo Cluver et al. (2013), a posição tradicional em decúbito dorsal pode causar diminuição do retorno venoso causada pela compressão aortocaval, frequentemente após a 20ª semana. Para que isso seja evitado, a paciente deve ser posicionada em decúbito lateral esquerdo, a um ângulo de 30º. Refluxo gastroesofágico pode ser prevenido pela elevação da cabeça e pausas para reposicionamento podem aliviar possíveis dores ou desconfortos.

Antissepsia

Álcool e clorexidine são considerados seguros e podem ser usados em procedimentos na gestação. A absorção mucosa de iodo-povidine está associada a um relato de hipotireoidismo neonatal, de Findik et al. (2014). Compostos com hexaclorofeno são contraindicados, pois sua absorção pode estar associada à toxicidade no sistema nervoso central (SNC) no feto.

Anestesia local injetável

Apesar de atravessar a placenta, a lidocaína é considerada segura durante a gestação. Epinefrina também atravessa a placenta e pode diminuir o fluxo sanguíneo para o útero e placenta. No entanto, a administração local e diluída, em procedimentos dermatológicos, é considerada segura. A vasoconstrição diminui a absorção sistêmica da lidocaína, aumentando a eficácia. Bupivacaina e mepivacaina não são recomendadas e estão relacionadas a bradicardia fetal e anormalidades congênitas.

Anestesia tópica

Segundo Huang et al. (2000), faltam dados acerca de anestesia tópica na gestação; no entanto, dada a segurança da aplicação de lidocaína injetável, *guidelines* apoiam o uso na forma tópica. Outros anestésicos tópicos não são recomendados, inclusive com casos relatados de meta-hemoglobinemia associada ao uso de prilocaína, como reportado por Moore et al. (2004).

Eletrocoagulação e sutura

Segundo Moreira et al. (2014), a eletrocoagulação é considerada segura e não existem relatos de efeitos adversos e danos ao feto, mesmo em cirurgias fetais intrauterinas. Suturas devem seguir as recomendações cirúrgicas habituais para todos os pacientes com cuidado especial para evitar deiscência em áreas de tensão e em tecidos em expansão, como o abdome, conforme recomendação de Alderdice et al. (2003).

Considerações pós-operatórias

O uso de analgésicos e antibióticos deve seguir as recomendações de segurança na gestação. Com relação a complicações cirúrgicas, são similares aos procedimentos em não gestantes, como sangramento, infecção e dificuldade de cicatrização.

Cicatrização normal, cicatrizes hipertróficas e queloideanas

As cicatrizes hipertróficas (CH), as cicatrizes queloideanas (CQ) e as contraturas podem gerar rigidez, espessamento da pele, dor, prurido que, além de provocar comprometimento funcional, resultam em cicatrizes desfigurantes e inestéticas.

A maioria dos indivíduos que desenvolve CH e CQ são jovens, com idades entre 10 a 30 anos. Essa observação é parcialmente atribuída aos seguintes fatos: maior propensão a trauma; pele geralmente com mais fibras elásticas; resultando em maior tensão; e taxa de síntese de colágeno maior em indivíduos mais novos. Queloides são mais comuns em pacientes de pele mais escura, com incidência entre 4,5 e 16% em afrodescendentes e populações hispânicas. Diferentes regiões anatômicas parecem ter riscos distintos para o desenvolvimento de CH. É incomum observar o desenvolvimento de hipertrofia nas cicatrizes no couro cabeludo, na pálpebra ou na região palmar.

Atualmente não existem ferramentas confiáveis disponíveis para prever quais feridas evoluirão para CH. O melhor preditor clínico para seu desenvolvimento é a fase inflamatória prolongada da cicatrização de feridas, ou seja, uma lesão que não foi reepitelizada e continua a exsudar por mais de 3 semanas.

Conforme descrito na publicação de Tziotzios et al. (2012), a cicatrização de feridas é classicamente dividida em quatro estágios: hemostasia; inflamação; proliferação; e remodelação tecidual. Nas quatro fases, há interações complexas entre moléculas profibróticas e antifibróticas, como fatores de crescimento, enzimas proteolíticas e proteínas da matriz extracelular (MEC).

A apresentação clínica da cicatriz hipertrófica corresponde à lesão elevada e pruriginosa, de tonalidade variando do rosa ao vermelho, que não se estende além dos limites da ferida e tendem a regredir ao longo do tempo (Figura 83.12A). Podem se desenvolver em qualquer parte do corpo. A causa do prurido nessas cicatrizes ainda não está bem caracterizada, mas estudos recentes indicaram o provável envolvimento de ativação direta de receptores opioides, identificados na pele.

Segundo Al-Attar et al. (2006), as cicatrizes queloideanas continuam a evoluir ao longo do tempo, sem fase inativa ou regressiva e infiltram-se no tecido circundante, além das margens da ferida inicial (Figura 83.12B). São tumores firmes e com bossas, de superfície brilhante e com telangiectasias ocasionalmente. As lesões iniciais são eritematosas e tornam-se vermelho-acastanhado, seguido por clareamento ou hiperpigmentação. É típica a ausência de folículos pilosos e outras glândulas. Acometem preferencialmente lóbulos das orelhas e a região do tórax.

Prevenção

Há evidências sugerindo que o aumento da tensão pode iniciar a formação da CH. É fundamental minimizar as forças mecânicas depois da cirurgia. As cicatrizes de excisão cirúrgica devem ser posicionadas ao longo das linhas de tensão da pele quando possível (Figura 83.5). A tensão na cicatrização gera aumento na formação de CH e medidas que a reduzam, como incisões cirúrgicas elípticas ou linea-

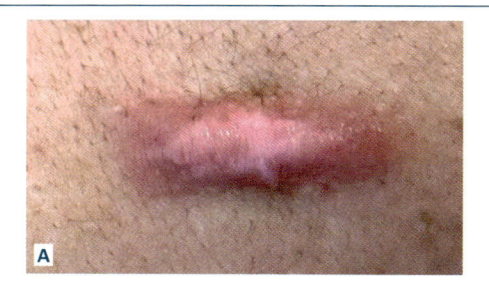 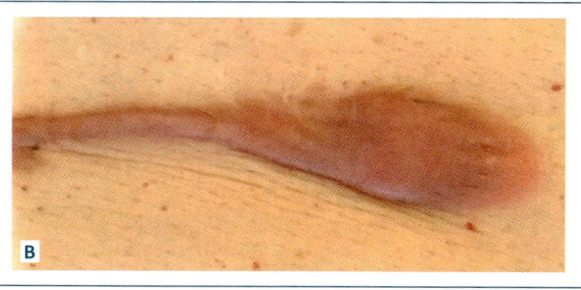

Figura 83.12. (A) Cicatriz hipertrófica, elevada e eritematosa sobre os limites da ferida cirúrgica. (B) Cicatriz queloideana, lesão elevada, nodulotumoral, crescendo além dos limites da incisão.
Fonte: Acervo da autoria.

res, podem melhorar significativamente as cicatrizes resultantes. Força e profundidade adequadas, além do número correto de suturas, contribuem para menor risco de deiscência. Sabe-se também que a inflamação contribui para a hipertrofia e devem-se minimizar os efeitos inflamatórios. É necessário efetuar verificação de limpeza da cirurgia e bom tratamento das feridas para prevenir a infecção.

Segundo Aarabi et al. (2007), além disso, o diagnóstico precoce das CH pode afetar de maneira relevante o resultado. Há evidências de que os tratamentos não cirúrgicos mais bem-sucedidos de uma CH ou CQ são alcançados quando a cicatriz é imatura e a sobreposição do epitélio está intacta. Os tratamentos das cicatrizes hipertróficas e queloideanas foram discutidos por Gauglitz et al. (2011), conforme relatado a seguir.

Tratamentos

Vestimentas de compressão

A compressão usando roupas elásticas 23 horas por dia, até que a cicatriz esteja madura, é um dos principais meios de profilaxia e tratamento das CH, apesar dos dados controversos sobre o seu valor na redução da prevalência ou magnitude de cicatrizes. Acredita-se que a compressão acelera a maturação da cicatriz, reduz contraturas e pode aliviar a dor e o prurido associados a uma CH ativa. Seu uso profilático é recomendado em pacientes cujo fechamento da ferida demora mais de 10 a 14 dias. As recomendações para o uso clínico de roupas de compressão são restritas a feridas dérmicas profundas não cicatrizadas espontaneamente por semanas, enxertados, feridas em crianças e adultos jovens, feridas em indivíduos com pele escura e feridas em locais do corpo onde a compressão possa ser aplicada.

Gel e placas de silicone

As placas de silicone, compostas por um polímero reticulado de dimetilsiloxano, têm sido utilizadas para melhorar a remodelação da cicatriz desde 1982. As placas são mantidas no local por no mínimo 12 horas por dia, por três a seis meses durante a remodelação da cicatriz. Segundo Momeni et al. (2009), elas parecem acelerar a maturação da cicatriz, melhorar a pigmentação, a vascularização, a flexibilidade e o prurido. Embora as placas sejam eficazes para o tratamento das CH, a adesão do paciente pode não ser satisfatória pela reação da pele à fita utilizada para fixação, sudorese excessiva, dificuldade na sua aplicação e a visibilidade do tratamento nas cicatrizes localizadas em áreas como a face.

Por outro lado, o gel de silicone não requer fixação e é quase invisível quando seco, sugerindo que poderia ser especialmente útil em áreas visíveis. No entanto, o atrito com as roupas pode contribuir para remoção do filme de silicone. O gel de silicone é provavelmente tão eficaz quanto a placa para o tratamento das CH.

O mecanismo de ação dos materiais tópicos de silicone não é bem compreendido. Tem-se sugerido que o efeito terapêutico não decorra da pressão, mas sim da diminuição de cicatrizes via hidratação da ferida. Essa hidratação é provavelmente responsável pela diminuição da atividade de capilaridade, hiperemia e deposição de colágeno reduzidas.

A recomendação é a aplicação do gel de silicone 2 vezes ao dia ou usar a placa de silicone 12 a 24 horas por dia, durante 6 a 12 meses.

Massagem

A massagem de cicatrizes de queimaduras foi estudada em estudo randomizado, controlado e demonstrou melhora significativa na espessura da cicatriz e na aparência.

Curativos

Embora os cirurgiões frequentemente reforcem a cicatrização com curativos que aliviam a tensão, como fita adesiva cirúrgica, estes geralmente são usados por curto período de tempo. Um estudo randomizado e controlado do uso prolongado de fita de papel na incisão da cesárea por vários meses demonstrou uma melhora significativa nas cicatrizes resultantes. Esses estudos sugerem que neutralizar a tensão colocada sobre cicatrizes lineares nas fases de proliferação e remodelação da cicatrização melhoram os resultados.

Corticosteroides

Desde os anos 1960, os corticosteroides, mais comumente a acetonida de triancinolona, são injetados em cicatrizes patológicas e considerados tratamentos de primeira linha para o tratamento de queloides e de segunda linha para cicatrizes hipertróficas quando tratamentos não invasivos não surtirem efeitos. As injeções de esteroides demonstraram causar regressão de CH e CQ principalmente pela diminuição do colágeno e síntese de glicosaminoglicanos, reduzindo os níveis inflamatórios na ferida, diminuindo a proliferação de fibroblastos e aumentando a hipóxia. A acetonida de triancinolona insolúvel pode ser administrada sozinha ou em combinação com lidocaína para reduzir a dor associada à injeção, e vários tratamentos administrados uma ou 2 vezes por mês são geralmente necessários para alcançar os resultados desejados. As taxas de resposta variam de 50 a 100%, com uma taxa de recorrência de 9 a 50%. Os efeitos colaterais incluem hipopigmentação, atrofia, telangiectasias e efeito rebote. Após a injeção intralesional, hipopigmentação linear também pode se desenvolver em virtude de captação linfogênica de cristais do corticosteroide.

Extrato de cebola e gel de heparina

Segundo Karagoz et al. (2009), o extrato de cebola tem propriedades que reduzem a atividade fibroproliferativa e a produção da MEC. A heparina interage com as moléculas de colágeno, induzindo a formação das fibrilas mais espessas típicas de um tecido e promovendo a ligação intermolecular do colágeno. Portanto, tanto a heparina como o extrato de cebola afetam o desenvolvimento de cicatrizes por seus efeitos inibitórios sobre o processo de proliferação e capacidade dos fibroblastos e parecem reduzir o tamanho da cicatriz. A preparação tópica de gel inclui extrato de cebola aquosa a 10%, 50 unidades de heparina por grama de gel e 1% de gel de alantoína. Apesar da popularidade desse gel, dados demonstrando sua eficácia são limitados.

Fluorouracil

O uso do 5-fluorouracil, um quimioterápico antimetabólico, pode ser empregado nas cicatrizes patológicas como queloides e cicatriz hipertróficas, segundo publicação de Shridharani et al. (2010). As injeções são intralesionais e podem ser combinados com corticosteroides ou *laser pulsed-dye*, e ambos diminuem o volume da cicatriz e melhoram a rigidez. Seu uso combinado com corticosteroides alcança melhores resultados porque a aplicação em monoterapia tem uso limitado em razão da dor na aplicação.

Bleomicina

O sulfato de bleomicina foi introduzido por Bodokh e Brun, em 1996, como uma terapia alternativa para cicatrizes hipertróficas e queloides, baseada em sua ação como inibidor da síntese de DNA com resultados promissores. A bleomicina tem atividade antitumoral, antiviral e antibacteriana, porém o mecanismo exato pelo qual induz a regressão das cicatrizes hipertróficas não é totalmente clara. Entre seus efeitos colaterais, deve-se mencionar principalmente hiperpigmentação e atrofia dérmica na pele saudável ao redor da lesão. Certas descobertas revelaram que a bleomicina não apenas melhora a aparência cosmética, como também alivia o prurido e a dor dos pacientes. Embora a bleomicina intralesional seja uma opção terapêutica promissora, são necessários estudos de investigação e eficácia antes que esse agente seja incluído em futuros protocolos de tratamento.

Laser

O uso de *lasers* para o tratamento de cicatrizes de queimaduras e contraturas é um campo em evolução. As duas principais categorias atualmente usadas são *lasers* ablativos não fracionados (p. ex., CO_2) e seletivos não ablativos (p. ex., *pulsed-dye* e *neodimium*). O *laser* de CO_2 tem uma alta afinidade para a água e causa necrose térmica, o que promove contração da ferida e remodelação do colágeno. Isso pode melhorar a textura e a qualidade das cicatrizes hipertróficas. *Lasers pulsed-dye* causam fototermólise seletiva da oxi-hemoglobina, causando necrose de coagulação e podem melhorar a cicatriz em textura, vermelhidão, tamanho e flexibilidade. A terapia com luz intensa pulsada mostrou-se satisfatória, embora sejam necessários mais estudos, principalmente com avaliação tardia dos casos.

Criocirurgia

A crioterapia com nitrogênio líquido envolve várias sessões de ciclos de congelamento e descongelamento induzidos por contato ou jatos de *spray* ou usando um *crioprobe* intralesional. As baixas temperaturas resultam em estase sanguínea, causando anóxia celular e necrose subsequente de fibroblastos, gerando a redução do volume da cicatriz e o aumento da maciez. A criocirurgia combinada com corticosteroides mostrou resposta satisfatória no tratamento de CQ.

Revisão cirúrgica da cicatriz

As CH aumentam rapidamente de tamanho por 3 a 6 meses e depois começam a regredir. As cicatrizes amadurecem durante um período de pelo menos 1 ano e podem mostrar diminuição das contraturas, juntamente com achatamento, amolecimento e repigmentação. Por esta razão, a cirurgia geralmente não é necessária. No entanto, a cirurgia é indicada para os casos de CH com contraturas que podem resultar em prejuízo funcional.

A revisão da cicatriz apresenta dois mecanismos principais de ação: remoção de MEC e células profibróticas; e reorientação ou eliminação de tensão. O mecanismo de eliminação do excesso de MEC é excisar e permitir a repetição do processo de cicatrização. A revisão da cicatriz também pode fazer uso de zetaplastia, outras reconstruções e enxertia, reorientando ou eliminando a tensão, gerando melhora da cicatrização ou simplesmente liberação de contratura. A limitação é que a excisão da cicatriz pode criar um déficit tecidual adicional que deve ser preenchido ou corre o risco de aumentar a tensão, promovendo recidiva da cicatriz hipertrófica.

LEITURAS COMPLEMENTARES

Aarabi S, Longaker MT, Gurtner GC. Hypertrophic scar formation following burns and trauma: new approaches to treatment. PLoS Med. 2007;4(9):e234.

Al-Attar A, Mess S, Thomassen JM, Kauffman CL, Davison SP. Keloid pathogenesis and treatment. Plast Reconstr Surg. 2006;117:286-300.

Alderdice F et al. Techniques and materials for skin closure in caesarean section. Cochrane Database Syst Rev. 2003;(2):CD003577.

Alexander A et al. Vulvar melanoma: Diffuse melanosis and metastatis to the placenta. J Am Acad Dermatol. 2004;50(2):293-8.

Ambros-Rudolph CM et al. The specific dermatoses of pregnancy revisited and reclassified: Results of a retrospective two-center study on 505 pregnant patients. J Am Acad Dermatol. 2006;54(3):395-404.

Anderson TML et al. Cancer during pregnancy and the post-partum period: A population-based study. Cancer. 2015;121(12):2072-7.

Andtbacka RHI et al. Sentinel lymph node biopsy for melanoma in pregnant women. Ann Surg Oncol. 2013;20(2):689-96.

Anzarut A, Olson J, Singh P et al. The effectiveness of pressure garment therapy for the prevention of abnormal scarring after burn injury: A meta-analysis. J Plast Reconstr Aesthet Surg. 2009;62(1):77-84.

Arifeen SE et al. The effect of cord cleansing with chlorhexidine on neonatal mortality in rural Bangladesh: A Community-based, cluster-randomised tral. Lancet. 2012;379(9820):1022-8.

Babalola O et al. Treatment of atopic dermatitis in pregnancy. Dermatologic Therapy. 2013;26(4):293-30.

Babcock MD et al. Antibiotic use in dermatologic surgery. Dermatol Clin. 2003;21(2):337-48.

Bae YS et al. National Psoriasis Foundation. Review of treatment options for psoriasis in pregnant or lactating women: from the Medical Board of the National Psoriasis Foundation. J Am Acad Dermatol. 2012 Sep 67;(3):459-77.

Bechtel MA et al. Dermatoses of pregnancy. Clin Obstet Gynecol. 2015;58(1):104-11.

Belda Junior W et al. Tratado de dermatologia. 2.ed. São Paulo: Atheneu; 2015. p.844-6; 1375-77.

Berk-Krauss J et al. Pregnancy and melanoma: Recommendations for clinical scenarios. Int J Women's Dermatol. 2018;4(2):113-5.

Bieber AK et al. Nevi and pregnancy. J Am Acad Dermatol. 2016;75($):661-6.

Bogucki B et al. Dermatofibrosarcoma protuberans: A review of the literature. Dermatol Surg. 2012;38:537-51.

Bolognia JL. Dermatologia. 3.ed. Rio de Janeiro: Elsevier; 2015. p.115-34; 181-95; 1135-48.

Carroll RP et al. Incidence and prediction of nonmelanoma skin cancer post-renal transplantation: A prospective study in Queensland, Australia. Am J Kidney Dis. 2003;41(3):676-83.

Carter JD et al. A safety assessment of tumor necrosis factor antagonists during pregnancy: A review of the Food and Drug Administration database. J Rheumatol. 2009;36(3):635-41.

Clark CM et al. Basal cell carcinoma: An evidence-based treatment update. Am J Clin Dermatol. 2014;15(3):197-216.

Cluver C et al. Maternal position during caesarean section for preventing maternal and neonatal complications. Cochrane Database Syst Ver. 2013;(3):CD007623.

Cohen S et al. Pemphigoid gestationis: a case series and review of the literature. J Dermatolog Treat. 2018;29(8):815-18.

Cordeiro CN et al. Breast cancer in pregancy: avoiding fetal harm when maternal treatment is necessary. Breast J. 2017;23(2):200-5.

Cornejo C et al. Merkel cell carcinoma: Updates on staging and management. Dermatol Clin. 2019;(37):269-77.

Criscione VD et al. Descriptive epidemiology of dermatofibrosarcoma protuberans in the United Sates, 1973 to 2002. J Am Acad Dermatol. 2007;56(6):968-73.

Cuervo-Pardo L, Barcena-Blanch M, Radojicic C. Omalizumab use during pregnancy for CIU: A tertiary care experience. Eur Ann Allergy Clin Immunol. 2016;48(4):145-6.

De Carolis S et al. Placental and infant metastasis of maternal melanoma: A new case. J Obstet Gynaecol. 2015;35(4):417-8.

Driscoll MS et al. Does pregnancy influence the prognosis of malignant melanoma? J Am Acad Dermatol. 1993;29(4):619-30.

Driscoll MS et al. Nevi and melanoma in the pregnant woman. Clin Dermatol. 2009;27(1):116-21.

Figueiredo AS et al. The T helper type 17/regulatory T cell paradigm in pregnancy. Immunology. 2016;148(1):13-21.

Findik RB et al. Effect of povidone iodine on thyroid functions and urine iodine levels in caesarean operations. J Matern Fetal Neonatal Med. 2014;27(10):1020-2.

Garcia-Bournissen F et al. Exposure to alcohol-containing medications during pregnancy. Can Fam Physician. 2006;52:1067-8.

Gauglitz GG, Korting HC, Pavicic T, Ruzicka T, Jeschke MG. Hypertrophic Scarring and Keloids: Pathomechanisms and Current and Emerging Treatment Strategies. Mol Med. 2011;17(1-2):113-25.

Ghazeeri G et al. Pruritic urticarial papules and plaques of pregnancy: Epidemiological, clinical and histopatological study of 18 cases from Lebanon. Int J Dermatol. 2012;51(9):1047-53.

Gloster HM et al. The epidemiology of skin cancer. Dermatol Surg. 1996;22(3):217-26.

Goldberg D et al. Dermatologic surgery and cosmetic procedures during pregnancy and the postpartum period. Dermatol Ther. 2013;26(4):321-30.

Gontijo G et al. Cirurgia dermatológica e procedimentos cosmiátricos na gestação – Revisão sistêmica. Surgical Cosmet Dermatol. 2010;2(1):39-45.

Higuchi H et al. Effect of lateral tilt angel on the volume of the abdominal aorta and inferior vena cava in pregnant and non pregnant women determined by magnetic resonance imaging. Anesthesiology. 2015;122(2):286-93.

Hoban PR et al. Environment, phenotype and genetics: Risk factors associated with BCC of the skin. Expert Rev Anticancer Ther. 2002;2(5):570-9.

Hu W et al. Malignant melanoma arising in a pregnant African American woman with a congenital blue nevus. Dermatol Surg. 2004;30(12 pt 2):1530-2.

Huang W et al. Topical anesthetics in dermatology. J Am Acad Dermatol. 2000;43(2 pt 1):286-98.

James WD et al. Doenças da pele de Andrews: Dermatologia clínica. 10.ed. Rio de Janeiro: Elsevier; 2017. p.308-11; 312-3; 367-75; 376-84.

Karagoz H, Yuksel F, Ulkur E, Evinc R. Comparison of efficacy of silicone gel, silicone gel sheeting, and topical onion extract including heparin and allantoin for the treatment of postburn hypertrophic scars. Burns. 2009;35(8):1097-103.

King CT et al. Atopic dermatitis in pregnancy: Current status and challenges. Obstet Gynecol Surv. 2011;66(10):654-63.

Knight L, Todd G, Muloiwa R, Matjila M, Lehloenya RJ. Stevens Johnson Syndrome and Toxic Epidermal Necrolysis: Maternal and Foetal Outcomes in Twenty-Two Consecutive Pregnant HIV Infected Women. PLoS One. 2015;12;10(8):e0135501.

Kouba DJ et al. Guidelines for the use of local anestesia in office-based dermatologic surgery. J Am Acad Dermatol. 2016;74(6):1201-19.

Kushner CJ et al. Treatment of Autoimmune Bullous Disorders in Pregnancy. Am J Clin Dermatol. 2018;19(3):391-403.

Kwan PO, Tredget EE. Biological Principles of Scar and Contracture. Hand Clin. 2017;33(2):2.

Lammert F et al. Intrahepatic cholestasis of pregnancy: Molecular pathogenesis, diagnosis and management. J Hepatol. 2000;33:1012-21.

Lawley TJ et al. Pruritic urticarial papules and plaques of pregnancy. JAMA. 1979;241(16):1696-9.

Lehrhoff S et al. Specific dermatoses of pregnancy and their treatment. Dermatol Ther. 2013;26(4):274-84.

Lens MB et al. Effect of pregnancy on survival in women with cutaneous malignant melanoma. J Clin Oncol. 2004;22(21):4369-75.

Li JN et al. Cutaneous surgery in patients who are pregnant or brasfeeding. Dermatol Clin. 2019;(37):307-17.

Li RC, Buchheit KM, Bernstein JA. Progestogen Hypersensitivity. Curr Allergy Asthma Rep. 2018;19;18(1):1.

Lloyd MS et al. Contraindications to sentinel lymph node biopsy in cutaneous malignant melanoma. Br J Plast Surg. 2004;57(8):725-7.

Longaker MT, Rohrich RJ, Greenberg L et al. A randomized controlled trial of the embrace advanced scar therapy device to reduce incisional scar formation. Plast Reconstr Surg. 2014;134(3): 536-46.

Martires KJ et al. Meta-analysis concerning mortality for pregnancy-associated melanoma. J Eur Acad Dermatol Venereol. 2016;30(10):e107-8.

Meng T et al. Hormone receptors analysis in Chinese patients with dermatofibrossarcoma protuberans. J Surg Oncol Jul. 2018;118(1):157-66.

Momeni M, Hafezi F, Rahbar H et al. Effects of silicone gel on burn scars. Burns. 2009;35(1):70-4.

Moore TJ et al. Reported adverse event cases of methemoglobinemia associated with benzocaine products. Arch Intern Med. 2004;164(11):1192-6.

Moreira CM et al. Use of eletrocautery for coagulation and wound complications in Caesarean sections. Scientific World Journal. 2014;2014:602375.

Murase JE et al. Safety of dermatology medications in pregnancy and lactation: Part I. Pregnancy. J Am Acad Dermatol. 2014;70(3):401.e1-14.

Namazi N et al. Impetigo Herpetiformis: Review of Pathogenesis, Complication, and Treatment. Dermatol Res Pract. 2018;5801280.

O'Meara AT et al. Malignant melanoma in pregnancy: A population-based evaluation. Cancer. 2005;103(6):1217-26.

Pack GT et al. The prognosis for malignant melanoma in the pregnant woman. Cancer. 1951;4(2):324-34.

Pages C et al. Management and outcome of metastatic melanoma during pregnancy. Br J Dermatol. 2010;162(2):274-81.

Paulson KG et al. One in a hundred million: Merkel cell carcinoma in pediatric and young adult patients is rare but more likely to present at advanced stages based on US registry data. Journal of the American Academy of Dermatology. 2019;80(6):1758-60.

Prabnu SS et al. Managing dermatophytoses in pregnancy, lactation, and children. Clin Dermatol Rev. 2017;Suppl S1:34-7.

Rabello FB, Souza CD, Farina Júnior JA. Update on hypertrophic scar treatment. São Paulo: Clinics. 2014;69(8):565-73.

Rowe DE et al. Prognostic factors for local recurrence, metastasis and survival rates in squamous cell carcinoma of the skin, ear and lip. Implications for treatment modality selection. J Am Acad Dermatol. 1992;26(6):976-90.

Rudolph CM et al. Polymorphic eruption of pregnancy: Clinicopathology and potential trigger factors in 181 patients. Br J Dermatol. 2006;154:54-60.

Sävervall C et al. Pemphigoid gestationis: Current perspectives. Clin Cosmet Investig Dermatol. 2017;10:441-9.

Schwartz JL et al. Current management of patients with melanoma who are pregnant, want to get pregnant or do not want to get pregnant. Câncer. 2003;97(9):2130-3.

Shridharani SM, Magarakis M, Manson PN, Singh NK, Basak B, Rosson GD. The emerging role of antineoplastic agents in the treatment of keloids and hypertrophic scars. Annals of Plastic Surgery. 2010;64(3):355-61.

Shuhaila A et al. Maternal melanoma with placental metastasis. Singapore Med J. 2008;49(3):e71-2.

Sood A, Sahu S, Karunakaran S, Joshi RK, Raman DK. Dermatological Manifestations in Patients Undergoing In Vitro Fertilisation: A Prospective Study. J Cutan Med Surg. 2018;22(3):280-4.

Sugiura K et al. Impetigo herpetiformis with IL36RN mutations in a Chinese patient: A founder haplotype of c.115+6T>C in East Asia. J Dermatol Sci. 2015;79(3):319-20.

Sugiura K. The genetic background of generalized pustular psoriasis: IL36 RN mutations and CARD14 gain-of-function variants. J Dermatol Sci. 2014;74(3):187-92.

Sweeney SM et al. Pregnancy and dermatologic surgery. Dermatol Clin. 2006;24(2):205-14.

Taudorf EH, Danielsen PL, Paulsen IF et al. Nonablative fractional laser provides long-term improvement of mature burn scars – A randomized controlled trial with histological assessment. Lasers Surg Med. 2015;47(2):141-7.

Tenea D et al. Merkel cell carcinoma of the head in a Young african albino woman with HIV/HTLV-1 coinfection associated with multiple squamous cell carcinomas. Case Rep Dermatol. 2019;11:113-22.

Todd SP et al. Prognosis for women diagnosed with melanoma during, before or after pregnancy: Weighing the evidence. Int J Womens Dermatol. 2017;3(1)26-9.

Tolkachjov SN et al. Incidence and clinical features of rare cutaneous malignancies in Olmsted County, Minnesota, 2000-2010. Dermatol Surg. 2017 January;43(1):116-24.

Trinidad CM et al. Update on eighth edition American Joint Committee on Cancer classification for Merkel cell carcinoma and histopathological parameters that determine prognosis. J Clin Pathol. 2019;72:337-40.

Trivedi MK et al. Pustular psoriasis of pregnancy: Current perspectives. Int J Womens Health. 2018;26;10:109-15.

Tyler KH et al. Pregnancy and dermatologic therapy. J Am Acad Dermatol. 2013;68(4):663-71.

Tziotzios C, Profyris C, Sterling J. Cutaneous scarring: Pathophysiology, molecular mechanisms and scar reduction therapeutics Part II. Strategies to reduce scar formation after dermatologic procedures. J Am Acad Dermatol. 2012;66(1):13-24.

Walker JL et al. Cutaneous tumors in pregnancy. Clinics in Dermatology. 2016;34(3):359-67.

84

Doenças Neoplásicas Ginecológicas

Sophie Derchain
Cássio Cardoso Filho

Neoplasias malignas são raras durante a gestação, ocorrendo em cerca de uma em cada mil mulheres grávidas ao ano. As neoplasias malignas mais frequentes durante a gestação são aquelas também mais frequentes em mulheres em idade reprodutiva: melanoma; câncer de mama; câncer do colo uterino; linfomas; e leucemias. Com frequência, os sintomas e sinais do câncer são subvalorizados na gravidez, a propedêutica é mais complexa e, assim, o diagnóstico é, em geral, postergado. Conduzir uma mulher com câncer durante a gestação é desafiador, e um tratamento multidisciplinar se impõe para garantir que todas as opções sejam consideradas para a mãe e para o feto. Muitos médicos não se sentem confortáveis em tratar mulheres com câncer e que desejam preservar a gestação.

O objetivo desse capítulo é revisar as recomendações para o diagnóstico do câncer ginecológico e mamário na gestação, incluindo a segurança nos desfechos maternos e fetais de métodos diagnósticos, cirurgia, radioterapia, quimioterapia, imunoterapia e hormonioterapia baseados em vários consensos nacionais e internacionais (Amant et al., 2019; Cordeiro et al., 2019; Hepner et al., 2019; Hann et al., 2018). Porém, é conveniente ressaltar que o conhecimento relacionado a câncer e gestação se apoia em evidências científicas menos robustas, a saber, séries e estudos de casos, geralmente retrospectivos.

Diagnóstico e estadiamento por imagem

Segundo Amant et al. (2019), Hepner et al. (2019) e Cordeiro et al. (2019), a exposição intrauterina à radiação iônica é teratogênica, dose-dependente e relacionada à idade gestacional, sendo maior da 2ª à 8ª semanas de gestação. Muitos métodos de imagem liberam menos do que 100 mGys de radiação, dose considerada segura. Entretanto, tomografia computadorizada e fluoroscopia submetem o feto a doses maiores e não devem ser realizadas. Assim, de maneira a evitar os efeitos da radiação no feto, recomenda-se utilizar métodos de imagens como ultrassonografia e ressonância magnética.

Outra consideração importante está relacionada ao uso de contrastes – o gadolínio, por exemplo, atravessa a placenta e mostrou ter efeitos teratogênicos em modelos animais – sendo recomendados apenas quando seu resultado possa modificar o prognóstico materno ou fetal. Não há estudos relacionados a contrastes iodados; assim, devem ser evitados. Para estadiamento, a maioria dos serviços recomenda radiografia de tórax e ultrassonografia de abdome. Quando necessária, a ressonância magnética do abdome ou dos ossos pode ser recomendada.

Deve haver a suspeição de câncer de mama em gestantes com massa mamária. A ultrassonografia mamária e a mamografia (com proteção plumbífera abdominal) podem ser usadas para avaliar massa suspeita em mamas. Uma massa mamária clinicamente suspeita pode requerer biópsia para diagnóstico definitivo, independentemente de a mulher estar ou não grávida e apesar dos achados mamográficos ou ultrassonográficos negativos. O risco de fístulas lácteas, que é proporcional ao avançar da idade gestacional, deve ser considerado em mamotomias e em biópsias (por agulha grossa, excisionais, incisionais). Além disso, o ingurgitamento mamário pelo estímulo hormonal da gravidez deve ser considerado quanto a potenciais sangramentos e infecções decorrentes de biópsias.

Marcadores tumorais

Como Hepner et al. (2019) recomendam, os marcadores séricos têm pouca utilidade na gestação, pois seus níveis fisiológicos variam consideravelmente, como CA 15-3, CA 125 e AFP que estão aumentados na gestação normal. Já CEA, CA 19-9, LDH, AMH e HE-4 não estão comumente aumentados na gestação e poderiam ser úteis. Entretanto, a inibina-B aumenta no 3º trimestre da gestação normal, e o LDH é um marcador de hipertensão na gestação.

Cirurgia

Classicamente os *guidelines* recomendam evitar a cirurgia antes do 2º trimestre, sendo relatado um aumento das taxas de aborto quando a cirurgia é realizada na gravidez inicial. Amant et al. (2019) e Cordeiro et al. (2019), mais recentemente, algumas séries de casos têm mostrado segurança em operar no 1º trimestre quando há risco materno. Entretanto, sempre que possível, as cirurgias eletivas devem ser reservadas para depois de 12 a 14 semanas de gestação. Monitorização fetal, profilaxia da trombose venosa profunda, decúbito lateral esquerdo e controle da dor devem ser muito bem manejados, essencialmente no 3º trimestre. Deve ser considerada a utilização de corticosteroides 48 horas antes da cirurgia para acelerar a maturidade pulmonar fetal em gestações com menos de 34 semanas quando indicada uma cirurgia eletiva para o câncer, quando se propõe um parto mais precoce ou ainda na vigência de trabalho de parto prematuro espontâneo.

Quimioterapia

De acordo com Hepner et al. (2019), Cordeiro et al. (2019) e de Hann et al. (2018), muitas alterações fisiológicas na gestação podem ensejar menores níveis plasmáticos de quimioterápico circulante; entretanto, não há evidências que sugiram modificações de dose na gravidez, com a maioria dos estudos referindo bons desfechos neonatais. A taxa global de malformações congênitas associadas à quimioterapia varia de 16% a 8% e a 6% quando administrada no 1º, 2º ou 3º trimestres, respectivamente. Observa-se, portanto, que a quimioterapia aplicada durante o 1º trimestre, principalmente entre a 4ª e a 12ª semanas – quando ocorre a organogênese – resulta em maiores taxas de efeitos teratogênicos, essencialmente em casos de terapia com múltiplos agentes. Vários estudos demonstram uma maior proporção de malformações fetais em séries de casos de mulheres submetidas a diversos esquemas de quimioterapia (alcaloides, análogos da purina, ciclofosfamida, doxorubicina, bleomicina, vinblastina, vincristina, platinas, entre outros) no 1º trimestre. Portanto, idealmente a quimioterapia deverá ser administrada após o término da 12ª semana de gestação.

Segundo de Hann et al. (2018), durante o 2º e 3º trimestres, os efeitos associados à quimioterapia incluem restrição do crescimento fetal, prematuridade e baixo peso ao nascer. Podem-se observar também alopecia e mielossupressão no recém-nascido. Por fim, é recomendado que a quimioterapia seja interrompida 3 semanas antes do parto para evitar distúrbios hematopoiéticos na mãe e no recém-nascido, e para não haver acúmulo de drogas no feto. Em seguimento de longo prazo, o desenvolvimento neuromotor está dentro dos limites de confiança, ainda que o cognitivo seja inferior em crianças nascidas prematuras. Porém, foi observada uma certa dificuldade de aprendizagem verbal e uma maior taxa de problemas de comportamento em crianças submetidas à quimioterapia na fase intrauterina. Alguns estudos têm mostrado diferenças na fração de ejeção cardíaca e espessamento de septos interventriculares, com significado clínico desconhecido. Alguns medicamentos de suporte não devem ser prescritos e devem ser interrompidos na gestação: os bifosfonados, por exemplo, podem reduzir os níveis de cálcio no feto, ou causar hipocalcemia materna com distúrbios das contrações uterinas; são assim geralmente contraindicados na gestação. Os fatores de estimulação de colônias de granulócitos, frequentemente necessários com a quimioterapia, estão associados com abortos, baixo peso e malformações em modelos animais; porém, têm sido usados na neutropenia grave de gestantes com boa segurança.

Radioterapia

Segundo Cordeiro et al. (2019), Amant et al. (2019) e Hepner et al. (2019), a radioterapia deve ser evitada na gestação e postergada para o pós-parto sempre que possível. A dose-padrão para tratamento actínico varia de 40 a 70 Gys, o que é 100 vezes superior à dose utilizada para diagnóstico por imagem radiológica. Raramente, em urgências oncológicas, pode ser necessário tratar uma compressão da medula espinhal, metástases cerebrais ou síndrome da veia cava superior, ou situações nas quais aguardar o término da gestação possa comprometer a eficácia do tratamento. As consequências do tratamento actínico sobre o feto dependem de vários fatores como dose total, distância da área a ser tratada em relação ao útero gravídico, tipos de equipamentos e técnicas de tratamento. Devem ser utilizadas proteções para o feto, assim como manter a maior distância possível. Estima-se que a uma distância de 30 cm do feto, com planejamento cuidadoso, a dose recebida será de 40 a 200 mGys. Assim, a irradiação de locais como cabeça e pescoço, extremidades e mamas podem eventualmente ser consideradas em situações excepcionais. Nesses casos, a idade gestacional deve ser considerada, já que o aumento do feto pode resultar em maior aproximação da região irradiada. Já a radiação da pelve ou abdome terá efeitos deletérios sobre o feto e não deve ser considerada, e, caso seja necessária, deve-se aventar a interrupção da gestação.

Câncer de colo uterino

Segundo Beharee et al. (2019), o câncer de colo do útero é o câncer mais frequente na gestação com uma incidência de 1,5 a 12/100 mil. A gestação não altera o prognóstico do câncer de colo desde que o diagnóstico e tratamento não sejam postergados. De maneira geral, o exame colpocitológico e biópsias podem ser realizados no pré-natal, sendo contraindicada a curetagem de canal. Lesões de alto grau devem ser acompanhadas e tratadas no puerpério. Caso seja detectado um carcinoma invasor, a gestante deve ser estadiada. Para estádios IB ou mais, o estadiamento inclui uma radiografia de tórax e ultrassonografia ou ressonância magnética de pelve e abdome, com intuito de avaliar volume tumoral e presença de linfonodos pélvicos ou paraórticos suspeitos. Para gestações até 20 semanas, alguns autores sugerem linfadenectomia laparoscópica como parte do estadiamento, sem prejuízo para o feto. A utilização da biópsia do linfonodo sentinela é controversa: o corante azul deve ser evitado pelo risco de anafilaxia, e a marcação por radioisótopos pode provocar uma irradiação fetal desnecessária.

Para mulheres com carcinoma do colo uterino IA, em gestações com mais de 22/25 semanas, o tratamento pode ser realizado após o parto. Quando detectado em gestações muito iniciais, pode ser realizado uma conização nos estádios IA1, associada à linfadenectomia nos estádios IA2 ou mais. Em gestantes com carcinoma de colo IB1, a traquelectomia radical está relacionada a altas taxas de perdas fetais e prematuridade. Assim, para tumores menores do que 2 cm com linfonodos negativos, uma conização ampla (associada à linfadenectomia pélvica) é recomendada. Embora a conização ampla também esteja associada a complicações, estas são menores quando comparadas com a traquelectomia radical. A realização da cerclagem pode diminuir o parto prematuro. Algumas séries confirmam que para mulheres com gestação com mais de 22 semanas, com câncer de colo estádio IB1 com linfonodos negativos, o tratamento pode ser postergado até o parto (por um tempo médio de 16 semanas) sem prejuízo para as mulheres. Para doenças em estádios maiores que IB1 (IB2-IV) ou com linfonodos clínica ou histologicamente comprometidos, pode ser realizada a quimioterapia neoadjuvante enquanto se aguarda a maturidade fetal. As recomendações atuais consistem em quimioterapia baseada em platina com ou sem paclitaxel.

Com relação à via de parto, mulheres com carcinoma do colo IA1 sem invasão linfovascular confirmada em conização podem evoluir para parto vaginal. Mulheres com carcinoma do colo estádio IA2 a IV devem ser submetidas à cesárea pelo risco de infecção, sangramento, distocia de colo ou disseminação de células tumorais durante a dilatação ou na episiotomia. Nessas mulheres, o parto vaginal está associado com pior sobrevida. A cesárea pode ser mediana e não transversa, por ser efetuada com menor perda sanguínea. O tratamento-padrão é a realização da histerectomia radical com linfadenectomia pélvica logo após a retirada do feto, podendo aumentar a perda sanguínea com indicações de transfusão sanguínea.

Concluindo, mulheres com câncer de colo uterino na gestação constituem um desafio. Uma abordagem multidisciplinar é necessária, incluindo obstetra, oncologista clínico, ginecologista oncológico e neonatologista. É necessário fazer um balanço entre a prematuridade e o atraso do tratamento.

Massas anexiais e câncer de ovário na gravidez

Massas anexiais ocorrem em cerca de 1/10 mil gestações, sendo 3 a 6% malignas. As massas anexiais benignas mais frequentes são teratomas císticos, cistoadenomas serosos, cistoadenomas mucinosos, endometriomas, cistos paraovarianos e leiomiomas. Embora os carcinomas de ovário sejam os mais frequentes entre as neoplasias malignas de ovário, na gestação predominam os tumores malignos de células germinativas. De acordo com Cordeiro et al. (2019) e Amant et al. (2019), as massas anexiais na gestação são detectadas por exame clínico ou ultrassonografia. Eventualmente, em casos de massas muito grandes, a cirurgia é indicada para melhora dos sintomas. Em contrapartida, massas anexiais benignas podem torcer durante a gestação, gerando quadros de abdome agudo com riscos maternos e fetais. Assim, pelo risco de torção, há uma tendência em retirar massas anexiais persistentes com maior diâmetro > 5 cm, mesmo com características benignas.

O diagnóstico das massas anexiais persistentes durante a gestação é realizado por avaliação histológica, após a retirada da massa por cirurgia. Fatores associados a maior risco de malignidade são tamanho, crescimento rápido, morfologia e fluxo ao Doppler. De maneira geral, massa maiores do que 5 cm no seu maior diâmetro são retiradas cirurgicamente para afastar malignidade, e a cirurgia pode ser minimamente invasiva (laparoscopia) quando há a possibilidade de retirar a massa dentro de um saco isolado da cavidade abdominal. Os tipos histológicos de neoplasia maligna de ovário mais frequentes durante a gestação são carcinomas e tumores de células germinativas. Quando a malignidade é confirmada, deve-se realizar um inventário da cavidade e, de acordo com o tipo histológico, a paciente deve ser estadiada. Esse estadiamento, na mulher grávida, consiste em exérese do cisto ou ooforectomia com salpingectomia ipsilateral, com biópsias de áreas suspeitas e omentectomia, assim como linfadenectomia pélvica e paraórtica. A quimioterapia adjuvante pode ser realizada com paclitaxel e carboplatina, e o atraso da quimioterapia para após o nascimento deve ser individualizado, de acordo com estádio, doença residual, tipo e grau histológico.

Em mulheres com câncer avançado de ovário, a decisão terapêutica será determinada pela idade gestacional. Em casos de doença detectada no 1º trimestre, se a cirurgia de citorredução ótima for factível com a preservação da gestação, é possível se iniciar a quimioterapia adjuvante no 2º trimestre. Caso a cirurgia citorredutora não seja factível, a quimioterapia neoadjuvante deve ser iniciada o mais precocemente possível, o que pode trazer consequências sérias para o feto no 1º trimestre, devendo ser considerada a interrupção da gestação. A partir do 2º semestre, pode se optar por cirurgia citorredutora seguida de quimioterapia adjuvante ou quimioterapia neoadjuvante seguida de cirurgia, que pode ser realizada logo após a retirada do feto por cesárea. No 3º semestre, assim que atingida a maturidade pulmonar fetal, a cesárea com citorredução completa pode ser a 1ª opção, seguida de quimioterapia no puerpério. A via de parto não é consensual, entretanto a cesárea pode ser indicada quando há necessidade de intervenção cirúrgica para estadiamento ou citorredução.

É importante frisar que a quimioterapia deve ser interrompida 3 semanas antes da data prevista para a resolução da gestação para se evitar o nadir hematológico tanto para a mãe como para o feto.

O ovário pode ser sede de vários tipos de cânceres, e cada um tem algumas particularidades que devem ser destacadas na gestação. Para os carcinomas de ovário, a combinação de carboplatina e taxol é o esquema mais utilizado e relacionou-se com bons resultados fetais quando utilizado a partir do 2º trimestre de gestação. Tumores *borderlines* de ovário são tipicamente tratados apenas com exérese do tumor ou ooforectomia unilateral, sem indicação de tratamento sistêmico adjuvante. Da mesma forma, tumores de células germinativas são geralmente unilaterais e estádio I. O mesmo ocorre com tumores dos cordões sexuais, que são geralmente restritos aos ovários, tratados com tumorectomia ou salpingo-oforectomia unilateral, e nesses casos iniciais não há indicação de quimioterapia adjuvante.

Câncer de mama

Segundo Monteiro et al. (2019), câncer de mama gestacional é aquele diagnosticado durante a gravidez até 1 ano de puerpério, ou em qualquer fase da lactação, com incidência em elevação pela postergação da idade da gestação, e estimada de 1/3 mil a 1/10 mil gestações. Em geral, as mulheres grávidas com câncer de mama devem ser tratadas de acordo com as diretrizes para pacientes não gestantes na mesma faixa etária, com algumas considerações visando o bem-estar fetal. Os cânceres de mama associados à gravidez são predominantemente pouco diferenciados e diagnosticados em um estádio avançado, em especial aqueles diagnosticados em mulheres que amamentam. A decisão cirúrgica entre cirurgias conservadoras (quadrantectomias, setorectomias) ou mastectomias é uma opção razoável na mulher grávida com câncer de mama. A escolha entre elas é guiada pelas características do tumor e pelas preferências da paciente, além da necessidade de radioterapia em casos de cirurgias conservadoras ou ainda de tumores mais avançados ao estadiamento; como descrito na seção "Radioterapia", dá-se preferência para emprego do tratamento actínico no puerpério. A avaliação axilar pode ser feita pela dissecção dos linfonodos axilares, mas há dados consistentes sobre a segurança e eficácia da biópsia do linfonodo sentinela, quando esta técnica puder ser indicada – a saber, linfonodos habituais (N0) ao estadiamento de tumores iniciais. Convém observar que, na gestação, a técnica de identificação do linfonodo sentinela preconizada em cirurgias mamárias é com o uso de radioisótopos, mas não com corante vital azul patente, pelo risco de anafilaxia.

A quimioterapia, quando indicada, deve ser programada para a partir do 2º trimestre. Da mesma forma que em outros tumores malignos, a quimioterapia deve ser evitada por 3 a 4 semanas antes do parto, sempre que possível, visando menor risco de mielossupressão transitória neonatal e possíveis complicações e morbidade, como sepse, com consequente impacto na mortalidade.

Quanto à imunoterapia com trastuzumabe durante a gestação, seu uso não é indicado pelos riscos fetais de oligo/anidrâmnio, hipoplasia pulmonar, anormalidades do desenvolvimento fetal, e ocorrência de óbito fetal. Até que mais informações estejam disponíveis, também não se recomenda o uso de pertuzumabe, ado-trastuzumabe emtansina (TDM-1) ou lapatinibe durante a gestação.

Embora a interrupção da gravidez possa ser discutida durante o planejamento do tratamento, não há evidências consistentes de melhora da sobrevida. Os dados mostram que os resultados para mulheres com câncer de mama diagnosticadas durante a gestação são equivalentes ao câncer de mama em mulheres não grávidas na mesma faixa etária, desde que a paciente receba oportunamente a terapia-padrão. Contudo, alguns estudos sugerem que o câncer diagnosticado no período pós-parto resulta em piores resultados, mas a causa permanece incerta. E ainda, até o momento, não há evidências de que a gravidez subsequente ao trata-

mento do câncer de mama agrave o prognóstico. Assim, a preservação da fertilidade com vistas a uma gestação futura pós-câncer de mama também deve ser motivo de atenção desde a fase de programação do tratamento oncológico.

A amamentação deve ser evitada em mulheres durante a quimioterapia, ou ainda com imunoterapia (trastuzumabe, lapatinibe) e mesmo terapia endócrina (tamoxifeno ou inibidores da aromatase, como anastrozol). No entanto, a amamentação após o término do tratamento para o câncer de mama parece ser segura e viável, principalmente na mama contralateral e com aconselhamento sobre aleitamento.

Considerações finais

Assim, depreende-se que a mulher grávida com câncer requer um acompanhamento cuidadoso e contínuo de sua gravidez por seu obstetra (muitas vezes especialista em medicina materna e fetal) e seu oncologista, além do suporte de uma equipe multidisciplinar e multiprofissional com expertise em acompanhamento de casos que unem expectativas tão diversas quanto antagônicas, a saber, o potencial risco pela ocorrência de uma neoplasia aliada à perspectiva da geração de uma nova vida. Assim, o atendimento com ênfase nos aspectos psicológicos, nutricionais e de apoio social concorre positivamente às decisões compartilhadas de exames de imagem e programações de tratamentos necessários, bem como se soma às etapas de reabilitação na gestação e no puerpério.

LEITURAS COMPLEMENTARES

Amant F, Berveiller P, Boere I, Cardonick E, Fruscio R, Fumagalli M, Halaska MJ, Hasenburg A, Johansson ALV, Lambertini M, Lok C, Maggen C, Morice P, Peccatori F, Poortmans P, Van Calsteren K, Vandenbroucke T, van Gerwen M, van den Heuvel-Eibrink M, Zagouri F, Zapardiel I. Gynecologic cancers in pregnancy: Guidelines based on a third international consensus meeting. Ann Oncol. 2019 Aug 21. Oct 1;30(10):1601-1612.

Beharee N, Shi Z, Wu D, Wang J. Diagnosis and treatment of cervical cancer in pregnant women. Cancer Med. 2019 Aug 6. 2019;8(12):5425-5430.

Cordeiro CN, Gemignani ML. Gynecologic Malignancies in Pregnancy: Balancing Fetal Risks with Oncologic Safety. Obstet Gynecol Surv. 2017 Mar;72(3):184-93.

de Haan J, Verheecke M, Van Calsteren K, Van Calster B, Shmakov RG, Mhallem Gziri M, Halaska MJ, Fruscio R, Lok CAR, Boere IA, Zola P, Ottevanger PB, de Groot CJM, Peccatori FA, Dahl Steffensen K, Cardonick EH, Polushkina E, Rob L, Ceppi L, Sukhikh GT, Han SN, Amant F. International Network on Cancer and Infertility Pregnancy (INCIP). Oncological management and obstetric and neonatal outcomes for women diagnosed with cancer during pregnancy: A 20-year international cohort study of 1170 patients. Lancet Oncol. 2018 Mar;19(3):337-46.

Hepner A, Negrini D, Hase EA, Exman P, Testa L, Trinconi AF, Filassi JR, Francisco RPV, Zugaib M, O'Connor TL, Martin MG. Cancer During Pregnancy: The Oncologist Overview. World J Oncol. 2019 Feb;10(1):28-34

Monteiro DLM, Nunes CL, Rodrigues NCP, Antunes CA, Almeida EM, Barmpas DBS, Magalhães ALC, Trajano AJB. Factors associated with gestational breast cancer: Case-control study. Cien Saude Colet. 2019 Jun 27;24(6):2361-9.

85

Doenças Neoplásicas Não Ginecológicas

José Augusto Rinck Júnior
Solange Moraes Sanches
Jaqueline Sapelli
Thaís Rodrigues da Cunha Fischer

O diagnóstico de câncer durante a gravidez é relativamente incomum, com a exata incidência desconhecida, mas estima-se que ocorra 1 em cada 1 mil a 2 mil gestações. Apesar de uma ocorrência rara, de cerca de 0,02 a 1% de todos os casos de câncer, é um evento que ocorre em uma fase de vida da mulher que demanda uma atenção especial tanto no aspecto físico como no psíquico, necessitando de uma abordagem multidisciplinar muito bem estruturada.

As neoplasias mais frequentes durante a gravidez são o câncer de mama, linfomas e leucemias, câncer cervical e melanoma, conforme vários autores na literatura como Esposito et al. (2016) e Stensheim et al. (2009).

A gravidez não é um fator deletério no prognóstico das pacientes com câncer *per se*, mas as pacientes grávidas são frequentemente diagnosticadas com câncer em estágios relativamente mais avançados, cujos tratamentos acabam muitas vezes sendo postergados para após o parto ou, então, angustiantes discussões sobre interrupção da gravidez acabam sendo propostas, condutas estas que muitas vezes não encontram respaldo de boa evidência em literatura. O manejo do tratamento do câncer depende do estágio tumoral, da duração da gestação e principalmente do subtipo histológico.

Exposições a fatores teratogênicos nos primeiros 10 a 14 dias após a concepção resultarão num fenômeno conhecido como tudo ou nada, que pode ir desde um aborto espontâneo até um desenvolvimento embrionário normal. Do 10º dia após a concepção até a 8ª semana, a exposição a agentes teratogênicos está associada com aumento no risco de anormalidades congênitas, porém, após este período, predizer o impacto de potenciais exposições tóxicas é muito difícil publicado por Niu et al. (2019).

Estudos recentes em banco americano de dados não mostrou maior risco de complicações gestacionais comuns como diabetes, pré-eclâmpsia ou malformações, mas as gestantes com câncer tiveram mais frequentemente hospitalizações, de 7 ou mais dias, e reinternações, assim como seus bebês.

A mediana de idade das mulheres gestantes com diagnóstico de câncer (33 anos) é levemente maior do que a da população grávida geral, por consequência há maiores riscos de problemas cromossomais fetais, hipertensão e diabetes gestacionais, independentemente do acometimento tumoral.

Os *guidelines* ou as recomendações de sociedades oncológicas e/ou obstétricas de manejo e tratamento do câncer em grávidas são baseados quase que exclusivamente em opiniões de especialistas, séries ou relatos de casos e revisões de bancos de dados, sem adequados estudos prospectivos de validações, como o de Azim Jr et al. para a European Society for Medical Oncology (ESMO) de 2013.

Os desafios diagnósticos e terapêuticos visam manter o equilíbrio materno-fetal, sem subtratar o câncer e sem causar dano ao feto. Um melhor conhecimento dos fatores que envolvem o câncer durante a gravidez pode resultar em diagnóstico mais precoce, utilização racional dos exames de estagiamento e melhor estratégia terapêutica, com resultados benéficos para mãe e filho. Outras questões importantes e que não podem ser negligenciadas são as legislações locais, especialmente quando se discute interrupção da gravidez, assim com as questões de costumes e religiosidade.

Apresentação clínica e diagnóstico

Os sintomas e sinais do câncer podem ser algumas vezes não valorizados em uma mulher grávida, confundindo-se com queixas da própria gestação. Cansaço, mamas doloridas, obstipação são frequentes durante a gravidez e podem não ser considerados para uma investigação mais aprofundada. Além disso, as limitações impostas pela radiação de exames de imagem, uso de contrastes ou anestésicos para procedimentos de investigação podem muitas vezes retardar o diagnóstico, segundo Ercan et al. (2012). Alguns marcadores tumorais séricos como CA 125, CEA e CA 19-9 estão aumentados durante o 3º trimestre da gravidez. Contudo, estas elevações geralmente oscilam dentro do intervalo de normalidade. Já o CA 15-3 é independente da gestação, um marcador confiável no monitoramento de malignidades que o expressem. Beta-hCG e alfafeto proteína elevam-se fisiologicamente pelo próprio estado da gravidez e, portanto, tornam-se menos úteis como marcadores tumorais.

A exposição à radiação na vida intrauterina é sabidamente deletéria ao feto, com efeitos adversos relacionados à dose de radiação e fase do desenvolvimento fetal. Doses de radiação maiores do que 100 mGy resultam em risco maior do que 1% de câncer infantil ou dano fetal, como descrito em material educacional da ESMO (Azim Jr et al., 2013). As malformações fetais são comuns se a irradiação ocorre na fase de organogênese, e não há segurança mesmo nas fases mais tardias da gravidez. Contudo, a maioria dos exames de investigação ou estagiamento tumoral envolve métodos com irradiação. O uso de exames com baixa dose de radiação ionizante, apropriada proteção fetal e sem contraste deve ser discutido com o radiologista sempre que forem imprescindíveis. Radiografia de tórax pode ser utilizada para avaliações pulmonares e pleurais, desde que com adequada proteção abdominal. A ultrassonografia (US) abdominal é segura e pode ser utilizada para avaliação do fígado e demais órgãos abdominais. Já a tomografia computadorizada (TC), assim como a tomografia computadorizada por emissão de pósitrons (PET-CT) não. A ressonância magnética (RNM) sem o emprego de gadolínio ("contraste"), pode representar uma melhor alternativa se os achados de US ou radiografia de tórax não foram satisfatórios, assim RNM do corpo também pode ser uma alternativa ao uso do PET-CT, mas requerem experiência técnica do radiologista, e não há consenso sobre a sua segurança no 1º trimestre. A cintilografia óssea com tecnécio 99 é associada com insignificante exposição a material radioativo tanto para a mãe como para o feto. O uso de PET sem a CT, ou associado à RNM tem tido alguns poucos casos descritos, com o seu emprego no 2º e 3º trimestres de gestação.

Terapias durante a gravidez

A cirurgia geralmente pode ser realizada em todas as fases da gestação, de preferência na segunda metade do 2º trimestre ou na primeira do 3º trimestre. Uma contínua monitorização fetal deve ser considerada durante o procedimento cirúrgico. Medicamentos para tocólise devem ser utilizados profilaticamente, sempre que a abordagem cirúrgica envolver a manipulação uterina, assim como as pacientes devem ser posicionadas em decúbito lateral esquerdo para prevenir compressão de grandes vasos. No pós-operatório uma adequada analgesia é necessária para evitar contrações uterinas e até parto prematuro, tendo também papel o uso medicamentos para tocólise, se necessário. A maturidade pulmonar fetal é outro ponto importantíssimo quando for imprescindível antecipar o parto.

O uso da radiação em dose terapêutica é sempre recomendado somente após o parto, excetuando-se pacientes com metástases cerebrais, em que frequentemente requerem radioterapia paliativa imediata e que pode ser feita condicionada à proteção (blindagem) abdominal. Situação semelhante pode ser empregada em casos de necessidade imediata de radioterapia para ombros, coluna cervical ou torácica alta, mas para as regiões de pelve ou de coluna lombar, há contraindicação no curso da gravidez, sendo, então, necessário discutir a interrupção da gravidez.

A administração da quimioterapia, conforme Leslie et al. (2005), durante o 1º trimestre de gravidez, de forma geral, é associada à alta taxa de aborto espontâneo e de malformações congênitas, assim deve ser evitada neste período ao máximo, sendo a sua janela de melhor uso entre a 14ª e a 35ª semanas de gestação. O risco de malformações varia de 10 a 20% no 1º trimestre da gravidez e diminuiu para 1,3% no 3º trimestre. Se necessário pelo estágio avançado tumoral e urgência materna de início de tratamento, interrupção da gravidez deve ser considerada. Geralmente a exposição à quimioterapia no 1º trimestre de gestação por um curto período não parece estar associada com complicações fetais maiores; o problema é que nem sempre o tratamento necessário tem curta duração. Gestantes com câncer submetidas à quimioterapia têm maiores taxas de parto prematuro, restrição de crescimento intrauterino, supressão hematopoiética e natimorto, assim como de complicações relacionadas à gravidez, como diabetes gestacional e rotura prematura de membranas. Entretanto, alguns estudos de acompanhamento mais longo de crianças que tiveram exposição pré-natal revelam adequado desenvolvimento, sem problemas neurológicos, cardíacos, comportamentais, de fertilidade ou de carcinogênese, mas ainda são em poucos números. Quando da necessidade de uso da quimioterapia, esquemas fracionados (semanais) têm surgido como alternativas, por gerarem menores picos séricos de concentração da droga e menores chances de atravessarem a barreira placentária, além de permitirem um monitoramento da gestação mais próximo, com rápida interrupção da administração da quimioterapia se necessário. A despeito disso, por características peculiares de farmacocinética e farmacodinâmica durante a gravidez, algumas drogas anticâncer devem ser evitadas mesmo no 2º e 3º trimestres de gestação (Quadro 85.1).

A farmacocinética da maioria dos agentes quimioterápicos é alterada durante a gravidez. Essas drogas são parcialmente metabolizadas pela placenta, diminuindo a concentração máxima no plasma e o *clearance* renal é maior durante a gravidez, mas não estão claras na literatura as implicações clínicas desses fatos. Usar doses mais altas não é recomendado, assim como nenhum ajuste pelo estado de gravidez no emprego do peso.

Os agentes hormonais na gravidez, como tamoxifeno, estão associados à genitália ambígua em estudos com animais, o que contraindica o seu uso. Mulheres jovens que usam tamoxifeno no tratamento adjuvante de câncer de mama devem ser informadas da contraindicação de gravidez e, se ocorrer, dos riscos de malformações.

Quadro 85.1		
Drogas anticâncer e risco de complicações gestacionais quando utilizadas durante os 2º e 3º trimestres de gravidez.		
Alto risco: "proibidas"	Médio risco: "uso com cuidado"	Baixo risco: "permitido"
Idarrubicina	Cisplatina	Vinblastina
Trióxido de arsênico	Carboplatina	Vincristina
Metotrexato	Ciclofosfamida	Doxorrubicina
Trastuzumabe	Rituximabe	Epirrubicina
Bevacizumabe	Imatinibe	Paclitaxel
Tamoxifeno	Ácido transretinoico	Docetaxel
Ácido zoledrônico ou Denosumabe	Ifosfamida	Interferon-alfa

Fonte: Desenvolvido pela autoria.

O uso de anticorpos monoclonais como terapia antineoplásica é comum em vários tipos de câncer como tumores de mama, linfomas não Hodgkin (LNH), tumores de pulmão e de intestino. Eles são macromoléculas que requerem transporte ativo para atravessar a placenta e atingir o feto, mas este mecanismo está ativo somente no 1º trimestre gestacional. Ao contrário da quimioterapia ou da hormonioterapia, os anticorpos monoclonais não estão associados com defeitos fetais. Assim, pacientes em tratamento adjuvante com trastuzumabe para tumor de mama ou de rituximabe para LNH, que engravidem, devem ter o seu uso interrompido dado a falta de estudos de segurança na concomitância com a gravidez, mas a interrupção da gestação não precisa ser necessariamente considerada. O uso de anticorpos monoclonais após o 1º trimestre pode associar-se a maior risco de complicações gestacionais e fetais.

Terapias de suporte oncológico

É importante ter conhecimento não somente sobre as terapias antineoplásicas, como também sobre os demais medicamentos de suporte ao tratamento oncológico que são ou não permitidos durante a gravidez. Para o controle de náusea e vômitos são considerados de escolha anti-histamínico e ondansetrona, já a metoclopramida oferece o risco de reações distônicas maternas; a domperidona é também possível assim como a prednisona, mas esta preferencialmente a partir do 2º trimestre. Para analgesia, o paracetamol é a droga de escolha, anti-inflamatórios não hormonais devem ser evitados pela associação com defeitos fetais, risco de aborto espontâneo e oligoâmnio; já os opioides podem ser usados em casos de dores fortes, mas devem ser evitados próximos à data do parto, pois estão associados a efeitos nos neonatos. Antibióticos como penicilinas, cefalosporinas, metronidazol e claritromicina podem ser usados com segurança durante a gravidez, mas há dados limitados sobre o uso de imipenem e meropenem; já quinolonas, sulfonamidas, tetraciclinas e aminoglicosídeos devem ser evitados pela associação com malformações congênitas. Em caso de necessidade de terapia antifúngica, a droga mais segura é a anfotericina B. Terapias de suporte hematológico como eritropoetina e fatores estimuladores de colônia de granulócitos (G-CSF) não devem ser usados pela limitação de dados sobre sua segurança no 1º trimestre, mas para o G-CSF parece haver segurança no 2º e 3º trimestres. Moduladores ósseos como bisfosfonatos podem induzir a defeitos ósseos no feto em modelos animais, portanto só tem seu uso recomendado em casos pontuais para reversão de hipercalcemia, a qual pode afetar a contração uterina. Profilaxia de trombose venosa profunda com heparina de baixo peso molecular deve ser considerada em pacientes obesas e maiores de 35 anos de idade, dado o estado de hipercoagulabilidade da própria gravidez, como dos próprios efeitos pró-trombóticos do câncer.

Cuidados com a gestação e o parto

Sempre que possível, de acordo com Van Calsteren et al. (2014), pacientes grávidas com câncer devem ser tratadas em centros com expertise no manejo destes casos, com um time multiprofissional incluindo oncologista, obstetra, neonatologista, radiologista, radioterapeuta, geneticista, médico nuclear, nutricionista, farmacêuticos clínicos e psicólogos, pois são sempre gestações de alto risco que requerem monitoramento próximo.

A base de toda a discussão sobre os riscos/benefícios é a ocorrência já efetivada ou futura, na gravidez, de exposição ou intervenção na mãe e no feto, portanto a exata determinação da idade gestacional é a primeira e primordial análise. Ultrassonografia deve ser realizada mensalmente para monitorar o crescimento fetal, em especial nas gestantes que estiverem recebendo tratamento oncológico e em estágio avançado do tumor, pois têm maior associação com parto prematuro, restrição de crescimento intrauterino, malformações congênitas e morte intrauterina.

Todos os esforços devem ser realizados no sentido de levar a gestação a termo, pois partos pré-termo estão associados com efeitos agudos e crônicos em neonatos, e pelo lado materno não trazem implicações positivas no prognóstico oncológico. Nos casos em que não se pode aguardar ao menos até a 35ª semana, deve-se tentar alcançar a melhor situação antes de promover o parto.

No Brasil, por lei, o aborto é considerado crime, com penas previstas de 1 a 3 anos para a gestante e de 1 a 4 anos de reclusão para o profissional executante. Porém, para o chamado "aborto necessário", abordado no artigo 128 do Código Penal, este não é punido quando realizado por médico e somente na condição de não haver outro meio de salvar a vida da gestante, classificação esta em que se enquadram algumas situações específicas de câncer na gestação.

O parto deve ser evitado durante o período de nadir hematológico pós-quimioterapia, por estarem associados a maiores problemas de supressão medular (anemia, infecção e hemorragia), tanto para a mãe como para a criança. As pacientes que recebem tratamentos quimioterápicos com regimes de aplicação a cada 3 a 4 semanas devem tê-los interrompido após a 34ª semana de gestação pelos períodos longos de nadir que geralmente suscitam. Já os regimes semanais têm um período curto de nadir hematológico e assim podem ser utilizados até momentos bem próximos do parto. Independentemente do regime quimioterápico empregado, acompanhamento com exames laboratoriais como hemograma completo, funções hepática e renal, devem ser realizados antes de cada aplicação de quimioterapia. Nas pacientes que necessitem do uso da quimioterapia logo após o nascimento do bebê, a via do parto preferencial deve ser a vaginal, pois propicia uma recuperação mais rápida. A exceção seria nas pacientes com metástases ósseas em bacia e ossos longos, em que o risco é maior de fratura durante o trabalho de parto, sendo a cesariana a melhor opção. Nos casos de metástases cerebrais ativas, atenção maior deve-se dar à intensidade de força realizada pela paciente durante o parto, dado o risco de aumentar a pressão intracraniana. Toda placenta de gestantes com câncer deve ser avaliada para metástases, e, se estas forem encontradas, os bebês acompanhados. Há relatos de metástases para placenta com melanoma e leucemias, já metástases para o feto são raríssimas.

O recém-nascido deve ter uma pronta avaliação de um neonatologista, avaliando sinais vitais, peso, comprimento, circunferência cefálica e escore de Apgar, assim como um longo seguimento deve ser realizado pelo pediatra. O período pós-parto, associado à presença de tumores, aumenta o risco de tromboembolismo venoso, portanto o uso de heparina de baixo peso molecular profilático deve ser considerado. A amamentação deve ser estimulada, exceto se a mãe estiver recebendo quimioterapia ou recebeu nas semanas que antecederam o parto.

Os tratamentos oncológicos de cirurgia, quimioterapia, radioterapia e terapia-alvo podem ser continuados ou iniciados imediatamente após partos vaginas ou 1 semana após partos cesariana, se não tiveram complicações. Também é importante discutir algum método de contracepção por todo o tempo de tratamento do câncer e, idealmente, por pelo menos 2 anos após o término do mesmo, a fim de garantir a completa recuperação da saúde da mulher e ter menores riscos de recidivas tumorais.

O suporte psicológico é crucial ao longo de todo o processo e não somente no momento do diagnóstico do câncer. A exposição às situações de estresse tem sido associada a resultados adversos como nascimentos prematuros, baixo peso fetal, além de alterações no desenvolvimento neurológico, no estabelecimento da relação mãe-filho e no desenvolvimento da criança e da identidade materna. Os principais fatores de estresse, além do próprio diagnóstico de câncer e, especialmente, se for uma recidiva, são a possibilidade de interromper a gestação, de parto cesariana, de nascimentos prematuros e de incapacidade de aleitamento.

Principais tumores não ginecológicos durante a gestação

Câncer de cólon

A incidência do câncer de cólon na gravidez é extremamente baixa (0,002%). Os sintomas do câncer de cólon podem se sobrepor a muitos sintomas comuns da gravidez, ensejando um diagnóstico tardio, o que compromete o prognóstico. Em uma análise agrupada de 79 estudos de Pellino et al. (2017), com um total de 119 pacientes, 88% delas foram diagnosticadas nos 2º e 3º trimestres. Como queixas, sangramento ocorreu em 47% das pacientes, dor abdominal em 37,6%, obstipação em 14,1%, obstrução intestinal em 9,4% e perfuração intestinal em 2,4%. A mediana de sobrevida foi de 42 meses, maior para pacientes com câncer de reto do que para aquelas com câncer de cólon.

Na equipe multidisciplinar não podem faltar o cirurgião colorretal e o radioterapeuta, além dos demais profissionais normalmente envolvidos no cuidado com a gestante e o feto.

Para o diagnóstico, colonoscopia é uma contraindicação relativa, porém necessária para obtenção do diagnóstico histológico do câncer. Cuidados relativos à forma de execução, medicação sedativa e oxigenioterapia durante o procedimento são necessários. A dosagem sérica do *carcinoembryonic antigen* (CEA) tem um valor no acompanhamento do tratamento, mas não é útil para o diagnóstico. O estagiamento com ultrassonografia é uma opção à tomografia computadorizada, contraindicada pelo risco dos efeitos da radiação no feto.

O objetivo do tratamento é iniciar o tratamento precocemente e, para isso, desencadear o parto tão logo o bebê tenha alcançado a maturação pulmonar. Diagnósticos de doença não metastática nas primeiras 20 semanas da gestação, com progressão rápida do tumor, pode exigir a interrupção da gravidez para realização da cirurgia e início de tratamento convencional no pós-parto. Se o diagnóstico ocorre na segunda metade da gravidez, a cirurgia pode ser adiada até o parto, sendo a paciente informada dos riscos de progressão durante esse intervalo. A cirurgia é realizada algumas semanas após o parto, para permitir a involução uterina e resolução do ingurgitamento vascular da gravidez. Após a cirurgia, a quimioterapia segue as bases das pacientes não grávidas.

A quimioterapia durante a gravidez pode ser considerada para a doença metastática, após o 1º trimestre, com base em fluoracil, oxaliplatina ou irinotecano, porém considerando que se trata de doença incurável, conforme revisão de Rogers et al. (2016). Anticorpos monoclonais e inibidores de quinase devem ser evitados, pela falta de maiores informações sobre os efeitos no feto.

Melanoma maligno

O melanoma é provavelmente a malignidade mais agressiva durante a gravidez e o terceiro tipo de câncer mais comum, sendo responsável por 0,14 a 2,8 casos por 1.000 gestações (8% de todas as neoplasias malignas durante a gravidez). Mulheres com idade entre 40 e 55 anos têm 7,5 vezes chances de melanoma associado à gravidez do que mulheres entre 15 e 24 anos. As mulheres que são mais jovens no primeiro parto e com maior paridade têm menor risco em comparação com primíparas mais velhas e com menor paridade. Embora tenha sido relatado que a incidência de melanoma durante a gravidez aumenta, vários estudos bem delineados refutam esse achado. A gravidez induz alterações na produção de melanina, manifestada como *linea nigra* e melasma, mas nunca foi confirmado que as mudanças relacionadas à gravidez na produção de melanina afetem o risco de desenvolver melanoma. Alguns melanomas diagnosticados durante a gravidez têm uma profundidade de Breslow aumentada, o que pode ser em virtude da demora no diagnóstico. No entanto, a maioria das evidências sugere que não há diferenças nas características clínicas ou histológicas quando em comparação ao melanoma diagnosticado em mulheres não grávidas. Em trabalhos bem conduzidos, como demonstrado na revisão de Morton e Morton (2017), com casos devidamente pareados por espessura, faixa etária, localização, entre outros fatores, há evidências de que a gravidez não exerce efeito desfavorável no prognóstico do melanoma. Esses dados indicam que não há lugar para abortamento nas mulheres com diagnóstico prévio ou concomitante de melanoma. A avaliação e o tratamento de uma gestante com melanoma não devem ser postergados e devem seguir diretrizes semelhantes às de pacientes não grávidas. Exames de imagem para estagiamento só são justificados a partir dos estágios III e IV. A desidrogenase láctica (DHL) é prognóstica para o estágio IV, no entanto eleva-se progressivamente durante a gravidez, em especial no 3º trimestre. Se a paciente necessitar de avaliação para metástases à distância, a depender das características patológicas do tumor e do *status* linfonodal, os exames devem ser realizados seguindo as recomendações incialmente descritas no início deste capítulo. A excisão local ampla sob anestesia local pode ser realizada com segurança durante a gravidez, com monitoramento cuidadoso da mãe e do feto, assim como o emprego da técnica de pesquisa do linfonodo sentinela, se necessário. A decisão sobre quando realizar o tratamento deve levar em consideração não somente as características prognósticas do melanoma, mas também a idade gestacional, os riscos ao feto e o desejo materno. Geralmente, obtém-se bons resultados com o tratamento para a grande maioria das mulheres com melanoma, sem riscos aos conceptos. O melanoma diagnosticado durante a gravidez raramente dará metástase para a placenta e/ou feto, conforme artigo de Triunfo et al. (2014), mas pode ocorrer em mulheres com doença amplamente metastática, sugerindo a necessidade de exame placentário macroscópico e microscópico. Se o melanoma for detectado na placenta, há uma probabilidade de aproximadamente 25% de que metástases fetais possam ocorrer, e o acompanhamento próximo do recém-nascido é obrigatório por pelo menos 24 meses. Terapias sistêmicas com interferon-alfa são factíveis, pois tem baixa penetração na barreira placentária, assim como na lactação. Já o uso de inibidores de *imunocheck points (ICP)*, que proporcionaram avanço significativo no tratamento do melanoma avançado, tem muito pouco ou nenhum dado sobre seu uso na gestação ou lactação até o momento. O ipilimumabe em modelos animais de gestação aumentou as taxas de abortamento, natimortos e prematuros, embora somente pequenas quantidades tenham sido encontradas no leite. Não há dados com pembrolizumabe ou nivolumabe.

O uso de terapias anti-BRAF ou MEK é igualmente escasso em dados na gestação ou lactação em humanos. O vemurafenibe (inibidor de BRAF) tem alta penetração transplacentária com retardo de crescimento intrauterino. O emprego de quimioterapia com dacarbazina ou temozolamida parece ser seguro a partir da segunda metade do 2º trimestre, mas a quimioterapia não promove impacto na sobrevida. Embora gestações subsequentes pareçam não influenciar negativamente o prognóstico do melanoma, a recomendação de se evitá-las por período de pelo menos dois anos após excisão de lesões com espessuras maiores de 1,5 mm tem como base o fato do risco inerente, moderadamente alto, para o desenvolvimento de metástases ocultas. Pelo alto risco de doença sistêmica, gravidez está desaconselhada por pelo menos 5 anos, nos casos de doença com acometimento linfonodal.

Neoplasias hematológicas

As neoplasias onco-hematológicas representam 25% de todos os cânceres diagnosticados durante a gestação. Sua incidência é estimada em 1 caso entre 75 mil a 100 mil gestações. Em 90% dos casos, o diagnóstico é de leucemia aguda, e dois terços de todos os casos são representados pela leucemia mieloide aguda (LMA), enquanto a leucemia linfoide aguda (LLA), a leucemia mieloide crônica (LMC) e a síndrome mielodisplásica (SMD) são raramente descritas. O diagnóstico é mais comum nos 2º ou 3º trimestres de gestação, embora a doença possa estar presente mais precocemente em razão da inespecificidade dos sintomas iniciais que podem ser confundidos com os sintomas da gestação. Há falta de evidências para determinar um efeito causal entre a gestação e o surgimento de neoplasias hematológicas.

Leucemias agudas

As leucemias agudas são geralmente vistas durante os 2º e 3º trimestres de gestação, com uma incidência em torno de 37 e 40% respectivamente, porém 23% dos casos ocorrem no 1º trimestre. A leucemia mieloide aguda (LMA) é o tipo mais comum entre as leucemias agudas e sua incidência não se altera quando são comparadas mulheres grávidas e não grávidas da mesma faixa etária, conforme dados publicados por Fracchiolla et al. (2017).

O quadro clínico é variado e pode apresentar-se com sintomas inespecíficos como astenia e fadiga, além de perda ponderal. Também é comum a ocorrência de febre e infecções, assim como sinais de sangramentos mucosos (epistaxe, gengivorragia, petéquias) e hiperplasia gengival. Com relação às alterações laboratoriais, hiperleucocitose pode ser vista, bem como citopenias (anemia, leucopenia, plaquetopenia) de forma isolada ou associada. Tromboses ou até coagulação intravascular disseminada também estão descritos. Os sinais e sintomas são semelhantes entre as mulheres grávidas e não grávidas, porém alguns sinais e sintomas igualmente relacionados à gestação como fadiga, dispneia leve e alterações laboratoriais como anemia e plaquetopenia podem provocar atraso no diagnóstico. Ademais, o diagnóstico diferencial com microangiopatia trombótica, síndrome *HELLP* e citopenias autoimunes faz-se necessário.

Para uma investigação inicial, é necessário um hemograma completo, assim como a avaliação do esfregaço sanguíneo. As dosagens de vitaminas como B12, folato e perfil de ferro também devem ser considerados assim como a avaliação da função renal, hepática e do coagulograma. Quando há suspeita de leucemia aguda, uma avaliação medular é essencial, com a realização do mielograma, imunofenotipagem, citogenética e análise molecular para uma adequada classificação diagnóstica e prognóstica. Estes exames são facilmente efetuados, sem quaisquer danos à gestação.

Leucemia mieloide aguda

A terapia da leucemia mieloide aguda durante a gestação é dependente de diversas variáveis como o período gestacional ao diagnóstico, as características clínicas e biológicas da doença, assim como o potencial de toxicidade de cada droga para a gestante e o feto.

O tratamento padrão é baseado no uso de agentes antracíclicos (daunorrubicina ou idarrubicina) e antimetabólitos (citarabina), conforme os guidelines propostos por Ali et al. (2015). O uso de agentes citorredutores como hidroxiureia deve ser evitado, exceto nos casos de hiperleucocitose (superior a 100×10^9/L). Uma alternativa a hidroxiuréia é a leucoaférese, que permite uma rápida redução dos glóbulos brancos em pacientes sintomáticos. Há poucos casos descritos considerando este procedimento, porém foi demonstrado ser factível como ponte até o início da terapia citotóxica. Saliente-se, entretanto, a necessidade da monitorização dos parâmetros cardiocirculatórios da mãe e do feto, assim como a adequada reposição de eletrólitos. Para a terapia de indução, recomenda-se o uso de daunorrubicina e citarabina. A idarrubicina deve ser evitada por ter características lipofílicas, facilitando a transferência placentária e aumentando a toxicidade para o feto. Há relatos de cardiotoxicidade mediada por antracíclicos no feto e, por isso, a monitorização é necessária, além do potencial teratogênico aos membros descrito com o uso da citarabina. Para consolidação, recomendam-se doses intermediárias de citarabina.

Comprovadamente, o atraso no início da quimioterapia é associado a pior prognóstico materno. Entre os poucos casos relatados, as pacientes que obtiveram o diagnóstico de leucemia durante o 1º trimestre de gestação foram submetidas ao aborto e subsequentemente tratadas de acordo com a terapia-padrão. De acordo com Milojkovic e Apperley (2013), durante o 1º trimestre, a toxicidade da terapia é cumulativa, com 40% de óbitos fetais. Esse índice reduz-se para 10% durante o 2º e o 3º trimestres. Nos poucos casos em que a gestação foi mantida juntamente com o tratamento quimioterápico, viu-se o desenvolvimento de anomalias congênitas no feto, assim como casos de abortamento espontâneo. O efeito da quimioterapia durante a organogênese (2 a 8 semanas após concepção) pode trazer alterações irreversíveis na formação do tubo neural, coração e pulmões fetais. Outro exemplo são os casos de leucemia que cursam com trombose, em que os vasos placentários podem ser acometidos, comprometendo o crescimento e desenvolvimento fetal e podendo ainda resultar em óbito intrauteri-

no secundário à hipoxemia por isquemia placentária ou por infiltração leucêmica. Durante o 2º e o 3º trimestres de gestação, entretanto, grande parte das crianças sobrevive sem maiores malformações, apesar de casos de restrição de crescimento, prejuízo intelectual, redução da fertilidade e supressão medular. Tentando minimizar os riscos para a mãe e o feto, a meta de realização do parto, se possível, deve ser entre 35 e 37 semanas, quando há uma chance maior que 95% de sobrevida para o feto. Quando o diagnóstico é feito após as 35 semanas, o parto deve ser planejado antes do início do tratamento. Nos casos em que o parto necessita ser executado antes das 35 semanas de gestação, o uso de corticosteroides para maturação pulmonar fetal está autorizado. O aleitamento materno é contraindicado durante o tratamento quimioterápico.

Leucemia promielocítica aguda

A leucemia promielocítica aguda é uma situação especial. Há poucas informações em relação ao prognóstico materno e fetal relacionado a esta doença. Esse subtipo de leucemia mieloide aguda, também conhecida com LMA-M3 cursa com trombose e/ou coagulopatia, além das alterações clínicas já descritas anteriormente. Em virtude da frequente presença de coagulopatia, recomenda-se manter as contagens plaquetárias acima de 30×10^9/L, assim como monitorização laboratorial constante dos níveis de fibrinogênio, objetivando índices superiores a 150 mg/dL, mediante transfusão de crioprecipitado caso necessário.

O manejo do 1º trimestre difere completamente das medidas assumidas quando o diagnóstico é realizado nos 2º ou 3º trimestres de gestação. O ácido transretinoico (ATRA) é pedra-chave no tratamento da leucemia promielocítica aguda, porém é potencialmente teratogênico e deve ser evitado no 1º trimestre. De forma similar, o trióxido de arsênico também tem um grande potencial de teratogenicidade e não é recomendado em nenhum estágio da gestação. Se a paciente optar por manter a gestação, pode-se considerar o início da terapia apenas com antracíclicos (daunorrubicina) e postergar o início do ATRA para o 2º trimestre. O uso de ATRA isolado nos 2º e 3º trimestres até a documentação de remissão completa também pode ser aventado, postergando-se a administração da quimioterapia para o pós-parto, de acordo com Ali et al. (2015).

Leucemia linfoblástica aguda

A leucemia linfoblástica aguda (LLA) é a menos frequente entre as leucemias agudas. Seu tratamento depende da presença ou não do cromossomo Philadelphia (Ph+). Esse cromossomo refere-se a uma translocação dos braços longos dos cromossomos 9 e 22. O proto-oncogene abl situado no cromossomo 9 é transferido para o cromossomo 22, na região denominada "bcr", formando o bcr-abl. Entre as LLA, aproximadamente 25% apresentam esta mutação. Após o surgimento dos inibidores de tirosina quinase (ITK), o prognóstico da LLA Ph+ melhorou de forma significativa, já que ela é responsiva a estes agentes. Porém, nas gestantes, a presença desta mutação mantém seu prognóstico adverso já que o uso dos ITK é contraindicado. Conforme Khandaker (2014), normalmente, o tratamento baseia-se no uso de prednisona associada à vincristina, L-asparaginase e metotrexato intratecal. Embora a maioria dos estudos tenha demonstrado que a incorporação de daunorrubicina durante os primeiros 3 dias da indução aumentou as taxas de resposta completa e sobrevida livre de doença, a medicação normalmente não é incluída no período gestacional já que causa mielossupressão materna, potencializando o risco de sepse materna, afetando de forma adversa o feto. Os tratamentos habituais contam com uma fase de indução, consolidação e manutenção. No período gestacional, a fase de consolidação é excluída, já que consiste no uso de altas doses de ciclofosfamida, também responsável pelo aumento das chances de neutropenia materna e consequente sepse. Assim, segue-se diretamente com o início da fase de manutenção. Nos casos em que as taxas de cura são altas, o tratamento deve ser iniciado de forma imediata, independentemente do período gestacional. No 1º trimestre, as malformações mais comuns incluem anomalias cranianas, fenda palatina, anencefalia e micrognatia. Já nos 2º e 3º trimestres de gestação são mais comuns o baixo peso ao nascer, restrição de crescimento intrauterino, aborto espontâneo, trabalho de parto prematuro, microcefalia e retardo mental.

Síndrome mielodisplásica

Síndromes mielodisplásicas (SMD) são neoplasias clonais adquiridas das células tronco e caracterizam-se por uma hematopoese ineficaz associada à displasia medular multilinhagem, cursando com alto risco de progressão para leucemia aguda. Apesar de excepcionalmente rara, a SMD tem tido um aumento de sua frequência nas gestantes e seu quadro clínico pode ser facilmente confundido com alterações próprias da gestação, tornando o diagnóstico desafiador. No período gestacional, 60% das mulheres saudáveis desenvolverão anemia, a SMD deve ser suspeitada em casos de anemia refratária às medidas habitualmente instituídas e em especial quando associada à neutropenia e plaquetopenia. As deficiências de vitamina B12 e folato devem ser excluídas no diagnóstico diferencial. Para confirmação diagnóstica, é necessária uma avaliação de medula óssea com biópsia, imuno-histoquímica, mielograma, imunofenotipagem e cariótipo para adequada classificação da síndrome. Também o método de hibridação *in situ* fluorescente (*FISH*) pode auxiliar nas situações de dúvida diagnóstica, detectando alterações por vezes não encontradas no cariótipo.

Conforme Yang et al. (2015), o manejo nestes casos não é consenso, porém a maioria dos estudos sugere uma terapia de suporte com transfusões, quando necessário. A terapia imunossupressora, quimioterapia ou o transplante de medula óssea são contraindicados. Com relação aos pontos de corte para transfusão, alguns estudos advogam manter a hemoglobina acima de 6 mg/L, porém outros reportam mortes fetais em gestantes com hemoglobina entre 5 e 6 mg/L e preconizam que esta seja mantida acima de 7 mg/L. Quanto à transfusão de plaquetas, aquelas pacientes com trombocitopenia idiopática (PTI) e com plaquetas acima de 20×10^9/L não requerem tratamento até o parto, a não ser em caso de sangramentos. Para a SMD, não há uma recomendação absoluta, mas acredita-se que esta mesma

linha possa ser seguida. Antes do parto, porém, as gestantes que tenham plaquetas menores que 50×10^9/L deverão ser transfundidas para atingir, no mínimo, tais contagens. Há recomendação de que para partos vaginais, contagens de plaquetas entre 20 e 30×10^9/L são toleradas. Além do suporte transfusional, o uso de eritropoietina parece ser efetivo, principalmente considerando o fato de não atravessar a barreira placentária. Poucos estudos discorrem sobre este tema e, neles, gestantes nos 2º e 3º trimestres foram avaliadas, não demonstrando quaisquer malefícios ao feto. Entretanto, em estudos com murinos, o uso de altas doses de eritropoietina foi associado com baixo peso fetal, atraso da abertura palpebral, retardo do processo de ossificação e redução no número de vertebras caudais.

Os efeitos da mielosdisplasia na gestação são controversos quanto ao seu prognóstico. O principal impacto da doença neste período dá-se pela anemia refratária e pelas citopenias, que podem acarretar perda de peso e complicações hemorrágicas ou infecciosas. As complicações maternas e fetais resultam de isquemia e hipóxia dos órgãos maternos e da placenta induzidos pela anemia severa. Para as mulheres, isso pode acarretar pré-eclâmpsia, descolamento de placenta, *cor pulmonale* e até insuficiência cardíaca em casos graves de hemorragia após o parto. Para o recém-nascido, parto prematuro, sofrimento intrauterino e asfixia neonatal são os eventos comumente encontrados.

Fatores como o desenvolvimento de hipertensão e anemia demostraram ter grande impacto no prognóstico materno e fetal, assim como a ocorrência de evolução para leucemia aguda. Nas pacientes que mantiveram classificação de baixo risco, o prognóstico pareceu mais favorável, e as medidas de suporte foram bem toleradas associadas à monitorização frequente materna e fetal.

Neoplasias mieloproliferativas

As neoplasias mieloproliferativas são consideradas mais frequentes na população idosa, porém 20% dos pacientes com tal diagnóstico têm menos de 40 anos. Sua prevalência na gestação tem crescido, há de se considerar, no entanto, que também aumentou do número mulheres grávidas em idades mais avançadas. São classificadas em neoplasias mieloproliferativas bcr-abl positivo, que corresponde a leucemia mieloide crônica (LMC) e neoplasias mieloproliferativas bcr-abl negativo, em que se enquadram a policitemia vera (PV), trombocitemia essencial (TE) e mielofibrose primária (PMF), todas sendo caracterizadas por um aumento na trombopoiese e hiperproliferação de células maduras.

Leucemia mieloide crônica

Para Berman et al. (2019), a leucemia mieloide crônica (LMC) é uma desordem mieloproliferativa caracterizada pela presença do oncogene bcr-abl. Aproximadamente 28% dos pacientes diagnosticados com LMC terão menos de 49 anos, o que nos remete à necessidade de um adequado planejamento terapêutico em mulheres jovens com este diagnóstico e que desejarão gestar. Como as demais neoplasias, sua incidência é de 1 a 2 casos a cada 100 mil gestações.

Seu diagnóstico é realizado mediante avaliação da medula óssea, assim como nas leucemias agudas, e pela presença da translocação do cromossomo 9 com o cromossomo 22 (Ph+) visto ao cariótipo. Também de grande importância é o diagnóstico molecular por meio da quantificação do PCR para bcr-abl. De acordo com o número de blastos, basófilos e outros critérios laboratoriais e citogenéticos a LMC é classificada em fase crônica, acelerada ou blástica.

Com a descoberta dos inibidores de tirosina quinase (ITK), assim como na LLA Ph+, houve uma mudança no curso natural da doença, transformando-a de uma condição fatal para uma doença crônica. Entretanto, o alvo dos ITK não se concentra somente no bcr-abl, podendo também afetar o c-kit, fatores de crescimento derivados de plaquetas (PDGFR), ARG e c-FMS. Diversas dessas proteínas sabidamente exercem efeito sobre o desenvolvimento gonadal, nidação e desenvolvimento fetal, do que deriva a contraindicação do uso de ITK na gravidez.

Dois cenários são comumente vistos em LMC, de acordo com Bhandari et al. (2015), o primeiro dá-se quando a gestação antecede o diagnóstico ou o diagnóstico da doença é feito incidentalmente durante a gestação. O segundo cenário ocorre quando o diagnóstico já é sabido, a paciente encontra-se em tratamento, e planeja engravidar. Quando a doença é descoberta durante a gravidez, as opções terapêuticas limitam-se à leucoaférese em casos de hiperleucocitose sintomática (leucócitos > 100 mil), porém o controle plaquetário com esta modalidade na maioria das vezes não é adequado. Esta opção terapêutica pode ser útil nos casos em que o parto está próximo, entretanto, não é a principal recomendação. O uso de interferon-alfa (IFN-α) acaba sendo o tratamento de escolha na maioria das gestações já que controla as células leucêmicas adequadamente, propiciando uma resposta hematológica, porém com raros casos de resposta citogenética (normalização do cariótipo). Durante as avaliações desta droga, nenhum caso de malformação foi reportado, assim como não houve aumento do risco de parto prematuro, aborto, placenta prévia ou outros. Nos casos em que o diagnóstico é realizado durante a terapia com ITK, muitas vezes balancear os riscos do medicamento ao feto e os riscos da parada do tratamento é difícil. Há reportes de falência ovariana e, entre aquelas que engravidaram, algumas evoluíram com aborto espontâneo, parto prematuro, malformações fetais como encefalocele, anencefalia, além de baixo peso ao nascer. Atualmente, com os diversos estudos de parada de ITK, naquelas pacientes que estão há pelo menos um ou dois anos com proteína C-reativa (PCR) para bcr-abl indetectável ou resposta molecular maior, parece segura a parada do medicamento durante os períodos férteis, com seu retorno na menstruação. Durante o período gestacional, da mesma forma, a parada do medicamento se aplica mediante adequada monitorização. Nos casos em que há perda da resposta molecular maior e necessidade de controle da doença, o IFN-α pode ser uma opção até que o ITK possa ser retomado.

No pós-parto, é comprovado que a concentração dos ITK no leite materno é muitas vezes maior do que no plasma. Com uma dose média de 400 mg/dia, calcula-se que a criança receba em torno de 1,2 a 2 mg dos metabólitos da droga. Entretanto, não foram vistas alterações no desenvolvimento ou malformações nas crianças amamentadas durante o uso de ITK pela mãe, porém não é recomendado que se mantenha o aleitamento neste período, conforme Palani, Milojkovic e Apperley (2015).

Síndrome mieloproliferativa

A síndrome mieloproliferativa (SMP) é composta pela policitemia vera (PV), trombocitemia essencial (TE) e mielofibrose primária (PMF). São doenças normalmente associadas com um risco aumentado de trombose e o estado gestacional amplifica este risco. O curso da doença pode ser complicado com uma evolução clonal para leucemia aguda, ou mesmo com um aumentado risco de trombose e/ou complicações hemorrágicas, principalmente nas pacientes com PV ou TE. Há também um incremento no risco de trombose placentária com consequente retardo de crescimento intrauterino ou aborto.

Apesar do pequeno número de casos no período gestacional, o European Leukemia Net (ELN), publicou recentemente uma recomendação baseada no consenso de especialistas que sugere uma abordagem adaptada ao tratamento, de acordo com fatores de risco específicos apresentados por cada paciente. As gestantes são divididas em alto ou baixo risco para complicações. O grupo de alto risco caracteriza-se pela presença de história prévia de trombose ou algum evento hemorrágico, além de complicações relacionadas à doença mieloproliferativa em gestações anteriores (p. ex., aborto recorrente, restrição de crescimento intrauterino, morte intrauterina, feto natimorto, descolamento de placenta, pré-eclâmpsia grave ou hemorragia pré ou pós-parto significativa). Além desses fatores, a persistência da contagem plaquetária acima de 1.500×10^9/L também é indicativa de alto risco de complicações na gestação. Conforme Griesshammer, Struve e Harrison (2006), o manejo recomendado para todas as gestantes consiste no uso de aspirina profilática, sangria terapêutica naquelas com hematócrito persistentemente superior a 45% e heparina de baixo peso molecular (HBPM) após o parto, por pelo menos 6 semanas. As pacientes que preenchem os critérios de alto risco devem ser monitorizadas mais de perto e, caso já tenham apresentado algum evento trombótico em gestações anteriores, devem utilizar HBPM associada à aspirina a partir do 1º trimestre de gestação, com suspensão da aspirina apenas em casos de sangramento. A terapia citorredutora no contexto gestacional é controversa pelo fato de os medicamentos utilizados (hidroxiureia, bussulfano e anagrelida) serem contraindicados durante a gestação, principalmente no 1º trimestre em virtude de seu potencial de teratogenicidade.

No 1º trimestre, 25 a 40% dos casos evoluem para aborto espontâneo. Além disso, também são reportados placenta prévia em 3,6 a 4,5% dos casos, retardo de crescimento intrauterino em 3 a 5% e parto prematuro em 8 a 12,8%. Trombose materna e hemorragia são menos comuns ocorrendo em 5% e 3% das pacientes respectivamente. Nos casos diagnosticados com TE, 50 a 70% das pacientes têm uma evolução favorável. Quando se considera a PV, parece haver mais prejuízos à mãe e ao feto. Em 22% dos casos, pode haver perda fetal precoce. Restrição do crescimento intrauterino e perda fetal tardia ocorreram em 19,4%, assim como parto prematuro em 13,8%, resultando em apenas 50% de sobrevida fetal. Em contraste com a TE, as gestantes com PV tendem a evoluir adversamente com complicações como pré-eclâmpsia, embolia pulmonar e maior tendência à hemorragia grave após o parto. Nos casos de PMF, as complicações também tendem a ser maiores, porém há poucos casos relatados.

Linfomas (Hodgkin e não Hodgkin)

O diagnóstico de linfomas na gestação é estimado em 1 a cada 5 mil a 10 mil mulheres grávidas. Os linfomas são a quarta neoplasia mais frequente na gestação e podem ser subdivididos em linfoma de Hodgkin (LH) e linfomas não Hodgkin (LNH), conforme Swerdlow et al. (2016). Entre os subtipos, LH é o mais frequente, isso provavelmente pela faixa etária comum entre LH e gravidez. Ressalte-se que o LH em gestantes usualmente apresenta características clínicas e desfechos semelhantes aos ocorridos nas mulheres não grávidas, conforme Avivi et al. (2014) e Moshe (2017). Com relação aos LNH, sabe-se que correspondem a um grupo heterogêneo de doenças que compreendem desde formas indolentes como o linfoma folicular até subtipos mais agressivos como o linfoma difuso de grandes células B (LDGCB), linfoma de Burkitt e os linfomas T. O LDGCB é o subtipo mais comum de LNH na população geral e também na gestação. Entretanto, os LNH em gestantes, diferentemente dos LH, apresentam-se de forma mais agressiva, com estádios avançados (III-IV) e com menores taxas de resposta ao tratamento. Observa-se com frequência o envolvimento extranodal de órgãos reprodutivos, como mama, ovários, útero e placenta, o que possivelmente podem explicar os piores desfechos, conforme Avivi et al. (2014).

Assim como em outras neoplasias, pode haver atraso no diagnóstico visto que alguns sintomas do linfoma como anemia, dispneia, fadiga, náuseas, vômitos e sudorese noturna podem ser sobreponíveis com os da gestação. Diante de uma paciente com suspeita de linfoma na gestação (aumento de linfonodos), é seguro e mandatório realizar a biópsia linfonodal (core-biopsy ou excisional). A biópsia tem como objetivo confirmar a hipótese diagnóstica, além de definir o subtipo histológico (por imuno-histoquímica), que é fundamental para a definição terapêutica. Para os exames de imagem necessários no estagiamento, seguem as mesmas precauções relatadas no início deste capítulo. A depender do caso, também pode ser necessária a biópsia de medula óssea, conforme Evens et al. (2013).

Na gestante com linfoma, é fundamental considerar dois aspectos para o tratamento: o comportamento clínico (indolente ou agressivo) e a idade gestacional (1º versus 2º a 3º trimestres). A discussão com a gestante e familiares dos riscos e benefícios é mandatória. Caso seja possível, é sempre preferível adiar o tratamento para o 2º ou 3º trimestres, desde que não haja prejuízo materno. Nos casos sintomáticos, ou com grande volume doença, pode-se considerar: interrupção da gestação, corticosteroides e drogas quimioterápicas em monoterapia (de acordo com o subtipo de linfoma).

Em paciente com LH no 1º trimestre sintomático, pode-se utilizar como quimioterapia a vimblastina em monoterapia. A partir dos 2º e 3º trimestres, poliquimioterapia com ABVD (doxorrubicina, bleomicina, vimblastina e dacarbazina) já pode ser instituída. O beacopp (bleomicina, etoposide, doxorrubicina, ciclofosfamida, vincristina, procarbazina e prednisona) não deve ser considerado na gestação. Em doença localizada nos 2º e 3º trimestres, quando cervical ou axilar, a radioterapia com proteção abdominal, apesar de discutível, pode ser proposta.

Nos LNH indolentes, como linfoma folicular, em que a paciente esteja assintomática, a observação clínica (watch and wait) é considerada a melhor opção. Já nas pacientes sintomáticas, monoterapia com corticosteroide ou poliquimioterapia, a semelhança do LDGCB (que será descrita adiante) pode ser considerada. Com relação aos linfomas agressivos, há maior urgência em se iniciar o tratamento, pois a paciente pode cursar com rápida deterioração clínica e risco de óbito. As possibilidades terapêuticas do LDGCB no 1º trimestre sintomático são quimioterapia com ciclofosfamida e corticosteroide. A partir dos 2º e 3º trimestres, a poliquimioterapia com RCHOP (rituximabe, ciclofosfamida, doxorrubicina, vincristina e prednisona) pode ser instituída. Já no cenário do linfoma de Burkitt, há elevada taxa de proliferação celular, risco de infiltração do sistema nervoso central (SNC) em 30 a 50% dos casos, com alta taxas de óbito. A recomendação no 1º trimestre é a interrupção da gestação. Nos 2º e 3º trimestres, a gestação pode ser preservada e iniciado tratamento com R-DA-EPOCH (rituximabe e dose ajustada de etoposide, prednisona, vincristina, ciclofosfamida e doxorrubicina). Metotrexate, apesar de não ser isento de risco, deve ser iniciado a partir da 20ª semana para profilaxia do SNC. O resumo dos tratamentos dos linfomas em gestantes pode ser observado na Figura 85.1. O efeito das principais classes de drogas/drogas no feto podem ser observadas no Quadro 85.2, conforme Avivi (2014), Moshe (2017), Evans (2013) e Leslie (2005).

Considerações finais

Diagnosticar o câncer durante a gravidez é um evento angustiante para a paciente e sua família e uma situação complexa para os médicos, devendo ser acompanhado por uma equipe multiprofissional em centro especializado. O manejo destes tumores deve ser o mais padronizado possível e mais semelhante ao manejo que seria oferecido na ausência da gravidez. Exceto em casos raros, a interrupção da gravidez não é justificada pelo próprio câncer porque não melhora o prognóstico materno. A quimioterapia, a terapia hormonal e a radioterapia no 1º trimestre são, na maioria das vezes, contraindicadas. Durante os 2º e o 3º trimestres, o manejo do tratamento seguirá as recomendações usuais, com cirurgia e quimioterapia. O prazo para o parto depende da data da descoberta do câncer, mas postergá-lo para além da 35ª semana de gestação minimiza os riscos fetais ou obstétricos. Manter o acompanhamento de mãe e bebê é importantíssimo por longos períodos, mesmo após o parto e o período de amamentação. Os desafios são inúmeros e estudos nesta situação específica devem ser estimulados, com atenção especial à cooperação multidisciplinar e multicêntrica.

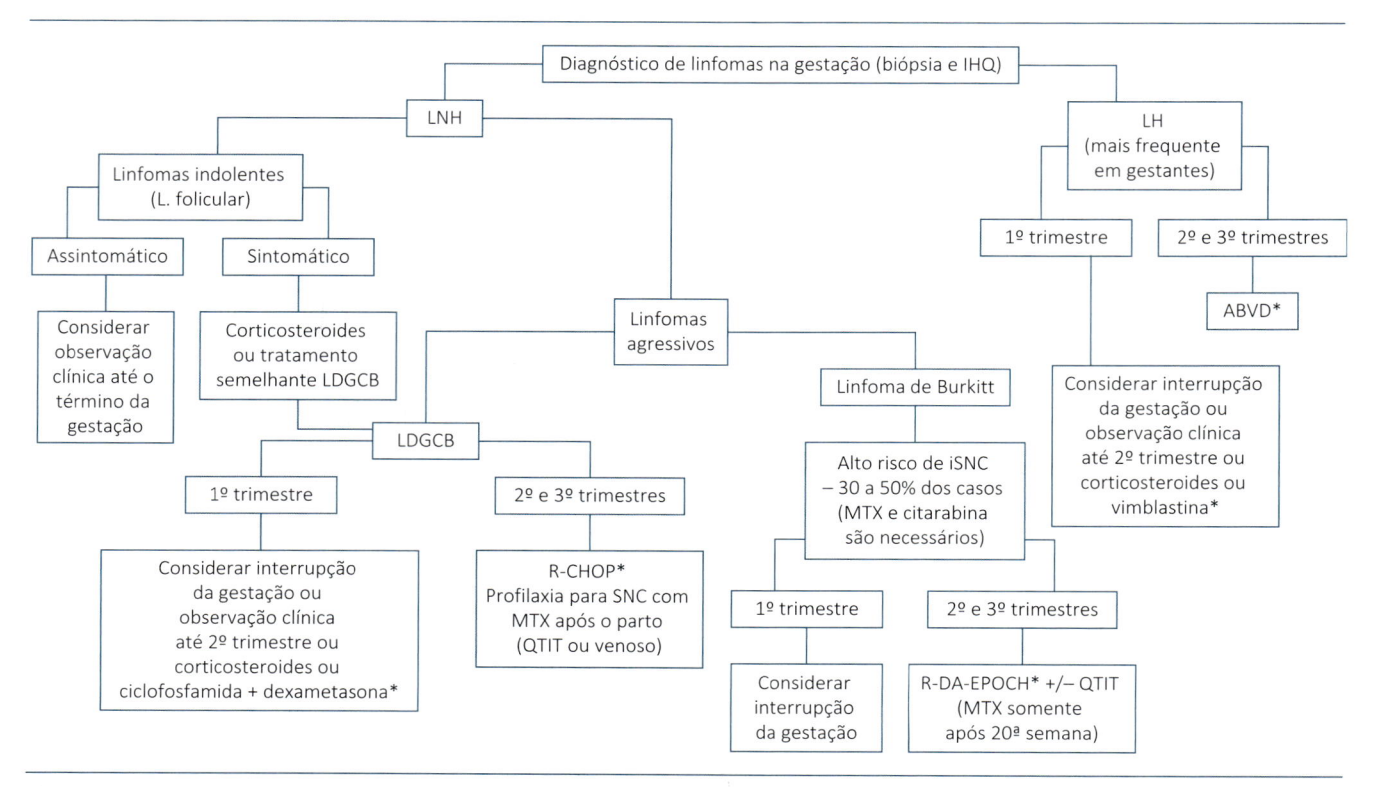

Figura 85.1. Esquema de conduta dos linfomas em gestantes.

IHQ: imuno-histoquímica; LNH: linfoma não Hodgkin; LH: linfoma de Hodgkin; LDGCB: linfoma difuso de grandes células B; iSNC: infiltração do sistema nervoso central; RCHOP: rituximabe, ciclofosfamida, doxorrubicina, vincristina e prednisona; MTX: metotrexate; QTIT: quimioterapia intratecal (metotrexate).

* Efeito dos quimioterápicos no feto podem ser observados no Quadro 85.2.

Fonte: Desenvolvida pela autoria.

Quadro 85.2 Efeito dos quimioterápicos no feto.		
Medicamento (maioria dos quimioterápicos é capaz de atravessar a placenta 2.540-400 kDa)	*Efeitos colaterais no 1º trimestre*	*Efeitos colaterais no 2º e 3º trimestres*
Ciclofosfamida	Sistema nervoso central Alterações esqueléticas	Restrição de crescimento intrauterina Parto prematuro Baixo peso ao nascimento
Doxorrubicina	Malformações em olhos e membros	Restrição de crescimento intrauterina Parto prematuro Baixo peso ao nascimento
Vincristina	Alteração em sistema nervoso central, olhos e esqueléticas Malformações esqueléticas em modelos animais	–
Metotrextae	Síndrome aminopterina (deficiência de crescimento, dismorfismo facial e do crânio, defeitos neurais e nos membros)	Síndrome aminopetrina (até a metade do 2º trimestre) Restrição de crescimento intrauterino
Bleomicina	Malformações não são descritas	Malformações não são descritas
Vimblastina	Malformações são raras Abortamento e hidrocefalia já foram descritos	Malformações não são descritas
Dacarbazina	Malformações não são descritas Dilatação pielocalicinal em modelos animais	Parto prematuro
Citarabina	Malformações nos membros	Morte intrauterina
Rituximab	Malformações não são descritas	Parto prematuro Anomalidades hematológicas transitórias (linfopenia e neutropenia)
Brentuximab	Em modelos animais: perdas fetais, morte intrauterina	–

Fonte: Desenvolvido pela autoria.

LEITURAS COMPLEMENTARES

Ali S, Jones GL, Culligan DJ, Marsden PJ, Russell N, Embleton ND. Guidelines for the diagnosis and management of acute myeloid leukaemia in pregnancy. 2015;(June):487-95.

Avivi I, Farbstein D, Brenner B, Horowitz NA. Non-Hodgkin lymphomas in pregnancy: Tackling therapeutic quandaries. Blood Rev. 2014;28(5):213-220. Doi: 10.1016/j.blre.2014.06.004.

Azim Jr HA, Peccaroti FA. Cancer treatment durin pregnancy. In ESMO handbook of cancer treatments in special clinical situations. ESMO Press, Lugano; 2013. p.1-9.

Berman E, Druker BJ, Burwick R. Chronic Myelogenous Leukemia: Pregnancy in the Era of Stopping Tyrosine Kinase Inhibitor Therapy. 2019;36(12):1250-6.

Bhandari A, Rolen K, Shah BK, Joseph S, Medical R. Management of Chronic Myelogenous Leukemia in Pregnancy. 2015;12:1-11.

Ercan Ş, Kaymaz Ö, Yücel N, Orçun A. Serum concentrations of CA 125, CA 15-3, CA 19-9 and CEA in normal pregnancy: A longitudinal study. Arch Gynecol Obstet. 2012 Mar;285(3):579-84.

Esposito S, Tenconi R, Preti et al. Chemotherapy against cancer during pregnancy: A systematic review on neonatal outcomes. Medicine. 2016;95(38):e4899.

Evens AM, Advani R, Press OW, Lossos IS, Vose JM, Hernandez-Ilizaliturri FJ et al. Lymphoma occurring during pregnancy: Antenatal therapy, complications, and maternal survival in a multicenter analysis. J Clin Oncol. 2013;31(32):4132-9. Doi: 10.1200/JCO.2013.49.8220.

Fracchiolla NS, Sciumè M, Dambrosi F, Guidotti F, Ossola MW, Chidini G et al. Acute myeloid leukemia and pregnancy: Clinical experience from a single center and a review of the literature. BMC Cancer. 2017;17(1):1-8.

Griesshammer M, Struve S, Harrison C. Essential thrombocythemia/Polycythemia vera and pregnancy: The need for a observational study in Europe; 2006. p.1-19.

Khandaker S. A Rare Case of Acute Lymphoblastic Leukaemia in Pregnancy – Unique Maternal-Fetal Challenges. J Clin Diagnostic Res. 2014;8(10):10-2.

Lavi N, Brenner B, Avivi I. Management of pregnant women with myeloproliferative neoplasms. Thromb Res [Internet]. 2013;131(SUPPL.1):S11-3. Doi: 10.1016/S0049-3848(13)70011-2.

Leslie KK, Koil C, Rayburn WF. Chemotherapeutic drugs in pregnancy. Obstet Gynecol Clin North Am. 2005;32(4):627-40. doi: 10.1016/j.ogc.2005.08.009.

Milojkovic D, Apperley JF. How I Treat How I treat leukemia during pregnancy. 2019;123(7):974-85.

Morton SK, Morton AP. Melanoma and pregnancy. Australas J Dermatol. 2017 Nov;58(4):259-67.

Moshe Y, Bentur OS, Lishner M, Avivi I. The management of hodgkin lymphomas in pregnancies. Eur J Haematol. 2017;99(5):385-91. Doi: 10.1111/ejh.12956.

Niu X, Li CI, Mueller BA. Obstetrical and infant outcomes among women with neoplasms during pregnancy. Cancer Causes Control. 2019 Jun;30(6):651-61.

Palani R, Milojkovic D, Apperley JF. Managing pregnancy in chronic myeloid leukaemia. 2015;94.

Pellino G, Simillis C, Kontovounisios C et al. Colorectal cancer diagnosed during pregnancy: Systematic review and treatment pathways. Eur J Gastroenterol Hepatol. 2017;29(7):743-53.

Rogers JE, Dasari A, Eng C. The Treatment of Colorectal Cancer During Pregnancy: Cytotoxic Chemotherapy and Targeted Therapy Challenges. Oncologist. 2016;21(5):563-70.

Stensheim H, Møller B, van Dijk T, Fosså SD. Cause-specific survival for women diagnosed with cancer during pregnancy or lactation: A registry-based cohort study. J Clin Oncol. 2009;27:45-51.

Swerdlow SH, Campo E, Pileri SA, Harris NL, Stein H, Siebert R et al. The 2016 revision of the World Health Organization classification of lymphoid neoplasms. Blood. 2016;127(20):2375-90. Doi: 10.1182/blood-2016-01-643569.

Triunfo S, Scambia G. Cancer in pregnancy: Diagnosis, treatment and neonatal outcome. Minerva Ginecol. 2014 Jun;66(3):325-34.

Van Calsteren K, Amant F. Cancer during pregnancy. Acta Obstet Gynecol Scand. 2014 May;93(5):443-6.

Yang Z, Mei-ying L, Shan-mi W, Xiao-hui Z. Pregnancy and myelodysplastic syndrome: An analysis of the clinical characteristics, maternal and fetal outcomes characteristics, maternal and fetal outcomes. 2015;7058(December 2016).

86

Sífilis

Valeria Saraceni

A sífilis é uma infecção sexualmente transmissível causada pela bactéria (espiroqueta) *Treponema pallidum* subp. *pallidum*, descrita pela primeira vez em 1905. A maior parte dos casos deriva de contato com lesões mucocutâneas durante o ato sexual, ou transplacentária para o feto, conforme revisão de Singh et al. (1999).

A doença ocorre em fases, sendo a primária e a secundária autolimitadas, o que atrasa a procura por cuidados médicos. Segundo Tramont (2010), a fase primária se manifesta cerca de 3 a 4 semanas após o contato, com a formação de úlcera, chamada de cancro, com aspecto limpo, duro, caracteristicamente indolor, que pode permanecer por 3 a 6 semanas. Entre 45 e 60 dias após surgem as lesões mucocutâneas da fase secundária, com intensa reação inflamatória provocada pelo espiroqueta, que também se resolvem sem tratamento. Um período de latência, sem sintomas, se segue, em que o diagnóstico é feito apenas por sorologia. Na fase terciária da doença, para a qual 15 a 40% dos casos evoluem, as lesões causam maior dano, consistindo em acometimento neurológico, articular, cardiovascular ou cutâneo, informa Azulay (1998).

A dinâmica de transmissão da sífilis tem se caracterizado por períodos de maior ocorrência, como de epidemias, com outros de recrudescência, após o surgimento do tratamento com a penicilina. Esses períodos de alta incidência de sífilis parecem estar relacionados às crises econômicas, em que populações mais vulneráveis estariam ainda sob maior risco, de acordo com Cates et al. (1996). O risco de transmissão por parceiro sexual foi estimado em 60% em estudo de Garnett et al. (1997). Peeling et al. (2017) nos lembram que o termo "sífilis precoce" se refere ao período da doença em que ocorre a transmissão sexual (estágios primário, secundário e latente precoce, este último remetendo ao tempo de duração da infecção menor do que 2 anos), já que, segundo Rolfs et al. (1997), existe um risco de recidiva da sífilis não tratada de 25% durante esses 2 anos.

Epidemiologia

Estimativas globais recentes de Rowley et al. (2019) apontaram para a existência de 6,3 milhões de casos de sífilis em homens e mulheres de 15 a 49 anos em 2016. A prevalência de sífilis gestacional para o mesmo ano foi de 0,69%, utilizando-se dados mundiais sobre cuidado pré-natal utilizados por Korenromp et al. (2019). No Brasil, o estudo mais recente e com plano amostral bem calculado para a prevalência de sífilis na gravidez foi o Nascer no Brasil, que encontrou 1,02% de sorologias reagentes. Gestantes com menor nível educacional, de cor preta ou parda, que não procuraram acompanhamento pré-natal ou que o fizeram em unidades públicas de saúde tiveram maior risco de estarem presentes no grupo com diagnóstico de sífilis, conforme pesquisa de Domingues et al. (2014).

Por meio dos dados de notificação compulsória no Brasil, é possível observar as curvas ascendentes de sífilis adquirida e na gestação, especialmente a partir de 2010, configurando uma epidemia de sífilis em curso, de acordo com boletim publicado pelo Ministério da Saúde (2018). O aumento de casos de sífilis vem ocorrendo no mundo inteiro, afetando consequentemente mulheres grávidas, com ressurgência da sífilis congênita nos países desenvolvidos, como nos Estados Unidos da América, segundo o CDC (2017). Grupos populacionais estão mais expostos ao risco de contrair sífilis, em especial, homens que fazem sexo com homens (HSH) e trabalhadores do sexo, como mostram as pesquisas de Bibbins-Domingo et al. (2016) e Fernandes et al. (2015).

O fato de os surtos de sífilis se concentrarem em populações especiais e em determinados perfis de mulheres não implica na não realização do rastreio sorológico em todas as gestantes para Blencowe et al. (2011). A testagem universal das gestantes e o tratamento da gestante infectada previnem o caso de sífilis congênita e essas ações são reconhecidas como custo-efetivas em todo o mundo, em modelagem de Kahn et al. (2014).

Comportamento da doença na gravidez

O comportamento da sífilis durante a gestação não é modificado. Entretanto, a transmissão por via placentária tem consequências sobre o concepto, propiciando desfechos negativos em cerca de 30% dos casos, estimado por Watson-Jones et al. (2002). Perdas fetais precoces e tardias são os desfechos mais encontrados, podendo advir a morte logo após o nascimento, configurando uma causa importante de mortalidade perinatal, em pesquisas de Saraceni et al. (2005) e Cardoso et al. (2016). Outras complicações no recém-nascido incluem a prematuridade, o baixo peso ao nascer e a sífilis congênita sintomática. A probabilidade de transmissão vertical varia com o estágio e o tempo de doença, sendo mais intensa na sífilis precoce, decaindo após 4 anos de infecção, conforme Wicher et al. (2001). A identificação da doença nas suas fases primária e secundária na gestante se dá pelo exame físico e, também, pelo exame especular, uma vez que o cancro duro pode se localizar na vagina ou no colo do útero. As lesões cutâneas e mucosas têm apresentações variadas, que em diversas apresentações a confunde com outras doenças.

O *screening* sorológico para sífilis, recomendado no pré-natal e no parto, é a maneira de se identificar a maior parte dos casos da doença durante a gestação, em qualquer de suas fases, seja sintomática ou assintomática. A Organização Mundial de Saúde (OMS) recomenda a triagem sorológica na primeira consulta de pré-natal para todos os países, independentemente da carga de doença nas gestantes. No Brasil, a recomendação é de testagem na primeira consulta, no início do 3º trimestre e no momento do parto ou aborto, seguindo o PCDT (Protocolo Clínico e Diretrizes Terapêuticas) para prevenção da transmissão vertical de HIV, sífilis e hepatites virais do Ministério da Saúde (2017).

Diagnóstico sorológico

O diagnóstico sorológico é baseado na detecção de anticorpos, sejam anticardiolipina (conhecidos como testes não treponêmicos), sejam anticorpos contra o próprio *T. pallidum* (testes treponêmicos). Os testes treponêmicos (teste rápido, FTA-Abs, ELISA, TPHA – *Treponema pallidum hemagglutination assay*) são mais específicos para o diagnóstico e a utilização sequencial dos dois tipos de exames contribui para o esclarecimento diagnóstico pelo Ministério da Saúde (2019).

Os testes rápidos treponêmicos facilitam o rastreio por serem realizados no local do atendimento (POC – *point of care*), com resultado em até 30 minutos. Por ser um teste treponêmico, o resultado é expresso como reagente ou não reagente, não havendo titulação. Além disso, uma vez reagente ao teste treponêmico, não haverá sororreversão na maioria dos indivíduos, tornando esse teste inadequado para o controle de cura. Portanto, os casos reagentes em testes treponêmicos necessitam de coleta sequencial de teste não treponêmico (VDRL – *Venereal Disease Research Laboratory*, ou RPR – *Rapid Plasma Reagin*) para titulação e seguimento da queda dos títulos como controle de cura.

No Brasil, recomenda-se seguir o fluxo de diagnóstico com o teste treponêmico rápido sendo realizado na primeira consulta de pré-natal e, se reagente, coletar sangue para teste não treponêmico quantitativo (VDRL ou RPR). Com resultados reagentes nos dois testes, está confirmado o caso de sífilis. A estratégia sequencial de testagem, acoplada aos adequados anamnese e exame físico, permite esclarecer os casos como cicatriz sorológica ou infecção recente pelo *T. pallidum*. Será considerado cicatriz sorológica, o indivíduo cujo teste treponêmico for reagente e o não treponêmico não reagente que fornecer uma história anterior de sífilis tratada e documentada. Aqueles sem história anterior devem ser novamente testados para confirmação ou não do diagnóstico de sífilis recente, já que o teste treponêmico é o primeiro a positivar e o cancro pode não ter aparecido ainda.

Títulos baixos nos testes não treponêmicos podem significar infecção recente, queda de títulos com o passar do tempo mesmo sem tratamento (sífilis tardia) ou queda após tratamento. Não existe ponte de corte para considerar um título reagente. No Brasil, pela facilidade de acesso aos testes treponêmicos rápidos, distribuídos pelo Ministério da Saúde (2018), recomenda-se realizar um teste rápido para confirmação diagnóstica em paralelo com o teste não treponêmico.

Tratamento na gestação

Desde o advento da penicilina na prática médica a partir de 1943, em estudo de Mahoney et al. (1943), esta droga se mantém como a pedra angular do tratamento da sífilis, especialmente na gestante, para prevenção da sífilis congênita, em revisões de Clement et al. (2014) e de Galvão et al. (2013). O *T. pallidum* se mantém sensível à penicilina, segundo Lewis et al. (2011). Atualmente, existe o consenso no PCDT – IST (2019) de que uma única dose intramuscular de penicilina G benzatina de 2,4 milhões UI é suficiente para as fases primária, secundária e latente precoce (até 2 anos de duração no Brasil). Esta dosagem da droga mantém níveis séricos terapêuticos por cerca de 10 dias, conforme Clement et al. (2014), o que cobre o tempo lento de divisão do *T. pallidum*. No caso da sífilis latente tardia ou da sífilis com duração ignorada ou da sífilis terciária, o tratamento é estendido para três doses semanais de penicilina G benzatina 2,4 milhões UI intramuscular. O intervalo deve ser de 7 dias entre as doses, e atrasos maiores do que 14 dias implicam a reinstituição da terapia. Ressalte-se que se deve aplicar 1,2 milhão UI em cada glúteo por dose, por conta do volume para injeção intramuscular.

No Brasil, o Ministério da Saúde considera tratamento adequado para sífilis na gestante e prevenção da sífilis congênita o realizado com penicilina benzatina, na dose adequada para a fase clínica da doença e iniciado até 30 dias antes do parto. O tratamento concomitante do parceiro sexual é indicado, sempre com oferecimento dos testes. Entretanto, como o parceiro de casos de sífilis primária, secundária e latente precoce pode se apresentar assintomático no momento da avaliação, é indicado o tratamento presuntivo da doença, com a mesma dosagem de penicilina G benzatina utilizada nessas fases clínicas (2,4 milhões UI em aplicação intramuscular). Se houver mais de um parceiro, proceder da mesma forma, buscando testar e tratar, para que a cadeia de transmissão seja interrompida. Além disso, o tratamento concomitante do parceiro evita a reinfecção da gestante tratada em momento posterior da mesma gestação.

A doxiciclina não é uma alternativa terapêutica para mulheres grávidas em virtude da possível toxicidade fetal endossado pelo Ministério da Saúde no PCDT (2019). A azitromicina não é recomendada para o tratamento da sífilis após relato de desenvolvimento de resistência ao antimicrobiano pelo *T. pallidum* por Lukehart et al. (2004), além de não atravessar a barreira placentária.

No caso de neurossífilis diagnosticada durante a gestação, o tratamento será realizado com penicilina cristalina por via endovenosa, 18 a 24 milhões UI por dia, divididos a cada 4 horas ou em infusão contínua, por 14 dias.

Eventualmente, as gestantes podem se queixar de febre, mialgia e dores articulares, além do aumento de lesões cutâneas, nas primeiras 24 horas após a primeira dose de penicilina no tratamento da sífilis precoce. Esta reação, conhecida como "reação de Jarisch-Herxheimer", revista por Klein et al. (1990), ocorre em resposta ao grande volume de material proteico liberado das bactérias mortas que caem na circulação sanguínea, não configurando uma reação alérgica à penicilina. Pode aparecer em 10 a 35% dos casos, sendo autolimitada. Nas mulheres grávidas, o risco de sofrimento fetal ou indução de trabalho de parto prematuro existe, devendo ser a mulher mantida em observação obstétrica.

Alergia à penicilina

A alergia à penicilina é um evento incomum, abaixo de 5% na população geral nos Estados Unidos, de acordo com Shenoy et al. (2019) em recente revisão. Reações anafiláticas ocorrem em uma proporção muito menor, em cerca de 0,01 a 0,05% das pessoas expostas à penicilina, segundo Felix et al. (2011). As gestantes que relatam alergia grave à penicilina devem ser dessensibilizadas em ambiente hospitalar, como mostrou Dallé et al. (2018), sempre que possível, já que não há outra opção de antibiótico que previna a transmissão vertical da sífilis.

Controle de cura na gestação

O controle de cura da sífilis tem como base a titulação dos testes não treponêmicos. De maneira geral, espera-se uma queda maior ou igual a quatro vezes os títulos até a sororreversão, ou seja, para resultado não reagente, por meio da testagem trimestral pós-tratamento. Alguns indivíduos apresentam uma persistência de títulos baixos reagentes após 12 meses de terapia adequada, mesmo com a redução de quatro vezes na titulação, constituindo a chamada cicatriz sorológica (*serofast state*), mencionado por Seña et al. (2017) em seu artigo.

Na mulher grávida, em virtude da duração curta da gestação, o controle pelo teste não treponêmico deve ser realizado a cada mês, para que se acompanhe a tendência de queda na titulação. Não ocorrendo a queda, existe a possibilidade de reinfecção da mulher, no caso de o parceiro sexual não ter sido tratado ou de ter um parceiro novo não testado ainda. Se os títulos aumentarem 4 vezes ou mais, o tratamento com penicilina G benzatina deve ser repetido.

A falha no tratamento pode acontecer em pequena parcela de casos, relacionada à fase secundária da doença relatado por Alexander et al. (1999).

O uso de preservativos, seja masculino, seja feminino, ajudará na prevenção da reinfecção das mulheres. O método de barreira é a melhor ferramenta para evitar as infecções sexualmente transmissíveis.

Coinfecção com HIV

Como o risco de aquisição de HIV aumenta com a presença de úlcera genital e os fatores de risco para ambas as infecções apresentam pontos em comum, a OMS e o Ministério da Saúde recomendam a testagem para o HIV na gestação junto com a testagem para a sífilis. Adicionalmente, se um novo diagnóstico de sífilis for feito em ocasião diferente das já mencionadas, o teste anti-HIV deve ser repetido no mesmo momento, acompanhando as orientações do PCDT-IST (2019). A gestante coinfectada com HIV receberá o mesmo tratamento para a fase clínica da sífilis, conforme já descrito, e será submetida ao acompanhamento mensal pelo teste não treponêmico para controle de cura.

Vigilância epidemiológica

A sífilis em qualquer forma (adquirida, em gestante ou congênita) é de notificação compulsória no Brasil, de acordo com a Portaria de Consolidação n. 5 (2017) do Ministério da Saúde. Compete ao profissional de saúde responsável pelo cuidado proceder à notificação. A consolidação das informações registradas no Sistema de Informação de Agravos de Notificação (SINAN) permite o planejamento e a execução de políticas públicas de controle da sífilis e prevenção da sífilis congênita. Os dados de sífilis gestacional por município brasileiro podem ser acessados no link: <http://indicadoressifilis.aids.gov.br/>. Este painel permite a visualização da situação de saúde em cada cidade, tanto por profissionais de saúde como por gestores da saúde.

Pontos importantes

Não se pode minimizar a importância do pré-natal na detecção da sífilis na gestação. A qualidade da assistência, revisitada recentemente por Benedetti et al. (2019), a participação do parceiro nas consultas enfatizada por Duarte desde 2007 e a conversa dos profissionais de saúde com os usuários fortalecerão a comunicação sobre a doença e a adesão ao tratamento.

As recomendações sobre o tratamento da sífilis na gestação são claras e têm o propósito de facilitar o controle da doença no país, onde a sífilis cursa de forma epidêmica. A adesão dos profissionais aos protocolos é muito importante para a eliminação da sífilis congênita em nosso meio.

LEITURAS COMPLEMENTARES

Alexander JM, Sheffield JS, Sanchez PJ, Mayfield J, Wendel GD Jr. Efficacy of treatment for syphilis in pregnancy. Obstet Gynecol. 1999;93:5-8.

Azulay M. In: Schechter M, Marangoni DV. Doenças Infecciosas: Conduta Diagnóstica e terapêutica. Rio de Janeiro: Editora Guanabara-Koogan; 1998.

Benedetti KCSV, Ribeiro ADDC, Queiroz JHFS, Melo ABD, Batista RB, Delgado FM et al. High Prevalence of Syphilis and Inadequate Prenatal Care in Brazilian Pregnant Women: A Cross-Sectional Study. Am J Trop Med Hyg; 2019. Disponível em: https://www.ncbi.nlm.nih.gov/pubmed/31407659.

Bibbins-Domingo K, Grossman DC, Curry SJ, Davidson KW, Epling JW Jr, García FA, Gillman MW et al. Screening for Syphilis Infection in Nonpregnant Adults and Adolescents: US Preventive Services Task Force Recommendation Statement. JAMA. 2016;315:2321-7.

Blencowe H, Cousens S, Kamb M, Berman S, Lawn JE. Lives Saved Tool supplement detection and treatment of syphilis in pregnancy to reduce syphilis related stillbirths and neonatal mortality. BMC Public Health. 2011;11:S9.

Brasil. Ministério da Saúde. Departamento de IST, Aids e Hepatites Virais. Boletim Epidemiológico – Sífilis. Brasília; 2018.

Brasil. Ministério da Saúde. Departamento de IST, Aids e Hepatites Virais. Protocolo Clínico e Diretrizes Terapêuticas para Prevenção da Transmissão Vertical de HIV, Sífilis e Hepatites Virais. Brasília; 2017.

Brasil. Ministério da Saúde. Departamento de IST, Aids e Hepatites Virais. 2011/2017 – Distribuição de testes rápidos para Sífilis. Disponível em: http://www.aids.gov.br/pt-br/pub/2018/20112017-distribuicao-de-testes-rapidos-para-sifilis.

Brasil. Ministério da Saúde. Portaria de Consolidação n. 5, de 28 de setembro de 2017. Brasília; 2017.

Brasil. Ministério da Saúde. Protocolo Clínico e Diretrizes Terapêuticas para Atenção Integral às Pessoas com Infecções Sexualmente Transmissíveis (IST). Brasília; 2019.

Cardoso AR, Araújo MA, Andrade RF, Saraceni V, Miranda AE, Dourado MI. Underreporting of Congenital Syphilis as a Cause of Fetal and Infant Deaths in Northeastern Brazil. PLoS One. 2016;11:e0167255.

Cates W Jr, Rothenberg RB, Blount JH. Syphilis control. The historic context and epidemiologic basis for interrupting sexual transmission of Treponema pallidum. Sex Transm Dis. 1996;23:68-75.

CDC – Centers for Disease Control and Prevention. Sexually Transmitted Diseases Surveillance 2017. Syphilis. Disponível em: https://www.cdc.gov/std/stats17/Syphilis.htm.

Clement ME, Okeke NL, Hicks CB. Treatment of syphilis: A systematic review. JAMA. 2014;312:1905-17.

Dallé J, Ramos MC, Jimenez MF, Escobar FG, Antonello VS. Oral Desensitization to Penicillin for the Treatment of Pregnant Women with Syphilis: A Successful Program. Rev. Bras. Ginecol. Obstet. 2018;40:43-6.

Domingues RM, Szwarcwald CL, Souza Junior PR, Leal Mdo C. Prevalence of syphilis in pregnancy and prenatal syphilis testing in Brazil: Birth in Brazil study. Rev Saúde Pública. 2014;48:766-74.

Duarte G. Extensão da assistência pré-natal ao parceiro como estratégia de aumento da adesão ao pré-natal e redução da transmissão vertical de infecções. Rev. Bras. Ginecol. Obstet. 2007;29:171-4.

Felix MMR, Kuschnir FC. Alergia à penicilina: Aspectos atuais. Adolesc Saude. 2011;8:43-53.

Fernandes FR, Zanini PB, Rezende GR, Castro LS, Bandeira LM, Puga MA et al. Syphilis infection, sexual practices and bisexual behaviour among men who have sex with men and transgender women: A cross-sectional study. Sex Transm Infect. 2015;91:142-9.

Galvao TF, Silva MT, Serruya SJ, Newman LM, Klausner JD, Pereira MG et al. Safety of benzathine penicillin for preventing congenital syphilis: a systematic review. PLoS One. 2013;8:e56463.

Garnett GP, Sevgi OA, Hoyle DV, Cates Jr. W, Anderson RM. The natural history of syphilis. Implications for the transmission dynamics and control of infection. Sex Transm Dis. 1997;24:185-98.

Kahn JG, Jiwani A, Gomez GB, Hawkes SJ, Chesson HW, Broutet N et al. The cost and cost-effectiveness of scaling up screening and treatment of syphilis in pregnancy: A model. PLoS One. 2014;9:e87510.

Klein VR, Cox SM, Mitchell MD, Wendel GD Jr. The Jarisch-Herxheimer reaction complicating syphilotherapy in pregnancy. Obstet Gynecol. 1990;75:375-80.

Korenromp EL, Rowley J, Alonso M, Mello MB, Wijesooriya NS, Mahiané SG et al. Global burden of maternal and congenital syphilis and associated adverse birth outcomes-Estimates for 2016 and progress since 2012. PLoS One. 2019;14:e0211720.

Lewis DA, Lukehart SA. Antimicrobial resistance in Neisseria gonorrhoeae and Treponema pallidum: evolution, therapeutic challenges and the need to strengthen global surveillance. Sex Transm Infect. 2011;87(Suppl 2):ii39-43.

Lukehart SA, Godornes C, Molini BJ, Sonnett P, Hopkins S, Mulcahy F et al. Macrolide resistance in Treponema pallidum in the United States and Ireland. N Engl J Med. 2004;351(2):154-8.

Mahoney JF, Arnold RC, Harris AD. Penicillin treatment of early syphilis. Am J Public Health. 1943;33:1387-91.

Peeling RW, Mabey D, Kamb ML, Chen XS, Radolf JD, Benzaken AS. Syphilis. Nat Rev Dis Primers. 2017;3:17073.

Rolfs RT, Joesoef MR, Hendershot EF, Rompalo AM, Augenbraun MH, Chiu M et al. A randomized trial of enhanced therapy for early syphilis in patients with and without human immunodeficiency virus infection. The Syphilis and HIV Study Group. N Engl J Med. 1997;337:307-14.

Rowley J, Vander Hoorn S, Korenromp E, Low N, Unemo M, Abu-Raddad LJ et al. Global and Regional Estimates of the Prevalence and Incidence of Four Curable Sexually Transmitted Infections in 2016. WHO Bulletin; 2019 June. Disponível em: https://www.who.int/bulletin/online_first/BLT.18.228486.pdf.

Saraceni V, Guimarães MH, Theme Filha MM, Leal MdoC. Perinatal mortality due to congenital syphilis: A quality-of-care indicator for women's and children's healthcare. Cad Saude Publica. 2005;21:1244-50.

Seña AC, Wolff M, Behets F, Martin DH, Leone P, Langley C et al. Rate of Decline in Nontreponemal Antibody Titers and Seroreversion After Treatment of Early Syphilis. Sex Transm Dis. 2017;44:6-10.

Shenoy ES, Macy E, Rowe T, Blumenthal KG. Evaluation and Management of Penicillin Allergy: A Review. JAMA. 2019;321:188-99.

Singh AE, Romanowski B. Syphilis: Review with emphasis on clinical, epidemiologic, and some biologic features. Clin Microbiol Rev. 1999;12:187-209.

Tramont EC. In: Mandell, Douglas and Bennett's Principles and Practice of Infectious Diseases. 7th ed. Philadelphia: Churchill Livingstone; 2010. p.3035-54.

Watson-Jones D, Changalucha J, Gumodoka B, Weiss H, Rusizoka M, Ndeki L et al. Syphilis in pregnancy in Tanzania. I. Impact of maternal syphilis on outcome of pregnancy. J Infect Dis. 2002;186:940-7.

WHO – World Health Organization. Guideline on syphilis screening and treatment for pregnant women. Disponível em: https://www.who.int/reproductivehealth/publications/rtis/syphilis-ANC-screenandtreat-guidelines/en/.

Wicher V, Wicher K. Pathogenesis of maternal-fetal syphilis revisited. Clin Infect Dis. 2001;33:354-63.

87

Papiloma Vírus Humano (HPV)

Silvana Maria Quintana
Patrícia Pereira dos Santos Melli
Geraldo Duarte

Infecção pelo HPV

A infecção pelo HPV é uma das infecções de etiologia viral de transmissão sexual mais prevalente no período de vida reprodutiva. Por sua consistente associação causal com o câncer cervical, esta infecção representa causa significativa de morbimortalidade em mulheres. Durante toda sua vida, a mulher apresenta 50 a 80% de risco de adquirir o HPV. Apesar de a progressão para o câncer ser rara, a alta prevalência da infecção pelo HPV acarreta elevada prevalência de lesões induzidas por este vírus no trato genital feminino e aumenta o risco de câncer cervical. O desfecho desta infecção viral depende dos mecanismos determinantes do *clearance* ou persistência viral.

- **Tipos de infecção pelo HPV:** o HPV pode causar três tipos de infecção: clínica, subclínica e latente.
- **Infecção clínica:** acomete 1% da população sexualmente ativa e os tipos virais mais frequentemente envolvidos são o 6 e o 11. As lesões características são as verrugas genitais que apresentam aspecto papilar, podem ser únicas ou múltiplas emergindo de base comum, localizando-se mais frequentemente na vulva (introito e períneo). Nas mulheres imunodeprimidas, as lesões costumam ser multifocais e recidivantes. O diagnóstico, na maioria das vezes, é realizado pelo exame ginecológico considerado suficiente para formular a hipótese diagnóstica. Não há necessidade de realizar vulvoscopia com aplicação de ácido acético (2 ou 3%) na busca de lesões subclínicas em virtude da elevada taxa de falso-positivos que este teste apresenta na região vulvar.
- **Infecção subclínica:** atinge 4% da população sexualmente ativa. Neste tipo de infecção, as lesões não são visíveis a olho nu, sendo necessária a realização de exames complementares como a colpocitologia, a colposcopia/genitoscopia e o exame anatomopatológico. O exame colpocitológico, seja por meio do esfregaço convencional, seja meio líquido, tem como objetivo analisar a morfologia celular e detectar atipias compatíveis com lesões pré-neoplásicas do colo uterino também denominadas de lesões intraepiteliais (LIE).
- **Infecção latente:** caracteriza-se pela ausência de lesão clínica e/ou subclínica sendo o diagnóstico realizado por meio de técnicas de biologia molecular. Embora estas técnicas apresentem elevada sensibilidade e especificidade, possibilitando identificar vários tipos de HPV, a pesquisa deste vírus em pacientes sem lesão subclínica tem indicações limitadas.
- **Infecção pelo HPV no ciclo gravídico-puerperal:** a prevalência da infecção pelo HPV em gestantes mostra ampla variação entre os estudos avaliados com valores entre 5 e 65%. Na revisão realizada por Liu et al. (2014), a prevalência foi de 16,8%, significativamente mais elevada do que a população pareada de não grávidas (12, 2%). Estudo realizado em Ribeirão Preto demonstrou elevada prevalência desta infecção em gestantes portadoras do HIV, com aproximadamente 80% de positividade para o HPV-DNA neste grupo de mulheres. No puerpério, período que se caracteriza pelo retorno ao estado prévio à gestação, os resultados são controversos sobre a chance de *clearance* viral, com autores que demonstraram redução da infecção pelo HPV e outros que não detectaram diferenças entre a gestação e o puerpério.
- **Rastreio das lesões intraepiteliais (LIE) durante a gestação:** embora a gravidez não seja o momento ideal para realizar o rastreamento do câncer do colo do útero, consiste em uma oportunidade de diagnosticar uma lesão precursora ou um carcinoma cervical em estadiamento inicial, justificando que o rastreamento destas lesões

deva fazer parte dos exames de rotina da assistência pré-natal. A colpocitologia e a colposcopia são eficazes em detectar as lesões precursoras do câncer cervical e excluir, ou não, um carcinoma cervical invasor. Observa-se que 46 a 69% dos casos de câncer do colo do útero durante a gravidez são inicialmente diagnosticados por um esfregaço cervical atípico. No estudo realizado por Coppolillo et al. (2012), a prevalência de NIC II e III durante a gravidez foi de 0,48%, percentual semelhante aos descritos por outros autores e o câncer cervical invasivo é, depois do câncer de mama, o segundo tumor maligno mais comum durante a gravidez, com uma taxa de 0,75 a 4,5/10 mil mulheres ou 15 casos para 10 mil gestações.

- **Colpocitologia:** a gravidez não modifica significativamente os índices de falso negativo da colpocitologia, porém é fundamental que o profissional de saúde informe ao responsável pela leitura do material que se trata de uma gestante, assim como a idade gestacional no momento da coleta. A incidência de citologia anormal durante a gravidez situa-se entre 0,5 e 6,2%, e, para alguns autores, este percentual é comparável com o de mulheres não grávidas. Isso se traduz em cerca de 200 mil gestantes a cada ano com colpocitologia anormal.

De acordo com as Diretrizes do INCA, publicadas em 2011 e revisadas em 2016, a recomendação para o rastreamento de LIE pré-neoplásicas e do câncer do colo do útero em gestantes deve ser realizada pela colpocitologia, seguindo as recomendações de periodicidade e a faixa etária para as demais mulheres, e a procura do serviço de saúde para realização de pré-natal deve sempre ser considerada uma oportunidade para o rastreio. O resultado do exame colpocitológico é classificado e reportado utilizando-se a terminologia da Nomenclatura Brasileira para Laudos Cervicais e Condutas Preconizadas – recomendações para profissionais de saúde, publicadas em 2006, muito semelhantes às descritas no Sistema Bethesda.

No ano de 2006, a Sociedade Americana de Colposcopia e Patologia Cervical (ASCCP) endossou um guia de orientações de condutas para alterações colpocitológicas e anatomopatológicas apoiando uma abordagem conservadora para os resultados anormais desses exames, na ausência de câncer invasor durante a gravidez. De acordo com as Diretrizes do INCA (2011, 2016) e com a maioria das orientações do *guideline* da ASCCP, as alterações colpocitológicas devem ser classificadas de acordo com o Sistema Brasileiro de Laudos (2006) e conduzidas conforme descrito a seguir:

1. **Células escamosas atípicas de significado indeterminado:** esta atipia celular pode ser dividida em:
    a) **Possivelmente não neoplásicas (ASC-us):** no Brasil, a prevalência desse diagnóstico citológico foi de 1,6% entre todos os exames realizados e de 57% considerando-se apenas os resultados alterados (SISCOLO-Brasil, 2013). A abordagem na citologia ASC-us na gestante deve ser expectante com a repetição do exame colpocitológico pelo menos 12 semanas após o parto de acordo com a faixa etária de rastreamento preconizado. Se a gestante for imunossuprimida, a recomendação é encaminhar para colposcopia já no primeiro exa-

me apontando ASC-us. Na gestante a realização de biópsia cervical está indicada quando há suspeita de lesão invasiva.
    b) **Não sendo possível excluir lesão de alto grau (ASC-H):** todas as células escamosas atípicas favorecendo lesões de alto grau devem ser avaliadas com colposcopia em gestantes ou fora da gestação.
2. **Células glandulares atípicas e células atípicas de origem indefinida, independentemente de não sugerirem neoplasia ou não afastarem lesão de alto grau:** em qualquer idade gestacional, esta atipia deve ser encaminhada para colposcopia. Entretanto, a curetagem endocervical e biopsia endometrial não serão realizadas (D). Durante a avaliação colposcópica, a realização da biópsia dirigida está indicada na suspeita de doença invasora.
3. **Lesão escamosa de baixo grau (LSIL/LIEBG):** representa o segundo diagnóstico citopatológico mais frequente precedida apenas pela categoria ASC-US. As gestantes com exame citopatológico sugestivo de LIEBG poderão repetir a colpocitologia após 12 semanas do término da gestação. As mulheres imunossuprimidas, como as infectadas pelo HIV, transplantadas, com doenças autoimunes ou em uso de drogas imunossupressoras, devem ser encaminhadas para colposcopia após exame colpocitopatológico mostrando LIEBG.
4. **Lesão escamosa de alto grau (HSIL/LIEAG):** a sensibilidade da colpocitologia para diagnosticar LIEAG durante a gravidez varia de 70 a 84%. Em 2013, no Brasil, prevalência de LIEAG foi de 0,26% de todos os exames realizados e de 9,1% dos exames alterados (Brasil, 2013). A confirmação histológica de NIC II/III ocorre em até 75% das mulheres com este laudo citopatológico e 1 a 2% destas mulheres apresentam histopatologia de carcinoma invasor A recomendação é que gestantes com LIEAG na colpocitologia sejam encaminhadas para avaliação colposcópica de imediato, independentemente da idade gestacional, e a biópsia dirigida pela colposcopia seja realizada nos casos de achados colposcópicos sugestivos de câncer invasor. Caso a colposcopia evidencie lesão de alto grau, mas sem suspeita de invasão, a biópsia não será realizada, e visto que estas lesões apresentam mínimo risco de progressão para invasão e algum potencial de regressão após o parto, recomenda-se a reavaliação 12 semanas após o parto. Os procedimentos excisionais como excisão da zona de transformação (EZT/LLETZ) ou conização não devem ser realizados, pois há risco de sangramento excessivo do colo do útero grávido, abortamento e parto pré-termo. Não há contraindicação ao parto vaginal para essas gestantes. Caso haja suspeita de invasão, a paciente deverá ser imediatamente encaminhada para serviço de oncologia (assistência de alta complexidade).

Genitoscopia/colposcopia

A colposcopia é o procedimento de escolha na triagem de um esfregaço cervical anormal e é útil em dirigir biópsias cervicais de lesões suspeitas. Este exame pode ser realizado em qualquer época da gestação, mas costuma apresentar maiores dificuldades a partir do 2º trimestre. Na prática, ao serem encaminhadas para colposcopia durante a gravidez, muitas mulheres já estarão na segunda metade da gestação, dificultando a avaliação colposcópica. As condições habituais de exame colposcópico costumam ser retomadas 12 semanas após o parto. Em decorrência das alterações cervicais próprias da gravidez, previamente discutidas, a colposcopia pode ser desafiadora neste período e é mais bem executada por um colposcopista familiarizado com as mudanças colposcópicas induzidas pela gravidez.

Biópsia do colo uterino dirigida pela colposcopia

Constitui um método seguro e confiável na avaliação de gestantes com colpocitologia e colposcopia alteradas. Quando realizada por examinador experiente, tem elevada sensibilidade para diagnosticar doença invasora do colo. Vários instrumentos podem ser utilizados para este fim e a escolha do instrumental dependerá da experiência e da preferência do colposcopista e da disponibilidade de cada serviço. Apesar de não haver risco de eventos adversos sobre a gestação, existe maior probabilidade de sangramento associado a este procedimento. A fim de evitar a associação de biopsia cervical e aborto espontâneo, alguns protocolos têm defendido realização da biópsia cervical após o 1º trimestre da gestação. Em estudo retrospectivo realizado por Economos et a.l (1993), 395 gestantes realizaram biópsia cervical dirigida pela colposcopia, e nenhum caso de sangramento agudo foi observado. Três pacientes apresentaram hemorragia tardia conduzida com aplicação de pressão sobre o local do sangramento. A biópsia guiada pela colposcopia mostra uma correlação de 73 a 90% com o diagnóstico histopatológico e poucas complicações têm sido descritas associadas a este procedimento durante a gravidez, variando entre 0,5 e 8%. Uma análise retrospectiva realizada por Economos et al. (1993), envolvendo 612 mulheres grávidas com alterações citológicas das quais 449 realizaram colposcopia com biópsia dirigida, demonstrou que a impressão colposcópica teve 95% de concordância com a biópsia dirigida dentro do grau de severidade das lesões. Os autores atribuíram este elevado percentual à experiência dos profissionais.

Tratamento das lesões HPV induzidas

Independentemente da modalidade escolhida, durante a gestação o tratamento só está indicado na infecção clínica (verrugas). Recomenda-se obter o termo de consentimento livre e esclarecido antes de realizar qualquer tipo de tratamento. Há várias opções de tratamento, porém independentemente do método utilizado, a taxa de recidivas é alta. A regressão espontânea ocorre em 30 a 60% dos condilomas acuminados, principalmente em pacientes jovens. Embora não apresente risco de malignização pelo fato de apresentar elevada transmissibilidade, o tratamento destas lesões é recomendado. A escolha do tipo de tratamento dependerá da localização e extensão das lesões, porém na gestação as lesões costumam ser mais extensas, limitando as opções. Nas lesões mais extensas e volumosas, criteriosa avaliação deve

ser realizada antes do tratamento da gestante, pois muitas vezes este poderá ser mutilador, alterando de forma irreversível o trato genital inferior. Nestes casos, a melhor opção será aguardar o término da gestação, pois a regra é que ocorra importante regressão das lesões no puerpério.

Opções terapêuticas para a infecção clínica (verrugas) durante a gestação

1. **Ácido tricloroacético (ATA) a 80 a 90%:** é um agente químico cáustico que promove destruição dos condilomas pela coagulação química de seu conteúdo proteico. As soluções são muito fluidas, comparáveis à água, e podem se espalhar rapidamente se aplicadas em excesso, causando queimadura nas áreas adjacentes às lesões. Sua principal indicação são as lesões de pequeno tamanho e número quando o ATA deve ser aplicado com cotonete nas lesões, sempre pelo profissional de saúde. Em geral, a aplicação é repetida semanalmente, e 3 a 4 aplicações são suficientes para remover os condilomas. Após secar, a lesão assumirá aspecto branco neve. Caso seja aplicada em quantidade excessiva, o excesso pode ser removido polvilhando talco, bicarbonato de sódio ou lavando com sabão neutro. É seguro para uso durante a gestação. Lesões ceratinizadas e de grande volume/extensão não devem ser tratadas com ATA.

2. **Métodos físicos:** podem ser realizados em ambulatório apresentando bons resultados em lesões vulvares ceratinizadas que, muitas vezes, não respondem a agentes químicos. Importante destacar que o tratamento destrutivo ou excisional das lesões vulvares e vaginais sempre deve ser precedido de anestesia (local ou regional). Quando necessária mais de uma sessão terapêutica, deve-se respeitar o intervalo de 2 semanas. Entre estes métodos destacamos:

   a) **Vaporização ou eletrocauterização com aparelho de cirurgia por onda de radiofrequência (CAF):** utiliza um eletrodo ativo por onde passa uma corrente alternada de alta frequência, sendo bastante utilizada em lesões vulvares ceratinizadas. A aplicação nas lesões vaginais e anais deve ser cuidadosa, com controle da profundidade do efeito térmico, pois pode causar necrose tecidual profunda e estenose do canal anal e vaginal.

   b) **Vaporização com *laser* de CO_2:** em virtude da pequena difusão térmica, o tratamento com *laser* de CO_2 gera pouca fibrose com excelente resultado estético em região vulvar, sendo ideal para tratamento de lesões uretrais, vaginais e anais. Além disso, possibilita a intervenção em áreas de difícil acesso por outros métodos, como lesões em fórnices e pregas vaginais. A necessidade de treinamento especial do médico e o alto custo do equipamento limitam o seu uso.

   c) **Criocauterização ou crioterapia ou criocoagulação:** este método promove a destruição térmica por dispositivos metálicos resfriados por CO_2 ou N_2O (criocautérios) ou pela aplicação direta de nitrogênio líquido. A crioterapia elimina as verrugas por induzir a citólise térmica, sendo útil quando há poucas lesões ou lesões muito ceratinizadas.

d) **Exérese cirúrgica com alça diatérmica com CAF:** em casos de grandes lesões exofíticas, visto que este aparelho mistura corte e coagulação, utilizando-se um eletrodo em alça, pode-se realizar a EXCISÃO das verrugas. A exérese cirúrgica com alça diatérmica exige treinamento, material e equipamento específico e permite a obtenção de material para exame histopatológico.

e) **Exérese cirúrgica com bisturi (lâmina fria):** método pouco utilizado, geralmente reservado para lesões muito extensas, podendo eliminá-las em apenas uma sessão de tratamento. Como a maioria das lesões é exofítica, este método resulta em uma ferida que envolve a porção superficial da derme e deve ser indicado para situações em que não é possível aguardar o puerpério.

Os métodos químicos, imunológicos e físicos com vaporização são destrutivos e, portanto, NÃO indicados em situações que o exame anatomopatológico é necessário.

Manejo da infecção subclínica pelo HPV durante a gravidez

Após o diagnóstico de neoplasia intraepitelial cervical (NIC) de qualquer grau (I, II e III), excluindo-se a invasão estromal, é consenso que durante a gestação a conduta seja expectante, postergando-se o tratamento específico para o período pós-parto. Este manejo está embasado nos estudos avaliando a história natural das NIC na gravidez que mostram que a progressão para carcinoma invasor neste período é muito rara (de 0% a 0,4%), podendo ocorrer a persistência ou mesmo a regressão espontânea destas lesões. De acordo com vários estudos, 48 a 70% das NIC II e III regridem durante o curso da gravidez quando as colpocitologias/histologias anteparto e pós-parto são comparadas.

A raridade do diagnóstico de câncer cervical invasor durante a gravidez impossibilita a realização de grandes ensaios clínico ou estudos randomizados e, portanto, não há diretrizes claras disponíveis, exceto recomendações com base em pequenas séries de casos. Uma biópsia sugerindo câncer cervical microinvasor ou invasor deve ser conduzido por uma equipe multidisciplinar para o planejamento do estadiamento e tratamento. Este planejamento deve levar em consideração o desejo da paciente quanto ao prosseguimento ou interrupção da gravidez, além de estágio clínico e a idade gestacional no diagnóstico.

Procedimentos diagnósticos excisionais como a conização por eletrocirurgia (CAF) ou a frio têm indicação limitada durante a gestação, ou seja, apenas nos casos em que a biópsia dirigida evidenciar microinvasão ou invasão em que este conhecimento poderá alterar a conduta da gravidez ou parto. Recomenda-se realizá-la no 2º trimestre com o objetivo de diferenciar as pacientes que podem esperar até a viabilidade fetal para tratar a doença e aquelas em que o tratamento deve ser imediato, sempre considerando o desejo materno. É importante ressaltar que a ocorrência de complicações, como hemorragia e elevada frequência de margens comprometidas pela neoplasia com qualquer técnica empregada para conização, não permite que este procedi-

mento seja considerado terapêutico para as NIC II e III durante a gestação.

História natural das neoplasias intraepiteliais cervicais (NIC) no puerpério

A evolução da LIE durante o puerpério, com base em taxas de progressão, persistência ou regressão das lesões, varia entre os estudos. Essa ampla variação pode estar relacionada a inúmeros fatores: métodos diagnósticos utilizados; características e o tempo de acompanhamento das populações estudadas; e o tamanho das lesões. Além desses fatores, a via de parto e as alterações epiteliais e hormonais que ocorrem durante o puerpério podem mascarar as lesões, que poderiam explicar as maiores taxas de regressão descritos em alguns estudos. Até o momento, há dúvidas se a regressão, persistência ou progressão das lesões durante o período pós-parto é atribuível à precisão diagnóstica insuficiente durante a gravidez ou, no caso da progressão, a uma real evolução das lesões. A taxa de persistência da LIE varia entre 47 e 89%. Estudo realizado na América Latina observou elevada taxa de persistência de NIC II/III (70%) no puerpério. A incidência de câncer microinvasivo, neste grupo, pode ser tão elevada como 3,6%. Outros autores reportam elevadas taxas de regressão, variando entre 47 e 70%.

Embora os dados da literatura demonstrem que a taxa de regressão da NIC não tratada na gravidez variam de 25 a 70%, todas as pacientes com colpocitologia anormal ou lesões histológicas compatíveis com NIC durante gravidez deverão ser reavaliadas no pós-parto com a repetição da colpocitologia e da colposcopia, se indicada. O momento ideal para repetição da propedêutica seria após o retorno aos ciclos menstruais, porém na prática recomenda-se esta reavaliação com 12 semanas pós-parto. Neste período, mesmo nas mulheres que estão amamentando, inicia-se a recuperação funcional ovariana e observa-se melhora do hipoestrogenismo. Também a inflamação associada com a gravidez diminuiu acentuadamente e, portanto, diminui a probabilidade de resultados falso-positivos na colpocitologia.

Via de parto e lesões HPV induzidas

A comparação entre a via de parto, vaginal ou cesariana, e a taxa de regressão das LIE permanece controversa e a presença de lesões induzidas pelo HPV, independentemente do grau, não constitui contraindicação para o parto vaginal, sendo a cesárea indicada por critérios puramente obstétricos ou pela presença de grande condilomas que obstruam o canal de parto.

Estudo realizado por Yost et al. (1999) avaliou 157 mulheres grávidas com displasia cervical e não observou diferença nas taxas de regressão de NIC II e III em relação ao tipo de parto, embora essas taxas tenham sido elevadas (68% regressão para NIC II e 70% de regressão para NIC III). Conclusões semelhantes no que diz respeito ao impacto do tipo de parto sobre as taxas de regressão também foram publicadas por Kaneshiro et al. (2005) e Ueda et al. (2009) em dois estudos independentes. Todos os estudos são séries retrospectivas, pequenas, com um pequeno número de gestantes que realizaram cesariana.

Avaliação pós-parto foi realizada por Kaplan et al. (2004) em estudo retrospectivo apontando que 62% das gestantes com LIE de baixo grau na colpocitologia anteparto apresentaram regressão da lesão e 32% apresentaram persistência dessa lesão ao repetirem a colpocitologia no pós-parto. Nesse estudo, apenas 6% das pacientes com LIE de baixo grau apresentaram progressão para LIEAG na avaliação pós-parto e nenhuma apresentou progressão para câncer invasivo. O estudo também identificou 28 gestantes com LIEAG na colpocitologia realizada no 1º trimestre e todas foram seguidas com colposcopia e biópsia, se indicadas, durante a gravidez e em 6 a 8 semanas pós-parto. A LIEAG persistiu em 89% (25/28) das puérperas e o câncer microinvasor foi encontrado em 11% (3/28) destas. Portanto, todos os casos de LIEAG diagnosticados anteparto persistiram no período pós-parto. Esses autores acompanharam um elevado percentual dessas mulheres por 2 a 5 anos após o parto e observaram altas taxas de recorrência tanto para a LIEBG como a LIEAG.

Recente, revisão publicada em 2018 apontou que a via de parto não influenciou significativamente a história natural das lesões displásicas cervicais em gestantes. O número de regressões espontâneas de LIE observadas após o parto foi semelhante nos dois grupos (parto vaginal e parto cesárea).

Considerações finais

- A atenção pré-natal, especialmente em um país em desenvolvimento como o Brasil, deve ser vista como uma oportunidade para rastrear lesões pré-neoplásicas e neoplásicas do colo uterino.
- O exame recomendado para o rastreamento é a colpocitologia obedecendo as recomendações das diretrizes para o rastreamento do câncer cervical.
- A conduta, na grande maioria das alterações da colpocitologia, não difere daquela recomendada para mulheres não grávidas.
- Quando indicada, a colposcopia e a biópsia dirigida devem ser realizadas com o objetivo de excluir a doença invasora.
- A curetagem endocervical deve ser evitada durante a gravidez.
- Independentemente do grau de neoplasia intraepitelial (NIC I, II, III), a conduta será expectante com a repetição do tripé diagnóstico no puerpério. A única indicação para a tratamento na gestante é o câncer invasivo.
- Há poucas evidências científicas para comparar a conduta no câncer cervical invasivo em população de gestantes comparando-se com não grávidas. Cada caso deve ser individualizado e conduzido por uma equipe multidisciplinar a fim de equilibrar o bem-estar materno-fetal.
- As lesões condilomatosas do trato genital feminino devem ser tratadas de acordo com protocolos dos serviços de assistência pré-natal e o ATA é o principal método utilizado. Grandes e volumosas lesões condilomatosas podem ser indicação de cesariana e aguardar o puerpério quando ocorre importante regressão das lesões.
- A via de parto deve obedecer a critérios obstétricos, exceto na presença de lesões extensas ou volumosas que obstruam o canal de parto.

LEITURAS COMPLEMENTARES

Allen DG, Planner RS, Tang PT, Scurry JP, Weerasiri T. Invasive cervical cancer in pregnancy. Aust N Z J Obstet Gynaecol. 1995;35:408-12

Amant F et al. Gynecologic cancers in pregnancy: Guidelines of an international consensus meeting. Int J Gynecol Cancer. 2009;19(Suppl 1):S1-S1.

Banura C, Franceschi S, van Doorn LJ, Arslan A, Kleter B, Wabwire-Mangen F, Mbidde EK, Quint W, Weiderpass. Prevalence, incidence and clearance of human papillomavirus infection among young primiparous pregnant women in Kampala, Uganda. Int. J. Cancer. 2008;123:2180-7.

Bodily J, Laimins LA. Persistence of human papillomavirus infection: Keys to malignant progression. Trends Microbiol. 2011 Jan;9(1):33-9.

Bond S. Caring for women with Abnormal Papanicolaou Tests During Pregnancy. J Midwifery Womens Health. 2009;54:201-10.

Brasil. Ministério da Saúde. Departamento de Informática do SUS. Sistema de Informação do Câncer do Colo do útero (SISCOLO). [Acesso 2018 jan 03]. Disponível em: http://www2. datasus.gov.br/DATASUS/index. php?area=060303.

Coppolillo EF, Vega HMR, Brizuela J, Eliseth MC, Barata A, Perazzi BE. High-grade cervical neoplasia during pregnancy: Diagnosis, management and postpartum findings; 2012.

Demeter A, Sziller I, Csapo Z, Szantho A, Papp Z. Outcome of pregnancies after cold-knife conization of the uterine cervix during pregnancy. Eur J Gynaecol Oncol. 2002;23:207-10.

Economos K et al. Abnormal cervical cytology in pregnancy: A 17-year experience. Obstet Gynecol. 1993;81:915-8.

Frega A et al. Clinical management and follow-up of squamous intraepithelial cervical lesions during pregnancy and postpartum. Anticancer Res. 2007;27:2743-6.

Hunter MI, Monk BJ, Tewari KS. Cervical neoplasia in pregnancy. Part 1: Screening and management of preinvasive disease. Am J Obstet Gynecol. 2008;199:3-9.

Instituto Nacional do Câncer. Nomenclatura brasileira para laudos cervicais e condutas preconizadas: Recomendações para profissionais de saúde. Revista Brasileira de Cancerologia. 2006;52(3):36.

Instituto Nacional do Cancer. Diretrizes Brasileiras para o rastreamento do câncer do colo uterino. INCA; 2016.

Jalil EM, Duarte G, El Beitune P, Simões RT, Dos Santos Melli PP, Quintana SM. High prevalence of human papillomavirus infection among Brazilian pregnant women with and without human immunodeficiency virus type 1. Obstet Gynecol Int. 2009 Sep;2009:485423.

Jalil EM, Bastos FI, Melli PP, Duarte G, Simoes RT, Yamamoto AY, Morais RA, Quintana SM. HPV clearance in postpartum period of HIV-positive and negative women: A prospective follow-up study. BMC Infect Dis. 2013 Dec 1;13:564. Doi: 10.1186/1471-2334-13-564.

Kaneshiro BE et al. Effect of delivery route on natural history of cervical dysplasia. Am J Obstet Gynecol. 2005;192:1452-4.

Kaplan KJ et al. Prognosis and recurrence risk for patients with cervical squamous intraepithelial lesions diagnosed during pregnancy. Cancer. 2004;102:228-32.

Kathleen Y, Yang, MD. Abnormal Pap Smear and Cervical Cancer in Pregnancy. Clinical Obstetrics and Gynecology. 2012;55(3):838-48.

Levitt C et al. Systematic review of the literature on postpartum care: Selected contraception methods, postpartum Papanicolaou test, and rubella immunization. Birth. 2004;31:203-12.

Liu P, Xu L, Sun Y, Wang Z. Review article. The prevalence and risk of human papillomavirus infection in pregnant women. Epidemiol. Infect. 2014;142:1567-8.

Massas LS, Collins YC, Meyer PM. Where's the high-grade cervical neoplasia? The importance of minimally abnormal Papanicolaou diagnoses. Gynecology Oncology. 2001;82(6):516-22.

Medeiros LR, Ethur ABM, Hilgert JB et al. Vertical transmission of the human papillomavirus: A systematic quantitative review. Cad Saúde Pública. 2005 Jul-Aug;21(4):1006-15.

Murta EF, de Andrade FC, Adad SJ, de Souza H. Low-grade cervical squamous intraepithelial lesion during pregnancy: Conservative antepartum management. Eur J Gynaecol Oncol. 2004;25:600-2.

Murta EF et al. High-grade cervical squamous intraepithelial lesion during pregnancy. Tumori. 2002;88(3):246-50.

Nobbenhuis MAE, Helmerhorst TJM, van den Brule AJC, Rozendaal L, Bezemer PD, Voorhorst FJ et al. High-risk human papillomavirus clearance in pregnant women: Trends for lower clearance during pregnancy with a catch-up postpartum. Br J Cancer. 2002 Jul;87:75-80.

Norstrom A, Jansson I, Andersson H. Acta Obstet Gynecol Scand. 1997;76:583-9.

Paraskevaidis E et al. Management and evolution of cervical intraepithelial neoplasia during pregnancy and postpartum. Eur J Obstet Gynecol Reprod Biol. 2002;104:67-9.

Penna C, Fallani MG, Maggiorelli M, Zipoli E, Cardelli A, Marchionni M. High-grade cervical intraepithelial neoplasia (CIN) in pregnancy: Clinicotherapeutic management. Tumori. 1998;84:567-70.

Prendiville, W. LLETZ: Theoretical rationale, practical aspects, clinical experience, optimizing the technique. In: Prendiville W. et al. Colposcopy: Management options. London: Saunders; 2003.

Robova H, Rob L, Pluta M, Kacirek J, Halaska MJr., Strnad P et al. Squamous intraepithelial lesion-microinvasive carcinoma of the cervix during pregnancy. Eur J Gynaecol Oncol. 2005;26:611-4.

Sarkola ME, Grénman SE, Rintala MA, Syrjanen KJ, Syrjanen SM. Effect of second pregnancy on maternal carriage and outcome of high-risk human papillomavirus (HPV). Experience from the prospective finnish family HPV study. Gynecol Obstet Invest. 2009 Mar;67(3):208-16.

Schuster S, Joura E, Kohlberger P. Natural History of Squamous Intraepithelial Lesions in Pregnancy and Mode of Delivery. Anticancer Research. 2018;38:2439-42. Doi: 10.21873/anticanres.

Selleret L, Mathevet P. Diagnostic et prise en charge des lésions précancéreuses du col utérin pendant la grossesse. Precancerous cervical lesions during pregnancy: Diagnostic and treatment. J Gynecol Obstet Biol Reprod (París). 2008;37(Suppl 1):S131-8.

Serati M, Uccella S, Laterza RM, Salvatore S, Beretta P, Riva C et al. Natural history of cervical intraepithelial neoplasia during pregnancy. Acta Obstet Gynecol Scand. 2008;87:1296-300.

Siristatidis C et al. The role of the mode of delivery in the alteration of intrapartum pathological cervical cytologic findings during the postpartum period. Eur J Gynaecol Oncol. 2002;23:358-60.

Solomon D, Davey D, Kurman R et al. The 2001 Bethesda System: Terminology for reporting results of cervical cytology. JAMA. 2002;287:2114-9.

Stanley M. Pathology and epidemiology of HPV infection in females. Gynecol Oncol. 2010 May;117:S5-10.

Ueda Y et al. Postpartum outcome of cervical intraepithelial neoplasia in pregnant women determined by route of delivery. Reprod Sci. 2009;16:1034-9.

Van Calsteren K, Vergote I, Amant F. Cervical neoplasia during pregnancy: Diagnosis, management and prognosis Best Pract Res Clin Obstet Gynecol. 2005;19:611-30.

Vlahos G, Rodolakis A, Diakomanolis E, Stefanidis K, Haidopoulos D, Abela K et al. Conservative management of cervical intraepithelial neoplasia (CIN 2-3) in pregnant women. Gynecol Obstet Invest. 2002;54:78-81.

Wetta LA, Matthews KS, Kemper ML, Whitworth JM, Fain ET, Huh WK et al. The management of cervical intraepithelial neoplasia during pregnancy: Is colposcopy necessary? J Low Genit Tract Dis. 2009;13:182-5.

Wright TC Jr et al. 2006 consensus guidelines for the management of women with abnormal cervical screening tests. J Low Genit Tract Dis. 2007;11: 201-222 a.

Wright TC Jr, Massad LS, Dunton CJ, Spitzer M, Wilkinson EJ, Solomon D. 2006 American Society for Colposcopy and Cervical Pathology-sponsored Consensus Conference. 2006 consensus guidelines for the management of women with cervical intraepithelial neoplasia or adenocarcinoma in situ. J Low Genit Tract Dis. 2007;11:223-239b.

Yost NP et al. Postpartum regression rates of antepartum cervical intraepithelial neoplasia II and III lesions. Obstet Gynecol. 1999;93:359-62.

88

Herpes

Newton Sérgio de Carvalho
Fernanda Schier De Fraga
Kátia Sheylla Malta Purim

O herpes-vírus, da família *Herperviridae*, inclui o HSV1 (herpes-vírus simples tipo 1) e HSV2 (herpes-vírus simples tipo 2), que são DNA-vírus da subfamília alfa. Caracterizam-se por variabilidade dos hospedeiros, curto ciclo de replicação, habilidade de destruição celular e latência.

A infecção aguda pelo HSV promove destruição tecidual, gerando respostas imunológicas que cronificam e mantém-se de forma latente, podendo ser reativada conforme estímulos. As principais áreas de infecção ocorrem na boca, pele, mucosas, regiões genital e ocular, podendo se manifestar inclusive como infecções sistêmicas, sobretudo em imunodeprimidos.

A predisposição para a infecção pelo HSV é igual entre homens e mulheres. Embora o HSV1 seja responsável em sua maior parte pelas lesões orolabiais, ele vem ultrapassando o HSV-2 na formação das lesões genitais, provavelmente resultante do aumento na frequência do coito orogenital. Esses tipos podem ser diferenciados apenas mediante sorologias, pois demandam estímulos imunogênicos diferentes.

Conforme o Protocolo de Tratamento do Herpes Genital da Organização Mundial de Saúde (2016), o aumento da soroprevalência de ambas as cepas do HSV constitui-se em problema de saúde pública ascendente em todo o mundo. As taxas de infecção pelo HSV-1 se relacionam com o aumento da idade, enquanto as taxas de infecção pelo HSV-2 são influenciadas pelo comportamento sexual.

Devemos dar especial atenção às gestantes, pois quando não diagnosticado e tratado durante este período, o vírus pode ser transmitido para o neonato, caracterizando a transmissão perinatal (TPN) do herpes genital.

Conforme James et al. (2015), embora de baixa incidência, a prevalência da transmissão da infecção neonatal é cerca de 5% intraútero, 85% no periparto e 10% pós-parto. A primoinfecção que ocorre na ocasião do parto tem alto potencial de transmissão perinatal (TPN), sendo a forma mais grave de apresentação da doença na gestação.

Cerca de 20 a 30% das gestantes são positivas para HSV-2. Das mulheres que reportam história de recidiva do herpes genital, 75% apresentarão ao menos uma recorrência na gestação e 14% apresentarão recorrência no momento do parto. O protocolo do French College of Gynaecologists and Obstetricians destaca que a maioria dos recém-nascidos (RN) que apresentaram a TPN do herpes nasceu de mães que não apresentavam queixa de herpes genital durante a gestação, configurando-se como transmissão assintomática ou por meio de microlesões. As gestantes que não apresentam anticorpos contra o HSV têm 4% de chance de apresentar um episódio primário na gestação.

Na gestação, a abordagem ao herpes genital é desafiadora, pois tanto a infecção como a reativação herpética apresentam riscos para o recém-nascido. A infecção congênita pelo herpes simples tem prevalência de 1% e acarreta alta morbimortalidade para o recém-nascido. A maior parte deles com infecção herpética nasceu de mães assintomáticas no momento do parto.

É importante saber reconhecer e abordar as gestantes, pois intervenções adequadas podem impedir sua transmissão (entre parceiros e perinatal), contribuindo para a redução da morbimortalidade materna e fetal.

Epidemiologia e soroprevalência

O HSV é um DNA-vírus dermatoneurotrópico que se reproduz no epitélio e, após a primoinfecção, segue pela bainha periaxonial dos nervos sensoriais em direção aos gânglios nervosos correspondente à área atingida, onde persiste latente.

Essa capacidade de latência do vírus no tecido nervoso periférico é que torna a infecção crônica. O portador do HSV é um potencial disseminador da doença, o que tende a aumentar a prevalência do vírus.

A reativação, sintomática ou não, pode ser desencadeada por fatores externos como exposição solar, calor, frio, administração de adrenalina, corticosteroides, hormônios hipofisários, procedimentos cirúrgicos a *laser* e traumas teciduais localizados. Entre os fatores internos, são elencados estresse físico e/ou emocional, fadiga, relação sexual, menstruação, febre, reações alérgicas e imunodepressão.

Conforme o Protocolo de Tratamento do Herpes Genital da Organização Mundial de Saúde (2016), a soroprevalência do HSV é influenciada por fatores como idade, raça, condições socioeconômicas e hábitos sexuais. Estima-se que a prevalência seja mais elevada em mulheres, na África e nas Américas. Nos grupos etários com atividade sexual de início precoce, as taxas de HSV-2 atingem 30% em adultos.

Patton et al. (2018) demonstraram em um estudo utilizando dados da Pesquisa Nacional de Saúde e Nutrição dos Estados Unidos (NHANES), entre 2007 e 2014, estimou que a soroprevalência do HSV-1 e HSV-2 em mulheres grávidas era de 59,3 e 21,1% respectivamente. Comparado com período anterior, houve um aumento não significativo na soronegatividade entre mulheres grávidas, consistente com o declínio na prevalência geral de HSV-1 e HSV-2 nos Estados Unidos. Embora isso signifique que uma fração maior de mulheres em idade reprodutiva possa ser soronegativa e, portanto, estar em risco de adquirir HSV-1 ou HSV-2 durante a gravidez, é provável que a prevalência dessas infecções também seja menor entre seus parceiros.

Embora o HSV-2 tenha causado a maioria das infecções genitais confirmadas virologicamente pelo herpes-vírus no passado, o HSV-1 foi associado a uma proporção crescente de casos, principalmente entre mulheres jovens. Isso pode explicar por que a taxa de infecção neonatal por HSV não diminuiu juntamente com a redução na prevalência materna de HSV-2.

A infecção pelo HSV é a principal causa de úlcera genital, sendo frequentemente provocada pelo HSV-2. O crescente aumento de infecções herpéticas orogenitais em mulheres jovens e homens que fazem sexo com homens (HSH) pode ser atribuído à infecção pelo HSV-1, com reflexo no aumento deste tipo na gestação.

Conforme metanálise promovida por Wald e Link (2002), o risco de aquisição do HIV é aumentado em 2 a 3 vezes na vigência de infecção pelo HSV-2, e, em diferentes partes do mundo, a coinfecção HSV/HIV chega a taxas de 50 a 95%.

Formas clínicas do HSV

As formas clínicas de apresentação da infecção pelo HSV dependem basicamente do momento em que se encontra a infecção (fase inicial ou recorrência), de quanto tempo tenha se passado após este episódio, da imunidade do paciente e do tipo e carga do vírus.

Os HSV tipo 2 tende a se disseminar de forma assintomática mais frequentemente que o HSV tipo 1, apresentando maior potencial de transmissibilidade.

Para melhor entendimento das formas clínicas, mostramos a sequência da Infecção natural do HSV desde a penetração do vírus até sua recorrência (Figura 88.1).

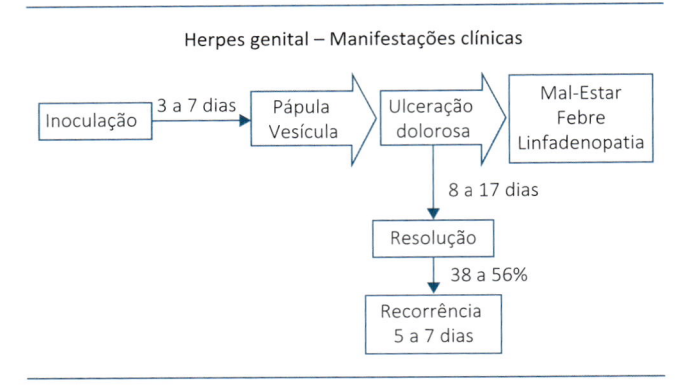

Figura 88.1. Sequência da infecção natural pelo HSV genital. *Fonte:* NSC, 2019.

É importante classificarmos o episódio de herpes na gestação, pois quanto mais recente a infecção e mais próximo do termo, maior o risco de transmissibilidade para o neonato.

As manifestações clínicas na gestação são as mesmas observadas nas não gestantes e são designadas clinicamente como primária, primeiro episódio não primário e episódio recorrente.

Infecção primária

Nesta situação, o vírus recém infectou o paciente e, portanto, ainda não existem anticorpos formados contra o herpes (HSV-1 ou HSV-2).

A apresentação inicial da infecção genital primária pode ser severa, com úlceras genitais mais exuberantes e dolorosas, prurido, febre, linfadenopatia inguinal dolorosa e cefaleia. O acometimento do colo uterino pode provocar corrimento vaginal abundante. A disúria pode estar presente tanto pela dor pela passagem de urina nas úlceras como por uma retenção urinária provocada pelo acometimento do nervo sacral (radiculomielite lombossacra). No entanto, na maioria das pacientes os sintomas são leves ou ausentes. Em estudo prospectivo publicado no New England, Brown et al. (2017) observaram que entre as mulheres grávidas, inicialmente soronegativas para o HSV, apenas um terço das que se converteram apresentaram sintomas consistentes com a infecção genital pelo HSV.

Primeiro episódio não primário

Apresenta-se quando a paciente demonstra pela primeira vez lesões genitais, mas com menos sintomas do que o acometimento primário, pois já existem anticorpos contra o vírus (infecção pelo HSV-1 em uma paciente que já tem anticorpos contra o HSV-2 ou o inverso). A manifestação deste episódio só pode ser estabelecida mediante testes virológicos e sorológicos.

Episódio recorrente

Ocorre quando existe reativação do HSV em uma mulher que já apresentou pelo menos um episódio prévio, com o tipo do HSV presente nas lesões sendo o mesmo que os existentes nos anticorpos do soro. O episódio recorrente é menos intenso do que a infecção primária e raramente apresenta fenômenos sistêmicos, uma vez que o organismo já apresenta anticorpos contra o vírus.

As lesões podem ser inespecíficas (fissura, irritação vulvar, micro soluções de continuidade), sendo precedidas ou não por sintomas prodrômicos (prurido, queimação, dor ou sensação de edema). A recorrência tende a se manifestar na mesma localização que a inicial, geralmente nas zonas inervadas pelos nervos sensitivos sacrais, tanto cutâneas como mucosas. Manifestam-se como úlceras agrupadas sobre uma base eritematosa que evoluem para pequenas vesículas arredondadas ou policíclicas. Nas mucosas, é raro observar vesículas pela sua fácil ruptura. A média de duração das lesões e a disseminação viral são mais curtas do que durante um episódio primário – ao redor de 10 dias, com viremia entre 2 e 5 dias.

Como na infecção primária, a viremia no local é muito maior do que nas recorrências, há impacto no tempo de tratamento conforme cada tipo de infecção e potencial transmissão vertical do vírus. Conforme o protocolo para manejo da infecção pelo herpes genital durante a gestação e pós-parto do French College of Gynaecologists and Obstetricians, a recorrência é a forma clínica de menor transmissibilidade para o neonato.

Quando esta recorrência ocorre em seis ou mais episódios no último ano se denomina "infecção recorrente frequente" e apresenta opção de conduta diferente das outras formas clinicas. É importante destacar que o tratamento com antiviral não influencia as taxas de recorrência, mas diminui a viremia e sintomas.

Na Figura 88.2, podemos observar o aspecto de uma paciente quando apresentou a primoinfecção e a mesma paciente demonstrando a lesão na forma recorrente. A maior intensidade na apresentação da forma inicial e a redução significativa da lesão na recorrência podem ser observadas.

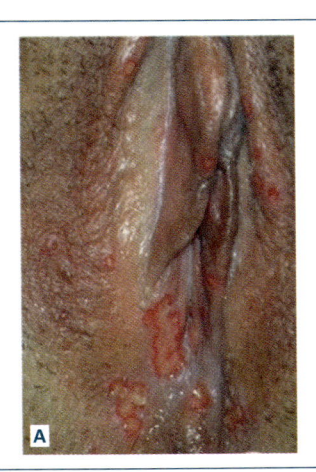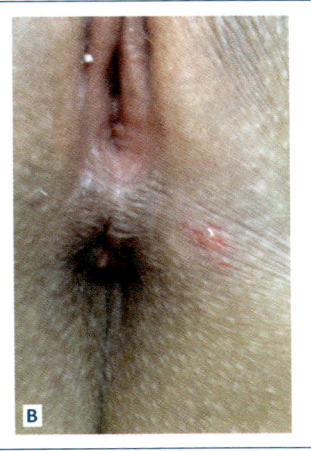

Figura 88.2. (A) Infecção primária do herpes genital. (B) Recorrência.

Fonte: Acervo da autoria.

Cada uma das formas clínicas pode se apresentar de maneira sintomática ou assintomática (também chamada de subclínica). Existe também a possibilidade de que a infecção sintomática apresente lesões muito discretas e com escassos sintomas, de maneira oligossintomática.

Assim sendo, além das três formas clássicas (primoinfecção, primeiro episódio não primário e episódio recorrente), podemos acrescentar mais três formas variantes de manifestação do herpes genital:

1. infecção recorrente;
2. episódios assintomáticos (ou oligossintomáticos);
3. disseminação assintomática.

A infecção recorrente é mediada pela resposta imune do hospedeiro, como na infecção pelo HIV, cuja queda na imunidade estimula as recorrências. Apesar de os episódios assintomáticos ou oligossintomáticos serem recorrências muito discretas, eles se tornaram importantes fontes de persistência da transmissão, pois os pacientes continuam mantendo relações sexuais, uma vez que não manifestam sintomas.

Entretanto, o principal mecanismo de transmissão está associado à **disseminação assintomática**, quando mesmo após o desaparecimento das lesões herpéticas, o vírus (mais comumente o HSV-2) continua se replicando e a infecção persiste com potencial de transmissibilidade por cerca de 3 meses. A forma assintomática é detectada apenas se o paciente for testado por cultura ou por métodos de biologia molecular, como a reação em cadeia polimerase (PCR).

Mulheres imunossuprimidas ou coinfectadas pelo HIV tendem a apresentar episódios prolongados e mais graves de herpes. Sejam genitais, perianais ou orais, recorrentes ou atípicos, as pacientes apresentam úlceras extensas, de aspectos verrucosos e até lesões pseudotumorais. Formas mucocutâneas ou viscerais com acometimento brônquico, pulmonar ou esofagiano, com duração maior de 1 mês, são sinalizadores da AIDS e necessitam de outros exames complementares para melhor investigação.

Infectividade do HSV

A transmissão do herpes-vírus simples (HSV) pode decorrer das relações sexuais, incluindo o sexo oral e, desse modo, abrangendo tanto o HSV-2 de predominância genital como o HSV-1 com predominância oral. A transmissão vertical (TV) do HSV é máxima na forma de primoinfecção na ocasião do parto, pois apresenta maior carga viral. Entretanto, pelo fato de as formas recorrentes apresentarem menor carga viral, este potencial se reduz significativamente.

Diagnóstico clínico e laboratorial

O diagnóstico do herpes simples é clínico, com base nas evidências de anamnese e exame físico, como já visto anteriormente. Na gravidez e puerpério, podemos confirmar o diagnóstico por testes laboratoriais específicos.

- **Cultura viral:** é colhido material das lesões com um *swab* de algodão ou por meio da aspiração de vesículas intactas com agulha fina, sendo a amostra condicionada de imediato em meio de conservação/transporte adequado. Este exame permite a tipificação do HSV, porém apresenta baixa sensibilidade (até 50%) nas lesões recorrentes e durante a fase de cicatrização das lesões. Apresenta pouca aplicabilidade na prática, sendo mais utilizado em trabalhos de pesquisa.

Detecção rápida de partículas virais

Microscopia ótica (MO)

Citopatologia

Colhe-se raspado do assoalho de vesícula íntegra, sendo realizados esfregaços corados pelo Giemsa (método de Tzanck), Wright, hematoxilinaeosina ou pelo método de Papanicolaou. Este exame permite observar multinucleação e balonização celulares e, em 50% dos casos, visualizam-se as inclusões virais, características do HSV. A punção de vesículas intactas com agulha fina (de insulina) com pesquisa dessas alterações apresenta maior sensibilidade do que a pesquisa após o rompimento das vesículas.

Histopatologia

É realizado por meio de biópsia da lesão do herpes simples. Permite a identificação de inclusões intranucleares na periferia das lesões e de células gigantes multinucleadas, embora, como o diagnóstico é clínico, habitualmente não seja indicado. Pode ser indicada nas lesões de difícil diagnóstico, sobretudo nas pacientes imunossuprimidas com HIV.

Microscopia eletrônica (ME)

Realizado mediante coleta de material de biópsia, fluído ou raspado das vesículas, permitindo detecção e identificação da morfologia viral. Na técnica de imunomicroscopia eletrônica, são adicionados anticorpos específicos aos agregados de partículas virais que formam imunocomplexos diretamente visualizados ao ME.

Imunofluorescência e imunoperoxidase

A amostra é coletada mediante raspado de nasofaringe, biópsia de tecido ou cultura de células sendo submetida às técnicas de imunofluorescência ou imunoenzimática. O método de imunofluorescência direta (IFD) permite a detecção de antígenos em amostras ou confirmação da presença do HSV em cultura. O método imunoenzimático tem técnica semelhante à do IFD, sem necessidade de microscópio de fluorescência, e com a vantagem de manter a cor por tempo indeterminado.

Detecção do antígeno ou do anticorpo

Técnicas sorológicas

Enzyme-linked immunosorbent assay (Elisa), Western ImmunoBlot (WBA) e Ensaio imunoenzimático (EIA)

São técnicas sorológicas sensíveis que demonstram interação do antígeno-anticorpo e quantificam anticorpos específicos, servindo para avaliar infecção pregressa pelo HSV. *Western Blot* é considerado padrão-ouro para diagnóstico (> 97% sensível e > 98% específico), porém apresenta as desvantagens do alto custo e do difícil acesso.

Conforme o Final Recommendation Statement (2016), os testes sorológicos tipo específicos para anticorpos do HSV (sorologia IgG e IgM) demonstram sensibilidade de 80 a 90%, com resultados falso-negativos mais frequentes nos estágios iniciais e especificidade superior a 96%.

Apresentam maior auxílio nas seguintes condições:

- sintomas genitais recorrentes ou atípicos com culturas ou PCR negativos;
- presença de manifestações clínicas altamente sugestivas sem confirmação laboratorial;
- parceiros portadores de herpes genital (para, eventualmente, instalar a quimioprofilaxia).

Radioimunoensaio (RIA)

É um método com alta sensibilidade para avaliação quantitativa das reações antígeno-anticorpo, porém menos utilizado em virtude do aperfeiçoamento das técnicas imunoenzimáticas.

Aglutinação em látex

Outro exame indicador da reação antígeno-anticorpo. Pode ser realizado à beira do leito por dispensar equipamentos, além de ser simples e rápido; tem a desvantagem de apresentar menor sensibilidade em relação ao Elisa, EIA ou RIA.

Detecção do ácido nucleico

Exame realizado mediante reação em cadeia da polimerase, sendo atualmente um dos métodos disponíveis mais usados. Os testes de *Polymerase Chain Reaction* (PCR) do DNA do HSV apresentam alta especificidade e sensibilidade para detecção do vírus. Constitui-se no teste de eleição para o diagnóstico de infecções herpéticas sistêmicas ou do sistema nervoso central (herpes neonatal, meningite, encefalite).

Detecção do anticorpo

A tipagem viral também pode ser realizada por meio de anticorpo monoclonal (Tabela 88.1).

Tabela 88.1. Avaliação da sensibilidade e especificidade de alguns dos métodos laboratoriais.

Exame	Especificidade (%)	Sensibilidade (%)
Teste de Tzanck#	40 a 50	60 a 70
Papanicolaou/citologia#	30 a 40	60 a 70
Imunofluorescência direta	70 a 80	85
Cultura viral	25 a 90	95
PCR*-Ch** (biologia molecular)	> 95	> 99

*Reação em cadeia de polimerase; **Captura híbrida; # sensibilidade dependente do momento em que se encontra a infecção na ocasião da coleta. *Fonte:* Adaptada de Penello et al., 2010.

A correlação clínica laboratorial é fundamental na presença de úlcera genital na gestação. Essa condição requer maior atenção no diagnóstico diferencial de outras infecções de transmissão sexual e de lesões mucocutâneas de outras origens, devendo ser testada quanto à sífilis e infecção pelo HIV. Na gestação, a infecção genital pelo HSV é diagnosticada por um teste viral positivo do material coletado da lesão (PCR e citologia). A sorologia específica para o tipo de HSV no momento da apresentação inicial é necessária para classificar a infecção materna como primária, não primária ou recorrente.

Segundo o Ministério da Saúde (2019), para mulheres com úlceras genitais e uma alta suspeita clínica de infecção por HSV, porém com testes negativos para detecção de vírus e anticorpos, o teste sorológico deve ser repetido 3 a 4 semanas após, na tentativa de se observar a "viragem sorológica". Se esse teste repetido demonstrar soroconversão de um anticorpo específico do tipo, o diagnóstico de infecção primária (ou primeiro episódio não primário, se o outro anticorpo específico do tipo for positivo na linha de base) pode ser feito. Se não houver soroconversão, é improvável que as úlceras genitais sejam infecção pelo HSV.

Importante ressaltar que aquelas pacientes com histórico de herpes genital confirmado em laboratório não precisam de mais testes confirmatórios. Entretanto, caso uma paciente com histórico de úlceras genitais, sem diagnóstico laboratorial prévio, apresentar lesão genital ativa e suspeita de HSV durante esta gravidez, realizamos um teste viral (PCR/citologia) na lesão para confirmar o diagnóstico da forma recorrente. O teste de PCR é especialmente vantajoso no cenário de um episódio recorrente, pois apresenta maior sensibilidade do que na cultura viral ou na citologia, sobretudo na forma recorrente em que a população viral é menor. Se houver história clínica sugestiva de infecção pelo HSV, um teste viral negativo não descarta o diagnóstico de infecção pelo HSV mesmo sendo PCR negativo. Caso seja necessário o diagnóstico definitivo, o acompanhamento sorológico confirmatório deveria ser realizado (Varella et al., 2005).

Não se indica uso de testes rápidos de PCR para HSV para identificar mulheres com disseminação viral assintomática no momento do parto, pois não está claro se o uso dessas informações irá influir na decisão da via de parto ou poderá reduzir o risco da transmissão vertical.

Mecanismos da transmissão vertical (TV)

A transmissão genital do HSV ao recém-nascido habitualmente ocorre durante o parto e por intermédio do contato direto com o vírus proveniente dos locais infectados da área genital e adjacências (colo do útero, vagina, vulva, área perianal e perianal).

Para entendermos os mecanismos da transmissão vertical (TV) do HSV, as seguintes informações devem ser analisadas:

1. Entre as mães dos RN com infecção pelo HSV, a maioria não tem histórico de herpes genital, ao menos com evidência clínica desta infecção.
2. A presença do HSV na forma de infecção primária adquirida próximo, ou na ocasião do parto, é aquela que poderá ocasionar maior risco da TV. Tal risco é menor em mulheres com infecção genital não primária no primeiro episódio e bastante reduzido em mulheres com HSV recorrente.

Em alguns estudos de pequeno número de casos em que se avaliou a correlação dos índices de infecção com a forma clínica as taxas foram de (Brown et al., 1997; Scott et al., 2014):

- **Infecção primária:** 2 casos em 5 (40%) em um estudo e 4 em 9 (44%) em outro;
- **Infecção genital não primária do primeiro episódio:** 4/13 (31%) e 4/17 (24%);
- **Infecção recorrente:** 1/34 (3%) e 2/151 (1,3%).

O fato de a forma de infecção primária próxima do parto estar mais associada à contaminação fetal provavelmente está relacionada à ausência de anticorpos anti-HSV maternos específicos ao tipo viral, com consequente maior concentração e maior duração da propagação viral. Estes anticorpos podem atuar como fator protetor contra a TV e habitualmente se desenvolvem nas primeiras 12 semanas após a infecção, persistindo indefinidamente.

1. A propagação viral poderá ocorrer mesmo na ausência de sintomas e lesões genitais maternas. A persistência da propagação viral mesmo que assintomática e a ocorrência de lesões subclínicas responde por este mecanismo de contaminação. Em pacientes não grávidas com anticorpos para o vírus do HSV-2, um estudo mostrou taxas de contaminação viral subclínica, medidos pela pesquisa por teste diário de PCR coletado de material genital, com taxas de 13 e 9%, entre pacientes com histórico de infecção sintomática e assintomática, respectivamente. Portanto, tal mecanismo de contaminação pode ocorrer tanto fora como durante a gestação.
2. A frequência da propagação do HSV é maior na infecção pelo HSV-2 comparativamente àquela pelo HSV-1, embora o tipo viral não influencie a conduta durante a gestação. Os eventos de aborto espontâneo, anomalias congênitas, parto prematuro e/ou restrição de crescimento intrauterino são descritos passíveis de ocorrer mediante transmissão do HSV por via transplacentária ou transcervical, tendo sido descrito em gestantes com infecção primária por HSV. A prematuridade é outro fator que poderia facilitar a TV em pacientes com infecção viral na gestação.

Rastreamento e conduta na gestação

Apesar dos riscos inerentes à infecção neonatal, não há indicação da realização de testes de biologia molecular ou outros para rastreamento de rotina do HSV durante a gestação, mesmo considerando o 3º trimestre. As evidências não apoiam a triagem sorológica de rotina para HSV-2 entre mulheres grávidas assintomáticas. No entanto, os testes sorológicos específicos para o tipo podem ser úteis para identificar mulheres grávidas em risco de infecção por HSV e orientar o aconselhamento sobre o risco de adquirir herpes genital durante a gravidez (Workowski et al., 2021).

A abordagem da gestante dependerá da apresentação clínica do herpes genital no momento do parto. Ou seja, definindo-se a apresentação clínica da lesão, define-se o risco de transmissão ao recém-nascido.

Condutas anteparto

É importante esclarecermos às pacientes sobre os sinais e sintomas do herpes genital, para que o diagnóstico das lesões ativas seja prontamente reconhecido. Além disso, devemos estimular a comunicação ao médico quanto à presença de ardência genital ou mínimas soluções de continuidade e/ou fissuras, que podem se constituir em lesões oligossintomáticas.

Nos casos de pacientes sem histórico de herpes genital que apresentarem úlcera genital durante a gestação, deve-se solicitar sorologias e iniciar terapia antiviral enquanto se aguardam os resultados. Nas pacientes com lesões ativas, deve-se evitar procedimentos vaginais como cerclagem (dado maior risco de TV), enquanto os procedimentos abdominais como amniocentese estão permitidos.

Nos casos de herpes recorrente, algumas manifestações são tão leves que poderiam não haver necessidade de tratamento com antivirais. Cada caso deve ser individualizado, pois sabe-se que o tratamento reduz a exposição materno-fetal e o risco de TV.

Profilaxia

Embora nenhuma intervenção elimine totalmente o risco da transmissão do herpes, as pacientes que manifestaram o herpes genital durante a gestação devem realizar terapia supressiva antiviral a partir de 36 semanas de modo a reduzir as indicações de cesariana e a transmissibilidade do vírus no momento do parto.

Para profilaxia, todos os protocolos aqui mencionados recomendam o uso de aciclovir, incluído na categoria B de segurança no uso de drogas na gestação. Ele deve ser utilizado na dose de 400 mg, em três tomadas diárias mantidas até o parto. Não há critério para se indicar terapia supressiva em pacientes soropositivas para HSV que não apresentaram lesão genital durante a gestação.

Condutas intraparto

Para a mulher com histórico de herpes genital, no momento da internação, deve-se perguntar sobre a presença de sintomas prodrômicos – dor vulvar, ardência, queimação, sensação de edema – e examinar detalhadamente a região genital a fim de excluir herpes ativo. Importante lembrar a possível existência de microlesões e lesões subclínicas.

Assim, podemos nos deparar com dois cenários:

- **Cenário 1:** a gestante apresenta lesão genital sugestiva de herpes, sem passado pregresso de herpes genital. Isso pode corresponder a um primeiro episódio de herpes ou um primeiro episódio não primário ou uma recorrência em paciente previamente assintomática. Em todos estes casos, o risco de herpes neonatal é elevado, em torno de 50%.
- **Cenário 2:** a gestante apresenta lesões clínicas, com um passado pregresso de herpes genital já diagnosticado previamente. Isso corresponde a um caso de recorrência, e a paciente deve ser informada de que o risco de herpes neonatal no caso de parto vaginal é relativamente baixo, de 0 a 3%.

A conduta sugerida para ambas as situações, considerando-se a presença de lesões ativas ou sintomas prodrômicos, é a indicação de cesariana. Acredita-se que com essa conduta deve ocorrer significativa redução da TV.

Portanto, a maioria dos protocolos sugere a realização da cesariana nos casos de infecção genital primária ou não

primária, mas sabe-se que, para as pacientes que desejam parto vaginal, o tratamento com antivirais reduz a viremia e o risco de contaminação do recém-nascido. Entretanto, os dados de frequência de transmissão devem ser considerados e discutidos com a paciente para a tomada de decisão. É consenso que um episódio de herpes genital no 3º trimestre até 6 semanas antes do parto indica cesariana, baseando-se na probabilidade da transmissão assintomática sem a presença de lesões.

De acordo com o Royal College of Obstetricians & Gynaecologists, as mulheres que apresentarem infecção no 3º trimestre até 6 semanas antes da data provável do parto devem realizar sorologias (IgG) para HSV 1 e 2. Se houver anticorpos do mesmo tipo que os isolados no *swab* da lesão genital, descarta-se infecção primária e a cesariana eletiva não precisa ser indicada. Porém, pode-se levar até 3 semanas para os resultados estarem disponíveis; assim, se houver trabalho de parto ou indicação de interrupção antes do resultado, a cesariana não deve ser postergada.

Nos casos de pacientes com históricos de HSV, mas sem lesões ativas ou prodrômicas, o risco de HSV neonatal é muito baixo (estimado em 2/10 mil) para justificar a cesariana e a indicação da via de parto não é absoluta entre os especialistas. Para mulheres com histórico de HSV recorrente, mas sem lesões ativas ou sintomas prodrômicos, parto vaginal é permitido quando a paciente tratou um episódio de herpes na gestação com antiviral e não apresenta nenhuma lesão sugestiva durante o trabalho de parto. Portanto, o tratamento é fundamental, sobretudo quando se considera a possibilidade do parto normal. Nesses casos, deve-se evitar amniorrexe provocada, uso de vácuo-extrator, fórcipe ou escalpe fetal para avaliar oximetria, de modo a evitar lesões que possam ser porta de entrada em caso de alguma viremia. É importante informar à paciente que, mesmo com a realização da cesariana, o risco de transmissão, embora pequeno, ainda existe.

Em caso de RPMO (rotura prematura das membranas ovulares) em gestação a termo há menos de 6 horas, em paciente com lesão genital ativa, a cesariana deve ser indicada. Se houver mais de 6 horas de bolsa rota, a via alta ainda se mantém como preferencial, mas a possibilidade de parto normal pode ser discutida com a paciente uma vez que já poderia ter ocorrido a passagem viral para a câmara amniótica em virtude do tempo da ruptura das membranas.

Nos casos de RPMO e infecção ativa do HSV em idade gestacional menor do que 34 semanas, deve-se balancear os riscos de prematuridade e ascensão do HSV. Cada caso deve ser individualizado conforme idade gestacional em que ocorreu a RPMO. Na necessidade de corticosteroideterapia para maturação pulmonar, pode ser realizado aciclovir endovenoso (5 mg/kg a cada 8 horas) de modo a reduzir a viremia.

O risco de infecção neonatal pelo HSV, quando houver RPMO pré-termo, está ao redor de 10%. Esse risco é próximo à mortalidade neonatal entre 26 e 27 semanas pela prematuridade. Portanto, Manuck et al. (2016), incentivam sempre pesar risco e benefício conforme a idade gestacional. Há autores que sugerem a interrupção após 28 semanas de idade gestacional e outros após 32 semanas, para que, na sequência, o neonato seja tratado com aciclovir e surfactante. Portanto, fica claro que a prematuridade somada à infecção neonatal pelo HSV se constitui em um quadro de maior gravidade.

Tratamento do HSV

O tratamento do HSV na gestação será o mesmo para HSV1 e HSV2 e dependerá da classificação da infecção, severidade dos sintomas e momento de aquisição relacionado ao parto.

Úlceras dolorosas na gestação, principalmente em pacientes sem história prévia de herpes genital, devem ser tratadas com terapia antiviral, com o objetivo de reduzir os sintomas, a infectividade (principalmente a TPN) e a duração da doença.

Para se obter o máximo benefício clínico, é importante que o tratamento ocorra em até 72 horas do início das lesões. Não se deve aguardar testes laboratoriais para iniciar o tratamento. Nessa premissa, uma possibilidade é fornecer o medicamento para que o paciente inicie o tratamento assim que se iniciarem os pródromos da lesão, o que é denominado *self-administration*.

Os antivirais são conhecidos em liberar metabólitos que interferem na síntese do DNA viral, reduzindo, desta maneira, a severidade e duração da doença, com efeitos colaterais mínimos. Infelizmente, o tratamento do primeiro episódio de herpes genital não erradica o vírus, que poderá recorrer com maior frequência se a primoinfecção foi recente.

Entre os antivirais mais utilizados estão o aciclovir, o famciclovir, o penciclovir e o valaciclovir. O famciclovir e o penciclovir, pela similaridade, são considerados, na prática, a mesma droga. Os esquemas de doses estão mostrados na Tabela 88.2.

Com relação ao tratamento da primoinfecção e das recorrências do HSV genital na gestação, o Ministério da Saúde (MS), em seu mais recente protocolo (2019), recomenda a seguinte orientação conforme demonstrado no Quadro 88.1.

Quadro 88.1 Indicações do Ministério da Saúde para tratamento do HSV na gestação.	
Gestação	Tratar o primeiro episódio em qualquer trimestre da gestação, conforme o tratamento para o primeiro episódio. Se a primoinfecção ocorreu na gestação ou se recidivas foram frequentes no período gestacional, pode-se realizar terapia supressiva, a partir da 36ª semana, com aciclovir 400 mg, 3 vezes por dia.

Fonte: Ministério da Saúde, 2019.

No manual do MS também estão sugeridas algumas medidas de orientação (Quadro 88.2).

Quadro 88.2 Medidas sugeridas pelo Ministério da Saúde quanto à conduta no HSV genital.
• O tratamento com antivirais é eficaz para redução da intensidade e duração dos episódios, quando realizado precocemente. • O tratamento local pode ser feito com compressas de solução fisiológica ou degermante em solução aquosa, para higienização das lesões. • Analgésicos orais podem ser utilizados, se necessário. • É recomendado retorno em 1 semana para reavaliação das lesões. • A forma de transmissão, a possibilidade de infecção assintomática, o medo de rejeição por parte das parcerias sexuais e as preocupações sobre a capacidade de ter filhos são aspectos que devem ser abordados. • É importante mencionar que não há associação entre herpes simples genital e câncer.

Fonte: Ministério da Saúde, 2015/2019.

Tabela 88.2. Esquemas terapêuticos para tratamento do HSV genital.

Antiviral	Dose	Frequência	Duração	Via	Observações
Tratamento da primoinfecção					
Aciclovir	400 mg	A cada 8 horas	10 dias	VO	–
Aciclovir	200 mg	A cada 4 horas 5 vezes/dia	10 dias	VO	menor adesão
Famciclovir	250 mg	A cada 8 horas	10 dias	VO	–
Tratamento das recorrências					
Aciclovir	400 mg	A cada 8 horas	5 dias	VO	–
Aciclovir	200 mg	A cada 4 horas 5 vezes/dia	5 dias	VO	Esquema de menor aderência
Aciclovir	800 mg	A cada 12 horas	5 dias	VO	–
Famciclovir	125 mg	A cada 12 horas	5 dias	VO	–
Famciclovir	1 g	A cada 12 horas	1 dia	VO	Esquema de dia único
Famciclovir	500 mg dose única seguido de 250 mg A cada 12 horas por 2 dias			VO	–
Tratamento de supressão ou de oportunidade					
Aciclovir	400 mg	A cada 12 horas	Até 6 meses	VO	–
Famciclovir	250 mg	A cada 12 horas	Até 1 ano	VO	–
Valaciclovir	500 mg	1 vez por dia	Até 1 ano	VO	–

Fonte: Desenvolvida pela autoria.

Com relação à comparação entre os antivirais, o famciclovir (ou penciclovir) e valaciclovir apresentam maior biodisponibilidade do que o aciclovir, com posologia mais cômoda, porém, com maior custo. Em virtude dessa propriedade, em especial o famciclovir e o penciclovir podem ser usados na forma de megadose em dia único (1 g pela manhã e à noite, em um único dia) nas recidivas, com resultados similares ao esquema de 5 dias.

No caso da gestação, em pacientes com infecção no 3º trimestre, deve-se tratar por 10 dias e manter o tratamento supressivo até o parto com o objetivo de reduzir a viremia e, consequentemente, o risco de trabalho de parto prematuro e rotura prematura das membranas ovulares.

O tratamento endovenoso fica indicado para pacientes com infecção complicada (acometimento do sistema nervoso central ou radiculites), ou rotura prematura das membranas ovulares pré-termo, na tentativa de reduzir a TV em virtude de contaminação pela perda da "proteção" das membranas quando intactas.

O tratamento tópico com antivirais em pomada é de benefício discutível. Embora requeira diversas aplicações durante o dia, pode eventualmente ser um adjuvante na melhora dos sintomas. Porém, ainda não há evidências científicas que seu uso modifique o desfecho da doença.

No serviço de Tocoginecologia do Complexo Hospital de Clínicas da Universidade Federal do Paraná, costumamos indicar os seguintes sintomáticos que podem atuar como adjuvantes para controle da dor e do desconforto provocado pelas lesões:

- lidocaína tópica (pomada ou *spray*);
- anti-inflamatórios não hormonais em casos severos e considerando-se restrição ao uso na gestação;
- analgésicos;
- aplicação de compressas umedecidas com chá de camomila (ação anti-inflamatória e analgésica local) – ferver 1 L de água com cinco sachês por pelo menos 20 minutos para se utilizar na forma de compressas aplicadas na região afetada.

Conduta frente a situações especiais na gestação

Gestantes sem história prévia de HSV

Não devemos realizar o rastreamento universal do herpes-vírus, pois os resultados não melhoram a promoção de uma estratégia preventiva adequada. Para os casais que decidirem ser rastreados, deve-se solicitar anticorpos HSV-específico glicoproteína G2 e G1. Se o casal for soronegativo e monogâmico, deve-se seguir rotina pré-natal básica. Deve-se ficar atento quando a mulher é soronegativa para HSV-2 e o parceiro, soropositivo. Assim, recomenda-se a utilização de preservativos nos 1º e 2º trimestres e abstinência sexual no 3º trimestre (incluindo os casos de HSV-1).

Gestante HIV positivo com HSV

Por si só, uma lesão herpética na gestação (ou fora dela) aumenta a transmissibilidade do HIV. É sugerido pelo Royal College of Obstetricians & Gynaecologists que para as pacientes coinfectadas, antecipe-se o uso de profilaxia a partir de 32 semanas, sem indicação de terapia supressiva se houver apenas histórico ou alterações sorológicas na ausência de lesões.

Orientações para os pacientes

As pacientes devem ser aconselhadas, após um primeiro episódio, quanto às chances de recorrência e condutas na gestação.

A frequência da recorrência depende da severidade e duração do episódio inicial, o sorotipo infectante e do hospedeiro, e o HSV-2 pode apresentar até 90% de recorrência.

Saber reconhecer fatores desencadeantes como exposição solar, estresse, pode ajudar a paciente a diagnosticar precocemente a manifestação da doença e buscar tratamento.

Devemos promover aconselhamento comportamental para as pacientes e seus parceiros. Em caso de herpes oral, é contraindicada relação sexual oral, bem como nos casos de lesão vulvar, em que qualquer ato sexual é contraindicado. O uso de preservativos reduz em até 50% a transmissibilidade das lesões herpéticas.

Devemos procurar elevar a autoestima da paciente, explicando que não há como avaliar sinais de infidelidade do parceiro, considerando-se que qualquer dos dois possa ter apresentado uma infecção assintomática em outro período da vida. Dialogar com o parceiro sexual sobre a existência de herpes genital é essencial para a promoção do cuidado mútuo.

Os profissionais de saúde devem sempre sugerir o rastreamento para outras infecções de transmissão sexual.

Considerações finais

- A história de herpes deve ser pesquisada precocemente na gestação.
- Devemos informar as gestantes com herpes genital que o risco de transmissão para o recém-nascido é baixo.
- Cesariana deve ser oferecida a todas as mulheres com lesões ativas ou sintomas prodrômicos no momento do parto.
- Gestante que manifesta o primeiro episódio de herpes genital no 3º trimestre tem indicação de cesariana.
- A profilaxia antenatal (a partir de 36 semanas) deve ser oferecida a todas as gestantes de modo a reduzir recorrência do HSV e indicações de cesariana. Cada caso deve ser discutido em conjunto com a gestante e seu parceiro.
- O neonatologista deve ser informado sempre que houver suspeita de lesão genital materna.

LEITURAS COMPLEMENTARES

Brasil. Ministério da Saúde. Secretaria de Vigilância em Saúde. Departamento de Doenças de Condições Crônicas e Infecções Sexualmente Transmissíveis. Protocolo Clínico e Diretrizes Terapêuticas para Atenção Integral às Pessoas com Infecções Sexualmente Transmissíveis (IST)/Ministério da Saúde, Secretaria de Vigilância em Saúde, Departamento de Doenças de Condições Crônicas e Infecções Sexualmente Transmissíveis. Brasília: Ministério da Saúde; 2019. p. 248.

Brasil. Ministério da Saúde. Secretaria de Vigilância em Saúde. Departamento de DST, Aids e Hepatites Virais. Protocolo Clínico e Diretrizes Terapêuticas para Atenção Integral às Pessoas com Infecções Sexualmente Transmissíveis. Ministério da Saúde, Secretaria de Vigilância em

Saúde, Departamento de DST, Aids e Hepatites Virais. Brasília: Ministério da Saúde; 2015.

Brown ZA, Benedetti J, Ashley R, Burchett S, Selke S, Berry S, Vontver LA, Corey L. Neonatal herpes simplex virus infection in relation to asymptomatic maternal infection at the time of labor. N Engl J Med. 1991;324(18):1247.

Brown ZA, Selke S, Zeh J, Kopelman J, Maslow A. The Acquisition Of Herpes Simplex Virus During Pregnancy. The New England Journal of medicine. Aug 1997; 337(8):509-515.

Brown ZA, Selke S, Zeh J, Kopelman J, Maslow A, Ashley RL, Watts DH, Berry S, Herd M, Corey L. The acquisition of herpes simplex virus during pregnancy. N Engl J Med. 1997;337(8):509.

Carvalho AL, Anchieta LM, Romanelli RMC. Infecções congênitas por herpes-vírus. Revista Médica de Minas Gerais. 2014;24(2):223-32.

Costa MC, Bornhausen-Demarch E, Azulay DR, Périssé AR, Dias MFRG, Nery JAC. Doenças sexualmente transmissíveis na gestação: Uma síntese de particularidades. An Bras Dermatol. 2010;85(6):767-85.

Federação Brasileira das Associações de Ginecologia e Obstetrícia (Febrasgo). Manual de Orientação em Trato Genital Inferior e Colposcopia; 2010. Capítulo 8 – Herpes genital.

Final Recommendation Statement: Genital Herpes Infection: Serologic Screening. U.S. Preventive Services Task Force; 2016 December.

Foley E, Clarke E, Beckett VA et al. Management of Genital Herpes in Pregnancy. Royal College of Obstetricians & Gynaecologists; 2014. Revisado em 2018.

James SH, Kimberlin DW. Neonatal herpes simplex virus infection: epidemiology and treatment. Clin Perinatol. 2015 Mar;42(1):47-59, viii. doi: 10.1016/j.clp.2014.10.005. Epub 2014 Dec 4.

Johnston C, Corey L. Current concepts for genital herpes simplex virus infection: Diagnostics and pathogenesis of genital tract shedding. Clin Microbiol Rev. 2016;29:149-61. Doi: 10.1128/CMR.00043-15.

Kimberlin DW, l Baley J. Guidance on Management of Asymptomatic Neonates Born to Women with Active Genital Herpes Lesions. Pediatrics. 2013;131:e635-e646.

Lee R, Nair M. Diagnosis and treatment of herpes simplex 1 virus infection in pregnancy. Obstetric Medicine. 2017;10(2):58-60.

Manuck TA, Murguia M, Balit JL, Grobman WA, Reddy UM et al. Preterm Neonatal Morbidity and Mortality by Gestational Age: A Contemporary Cohort. Am K Obstet Gynecol. July 2016;215(1):103.

Money D M, Steben M. Guidelines for the Management of Herpes Simplex Virus in Pregnancy n. 208. SOGC Clinical Practice Guideline. JOGC. 2017 August;(208).

Patel R, Kennedy OJ, Clarke E et al. European guidelines for the management of genital herpes. International Journal of STD & AIDS; 2017. p.1-14.

Patton ME, Bernstein K, Liu G, Zaidi A, Markowitz LE. Seroprevalence of Herpes Simplex Virus Types 1 and 2 Among Pregnant Women and Sexually Active, Nonpregnant Women in the United States. Clin Infect Dis. Oct 2018; 67 (10): 1535-1542.

Penello AM, Campos BC, Simão MS, Gonçalves MA, Souza PMT, Salles RS, Pellegrini E. Herpes genital DST. J Bras Doenças Sex Transm. 2010;22(2):64-72. ISSN: 0103-4065. ISSN on-line: 2177-8264.

Rafael B. Varella; Ivone L. Pires; Carlos Alberto Saraiva; Antônio Carlos C. Guimarães; Maria Guimarães AAM. Laboratorial diagnosis of herpes simplex virus infection (HSV) in transplanted and non-transplanted patients. J. Bras. Patol. Med. Lab. 2005 Aug;41(4).

Scott H J, David W K. Neonatal Herpes Simplex Virus Infection Epidemiology and Treatment. Clin Perinatol. Elsevier; 2014.

Sénat M-V, Anselem O, Picone O et al. Prevention and management of genital herpes simplex infection during pregnancy and delivery: Guidelines from the French College Of Gynecologists and Obstetricians (CNGOF). European Journal of Obstetrics & Gynecology and Reproductive Biology. 2018;224:93-101.

Sexually Transmitted Diseases Treatment Guidelines. Genital HSV Infections. Centers dor Disease Control and Prevention (CDC); 2015.

Wald A, Link K. Risk of Human Immunodeficiency Virus Infection in Herpes Simplex Virus Type 2–Seropositive Persons: A Meta-analysis. The Journal Infectious Diseases. 2002;185:45-52.

WHO guidelines for the treatment of genital herpes simplex virus I. World Health Organization. ISBN 978 92 4 1549875.

Workowski KA, Bachmann L, Chan P, Johnston C, Muzny C, Park I, Reno H, Zenilman J, Bolan G. Sexually Transmitted Infections, 2021. MMWR Recommended Rep 2021:70 (No. RR-04):1-187.

89

H1N1

Conrado Milani Coutinho
Tadeu Coutinho
Larissa Milani Coutinho
Geraldo Duarte

A *influenza* ou gripe é uma doença infecciosa das vias aéreas, de comportamento sazonal e potencialmente grave, causada pelos tipos virais A, B, C ou D. Anualmente, mais de um deles apresenta circulação concomitante, sendo os tipos A (principal) e B os mais relacionados às epidemias em humanos. O subtipo *influenza* A (H1N1)pdm09 ganhou notoriedade em 2009, um período em que esse agente etiológico de surtos de doença respiratória em suínos proveniente do México foi transmitido a humanos em escala mundial atingindo a fase 6, o nível mais alto da escala de alerta de pandemia da Organização Mundial da Saúde (OMS). Isso decorreu da grande diferença antigênica entre o vírus (H1N1)pdm09 e os demais H1N1 circulantes nos anos que antecederam esse período, o que explica a baixíssima frequência de indivíduos imunes abaixo dos 60 anos de idade. As altas taxas globais de morbidade e mortalidade ocorreram principalmente nas populações mais vulneráveis, entre elas as crianças menores de 5 anos, idosos, imunodeficientes e gestantes e puérperas até 2 semanas pós--resolução da gravidez. Após pouco mais de 1 ano, mais de 200 países contabilizaram casos confirmados laboratorialmente, com taxa de mortalidade superior a 18.500 casos. Entretanto, estudo dos Centers for Disease Control and Prevention (CDC) americano estimam que até 575 mil pessoas possam ter morrido em decorrência da infecção pelo H1N1 no mesmo período, o que correspondia a até 0,007% da população mundial (Dawood et al., 2012).

Com relação à infecção pelo H1N1 no período gravídico, uma revisão sistemática publicada em 2011 por Mosby et al. incluiu trabalhos de 29 países, totalizando 3.110 gestantes infectadas, ensejando internações hospitalares em 52% dos casos, comparado com 2 a 5% na população geral. Das grávidas admitidas, 23% necessitaram de unidade de terapia intensiva (UTI) e 8% foram a óbito. No Brasil, 22% dos 8.740 casos confirmados de *influenza* H1N1 por exames complementares em 2009 ocorreram em gestantes. Desde então, o H1N1 permanece em circulação no Brasil como um dos subtipos mais prevalentes e demanda constante atenção dos provedores de saúde, em especial os perinatologistas (Ministério da Saúde, Brasil, 2019).

Transmissão

O período de maior incidência da infecção por *influenza* ocorre nas estações mais frias, principalmente durante o inverno. Entretanto, em virtude da dimensão continental do Brasil e das variações climáticas inter-regionais, a circulação viral pode ocorrer em qualquer época do ano.

A transmissão da infecção ocorre prioritariamente por contato interpessoal próximo, tanto pela exposição direta das mucosas aos fluidos respiratórios contaminados e aerossolizados como pelo contato manual com pacientes infectados ou fômites e posterior exposição às mucosas. O período de transmissibilidade em adultos inicia 1 dia antes e perdura até o 7º dia após o início dos sintomas, sendo mais importante durante o quadro febril. Em crianças, a infectividade pode se manter até o 14º dia da instalação do quadro. Já o período de incubação médio varia de 1,5 a 3 dias.

Diagnóstico

A síndrome gripal (SG) se caracteriza por quadro agudo e compreende minimamente febre (geralmente elevada) associada a um sinal de comprometimento respiratório e a outro de acometimento sistêmico. Os sintomas respiratórios típicos são tosse, odinofagia, rinorreia e disfonia; os sistêmicos mais frequentes são cefaleia, mialgia, astenia, mal-estar, calafrios e manifestações gastrointestinais. O quadro febril tende a se resolver espontaneamente após 3 dias, enquanto os demais sintomas podem se estender comumente até 5 dias após a defervescência. Como pode ser observado, a apresentação é semelhante à de outras infecções respiratórias corriqueiras, entretanto, as altas temperaturas e as maiores taxas de complicações, entre elas pneumonia e insuficiência respiratória, culminando com internação hospitalar, distinguem a *influenza* das demais, em especial a H1N1.

A síndrome respiratória aguda grave (SRAG) é caracterizada pela instalação de um ou mais dos sinais de agravamento, como dispneia, desconforto respiratório, saturação de O_2 inferior a 95%, exacerbação de doença preexistente, hipotensão, disfunções orgânicas graves, miosite comprovada por CPK duas ou três vezes maiores que o limite normal, alterações sensoriais ou desidratação. A SRAG e os surtos de SG são eventos de notificação compulsória imediata no Sistema de Informação da Vigilância Epidemiológica da Gripe (Sivep-gripe).

O diagnóstico da *influenza* é clínico na maioria dos casos de menor complexidade e fora dos períodos de surto. Entretanto, testes laboratoriais são necessários para confirmar a etiologia da síndrome respiratória, especialmente nos casos de SRAG e para as populações de maior risco para complicações. Ademais, é importante ressaltar que as condutas clínicas devem ser tomadas independentemente da coleta ou processamento dos testes diagnósticos complementares, pois seus resultados geralmente não são disponibilizados em curto prazo.

A técnica laboratorial mais utilizada para a identificação da etiologia da infecção respiratória é reação em cadeia da polimerase em tempo real (RT-PCR), realizado nas secreções nasofaríngeas coletadas por *swab* de Rayon ou aspiração entre o 3º e o 7º dias após o início dos sintomas. Os testes moleculares, sejam com técnica convencional, sejam multiplex, apresentam as maiores taxas de sensibilidade e especificidade e possibilitam a identificação do subtipo viral responsável pela infecção. Outras possibilidades diagnósticas são os ensaios de detecção de antígenos, como a imunofluorescência indireta, os testes imunocromatográficos, a cultura viral ou as sorologias, mas todos com performance inferior à dos moleculares.

Alguns exames são frequentemente solicitados com o intuito de realizar diagnóstico diferencial, principalmente com quadros de etiologia bacteriana. O hemograma nos quadros de *influenza* pode apresentar leucocitose branda, leucopenia ou neutrofilia; pode haver aumento da creatinofosfoquinase (CPK), transaminases e bilirrubinas; o padrão radiográfico mais comum é o infiltrado intersticial localizado ou difuso.

Profilaxia

A transmissão interpessoal da gripe deve ser evitada pela adoção de medidas de etiqueta respiratória pelo paciente, pelos contactantes e pelos profissionais de saúde. Entre as ações que devem ser amplamente divulgadas e praticadas por todos estão: a higienização frequente das mãos com água, sabão e álcool em gel após tossir, espirrar, utilizar o sanitário, alimentar-se, tocar os olhos, nariz ou boca; evitar tocar as mucosas após contato com superfícies potencialmente contaminadas, como maçanetas, corrimãos; alimentar-se de forma saudável, hidratar-se bem e realizar atividades físicas. Adicionalmente, os indivíduos com síndrome gripal devem ser orientados a usar máscaras cirúrgicas, evitar contato direto interpessoal e a permanência em ambientes coletivos ou aglomerações. Os profissionais de saúde devem ter atenção redobrada com relação ao uso de equipamentos de proteção individual, à higienização adequada das mãos antes e após examinarem estes pacientes e à eventual necessidade de isolarem os pacientes com síndrome gripal dos demais indivíduos.

Indubitavelmente, a vacinação é a medida preventiva mais eficaz contra os casos graves, internações e óbitos pela *influenza* sazonal e H1N1, podendo ainda melhorar os resultados obstétricos e elicitar proteção ao recém-nascido quando administrada durante a gravidez. No Brasil, as Campanhas Nacionais de Vacinação contra a Gripe acontecem anualmente, em razão da alta taxa de mutação viral, e são lançadas habitualmente nos meses de abril e maio, antes do início do inverno. As vacinas contra *influenza* que estão disponíveis no país são tri ou tetravalentes, compostas pelos subtipos virais inativados mais incidentes no hemisfério sul durante o último ano. Em 2019, a vacina trivalente, única disponível na rede pública, continha antígenos dos subtipos de influenza A/Michigan/45/2015 (H1N1)pdm09, A/Switzerland/8060/2017 (H3N2) e B/Colorado/06/2017 (linhagem B/Victoria/2/87), enquanto a tetravalente adicionava o antígeno B/Phuket/3073/2013 (linhagem B/Yamagata/16/88) (Ministério da Saúde, Brasil, 2019). Portanto, ambas as vacinas protegem igualmente contra a influenza H1N1.

Recomenda-se que toda gestante e puérpera seja imunizada anualmente tão logo a nova vacina seja liberada, pois a imunidade declina naturalmente 1 ano após a dose anteriormente administrada. A aplicação é via intramuscular profunda, podendo ser utilizadas as vacinas tri ou tetravalente (preferencial, se a gestante puder adquiri-la). As taxas de seroproteção em grávidas são semelhantes às dos outros adultos imunocompetentes e, em virtude da utilização de vírus inativados, não há associação com teratogênese, podendo ser administrada em qualquer trimestre gestacional.

A quimioprofilaxia com antivirais é recomendada para grávidas e puérperas (até 2 semanas pós-parto) que tenham tido contato próximo com um caso suspeito ou confirmado de *influenza*, desde que iniciada dentro de 48 horas após a última exposição. As opções profiláticas são o oseltamivir (75 mg via oral ao dia) ou o zanamivir (duas inalações de 5 mg ao dia), com duração recomendada de 7 a 10 dias após o último contato com a fonte. A quimioprofilaxia também está indicada para os profissionais de saúde não vacinados ou imunizados há menos de 2 semanas que se expuseram sem proteção às secreções de casos suspeitos ou confirmados de influenza, além de crianças menores de 9 anos de idade, pacientes imunocomprometidos e residentes em instituições fechadas acometidas por surtos (Ministério da Saúde, Brasil, 2017).

Tratamento

A porta de entrada para o atendimento aos casos suspeitos de síndrome gripal deve ser a Unidade Básica de Saúde (UBS), onde deve haver triagem dos casos quanto à suspeita clínica e à gravidade, transferência dos casos suspeitos para ambiente com menor possibilidade de transmissão e disponibilização de máscaras, priorização do atendimento, instituição do tratamento específico em momento oportuno, manejo dos casos mais simples e transferência ágil dos casos potencialmente graves para ambiente hospitalar.

Os primeiros passos necessários no atendimento são a identificação da possibilidade de infecção respiratória pelo vírus influenza, a pesquisa de fatores de risco para complicações e a distinção clínica entre SG ou SRAG.

O tratamento medicamentoso da SG não complicada é baseado no uso de medicações sintomáticas, como os antitérmicos, na hidratação do paciente pelas vias oral ou endovenosa e na avaliação sobre a necessidade da prescrição de antivirais. Com relação ao último item, é imperativo lembrar que gestantes e puérperas até 2 semanas após o parto ou abortamento são consideradas pacientes de risco para complicações. Nessas situações, está indicada a prescrição dos antivirais, preferencialmente nas primeiras 48 horas após o início dos sintomas, mas ainda com benefícios quando introduzida até 5 dias da instalação do quadro clínico. Caso não haja fatores adicionais de preocupação no exame clínico, a paciente poderá receber alta, com reavaliação agendada para 48 horas ou antes se ocorrer haja piora clínica.

A terapia antiviral precoce está associada à menor duração dos sintomas e taxas de complicações, especialmente para pacientes portadoras de fatores de risco. O fosfato de oseltamivir e o zanamivir são padronizados pelo Serviço Único de Saúde (SUS). Sua prescrição pode ser realizada em receituário simples e a dispensação é realizada nas UBS. A posologia do oseltamivir para adultos é de uma cápsula de 75 mg via oral, a cada 12 horas, durante 5 dias. Está também disponível a apresentação em solução oral, habitualmente utilizada para crianças e pacientes com dificuldades de ingerir cápsulas. Entretanto, o gosto da medicação é desagradável, exigindo mistura com, no máximo, uma colher de chá de alimento adocicado. Há necessidade de ajustes na dose do oseltamivir de acordo com o peso das crianças ou a prematuridade e para pacientes com insuficiência renal, conforme o Protocolo de Tratamento de Influenza do Ministério da Saúde (2017). O zanamivir é uma medicação inalatória e sua disponibilização pelo SUS só é autorizada nos casos de intolerância gastrointestinal grave ou suspeita de alergia ou resistência ao oseltamivir, devendo ser prescritas duas inalações de 5 mg (totalizando 10 mg por período), a cada 12 horas, durante 5 dias. Seu uso é contraindicado em pacientes com doença respiratória crônica, em virtude do risco de broncoespasmo, e em pacientes em ventilação mecânica, em função do risco de obstrução ventilatória.

Caso a paciente evolua com piora clínica durante o acompanhamento ambulatorial ou apresente sinais definidores da SRAG no atendimento inicial, a internação e o manejo hospitalar deverão ser indicados, assim como a notificação obrigatória e a coleta de exames para diagnóstico etiológico. O exame inicial deverá ser direcionado para a pesquisa dos critérios de admissão em UTI, como choque, disfunção de órgãos vitais, insuficiência respiratória ou instabilidade hemodinâmica. As pacientes sem estes critérios adicionais de gravidade serão acompanhadas em leitos hospitalares de isolamento, recebendo oxigenioterapia, monitoramento multiparamétrico, hidratação endovenosa, terapia antiviral, antibioticoterapia a critério clínico, radiografia de tórax e exames laboratoriais para avaliação clínica e diagnóstico diferencial. Os casos de maior gravidade serão conduzidos em leito de terapia intensiva e receberão os mesmos cuidados supracitados acrescidos de suportes ventilatório e circulatório sob monitoramento contínuo, caso requeridos.

Manejo obstétrico

A pandemia de 2019 causada pelo vírus *influenza* A (H1N1)pdm09 sedimentou o conhecimento de que gestantes e puérperas recentes apresentam risco aumentado de complicações obstétricas, hospitalizações e morte materna quando comparadas à população geral, principalmente durante o 2º e o 3º trimestres. Portanto, cabe aos profissionais que realizam atendimento a grávidas estarem atentos à possibilidade deste diagnóstico, suas medidas preventivas, assim como à necessidade de tratamento oportuno e individualizado, na dependência da complexidade do quadro clínico.

Todas as gestantes devem receber a vacina tri ou tetravalente mais atual nos meses que precedem o inverno, independentemente do trimestre gestacional. Além disso, devem ser orientadas a ficar atentas às medidas preventivas gerais e a procurar o serviço médico rapidamente se houver exposição a caso suspeito de influenza.

O quadro clínico da infecção pelo H1N1 durante a gestação é inicialmente semelhante ao da população geral. Contudo, em decorrência do risco aumentado de complicações, essas pacientes devem ser monitoradas de perto. Os casos menos complexos podem ser conduzidos ambulatorialmente, mas com reavaliação clínica e reclassificação dentro de 24 a 48 horas, no máximo. Deve-se lembrar que o uso de antivirais é recomendado para gestantes com quadro clínico suspeito de influenza durante as primeiras 48 horas de instalação (Ribeiro et al., 2018; Newsome et al., 2019).

Publicações recentes sugerem haver aumento do risco de eventos adversos neonatais, como admissão em unidade de tratamento intensivo (UTI) neonatal, prematuridade, baixo peso ao nascimento e índices de Apgar inferiores a 7 no 5º minuto, apenas para as grávidas acometidas por SRAG pelo H1N1 e admitidas em UTI, mas não para os casos mais leves. A transmissão vertical do H1N1 é evento exótico.

A frequência das consultas pré-natais e a necessidade de exames adicionais para monitorar o crescimento e a vitalidade fetal devem ser individualizadas de acordo com a gravidade do quadro e baseadas no julgamento do médico assistente, assim como as decisões a respeito da necessidade de antecipação e da via do parto.

No puerpério, pacientes com sintomas de *influenza* podem dividir o quarto apenas com seus recém-nascidos (RN), desde que sejam respeitadas as medidas higiênicas e de etiqueta respiratória, mantendo-se distância mínima de 1 m entre o berço e o leito e que a paciente utilize máscara cirúrgica durante os cuidados com o RN e a amamentação. Não há razão para se contraindicar a amamentação nas pacientes em boas condições clínicas, mesmo naquelas que estejam utilizando oseltamivir. Apenas se houver necessidade de separação do binômio materno-fetal, a coleta e o fornecimento do leite materno por mamadeiras devem ser estimulados.

LEITURAS COMPLEMENTARES

American College of Obstetricians and Gynecologists. ACOG Committee Opinion n. 753: Assessment and Treatment of Pregnant Women with Suspected or Confirmed Influenza. Obstet Gynecol. 2018 Oct;132(4):e169-e173. Doi: 10.1097/AOG.0000000000002872.

American College of Obstetricians and Gynecologists. ACOG Committee Opinion n. 732: Influenza Vaccination During Pregnancy. Obstet Gynecol. 2018 Apr;131(4):e109-e114. Doi: 10.1097/AOG.0000000000002588.

Brasil. Ministério da Saúde. Secretaria de Vigilância em Saúde. Departamento de Vigilância das Doenças Transmissíveis. Protocolo de tratamento de Influenza: 2017 [recurso eletrônico]/Ministério da Saúde, Secretaria de Vigilância em Saúde, Departamento de Vigilância das Doenças Transmissíveis. Brasília: Ministério da Saúde; 2018. 49 p. : il. Disponível em: http://bvsms.saude.gov.br/publicacoes/protocolo_tratamento_ influenza_2017.

Brasil. Ministério da Saúde. Secretaria de Vigilância em Saúde. Departamento de Vigilância das Doenças Transmissíveis. Informações técnicas e recomendações sobre a sazonalidade de influenza 2019. [recurso eletrônico]/Ministério da Saúde, Secretaria de Vigilância em Saúde, Departamento de Vigilância das Doenças Transmissíveis. Brasília: Ministério da Saúde; 2019. Disponível em: https://portalarquivos2.saude.gov.br/images/pdf/2019/marco/19/INFORMA----ES-T---CNICAS-E-RECOMENDA----ES-SOBRE-A-SAZONALIDADE-DA--INFLUENZA-2019-20-03-2019.pdf.

Centers for Disease Control and Prevention. Influenza (Flu). 2009 H1N1 Pandemic. Disponível em: https://www.cdc.gov/flu/pandemic--resources/2009-h1n1-pandemic.html.

Dawood FS, Iuliano AD, Reed C, Meltzer MI, Shay DK, Cheng PY et al. Estimated global mortality associated with the first 12 months of 2009 pandemic influenza A H1N1 virus circulation: a modelling study. Lancet Infect Dis. 2012 Sep;12(9):687-95. Doi: 10.1016/S1473-3099(12)70121-4. Epub 2012 Jun 26.

Hviid A, Svanström H, Mølgaard-Nielsen D, Lambach P. Association Between Pandemic Influenza A(H1N1) Vaccination in Pregnancy and Early Childhood Morbidity in Offspring. JAMA Pediatr. 2017;171(3):239-48. Doi: 10.1001/jamapediatrics.2016.4023.

Mosby LG, Rasmussen SA, Jamieson DJ. 2009 pandemic influenza A (H1N1) in pregnancy: a systematic review of the literature. Am J Obstet Gynecol. 2011 Jul;205(1):10-8. doi: 10.1016/j.ajog.2010.12.033. Epub 2011 Feb 23. PMID: 21345415.

Newsome K, Alverson CJ, Williams J, McIntyre AF, Fine AD, Wasserman C et al. Outcomes of infants born to women with influenza A(H1N1)pdm09. Birth Defects Res. 2019 Jan 15;111(2):88-95. Doi: 10.1002/bdr2.1445. Epub 2019 Jan 9.

Ribeiro AF, Pellini ACG, Kitagawa BY, Marques D, Madalosso G, Fred J et al. Severe influenza A(H1N1)pdm09 in pregnant women and neonatal outcomes, State of Sao Paulo, Brazil, 2009. PLoS ONE. 2018;13(3):e0194392. Doi: 10.1371/journal.pone.0194392.

World Health Organization. Influenza. Disponível em: https://www.who.int/influenza/en/.

90

Citomegalovírus

Geraldo Duarte
Silvana Maria Quintana
Patrícia Pereira dos Santos Melli
Conrado Milani Coutinho
Ana Cláudia Rabelo

Algumas particularidades tornam o citomegalovírus (CMV) o responsável por uma das infecções mais desafiadoras para o processo reprodutivo. Segundo Mussi-Pinhata et al. (2018), entre estas particularidades, orienta-se especial atenção para o fato de o CMV apresentar vários subtipos, disseminar-se utilizando praticamente todas as vias possíveis de contaminação, não haver tratamento seguro e efetivo para uso em gestantes, capacidade de desenvolver latência e de causar agravos embrionários e fetais em seus períodos de reativação. Neste capítulo, serão abordados todos estes desafios.

Etiologia

Com base na classificação taxonômica, o CMV é um DNA-vírus da família Herpesviridae (subfamília Betaherpesvirinae) cujo genoma é constituído por DNA de dupla hélice. De acordo com Rogan e Beigi (2019), já foram descritos quatro subtipos de CMV, com base na variação da glicoproteína B de sua superfície (gB1, gB2, gB3 e gB4). Pode ocorrer a infecção por mais de um subtipo deste vírus, visto que não há resistência cruzada entre eles.

Vias de transmissão

Do ponto de vista prático, o CMV pode ser encontrado na orofaringe, trato geniturinário, sistema digestivo, sistema respiratório e nos diversos fluídos corporais como saliva, fezes, urina, sêmen, sangue, leite materno, suor e lágrimas de pessoas infectadas, e sua dispersão populacional se faz pelo contato destas secreções, excreções e fluídos corporais. Além dessa vasta lista de possibilidades de dispersão, o CMV pode ser transmitido também por instrumentos contaminados ou tecidos (transplantes) que contenham o vírus além da transmissão por via vertical (TV), da mãe para o filho. A TV do CMV pode ocorrer por via transplacentária, no momento do parto e por meio da amamentação. Com esse potencial de dispersão, as chances de se chegar à vida adulta sem contato com o CMV, em nosso país, são extremamente baixas ou nulas, com taxas de soroprevalência entre gestantes e puérperas que variam de 98,5 a 100%. Para Duarte (2004) e Mussi-Pinhata et al. (2018), esta é uma das principais justificativas para a não inclusão da triagem da infecção pelo CMV no pré-natal.

Como a maioria dos vírus do gênero Herpes, o CMV também apresenta elevada capacidade de desenvolver latência e apresentar episódios de recrudescência e eliminação viral, muitas vezes ligados a períodos de baixa imunidade sistêmica. Segundo afirmação de Duarte (2004), sob esta ótica, a gestação é um período especial de imunomodulação, observando-se oscilações na resposta imune com períodos de imunossupressão relativa, qualificando a gestante como de maior risco para as recorrências do CMV quando se compara com mulheres não grávidas.

Diagnóstico da infecção materna

Diagnóstico clínico

Em pacientes hígidas do ponto de vista imunológico, a infecção pelo CMV é assintomática na maioria absoluta dos casos. Nos raros casos sintomáticos, as manifestações clínicas são inespecíficas, lideradas por febrícula, fadiga, anorexia e linfadenomegalia. Para Duarte (2004), em vista da inespecificidade dos sintomas, o diagnóstico clínico é limitado, reservando-se o diagnóstico definitivo aos exames subsidiários. Os temidos quadros de meningoencefalites, retinites, comprometimento hepático e renal são comuns em pacientes com o sistema imunológico comprometido

(HIV/Aids, transplantados e imunossuprimidos, entre outros agravos imunológicos). Nestes casos, apresentarão manifestações clínicas dependentes de qual órgão ou sistema foi acometido. Ressalte-se que os sinais e sintomas associam-se mais ao tipo de comprometimento do órgão afetado do que ao micro-organismo especificamente.

Diagnóstico laboratorial da infecção materna

Face à inespecificidade das manifestações clínicas da infecção pelo CMV o diagnóstico desta infecção se baseia nos testes sorológicos específicos que detectam a presença de anticorpos IgM e IgG (Elisa). Conforme Duarte (2004), a IgM surge cerca de 2 semanas após o início dos sintomas maternos e pode persistir por até 18 meses, em alguns casos por anos, dificultando o diagnóstico da infecção aguda. Caso seja necessário confirmar o diagnóstico da infecção citomegálica, pode ser utilizado o teste de avidez da IgG aos antígenos do CMV. O teste de avidez permitirá inferir se a infecção é recente (até 12 a 16 semanas dependendo do fabricante) ou é uma infecção que foi contraída há mais de 12 a 16 semanas. Na prática, este recurso é pouco utilizado.

Técnicas como o imunoblot, cultura em fibroblasto, hibridização e reação em cadeia da polimerase (PCR) também podem completar o diagnóstico da infecção citomegálica materna, mas são pouco utilizadas para essa finalidade. Ressalta-se que estas técnicas são mais utilizadas para o diagnóstico da infecção fetal e neonatal.

Infelizmente, não é possível prever quais pacientes terão infecção congênita, muito menos malformações. De acordo com Rogan e Beiji (2019) não existem provas sorológicas que possam determinar recorrência ou reinfecção com segurança.

Triagem sorológica no pré-natal

A busca sorológica desta infecção não faz parte dos exames básicos da rotina de pré-natal da maioria absoluta dos serviços onde a soroprevalência do CMV seja elevada. No Hospital das Clínicas da Faculdade de Medicina de Ribeirão Preto da Universidade de São Paulo (HCFMRP-USP), onde se atende uma população com elevada taxa de soroprevalência do CMV, a sorologia para este vírus não faz parte do rol de "exames rotineiramente solicitados na assistência pré-natal". No entanto, entende-se que, em comunidades em que a soroprevalência do CMV entre gestantes é baixa, sua busca visando detectar a soroconversão talvez possa apresentar uma relação custo-benefício favorável. Nesse caso, a busca mensal da soroconversão e a adoção de medidas de profilaxia para evitar a infecção aguda materna são mandatórias. Se essas medidas profiláticas não forem tomadas de forma consistente, em nenhum cenário de baixa soroprevalência a sorologia pré-natal apresentará uma relação de custos e benefícios favorável. De acordo com Duarte (2004), para comunidades de elevada soroprevalência para o CMV entre gestantes, a triagem sorológica não encontra nenhum respaldo financeiro e nem científico.

Transmissão vertical do CMV

Para o obstetra, a possibilidade de TV do CMV e seu potencial histotóxico para o embrião/feto lideram as preocupações com esta infecção. Sabe-se que o risco de TV é maior na vigência da infecção primária (aproximadamente 30 a 40%), mas sabe-se que ela ocorre também entre gestantes portadoras crônicas com episódios de recorrência da infecção (0,5 a 2,5%), de acordo com Mussi-Pinhata et al. (2018), em virtude da elevada prevalência do CMV em nosso meio, a maioria das mulheres na idade reprodutiva e com vida sexual ativa já teve contato com esse micro-organismo, justificando a raridade de gestantes soronegativas para esse vírus.

Além da possibilidade de recorrências do CMV, existe a e reinfecções por outros subtipos desse vírus (gB1, gB2, gB3, gB4). Em termos globais, a infecção congênita ocorre em 0,5 a 2,5% entre gestantes portadoras crônicas da infecção, mas o risco de danos estruturais e funcionais ao nascer varia de 0,02 a 0,15% (restrição de crescimento intraútero, trombocitopenia, petéquias, icterícia, hepatoesplenomegalia, microcefalia, calcificações intracranianas, coriorretinite e surdez). Mesmo entre esses RN infectados verticalmente, a maioria não apresenta nenhuma alteração ao nascimento. No entanto, sabe-se que a infecção congênita pelo CMV é a causa infecciosa mais frequente de surdez tardia, o que, para Mussi-Pinhata et al. (2018), seria uma preocupação adicional para o pediatra. A gravidade das lesões fetais e neonatais independe se a infecção materna era crônica ou derivou de uma infecção aguda. Varia o risco de ocorrência da TV, maior na infecção aguda.

Mesmo que a infecção materna aguda pelo CMV apresente um potencial maior de TV em relação às recorrências e reinfecções, de acordo com os resultados divulgados por Gaytant et al. (2002), do ponto de vista epidemiológico e numérico, a infecção recorrente e a reinfecção acabam sendo mais expressivas. Estes dados foram corroborados pelos achados de Puhakka et al. (2017).

Deve ser salientado que mesmo ocorrendo a TV do CMV, pequeno percentual desses fetos apresentará alguma manifestação orgânica (0,02 a 0,15%).

Diagnóstico da infecção fetal

Do ponto de vista clínico, de forma geral, a inferência para a hipótese diagnóstica da infecção fetal aguda pelo CMV tem base em alterações da dinâmica do líquido amniótico (polidrâmnio), da hidropisia fetal e da placentomegalia. A partir dessas alterações, o obstetra formula a hipótese diagnóstica dessa infecção fazendo o diagnóstico diferencial com outras infecções ou outras condições que podem causar alterações dessa monta, a exemplo das alterações cromossômicas. Dependendo da idade gestacional, é possível detectar essas alterações observando-se que a altura uterina está acima do esperado para a idade gestacional, funcionando como a ferramenta triadora para o exame ultrassonográfico, esse com sensibilidade suficiente para detectar essas alterações com segurança. Com outras alterações como as calcificações intracranianas periventriculares, hepatoesplenomegalia, placentomegalia, hidropisia fetal e hiperecogenicidade intestinal, é possível inferir a hipótese diagnóstica de infecção fetal, fazendo diagnóstico diferencial entre a infecção pelo CMV, outros vírus do gênero Herpes e toxoplasmose, além de outras viroses menos frequentes. Para o diagnóstico diferencial entre essas infecções, estará indicada a amniocentese, cuja amostra amniótica deverá ser analisada pela reação em cadeia da polimerase (PCR) com a finalidade de detectar fragmentos do DNA do CMV ou dos outros agentes infecciosos que fazem o diagnóstico diferencial. A cultura em fibroblasto também pode ser feita, mas os resultados são mais demorados e os custos mais elevados. Para Duarte (2004), mesmo sabendo das limitações terapêuticas para o feto, o diagnóstico da infecção fetal é útil para melhor orientação da família sobre o prognóstico e para nortear a conduta neonatal.

Resumindo, para o diagnóstico da infecção fetal pelo CMV será necessário avaliar o líquido amniótico por técnica molecular, no caso o PCR para detectar material genético do vírus.

Em fase posterior à infecção fetal aguda pelo CMV, na dependência da intensidade do acometimento placentário e fetal, a gravidez pode evoluir com oligoâmnio, restrição do crescimento fetal, aumento das calcificações cerebrais periventriculares, microcefalia e, mais raramente, com hidrocefalia.

Conduta

Atualmente, nenhum tratamento se mostrou eficaz de modo definitivo nem é atualmente recomendado para o tratamento de CMV na gravidez. Infelizmente, até o momento não há tratamento antiviral específico liberado para uso rotineiro para tratamento fetal, o mesmo ocorrendo com o uso de gamaglobulina específica. A seguir, serão abordadas as principais publicações sobre o tema, embasando o profissional sobre as escolhas para este tipo de cuidado.

Considerando inicialmente o uso de antivirais para o controle da infecção fetal do CMV, observa-se na literatura que foram tentados vários medicamentos com esta característica. Ressalta-se que os resultados com o aciclovir foram pífios e, quanto ao ganciclovir, o problema apontado foi sua toxicidade fetal, variável difícil de ser controlada durante a gravidez.

Frente às várias limitações com os antivirais conhecidos, Leruez-Ville et al. (2016) testaram a efetividade do valaciclovir (8 g/dia) via oral sobre o prognóstico de fetos com diagnóstico de infecção citomegálica em 41 gestantes. Para estes autores, o valaciclovir reduziu o percentual de crianças sintomáticas infectadas pelo CMV de 57 para 18%. Seriam bons resultados se não houvesse importantes problemas metodológicos nesta avaliação. Inicialmente, o valaciclovir não está liberado pela Food and Drug Administration (FDA) para ser utilizado em gestantes em dose tão elevada. Como o estudo não foi controlado, os resultados do tratamento foram comparados com dados da literatura (sem tratamento). Outro dado limitante deste estudo foi a seleção de casos submetidos a tratamento, com critérios que deixam muitas dúvidas e muito longe de uma seleção randômica.

A utilização do valaciclovir em doses elevadas (8 g por dia) foi utilizada em estudo randomizado realizado por Faure-Bardon et al. (2021), o qual demonstrou que na fase aguda da infecção ele reduz a transmissão vertical do CMV de 29% para 12%. No entanto, é necessário avaliar o efeito fetal de dose tão elevada desse medicamento. Houve um caso de insuficiência renal materna no grupo tratado com valaciclovir.

Outra modalidade terapêutica utilizada para controle da infecção congênita do CMV foi a imunização passiva utilizando imunoglobulina hiperimune contra o CMV (IH-CMV) para a gestante. Os primeiros estudos sobre este modelo de imunização passiva foram animadores e basearam-se na premissa de que a IH-CMV reduziria a carga viral materna e placentária, assim prevenindo a infecção fetal. Para os casos em que a infecção fetal eventualmente já tivesse ocorrido, é provável que a IH-CMV pudesse reduzir a inflamação placentária e fetal otimizando os resultados. Em estudo prospectivo não randomizado, Nigro et al. (2005) trataram mulheres com infecção fetal (confirmada) pelo CMV. Com o tratamento utilizando IH-CMV observou-se redução significativa dos sintomas de CMV congênito de 50 para 3%, do nascimento até os 2 anos de idade, sem relato de efeitos adversos.

Em estudo observacional de gestantes com diagnóstico de infecção primária por CMV, Visentin et al. (2012) observaram que, entre os recém-nascidos de mulheres tratadas com IG-CMV, a taxa de desfechos ruins até 1 ano de idade reduziu de 43 para 13%. Neste mesmo ano, nova publicação de Nigro et al. (2012) confirma os benefícios do uso da IH-CMV na redução dos efeitos deletérios da infecção congênita causada pela infecção materna primária do CMV.

Em contraste com os resultados iniciais promissores com o uso da IG-CMV, o estudo CHIP (único estudo controlado randomizado, duplo-cego), realizado por Revello et al. (2014), mostrou redução significativa na infecção congênita por CMV quando utilizado em gestantes com infecção primária por este vírus. Curiosamente, estas gestantes apresentaram taxas mais elevadas de parto pré-termo, restrição de crescimento intrauterino e pré-eclâmpsia, complicações que não foram confirmadas em outras casuísticas. Estudo multicêntrico e duplo cego, financiado pelo *Eunice Kennedy Shriver National Institute of Child Health and Human Development Maternal–Fetal Medicine Units Network* e realizado por Hughes et al. (2021) avaliou a efetividade da IG-CMV para evitar a transmissão vertical do CMV. Face aos resultados completamente insatisfatórios e os efeitos adversos observados, este estudo foi interrompido precocemente, inviabilizando o uso da IG-CMV como modalidade terapêutica para esta situação.

Considerando o tratamento da infecção intrauterina pelo CMV, deve ser ponderado que os dados atualmente disponíveis na literatura são inconclusivos. Nenhum tratamento demonstrou ser definitivamente seguro e eficaz. Atualmente, as diretrizes de consenso do American College of Obstetricians and Gynecologists (ACOG), da Society of Maternal Fetal Medicine (SMFM) e do International Congenital Cytomegalovirus Recommendations Group (IC-CRG) recomendam que a administração de IGH e antivirais para prevenção e tratamento de CMV congênito seja restrita aos protocolos de pesquisa. Frente a estas limitações, Permar et al. (2018) postulam que o desenvolvimento futuro de vacinas seria outro caminho promissor de prevenção para o CMV congênito.

Frente a essas limitações, resta apenas o tratamento pós-natal, sendo possível o controle dos efeitos adversos dos antivirais utilizados. Para isso, sendo possível e muito bem ponderado com a família e a equipe de neonatologia, podem ser aventadas a aceleração da maturidade pulmonar fetal e a interrupção da gravidez. Nesse caso, o neonatologista poderia iniciar tratamento mais efetivo para o recém-nascido.

Profilaxia

Sabendo dos riscos gestacionais da infecção citomegálica, que o CMV pode ser transmitido verticalmente nas várias formas da infecção (primária, reinfecção e recorrência) e da limitação terapêutica, a orientação da gestante para evitar situações de risco para novas infecções é lógica. Sabe-se que grande parte das infecções é adquirida por contato próximo entre pessoas, sobressaindo-se o contato com crianças (secreções e excreções) e o contato sexual desprotegido. De modo geral, a infância representa um período de elevada taxa de infecção primária, consequentemente elevada taxa de eliminação viral. Mesmo reconhecendo a limitação das orientações, torna-se necessário alertar todas as gestantes para o uso de preservativos que se afastem do cuidado de crianças (creches, berçários) e de idosos que demandam manuseio de secreções e excreções. Além desses cuidados, evitar aglomerados de pessoas, contato com crianças febris e, em caso de necessidade de transfusão sanguínea, avisar que é gestante, demandando sangue cujo doador seja CMV-negativo. Lembrar que, infelizmente, até o momento não existe vacina contra o CMV.

LEITURAS COMPLEMENTARES

Duarte G. Citomegalovírus e gravidez. In Duarte G (ed.). Diagnóstico e Conduta nas Infecções Ginecológicas e Obstétricas. Ribeirão Preto: FUNPEC Editora; 2004. p.61-7.

Faure-Bardon V, Fourgeaud J, Stirnemann J, Leruez-Ville M, Ville Y. Secondary prevention of congenital cytomegalovirus infection with valacyclovir following maternal primary infection in early pregnancy. Ultrasound Obstet Gynecol. 2021;58(4):576-81.

Gaytant MA, Steegers EA, Semmekrot BA, Merkus HM, Galama JM. Congenital cytomegalovirus infection: review of the epidemiology and outcome. Obstet Gynecol Surv. 2002;57(4):245-56.

Hughes BL, Clifton RG, Rouse DJ et al. A Trial of Hyperimmune Globulin to Prevent Congenital Cytomegalovirus Infection. N Engl J Med. 2021;385(5):436-44.

Leruez-Ville M, Ghout I, Bussières L et al. In utero treatment of congenital cytomegalovirus infection with valacyclovir in a multicenter, open-label, phase II study. Am J Obstet Gynecol. 2016;215(4):462.e1-462.e10.

Mussi-Pinhata MM, Yamamoto AY, Aragon DC, Duarte G, Fowler KB, Boppana S,Britt WJ. Seroconversion for cytomegalovirus infection during pregnancy and fetal infection in a highly seropositive population: The BraCHS Study. J Infect Dis. 2018;218(8):1200-4.

Nigro G, Adler SP, La Torre R, Best AM. Congenital Cytomegalovirus Collaborating Group. Passive immunization during pregnancy for congenital cytomegalovirus infection. N Engl J Med. 2005;353(13):1350-62.

Nigro G, Adler SP, Parruti G et al. Immunoglobulin therapy of fetal cytomegalovirus infection occurring in the first half of pregnancy – A case-control study of the outcome in children. J Infect Dis. 2012;205(2):215-27.

Permar SR, Schleiss MR, Plotkin SA. Advancing our understanding of protective maternal immunity as a guide for development of vaccines to reduce congenital cytomegalovirus infections. J Virol. 2018;92(7). pii: e00030-18.

Puhakka L, Renko M, Helminen M et al. Primary versus non-primary maternal cytomegalovirus infection as a cause of symptomatic congenital infection – register-based study from Finland. Infect Dis (Lond). 2017;49(6):445-53.

Rawlinson WD, Boppana SB, Fowler KB et al. Congenital cytomegalovirus infection in pregnancy and the neonate: Consensus recommendations for prevention, diagnosis, and therapy. Lancet Infect Dis. 2017;17(6):e177-e188.

Revello MG, Lazzarotto T, Guerra B, CHIP Study Group et al. A randomized trial of hyperimmune globulin to prevent congenital cytomegalovirus. N Engl J Med. 2014;3;370(14):1316-26.

Rogan SC, Beigi RH. Treatment of Viral Infections During Pregnancy. Clin Perinatol. 2019;46(2):235-56.

Shahar-Nissan K, Pardo J, Peled O et al. Valaciclovir to prevent vertical transmission of cytomegalovirus after maternal primary infection during pregnancy: A randomised, double-blind, placebo-controlled trial. Lancet. 2020 Sep 12;396(10253):779-85.

Visentin S, Manara R, Milanese L et al. Early primary cytomegalovirus infection in pregnancy: Maternal hyperimmunoglobulin therapy improves outcomes among infants at 1 year of age. Clin Infect Dis. 2012;55(4):497-503.

91

HIV –
Vírus da Imunodeficiência Humana

Helaine Maria Besteti Pires Mayer Milanez
Adriane Maira Delicio

Epidemiologia

Aproximadamente 38 milhões de pessoas encontram-se infectadas pelo vírus da imunodeficiência humana (HIV) no mundo, com 19,2 milhões de mulheres e 1,8 milhão de crianças abaixo dos 15 anos, segundo o *Joint United Nations Programme on HIV/Aids* (UNAIDS), da Organização Mundial da Saúde (WHO/OMS). Em 2019, houve 1,7 milhão de novas infecções pelo HIV, sendo 47% em mulheres e 31% em jovens entre 15 e 24 anos, com 160 mil novos casos em crianças menores de 15 anos. O padrão de transmissão do HIV mudou a partir da década de 1980, observando-se a pauperização, a interiorização e a feminização da epidemia. Os grupos de risco cederam lugar às denominadas populações vulneráveis, enquanto o maior número de casos associados à categoria de exposição heterossexual fez-se acompanhar de proporção cada vez maior de mulheres infectadas. Considerando-se que aproximadamente 85% das mulheres infectadas pelo HIV estão em idade reprodutiva, vislumbra-se um potencial significativo de ocorrência da transmissão vertical (TV) do vírus.

A OMS enfatiza a necessidade do alcance dos objetivos de 90% das pessoas infectadas pelo HIV cientes de seu diagnóstico, 90% dessas pessoas em tratamento antirretroviral, das quais, 90% com carga viral do HIV suprimida (90-90-90). No entanto, dados recentes da UNAIDS mostram o alcance atual global aquém das metas estipuladas para 2020 (81-67-59).

A expressiva expansão do tratamento da infecção pelo HIV ao longo dos anos aumentou a cobertura da terapia antirretroviral (TARV) de 7,7 milhões de pessoas em 2010 para 25,4 milhões em 2019, alcançando cobertura global de 78%, incluindo América Latina e Brasil. Este ganho global no tratamento garantiu o declínio de 23% de novas infecções e de 39% de mortes por síndrome da imunodeficiência adquirida (Aids) no período.

Desde a instalação, em 2011, do *Global Plan Towards the Elimination of New HIV Infections Among Children by 2015 And Keeping Their Mothers Alive*, da UNAIDS, que priorizou os 22 países responsáveis por 90% das gestantes infectadas pelo HIV no mundo em 2009 (prioritariamente da África Subsaariana), ocorreu significativa expansão da cobertura antirretroviral entre estas mulheres: de 47 para 82% em 2018. Esta intervenção reduziu a TV do HIV em 41% desde 2010. Desde 1996, foi evitado 1,2 milhão de novas infecções em crianças apenas por meio da terapia antirretroviral, sendo 89% das prevenções entre 2009 e 2014. Saliente-se que as crianças infectadas por transmissão perinatal sem tratamento evoluem para óbito em cerca de 2 anos.

O Brasil é signatário junto à Organização Pan-Americana de Saúde (OPAS/OMS) para a eliminação da transmissão vertical do HIV e da sífilis nas Américas. No âmbito do componente pré-natal, as ações da Rede Cegonha incluem a prevenção e o tratamento das infecções sexuais transmissíveis, com especial atenção a HIV/Aids, sífilis e hepatites virais, e disponibilização dos testes rápidos para seu diagnóstico. Em 2014, a OPAS criou o Comitê Regional para Validação da Eliminação da Transmissão Materno-Infantil de HIV e Sífilis, que certifica os países que alcançam as seguintes metas: taxa de transmissão vertical do HIV menor ou igual a 2%; incidência de HIV pediátrico menor ou igual a 0,3 caso/1.000 nascidos-vivos; cobertura pré-natal (pelo menos uma consulta) maior ou igual a 95%; cobertura de testagem para HIV em gestantes maior ou igual a 95%; cobertura de tratamento com TARV em gestantes infectadas pelo HIV maior ou igual a 95%, entre outros resultados relativos ao controle da sífilis.

No Brasil, há 926.742 casos de Aids notificados de 1980 até junho de 2018, sendo 34,5% do sexo feminino. Os dados recentes da UNAIDS mostram-se abaixo das metas estipuladas para 2020 (88-69-65), com maior *gap* entre as pessoas com diagnóstico de infecção pelo HIV que não estão em tratamento. Os dados brasileiros reproduziram a tendência mundial de mudança para o padrão heterossexual de transmissão do HIV ao longo das décadas de epidemia até 2009, quando, então, se começou a observar uma redução nos casos de Aids em mulheres e aumento nos casos em homens: a razão de sexo, que era de 40 homens para cada mulher em 1983, atingiu razão de 1:1 no grupo etário de 15 a 19 anos em 2000 e aumentou para 2,2:1 em 2017.

Apesar da perceptível mudança no padrão de transmissão do HIV no Brasil nos últimos anos, evoluindo para uma epidemia chamada de concentrada em populações-chave (*gays* e homens que fazem sexo com homens, travestis e transexuais, pessoas que usam drogas de abuso e profissionais do sexo), 82,3% das mulheres infectadas pelo HIV estão em idade reprodutiva (15 a 49 anos) e 93,2% delas adquiriram o HIV por transmissão heterossexual. Foram notificadas 116.292 gestantes infectadas pelo HIV de 2000 a junho de 2018, a maioria delas residente na região Sudeste (38,6%), seguida pelas regiões Sul (30,4%), Nordeste (17,2%), Norte (8%) e Centro-Oeste (5,8%). A cobertura de testagem do HIV no pré-natal aumentou de 62,3% em 2006 para 83,5% em 2010, e a taxa de detecção de gestantes com HIV no Brasil apresentou tendência de aumento de 21,7% nos últimos 10 anos, reflexo provável da maior cobertura diagnóstica no pré-natal (2,8/1.000 nascidos vivos). A análise das características epidemiológicas das gestantes brasileiras mostra que a faixa etária entre 20 e 24 anos é a que concentra o maior número de casos, sendo 54,9% entre 20 e 29 anos. Quanto à escolaridade, a maioria tem da 5ª à 8ª série incompleta, representando 36,8% dos casos notificados. Quanto à cor, há predomínio da parda desde 2012, seguida da branca: 48,2% e 36,8% em 2018, respectivamente.

No Brasil, há 25.698 casos de Aids notificados de 1980 a junho de 2018 em crianças menores de 15 anos. A principal via de transmissão do HIV nesta população é a vertical, representando 93,2%, em 2018. A taxa de detecção de Aids em menores de 5 anos no Brasil, parâmetro para o monitoramento da transmissão vertical do HIV, apresentou tendência de queda de 42% nos últimos 10 anos, com taxa nacional de 2/100 mil habitantes.

Fisiopatologia da infecção pelo HIV

O ciclo do HIV é similar àqueles de outros retrovírus, e o primeiro passo envolve a adesão do envelope viral à membrana plasmática da célula do hospedeiro, em que estão envolvidas principalmente a glicoproteína gp120 do vírus e o receptor CD4 da célula hospedeira. Atualmente, sabe-se que outras moléculas da superfície celular participam ativamente na estabilização e/ou na facilitação da adesão viral (correceptores de quimiocinas das células humanas). Após a adesão, a partícula viral e a membrana celular passam por um processo de fusão em que estão envolvidas moléculas da célula hospedeira (como CCR5 e CXCR4). Os linfócitos T CD4 expressam ambas as moléculas em sua superfície, enquanto as células da linhagem dos monócitos expressam somente a CCR5. Nas fases iniciais da infecção, as cepas virais predominantes infectam preferencialmente células que expressam somente a molécula CCR5 que, por sua vez, apresenta grande variabilidade genética intrínseca: indivíduos homozigotos para a mutação deletéria no gene da CCR5, se expostos repetidamente ao HIV, não adquirem a infecção.

Após estarem ligados, o CD4 e o correceptor pela ação da gp120, a proteína viral transmembrana gp41 muda de conformação para facilitar a fusão e a entrada do vírus na célula. Uma vez internalizado através da membrana celular, o RNA viral converte-se em DNA mediante ação da transcriptase reversa e, por um processo que envolve diversas moléculas, esse DNA migra até o núcleo celular e é incorporado ao material genético da célula hospedeira pela enzima viral integrase, sendo chamado, a partir desse momento, de DNA pró-viral. Uma vez integrado ao DNA da célula, o código genético viral sofre transcrição a partir de promotores e fatores de transcrição, de modo a produzir RNA mensageiro, que será transportado ao citoplasma e traduzido em proteínas que formarão a partícula viral. No citoplasma, a protease viral cliva os produtos proteicos da tradução em suas porções ativas, inclusive num processo extracelular, após a liberação do vírion.

Especula-se que, qualquer que seja a droga antirretroviral utilizada, o fenômeno de emergência de quasispécies virais resistentes é intrínseco e inevitável em médio ou longo prazo, na dependência de três fatores principais: taxa de mutação (maior nos vírus de RNA do que nos de DNA), taxa de replicação e pressão seletiva exercida pela droga (função, basicamente, de sua potência, concentração e duração da exposição). No caso do HIV, o *turnover* viral situa-se na faixa de 10 bilhões de partículas virais por dia, significando que 99% dos vírions produzidos a cada instante são provenientes de células infectadas nas últimas 2 semanas. Sabendo-se que a transcriptase reversa comete uma média de um erro por genoma por ciclo de duplicação, conclui-se que a taxa de mutabilidade é bastante alta.

Manifestações clínicas

A infecção pelo HIV-1 cursa com amplo espectro de apresentações clínicas, desde a fase aguda (que pode ser assintomática ou se manifestar como síndrome retroviral aguda) até a fase avançada da doença, com as manifestações definidoras da síndrome da imunodeficiência adquirida (Aids).

A síndrome retroviral aguda se assemelha à mononucleose infecciosa e cursa com viremia plasmática elevada e queda transitória, mas significativa, da contagem de linfócitos T CD4+. Os sintomas incluem febre alta, sudorese, exantema, odinofagia, linfadenomegalia, com nódulos móveis, principalmente em cadeias cervicais anterior e posterior, submandibular, occipital e axilar, com diminuição progressiva nas primeiras semanas. Podem ocorrer hepatoesplenomegalia, fadiga, inapetência, úlceras orais e genitais. O diagnóstico clínico nessa fase pode não ser aventado em virtude do caráter transitório dos sintomas.

O tempo para o desenvolvimento da doença sintomática é frequentemente de 7 a 10 anos. Com exceção da linfadenopatia, na fase de latência clínica não há alterações significativas ao exame físico. Podem ocorrer alterações laboratoriais, sendo frequentes anemia, leucopenia (linfopenia) e plaquetopenia discretas. Lesões de pele inespecíficas também podem ocorrer, como dermatite seborreica, foliculite, molusco contagioso, micose cutânea. Enquanto o nível de linfócitos T CD4+ estiver acima de 350 células/mm^3, os episódios infecciosos mais frequentes são os bacterianos. Com a progressão da doença, são observadas apresentações atípicas das infecções, resposta tardia à antibioticoterapia e/ou reativação de infecções antigas como tuberculose e neurotoxoplasmose.

O valor da contagem de linfócitos CD4 menor do que 200 células/mm^3 e o aparecimento de infecções oportunistas e algumas neoplasias são definidores de Aids, destacando-se a pneumonia por *Pneumocystis jirovecii* (antigo *P. carinii*), toxoplasmose de sistema nervoso central (SNC), tuberculose pulmonar ou extrapulmonar, meningite criptocócica e retinite por citomegalovírus. As neoplasias mais frequentes são o sarcoma de Kaposi, linfoma não Hodgkin e o câncer de colo uterino em mulheres jovens.

Além das infecções e das manifestações não infecciosas, o HIV pode causar doenças por dano direto a certos órgãos ou devidas a processos inflamatórios, como miocardiopatia, nefropatia e neuropatias, que podem estar presentes em qualquer momento da infecção.

Diagnóstico

O diagnóstico laboratorial da infecção pelo HIV em indivíduos com idade acima de 18 meses é realizado de acordo com o conjunto de procedimentos sequenciais dispostos no *Manual Técnico para o Diagnóstico da Infecção pelo HIV em Adultos e Crianças*, do Ministério da Saúde, de 2018.

Testes sorológicos

O principal teste utilizado no diagnóstico sorológico convencional do HIV é o ensaio imunoenzimático do tipo Elisa (*Enzyme-Linked Immunosorbent Assay*). Esse teste sofreu várias modificações desde o seu desenvolvimento em 1984. No teste de 1ª geração, o antígeno utilizado era o lisado viral adquirido a partir de cultura do HIV em linhagens celulares humanas, o que o tornava pouco específico, com detecção apenas de anticorpos anti-HIV IgG e janela de soroconversão de 35 a 45 dias. No de 2ª geração, houve a substituição do lisado viral por antígenos recombinantes ou peptídeos sintéticos derivados de proteínas do HIV, o que aumentou sua sensibilidade e especificidade e reduziu a janela de soroconversão para 25 a 35 dias. O teste de 3ª geração sofreu mudanças no seu formato e possibilitou a detecção de anticorpos anti-HIV IgM e IgG e a redução da janela imunológica para 20 a 30 dias. Mais recentemente, os testes de 4ª geração são capazes de detectar simultaneamente o antígeno p24 e os anticorpos específicos anti-HIV, diminuindo a janela imunológica para cerca de 15 dias.

Testes rápidos

Os testes rápidos (TR) são imunoensaios (IE) simples, desenvolvidos para detectar anticorpos anti-HIV em até 30 minutos, em comparação com os IE utilizados em laboratórios, cujo resultado pode levar até 4 horas. São realizados preferencialmente de forma presencial, em ambiente não laboratorial, com amostra de sangue total obtida por punção digital ou punção venosa. Existem vários formatos de TR, e os mais frequentemente utilizados são dispositivos (ou tiras) de imunocromatografia de fluxo lateral, imunocromatografia de duplo percurso (DPP) e imunoconcentração, com sensibilidade e especificidade em torno de 99%. Entre as várias indicações prioritárias do Ministério da Saúde para realização de TR, estão incluídas as gestantes que não tenham sido testadas durante o pré-natal ou cuja idade gestacional não assegure o recebimento do resultado do teste convencional rapidamente.

Testes complementares

Os testes complementares utilizam diferentes formatos e princípios. Estão incluídos nessa categoria: western blot (WB); imunoblot (IB) ou imunoensaios em linha (LIA, do inglês *line immunoassay*); incluindo o imunoblot rápido (IBR); e imunofluorescência indireta (IFI). A IFI foi muito utilizada como teste complementar durante a primeira década da epidemia de HIV, mas atualmente foi substituída pelo WB e IB.

O WB e o IB empregam proteínas nativas do HIV separadas por eletroforese em gel de poliacrilamida, o que permite a separação das proteínas virais de acordo com o seu peso molecular, que são transferidas para uma membrana (WB), ou proteínas recombinantes ou peptídeos sintéticos impregnados diretamente em membranas (papel de nitrocelulose) (IB). A maioria desses ensaios detecta apenas IgG e, por isso, não é recomendada para confirmar a presença de anticorpos IgM (ensaios de 3ª e 4ª gerações) ou a presença do antígeno p24 (ensaios de 4ª geração). Nesse caso, recomenda-se utilizar um teste molecular, com detecção de RNA ou DNA pró-viral, para complementar o diagnóstico do HIV.

Mais recentemente, os testes moleculares (TM) também foram incluídos como testes complementares, uma vez que auxiliam no esclarecimento dos resultados da infeção aguda pelo HIV, como nos casos de reatividade no teste de 4ª geração por detecção do antígeno p24 e ausência de anticorpos circulantes.

O diagnóstico por meio da detecção direta de componentes do vírus, como o antígeno p24, ou por testes moleculares de RNA ou DNA pró-viral, desempenha um papel significativo quando a detecção de anticorpos não é útil para o diagnóstico: em crianças com idade inferior a 18 meses (aquisição passiva de anticorpos anti-HIV maternos) e em infecção aguda em adultos (janela de soroconversão).

Diagnóstico da infecção pelo HIV na gestação

É recomendada a realização de teste anti-HIV, com aconselhamento e com consentimento, para todas as gestantes na primeira consulta de pré-natal, no início do 3º trimestre e no momento do parto, e nos casos em que houver exposição de risco ou violência sexual.

A gestação é, em princípio, uma condição que frequentemente se associa a dificuldades laboratoriais no diagnóstico de infecções. Sabe-se que a gravidez impõe uma série de modificações imunológicas ao organismo materno, que resultam no aparecimento de fatores de imunomodulação, que podem falsear as provas sorológicas. Alguns estudos sugerem maior incidência de resultados falso-reagentes em gestantes, em virtude de produção de aloanticorpos, como acontece em pacientes com histórico de transfusão sanguínea, doenças autoimunes, hemodiálise, vacinação recente, múltiplos partos. A aloimunização causa a produção de anticorpos que podem reagir de forma cruzada com os antígenos empregados nos ensaios utilizados para o diagnóstico da infecção pelo HIV, o que pode também ocasionar resultados persistentemente indeterminados durante a gestação.

O resultado indeterminado pode também decorrer de soroconversão recente (janela imunológica), presença de outras infecções ou casos de imunossupressão avançada, na qual o indivíduo já não produz anticorpos adequadamente. A maior preocupação durante a gestação são os resultados indeterminados devidos à soroconversão recente, com alta viremia, maior risco de transmissão sexual e vertical do HIV. Em casos de gestantes com resultado reagente ou indeterminado, após a conclusão do fluxograma, recomenda-se a realização imediata da quantificação da carga viral do HIV-1, com o objetivo de complementar o diagnóstico da infecção. Nos casos de gestantes que persistirem com resultados indeterminados e ainda houver suspeita de infecção pelo HIV, deve-se coletar nova amostra após 30 dias. Entretanto, durante a fase de gestação, pode não ser possível a espera e, então, deve-se considerar com a gestante a possibilidade de se iniciarem as medidas de profilaxia para a transmissão vertical, mesmo frente a um resultado duvidoso.

Mesmo se a gestante apresentar sorologia não reagente para o HIV durante o pré-natal, ou se o resultado for desconhecido, na admissão para parto deve-se realizar o teste rápido, disponível pelo SUS nas maternidades brasileiras. Isso permite que sejam realizadas as medidas adequadas para prevenção da TV do HIV, como a zidovudina (AZT) injetável no trabalho de parto e reavaliação da via de parto.

O fluxograma da Figura 91.1 apresenta a sequência de exames e condutas frente aos diferentes resultados dos testes de HIV, conforme o *Manual Técnico para o Diagnóstico da Infecção pelo HIV em Adultos e Crianças*, do Ministério da Saúde de 2018.

Transmissão vertical

A transmissão vertical do HIV pode ocorrer em três fases diferentes: na gravidez; no parto; e no puerpério, por meio da amamentação. Supõe-se que 80% das transmissões ocorram no período próximo ao parto ou durante o mesmo, podendo ser agravadas pela amamentação. Uma série de fatores está associada à maior transmissão do HIV da mãe para a criança, segundo Tess et al. (1998). Entre eles, destacam-se a doença avançada da mãe, a elevada carga

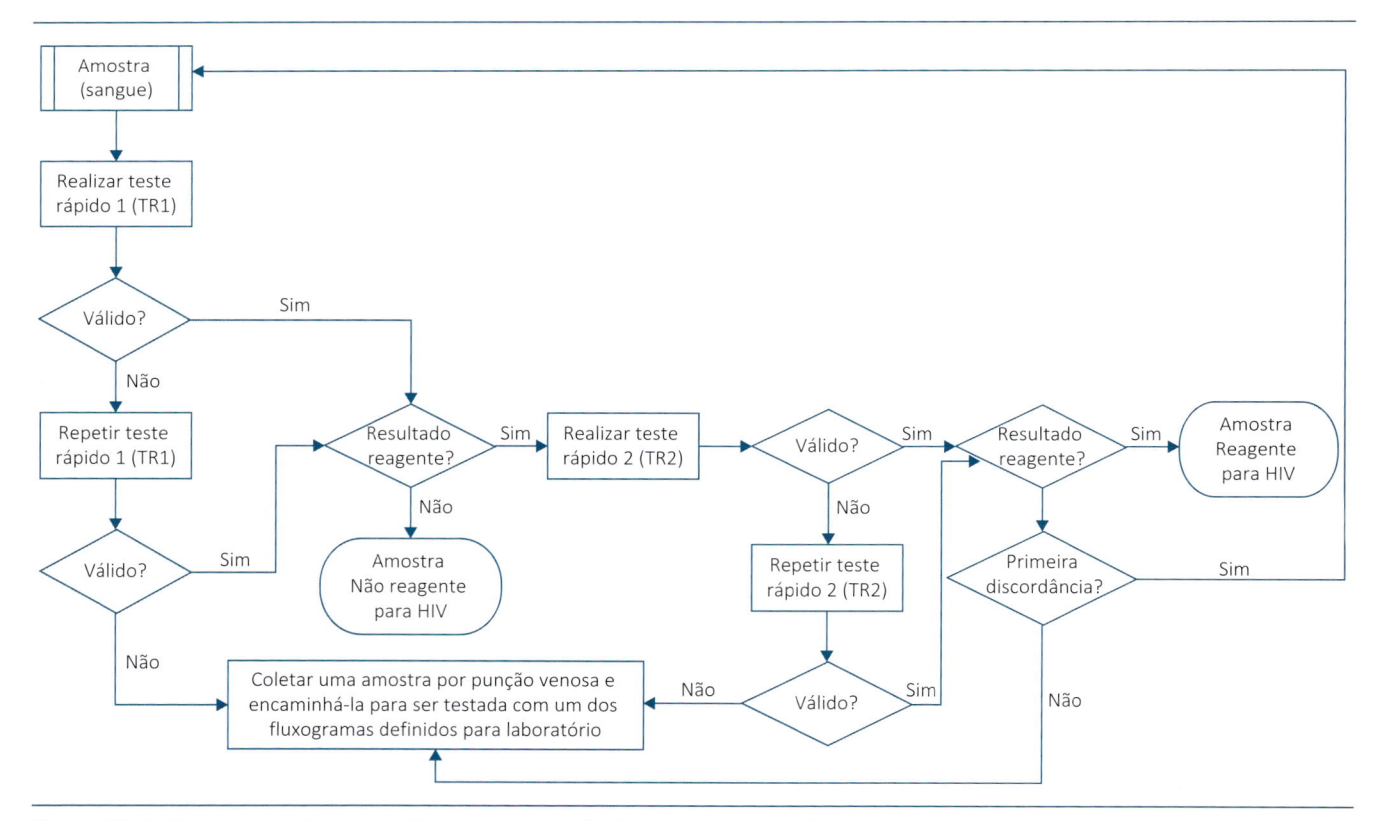

Figura 91.1. Dois testes rápidos realizados em sequência com amostras de sangue.

Fonte: Brasil. Manual Técnico para o Diagnóstico da Infecção pelo HIV em Adultos e Crianças. Ministério da Saúde, 2018.

viral plasmática materna, o aleitamento natural, o modo de resolução do parto, as comorbidades obstétricas e infecciosas (prematuridade, tempo de ruptura das membranas até o parto, infecções vaginais, corioamnionite) e a baixa contagem de linfócitos T CD4+ na gravidez. Outros fatores incluem o subtipo viral, a carga viral genital materna, os fatores genéticos, a curta duração da terapia antirretroviral na gestação, os problemas de adesão ao tratamento durante a gestação e durante o aleitamento materno e a baixa retenção aos serviços de saúde no período pós-parto, além da presença de coinfecções, como hepatite C, herpes simples genital, citomegalovirose, sífilis, toxoplasmose e o abuso de substâncias psicoativas.

No passado, estudos realizados em vários países mostraram taxas de transmissão vertical variáveis, até acima de 40% sem intervenção, com as maiores taxas em países em desenvolvimento. Entretanto, as progressivas introdução e ampliação de intervenções eficazes ao longo das décadas resultaram em significativo declínio da TV do HIV ao redor do mundo. Nos países desenvolvidos, o uso de terapia antirretroviral, a cesárea eletiva e o aleitamento artificial resultaram na redução da taxa de TV de 15,5% antes de 1994, para 5,1% entre 1997 e 1998 e para 0,99% entre 2001 e 2002, quando a TARV combinada se tornou largamente utilizada.

O Brasil carece de estudos multicêntricos recentes que demonstrem a taxa de transmissão vertical do HIV no país. O único estudo multicêntrico foi realizado com 63 serviços de saúde das cinco macrorregiões brasileiras e abrangeu 2.924 pares mães-crianças entre 2000 e 2001. Os resultados de Succi (2007) mostraram taxas de TV de 8,6% em 2000 e 7,1% em 2001, com grandes diferenças regionais: enquanto a taxa nacional foi 7,1% em 2001; a região Norte apresentou 18,9%; a Nordeste, 14,3%; a Sudeste, 7%; a Centro-Oeste, 5,5%; e a Sul, 4,4%. Estudo mais recente do estado de São Paulo de Matida et al. (2011), com 982 crianças nascidas de mães infectadas pelo HIV em 2006 mostrou taxa de TV de 2,7%, com queda de 83,1% em relação ao período de 1988 a 1993, quando a TV do HIV foi de 16%.

Três estudos observacionais demonstram os resultados das intervenções realizadas em um hospital terciário universitário e de ensino (CAISM-UNICAMP) ao longo do tempo para redução da transmissão vertical do HIV. Uma coorte histórica de gestantes infectadas pelo HIV que tiveram parto nesta instituição no período de 1990 a 2000 mostrou redução da TV de 32,3% em 1990 para 2,9% em 2000. O maior declínio foi observado com a introdução do esquema completo do Protocolo ACTG 076 (uso de monoterapia com zidovudina). Segundo Amaral et. al (2007), não houve transmissão vertical nos casos de gestantes tratadas com múltiplas drogas neste período, e o risco de transmissão vertical foi cinco vezes maior com o aleitamento materno. Posteriormente, em uma segunda coorte de 452 mulheres acompanhadas no serviço entre 2000 e 2009, foi encontrada taxa de TV de 3,7%. Segundo Delicio et al. (2011), os fatores associados à TV nesse estudo foram a baixa contagem de CD4, carga viral elevada, presença de Aids, curtos períodos de TARV (menor de 15 dias), coinfecções maternas (citomegalovirose e toxoplasmose), restrição de crescimento intrauterino, presença de trabalho de parto,

oligoâmnio e má adesão à terapia antirretroviral. A terceira coorte, com 793 gestações de mulheres acompanhadas no Centro de Atenção Integral à Saúde da Mulher/Hospital da Mulher, de 2000 a 2015, também publicada por Delicio et al. (2018), mostrou taxa de TV de 2,3%, sendo de 0,8% nos últimos 5 anos do estudo.

Tratamento antirretroviral

Os benefícios do uso dos antirretrovirais para reduzir a TV têm sido largamente documentados e reconhece-se que a ausência de terapia antirretroviral na gestação e a consequente carga viral elevada constituem o seu maior fator de risco. Nos primeiros anos da década de 1990, em gestantes sem indicação clínica de terapia antirretroviral, um estudo multicêntrico (ACTG 076) com 477 grávidas infectadas pelo HIV de 59 centros dos Estados Unidos e da França observou taxa de TV de 25,5% entre os filhos das mulheres que utilizaram placebo e 8,3% para os filhos de mulheres que usaram monoterapia com zidovudina (AZT) via oral a partir de 14 semanas de gestação, via intravenosa no período intraparto e por 42 dias em xarope para o recém-nascido. Este estudo de Connor et al. (1994) foi a base para a recomendação do uso do AZT durante a gestação em todo o mundo (PATCG 076).

Ao longo do tempo, a monoterapia com AZT foi substituída pela terapia antirretroviral combinada potente (regime de três ou mais drogas), inicialmente em países desenvolvidos, resultando em progressiva queda nas taxas de TV. Estudo mais recente de French et al. (2017) no Reino Unido de 2009 a 2014 com 3.988 crianças mostrou taxa de TV de 0,4%, sendo a maioria dos casos ocorrida com início de pré-natal tardio e concepção sem uso de TARV, ressaltando a importância do início cada vez mais precoce da medicação antirretroviral na gestação. O início precoce da TARV na gestação caminha em paralelo com as recomendações mundiais em adultos infectados pelo HIV, mesmo quando assintomáticos da infecção pelo HIV e com contagem de linfócitos T CD4 elevada.

O uso universal da terapia antirretroviral combinada potente para todas as gestantes e lactantes infectadas pelo HIV, independentemente do CD4 e estágio da doença, antes restrito apenas aos países desenvolvidos, tornou-se a principal recomendação de tratamento para as gestantes infectadas pelo HIV em documento da OMS a partir de 2013, com objetivos de controle da doença materna e prevenção das transmissões vertical e sexual do HIV. Esta orientação tornou-se fundamental para a busca de um dos mais significativos objetivos do Plano Global: redução da transmissão vertical para taxas menores de 5% nas populações em aleitamento materno e menores de 2% nas populações em aleitamento artificial.

No Brasil, a introdução maciça e universal das ações profiláticas preconizadas pelo antigo Programa Nacional de DST/Aids, particularmente a utilização dos antirretrovirais em gestantes infectadas pelo HIV e em recém-nascidos expostos, ocorreu gradualmente. Em 1994, o Ministério da Saúde (MS) do Brasil iniciou a disponibilização do AZT em comprimido para adultos infectados pelo HIV e em solução oral para crianças. Em 1995, publicou uma norma específica sobre prevenção da transmissão vertical, estabelecendo-a como uma das prioridades do Programa Nacional. No final de 1996, disponibilizou o AZT injetável, possibilitando a utilização do esquema profilático completo proposto pelo PACTG 076, nos serviços públicos. No entanto, apenas em 1997, as recomendações contidas nesta publicação foram efetivamente implementadas (Portaria Técnica Ministerial n. 874/97).

As mais recentes recomendações do Protocolo Clínico e Diretrizes Terapêuticas (PCDT) para Prevenção da Transmissão Vertical do HIV, Sífilis e Hepatites Virais do Ministério da Saúde do Brasil apontam a necessidade de intervenções para reduzir e, preferencialmente, suprimir a carga viral (CV) do HIV durante a gestação. O PCDT, de forma semelhante às diretrizes da OMS, afirma que a terapia antirretroviral está indicada para toda gestante infectada pelo HIV, independentemente de critérios clínicos e imunológicos, e não deverá ser suspensa após o parto, seja qual for o nível de linfócitos T CD4. Recomenda-se também a realização de genotipagem pré-tratamento em todas as gestantes, porém a introdução dos antirretrovirais não deve ser postergada pela não obtenção do resultado deste exame, em especial nos casos de início tardio do pré-natal. Como esquema preferencial de primeira linha, sugere-se a combinação de um inibidor da transcriptase reversa análogo de nucleotídeo (ITRNt), um inibidor da transcriptase reversa análogo de nucleosídeo (ITRN) e um inibidor da integrase (INI). O esquema combinado será tenofovir/lamivudina/dolutegravir (TDF/3TC/DOL), devendo este esquema ser iniciado após as 12 semanas de gestação, pela possível associação do inibidor de INTEGRASE com malformações fetais, principalmente de sistema nervoso central (SNC). Se houver necessidade de utilização de terapia no 1º trimestre, devem ser considerados esquemas com efavirenz ou com a associação atazanavir/ritonavir.

O CAISM-UNICAMP iniciou o acompanhamento pré-natal de pacientes infectadas pelo HIV em 1988. Desde então, vem participando da elaboração e seguindo as recomendações nacionais. Com relação às drogas antirretrovirais utilizadas no CAISM desde a introdução dos esquemas potentes, de 1999 a 2000 utilizou-se esquema duplo de AZT com 3TC; a partir de 2000, associou-se um ITRNN (nevirapina) ou um IP (nelfinavir). A partir de 2006, o nelfinavir (NFV) foi substituído por lopinavir/ritonavir (LPV/r). O esquema AZT/3TC/LPV/r, primeira linha de tratamento para gestantes infectadas pelo HIV no Brasil desde 2006, foi substituído pelo esquema TDF/3TC/EFV em 2015 e, em 2017, o EFV foi substituído pelo raltegravir (RAL), conforme as novas diretrizes do PCDT. Em 2018, foram reavaliadas as recomendações e o dolutegravir foi assumido como a primeira linha de tratamento em gestantes com diagnóstico durante a gravidez e sem uso prévio de antirretrovirais. O início da TARV pode ser realizado a partir do 2º trimestre de gestação, desde que a mulher esteja assintomática, sem infecções oportunistas, sem outras infecções sexualmente transmissíveis ou doenças que comprometam a permeabilidade e a função placentárias.

Nenhum antirretroviral apresenta completa segurança quanto à exposição fetal no 1º trimestre. Assim, a decisão de iniciar terapia nessa fase da gestação deverá ser reservada para situações de indicações maternas absolutas ou presença de comorbidades que possibilitem transmissão vertical nesse período.

O Quadro 91.1 resume esquemas de tratamento antirretroviral para gestantes no Brasil.

Quadro 91.1 Esquemas de tratamento antirretroviral para gestantes no Brasil.	
Esquema preferencial	**Medicações alternativas**
TDF + 3TC + DOL	Contraindicação ao TDF: AZT
	Contraindicação ao TDF e AZT: ABC
Esquema alternativo	**Medicações alternativas**
TDF + 3TC + EFV	Se má adesão ao esquema em uso
	Genotipagem pré-tratamento com sensibilidade ao EFV
	Contraindicação ao TDF: AZT
	Contraindicação ao TDF e AZT: ABC
TDF + 3TC + ATV/r	Contraindicação ao ATV/r: DRV/r
	Contraindicação ao TDF: AZT
	Contraindicação ao TDF e AZT: ABC

ABC: abacavir; AZT: zidovudina; 3TC: lamivudina; TDF: tenofovir; EFV: efavirenz; ATV: atazanavir; DRV: darunavir; r: ritonavir; DTG: dolutegravir.
Fonte: Brasil. Protocolo Clínico e Diretrizes Terapêuticas para Prevenção da Transmissão Vertical do HIV, Sífilis e Hepatites Virais. Ministério da Saúde, 2019.

Os principais efeitos adversos associados às medicações antirretrovirais em gestantes e orientações para o manejo estão resumidos no Quadro 91.2.

Atenção pré-natal às gestantes infectadas pelo HIV

Com o objetivo de se alcançarem os melhores resultados para a saúde da mulher e a redução da transmissão vertical, alguns fatores a seguir relacionados devem ser instituídos no atendimento pré-natal de uma gestante que vive com o HIV.

1. Equipe multiprofissional treinada (obstetra, infectologista, enfermeira, psicóloga, assistente social).
2. Serviço de pré-natal integrado à maternidade que realizará o parto.
3. Atenção clínica e obstétrica não compartimentalizadas.
4. Grande atenção ao processo educativo referente à infecção pelo HIV.
5. Evitar procedimentos invasivos como amniocentese ou cordocentese.
6. Tratamento antirretroviral definido pela indicação clínica.
7. Orientação pré-natal sobre prognóstico da gestante e do feto/recém-nascido.
8. Estímulo ao uso de preservativos nas relações sexuais durante o pré-natal, mesmo em casais soroconcordantes para evitar IST, principalmente a sífilis.
9. Fornecimento de instruções para redução da transmissão vertical no parto, inclusive sobre o uso dos antirretrovirais indicados no período periparto (AZT endovenoso para a parturiente, medicações em solução oral para o recém-nascido).

	Quadro 91.2	
	Efeitos adversos de medicações antirretrovirais e manejo em gestantes.	
Medicações	Efeitos adversos	Manejo
ITRN (t)		
ABC	Exantema, síndrome Stevens-Johnson/reação de hipersensibilidade	Suspender a droga ABC só deve ser iniciado após teste HLA B5701
AZT	Náusea, vômito, inapetência, epigastralgia, cefaleia	Sintomáticos
	Anemia, principalmente com CD4 < 200 células/mm³ Neutropenia, plaquetopenia. Anemia neonatal	Suspender se Hb < 10 g/dL ou neutrófilos < 1.000 células/mm³
	Toxicidade mitocondrial, lipodistrofia	Suspender se acidose lática
3TC	Efeitos adversos são muito raros. Pancreatite, neuropatia	Avaliar suspensão
TDF	Toxicidade renal/síndrome de Fanconi, osteoporose	Não iniciar se TGF < 60 mL/min Atenção se comorbidades DM e HAS
ITRNN		
EFV	Tontura, sensação de embriaguez, sonolência, insônia, sonhos vívidos, depressão, risco de suicídio	Avaliar suspensão
	Exantema	Antialérgico Avaliar suspensão
NVP	Exantema/síndrome Stevens-Johnson	Suspender se extenso acometimento de mucosas, sintomas como resfriado, linfadenopatia
	Hepatotoxicidade. Alteração hepática neonatal	Avaliar suspensão Efeitos adversos mais frequentes com CD4 ≥ 250 células/mm³ Pouquíssimo utilizada em gestantes no Brasil
Inibidores protease		
ATV/r	Náusea, vômito, diarreia	Avaliar suspensão, principalmente se afetar autoestima da gestante
	Icterícia (hiperbilirrubinemia indireta)	
DRV/r	Náusea, vômito, diarreia, cefaleia, exantema, alteração hepática. Contém sulfa	Sintomáticos Monitorar enzimas hepáticas, principalmente se doença hepática prévia
LPV/r	Náusea, vômito, dor abdominal, diarreia, alteração hepática, dislipidemia, intolerância à glicose	Não mais utilizado no Brasil
Inibidores integrase		
RAL	Alteração hepática no 3º trimestre	Avaliar suspensão
DTG	Náusea, vômito, diarreia, cefaleia, exantema, alteração hepática, insônia	Avaliar suspensão

ABC: abacavir; AZT: zidovudina; 3TC: lamivudina; TDF: tenofovir; EFV: efavirenz; NVP: nevirapina; ATV: atazanavir; DRV: darunavir; r: ritonavir; RAL: raltegravir; DTG: dolutegravir; ITRN (t): inibidores da transcriptase reversa análogos de nucleosídeo (nucleotídeo); ITRNN: inibidores da transcriptase reversa não análogos de nucleosídeo; TGF: taxa de filtração glomerular; DM: diabetes *mellitus*; HAS: hipertensão arterial
Fonte: Brasil. Protocolo Clínico e Diretrizes Terapêuticas para Prevenção da Transmissão Vertical do HIV, Sífilis e Hepatites Virais. Ministério da Saúde, 2019.

10. Solicitar perfil laboratorial dirigido às complicações clínicas e obstétricas.

Os exames mencionados a seguir são os recomendados para a avaliação inicial de uma gestante que convive com o HIV:

- tipagem sanguínea;
- sedimento urinário e urocultura;
- protoparasitológico;
- hemograma completo (mensal ou bimensal);
- enzimas hepáticas, AST e ALT (mensal ou bimensal);
- perfil lipídico com colesterol e triglicerídios;
- amilase (mensal);
- glicemia; teste de tolerância à glicose nas usuárias de inibidores de protease;
- sorologia para sífilis (início da gravidez, 3º trimestre e na admissão para parto);
- sorologia para toxoplasmose (bimensal);
- sorologia para citomegalovírus;
- sorologia para hepatites B e C;
- pesquisa de gonococo;
- pesquisa de clamídia;
- bacterioscopia de conteúdo vaginal (inicial e no 3º trimestre);
- contagem de linfócitos T CD4 e CD8 (inicial);
- carga viral para HIV (inicial, em 12 semanas e após 34 semanas);
- teste de Mantoux ou PPD;
- teste de Whiff e pH vaginal (inicial e no 3º trimestre);
- ecografia obstétrica e de abdome superior (repetição a depender de condições clínicas e obstétricas);
- colpocitologia oncológica;
- colposcopia alargada.

Ainda durante a assistência pré-natal, será importante realizar medidas de prevenção com a utilização de vacinas. Reforçamos que elas não devem ser administradas no período periparto para não possibilitarem a ocorrência de elevação de carga viral e consequente aumento do risco de TV. As vacinas recomendadas estão listadas no Quadro 91.3.

Quadro 91.3 Recomendações para imunização em gestantes portadoras do HIV.	
Imunização	*Recomendação – Avaliar Contagem de LT-CD4+ e Condição Clínica da Gestante*
Vacina para pneumococo	Recomendada. Duas doses, com intervalo de 5 anos, independentemente da idade
Vacina meningocócica conjugada (MncC)	Recomendada
Vacina *Haemophilus influenzae* tipo b (Hib)	Nas mulheres menores de 19 anos, não previamente vacinadas
Vacina para tétano e difteria (dT)	Recomendada. Indicado o reforço durante a gestação caso a última dose tenha sido administrada há mais de 5 anos
Vacina acelular contra difteria, tétano e coqueluche (dTpa)	Se a gestante não for vacinada ou o estado vacinal for desconhecido, indicar três doses (esquema padrão) e considerar uma dose de dTpa. Caso a gestante precise do reforço de difteria e tétano, poderá realizá-lo contendo as três vacinas (dTpa) entre a 27ª semana e a 36ª semanas (pelo menos 20 dias antes do parto), conforme orientações sobre imunização contra a coqueluche em gestantes
Vacina para hepatite B	Recomendada para as gestantes caso não haja histórico de vacinação completa e se HBsAg não reagente A dose deve ser o dobro daquela recomendada pelo fabricante e seguindo o esquema de quatro doses (0, 1, 2 e 6 ou 12 meses)
Imunoglobulina humana anti-hepatite B (IGHAHB)	Recomendada para as gestantes suscetíveis, em situação de risco de exposição (p. ex., usuárias de drogas que compartilham seringas e agulhas, contato sexual desprotegido com pessoas HBsAg positivas ou em caso de vítimas de violência sexual) Dose única, iniciada ainda nos primeiros 14 dias de exposição
Vacina para hepatite A	Recomendada para gestantes suscetíveis (anti-HAV IgG negativo) Realizar duas doses com intervalo de 6 a 12 meses
Influenza/H1N1 (INF)	Recomendada anualmente para PVHIV, antes do período da *influenza*. Vacina inativada trivalente, uma dose anual Pode ser feita na gestação
Imunoglobulina para vírus da varicela-zóster (VZV)	Recomendada para as gestantes suscetíveis (anti-VZV negativas), após exposição a pessoas com infecção ativa por varicela
Febre amarela	A vacinação está contraindicada em gestantes, independentemente do estado vacinal. Na impossibilidade de adiar a vacinação, em situações de emergência epidemiológica, vigência de surtos, epidemias ou viagem para área endêmica, o médico deverá avaliar o benefício e o risco da vacinação

Fonte: Brasil. Protocolo Clínico e Diretrizes Terapêuticas para Prevenção da Transmissão Vertical do HIV, Sífilis e Hepatites Virais. Ministério da Saúde, 2019.

Assistência ao parto de gestantes infectadas pelo HIV

Além do uso de antirretrovirais, outra intervenção proposta é a reavaliação da via de parto e considerar realização do parto por cesárea eletiva (antes do início do trabalho de parto e da ruptura das membranas amnióticas) como estratégia de redução da TV. A justificativa para esta proposta são os possíveis mecanismos de contaminação do feto pelo HIV materno: microtransfusões durante o trabalho de parto; infecção ascendente após a ruptura de membranas; e contato direto do feto com secreções ou sangue maternos no canal de parto. Com base nestes mecanismos, propõe-se evitar que a parturiente permaneça com bolsa rota por mais de 4 horas ou em trabalho de parto prolongado, visto que a transmissão aumenta progressivamente após o período referido. Esta intervenção mostrou-se eficaz para redução do risco de transmissão do vírus ao feto, independentemente do uso de AZT, no período prévio ao uso de antirretrovirais potentes.

Uma metanálise de 2005, realizada por Read et al., mostrou que a cesárea eletiva foi considerada eficaz para prevenção da TV do HIV nas mulheres sem uso de antirretrovirais ou em uso de zidovudina apenas. Adicionalmente, outra metanálise e um estudo do Grupo Colaborativo Europeu corroboraram os benefícios adicionais da cesárea eletiva em gestantes em uso de TARV potente e carga viral menor do que 1.000 cópias/mL. O estudo do Grupo Colaborativo Europeu de 2005 evidenciou benefício da cesárea eletiva inclusive para aquelas com carga viral indetectável periparto, com redução da TV de até 40%. Em estudo mais recente de Townsend et al. (2014), realizado no Reino Unido e na Irlanda, não houve diferença estatística significativa na taxa de TV entre as mulheres em uso de TARV potente submetidas à cesárea eletiva ou ao parto vaginal planejado. Adicionalmente, houve maior TV naquelas em uso de TARV potente e submetidas à cesárea de emergência ou parto vaginal não planejado, em comparação às submetidas à cesárea eletiva.

Considerando-se os riscos de aumento da morbidade e da mortalidade pós-operatórias, uma revisão sistemática de seis estudos concluiu que a cesárea de emergência foi associada às maiores taxas de morbidade pós-parto, enquanto a cesárea eletiva apresentou risco intermediário e o parto vaginal foi responsável pelas menores taxas. Nesta revisão, as causas de morbidade foram leves, incluindo febre, anemia, endometrite e infecção de parede abdominal. O estudo de Duarte et al. (2006) realizado em países da América Latina e Caribe reitera os achados anteriores.

Na análise atualizada da importância dos fatores obstétricos na ocorrência da transmissão vertical, está evidenciado que esses fatores perdem sua relevância em mulheres em vigência de terapia antirretroviral potente e com carga viral indetectável sustentada. Nessa condição, a transmissão vertical alcança cifras próximas a zero, independentemente da via de parto.

O PCDT brasileiro para atenção a gestantes infectadas pelo HIV sugere que a via de parto poderá ser obstétrica, desde que a carga viral, avaliada em idade gestacional superior a 34 semanas, seja inferior a 1.000 cópias/mL. Deve ser ressaltado, entretanto, que o parto vaginal de uma mulher infectada pelo HIV deve ser rápido, evitando-se a realização de episiotomia e fórcipe e, sempre que possível, preservando-se a integridade das membranas amnióticas para o delivramento do polo cefálico.

A zidovudina (AZT) injetável está indicada para a prevenção da TV nas gestantes com CV desconhecida ou detectável avaliadas na 34ª semana; deve ser administrada desde o início do trabalho de parto e mantida até o clampeamento do cordão umbilical. Na situação de recomendação de uma cesárea eletiva e estando indicada a administração da zidovudina injetável, esta deve ser realizada por 3 horas antes da realização do procedimento.

O Quadro 91.4 sintetiza as recomendações para via de parto em gestantes portadoras do HIV.

A inibição farmacológica da lactação deve ser realizada imediatamente após o parto ou o mais rapidamente possível, utilizando-se cabergolina 1 mg via oral em dose única (dois comprimidos de 0,5 mg).

As recomendações para a assistência ao parto em mulheres que convivem com o HIV estão sistematizadas no Quadro 91.5, em material do Ministério da Saúde de 2019; o Quadro 91.6 traz as recomendações de profilaxia antirretroviral para recém-nascidos de mães portadoras do HIV, segundo condição de tratamento materno.

Quadro 91.4
Recomendações para via de parto em gestantes portadoras do HIV.
■ **Gestante com CV desconhecida ou detectável na 34ª semana:** parto cesáreo, eletivo, empelicado, a partir da 38ª semana + AZT injetável IV no parto.
■ **Gestante com CV detectável, porém menor do que 1.000 cópias/mL na 34ª semana:** parto segundo indicação obstétrica (pode ser vaginal) + AZT injetável IV no parto.
■ **Gestante com CV indetectável na 34ª semana:** parto segundo indicação obstétrica, preferencialmente vaginal. Manter TARV habitual via oral.

Fonte: Brasil. Protocolo Clínico e Diretrizes Terapêuticas para Prevenção da Transmissão Vertical do HIV, Sífilis e Hepatites Virais. Ministério da Saúde, 2019.

Quadro 91.5
Cuidados específicos para atendimento a parto vaginal em mulheres portadoras do HIV.
Cuidados específicos durante o parto vaginal
1) Assim como na gestação, estão contraindicados todos os procedimentos invasivos durante o trabalho de parto (amniocentese, cordocentese, amniotomia, escalpe cefálico).
2) O parto instrumentalizado deve ser evitado; porém, quando indicado, o fórceps deve ser preferido ao vácuo-extrator. A aplicação do fórceps (ou vácuo-extrator) só será admitida se houver uma indicação obstétrica precisa e que supere os riscos maiores de infecção da criança pelo procedimento.
3) Havendo condições favoráveis para o parto vaginal e estando este indicado, iniciar AZT intravenoso logo que a parturiente chegar ao serviço, conforme o protocolo estabelecido, e manter a infusão até a ligadura do cordão umbilical.
4) Diante da integridade da bolsa amniótica, a progressão normal do trabalho de parto é preferível à sua indução.
5) O trabalho de parto deve ser monitorado cuidadosamente, evitando toques desnecessários e repetidos (usar o partograma).
6) Deve-se evitar que as parturientes permaneçam com bolsa rota por tempo prolongado, visto que a taxa de TV aumenta progressivamente após 4 horas de bolsa rota.
7) O uso de medicamentos que aumentam a atividade uterina não está contraindicado, devendo seguir os padrões de segurança já conhecidos.
8) A amniotomia artificial deve ser evitada, a menos que extremamente necessária.
9) A ligadura do cordão umbilical deve ser imediata à expulsão do feto, não devendo ser executada, sob nenhuma hipótese, a ordenha do cordão.
10) A episiotomia só será realizada após avaliação cautelosa de sua necessidade. Sendo realizada, deverá ser protegida por compressas umedecidas com degermante (o mesmo utilizado para degermar a vagina e períneo durante o parto). Manter a episiotomia coberta pela compressa umedecida deve ser tarefa de um auxiliar, visto ser impossível para um único profissional dar assistência ao parto e evitar o contato direto do nascituro com a episiotomia.
Cuidados específicos da cesariana coletiva
11) Confirmar a idade gestacional, a fim de evitar a prematuridade iatrogênica. Utilizar parâmetros obstétricos, como data da última menstruação correta, altura uterina e ultrassonografia precoce (preferencialmente no 1º trimestre, ou antes da 20ª semana).
12) A cesárea eletiva deve ser realizada a partir da 38ª semana de gestação, a fim de evitar a prematuridade, o trabalho de parto e a RPM.
13) Caso a gestante que tenha indicação para a cesárea eletiva inicie o trabalho de parto antes da data prevista para a cirurgia e chegue à maternidade com dilatação cervical mínima (menor do que 4 cm), o obstetra deve iniciar a infusão intravenosa do AZT e realizar a cesárea, se possível, após 3 horas de infusão.
14) Sempre que possível, proceder ao parto empelicado (retirada do neonato mantendo as membranas corioamnióticas íntegras).
15) Ligar o cordão umbilical imediatamente após a retirada do RN e não realizar ordenha do cordão.
16) Realizar a completa hemostasia de todos os vasos da parede abdominal e a troca das compressas ou campos secundários antes de se realizar a histerotomia, minimizando o contato posterior do RN com sangue materno.
17) Utilizar antibiótico profilático tanto na cesárea eletiva como naquela de urgência: dose única EV de 2 g de cefazolina.

Fonte: Brasil. Protocolo Clínico e Diretrizes Terapêuticas para Prevenção da Transmissão Vertical do HIV, Sífilis e Hepatites Virais. Ministério da Saúde, 2019.

Quadro 91.6
Cuidados na sala de parto e no pós-parto imediato em mulheres portadoras do HIV.

Cuidados na sala de parto e pós-parto imediato

1) Sempre que possível, realizar o parto empelicado, com a retirada do neonato mantendo as membranas corioamnióticas íntegras.

2) Clampear imediatamente o cordão após o nascimento, sem qualquer ordenha.

3) Imediatamente após o nascimento (ainda na sala de parto), realizar o banho, preferencialmente com chuveirinho, torneira ou outra fonte de água corrente. Limpar com compressas macias todo sangue e secreções visíveis no RN.

A compressa deve ser utilizada de forma delicada, com cuidado a limpar as secreções, para não lesar a pele delicada da criança e evitar uma possível contaminação.

4) Se necessário, aspirar delicadamente as vias aéreas do RN, evitando traumatismos em mucosas.

5) Aspirar delicadamente o conteúdo gástrico de líquido amniótico (se necessário) com sonda oral, evitando traumatismos. Se houver presença de sangue, realizar lavagem gástrica com soro fisiológico.

6) Colocar o RN junto à mãe o mais próximo possível.

7) Iniciar a primeira dose do AZT solução oral (preferencialmente ainda na sala de parto), logo após os cuidados imediatos ou nas primeiras 4 horas após o nascimento.

8) Quando indicado, administrar os demais antirretrovirais o mais precocemente possível, antes das primeiras 48 horas de vida.

9) Orientar a não amamentação e inibir lactação com medicamento (cabergolina).

a. Orientar a mãe para substituir o leite materno por fórmula láctea até 6 meses de idade.

b. O aleitamento misto também é contraindicado.

c. Pode-se usar leite humano pasteurizado proveniente do banco de leite credenciado pelo MS (p. ex., RN pré-termo ou de baixo peso).

d. Se, em algum momento do seguimento, a prática do aleitamento for identificada, suspender o aleitamento e solicitar exame de CV para o RN.

Maternidade: cuidados antes da alta

10) É recomendado o alojamento conjunto em período integral, com o intuito de fortalecer o vínculo mãe-filho.

11) Iniciar precocemente (ainda na maternidade ou na primeira consulta ambulatorial) o monitoramento laboratorial em todas as crianças expostas (independentemente de serem pré-termo ou não), considerando a possibilidade de eventos adversos aos ARV utilizados pela mãe.

12) São terminantemente contraindicados o aleitamento cruzado (amamentação da criança por outra nutriz) e o uso de leite humano com pasteurização domiciliar. Orientar a mãe a substituir o leite materno por fórmula láctea até a criança completar 6 meses de idade.

13) Anotar no resumo de alta do RN as informações do pré-natal, as condições do nascimento, o tempo de uso do AZT injetável na mãe, o momento do início do AZT xarope e das outras medicações no RN, dose utilizada, periodicidade e data de término, além das mensurações antropométricas, tipo de alimento fornecido à criança e outras informações importantes relativas ao parto.

Essas informações deverão ser disponibilizadas ao SAE e à UBS que acompanharão a criança e a puérpera.

14) A alta da maternidade é acompanhada de consulta agendada em serviço especializado para seguimento de crianças expostas ao HIV.

O comparecimento a essa consulta necessita ser monitorado. Em caso de não comparecimento, contatar a puérpera. A data da primeira consulta não deve ser superior a 15 dias a contar do nascimento, idealmente na primeira semana de vida.

15) Preencher as fichas de notificação da "Criança exposta ao HIV" e enviá-las ao núcleo de vigilância epidemiológica competente.

16) Atentar para as anotações feitas na carteira do RN referentes a dados que remetam à exposição ao HIV (comprometendo o sigilo), uma vez que se trata de um documento comumente manuseado pela família e algumas vezes requerido no trabalho dos progenitores para liberação do salário-família e para frequência à creche.

Fonte: Brasil. Protocolo Clínico e Diretrizes Terapêuticas para Prevenção da Transmissão Vertical do HIV, Sífilis e Hepatites Virais. Ministério da Saúde, 2019.

Assistência a crianças expostas ao HIV materno

Para a definição do esquema profilático, a criança deverá ser classificada em **ALTO** ou **BAIXO** risco de exposição, conforme os critérios presentes no Quadro 91.7.

Quadro 91.7
Classificação de risco de exposição ao HIV.

Alto risco	<ul><li>Mães sem pré-natal; OU</li><li>Mães sem TARV durante a gestão; OU</li><li>Mães com indicações para profilaxia no momento do parto e que não a receberam; OU</li><li>Mães com início de TARV após 2ª metade de gestação; OU</li><li>Mães com infecção aguda pelo HIV durante a gestação ou aleitamento; OU</li><li>Mães com CV-HIV detectável no 3º trimestre, recebendo ou não TARV; OU</li><li>Mães sem CV-HIV conhecida; OU</li><li>Mães com teste rápido (TR) positivo para o HIV no momento do parto (sem diagnóstico e/ou seguimento prévio).</li></ul>
Baixo risco	<ul><li>Uso de TARV desde a primeira metade da gestação E com carga viral do HIV indetectável a partir da 28ª semana (3º trimestre) E sem falha na adesão à TARV.</li></ul>

Fonte: Desenvolvido pela autoria.

Para a eficácia da medida, a profilaxia deve ser iniciada o mais precocemente possível após o nascimento, preferencialmente nas primeiras 4 horas de vida. A indicação da profilaxia após 48 horas do nascimento deve ser avaliada de modo individualizado.

Considerando aumentar a eficácia dessa medida de prevenção e a alta prevalência de resistência aos inibidores de transcriptase reversa não análogos de nucleosídeo (ITRNN) em genotipagens de crianças com idade inferior a 18 meses, os esquemas profiláticos do grupo de **ALTO RISCO** de exposição foram modificados. O esquema é composto de três antirretrovirais: zidovudina (AZT), lamivudina (3TC) e raltegravir (RAL). Esse esquema de profilaxia deverá ser administrado por 28 dias (Quadro 91.8).

O RAL não pode ser administrado em crianças com idade gestacional abaixo de 37 semanas. Para essa situação, o esquema será com AZT e 3TC por 28 dias mais nevirapina (NVP) por 14 dias. Crianças com idade gestacional abaixo de 34 semanas deverão realizar a profilaxia apenas com AZT durante 28 dias, independentemente do risco de exposição ao HIV.

Quadro 91.8
Utilização de antirretroviral na profilaxia de criança exposta conforme idade gestacional (IG) e risco de exposição.

Risco	*IG*	*AZT*	*3TC*	*RAL*	*NVP*
Baixo risco	Qualquer IG	X	Não usar	Não usar	Não usar
Alto risco	37 semanas ou mais	X	X	X	Não usar
	34 a 37 semanas	X	X	Não usar	X
	< 34 semanas	X	Não usar	Não usar	Não usar

Fonte: Desenvolvido pela autoria.

Crianças do grupo de **baixo risco** permanecem com a profilaxia contendo apenas AZT por 28 dias.

As doses recomendadas dos ARV são:

- **Zidovudina (AZT) solução oral 10 mg/mL:**
  - **RN com 35 semanas de idade gestacional ou mais:** 4 mg/kg/dose, 12/12 horas.
  - **RN entre 30 e 35 semanas de idade gestacional:** 2 mg/kg/dose de 12/12 horas por 14 dias e 3 mg/kg/dose de 12/12 horas a partir do 15º dia.
  - **RN com menos de 30 semanas de idade gestacional:** 2 mg/kg/dose de 12/12 horas.
  - A dose do AZT intravenoso, quando necessária, é 75% da dose para uso oral, com o mesmo intervalo entre as doses.
- **Lamivudina (3TC) solução oral 10mg/mL:**
  - **RN com 34 semanas de idade gestacional ou mais:**
    - **Do nascimento até a 4ª semana de vida:** 2 mg/kg/dose de 12/12 horas.
- **Raltegravir (RAL) 100 mg granulado para suspensão oral:**
  - RN com 37 semanas de idade gestacional ou mais.
    - **1ª semana:** 1,5 mg/kg, 1 vez por dia.
    - **A partir da 2ª semana até 4ª semana:** 3 mg/kg, 2 vezes por dia.
- **Nevirapina (NVP):**
  - RN idade gestacional igual ou maior que 34 e menor que 37 semanas.
    - **1ª semana:** NVP 4 mg/kg/dose, 2 vezes por dia.
    - **2ª semana:** NVP 6 mg/kg/dose, 2 vezes por dia.

O aleitamento materno deverá ser suprimido e a criança deverá ser alimentada com fórmula artificial.

Diagnóstico do HIV em crianças expostas à infecção materna

Para o diagnóstico do recém-nascido, é fundamental realizar pelo menos dois exames de CV. A primeira CV deverá ser coletada no momento do nascimento, pois refletirá o risco de transmissão intrauterina. Essa recomendação visa possibilitar o diagnóstico da infecção pelo HIV no período neonatal o mais rapidamente possível, pois sabe-se que, quanto mais precoce a introdução da TARV na criança infectada melhores serão seus resultados posteriores de sobrevida e complicações. Recomenda-se nova coleta após 14 dias do nascimento, o que refletirá a possibilidade de contaminação intraparto. Nova coleta deve ser realizada 2 semanas após o término da profilaxia com ARV (6 semanas de vida), e a próxima CV deverá ser coletada, pelo menos, 8 semanas após o término da profilaxia (12 semanas de vida).

A criança será considerada infectada pelo HIV caso apresente dois resultados consecutivos de CV acima de 5 mil cópias/mL. Em caso de criança que não recebeu a profilaxia, recomenda-se que a CV seja realizada imediatamente após a identificação do caso. Se o resultado for acima de 5 mil cópias/mL, repete-se o exame em seguida e, se o resultado do segundo exame se mantiver acima de 5 mil cópias/mL, considera-se a criança infectada.

Crianças expostas ao HIV e com contraindicação à coleta de CV pelo peso – menores de 2.500 g (alto volume relativo de sangue necessário para a execução do exame), poderão iniciar a investigação com o exame de DNA pró-viral. Se negativo, a criança deverá permanecer em investigação diagnóstica. Enquanto a criança exposta apresentar contraindicação à coleta de CV, a investigação deve ser feita com DNA pró-viral.

Em crianças acima de 18 meses de idade, segue-se o mesmo fluxo laboratorial para a população adulta. O diagnóstico nessas crianças pode ser feito de acordo com os algoritmos diagnósticos do *Manual Técnico para Diagnóstico da Infecção pelo HIV*.

A documentação da sororreversão da criança não infectada pelo HIV deve ser realizada com uma sorologia anti-HIV não reagente após 12 meses. Caso apresente sorologia anti-HIV reagente, deve-se repetir o exame com 18 meses.

LEITURAS COMPLEMENTARES

Amaral E, Assis-Gomes F, Milanez H, Cecatti JG, Vilela MM, Pinto e Silva JL. Timely implementation of interventions to reduce vertical HIV transmission: A successful experience in Brazil. Rev Panam Salud Publica. 2007;21(6):357-64.

Baggaley R, Doherty M, Ball A, Ford N, Gottfried Hirnschall G. Department of HIV/AIDS, World Health Organization, Geneva, Switzerland. The Strategic Use of Antiretrovirals to Prevent HIV Infection: A Converging Agenda. Clin Infect Dis. 2015;60(3):159-60.

Brasil. Ministério da Saúde. Portaria n. 1.459/GM/MS, de 24 de junho de 2011. Institui, no âmbito do Sistema Único de Saúde (SUS) – a Rede Cegonha. Diário Oficial da União, Brasília. 2011 jun 27;1(121).

Brasil. Ministério da Saúde. Departamento de DST, Aids e Hepatites Virais. Secretaria de Vigilância Em Saúde. Transmissão Vertical do HIV e Sífilis: Estratégias para redução e eliminação. Brasília; 2018.

Brasil. Ministério da Saúde. Secretaria de Vigilância em Saúde. Departamento de Vigilância, Prevenção e Controle das Infecções Sexualmente Transmissíveis, do HIV/Aids e das Hepatites Virais. Boletim Epidemiológico HIV Aids 2018. Brasília; 2018.

Brasil. Ministério da Saúde. Secretaria de Vigilância em Saúde. Departamento de Vigilância, Prevenção e Controle das Infecções Sexualmente Transmissíveis, do HIV/Aids e das Hepatites Virais. Manual Técnico para o Diagnóstico da Infecção pelo HIV em Adultos e Crianças. Brasília; 2018.

Brasil. Ministério da Saúde. Secretaria de Vigilância em Saúde. Departamento de Vigilância, Prevenção e Controle das Infecções Sexualmente Transmissíveis, do HIV/Aids e das Hepatites Virais. Protocolo Clínico e Diretrizes Terapêuticas para Manejo da Infecção pelo HIV em Adultos. Brasília; 2018.

Brasil. Ministério da Saúde. Secretaria de Vigilância em Saúde. Departamento de Vigilância, Prevenção e Controle das Infecções Sexualmente Transmissíveis, do HIV/Aids e das Hepatites Virais. Protocolo Clínico e Diretrizes Terapêuticas para Manejo da Infecção pelo HIV em Crianças e Adolescentes. Brasília; 2018.

Brasil. Ministério da Saúde. Secretaria de Vigilância em Saúde. Departamento de Doenças de Condições Crônicas e Infecções Sexualmente Transmissíveis. Protocolo Clínico e Diretrizes Terapêuticas para Prevenção da Transmissão Vertical do HIV, Sífilis e Hepatites Virais. Brasília; 2019.

Brasil. Ministério da Saúde. Secretaria de Vigilância em Saúde. Departamento de Doenças de Condições Crônicas e Infecções Sexualmente Transmissíveis. Protocolo Clínico e Diretrizes Terapêuticas para Atenção Integral às Pessoas com Infecções Sexualmente Transmissíveis (IST). Brasília; 2019.

Brasil. Ministério da Saúde. Secretaria de Vigilância em Saúde. Departamento de Doenças de Condições Crônicas e Infecções Sexualmente Transmissíveis. Nota Informativa n. 6/2021. Brasília; 2021.

Connor EM, Sperling RS, Gelber R, Kiselev P, Scott G, O'Sullivan M et al. Reduction of maternal-infant transmission of human immunodeficiency virus type 1 with Zidovudine treatment. N Engl J Med. 1994; 331:1173-80.

Delicio AM, Milanez H, Amaral E, Morais SS, Lajos GJ, Pinto e Silva JLC, Cecatti JG. Mother-to-child transmission of human immunodeficiency virus in a ten years period. Reproductive Health. 2011;8;35.

Delicio AM, Lajos, GJ, Amaral E, Lopes F, Cavichiolli F, Myioshi I, Milanez H. Adverse effects of antiretroviral therapy in pregnant women infected with HIV in Brazil from 2000 to 2015: A cohort study. BMC Infect Dis. 2018;18:485; 18:485. Doi: 10.1186/s12879-018-3397-x.

Delicio AM, Lajos GJ, Amaral E, Cavichiolli F, Polydoro M, Milanez H. Adverse effects in children exposed to maternal HIV and antiretroviral therapy during pregnancy in Brazil: A cohort study. Reprod Health. 2018;15(1):76. Doi: 10.1186/S12978-018-0513-8.

Duarte G, Read JS, Gonin R, Freimanis L, Ivalo S, Melo VH et al. Mode of delivery and postpartum morbidity in Latin American and Caribbean countries among women who are infected with human immunodeficiency virus-1: The NICHD International Site Development Initiative (NISDI) Perinatal Study. Am J Obstet Gynecol. 2006;195(1):215-29.

Dybul M, Connors M, Fauci AS. The immunology of human immunodeficiency virus infection. In: Mandell GL, Bennett JE, Dolin R (ed). Principles and practice of infectious diseases. 6th ed. New York: Churchill Livingstone; 2005. p.1083-126.

French CE, Thorne C, Byrne L, Cortina-Borja M, Tookey PA. Presentation for care and antenatal management of HIV in the UK, 2009-2014. HIV Med. 2017;18(3):161-70.

Ioannidis JP, Abrams EJ, Ammann A et al. Perinatal transmission of human immunodeficiency virus type 1 by pregnant women with RNA virus loads < 1000 copies/mL. J Infect Dis. 2001;183:539-45.

Lundgren JD, Babiker AG, Gordin F, Emery S, Grund B, Sharma S et al. The INSIGHT START Study Group. Initiation of Antiretroviral Therapy in Early Asymptomatic HIV Infection. N Engl J Med. 2015;373:795-807.

Magder LS, Mofenson L, Paul ME, Zorrilla CD, Blattner WA, Tuomala RE et al. Risk factors for in utero and intrapartum transmission of HIV-1. J Acquir Immune Syndr. 2005;38:87-95.

Matida L et al. Documento de teste indeterminado para HIV do Centro Regional de Tratamento em DST/AIDS; 2003.

Matida LH, Santos NJS, Ramos AN, Gianna MC, da Silva MH, Domingues CSB. et al. For the Study Group of Vertical Transmission of HIV and Syphilis. Eliminating Vertical Transmission of HIV in São Paulo, Brazil: Progress and Challenges. J Acquir Immune Defic Syndr. 2011;57(3):S164-70.

Read JS, Newell ML. Efficacy and safety of cesarean delivery for prevention of mother-to-child transmission of HIV-1. Cochrane Database Syst Rev. 2005;(4).

Succi RCM. Mother-to-child transmission of HIV in Brazil during the years 2000 and 2001: Results of a multi-centric study. Cad Saúde Pública. 2007;23(3):379-89.

Tess BH, Rodrigues LC, Newell ML, Dunn DT, Lago TDG. Breastfeeding, genetic, obstetric and other risk factors associated with mother-to-child transmission of HIV-1 in São Paulo State, Brazil. AIDS. 1998;12:513-20.

The European Collaborative Study. Mother to child transmission of HIV infection in the era of highly active antiretroviral therapy. Clin Infect Dis. 2005;40:458-65.

Townsend CL, Byrne L, Thorne C, de Ruiter A, Lyall H et al. Earlier initiation of ART and further decline in mother-to-child HIV transmission rates, 2000-2011. AIDS. 2014;28(7):1049-57.

Townsend CL, Cortina-Borja M, Peckham CS, Ruiter A, Lyall H, Tookey PA. Low rates of mother-to-child transmission of HIV following effective pregnancy interventions in the United Kingdom and Ireland, 2000-2006. AIDS. 2008;22:973-81.

WHO. Consolidated guidelines on the use of antiretroviral drugs for treating and preventing HIV infection: recommendations for a public health approach. Geneva; 2013.

WHO. Global Plan towards the elimination of new HIV infections among children by 2015 and keeping their mothers alive. UNAIDS. Geneva; 2011.

WHO. Joint United Nations Programme on HIV/AIDS (UNAIDS). UNAIDS DATA 2020. Geneva; 2020.

WHO. Joint United Nations Programme on HIV/AIDS (UNAIDS). UPDATE 90-90-90: Good Progress, but the world is off-track for hitting the 2020 targets. Geneva; 2020.

92

Hepatites Virais

Helaine Maria Besteti Pires Mayer Milanez

Os vírus associados às hepatites compartilham propensão a infectar hepatócitos humanos, causando sintomas similares na fase aguda da infecção. Apesar dessas similaridades, os diferentes vírus têm diferentes estruturas biológicas, transmissão, padrão de endemicidade e cronicidade. As implicações dessas infecções virais na gestação podem diferir entre eles.

As hepatites virais continuam sendo um importante problema de saúde pública. Dados da Organização Mundial da Saúde (OMS) revelam que cerca de 325 milhões de pessoas no mundo vivem com infecção crônica pelos vírus das hepatites B e C. O relatório global sobre hepatites virais, de 2017, indica que a grande maioria dessas pessoas não tem acesso a testes e tratamentos que poderiam salvar suas vidas. Como resultado, milhões de pessoas estão em risco de uma lenta evolução para doença hepática crônica, câncer e morte.

As hepatites causam um impacto substancial na saúde das populações, com 1,34 milhões de mortes em 2015; isso constitui um aumento de 22% desde 2000. As hepatites B e C apresentam uma mortalidade comparável àquelas causadas por tuberculose e HIV; diferente dessas duas últimas que apresentam uma curva de mortalidade em queda, a mortalidade geral pelas hepatites B e C vem aumentando nos últimos anos, sendo os dois principais subtipos virais responsáveis por 96% da mortalidade global por hepatites em 2017 (WHO, 2016).

Em 2016, foi lançado pela OMS o programa de Estratégia Global de Saúde para as Hepatites Virais, cujo objetivo é eliminar as hepatites virais como sério problema de saúde pública até 2030, reduzindo novas infecções em 90% e reduzindo a mortalidade em 65%. Sem dúvida, um adequado programa de rastreamento e condução durante o período gestacional poderá impactar de maneira muito positiva nesse cenário mundial, já que em algumas localidades mais de 40% dos adultos infectados adquiriram a infecção no período perinatal.

Neste capítulo serão abordadas as infecções pelos vírus A, B e C durante o ciclo gestacional, já que esses três vírus causam a grande maioria das hepatites em adultos e mulheres grávidas.

Hepatite A

O vírus da hepatite A é uma causa comum de hepatites ao redor do mundo, apesar de ser uma doença prevenível por vacinas. Ele é um RNA vírus que pertence à família Picornaviridae, causando uma doença autolimitada e benigna com uma taxa de letalidade variando de 0,3 a 0,6%. É uma doença altamente endêmica na Ásia Central e Sul, África Subsaariana, América Latina, norte da África, leste asiático e Oceania. Ao redor de 1,5 milhão de casos novos são reportados anualmente, apesar de a verdadeira incidência possivelmente ser bem maior, já que casos leves e menos graves tendem a não ser notificados (WHO, 2017).

Dados nacionais mostram que a distribuição dos casos de hepatite A não é homogênea em todo o território brasileiro. A frequência cresce do Sul para o Norte do país: ao redor de 30% nas capitais da região Sul e 58% nas da região Norte, onde a rede de água e a coleta de esgoto é menor (Brasil, 2020).

O vírus é transmitido por via fecal-oral pelo contato direto com pessoas infectadas ou pela ingestão de alimentos e água contaminada. O período de incubação varia de 15 a 60 dias, com uma média de 28 dias. Em ambientes secos, o vírus pode sobreviver por até 7 dias. É uma doença comum em países com condições sociais menos favorecidas em virtude de problemas de saneamento básico e maus hábitos de higiene nas populações.

Geralmente a hepatite A se apresenta na forma assintomática ou subclínica. Quando presentes, as manifestações clínicas incluem icterícia e sintomas gerais como febre, mal-estar geral e dor abdominal. A presença de sintomas clínicos depende da idade do indivíduo infectado: ao redor de 30% das crianças manifestam sintomas em comparação com 80% dos indivíduos adultos. Outra manifestação pouco frequente é a hepatite fulminante, presente em 1% dos casos (Bradley et al., 2015).

Apesar de ser a etiologia mais frequente de hepatite viral nas populações, é uma entidade pouco descrita em gestantes, não havendo um maior risco de desfechos graves nesse período; de maneira geral, não está associada a piores resultados neonatais. Alguns dados, entretanto, evidenciam aumento do risco de trabalho de parto prematuro, descolamento prematuro de placenta e rotura prematura de membranas, especialmente se a infecção ocorre no 2º e 3º trimestres. A maior parte das gestantes apresenta um curso clínico favorável da infecção, com total resolução do quadro (Elinav et al., 2003).

Apesar de haver descrição da passagem transplacentária do vírus, não se pode demonstrar infecção clínica severa em neonatos nascidos de mulheres com doença ativa no parto, independentemente da idade gestacional, da via de parto e do aleitamento. A transmissão da mãe para o feto é incomum, apesar de haver alguns relatos isolados de possível transmissão vertical, sendo dois deles associados à peritonite meconial e perfuração do íleo distal com necessidade de intervenção cirúrgica (Leikin et al., 2006).

Não há recomendação de mudança da via de parto ou supressão do aleitamento materno em gestantes com infecção ativa pelo vírus A durante a gravidez como estratégia de redução da transmissão vertical, não havendo evidência de que o leite materno transmita a infecção ou de que o parto vaginal aumente esse risco (Elinav et al., 2003; Valdez et al., 2010).

A prevenção da infecção pelo vírus da hepatite A deve ser feita mediante estímulo às práticas de higiene e alimentação adequadas. Ao visitar regiões endêmicas, as gestantes devem ser estimuladas a receber a vacinação. A vacina é produzida com vírus inativado e é considerada segura durante toda a gestação, mas deve haver uma clara indicação para sua administração. Cerca de 70% dos indivíduos vacinados produzirão anticorpos após 2 semanas da imunização. A vacinação resultou em um decréscimo expressivo na incidência de hepatite relatada. Os casos nos Estados Unidos diminuíram de 4.8/100 mil em 2000 para 0,4 por 100 mil em 2015 (CDC,2017). Frente a esses resultados promissores, o Brasil avalia os custos e benefícios de incluir no Programa Nacional de Imunizações a vacina contra hepatite A, hoje distribuída apenas em áreas de alto risco.

Hepatite B

A infecção pelo vírus da hepatite B continua sendo um problema de saúde pública em todo o mundo. A OMS estimou que 257 milhões de indivíduos viviam com a infecção crônica pelo vírus da hepatite B em 2015. As taxas variam enormemente de acordo com a região geográfica: em contraste com áreas de alta prevalência da infecção, como a Ásia e a África Subsaariana onde mais de 50% da infecção decorre de transmissão perinatal, a prevalência nos Estados Unidos é inferior a 2% e, em gestantes, ao redor de 0,7 a 0,9%. Já na China chega a acometer 7 a 8% dos seus habitantes; estudo recente estimou que entre 9 e 10% das mulheres chinesas em idade reprodutiva são portadoras crônicas do vírus da hepatite B (WHO, 2017).

Infecção crônica pelo vírus da hepatite B causa morbidade e mortalidade significativas ao redor do mundo; entre 15 e 40% das pessoas com infecção crônica desenvolverão complicações, sendo as mais sérias a cirrose, falência hepática e câncer. A morbidade pode ser reduzida pelo uso da terapia antiviral, mas estima-se que apenas entre 10 e 15% dos indivíduos com indicação de tratamento realmente o recebam nos Estados Unidos (Coutinho et al., 2014; WHO, 2017; Brasil, 2020).

A prevenção da transmissão vertical é um componente essencial nos esforços para reduzir o impacto mundial da hepatite B no mundo e o manejo adequado das mulheres grávidas é uma clara oportunidade para reduzir a mortalidade associada a essa doença (Bradley et al., 2015).

Transmissão e fisiopatologia

A hepatite B pode ser transmitida pelas vias sexual, parenteral e vertical, sendo esta última a mais prevalente, correspondendo a 50 a 60% dos indivíduos cronicamente infectados, sobretudo nos países com alta prevalência. Entre os pacientes cronicamente infectados, cerca de 15 a 40% morrerão prematuramente por causas relacionadas a hepatite B, em especial cirrose e carcinoma hepatocelular (WHO, 2017).

Uma vez introduzidas na corrente sanguínea, partículas virais se dirigem aos hepatócitos via sistema porta. Elas são incorporadas aos hepatócitos saudáveis, replicam e são novamente enviadas a corrente sanguínea. Em adultos imunocompetentes, o sistema imune eliminará a infecção na maioria dos casos, mas em 5% a infecção persistirá. Pela imaturidade do sistema imune, nos neonatos a infecção evolui para formas crônicas em 90 a 95% dos recém-nascidos infectados. A pessoa infectada cronicamente poderá ser um portador assintomático ou poderá desenvolver hepatite crônica em virtude do dano no hepatócito causado pela resposta imune do indivíduo. Dependendo da intensidade, esse dano pode se manifestar como morte por cirrose ou câncer de fígado em 15% dos adultos que adquiriram a infecção na vida adulta e em 25% daqueles infectados no período perinatal. Coinfecção com vírus da hepatite delta tende a piorar a evolução da infecção crônica pelo vírus B, ensejando uma progressão mais rápida da doença (Bradley et al., 2015).

Apresentação clínica

A hepatite B se apresenta de forma semelhante às outras hepatites virais do ponto de vista de sintomatologia, com mal-estar, febre, dor abdominal, náuseas, vômitos e icterícia na fase aguda sintomática da doença. Na gestação, a maioria das pacientes é identificada pelo rastreamento sorológico já que a imensa maioria é assintomática ao diagnóstico.

Diagnóstico

O diagnóstico da hepatite B é primariamente feito por sorologias. O antígeno de superfície do vírus (HbsAg) é prontamente identificado no sangue e pode persistir por até 6 meses; se persistir por período maior que esse, considera--se uma infecção crônica. O HbsAg é sintetizado durante a replicação viral; no geral é indicativo de uma infecção viral ativa. A maioria dos adultos imunocompetentes apresentará esse antígeno positivo já nas primeiras 2 semanas da infecção aguda; nesta, os níveis de HbsAg iniciarão sua queda em 4 a 6 meses após a exposição. No recém-nascido, o HbsAg pode estar presente ao nascimento como consequência de uma infecção intrauterina ou pode não ser detectado por vários meses após a aquisição perinatal. O aparecimento do anticorpo anti-HbsAg geralmente implica uma infecção resolvida ou em uma resposta a administração da vacina (Brasil, 2014).

O anticorpo anti-Hbc é formado contra o core proteico durante o curso da infecção. Na infecção recente, o anti--Hbc é predominantemente da classe IgM e tem sido usado para o diagnóstico da infecção aguda. Os adultos sintomáticos geralmente apresentam o anti-Hbc 2 semanas após o aparecimento dos sinais clínicos da infecção e, de maneira geral, todos os pacientes portadores crônicos da doença são anti-Hbc-positivos. Após 6 meses, a maioria dos indivíduos infectados apresentará anti-Hbc apenas da classe IgG e uma minoria poderá apresentar os da classe IgM por até 2 anos. Os títulos de anti-Hbc geralmente se mantêm altos na infecção crônica.

O Hbeantígeno (HbeAg) é geralmente detectável quando a replicação ocorre; mais tarde, no curso da infecção, ocorrerá a soroconversão do HbeAg para o aparecimento do anticorpo anti-Hbe, quando há redução da replicação viral ou até mesmo resolução da infecção. De maneira geral, a concentração viral é maior nos indivíduos HbeAg-positivos, mas a sua ausência não exclui a infectividade do portador da infecção, seja pelo vírus selvagem ou também pela presença de vírus mutante precore, no qual o HbeAg não é produzido. A maior utilização da identificação do HbeAg e do anti-Hbe é nortear tratamento antiviral e identificar o portador crônico que conseguiu soroconverter para anti--Hbe, geralmente uma situação de melhor prognóstico.

Outro ensaio laboratorial passível de ser utilizado é a carga viral, tanto quantitativa quanto qualitativa; elas incluem métodos de amplificação do DNA viral, sendo usado mais para monitorar resposta ao tratamento antiviral do que para realizar o diagnóstico da infecção.

A demonstração do aparecimento e duração dos diferentes antígenos, anticorpos, carga viral e comportamento da enzima hepática (ALT) estão representadas na Figura 92.1.

Transmissão vertical

A transmissão vertical pode ocorrer em uma gestante com quadro agudo ou crônico da doença, sendo o maior risco na infecção adquirida no 3º trimestre; nesse período, ela alcança taxas de 80 a 90% em contraste com 10% no 1º trimestre. O período de maior risco é o parto (85%) e só em 5 a 15% esse risco ocorre durante a gravidez (Coutinho et al., 2015).

A probabilidade de uma criança se infectar no período neonatal na ausência de imunoprofilaxia está ao redor de 95% e sua chance de se tornar um portador crônico fica ao redor de 90% nessas mesmas condições. Fatores fortemente associados a maior risco de transmissão vertical são a carga viral elevada (maior que 200 mil UI ou maior que 10^6 cópias), a presença do antígeno Hbe, o uso de drogas de abuso que perturbam a barreira placentária e a presença de comorbidades que também possam modificar essa proteção placentária. Os fatores mais fortemente relacionados com aumento da transmissão materno-fetal são a presença do antígeno de replicação viral HBeAg e altos níveis de HBV--DNA. A carga viral elevada é o principal marcador laboratorial de risco (quando avaliado de forma isolada). Com relação ao primeiro, a transmissão vertical ocorre em 8 a

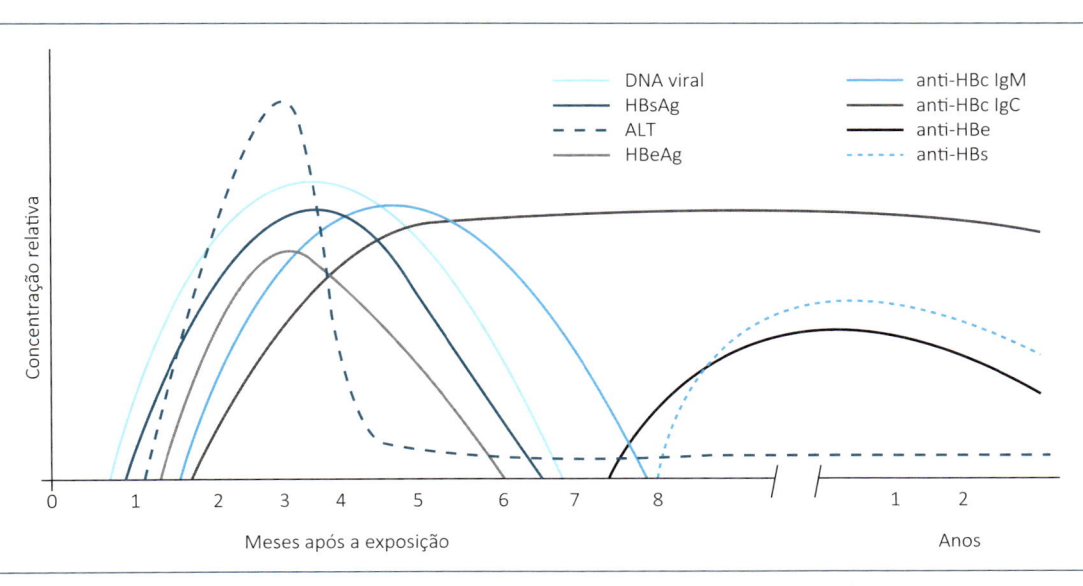

Figura 92.1. Evolução dos marcadores do vírus hepatite B (VHB) nas infecções agudas e crônicas.

Fonte: Brasil. Ministério da Saúde. Diagnóstico das hepatites virais, 2014.

40% das pacientes HBeAg-negativas, enquanto a positividade deste antígeno aumenta o risco para 70 a 90% dos casos. Com relação ao HBV-DNA, níveis superiores a 10^6 ou 10^7 cópias/mL parecem estar relacionados a maiores taxas de infecção neonatal (Coutinho et al., 2015; Brasil, 2020).

As estratégias mais comumente usadas para a prevenção da TV do VHB são a imunoprofilaxia ativa neonatal, que consiste na utilização da vacina para o vírus B, e a passiva, caracterizada pela aplicação da imunoglobulina específica (HbIg). A imunoglobulina e a primeira dose da vacina devem ser administradas idealmente nas primeiras 12 horas do nascimento, enquanto as duas próximas doses da vacina devem ser completadas com 1 e 6 meses de vida da criança. A utilização concomitante dessas intervenções reduz a contaminação do neonato para 2 a 10% dos casos. Por esse motivo, desde 1988 existe a recomendação para triagem universal com o HbsAg para todas as gestantes; se resultado positivo, ela deve ser referida para pré-natal e parto em locais que apresentem disponibilidade tanto da vacina como da imunoglobulina para a hepatite B para o recém-nascido; a taxa de falha da imunoprofilaxia em uma população eminentemente composta por gestantes HBeAg-negativas e com HBV-DNA menor que 5×10^7 UI/mL está ao redor de 0,75%. Contudo, a despeito do uso correto das imunoprofilaxias passiva e ativa, entre 8 e 32% dos recém-nascidos de pacientes com alta viremia ainda apresentam infecção por transmissão vertical.

A falha na prevenção da TV com o uso da imunoprofilaxia neonatal em mulheres com alta carga viral ou portadoras do HbeAg se deve à ocorrência de transmissão no período intrauterino, em virtude da presença de elevada carga viral nessas mulheres; assim, há necessidade de se instalarem medidas de prevenção durante o ciclo gestacional, principalmente no 3º trimestre, que é o período de maior risco para a sua ocorrência. Várias estratégias já foram utilizadas e a que teve maior êxito foi a utilização dos antivirais, inicialmente a lamivudina e a telbivudina e, depois, o tenofovir que é hoje a droga mais recomendada para esse objetivo.

Uso de antivirais na prevenção da TV da hepatite B

O tenofovir é classificado como categoria B pela Food and Drug Administration (FDA) e é a droga de 1ª escolha para reduzir a carga viral do VHB em pacientes com doença ativa. Apesar da larga experiência com o uso deste antiviral para gestantes infectadas pelo HIV, existem ainda poucos trabalhos prospectivos com o uso de tenofovir como profilaxia para monoinfecção HBV, com relação à redução da transmissão vertical (Bradley et al., 2015; Brasil, 2020).

As indicações atuais para o tratamento da hepatite B em pacientes não grávidas têm como base no nível sérico do HBV-DNA, no *status* sorológico e na presença de evidências de lesão hepática. Os principais motivos para o início do tratamento medicamentoso são a identificação da fase de imunoatividade, a presença de fibrose avançada ou cirrose hepática e a observação de mais de um fator de risco para hepatocarcinoma. Atualmente, apenas dois antivirais são considerados tratamentos de primeira escolha para pacientes não gestantes, o tenofovir e o entecavir, em virtude

de seus perfis de segurança e alta barreira genética a resistência viral.

No caso de pacientes que planejam engravidar, é prudente adiar o início do tratamento para a hepatite B até o período pós-parto, se possível. Entretanto, se a indicação for imperativa recomenda-se o início da profilaxia preferencialmente com tenofovir, em virtude de sua eficácia, alta barreira genética com um melhor perfil de resistência e da sua segurança na gestação.

Com o intuito de redução da transmissão vertical, atualmente está recomendada a terapia antiviral em gestantes portadoras de hepatite B e que apresentem identificação do HbeAg ou carga viral elevada (maior que 200 mil UI ou maior que 10^6 cópias); o tenofovir é a medicação preferencial nessa situação (Hamburg-Shields e Prasad, 2019; Brasil, 2020).

As recomendações das diferentes entidades internacionais indicam o início do tenofovir no 3º trimestre nas doses habituais de tratamento (300 mg ao dia). Apesar de ser identificado no leite materno, há baixa biodisponibilidade oral, e as crianças serão expostas a frações mínimas da droga (< 0,03% da dose neonatal recomendada). Assim, não há necessidade de supressão do aleitamento materno em mulheres em uso dessa medicação. Recordemos que, quando utilizada para prevenção da TV da hepatite B, há recomendação de manutenção do tratamento até 30 dias após o parto a fim de se evitar elevação da carga viral e prejuízo à saúde materna, já que o período puerperal imediato envolve modificações imunológicas que permitem uma elevação significativa da carga viral materna (Hamburg-Shields e Prasad, 2019; Brasil, 2020).

Foi descrita reativação viral com exacerbação da doença hepática materna após a descontinuação da terapia antiviral. Por essa razão, gestantes que utilizaram antivirais como profilaxia perinatal, após a suspensão da medicação, deverão ser monitoradas mensalmente nos primeiros 6 meses após o parto, com avaliação de enzimas hepáticas (Joshi e Coffin, 2020; Brasil, 2020).

Via de parto na prevenção da TV da hepatite B

A via de parto parece não interferir na transmissão vertical do vírus B, não havendo evidência de que a cesárea possa ser um fator protetor para a TV em mulheres portadoras da infecção. Para ser efetiva na prevenção da TV, a cesárea deveria ser realizada antes do trabalho de parto e com membranas íntegras. Em 2013 foram analisados dados de 1.409 crianças nascidas de parto vaginal, cesárea eletiva ou de urgência e que completaram o esquema de imunoprofilaxia neonatal com vacina e imunoglobulina específica administradas nas primeiras 12 horas de vida. A taxa de TV foi de 1,4% para cesárea eletiva, 3,4% para parto vaginal e 4,2% para cesáreas de emergência. Em mulheres com carga viral menor do que 10^6 cópias não houve transmissão vertical, independentemente da via de parto. A conclusão foi de que, eventualmente, a cesárea eletiva poderia ser um fator de proteção em mulheres com carga viral muito elevada (Calvin et al., 2013).

Entretanto, vários outros trabalhos mostraram que a carga viral é fator mais determinante da TV do que a própria via de parto; ainda assim, esse é um assunto polêmico na literatura. À luz das evidências atuais, não há recomendação para indicação de cesárea em mulheres portadoras do vírus da hepatite B, e a totalidade dos *guidelines* internacionais recomendam via de parto obstétrica, incluindo o protocolo brasileiro de 2020.

Aleitamento

Apesar de o leite materno conter alguma quantidade de partículas do vírus B, o aleitamento materno não aumenta o risco de TV. Vários trabalhos na literatura evidenciam a segurança do aleitamento materno na condição de uma mulher portadora do vírus B, e todas as instituições internacionais, incluindo a Academia Americana de Pediatria, recomendam aleitamento materno nessas mulheres. A única exceção será se houver fissuras sangrantes nos mamilos; nessa situação, o risco de TV está associado à exposição ao sangue e não ao leite materno. Assim, essa mulher deve ser orientada a suspender o aleitamento na mama com fissura sangrante até que haja total cicatrização da lesão (Brasil, 2020).

Manejo da hepatite B durante a gestação

O adequado seguimento e, se necessário, tratamento da hepatite B visa melhorar a saúde materna e reduzir de maneira significativa a transmissão vertical. Não está claro se a presença da infecção pelo vírus B pode piorar o resultado gestacional. Dados limitados sugerem que ela é um fator de risco para parto prematuro abaixo de 34 semanas, diabetes gestacional e hemorragia anteparto, mas existem muitos outros que não evidenciam essa associação. Cirrose pelo vírus B pode se associar a hipertensão, descolamento prematuro de placenta, parto pré-termo, restrição de crescimento fetal, assim como aumentar a mortalidade materna e perinatal. Não há dados se a terapia antiviral pode reduzir esses riscos (Valdez et al., 2010; Bradley et al., 2015; Brasil, 2020).

De maneira geral, a gestação por si só não exacerba a doença HBV relacionada ou colabora para sua progressão. Raros casos de hepatite fulminante foram descritos em gestantes. A vigilância materna deve incluir provas de função hepática a cada trimestre, a fim de monitorar progressão da doença. Os níveis de transaminases materna devem ser monitorados até o período pós-parto. Um terço das puérperas apresentam alterações da carga viral nesse período.

A recomendação inicial na assistência pré-natal é que toda gestante seja triada para a presença da infecção pelo vírus da hepatite B, por realização de sorologia com identificação do antígeno Hbs ou por meio do teste rápido. Se não houver presença da infecção nem história prévia de imunização, a paciente deve ser prontamente encaminhada para esquema de vacinação. A vacina para hepatite B é produzida com DNA recombinante, não havendo qualquer risco da sua administração durante o período gestacional; a eficácia de sua administração durante a gravidez é similar à de mulheres não grávidas. No caso de mulheres suscetíveis expostas ao vírus da hepatite B em qualquer idade gestacional, por exposição sexual ou a materiais biológicos está também recomendada a administração concomitante da imunoglobulina específica para hepatite B (IGHAHB) associada à vacina (Brasil, 2020).

As mulheres triadas como portadoras do vírus B devem ser encaminhadas para serviços de referência nos quais deverá haver disponibilização para imunoprofilaxia neonatal, além do seguimento adequado da doença durante a gestação.

A maioria das mulheres jovens com infecção crônica pelo vírus B apresenta-se em fase de imunotolerância da infecção (HbsAg-positivo, HbeAg-positivo), que se caracteriza por intensa replicação viral, porém sem doença hepática ativa (enzimas hepáticas normais). A hepatite B crônica tem pouca influência sobre o curso da gestação, assim como a gestação em geral não altera o curso da doença. Entretanto, após o parto poderá ocorrer reativação viral com exacerbação da doença (Coutinho et al., 2015; Joshi e Copffin, 2020; Brasil, 2020).

Assim, em todas as gestantes com evidência da infecção pelo vírus B devem ser realizadas provas de função hepática com determinação das enzimas (ALT, AST). Além disso, deverão também realizar a pesquisa do Hbeantígeno (HbeAg). Em havendo positividade desse último, já está recomendada a realização de tratamento profilático durante a gestação com a utilização de tenofovir, a ser iniciada no 3º trimestre (entre 28 e 32 semanas).

Para pacientes que já apresentem alteração da função hepática, existe a recomendação de se iniciar tratamento que deverá ser mantido após o parto. A recomendação é que ele seja realizado também com a administração de tenofovir.

No caso de gestantes que já estejam em tratamento antiviral previamente à gestação, deve-se levar em consideração a gravidade da doença materna e os riscos e benefícios da exposição fetal à medicação. Algumas situações merecem considerações e estão listadas no Quadro 92.1.

Quadro 92.1
Riscos e benefícios do tratamento antiviral previamente à gestação, considerando-se a gravidade da doença materna e os riscos e benefícios da exposição fetal à medicação.

- Gestantes com fibrose hepática avançada (F3 de Metavir), com cirrose hepática (F4 de Metavir), e que já estejam em terapia antiviral, deverão continuar o tratamento com medicamentos orais, preferencialmente o tenofovir.
- Mulheres grávidas que já estejam em terapia com análogos de nucleosídios/nucleotídeos, especialmente TDF e 3TC, deverão ter sua medicação continuada.
- Mulheres que engravidem em uso de entecavir deverão ter seu esquema substituído por TDF.
- O uso de interferon está contraindicado durante a gestação e seu uso deverá ser descontinuado, devendo ser avaliada a introdução de esquema oral com TDF.

Fonte: Brasil. Ministério da Saúde. Protocolo clínico e diretrizes terapêuticas para prevenção da transmissão vertical do HIV, sífilis e hepatites virais, 2020.

Estudos em humanos evidenciaram não haver risco na exposição fetal ao tenofovir, incluindo aquelas expostas no 1º trimestre. Pacientes que apresentam identificação do antígeno Hbe já apresentam indicação de terapia durante a gestação, não havendo necessidade de quantificação da carga viral.

No caso de gestantes que apresentarem perfil sorológico com HBsAg-positivo e HBeAg-negativo, a determinação da carga viral deverá ser realizada na primeira consulta (inicial) e repetida ao final do 2º trimestre. A decisão sobre o início da terapia deverá ser tomada entre 24 e 28 semanas. Se houver identificação de carga viral elevada nessa situação, a terapia antiviral deverá ser iniciada com tenofovir, entre 28 e 32 semanas de idade gestacional e mantida até 30 dias após o parto (Brasil, 2020).

O Quadro 92.2 apresenta a indicação de profilaxia com antivirais de acordo com o resultado sorológico da gestante.

Gestantes que apresentarem carga viral elevada (superior a 200 mil UI/mL) ou perfil sorológico com identificação do HBeAg deverão ser informadas de que há risco de TV mesmo que a criança receba imunoprofilaxia neonatal e que está recomendado o uso de antivirais no último trimestre para redução da replicação viral, o que aumentará a eficácia protetora da vacina e imunoglobulina associadas. O nível de carga viral não está totalmente definido, mas a maioria das sociedades internacionais utiliza o corte de 200 mil UI/mL (Hamburg-Shields e Prasad, 2019; Brasil, 2020).

Quadro 92.1 Indicação profilática de antivirais de acordo com o resultado sorológico da gestante.			
Fase da infecção pelo VHB	HbeAg	Carga viral	Indicação de profilaxia
Imunotolerante	Reagente	Qualquer valor	Sim
Portador inativo	Não reagente	Menor que 200 mil UI	Não
	Não reagente	Maior que 200 mil UI	Sim
Coinfecção com HIV	Manter tratamento	–	–

Fonte: Brasil. Ministério da Saúde. Protocolo clínico e diretrizes terapêuticas para prevenção da transmissão vertical do HIV, sífilis e hepatites virais, 2020.

Hepatite C

A infecção pelo vírus da hepatite C ainda representa um problema de saúde pública mundial; as perspectivas de prevenção são ainda inatingíveis totalmente, já que não existe a disponibilização de vacinas. Ela é uma infecção que acomete, segundo dados da OMS de 2015, mais de 71 milhões de indivíduos em todo o mundo, o que representa 1% da população mundial. Destes, 2,3 milhões são coinfectados com HIV, sendo a Europa e o Mediterrâneo as regiões mais afetadas (WHO, 2017).

Dos indivíduos afetados, 85% se tornarão cronicamente infectados e cerca de 70% desenvolverão hepatite crônica. Dos cronicamente infectados, entre 5 e 20% morrerão de cirrose ou câncer; nos Estados Unidos, em 2012, a hepatite C causou mais mortes do que a infecção pelo HIV. No mundo, a mortalidade pelas hepatites segue aumentando, segundo dados da OMS de 2016.

No Brasil, são 3,2 milhões de infectados e o vírus C responde por 70% das mortes por hepatites no território nacional, e a maioria dos infectados desconhece seu estado de infectividade, levando a hepatite C a ser uma epidemia silenciosa (Brasil, 2020).

Transmissão

A grande via de aquisição inclui a exposição a sangue contaminado, sendo o uso de drogas injetáveis e a exposição a sangue infectado através de tatuagens, acupuntura e materiais médicos e odontológicos infectados as principais vias de contaminação atual, enquanto no passado a submissão à transfusão ou hemodiálise foram os maiores fatores de risco.

O vírus é prontamente transmitido pela exposição a sangue e muito menos pela exposição a sêmen, saliva ou urina. O uso de drogas intravenosas responde por mais de 50% dos casos de infecção pelo vírus C. No passado, as transfusões sanguíneas eram um grande fator de risco para a aquisição da infecção, o que caiu de maneira vertiginosa após a instalação rotineira da testagem nos bancos de sangue.

Rastreamento na gestação

A necessidade de rastreamento universal na gestação ainda é um ponto polêmico com relação à hepatite C. No passado, a maior recomendação era triar apenas as gestantes que se enquadrassem em algum fator de risco; essa estratégia, entretanto, está longe de ser eficaz com alguns trabalhos evidenciando identificação de apenas 50% da população de gestantes realmente infectadas. No Brasil, a partir de 2019, concordante com a recomendação da Associação Americana de estudos das doenças hepáticas, entre outras associações internacionais, está recomendada a realização de rastreamento rotineiro em todas as gestantes como uma janela de oportunidade para diagnóstico em mulheres jovens, já que hoje a hepatite C é uma doença com tratamento disponível e com alta eficácia (mais de 95% de cura) (Brasil, 2020).

Diagnóstico

A recomendação inicial para diagnóstico da hepatite C é a realização de sorologia com identificação de anticorpo anti-HCV; em sendo positivo, deve ser realizada a quantificação da carga viral por meio da reação em cadeia da polimerase (PCR, do inglês *polymerase chain reaction*). Se o anti-HCV for negativo, a paciente é considerada com rastreamento negativo. Se o anti-HCV e a carga viral forem positivos, significa que ela é portadora de doença em atividade. Na situação de o anti-HCV ser positivo e a carga viral negativa, não é fácil distinguir entre falsa positividade ou prévia exposição à hepatite C com *clearence* viral; entretanto essas duas situações não necessitarão de condutas específicas (Brasil, 2014).

Uma vez identificada como portadora do vírus C, a gestante deverá ser submetida à carga viral quantitativa para definir a carga basal; também são recomendados testes de função hepática com avaliação de bilirrubinas, transaminases, albumina e coagulograma. Para auxiliar planejamento terapêutico futuro, a genotipagem também está recomendada. Frente à detecção de uma doença sexualmente transmissível, a gestante também deverá ser triada para as outras infecções com essa via de contaminação, como HIV, hepatite B, sífilis, entre outras. Devemos ressaltar que todas essas infecções já fazem parte do escopo laboratorial de rotina da gestação (Dunkelberg et al., 2014; Brasil, 2020).

A presença da infecção pelo vírus da hepatite C aumenta o risco para parto prematuro, rotura prematura de membranas, baixo peso, diabetes gestacional. Geralmente essas situações podem estar associadas ao uso de drogas de abuso, situação bem frequente nessa população. O risco de colestase intra-hepática da gestação está aumentado em 20 vezes nessas mulheres; essa doença enseja um risco associado de óbito fetal, sendo necessária intensa vigilância da vitalidade fetal nessa situação (Hamburg-Shields e Prasad, 2019).

A gestação por si só tem pouco efeito sobre a evolução da doença; de maneira geral, ocorre um decréscimo das enzimas hepáticas no 1º e 3º trimestres, aumentando após o parto; alguns estudos evidenciam que ao redor de 10% das pacientes se tornam indetectáveis após o parto; assim gestantes devem ter sua carga viral reavaliada no puerpério, o que determinará a necessidade de tratamento ou não após esse período (Brasil, 2020).

Transmissão vertical

A taxa de transmissão vertical da hepatite B fica ao redor de 5%, podendo ser significativamente maior em mulheres coinfectadas com HIV (até 25%). O momento da TV ainda é incerto, mas parece ocorrer intraútero em até 50% dos casos. Os fatores associados a uma maior transmissão incluem carga viral elevada, rotura de membranas prolongada, monitorização invasiva fetal e procedimentos que aumentem a troca materno-fetal de sangue. Até o momento, o corte de carga viral no qual ocorre um aumento significativo da TV ainda não está bem estabelecido (Brasil, 2020).

A via de parto não parece interferir no risco de transmissão vertical, e a cesárea eletiva não traz nenhum benefício nessa redução. Assim, a recomendação de todas as sociedades internacionais é a de que o parto seja realizado por indicação obstétrica. Até o momento, continuam sendo recomendadas medidas que acarretem menor exposição fetal; devem ser evitados procedimentos invasivos como amniocentese e cordocentese, além de tempo prolongado de rotura de membranas que potencialmente poderiam estar associados a uma maior infecção fetal (Dunkelberg et al., 2014; Bradley et al., 2015; Coutinho et al., 2015; Brasil, 2020).

O aleitamento materno também não está associado a um maior risco de TV e continua sendo recomendado por todas as sociedades internacionais. Apenas se houver fissuras sangrantes nos mamilos, o aleitamento deve ser evitado temporariamente até a completa cicatrização, para não haver exposição do recém-nascido a sangue infectado.

Tratamento

A eficácia do tratamento antiviral para hepatite C mudou radicalmente após a descoberta dos novos antivirais, sendo essa infecção considerada atualmente pela OMS uma doença curável e potencialmente eliminada até 2030. Infelizmente, ainda não há recomendação para terapia antiviral durante a gestação em virtude da escassez de dados de segurança para o feto. Em 2019, foi iniciado um ensaio clínico avaliando a associação de sofosbuvir e ledipasvir para tratamento da infecção crônica pelo vírus C em gestantes. Até o presente, estudos em animais têm demonstrado segurança na exposição a essas novas drogas durante a gestação, fazendo crer que em um futuro próximo a terapia antiviral para vírus C estará sendo também utilizada com a intenção de reduzir a TV dessa infecção. Entretanto, com uma baixa taxa de TV, deverá ser realizada uma seleção criteriosa de qual mulher se beneficiará de sua utilização, visando redução da transmissão mãe-filho (Brasil, 2020).

LEITURAS COMPLEMENTARES

Bradley JS. Hepatitis in Remington & Klein, Infectious Diseases of the fetus and newborn infant. Philadelphia: Elsevier; 2015.

Brasil. Ministério da Saúde. Protocolo clínico e diretrizes terapêuticas para prevenção da transmissão vertical do HIV, sífilis e hepatites virais; 2020.

Brasil. Ministério da Saúde. Diagnóstico das hepatites virais. Telelab: diagnóstico e monitoramento. Manual técnico; 2014.

Coutinho C, Duarte G, Milanez H, Ruocco R. O uso de antirretrovirais para hepatite B na gestação. Recomendações Sogesp; 2015.

Dunkelberg JC, Berkley EMF, Thiel KW, Leslie KK. Hepatitis B and C in pregnancy: A review and recomendations for care. J Perinatol. 2014;34(12):882-91.

Elinav E, Bem-Dov IZ, Shaspira Y, Daudi N, Adler R, Shouval D et al. Acute hepatitis A in pregnancy is associate with high rates of gestational complications and preterm labor. Gastroenterology. 2006;130(4):1129-34.

Hamburg-Shields E, Prasad M. Infections hepatites in pregnancy. Clinical Obstetetrics and Gynecology. 2019;63(1):175-92.

Joshi SS, Coffin CS. Hepatitis B and pregnancy: virologic and immunologic characteristics. Hepatology communications. 2020;4(2):157-71.

Leikin E, Kysikiewsky A, Garry D, Tejani N. Intrauterine transmission of hepatitis A vírus. Obstet Gynecol. 1996;88(4):690-1.

Pan QC, Zou HB, Chen Y, Zhang X, Zhang H, Duan Z. Cesarean section reduces perinatal transmission of hepatitis B virus infection from hepatitis B surface antigen positive women to their infants. Clinical Gastroenterology and Hepatology 2013;11:1349-55.

Valdez E, Sepulveda AM, Candia P, Lattes K. Hepatite aguda viral em embarazo. IRev Chil Infect. 2010;27(6):505-12.

WHO. Global hepatitis reports, Geneve, 2017.

WHO. World Health Organization – Global Health sector strategy on viral hepatitis, 2016-2021. Towards ending viral hepatitis. Geneve, 2016.

93

Parvovírus

Marcelo Luís Nomura

Epidemiologia

O parvovírus B19, ou eritrovírus B19, é um agente relativamente frequente de infecções na infância (eritema infeccioso), em geral autolimitadas em crianças e adultos imunocompetentes. Em pacientes suscetíveis, como portadores de hemoglobinopatias ou imunossuprimidos, podem causar anemia severa. Há poucos estudos no Brasil, mas, em geral, segundo Gonçalves et al. (2003), a prevalência na gravidez de soropositividade é de 72% e de soroconversão 9,6%, risco maior do que o observado em estudo internacionais (em torno de 1,5%), o que possivelmente torna o parvovírus a um patógeno de maior importância em nosso meio, mas ainda pouco reconhecido. O risco de soroconversão e infecção aguda pode ser maior em mulheres que trabalham em creches e escolas infantis.

Quadro clínico

Em crianças com quadros sintomáticos, a febre se inicia cerca de 5 a 7 dias antes do surgimento do eritema cutâneo característico, generalizado, e não pruriginoso em geral. O quadro clínico na gravidez costuma ser semelhante, e a infecção por parvovírus deve ser investigada em toda gestante com quadro exantemático característico associado à febre; 35% das gestantes são assintomáticas, e o quadro clínico pode apresentar pródromos com febre, mialgia, coriza, cefaleia e náusea (sendo esta a fase infectante), seguidos de exantema eritematoso maculopapular 1 a 2 semanas depois, podendo estar associado à dor articular (Crane et al., 2018).

Sobre prevenção, não há estudos que mostrem alguma estratégia eficaz, porém recomenda-se que gestantes evitem contato muito íntimo e com secreções de crianças com quadros febris; lavar as mãos e evitar compartilhar alimentos e bebidas também deve ser recomendado.

A partir da suspeita ou do diagnóstico confirmado, ou do contato com crianças infectadas, é necessária vigilância fetal. Uma recente revisão sistemática de Xiong et al. (2019) mostrou que a infecção por parvovírus na gestação aumenta o risco de perda fetal, incluindo aborto e óbito, e de hidropsia fetal, esta última com taxas de cerca de 9,3%. O risco de transmissão vertical é de 17 a 33%, sendo maior quando a infecção ocorre até 20 semanas de gestação. O parvovírus é responsável por 15 a 20% dos casos de hidropisia não imune. A ocorrência de infecção materna após a 20ª semana reduz significativamente o risco de comprometimento fetal, e as taxas de perda fetal caem de 11% para menos de 1%. Um dos mecanismos propostos para essa redução drástica é a presença de um receptor trofoblástico específico, denominado "antígeno-P", que se expressa nos 1º e 2º trimestres, sendo quase ausente no 3º trimestre, e que é utilizado pelo parvovírus para atravessar a placenta e provocar a infecção fetal propriamente dita.

Os mecanismos fisiopatológicos relacionados ao comprometimento fetal estão relacionados à anemia (redução da produção de precursores eritroides na medula óssea), hipoalbuminemia, hepatite, miocardite e insuficiência cardíaca. Portanto, a hidropisia pode estar relacionada tanto à anemia como ao comprometimento cardíaco, o que pode eventualmente explicar por que alguns fetos hidrópicos não têm anemia detectável pelo Doppler da artéria cerebral média.

O intervalo entre infecção materna e o surgimento de sintomas fetais é em média de 6 semanas, mas pode chegar a vários meses.

Diagnóstico

A partir de uma gestante com sintomas sugestivos, contatante ou com alterações fetais ultrassonográficas sugestivas (hidropisia ou anemia detectada pela dopplerfluxometria da artéria cerebral média), deve-se solicitar a sorologia. A interpretação da sorologia está detalhada na Figura 93.1.

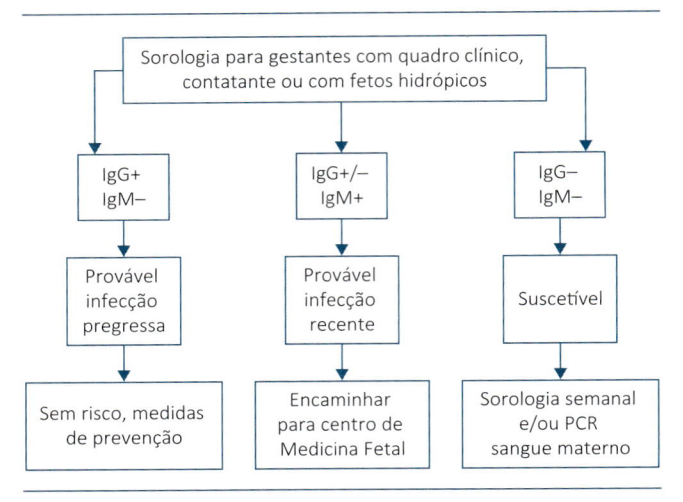

Figura 93.1. Diagnóstico de infecção materna pelo parvovírus B19.

Fonte: Adaptada de Lamont et al., 2011.

Uma vez que a gestante seja susceptível e contatante de pessoa infectada, é discutível a repetição da sorologia a intervalos regulares, semanalmente, ou em somente 4 semanas, quando é possível detectar a soroconversão. A periodicidade da avaliação sorológica depende do grau de exposição materna a fontes de infecção.

PCR no sangue materno pode detectar partículas virais infectantes antes da positivação da sorologia, e, portanto, indicar o início imediato da vigilância fetal e tem melhor sensibilidade quando comparada à sorologia.

Além da exposição materna, alguns achados ultrassonográficos fetais sugestivos de infecção são derrames pleurais isolados, hidropisia fetal definida por edema subcutâneo e pelo menos um derrame cavitário, anemia não imune detectada pela dopplerfluxometria da artéria cerebral média (aumento do pico de velocidade sistólica), polidrâmnio, ascite, insuficiência cardíaca e óbito em fetos hidrópicos sem causa aparente.

O diagnóstico confirmatório de infecção fetal é feito pela cordocentese, com detecção de IgG e IgM-positivas ou pelo teste de PCR positivo no líquido amniótico.

Conduta

A vigilância fetal depende da identificação do momento da infecção materna, o que pode ser feito a partir da identificação do quadro clínico com sorologia sugestiva (IgG e IgM-positivos) ou com a documentação da soroconversão (IgG e IgM inicialmente negativos e ambas positivas durante o seguimento). A partir de então, a ultrassonografia com dopplerlfuxometria fetal é indicada, e, se até 4 semanas

após a soroconversão não surgirem sinais de comprometimento fetal, o risco diminui de forma significativa e é possível eventualmente o seguimento quinzenal. Como a grande maioria dos fetos apresentará sinais até 6 semanas após a infecção materna, é razoável supor que, após esse período, o risco é extremamente baixo, porém alguns autores recomendam estender o seguimento por até 12 semanas. A Figura 93.2 detalha a sugestão de acompanhamento de fetos expostos ao parvovírus.

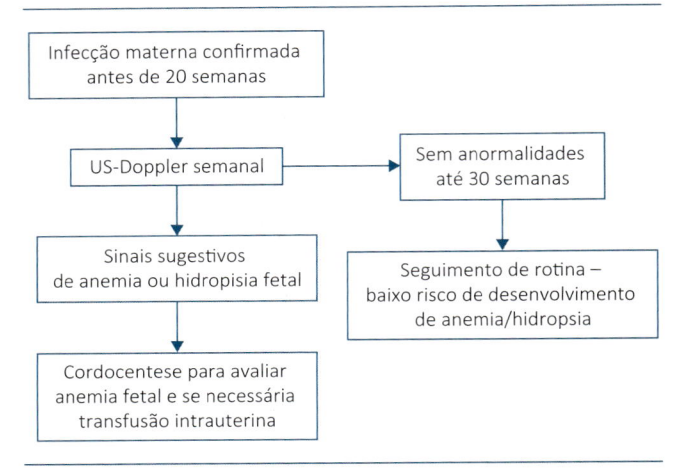

Figura 93.2. Seguimento de fetos de risco de infecção por parvovírus B19.

Fonte: Adaptada de Lamont et al., 2011.

Alguns estudos, como de Melamed et al. (2015), sugerem que a ocorrência de plaquetopenia fetal severa é significativa nos fetos infectados pelo parvovírus, o que pode aumentar o risco de óbito pós-transfusão por sangramento do local de punção. Ao colher amostra de sangue se for detectada plaquetopenia fetal, pode ser necessária a transfusão conjunta de plaquetas e de hemácias para reduzir o risco de óbito. De maneira geral, apenas uma transfusão é necessária na grande maioria dos fetos, uma vez que a regeneração da produção medular de eritrócitos ocorre em prazo relativamente curto.

Prognóstico

Alguns fetos se recuperam espontaneamente da hidropisia causada pelo parvovírus, segundo a revisão de Bascietto et al. (2018), mas a incidência de óbito é cinco vezes maior nos fetos não transfundidos (6% *versus* 30%).

Apesar de raros relatos de malformações estruturais fetais, não há evidências de teratogênese associadas à infecção pelo parvovírus. Embora baseada em dados limitados, não há evidências que sugiram repercussões no desenvolvimento neuropsicomotor, em longo prazo nas crianças infectadas intraútero; no entanto, segundo o estudo de Lindenburg et al. (2012), fetos com graus mais severos de hidropisia e anemia, ou submetidos a múltiplas transfusões podem ter maior risco. Fetos com carga viral maior também apresentam maior risco de alterações cerebrais.

LEITURAS COMPLEMENTARES

Bascietto F, Liberati M, Murgano D, Buca D, Iacovelli A, Flacco ME et al. Outcome of fetuses with congenital parvovirus B19 infection: systematic review and meta-analysis. Ultrasound Obstet Gynecol. 2018 Nov;52(5):569-76. Doi: 10.1002/uog.19092.

Crane J, Mundle, WB, Gagnon I, Bujold r, Basso E, Bos M et al. Parvovirus B19 Infection in Pregnancy. Journal of Obstetrics and Gynaecology Canada. 2002;36(12):1107-16.

Gonçalves CV, Duarte G, Marcolin AC, Quintana SM, Covas DT, Costa JSD. Avaliação longitudinal da infecção por parvovírus B19 entre grávidas em Ribeirão Preto, SP, Brasil. Rev. Bras. Ginecol. Obstet. [Internet]. 2003 June;25(5):317-21. [Citado 2019 nov 09]. Disponível em: http://www.scielo.br/scielo.php?script=sci_arttext&pid=S0100-72032003000500003&lng=en. Doi: 10.1590/S0100-72032003000500003.

Lamont RF, Sobel JD, Vaisbuch E et al. Parvovirus B19 infection in human pregnancy. BJOG. 2011;118(2):175-86. Doi: 10.1111/j.1471-0528.2010.02749.x.

Lindenburg IT, Smits-Wintjens VE, van Klink JM. Long-term neurodevelopmental outcome after intrauterine transfusion for hemolytic disease of the fetus/newborn: The LOTUS study. Am. J. Obstet. Gynecol. 2012;206(2):141.e1-141.e8.

Melamed N, Whittle W, Kelly EN, Windrim R, Seaward PG, Keunen J, Keating S, Ryan G. Fetal thrombocytopenia in pregnancies with fetal human parvovirus-B19 infection. Am J Obstet Gynecol. 2015;212(6):793.e1-8. Doi: 10.1016/j.ajog.2015.01.048.

Xiong YQ, Tan J, Liu YM, He Q, Li L, Zou K, Sun X. The risk of maternal parvovirus B19 infection during pregnancy on fetal loss and fetal hydrops: A systematic review and meta-analysis. J Clin Virol. 2019 May;114:12-20. Doi: 10.1016/j.jcv.2019.03.004. Epub 2019 Mar 8.

94

Varicela

Regis Kreitchmann

O vírus varicela-zóster (VZV) é um herpes-vírus adquirido, principalmente, durante a infância e podendo se apresentar em duas formas clínicas: a infecção primária denominada "varicela" (popular catapora), e a sua reativação que pode ocorrer na vida adulta denominada "herpes-zóster" (popular cobreiro).

A vacina contra varicela foi desenvolvida no Japão em 1974 e a incidência da doença vem diminuindo drasticamente desde 2013, quando a vacina tetraviral (sarampo, rubéola, caxumba e varicela) foi inserida pelo SUS no calendário vacinal brasileiro. Entretanto, a cobertura vacinal tem variado entre 63 a 74% nos últimos anos, abaixo da meta desejada para evitar a ocorrência de surtos da doença.

Estima-se que a maioria dos adultos brasileiros tenha imunidade adquirida por meio de doença prévia na infância.

A **varicela** é altamente contagiosa com transmissão pelo contato direto com um indivíduo infectado. Considera-se de risco significativo a permanência num mesmo espaço de um indivíduo infectado por mais de 15 minutos, o contato face a face (beijar, abraçar ou conversar) ou o contato com a pele com lesões em atividade. O período de incubação é de 10 a 21 dias e ela se apresenta com um quadro viral prodrômico com febre, cefaleia e mal-estar seguido de lesões vesiculares pruriginosas que demoram 3 a 7 dias para formarem crostas (Figura 94.1). As lesões têm distribuição central iniciando pela cabeça, depois pelo tronco e, então, pelo tronco e, em seguida, atingindo as extremidades, evoluindo por meio dos estágios de máculas, pápulas, vesículas, pústulas e crostas. A evolução das lesões ocorre com rapidez e há presença de lesões em diferentes estágios simultaneamente. Os indivíduos afetados são contagiosos desde 1 a 2 dias anteriores ao aparecimento das lesões até o momento em que as lesões formam crostas.

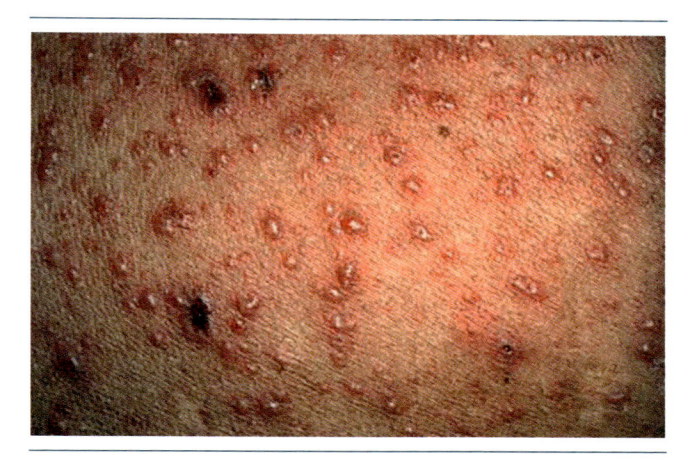

Figura 94.1. Lesões de varicela em diferentes estágios que vão desde maculopapulares a vesículas e mesmo pústulas. Necrose central e algumas crostas são visíveis.

Fonte: Pinheiro P. Disponível em: http://www.mdsaude.com/2009/11/catapora-varicela-zoster.html.

A infecção na infância geralmente é leve e autolimitada, mas pode ter evolução se mais grave em adultos e gestantes. Segundo o estudo populacional de Zhang et al. (2015), apenas 2 a 5% das gestantes infectadas evoluem com o envolvimento pulmonar e os fatores de risco para isso são o fumo e a presença de mais de 100 lesões cutâneas. Os sintomas da pneumonia por VZV aparecem na primeira semana da doença e são: febre; tosse seca; dispneia; taquipneia; e dor torácica. A evolução é imprevisível e pode evoluir para hipóxia e falência respiratória. Os achados radiológicos com infiltrados nodulares são semelhante a outras pneumonias virais.

O **herpes-zóster** (cobreiro) é a reativação da infecção primária do VZV que pode ocorrer anos mais tarde. Apresenta-se com erupções vesiculares unilaterais que atingem um dermatomo e causam muita dor. Segundo Ahn et al. (2016), o herpes-zóster não parece ser mais grave em gestantes, é contagioso quando há contato direto com vesículas abertas, mas ainda é menos contagioso do que a varicela primária e raramente causa varicela congênita.

Infecção fetal e neonatal

A ocorrência da varicela na primeira metade da gestação pode cursar com passagem transplacentária e infecção fetal ensejando o desenvolvimento da síndrome da varicela congênita em cerca de 0,4 a 2% dos fetos expostos. O feto pode apresentar:

- cicatrizes cutâneas;
- anormalidades neurológicas (retardo mental, microcefalia, hidrocefalia, convulsões);
- anormalidades oculares (atrofia do nervo óptico, coriorretinite, microftalmia, nistagmo);
- anormalidades de extremidades (hipoplasia, atrofia, paresia);
- anormalidades gastrointestinais (refluxo gastresofágico, atresia ou estenose intestinal);
- baixo peso ao nascer.

Segundo Lamont et al. (2011), a varicela congênita está associada à taxa de 30% de mortalidade e 15% de desenvolver herpes-zóster nos primeiros 4 anos de vida. Após 20 semanas de gestação, a varicela não parece causar dano significativo sobre o feto, mas há relatos eventuais de lesões de pele e do sistema nervoso central (SNC), mesmo quando a varicela ocorreu entre 21 e 28 semanas.

A **infecção neonatal por varicela** é o resultado da transmissão materno fetal bem próximo ao parto. Recém-nascidos de mães com doença clínica presente entre 5 dias antes até 2 dias após o parto (ou seja, antes que os anticorpos maternos se formem) apresentam grande risco de desenvolver doença grave com taxa de mortalidade de 7%, estando indicada a administração de imunoglobulina para varicela-zóster (VZIG) o mais breve possível após o nascimento.

Diagnóstico

A varicela materna é diagnosticada clinicamente e os testes sorológicos, usualmente, não são necessários, podendo gerar confusão, pois os testes disponíveis variam muito em sensibilidade e especificidade.

A história de varicela na infância ou a confirmação de vacinação previamente para varicela (tetraviral ou monovalente) são importantes preditores de imunidade e podem ajudar a descartar o diagnóstico da doença.

A sorologia para VZV (IgG) pode ser usada para confirmar a existência de imunidade prévia à doença nas situações de exposição a pacientes com doença ativa. O resultado desse exame deve ser interpretado com cautela pela baixa sensibilidade em detectar imunidade (falso-negativos).

O teste de reação da cadeia de polimerase (PCR) para VZV pode ser feito a partir do líquido das vesículas e é muito sensível para confirmar a doença. O diagnóstico de varicela congênita pode ser realizado por meio de PCR do líquido amniótico obtido por amniocentese, geralmente entre 17 e 21 semanas. Um exame ecográfico morfológico

fetal realizado após 5 semanas da infecção maternal pode ajudar a avaliar a presença de lesão fetal. Exames laboratoriais e ecográficos negativos indicam baixo risco de varicela congênita. Um exame normal na presença de PCR positivo no líquido amniótico sugere risco potencial de varicela congênita e a repetição da ecografia entre 22 e 24 semanas, com achados normais, torna a probabilidade de varicela congênita improvável.

O diagnóstico pós-natal da varicela congênita é feito pela história de varicela no 1º ou 2º trimestres, pela presença de anormalidades compatíveis com a síndrome e com a evidência de infecção intrauterina (PCR ou IgM-positiva no recém-nascido, IgG-positiva após 7 meses de idade ou herpes-zóster precocemente na infância).

Manejo

Exposição materna ao vírus

Gestantes expostas a indivíduos com varicela que não têm história prévia dessa doença ou de vacinação especifica (monovalente ou tetraviral) devem, idealmente, realizar teste sorológico para VZV. A maioria dessas mulheres terá exames positivos (IgG) sendo, portanto, imunes. As gestantes suscetíveis (com sorologia negativa) deverão receber imunoglobulina para varicela-zóster, disponível nos Centros de Referência para Imunobiológicos Especiais (CRIE), preferencialmente até 96 horas da exposição, podendo ser usada até no máximo 10 dias da exposição, para evitar ou atenuar a infecção. A dose usada é de 125 UI/10 kg via intramuscular (IM) com dose máxima de 625 UI. Gestantes que usam imunoprofilaxia devem ser seguidas para identificação precoce dos sinais e sintomas de varicela. Caso a sorologia não esteja disponível em até 10 dias da exposição, a imunoglobulina deve ser indicada.

Infecção materna

Os pacientes diagnosticados com varicela devem ser afastadas da presença de gestantes e mantidos isolados de indivíduos suscetíveis até que as lesões tenham evoluído para crostas. Os casos leves em gestantes poderão receber aciclovir oral (800 mg, 5 vezes ao dia, por 7 dias). O aciclovir deve ser iniciado o mais breve possível, preferencialmente, nas primeiras 72 horas da doença para encurtar a duração da doença. As gestantes com suspeita de pneumonia devem ser hospitalizadas e receber aciclovir IV (10 mg/kg a cada 8 horas).

Varicela-zóster na gravidez

O tratamento do herpes-zóster na gestação é semelhante ao da não grávidas e utiliza-se o aciclovir na dose de 800 mg 5 vezes por dia por 7 dias.

Vacinação

O uso de vacina para varicela (VZV) contendo vírus atenuado é parte do calendário vacinal de crianças nos SUS. O Comitê de Imunização do Centers for Disease Control and Prevention (2007) recomenda a vacina para mulheres não grávidas sem história prévia da doença, de vacinação específica e sem evidência laboratorial de imunidade. Seu uso é contraindicado para gestantes e a gravidez deve ser evitada até 1 mês após a sua aplicação. O American College of Obstetricians and Gynecologists (2019) menciona que o vírus atenuado não é excretado no leite e as mulheres lactentes podem ser vacinadas. Duas doses da vacina são aplicadas com intervalo de 4 a 8 semanas e produzem altas taxas de soroconversão. Não há necessidade de testes sorológicos para confirmar a eficácia da vacina. A vacina não deve ser administrada em pacientes imunocomprometidos (HIV-positivos com CD4 < 200 células/mm^3).

LEITURAS COMPLEMENTARES

Ahn KH, Park Yj, Hong SC, Lee EH, Oh MJ, Kim HJ. Congenital varicealla syndrome: A systematic review. J Obstet Gynaecol. 2016 Jul;36(5):563-6.

American College of Obstetrician and Gynecologists. Immunization During the Postpartum Period: ACOG Postpartum Toolkit 2019. Disponíve em: https://www.acog.org/-/media/Departments/Toolkits-for--Health-Care-Providers/Postpartum-Toolkit/ppt-immunization.pdf?dmc=1&ts=20191222T1341574916.

Lamont RF, Sobel JD, Carrington D et al. Varicella-zoster virus (chickenpox) infections in pregnacy. BJOG. 2011 Sep;118(10):1155-62.

Marin M, Guris D, Chaves SS et al. Prevention of varicela: Recommendations of the Advisory Committee on Imunization Practices (ACIP), MMWR Recomm Rep. 2007 Jun 22:56(RR-4):1-40.

Pinheiro P. Catapora (varicela) – Sintomas e tratamento. Disponível em: http://www.mdsaude.com/2009/11/catapora-varicela-zoster.html.

Zhang HJ, Patenaud V, Abenhaim H. Maternal outcomes in pregnacies affected by varicela vírus infections: Population-based study on 7.7 million pregancy admissions. J Obstet Gynaecol Res. 2015;41:62.

95

Arboviroses –
Dengue, Chikungunya, Zika e Febre Amarela

Rodrigo Nogueira Angerami
André Ricardo Ribas Freitas

As arboviroses constituem um grupo de doenças de etiologia viral e transmissão vetorial, sobretudo de vírus transmitidos por mosquitos. Os arbovírus pertencem principalmente a seis famílias de vírus RNA: *Togaviridae*, *Flaviviridae*, *Bunyaviridae*, *Reoviridae*, *Rhabdoviridae* e *Orthomyxoviridae*. É estimado que existam cerca de 135 arbovírus sabidamente patogênicos e associados a doenças em humanos.

As arboviroses figuram como grande problema de saúde pública em âmbito global, com centenas de milhares de pessoas vivendo ou se deslocando para áreas com transmissão endêmica. Epidemiologicamente, o potencial de emergência e reemergência das arboviroses está associado a um cenário de alterações climáticas e mudanças ambientais, que favorecem a adaptação de vetores, e o movimento de pessoas entre localidades com cenários epidemiológicos distintos, fenômeno que possibilita a introdução dos arbovírus em novas áreas e propicia suas dispersões em áreas de transmissão.

No que tange à saúde da população, um crescente número de pessoas passa a estar exposto não apenas ao risco aumentado de infecção e adoecimento, mas a complicações e, eventualmente, risco de morte. No Brasil, a introdução e a disseminação dos vírus chikungunya (2014) e Zika (2015), a reemergência, expansão e os surtos de febre amarela (2017), além de recorrentes epidemias de dengue, são alguns dos recentes exemplos do impacto das arboviroses.

Especificamente em relação à importância das arboviroses nos períodos gestacional e perinatal, até recentemente não se reconhecia a gestação como fator predisponente a complicações. Foi somente a partir da descrição de maior risco de complicações relacionadas à dengue durante a gestação e da caracterização da transmissão vertical do Zika vírus e as complicações descritas na síndrome da Zika congênita durante as epidemias de 2015 e 2016, que se tornou notório o potencial impacto das arboviroses no âmbito da saúde materno-infantil. Na realidade, em algumas situações, como no caso da dengue, além do risco à saúde das gestantes, há as potenciais complicações obstétricas como incremento na indicação de cesáreas e na frequência de hemorragias pós-parto.

Atualmente, considera-se que as arboviroses durante a gestação, em linhas gerais, podem se associar a diferentes padrões de complicações: maior severidade da doença em gestantes; transmissão vertical com implicações sobre o desenvolvimento fetal; e transmissão periparto com infecção neonatal grave.

Arboviroses – Princípios gerais

A despeito do maior risco de formas graves e complicações obstétricas como na dengue em gestantes, dos riscos de transmissão vertical das arboviroses e de malformações congênitas como no caso do Zika, e de complicações perinatais decorrentes da infecção pelos vírus da dengue e chikungunya, a apresentação clínica das arboviroses em gestantes – incluindo-se sinais de alerta e complicações graves primárias –, em princípio, deve ser considerada semelhante ao que se descreve na população geral. Por esse motivo, via de regra, as recomendações gerais acerca do manejo clínico durante a fase aguda e a investigação laboratorial são aquelas aplicadas a qualquer caso suspeito de infecção por arbovírus.

Considerando-se as arboviroses como um todo, entre as complicações fetais e neonatais, incluem-se, em linhas gerais: perdas fetais (associadas, principalmente aos vírus da dengue, Zika, encefalite japonesa); prematuridade e baixo peso ao nascimento (mais frequentemente associada ao vírus da dengue); malformações (associadas principalmente ao Zika vírus e da encefalite equina venezuelana); infecção perinatal (mais frequente com o vírus chikungunya e, em menor grau, com o vírus da dengue e casos anedóticos de febre amarela).

No âmbito do manejo das arboviroses, alguns elementos básicos e norteadores devem ser sempre observados, independentemente da etiologia: suspeita precoce; consideração sobre possíveis diagnósticos diferenciais; estadiamento clínico inicial e identificação de sinais de alerta e gravidade; seguimento clínico e reavaliação da evolução; adoção de medidas terapêuticas gerais e, quando necessárias e disponíveis, abordagens específicas; uso racional e interpretação adequada das opções para diagnóstico laboratorial específico.

Ainda que com orientações pontuais específicas, em geral, o manejo clínico das arboviroses em gestantes deve ser norteado pelos protocolos e recomendações utilizados para assistência a casos suspeitos – gestantes ou não – de cada arbovirose. Por esse motivo, no presente capítulo, o que se pretendeu foi abordar as características fundamentais e os princípios gerais de manejo clínico das arboviroses, por ora, mais relevantes no Brasil: dengue; febre amarela; Zika e chikungunya.

Dengue

O vírus da dengue é vírus RNA do gênero *Flavivirus*, pertencente à família *Flaviviridae* e que apresenta quatro sorotipos (DENV-1, DENV-2, DENV-3 e DENV-4), cada qual com distintos genótipos e linhagens. A principal via de transmissão é a vetorial por mosquitos infectados do gênero *Aedes* – no Brasil, sobretudo o *Aedes aegypti*. Transmissão vertical e parenteral são reportadas, mas possivelmente com pouca relevância epidemiológica.

Quadro clínico

Após período de incubação, que pode variar de 4 a 10 dias, observa-se o período de viremia, que, frequentemente, se inicia 1 dia antes do surgimento da febre e mantém-se até o 5º dia da doença. Considera-se que a suscetibilidade à infecção pelo vírus da dengue seja universal e a imunidade adquirida seja permanente para um mesmo sorotipo (homóloga). Estima-se que apenas 25% das infecções se manifestem clinicamente, variando de formas oligossintomáticas a formas graves. Classicamente, as formas sintomáticas da dengue podem ser divididas em três fases: febril; crítica; e de recuperação.

- **Fase febril:** com febre elevada (geralmente > 38º C), de início súbito e associada à cefaleia, astenia, mialgia, artralgia, dor retro-orbitária, anorexia. A febre frequentemente tem duração de 2 a 7 dias. Diarreia, náuseas e vômitos podem estar presentes. Exantema predominantemente maculopapular em face, tronco e membros é frequentemente acompanhado de prurido.
- **Fase crítica:** quando presente, **é frequente que** se inicie concomitantemente com a defervescência, entre o 3º e o 7º dias do início da doença. Nessa fase, podem surgir os sinais de alarme, os quais, em sua maioria, decorrem do aumento da permeabilidade capilar e podem indicar maior risco de evolução para formas graves de dengue,

com maior predisposição a hemorragias e risco de progressão para instabilidade hemodinâmica e choque secundários ao extravasamento plasmático.

São considerados sinais de alerta: dor abdominal intensa e contínua; vômitos persistentes; derrames cavitários (ascite, derrame pleural, derrame pericárdico); hipotensão postural; lipotimia; hepatomegalia; letargia; sangramento de mucosa; aumento progressivo do hematócrito.

Casos graves de dengue são considerados aqueles que evoluem com choque (taquicardia, pulsos finos ou indetectáveis, taquicardia, extremidades frias, tempo de perfusão capilar > 2 segundos, pressão arterial diferencial convergente < 20 mmHg), desconforto respiratório, sangramento grave (hematêmese, melena, metrorragia volumosa, sangramento do sistema nervoso central); lesões orgânicas graves (dano hepático com AST/ALT > 1.000 UI, alterações neurológicas, miocardite, disfunção renal).

O choque ocorre na fase crítica – mais frequentemente entre o 4º e 5º dias da doença –, quando há extravasamento significativo do plasma. Ainda que possa evoluir para o óbito em menos de 24 horas, é passível de ser rapidamente revertido com o manejo adequado. Vale ressaltar que o óbito pode decorrer tanto em consequência do choque como de disfunções orgânicas graves (principalmente miocardite e encefalite).

- **Fase de recuperação:** apresenta-se entre 24 e 48 horas após o início da fase crítica, a partir da reabsorção gradual do plasma previamente extravasado. Há uma melhora progressiva do estado geral, com estabilização hemodinâmica, normalização do débito urinário. O exantema, frequentemente pruriginoso, se manifesta nessa fase.

Diagnóstico laboratorial

Na fase aguda não complicada da dengue, as principais alterações laboratoriais são leucopenia (com neutropenia e, frequentemente, linfócitos atípicos), trombocitopenia, elevação variável dos níveis de transaminases. Formas graves geralmente se associam: a trombocitopenia severa; elevação do hematócrito; hipoalbuminemia; níveis elevados de transaminases hepáticas, enzimas musculares, lactato desidrogenase; acidose metabólica; alterações de provas de hemostasia.

A investigação laboratorial pode ser realizada por métodos diretos e indiretos. Em gestantes com suspeita de dengue, a investigação laboratorial deve ser realizada à semelhança do preconizado para qualquer outro grupo de pacientes.

- Detecção de anticorpos IgM: realizada em soro e, quando síndromes neurológicas, em líquido cefalorraquiano (LCR). Em soro, a amostra deve ser idealmente colhida a partir do 6º dia de doença até o 30º dia após o início dos sintomas.
- Pesquisa de antígeno NS1: geralmente processado em amostra de soro. Deve ser preferencialmente realizado até o 3º dia da doença, podendo estar detectável até o 5º dia de sintomas. A técnica apresenta menor sensibilidade em infecções secundárias.
- Pesquisa de genoma do vírus da dengue por transcrição reversa seguida de reação em cadeia da polimerase em tempo real (RT-PCR): pode ser processado a partir da

análise de amostras de soro, LCR e fragmentos de vísceras (coleta *post mortem*). Amostras de soro devem ser analisadas até o 5º dia de sintomas.

- Pesquisa do vírus por isolamento viral (por inoculação em células): considerado padrão-ouro, mas é realizado apenas em laboratórios de referência e pesquisa.
- Detecção de antígenos virais por imuno-histoquímica: realizado em fragmentos de vísceras e tecidos (coleta *post mortem*).

Para o diagnóstico da infecção fetal, preconiza-se a técnica de RT-PCR de líquido amniótico ou sangue fetal. No entanto, com exceção da infecção pelo Zika vírus, não há evidências que, em relação a outras arboviroses, intervenções para o diagnóstico de infecção fetal – incluindo-se amniocentese – devam ser rotineiramente empregadas.

Dengue durante a gestação

De modo geral, a dengue pode potencialmente cursar com significativas alterações fisiológicas, primárias e secundárias ao vírus. Além das complicações classicamente relacionadas à dengue – como alterações de permeabilidade vascular e trombocitopenia –, especificamente em relação à infecção durante a gestação, foram descritas em placenta tanto alterações inflamatórias (deciduíte, coriodeciduite, vilosite, intervilosite) como isquêmicas (áreas de infarto e pré-infarto, edema do estroma de vilosidades). Adicionalmente, a detecção por imuno-histoquímica de antígenos do vírus da dengue em placenta e outros tecidos – incluindo trofoblastos, decídua e estroma das vilosidades de pacientes com diagnóstico de dengue durante a gestação – sugere o potencial de ação direta do vírus.

Considera-se que as possíveis intercorrências neonatais possam decorrer de mecanismos distintos, mas potencialmente concomitantes: infecção materna grave com alterações hemodinâmicas e consequente hipóxia placentária e fetal; infecção placentária sem infecção fetal ensejando a redução do fluxo sanguíneo ao feto; infecção placentária com infecção fetal secundária; e infecção neonatal periparto. A transmissão passiva de anticorpos maternos contra um sorotipo específico do vírus da dengue pode aumentar o risco de infecção grave em neonatos infectados com sorotipo distinto em decorrência de um fenômeno de amplificação da resposta imune dependente de anticorpos (*antibody-dependent enhancement*, ADE). Complicações obstétricas e comprometimento fetal durante a dengue podem, portanto, decorrer de eventos nem sempre distinguíveis como evento primário ou único.

Clinicamente, a dengue em gestantes, assim como observado na população em geral, pode se manifestar tanto como síndromes febris indiferenciadas quanto como quadros de dengue sem complicações e dengue grave – com hemorragias, hemoconcentração, derrames cavitários e alterações hemodinâmicas. No entanto, gestantes fazem parte do grupo de pacientes sob maior risco de complicações e morte em decorrência da dengue. Séries de casos de dengue em gestantes foram reportadas, incluindo-se o período perinatal, tendo sido observadas tanto formas graves da dengue como complicações obstétricas.

Entre as complicações obstétricas em gestantes com diagnóstico de dengue, já foram reportados risco aumentado de trabalho de parto prematuro, abortamento espontâneo, óbito fetal intraútero hematoma retroplacentário, hemorragia intra e pós-parto, prematuridade, baixo peso ao nascimento, óbito perinatal e morte materna.

Estudo retrospectivo de série de casos no Brasil no período de 2007 a 2015 verificou maior risco de óbito por dengue em gestantes de qualquer idade gestacional quando comparado com mulheres não gestantes em idade fértil (3,95; IC 95% 3,07 a 5,08), sendo significativamente maior quando no 3º trimestre de gestação (8,55; IC 95% 6,08 a 12,02).

Ainda que possam existir resultados ocasionalmente divergentes, diferentes estudos de coortes retrospectivas relacionados a populações de gestantes com quadros sintomáticos de dengue foram publicados e apontaram taxas variáveis de risco trabalho de parto prematuro (20 a 41%), prematuridade (5 a 19%) e de baixo peso ao nascimento (5 a 22%).

Em revisão sistemática e meta-análise realizadas por grupo de pesquisadores brasileiros sobre complicações fetais, decorrentes da infecção pelo vírus da dengue na gestação (16 estudos incluídos na revisão sistemática; 8 estudos incluídos na meta-análise; total de 292 gestantes infectadas pelo vírus da dengue), apontou associação entre dengue na gestação e aborto (OR 3,51; IC 95% 1,15 a 10,77), óbito fetal (RR 6,7; IC 95% 2,1 a 21,3), prematuridade (OR 1,71; IC 95% 1,71 a 2,76) e baixo peso ao nascimento (OR 1,41; IC 95% 0,9 a 2,21).

Análise da possível associação entre dengue sintomática durante a gestação e risco de morte no Brasil, no período de 2007 a 2012, foi observado que dengue durante a gestação se associou a risco três vezes maior de morte materna (IC 95%; 1,5 a 5,8) e 450 vezes maior se presente febre hemorrágica da dengue (IC 95%; 186,9 a 1.088,4) quando comparado com mortalidade em gestantes sem diagnóstico de dengue.

Considera-se que os riscos de complicações obstétricas guardem relação direta com o grau de severidade da dengue sintomática. Dengue com sinais de alerta e dengue grave foram associados a risco significativamente maior de hemorragia periparto. Perdas fetais se correlacionam com o grau de severidade clínica da dengue em gestantes. Alguns estudos não evidenciaram maior risco de perdas fetais em infecções assintomáticas pelo vírus da dengue durante a gestação. Não se conhece eventual relação entre sorotipo específico do vírus da dengue e maior risco de perdas fetais.

Dengue e complicações neonatais

Além do maior risco de óbitos materno e fetal, alguns autores reportaram evidências de óbito perinatal. Prematuridade e baixo peso ao nascimento são considerados as principais complicações da dengue durante a gestação. Com relação aos riscos de transmissão vertical e complicações fetais, em um estudo retrospectivo avaliando 3.980 gestantes brasileiras com diagnóstico de dengue no período de 2007 a 2013, a despeito do risco de prematuridade, não houve evidências de maior risco de malformações. A transmissão perinatal pode ocorrer, provocando desde infecções assintomáticas a complicações neonatais primárias e secundárias à infecção pelo vírus da dengue.

Ainda que em número reduzido na literatura, pequenas séries de casos de dengue em neonatos descreveram a ocorrência de hepatomegalia, exantema, petéquias, hipoglicemia, hipotonia, trombocitopenia de graus variáveis em todos os casos, elevação de níveis séricos de transaminases hepáticas, taquipneia, cianose, insuficiência respiratória, derrames cavitários, hipotensão e choque.

Muito embora seja possível, geralmente, caracterizar o início e duração de sintomas de gestantes com dengue, não se pode estabelecer com precisão o período de incubação no neonato, uma vez que não é possível determinar o momento de infecção vertical no feto ou durante o parto. Ainda que, ao que parece, seja considerado evento potencialmente raro, a transmissão perinatal deve ser sempre considerada em áreas endêmicas para a doença, notadamente em períodos de transmissão intensa, durante surtos e epidemias. O diagnóstico de dengue em neonatos é um desafio na rotina, sobretudo seu diagnóstico diferencial com quadros de sepse bacteriana neonatal. No entanto, é fundamental o reconhecimento precoce de possíveis casos de dengue em gestantes e em neonatos de modo a possibilitar a adoção de medidas que visem a redução da morbimortalidade materno-infantil potencialmente relacionada a esse agravo.

Manejo clinico

Não há tratamento antiviral específico para dengue. Gestantes com suspeita de dengue devem ser tratadas conforme recomendações e protocolos estabelecidos para manejo de pacientes em geral. Deve ser realizado estadiamento clínico rigoroso, com identificação precoce de possíveis sinais de alerta e eventuais complicações. No entanto, gestantes devem ser monitoradas rigorosamente durante todo o curso da doença tanto para detecção de possível agravamento da dengue como para o risco de complicações obstétricas, materno-fetais.

Em princípio, assim como preconizado para qualquer paciente com suspeita de dengue, o tratamento se fundamenta, sobretudo, na reposição volêmica apropriada e eventual encaminhamento a serviços de referência.

Gestantes com diagnóstico de dengue devem ser, idealmente e sempre que possível, acompanhadas com especial atenção para avaliação e monitoramento da função placentária, vitalidade e desenvolvimento fetal, detecção de possíveis malformações e outras alterações.

Apesar de o risco de sangramento na dengue não estar necessariamente relacionado ao grau de trombocitopenia e, portanto, sem recomendações específicas de transfusão de plaquetas, gestantes e, sobretudo neonatos, via de regra, apresentam maior tendência a desenvolver fenômenos hemorrágicos durante a dengue e, por esse motivo, quando trombocitopenia presente, a transfusão pode vir a ser, criteriosamente, considerada em algumas situações.

Febre amarela

A febre amarela é uma doença infecciosa febril aguda causada por vírus do gênero *Flavivirus*, pertencente à família *Flaviviridae*, transmitida por vetores artrópodes, no Brasil, os mosquitos *Haemagogus* e *Sabethes* em ciclo silves-

tre. No ciclo urbano, não observado no Brasil desde a década de 1940, o vetor potencialmente incriminado poderia vir a ser o *Aedes aegypti*. Transmissão vertical e por aleitamento materno foram descritas, mas são considerados eventos aparentemente sem relevância epidemiológica.

Quadro clínico

Após a infecção, o período de incubação varia de 3 a 6 dias, eventualmente, podendo se estender a 15 dias. A viremia em humanos tem duração em torno de 7 dias, que se inicia entre 24 e 48 horas antes do início dos sintomas e pode se estender por até 5 dias após o início da doença.

A infecção pode ser assintomática em grande proporção de pacientes. Quando infecções sintomáticas, o quadro clínico pode se apresentar desde formas oligossintomáticas até formas graves. Infecções assintomáticas e leves ocorrem em 40 a 60% dos casos. Clinicamente, a doença se caracteriza por febre alta de início súbito, cefaleia intensa, mialgia, astenia. Inapetência, náuseas e diarreia podem ocorrer. Semiologicamente, o sinal de Faget (bradicardia acompanhando febre alta) pode estar presente.

Formas graves e malignas ocorrem em 20 a 40% dos casos, entre os quais, 20 a 50% evoluem para óbito. Nas formas graves, cefaleia e mialgia são de maior intensidade e, em geral, acompanhadas de vômitos, icterícia, oligúria e manifestações hemorrágicas.

Do ponto de vista evolutivo, a febre amarela pode ser dividida em três fases:

- **Período de infecção:** frequentemente com evolução de 3 dias, tem início súbito e apresenta-se com febre, calafrios, cefaleia, lombalgia, mialgia generalizada, prostração, náuseas e vômitos.
- **Período de remissão:** ocorre tendência de defervescência e aparente melhora clínica com duração de até 48 horas.
- **Período toxêmico:** retorno da febre, acompanhada de cefaleia, prostração intensa, diarreia, vômitos. Quando insuficiência hepática e renal, ocorre icterícia, manifestações hemorrágicas, oligoanúria, acidose grave, alterações hemodinâmicas, disfunção miocárdica, alterações do nível de consciência e coma.

Diagnóstico laboratorial

Nas fases iniciais da doença são comumente observados leucopenia com presença de linfócitos atípicos, trombocitopenia e elevação discreta dos níveis séricos de transaminases. Com progressão para formas graves, verificam-se: leucocitose; trombocitopenia severa; elevação significativa dos níveis de transaminases, enzimas musculares, amilase, lipase, bilirrubinas, ureia, creatinina; alterações das provas de hemostasia; hipoalbuminemia.

O diagnóstico específico da doença pode ser realizado por métodos diretos e indiretos:

- **Detecção de anticorpos IgM:** sorologia realizada em amostra de soro idealmente colhida após o 5º dia do início dos sintomas.
- **Pesquisa de genoma do vírus da febre amarela por RT-PCR:** pode ser processado a partir da análise de amos-

tras de sangue/soro, LCR e fragmentos de vísceras (coleta *post mortem*).

- **Pesquisa do vírus por isolamento viral (por inoculação em células):** realizada em sangue e fragmentos de vísceras e tecidos (coleta *post mortem*), considerado padrão-ouro, é feita apenas em laboratórios de referência e pesquisa.
- **Detecção de antígenos virais por imunohistoquímica:** realizada em fragmentos de vísceras (coleta *post mortem*).

Febre amarela durante a gestação

Existem poucos estudos disponíveis sobre a ocorrência de febre amarela e suas implicações durante a gestação e o número de casos reportados é inferior ao já publicado em relação a outras arboviroses.

Relatos de casos de febre amarela durante gestação são escassos, mas, em geral, considera-se que a doença em gestantes apresenta padrão clínico e evolutivo, potencialmente grave, semelhante ao descrito em outros grupos de pacientes. Em alguns casos de gestantes com febre amarela que evoluíram para óbito, não foram detectadas malformações fetais. No entanto, a transmissão vertical desse vírus já foi relatada.

Em caso anedótico, o primeiro reportado, pesquisadores brasileiros descrevem a evolução de recém-nascido infectado por transmissão vertical ou perinatal, inicialmente assintomático, evolui no 3º dia de vida com febre, cianose e, posteriormente, com hematêmese, melena, hemorragias em sítios de venóclise, hipoglicemia, hepatomegalia, oligúria, hipotensão, icterícia, coagulação intravascular disseminada, convulsões, coma e óbito no 12º dia de vida.

Vacina contra febre amarela, gestação e aleitamento materno

Por conter vírus vivo atenuado, via de regra, a vacina contra febre amarela é contraindicada para gestantes, independentemente da idade gestacional. No entanto, em situações de surtos e epidemias de febre amarela, a imunização de gestantes não vacinadas ou sem comprovante de vacinação pode ser considerada, após avaliação individualizada considerando-se o risco-benefício no cenário epidemiológico.

Mulheres que estejam amamentando crianças de até 6 meses de vida, não vacinadas ou sem comprovante de vacinação, em cenários de surtos e epidemias, podem ser imunizadas com a vacina contra febre amarela. Em tais situações, o aleitamento materno deve ser interrompido durante um período de 10 dias após a vacinação.

Vale mencionar que estudos de seguimento de gestantes inadvertidamente imunizadas contra febre amarela no 1º trimestre de gestação, embora apresentem resultados divergentes quanto às taxas de soroconversão, não observaram maior frequência de malformações e complicações perinatais.

Manejo clínico

Não existe tratamento específico. Pacientes devem ser avaliados quanto à presença fatores de risco para agravamento, sinais de alarme e gravidade. Em geral, quando em formas clínicas leves, na ausência de sinais de alerta e de gravidade, sem condições de maior risco de complicações e sem alterações laboratoriais significativas, é possível se optar pelo seguimento ambulatorial com orientação de hidratação adequada e prescrição de medicamentos sintomáticos, mas com orientação de retorno imediato diante de piora clínica e surgimento de qualquer sinal de alerta.

São considerados sinais de alerta: vômitos; dor abdominal; oligúria; colúria; icterícia; hemorragias; qualquer alteração do nível de consciência. A internação é recomendada para todos os casos suspeitos que apresentem fator de risco para agravamento (idosos, portadores de comorbidades, gestantes) e/ou todos aqueles que se apresentem em mau estado geral, com desidratação moderada a severa e/ou qualquer sinal de alerta clínico ou laboratorial.

Gestantes com suspeita de febre amarela devem ser internadas para monitoramento clínico, laboratorial e obstétrico até que haja a estabilização e melhora clínica e sejam descartadas quaisquer complicações fetais e obstétricas.

Pacientes sob internação deverão ser monitorados clínica e laboratorialmente, sob hidratação cuidadosa, controle rigoroso de sinais vitais, do balanço hídrico, níveis glicêmicos, nível de consciência. Suplementação de vitamina K e utilização de protetores de mucosa gástrica devem ser consideradas. Correção de distúrbios hidroeletrolíticos e de hipoglicemia deve ser prontamente realizada quando necessário. Procedimentos transfusionais em casos de hemorragia acentuada, trombocitopenia e outros distúrbios de hemostasia devem ser adotados após discussão conjunta com serviço de hemoterapia. Hemodiálise e plasmaférese devem ser consideradas em pacientes com formas graves da doença.

Zika

O vírus Zika é um arbovírus do gênero *Flavivirus*, pertencente à família *Flaviviridae*, considerado de ocorrência acidental em humanos até 2007, quando houve o primeiro surto, reportado na ilha de Yap da Micronésia, no Oceano Pacífico. Após epidemia na Polinésia Francesa, entre os anos de 2013 e 2014, o vírus Zika passa a circular nas Américas, sendo detectado inicialmente no Brasil, onde se dão a primeira grande epidemia da doença e a primeira descrição das anomalias congênitas associadas ao Zika.

Muito embora a principal forma de transmissão do vírus Zika seja vetorial, no Brasil pela picada do mosquito *Aedes aegypti* infectado, pode haver a transmissão vertical, sexual e parenteral. Especificamente em relação à possível transmissão sexual, essa via parece ser mais eficiente nos primeiros 30 dias após a infecção; no entanto, já foi identificado material genético do vírus no sêmen por até 6 meses após a infecção aguda. No âmbito da saúde materno-fetal, a transmissão vertical é aquela que motiva de maior preocupação em decorrência do potencial dano ao feto.

Embora tenha sido detectada a presença do vírus no leite materno, urina e saliva, não há evidências de transmissão relacionadas a esses fluidos biológicos, não havendo, portanto, a indicação de suspensão de amamentação quando a lactante apresenta suspeita de infecção pelo vírus Zika.

As mulheres com doença aguda pelo zikavírus devem aguardar no mínimo 2 meses para engravidar e os homens devem esperar pelo menos 6 meses para fecundação. As gestantes devem adotar medidas para proteção contra picadas de vetores (incluindo métodos de barreira, repelentes aprovados para uso durante gestação) durante toda a gestação. Além da transmissão vetorial, é fundamental que a gestantes se previnam contra a transmissão sexual do vírus Zika com uso de preservativos nas relações sexuais ocorridas durante toda a gestação, independentemente de o parceiro estar ou não sintomático.

Quadro clínico

A infecção pelo vírus Zika é assintomática em cerca 80% dos casos. Após período de incubação médio de 2 a 7 dias, clinicamente a doença aguda pelo zikavírus se caracteriza por quadro febril agudo e autolimitado.

As principais manifestações clínicas incluem: febre baixa (65% dos pacientes, com duração média de 3 dias); exantema maculopapular pruriginoso (90% dos casos, duração média de 5 dias); hiperemia ocular (conjuntivite não secretiva, não pruriginosa, em 65% dos pacientes, com duração de 3 a 4 dias); artralgia ou artrite (65% dos casos, duração de 7 dias); edema de mãos e pés. Em geral, o prurido é o principal incômodo. Úlceras orais e linfadenomegalia podem ocorrer. Púrpura, discrasias sanguíneas, alterações oftalmológicas, hepatite e miocardite foram descritas. Na maioria dos casos, os sinais e sintomas são de curta duração e a resolução espontânea entre 3 e 7 dias após o início dos sintomas. Ainda que relativamente raras, as síndromes neurológicas (neuropatias, encefalite, meningoencefalite, síndrome de Guillain-Barré) são complicações graves que podem se associar à infecção pelo zikavírus.

Considera-se que o quadro clínico nas gestantes seja semelhante ao observado na população geral. O diagnóstico diferencial – incluindo-se com investigação laboratorial – deve ser feito com dengue, chikungunya, sarampo, outras doenças exantemáticas e STORCH (sífilis, toxoplasmose, rubéola, citomegalovírus, herpes). Considerando que o exantema é o marcador clínico mais importante, a presença deste sinal na gestante justifica tanto a investigação clínica e laboratorial preconizada quanto à notificação para fins de vigilância epidemiológica.

Complicações fetais

Durante a primeira epidemia de Zika no Brasil, em 2015, houve a identificação da associação do vírus Zika com risco aumentado de microcefalia, ensejando a declaração, pelo Ministério da Saúde do Brasil, de Emergência em Saúde Pública de Importância Nacional (ESPIN). Posteriormente, a OMS declara a epidemia de Zika como Emergência em Saúde de Importância Internacional. Retrospectivamente, a análise de neonatos nascidos após o surto de Zika na Polinésia Francesa, entre 2013 e 2014, revelou uma maior frequência de malformações cerebrais em filhos de mães expostas ao vírus Zika.

A partir de inúmeros estudos clínicos, genéticos, laboratoriais, radiológicos, anatomopatológicos, foi possível comprovar a capacidade de transmissão vertical, infecção fetal e potencial teratogênico do vírus Zika, sobretudo em decorrência de sua capacidade de infectar células-tronco neurais e células neuroprogenitoras. Desse modo, foi possível não apenas identificar o risco de malformações relacionadas à transmissão vertical do vírus Zika, mas a caracterizar uma síndrome congênita relacionada ao vírus.

No entanto, algumas lacunas do conhecimento em relação à síndrome congênita pelo zikavírus ainda existem, incluindo-se as referentes a risco de ocorrência e a taxas de incidência. A proporção de transmissão materno-fetal de Zika continua sendo difícil de ser estimada em virtude das limitações das técnicas laboratoriais disponíveis para diagnóstico da infecção na fase aguda e tardia, incluindo-se a investigação neonatal. As consequências das infecções fetais têm um espectro bastante amplo, variando desde aparente ausência de consequências para o recém-nascido até óbitos fetais e malformações congênitas.

A síndrome congênita do vírus Zika tem como principais características:

- **Craniana:** microcefalia; pele redundante no couro cabeludo; desproporção craniofacial; depressão biparietal com destaque occipital; suturas sobrepostas;
- **Neuromuscular:** artrogripose; pé-torno congênito; hipertonia; hipotonia; clônus; hiperreflexia; dificuldades de deglutição;
- **Oftalmológicas:** microftalmia; atrofia macular; atrofia coriorretiniana; retinopatia pigmentada; atrofia do disco óptico; nistagmo;
- **Neurológicas:** perda auditiva neurossensorial; convulsões de difícil controle; retardo no desenvolvimento neuropsicomotor; irritabilidade; choro intenso ininterrupto;
- **Achados de imagem no SNC:** atrofia de parênquima cortical; microgiria; ventriculomegalia; hipoplasia cerebelar; displasia corticocerebral; lisencefalia; ausência de corpo caloso; calcificações subcorticais; calcificações do tronco cerebral; calcificações dos gânglios da base; hipoplasia tronco cerebral; espessura reduzida da coluna vertebral.

Diagnóstico laboratorial

- **Detecção de anticorpos IgM/IgG:** realizada em soro e LCR. Em soro, para a pesquisa de IgM, a amostra deve ser idealmente colhida a partir do 6º dia de doença.
- **Pesquisa de genoma do vírus Zika por RT-PCR:** pode ser processada a partir da análise de amostras de soro, urina, LCR e fragmentos de vísceras (coleta post mortem).
- **Pesquisa do vírus por isolamento viral (por inoculação em células):** considerada padrão-ouro, é realizado apenas em laboratórios de referência e pesquisa.
- **Detecção de antígenos virais por imunohistoquímica:** realizada em fragmentos de vísceras e tecidos (coleta *post mortem*).

Deve se dar preferência absoluta, sobretudo para o diagnóstico em gestantes, ao exame de biologia molecular em razão de sua alta especificidade e pelo fato de, em testes sorológicos, serem frequentes as ocorrências de reações cruzadas, sobretudo com o vírus da dengue.

Manejo clínico

Não existe tratamento específico. Em geral, a abordagem se fundamenta na orientação de repouso, hidratação e uso de medicamentos sintomáticos.

Casos suspeitos de infecção pelo vírus Zika devem ser orientados a procurar imediatamente serviço de saúde se presente qualquer sinal e sintoma compatível com acometimento neurológico. No entanto, quando há suspeita de infecção em gestantes, uma série de medidas de investigação laboratorial e seguimento obstétrico deve ser adotada.

Avaliação e seguimento de gestantes com suspeita de infecção pelo vírus Zika

Gestantes que apresentem quadro clínico sugestivo de infecção pelo vírus Zika devem ser minuciosamente avaliadas a fim de se identificarem possíveis sinais de gravidade e eventuais diagnósticos diferenciais. Logo na primeira avaliação, gestantes com até 7 dias de evolução devem ser investigadas com RT-PCR para Zika (em soro e urina, idealmente até o 5º dia de evolução) e testes sorológicos (para detecção de IgM e IgG) para Zika (primeira amostra entre 3 e 5 dias após o início dos sintomas; a segunda após 3 a 4 semanas da coleta da primeira amostra). A Federação Brasileira das Associações de Ginecologia e Obstetrícia (Febrasgo) recomenda que a gestante com o diagnóstico de infecção pelo vírus Zika realize mensalmente exame ultrassonográfico obstétrico.

Avaliação inicial do neonato com suspeita de infecção congênita pelo zikavírus

Além do exame clínico detalhado para detecção de alterações clínicas, desproporção craniofacial, sinais dismórficos, deformidade articulares e de membros, alterações do tônus muscular, alteração de postura, exagero dos reflexos primitivos, hiperexcitabilidade, hiperirritabilidade, crises convulsivas, reflexos patológicos, a avaliação do recém-nascido com suspeita de infecção congênita pelo vírus Zika deve incluir a medida do perímetro cefálico ao nascimento e após 24 horas e 48 horas de vida.

O exame de imagem mais indicado para identificar as malformações é a tomografia computadorizada, embora a ultrassonografia transfontanela seja útil. A triagem neonatal deve incluir o potencial evocado acústico de tronco encefálico (PEATE) e o exame de fundo de olho. No processo de investigação, é fundamental a avaliação dos antecedentes maternos epidemiológicos (exposição a agentes químicos, radioativos e medicamentos com potencial teratogênico), pessoais (ocorrência de exantema e/ou quadros febris durante a gestação, incluindo-se quadros compatíveis com arboviroses e STORCH), familiares (microcefalia, doenças e síndrome genéticas) da gestante, além da revisão do histórico obstétrico completo (incluindo triagem sorológica para STORCH e avaliações ultrassonográficas durante pré-natal).

Para investigação laboratorial, além dos exames de rotina e testes para investigação de STORCH, devem ser colhidas amostras biológicas para realização de RT-PCR e detecção de anticorpos IgM e IgG específicos para Zika. As amostras a serem analisadas devem incluir: sangue do cordão umbilical; fragmentos de placenta; sangue materno; sangue do recém-nascido. A coleta de LCR do neonato, quando possível, deve ser realizada a critério médico.

Os recém-nascidos cujas mães tenham apresentado quadro compatível com infecção pelo vírus Zika durante a gestação, ainda que sem evidências clínicas de infecção congênita, devem ser submetidos ao mesmo protocolo de investigação para investigação da síndrome congênita do vírus Zika.

Chikungunya

O chikungunya é um vírus do gênero *Alphavirus*, da família *Togaviridae*, descrito pela primeira vez em 1952, na região que hoje corresponde à Tanzânia. Após as primeiras descrições, dois padrões de transmissão distintos foram descritos: um silvestre e periurbano na África (*Aedes* ssp.); e outro urbano na Ásia (*Aedes aegypti*). Quatro genótipos distintos – Oeste Africano, Leste-Centro-Sul Africano (ECSA), Asiático e Oceano Índico (IOL) – foram relatados. Foi em 2005, durante epidemia nas Ilhas Reunião, quando cerca de 40% da população foi acometida, que foi reportado um elevado número de casos graves e óbitos. Em 2013, foi documentada a transmissão autóctone do chikungunya nas ilhas do Caribe e, em 2014, no Brasil.

Outras vias de transmissão consideradas menos relevantes do que a transmissão vetorial foram reportadas: vertical; perinatal; e parenteral.

Quadro clínico

As infecções por chikungunya apresentam altas taxas de ataque e estima-se que a maioria das infecções seja sintomática. O período de incubação após a infecção vetorial pode variar de 1 a 12 dias, enquanto o período de viremia se inicia 2 dias antes do início de sintomas e pode se estender por até 10 dias. Clinicamente, a doença pode evoluir em três fases: febril ou aguda (duração 5 a 14 dias); subaguda (até 3 meses após início dos sintomas); e crônica (duração dos sintomas por período superior a 3 meses).

- **Fase aguda:** caracteriza-se por febre elevada de início súbito acompanhada de poliartralgia (90% dos casos), edema articular, cefaleia, mialgia, astenia, exantema (50% dos casos). A poliartralgia, geralmente é bilateral, simétrica, acometendo pequenas e grandes articulações frequentemente associada a tenossinovites. O exantema pode ser macular ou maculopapular, frequentemente pruriginoso, que acomete em especial o tronco e extremidades (incluindo região palmoplantar). Outras manifestações cutâneas incluem dermatite descamativa, lesões vesiculobolhosas, úlceras e lesões aftoides, hiperpigmentação. Outros sinais e sintomas descritos na fase aguda incluem dor retroorbitária, conjuntivite não purulenta, linfadenopatia, manifestações gastrointestinais.
- **Fase pós-aguda:** geralmente afebril, caracteriza-se pela manutenção das manifestações articulares. Atralgia pode apresentar períodos de melhora e agravamento, com poliartrite e tenossinovite. Lesões purpúricas podem ocorrer. Fadiga, alopécia e sintomas depressivos são descritos.
- **Fase crônica:** caracterizada pela persistência dos sintomas, principalmente dor articular, musculoesquelética e neuropática. O acometimento articular é persistente ou recidivante, caracterizado por dor, com ou sem edema,

limitação de movimento. Podem ocorrer deformidades, geralmente nas mesmas articulações atingidas durante a fase aguda. Outras manifestações descritas durante a fase crônica são: fadiga; cefaleia; prurido; alopecia; exantema; bursite; tenossinovite; disestesias; parestesias; dor neuropática; fenômeno de Raynaud; distúrbios do sono; alterações da memória; e alterações do humor. Alguns estudos descrevem que essa fase pode durar até 3 anos, outros fazem menção a 6 anos de duração.

Além da descompensação de comorbidades, as formas agudas graves e atípicas podem predispor à evolução para óbito. Miocardite, insuficiência cardíaca, pneumonite, nefrite, insuficiência renal aguda e meningoencefalite são as manifestações atípicas e graves mais frequentes e potencialmente fatais.

Diagnóstico laboratorial

- **Detecção de anticorpos IgM e IgG:** realizada em soro e LCR. Em soro, para a pesquisa de IgM, a amostra deve ser idealmente colhida a partir do 6º dia de doença.
- **Pesquisa de genoma do vírus chikungunya por RT-PCR:** deve ser idealmente realizada até o 8º dia de sintomas. Pode ser processada a partir da análise de amostras de soro, LCR e fragmentos de vísceras (coleta *post mortem*).
- **Pesquisa do vírus por isolamento viral (por inoculação em células):** considerado padrão-ouro, é realizado apenas em laboratórios de referência e pesquisa.
- **Detecção de antígenos virais por imuno-histoquímica:** realizada em fragmentos de vísceras e tecidos (coleta *post mortem*).

Chikungunya durante a gestação

Considera-se que a infecção pelo chikungunya durante a gestação se apresente clinicamente com o mesmo padrão observado nos demais grupos de pacientes. Em gestantes, não parece haver perfil de maior gravidade e nem maior risco de complicações obstétricas. Ainda que não existam evidências de eventos teratogênicos, há relatos de casos de abortamento espontâneo.

Não há transmissão pelo aleitamento materno; no entanto, gestantes infectadas pelo chikungunya no período perinatal podem transmitir o vírus aos recém-nascidos no periparto. Quando a gestante se encontra no período de viremia, o risco de transmissão no periparto é de 50%, podendo gerar quadros graves para o neonato. Aparentemente, o parto por cesariana não modifica o risco de infecção ao recém-nascido.

O recém-nascido infectado geralmente se mantém assintomático nos primeiros dias de vida. Entre o 3º e o 7º dias de vida pode haver o surgimento de febre, irritabilidade relacionada à síndrome álgica, recusa alimentar, alterações dermatológicas (exantema descamativo, lesões vesiculobolhosas) e edema de extremidades. Cerca de 50% dos recém-nascidos infectados e sintomáticos podem evoluir para formas graves com as seguintes complicações: manifestações neurológicas; hemorragias; acometimento cardíaco (miocardiopatia, disfunção ventricular, pericardite). Entre as principais alterações neurológicas, são observadas meningoencefalite, edema cerebral, hemorragia intracraniana, convulsões e encefalopatias.

Adicionalmente às complicações agudas, infecções perinatais podem resultar em sequelas neurológicas, com retardo do desenvolvimento neuropsicomotor e consequente comprometimento de habilidades neurocognitivas, menores escores no desenvolvimento global, incluindo-se níveis anormais de coordenação e linguagem.

Manejo clínico

Não existe tratamento antiviral. O manejo clínico das infecções pelo chikungunya se fundamenta no repouso, hidratação adequada, controle da febre e dos sintomas álgicos. Na fase aguda da doença, anti-inflamatórios não esteroides (Aines) e corticosteroides não devem ser utilizados. Nessa fase, o controle da dor deve ser feito com o uso de analgésicos (dipirona e paracetamol) e, quando necessário, opioides (incluindo tramadol).

Ainda que os sintomas sejam frequentemente de grande intensidade, a maioria dos pacientes – incluindo-se gestantes – demanda apenas atendimento ambulatorial, havendo necessidade de internação somente quando sinais de alerta e gravidade: vômitos persistentes; acometimento neurológico; desconforto respiratório; precordialgia e arritmias; diminuição do débito urinário; alterações hemodinâmicas; hemorragias e descompensação de doença de base.

Gestantes devem ser cuidadosamente avaliadas clínica e obstetricamente, devendo ser hospitalizadas quando na presença de qualquer sinal de alerta e/ou evidências de complicações obstétricas e/ou alteração da vitalidade fetal. Neonatos devem obrigatoriamente permanecer internados até a melhora completa dos parâmetros clínicos e laboratoriais.

Nas fases subagudas e crônicas, para o controle da dor neuropática podem ser utilizados medicamentos como amitriptilina e gabapentina. O acometimento articular nas fases subaguda e crônica podem demandar o uso de corticosteroides, hidroxicloroquina e, em alguns casos, metotrexato.

LEITURAS COMPLEMENTARES

Arboviroses

Brasil. Ministério da Saúde. Secretaria de Atenção à Saúde. Febre amarela: Guia para profissionais de saúde/Ministério da Saúde, Secretaria de Atenção à Saúde. Brasília: Ministério da Saúde; 2017. 67 p.: il. [Acesso 2019 dez 20]. Disponível em: http://bvsms.saude.gov.br/bvs/publicacoes/febre_amarela_guia_profissionais_saude.pdf.

Brasil. Ministério da Saúde. Secretaria de Vigilância em Saúde. Coordenação-Geral de Desenvolvimento da Epidemiologia em Serviços. Guia de Vigilância em Saúde: Volume único [recurso eletrônico]/Ministério da Saúde, Secretaria de Vigilância em Saúde, Coordenação-Geral de Desenvolvimento da Epidemiologia em Serviços. 3.ed. Brasília: Ministério da Saúde; 2019. [Acesso 2019 dez 22]. Disponível em: http://bvsms.saude.gov.br/bvs/publicacoes/guia_vigilancia_saude_3ed.pdf.

Brasil. Ministério da Saúde. Secretaria de Vigilância em Saúde. Departamento de Vigilância das Doenças Transmissíveis. Chikungunya: Manejo clínico/Ministério da Saúde, Secretaria de Vigilância em Saúde, Departamento de Vigilância das Doenças Transmissíveis. Brasília: Ministério da Saúde; 2017. 65 p.: il. [Acesso 2020 jan 29]. Disponível em: http://bvsms.saude.gov.br/bvs/publicacoes/chikungunya_manejo_clinico.pdf.

Godofredo DR, Martins AC, Angerami RN. Arboviroses: Dengue, Febre Amarela, Zika e Chikungunya em Marchetti, Katia Regina. Emergências em clínica médica. In: Marchetti KR, Iuamoto LR, Rodrigues GA. Rio de Janeiro: Atheneu; 2019.

Arboviroses e gestação

Charlier C, Beaudoin MC, Couderc T, Lortholary O, Lecuit M. Arboviruses and pregnancy: Maternal, fetal, and neonatal effects. Lancet Child Adolesc Health. 2017 Oct;1(2):134-46.

Marinho PS, Cunha AJ, Amim Junior J, Prata-Barbosa A. A review of selected Arboviruses during pregnancy. Matern Health Neonatol Perinatol. 2017 Oct 3;3:17.

Dengue e complicações perinatais

Basurko C, Carles G, Youssef M, Guindi WE. Maternal and fetal consequences of dengue fever during pregnancy. Eur J Obstet Gynecol Reprod Biol. 2009 Nov;147(1):29-32.

Basurko C, Everhard S, Matheus S, Restrepo M, Hildéral H, Lambert V et al. A prospective matched study on symptomatic dengue in pregnancy. PLoS One. 2018 Oct 3;13(10):e0202005.

Carles G, Peiffer H, Talarmin A. Effects of dengue fever during pregnancy in French Guiana. Clin Infect Dis. 1999;28:637-40.

Chye JK, Lim CT, Ng KB, Lim JM, George R, Lam SK. Vertical transmission of dengue. Clin Infect Dis. 1997 Dec;25(6):1374-7.

Friedman EE, Dallah F, Harville EW, Myers L, Buekens P, Breart G, Carles G. Symptomatic Dengue infection during pregnancy and infant outcomes: A retrospective cohort study. PLoS Negl Trop Dis. 2014 Oct 9;8(10):e3226.

Machado CR, Machado ES, Rohloff RD, Azevedo M, Campos DP, de Oliveira RB, Brasil P. Is pregnancy associated with severe dengue? A review of data from the Rio de Janeiro surveillance information system. PLoS Negl Trop Dis. 2013 May 9;7(5):e2217.

Nascimento LB, Siqueira CM, Coelho GE, Siqueira JB Jr. Symptomatic dengue infection during pregnancy and livebirth outcomes in Brazil, 2007-13: A retrospective observational cohort study. Lancet Infect Dis. 2017 Sep;17(9):949-56.

Nascimento LBD, Siqueira CM, Coelho GE, Siqueira JB Júnior. Dengue in pregnant women: Characterization of cases in Brazil, 2007-2015. Epidemiol Serv Saude. 2017 Jul-Sep;26(3):433-42.

Paixão ES, Campbell OM, Teixeira MG, Costa MC, Harron K, Barreto ML et al. Dengue during pregnancy and live birth outcomes: A cohort of linked data from Brazil. BMJ Open. 2019 Jul 24;9(7):e023529.

Paixão ES, Costa MDCN, Teixeira MG, Harron K, de Almeida MF, Barreto ML, Rodrigues LC. Symptomatic dengue infection during pregnancy and the risk of stillbirth in Brazil, 2006-12: A matched case--control study. Lancet Infect Dis. 2017 Sep;17(9):957-64.

Paixão ES, Teixeira MG, Costa MC, Rodrigues LC. Dengue during pregnancy and adverse fetal outcomes: A systematic review and meta--analysis. Lancet Infect Dis. 2016;16:857-65.

Paixão ES, Teixeira MG, Costa MDCN, Barreto ML, Rodrigues LC. Symptomatic Dengue during Pregnancy and Congenital Neurologic Malformations. Emerg Infect Dis. 2018 Sep;24(9):1748-50.

Ribeiro CF, Lopes VGS, Brasil P, Pires ARC, Rohloff R, Nogueira RMR. Dengue infection in pregnancy and its impact on the placenta. Int J Infect Dis. 2017 Feb;55:109-12.

Rodrigues LC. Dengue in pregnancy and maternal mortality: a cohort analysis using routine data. Sci Rep. 2018 Jul 2;8(1):9938. Doi: 10.1038/s41598-018-28387-w.

Sirinavin S, Nuntnarumit P, Supapannachart S, Boonkasidecha S, Techasaensiri C, Yoksarn S. Vertical dengue infection: Case reports and review. Pediatr Infect Dis J. 2004 Nov;23(11):1042-7.

Tan PC, Soe MZ, Si Lay K, Wang SM, Sekaran SD, Omar SZ. Dengue infection and miscarriage: a prospective case control study. PLoS Negl Trop Dis. 2012;6(5):e1637.

Xiong YQ, Mo Y, Shi TL, Zhu L, Chen Q. Dengue virus infection during pregnancy increased the risk of adverse fetal outcomes? An updated meta-analysis. J Clin Virol. 2017 Sep;94:42-9.

Febre amarela e complicações perinatais

Bentlin MR, de Barros Almeida RA, Coelho KI, Ribeiro AF, Siciliano MM, Suzuki A, Fortaleza CM. Perinatal transmission of yellow fever, Brazil, 2009. Emerg Infect Dis. 2011 Sep;17(9):1779-80.

Cavalcanti DP, Salomão MA, Lopez-Camelo J, Pessoto MA. Campinas Group of Yellow Fever Immunization during Pregnancy. Early exposure to yellow fever vaccine during pregnancy. Trop Med Int Health. 2007 Jul;12(7):833-7.

Nasidi A, Monath TP, Vandenberg J, Tomori O, Calisher CH, Hurtgen X et al. Yellow fever vaccination and pregnancy: a four-year prospective study. Trans R Soc Trop Med Hyg. 1993 May-Jun;87(3):337-9.

Robert E, Vial T, Schaefer C, Arnon J, Reuvers M. Exposure to yellow fever vaccine in early pregnancy. Vaccine. 1999 Jan 21;17(3):283-5.

Suzano CE, Amaral E, Sato HK, Papaiordanou PM; Campinas Group on Yellow Fever Immunization during Pregnancy. The effects of yellow fever immunization (17DD) inadvertently used in early pregnancy during a mass campaign in Brazil. Vaccine.2006 Feb 27;24(9):1421-6.

Zika e complicações perinatais

Brasil. Ministério da Saúde. Secretaria de Vigilância em Saúde. Secretaria de Atenção à Saúde. Orientações integradas de vigilância e atenção à saúde no âmbito da Emergência de Saúde Pública de Importância Nacional: procedimentos para o monitoramento das alterações no crescimento e desenvolvimento a partir da gestação até a primeira infância, relacionadas à infecção pelo vírus Zika e outras etiologias infeciosas dentro da capacidade operacional do SUS [recurso eletrônico]/Ministério da Saúde, Secretaria de Vigilância em Saúde, Secretaria de Atenção à Saúde. Brasília: Ministério da Saúde; 2017. 158 p.: il. [Acesso 2020 fez 20]. Disponível em: http://portalarquivos.saude.gov.br/images/pdf/2016/dezembro/12/orientacoes-integradas-vigilancia-atencao.pdf.

Federação Brasileira das Associações de Ginecologia e Obstetrícia (Febrasgo). Orientações e recomendações da Febrasgo sobre a infecção pelo vírus zika em gestantes e microcefalia. São Paulo: Febrasgo; 2016. 52p.

Moore CA, Staples JE, Dobyns WB et al. Characterizing the Pattern of Anomalies in Congenital Zika Syndrome for Pediatric Clinicians. JAMA Pediatr. 2017;171(3):288-95.

Pomar L, Musso D, Malinger G, Vouga M, Panchaud A, Baud D. Zika virus during pregnancy: From maternal exposure to congenital Zika virus syndrome. Prenat Diagn. 2019;39(6):420-30.

Souza AS, de Oliveira-Szjenfeld PS, de Oliveira Melo AS, de Souza LAM, Batista AGM, Tovar-Moll F. Imaging findings in congenital Zika virus infection syndrome: an update. Childs Nerv Syst. 2018;34(1):85-93.

Chikungunya e complicações perinatais

Alvarado-Socarras JL, Ocampo-González M, Vargas-Soler JA, Rodriguez-Morales AJ, Franco-Paredes C. Congenital and Neonatal Chikungunya in Colombia. J Pediatric Infect Dis Soc. 2016;5(3):e17-e20. Doi:10.1093/jpids/piw021

Contopoulos-Ioannidis D, Newman-Lindsay S, Chow C, LaBeaud AD. Mother-to-child transmission of Chikungunya virus: A systematic review and meta-analysis. PLoS Negl Trop Dis. 2018;12(6):e0006510.

Gérardin P, Sampériz S, Ramful D, Boumahni B, Bintner M, Alessandri JL et al. Neurocognitive outcome of children exposed to perinatal mother-to-child Chikungunya virus infection: the CHIMERE cohort study on Reunion Island. PLoS Negl Trop Dis. 2014 Jul 17;8(7):e2996.

96

Toxoplasmose

Helaine Maria Besteti Pires Mayer Milanez
Roseli Calil

Aspectos gerais da infecção

Ainda hoje, a toxoplasmose é uma doença de prevalência significativa, sendo um sério problema de saúde pública em locais onde se apresenta com prevalência elevada, abrange dimensões globais e infecta mais de um terço da população mundial, sendo uma das mais graves doenças infecciosas com risco de transmissão vertical. O toxoplasma pode causar enormes problemas no ambiente fetal. Uma grande dificuldade durante a gestação é identificar a paciente que realmente se apresenta na fase aguda da doença, já que a maioria das gestantes imunocompetentes é assintomática e os exames sorológicos apresentam desempenho às vezes duvidoso no diagnóstico da doença aguda, com risco de infecção grave para o feto. Como a maior parte dos fetos infectados também não é sintomática ao nascimento, as formas graves neonatais eventualmente também não são identificadas e podem causar surdez, retardo mental, cegueira e outros comprometimentos neurológicos, gerando enormes custos no cuidado dessas crianças afetadas.

Nos Estados Unidos, a toxoplasmose é a principal causa de morte atribuída a doenças de transmissão alimentar. Em 1990, Wilson e Remington estimaram um custo anual de mais de 221 milhões de dólares na atenção às crianças nascidas e sequeladas por toxoplasmose a cada ano nos Estados Unidos. Ainda hoje, estima-se que, a cada ano, nasçam ao redor de 4 mil crianças com toxoplasmose naquele país, a maioria com sequelas e necessidades de terapias especiais com elevado custo associado. No Brasil, a toxoplasmose é a principal causa de cegueira congênita.

As diferentes entidades de saúde pública do mundo (Organização Mundial da Saúde – OMS; Organização Pan-Americana de Saúde – OPAS; Centros de Controle e Prevenção de Doenças – CDC) consideram a toxoplasmose umas das infecções parasitárias negligenciadas. A infecção aguda geralmente é autolimitada e com baixas incidências. Já a infecção crônica apresenta prevalências muito variadas, entre 10 e 75% nos diferentes países ao redor do mundo (Dana et al., 2014).

Etiologia

A infecção toxoplasmose é causada por um parasita, o *Toxoplasma gondii*; ele foi assim chamado pelo fato de uma de suas formas se apresentar como um arco (do grego *toxon*, que significa "arco"). Nicolle e Manceaux, em 1908, foram os primeiros a descreverem a infecção, ao identificarem o agente parasitando células mononucleares de fígado e baço de roedores no norte da África. Inicialmente o nome dado foi *Ctenodactylus gondi*, posteriormente *leishmania gondii* e, apenas em 1908, teve sua denominação de toxoplasma, com a identificação em coelhos pelo brasileiro naturalizado, Splendore (*toxoplasma cuniculi*).

Em 1923, o oftalmologista Janku descreveu o primeiro caso da doença em humanos, em uma criança com manifestações clínicas diversas como hidrocefalia, microftalmia e coloboma de retina, em que ele identificou cistos do parasita na retina. Apenas em 1937 ela foi reconhecida como uma doença com repercussões clínicas severas em humanos, sendo o agente reconhecido como o causador da encefalite granulomatosa e de infecção intrauterina.

Sabin e Feldman desenvolveram o primeiro teste laboratorial diagnóstico em 1948, facilitando muito o estudo da doença. A toxoplasmose é uma das doenças parasitárias mais frequentes no mundo, principalmente em sua forma assintomática, e pode desencadear um grande número de manifestações clínicas, sobretudo em fetos acometidos e em indivíduos com condições associadas à imunossupressão.

Ciclo do parasita

O toxoplasma é um parasita intracelular obrigatório, apresentando três formas do coccídeo fora do intestino do gato: o oocisto no qual os esporozoítas são formados; a forma proliferativa denominada trofozoíta ou taquizoíta; e a forma de cisto tecidual, nos quais existem as formas intra-císticas, os bradizoítas.

O hospedeiro definitivo é o gato e ele apresenta o ciclo intestinal do parasita, eliminando grande número de oocistos (até 10 milhões podem ser eliminados diariamente por um gato infectado). O oocisto é infectivo quando ingerido e, após a ação de enzimas digestivas, libera os taquizoítas, que são as formas circulantes que sobrevivem pouco fora do ambiente celular; esses parasitas circulantes podem invadir qualquer tecido de mamíferos ou serem fagocitadas pelas células teciduais e formarem os cistos teciduais, que podem permanecer contendo parasitas viáveis por toda a vida do animal infectado; os locais mais frequentemente acometidos são a musculatura estriada, o cérebro e o coração (Figura 96.1).

Durante a fase inicial da infecção, a forma predominante é a dos taquizoítas, responsáveis pela parasitemia e pela infecção sistêmica. Quando o hospedeiro desenvolve a resposta imune, a infecção alcança seu estado latente ou crônico, na qual os cistos estão presentes em vários tecidos. Em indivíduos imunocompetentes, ao alcançar esse estágio, a parasitemia e a infecção sistêmica foram contidas pela resposta imune do hospedeiro.

O modo mais comum de transmissão do toxoplasma ao homem é pela ingestão de carnes de animais (suína, bovina etc.) que contêm os oocistos ou pela ingestão de alimentos ou mãos que tenham tido contato com o solo infectado por fezes de animais ricas em oocistos. Após a ingesta desses oocistos, a sua parede é digerida pelo suco gástrico e, então, os parasitas são liberados; em estudos com animais, esses parasitas persistem infectivos por período de 2 a 6 horas (Figura 96.1).

A associação entre infecção humana e ingestão de carne contaminada foi evidenciada pela primeira vez na França, em 1965, quando Desmonts et al. observaram que, em crianças internadas em um determinado hospital, a taxa de soroconversão para toxoplasmose era cinco vezes mais frequente do que na população geral, em virtude do hábito de servir carne malpassada como terapêutica a essa população. Frente a essa observação, os pesquisadores realizaram um estudo oferecendo carne malpassada a determinado grupo de pessoas e observaram uma alta taxa de aquisição de anticorpos e algumas com sinais clínicos como linfadenopatia, mas sem ocorrência de infecção severa. A mesma situação foi observada em Nova York, em 1969, com uma pequena epidemia da doença em estudantes com hábito de comer hambúrguer de carne de porco malpassada.

As diferentes prevalências nas diferentes regiões do mundo podem ser explicadas pelos hábitos alimentares distintos em cada população; o hábito de ingerir carne malpassada ou malcozida aumenta significativamente a probabilidade de um indivíduo manifestar evidências de ter adquirido a infecção. Dados nacionais demonstram que as regiões de maior prevalência são as que apresentam grandes rebanhos bovinos e o hábito de ingerir carne fresca crua ou malcozida. Nessas regiões, podem ser observadas cifras acima de 75% e, em algumas regiões, de mais de 90%, como nos Estados de Mato Grosso e Rio Grande do Sul.

Outra maneira de os indivíduos se infectarem é a ingestão de outros tipos de alimentos contaminados, como água, vegetais, leite e frutas. Além desses, o contato com solo infectado com oocistos de fezes de gato e a não adoção de medidas de higiene podem favorecer a ingestão e contaminação pelo agente (Figura 96.1). Alguns grandes surtos no

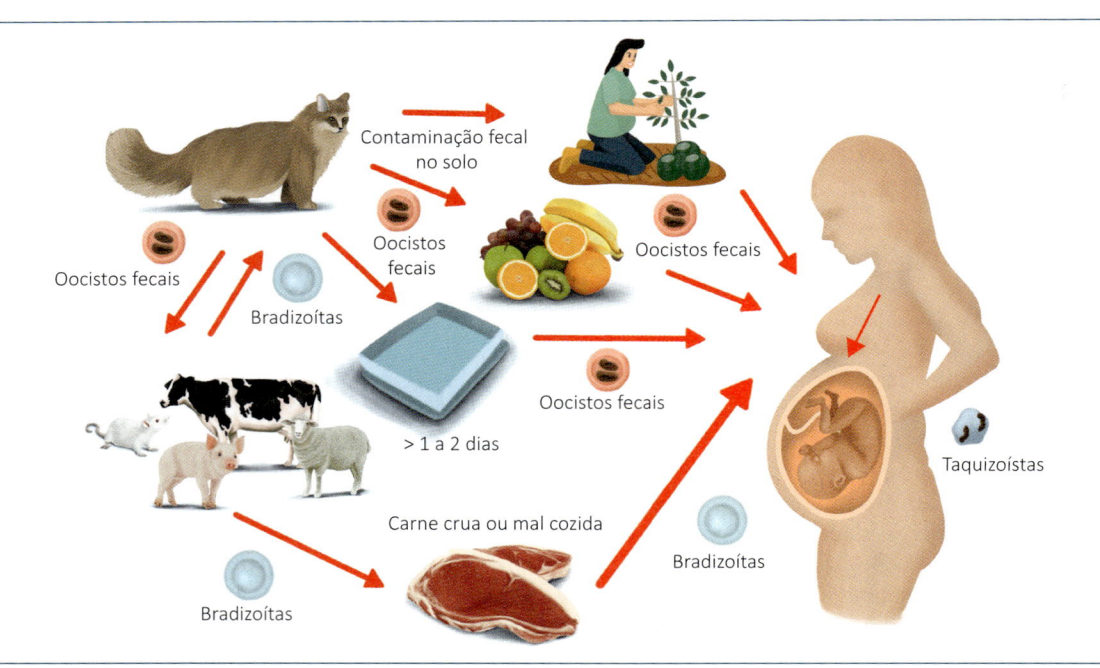

Figura 96.1. Ciclo evolutivo da infecção por toxoplasmose.

Fonte: Adaptada de Remington et al., 2015.

Brasil foram decorrentes da exposição à água contaminada; um deles em Macaé, no Estado do Rio de Janeiro, e outro na cidade de Natal, no Rio Grande do Norte.

Epidemiologia

A doença apresenta uma prevalência muito variável ao redor do mundo, predominando em áreas pobres e rurais; tem-se observado queda em seus números tanto em países europeus como nos Estados Unidos. Ela depende da localização geográfica além dos hábitos alimentares e de higiene de cada população. Encontrava-se uma soroprevalência ao redor de 60% na Europa Central, 51 a 72% nos países da América do Sul e 54 a 77% em países africanos, nas últimas décadas. Mais recentemente, países que antes eram os recordistas mundiais de prevalência vêm apresentando redução. Um exemplo é a França, que, em 1965, apresentava uma taxa de 85% da população com evidência de contato prévio com o agente e, em 2010, apresenta uma taxa próxima a 40% (Wallon et al., 2013).

Avaliação recente de dados de mais de um milhão de mulheres grávidas de 91 países mostraram uma prevalência global de toxoplasmose latente de 33,8%; a América do Sul teve a maior prevalência média (56,2%), enquanto a região do pacífico oeste teve a menor (11,8%). As prevalências mais elevadas estiveram significativamente associadas a países com baixa renda e baixos índices de desenvolvimento humano (Rostami et al., 2020).

As taxas de prevalência impactam diretamente no risco de doença congênita em determinada população, variando enormemente. Por exemplo, nos anos 1990, a incidência de doença congênita na França e Bélgica era de 2 a 3 casos por cada 1.000 nascidos vivos, marcadamente maior do que nos Estados Unidos, que era de 1 em 10 mil a 1 em 1.000 nascidos vivos, na mesma época. Recentemente dados nacionais evidenciam uma incidência de 6 em cada 10 mil recém--nascidos no Rio Grande do Sul (Bischoff et al., 2016). Assim, locais que marcadamente apresentam maior circulação do parasita e com um grande número de infectados também apresentam um risco maior de exposição aos indivíduos suscetíveis, gerando maior ocorrência da doença em mulheres grávidas e, consequentemente, impactando em maior número de crianças acometidas.

Transmissão

A primeira forma conhecida de transmissão da doença foi a da mãe para o filho, podendo ser resultado da infecção aguda na gestação ou reagudização da forma crônica (latente) em mulheres com estados de imunossupressão, associadas à parasitemia local ou sistêmica. A infecção fetal dependerá de muitas variáveis: genética do hospedeiro; estágio da infecção; tamanho do inóculo; sorotipo da cepa; idade gestacional no momento da infecção aguda materna; e se ocorreu ou não tratamento durante a gestação. A infecção placentária é um passo obrigatório para a infecção congênita, já que é nas células da placenta que ocorre a multiplicação do agente e, a partir daí ele pode alcançar a circulação fetal. Nos anos 1960, alguns trabalhos demonstraram a presença de lesões na placenta quando a infecção aguda ocorreu durante a gestação,

não se encontrando essas alterações quando a infecção aconteceu previamente à gravidez (Remington et al., 2015).

Ainda não se conhece bem o real intervalo entre a aquisição da infecção aguda e o início da parasitemia materna, assim como também há dúvidas sobre qual é a real duração dessa parasitemia. Também têm sido descritos casos de parasitemia periódica recorrente em indivíduos imunocomprometidos, com lesão em vários órgãos e com diferentes formas clínicas da doença. Na infecção adquirida em indivíduos imunocompetentes, teoricamente a parasitemia deve ter uma duração mais curta.

A presença de lesão placentária dependerá da idade gestacional na qual a infecção aguda materna (soroconversão) ocorreu; quanto mais avançada a idade gestacional maior será esse risco (Figura 96.2). As cifras variam ao redor de 5% de acometimento fetal na infecção adquirida no 1º trimestre e aproximadamente ao redor de 40 e 80% nas infecções adquiridas nos 2º e 3º trimestres gestacionais. A gravidade do acometimento fetal, entretanto, será maior na infecção de 1º trimestre por impactar diretamente na embriogênese; as crianças acometidas nesse período geralmente são aquelas que apresentam as formas mais graves da infecção congênita (Figura 96.3).

Outros fatores inferidos no risco e na gravidade da lesão fetal são a cepa do toxoplasma e a sua virulência associada. Sabe-se que o acometimento ocular é bem mais frequente nos recém-nascidos brasileiros quando comparados aos de outros países, demonstrando que a cepa nacional tem alta afinidade pelo globo ocular. Um estudo europeu comparou uma coorte de 30 recém-nascidos no Brasil e 281 na Europa seguidos até os 4 anos. A ocorrência de retinocoroidite foi significativamente maior nos casos brasileiros, com 50% das crianças apresentando lesões oculares, enquanto as europeias apresentaram apenas 10% de ocorrência desse tipo de lesão. O risco de lesão ocular no Brasil foi cinco vezes maior no seguimento dessas crianças (Gilbert et al., 2008; EMSCOT, 2003). Uma revisão sistemática de 2007 sobre estudos de toxoplasmose congênita (SYROCOT) evidenciou que a retinocoroidite parece estar presente em 20 a 30% dos casos, independentemente da idade gestacional à soroconversão materna (Figura 96.4).

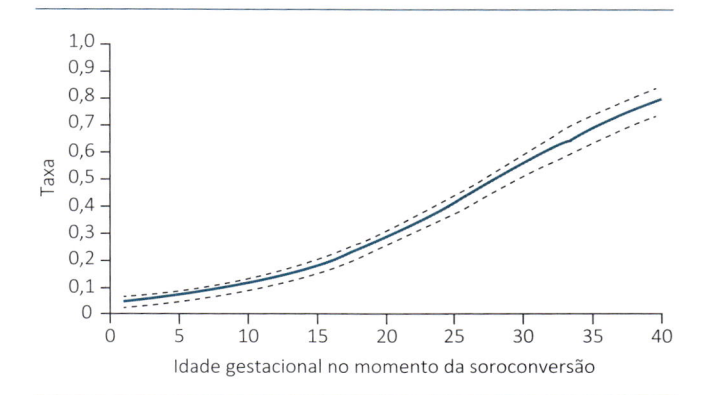

Figura 96.2. Risco de infecção congênita (%) de acordo com a idade gestacional (semanas) no momento da infecção materna adquirida.
Fonte: SYROCOT, 2007.

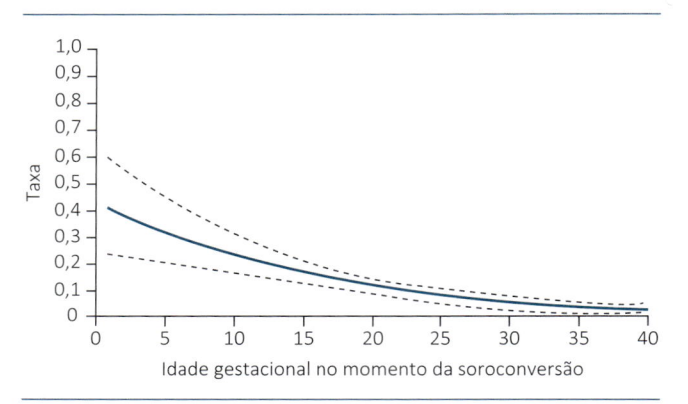

Figura 96.3. Risco do aparecimento de sinais clínicos (%) até os 3 anos de idade de acordo com a idade gestacional (semanas) na qual ocorreu a soroconversão materna.
Fonte: SYROCOT, 2007.

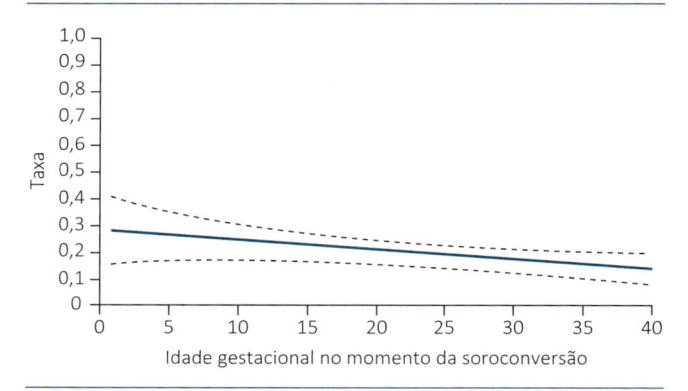

Figura 96.4. Risco do aparecimento de retinocoroidite (%) até os 3 anos de idade de acordo com a idade gestacional (semanas) da soroconversão materna.
Fonte: SYROCOT, 2007.

Na presença de uma infecção crônica, com títulos estáveis de anticorpos maternos, não se identificou infecção placentária. Remington et al. realizaram um estudo de 112 placentas de mulheres com títulos de anticorpos estáveis e em nenhuma houve a identificação do parasita. Assim, confirma-se que a infecção crônica (latente) não causa a lesão placentária e, portanto, não desencadeia acometimento fetal, já que a via de entrada da infecção fetal é hematogênica, comprometendo a placenta em primeiro lugar.

Dados obtidos de trabalhos prospectivos têm demonstrado que a infecção crônica materna não é, por si só, risco para infecção congênita. Existem raros casos descritos de mulheres imunocompetentes em fase de doença crônica que apresentaram filhos com infecção congênita; entretanto, são situações extremamente raras. Vale ressaltar que doença latente em mulheres com estados de imunossupressão pode desencadear a ocorrência de infecção congênita por meio da reativação de uma doença crônica; situações como doença sintomática pelo HIV (Aids), lúpus em atividade e outras doenças autoimunes além da utilização de imunossupressores podem provocar reativação de uma doença crônica com ocorrência de acometimento fetal.

O período de maior risco para a ocorrência de infecção fetal mais grave se localiza entre 10 e 24 semanas; no entanto, o risco de transmissão é maior entre 26 e 40 semanas, sendo geralmente mais leve a manifestação da doença. O período até a 10ª semana de gestação se constitui de baixo risco para transmissão, sendo a infecção fetal rara. Estudo realizado por Daffos et al., analisando 159 casos de toxoplasmose periconcepcional (infecção adquirida na época da concepção ou poucas semanas após), evidenciou infecção fetal em apenas 1,8% dos casos, o que demonstra a rara ocorrência da infecção congênita nessa situação.

Apresentação clínica

Indivíduos imunocompetentes

Mais de 90% dos indivíduos acometidos pela toxoplasmose apresentam a forma assintomática da doença; ao redor de 10% pode apresentar uma doença autolimitada e que raramente necessita de tratamento, com manifestações como linfadenomegalia cervical e occipital que geralmente persiste por 4 a 6 semanas, podendo ser acompanhada de mialgia, cefaleia e fadiga, além de febrícula, o que geralmente ocasiona suspeita inicial de mononucleose. Também é descrita uma forma crônica da doença, com a presença de linfadenomegalia, que pode perdurar por meses, e, de maneira infrequente, pode causar miocardite, pneumonite, polimiosite, hepatite ou encefalite em indivíduos saudáveis. Na gestante, ela se apresenta de maneira habitual em sua forma subclínica e, portanto, assintomática, sendo a maioria das mulheres identificada apenas pelo rastreamento sorológico.

Toxoplasmose ocular

A retinocoroidite (Figura 96.6) e outras manifestações de doença retiniana podem estar presentes na infecção pelo toxoplasma. Elas podem ser vistas na infecção congênita ou adquirida como resultado de uma infecção aguda ou de reativação, observando-se sinais de intensa atividade inflamatória e grande reação no vítreo; lesões recorrentes podem ser vistas na periferia da retina com áreas cicatriciais. A retinocoroidite em adultos sempre foi interpretada como doença de manifestação tardia ou recorrente da infecção congênita, mas atualmente têm sido observados relatos frequentes da sua ocorrência na doença aguda em adultos. Existe muita dificuldade em se determinar se o acometimento ocular em adultos é agudo ou decorrente da forma crônica da doença.

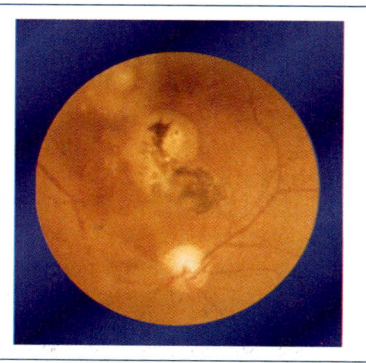

Figura 96.6. Lesão de retinocoroidite em toxoplasmose aguda.
Fonte: Acervo da Oftalmologista Dra. Ana Estela Sant'Anna.

Indivíduos imunossuprimidos com ou sem Aids

Estados de imunossupressão podem desencadear a infecção como resultado de reativação da doença na sua forma crônica. O sistema nervoso central (SNC) é o local mais comum de acometimento, com a presença de encefalite que pode permanecer por semanas, resultando em confusão mental, com ou sem déficits neurológicos. Alterações mentais, convulsões, sinais de doença cerebelar, alterações sensoriais e motoras além de manifestações psiquiátricas também podem ser observadas. A irritação meníngea é muito rara, assim como febre e sintomas gerais. Outras formas de manifestação da doença em imunodeprimidos são miocardite, pneumonia, retinocoroidite até estados mais graves de comprometimento hemodinâmico similares ao choque séptico.

Infecção congênita

Pode ocorrer uma verdadeira devastação do organismo fetal pela doença congênita. O efeito dessa infecção e o seu grau de acometimento dependerão de vários fatores como a virulência da cepa, o número de organismos envolvidos, a idade gestacional na qual a infecção ocorreu e o estágio de maturidade do sistema imune do feto acometido. De maneira geral, sabe-se que a infecção fetal sucede a infecção placentária e que a principal via de disseminação da doença para o feto é a hematogênica.

Na infecção congênita ocorre o acometimento do SNC, culminando em um processo inflamatório nas leptomeninges do cérebro e na medula que apresentam congestão vascular e grande afluxo de polimorfonucleares e eosinófilos. Alterações arquiteturais do parênquima cerebral, com necrose pelo envolvimento vascular, além da formação de nódulos gliais, são observados de maneira frequente. As áreas de necrose podem progredir para a formação de cistos, além do aparecimento de calcificações. A extensão e a intensidade dessas calcificações dependerão da severidade da reação inflamatória e do tempo de instalação da infecção. Vasculite periventricular e periaqueductal são lesões típicas e acontecem apenas na toxoplasmose. A autólise do tecido cerebral necrótico pode ocorrer e o espaço deixado é ocupado pela expansão dos ventrículos cerebrais. Se o aqueduto de Sylvius é obstruído pelo processo inflamatório em virtude da ependimite, o líquido cefalorraquiano (LCR), fortemente rico em toxoplasma, se acumula nos ventrículos laterais e terceiro ventrículo e ocorre a hidrocefalia, pela obstrução da drenagem adequada dessas estruturas.

O acometimento ocular depende do estágio de desenvolvimento do feto no momento da infecção fetal. A lesões principais e iniciais são encontradas na retina e coroide; outras lesões possíveis são consideradas secundárias à retinocoroidite (Figura 96.6). A inflamação intraocular pode causar também a perda de tecido viável, desencadeando a microftalmia.

O acometimento pulmonar pode ser decorrente de broncopneumonia; também pode ser encontrado o parasita no tecido cardíaco, na forma de cistos nas fibras miocárdicas. Numerosos focos de processo inflamatório também podem envolver baço, fígado e rins. A depender do grau de acometimento hepático e da falência do órgão, a ocorrência de ascite e hidropisia fetal pode ser observada.

O acometimento clínico mais clássico quando se pensa em toxoplasmose congênita é a associação de retinocoroidite, hidrocefalia, calcificações intracranianas e síndrome convulsiva. Entretanto, uma variedade de manifestações clínicas pode ser observada, incluindo também a microcefalia (Figura 96.6).

A grande maioria dos fetos infectados (85%) pode não apresentar doença clínica ao nascimento, e ela pode passar despercebida. Essas crianças acabam sendo apenas identificadas pela presença de cicatrizes na retina. Quando presentes, as manifestações clínicas podem aparecer no período neonatal ou ao longo dos primeiros meses de vida, podendo surgir sequelas da doença previamente não diagnosticada apenas na adolescência ou na idade adulta. Esses sinais podem ser o aparecimento de hidrocefalia, convulsões, surdez, cegueira, além de retardo do desenvolvimento psicomotor e lesões oculares de graus variados.

A toxoplasmose congênita não tratada pode desencadear a presença de sequelas tardias muito frequentes. Mesmo entre recém-nascidos assintomáticos ao nascimento, estima-se que 85% apresentarão cicatrizes de retinocoroidite nas primeiras décadas de vida e 50% evoluirão com anormalidades neurológicas. Mais de 70% desses recém-nascidos poderão desenvolver novas lesões oftalmológicas ao longo da vida (Gilbert et al., 2008).

Diagnóstico

Como a doença clínica sintomática na infecção pelo toxoplasma não é frequente em indivíduos imunocompetentes, o diagnóstico da infecção aguda tem de ser realizado pelo uso de técnicas laboratoriais.

O diagnóstico pode ser feito por meio do isolamento do parasita de tecidos infectados, incluindo a placenta com a presença de cistos, ou em tecidos/líquidos fetais ou neonatais, pela demonstração do parasita por biologia molecular (PCR, do inglês *polimerase chain reaction* – reação de cadeia amplificada do DNA) ou ainda por testes sorológicos.

Como a maioria dos adultos infectados imunocompetentes com infecção aguda, incluindo as gestantes, não apresenta sintomatologia, o diagnóstico da infecção se faz principalmente com a utilização das técnicas sorológicas. As mais comuns incluem a reação de Sabin-Feldman, a hemaglutinação indireta (IHA), a imunofluorescência indireta (IFI) e as técnicas enzimáticas de ELISA (*enzyme linked immunosorbent assay*), ELFA (*enzyme-linked immunofiltration assay*) e ISAGA (*immunosorbent agglutination assay*).

A reação de Sabin-Feldman é realizada com o parasita vivo e, por esse motivo, muito pouco utilizada. A técnica IFI apresenta desempenho similar à reação de Sabin-Feldman, mas os exames são realizados individualmente o que ocasiona maiores custos e maior tempo para sua realização. Por esse motivo, as técnicas mais utilizadas atualmente para rastreamento de populações em larga escala são os ensaios imunoenzimáticos automatizados (ELISA, ISAGA, ELFA), que são de mais fácil execução e bem precisos na identificação de anticorpos de classe IgM e IgG, apresentando alta sensibilidade e reprodutibilidade (Remington et al., 2015).

O objetivo do rastreamento sorológico no pré-natal é a identificação das gestantes com possível infecção aguda durante a gestação e, consequentemente, sob risco de apresentarem fetos infectados. Nas situações em que a gestante apresente uma sorologia totalmente negativa inicialmente (de preferência no 1º trimestre), a recomendação é que se realizem exames periódicos (com intervalos mensais ou a cada 3 meses a depender da prevalência local), na tentativa de identificar a soroconversão, compatível com infecção aguda verdadeira. O intervalo recomendado entre a realização dos diferentes exames, a partir de um exame inicial negativo dependerá da prevalência da infecção nessa determinada população; onde houver maior prevalência, haverá maior risco de soroconversão, sendo recomendada maior frequência de exames ao longo da gravidez. Além do exame seriado para identificação de soroconversão, é fundamental que o obstetra oriente as medidas de prevenção de toxoplasmose para gestantes suscetíveis (Milanez, 2008).

O grande problema é identificar a infecção aguda, já que a identificação de anticorpos de classe IgM persiste positiva, nos ensaios mais sensíveis, durante longos períodos de tempo (Figura 96.7). De maneira geral, a detecção de IgM pode ser feita por até 2 anos após a infecção aguda, além de, frequentemente, a sua identificação ser decorrente de reação cruzada com anticorpos de imunomodulação da gestação ou ainda com fator reumatoide, ocasionando uma falsa positividade. O maior valor da detecção de IgM é que a sua ausência afasta infecção recente. Assim, a detecção de um IgM-positivo pode ser decorrente de doença pregressa, já que esse anticorpo persiste positivo por, em média, 1 ano; essa detecção em doença crônica de até 1 ano recebe a denominação de IgM residual. Frente a uma sorologia com identificação apenas desse anticorpo (IgM), deve ser realizado novo exame em curto intervalo de tempo (após 2 a 3 semanas, já que esse é o tempo médio descrito para aparecimento do anticorpo de classe IgG após o aparecimento da IgM na infecção recente). Se não houver aparecimento do anticorpo de classe IgG nessa repetição, provavelmente se trata de IgM falso-positivo, situação não tão incomum na gravidez. Se houver a positivação do anticorpo de classe IgG posteriormente à presença de uma IgM positiva, estaremos frente a um caso de infecção aguda verdadeira (Montoya e Liesenfeld, 2001).

Em mulheres grávidas com detecção de IgM e IgG-positivos, deveremos realizar outros métodos de confirmação sorológica, que possam auxiliar a definir melhor o tempo de infecção, já que a IgM pode persistir por longo período de tempo após a ocorrência da infecção aguda. O método laboratorial mais recomendado nessa situação é o teste de avidez de anticorpos de classe IgG. Esse teste identifica o quão ávido o anticorpo é pelo antígeno do parasita. Conforme a infecção se torna mais antiga, ocorre uma maturação da avidez de anticorpos de classe IgG, e a identificação de uma avidez elevada sugere uma infecção mais antiga. A detecção de uma baixa avidez é um marcador razoável de infecção recente e primária, embora uma baixa avidez possa ser observada nesse nível por mais de 4 meses ou, eventualmente, até 1 ano. A presença de uma alta avidez afasta, com segurança, a presença de infecção adquirida nos últimos 4 meses.

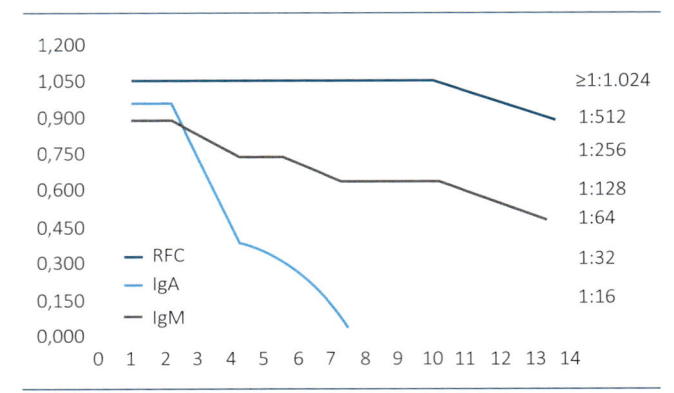

Figura 96.7. Comportamento dos anticorpos de classe IgM, reação de fixação de complemento (RFC) e IgA após a aquisição da infecção por toxoplasmose aguda de acordo com a idade gestacional (semanas) à soroconversão.
Fonte: Szénási et al., 1997.

A realização do teste de avidez de anticorpos de classe IgG é útil para afastar a presença de infecção recente nos últimos 4 meses. Assim, se realizado abaixo dessa idade gestacional e apresentar resultado elevado, podemos afirmar que a infecção foi adquirida previamente à gestação. O problema surge na identificação de uma alta avidez em idades gestacionais maiores que 16 semanas; nessa situação, não se pode descartar totalmente a presença de infecção durante o período gestacional, o que ocasiona o diagnóstico de uma possível infecção recente durante a gravidez, devendo ser conduzida com seguimento fetal e tratamentos compatíveis com essa situação.

Frente a uma baixa avidez, a interpretação é de doença nas últimas 16 semanas, o que autoriza a condução como infecção recente durante a gestação. Entretanto, sabemos que, em até 50% dos casos, a avidez pode persistir com valores baixos por mais de 4 meses e eventualmente por até 1 ano. Assim, não temos disponíveis técnicas sorológicas que consigam confirmar com precisão a presença de infecção recente verdadeira após a identificação de uma sorologia com IgM e IgG-positivos e baixa avidez. **A única situação na qual se pode afirmar que ocorreu infecção recente verdadeira é a observação de soroconversão, ou seja, uma gestante que apresente sorologia negativa no rastreamento inicial e que depois se torna positiva ao longo da gravidez.** As recomendações para conduta frente aos diferentes resultados de sorologia na gestação estão demonstradas no Quadro 96.1.

Com relação à pesquisa da infecção fetal, vários métodos já foram utilizados para a identificação de sinais indiretos da infecção, como a análise do hemograma fetal, a realização de sorologias com identificação de IgM ou ainda a inoculação de materiais fetais (sangue, líquido amniótico) para cultura ou para técnicas de biologia molecular (PCR).

A demonstração do parasita em líquidos e tecidos fetais estabelece o diagnóstico de toxoplasmose, porém a demonstração direta do agente nem sempre é fácil. Atualmente as técnicas de biologia molecular têm sido preferidas pela sua facilidade, para o diagnóstico da infecção fetal; pelo

Quadro 96.1
Conduta recomendada frente a resultados de sorologia de IgM e IgG-positivos para toxoplasmose, realizadas durante o período gestacional.

Situação	Resultados		Interpretação
	IgG	IgM	
Sorologia realizada até 16 semanas	Reagente	Não reagente	Imunidade remota Gestante com doença antiga ou toxoplasmose crônica
	Não reagente	Não reagente	Suscetibilidade Reforçar medidas de prevenção
	Reagente	Reagente	Possibilidade de infecção durante a gestação. Realizar teste de avidez de IgG na mesma amostra: ▪ Se avidez alta: infecção prévia a gestação ▪ Se avidez baixa: possibilidade de infecção na gestação
	Não reagente	Reagente	Infecção muito recente ou falso positivo Repetir sorologia em 3 semanas; se IgG positivar é infecção aguda confirmada
Sorologia após as 16 semanas	Reagente	Não reagente	Imunidade remota Gestante com doença antiga ou toxoplasmose crônica
	Não reagente	Não reagente	Suscetibilidade
	Reagente	Reagente	Possibilidade de infecção na gestação
	Não reagente	Reagente	Infecção muito recente ou falso positivo Repetir sorologia em 3 semanas; se IgG positivar é infecção aguda confirmada
Sorologias posteriores, realizadas na gestante com sorologia inicialmente negativa	Reagente	Não reagente	Possibilidade de IgG falso-positivo na amostra anterior. Provável imunidade remota
	Não reagente	Não reagente	Suscetibilidade
	Reagente	Reagente	Infecção durante a gestação
	Não reagente	Reagente	Infecção muito recente ou IgM falso-positivo Repetir sorologia em 3 semanas; se IgG positivar é infecção aguda confirmada

Fonte: Adaptado de Brasil. Ministério da Saúde. Protocolo de notificação e investigação: Toxoplasmose gestacional e congênita, 2018.

menor risco da amniocentese quando comparada à cordocentese, atualmente tem sido preferida a pesquisa do parasita pela técnica de PCR em líquido amniótico. Esse exame deve ser realizado no mínimo após 4 semanas após a ocorrência da infecção materna ou preferencialmente após as 18 semanas de idade gestacional (Hohfeld et al., 1994).

A sensibilidade do PCR de líquido amniótico pode ser afetada por problemas com a amostra, como condições de estocagem e coleta além de também ser influenciada pelo tratamento prévio à realização do exame. Estudos têm demonstrado sensibilidades variando entre 60 e 100% para a biologia molecular do líquido amniótico; estudo inicial de Holfeld, de 1994, evidenciou uma sensibilidade próxima a 100%; outros estudos posteriores estimaram valor preditivo negativo de 87% e especificidade e valor preditivo positivo de 100%. A sensibilidade varia enormemente de acordo com a idade gestacional, sendo maiores em infecções adquiridas entre 17 e 21 semanas. De maneira geral, frente a uma gestante com infecção aguda confirmada, indica-se a amniocentese para PCR de líquido amniótico com o objetivo de identificar o feto infectado, o que desencadeia a mudança da abordagem do tratamento, com alteração do esquema de drogas.

Com relação à doença neonatal, a detecção de IgM pela técnica de ISAGA é um bom marcador para a infecção congênita, pela sua alta especificidade e sensibilidade; entretanto, apenas 30% dos recém-nascidos infectados produzem IgM específica para o toxoplasma em razão da imaturidade imunológica dessas crianças no período fetal e neonatal. A detecção de IgA é mais sensível do que a IgM para diagnós-

tico da doença neonatal, já que a presença de anticorpos de classe IgG pode ser apenas decorrente da passagem passiva transplacentária de anticorpos maternos. Apenas a persistência de IgG após 1 ano de vida é considerada marcador confiável de doença congênita, pois os anticorpos de classe IgG maternos geralmente desaparecem no sangue do recém-nascido entre 6 e 12 meses de vida. A testagem de IgM e IgA identificará mais de 75% das crianças infectadas no período neonatal. Em adultos, a presença de IgA pode ser encontrada por mais de 1 ano, o que o torna de menor valor para identificação de doença recente em adultos (Remington et al., 2015).

Tratamento

Crianças e adultos imunocompetentes com toxoplasmose geralmente são assintomáticos e necessitarão de tratamento apenas se apresentarem sintomas severos ou persistentes. Quando necessário, nessas situações de infecção fora do período gestacional, o tratamento é administrado por 2 a 4 semanas, seguido de avaliação clínica do paciente. O esquema preferencial é a combinação de sulfadiazina, pirimetamina e ácido folínico, geralmente por 4 a 6 semanas. A avaliação da eficácia do tratamento é difícil em virtude de variações na severidade e no resultado da infecção e da doença. O parasita provavelmente nunca é eliminado completamente pela terapia específica e a cura da doença (em contraste com a infecção) em humanos, aparentemente depende da cepa do parasita, do órgão infectado e do tempo de infecção quando o tratamento foi iniciado. As drogas recomendadas para a terapia específica são eficazes contra os taquizoítas, mas não se mostram efetivas em erradicar as formas encistadas, especialmente no sistema nervoso central (SNC) e no olho.

Existem dúvidas com relação à real eficácia do tratamento antiparasitário durante o ciclo gestacional assim como não se tem certeza de qual é o melhor esquema de drogas a ser utilizado. Wallon et al., em 2013, demonstraram, por meio de estudo retrospectivo, a importância do início precoce do tratamento no melhor resultado de desfechos fetais. O tratamento durante a gravidez tem sido empregado na tentativa de reduzir a incidência e a severidade da doença congênita; ele é administrado à gestante com infecção recente com o objetivo de reduzir a disseminação do agente para o feto. A infecção fetal ocorre por via hematogênica. Em primeiro lugar, ocorre a infecção placentária e poderá ou não ocorrer a infecção fetal. Na presença de infecção fetal, ou seja, com alterações ecográficas fetais ou pesquisa de líquido amniótico positiva, o tratamento deverá ser realizado com a associação de sulfadiazina, pirimetamina e ácido folínico durante toda a gravidez. Frente a uma investigação fetal negativa, o tratamento deve ser realizado apenas com espiramicina, já que a intenção é tratar a placenta potencialmente infectada e evitar que possíveis cistos placentários eclodam e o agente alcance a circulação fetal, com risco de acometimento do feto. Os primeiros trabalhos analisando dados de tratamento com espiramicina em gestantes na França demonstrou que esse tratamento foi eficaz em reduzir a ocorrência da infecção, mas não modificou a clínica daquelas já infectadas, o que é explicado pelo fato de a espiramicina não alcançar o ambiente fetal em razão da baixa passagem transplacentária.

A associação sulfadiazina-pirimetamina alcança níveis terapêuticos no ambiente fetal, mas está associada a efeitos de toxicidade e teratogenicidade fetais, pelo que deve apenas ser empregada após 14 semanas de gravidez. Esse esquema está recomendado frente a uma situação de infecção fetal comprovada, seja pela presença de sinais ao exame ecográfico ou pela pesquisa positiva do agente no líquido amniótico (Quadro 96.2).

Quadro 96.2
Esquemas e doses dos tratamentos para toxoplasmose durante a gestação.

Feto não acometido
- Espiramicina 500 mg – 2 cápsulas VO 8/8 horas

Feto acometido
- Sulfadiazina 500 mg – 2 cápsulas VO 8/8 horas
- Pirimetamina 25 mg – 2 cápsulas VO/dia
- Ácido folínico 15 mg – 1 cápsula VO/dia

Fonte: Desenvolvido pela autoria.

A pirimetamina inibe a di-hidrofolatoredutase, enzima importante na síntese do ácido fólico e seu uso pode estar associado à depressão da medula óssea com acometimento na produção de todas as séries hematológicas; assim, durante o uso dessa medicação é importante a utilização concomitante de ácido folínico, o que reduz os efeitos da depressão medular. Avaliação seriada de anemia materna e

fetal é sempre recomendada se houver a utilização de pirimetamina no esquema de tratamento da gestante.

Apesar de os diferentes trabalhos na literatura não apresentarem conclusões definitivas, o tratamento durante a gestação parece ser eficiente. Além disso, como a espiramicina retarda a transmissão do agente ao feto, ela deve também reduzir a severidade da doença já que a posterga para um momento no qual o feto tem maior maturidade imunológica. Assim, na falta de estudos controlados e frente a uma observação de redução da infecção congênita em 60 a 70%, parece prudente informar esses dados às gestantes que adquiriram a infecção durante a gravidez. A dose de espiramicina a ser utilizada é de 3 g ao dia. O tratamento com espiramicina deve ser iniciado imediatamente após a realização do diagnóstico de infecção recente na gestante e mantido até o nascimento.

Como a infecção materna não necessariamente implica infecção fetal, a presença do acometimento do feto deve se basear na pesquisa de PCR em líquido amniótico. Caso o PCR se mostre negativo, a administração de espiramicina deve ser mantida até o parto, além da realização de seguimento ecográfico quinzenal ou mensal.

Frente a um PCR positivo, a probabilidade de infecção fetal é muito alta e o tratamento preconizado é a associação de sulfadiazina, pirimetamina e ácido folínico, o que reduz as sequelas no feto. Ácido folínico deve ser utilizado para prevenir aplasia de medula decorrente da toxicidade da pirimetamina; também deve ser realizada a investigação de anemia materna e fetal; o rastreamento da anemia materna deve ser feito com hemogramas seriados, pela mielotoxicidade desse esquema, que deverá ser mantido por toda a gestação. Para avaliação de anemia fetal, seguimento ecográfico mensal deve ser realizado, com realização de avaliação dopplerfluxométrica da artéria cerebral média fetal.

A análise de dados retrospectivos em países que realizam rastreamento sistemático durante a gestação evidencia um melhor resultado perinatal quando o tratamento é introduzido logo após o diagnóstico da infecção materna. Quanto mais cedo a introdução do tratamento, menor o risco de sequelas fetais. Trabalho francês de 2013 evidencia que o tratamento durante a gestação está associado a uma menor taxa de transmissão e menor ocorrência de sequelas (Wallon et al., 2013). Metanálise de 2016 sobre tratamento durante a gestação demonstra que a taxa de transmissão reduz significativamente à metade quando o tratamento é introduzido 3 a 8 semanas após a provável infecção materna (Wallon e Peyron, 2013).

Na maior parte dos países, o tratamento fetal é seguido pelo tratamento do recém-nascido durante o primeiro ano de vida. Entretanto, a duração do tratamento neonatal varia enormemente entre os centros especializados nos diferentes países.

Prevenção

A melhor estratégia e os melhores resultados para se alcançar a redução da toxoplasmose congênita é utilizar protocolos de prevenção nas mulheres que ainda são suscetíveis ao agente. A toxoplasmose congênita é uma doença prevenível, sendo responsabilidade dos profissionais de saúde que atendem grávidas oferecer informações adequadas a essas mulheres durante a atenção pré-natal, com o objetivo de evitar a exposição fetal ao agente.

Nas mulheres soronegativas e naquelas imunossuprimidas, as estratégias de prevenção alcançarão os melhores resultados. Medidas higiênico-dietéticas são muito eficazes na prevenção primária da doença. Essas medidas incluem as seguintes orientações: ingerir apenas carnes muito bem cozidas; evitar contato de carne crua com mucosas e mãos, lavando intensamente as mãos após esse contato; limpar as superfícies de bancadas de cozinha após manipular carnes cruas; lavar frutas e verduras antes do consumo; evitar contato com materiais potencialmente contaminados como fezes de gatos ou terra em jardinagem, ou usar luvas quando estiver manipulando esses materiais.

A prevenção secundária da doença congênita inclui a identificação das mulheres sob risco de infecção congênita por meio de rastreamento sorológico apropriado, tratando as identificadas como possíveis infecções adquiridas durante a gestação. Essas medidas poderão alcançar uma redução de até 60% na doença congênita. Essas estratégias são altamente recomendadas já que apenas aproximadamente 50% das mães de crianças acometidas pela toxoplasmose congênita sabem identificar os fatores de risco para a aquisição da infecção.

Um grande exemplo da eficácia dessa estratégia secundária é a comparação dos dados de doença congênita grave nos Estados Unidos e na França (Wallon e Peyron, 2013). No primeiro país, não se recomenda rastreamento rotineiro no pré-natal e o exame é apenas realizado de maneira habitual no recém-nascido. A investigação sorológica da gestante só será realizada se houver a detecção de anomalias fetais compatíveis com toxoplasmose. Na França, há muitas décadas que já se realiza rastreamento rotineiro mensal no pré-natal. Assim, a detecção da infecção materna ocorrerá precocemente, impedindo a ocorrência da transmissão fetal. Quando se comparam os dados neonatais desses dois países, observa-se que doença severa não é incomum nos Estados Unidos, que não realizam rastreamento sistemático no pré-natal; mas é muito rara na França, onde esse rastreamento ocorre de maneira rotineira! Assim, existem dados que sustentam a necessidade de rastreamento rotineiro na atenção pré-natal. No Brasil, a sorologia para toxoplasmose em gestantes passou a ser rotineiramente recomendada a partir de 2018, além de se tornar uma doença de notificação compulsória na gravidez (Brasil, 2018). Conhecer com segurança nossos dados de prevalência nacional ajudará a estabelecer estratégias mais consistentes de prevenção da doença congênita.

LEITURAS COMPLEMENTARES

Bischoff AR, Friedrich L, Cattan JM, Uberti FA. Incidence of Symptomatic Congenital Toxoplasmosis During Ten Years in a Brazilian Hospital. Pediatr Infect Dis J. 2016 Dec;35(12):1313-1316. doi: 10.1097/INF.0000000000001307. PMID: 27455439.

Brasil. Ministério da Saúde. Protocolo de notificação e investigação: Toxoplasmose gestacional e congênita. Brasília: Ministério da Saúde; 2018.

Dana W et al. Neglected parasitic infections: What every family physician needs to know. Am Fam Physician. 2014;89(10):803-11.

Dunn D, Wallon M, Peyron F et al. Mother to child transmission of toxoplasmosis: Risk estimates for clinical counseling. Lancet. 1999;353:1829-33.

European Multicentre Study on Congenital Toxoplasmosis (EMSCOT). Effect of timing and type of treatment on the risk of mother to child transmission of Toxoplasma gondii. BJOG. 2003;110:112-20.

Gilbert RE, Freeman K, Lago EG et al. Ocular sequelae of congenital toxoplasmosis in Brazil compared with Europe. Plos Negletcted tropical diseases; 2008.

Gilbert R, Gras L. Effect of timing and type of treatment on the risk of mother to child transmission of Toxoplasma gondii. BJOG. 2003;110:112-20.

Hohfeld P, Daffos F, Costa J-M et al. Prenatal diagnosis of congenital toxoplasmosis with polymerase-chain-reaction test on amniotic fluid. N Engl J Med. 1994;331:695-99.

Liesenfeld O, Montoya JG, Kinney S, Press C, Remington JS. Effect of testing for IgG avidity in the diagnosis of Toxoplasma gondii infection in pregnant women: Experience in a US reference laboratory. J Infect Dis. 2001 Apr 15;183(8):1248-53.

Liesenfeld O, Montoya JG, Tathineni NJ et al. Confirmatory serologic testing for an acute toxoplasmosis and rate of induced abortions among women reported to have positive Toxoplasma immunoglobulin M antibody titers. AM J Obstet Gynecol. 2001;184:140-45.

Milanez H. Toxoplasmose na gestação. In: Madi M. Doenças infecciosas na prática obstétrica e neonatal. Porto Alegre: Ed Rubio; 2008.

Montoya JG, Liesenfeld O. Toxoplasmosis. Lancet. 2004 June 12;363:1965-76.

Olariu T R; Press C, Talucod J, Olson K, Montoya JG. Congenital toxoplasmosis in the United States: clinical and serologic findings in infants born to mothers treated during pregnancy. Parasite. 2019;26:13.

Parasites – Neglectected Parasitic Infections. CDC twenty for seven. Saving lives, protecting people; 2016. Disponível em: http://www.cdc.gov/parasites/npi.

Remington JS, McLeod R, Thulliez P, Desmonts G. Toxoplasmosis. In: Remington & Klein (ed.). Infectious diseases of the fetus and the newborn infant. Philadelphia: Elsevier Saunders; 2015.

Romand S, Wallon M, Franck J et al. Prenatal diagnosis using polymerase chain reaction on amniotic fluid for congenital toxoplasmosis. Obstet Gynecol. 2001;97:296-300.

Rostami A, Riahi SM, Gamble HR, Fakhri Y, Shiadeh MN, Danesh M, Gasser RB. Global prevalence of latent toxoplasmosis in pregnant women: A systematic review and meta-analysis. Clinical Microbiol Infect; 2020 January.

SYROCOT (Systematic Review on Congenital Toxoplasmosis) study group. The Lancet. 2007 January 13;369(9556):115-22.

Szénási Z, Nagy E, Ozsvár Z, Szabó J, Gellén J, Jeszenszky M, Végh M. Serodiagnosis of toxoplasmosis. Orv Hetil. 1997 Dec 21;138(51):3241-7.

Wallon M, Peyron F, Cornu C, Vinault S, Abrahamowicz M, Kopp CB, Binquet C. Congenital toxoplasma infection: Monthly prenatal screening decreases transmission rate and improves clinical outcome at age 3 years. Clin Infect Dis. 2013 May;56(9):1223-31.

Wallon M, Peyron F. Effect of Antenatal Treatment on the Severity of Congenital Toxoplasmosis. Clin Infect Dis. 2016 Mar 15;62(6):811-2.

97

Doença de Chagas

Eros Antonio de Almeida

A maioria das doenças infecciosas tem seus agentes etiológicos transmitidos por vias específicas, geralmente unitárias. Já o protozoário *Trypanosoma cruzi* (*T. cruzi*), causador da doença de Chagas, é privilegiado nesse sentido, sendo transmitido ao hospedeiro definitivo por diversos mecanismos primários ou secundários. Entre as vias primárias ou básicas, incluem-se a vetorial, considerada a principal forma de transmissão do *T. cruzi*, a via transfusional e a via vertical ou congênita. Em 2006, o Brasil recebeu das organizações Pan-Americana (OPAS) e Mundial da Saúde (OMS) o certificado de controle da transmissão vetorial pelo *Triatoma infestans* e da transmissão transfusional do *T. cruzi*, em consequência de bons programas públicos neste sentido, parte da Iniciativa dos Países do Cone Sul para controle da doença de Chagas. Dias et al. (2011) observaram que, com o controle do vetor e dos serviços de hemoterapia, a via vertical atualmente deve ser considerada a principal na transmissão do *T. cruzi*, no Brasil. Entre as vias secundárias, a oral vem adquirindo importância crescente, em vista da grande utilização do açaí como fonte de energia alimentar, principalmente na região Norte do país, como tem destacado estudo de Valente et al. (2019). Também, em áreas onde a doença de Chagas não é endêmica e não existe o inseto vetor, essas vias secundárias tornam-se relevantes, como tem ocorrido na Europa com a transmissão do parasito por transplante de órgãos, relatado em estudo de Perez--Molina et al. (2012).

Transmissão vertical da doença de Chagas

O mecanismo de transmissão do *T. cruzi* de mãe para os filhos foi preconizado por Carlos Chagas logo na descrição da doença e amplamente confirmado posteriormente. Consideram-se prioritárias para a suspeita da transmissão congênita do *T. cruzi* as crianças nascidas de mães com sorologia positiva para a doença de Chagas. Para definição de caso, é preciso encontrar o parasito no sangue do recém-nascido ou anticorpos de origem não materna, após os 9 meses de idade, uma vez excluídas outras vias de transmissão.

A maioria das gestantes com a doença de Chagas não transmite o parasito à prole. A frequência com que essa transmissão ocorre apresenta diferenças regionais no Brasil, assim como em outros países endêmicos para a tripanosomíase. Em estudo realizado por Gontijo et al. (2009) observou-se que no Brasil, a taxa de transmissão congênita do *T. cruzi* varia em torno de 1,7%, com cifras maiores no sul do país, chegando a 12% em outros países do cone sul. Assim, tem sido descrito que, entre mulheres brasileiras não selecionadas, há aproximadamente um caso de infecção chagásica congênita para cada 1.000 nascimentos, enquanto na Bolívia chega a 7,5%. Os motivos pelos quais a transmissão vertical do *T. cruzi* não se dá em cifras maiores não são totalmente conhecidos, mas admite-se que existam fatores protetores relacionados à placenta. Entretanto, fatores de risco têm sido identificados. A transmissão ao feto ocorre, geralmente, depois do quinto mês de gestação, dependendo de instalação do parasito na placenta. No entanto, pode acontecer no final da gestação e no parto, pela ingestão de líquido amniótico contaminado.

Com relação à saúde do feto e do recém-nascido com a doença de Chagas congênita, observa-se que a maioria é assintomática, até 90% deles, não sendo detectadas alterações ao exame clínico. Isso dificultaria o diagnóstico precoce e o início imediato da terapêutica específica.

Complicações clínicas e cirúrgicas da gravidez

Os efeitos da doença de Chagas na gravidez, no desenvolvimento fetal e na saúde dos filhos com transmissão congênita ou não são conhecidos e inquestionáveis em alguns aspectos, mantendo-se contraditórios em outros. Para um melhor entendimento, as complicações clínicas e cirúrgicas devem ser enfocadas do ponto de vista da gravidez, em relação à gestante e em relação ao feto e ao recém-nascido. Também considerações devem ser feitas em relação à fase da doença de Chagas e às suas formas clínicas, principalmente aquelas da fase crônica. Com relação a isso, a transmissão do *T. cruzi* pode ocorrer em qualquer fase da doença materna e nas diversas formas clínicas da doença de Chagas. Nos casos identificados de gestantes com a fase aguda da doença de Chagas, houve transmissão do parasito ao feto em maior frequência do que nos casos de portadoras da doença crônica, sugerindo a importância da maior parasitemia. Em estudos com gestantes na fase crônica da doença de Chagas, Brutus et al. (2011) estabeleceram uma estreita relação da maior parasitemia com a transmissão vertical do *T. cruzi*. Também, a transmissão ocorreria mais frequentemente em gestantes jovens, em uma ou mais gestações, dependente da linhagem do parasito, de fatores placentários, obstétricos, imunitários e de nutrição materna.

Complicações maternas da gravidez

Estudos abordando a saúde de gestantes portadoras da doença de Chagas são raros. A explicação parece estar no fato de que as alterações hemodinâmicas, físicas e hormonais que acompanham a gestação, o trabalho de parto e o puerpério não repercutam na evolução da doença de Chagas como parasitose, diferentemente de gestantes portadoras de outras doenças infecciosas. Mesmo em relação à fase aguda, em que a experiência é muito restrita, não parecem ocorrer diferenças em relação à mãe ou interferência na evolução da gravidez. Com relação à fase crônica, isso está comprovado. A experiência pessoal do autor no seguimento da doença de Chagas em gestantes é que a evolução desta não difere da população em geral, neste sentido.

Com relação à saúde materna e à evolução da gravidez, o trabalho de parto e o puerpério, considerações devem ser feitas no âmbito das formas clínicas da doença de Chagas, principalmente na fase crônica, além do fator parasitose. As formas clínicas da doença, nesta fase, correspondem principalmente à forma indeterminada, cardíaca ou digestiva. Na forma indeterminada a gestante apresenta a sorologia positiva, é assintomática, os exames de eletrocardiograma, radiografia do tórax, do esôfago e cólons são normais, sendo o prognóstico bom, a evolução lenta para outras formas, não sendo restringido qualquer estilo de vida. O eletrocardiograma alterado definirá a presença da cardiopatia chagásica, podendo a gravidade variar desde gestantes assintomáticas até distúrbios graves de condução, arritmias e insuficiência cardíaca. Com relação ao digestório, deverão ocorrer sintomas de disfagia e constipação intestinal crônica, com os exames podendo apresentar megaesôfago ou megacólon em gravidades diversas. A associação entre as alterações são as mais variadas possíveis.

Chuster e Ezagui (1985) tem observado que gestantes com a doença de Chagas apresentam complicações da gravidez, parto e puerpério, dependendo da forma clínica da doença e sua gravidade. Na forma indeterminada e na forma digestiva, tudo ocorre como em gestantes sem doenças, independentemente do número de gravidezes, sendo o parto vaginal indicado. Partos cesáreos têm as indicações obstétricas habituais, assim como a evolução do puerpério. Embora não se tenha a gravidez como fator preditivo de evolução da doença de Chagas para a cardiopatia, esta deve ser monitorizada em gestantes da forma indeterminada e digestiva com maior precisão. Assim, o eletrocardiograma deverá ser realizado com maior frequência durante a gestação, principalmente se houver sintomas sugestivos de arritmias ou insuficiência cardíaca. Não se pode esquecer que aumento da frequência cardíaca, dispneia, edema ou tonturas são frequentes em grávidas, sem relação com cardiopatia. Neste sentido, o eletrocardiograma poderá definir a existência desta ou não. Na gestante com a cardiopatia chagásica, a conduta deverá ser a mesma para gestantes com qualquer outra cardiopatia. Deverão ser consideradas gravidezes de risco e o seguimento adequado de acordo com a gravidade, uma vez que poderá ocorrer descompensação com insuficiência cardíaca e arritmias em geral. As condutas terapêuticas para essas complicações têm permitido o transcurso da gestação até o término, com partos vaginais ou cesáreos de acordo com indicações obstétricas. Não há sentido algum na indicação de parto cesáreo apenas pela etiologia da doença de Chagas e, muito menos, a interrupção da gravidez. Resumindo, a cardiopatia e suas complicações é que definirão o risco para a mãe, a gravidez, o parto e o puerpério e não a doença de Chagas.

Complicações para o feto e recém-nascido

Têm sido descritos na literatura maiores índices de prematuridade e perda fetal em gestantes infectadas pelo *T. cruzi*. Na Bolívia, vêm sendo detectados casos sintomáticos da doença de Chagas congênita em aproximadamente 50% dos recém-nascidos infectados, com taxa de mortalidade de 2 a 14%. Em estudo de Brutus et al. (2011) foi observado também maior morbidade e mortalidade da doença de Chagas congênita têm estado relacionadas às gestantes vivendo em áreas geográficas com alta densidade vetorial. Quando sintomática, a infecção congênita não apresenta um quadro clínico específico, podendo se manifestar com baixo peso do recém-nascido ao nascimento, e os demais sintomas ou sinais podem ocorrer já nos primeiros dias de vida ou mais tardiamente.

Moya e Morreti (1997) descreveram em uma série de mais de 8 mil gestantes com a doença de Chagas, pormenores do quadro clínico de crianças com a infecção congênita pelo *T. cruzi*. A hepatomegalia é o sinal mais importante, a qual se encontra presente desde o nascimento, surgindo antes da esplenomegalia. Pode perdurar até os 12 meses, quando não ocorre o tratamento específico do parasito, sendo que o tamanho do fígado é de moderada intensidade, sua consistência é firme e a superfície é lisa e indolor. A esplenomegalia é menos frequente e ocorre concomitantemente com a hepatomegalia, podendo atingir grandes dimensões. Esses achados compreendem aqueles mais importantes para a suspeita diagnóstica da doença de Chagas em recém-nascidos, na vigência de antecedentes epidemiológicos maternos positivos para a tripanosomíase ou a doença diagnosticada.

Em virtude do caráter cosmopolita do parasito, todo o organismo pode ser acometido, sendo descritas manifestações na maioria dos aparelhos. No acometimento do aparelho digestório, podem-se observar inapetência, vômitos, diarreia, inclusive megaesôfago e megacólon. Em estudo de da-Costa Pinto et al. (2001), no Brasil, foi relatado um caso de criança com megaesôfago e megacólon congênito sintomático desde o nascimento, mas com diagnóstico tardio. Manifestações clínicas no aparelho respiratório (hipóxia perinatal), cutaneomucosas inespecíficas (palidez, icterícia, cianose, púrpura, edema, micropoliadenopatia) e específicas (chagomas metastáticos cutâneos), as quais evoluem lentamente e podem desaparecer aos 30 dias. Alterações geniturinárias, com edema, hidrocele, piúria, hematúria, eventualmente com encontro do *T. cruzi* na urina, megabexiga e megaureter. Alterações hematológicas e bioquímicas com anemia, leucocitose, hiperbilirrubinemia, transaminases elevadas e distúrbio na coagulação sanguínea.

No entanto, são as manifestações relacionadas ao coração e ao sistema nervoso central (SNC) as mais preocupantes quanto à morbidade e mortalidade. Assim, insuficiência cardíaca pode ocorrer em consequência de miocardite aguda, em graus variados de gravidade. Encefalite e meningite compreendem importantes apresentações da doença de Chagas congênita. As lesões podem se localizar nas meninges e em todo o encéfalo até a medula espinal, caracterizando-se por granulomas de células mononucleares e formas amastigotas do *T. cruzi*. Em geral, não há comprometimento neuronal. O comprometimento do SNC na doença de Chagas congênita se dá precocemente durante a vida fetal e nos primeiros dias ou meses de vida, provavelmente em vista da imunomaturidade do feto e da criança, sendo quase exclusivo nestas idades. Formas menos graves podem existir, não sendo diagnosticadas e serem responsáveis por sequelas na vida adulta, assim como o encontro do *T. cruzi* no líquido cefalorraquiano (LCR), sem qualquer manifestação clínica ou neurológica. Em vista da possibilidade de quadros clínicos graves, com alta mortalidade, o diagnóstico da doença de Chagas congênita deve ser enfatizado, principalmente em regiões endêmicas para a tripanossomíase. A história epidemiológica da gestante tem papel preponderante, também em áreas não endêmicas, em vista da grande migração nos dias atuais.

Para fins de diagnóstico, a pesquisa direta do *T. cruzi* deve ser feita no sangue do cordão umbilical ou do recém-nascido, utilizando-se o método disponível e experiência da equipe de atendimento. Carlier et al. (2011) em relatório da Organização Mundial da Saúde tem recomendado o método de concentração por microhematócrito devido à alta sensibilidade e exigência de pequena quantidade de sangue. Como alternativa, existem o exame direto, por gota espessa e o Strout. Exames parasitológicos indiretos, como

o xenodiagnóstico, a hemocultura e por biologia molecular (PCR), são utilizados em pesquisas científicas.

Não sendo possível o diagnóstico por exame parasitológico, deve-se lançar mão do diagnóstico sorológico após o nascimento, recomendado pelo II Consenso Brasileiro em Doença de Chagas (2015). Para tanto, é necessário lembrar-se da dinâmica dos anticorpos durante a gravidez e nos primeiros meses da vida, e a quase totalidade das imunoglobulinas maternas são transferidas para o feto. Assim, a sorologia com pesquisas de IgG só tem valor para o diagnóstico da doença de Chagas congênita após o desaparecimento dos anticorpos de origem materna, o que ocorre, aproximadamente, até os 6 meses de vida. Assim, é seguro realizar a sorologia convencional para o diagnóstico da doença de Chagas em prazo maior do que 6 meses, preferencialmente após os 9 meses. Esse retardo não implicaria em prejuízo ao tratamento, uma vez que, quando realizado e sendo o tratamento instituído até os 3 anos, a eficácia é similar. Os métodos utilizados são aqueles para o diagnóstico da doença de Chagas crônica, por dois princípios diferentes, de fácil exequibilidade e disponibilizados na maioria dos serviços de atenção à saúde pública. Os mais utilizados são o ELISA (*Enzyme Linked Immunosorbent Assays*), imunofluorescência indireta ou hemaglutinação indireta. Embora anticorpos da classe IgM sejam os primeiros produzidos pelos neonatos e sejam aqueles encontrados em fases agudas das doenças infecciosas, não têm sido preconizados para o diagnóstico da doença de Chagas congênita. Isso decorre do fato de a determinação de IgM nesta condição estar sujeita a causas de erro, tanto biológicas como metodológicas, ocorrendo resultados falso-positivos ou negativos.

Em se constatando a doença de Chagas congênita, o tratamento específico deve ser instituído o mais precocemente possível. Isso, considerando-se a alta eficácia em curar o infectado, com índice de sucesso de 100%, quando o tratamento ocorre até o primeiro ano de vida. O medicamento atualmente disponível no Brasil é o benzinidazol, que deve ser administrado na dose de 10 mg/kg/dia, em 2 a 3 tomadas, por período de 60 dias. O medicamento é disponibilizado pelo Ministério da Saúde do Brasil às secretarias de saúde estaduais e aos serviços onde o paciente se encontra, não estando disponível comercialmente, até o momento. Efeitos colaterais são raramente observados em crianças e incluem reações de hipersensibilidade na pele, intolerância digestiva, hipoplasia de medula óssea e neuropatia periférica. Após o tratamento, deve haver seguimento clínico e laboratorial dos infectados com o objetivo de avaliar o resultado, sendo a cura considerada, quando a sorologia convencional não se positivar ou se tornar persistentemente negativa. Tem sido sugerido o tratamento de mulheres jovens infectadas pelo *T. cruzi* como estratégia de prevenção da transmissão congênita da doença de Chagas.

Concluindo, todos os recém-nascidos de mães nascidas ou procedentes de áreas endêmicas para a doença de Chagas, além daquelas com o diagnóstico da doença, devem ser avaliados em busca do diagnóstico precoce e tratamento específico imediato para a doença de Chagas. A atenção à doença de Chagas congênita deve ser incorporada na atenção primária à saúde, junto com os demais programas da saúde materna. As mães e os seus filhos devem ser inseridos nas redes de saúde, receber atendimento adequado, por meio de políticas públicas responsáveis e continuadas.

LEITURAS COMPLEMENTARES

Brutus L, Ernould JC, Postigo J, Romero M, Schneider D, Santalla JA. Influence of pregnancy on Trypanosoma cruzi parasitemia in chronically infected women in a rural bolivian community. American Journal of Tropical Medicine and Hygiene. 2011;84(5):808-12.

Carlier Y, Torrico F, Sosa-Estani S, Russomando G, Luquetti AO, Freilij H, Viñas PA. Congenital Chagas disease: Recomendations for diagnosis, treatment and control of newborns, siblings and pregnant women. PLoS Neglected Tropical Diseases. 2011;5(10):e1250.

Chuster M, Ezagui D. Doença de Chagas no ciclo grávido-puerperal. In: Cardiopatia chagásica. Belo Horizonte: Fundação Carlos Chagas; 1985. p.323-6.

Costa-Pinto EAL, Almeida EA, Figueiredo D, Bucaretchi F, Hessel G. Chagasic megaesophagus and megacolon diagnosed in childhood and probably caused by vertical transmission. Rev. Inst. Med. Trop. S. Paulo. 2001;43(4):227-30.

Dias JCP, Amato Neto V, Luna EA. Mecanismos alternativos de transmissão do Trypanosoma cruzi no Brasil e sugestões para sua prevenção. Revista da Sociedade Brasileira de Medicina Tropical. 2011;44(3):375-9.

Gontijo ED, Andrade GMQ, Santos SE, Galvão LMC, Moreira EF, Pinto FS, Dias JCP, Januário JN. Triagem neonatal da infecção pelo Trypanosoma cruzi em Minas Gerais, Brasil: Transmissão congênita e mapeamento das áreas endêmicas. Epidemiologia em Serviço da Saúde. 2009;18(3):243-54.

II Consenso Brasileiro em Doença de Chagas. Epidemiol. Serv. Saúde. 2015;25(núm.esp.):7-86.

Moya PR, MorettI ERA. Doença de Chagas congênita. In: Clínica e Terapêutica da Doença de Chagas: Uma abordagem prática para o clínico geral. Rio de Janeiro: Fiocruz; 1997. p.383-409.

Pérez-Molina JA, Norma F, López-Vélez R. Chagas disease in non-endemic coutries: Epidemiology, clinical presentation and treatment. Current Infectious Disease Report. 2012;14:263-74.

Valente SAS, Valente VC, Pinto AYN, César MJB, Santos MP, Miranda COS, Cuervo P, Fernandes O. Analysis of an acute Chagas disease outbreak in the Brazilian Amazon: Human cases, triatomines, reservoir mammals and parasites. Transaction of Royal Society of Tropical Medicine and Hygiene. 2019;103:291-7.

98

Tuberculose

Mariângela Ribeiro Resende
Márcia Teixeira Garcia
Francisco Hideo Aoki

No Brasil, o coeficiente de incidência da tuberculose (TB) declinou e estabilizou-se nos últimos anos, em torno de 35/100 mil habitantes; entretanto, estima-se que ocorra cerca de 30% de subnotificação, além de retardo na suspeita e diagnóstico, segundo o Ministério da Saúde do Brasil (2019). A TB na gestação representa risco para a gestante e para o recém-nascido, devendo ser suspeitada e tratada de forma oportuna (Sugarman et al., 2014; Sobhy et al., 2017). O manejo da TB ativa e da infecção tuberculosa latente (ILTB) deve ser incorporado na atenção à gestante no cenário epidemiológico brasileiro.

A probabilidade de que a gestação interfira na progressão da ILTB para TB ativa necessita de evidências mais robustas. Destaca-se estudo britânico realizado por Zenner et al. (2011), de base populacional que demonstrou risco de TB no pós-parto cerca de duas vezes o da população geral. Segundo recomendação da Organização Mundial de Saúde (OMS) e da World Health Organization (2016), em locais onde a incidência de TB na população geral é igual ou superior a 100/100 mil habitantes, o rastreio sistemático da TB deve ser considerado no pré-natal (recomendação contexto específica). No Brasil, a incidência da doença é heterogênea e os fatores de risco para adoecimento devem ser pesquisados de forma ativa no pré-natal.

Fatores de risco para adoecimento

A gestação pode ser um fator de risco para adoecimento nas mulheres infectadas pelo *Mycobacterium tuberculosis* (Mtb), tendo em vista a alteração no perfil de citocinas como IL10 e TGF-β, implicados na patogênese da tuberculose, como discutido por diferentes autores como Mittal et al. (2014) e Gould et al. (2016). Além da gestação propriamente dita, outros fatores elevam o risco de adoecimento (Quadro 98.1). Entre estes, a infecção pelo HIV/Aids, outras imunodeficiências e imunossupressões, além da ocorrência de doenças crônicas como diabetes e insuficiência renal. Os fatores epidemiológicos bem como hábitos e condições de vida contribuem e devem ser investigados no pré-natal como contato recente com TB, vulnerabilidade social, etilismo e uso de substâncias psicoativas.

Quadro 98.1 Fatores de risco para tuberculose ativa.
Risco elevado
• HIV-Aids • Transplante • Uso de inibidores de fator de necrose tumoral • Doença renal crônica com terapia substitutiva • Contato recente com TB ativa • Radiografia de tórax com fibrose apical sequelar
Risco moderado
• Carcinoma de cabeça e pescoço, onco-hematológicas • Outras neoplasias com indicação de quimioterapia • Silicose • Diabetes *mellitus* • Uso de corticosteroides • IMC ≤ 20 • Granuloma calcificado à radiografia de tórax • Tabagismo (> 20 cigarros/dia)
Risco aumentado

• Profissionais de risco aumentado:
  • Área de saúde
  • Sistema prisional
  • Instituições de longa permanência

Fonte: Adaptada de Brasil. Ministério da Saúde. Manual de Recomendações para o Controle da Tuberculose no Brasil, 2019.

Apresentação clínica

Mulheres gestantes, de forma geral, apresentam manifestações clínicas da TB pulmonar similares às não gestantes, como tosse, febre, anorexia, mal-estar e sudorese noturna. Entretanto, a identificação desses sintomas pode ser dificultada e, às vezes, atribuídos à própria gestação. Apresentação clínica insidiosa também pode ocorrer (Gould & Aronoff, 2016).

A TB ativa materna aumenta o risco de parto prematuro, RN de baixo peso, morte perinatal e complicações gestacionais, sendo o desfecho desfavorável no tratamento tardio. De forma bem mais rara, pode ocorrer disseminação hematogênica com infecção congênita via placentária.

Diagnóstico

Nas gestantes sintomáticas respiratórias ou com outras síndromes clínicas compatíveis como síndrome de derrame pleural, linfofadenomegalia, serosites, hepatoesplenomegalia, espondilodiscite, febre de etiologia indeterminada, deve-se proceder à investigação de TB ativa. Gupta et al. (2011) demonstraram que o rastreio de sintomas apresenta um alto valor preditivo negativo em gestantes com infecção pelo HIV.

O diagnóstico microbiológico é o padrão de referência. O exame do escarro ou do espécime de interesse, de acordo com a forma clínica deve ser agilizado. Os testes a serem realizados incluem o teste rápido molecular para TB (TRM--TB), a pesquisa de BAAR e a cultura para micobactéria. Enfatiza-se a necessidade do envio apropriado da amostra, sobretudo os tecidos, que deverão ser acondicionadas em frasco estéril em soro fisiológico estéril.

O TRM-TB foi incorporado ao Sistema Único de Saúde (SUS) e deve ser utilizado para o diagnóstico de TB pulmonar e extrapulmonar. Consiste em teste genotípico de reação em cadeia da polimerase (PCR) em tempo real com capacidade de detecção do *Mtb* e da resistência à rifampicina direto do espécime clínico em menos de 2 horas (WHO, 2013) (Quadros 98.2 e 98.3).

Tratamento da TB ativa na gestação

O tratamento da TB ativa na gestação deve ser iniciado o mais precocemente possível, sendo o esquema com rifampicina (R), isoniazida (H), pirazinamida (Z) e etambutol (E) recomendado neste contexto (Brasil, 2019) (Quadro 98.4). A associação da vitamina B6 (piridoxina) é recomendada para todas as gestantes em tratamento de tuberculose como proteção para neurotoxicidade na dose de 50 a 100 mg/dia.

Quadro 98.2 Diagnóstico microbiológico de tuberculose ativa.		
Finalidade	*Métodos fenotípicos*	*Métodos genotípicos*
Pesquisa de BAAR	Ziehl-Neelsen	–
Detecção de micobactéria	Cultura manual Cultura automatizada (BACTEC-MGIT®)	TRM-TB (XpertMTB-Rif®)
Identificação	PNB, PRA	TRM-TB (XpertMTB-Rif®)
Perfil de suscetibilidade	BACTEC-MGIT® Proporções Canetti	TRM-TB (XpertMTB-Rif®) GenoType MTBDRplus® (Fita Hain; H, R) Genotype MTBDRsl® (Fita Hain; FQ, Aminog)

PNB: ácido p-nitrobenzóico; TRM-TB: teste rápido molecular para TB; H: isoniazida; R: rifampicina; FQ: fluorquinolonas; Aminog: aminoglicosídeos.
Fonte: Adaptado de Brasil. Ministério da Saúde. Manual de Recomendações para o Controle da Tuberculose no Brasil, 2019.

Quadro 98.3 Interpretação do TRM-TB em pacientes com suspeita de TB.			
Pesquisa de BAAR	*TRM-TB*	*Interpretação*	*Conduta*
Positiva	Positivo	TB	• Iniciar tratamento • Cultura e teste de suscetibilidade
Negativa	Positivo	Avaliar a consistência clínica do diagnóstico de TB	• Realizar um segundo TRM-TB • Iniciar tratamento a critério clínico • Cultura e teste de suscetibilidade
Positiva	Negativo	Ponderar critérios para MNT e Mtb	• Realizar um segundo TRM-TB • Iniciar tratamento a critério clínico • Agilizar cultura e identificação
Negativa	Negativo	Ponderar início de tratamento empírico e diagnósticos diferenciais	• Avaliar tratamento TB a critério clínico • Cultura e teste de suscetibilidade

Fonte: Adaptado de WHO, 2013.

Quadro 98.4 Fármacos de primeira linha e classificação da segurança na gestação.			
Fármaco		**Classificação**	**Observação**
Rifampicina	R	C	Experiências em grávidas demonstram segurança com esquema R, H, Z, E. Ajustar pelo peso da paciente. Suplementar esquema com piridoxina 50 a 100 mg/dia.
Isoniazida	H	C	
Pirazinamida	Z	C	
Etambutol	E	B	

A: segurança estabelecida em estudos com humanos; B: segurança presumida por estudos em animais; C: segurança incerta, estudos em animais demonstraram alguns efeitos adversos; D: não recomendado, evidência de risco em humanos, usar somente quando essencial.
Fonte: Desenvolvido pela autoria.

A Tabela 98.1 sistematiza o esquema-padrão de tratamento da TB pulmonar e extrapulmonar.

Tabela 98.1. Esquema padrão de tratamento da TB pulmonar e extrapulmonar.

Fase	Esquema	Peso (kg)	Cps (DFC)
Intensiva (2 meses)	Rifampicina 150 mg + Isoniazida 75 mg + Pirazinamida 400 mg + Etambutol 275 mg	20 a 35	2
		36 a 50	3
		51 a 70	4
		> 70	5
Manutenção (4 meses)*	Rifampicina150 mg + Isoniazida 75 mg	20 a 35	2
		36 a 50	3
		51 a 70	4
		> 70	5

* Exceto para as formas meningoencefálica e ostearticular, cuja duração é de 10 meses.
Fonte: Adaptada de Brasil. Ministério da Saúde. Manual de Recomendações para o Controle da Tuberculose no Brasil, 2019.

Monitorização do tratamento da TB ativa

A avaliação clínica deve ser realizada após 15 dias do início do tratamento e, a seguir, mensal. Eventos adversos, de forma especial a hepatotoxicidade, merecem particular atenção na gestação e no puerpério (Gupta et al., 2019). A presença de hepatopatia, bem como o uso de álcool, deve ser avaliada na anamnese além do uso de substâncias hepatotóxicas. Os exames para avaliação hepática, como aspartato aminotransferase (AST), alanina aminotransferase (ALT), fosfatasealcalina, gamaglutamiltransferase e bilirrubinas são recomendados no momento da introdução dos fármacos antimicobacterianos, ao final do 1º e 2º mês de tratamento e a cada 2 meses na fase de manutenção.

As pacientes devem ser orientadas a procurar atendimento de forma imediata, na ocorrência de sintomas como anorexia, náuseas, vômitos, colúria, icterícia, dor abdominal, exantema, sangramentos, exantema, parestesias ou artralgias.

Tratamento da TB-MDR em mulheres em idade fértil

O teste de gravidez deve ser realizado nas mulheres que iniciam o tratamento para TB-MDR e deve ser recomendado que não engravidem. De acordo com a WHO (2019), nas mulheres gestantes com TB-MDR, deve ser avaliado o risco-benefício quanto ao momento da introdução do tratamento de acordo com a idade gestacional. O seguimento e o tratamento da TB-MDR devem ser feitos em serviço de referência terciário para TB.

Manejo do RN filho de mãe com TB ativa
Amamentação

A amamentação deve ser encorajada. Quando a mãe estiver em uma fase de transmissibilidade da TB (pesquisa de BAAR positiva), recomenda-se o uso de máscara comum ao amamentar e ao cuidar do RN. As concentrações dos fármacos no leite materno não produzem efeitos tóxicos, nem tão pouco terapêuticos para o recém-nascido (Mittal et al., 2014). Suplementação com piridoxina (1 a 2 mg/dia) deve ser feita nos RN expostos à isoniazida.

Profilaxia primária de TB no RN

No RN nascido de mãe com TB bacilífera, o risco de adoecimento é elevado sendo recomendada a profilaxia primária, iniciada logo após o nascimento e a vacinação com BCG será realizada ou não de acordo com o resultado do TT aos 3 meses de idade (Figura 98.1). A profilaxia primária consiste na administração de isoniazida 10 mg/kg por dia, por 6 meses, ou rifampicina 10 mg/kg por dia, por 4 meses. Após 3 meses, será realizado o TT: se a induração for maior ou igual a 5 mm, a criança infectou-se e o esquema profilático deverá ser completado.

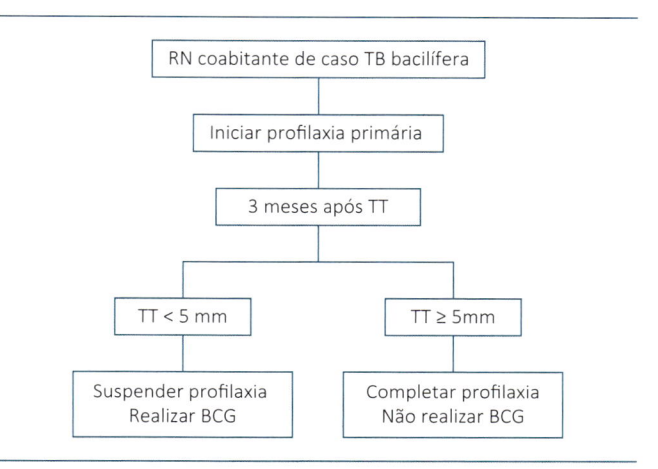

Figura 98.1. Manejo do RN coabitante de caso índice com TB bacilífera.
Fonte: Adaptada de Brasil. Ministério da Saúde. Manual de Recomendações para o Controle da Tuberculose no Brasil, 2019.

Infecção tuberculosa latente na gestação

Define-se como infecção tuberculosa latente (ILTB), o estado de infecção prévia pelo *Mtb* sem evidência de atividade clínica ou radiológica de tuberculose. A identificação da infecção tuberculosa latente é feita por meio do teste cutâneo com tuberculina (TT) ou dos ensaios de liberação de interferon gamma (*Interferon Gamma Release Assay* – IGRA).

O ponto de corte do TT depende da população-alvo e tem sido definido como sugestivo de ILTB nos diferentes grupos de acordo com o risco de TB ativa. Nos pacientes de alto risco, considera-se o TT a partir de 5 mm e nos de risco moderado igual ou maior que 10 mm. Nas gestantes, a investigação de ILTB, por meio do TT ou IGRA, deverá ser realizada naquelas mulheres em que há recomendação de tratamento de ILTB pelo risco de progressão para TB ativa (Malhamé et al., 2016) (Quadro 98.1).

Segundo o PNCT (Brasil, 2019), recomenda-se postergar o tratamento da infecção tuberculosa latente para após o parto, exceto nas gestantes com HIV/Aids; nestas, o tratamento da ILTB deverá ser realizado de preferência após 12 semanas de gestação nas seguintes situações: contagem de linfócitos T CD4+ menor ou igual a 350 células/mm^3 ou TT maior ou igual a 5 mm ou contato domiciliar com TB bacilífera ou cicatriz radiológica ou histórico prévio de TT reator sem realização de tratamento prévio (AIDSinfo, 2018; Weld e Dooley, 2018).

O tratamento da ILTB consiste na ministração de isoniazida (H) (5 mg/kg, máximo 300 mg) por 6 meses com suplementação de piridoxina (50 a 100 mg/dia). O uso de rifampicina por 4 meses é esquema alternativo para tratamento da ILTB na gestação. Monitorização dos eventos adversos deve ser feita (Gupta et al., 2019).

A TB é um agravo de relevante impacto no Brasil, com indicadores distantes da estratégia END-TB objetivada pela OMS até 2035, sendo a abordagem na gestação uma oportunidade para o diagnóstico oportuno, tratamento precoce e cura.

LEITURAS COMPLEMENTARES

AIDSinfo. Guidelines for the prevention and treatment of opportunistic infections in adults and adolescents with HIV. [Acesso 2019 Dec 18]. Disponível em: https://aidsinfo.nih.gov/guidelines/html/4/adult-and-adolescent-opportunistic-infection/325/tb.

Bates M, Ahmed Y, Kapata N et al. Perspectives on tuberculosis in pregnancy. International Journal of Infectious Diseases. 2015;32:124-7.

Brasil. Ministério da Saúde. Secretaria de Vigilância em Saúde. Departamento de Vigilância das Doenças Transmissíveis. Manual de Recomendações para o Controle da Tuberculose no Brasil. Brasília: Ministério da Saúde; 2019. 364 p.

Gould JM, Aronoff SC. Tuberculosis and Pregnancy – Maternal, fetal, and neonatal considerations. Microbiol Spectrum. 2016;4(6).

Gupta A, Chandrasekhar A, Gupte N et al. Symptom screening among HIV-infected pregnant women is acceptable and has high negative predictive value for active tuberculosis. Clin Infect Dis. 2011;53:1015-8.

Gupta A, Montepiedra G, Aaron L et al. Isoniazid Preventive Therapy in HIV-Infected Pregnant and Postpartum Women. N Engl J. Med. 2019;381:1333.

Lewinsohn DM, Leonard MK, LoBue PA, Cohn DL, Daley CL, Desmond E et al. Official American Thoracic Society/Infectious Diseases Society of America/Centers for Disease Control and Prevention clinical practice guidelines: Diagnosis of tuberculosis in adults and children. Clin Infect Dis. 2017;64(2):111-5.

Malhamé I, Cormier M, Sugarman J, Schwartzman K. Latent Tuberculosis in Pregnancy: A Systematic Review. PLoS ONE. 2016;11(5):e0154825.

Mittal H, Das S, Faridi MM. Management of newborn infant born to mother suffering from tuberculosis: Current recommendations & gaps in knowledge. Indian J Med Res. 2014;140(1):32-9.

Nahid P, Dorman SE, Alipanah N et al. Official American Thoracic Society/Centers for Disease Control and Prevention/Infectious Diseases Society of America Clinical Practice Guidelines: Treatment of Drug-Susceptible Tuberculosis. Clin Infect Dis. 2016;63:e147.

Sobhy S, Babiker Z, Zamora J et al. Maternal and perinatal mortality and morbidity associated with tuberculosis during pregnancy and the postpartum period: A systematic review and meta-analysis. BJOG. 2017;124:727.

Sugarman J, Colvin C, Moran AC, Oxlade O. Tuberculosis in pregnancy: An estimate of the global burden of disease. Lancet Glob Health. 2014;2:e710.

Weld ED, Dooley KE. Review of HIV-TB Coinfection in Special Populations. Clin Pharmacol Ther. 2018;104(6):1098-109.

World Health Organization. Automated real-time nucleic acid amplification technology for rapid and simultaneous detection of tuberculosis and rifampicin resistance: Xpert MTB/RIF assay for the diagnosis of pulmonary and extrapulmonary TB in adults and children: Policy update. World Health Organization; 2013. Disponível em: https://apps.who.int/iris/handle/10665/112472.

World Health Organization. Guidelines for treatment of drug-susceptible tuberculosis and patient care, World Health Organization 2017 update. [Acesso 2019 Dec 18].

World Health Organization. Latent TB Infection: Updated and consolidated guidelines for programmatic management. World Health Organization 2018. [Acesso 2019 Dec 18].

World Health Organization. Systematic screening for active tuberculosis: principles and recommendations, 2013. Geneva: World Health Organization; 2013. [Acesso 2019 Sept 20]. Disponível em: http://www.who.int/tb/tbscreening/en/.

World Health Organization. WHO consolidated guidelines on drug-resistant tuberculosis treatment. World Health Organization; 2019. [Acesso 2019 Dec 18].

World Health Organization. WHO recommendations on antenatal care for a positive pregnancy experience. World Health Organization; 2016.

Zenner D, Kruijshaar ME, Andrews N, Abubakar I. Risk of tuberculosis in pregnancy: A national, primary care-based cohort and self-controlled case series study. Am J Respir Crit Care Med. 2012;185:779.

99

Estreptococo do Grupo B

Marcelo Luís Nomura

Streptococcus agalactiae (estreptococo do grupo B) é um diplococo Gram-positivo encapsulado, reconhecido inicialmente como uma bactéria comensal no ser humano. Somente no início da década de 1930, após Rebecca Lancefield desenvolver o método de tipagem dos estreptococos hemolíticos, é que este agente passou a ser identificado em amostras de puérperas assintomáticas, diferenciando-o do estreptococo do grupo A, que era o principal causador de infecções puerperais.

O reservatório primário do estreptococo do grupo B (EGB) é o trato gastrointestinal, sendo o trato geniturinário o segundo local mais comum de sua detecção. Pode causar doença invasiva, que ocorre com maior frequência entre zero e 90 dias de vida, voltando a ser mais prevalente entre idosos. Em gestantes e puérperas, a morbidade atribuída ao EGB inclui infecções do trato urinário e infecções puerperais como sepse, endometrite e abscessos de ferida cirúrgica. Alguns relatos apontam a possibilidade do EGB associar-se à ocorrência de trabalho de parto prematuro e ao óbito fetal.

Uma recente revisão sistemática de 45 estudos mostrou uma possível associação entre colonização materna e parto prematuro. A importância maior do EGB em Perinatologia passou a ser reconhecida na década de 1970, quando relatórios norte-americanos apontaram-no como o principal agente causador de sepse neonatal, sendo responsável, nas décadas de 1980 e 1990, por cerca de 7.500 casos ao ano. Em estudo multicêntrico realizado nos Estados Unidos envolvendo 52.406 nascimentos, o EGB foi o agente mais prevalente nos casos de sepse neonatal precoce, seguido pela *Escherichia coli*.

No Brasil, há dados de instituições isoladas, e as taxas de doença neonatal precoce relatadas mais recentemente giram em torno de 0,39 a 1 caso por mil nascidos vivos. Há poucos relatos brasileiros sobre a incidência de doença neonatal precoce. Dados da busca ativa da Comissão de Controle de Infecção Hospitalar (CCIH) do Centro de Atenção Integral à Saúde a Mulher (CAISM) da Universidade Estadual de Campinas (Unicamp) mostram que, antes da adoção de protocolo de prevenção, a incidência de sepse precoce pelo EGB foi de 1,47 por mil nascidos vivos. Os dados sobre as infecções neonatais são baseados em culturas e, se as estatísticas incluírem os casos suspeitos ou considerados de alta probabilidade, sem comprovação microbiológica, a real incidência pode ser cerca de 3 vezes maior, atingindo até 2,6 por mil nascidos vivos.

O EGB pode causar dois quadros clínicos principais em recém-nascidos (RN): a doença neonatal precoce; e a doença neonatal tardia. O quadro precoce ocorre durante a primeira semana de vida e responde por 80% dos casos, enquanto a doença tardia (após a primeira semana de vida) corresponde ao restante dos casos de infecção por EGB em recém-nascidos. Cerca de 80% dos casos de doença neonatal precoce ocorrem nas primeiras 24 horas de vida. De 25 a 36% dos casos ocorrem em recém-nascidos prematuros com taxa de caso-fatalidade (número de óbitos atribuíveis à doença no grupo de RN acometidos pela mesma) maior do que em recém-nascidos de termo. A taxa de caso-fatalidade para recém-nascidos com menos de 33 semanas de gestação é de 30%, 3 vezes maior do que a observada entre 34 e 36 semanas e 15 vezes maior do que a de recém-nascidos com 37 semanas ou mais. A maior suscetibilidade do prematuro pode estar relacionada à menor passagem transplacentária de anticorpos protetores, uma vez que dois terços da imunoglobulina G materna são transmitidos ao feto após a 30ª semana de gestação. Além disso, o recém-nascido prematuro é portador de deficiências imunológicas nas vias alternada e clássica de complemento e na capacidade de fagocitose.

As consequências da infecção em RN envolvem desde sepse, pneumonia e meningite até sequelas neurológicas, visuais e auditivas graves e debilitantes em 15 a 30% dos recém-nascidos infectados, podendo levar ao óbito neonatal. Na maioria dos casos, os sintomas são evidentes 6 a 8 horas após o nascimento. Esta precocidade sintomática sugere que a ascensão através das membranas amnióticas, íntegras ou rotas, seja o evento básico que resulte no contato do EGB com tecidos fetais, uma vez que há relatos de isolamento desta bactéria no compartimento amniótico de mulheres com ruptura de membranas, óbitos fetais e abortos. A contaminação através do canal de parto, outra forma descrita de transmissão do agente para o RN, pode ocorrer pela aspiração de secreções vaginais. Um evento já descrito é a presença de sofrimento fetal intraparto ou anteparto como manifestação intrauterina de sepse. Outra situação relacionada a este tipo de manifestação é o óbito fetal sem causa aparente e, em alguns estudos, o EGB foi um agente frequentemente isolado em culturas de líquido amniótico e placenta.

Fisiopatologia

A patogênese da infecção neonatal pode ser dividida em quatro aspectos básicos, segundo revisão de Patras e Nizet (2018), colonização por aderência a mucosas maternas, invasão por quebra das barreiras celulares do hospedeiro, evasão do sistema imunológico do hospedeiro através de mimetismo molecular e ativação de processo inflamatório. A colonização do trato genital depende da adesão de proteínas de superfície do EGB à fibronectina, laminina e ao fibrinogênio da mucosa vaginal. A persistência da colonização está relacionada à coligação de uma proteína de clivagem da fração C5a do complemento com a fibronectina não solúvel, o que impede a opsonização e a remoção do EGB do epitélio vaginal.

A invasão dos tecidos fetais ocorre através da ligação principalmente com células coriônicas. O desencadeamento da produção local de prostaglandinas e radicais livres fragiliza a membrana amniótica e predispõe tanto à sua ruptura como à ocorrência do trabalho de parto. O EGB também pode invadir a cavidade amniótica íntegra a partir da ascensão por contato direto com as membranas e, através do líquido amniótico, atingir o pulmão fetal, que passa a ser o órgão central na patogênese da disseminação da infecção. Ocorre captação pelas células alveolares e endoteliais pulmonares e, dentro destas, o EGB produz uma beta-hemolisina que lesa diretamente a membrana celular, formando poros e permitindo a invasão da corrente sanguínea, além de promover a apoptose e a destruição de linfócitos e macrófagos. Esta beta-hemolisina também estimula a produção de interleucina 1beta, metaloproteinases, interleucina-8, uma potente citocina pró-inflamatória, aumentando a lesão pulmonar, e várias outras. Esta ação citolítica e pró-inflamatória do EGB pode ser inibida pelo principal componente do surfactante pulmonar, a dipalmitoil-fosfatidilcolina, o que pode explicar, em parte, a maior suscetibilidade do prematuro à doença invasiva, já que este apresenta esta substância em menor quantidade.

Outros fatores de invasão celular são a produção de hialuronidase, que degrada o tecido conjuntivo, e o chamado fator CAMP, uma proteína extracelular que forma poros e provoca lise de membranas celulares do hospedeiro. Outro aspecto importante e que confere grande virulência é a evasão imunológica, ou seja, a presença de mecanismos que dificultam o reconhecimento do EGB pelo hospedeiro.

O EGB pode ser imunologicamente classificado em nove sorotipos diferentes, classificação esta baseada na conformação molecular do polissacarídeo capsular. Este polissacarídeo é composto de uma sequência de carboidratos conjugados a um terminal de ácido siálico. Os sorotipos são classificados em Ia, Ib, Ic e II a VII. Esta conformação da cápsula também está presente na superfície de várias membranas celulares de mamíferos, proporcionando uma "camuflagem" extremamente eficiente, impedindo o reconhecimento e a fagocitose do EGB pelas células do hospedeiro. Cepas de EGB não capsuladas, raramente causadoras de doença em humanos, são mais facilmente removidas pelo sistema imunológico. A capacidade de sobreviver por longos períodos dentro de lisossomas de macrófagos, a produção da enzima superóxido-dismutase e de um pigmento carotenoide, que protegem contra o estresse oxidativo, além da inibição da atividade do sistema complemento, reduzem ainda mais a capacidade de reconhecimento e ativação dos mecanismos de defesa do hospedeiro, especialmente no recém-nascido prematuro. A ativação de processos inflamatórios por meio de outras proteínas de superfície do EGB é responsável pela sepse e pela disfunção de múltiplos órgãos, mediadas principalmente pelo fator de necrose tumoral-alfa e pela interleucina1, além de outras citocinas produzidas pelo hospedeiro. A beta-hemolisina está associada à produção de óxido nítrico e hipotensão arterial. O processo inflamatório é mais intenso no cérebro e nas meninges, estimulado pelo endotélio da barreira hematoencefálica.

O EGB também é um causador de doença materna, sendo o agente mais frequentemente isolado (75%) em hemoculturas de puérperas com febre sem causa aparente. De maneira geral, costumam ser quadros mais leves, sem repercussões graves na grande maioria das mulheres.

Fatores de risco e epidemiologia

Por seu potencial de causar infecções graves nos recém-nascidos, é importante saber o que pode estar associado à colonização materna. Os fatores de risco sociodemográficos para colonização pelo EGB foram objeto de vários estudos. O maior deles, que envolveu 7.742 mulheres, do grupo intitulado Vaginal Infections and Prematurity Study Group, demonstrou que nenhuma das variáveis estudadas permitia selecionar um grupo específico de mulheres com alta probabilidade de estarem colonizadas e que o rastreamento seletivo não seria útil.

A partir de uma mãe colonizada, o recém-nascido tem 50% de chance de nascer colonizado. Destes 50% colonizados, 2% apresentarão doença invasiva, ou seja, sepse precoce, pneumonia e/ou meningite. Recém-nascidos de mães colonizadas têm um risco 29 vezes maior de desenvolver sepse precoce quando comparados a recém-nascidos de mães com culturas pré-natais negativas. Fatores microbiológicos e imunológicos, como o sorotipo de EGB, grandes inóculos bacterianos e baixos níveis de anticorpos contra o polissacarídeo capsular da cepa colonizadora, são importantes fatores de risco.

Dos fatores de risco para a infecção neonatal já identificados, a colonização materna no momento do parto é o mais importante, com um risco relativo de 204. Em uma avaliação de quatro estudos ocorreu apenas um caso de sepse precoce entre 10.301 gestantes com culturas vaginais negativas e 49 casos entre 2.443 gestantes colonizadas. Outros fatores de risco são a prematuridade, a duração prolongada de ruptura prematura de membranas, a presença de febre durante o trabalho de parto e a bacteriúria por EGB durante a gestação (qualquer contagem deve ser valorizada e relatada pelo laboratório, pois é um marcador de colonização maciça). Vários estudos avaliaram os fatores de risco clínicos como métodos de rastreamento de gestantes de risco para infecção neonatal pelo EGB, mas não demonstraram resultados superiores à avaliação da colonização materna. Em um estudo de caso-controle com 188 casos de sepse neonatal precoce, em apenas 49% destes havia fatores de risco obstétricos. Em outros estudos este percentual variou de 34 a 54%. Entre casos de sepse causados por outros agentes, 79% tinham pelo menos um destes fatores de risco presentes.

A colonização materna no momento do parto é o fator de risco mais importante e o isolamento do EGB é ponto fundamental nesta discussão. É importante que a coleta de material seja feita tanto do ânus como da vagina, podendo ser feita com um *swab* único, inicialmente do introito vaginal, sem espéculo, e a seguir do reto através do esfíncter anal. A taxa de isolamento de EGB é cerca de 20 a 40% maior quando se associa a cultura vaginal com a cultura anal. Uma porcentagem significativa de mulheres apresenta apenas um dos locais colonizados e esta percentagem é de 18 a 24% maior nas amostras anorretais em relação às vaginais. A característica de intermitência ou transitoriedade da colonização dificulta a determinação do momento em que uma cultura deve ser feita durante a gravidez. Quanto mais próxima ao parto for realizada a cultura, maiores a especificidade, sensibilidade e valores preditivos positivo e negativo. Se colhida com mais de 6 semanas antes do parto, a sensibilidade e a especificidade da cultura são de 43 e 85%, respectivamente, subindo para 89 e 97%, se realizada de 1 a 5 dias antes. O valor preditivo positivo, que é próximo a 100% na cultura realizada até 1 semana antes do parto, é menor do que 50% se realizada 6 semanas antes.

O tipo de meio de cultura utilizado aumenta o índice de detecção e diminui o número de resultados falso-negativos, sendo adequado o uso de meios seletivos enriquecidos, como o de Todd-Hewitt, suplementado com gentamicina e ácido nalidíxico, que apresenta sensibilidade significativamente maior quando comparado a outros meios, como o ágar-sangue e Granada, com valores de 98,7%. O tempo médio recomendado para leitura das placas semeadas e identificação do EGB é de 24 horas, e o tempo de incubação no meio seletivo é de 18 a 24 horas. Portanto, resultados confiáveis de culturas podem levar de 24 a 48 horas. Em uma revisão de vários estudos de prevalência realizados em países em desenvolvimento compreendendo 7.730 mulheres, em apenas 3.801 foram utilizados meios de cultura seletivos e a prevalência encontrada foi semelhante à de países desenvolvidos.

Testes rápidos imunológicos que detectam o antígeno do grupo B de Lancefield estão disponíveis assim como teste de amplificação de ácido nucleico do EGB e apresentam elevadas sensibilidade e especificidade, porém somente após 18 a 24 horas de incubação em meio seletivo. Recentemente, testes rápidos baseados em reação em cadeia de polimerase (PCR) foram avaliados por Feurschuette et al. (2018), em relação à cultura em meio seletivo e apresentaram bom desempenho, podendo ser adequados para detecção durante o trabalho de parto. A importância da detecção de gestantes colonizadas pelo EGB decorre da possibilidade de fazer a profilaxia da transmissão vertical deste agente, reduzindo o risco de doença neonatal e suas sequelas. Há poucos estudos nacionais sobre a prevalência de colonização materna e as taxas descritas variam de 4 a 28% (Nascimento et al., 2019).

Prevenção e profilaxia

Há cerca de três décadas foi realizado um ensaio clínico randomizado sobre o uso de antibióticos durante o trabalho de parto como medida profilática de infecção neonatal por EGB. Nesse estudo, gestantes com culturas positivas realizadas entre 26 e 28 semanas e que apresentaram algum fator de risco no momento do parto, receberam ampicilina intraparto. Os resultados foram significativamente melhores nesse grupo e a randomização foi interrompida antes do término do ensaio. Desde então, vários estudos têm utilizado diferentes abordagens e critérios de seleção para o uso de antibióticos profiláticos. A redução da incidência de infecção neonatal pelo EGB varia de 40 a 95%. Uma revisão sistemática mostrou que a administração de antibióticos durante o trabalho de parto reduziu os riscos de colonização e de sepse neonatal precoce, porém não reduziu a mortalidade.

Em 1996, o Centers for Disease Control and Prevention (CDC) dos Estados Unidos publicou diretrizes clínicas e laboratoriais para prevenção da doença perinatal causada pelo EGB. As recomendações inicias do CDC sugeriam duas abordagens: a detecção de fatores de risco clínicos e o rastreamento de colonização materna por meio de culturas vaginais e anorretais entre 35 ou 36 e 37 semanas de gestação. A abordagem por rastreamento com prescrição de antibióticos apenas para as mulheres colonizadas é a que preveniria o maior número de casos precoces, permitindo antecipar o início da profilaxia no trabalho de parto, aumentando a eficácia. Tem como vantagens uma sistematização mais eficaz e um menor índice de falso-negativos. A abordagem por fatores de risco tem um custo menor, porém previne um número menor de casos de doença precoce. Além disso, em uma série de 5.410 partos, 19,8% das gestantes tinham fatores de risco presentes no momento do parto, o que pode resultar na prescrição de antibióticos para 1 em cada 5 gestantes, injustificável em locais onde a prevalência de colonização materna seja baixa.

Ainda nesta abordagem, pacientes com trabalho de parto prematuro, ruptura de membranas por mais de 18 horas, febre durante o trabalho de parto, bacteriúria nesta gestação por EGB (qualquer contagem na urocultura) ou antecedente de recém-nascido com doença por EGB, deveriam receber antibióticos profiláticos. A vantagem desta abordagem é a sua fácil aplicabilidade, com um custo menor, portanto acessível mesmo em locais de assistência pré-natal com poucos recursos. No entanto, estima-se que possa prevenir menos da metade dos casos de sepse neonatal precoce pelo seu baixo valor preditivo, como já destacado.

Na prática, a abordagem por rastreamento é mais complexa, pois implica mudanças de rotina do pré-natal, adoção de metodologias laboratoriais adequadas e integração entre diferentes serviços de assistência obstétrica e neonatal. Os fatores de risco são de aplicabilidade mais fácil, mas têm baixa sensibilidade. A abordagem por rastreamento foi superior à abordagem por fatores de risco na redução dos casos de sepse precoce por EGB em relatos de grandes séries. Diante desses dados, o CDC revisou as diretrizes publicadas em 1996 e 2010, e reforçou a importância da realização das culturas durante o pré-natal. Além disso, essas novas diretrizes sugerem que em situações de risco de parto prematuro, a administração de antibióticos deve ser iniciada ao mesmo tempo em que são colhidas as culturas, e seu resultado deve direcionar a conduta. Essas recomendações para profilaxia intraparto, resumidas no Quadro 99.1, foram endossadas e atualizadas conjuntamente pelo Colégio Americano de Obstetras e Ginecologistas (ACOG) em 2019, com algumas modificações. Para paciente com trabalho de parto ou ruptura prematura de membranas pré-termo, a sugestão é colher a cultura para EGB na admissão e iniciar a profilaxia, suspendendo o antibiótico se o resultado das culturas for negativo ou se o trabalho de parto for interrompido ou não evoluir.

O uso de antibióticos, especificamente a penicilina, ainda é a única medida efetiva para reduzir a incidência da doença perinatal causada pelo EGB. O Quadro 99.2 resume os esquemas de antibiótico recomendados, incluindo as alternativas para pacientes alérgicas. Estima-se que em torno de 20% de todas as mulheres em trabalho de parto receberiam antibióticos segundo as diretrizes do CDC. Este percentual pode ser ainda maior em regiões onde a prevalência de colonização materna seja mais elevada ou em centros terciários onde a taxa de partos prematuros é maior. O relato do aparecimento de cepas de *Escherichia coli* resistentes à ampicilina, com uma alta mortalidade em recém-nascidos de muito baixo peso, pode ser uma consequência do uso deste antibiótico em mulheres colonizadas. Relatos mais recentes não confirmam as observações iniciais e, em grandes séries, não houve aumento da incidência de sepse por germes resistentes à ampicilina. A exposição materna frequente também aumenta o risco de anafilaxia, com possibilidade de manifestações clínicas graves. Pesquisas mais re-

Quadro 99.1	
Indicações de profilaxia intraparto para prevenir doença neonatal precoce por EGB.	
Profilaxia intraparto indicada	*Profilaxia intraparto não indicada*
Antecedente de recém-nascido com doença neonatal	<ul><li>Colonização por EGB na gestação anterior (a não ser que não tenha cultura colhida ou não tenha resultado na gestação atual)</li></ul>
Cultura para EGB positiva na gestação atual a partir da 36ª semana Bacteriúria por EGB em qualquer trimestre da gestação atual	<ul><li>Cultura negativa a partir da 36ª semana</li><li>Cesariana eletiva na ausência de trabalho de parto e com membranas íntegras, mesmo com cultura positiva</li></ul>
Estado de colonização desconhecido E qualquer um dos seguintes:<ul><li>Trabalho de parto antes de 37 semanas 0 dias</li><li>Ruptura de membranas com mais de 18 horas</li><li>Febre intraparto (≥ 38 °C)</li><li>Teste rápido intraparto negativo mas com fatores de risco presentes (febre, ruptura de membranas com mais de 18 horas, parto pré-termo)</li><li>Cultura para EGB positiva na gestação anterior</li></ul>	<ul><li>Cultura para EGB negativa nesta gestação colhida a partir de 36 semanas, independentemente da presença de fatores de risco intraparto (febre, ruptura de membranas com mais de 18 horas)</li><li>Cultura para EGB desconhecida no início do trabalho de parto e ausência de fatores de risco intraparto (febre, ruptura de membranas com mais de 18 horas, parto pré-termo)</li></ul>

Fonte: ACOG, 2019.

Quadro 99.2	
Esquemas de antibiótico endovenoso intraparto para prevenção de doença neonatal precoce por EGB.	
Antibiótico	*Dose*
Penicilina Cristalina[1]	5 milhões de U ataque, seguida de 2,5 a 3 milhões de U a cada 4 horas
Ampicilina[1]	2 g dose de ataque, seguida de 1 g a cada 4 horas
Cefazolina[2]	2 g dose de ataque, seguida de 1 g a cada 8 horas
Vancomicina[3,4]	20 mg/kg a cada 8 horas (2 g dose máxima)
Clindamicina[3,4]	900 mg a cada 8 horas

Observações: 1) Penicilina e ampicilina são drogas de 1ª escolha; 2) 1ª escolha para pacientes alérgicas de baixo risco para anafilaxia; 3) opção para pacientes alérgicas de alto risco para anafilaxia (história de *rash* urticariforme, prurido intenso, anafilaxia, desconforto respiratório, angioedema, edema de laringe, hipotensão, ou reações tardias severas após administração de penicilina ou reações a múltiplos betalactâmicos); 4) vancomicina deve ser idealmente restrita a pacientes com estreptococo B resistente à clindamicina no resultado da cultura.
Fonte: Verani et al., 2010; CDC, 2010.

centes procuram alternativas à antibioticoprofilaxia, em particular o desenvolvimento de vacinas administradas às mães antes ou durante a gestação.

LEITURAS COMPLEMENTARES

ACOG Committee Opinion. Prevention of Group B Streptococcal early-onset disease in newborns; 2019. Disponível em: https://www.acog.org/-/media/Committee-Opinions/Committee-on-Obstetric-Practice/co782.pdf?dmc=1&ts=20190708T1425323446.

Barbosa NG, Dos Reis H, Mantese OC, Mussi-Pinhata MM, Abdallah VO, Gontijo Filho PP. Early-onset neonatal sepsis by Group B Streptococcus in a Brazilian public hospital. Braz J Infect Dis. 2016 Nov-Dec;20(6):647-648. Doi: 0.1016/j.bjid.2016.07.013. Epub 2016 Aug 24.

Bianchi-Jassir F, Seale AC, Kohli-Lynch M, Lawn JE, Baker CJ, Bartlett L, Cutland C, Gravett MG, Heath PT, Ip M, Le Doare K, Madhi SA, Saha SK, Schrag S, Sobanjo-Ter Meulen A, Vekemans J, Rubens CE. Preterm Birth Associated With Group B Streptococcus Maternal Colonization Worldwide: Systematic Review and Meta-analyses. Clin Infect Dis. 2017 Nov 6;65(Suppl. 2):S133-S142.

Evangelista ML, Freitas FT. Group B streptococcus neonatal infection in an intensive care unit in Brazil: high fatality and missed opportunities for antibiotic prophylaxis. Braz J Infect Dis. 2015 Jan-Feb;19(1):98-9. Doi: 10.1016/j.bjid.2014.06.007. Epub 2014 Aug 29.

Feuerschuette OHM, Silveira SK, Cancelier ACL, da Silva RM, Trevisol DJ, Pereira JR. Diagnostic yield of real-time polymerase chain reaction in the diagnosis of intrapartum maternal rectovaginal colonization by group B Streptococcus: A systematic review with meta-analysis. Diagn Microbiol Infect Dis. 2018 Jun;91(2):99-104.

Nomura M, Passini Jr R, Oliveira U. Group B streptococcus colonization in preterm labor and preterm premature rupture of membranes. International Journal of Gynecology & Obstetrics. 2005;91:69-70. Doi: 10.1016/j.ijgo.2005.06.023.

Nomura ML et al. Colonização materna e neonatal por estreptococo do grupo B em situações de ruptura pré-termo de membranas e no trabalho de parto prematuro. Rio de Janeiro: Rev. Bras. Ginecol. Obstet. 2009 Aug;31(8):397-403. [Acesso 2019 Sept 13]. Disponível em: http://www.scielo.br/scielo.php?script=sci_arttext&pid=S0100-72032009000800005&lng=en&nrm=iso. Doi: 10.1590/S0100-72032009000800005.

Patras KA, Nizet V. Group B Streptococcal Maternal Colonization and Neonatal Disease: Molecular Mechanisms and Preventative Approaches. Front Pediatr. 2018 Feb 22;6:27. Doi: 10.3389/fped.2018.00027. eCollection 2018.

Verani JR, McGee L, Schrag SJ. Prevention of Perinatal Group B Streptococcal Disease: Revised Guidelines from CDC; 2010. Disponível em: https://www.cdc.gov/mmwr/preview/mmwrhtml/rr5910a1.htm

100

Tétano e Coqueluche

Giuliane Jesus Lajos

Tétano e coqueluche são doenças bacterianas, que devem ser motivo de atenção durante o ciclo grávido-puerperal. O principal foco nestas doenças é preventivo, por meio da atualização do calendário vacinal da gestante. Devemos lembrar que as alterações imunológicas das gestantes as tornam mais susceptíveis às infecções, podendo evoluir de forma mais grave, e que, além da imunização materna, vacinar a gestante oferecerá proteção ao concepto.

O tétano é uma doença causada por uma exotoxina produzida pelo *Clostridium tetani*, rara em países desenvolvidos, sendo mais comum em países de baixa e média renda, ocorrência diretamente relacionada à vacinação da população. É uma doença frequentemente fatal, e a maior preocupação durante o ciclo grávido puerperal é a prevenção do tétano neonatal, que pode ocorrer nos primeiros 28 dias de vida, por intermédio da contaminação do coto umbilical.

A coqueluche, doença caracterizada por tosse prolongada, ainda é motivo de preocupação em saúde pública de forma global, sendo subdiagnosticada e não tratada, tendo como adolescentes e adultos os principais transmissores. As crianças abaixo de 6 meses de idade (não completamente vacinadas) são mais suscetíveis, com quadros mais graves, podendo evoluir a óbito. A grande estratégia de prevenção é a vacinação da gestante através da dTpa (difteria, tétano e coqueluche acelular), vacina que se tornou obrigatória no calendário da gestante a partir de 2014.

Tétano

O tétano é uma doença infeciosa aguda, de notificação compulsória, na qual ocorrem espasmos musculares, mediados por uma potente neurotoxina, a tetanospamina, produzida pela bactéria *Clostridium tetani*. Essa bactéria é amplamente encontrada na natureza sob a forma de esporo, sobretudo em água ou no solo, podendo contaminar feridas, abrasões leves e, nos casos de tétano neonatal, o coto umbilical. Por não ser transmitida entre seres humanos, o tétano não é considerado uma doença contagiosa.

Epidemiologia

Em virtude da recomendação de vacinação universal de crianças com o toxoide tetânico, a incidência de tétano caiu drasticamente a partir de 1940, em especial nos países ricos. A maioria dos pacientes com tétano apresentou falha em sua imunização e recebeu profilaxia inadequada na presença de ferimentos.

Os números reais do impacto do tétano no mundo são difíceis de estimar, pois a maior parte dos casos ocorre em países de baixa e média renda, em que os sistemas de vigilância epidemiológica são limitados. Em 2015, 79% das mortes secundárias ao tétano (44.612 de 56.743) ocorreram no sul da Ásia e na África Subsaariana (UNICEF, 2020).

Os dados epidemiológicos mais confiáveis disponíveis são referentes ao tétano neonatal. Em 2015, foram estimadas 34.019 mortes por tétano neonatal, uma redução significativa quando comparadas às 800 mil mortes de neonatos ocorridas em 1980. Esses dados são compatíveis com os números reduzidos de tétano em gestantes e com maior cobertura vacinal destas mulheres (UNICEF, 2020).

No Brasil, os casos de tétano estão reduzindo, em virtude do aumento da cobertura vacinal. Em 1980, a incidência de tétano era de 1,8/100 mil habitantes e caindo para 0,15/100 mil habitantes entre 2007 e 2016, correspondendo a 2.939 casos e 973 mortes registrados em 9 anos, a grande maioria acima de 20 anos (93%) (Ministério da Saúde, 2009).

Patogênese e quadro clínico

A infecção acidental ocorre por meio de ferimentos de qualquer tamanho ou natureza, durante a atividade de manuseio de materiais contaminados com os esporos do Clostridium, que se desenvolvem se houverem condições favoráveis, como tecido desvitalizado, corpo estranho e/ou anaerobiose.

O período de incubação é variável, aproximadamente de 8 dias, mas pode variar de 3 a 21 dias. Quando menor o tempo de incubação, maior a gravidade. Geralmente, no tétano neonatal, o período de incubação é menor.

A tetanospasmina (toxina tetânica) produzida infiltra a lesão e atinge o tecido muscular. Consecutivamente, acomete a fenda sináptica da junção neuromuscular, o axônio do neurônio-motor e o corpo celular no corno anterior da medula. Na medula, a toxina é transportada para neurônios inibitórios locais, bloqueando a liberação dos neurotransmissores glicina e ácido gama-aminobutírico, ou seja, bloqueando a neurotransmissão inibitória.

O quadro clínico clássico resultante é o aumento do tônus muscular, a presença de contrações musculares involuntárias e espasmos dolorosos, além de instabilidade autonômica generalizada.

Raramente o tétano pode ser localizado, quando acomete apenas grupos musculares próximos ao ferimento, por exemplo, restrito a um membro.

Há o tétano cefálico, quando decorrente de ferimentos em couro cabeludo, boca etc., com paralisia facial, trismo, disfagia e comprometimento de outros pares cranianos.

O tétano generalizado, mais comum, apresenta contrações de diversos grupos musculares e, assim, poderá ocorrer trismo e riso sardônico, opistótono (característico em crianças), contrações de qualquer músculo, que pode ser desencadeada por estímulos visuais, auditivos ou táteis. O paciente fica sempre lúcido. Os casos graves podem apresentar fraturas de vértebras e parada respiratória.

O diagnóstico diferencial pode se dar com as seguintes situações: distonias induzidas por drogas (como fenotiazinas); trismos por infecções dentárias; envenenamento por estricnina; presente em venenos de ratos; síndrome neuroléptica maligna; e síndrome da pessoa rígida.

O **tétano neonatal**, também conhecido como "tétano umbilical" (local de contaminação) ou "mal dos 7 dias" (período clássico de incubação), ocorre no recém-nascido de até 28 dias, com mesma fisiopatologia do tétano acidental. O período de incubação varia de 5 a 15 dias. O bebê acometido apresenta choro constante, irritabilidade, contraturas paroxísticas e tem dificuldade de mamar. Sucessivamente, não consegue mais abrir a boca, apresenta rigidez de nuca, tronco e abdome, evoluindo com hipertonia generalizada, com crises de contraturas e rigidez, problemas respiratórios, até chegar a óbito. Os diagnósticos diferenciais são: meningoencefalites; lesões neurológicas decorrentes do trabalho de parto; efeitos adversos de fármacos; ou distúrbios hidroeletrolíticos.

Tratamento

Para o tratamento de tétano, recomenda-se internação em unidade de terapia intensiva (UTI), com intensivista e anestesiologista treinados no manejo das complicações desta doença, com especial atenção ao suporte respiratório. Os objetivos do tratamento incluem parar a produção de toxinas, neutralizar a toxina não ligada, suporte ventilatório, controle dos espasmos musculares, manejo da disautonomia e suporte geral.

As feridas devem ser desbridadas, a fim de eliminar os esporos e o tecido necrótico. Após o desbridamento, a antibioticoterapia deve ser instituída, podendo ser administrado idealmente o metronidazol (500 mg intravenoso a cada 6 horas), sendo a penicilina cristalina uma alternativa (2 a 4 milhões de unidades intravenosas a cada 6 horas), durante 7 a 10 dias. Em casos de infecção mista, as cefalosporinas de 1ª, 2ª ou 3ª geração podem ser usadas.

A neutralização da toxina não ligada pode ser feita com imunoglobulina humana hiperimune antitetânica (IGHAT), e esse procedimento está relacionado com melhor sobrevida, sendo considerado tratamento padrão. Em países onde a IGHAT não está disponível, é usada a antitoxina equina.

Além disso, para controle dos espasmos está recomendado o uso de benzodiazepínicos, bloqueadores neuromusculares, sulfato de magnésio e betabloqueadores; todos são opções terapêuticas a depender da gravidade e evolução do quadro clínico.

Todos os pacientes com tétano devem receber três doses de vacina antitetânica, visto que a doença não confere imunidade. Essas doses deverão ser administradas em locais diferentes da IGHAT.

Prognóstico

As taxas de letalidade para tétano não neonatal em países de baixa renda variam de 8 a 50% e os pacientes que sobrevivem geralmente ficam dependentes de cuidados de suporte avançados.

O tétano neonatal, antigamente sempre letal, hoje tem letalidade de 3 a 88%, com pior prognóstico entre aqueles com menor período de incubação. Entre os neonatos sobreviventes, pode haver recuperação completa ou haver vários graus de danos neurológicos, variando entre déficits intelectuais leves à paralisia cerebral.

Profilaxia

A imunização de gestantes e de mulheres em idade fértil reduz a mortalidade por tétano neonatal em 94%. A higienização adequada, especialmente em partos domiciliares em países de recursos limitados, também é uma importante estratégia de prevenção do tétano neonatal.

- **Prevenção primária:** realizada por meio das vacinas. O esquema vacinal é composto por: vacinas a partir dos 2 meses de idade (três doses com intervalos de 2 meses); reforços a cada 10 anos (mantidos durante a vida). A tendência atual é que os reforços sejam feitos com a dTpa e, na falta desta, a dT utilizada rotineiramente nas últimas décadas. Há ainda a vacina antitetânica específica para tétano – indicada para adultos, muito utilizada nos casos de acidentes com ferimentos de risco e necessidade de reforço vacinal.

- **Prevenção secundária:** realizada por intermédio da imunoglobulina antitetânica. No caso de ferimento, desde os mais simples, se vacinação estiver em dia, ele deverá ser tratado. Se vacinação inadequada ou ausente, deverá ser iniciado o esquema de vacinação e, nos casos de ferimentos com alto risco para tétano, é indicada a imunização passiva com imunoglobulina antitetânica. Imunoglobulinas disponíveis:
  - **Soro antitetânico (SAT):** obtido de soro de equinos hiperimunizados com toxoide tetânico, é indicado na prevenção e tratamento do tétano. A dose profilática é de 5 mil UI (adultos e crianças) e a dose terapêutica de 20 mil UI, aplicadas intramuscular (pode dividir em sítios diferentes). Atividade mantida por 15 dias. Não é contraindicado na gravidez. No caso de alérgicos a soros, imunodeprimidos ou recém-nascido (RN), deve ser utilizada a imunoglubulina humana hiperimune antitetânica.
  - **Imunoglubulina humana hiperimune antitetânica (IGHAT):** composta de IgG obtidas do plasma de doadores selecionados, disponíveis em frasco-ampola de 250 UI. A dose profilática é de 250 UI para adultos e 4 UI/kg para crianças, e a dose terapêutica é de 5 mil UI, aplicadas intramuscular (pode dividir em sítios diferentes). Efeito protetivo por 3 a 4 semanas.

Coqueluche

Doença aguda, conhecida como "tosse comprida", causada pela bactéria *Bordetella pertussis*, um bacilo Gram-negativo estritamente aeróbico, que acomete exclusivamente o homem. Tem sido motivo de grande preocupação, pois a imunidade conferida pela vacina diminui, e adolescentes e adultos têm um grande papel como vetores desta infecção.

Epidemiologia

A coqueluche continua sendo um importante problema de saúde pública, porém os sistemas de vigilância epidemiológica têm sérias limitações, com dados subestimados entre adolescentes, adultos jovens e adultos, com características clínicas muitas vezes atípicas e falta de confirmação diagnóstica laboratorial.

Antes dos antibióticos e da imunização, a incidência e fatalidade dos casos eram altas, especialmente em menores de 5 anos. A partir de 1940, com a vacina, sua incidência declinou. A vacinação contra coqueluche foi incluída no Programa de Imunização da Organização Mundial de Saúde (OMS), em 1974, e, de acordo com dados de 2008, a taxa de recém-nascidos imunizados com as três doses era de cerca de 82%. Entretanto, a OMS estimou que, em 2008, ocorreram 16 milhões de casos de coqueluche no mundo, sendo 95% em países em desenvolvimento, ocasionando 195 mil mortes em crianças. No mesmo ano, o programa de vacinação contra coqueluche preveniu aproximadamente 680 mil mortes. Esta doença ainda ocorre em surtos a cada 3 a 5 anos, como o que ocorreu em 2012 nos Estados Unidos.

No Brasil, segundo dados registrados no Sistema de Informação de Agravos de Notificação (Sinan), no período de 2011 a 2014, foram confirmados 22.772 casos de coqueluche.

Em 2011, foram confirmados 2.248 casos e, em 2014, 8.614, o que representou um incremento de 283% do número de casos. Nesse mesmo período, a incidência variou de 1,2 a 4,2/100 mil habitantes. O grupo de menores de 1 ano concentrou a maioria dos casos (61%) e, entre estes, 87% eram menores de 6 meses de idade, com maior gravidade e letalidade nesta faixa etária. A partir de 2015, após a introdução da vacina dTpa na gestação, observou-se uma diminuição do número de casos, com incidência da doença reduzindo de 4,2/100 mil habitantes, em 2014, para 1/100 mil habitantes em 2018. Em 2016, 2017 e 2018 foram confirmados 1.330, 1.898 e 2.163 casos de coqueluche, respectivamente.

Patogênese e quadro clínico

A coqueluche é uma doença transmitida com maior frequência de pessoa a pessoa a partir do trato respiratório (fala, tosse, espirro), por até 3 semanas após o início dos sintomas. O período de incubação varia de 5 a 10 dias, mas pode chegar a até 42 dias.

A *B. pertussis* produz toxinas que lesam o epitélio do trato respiratório, além de causar efeitos sistêmicos. A infecção em indivíduos sem imunidade prévia é caracterizada por três fases: catarral; paroxística; e convalescência:

- **Fase catarral:** dura cerca de 2 semanas, com mal-estar generalizado, rinorreia e tosse leve, impossível de ser diferenciada como coqueluche; porém trata-se do período de maior transmissibilidade.
- **Fase paroxística:** o padrão da tosse muda, sendo mais rápida e curta, com os "guinchos" característicos após inspiração profunda. Acontece em crises paroxísticas, podendo resultar em cianose, apneia e vômitos. Nesta fase, ocorre a maior parte das complicações. A tosse paroxística ocorre em apenas um terço dos adultos e pode persistir por até 2 meses.
- **Fase de convalescença:** os sintomas são atenuados e dura por 2 a 3 semanas, ou mais.

Em adolescentes ou adultos vacinados ou com história prévia de infecção, os sintomas clássicos podem não ocorrer, sendo a tosse prolongada o sintoma mais característico; tornam-se grandes vetores para os mais susceptíveis.

As complicações podem estar relacionadas a infecções secundárias, como pneumonia e otite média, ou sequelas mecânicas pela tosse severa, como hemorragia subconjuntival, hérnia em parede abdominal, incontinência urinária entre outras. O grupo de risco para as formas mais graves e óbito é constituído por crianças até 12 meses de vida.

Os diagnósticos diferenciais são amplos, sendo a duração da doença útil nesta diferenciação. Na fase aguda, o diferencial mais comum é a gripe comum; na fase subaguda, outras infecções virais ou bacterianas de vias aéreas, como a pneumonia. Outras causas de tosses mais prolongadas incluem tabagismo, refluxo gastroesofágico, asma, gotejamento nasal posterior e uso de inibidores de enzima conversora de angiotensina (IECA).

Diagnóstico

O diagnóstico no Brasil é realizado por cultura de secreção de nasofaringe, de técnica difícil, morosa e sensibilidade muito variável de acordo com a fase da doença. Outras possibilidades são o PCR e a sorologia.

Tratamento

A antibioticoterapia com azitromicina oral por 5 dias elimina a bactéria nos sintomáticos e portadores, incluindo as gestantes. Em casos de contraindicação para macrolídeos, o sulfametoxazol + trimetoprima é a droga alternativa aceitável.

Prevenção

As medidas de prevenção contra a coqueluche incluem a vacinação, profilaxia pós-exposição e o isolamento de pacientes com a doença confirmada ou suspeita.

- **Vacinação:** recomenda-se a vacinação com três doses da vacina aos 2, 4 e 6 meses de vida, além do reforço em idade pré-escolar e na vida adulta. A vacinação em gestantes com a dTpa, a partir de 20 semanas de idade gestacional, ou no puerpério de mulheres não vacinadas na gestação, faz parte do calendário vacinal obrigatório e, a cada gestação, esta vacina deverá ser repetida. A presença de anticorpos maternos contra a coqueluche em recém-nascidos, quando a vacina dTpa é administrada na gestação, confere proteção na fase de maior suscetibilidade extrauterina, até que o concepto complete seu esquema vacinal. Outra estratégia utilizada para a prevenção da coqueluche neonatal é o bloqueio com vacinação prévia de todos os contactantes do recém-nascidos, a chamada "estratégia casulo" (*cocoon*), visto que 80% das doenças nestes bebês são transmitidas pelos seus familiares e cuidadores.
- **Profilaxia pós-exposição:** recomenda-se o uso de antibiótico (esquema igual ao tratamento) para contactantes domiciliares de pacientes com coqueluche, para pessoas que tiveram contato próximo com pacientes com coqueluche e são de risco para infecção severa (bebês, mulheres no 3º trimestre da gestação, pessoas com doenças crônicas que comprometem a imunidade) e para aqueles que tiveram contato com portadores de coqueluche e que têm contato direto com indivíduos de risco para infecção severa. O fato de terem vacinação prévia não elimina a necessidade de quimioprofilaxia.
- **Isolamento:** pacientes com infecção por coqueluche devem evitar contato com crianças pequenas e bebês até completar 5 dias de tratamento com antibiótico, assim como pacientes que trabalham em escolas, creches, ou unidades de saúde.

Considerações finais

O tétano e a coqueluche são doenças absolutamente evitáveis, por meio da vacinação. Um dos maiores fatores de impacto é a realização das doses de reforço na adolescência e na vida adulta e da administração da vacina dTpa durante a gestação, conferindo passagem transplacentária de anticorpos e consequente proteção do concepto até que ele receba seu esquema vacinal. As gestantes podem evoluir de forma mais grave, especialmente na coqueluche, sendo recomendável vigilância e tratamento precoce.

LEITURAS COMPLEMENTARES

American College of Obstetricians and Gynecologists. ACOG Committee Opinion n. 661: Integrating immunizations into practice. Obstet Gynecol. 2016;127(4):e104-7. Doi: 10.1097/AOG.0000000000001402.

Baptista PN, Magalhães VS, Rodrigues LC. The role of adults in household outbreaks of pertussis. Int J Infect Dis. 2010;14(2):e111-4.

Bechini A, Tiscione E, Boccalini S, Levi M, Bonanni P. Acellular pertussis vaccine use in risk groups (adolescents, pregnant women, newborns and health care workers): A review of evidences and recommendations. Vaccine. 2012;30(35):5179-90.

Brasil. Ministério da Saúde. Calendário Nacional de Vacinação; 2018. [Acesso 2020 Jan 14]. Disponível em: http://www.saude.gov.br/saude--de-a-z/vacinacao/calendario-vacinacao.

Brasil. Ministério da Saúde. Coqueluche: Causas, sintomas, tratamento, diagnóstico e prevenção. [Acesso 2020 Jan 14]. Disponível em: http://saude.gov.br/saude-de-a-z/coqueluche.

Brasil. Ministério da Saúde. Secretaria de Vigilância em Saúde. Departamento de Vigilância Epidemiológica. Guia de vigilância epidemiológica. 7.ed. Brasília: Ministério da Saúde; 2009. 816p.

Cavalcante NJ. Tétano. In: Amato Neto V. Atualizações, orientações e sugestões sobre Imunizações. São Paulo: Segmento Farma; 2011. p.177-84.

Centers for Disease Control and Prevention (CDC). Updated recommendations for use of tetanus toxoid, reduced diphtheria toxoid, and acelular pertussis vaccine (Tdap) in pregnant women – Advisory Committee on Immunization Practices (ACIP), 2012. MMWR Morb Mortal Wkly Rep. 2013;62(7):131-5.

Fortner KB, Kuller JA, Rhee EJ, Edwards KM. Influenza and tetanus, diphtheria, and acellular pertussis vaccinations during pregnancy. Obstet Gynecol Surv. 2012;67(4):251-7.

Gall SA. Prevention of pertussis, tetanus, and diphtheria among pregnant, postpartum women, and infants. Clin Obstet Gynecol. 2012;55(2):498-509.

Giamberardino HI. Difteria, tétano e coqueluche. In: Neves NA, Kfouri RA. Vacinação da mulher. Rio de Janeiro: Elsevier; 2016. p.67-74.

Kyu HH. Mumford JE, Stanaway JD et al. Mortality from tetanus between 1990 and 2015: findings from the global burden of disease study 2015. BMC Public Health. 2017;17:179.

Lajos GJ, Fialho SC, Teixeira JC. Imunização na gravidez, puerpério e amamentação. In: Programa vacinal para mulheres. São Paulo: Federação Brasileira das Associações de Ginecologia e Obstetrícia; 2019. Cap. 14, p.129-39. (Série Orientações e Recomendações Febrasgo; n.2/Comissão Nacional Especializada de Vacinas).

Omer SB. Maternal immunization. N Engl J Med. 2017;376(13):1256-67.

Pazos M, Sperling RS, Moran TM, Kraus TA. The influence of pregnancy on systemic immunity. Imunol Res. 2012;54(1-3):254-61.

Sociedade Brasileira de Imunizações (SBIM). Calendário de Vacinação SBIm da Gestante. Recomendações da Sociedade Brasileira de Imunizações (SBIm) – 2019/2020 [Internet]. São Paulo: SBIM; 2019. [Acesso 2020 jan 14]. Disponível em: http://sbim.org.br/images/calendarios/calend-sbim-gestante-2019-20.pdf.

Unicef. Elimination of maternal and neonatal tetanus; 2018. [Acesso 2020 jan 14]. Disponível em: http://www.unicef.org/health/index_43509.html.

WHO. Pertussis vacines: WHO position paper. Wkly Epidemiol Rec. 2010;85:385-400. PMID: 20939150.

WHO. Progress towards global MNT elimination; 2019. [Acesso 2020 jan 14]. Disponível em: https://www.who.int/immunization/diseases/MNTE_initiative/en/index4.html.

Wood N, Quinn HE, McIntyre P, Elliott E. Pertussis in infants: Preventing deaths and hospitalizations in the very young. J Paediatr Child Health. 2008;44(4):161-5.

101

Clamídia e Gonococo

Patrícia Pereira dos Santos Melli
Silvana Maria Quintana
Geraldo Duarte

Microbiologia e epidemiologia

A *Chlamydia trachomatis* (CT) é uma bactéria Gram-negativa, com comportamento intracelular obrigatório, especialmente nas células cilíndricas do epitélio humano que pertence ao gênero *Chlamydia*. Há três biotipos de CT que abrangem todas as espécies, 15 sorotipos clássicos e vários sorotipos e genótipos adicionais são reconhecidos dentro das espécies CT: o biotipo do tracoma (sorotipos A, B e C); o biotipo urogenital (sorotipos D, E, F, G, H, I, J, K); e o biotipo do linfogranuloma venéreo (sorotipos L1, L2 e L3).

A CT apresenta ciclo de desenvolvimento bifásico e replicação dentro de vacúolos na célula hospedeira, formando inclusões citoplasmáticas características. As características do ciclo de desenvolvimento da *Chlamydia* consistem na alternância de duas formas celulares distintas: corpúsculos elementares (CE); e corpúsculos reticulados (CR). Os CE são as formas infectantes e resistentes ao meio extracelular, que aderem a sítios específicos da membrana celular e são fagocitados. Uma vez dentro da célula hospedeira, os CE tornam-se maiores formando os corpúsculos de inclusão e transformando-se em CR. Após uma sucessão de divisões celulares, os CR sofrem um processo de condensação dando origem a novos CE. Quando esses vacúolos substituem quase todo o citoplasma, a célula hospedeira é lisada, liberando CE para o meio extracelular para infectar as células adjacentes e perpetuar o ciclo infeccioso (Stamm et al., 2005).

A gonorreia é doença bacteriana causada pela *Neisseria gonorrhoeae* (NG), um diplococo Gram-negativo. Essa bactéria infecta o trato geniturinário (TGU), primariamente suas mucosas, mas pode acometer, com menos frequência as mucosas do reto, da orofaringe e da conjuntiva. O gênero Neisseria apresenta cerca de 10 espécies patogênicas ao homem, sendo a NG, *N. meningitidis*, *N. pharyngis* e a *N. catarrhalis* as mais importantes. A diferenciação das espécies pode ser feita mediante oxidação dos açúcares. A NG oxida a glicose, mas não a maltose, sacarose ou lactose.

Como todas as bactérias Gram-negativas, o gonococo tem envelope celular composto por três camadas distintas: uma membrana citoplasmática interna; a parede celular de peptideoglicanas; e membrana externa. A camada de peptideoglicanas da NG pode também contribuir para a resposta inflamatória, porque os fragmentos de peptideoglicanas gonocócicos mostram-se tóxicos às trompas de Falópio e causam consumo de complemento (Penna et al., 2000).

A NG tem uma afinidade pelas células da uretra e endocervicais, e, para que essa adesão tenha sucesso, a bactéria deverá resistir à remoção mecânica do fluxo urinário e da secreção cervical. Diversas estruturas presentes na superfície bacteriana conferem essa grande capacidade de adesão da *N. Gonorrhoeae*: as *pili* tipo IV e fimbrias. Os *pili*, um dos principais fatores de virulência da NG, são estruturas extracelulares multifuncionais cuja ausência influencia diretamente na perda da infectividade da NG sobre a célula hospedeira. Após essa etapa de adesão tecidual, a NG invade a lâmina própria do tecido e o espaço intersticial onde será reconhecido pelas células inflamatórias, ativando a liberação do fator de necrose tumoral-alfa (TNF-alfa) e de citocinas (especialmente interleucina-8). Esses mediadores causarão apoptose de células epiteliais, gerando lesão tecidual com instalação do processo piogênico local (Fernandez et al., 2018).

A Organização Mundial da Saúde (OMS) estima que a cada ano ocorram no mundo 498,9 milhões de novos casos de infecções sexualmente transmissíveis (IST) curáveis. A infecção por CT está entre uma das IST curáveis e é considerada a mais prevalente IST bacteriana em todo o mundo com 105,7 milhões de casos novos/ano (incidência de 3%).

As demais IST curáveis além da CT são a tricomoníase (*Trichomonas vaginalis*) que apresenta 276,4 milhões de casos novos/ano (incidência de 7,8%), a gonorreia (*Neisseria gonorrhoeae*) com 106,1 milhões de casos novos/ano (incidência 3%) e a sífilis (*Treponema pallidum*) com 10,6 milhões de casos novos/ano (incidência 0,3%) (Tabela 101.1 e Figura 101.1) (Chesson et al., 2017).

A comparação da prevalência da infecção pela CT entre países é desafiada por diferenças na vigilância de cada região como sistemas ou métodos diagnósticos utilizados, programas de rastreio ou testes oportunistas para a infecção por CT e a proporção de subnotificação de cada comunidade. As infecções por CT são 10 vezes mais prevalentes do que as infecções gonocócicas em mulheres adultas jovens (LeFevre et al., 2014). Além disso, a caracterização da população interfere nessas taxas como a idade (abaixo dos 25 anos de idade ou não), o comportamento sexual desse grupo, se há uso consistente de preservativos e multiplicidade de parceiros sexuais por ano, são os principais fatores de risco para a aquisição da infecção por CT e/ou por NG (Luppi et al., 2011).

No Brasil, a infecção por CT não se inclui entre as IST de notificação compulsória, portanto, desconhece-se a real situação dessa infecção, mas estima-se que ocorram cerca de 1.967.200 novos casos anualmente. Um estudo multicêntrico nacional de 2012 observou elevada prevalência de infecção por clamídia especificamente em parturientes jovens entre 15 e 24 anos de idade (9,8%; IC 95% 8,5 a 11,1), com diferenças regionais, encontrou que, das 781 mulheres em um serviço de atenção primária em São Paulo, houve prevalência de 8,5% de positividade em mulheres sexualmente ativas. Machado et al. (2012) relataram que, na cidade de Salvador, com 100 adolescentes entre 10 e 19 anos de idade, houve prevalência de 31% de positividade para CT. Jalil et al. (2008) encontraram em estudo realizado em seis capitais brasileiras (Manaus, Fortaleza, Goiânia, Rio de Janeiro, São Paulo e Porto Alegre), com uma amostra de 3.303 gestantes, prevalência de 9,4% para CT (Lanjouw et al., 2016).

Tabela 101.1. Estimativa da incidência e prevalência anuais das quatro IST curáveis, entre indivíduos de 15 a 49 anos, por região do mundo.

	WHO regiões (número de países por região)						
Indicador	África (46)	Américas (35)	Sudoeste Asiático (11)	Europa (53)	Mediterrâneo Oriental (23)	Pacífico Ocidental (37)	Todas as Regiões
População (milhões)	384,4	476,9	945,2	450,8	309,6	986,7	3.553,6
Chlamydia							
Incidência dos casos (milhões)	8,3	26,4	7,2	20,6	3,2	40	105,7
Prevalência dos casos (milhões)	9,1	25,2	8	17,3	3	37,8	100,4
Incidência (%)	2,2	5,5	0,8	4,6	1	4,1	3
Prevalência (%)	2,4	5,3	0,8	3,8	1	3,8	2,8
Gonorreia							
Incidência dos casos (milhões)	21,1	11	25,4	3,4	3,1	42	106,1
Prevalência dos casos (milhões)	8,2	3,6	9,3	1	1	13,3	36,4
Incidência (%)	5,5	2,3	2,7	0,8	1	4,3	3
Prevalência (%)	2,1	0,8	1	0,2	0,3	1,3	1
Sífilis							
Incidência dos casos (milhões)	3,4	2,8	3	0,2	0,6	0,5	10,6
Prevalência dos casos (milhões)	14,3	6,7	12,3	0,3	1,6	1,2	36,4
Incidência (%)	0,9	0,6	0,3	0	0,2	0,1	0,3
Prevalência (%)	3,7	1,4	1,3	0,1	0,5	0,1	1
Tricomoníase							
Incidência dos casos (milhões)	59,7	85,4	42,9	22,6	20,2	45,7	276,4
Prevalência dos casos (milhões)	42,8	57,8	28,7	14,3	13,2	30,1	187
Incidência (%)	15,5	17,9	4,5	5	6,5	4,6	7,8
Prevalência (%)	11,1	12,1	3	3,2	4,3	3,1	5,3
Combinação de quatro IST							
Incidência dos casos (milhões)	92,6	125,7	78,5	46,8	26,4	128,2	498,9
Prevalência dos casos (milhões)	74,4	93,3	58,3	32,9	18,8	82,4	360,2
Incidência (%)	24,1	26,4	8,3	10,4	8,5	13	14
Prevalência (%)	19,4	19,6	6,2	7,3	6,1	8,4	10,1

IST: infecção sexualmente transmissível; WHO: World Health Organization.
Fonte: WHO, 2012.

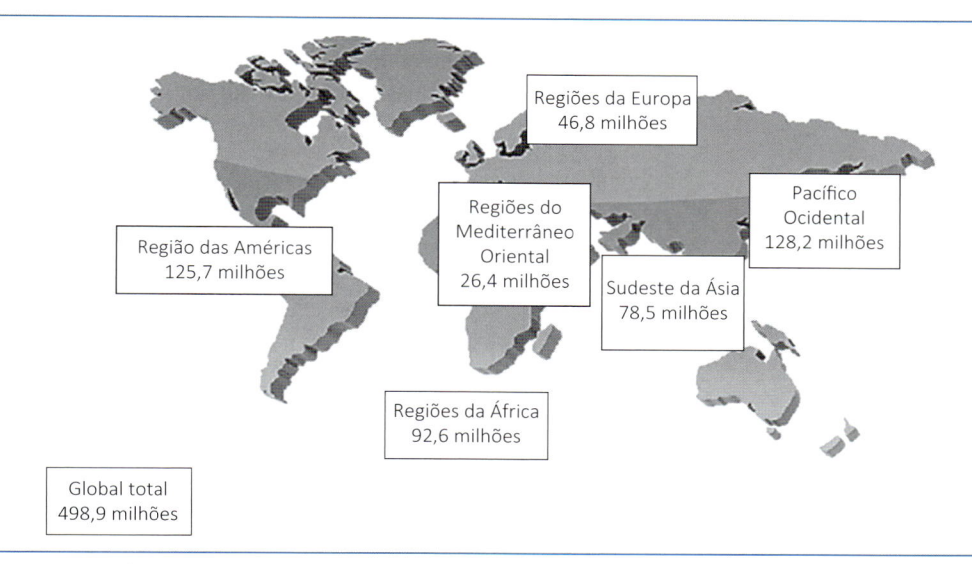

Figura 101.1. Estimativa combinada das taxas de prevalência e incidência das quarto IST curáveis no mundo, entre 15 e 49 anos. *Fonte:* OMS, 2012.

A prevalência das infecções por NG é a segunda mais alta entre as IST bacterianas, sendo o primeiro lugar ocupado pelas infecções por CT. Durante 2005 a 2008, o número mundial de casos reportados de infecções gonocócicas aumentou em 21% em adultos entre 15 e 49 anos. A prevalência mundial da infecção por NG é estimada em 0,8% e varia muito em relação às regiões geográficas. A comparação dessa prevalência com a encontrada no Brasil é dificultada pelos poucos estudos disponíveis, bem como seus resultados conflitantes, variando entre 0,7 e 18% de infecções pela NG em homens e mulheres em diversos estudos realizados no país (Jalil et al., 2008).

Embora o impacto global das IST, como a CT e a NG, seja sentido de forma mais aguda por mulheres de países em desenvolvimento, as consequências podem ser ampliadas para gestantes com riscos potenciais à saúde materna e infantil. Os estudos de prevalência em todo o mundo, de CT e NG em mulheres grávidas sugerem taxas de prevalência semelhantes, se não mais elevadas, do que em mulheres não grávidas (Adachi et al., 2016). Estudos de coorte prospectivo realizado durante o pré-natal afirmou que a prevalência da infecção por CT e NG na gravidez varia de 2 a 30%, dependendo da idade da gestante, especialmente se menos de 25 anos, e dos fatores de risco que a paciente está exposta (Berggren et al., 2011; Walker et al., 2012).

Manifestações clínicas

Após contato sexual do parceiro fonte com o novo hospedeiro e vencidas as barreiras naturais da mucosa, a infecção pela NG e/ou pela CT evoluirá para doença. O processo pode ser localizado e autolimitado sem maiores repercussões, enquanto em outros casos ocorrerão complicações no aparelho urogenital ou a distância, provocando alterações sistêmicas. O foco primário da infecção situa-se na célula endocervical, porém a NG e a CT também podem ser isoladas na uretra, reto, glândulas parauretrais de Skene e nos ductos das glândulas de Bartholin. Mais de 90% das pacientes infectadas permanecem assintomáticas ou desenvolvem sintomatologia leve que não gera procura pelo serviço de saúde e resulta num grupo de mulheres com infecção subclínica. Os sintomas predominantes incluem a cervicite, uretrite, corrimento vaginal, disúria e sangramento intermenstrual. Pode haver, também, sinais clínicos como sangramento facilmente induzido durante as coletas do exame ginecológico, em especial na infecção por CT. Entretanto, esses achados físicos são infrequentes, difíceis de serem avaliados e inespecíficos. A uretrite por CT ou NG é sugerida pela combinação de disúria e/ou polaciúria com presença de leucócitos no sedimento urinário, porém com urocultura negativa.

A CT e a NG são também causa importante de doença inflamatória pélvica (DIP), infecção ascendente do útero, trompas ou estruturas pélvicas vizinhas, que pode variar em apresentação como endometrite assintomática, salpingite, abscesso tubo-ovariano, peritonite pélvica, peri-hepatite ou periapendicite (Quadro 101.1). Até 30% das mulheres com infecções por CT e/ou NG não tratadas desenvolverão DIP cujas consequências serão graves: 20% terão infertilidade; 18 a 42% sofrerão dor pélvica crónica (DPC); e 1 a 9% terão uma gravidez tubária com risco de vida (Centers for Disease Control and Prevention, 2014).

Na gravidez, a infecção por CT e/ou por NG pode representar riscos especiais para resultados adversos como aborto espontâneo, trabalho de parto pré-termo, baixo peso ao nascer e aumento da mortalidade perinatal. Também pode haver uma associação com ruptura prematura de membranas e endomiometrite pós-parto) (Adaschi et al., 2016; Nigro et al., 2011; Rours et al., 2011; Attenburrow et al., 1985; Silva et al., 2011; Blass et al., 2007).

Se a gestante não for tratada, 20 a 50% dos recém-nascidos (RN) podem desenvolver conjuntivite por CT e outros 10 a 20% podem desenvolver pneumonia por CT. O parto vaginal está associado a maior risco de transmissão da CT; no entanto, há um pequeno risco de adquirir a infecção mesmo em RN por parto cesáreo com ruptura prematura de membranas ou até mesmo com as membranas intactas (Cluver et al., 2017; Pammi et al., 2012).

Quadro 101.1
Manifestações clínicas da CT e da NG.

Infecções urogenitais
Sintomas e sinais em mulheres:
- 70 a 95% assintomático
- Cervicite mucopurulenta com ou sangramento pós-contato
- Friabilidade cervical
- Úlceras endocervicais
- Uretrite
- Disúria
- Corrimento vaginal
- Sangramento pós-coito e sangramento intermenstrual

Sintomas e sinais sugestivos de DIP:
- Sensibilidade e dor no abdome inferior – geralmente bilateral
- Sensibilidade à mobilização cervical durante exame vaginal bimanual
- Sensibilidade anexial no exame vaginal bimanual
- Dispareunia profunda – particularmente de início recente
- Corrimento vaginal ou cervical
- Febre > 38 °C: em DIP moderada à grave

Fonte: Desenvolvido pela autoria.

O mecanismo pelo qual a infecção por clamídia e/ou por NG pode levar a resultados adversos na gravidez não é bem compreendido. Acredita-se que essas bactérias podem infectar o feto, desencadeando uma resposta inflamatória prejudicial com a liberação de citocinas, resultando em aborto espontâneo, ruptura prematura de membranas ou trabalho de parto pré-termo.

Há outra hipótese sugerindo que a infecção pela CT gere uma resposta inflamatória materna, mesmo que a bactéria não esteja mais presente. Essa resposta inflamatória induziria a rejeição embrionária em virtude de homologia da clamídia e de proteínas humanas de choque térmico, *heat shock protein* 60, HSP-60. O mecanismo mais conhecido está associado à capacidade de confundir o sistema imunológico por meio da HSP60. Essa proteína também existe em células humanas que podem ser atacadas pelos anticorpos formados para combater a HSP-60 da CT. Acredita-se ainda que este seja o mecanismo associado ao aborto de repetição.

As respostas inflamatórias à proteína de choque térmico da clamídia (HSP-60) também podem ser responsáveis por danos às trompas que provocam infertilidade tubária e gravidez ectópica. Aproximadamente 10% das primeiras gestações após uma doença inflamatória pélvica são ectópicas. A gravidez ectópica, presente em 1 a 3% das gestações, é uma condição ameaçadora da vida e continua sendo uma importante causa global de morbidade e mortalidade materna decorrentes de complicações associadas, como ruptura tubária e hemorragia. Alguns estudos da África Subsaariana (Camarões, Gana e Moçambique) relataram que a gravidez ectópica pode responder por 3,6 a 12,5% dos casos de mortes maternas naquela região.

A prematuridade foi identificada como a causa mais importante de morbimortalidade perinatal no mundo, representando 27% dos quase 4 milhões de mortes neonatais anuais notificadas, tornando-se um fator de risco para diversas comorbidades neonatais como doença pulmonar crônica, infecções e deficiências neurológicas, incluindo hemorragia intracraniana, dano à substância branca cerebral fetal e paralisia cerebral (Adachi et al., 2016).

Estudos mundiais estimaram que 14,9 milhões de RN são pré-termo. As estimativas de taxas de prematuridade variam de 5% na Europa a 18% em países africanos. Índia, China, Nigéria, Paquistão e Indonésia têm os maiores índices de nascimentos prematuros no mundo (Blencowe et al., 2012).

A grande maioria dos partos pré-termo ocorrem secundários a um trabalho de parto pré-termo espontâneo, produto final de inúmeros fatores causais. As infecções do TGI podem contribuir para até 40% dos nascimentos prematuros (Adachi et al., 2016; Pararas et al., 2006).

Uma metanálise de 12 estudos com 1.500 gestantes relatou que a infecção por clamídia durante a gravidez estava associada a um aumento do risco relativo (RR) para trabalho de parto pré-termo (RR 1,35; 95% CI 1,11 a 1,63), baixo peso ao nascer (RR 1,52, IC 95% 1,24 a 1,87) e mortalidade perinatal (RR 1,84; IC 95% 1,15 a 2,94). Estudos prospectivos mostraram que a inflamação placentária (OR 2,1, 95% CI 1,2 a 3,5) e o DNA de clamídia foram mais frequentemente isolados em placentas de gestantes que tiveram parto até 32 semanas. Outros estudos sugeriram que a infecção por CT aumentou o risco de parto pré-termo (RR 1,46, IC 95% 1,08 a 1,99) e de ruptura prematura de membranas (RR 1,50, IC 95% 1,03 a 2,17). Estudo prospectivo com 4.055 gestantes relatou que a infecção por CT estava associada a um risco quatro vezes maior de parto pré-termo (OR 4,35; IC 95%: 1,3 a 15,2) (Adaschi et al., 2016; Silva et al., 2011).

Diagnóstico

Pode-se realizar uma suspeita clínica da infecção pela CT e/ou pela NG baseando-se em alguns fatores de risco já sugeridos pela literatura durante a anamnese e seguimento da paciente.

A idade é um forte preditor de risco para essas infecções, com as maiores taxas de infecção ocorrendo em mulheres de 20 a 24 anos, seguidas por mulheres de 15 a 19 anos. Há outros fatores de risco para aquisição da CT e/ou NG: (14) (CDC, 2014).
- idade < 25 anos;
- história pessoal de uma IST anterior;
- novo parceiro sexual nos últimos 60 dias;
- mais de um parceiro sexual ou parceiro sexual com múltiplos parceiros;
- parceiro sexual diagnosticado com uma IST;
- trocar sexo por dinheiro ou drogas;
- contato sexual com profissionais do sexo;
- reunião de parceiros anônimos na internet;
- estado civil solteiro;
- baixa condição socioeconômica e cultural com ensino médio ou menor grau de instrução;
- admissão em estabelecimento correcional ou centro de detenção juvenil;
- uso de drogas ilícitas;
- vivendo em uma comunidade com alta prevalência de IST.

A seleção de mulheres jovens e sexualmente ativas para rastrear clamídia e NG é geralmente considerada custo-efetiva porque pode prevenir a DIP e suas sequelas e reduzir a prevalência da doença como resultado da detecção e tratamento precoces. A maioria das análises se concentrou em mulheres com menos de 25 anos de idade e triagem com o uso de amostras cervicais. A extensão da idade para o rastreamento até 29 anos e a realização de exames mais frequentes em mulheres com infecções prévias também podem ser custo-efetivas. A coleta de amostras de urina ou vaginal pela própria paciente tem sido estimulada e pode ser mais realista do que a coleta por um clínico (Andersen et al., 2006; Wiesenfeld, 2017).

Pose-se fazer o diagnóstico laboratorial por meio das seguintes técnicas sempre utilizando *swab* endocervical ou uretral para sua coleta (Michelon et al., 2005).

Clamídia *Trachomatis*

Cultura

É considerado o teste-padrão no diagnóstico. O meio de crescimento mais utilizado para o cultivo é o de McCoy. A presença de inclusões citoplasmáticas de corpos elementares e reticulares, após o tecido ter sido corado com anticorpo monoclonal fluorescente, indica positividade do teste. Apresenta sensibilidade de 70 a 85% e especificidade de 100%. As desvantagens do método são o custo elevado, a demora no resultado (48 a 72 horas após a inoculação) e os cuidados para manter os microrganismos viáveis.

Imunofluorescência direta

Consiste na identificação dos corpúsculos elementares com o uso de anticorpos monoclonais fluorescentes contra o LPS ou o MOMP. Apresenta sensibilidade em torno de 85% e especificidade de 98%, quando comparado à cultura. A técnica e a interpretação dos resultados exigem treinamento adequado, uma vez que as ligações inespecíficas dos anticorpos podem ter resultados falso-positivos.

Enzimaimunoensaio (EIA)

Detecta o antígeno LPS ou MOMP por meio de anticorpos mono ou policlonais marcados com enzimas. O resultado final é visualizado por fotometria, fluorescência ou quimiofluorescência. Semelhante à imunofluorescência, quando utilizado anticorpos anti-LPS, o teste fica sujeito a reações cruzadas com o LPS de outros micro-organismos, como algumas bactérias Gram-negativas (*Acinetobacter* sp., *Gardnerella*, *Neisserias*, salmonelas e algumas enterobactérias), revelando resultados falsamente positivos. A sensibilidade gira em torno de 62 a 75% e a especificidade, próxima a 98%. Pode ser realizado em equipamento automatizado e utilizar um anticorpo bloqueador, aumentando a especificidade do teste.

Pesquisa de anticorpos

Apesar da alta resposta imunológica às infecções por CT, a sorologia não é o melhor método para o seu diagnóstico. Não deve ser utilizado para *screening*, uma vez que infecções prévias podem deixar níveis séricos de anticorpos elevados, dificultando a distinção temporal de um processo infeccioso; além disso, podem ocorrer reações cruzadas com outras espécies de clamídias. Detecta anticorpos contra o antígeno LPS dos corpos elementares ou reticulares.

Pesquisa de ácidos nucleicos

A pesquisa de ácidos nucleicos é o exame mais promissor para o diagnóstico das infecções por clamídia. Pode ser feita por sondas de DNA ou por amplificação de ácidos nucleicos.

Sondas de DNA com sequência complementar ao RNA ribossomal 16S do genoma da clamídia e marcadas com éster de acridina, ao hibridizar com o DNA da *Clamídia trachomatis*, são absorvidas por magnetismo, e a reação é quantificada com uso de luminômetro. Sua sensibilidade gira em torno de 75% e a especificidade entre 95 e 99%. É um teste que, a partir da década de 1980, ganhou cada vez mais espaço, especialmente pela rapidez na obtenção dos resultados (2 a 3 horas) e a necessidade de pequena amostra de material.

Teste de amplificação de ácidos nucleicos (NAAT) consiste na amplificação de sequências de ácidos nucleicos específicos do micro-organismo pesquisado, pela obtenção de milhares de cópias de um segmento de DNA a partir de primers (iniciadores) de uma sequência de DNA-alvo. Os *primers* definem as regiões de DNA a serem amplificadas e a especificidade da técnica. É capaz de detectar pequenas quantidades de ácidos nucleicos nas amostras utilizadas. Os NAAT comercialmente disponíveis são muito sensíveis para a detecção de CT e substituíram os métodos menos sensíveis, tanto aqueles que usam como aqueles que não usam culturas. Além do *swab* endocervical e uretral, possibilita a utilização de amostras de urina.

Os testes de amplificação de DNA aprovados pela FDA e licenciados atualmente, diferem entre eles pela técnica empregada, sendo os principais e seus nomes comerciais respectivamente (Nelson et al., 2019):

- *Polymerase Chain Reaction* (PCR): Amplicor *Chlamydia* trachomatis Assay – Roche Molecular Systems®.
- *Ligase Chain Reaction* (LCR): LCX *Chlamydia* Trachomatis Assay – Abbott Laboratories®.
- *Transcription-Mediated Amplification Assay* (TMA): Gen-Probe Amplified *Chlamydia* Trachomatis [AMP-CT] Assay®.

A PCR e a LCR amplificam uma sequência de nucleotídeos do plasmídeo, enquanto a última é dirigida à porção 23s do RNA ribossomal da clamídia. Os testes de amplificação têm sensibilidade de 77 a 93%, ou seja, em torno de 20% maior do que a da cultura.

As desvantagens desses testes relacionam-se aos custos mais dispendiosos que outros métodos não culturais, mas, de menor custo que a cultura. Há consenso que os NAAT são mais efetivos para detectar infecção genital por CT que testes convencionais, além da especificidade e sensibilidade superiores, podendo, assim, substituir a cultura (Quadro 101.2) (Michelon et al., 2005; Nelson et al., 2019; Jespersen et al., 2005).

A triagem para clamídia pode ser realizada com o uso de amostras endocervicais, vaginais ou espécimes de primeira coleta de urina (a porção inicial do fluxo urinário). O Centers for Disease Control and Prevention (CDC) considera *swabs* vaginais como o tipo de amostra ideal porque os NAAT em esfregaços vaginais são tão bons quanto em *swabs* cervicais. A coleta vaginal é fácil para a maioria das mulheres e não requer exame ginecológico por profissional de saúde. Uma amostra de urina de primeira captura também é aceitável, mas pode falhar na detecção de até 10% das infecções.

Quadro 101.2 Acurácia diagnóstica de testes de clamídia por tipo de amostra.		
Tipo/Espécime	*Sensibilidade (%)*	*Valor preditivo positivo (%)*
Endocervice		
NAAT	89 a 97,1%	89,4 a 100%
PCR	86,4 a 95,8%	88,5 a 100%
Swab vaginal		
NAAT	89,9%	92,2%
PCR	93,3%	92,1 a 100%
Colhido pela paciente		
NAAT	93,3 a 97%	94,9 a 99,4%
PCR	90,7 a 98%	87,3 a 99,4%
Urina		
NAAT	72 a 98,2%	92,5 a 96,5%
PCR	84 a 96,1%	92,7 a 99%

NAAT: teste amplificação do ácido nucleico; PCR: *polymerase chain reaction*. *Fonte:* Adaptado de Nelson et al., 2014.

Neisseria Gonorreia

O diagnóstico de gonorreia é um desafio contínuo. O organismo é sensível, exigindo coleta e transporte meticulosos para o cultivo bem-sucedido. As infecções assintomáticas são comuns e passam despercebidas pelos métodos convencionais, ocasionando transmissão contínua e risco de complicações. Os NAAT oferecem maior sensibilidade em comparação à cultura bacteriana. Entretanto, eles não informam sobre a suscetibilidade ou resistência a antibióticos. Além disso, o uso da abordagem sindrômica resultou em redução no número de diagnósticos específicos de NG, o que dificulta treinamento de habilidades técnicas no cultivo delicado desse agente e no desenvolvimento de novos testes mais específicos e sensíveis (Verma et al., 2016).

A cultura ainda é considerada o "padrão-ouro" para o diagnóstico definitivo de gonorreia. O isolamento primário dos gonococos requer um meio de cultura seletivo contendo agentes antimicrobianos que inibem o crescimento de outras bactérias e fungos, como os meios modificados Thayer-Martin, Martin-Lewis. Em laboratórios com medidas de bom controle de qualidade, a sensibilidade da cultura pode variar de 85 a 95%. Além disso, o procedimento requer pelo menos 48 a 72 horas. A determinação da sensibilidade a antimicrobianos pode ser realizada apenas com o uso de métodos baseados em cultura.

Outros testes não culturais foram introduzidos como os ensaios de hibridação de ácidos nucleicos (comercialmente incluem os ensaios Gen-Probe PACE 2 e Digene Hybrid Capture II). Os valores de sensibilidade e especificidade relatados para esses testes sugerem que eles não são tão sensíveis ou específicos quanto uma cultura, por isso estão em desuso (John et al., 2014; Verma et al., 2016).

Os NAAT (PCR e LCR) ganharam popularidade porque um baixo limite de detecção é de importância crucial para o diagnóstico de infecções assintomáticas e oferecem sensibilidades de detecção acima de 90% e especificidade muito alta, geralmente ≥ 99% (Verma et al., 2016).

Teste diagnósticos de CT e NG em mulheres

Os testes de amplificação de ácido nucleico (NAAT) são o método diagnóstico recomendado.

- Um *swab* vaginal ou endocervical coletado por um médico é o tipo de amostra recomendado quando a paciente for submetida a exame ginecológico. Amostras autocoletadas são uma opção para a triagem de mulheres quando um exame ginecológico não é indicado de outra forma.
- Uma primeira amostra de urina coletada é aceitável, mas pode detectar até 10% menos infecções quando comparada com amostras de *swab* vaginal e endocervical.
- Um *swab* endocervical para cultura de NG deve ser obtido e para avaliação de sensibilidade a antibióticos em pacientes que receberam tratamento recomendado, mas tiveram NAAT de controle positivo para NG (≥ 7 dias após o tratamento).

Recomendações do rastreio na gestação da CT

Um grande avanço na abordagem da infecção pré-natal por CT e/ou por NG seria uma política nacional para rastrear todas as gestantes, independentemente dos sintomas. A detecção precoce dessas bactérias pode prevenir efeitos adversos significativos ginecológicos e obstétricos, além de reduzir a morbidade neonatal e mortalidade perinatal.

Para crianças, a causa mais comum de morbidade é a conjuntivite neonatal. Esta vem sendo manejada, historicamente, por meio da profilaxia ocular neonatal universal com nitrato de prata. A Sociedade Canadense de Pediatria (SCP) não mais recomenda profilaxia ocular para a prevenção de conjuntivite gonocócica e por CT, pois o foco dessa profilaxia voltou-se para o rastreio dessas duas infecções durante o pré-natal permitindo o tratamento da gestante antes do parto.

Quatorze países têm políticas atuais de triagem no pré-natal da infecção por CT e NG: Austrália; Bahamas; Bulgária; Canadá; Estônia; Japão; Alemanha; Letônia; Nova Zelândia; Coreia; Romênia; Suécia; Reino Unido; e Estados Unidos. Austrália, Nova Zelândia, Letônia e Estados Unidos restringiram a triagem pré-natal para mulheres com idade ≤ 25 anos e aquelas de maior risco. A OMS e alguns países recomendam tratar apenas gestantes sintomáticas. Essa postura não é o mesmo que a triagem universal. As políticas de nível nacional para apoiar a triagem de rotina para infecção por CT e NG seriam fundamentais para prevenir resultados adversos na gravidez e perinatais (Medline et al., 2017).

Diretrizes clínicas em muitos países recomendam a triagem anual de CT para todas as mulheres jovens sexualmente ativas (< 25 anos de idade) e se estendem a homens jovens em alguns países. As diretrizes do Programa Nacional de Rastreio da *Chlamydia* (NCSP) recomendam repetir o teste anualmente ou na mudança de parceiro sexual para todos os sexualmente ativos < 25 anos e, em 2013, começaram a incluir recomendações de novo NAAT cerca de 3 meses após o tratamento de paciente com um teste positivo.

Existem várias diretrizes de triagem para o rastreamento de CT e NG durante a gravidez. Essas diretrizes diferem em função da sua população-alvo, se o rastreio abrange universalmente todas as gestantes ou apenas aquelas com fatores de risco elevado para essas infecções.

- Os Centros de Controle e Prevenção de Doenças (CDC), a Força-Tarefa de Serviços Preventivos dos Estados Unidos (USPSTF) e o Colégio Americano de Obstetras e Ginecologistas (ACOG) recomendam triagem para CT na primeira consulta pré-natal, e repetição no 3º trimestre para todas as gestantes com menos de 25 anos de idade e também para aquelas com mais de 25 anos com os fatores de risco para IST.
- A Sociedade Canadense de Ginecologistas e Obstetras nas diretrizes de 2015 para o cuidado pré-natal de adolescentes recomenda a triagem de rotina para CT e NG na primeira visita pré-natal, no 3º trimestre, no pós-parto e em qualquer outro momento durante a gravidez se houver riscos.
- A Sociedade Canadense de Pediatria: recomenda rastreio universal na primeira consulta de pré-natal e repetição do exame após 3 meses do tratamento para aquelas cujo exame foi inicialmente positivo. A repetição do teste também deve ser feita para as gestantes com teste inicialmente negativo e que correm alto risco de adquirir a infecção ao longo da gestação. Se a repetição da triagem for necessária, as diretrizes recomendam que seja realizada por volta da 28ª semana de gestação e no momento do parto.
- O Department of Veterans Affairs e o Department of Defense americano recomenda triagem de todas as mulheres grávidas para CT no exame físico inicial, pois a detecção precoce e o tratamento adequado da infecção por CT e NG em gestantes assintomáticas previnem futuras complicações da infecção que elevariam a morbidade neonatal e puerperal. Definindo assim, que após o rastreio e diagnóstico:
  - Gestantes com culturas positivas para CT/NG devem usar antibioticoterapia [Nível de Evidência e Força de Recomendação IIB];
  - Gestantes com exames positivos para CT/NG devem ser rastreadas para outras IST [IIB];
  - Realização de um teste de cura microbiológica deve ser realizado 3 a 4 semanas após término do tratamento [IIIC];
  - Aconselhamento para reduzir a taxa de reinfecção [IIC];
  - Testar e tratar parceiro sexual adequadamente [IIC].

No Brasil, o Ministério da Saúde (MS) a partir de 1999, passou a sugerir o rastreio para sífilis, gonorreia e clamídia em gestantes e adolescentes em serviços específicos de saúde como nos serviços de planejamento familiar, atendimento pré-natal e prevenção do câncer cervical e uterino. No entanto, nos serviços públicos brasileiros, são raros os locais que oferecem a pesquisa de CT/NG. Nos serviços privados, geralmente só se faz a pesquisa em casos sintomáticos ou quando um dos parceiros sexuais está acometido (MS, 2015; de Codes et al., 2006).

O teste de CT continua a ser um desafio em situações de poucos recursos em virtude do custo, e o tratamento da infecção genital ainda é baseado em uma abordagem sindrômica, endossada pelo MS brasileiro e pela OMS. Infelizmente, a abordagem sindrômica tem baixa sensibilidade (30 a 80%) apresentando um desempenho particularmente ruim para a detecção e eliminação de CT, que é tipicamente assintomática (van der Eem et al., 2016; Adashi et al., 2016).

Tratamento

A erradicação da infecção pela CT e/ou pela NG durante a gravidez com medicamentos antibacterianos tem objetivos primários e secundários.

Destaca-se como objetivo primário o tratamento de sintomas e consequências da infecção como corrimento, cervicite, doença tubária. Os objetivos secundários podem se subdividir em maternos e fetais/neonatais. Entre os objetivos maternos, estão principalmente a redução das complicações obstétricas como o trabalho de parto pré-termo, perda precoce da gestação, ruptura prematura de membranas, corioamnionite. A redução do risco de infecção puerperal como a endomiometrite também faz parte dos objetivos secundários maternos, assim como risco de sepse e internação prolongada da puérpera em função das consequências da infecção não tratada. Entre os objetivos fetais/neonatais, estão a redução da mortalidade perinatal, do baixo peso ao nascer, do nascimento prematuro e dos riscos de conjuntivite e pneumonia neonatais (Blas et al., 2007).

Para o alcance dos objetivos primários e secundários, é fundamental que haja cura microbiológica e, para tanto, deve-se realizar um novo teste diagnóstico para CT/NG pelo menos 3 semanas após o tratamento da gestante.

As diretrizes dos CDC (2015) recomendam o tratamento da infecção por CT na gravidez com azitromicina, com base na prática clínica, por ser segura e eficaz. As alternativas recomendadas sugeridas pelo documento são amoxicilina e eritromicina. Um teste de cura é recomendado em mulheres grávidas 3 a 4 semanas após o tratamento e novamente 3 meses depois. Experiências clínicas e estudos publicados sugerem que a azitromicina é segura e eficaz na gravidez, e a OMS (2012) recomenda seu uso na gestação, pois a doxiciclina e a ofloxacina são contraindicadas durante a gravidez. Regimes recomendados com nível de evidência I e grau de recomendação A:

- Azitromicina 1 g em dose única; ou
- Eritromicina 500 mg 4 vezes por dia durante 7 dias; ou
- Amoxicilina 500 mg 3 vezes ao dia durante 7 dias.

A eritromicina, esquema alternativo a azitromicina, tem um perfil de efeitos colaterais significativo com eficácia inferior a 95%. Um estudo randomizado não cego comparando azitromicina com eritromicina em gestantes mostrou eficácia semelhante, no entanto a azitromicina foi muito mais bem tolerada com uma descontinuação do tratamento de 19% com eritromicina contra 2% das mulheres usando azitromicina. Amoxicilina teve uma taxa de cura semelhante à eritromicina com perfil de efeitos colaterais muito melhor (Dukers-Muijrers et al., 2012).

O Ministério da Saúde do Brasil, 2016, em parceria com a Universidade Federal de Santa Catarina, realizou estudo de vigilância da resistência *in vitro* do gonococo – o Projeto "SenGono". Participaram da Rede de Monitoramento da Resistencia Antimicrobiana do Gonococo sete sítios em diferentes localidades no país: Porto Alegre; Florianópolis; São Paulo; Belo Horizonte; Brasília; Salvador e Manaus. Além das resistências já bem estabelecidas às sulfas, tetraciclinas e penicilinas, constatou-se resistência emergente e em expansão ao ciprofloxacino, com taxas superiores a 50% em todas as regiões do país. No entanto, as amostras em todos o país de NG apresentam alta suscetibilidade as cefalosporinas de 3ª geração.

Diante do exposto e considerando-se a Portaria n. 1.897, de 26 de julho de 2017, que estabelece a Relação Nacional de Medicamentos Essenciais – RENAME 2017, o esquema terapêutico preferencial, preconizado para a infecção gonocócica anogenital não complicada (uretra, colo do útero e reto) em todo o país, passa a ser constituído por ceftriaxona um grama (g) intramuscular (IM) dose única associada à azitromicina 1 g via oral (VO) em dose única.

Considerações finais

As IST não tratadas na gravidez, particularmente a CT e a NG, continuam a impactar negativamente a saúde de mulheres e RN em todo o mundo em razão de políticas adequadas de triagem e tratamento de IST na maioria dos países.

A evidência coletiva dos estudos parece apoiar a possibilidade de benefícios para o rastreio universal e tratamento pré-natal da CT e da NG. Ensaios clínicos randomizados em larga escala para investigar o verdadeiro impacto e custo-efetividade das iniciativas de triagem e tratamento para melhorar os desfechos obstétricos e neonatais são urgentemente necessários.

Espera-se que a evolução contínua de melhores evidências e o aumento da disponibilidade de ensaios de detecção da CT e da NG acabem por persuadir os formuladores de políticas públicas a abordar a triagem e o tratamento de qualquer IST na gravidez. O investimento em saúde sexual e reprodutiva protege mulheres, crianças e adolescentes e não pode ser negligenciado.

LEITURAS COMPLEMENTARES

Adachi K, Nielsen-Saines K, Klausner JD. Chlamydia trachomatis Infection in Pregnancy: The Global Challenge of Preventing Adverse Pregnancy and Infant Outcomes in Sub-Saharan Africa and Asia. Biomed Res Int. 2016;2016:9315757.

Andersen B, Gundgaard J, Kretzschmar M, Olsen J, Welte R, Oster-Gaard L. Prediction of costs, effectiveness, and disease control of a population-based program using home sampling for diagnosis of urogenital Chlamydia trachomatis Infections. Sex Transm Dis. 2006 Jul;33(7):407-15.

Attenburrow AA, Barker CM. Chlamydial pneumonia in the low birthweight neonate. Arch Dis Child. 1985 Dec;60(12):1169-72.

Berggren EK, Patchen L. Prevalence of Chlamydia trachomatis and Neisseria gonorrhoeae and repeat infection among pregnant urban adolescents. Sex Transm Dis. 2011 Mar;38(3):172-4.

Blas MM, Canchihuaman FA, Alva IE, Hawes SE. Pregnancy outcomes in women infected with Chlamydia trachomatis: A population-based cohort study in Washington State. Sex Transm Infect. 2007 Jul;83(4):314-8.

Blencowe H, Cousens S, Oestergaard MZ, Chou D, Moller A-B, Narwal R et al. National, regional, and worldwide estimates of preterm birth rates in the year 2010 with time trends since 1990 for selected countries: A systematic analysis and implications. Lancet. 2012 Jun 9;379(9832):2162-72.

Brasil. Ministério da Saúde. Manual de vigilância do tracoma e sua eliminação como causa de cegueira. 2.ed. Brasília; 2014.

Brasil. Ministério da Saúde. Protocolo Clínico de Diretrizes Terapêuticas Infecções Sexualmente Transmissíveis; 2015.

Centers for Disease Control and Prevention. 2012 Sexually Transmitted Diseases Surveillance. Department of Health and Human Services, Centers for Disease Control and Prevention; 2014.

Chesson HW, Mayaud P, Aral SO. Sexually Transmitted Infections: Impact and Cost-Effectiveness of Prevention. In: Holmes KK, Bertozzi S, Bloom BR, Jha P (ed). Major Infectious Diseases [Internet]. 3rd ed. Washington (DC): The International Bank for Reconstruction and Development/The World Bank; 2017. [Citado 2019 Jun 18]. Disponível em: http://www.ncbi.nlm.nih.gov/books/NBK525195/.

Cluver C, Novikova N, Eriksson DO, Bengtsson K, Lingman GK. Interventions for treating genital Chlamydia trachomatis infection in pregnancy. Cochrane Database Syst Rev. 2017 22;9:CD010485.

de Codes JS, Cohen DA, de Melo NA, Teixeira GG, Leal A dos S, Silva T de J et al. Screening of sexually transmitted diseases in clinical and non-clinical settings in Salvador, Bahia, Brazil. Cad Saúde Pública. 2006 Feb;22(2):325-34.

Dukers-Muijrers NHTM, Morré SA, Speksnijder A, van der Sande MAB, Hoebe CJPA. Chlamydia trachomatis test-of-cure cannot be based on a single highly sensitive laboratory test taken at least 3 weeks after treatment. PLoS ONE. 2012;7(3):e34108.

Jalil EM, Pinto VM, Benzaken AS, Ribeiro D, Oliveira EC de, Garcia EG et al. Prevalence of Chlamydia and Neisseria gonorrhoeae infections in pregnant women in six Brazilian cities. Rev Bras Ginecol Obstet. 2008 Dec;30(12):614-9.

Jespersen DJ, Flatten KS, Jones MF, Smith TF. Prospective comparison of cell cultures and nucleic acid amplification tests for laboratory diagnosis of Chlamydia trachomatis Infections. J Clin Microbiol. 2005 Oct;43(10):5324-6.

John R. Papp, Julius Schachter, Charlotte A. Gaydos, Barbara Van Der Pol. Recommendations for the Laboratory-Based Detection of Chlamydia trachomatis and Neisseria gonorrhoeae – 2014. MMWR 2014;63-No2 RR-15:1-19.

Kaiser Foudation Health Plan of Washington. Prenatal Care Screening and Testing Guideline; 2018. p.20.

Lanjouw E, Ouburg S, de Vries HJ, Stary A, Radcliffe K, Unemo M. 2015 European guideline on the management of Chlamydia trachomatis infections. Int J STD AIDS. 2016 Apr;27(5):333-48.

LeFevre ML, U.S. Preventive Services Task Force. Screening for Chlamydia and gonorrhea: U.S. Preventive Services Task Force recommendation statement. Ann Intern Med. 2014 Dec 16;161(12):902-10.

Luppi CG, de Oliveira RLS, Veras MA, Lippman SA, Jones H, de Jesus CH et al. Early diagnosis and correlations of sexually transmitted infections among women in primary care health services. Rev Bras Epidemiol. 2011 Sep;14(3):467-77.

Machado MSC, Costa e Silva BFB da, Gomes ILC, Santana IU, Grassi MFR. Prevalence of cervical Chlamydia trachomatis infection in sexually active adolescents from Salvador, Brazil. Braz J Infect Dis. 2012 Apr;16(2):188-91.

Medline A, Joseph Davey D, Klausner JD. Lost opportunity to save newborn lives: Variable national antenatal screening policies for Neisseria gonorrhoeae and Chlamydia trachomatis. Int J STD AIDS. 2017;28(7):660-6.

Michelon J, Boeno A, Cunha Filho EV, Berg C, Torrens MCT. Diagnosis methods' for Chlamydia trachomatis genital infection. Scientia Medica, Porto Alegre: PUCRS. 2005 abr./jun.;15(2).; Disponível em: revistaseletronicas.pucrs.br/ojs/index.php/scientiamedica/article/viewFile/1556/7972.

Nelson HD, Zakher B, Cantor A, Deagas M, Pappas M. Screening for Gonorrhea and Chlamydia: Systematic Review to Update the U.S. Preventive Services Task Force Recommendations [Internet]. Rockville (MD): Agency for Healthcare Research and Quality (US); 2014. [Citado 2019 Jun 18]. (U.S. Preventive Services Task Force Evidence Syntheses, formerly Systematic Evidence Reviews). Disponível em: http://www.ncbi.nlm.nih.gov/books/NBK248299/.

Nigro G, Mazzocco M, Mattia E, Di Renzo GC, Carta G, Anceschi MM. Role of the infections in recurrent spontaneous abortion. J Matern Fetal Neonatal Med. 2011 Aug;24(8):983-9.

Pararas MV, Skevaki CL, Kafetzis DA. Preterm birth due to maternal infection: Causative pathogens and modes of prevention. Eur J Clin Microbiol Infect Dis. 2006 Sep;25(9):562-9.

Penna GO, Hajjar LA, Braz TM. [Gonorrhea]. Rev Soc Bras Med Trop. 2000 Oct;33(5):451-64.

Rours GIJG, Duijts L, Moll HA, Arends LR, de Groot R, Jaddoe VW et al. Chlamydia trachomatis infection during pregnancy associated with preterm delivery: A population-based prospective cohort study. Eur J Epidemiol. 2011 Jun;26(6):493-502.

Screening for Chlamydia and Gonorrhea During Pregnancy: A Health Technology Assessment. In: CADTH Report / Project in Briefs [Internet]. Ottawa (ON): Canadian Agency for Drugs and Technologies in Health; 2011. [Citado 2019 Jun 19]. Disponível em: http://www.ncbi.nlm.nih.gov/books/NBK538784/.

Silva MJPM de A, Florêncio GLD, Gabiatti JRE, Amaral RL do, Eleutério Júnior J, Gonçalves AK da S. Perinatal morbidity and mortality associated with Chlamydial infection: A meta-analysis study. Braz J Infect Dis. 2011 Dec;15(6):533-9.

Stamm WE, Jones R, Batteiger B. Trachoma, perinatal infections, lymphogranuloma venereum, and other genital infections. Chlamydia trachomatis. In: Principles and practice of infectious diseases. Philadelphia: Elsevier Churchill Livingstone; 2005. p.2239.

Thaiz Fernandes, Fernando Bortolozzi, Keite Nogueira, Camila Marconi, Cristina Leise Bastos Monteiro. Resistência de Neisseria gonorrhoeae a antimicrobianos na prática clínica: como está o Brasil? Femina. 2018;46(2):75.

VA/DoD Clinical Practice Guideline for Pregnancy Management Department of Veterans Affairs Department of Defense; 2009.

van der Eem L, Dubbink JH, Struthers HE, McIntyre JA, Ouburg S, Morré SA et al. Evaluation of syndromic management guidelines for treatment of sexually transmitted infections in South African women. Trop Med Int Health. 2016;21(9):1138-46.

Verma R. Gonorrhoea diagnostics: An update. Indian J Med Microbiol. 2016;34:139-45.

Walker J, Tabrizi SN, Fairley CK, Chen MY, Bradshaw CS, Twin J et al. Chlamydia trachomatis incidence and re-infection among young women – Behavioural and microbiological characteristics. PLoS ONE. 2012;7(5):e37778.

Wiesenfeld HC. Screening for Chlamydia trachomatis Infections in Women. N Engl J Med. 2017 01;376(22):2198.

Workowski KA, Bolan GA, Centers for Disease Control and Prevention. Sexually transmitted diseases treatment guidelines, 2015. MMWR Recomm Rep. 2015 Jun 5;64(RR-03):1-137.

World Health Organization. Department of Reproductive Health Research, Geneva, Switzerland; 2012.

102

Vulvovaginites

Andréa da Rocha Tristão
Benedito de Sousa Almeida Filho
Márcia Guimarães da Silva

A microbiota vaginal é considerada equilibrada quando as espécies de *Lactobacillus* spp. predominam em relação às outras espécies bacterianas que constituem esse ambiente. Ao longo dos anos, tem sido demonstrado que a diminuição ou mesmo depleção dos *Lactobacillus* spp. promovem significativas alterações no sistema imune do hospedeiro e aumentam o risco para importantes complicações ginecológicas e obstétricas como doença inflamatória pélvica, infecções pós-cirúrgicas e desfecho gestacional adverso – rotura prematura de membranas ovulares (RPMO), trabalho de parto pré-termo (TPP), baixo peso ao nascimento e infecção puerperal. Outra séria consequência das disbioses vaginais é o aumento do risco de aquisição de infecções sexualmente transmissíveis (IST) como tricomoníase, infecção clamidiana, gonorreia e infecção pelo vírus da imunodeficiência humana (HIV), além de evolução desfavorável da infecção pelo papiloma vírus humano (HPV).

Os mecanismos relacionados ao efeito protetor da microbiota dominada pelos *Lactobacillus* spp. têm sido demonstrados em estudos *in vitro* que indicam que a produção do peróxido de hidrogênio e principalmente a produção de ácido lático pelos lactobacilos são capazes de inibir o crescimento de diversos outros comensais do ambiente vaginal e até mesmo a replicação do HIV, bem como dificultar o ciclo de permanência de bactérias intracelulares como a *Chlamydia trachomatis*. Estudos mais recentes de Witkin e Linhares (2016) e Linhares et al. (2011) demonstram a habilidade dos lactobacilos em liberar bacteriocinas capazes de exterminar bactérias. Interferem também com a adesão microbiana às células epiteliais vaginais e equilibram a resposta imune inata, efeito este correlacionado ao isômero D do ácido lático, produzido por algumas espécies de lactobacilos. Sabe-se também que o microbioma vaginal em que predominam lactobacilos que produzem isômero D de ácido lático otimiza o tempo de *clearance* do vírus HPV, minimizando as temíveis consequências dessa infecção.

Muitas das infecções do trato genital inferior (TGI) estão envolvidas em complicações maternas e perinatais indesejáveis e potencialmente graves. As vulvovaginites, muito frequentes em nossa população, propiciam ascensão bacteriana e consequente infecção polimicrobiana da cavidade amniótica, cenário comum nos casos de corioamnionite, TPP e RPMO. Estudos recentes de Noda-Nicolau et al. (2016, 2018), sugerem que bactérias, como *Gardnerella vaginalis* e micoplasmas genitais são capazes de induzir resposta inflamatória nas membranas fetais *in vitro*.

Quadros de vaginose bacteriana (VB) e vaginite aeróbia (VA) podem ser assintomáticos em muitas pacientes e, assim sendo, não são diagnosticados, podendo, a depender da interação com o hospedeiro e a consequente resposta imune suscitada, culminar em desfecho gestacional adverso. Até mesmo a candidíase vaginal, se não diagnosticada e tratada de maneira adequada, tem potencial para causar danos maternos e fetais. A tricomoníase vaginal, IST clássica, também necessita de rastreamento rotineiro no pré-natal, idealmente por métodos moleculares de diagnóstico, tendo em vista a baixa sensibilidade do exame microscópico direto do conteúdo vaginal com solução salina, especialmente em populações com baixa prevalência.

Infelizmente, como são comumente negligenciadas na assistência pré-natal, ressalta-se a necessidade de instituírem-se protocolos de busca ativa. Farr et al. (2015) recomendam essa estratégia visando o diagnóstico, tratamento e seguimento adequados dessas condições no ciclo gravídico-puerperal, especialmente para pacientes com antecedentes de prematuridade e desfechos gestacionais adversos.

Idealmente, todas as gestantes deveriam ser rastreadas para as infecções do TGI, no 1º e 3º trimestre da gestação, tendo em vista a ausência de sintomas em grande número de pacientes. Apesar de não se ter estabelecido o mecanismo exato pelo qual a infecção do TGI esteja implicada no desfecho gestacional adverso, é inquestionável a associação presente e nebulosa a interação entre as respostas imunes do hospedeiro e determinados agentes etiológicos, como *Trichomonas vaginalis* e o *core* patológico da VB.

Vaginose bacteriana

Entre as disbioses vaginais encontradas em mulheres em idade reprodutiva, a VB é a mais comum, com prevalência global em torno de 30%. Essa condição é caracterizada pela substituição dos *Lactobacillus* spp. por outras espécies bacterianas, em sua maioria, anaeróbias. O sintoma mais reportado por mulheres com VB é o mau odor genital, que caracteristicamente se exacerba após a menstruação e após o coito desprotegido. No entanto, cerca de 50% das mulheres com essa disbiose não apresentam sintomas, constituindo, assim, um desafio para o diagnóstico e subsequente tratamento.

A alta taxa de mulheres assintomáticas representa um problema na prática clínica, visto as sérias consequências ginecológicas e obstétricas associadas à VB, principalmente nos casos de recorrência. Em gestantes, a VB assume importância ainda maior tendo em vista a associação com desfecho gestacional adverso e levando-se em consideração a falta de protocolos que objetivamente recomendem rastreamento universal da população obstétrica, longitudinalmente, durante o pré-natal. Pensando-se no panorama ideal, o melhor seria que todas as mulheres que planejam gestação estivessem com a microbiota vaginal equilibrada, dominada pelos lactobacilos, necessitando-se para tal diagnóstico, avaliação adequada do conteúdo vaginal com exame microscópico do conteúdo vaginal, de fácil execução e altamente custo-efetivo.

O diagnóstico clínico de VB pode ser confirmado pela presença de pelo menos três dos quatro critérios estabelecidos por Amsel et al. (1983) que incluem corrimento vaginal branco-acinzentado homogêneo, pH vaginal igual ou superior a 4,5, teste das aminas positivo e achado de *clue cells* no exame microscópico direto do conteúdo vaginal, porém com sensibilidade inferior ao do método definido como padrão-ouro. Estabelece-se como *gold standard* para diagnóstico, a análise dos esfregaços vaginais corados pelo método de Gram, aplicando-se os critérios de Nugent et al. (1991). Esse escore baseia-se na atribuição de pontos de acordo com a semiquantificação de morfotipos bacterianos presentes nas amostras e classificam a microbiota como tipo I (escores 0 a 3), tipo II (escores 4 a 6) e tipo III (escores 7 a 10 – casos de VB) (Tabela 102.1 e Figura 102.1).

É conhecimento bem estabelecido que a VB é uma entidade polimicrobiana e que sua composição pode variar entre os diferentes casos. Muitas espécies já foram identificadas como associadas a ela, utilizando-se meios de cultura, entre as quais destaca-se a *G. vaginalis*. No entanto, as técnicas moleculares mais recentemente estudadas, além de confirmarem as espécies já identificadas por meios de cultura, como *Prevotella bivia*, *Mobiluncus curtisii*, também possibilitaram a detecção de inúmeras espécies bacterianas

até então não identificadas, como *Atopobium vaginae*, *Leptotrichia* spp., *Megasphaera* spp., entre outras. No estudo do microbioma vaginal, segundo Ravel et al. (2011), utiliza-se reação de pirosequenciamento do RNA ribossômico 16s, na região hipervariável v3/v5, possibilitando a caracterização dos táxons em gênero e espécie, permitindo também a determinação da abundância relativa dos mesmos. Trata-se de técnica de enorme importância científica, trazendo novas perspectivas no entendimento do microbioma vaginal e principalmente das inter-relações com o hospedeiro.

Para tratamento da VB, de acordo com o protocolo do CDC (2021), os seguintes esquemas podem ser utilizados:
Primeira opção:
- Metronidazol 250 mg 2 comprimidos VO 12/12 horas por 7 dias;
- Metronidazol gel vaginal a 0,75% 1 x/dia por 5 dias;
- Clindamicina creme vaginal a 2% 1 x/dia por 7 dias.
Segunda opção:
- Clindamicina 300 mg VO 12/12 horas por 7 dias.
- Obs. 1: O metronidazol pode ser utilizado desde o 1º trimestre da gestação, mesmo por via oral, nas doses acima preconizadas. Vale ressaltar que se trata de droga categoria B segundo a classificação da Food and Drug Administration (FDA, 2019).
- Obs. 2: Recomenda-se fortemente a realização do controle de cura microbiológico, a ser coletado 30 dias após o último dia de tratamento, preferencialmente com exame microscópico do conteúdo vaginal corado pelo método de Gram.

Vaginite aeróbia

Descrita por Donders et al., em 2002, a VA compreende estado de disbiose vaginal no qual a microbiota lactobacilar é substituída por flora cocácea e espécies da família Enterobacteriaceae, com presença de leucócitos polimorfonucleares e células parabasais do epitélio vaginal. Geralmente, difere da VB por apresentar inflamação local, às vezes importante, e teste de aminas negativo. Estudos demonstram que a produção de citocinas pró-inflamatórias, como interleucina (IL-)1β, IL-6 e IL-8, nesta condição é significativamente maior.

Sua prevalência na gestação é relativamente baixa (4 a 8%), porém diversos estudos, como o de Han et al. (2019), demonstram associação com desfechos gestacionais adversos, incluindo infecções neonatais graves (funisites e septicemias).

Clinicamente, observa-se conteúdo vaginal aumentado, inflamação local, pH ≥ 4,5, teste das aminas negativo. O diagnóstico deve ser confirmado pelo exame microscópico direto do conteúdo vaginal em solução salina, preferencialmente em microscopia de contraste de fase, segundo os critérios estabelecidos por Donders et al. (2002) (Quadro 102.1) (Figura 102.2).

Quanto ao tratamento durante a gestação, opta-se pela utilização de antibióticos, preferencialmente por via oral: amoxicilina clavulanato 500/125 mg a cada 8 horas por 7 a 10 dias ou clindamicina 300 mg a cada 12 horas por 7 a 10 dias. Recomenda-se a realização do controle de cura microbiológico, a ser coletado 30 dias após o último dia de tratamento com exame microscópico em contraste de fase do conteúdo vaginal em solução salina.

Tabela 102.1. Método padronizado de graduação para avaliação de esfregaços vaginais corados pelo Gram no diagnóstico de vaginose bacteriana.

Morfologia bacteriana	Pontos por tipo morfológico				
	0	1+	2+	3+	4+
Bacilo Gram + Grande	4	3	2	1	0
Bacilo Gram – Pequeno	0	1	2	3	4
Bacilo Gram – Curvo	0	1	1	2	2

Fonte: Nugent et al., 1991.

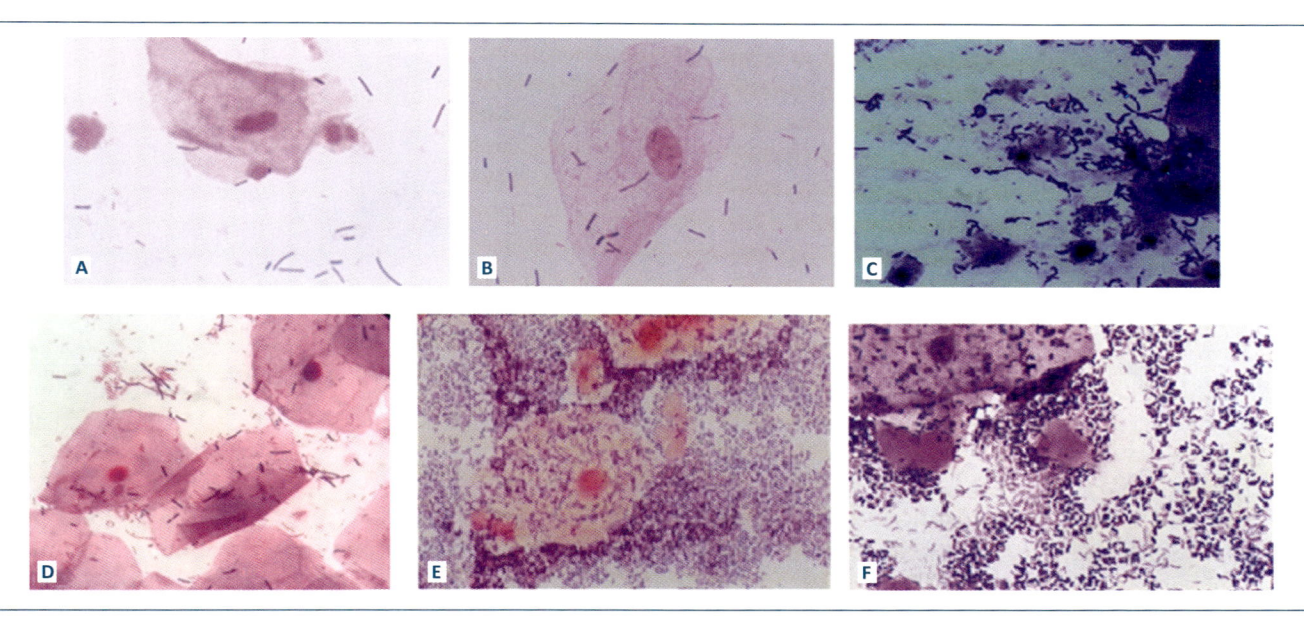

Figura 102.1. Exame microscópico do conteúdo vaginal corado pelo método de Gram. (A e B) Flora do tipo I. (C e D) Flora do tipo II. (E e F) Flora do tipo III – Vaginose bacteriana.
Fonte: Acervo da autoria.

	Quadro 102.1 — Método padronizado de graduação para avaliação de esfregaços vaginais a fresco avaliados sob microscopia de contraste de fase.				
Escore	Grau de lactobacilos	Número de leucócitos	Proporção de leucócitos tóxicos	Microbiota de fundo	Proporção de células parabasais
0	I – Predomínio lactobacilar com discreta microbiota acessória IIa – Predomínio lactobacilar com microbiota acessória em moderada quantidade	≤ 10 leucócitos/campo	0 ou raros leucócitos com granulações tóxicas	Microbiota acessória escassa	0 a 1% células parabasais
1	IIb – Diminuição de lactobacilos e microbiota acessória predominante	> 10 leucócitos/campo e ≤ leucócitos/célula epitelial	≤ 50% leucócitos com granulações tóxicas	Microbiota acessória cocobacilar/cocácea	≤ 10% células parabasais
2	III – Ausência de lactobacilos e microbiota acessória exuberante	> 10 leucócitos/célula epitelial	≥ 50% leucócitos com granulações tóxicas	Microbiota cocácea/agrupada	> 10% células parabasais

Fonte: Donders et al., 2002.

Candidíase vulvovaginal

A candidíase vulvovaginal é uma importante causa de corrimento genital na gravidez, com prevalência em torno de 20% e episódios de recorrência em cerca de 5 a 10% das pacientes. A *Candida albicans* é o principal agente etiológico e corresponde a fungo saprófita, capaz de formar pseudo-hifas. Outras espécies, como *C. tropicalis, C. glabrata, C. krusei* e *C. parapsilosis* contribuem em 10 a 20% dos casos e costumam ser mais resistentes ao tratamento convencional.

Durante a gestação, a vagina é mais suscetível à candidíase, resultando em maior incidência de colonização e vaginites sintomáticas, principalmente a partir da segunda metade da gravidez. Vários fatores parecem estar associados, e os altos níveis hormonais resultam em aumento de glicogênio vaginal, favorecendo a virulência da *Candida* sp. Além disso, as condições locais de aumento de calor e umidade durante a gestação e a imunomodulação que se instala progressivamente também seriam fatores importantes para o maior número de episódios de candidíase.

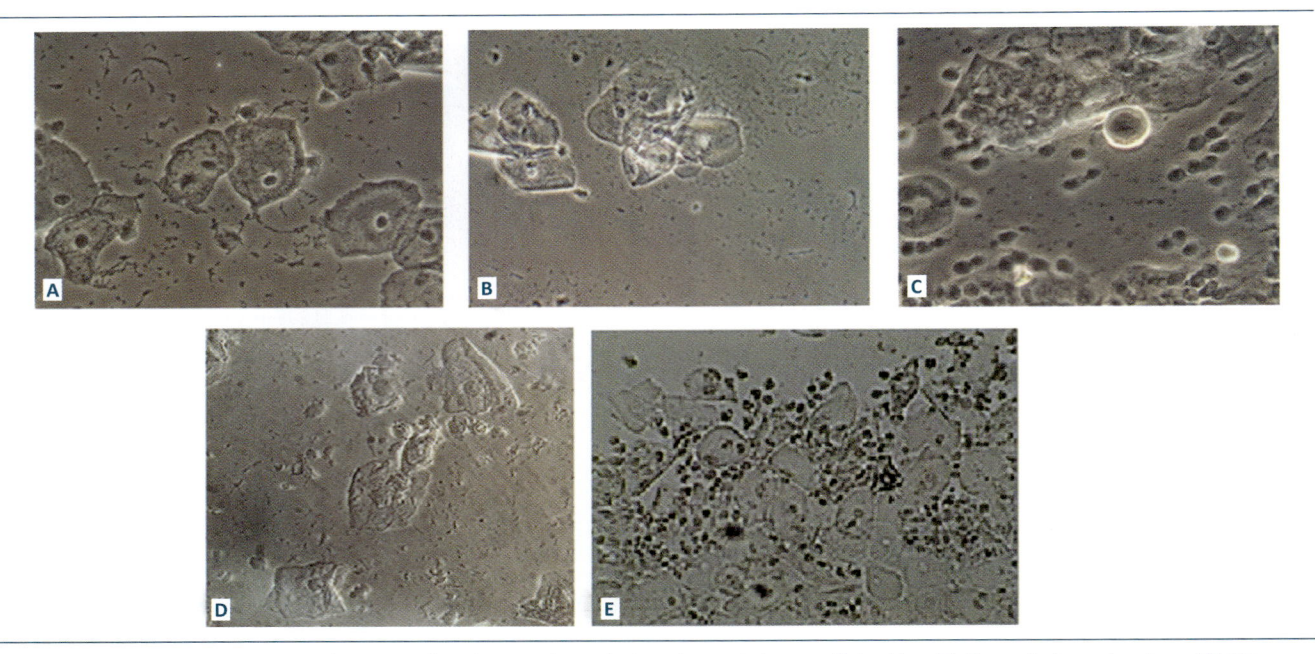

Figura 102.2. Critérios microscópicos utilizados no diagnóstico de vaginite aeróbia. (A e B) Grau de lactobacilos. (C) Número de leucócitos e presença de granulações tóxicas nos leucócitos. (D) Microbiota acessória. (E) Proporção de células parabasais. *Fonte:* Donders et al., 2002.

Certas condições patogênicas realçam a importância da imunidade celular na resistência à *C. albicans*. Ledger e Witkin (2016) têm mostrado forte relação do sistema imune na gênese da afecção, em que se pode observar deficiência antígeno-específica na função dos linfócitos T com redução de sua reatividade aos antígenos do gênero *Candida* spp. Essa menor reatividade seria decorrente da produção de prostaglandina E2 pelos macrófagos, a qual bloquearia a proliferação linfocitária, provavelmente pela inibição da síntese de IL-2. A função anormal desses macrófagos seria resultante da ação de anticorpos IgE anti-*Candida* ou de algum outro fator sérico não identificado. Assim, o próprio sistema imune humoral acabaria agindo como inibidor da resposta citotóxica celular. Deficiências na produção de peptídeos antimicrobianos, eventualmente determinados por polimorfismos genéticos, também vulnerabilizam o hospedeiro nessa inter-relação, dificultando o mecanismo primário de imunidade inata e facilitando a ocorrência de quadros recorrentes e de difícil manejo clínico. Exemplo clássico dessa alteração envolve deficiência na produção da lecitina ligadora de manose.

Tipicamente, a candidíase vaginal apresenta-se com corrimento vaginal branco ou branco-amarelado, grumoso, eventualmente abundante e sem odor, geralmente associado a ardor e prurido. Ao exame especular, há possibilidade do achado de placas brancas aderidas às paredes vaginais e ao colo uterino, com aspecto de nata de leite. O achado de vulvite é frequente, evidenciando-se hiperemia e fissuras nos casos mais severos

Contrariamente ao que se achava e à luz de conhecimentos atuais, Holzer et al. (2017) destacam que a candidíase vaginal pode estar intimamente associada a resultado perinatal adverso, como parto pré-termo e recém-nascido de baixo peso, mesmo nos casos de colonização assintomática.

O diagnóstico de candidíase, como o de qualquer outra vulvovaginite, deverá considerar a anamnese, o exame especular, com medida do pH vaginal e realização do teste das aminas e coleta de conteúdo vaginal para exame microscópico. O exame de medida do pH vaginal geralmente revela valores entre 3,8 e 4,4 (faixa de normalidade) e o teste das aminas é negativo. Os exames microbiológicos de observação direta por meio de microscopia óptica são decisivos para a confirmação diagnóstica, evidenciando o achado de pseudo-hifas e blastoconídeos (Figura 102.3). A cultura de fungos em meio específico (Sabouraud ou Nickerson) (Figura 102.4) está indicada especialmente para casos recorrentes, em que exista forte suspeita de espécies não albicans, não raramente resistentes aos azóis mais comumente prescritos.

A terapêutica na gravidez impossibilita o uso de antifúngicos por via oral, e, de acordo com Nielsen et al. (2016) e Mølgaard-Nielsen et al. (2013), podem aumentar o risco de abortamento e óbito ou causar malformações fetais como lábio leporino, fenda palatina e transposição de grandes vasos da base, especialmente se utilizados no 1º trimestre da gestação. Estudos estão em andamento, tentando avaliar a segurança dos antifúngicos por via oral para uso no 3º trimestre, porém os resultados ainda são preliminares. O tratamento de escolha está restrito aos azóis tópicos, sob forma de cremes vaginais, que podem ser usados com segurança:

- isoconazol creme vaginal a 1% 1 vez por dia por 7 dias;
- fenticonazol creme vaginal 2% 1 vez por dia por 7 dias;
- clotrimazol creme vaginal 1% 1 vez por dia por 6 dias;
- terconazol creme vaginal 0,8% 1 vez por dia por 5 dias;
- miconazol creme vaginal 2% 1 vez por dia por 14 dias;
- nistatina creme vaginal 25.000 UI/g 1 vez por dia por 14 dias.

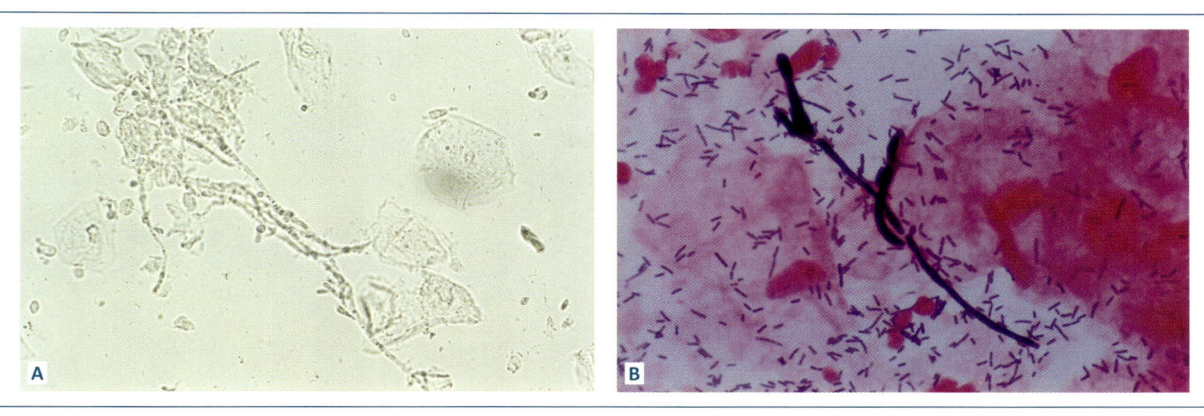

Figura 102.3. Candidíase vaginal. (A) Exame microscópico direto do conteúdo vaginal a fresco. (B) Exame microscópico direto do conteúdo vaginal corado pelo método de Gram.
Fonte: Acervo da autoria.

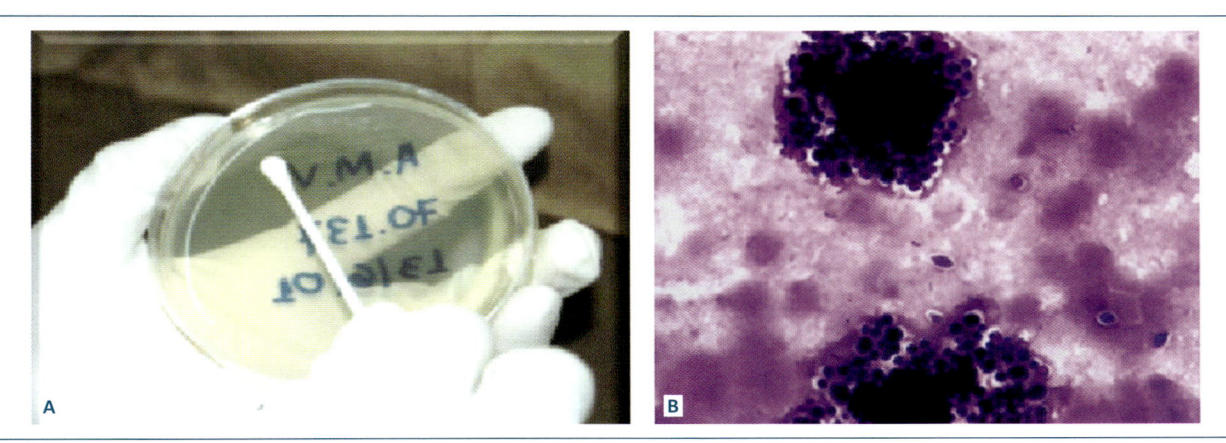

Figura 102.4. Candidíase vaginal: (A) Cultura em meio Sabouraud. (B) Exame microscópico do conteúdo vaginal corado pelo método de Gram mostrando leveduras "em cachos", achado sugestivo de *Candida* não albicans.
Fonte: Acervo da autoria.

Como em todas as vulvovaginites, fica evidente a necessidade do controle de cura pós-tratamento, a ser coletado 30 dias após o fim do mesmo, envolvendo a realização de exame microscópico direto do conteúdo vaginal por microscopista experiente.

Tricomoníase vaginal

A tricomoníase é causada por protozoário flagelado, anaeróbio facultativo, móvel, denominado *Trichomonas vaginalis*. É uma infecção de transmissão essencialmente sexual, cujo risco de ser adquirida é de 60 a 80% em relação sexual única desprotegida. Segundo dados da OMS (2012), a estimativa anual mundial é de 250 milhões de casos novos, e 30 a 40% assintomáticos. Na gravidez, a prevalência é variável, de 2 a 8%. Além de complicações ginecológicas, aumento da vulnerabilidade biológica e, para os homens, anormalidades no espermograma, a tricomoníase está associada a complicações obstétricas que podem culminar em desfechos gestacionais adversos, devendo, portanto, ser rastreada e consequentemente tratada, mesmo em gestantes assintomáticas. Por se tratar de IST clássica, é mandatório o tratamento de todo o elenco sexual envolvido.

O quadro clínico da tricomoníase inclui corrimento vaginal bolhoso amarelo-esverdeado, profuso e com odor fétido. Não é raro o achado irritação vulvar e uretral intensa. A ectocérvice pode apresentar-se hiperemiada, com pontos de sangramento e aspecto "de framboesa" – caracterizando colpite focal e difusa. O teste de Schiller pode evidenciar ectocérvice manchada com o característico "aspecto tigroide" no momento do exame especular. O pH vaginal, em geral, estará maior que 4,5 e o teste de aminas frequentemente positivo, caracterizando colapso da microbiota lactobacilar comum nos casos de tricomoníase vaginal.

O diagnóstico pode ser realizado com exame microscópico direto do conteúdo vaginal em solução salina e a visualização direta do protozoário (Figura 102.5). Apesar disso, a sensibilidade do método é baixa, estando em torno de 60%, com pior desempenho para populações de baixa prevalência. Assim sendo, recomenda-se cultura de conteúdo vaginal em meio específico (meio de Diamond), apesar das dificuldades inerentes ao método. Alternativa interessante, também considerada padrão-ouro, é a realização de testes de amplificação de ácido nucléico – NAAT (*nucleic acid amplification tests*), mas ainda de acesso restrito em nosso meio, especialmente nos cenários de assistência pública.

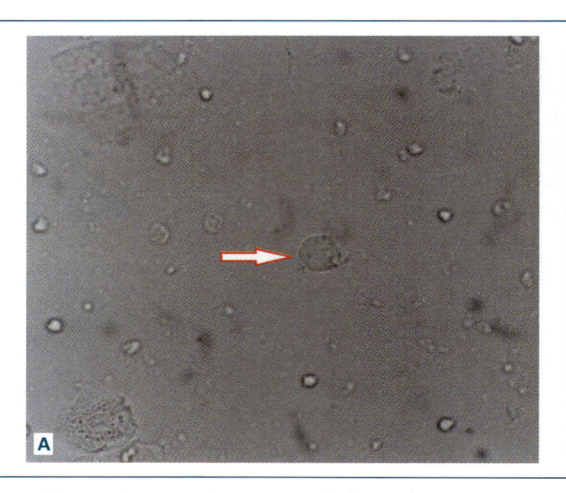 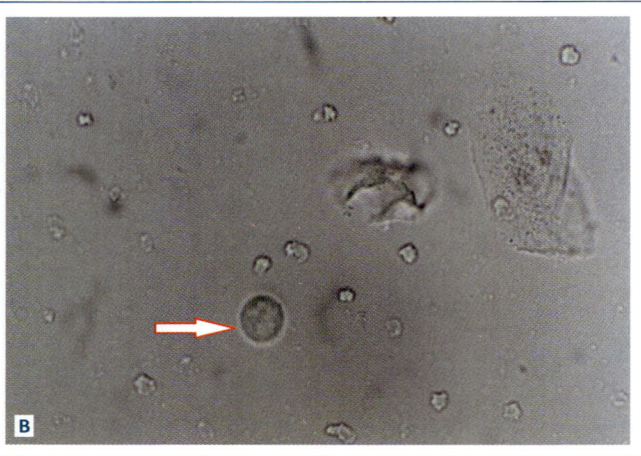

Figura 102.5. Tricomoníase vaginal. (A e B) Exame microscópico direto do conteúdo vaginal a fresco – setas indicando o protozoário *Trichomonas vaginalis*.
Fonte: Acervo da autoria.

A presença de tricomonas no exame de colpocitologia oncótica deve conduzir ao tratamento da gestante e de seu(s) parceiro(s), mesmo em casos assintomáticos. Pelo fato de o protozoário ter a capacidade de alterar a morfologia celular da ectocérvice, recomenda-se repetir o exame de citologia oncótica do colo uterino 3 meses após o tratamento ou na revisão de parto.

De acordo com o protocolo do CDC (2021), o tratamento de primeira opção para mulheres, incluindo gestantes e lactantes, deve ser feito com metronidazol 250 mg 2 comprimidos 12 em 12 horas VO por 7 dias, reservando-se o tratamento com 2 g VO em dose única para os homens. O tinidazol não deve ser usado na gravidez e o tratamento do(s) parceiro(s) sexual(is) é obrigatório.

Por se tratar de IST, recomenda-se realização de painel sorológico concomitante com testes para hepatite B e C, sífilis e HIV. Além disso, vale lembrar a importância do controle de cura microbiológico 30 dias após o fim do tratamento.

LEITURAS COMPLEMENTARES

Amsel R, Totten PA, Spiegel CA, Chen KC, Eschenbach D, Holmes KK. Nonspecific vaginitis. Diagnostic criteria and microbial and epidemiologic associations. Am J Med. 1983 Jan;74(1):14-22.

Aquin TJ, Sobel JD. Vulvovaginal Candidiasis in pregnancy. Cur Infect Dis Rep; 2015.

Bérard A, Sheehy O, Zhao J, Gorgui J, Bernatsky S, Moura CS et al. Associations between low- and high-dose oral fluconazole and pregnancy outcomes: 3 nested case-control studies. CMAJ; 2019.

Donders GGG, Bellen G, Grinceviciene S, Ruban K. Pedro Vieira-Baptista. Aerobic vaginitis: No longer a stranger. Research in Microbiology; 2017.

Donders GGG, Vereecken A, Bosmans E, Dekeersmaecker A, Salembier G, Spitz B. Definition of a type of abnormal vaginal flora that is distinct from bacterial vaginosis: Aerobic vaginitis. Br J Obstet Gynaecol; 2002.

Farr A, Kiss H, Hagmann M, Marschalek J, Husslein P, Petricevic L. Routine Use of an Antenatal Infection Screen-and-Treat Program to Prevent Preterm Birth: Long-Term Experience at a Tertiary Referral Center. Birth; 2015.

Farr A, Kiss H, Holzer I, Husslein P, Hagmann M, Petricevic L. Effect of asymptomatic vaginal colonization with Candida albicans on pregnancy outcome. Acta Obstet Gynecol Scand; 2015.

FDA/CDER SBIA Chronicles. Drugs in Pregnancy and Lactation: Improved Benefit-Risk Information. Accessed August 1, 2019 at https://www.fda.gov/files/drugs/published/%22Drugs-in-Pregnancy-and--Lactation--Improved-Benefit-Risk-Information%22-January-22---2015-Issue.pdf

Ferreira CST, Donders GGG, Parada C MGL, Tristão AR, Fernandes T, Silva MG et al. Treatment failure of bacterial vaginosis is not associated with higher loads of Atopobium vaginae and Gardnerella vaginalis. Journal of Medical Microbiology; 2017.

Han C, Li H, Han L, Wang C, Yan Y, Qi W. Aerobic vaginitis in late pregnancy and outcomes of pregnancy. European Journal of Clinical Microbiology & Infectious Diseases; 2019.

Holzer I, Farr A, Kiss H, Hagmann M, Petricevic L. The colonization with Candida species is more harmful in the second trimester of pregnancy. Arch Gynecol Obstet; 2017.

Hu CY, Li FL, Hua XG, Jiang W, Zhang XJ. Longitudinal trajectory of vulvovaginal candidiasis, trichomoniasis, and bacterial vaginosis during pregnancy as well as the impact on pregnancy outcome: a preliminary study, The Journal of Maternal-Fetal & Neonatal Medicine; 2018.

Keelan JA, Newnham JP. Recent advances in the prevention of preterm birth. F1000Research; 2017.

Ledger WJ, Witkin SS (2016). Vulvovaginal Infections (2. ed.). CRC Press. https://doi.org/10.1201/9781315381534.

Linhares IM, Summers PR, Larsen B, Giraldo PC, Witkin SS. Contemporary perspectives on vaginal pH and lactobacilli. Am J Obstet Gynecol; 2011.

Meites E, Gaydos CA, Hobbs MM, Kissinger P, Nyirjesy P, Schwebke JR. A Review of Evidence-Based Care of Symptomatic Trichomoniasis and Asymptomatic Trichomonas vaginalis Infections. Clinical Infectious Diseases; 2015.

Mølgaard-Nielsen D, Pasternak B, Hviid A. Use of oral fluconazole during pregnancy and the risk of birth defects. N Engl J Med. 2013 Aug 29;369(9):830-9.

Monteiro MN, Cobucci RNO, Queiroz J, Lucena EES, Vital ALF, Palitot TRC et al. Correlation between bacterial vaginosis and adverse obstetric outcomes in Brazilian women. DST – J bras Doenças Sex Transm; 2017.

Nasioudis D, Linhares IM, Ledger WJ, Witkin SS. Bacterial vaginosis: A critical analysis of current knowledge. BJOG; 2017.

Nielsen DM, Svanström H, Melbye M, Hviid A, Pasternak B. Association Between Use of Oral Fluconazole During Pregnancy and Risk of Spontaneous Abortion and Stillbirth. JAMA; 2016.

Noda-Nicolau NM, Polettini J, da Silva MG, Peltier MR, Menon R. Polybacterial stimulation suggests discrete IL-6/IL-6R signaling in human fetal membranes: Potential implications on IL-6 bioactivity. J Reprod Immunol. 2018 Apr;126:60-68.

Noda-Nicolau NM, Polettini J, Peltier MR, da Silva MG, Menon R. Combinations and loads of bacteria affect the cytokine production by fetal membranes: An in vitro study. Am J Reprod Immunol. 2016 Dec;76(6):504-511.

Nugent RP, Krohn MA, Hillier SL. Reliability of diagnosing bacterial vaginosis is improved by a standardized method of gram stain interpretation. J Clin Microbiol; 1991.

Ramos BR, Polettini J, Marcolino LD, Vieira EP, Marques MA, Tristão AR et al. Prevalence and Risk Factors of Chlamydia trachomatis Cervicitis in Pregnant Women at the Genital Tract Infection in Obstetrics Unit Care at Botucatu Medical School, São Paulo State University – UNESP, Brazil. Journal of Lower Genital Tract Disease; 2011.

Ravel J, Gajer P, Abdo Z, Schneider GM, Koenig SS, McCulle SL et al. Vaginal microbiome of reproductive-age women. Proc Natl Acad Sci USA; 2011.

Witkin SS, Linhares IM. Why do lactobacilli dominate the human vaginal microbiota? BJOG; 2016.

Workowski KA, Bachmann LH, Chan PA et al. Sexually Transmitted Infections Treatment Guidelines, 2021. MMWR Recomm Rep 2021;70(No. RR-4):1–187.

World Health Organization, Geneva. Global incidence and prevalence of selected curable sexually transmitted infections – 2008. 2012 doi: 10.1016/s0968-8080(12)40660-7.

103

Coronavírus

Adriana Gomes Luz
José Paulo de Siqueira Guida
Giuliane Jesus Lajos
Maria Laura Costa
Sérgio Marba

A COVID-19, doença causada pelo SARS-CoV-2 (Severe Acute Respiratory Syndrome – Coronavirus 2), foi reconhecida como uma emergência em saúde global e posteriormente declarada como pandemia pela Organização Mundial da Saúde (OMS) no ano de 2020. O SARS-CoV-2 é um vírus da família *coronaviridae*, que se apresenta como uma infecção altamente transmissível e cuja doença pode ter altas taxas de letalidade, principalmente em grupos de risco, como gestantes e puérperas.

O SARS-CoV-2 tem uma estrutura genética composta por um RNA simples, o qual atua diretamente na síntese proteica das células infectadas, determinando alta taxa de replicação e geração de novas cópias virais. O invólucro viral é constituído por lipídios e por proteínas (proteína *Spike*) que apresentam forte ligação a receptores celulares, facilitando a invasão. A conformação das proteínas sobre o invólucro viral apresenta um aspecto similar a uma coroa, de onde advém o seu nome "coronavírus".

Além do SARS-CoV-2, existem outros vírus da família *coronaviridae* capazes de causar doenças no homem. Registros mostram surtos de epidemia pelo SARS-CoV na China no ano de 2002, manifestando-se como síndrome respiratória aguda grave (Severe Acute Respiratory Syndrome – SARS), com alta taxa de letalidade, controlada no ano seguinte. Em 2012, na Arábia Saudita, foi descrita infecção grave por outro vírus da mesma família, o MERS-CoV, apresentando-se também como uma síndrome respiratória aguda grave, denominada à época como "síndrome respiratória do Oriente Médio" (MERS). Apesar da alta letalidade, a infecção restringiu-se ao Oriente Médio, Europa e África.

No final de 2019, o SARS-CoV-2 foi observado como o causador de uma síndrome respiratória aguda grave, a CO-VID-19, na província de Wuhan, na China. A doença apresentou uma alta disseminação por todo o planeta e, em março de 2020, a OMS declarou a pandemia global, em decorrência de surtos e de transmissão sustentada em todos os continentes.

Ao longo da pandemia, mais de 120 milhões de casos de Covid-19 foram registrados em todo o mundo, com mais de 2 milhões e meio de registros de mortes pela doença. Estados Unidos, Índia, Brasil, Rússia e Colômbia foram os países mais afetados em números de casos da doença, entretanto todos os países e territórios apresentaram transmissão sustentada da doença. Apesar de algumas regiões do mundo terem apresentado algum controle da primeira onda de transmissão, há poucas evidências sobre a imunidade populacional, a eficácia de tratamentos e vacinas e houve novas ondas à partir de janeiro de 2021, com incidência e mortalidade significativa. O vírus apresenta uma alta capacidade de mutação, já tendo ocorrido a identificação de algumas variantes em circulação no planeta. Tais variantes podem ter transmissibilidade diferente da cepa original, além de os estudos das eficácias das vacinas ter sido feito previamente ao surgimento de tais variantes, o que torna ainda mais desafiador o controle da doença. Essas variantes apresentam linhagens do vírus, denominadas variantes de atenção e/ou preocupação, do inglês *variants of concern* (VOC). Foram inicialmente identificadas as variantes no Reino Unido, da linhagem B.1.1.17; na África do Sul, da linhagem B.1.1.351; e no Brasil a variante denominada P.1, da linhagem B.1.1.28.

Essas novas variantes parecem ter aumento de infectividade ou virulência, com evolução de maior gravidade, o que gera grande preocupação em relação às vacinas e sua eficácia diante das novas variantes, tornando ainda mais desafiador o controle da doença.

O Brasil foi uma das regiões do mundo mais atingida, tendo-se registrado ao longo da pandemia mais de 14 milhões de casos e 380 mil mortes pela doença. O Ministério da Saúde do Brasil estima uma taxa de letalidade próxima a 2,4%, com 136,8 mortes para cada 100 mil habitantes. Na gestação, a letalidade vem aumentando com as novas variantes com números mudando rapidamente. Esse número, entretanto, pode ser superestimado, em face das dificuldades de diagnóstico e notificação, além da ausência de programas de testagem universal da doença.

Transmissão e grupos de risco

O índice de transmissão do SARS-CoV-2 é variável, com um índice de reprodutibilidade variando de < 1 a 6, o que significa que uma pessoa sintomática pode contaminar até seis outras pessoas, na dependência das medidas de profilaxia que sejam instituídas. Além disso, o vírus pode ser transmitido por portadores assintomáticos ou em fase inicial da infecção, dificultando o controle da doença. Ademais, é possível que o vírus permaneça infectante em superfícies por alguns dias, bem como não se descarta a possibilidade de eliminação prolongada de vírus por secreções corpóreas e nas fezes, alertando-se para o possível risco da transmissão orofecal.

Desse modo, observa-se que, ainda que a transmissão seja majoritariamente através de aerossóis, não é possível excluir a possibilidade de transmissão por outros meios. Portanto, como forma de mitigar a transmissibilidade, diversas são as frentes de atuação, incluindo medidas individuais e coletivas. Como medidas individuais, recomenda-se a recorrente limpeza das mãos (com água e sabão ou álcool em gel), o uso de máscaras e o isolamento social das pessoas comprovadamente positivas; como medidas coletivas, recomenda-se a supressão ou redução do contato pessoal, limitando-se ao mínimo necessário, além de medidas de quarentena em diversas regiões do planeta.

A literatura mostra que pessoas idosas ou portadoras de condições como doenças cardiovasculares, diabetes, doenças pulmonares crônicas, hipertensão ou imunossuprimidos estão sob maior risco para o desenvolvimento de quadros graves ou com acometimento sistêmico. Além disso, a obesidade figura como um fator de risco independente de qualquer outra comorbidade para a instalação de quadros graves.

Manifestação clínica

A infecção por SARS-CoV-2 será assintomática ou pouco sintomática na maioria dos casos; mesmo nestes, o tempo médio de incubação é de 5 dias, podendo se estender por até 20 dias, período no qual a transmissão ainda é possível. Entre os sintomáticos, a maior parte terá apenas o estágio I da doença, que corresponde a sintomas associados à replicação viral. São manifestações clínicas neste estágio: febre;

tosse (seca ou produtiva); hipo ou anosmia; dispneia leve; e dores de cabeça.

A COVID-19 pode evoluir para formas graves (estágios II e III) de maneira abrupta, geralmente a partir da segunda semana de sintomas. O dano alveolar difuso determinará disfunção respiratória e de múltiplos órgãos, associando-se ao óbito.

O estágio II da doença corresponde ao quadro de comprometimento pulmonar disseminado, com a piora da dispneia e a observação clinicorradiológica de pneumonia. Casos neste estágio devem ser manejados em ambiente hospitalar em razão do risco de agravamento em curtos períodos de tempo.

No estágio III da doença, acontece o desenvolvimento de uma resposta imune hiperinflamatória, com acometimento multissistêmico, com possível afecção de sistema nervoso central (SNC), psiquiátrico, cardiovascular, hepático, renal, hematológico e trombótico. Esses casos se associam à alta morbimortalidade e devem ser conduzidos em unidade de terapia intensiva (UTI).

A remissão da doença é variável, variando de 7 a 21 dias, a depender da gravidade da doença. O diagnóstico diferencial da infecção pulmonar abrange diversas outras infecções respiratórias, virais ou bacterianas. A testagem específica é fundamental para a elucidação diagnóstica, assim como para o diagnóstico de infecções associadas.

Pouco se sabe sobre as manifestações e complicações em longo prazo entre os pacientes que desenvolveram COVID-19, independentemente do estágio de gravidade apresentado. É possível que sequelas permanentes ou transitórias se associem à recuperação, principalmente entre aqueles que apresentaram quadros mais graves da doença. Além disso, supõe-se que a imunidade conferida pela doença clínica seja mais relevante do que aquela induzida por vacinação ou infecção assintomática, entretanto as evidências na literatura ainda não dão substrato a esta afirmação.

Com relação às manifestações clínicas durante a gestação, é possível utilizarmos uma classificação operacional que permite separar as gestantes sintomáticas em dois grupos principais, a partir da avaliação clínica e laboratorial. São eles: gestantes com síndrome gripal; e gestantes com síndrome respiratória aguda grave. Na síndrome gripal, a gestante apresentará quadro respiratório agudo, caracterizado por pelo menos dois dos seguintes sinais e sintomas: febre (mesmo que referida); calafrios; dor de garganta; dor de cabeça; tosse; coriza; distúrbios olfativos. Importante reforçar que, ainda que seja o sintoma mais marcante, a febre poderá estar ausente em importante parcela das gestantes acometidas, e sintomas gastrointestinais, notadamente a diarreia, poderão estar presentes.

Já na síndrome respiratória aguda grave, a gestante com síndrome gripal apresentará dispneia ou desconforto respiratório ou pressão persistente no tórax ou saturação de oxigênio menor que 95% em ar ambiente ou coloração azulada dos lábios ou rosto. A hipotensão ou oligúria poderão também estar presentes.

Algoritmo de avaliação de gravidade em gestantes

Para uma abordagem prática da avaliação da gravidade, consideramos bastante adequada à nossa realidade a recomendação do American College of Obstetrics and Gynecologists (ACOG), que estruturou um algoritmo para aferição de gravidade a partir de condições clínicas facilmente observáveis no dia a dia clínico. Esse algoritmo pode ser facilmente implementado na rotina assistencial de qualquer serviço, obstétrico ou não, de qualquer grau de complexidade, e permite a rápida identificação de casos suspeitos e a estimativa de sua gravidade. Além disso, demanda poucos recursos propedêuticos.

Toda gestante, independentemente de referir sintomas de forma espontânea, deve ser questionada quanto à presença de tosse, febre, dificuldade respiratória, calafrios, dor de garganta, perda de olfato ou paladar, exposição desprotegida a contactante sabidamente positivo, cansaço, dor muscular, congestão nasal, náuseas e vômitos ou diarreia. Na ausência de qualquer desses sintomas, a gestante deve seguir a rotina pré-natal habitual; nos casos que apresentem positividade para qualquer dos itens elencados, deve-se ter a gravidade avaliada.

Para a avaliação da gravidade, observaremos ao exame clínico dificuldade respiratória, por meio da constatação de fala entrecortada, respiração curta, dificuldade em pequenas caminhadas ou esforços. Além disso, devem-se questionar tosse com sangue, dor ou pressão torácica, incapacidade de tomar líquidos, sinais de desidratação ou letargia. A presença de qualquer desses sinais ou sintomas deve identificar esta gestante como de alto risco para a ocorrência de complicações graves e deverá determinar seu encaminhamento a serviço de urgência.

Na ausência desses sinais de gravidade elencados, deve-se observar a presença de fatores de risco para complicações na população obstétrica, notadamente hipertensão, obesidade, doença cardiovascular, diabetes, doença renal crônica, infecção por HIV e uso de imunossupressores. Além disso, deve-se observar a ocorrência de condições obstétricas específicas (trabalho de parto, no termo ou prematuro, rotura de membranas, pré-eclâmpsia, entre outras), bem como eventuais dificuldades no autocuidado. A presença de qualquer dessas condições, ainda que sem sinais de gravidade, indicará a necessidade de referência a serviço especializado para adequada propedêutica laboratorial complementar para diagnóstico de sinais de gravidade associados à infecção.

A Tabela 103.1 mostra o escore de Alerta Obstétrico Modificado (MEOWS), conforme Poon et al. (2020), e as Figuras 103.1 e 103.2 exibem algoritmos de avaliação de gravidade para qualquer gestante em atendimento em serviço de saúde, conforme proposto pelo American College of Obstericians and Gynaecologists (ACOG, 2020).

Tabela 103.1. Escore de Alerta Obstétrico Modificado (MEOWS).

Parâmetro	Normal	Alerta amarelo	Alerta vermelho
Frequência respiratória (rpm)	11 a 19	20 a 24	< 10 ou ≥ 25
Saturação de O_2 (%)*	96 a 100		≤ 95
Temperatura (°C)	36 a 37,4	35,1 a 35,9 37,5-37,9	< 35 ou ≥ 38
Frequência cardíaca (bpm)	60 a 99	50 a 59 100 a 119	≤ 49 ou ≥ 120
PA sistólica (mmHg)	100 a 139	90 a 99 140 a 159	≤ 89 ou ≥ 160
PA diastólica (mmHg)	50 a 89	40 a 49 90 a 99	≤ 39 ou ≥ 100
Sensório	Alerta	–	Qualquer alteração do nível de consciência

Fonte: Poon et al., 2020.

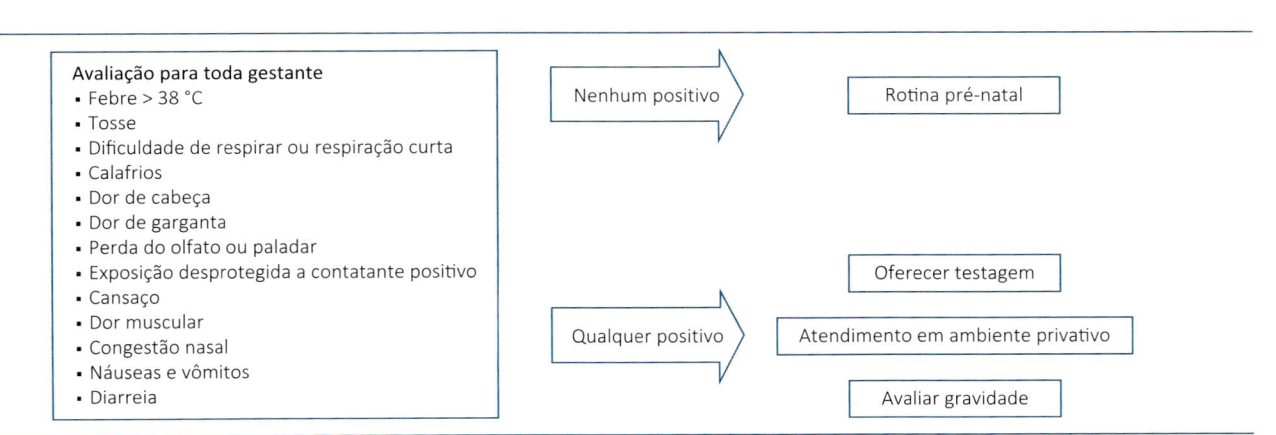

Figura 103.1. Algoritmo de avaliação de gravidade para qualquer gestante em atendimento em serviço de saúde.
Fonte: Adaptada de Outpatient Assessment and Management for Pregnant Women with Suspected or Confirmed Novel Coronavirus (Covid-19). ACOG and MFM.

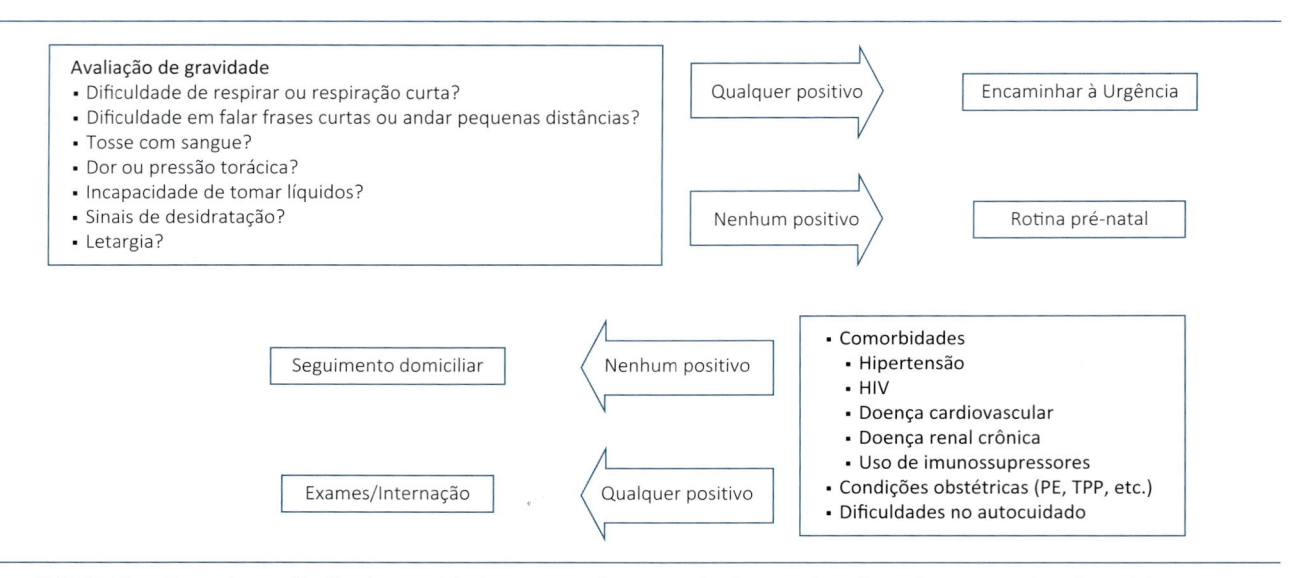

Figura 103.2. Algoritmo de avaliação de gravidade para qualquer gestante em atendimento em serviço de saúde.
Fonte: Adaptada de American College Obstetricians and Gynaecologists (ACOG), 2020.

Diagnóstico

O padrão-ouro para o diagnóstico da infecção pelo SARS-CoV-2 baseia-se na detecção molecular do vírus em amostras de secreção respiratória. No entanto, é possível inferir o diagnóstico por meio da detecção de anticorpos específicos em sangue periférico, assim como é possível estabelecer-se o diagnóstico clínico, radiológico ou epidemiológico. É fundamental, no entanto, que a confirmação diagnóstica não atrase a introdução de medidas terapêuticas e que se considere a possibilidade de falsos-negativos em todas as ferramentas diagnósticas atualmente disponíveis.

De forma geral, o espécime preferencial para o diagnóstico laboratorial é a secreção de nasofaringe, idealmente coletada em duas amostras separadas. A coleta deve ser realizada até o sétimo dia dos sintomas, sendo idealmente entre o 3º e o 5º dia. O diagnóstico laboratorial específico do SARS-CoV-2 inclui a detecção do genoma viral por meio de técnica de reação em polimerase de cadeia em tempo real (RT-PCR) e sequenciamento parcial ou total do genoma viral.

É possível ainda a detecção de anticorpos específicos em sangue periférico, entretanto o aparecimento desses anticorpos pode ser mais tardio no transcurso da doença. A detecção de anticorpos acontece majoritariamente a partir do 10º dia dos sintomas, de tal forma que, em quadros clínicos suspeitos, um teste sorológico negativo realizado antes deste período não pode definitivamente afastar o diagnóstico. Quanto mais avançada a data do início dos sintomas, maior a chance de detecção da doença por esse método.

Por fim, em quadros clínicos altamente sugestivos, considerando-se o cenário epidemiológico da região, o diagnóstico pode ser suposto com uma alta chance de acerto, devendo-se medidas terapêuticas serem imediatamente empreendidas até a confirmação laboratorial. Além disso, a realização de exames de imagem, como a tomografia computadorizada do tórax, evidenciando áreas difusas de acometimento pulmonar em vidro fosco, consolidações e derrames pleurais, pode sustentar o diagnóstico, se associado a quadro clínico e epidemiológico compatível.

COVID-19 e gestação

Sabe-se que gestantes e puérperas, em face das alterações fisiológicas determinadas pelo ciclo gravídico-puerperal, estão sob maior risco de acometimento por infecções diversas e de evolução para complicações graves associadas a tais infecções. Em outras infecções por vírus da família *coronaviridae* e também por outros vírus respiratórios, como o da *influenza*, as gestantes mostraram-se com risco aumentado para evoluírem com complicações graves. Além disso, a SARS e a MERS se associaram com alta incidência de abortamento espontâneo, prematuridade e restrição de crescimento fetal.

Estudo realizado no Brasil evidenciou uma taxa de letalidade superior a 10% na população de gestantes e puérperas nos primeiros meses da pandemia, mostrando que mulheres negras ou pobres estiveram sob maior risco de mortalidade. Esse achado vem sendo confirmado em estudos realizados com maior refinamento metodológico, de fato, é possível que a saúde materna e perinatal seja gravemente afetada pela infecção pelo SARS-CoV-2.

Como resultado dessas evidências, acredita-se ser fundamental uma atenção redobrada para gestantes com comorbidades, especialmente aquelas com diabetes, obesidade e doenças cardiovasculares, inclusive a hipertensão. Em especial neste ponto, existem evidências na literatura que sugerem que a infecção por SARS-CoV-2 pode desencadear uma síndrome hipertensiva similar à pré-eclâmpsia, agregando exponencial risco aos desfechos gravídicos, perinatais e puerperais. De qualquer forma, recomenda-se, na ausência de sólidas evidências, neste momento, que toda gestante seja cuidada como potencial risco para complicações no cenário de pandemia pela doença.

Considerando-se o conhecimento acumulado em outras infecções respiratórias, pensa-se que os riscos potenciais à gestação incluem desde o aumento de malformações, principalmente por infecção durante a embriogênese, até o risco de parto prematuro, por razão de agravamento da condição materna, ou até por acometimento fetal, como nos casos nos quais se manifesta a restrição de crescimento fetal.

As evidências a respeito da transmissão vertical do SARS-CoV-2 ainda são esparsas e inconclusivas. Relatos de caso sugerem a identificação do vírus em recém-nascidos, entretanto, eventos durante o parto, como a manipulação inadequada do recém-nascido ou até mesmo a coleta inadequada do material são importantes fatores confundidores. Estudos experimentais mostram a presença de marcadores específicos associados à infecção no tecido placentário, porém ainda não se pode afirmar que ocorram a presença e a passagem do vírus pelas diversas camadas da placenta para se definir adequadamente a transmissão vertical. Além disso, a presença de vírus na secreção orofaríngea do recém-nascido nas primeiras horas de vida não determina obrigatoriamente a infecção do recém-nascido, podendo ser efeito do próprio parto. Por fim, a relevância clínica deste achado ainda é incerta.

Acredita-se, no entanto, que possa acontecer a contaminação do recém-nascido principalmente através de gotículas contaminadas provenientes da mãe, de cuidadores, de profissionais de saúde ou de visitas. Sugere-se cautela com visitas nos primeiros dias de vida e a supressão de contato com pessoas sintomáticas.

A presença do SARS-CoV-2 no leite materno foi demonstrada em alguns poucos estudos, e houve descrição de receptores virais específicos no tecido mamário. No entanto, a possibilidade de contaminação no momento da coleta não pode ser descartada e mesmo outras formas de transmissão horizontal da doença ao recém-nascido não pode ser desconsiderada, o que dificulta afirmar se o leite materno em si pode ser o modo de transmissão da doença. Em contrapartida, houve também demonstração de presença de imunoglobulinas específicas anti-SARS-CoV-2 no leite materno de mães com COVID-19.

Diante disso e uma vez que o leite materno é o melhor alimento para a criança e confere proteção contra inúmeras doenças, as sociedades estaduais e a Sociedade Brasileira de Pediatria, bem como o Ministério da Saúde e a OMS, recomendam a não separação do binômio após o parto e a manutenção da amamentação em casos de mães com doença leve à moderada e que consigam amamentar o seu filho. Recomendam ainda, para diminuir a chance de transmissão horizontam, afastamento do berço em cerca de 2 metros da cama da mãe, a higienização adequada das mãos (água e sabão ou álcool em gel) antes e depois de cuidar da criança e uso de máscara durante a amamentação.

Também recomenda-se que, nos casos em que a mãe não possa amamentar, o leite materno pode ser extraído por bomba ou manualmente e o leite ser oferecido por copo à criança.

Embora a pasteurização do leite provavelmente inative o SARS-CoV-2, a doação de leite por mulheres com sintomas compatíveis com síndrome gripal, infecção respiratória ou confirmação de caso de SARS-Cov-2 é contraindicada. A contraindicação é estendida às mulheres que apresentem contatos domiciliares de casos com síndrome gripal ou caso confirmado de SARS-CoV-2.

Para mulheres sem suspeita para COVID-19, não existem recomendações específicas de separação do binômio nem de cuidados diferentes dos habituais durante a amamentação e demais cuidados com o recém-nascido.

A vacinação contra a COVID-19 é uma importante medida no enfrentamento à pandemia. Diversas vacinas, usando diferentes tecnologias, foram produzidas, o que gera preocupação recorrente entre obstetras e gestantes quanto à segurança e eficácia. Todas as vacinas liberadas para o uso populacional apresentaram eficácia superior a 50%, e, apesar de gestantes não terem sido incluídas nos ensaios clínicos, os resultados das gestantes inadvertidamente vacinadas, bem como o conhecimento prévio em vacinas similares, permite sugerir a segurança da vacinação durante a gravidez.

Diante da gravidade da doença clínica que pode ser manifestada pela COVID-19, e sendo a vacinação a única terapêutica atualmente disponível, o obstetra deve discutir riscos e benefícios com a gestante, expondo a baixíssima chance de ocorrerem eventos adversos graves, maternos ou fetais, associados à vacinação, e o potencial benefício para controle da doença. Existem evidências de que mulheres vacinadas durante a gravidez oferecem aos fetos anticorpos em títulos protetivos através da placenta, o que garante proteção aos recém-nascidos.

Desse modo, em mulheres de grupos de risco (portadoras de diabetes, hipertensão, obesidade, doença cardiovascular, asma brônquica, imunossuprimidas, transplantadas, portadoras de doença renal crônica ou doença autoimune), a vacinação é recomendada. A vacinação deve também ser oferecida para mulheres sem comorbidades, após a avaliação do risco individual, principalmente considerando-se as atividades desenvolvidas pela mulher, como profissionais da área de saúde.

Tratamento da gestante com suspeita ou confirmação de COVID-19

As recomendações aqui descritas são fruto das evidências atualmente disponíveis na literatura e baseadas em protocolos nacionais e internacionais e foram aplicadas na clínica obstétrica do Hospital da Mulher da Unicamp desde o início da pandemia, apresentando bons resultados no manejo das gestantes e puérperas.

Gestantes com manifestações clínicas leves podem, inicialmente, não necessitar de internação hospitalar, sendo recomendado o confinamento domiciliar, desde que possível. É fundamental que essas gestantes sejam monitoradas quanto às suas condições de saúde, com orientação de sinais de alerta. É importante frisar que o isolamento domiciliar somente pode ser proposto se este não comprometer a segurança dos demais membros do núcleo familiar e, quando isso não puder ser garantido, deve-se considerar a internação, ainda que ausentes sinais de gravidade.

As pacientes com critérios clínicos de gravidade deverão ser internadas em quarto privativo, preferencialmente em enfermaria designada para tal fim, ou em leito de terapia intensiva, a depender da gravidade e da necessidade de suporte. As medidas de precaução padrão devem ser mantidas ao longo de todo o período de internação, e medidas de precaução por aerossol devem ser instituídas nos momentos de manejo potencialmente geradores de tais partículas, inclusive o parto.

É fundamental voltar a frisar que a instituição de tais medidas não depende da confirmação diagnóstica da doença, devendo ser instituída já no momento da suspeita clínica, evitando-se, assim, atrasos assistenciais intra-hospitalares, sabidamente reconhecidos como fatores associados à morbidade materna grave e óbito. Na dúvida, isole e institua as medidas de manejo clínico.

Manejo clínico

Quanto ao manejo clínico, as gestantes devem ser conduzidas de acordo com a gravidade percebida pelo médico assistente, quer seja como síndrome gripal, quer como síndrome respiratória aguda grave. Uma ferramenta recomendada para utilização dos profissionais de saúde que auxilia também na identificação de gravidade é o Escore de Alerta Precoce (MEOWS) (Poon et al., 2020). O uso de drogas e medidas não comprovadamente eficazes ou seguras não deve ser feito rotineiramente, reservando seu uso a contextos exclusivos de pesquisa, sob estrita vigilância e com aplicação de termo de consentimento livre e esclarecido.

É impossível, do ponto de vista clínico, diferenciar a COVID-19 da infecção por *influenza*; dessa maneira, a instituição de terapia com oseltamivir 75 mg a cada 12 horas por 5 dias deve ser iniciada tão logo diagnostique-se a síndrome gripal em gestantes, começando até 48 horas do início dos sintomas. Além disso, deve-se instituir vigilância de sinais vitais, inclusive saturação de oxigênio. Deve-se obter exames laboratoriais como hemograma completo, gasometrial arterial, dosagem de lactato arterial e exames gerais (creatinina, ureia, sódio, potássio, função hepática, coagulograma). A obtenção de exame de imagem, primariamente tomografia computadorizada, deve ser rápida e temores em relação à radiotoxicidade não se justificam no contexto da possível gravidade da condição. A administração de volume deve ser cautelosa, pelo risco de sobrecarga de volume agravada pela gestação. Deve-se providenciar a prescrição de sintomáticos. Confirmada a ausência de quaisquer sinais de gravidade, pode-se considerar a alta e tratamento domiciliar, caso as condições anteriormente descritas relacionadas a autocuidado e vigilância possam ser garantidas.

Nas pacientes com quadros de doença moderada ou grave, além do preconizado para a síndrome gripal, deve-se obter ferritina, D-dímero, fibrinogênio, desidrogenase lática, proteína C-reativa, troponina, magnésio, fósforo sérico e amostras para hemocultura e urocultura. Se possível, deve-se empreender testagem para *influenza* A H1N1, e se considerar a antibioticoterapia, sendo as drogas de escolha a amoxacilina com clavulanato associada com a azitromicina. O uso de dexametasona 6 mg ao dia nos quadros graves mostrou-se eficaz e, ainda que a evidência não tenha sido testada especificamente na população obstétrica, consideramos que deva ser utilizado.

Nos quadros graves em terapia intensiva, a abordagem multidisciplinar à paciente gestante deve incluir obstetra, intensivista, anestesista, infectologista, neonatologista, fisioterapeuta, enfermeiro e nutricionista. O alvo de saturação será superior a 94%, e deve-se garantir o balanço hidro-eletrolítico adequado. O uso de terapia de suporte à vida, incluindo ventilação mecânica, uso de vasopressores e hemodiálise, deve ser considerado conforme a necessidade clínica, não havendo contraindicações a qualquer dessas modalidades terapêuticas em virtude da gestação. O uso de heparina de baixo peso molecular para profilaxia de evento tromboembólico deve ser sempre considerado.

Manejo obstétrico

O manejo obstétrico estará intrinsecamente associado à condição clínica materna e à idade gestacional. Para fins de organização, abordaremos inicialmente os casos leves e, em seguida, os quadros com sinais de gravidade.

Nos casos leves ou assintomáticos, não há indicação de internação nem de proposição de tratamento medicamentoso em regime domiciliar. A melhor intervenção para a identificação precoce do agravamento da doença é a reavaliação clínica constante, a vigilância domiciliar dos sinais vitais e a conscientização a respeito dos sinais de alarme e gravidade.

Nos casos leves, em gestações menores de 24 semanas, recomendamos os cuidados clínicos maternos habituais, não indicando a realização de cardiotocografia. Após as 24 semanas, deve-se considerar, a partir da percepção clínica ou risco de piora, a corticoterapia para maturação pulmonar fetal, mantendo-se a gestação conforme a estabilidade clínica. Após as 26 semanas, recomenda-se a cardiotocografia, pois o acometimento do bem-estar fetal pode ser um sinal preditor do agravamento materno. Interessante pontuar que a literatura internacional considera a vitalidade fetal como um sexto sinal vital materno. Após as 34 semanas, não se indica o uso de corticoterapia e deve-se manter a gestação se as condições maternas assim o permitirem.

Já nos casos de síndrome respiratória aguda grave, antes das 24 semanas, a priorização será do bem-estar materno em virtude de reduzidas chances de sobrevida pós-natal em tão tenra idade gestacional. Os cuidados clínicos de manejo devem ser rapidamente empreendidos e não se indica a realização de cardiotocografia. Após as 26 semanas, este exame deve ser rotineiro nos quadros de gravidade. Após as 24 semanas, até as 34 semanas, indicamos o uso de corticosteroideterapia para maturação pulmonar fetal e consideramos que o agravamento da condição materna deverá determinar a resolução da gravidez, principalmente após as 34 semanas. Importante frisar que, diante de deterioração clínica materna, não se justificam medidas para melhora da condição ou maturidade fetal, independentemente da idade gestacional, em razão do risco de complicações maternas graves, inclusive óbito.

Com relação ao uso de tocolíticos, alguma divergência na literatura, baseada em opiniões de especialistas, foi levantada ao longo dos últimos meses. Em quadro de condição materna grave, consideramos que a inibição do trabalho de parto é contraindicada.

Já com relação à associação da infecção do SARS-CoV-2 como indutora de síndromes semelhantes à pré-eclâmpsia com gravidade (quadros HELLP-like), acreditamos que a discussão principal neste ponto deve ser em relação ao manejo clínico. Achados atuais mostram que a infecção por COVID-19 altera o equilíbrio no sistema renina-angiotensina, que é um importante sistema na homeostase pressórica, ao inibir a ACE2 (enzima conversora da angiotensina), já que essa enzima é o ligante entre o vírus e a parede celular, favorecendo a hipertensão. Sabe-se que os níveis menores de Ang-1-7, o metabólito da conversão da enzima ACE2, são associados à pré-eclâmpsia. Diante desse substrato fisiopatológico, vários estudos vêm buscando associação entre a infecção pelo COVID-19 e a maior incidência ou gravidade de pré-eclâmpsia. Dessa maneira, caso a gestante apresente sinais de gravidade de pré-eclâmpsia, deverá receber as medidas protetoras, notadamente o sulfato de magnésio, avaliando-se a necessidade de programação de parto ou resolução da gestação, principalmente se a idade gestacional for superior a 34 semanas. Deve-se ainda envidar esforços no sentido de um adequado controle pressórico, e caso a gestante, se apresente com sinais de gravidade atribuíveis quer à condição respiratória ou à condição pressórica, deverá receber o cuidado adequado em terapia intensiva.

Quanto ao parto, a COVID-19 não é, por si só, uma indicação para parto cesárea, entretanto restam poucas dúvidas de que em um cenário epidêmico de cesáreas, anterior à atual pandemia, provavelmente observar-se-á um notável aumento na taxa de realização desta cirurgia no país, principalmente frente a uma situação grave materna.

Além disso, no cenário de pandemia, e com todas as adequações infraestruturais que os diversos serviços de saúde necessitaram empreender, é possível que as condições de ambiência dos centros obstétricos possam estar prejudicas, sendo assim, deve-se considerar que, caso haja superlotação nos hospitais, a política de indução de parto deve ser reavaliada e selecionada, priorizando-se casos com alta chance de evolução para parto vaginal (Bishop favorável, antecedente de parto vaginal prévio), priorizando as internações dos trabalhos de parto já em fase ativa.

Já entre as pacientes internadas, naquelas com quadros leves, a indução poderá ser considerada se a idade gestacional for superior a 32 semanas e a vitalidade fetal estiver preservada. Entretanto, quando se decide por uma resolução precoce da gestação, justificada pela deterioração clínica da gestante, é possível que se imponha uma resolução rápida da gravidez, e o que muitas vezes só é possível com a execução da cesárea em decorrência das condições de saúde materna, que impedem a evolução para um parto vaginal com segurança.

Com relação aos cuidados para os profissionais envolvidos no parto, recomenda-se o uso de avental plástico impermeável sobre o conjunto privativo, de respiradores N95 ou PFF2, protetores faciais, avental estéril e protetores de braço, além de duas luvas estéreis. A rotina de paramentação e desparamentação deverá ser adequada conforme as recomendações de cada hospital.

Quanto à presença de acompanhante, tanto por força de determinação legal como pelas sólidas evidências que sustentam que a presença de acompanhante é fator extremamente positivo no parto, recomendamos que este deva estar presente, porém em número reduzido, com o mínimo de circulação possível, e usando máscaras cirúrgicas. Obviamente, acompanhantes que estejam sintomáticos ou sejam sabidamente positivos devem ser orientados a não entrar no hospital. Visitas dose demais membros da família devem ser reservadas para o momento da confraternização domiciliar.

A alta no puerpério de mulheres que foram admitidas para parto sem qualquer evidência de COVID-19 deve ser oportuna e não deve ser postergada; já para aquelas mulheres que estiveram internadas para tratamento de doença respiratória e tiveram o parto durante a internação, deve-se considerar a condição clínica para a alta. É fundamental que toda mulher que teve contato com o serviço de saúde, mesmo aquelas sem qualquer evidência de doença à alta, sejam exaustivamente orientadas quanto a sinais de alarme e de gravidade e busquem atendimento imediato no surgimento dos sintomas.

Considerações sobre o pré-natal

O pré-natal não deve ser interrompido em nenhuma hipótese. Por mais grave que a COVID-19 possa ser e por maior que seja o receio de acessar o serviço de saúde, as complicações potencialmente preveníveis com um pré-natal adequado permanecem importantes e necessárias.

Dessa maneira, recomenda-se que toda gestante use máscaras durante suas visitas aos hospitais e que os serviços se organizem de forma a reduzir as visitas hospitalares, associando as consultas com os exames complementares, permitindo a realização de todos os procedimentos necessários em um mesmo momento.

Se possível, pode-se empreender a adoção de vigilância pré-consulta, com a checagem de sintomas nos dias anteriores à consulta, quer por contato telefônico, quer na chegada ao serviço. Nos casos em que houver a presença de sintomas e não houver sinais de gravidade, pode-se considerar o reagendamento da consulta. No entanto, nos casos em que a gestante apresente alguma condição obstétrica que necessite avaliação, esta deve ser realizada imediatamente, conforme o algoritmo de gravidade já descrito.

Nos casos de mulheres que tiveram internação por quadros de COVID-19 e não foi necessária a interrupção da gestação, recomenda-se o seguimento pré-natal com consulta após 14 dias da alta, e com vigilância adequada até o retorno. Fora de contextos de pesquisa, e na ausência de sequelas, o acompanhamento em serviço de alto risco não é necessário.

A adoção de ferramentas de Telemedicina é recomendada internacionalmente; entretanto, reconhecemos que, em nosso país, sobretudo nos serviços públicos, a oferta dessas tecnologias ainda é incipiente. Se o serviço ou o profissional dispuser de meios e experiência com esta ferramenta, sua adoção deve ser incentivada.

É importante ressaltar também que gestantes assintomáticas com indicação de procedimentos eletivos deverão fazer coleta eletiva de qRT-PCR para SARS-CoV-2 entre 48 e 72 horas antes da sua internação. Caso o resultado seja positivo, discutir possibilidade de reagendamento do procedimento.

Nos casos com indicação de internação de gestantes ou puérperas assintomáticas, essas pacientes deverão ser submetidas à coleta de qRT-PCR para SARS-CoV-2 no momento da internação. Se assintomáticas, não necessitarão de medidas de isolamento.

Infecção neonatal pelo SARS-CoV-2

As definições a seguir seguem as recomendações do Ministério da Saúde, de junho de 2020.

Caso suspeito no recém-nascido: Recém-nascido de mães com histórico de infecção suspeita ou confirmada por COVID-19 entre 14 dias antes do parto e 28 dias após o parto OU Recém-nascido diretamente exposto a pessoas infectadas pela COVID-19 (familiares, cuidadores, equipe médica e visitantes).

Caso confirmado no recém-nascido: Crianças que apresentam resultado positivo para a COVID-19, por RT-PCR, em amostras do trato respiratório com coleta de *swab* (uma amostra de cada nasofaringe e uma amostra de cavidade oral).

Quadro clínico no recém-nascido

As manifestações descritas nos relatos de casos são inespecíficas e não parecem piorar o quadro clínico associado à prematuridade. A sintomatologia pode aparecer logo após o nascimento ou após alguns dias, o que torna a possibilidade de contaminação pós-natal possível ou até mesmo a transmissão no ambiente hospitalar. São sintomas descritos em ordem de frequência: febre; vômitos; tosse; taquipneia e/ou dificuldade para respirar; diarreia; apatia; crises de cianose; intolerância alimentar; espirros; e congestão nasal. No entanto, quadros ocasionais graves, com necessidade de ventilação mecânica intensiva e suporte com drogas vasoativas também já foram descritos. Até agosto de 2020, não houve registro de mortes em recém-nascidos em decorrência da COVID-19.

Embora a tomografia de tórax seja o exame com maior sensibilidade para detectar a pneumonia por SARS-CoV-2 em adultos, a sua solicitação em recém-nascido deve ser avaliada individualmente em virtude da necessidade de transporte da criança até a unidade radiológica e da possibilidade de coexistência de outras doenças que possam provocar as mesmas anormalidades radiológicas como síndrome do desconforto respiratórios, síndrome de aspiração meconial e até mesmo microatelectasias associadas à imobilização e atelectotrauma.

Testes de biologia molecular no RN

Os testes de biologia molecular, especialmente o RT-PCR, podem detectar presença viral no trato respiratório superior (nasofaringe e orofaringe), trato respiratório inferior (aspirado endotraqueal ou lavado broncoalveolar), sangue e nas fezes. A especificidade da RT-PCR é próxima de 100%, entretanto a sensibilidade varia de 63 a 93% de acordo com o início dos sintomas, dinâmica viral e material coletado. A positividade é de aproximadamente 29% nas fezes, 63% no *swab* nasal, 93% no lavado broncoalveolar e apenas 1% no sangue.

Embora o Ministério da Saúde não preconize a realização de RT-PCR em recém-nascidos assintomáticos, cuja mãe tenha diagnóstico suspeito ou confirmado de COVID-19, é sugerido que, na dependência da disponibilidade e logística do local, que o primeiro teste seja coletado nas primeiras 24 horas de vida, por *swab* de amostras respiratórias (nasofaringe/cavidade oral), e o segundo repetido antes da alta, entre 48 e 72 horas de vida.

Testes sorológicos no RN

Apesar de já existirem alguns estudos com avaliações sorológicas em recém-nascidos, os testes sorológicos devem ser interpretados com cautela, sendo necessários mais estudos para avaliar sua real acurácia, especialmente em recém-nascidos.

Tratamento e prevenção no RN

Até o momento não há nenhum tratamento que tenha eficácia e segurança comprovadas para a infecção por SARS-CoV-2, nem para pacientes adultos e nem tão pouco para recém-nascidos. A maioria dos casos descritos não recebeu tratamento específico, e em apenas um número restrito de casos graves determinados pelo SARS-CoV-2 houve uso de drogas antivirais, autorizado pela família.

LEITURAS COMPLEMENTARES

American College Obstetricians and Gynaecologists (ACOG). Novel Coronavirus 2019 (Covid-19). Practice Advisory; 2020 March. [Acesso 2020 abr 20]. Disponível em: https://www.acog.org/Clinical-Guidance--and-Publications/Practice-Advisories/Practice-Advisory-Novel-Coronavirus2019?fbclid=IwAR1OhlArcjTjqbz6vN5qIMlHLZa1D1_nJ3t5r-pd46eiP6k6tO7wDEsOMLAI.

Brasil. Ministério da Saúde. CPCDT/CGGTS/DGITIS/SCTIE/MS, Diretrizes para diagnóstico e tratamento da Covid-19, Versão 1 e 3. [Acesso 2020 abr 24]. Disponível em: https://sbim.org.br/images/files/notas-tecnicas/ddt-covid-19-200407.pdf e https://portalarquivos.saude.gov.br/images/pdf/2020/April/18/Diretrizes-Covid19.pdf.

Brasil. Ministério da Saúde. Secretaria de Atenção Primária à Saúde. Departamento de Ações Programáticas e Estratégicas. Manual de Recomendações para a Assistência à Gestante e Puérpera frente à Pandemia de Covid-19 [recurso eletrônico]/Ministério da Saúde, Secretaria de Atenção Primária à Saúde. Brasília: Ministério da Saúde; 2020.

Chen H, Guo J, Wang C, Luo F, Yu X, Zhang W et al. Clinical characteristics and intrauterine vertical transmission potential of Covid-19 infection in nine pregnant women: a retrospective review of medical records. Lancet; 2020. Doi: 10.1016/S0140-6736(20)30360-3.

Dashraath P, Wong JLJ, Lim MXK, Lim LM, Li S, Biswas A, Choolani M, Mattar C, Su LL. Coronavirus disease 2019 (Covid-19) pandemic and pregnancy. Am J Obstet Gynecol. 2020 Mar 23. pii: S0002-9378(20)30343-4. Doi: 10.1016/j.ajog.2020.03.021. [Epub ahead of print]. Disponível em: https://saude.gov.br/images/pdf/2020/September/02/Manual-de-Recomenda----es-para-Gestante.pdf.

Federação Brasileira das Associações de Ginecologia e Obstetrícia (Febasgo). Covid-19. [Acesso 2020 abr 20]. Disponível em: https://www.febrasgo.org.br/pt/covid19.

Mendoza M, Garcia-Ruiz I, Maiz N, Rodo C, Garcia-Manau P, Serrano B, Lopez-Martinez RM, Balcells J, Fernandez-Hidalgo N, Carreras E, Suy A. Pre-eclampsia-like syndrome induced by severe COVID-19: a prospective observational study. BJOG. 2020 Oct;127(11):1374-80. Doi: 10.1111/1471-0528.16339. Epub 2020 Jun 21. PMID: 32479682; PMCID: PMC7300912.

Pan American Health Organization/World Health Organization. Epidemiological Update: Coronavirus disease (Covid-19). 18 September 2020, Washington, D.C.: PAHO/WHO; 2020.

Poon LC, Yang H, Kapur A et al. Global interim guidance on coronavirus disease 2019 (Covid-19) during pregnancy and puerperium from FIGO and allied partners: Information for healthcare professionals [published online ahead of print, 2020 Apr 4]. Int J Gynaecol Obstet. 2020;10.1002/ijgo.13156. Doi: 10.1002/ijgo.13156.

Sociedad Chilena de Obstetricia y Ginecología (SOCHOG). Covid-19 y Embarzo. [Acesso 2020 abr 20]. Disponível em: https://sochog.cl/wp-content/uploads/2020/03/Covid-19-y-embarazo.pdf.pdf.

Society Obstetricians and Gynecologists Canada (SOGC), Committee on Infectious Diseases. Revised SOGC Covid-19 Infectious Disease Committee Statement (March 27, 2020). [Acesso 2020 abr 20]. Disponível em: https://sogc.org/en/content/featured-news/SOGC-Infectious-Disease-Committee-Statement-on-Health-Care-Workers-during-Covid19Pandemic.aspx.

The RCOG, Royal College of Midwives, Royal College of Paediatrics and Child Health, Public Health England and Public Health Scotland. Coronavirus (Covid-19) infection and pregnancy. Version 8: Updated Friday 17 April 2020. Guidance for healthcare professionals on coronavirus (Covid-19) infection in pregnancy. [Acesso 2020 abr 20].

The Royal Australia and New Zealand College Obstetricians and Gynecologists (RANZCOG). RANZCOG – Covid19 Hub. [Acesso 2020 abr 20]. Disponível em: https://ranzcog.edu.au/statements-guidelines/covid-19-statement.

Todros T, Masturzo B, De Francia S. COVID-19 infection: ACE2, pregnancy and preeclampsia. Eur J Obstet Gynecol Reprod Biol. 2020 Oct;253:330. Doi: 10.1016/j.ejogrb.2020.08.007. Epub 2020 Aug 22. PMID: 32863039; PMCID: PMC7443155.

World Health Organization (WHO). Maternal, newborn, child and adolescent health. Covid: Resources for Pregnancy, Childbirth, Postnatal Care. [Acesso 2020 abr 20]. Disponível em: https://www.who.int/maternal_child_adolescent/links/covid-19-mncah-resources-for-pregnancy-childbirth-postnatalcare/en/.

Anormalidades do Parto

104

Distocias Fetais

Helaine Maria Besteti Pires Mayer Milanez

A evolução do acompanhamento do processo de parturição modificou intensamente os conceitos daquilo que se determina como um trabalho de parto eutócico, ou seja, aquele no qual a evolução está dentro do padrão médio de normalidade. A curva de normalidade de evolução do trabalho de parto, definida na década de 1950 por Emannuel Friedman (Figura 104.1), está longe de ser o parâmetro da evolução média nos dias atuais; suas definições estão sob julgamento já que as técnicas obstétricas mudaram, assim como as técnicas anestesiológicas que evoluíram, com intervenções que modificam menos o padrão de contratilidade uterina; além disso, as próprias mulheres do século 21 são muito diferentes daquelas dos anos 1950: estão mais obesas, mais sedentárias e de maior idade no momento do parto, além de estarem dando à luz crianças com maior peso (macrossômicas).

Em 2010, houve a publicação de uma nova curva para acompanhamento do trabalho de parto, a curva de Zhang (Figura 104.2), com base na avaliação de registros informatizados de mais de 62 mil partos de 19 centros americanos, analisando partos de mulheres com gestação única e fetos em apresentação cefálica; o formato da curva se apresenta de forma mais linear, contrapondo-se à forma sigmoidal descrita por Friedman. A fase ativa se iniciaria aos 6 cm e não aos 4, como sugerido na curva dos anos 1950; a evolução da velocidade da dilatação também seria bem diferente daquela sugerida por Friedman nos anos 1950, a qual referia que a velocidade da dilatação média estaria ao redor de 1 cm/hora na fase ativa. No trabalho de Zhang, a velocidade da dilatação poderia ser de até 1 cm a cada 3 horas e seria aceitável um período de até 4 horas sem modificação em nulíparas sob analgesia peridural.

O fato é que, mais importante de qual seria a curva a ser seguida, é que haja alternativas de vigilância da vitalidade fetal e da evolução do trabalho de parto de modo a resultar em um binômio saudável ao final do processo de parturição; muitas mulheres poderão ter excelentes resultados neonatais com partos mais laboriosos, enquanto outras, em partos dentro da evolução média, poderão resultar em desfechos perinatais desfavoráveis. Além disso, o contexto de comorbidades maternas presentes nessas parturientes poderá intervir no desfecho negativo, mais do que a própria evolução do parto em si. Mesmo em pacientes de baixo risco e de países desenvolvidos, estima-se que entre 20 e 30% apresentarão complicações na evolução do trabalho de parto e parto como ocorrência de distocias, hemorragia pós-parto, infecção, sofrimento fetal ou complicações neonatais que necessitarão de cuidados específicos obstétricos e neonatais (National Institute, 2019; Danilack et al., 2015).

Por uma questão didática, as distocias serão divididas em três grandes subitens: fetais (tema deste capítulo); funcionais (ver Capítulo 105) e de trajeto (ver Capítulo 106).

Do ponto de vista do feto, em um parto eutócico espera-se que ele se apresente em situação longitudinal, em apresentação cefálica, com atitude fletida e com volume adequado, havendo uma rotação interna adequada para que o delivramento do polo cefálico ocorra em variedade occipitopúbica (OP). As situações em que ocorram diferenças nesses fatores fetais incluem as chamadas distocias fetais. Didaticamente, podem ser divididas em:

1. distocia de situação;
2. distocia de apresentação;
3. distocia de atitude fetal;
4. distocia de volume, podendo predispor à distocia de ombros.

Distocia de situação fetal

Para que o mecanismo de parto ocorra de maneira adequada e previsível, espera-se que o feto se apresente em situação longitudinal, ou seja, que haja concordância entre seu maior eixo e o maior eixo da mãe. Quando ocorre uma situação diferente dessa, temos as situações transversas e oblíquas que podem desencadear grandes dificuldades para o processo do parto e terão de ser resolvidas, muitas vezes, por cesárea ou por manobras obstétricas que corrijam a situação fetal. Elas são raras, sendo descritas em 0,3% dos partos.

As anormalidades de situação fetal geralmente são decorrentes de malformações uterinas, anormalidades de localização placentária como a placenta prévia ou eventualmente malformações fetais que inviabilizem a rotação do feto para uma situação longitudinal, além da presença de gemelaridade ou de brevidade de cordão que, a depender da localização placentária, pode favorecer uma situação anômala. Outros fatores que podem predispor a situações anormais são o polidrâmnio, a prematuridade e a multiparidade, associada à fragilidade da musculatura abdominal em conter o feto em uma situação longitudinal.

De maneira geral, não existe mecanismo de parto para uma situação transversa, e o parto vaginal não poderá ser alcançado em feto vivo de termo, a não ser com a realização de manobras que o transformem em uma situação longitudinal. Exceção seja feita na presença de uma bacia generosa e um feto muito prematuro em óbito que pode apresentar um mecanismo descrito como *conduplicato corpore* no qual, em virtude da perda de tônus e do pequeno volume, o feto em óbito se dobra em dois e consegue ser expulso pela via vaginal. Reforcemos, entretanto, que essa é uma condição excepcional.

O diagnóstico de uma situação anômala geralmente envolve a percepção de uma escava vazia, ou seja, não se consegue identificar o polo cefálico no estreito superior e nem na palpação do fundo uterino. Os polos fetais são reconhecidos nos dois flancos maternos, observados no mesmo nível, em uma situação transversa e em níveis diferentes nas situações oblíquas.

Em grande parte das situações anômalas, estas podem apresentar correção espontânea para uma situação longitudinal no processo de trabalho de parto. Entretanto, essa não é a ocorrência mais frequente. Na presença de uma situação anômala persistente, poderão ocorrer prolapso de cordão ou de membro superior após a rotura de membranas, encravamento do feto no estreito superior desencadeando aumento substancial da atividade uterina com polissistolia ou hipersistolia até que ocorra a distensão do segmento uterino e evolução para rotura do útero.

A intervenção médica, oportuna e bem executada pode mudar radicalmente o prognóstico materno e fetal. No início do trabalho de parto, ao se reconhecer uma situação anômala, pode-se proceder à versão externa, direcionando o feto preferencialmente para uma situação longitudinal com apresentação cefálica; se não for possível alcançar essa situação ideal, que é a versão para cefálico, pode-se tentar realizar a versão para apresentação pélvica, que é menos difícil de se resolver do que uma córmica.

A tendência moderna, entretanto, é a recomendação da realização de uma cesárea, o que resultou na queda substancial da mortalidade fetal nessa situação. No período intraoperatório, deve-se realizar uma versão interna para apresentação pélvica, também conhecida como grande extração podálica; é realizada a apreensão do pé fetal que auxilia a anteriorização do dorso fetal e procede-se à extração com o feto em apresentação pélvica. Vale ressaltar que, em uma situação transversa com dorso inferior, a realização da versão interna pode ser de extrema dificuldade, podendo resultar em prolongamento da histerotomia e, eventualmente, traumatismos fetais pela dificuldade de acesso na apreensão dos pés fetais. A realização de uma grande extração podálica, por meio de uma versão interna para que se alcance um parto vaginal, só está recomendada para assistência ao parto do segundo gemelar.

A Figura 104.1 apresenta fetos em situação transversa com dorso inferior além do prolapso de membro superior. Essa é uma das mais difíceis situações de correção em uma distocia de situação, pois será necessária a versão para apresentação pélvica após redução do membro prolabado.

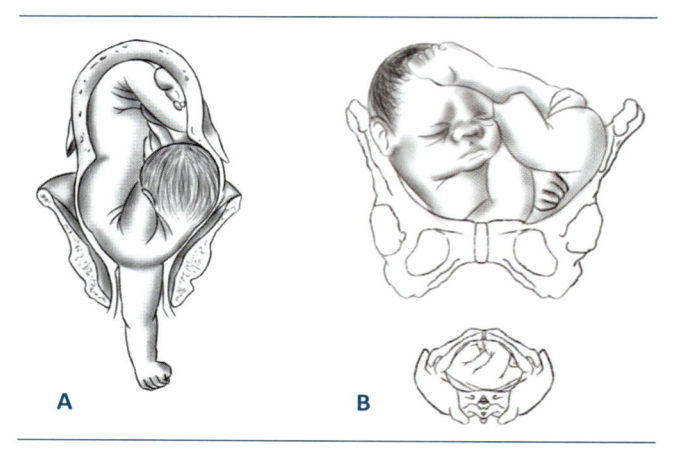

Figura 104.1. Fetos em situação transversa com dorso inferior (A) além do prolapso de membro superior (B).
Fonte: Adaptada de Cunningham et al., 2012.

A Figura 104.2 representa um parto em *conduplicata corpore*, que só é possível em situações transversas em prematuros extremos em óbito: o feto se dobra em dois e desce pelo canal de parto.

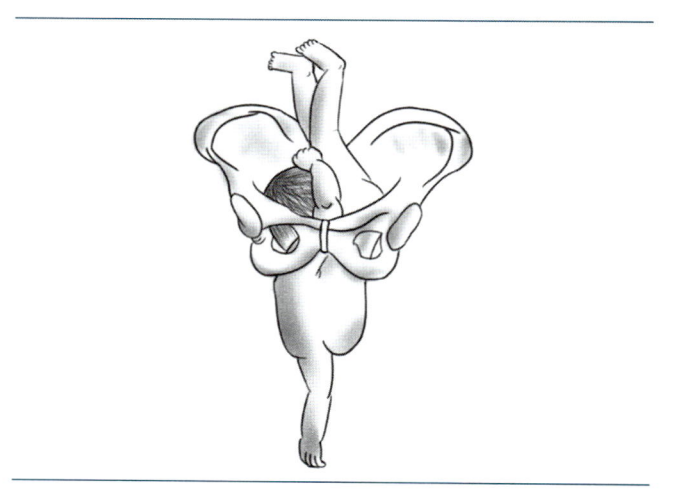

Figura 104.2. Parto em *conduplicata corpore*.
Fonte: Adaptada de Cunningham et al., 2012.

Distocia de apresentação fetal

Em um parto com evolução adequada para via vaginal, o ideal é que a apresentação fetal, que é o polo que ocupa o estreito superior da bacia, seja cefálica. Condições diferentes desta são as apresentações anômalas, incluindo a apresentação pélvica, a apresentação composta e a apresentação córmica já abordadas na discussão da situação transversa.

Apresentação composta

Na apresentação composta (Figura 104.3), geralmente a situação mais observada é a presença de um membro fetal, sobretudo a mão, à frente do polo cefálico. Ocorre o prolapso do membro fetal à frente do polo cefálico e ambos se insinuam na pelve. São situações raras, ocorrendo em 1 em cada 1.000 partos, com a identificação de mão e polo cefálico em sua apresentação mais comum.

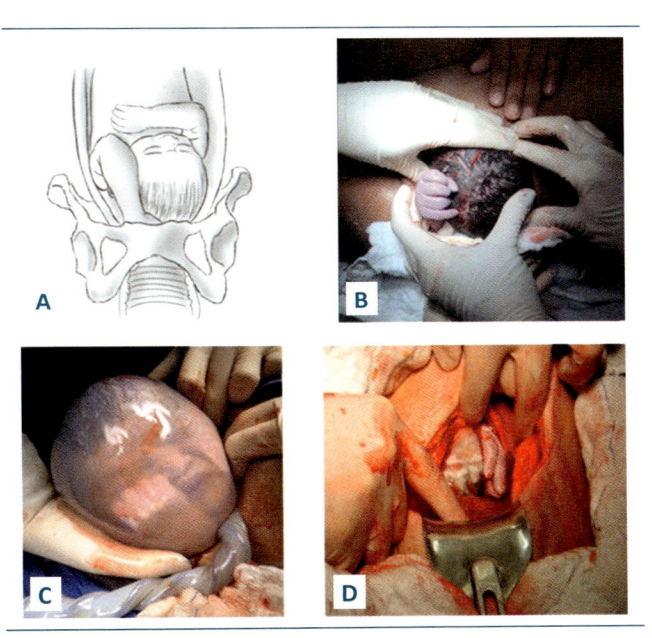

Figura 104.3. Apresentação composta. Na sequência de imagens, observa-se: (A) Apresentação composta com polo cefálico e mão. (B) Delivramento de apresentação composta, por via vaginal, com prolapso da mão à frente do polo cefálico. (C) Delivramento de apresentação composta por cesárea, em extração com bolsa íntegra. (D) Apresentação composta em cesárea, indicada por desproporção: na abertura do útero, visibilizou-se mão fetal à frente do polo cefálico, o que impediu, nessa bacia, a descida da apresentação.
Fontes: (A) Adaptada de Cunningham et al., 2012. (B, C e D) Acervo da autoria.

Na maioria dos casos, deve-se ignorar essa situação no início do trabalho de parto, se identificada, uma vez que, na maioria dos casos, ocorrerá retração do membro prolabado. Eventualmente, pode-se tentar forçar a retração do braço com tentativa de direcionamento em direção ao fundo uterino. Outra situação observada é a ocorrência de impossibilidade da descida da apresentação, causando aumento dos diâmetros fetais e resultando na necessidade de cesárea por desproporção feto-pelve. São muito raras as descrições de sequelas fetais; em um caso americano, houve necrose do braço por um prolapso persistente não corrigido durante o parto, com necessidade de amputação.

Apresentação pélvica

Essa situação inclui a presença do polo pélvico fetal na escava materna; ela é muito frequente nos fetos prematuros, mas, com o decorrer da gestação, ocorre a cambalhota fisiológica, culminando na rotação do feto para a apresentação cefálica, principalmente após a 28ª semana. Entretanto, em 3 a 4% dos casos, os fetos persistem em apresentação pélvica. Os fatores que predispõem a essa situação são: polidrâmnio; alta paridade com relaxamento uterino; gestação múltipla; oligoâmnio; hidrocefalia; anencefalia; anomalias uterinas; e placentação anterior ou prévia.

As variações da apresentação pélvica (Figura 104.4) são a pélvica incompleta modo de nádegas, também chamada agripina (quando os pés estão posicionados ao lado da cabeça fetal), a pélvica completa (joelhos estão flexionados, tocando o polo pélvico e os pés) e a pélvica incompleta (quando um joelho ou um pé se apresenta mais baixo do que a pelve fetal, denominada "pélvico modo de joelhos" ou "pélvico modo de pés").

Em aproximadamente 5% dos pélvicos, pode ser observada a hiperextensão da cabeça fetal, situação conhecida como "feto sonhador" ou "feto voador". Essa situação impede o bom desenvolvimento do parto normal e é contraindicação absoluta para via vaginal.

Na apresentação pélvica, é observada maior ocorrência de complicações, como prolapso de cordão, partos difíceis e maior morbidade materna e fetal. Outra situação frequentemente observada é a presença de malformações fetais em fetos que persistem em apresentação pélvica e esse é também um fator favorecedor de maior morbidade fetal.

A morbidade materna se apresenta elevada em função da maior ocorrência de partos operatórios para sua resolução. As manobras dentro do canal vaginal e da cavidade uterina aumentam de forma significativa a ocorrência de lesões, como prolongamento da episiotomia e de lacerações perineais profundas, além da maior ocorrência de infecção materna.

Com relação à morbidade perinatal, esta geralmente decorre da presença de anomalias congênitas, prematuridade e toco traumatismo. Na atualidade, em virtude do maior emprego da cesárea como via de parto preferencial, a mortalidade perinatal está significativamente reduzida; um trabalho de 1997 relatou mortalidade de 3% e outro, da Holanda, com uma taxa extremamente baixa de 0,63%.

As lesões fetais descritas na condição de apresentação pélvica geralmente resultam da maior necessidade de manipulação do feto, com uso de manobras para favorecer a sua expulsão, seja na realização de cesárea, seja no parto assistido por via vaginal. Fraturas de úmero e clavícula, além das de fêmur, são descritas em ambas as vias de parto. Paralisia de membro superior pode decorrer de maior pressão dos dedos para auxiliar o delivramento dos membros superiores. São também descritas lesões do polo cefálico, inclusive com fraturas de crânio.

Com relação à via de parto na apresentação pélvica, ocorreram diversos eventos nas últimas décadas, tentando definir qual seria a melhor via para o feto nessa apresentação. Um grande ensaio clínico randomizado aleatorizado multicêntrico mundial, publicado em 2000, analisando 1.041 mulheres designadas para resolução por cesárea e 1.042 para parto vaginal programado (57% destas realmente evoluíram para a via vaginal), encontrou que a cesariana planejada esteve associada a um menor risco de mortalidade perinatal quando comparada ao grupo de parto vaginal: 3/100 *versus* 13/1.000; a cesárea também esteve associada a menor morbidade neonatal grave: 1,4% *versus* 3,8% (Hannah et al., 2000). Complicações maternas foram similares entre os grupos. Após a publicação desse estudo, houve um efeito imediato nas taxas de parto cesárea em mulheres com fetos em apresentação pélvica. Na Holanda, por exemplo, nos 2 anos seguintes a essa publicação, houve um aumento nas taxas de cesárea em fetos pélvicos de 50% para 88% (Rietberg et al., 2005).

Em 2001, o Colégio Americano de Obstetras e Ginecologistas (ACOG) publicou uma recomendação indicando parto cesárea como via preferencial em fetos pélvicos, excetuando as situações de parto vaginal iminente ou trabalho de parto muito avançado. Mais recentemente, essa recomendação foi contestada em razão de algumas críticas ao estudo publicado por Hannah et al. Essas críticas incluíam a subanálise dos próprios dados iniciais mostrando que, nos países com baixas taxas de mortalidade perinatal (1.025 mulheres), as mortes perinatais foram raras: nenhuma no grupo de cesárea e três no de parto vaginal; muitos resultados incluídos como morbidade neonatal grave não produziram sequelas futuras; menos de 10% das mulheres tiveram pelvimetria realizada e em mais de 30% a atitude da cabeça fetal foi definida apenas por exame clínico.

Resultados posteriores de avaliação dessas crianças até 2 anos não mostraram diferenças significativas na evolução em longo prazo, em relação à via de parto. Também existem numerosos estudos contemporâneos que sustentam a possibilidade de parto vaginal programado em situações selecionadas. Um estudo prospectivo francês analisando mais de 8 mil partos em apresentação pélvica de termo encontrou uma taxa de parto vaginal planejado em 33% desse total, tendo sido bem-sucedido em 71% deles; houve apenas uma morte perinatal no grupo de cesárea decorrente de malformação fetal, e a morbidade perinatal grave foi similar entre os grupos: 1,6% no parto vaginal; e 1,5% na cesárea (Goffinet et al., 2006).

Levando em consideração esses dados e os de vários outros estudos na literatura, o ACOG reviu sua posição e, a partir de 2006, estabelece que "a decisão relativa à modalidade de parto deve depender da experiência do profissional de saúde" e que "o parto vaginal planejado de um feto único a termo em apresentação pélvica pode ser razoável desde que esteja em acordo com o protocolo específico do hospital".

Frente a essas considerações, a cesárea ainda continua sendo recomendada em algumas situações:

- feto grande;
- qualquer formato desfavorável da pelve;
- cabeça fetal hiperestendida;
- parto na ausência de trabalho de parto espontâneo;
- alterações da contratilidade uterina;
- apresentação pélvica incompleta ou podálica;
- feto prematuro;
- grave restrição de crescimento fetal;
- morte perinatal prévia decorrente de tocotraumatismo;
- obstetra inexperiente.

As recomendações brasileiras para as situações de fetos em apresentação pélvica sugerem que seja realizada a tentativa de versão externa às 37 semanas. As condições para que seja realizada uma tentativa de versão cefálica externa são: gestação única; bolsa íntegra; ausência de trabalho de parto; exame ecográfico normal; ausência de circulares de cordão; sem cicatriz de cesárea prévia; experiência do obstetra; e facilidades no serviço para atenção imediata se ocorrerem complicações. Na impossibilidade de se realizar uma tentativa de versão ou de seu insucesso, a cesariana está recomendada como via de parto preferencial, devendo ser indicada quando iniciado o trabalho de parto, e não de maneira eletiva, a fim de se evitar complicações associadas à prematuridade iatrogênica.

A Figura 104.4 apresenta as três modalidades de apresentação pélvica: agripina; pélvica completa; e pélvica modo de pés.

Uma das complicações nas pélvicas com modo de pés ou de joelho é o risco de prolapso de cordão ou de membro inferior, como o apresentado na Figura 104.5. A paciente pode chegar em franco trabalho de parto, com apresentação pélvica e prolabamento do pé, que se apresenta visível através da bolsa íntegra; essa é uma situação de difícil correção, pois frequentemente o colo se apresenta pouco dilatado, permitindo apenas a saída da bolsa e de um membro inferior fetal. Haverá necessidade de redução desse membro e extração por cesárea nas situações de colo pouco dilatado.

Distocia de atitude fetal

As distocias de atitude incluem as apresentações não fletidas, ou seja, as defletidas de 1º, 2º e 3º graus, sendo denominadas, respectivamente, de apresentação de bregma, de fronte e de mento (Figura 104.6).

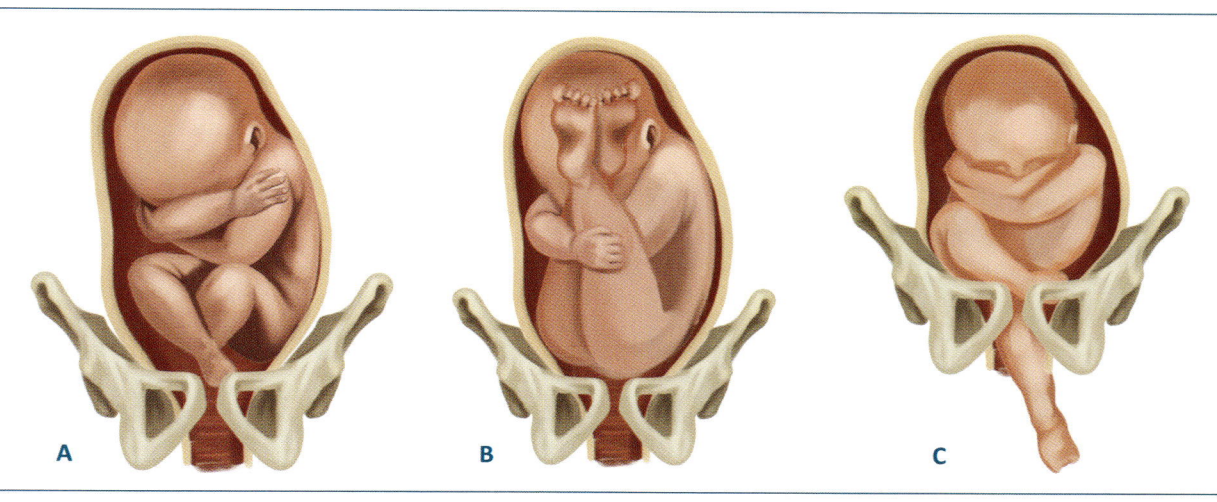

Figura 104.4. Modalidades de apresentação pélvica. (A) Incompleta modo de nádegas. (B) Pélvica completa. (C) Incompleta modo de pés.
Fonte: Desenvolvida pela autoria.

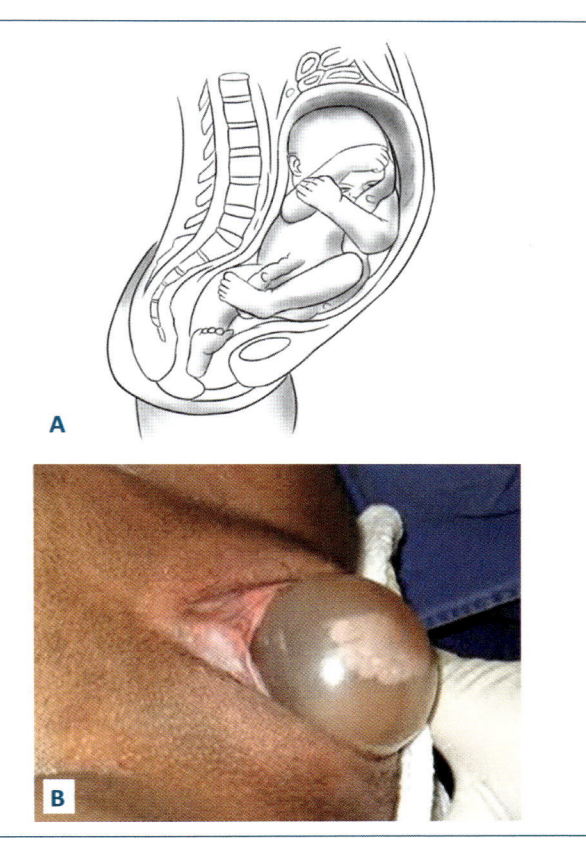

Figura 104.5. Prolapso de membro inferior em apresentação pélvica incompleta, modo de pés.
Fontes: (A) Adaptada de Cunningham et al., 2012. (B) Acervo da autoria.

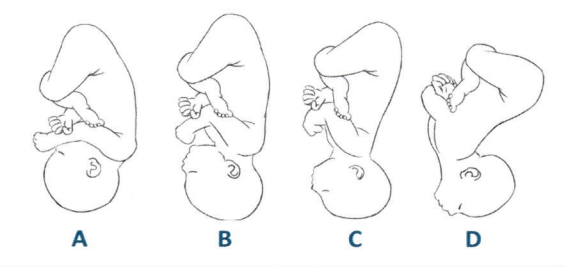

Figura 104.6. Distocias de atitude fetal. (A) Cefálica fletida. (B) Defletida de 1º grau ou apresentação de bregma. (C) Defletida de 2º grau ou apresentação de fronte. (D) Defletida de 3º grau ou apresentação de mento.
Fonte: Adaptada de Cunningham et al., 2012.

As atitudes defletidas podem se associar com alguns fatores maternos que aumentam a sua probabilidade. Entre elas, o vício pélvico que determina uma dificuldade de acomodação do feto ao estreito superior da bacia; outra situação é a multiparidade, pela perda de tônus da parede abdominal, facilitando a má acomodação fetal no estreito superior da bacia, principalmente no chamado "ventre em pêndulo". Outras situações associadas podem ser as anormalidades de formato do polo cefálico, como a dolicocefalia e a hidrocefalia, que dificultam a flexão da cabeça fetal.

Algumas situações se associam a deflexões de maior grau como a apresentação de face ou de mento. Geralmente são situações que impedem completamente qualquer grau de flexão da cabeça fetal, como tumores de face anterior de pescoço, ou encurtamento patológico da musculatura cervical posterior e, ainda, uma das condições mais frequentes, que é a anencefalia, como apresentado na Figura 104.7.

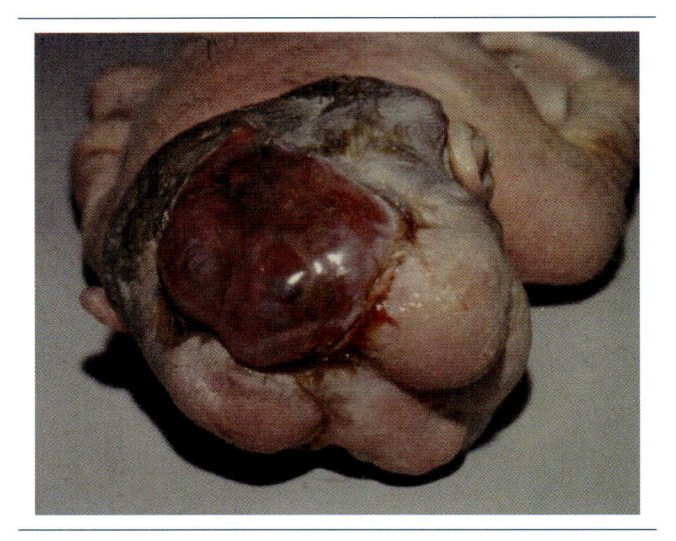

Figura 104.7. Feto anencéfalo.
Fonte: Acervo da autoria.

Na presença de uma malformação como essa, incompatível com sobrevida, o parto vaginal será sempre a melhor opção. Entretanto, em situações diferentes das citadas com fetos viáveis de termo, só se alcançará sucesso na via vaginal para as apresentações mento anteriores, nas quais o feto deverá apoiar a região do mento no subpube materno e desencadear um movimento de flexão para a liberação do polo cefálico. Nas situações de mento posteriores, é praticamente impossível que um feto a termo consiga fazer uma rotação de até 180 graus para posicionar o mento de maneira adequada, no subpube materno; geralmente essa situação se associa com encravamento pélvico. Assim, consideram-se indicação absoluta de resolução por via alta as situações de deflexão de 3º grau mento posteriores. Na realidade, atualmente, frente ao grande trauma em face fetal que o parto vaginal poderá ocasionar, consideram-se as defletidas de 3º grau indicação relativa de cesárea. Deve-se reforçar, entretanto, a necessidade de se afastarem anomalias de polo cefálico frente à presença de um feto com atitude defletida de 3º grau.

Na condição de uma atitude defletida de 2º grau, não há mecanismo possível para parto por via vaginal, a não ser que ela evolua para uma deflexão de 3º grau ou regrida a uma de 1º; alguns autores acham que ela é uma atitude transitória e questionam essa classificação. Em sendo uma deflexão de 2º grau persistente, estará recomendada a resolução por cesárea.

A deflexão mais comumente observada é a de 1º grau ou atitude de bregma. Geralmente é possível o parto por via baixa, sendo comum um movimento duplo de deflexão e apoio da raiz do naso no subpube, sendo sucedido por um mecanismo de flexão que libera a face fetal, conforme apresentado na Figura 104.8.

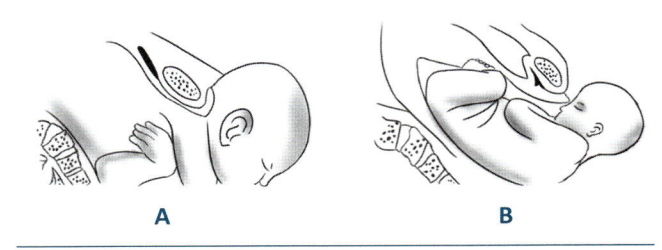

Figura 104.8. Mecanismos de delivramento do polo cefálico na atitude fletida (A) e na defletida de 1º grau (B).
Fonte: Adaptada de Delascio e Guariento, 1983.

Distocia de volume fetal

Com relação às distocias de volume, estas poderão ser globais (fetos macrossômicos) ou parciais, relacionadas às malformações fetais. A depender do volume alcançado, tanto pelas malformações como pelo volume global fetal, será ou não possível um parto por via vaginal. A mais frequente complicação associada a uma distocia de volume fetal é a distocia de ombros, situação que pode repercutir de maneira muito negativa na vitalidade fetal.

A Figura 104.9 apresenta uma gemelaridade imperfeita, situação que impede a parturição por via vaginal e indica a resolução por via abdominal.

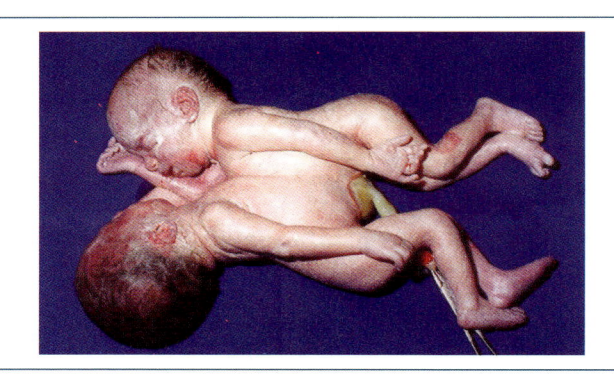

Figura 104.9. Gemelaridade imperfeita.
Fonte: Acervo da autoria.

A presença de várias malformações que induzem a um aumento significativo dos diâmetros fetais também impede a passagem fetal. A Figura 104.10 mostra um feto com volumoso tumor abdominal, impedindo parto pela via vaginal.

A condição mais comumente associada a uma distocia de volume fetal é a macrossomia, como apresentada na Figura 104.11, na qual podemos ver um recém-nascido com peso ao nascimento de mais de 5 kg.

A macrossomia fetal produz um dos maiores desafios da prática obstétrica, que é a correção da distocia de ombros. Essa ocorrência é definida como a impossibilidade de delivramento dos ombros fetais, após a saída do polo cefálico, sem a ajuda de manobras específicas. Como uma definição mais objetiva, podemos assumir que é a situação em que o tempo entre a saída do polo cefálico e dos ombros é maior do que 60 segundos. Ela é uma situação rara, ocorrendo em menos de 1% dos partos; entretanto, em fetos com mais de 4 kg ela chega a ocorrer em até 6%.

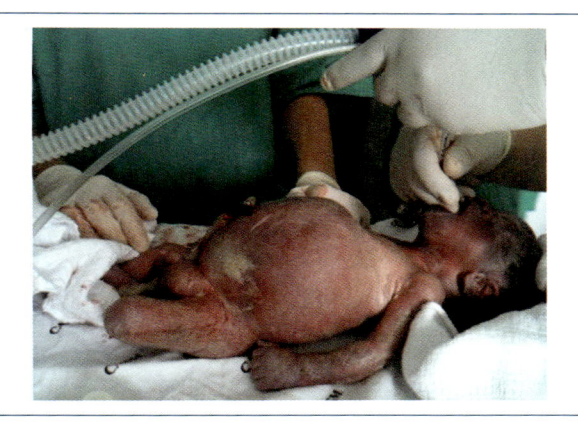

Figura 104.10. Feto com tumor abdominal.
Fonte: Acervo da autoria.

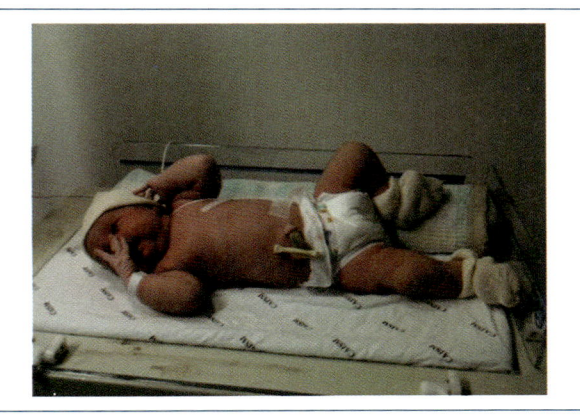

Figura 104.11. Macrossomia fetal.
Fonte: Acervo da autoria.

A distocia de ombros ainda é uma complicação obstétrica importante e pode estar associada a lesões fetais como fratura de úmero, fratura de clavículas e lesão de plexo braquial, além de comprometimento da vitalidade fetal de maneira significativa. Geralmente decorre de uma discrepância entre os diâmetros da pelve e o tamanho dos ombros fetais, o que pode ocorrer em duas situações: diâmetro bisacromial relativamente maior do que o diâmetro biparietal; ou uma pelve materna mais plana do que a ginecoide.

A distocia de ombros pode ser classificada em duas categorias: a alta; e a baixa. A primeira geralmente é mais incomum e é definida pela presença dos dois ombros fetais acima do pube materno (Figura 104.12). Geralmente resulta de um parto operatório assistido no estreito médio, por meio da locação de um fórcipe acima de planos positivos. A única maneira de correção é pela realização da manobra de Zavanelli, que é a recolocação do polo cefálico na vagina sob tocólise e extração por cesárea. Os resultados dessa manobra descritos na literatura são desastrosos.

A distocia de ombros baixa (Figura 4.12) é a mais frequente e, em geral, decorre da falha em delivrar o ombro anterior. Usualmente ela é mais fácil de corrigir com as técnicas padrão. A melhor sequência de manobras a ser realizada não apresenta uma definição clara na literatura. Na condução dessa distocia, deve-se reforçar que não se deve tracionar de maneira intensa o polo cefálico, para tentar delivrar os ombros, já que essa situação poderá desencadear a lesão de plexo braquial, com sequelas neurológicas permanentes para o recém-nascido. Outro ponto é realizar ampliação da episiotomia, favorecendo a ampliação do espaço para realização de manobras mais invasivas pela via vaginal.

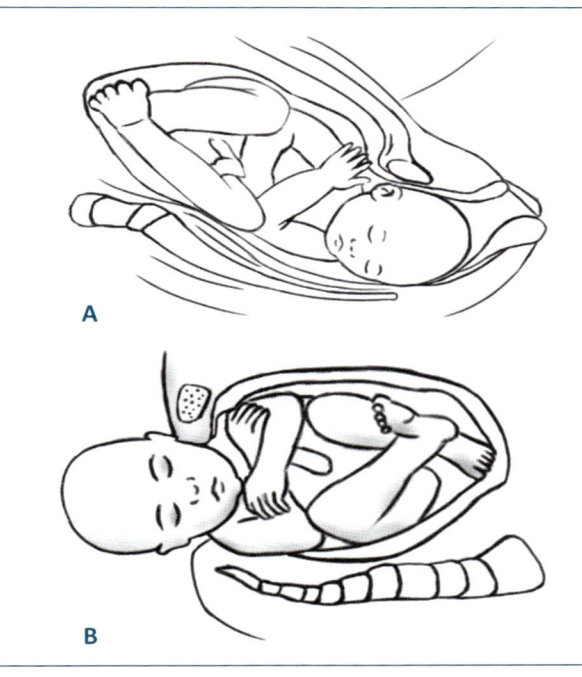

Figura 104.12. Tipos de distocia de ombro. (A) Distocia de ombro alta, em que ambos os ombros estão acima do pube. (B) Distocia de ombro baixa, em que apenas o ombro anterior se localiza acima do pube.
Fonte: Adaptada de Cunningham et al., 2012.

A primeira manobra sugerida a ser executada é a de McRoberts (Figura 104.13), que consiste na hiperflexão das pernas sobre as coxas e, destas, sobre o abdome, favorecendo uma ampliação do canal de parto. Em associação a esse reposicionamento da paciente na mesa, pode se proceder à pressão suprapúbica, no sentido obliquado, tentando favorecer a entrada do ombro anterior abaixo do pube, no sentido oblíquo, e desviando o delivramento do ombro no sentido anteroposterior.

A próxima manobra a ser tentada pode ser o delivramento do braço posterior, com o objetivo de reduzir o diâmetro bisacromial. Deve-se deslizar a mão pelo braço posterior do feto que se encontra no canal vaginal, alcançando o cotovelo e direcionando a mão para que se exteriorize próximo à cabeça fetal e, posteriormente, realizar uma leve tração forçando de maneira suave a saída do braço posterior (Figura 104.14).

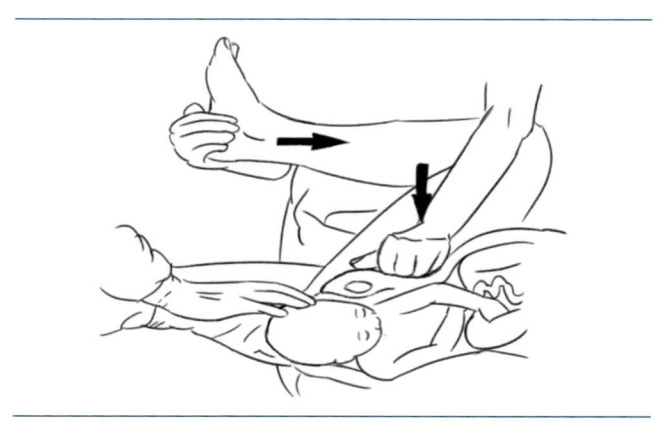

Figura 104.13. Manobra de McRoberts.
Fonte: Adaptada de Cunningham et al., 2012.

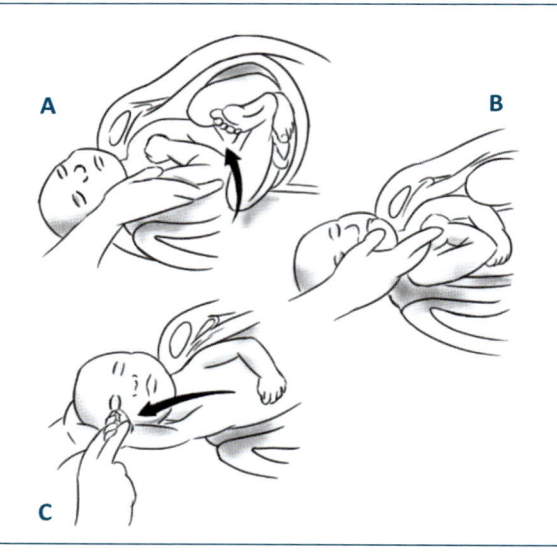

Figura 104.14. Manobra de delivramento do braço posterior para retirada de feto com distocia de ombro. (A) Deslizamento da mão do obstetra pela face posterior do braço posterior do feto a fim de se alcançar o cotovelo fetal, direcionando a mão para que se projete ao lado da cabeça fetal. (B) Apreensão da mão fetal, de maneira suave, para que ocorra o posicionamento desta ao lado da cabeça fetal. (C) Tração final do braço, para que este se exteriorize completamente e permita o delivramento completo da cintura escapular.
Fonte: Adaptada de Cunningham et al., 2012.

Se não houver sucesso com essa segunda manobra, poderão ser realizadas as manobras rotacionais (Figura 104.15), tentando girar os ombros fetais do diâmetro anteroposterior para o oblíquo; ela também é conhecida como "manobra do parafuso" ou "manobra de Woods". A ideia é tentar realizar a rotação a partir do apoio da mão do obstetra no dorso fetal posterior e girar o feto para o sentido oblíquo, auxiliando o seu delivramento. A grande intenção das manobras rotacionais é a de colocar o maior diâmetro dos ombros fetais no sentido oblíquo e favorecer o seu delivramento, já que não ocorreu com o bisacromial localizado no sentido anteroposterior, muito provavelmente em virtude da incompatibilidade desse diâmetro da bacia com o maior diâmetro dos ombros fetais.

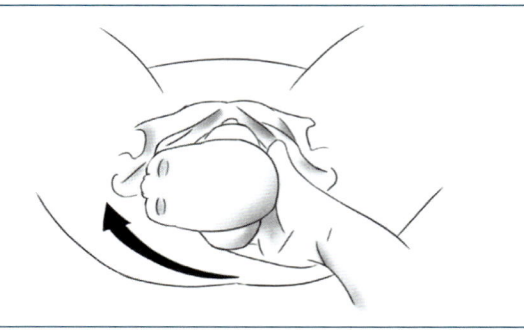

Figura 104.15. Manobra rotacional para retirada de feto com distocia de ombro.
Fonte: Adaptada de Cunningham et al., 2012.

Outra manobra possível é a colocação da paciente sobre quatro apoios, ou seja, em posição de prece maometana, apoiada sobre mãos e joelhos. Ao assumir essa posição, ocorrerá uma hiperlordose da coluna favorecendo o aumento dos diâmetros da pelve materna. Devemos ressaltar que, para que a paciente assuma essa posição, ela não pode estar sob efeito de bloqueios regionais, no qual a força dos membros inferiores ficará comprometida (Figura 104.16).

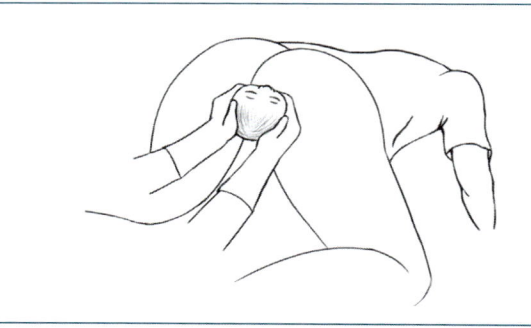

Figura 104.16. Manobra de quatro apoios.
Fonte: Desenvolvida pela autoria.

Além dessas, a fratura intencional de clavículas também poderá ser realizada com o intuito de redução do diâmetro bisacromial. Deve-se exercer pressão no meio da clavícula e de preferência na anterior.

Condição de exceção é a realização da manobra de Zavanelli, mediante recolocação do polo cefálico sob tocólise no canal vaginal, tentando chegar até o plano zero e, posteriormente, realizar a extração fetal por cesárea; para sua realização é preconizada a administração de terbutalina subcutânea a fim de favorecer o relaxamento uterino. Os resultados descritos na literatura com a sua aplicação são desastrosos. A Figura 104.17 representa a execução da manobra de Zavanelli.

Importante reforçar a necessidade de que, durante a execução das manobras, algum membro da equipe que esteja colaborando no atendimento desse parto faça a marcação do tempo, já que o ideal é que ocorra o nascimento em até 4 minutos do início das manobras; cada manobra não deve, idealmente, ultrapassar 1 minuto. Importantíssimo que, no início, seja chamado algum outro membro da equipe de plantão para auxiliar no procedimento e que o anestesista esteja prontamente disponível.

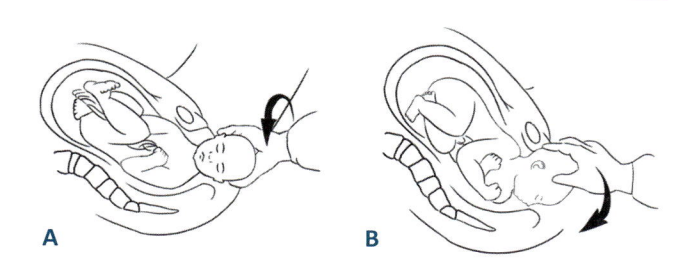

Figura 104.17. Manobra de Zavanelli. (A) Rotação do polo cefálico para recolocação em variedade occipito-púbica. (B) Flexão da cabeça fetal e recolocação do polo cefálico no canal vaginal, tentando alcançar o plano zero de DeLee.
Fonte: Desenvolvida pela autoria.

Protocolos de atenção a situações de distocia de ombros em maternidades devem ser difundidos. Esse treinamento por parte dos obstetras poderá impactar de maneira muito positiva na redução de fetos anoxiados ou sequelados nessa difícil, mas frequente, intercorrência obstétrica.

LEITURAS COMPLEMENTARES

Brasil. Ministério da Saúde. Parto, aborto e puerpério. Assistência humanizada à mulher. Brasília: Ministério da Saúde; 2001.

Cunningham FG, Leveno KJ, Bloom SL, Hauth JC (eds). Apresentação e parto pélvico. In: Williams Obstetrics. 23.ed. New York: McGrawHill; 2012.

Cunningham FG, Leveno KJ, Bloom SL, Hauth JC (eds). Anormalidades do parto. In: Williams Obstetrics. 23.ed. New York: McGrawHill; 2012.

Danilack V, Nunes A, Phipps M. Unexpected complications of low-risk pregnancies in the United States. Am J Obstet Gynecol. 2015; 212:809;1-6.

Delascio D, Guariento A. Assistência ao parto. In: Briquet – Obstetrícia Normal. São Paulo: Sarvier; 1981.

Goffinet F, Carayol M, Foidart JM et al. Is planned vaginal delivery for breech presentation at term still na option? Results of an observational prospective survey in France and Belgium. Am J Obstet Gynecol. 2006;194(4):1002.

Hannah ME, Hannah WJ, Hewson SA et al. Planned caesarean section versus planned vaginal birth for breech presentation at term: A randomized multicentre trial. Lancet. 2000; 56:1375.

National Institute for health and clinical excellence. Intrapartum care for healthy women and babies; 2014. Disponível em: https:\\www.nice.org.uk/guidance.

Rezende J; Montenegro C (eds). Distocias fetais. In: Obstetrícia. Rio de Janeiro: Guanabara Koogan; 2005.

Rietberg CC, Elferink-Stinkens PM, Visser GH. The effect of term breech trial on medical bahaviour and neonatal outcomes in the Netherlands: An analysis of 35.543 term breech infants. Br J Obstet Gynecol. 2005;112(2):205.

Zhang J, Landy H, Ware Branch D et al. Contemporary patterns of spontaneous labor with normal neonates' outcomes. Obstet Gynecol. 2010; 116:1281.

Zugaib M. Distocias fetais. Tratado de Obstetrícia. Barueri: Manole; 2011.

105

Distocia Funcional

Elton Carlos Ferreira

Conceito

Distocia funcional é definida como a anormalidade que atinge a força contrátil uterina durante o trabalho de parto. A contração uterina não é suficientemente forte e/ou frequente ou, ainda, não é adequadamente coordenada para dilatar o colo uterino e expelir o feto.

De acordo com estudo dinamarquês, atinge cerca de 37% das nulíparas com gestações de baixo risco e é a principal responsável pelo prolongamento ou pela parada da dilatação durante o trabalho de parto.

Portanto, para entender a distocia funcional, se faz necessário estudar a normalidade do trabalho de parto para assim identificar aqueles que não estão progredindo de forma adequada. Em contrapartida, não existe um consenso na definição do início da fase ativa do trabalho e na sua correta evolução/progressão.

Assim, dividiremos o trabalho de parto em três estágios: dilatação (1º estágio), expulsão (2º estágio) e dequitação (3º estágio) e abordaremos aqui, principalmente, o 1º.

- **Primeiro estágio (dilatação):** etapa que compreende desde o início do trabalho de parto até a completa dilatação cervical. Seu início é estabelecido quando as contrações uterinas se tornam regulares e frequentes, a cada 3 a 5 minutos, durante o período de pelo menos uma hora, e termina quando a dilatação total do colo uterino é verificada pela primeira vez ao exame físico.
- **Segundo estágio (expulsão):** etapa que compreende desde a dilatação total até a completa expulsão do concepto.
- **Terceiro estágio (dequitação):** etapa que compreende desde a expulsão fetal até a saída da placenta.

Classicamente, o estágio de dilatação pode ser dividido em fases latente (mudança cervical gradual e lenta) e ativa (rápida alteração cervical), porém o limite preciso entre elas tem sido motivo de debates e questionamentos.

Na década de 1950, Emanuel Friedman estabeleceu os critérios de normalidade de progressão do trabalho de parto ao estudar a evolução de parto de 500 multíparas e 500 nulíparas, criando assim a chamada "curva de Friedman". Com base nesses dados, a transição da fase latente para a fase ativa pareceu ocorrer em 3 a 4 cm de dilatação cervical, a partir da qual deveria haver uma velocidade de dilatação mínima de 1 cm/h, o que caracterizaria um trabalho de parto eutócico (Figura 105.1).

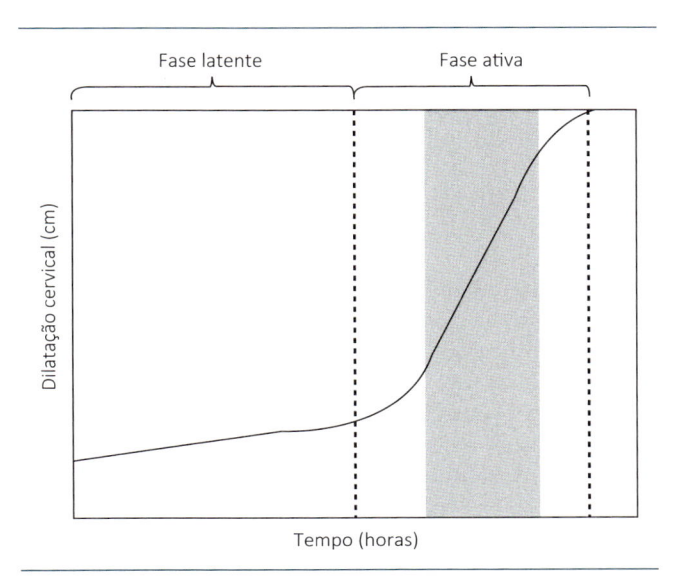

Figura 105.1. Curva de trabalho de parto de Friedman.
Fonte: Friedman, 1978.

Contudo, estudos atuais têm apontado para diferentes definições de normalidade de progressão da fase ativa do parto, assim como têm demonstrado que a transição entre as fases latente/ativa se dá em um momento mais tardio do que 3 a 4 cm.

Estudo multicêntrico retrospectivo realizado por Zhang et al. (2010), em 19 hospitais, nos Estados Unidos, avaliou os padrões de trabalho de parto em 62.415 parturientes, dando origem à curva de Zhang (Figura 105.2), substancialmente diferente dos achados de Friedman (Figura 105.1).

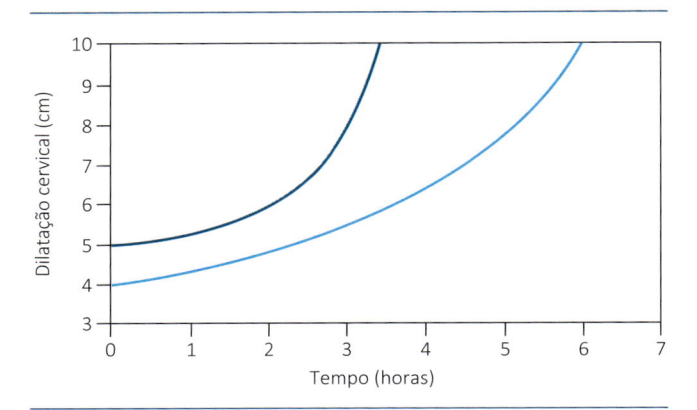

Figura 105.2. Curva de trabalho de parto contemporânea.
Fonte: Zhang et al., 2010.

A curva de Friedman descreve uma taxa relativamente lenta de dilatação cervical até cerca de 4 cm (fase latente), que é seguida por uma abrupta aceleração na taxa de dilatação (fase ativa), até entrar em uma fase de desaceleração com aproximadamente 9 cm. As curvas de trabalho de Zhang também demonstram um aumento na taxa de dilatação cervical à medida que o trabalho de parto progride, porém o aumento é mais gradual do que o descrito por Friedman: mais de 50% dos pacientes não dilataram > 1 cm/h até atingir 5 a 6 cm de dilatação, e uma fase de desaceleração no final do primeiro estágio do trabalho de parto não foi observada. Assim, dados de Zhang sugerem que a duração maior da fase de dilatação (1º estágio) é normal e habitual e classifica a progressão do trabalho de parto como fase latente até a dilatação < 6 cm.

Seguindo o exposto, **progressão lenta da fase ativa** se refere a:
- **Friedman:** dilatação inferior a 1 cm/hora a partir de 3 a 4 cm de dilatação.
- **Zhang:** dilatação inferior a 1 ou 2 cm/hora a partir de 6 cm de dilatação.

Em contrapartida, a **parada da dilatação** é definida como:
- **Friedman:** a não progressão da dilatação após 2 horas consecutivas durante a fase ativa do trabalho de parto.
- **Zhang (NICHD, SMFM e o ACOG):** dilatação cervical > 6 cm em pacientes com rotura de membranas e:
  - Nenhuma alteração cervical por > 6 horas com contrações inadequadas.
  - Nenhuma alteração cervical por > 4 horas, apesar das contrações adequadas.

Apesar de a curva de Zhang ter sido adotada por importantes instituições como Colégio Americano de Obstetrícia

e Ginecologia, a revisão da curva clássica de Friedman não foi universalmente aceita.

Classificação da distocia funcional

Uma vez expostos os conceitos dos estágios do parto, suas fases e seus padrões de normalidade, será utilizada a classificação de Goffi para distocia funcional (Quadro 105.1).

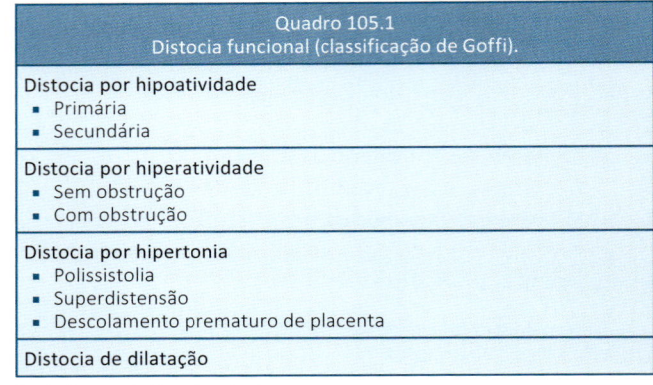

Quadro 105.1 Distocia funcional (classificação de Goffi).
Distocia por hipoatividade ■ Primária ■ Secundária
Distocia por hiperatividade ■ Sem obstrução ■ Com obstrução
Distocia por hipertonia ■ Polissistolia ■ Superdistensão ■ Descolamento prematuro de placenta
Distocia de dilatação

Fonte: Desenvolvido pela autoria.

Distocia por hipoatividade uterina

A frequência e/ou a intensidade das contrações uterinas estão abaixo do normal, acarretando um trabalho de parto prolongado. Em sua forma primária, os elementos que compõem a contração estão ineficientes desde o início do trabalho de parto. Em sua forma secundária, as contrações uterinas, inicialmente adequadas, tornam-se fracas e pouco frequentes (Figura 105.3).

Nesses casos, devem-se adotar medidas que estimulem a efetiva contratilidade uterina como a infusão de ocitocina e/ou a amniotomia, além de suporte materno por acompanhante de sua escolha desde o início do trabalho de parto.

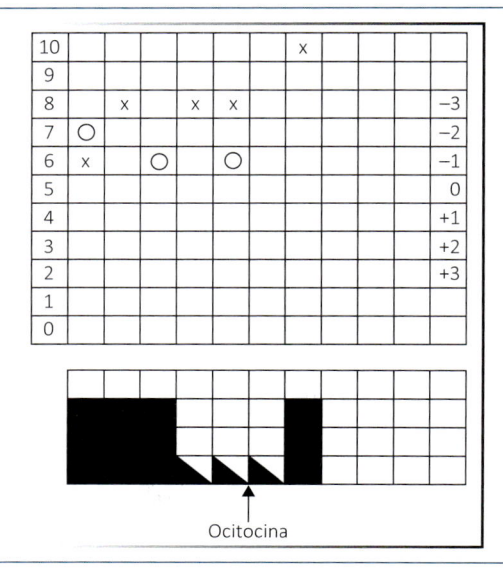

Figura 105.3. Distocia funcional por hipoatividade.
Fonte: Desenvolvida pela autoria.

Distocia por hiperatividade

Os elementos da contração estão acima do normal, porém não geram necessariamente um parto rápido.

Nos casos de desproporção cefalopélvica, tumor obstrutivo de trajeto ou sinéquias/estenose do colo uterino, são denominados "hiperatividade com obstrução". Nesses casos, a rotura uterina poderá ocorrer caso a cesariana não seja indicada prontamente.

Na hiperatividade sem obstrução, a hiperatividade é intrínseca, resultando em um parto rápido (taquitócico). Nessas situações, mais comuns em grandes multíparas, uma revisão cuidadosa do canal de parto deverá ser realizada pelo maior risco de lesões, assim como uma maior vigilância materna no puerpério pelo maior risco de atonia uterina. Além disso, o recém-nascido deverá ser avaliado pela equipe de neonatologia de forma sistemática e rigorosa em virtude do risco aumentado de hemorragia intracraniana e retiniana e de fraturas de crânio.

Distocia por hipertonia

A hipertonia uterina pode ocasionar uma inadequada progressão do trabalho de parto e pode ter como consequência o sofrimento fetal agudo.

As contrações estão presentes em uma frequência maior do que 5 em 10 minutos (taquissistolia) e/ou tem duração superior a 2 minutos (hipertonia). Quando acompanhadas de alterações na frequência cardíaca fetal, são denominadas "síndrome do hiperestímulo".

Nas distocias por hipertonia ocasionadas por excesso de ocitocina, esta deverá ser suspensa imediatamente, assim como a infusão cuidadosa de soro fisiológico endovenoso poderá ser prescrita na tentativa de correção do distúrbio contrátil, além da realização da vigilância fetal rigorosa.

A hipertonia por sobredistensão uterina ocorre em casos de polidrâmnio e nas gestações múltiplas. Sua correção com amniodrenagem (polidrâmio) ou com amniotomia (gemelar) deverá ser cuidadosa em virtude do risco de descolamento prematuro de placenta e de prolapso de cordão.

No descolamento prematuro de placenta, a clínica clássica apresentada pela gestante engloba dor abdominal, hipertonia uterina e sangramento vaginal. Diante do exposto, deve-se proceder imediatamente à amniotomia e verificar-se a vitalidade fetal.

Distocia de dilatação

Seu diagnóstico é feito por exclusão. A atividade e o tônus uterino estão adequados, porém a progressão da dilatação é lenta ou ausente. Pode ser ocasionada pelo quadro de dor e ansiedade da parturiente, provocando uma incoordenação uterina nas contrações ou ainda ser resultado de uma inversão do tríplice gradiente descendente.

O tratamento é realizado mediante o uso de medidas ocitócicas e da realização de analgesia de parto (Figura 105.4).

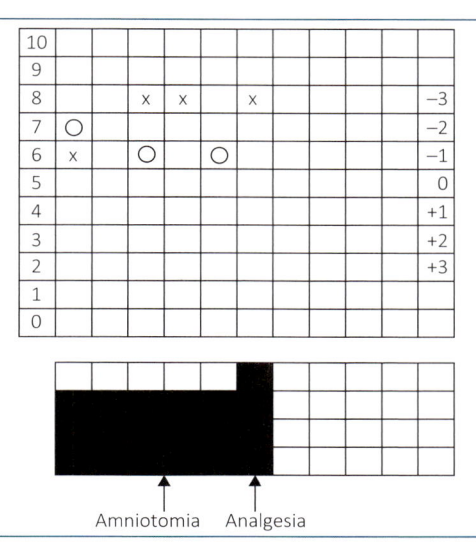

Figura 105.4. Distocia funcional por incoordenação.
Fonte: Desenvolvida pela autoria.

LEITURAS COMPLEMENTARES

American College of Obstetricians and Gynecologists, Society for Maternal-Fetal Medicine. Obstetric care consensus n. 1: Safe prevention of the primary cesarean delivery. Obstet Gynecol. 2014;123:693.

Blanch G, Lavender T, Walkinshaw S, Alfirevic Z. Dysfunctional labour: A randomised trial. Br J Obstet Gynaecol. 1998;105:117.

Brennan DJ, McGee SF, Rexhepaj E, O'Connor DP, Robson M, O'Herlihy C. Identification of a myometrial molecular profile for dystocic labor. BMC Pregnancy Childbirth. 2011;11:74-2393-11-74.

Caldeyro-Barcia R, Poseiro JJ. Oxytocin and contractility of the pregnant human uterus. Ann N Y Acad Sci. 1959;75:813.

Cheng YW, Shaffer BL, Bryant AS, Caughey AB. Length of the first stage of labor and associated perinatal outcomes in nulliparous women. Obstet Gynecol. 2010;116:1127.

Friedman E. The graphic analysis of labor. Am J Obstet Gynecol. 1954;68:1568.

Friedman EA. Labor: Clinical Evaluation and Management. 2nd ed. New York: Appleton-Century-Crofts; 1978.

Friedman EA. Primigravid labor; a graphicostatistical analysis. Obstet Gynecol. 1955;6:567.

Gifford DS, Morton SC, Fiske M et al. Lack of progress in labor as a reason for cesarean. Obstet Gynecol. 2000;95:589.

Goffi PS. Assistência ao parto. 2.ed. São Paulo: Rumo, 1978.

Lindgren L. The influence of uterine motility upon cervical dilatation in labor. Am J Obstet Gynecol. 1973;117:530.

Schulman H, Romney SL. Variability of uterine contractions in normal human parturition. Obstet Gynecol. 1970;36:215.

Schulman H, Romney SL. Variability of uterine contractions in normal human parturition. Obstet Gynecol. 1970;36:215.

Spong CY, Berghella V, Wenstrom KD et al. Preventing the first cesarean delivery: Summary of a joint Eunice Kennedy Shriver National Institute of Child Health and Human Development, Society for Maternal-Fetal Medicine, and American College of Obstetricians and Gynecologists Workshop. Obstet Gynecol. 2012;120:1181.

World Health Organization Health. Department of Reproductive Health and Research. WHO recommendations for augmentation of labour. Geneva, Switzerland: World Health Organization; 2014:57. [Acesso 2014 jul]. Disponível em: http://apps.who.int/rhl/guidelines/augmentation-labour/en/.

Zhang J, Duan T. The physiologic pattern of normal labour progression. BJOG. 2018;125:955.

Zhang J, Landy HJ, Branch DW et al. Contemporary patterns of spontaneous labor with normal neonatal outcomes. Obstet Gynecol. 2010;116:1281.

106

Distocia do Trajeto

Patricia Moretti Rehder

Definição

Distocia de trajeto define-se como a presença de anormalidades ósseas ou de partes moles, o que gera um estreitamento do canal de parto e dificulta ou até impede a evolução normal do trabalho de parto e a passagem do feto. A distocia de trajeto envolve a óssea (ossos ilíacos, sacro e cóccix com suas articulações) e as partes moles (segmento inferior do útero, colo uterino, vagina e região vulvoperineal). O tipo de pelve e seus diâmetros influenciam na progressão do trabalho de parto e na acomodação do feto.

- Distocia óssea: vícios de estreito superior, médio e inferior.
- Distocia de partes moles.

Distocia óssea

São anormalidades no formato, no tamanho ou nas angulações da pelve, o que dificulta ou até impede a progressão e ultimação do parto por via vaginal. Essas anormalidades podem ocorrer isolada ou simultaneamente e são denominadas "vícios pélvicos". Não se deve confundir distocia óssea com desproporção cefalopélvica (volume cefálico fetal maior do que a capacidade pélvica), pois essas podem ocorrer em casos de bacias normais no caso de macrossomia fetal. A desproporção é um diagnóstico clínico subjetivo e dinâmico, com base no exame físico e na evolução anormal do trabalho de parto.

Para o diagnóstico de distocia óssea, por muito tempo, o principal meio utilizado de avaliação era pela pelvimetria, com medidas externas e complementadas pelo toque vaginal, para se inferirem as dimensões da pelve. Na atualidade, a pelvimetria externa está em desuso, sendo suficiente apenas a avaliação interna, realizada pelo obstetra por meio de minucioso toque vaginal. No, século XIX, iniciou-se a realização de pelvimetria radiológica, com a realização de radiografia

simples de quadril para dimensionar a pelve, mas está caindo em desuso por serem mínimas as diferenças encontradas com o seu uso na pelvimetria manual. A ressonância magnética para predição de desproporção cefalopélvica também está sendo proposta, porém não há razões que sustentem a sua utilização na prática clínica. Segundo Neme et al. (2006), em casos de estenose pélvica muito severa, o diagnóstico definitivo de distocia óssea se dará durante o trabalho de parto.

Estreitos – os principais diâmetros a serem avaliados a fim de diagnosticar ou ao menos suspeitar a presença de distocia óssea são os estreitos superior, o médio e o inferior.

Estreito superior

Também denominado "entrada da bacia", é o ponto-chave do toque no diagnóstico do vício pélvico. Muito valorizado antigamente na obstetrícia, é de apreciação mais simples, sobretudo em relação ao diâmetro anteroposterior ou *conjugata vera* (CV), que pode ser medido indiretamente extraindo-se 1,5 cm da *conjugata diagonalis*, que é aquela que o obstetra encontra ao fazer o toque mensurador. Para chegar à *conjugata diagonalis*, realiza-se o toque vaginal com o objetivo de palpar o promontório com a ponta do dedo estendido, através do fundo de saco posterior da vagina, e, quando este é atingido, marca-se o limite proximal do dedo que tangencia a sínfise púbica. Segundo Delascio e Guariento (1981), extraem-se 1,5 cm e assim se infere a dimensão do diâmetro anteroposterior, também chamado de *conjugata vera obstétrica* (Figura 106.1).

A presença de *conjugata diagonalis* menor de 11,5 cm corresponde a uma *conjugada vera* de menos de 10 cm e define o vício de estreito superior. Quando o promontório é inatingível à ponta do dedo do examinador, conclui-se que o diâmetro anteroposterior tem dimensões adequadas ao parto vaginal. A apresentação alta, na presença de contrações efetivas, evidencia a provável distocia de estreito superior. Em estudos, Delascio e Guarento (1981) observaram também maior frequência nas situações transversas e nas apresentações defletidas. Para comprovar a desproporção com uma das mãos no abdome, força-se a entrada da apresentação na bacia através do toque vaginal e com a outra mão procura-se avaliar o grau de penetração; quanto mais alto se mantiver o polo cefálico, maior a desproporção. O diâmetro biparietal fetal varia em média entre 9,5 e 9,8 cm. Consequentemente, pode ser difícil ou até impossível a passagem pelo estreito superior de fetos cujo diâmetro seja superior a 10 cm (Quadro 106.1).

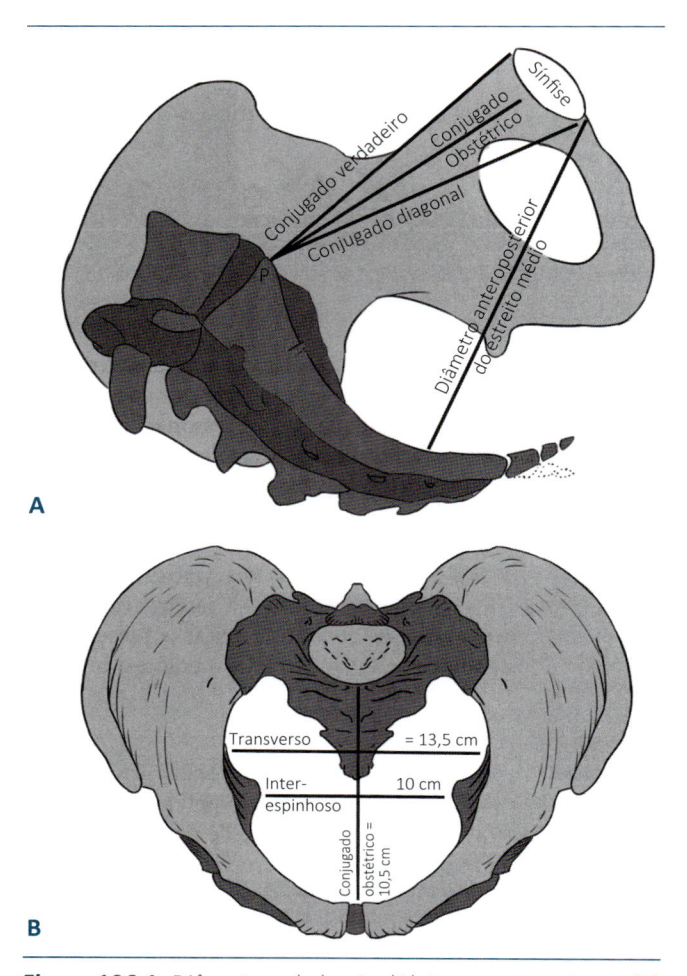

A

B

Figura 106.1. Diâmetros da bacia. (A) Anteroposteriores. (B) Transversos.
Fonte: Adaptada de Delascio e Guariento, 1981.

Normalmente a dilatação do colo é auxiliada pela ação hidrostática das membranas integras ou, após sua ruptura, pela posição direta da apresentação fetal contra o colo uterino. Segundo Mengerr (1984), no entanto, nas pelves com algum tipo de vício, considerando-se que a cabeça fica presa no estreito superior, toda a força exercida pelo útero atua diretamente sobre a porção das membranas em contato com o colo em dilatação. Consequentemente, há maior probabilidade de rompimento precoce das membranas. Após a

rotura da bolsa, a falta de pressão da cabeça contra o colo e contra o segmento inferior do útero predispõe à ocorrência de contrações menos efetivas. Assim, a dilatação pode ocorrer muito lentamente ou ser interrompida. A adaptação mecânica do feto à passagem óssea tem importante papel na determinação da eficácia das contrações. Quanto melhor a adaptação, mais eficientes serão as contrações. Assim, a resposta do colo ao trabalho de parto fornece uma visão prognóstica para evolução do trabalho de parto em mulheres com estreito superior pequeno.

O estreito superior pequeno ou reduzido tem importante papel com as apresentações fetais anômalas. Nas nulíparas normais, a apresentação fetal a termo desce para a cavidade pélvica antes do início do trabalho de parto. Entretanto, quando o estreito superior é considerado diminuído, geralmente não ocorre a descida antes do trabalho de parto e, às vezes, nem depois do seu início. As apresentações cefálicas ainda predominam, mas a cabeça flutua livremente sobre o estreito superior da pelve ou fica apoiada mais lateralmente em uma das fossas ilíacas. Pequenos fatores podem fazer o feto assumir outra apresentação. Nas mulheres com vicio pélvico, as apresentações de face e ombro são encontradas com frequência três vezes maior, e o prolapso de cordão, com frequência, 4 a 6 vezes maior.

Um dos sinais evidentes de uma obstrução de estreito superior é a presença de distensão do segmento uterino, acompanhada de retesamento dos ligamentos redondos, a chamada síndrome de Bandl-Frommel, representada na Figura 106.2.

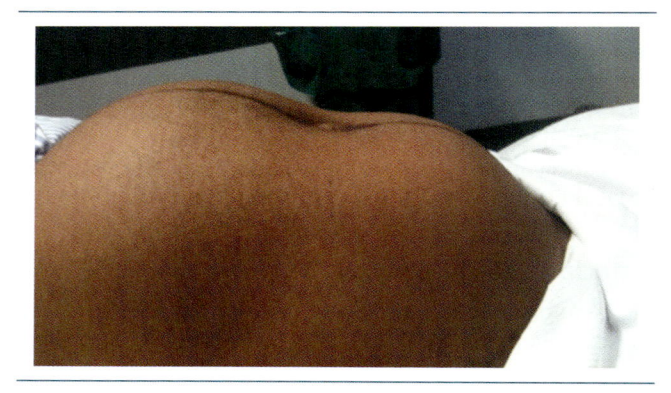

Figura 106.2. Desproporção cefalopélvica, com evidente distensão de segmento.
Fonte: Imagem cedida pela dra. Helaine Milanez.

Estreito médio

Mais comum do que os vícios de estreito superior. As anormalidades do estreito médio são muito valorizadas, pois estão associadas a partos prolongados, nos quais, apesar de o polo cefalico estar insinuado, permanece encravado no estreito médio, em que pesem a boa contratilidade uterina e os acentuados fenômenos plásticos. O seu diagnóstico não é fácil; pode-se suspeitar quando há antecedente de partos difíceis, espinhas ciáticas proeminentes e curvatura do sacro reduzida. Segundo Delascio e Guariento (1981), destacaram nas suas avaliações, a medida do diâme-

Quadro 106.1 Diâmetros, limites e quadro clínico dos estreitos da pelve.			
Topografia da distocia	Diâmetro alterado	Parâmetro	Quadro clínico
Estreito superior	Anteroposterior (conjugata diagonalis – entre promontório sacral e ângulo subpúbico)	Inferior a 11,5 cm	Apresentação alta mesmo com contrações efetivas; apresentações defletidas e situação transversa são mais comuns. Presença do sinal de Müller.
Estreito médio	Transverso – bi-isquiático (coincide com o diâmetro bituberoso, entre as tuberosidades isquiáticas)	Inferior a 10 cm	Partos prolongados, apesar das contrações efetivas ou até aumentadas.
Estreito inferior	Coincide com o estreito médio – avaliar o diâmetro bituberoso	Inferior a 8 cm	Raro isoladamente; normalmente vem associada à distocia do estreito médio.

Fonte: Desenvolvido pela autoria.

tro transverso (bi-isquiático), que pode ser inferida indiretamente pela medida do diametro biturberoso, já que é quase sempre coincidente. A medida do diâmetro biturberoso pode ser obtida com uma fita métrica tangenciando a borda superior do ânus, indo de uma tuberosidade a outra. As tuberosidades podem ser localizadas pela palpação externa da bacia. Medidas do bituberoso inferiores a 10 cm constituem um indício de distocia de estreito médio. Comumente, apesar de contrações uterinas efetivas, a progressão do polo cefálico estaciona no plano zero de De Lee, em variedade de posição transversas ou posteriores.

Estreito inferior

A progressiva valorização do estreito médio reduziu a importância prognóstica do estreito inferior, uma vez que esta distocia ocorre de forma isolada. Na maioria das vezes, ocorre de forma simultânea às anormalidades ósseas do estreito médio. São raríssimas as bacias afuniladas, nas quais são normais as medidas do estreito superior e médio, e a distocia se localiza no estreito inferior. Nesses casos, a *conjugata exitus* (diâmetro subpúbico-cóccix) é menor do que 8,5 cm, e o bituberoso é igual ou inferior a 8 cm. Também se encontra o ângulo subpúbico com valor menor do que 90 graus. Vale lembrar que a retropulsão do cóccix, por ocasião do desprendimento, que aumenta a *conjugata exitus* em cerca de 2 cm. A distocia de vários estreitos está presente, em geral, em bacias regularmente estreitas.

Embora a desproporção entre a cabeça fetal e o estreito inferior da pelve não seja suficiente para causar a distocia grave, pode ter importante papel na produção de lacerações de períneo. Com o crescente estreitamento do arco púbico, a região occipital não pode emergir diretamente abaixo da sinfese púbica, sendo forçada a descer na direção dos ramos isquiopúbicos. Consequentemente, o períneo é exposto a maior risco de laceração.

Vícios pélvicos raros

Bacias atípicas. A avaliação dos tipos de bacia, descritas por Caldewel-Molloy, modificada por Delascio e Guariento (1981), que também podem acarretar a distocia de trajeto é feita pelo exame clínico. A platipelóide está presente em 5% das mulheres, a androide em 20%, antropoide em 25% dos casos e a ginecoide, a mais frequente, em 50% dos casos (Figura 106.3).

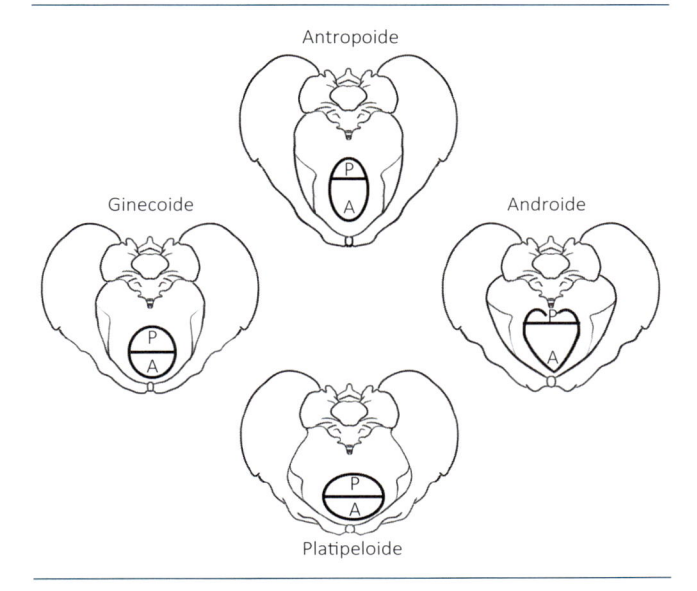

Figura 106.3. Classificação dos tipos de bacia, segundo Caldewell-Molloy.
Fonte: Adaptada de Delascio e Guariento, 1981.

Diagnóstico da distocia de trajeto

Mesmo que a avaliação da pelve óssea resulte no diagnóstico do vício pélvico, faz-se necessária a avaliação de outros fatores, como:

1. **Anamnese:** história prévia de fórcipe, vácuo-extrator, cesárea em partos anteriores, primiparidade, antecedentes de traumas ou cirurgias pélvicas.
2. **Exame físico:** avaliar biótipo da paciente (altura, peso e IMC), altura do fundo uterino e realização das manobras de Leopold (apresentação, situação e posição fetais), relação entre cabeça e pelve (insinuação e encaixamento), toque vaginal (variedade de posição, altura da apresentação, edema de colo e presença de bossa parietal). Em muitas situações em que a distocia óssea é relativa ou suspeita, somente a prova de trabalho de parto pode definir se é possível o parto vaginal. É uma prova clínica para avaliar a extensão da desproporção. Pode ser espontânea quando a mulher já está em trabalho de parto ou estimulada por ocitócicos. É contraindicada em casos de cicatriz uterina não segmentar, antecedentes de rotura uterina, placenta

prévia e apresentação anômala. A evolução cervical favorável e descida do polo cefálico autorizam a continuidade da prova, desde que monitorizada adequadamente. Vale ressaltar que mulheres com antecedentes de fratura pélvicas devem receber especial atenção, focando a presença de possíveis sequelas que possam impossibilitar o trajeto do parto.

3. **Pelvimetria clínica:** recurso barato, de grande utilidade e boa predição. Avaliam-se os seguintes parâmetros, segundo Borell et al. (1957):

   - **Conjugata vera obstétrica:** avalia o estreito superior e seus vícios. Tem cerca de 11 cm. Considerado reduzido quando menor do que 10 cm. Avaliada pela medida manual da conjugata diagonal (que se estende do ângulo subpúbico ao meio do promontório do sacro), subtraindo-se 1,5 cm.
   - **Diâmetro bi-isquiático (bi-tuberoso):** avalia o estreito médio e seus vícios. Mede cerca de 11 cm. Considerado reduzido quando menor do que 9,5 cm.
   - **Arco púbico (ângulo subpúbico):** avalia o estreito inferior e seus vícios. Adequado se 90 graus, largo e arredondado. Inadequado quando menor do que 70 graus, estreito e profundo.
   - **Inclinação e comprimento do sacro:** devem proporcionar bons diâmetros anteroposteriores.

Em vícios do estreito inferior, observamos as espinhas ciáticas salientes e a curvatura sacral reduzida. Promontório facilmente palpável ao toque vaginal e diâmetro bi-isquiático estreito (menor do que 9 cm) são sinais de vício pélvico absoluto, estando a cesariana indicada.

1. **Pelvimetria radiológica:** vale lembrar que a radiopelvimetria tornou-se dispensável uma vez que são mínimas as diferenças dos parâmetros encontrados na pelvimetria manual e proporciona ainda discreto avanço na assistência ao parto. Mesmo amplamente utilizada, não é possível avaliar o prognóstico do parto vaginal. Segundo McCarthy (1986), entre as vantagens da pelvimetria com tomografia computadorizada, em comparação com a pelvimetria radiológica convencional, estão a menor exposição à radiação, maior precisão e maior facilidade de realização. Já as imagens pela ressonância nuclear magnética apresentam vantagens como a ausência de irradiação ionizante, medições precisas, imagem total do feto e possibilidade de avaliar a existência de distocia causada por tecidos moles.

Distocias de partes moles

A distocia de trajeto ou parto obstruído também pode ocorrer por obstáculos originados no trajeto mole, localizados em estruturas do canal de parto: colo; vagina; vulva e períneo; e ainda, pela presença de tumores prévios à apresentação.

Colo uterino

Segundo Rezende (2005), as principais e mais frequentes alterações do colo que resultam na distocia são o edema, a hipertrofia e a estenose cervical. O edema do colo é de origem mecânica, durante o parto, resultando da compressão entre a apresentação e o rebordo ósseo da bacia. É geral-

mente de lábio anterior e secundário a um vício pélvico, também podendo estar associado ao assinclitismo anterior. Pela compressão, o retorno venoso e linfático fica comprometido, resultando no edema. A redução digital é muitas vezes solução viável e inócua. As incisões do colo, pelos seus riscos, estão abandonadas. Nos casos de edema rígido e de maior magnitude, a cesariana se impõe.

A hipertrofia é definida pela presença de um grande alongamento hipertrófico e, apesar de alguma elevação do colo no trabalho de parto, resta na vagina, à frente da apresentação, uma porção edemaciada, dificultando sua dilatação. É manobra possível, durante a contração, forçar a dilatação digital ao mesmo tempo deslocando-o para trás da apresentação. Quando impossível essa manobra, a cesariana é a única opção viável, segundo Handa et al. (1984).

A estenose pode ser de origem anatômica e, principalmente, patológica como sequela de infecção, cauterizações, cerclagens, amputações ou ainda cicatrizes de sequelas de lacerações em partos anteriores.

Vagina

A presença de septos vaginais é a principal causa de distocia de vagina, segundo Haddad (1997). Trata-se de uma anomalia congênita, que pode impedir o parto vaginal, a depender de sua espessura. Observam-se septos longitudinais, parciais, totais e mais raramente transversais ou anulares. No septo longitudinal completo, a vagina é dupla e terá um colo uterino único, eventualmente duplo. Geralmente, o septo longitudinal completo apenas dificulta a passagem do feto, pois se desloca à passagem da apresentação. O parcial, entretanto, antepondo-se à apresentação, como uma brida, dificulta a descida. O septo pode romper-se espontaneamente, mas, se necessário, sua incisão pode ser uma solução exitosa. No entanto, em septos muito espessos pode ocorrer sangramento intenso, obrigando a fazer hemostasia nas bordas. Segundo Beyth et al. (2004), septos transversais e anulares são incompatíveis com partos vaginais. O diagnóstico dessa anomalia antes da gestação permite sua secção de forma eletiva e tranquila. A ressecção durante a gestação também é possível, em muitos casos. Nos casos em que a secção é inviável, o parto cesárea deve ser indicado. Outra causa de obstrução de vagina é a cistocele e retocele em grandes volumes, obstruindo a descida do feto; a cistocele pode estar associada à retenção urinária, devendo, então, ser esvaziada a bexiga e, se possível, as fezes empurradas para fora do trajeto. A rigidez de vagina é outro fator importante que pode ser voluntário ou involuntário, podendo ser decorrente de estenose por lesão cirúrgica ou química.

Vulva e períneo

Nas distocias vulvares e de períneo, destacam-se as varizes, edema, alterações do hímen; hematomas, cistos ou abscessos de Bartholin, além do condiloma acuminado de grande extensão (Figura 106.4). Normalmente não impedem o parto, quando apresentam pequenas dimensões, mas podem gerar mais sangramentos vaginais e/ou infecções pós-parto. No entanto, quando assumem proporções consideráveis, a avaliação do obstetra, caso a caso, é que poderá definir se a tentativa do parto vaginal é segura ou se deve optar imediatamente pela cesariana.

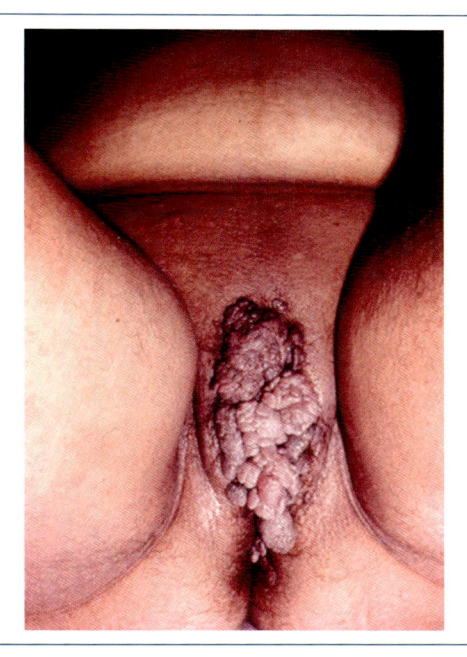

Figura 106.4. Condiloma acuminado de vulva, obstruindo o canal de parto.

Fonte: Imagem cedida pela dra. Helaine Milanez.

Tumores prévios

São assim chamados os tumores de órgãos genitais ou não, que se colocam à frente da apresentação, dificultando ou impedindo a progressão fetal (Figura 106.5). Entre os mais comuns, destacam-se os miomas, os carcinomas de colo e os tumores de ovário e, mais raro, os tumores de parede vaginal, do reto, os rins pélvicos e os fecalomas. O diagnóstico clínico ou ultrassonográfico deve ser realizado e, nestes casos, optar-se pela cesariana, se necessário.

Prevenção de distocias

- Maior integração da equipe (médicos e enfermeiras).
- Indução por estágio do trabalho de parto (iniciar amadurecimento cervical com prostaglandinas e uso posterior de ocitocina).
- Apoio emocional contínuo com acompanhante de escolha da paciente.
- Amniotomia: realizar apenas em mulheres com progressão anormal do trabalho de parto.
- Uso de medidas alternativas no controle da dor (banhos mornos, deambulação, apoio físico e emocional devem ser preferidos à anestesia peridural).
- Evitar posicionar a parturiente muito cedo em decúbito dorsal ou litotomia, bem como evitar solicitar-lhes que realizem o puxo precocemente no segundo estágio do parto (medidas que só exaurem a paciente e contribuem para prolongar o período expulsivo).
- Revisão em todos os prontuários de cesárea (avaliar indicação).

LEITURAS COMPLEMENTARES

Albrechtsen S, Rasmussem S, Thoresen S et al. Pregnancy outcome in women before and after cervical conisation: Population based cohort study. BMJ. 2008;337:1343.

American College of Obstetricians and Gynecologists (ACOG): Guidelines for Women's Health Care. 2nd ed. Washington, DC; 2002. p.305.

American College of Obstetricians and Gynecologists: Vaginal agenesia: diagnosis, management and routine care. ACOG Committee Opinio n. 355; 2006.

American College of Obstetricians and Gynecologists: Dystocia and the augmentation of labor. Technical Bulletin n. 2018; 1995 dec.

Asha B, Manila K. An unusual presentation of uterus didelphys with obstructed humivagina with ipsilateral renal agenesis. Fertil Steril. 2008;90(3):849.

Barbosa LAH. Obstetrícia prática. 6.ed. Rio de Janeiro: Livraria Atheneu; 1981.

Berghella V, Baxter Jk, Chauhan Sp. Evidence-based labor and delivery management. Am J Obstet Gynecol. 2008;199(5):445.

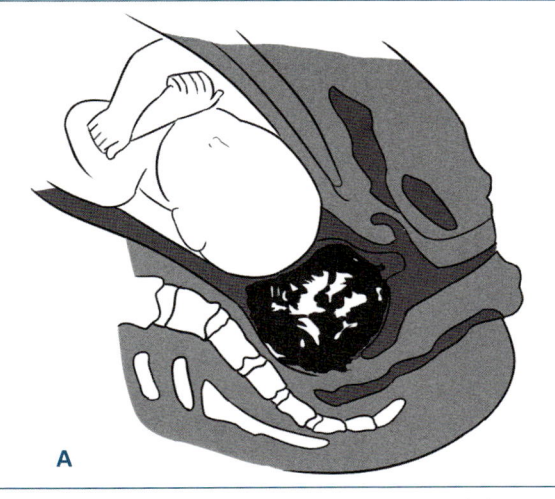
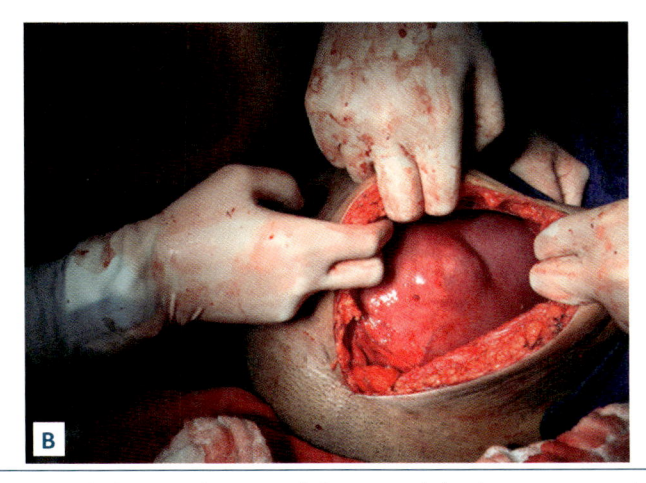

Figura 106.5. Situações de distocia de trajeto. (A) Tumor cervical obstruindo o canal de parto. (B) Miomatose uterina em região segmentar, impedindo a descida da apresentação.

Fonte: (A) Adaptada de Rezende & Montenegro, 2005. (B) Imagem cedida pela dra. Helaine Milanez.

Beyth Y, Klein Z, Weinstein S, Tepper R. Thick Transverse Vaginal Septum: Expectant Managment followed by Surgery. J Pediatric Adolesc Gynecol. 2004;17:379-81.

Blanton EN, Rouse DJ. Trial of labor in women with transverse vaginal septa. Obstet Gynecol. 2003;101(5 pt 2):110-2.

Borell U, Fernstrom I. The movements at the sacro-iliac joints and their importance to change in the pelvic dimensions during parturition. Acta Obstetric Gynecol Scand. 1957;36(1):42-57.

Bradshaw KB. Anatomical disorders. In Schorge JO, Schaffer JI, Halvoorson IM et al. Williams Gynecology, Is ted. New York: McGraw-Hill; 2008. p.402.

Calderon IMP, Frade Jl, Abbade JF, Diniz CP, Dalben I, Rudge MVC. Prova de trabalho de parto após uma cesárea anterior. RBGO. 2002;24(3):161-6.

Cibils LA, Hendricks CH. Normal labor in vertex presentation. Am J Obst Gynecol. 1965;91:385.

Daghigi MH, Poureisa M, Ranjkesh M. Association between obstetric conjugate diameter measured by transabdominal ultrasonography during pregnancy and the type of delivery. Iran J Radiol. 2013;10(3):185-7.

Delascio D, Guariento A (eds). Modificações gerais do organismo materno. Obstetrícia Normal. Briquet. 3.ed. São Paulo: Sarvier; 1994.

Delascio D, Guariento A (ed). Bacia Obstétrica. In: Briquet – Obstetricia Normal. São Paulo, Sarvier, 1981

Golan A, Langer R, Wexler S et al. Obstetric outcome in women with congenital uterine malformations. J Reprod Med. 1992;37:233.

Haddad B, Louis-Sylvestre C, Poitout P, Paniel Bj. Longitudinal vaginal septum: A retrospective study of 202 cases. Eur J Obstet Gynecol Reprod Biol. 1997;74(2):197-9.

Handa VL, Laros RK. Active-phase arrest in labor: Predictors of cesarean delivery in nulliparous population. Obstet Gynecol. 1993;81:758.

Heinonen PK. Uterus didelphys: A report of 26 cases. Eur J Obstet Gynecol Reprod Biol. 1984;17:345.

Kaltreider DF. Criteria of midplane contration. Am J Obstet Gynecol. 1952;63:392?.

Mathevert P, Chemali E, Roy M et al. Long-term outcome of a randomized study comparing three techniques of conization: Cold Knife, laser, and LEEP. Eur J Obstet Gynecol Reprod Biol. 2003;106:214.

Mathias JP, Parpinelli MA, Cecatti JG, Passini Junior R. A prova de trabalho de parto aumenta a morbidade materna e neonatal em primíparas com cesárea anterior. RBGO. 2003;25(4):225-60.

McCarthy S: Magnetic resonance imaging in obstetrics and gynecology. Magn reson imaging. 1986;4:59.

Mengerr WF. Estimation of pelvis capacity. JAMA. 1984;138:169.

Moore HM, Reed SD, Batra M et al. Risk factors for recurrent shoulder dystocia, Washington State. 1987-2004. Am J Obstet Gynecol. 2008;198: e16.2008.

Neme B. Obstétricia básica. 3.ed. São Paulo: Savier; 2006.

Nichols CM, Ramakrishnan V, Gill EJ et al. Anal incontinence in women with and those without pelvic floor disorders. Obstet Gynecol. 2005;106(6):1266.

Olah KSJ, Neilson J. Failure to progress in the management of labour. Br J Obstet Gynaecol. 1994;101:1.

Oxord H. Trabalho de parto. 5.ed. São Paulo: Roca, 1989.

Rezende J, Montenegro C. Assistência ao parto. In: Tratado de Obstetrícia. Rio de Janeiro, Guanabara Koogan; 2005.

Smith GCS, Celik E, Meekai to CB, Khouri o, Nicolaides KH. Cervical Length at mid-pregnancy and the Risk of Primary Cesarean Delivery for the Fetal medicine Foundation Second Trimester Screening Group. N Engl J Med. 2008;358:1346-53.

Sporri S, Hanggi W, Braghetti A, Vock P, Schneider H. Pelvimetry by magnetic resonance imaging as a diagnostic tool to evaluate dystocia. Obstet Gynecol. 1997;89(6):902-8.

Zetterstron J, Lopez A, Auzen B et al. Anal sphincter tears at vaginal delivery: Risk factors and clinical outcomes of primary repair. Obstet. Gynecol. 1999;94:21.

107

Fórceps

Adriana Gomes Luz
Luís Henrique Alves de Souza Moraes Ferreira Leão

O fórceps, por definição, é um instrumento cirúrgico de dois ramos articulados, para apreensão, utilizado para auxiliar na extração do feto do útero. Sua grafia pode ser corretamente aceita como "fórceps" ou "fórcipe".

Atualmente a frequência do uso do fórceps varia bastante de acordo com a região, hospital e com o domínio da técnica por parte dos obstetras. A incidência do uso desse instrumento nos Estados Unidos da América é de 0,5% dos partos vaginais. Entre 1995 e 2004, a taxa de fórceps no Canadá caiu de 7,4 para 4,6%. Em trabalho publicado em 2004, o parto vaginal instrumental ou "assistido" era uma intervenção obstétrica frequente e amplamente praticada, correspondendo a 11% dos nascimentos no Reino Unido. Esse número se reduziu ao longo dos últimos anos, assim como tem ocorrido no Brasil, o que pode ser resultado do aumento da taxa de cesáreas e da menor experiência dos profissionais recém-formados com o uso desse instrumento.

Vários fatores interferem na incidência de fórceps, incluindo a escolha deste instrumento pelo médico assistente, a situação clínica observada, a prática local e, ocasionalmente, a preferência da parturiente. Entre as variações da prática obstétrica que influenciaram a queda das taxas de parto vaginal instrumental, destaca-se, como exemplo, a posição materna tanto no primeiro como no segundo período do trabalho de parto. O uso de qualquer posição vertical ou lateral, quando comparado com o uso da posição supina ou litotomia, está associado a uma pequena redução nos partos assistidos. O apoio materno contínuo no trabalho de parto diminui a probabilidade de um parto assistido, além de aumentar a satisfação materna com a experiência do parto.

O parto vaginal instrumental é um procedimento operatório. Como outros procedimentos cirúrgicos, apresenta complicações e o operador é obrigado a avaliar criticamente a indicação do procedimento e os fatores de risco a ele associados, além de manter uma comunicação efetiva com a paciente. Como outros procedimentos cirúrgicos, exige trabalho em equipe. O consentimento informado para parto vaginal operatório exige que os obstetras discutam com a mulher os riscos, benefícios e alternativas ao procedimento, de acordo com a urgência da situação. Além disso, o cuidado pós-operatório é importante, não podendo ser negligenciado.

A abordagem ao parto instrumental deve, portanto, ser semelhante à adotada para outros procedimentos cirúrgicos em termos de avaliação pré-operatória, precauções intraoperatórias e cuidados pós-operatórios. A prática segura no parto instrumental implica em evitar falhas (p. ex., na escolha do instrumento, na comunicação com a paciente e com a equipe, na antecipação dos riscos, como o de hemorragia pós-parto em uma paciente com segundo período prolongado) e assegurar habilidades, competência e familiaridade do operador com o instrumento em particular.

Sabe-se que treinamento apropriado reduz acentuadamente a incidência de falha no parto instrumental. Um estudo realizado por Gossett et al. (2013), em Chicago, utilizou simulação de fórceps para residentes de Obstetrícia e constatou uma redução de lacerações perineais graves nesses partos. Concluíram que o treinamento em simulação para residentes de Obstetrícia e que o uso de métodos padronizados de ensino, com uma avaliação objetiva das habilidades simuladas antes da realização do fórceps em pacientes reais, pode melhorar a segurança da paciente.

As indicações clínicas para um parto assistido levam em consideração o bem-estar materno e fetal. As indicações maternas incluem a exaustão após um trabalho de parto prolongado, falha no progresso no segundo período do trabalho de parto e condições médicas como pré-eclâmpsia, ou doença cardíaca adquirida ou congênita. Entre as indicações fetais, a principal é o sofrimento fetal no final do período expulsivo. Outros fatores que devem ser levados em consideração são a variedade de posição que o feto apresenta e a moldagem da cabeça fetal.

O fórceps pode estar associado ao aumento das necessidades analgésicas maternas, aumento das taxas de trauma perineal e episiotomia, além de lesões fetais e no couro cabeludo. Do ponto de vista materno, o parto vaginal assistido, especialmente quando associado a trauma perineal grave, pode resultar em um efeito psicológico negativo. Muitas mulheres experimentam uma sensação de fracasso pessoal que posteriormente atrasa o vínculo e afeta toda a dinâmica da família. Contudo, algumas mulheres podem considerar preferível o parto vaginal assistido à cesariana. Em alguns países de baixa renda, a cesariana é considerada um fracasso, e o parto assistido pode, ao evitar uma cesariana, ajudar a manter o *status* da mulher dentro de sua comunidade.

No entanto, mais recentemente, o fórceps foi substituído pelo extrator obstétrico a vácuo em alguns países. No Reino Unido, tem havido um aumento do uso de vácuo em comparação com o fórceps. O resultado é que a experiência e a base de habilidades dos profissionais para realização de fórceps podem ser limitadas pelo ambiente em que foram treinados. Nos casos em que o médico tem acesso a mais de um tipo de instrumento, sua escolha é determinada pela sua experiência. Quando mais de um instrumento é apropriado, as escolhas devem levar em conta evidências dos benefícios e riscos relativos dos vários instrumentos. Com a introdução do vácuo, os pesquisadores se dedicaram a compará-lo com o fórceps, a fim de abordar questões sobre qual seria o instrumento superior. Os resultados medidos incluem morbidade materna e morbimortalidade neonatal. Os primeiros incluem eventos imediatos como taxas de trauma perineal, episiotomias, necessidades de sangue e analgésicos, além de morbidade em longo prazo, incluindo incontinência fecal e urinária, e dispareunia. Os resultados neonatais incluem escores de Apgar e admissões em unidade de terapia intensiva neonatal (UTIN).

O conhecimento e as habilidades do médico determinam diretamente o sucesso ou o fracasso dos partos instrumentais, além da morbidade materna e neonatal. Portanto, dada a diminuição da taxa de fórceps, existe o perigo que essa habilidade essencial possa ser perdida ou pouco desenvolvida em futuros obstetras. É necessário praticar novamente e atualizar a arte de executar o fórceps, com ênfase na compreensão dos princípios de segurança. O objetivo deste capítulo, portanto, é reforçar o conhecimento correto dos princípios do fórceps e seu uso para melhorar o perfil de segurança do parto operatório.

Fórceps obstétrico

O primeiro fórceps foi projetado no final do século XVI pela família Chamberlen. Desde então, várias modificações foram feitas, dando origem a diversos tipos de instrumentos, mas, na atualidade, os três mais usados (Figura 107.1)

são o de Simpson e Kielland (para apresentações cefálicas) e Piper (para cabeça derradeira na apresentação pélvica).

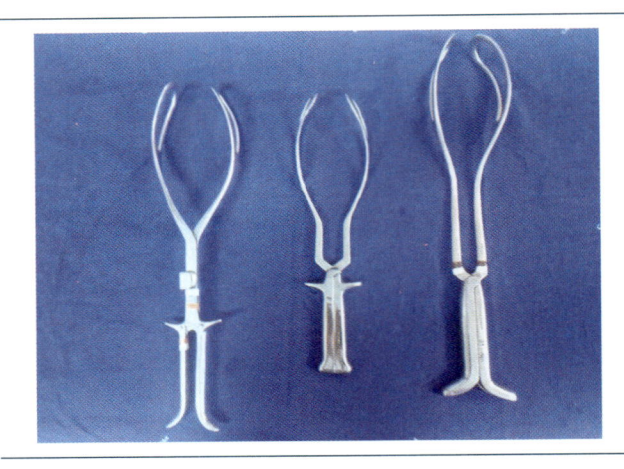

Figura 107.1. Fórceps de Kielland, Simpson e Piper, respectivamente.
Fonte: Acervo da autoria.

Classificação

Os fórceps são classificados de acordo com a necessidade de preensão, tração isolada ou rotação da cabeça fetal.

Preensão

Mecanismo de compressão: resumidamente, os cabos são os braços da potência, a articulação é o fulcro e as colheres são a resistência. A força aplicada nos cabos se reflete na compressão das colheres. A preensão correta distribui a compressão sobre a cabeça fetal uniformemente por toda a superfície das colheres. A compressão má distribuída provocará traumas.

A pega ideal é a biparietomalomentoniana, isto é, colheres apoiadas nas regiões parietais e malares, terminando na arcada zigomática do mento.

Critérios diagnósticos da pega ideal

1. Sutura sagital deve estar perpendicular ao plano das hastes.
2. Pequena fontanela (lambda) deverá estar na distância de um dedo de largura do plano das hastes.
3. Nas colheres fenestradas, deve caber apenas a polpa digital entre a cabeça fetal e a cauda das colheres.

Tração

É a principal ação do fórceps. A força exercida é gerada exclusivamente pelos braços. Na sua execução, o operador deve estar sentado, numa altura adequada, com seus braços levemente abaixo da mesa de parto.

A melhor maneira de realizá-la é utilizar a manobra de Saxtorph-Pajot (Figura 107.2), isto é, tração axial exercendo força para baixo com uma das mãos sobre os pedículos e tração com a outra mão.

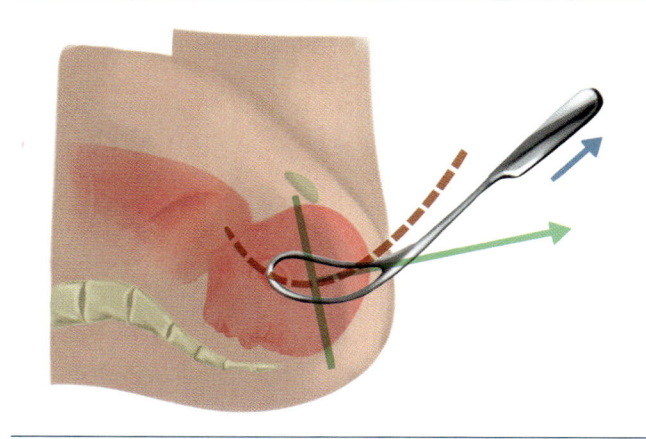

Figura 107.2. Representação da Manobra de Pajot.
Fonte: Adaptada de StratOG, 2013.

Rotação

O fórceps, como instrumento rotatório, foi usado a primeira vez por Smellie em 1752. Tanier em 1881 idealizou e definiu o movimento de circundução nas rotações com o fórceps de grande curvatura pélvica. Com o fórceps de Kielland, praticamente destituído de curvatura pélvica, a rotação é feita como "chave na fechadura", dispensando o movimento de circundução.

Indicações

O uso do fórceps está indicado quando há necessidade de intervenção no trabalho de parto e a cesárea não é a via mais segura. Embora nenhuma indicação seja absoluta, as mais aceitas na literatura são especialmente:

1. **Período expulsivo prolongado:** o ACOG (The American College of Obstetricians and Gynecologists) orienta permitir períodos expulsivos de até 3 horas para pacientes nuligestas e de até 2 horas para multíparas, desde que o bem-estar materno-fetal esteja garantido. No caso de anestesia no trabalho parto, aceita-se o acréscimo de 1 hora para o período expulsivo das gestantes.
2. **Sofrimento fetal:** quando é necessário acelerar o nascimento, por sofrimento fetal, e o uso do fórceps é mais seguro e mais rápido do que a cesárea, o fórceps deve ser utilizado. Em quaisquer outras situações, deve-se preferir o parto cesáreo.
3. **Patologia materna:** em pacientes em que a manobra de Valsalva está contraindicada, pode-se utilizar o fórceps para abreviação do período expulsivo, sobretudo em patologias musculares, neurológicas e doença cardíaca (Classes III ou IV). São exemplos de situações específicas: crise hipertensiva, *miastenia gravis*, pacientes com lesão medular com risco de disreflexia autonômica, retinopatia proliferativa.

Contraindicações para o uso de fórceps

- Alto risco materno e fetal, como nos casos de doenças desmineralizantes ósseas do feto.

- Doenças que cursem com defeitos na coagulação fetal ou materna.
- A cabeça do feto não estar encaixada.
- Posição fetal desconhecida.
- Apresentações defletidas.
- Prematuridade: contraindicação relativa.

Critérios de aplicabilidade

Para o uso seguro e correto do fórceps, é obrigatório que todos os critérios descritos a seguir sejam atendidos. Caso contrário, está contraindicado o seu uso em virtude dos riscos maternos e fetais.

1. Feto vivo.
2. Anestesia local ou bloqueio.
3. Dilatação total.
4. Membranas devem estar rotas.
5. Conhecimento da variedade de posição.
6. Sondagem vesical de alívio.
7. Domínio da técnica.
8. Ausência de desproporção cefalopélvica
9. Consentimento materno.
10. Apresentação em plano positivo de De Lee (+2 ou +3).

Procedimentos auxiliares

- **Antibioticoprofilaxia:** o estudo ANODE 2015 mostrou que as mulheres que receberam uma dose profilática única em média 3 horas após parto vaginal operatório tiveram significativamente menor probabilidade de ter uma infecção ou suspeita de infecção materna do que as mulheres que receberam placebo. Foi observada redução de 56% no risco de infecção em comparação com as mulheres que recebem placebo, com confirmação na cultura sistêmica. Este estudo, portanto, fornece evidências de benefício administração de antibiótico profilático após parto vaginal operatório (com dose única de cefazolina ou amoxicilina com clavulanato), com poucos eventos adversos observados em relação à intervenção, indicando uma necessidade urgente de alterar a prática clínica atual para prevenir morbidade.

O uso da ultrassonografia e a episiotomia ainda são temas controversos no uso do fórceps, que ainda necessitam de mais estudos e melhores evidências científicas. Exporemos as evidências mais atuais sobre cada tema.

- **Ultrassonografia:** caso haja dúvida quanto à variedade de posição e exista um aparelho de ultrassom de fácil acesso na sala de parto, esse exame auxilia na detecção da variedade de posição e pode diminuir os riscos do uso do fórceps quando há incerteza sobre a variedade de posição. O papel da ultrassonografia na avaliação da posição da cabeça fetal no segundo estágio do trabalho de parto e antes da realização de um parto vaginal operatório foi investigado. No entanto, atualmente, não há evidências suficientes para recomendar o uso rotineiro da ultrassonografia para determinar a posição da cabeça fetal como parte da avaliação do parto vaginal operatório.
- **Episiotomia:** um estudo piloto randomizado, multicêntrico, controlado, incluindo 200 mulheres nulíparas,

para avaliar o papel da episiotomia de rotina *versus* a episiotomia em casos selecionados, não encontrou diferença significativa entre os grupos na taxa de trauma perineal, resultados perinatais e hemorragia pós-parto. Porém este estudo-piloto não fornece evidências conclusivas de que uma política de episiotomia de rotina é melhor ou pior do que uma política restritiva. Na ausência de evidências robustas para apoiar ou não o uso rotineiro de episiotomia no parto vaginal operatório, o julgamento individual do operador seria apropriado.

Tipos mais comuns de fórceps

Fórceps de Simpson

Inventado por James Simpson, em 1848, é, provavelmente, o mais empregado nas maternidades brasileiras (Figura 107.3). É formado por dois ramos que se cruzam, e o ramo esquerdo (que fica em contato com o lado esquerdo da pelve da mãe) tem, na altura da articulação, uma concavidade, que lhe dá o nome de "ramo fêmea". Assim o ramo direito apresenta um encaixe para a concavidade do ramo fêmea, denominando-se "ramo macho". A articulação é fixa, do tipo inglesa. A articulação separa o cabo do fórceps do pedículo e das colheres. O cabo tem reentrâncias para auxiliar a pegada do médico, e próximo da articulação há uma elevação maior, denominada "aleta', que serve como apoio ao profissional. O pedículo é uma haste de metal reta com a função de unir o cabo as colheres. As colheres, por sua vez, são fenestradas formando um segmento anterior e um posterior denominados "jumélios", unindo-se proximalmente para formar o pedículo e distalmente para formar um arco. As colheres também têm duas curvaturas: uma curvatura pélvica, que é convexa para se adaptar à anatomia da bacia materna; e uma curvatura cefálica, côncava, que se encaixa na cabeça fetal.

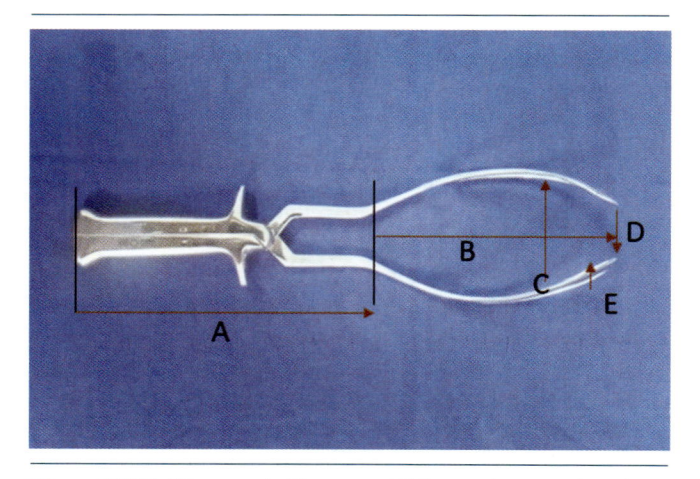

Figura 107.3. Fórceps de Simpson. (A) Comprimento do cabo e haste. (B) Comprimento da colher. (C) Maior distância entre as colheres. (D) Distância entre a colheres. (E) Largura das colheres.
Fonte: Acervo da autoria.

É indicado no caso de abreviação de período expulsivo e para alívio materno fetal, este último quando a cabeça já está totalmente baixa em posições occipício-púbica (OP) (Figura 107.4), occipício-sacral (OS) e para rotações de até 45 graus (mais comumente nas variedades de apresentação occipício anteriores – direita e esquerda). Para utilizar esse fórceps, deve-se obedecer aos critérios de aplicabilidade.

Princípios básicos de aplicação:

a) Apresentação espacial do fórceps, isto é, instrumento articulado em frente ao introito vaginal.

b) Locação do ramo esquerdo guiado pela mão direita; localizada no diâmetro parietomalomentoniano.

c) Locação do ramo direito guiado pela mão esquerda; localizada no diâmetro parietomalomentoniano oposto.

d) Articulação dos ramos. A articulação ocorrerá sem forçar se a pega estiver correta.

e) Verificação da pega; observar o paralelismo dos cabos e a igual profundidade das colheres.

f) Prova de tração favorável; tem por finalidade avaliar a correção da pega.

g) Avaliar episiotomia mediolateral direita.

h) Tração contínua até hipomóclio do occipício na região subpúbica e delivramento do polo cefálico, segundo manobra de Pajot.

i) Retirada dos ramos do fórceps na ordem inversa de sua colocação.

j) Revisão de canal de parto; deve ser rotineira.

Fórceps de Kielland

Inventado por Christian Kielland, em 1915, também formado por ramos cruzados que se interceptam em uma articulação móvel (Figura 107.5). Dispõe de um ramo direito denominado "fêmea", com um entalhe que se encaixa ao ramo esquerdo, denominado "macho'. Os ramos são lisos, apenas com um guia de apoio próximo ao ponto de articulação. O encaixe da articulação é por deslizamento, sendo o único desse tipo, permitindo a correção de assinclintismo por possibilitar a pega assimétrica. O pedículo é conectado com a colher, também vazada, com a fenestra entre os jumélios. A colher, no entanto, não tem a curvatura pélvica e há apenas uma pequena curvatura cefálica côncava, apresentando um aspecto retilíneo, sendo conhecido, portanto, como fórceps reto.

Indicado para a apresentação cefálica, sendo mais empregado em partos em que há necessidade de maior rotação cefálica (90 ou 135 graus), como nas variedades transversas ou posteriores e, também, para correção de assinclitismo (mau posicionamento da cabeça fetal no segundo período do parto), em planos positivos (+2, +3). Para o uso correto e seguro do fórceps de Kielland, todos os critérios de aplicabilidade devem ser seguidos.

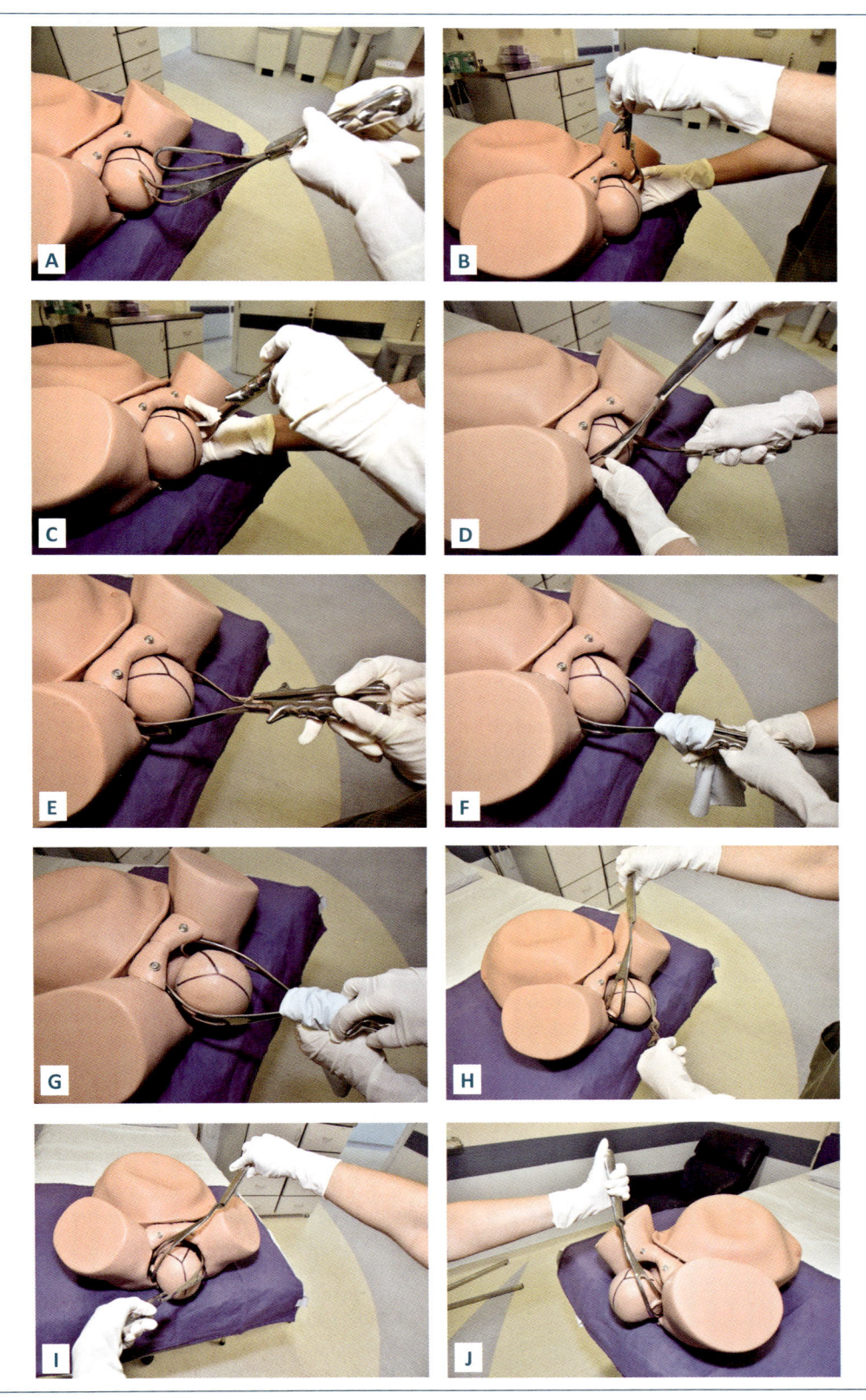

Figura 107.4. Ilustrações da locação do Simpson para OP. (A) Apresentação do fórceps até vulva. (B) Aplicação do primeiro ramo. (C) Aplicação do primeiro ramo. (D) Aplicação do segundo ramo. (E) Articulação dos ramos. (F) Tração. (G) Completando a tração. (H) Desarticulação dos ramos. (I) Retirada do primeiro ramo. (J) Retirada do segundo ramo.

Fonte: Instrumental do Centro de Atenção Integral à Saúde da Mulher (CAISM) da Universidade Estadual de Campinas (Unicamp).

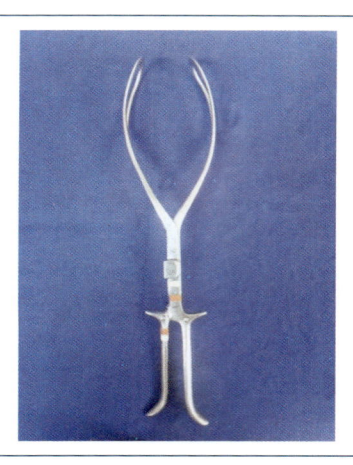

Figura 107.5. Fórceps de Kielland.
Fonte: Acervo da autoria.

Obedecer a técnica correta do seu uso

a) Apresentação espacial do fórceps.
b) Locação do ramo direito ou esquerdo com migração pela face (manobra de Lachapelle), sempre guiado pela mão contrária; locação do outro ramo também guiado pela mão contrária.
c) Articulação das pás do fórceps.
d) Verificação da pega.
e) Correção do assinclitismo.
f) Rotação de 90 ou 135 graus, no sentido horário ou anti-horário, até a variedade de posição occipiciopúbica.
g) Prova de tração favorável.
h) Avaliar episiotomia mediolateral direita.
i) Tração da apresentação até delivramento do polo cefálico e retirada dos ramos do fórceps na ordem inversa de sua colocação.
j) Revisão de canal de parto.

Fórceps de Piper

Em virtude da atual recomendação de indicação de parto cesárea para fetos em apresentações pélvicas, o uso do fórceps de Piper (Figura 107.6) é cada vez mais incomum. Ele está indicado nos partos pélvicos vaginais com cabeça derradeira.

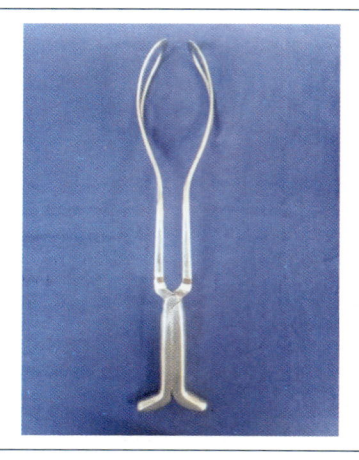

Figura 107.6. Fórceps de Piper.
Fonte: Acervo da autoria.

Para o seu uso correto, deve haver um auxiliar em campo que levante o tronco do feto, enquanto, com pega direta, o profissional responsável faz a locação das pás do fórceps de Piper até o desprendimento do polo cefálico, estando representado na Figura 107.7.

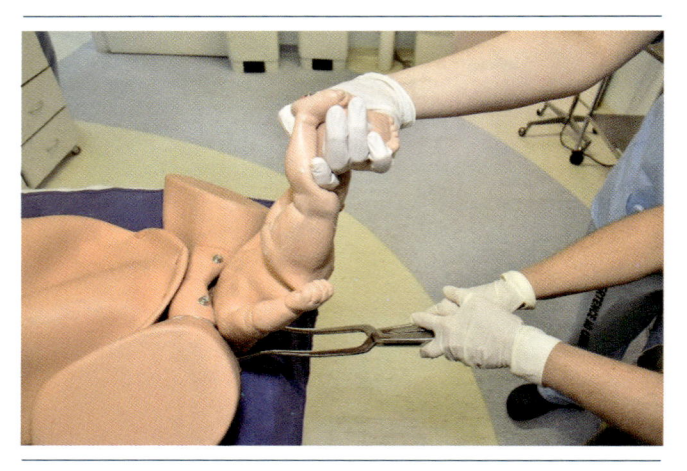

Figura 107.7. Aplicação de fórceps de Piper.
Fonte: Acervo da autoria.

Desistência do uso do fórceps

É importante salientar que o médico que está prestando assistência obstétrica à gestante, após decidir pelo uso do fórceps, deve saber que ainda existe a possibilidade de conversão para o parto cesáreo, caso necessário. A conversão para cesárea é uma decisão difícil, porém apresenta melhores resultados maternos e perinatais do que a tentativa de uso de um outro tipo de fórceps, após falha de um fórceps anterior.

A dúvida que surgirá é: quando desistir de realizar o parto com fórceps? Embora essa pergunta seja bastante difícil de responder, atualmente recomenda-se desistir de se utilizar o fórceps em três principais situações, que são: dificuldade técnica que impede sua correta aplicação; prova de tração negativa; ou, ainda, se não houver o nascimento do feto após 15 a 20 minutos de uso do fórceps ou após três "puxos" maternos sem que o parto tenha ocorrido.

Complicações maternas e fetais

As taxas de complicações maternas e fetais com fórceps têm valores bastante variados nos estudos publicados e dependem de vários fatores, como experiência do profissional, altura da apresentação, necessidade de rotação, indicação do uso do fórceps, entre outros.

As principais complicações fetais estão exemplificadas na Tabela 107.1, demonstradas pela frequência da complicação para cada 10 mil nascimentos.

As principais complicações maternas são mais frequentes nas variedades de posição transversas. O trauma perineal durante o parto é comum e define-se como qualquer dano à genitália durante o parto que ocorre espontânea ou intencionalmente (por incisão cirúrgica). Mais de 85% das mulheres que têm parto vaginal sofrem algum tipo de trauma perineal e 60 a 70% recebem suturas para reparar este

Tabela 107.1. Complicações observadas em partos em nulíparas.

Trauma	Parto espontâneo	Parto fórceps	Cesárea sem trabalho de parto	Cesárea com trabalho de parto
Hemorragia subdural ou cerebral	2,9	9,8	4,1	7,4
Hemorragia interventricular	1,1	2,6	0,8	2,5
Hemorragia subaracnoide	1,3	3,3	0	1,2
Lesão de nervo facial	3,3	45,4	4,9	3,1
Lesão de plexo braquial	7,7	25	4,1	1,8
Convulsões	6,4	9,8	8,6	21,3

Fonte: Adaptada de Towner et al., 1999.

trauma. No parto fórceps, os mais comuns são lacerações de 3º e 4º graus (presente em 17 a 20% dos partos com fórceps, enquanto estão presentes em 2% dos partos vaginais não operatórios); hematoma vaginal e vulvar; lesão de trato urinário. O trauma perineal afeta o bem-estar das mulheres imediatamente após o nascimento e também pode gerar consequências em longo prazo.

O fórceps, quando aplicado de forma segura e por um profissional experiente, tem mínimas chances de consequências indesejadas, tornando-se uma opção melhor e mais segura do que a cesárea, cujas consequências podem ultrapassar as do fórceps. Embora a frequência do uso do fórceps esteja diminuindo, o conhecimento de sua técnica, os critérios de aplicabilidade e as suas indicações e contraindicações são de suma importância para o médico obstetra, podendo auxiliar em situações em que há necessidade de intervenção no parto vaginal e a cesárea não é via mais segura para o binômio materno-fetal.

Recomendações ACOG: evidência Nível A

- Fórceps e vácuo-extrator têm baixo risco de complicações e são aceitáveis para parto vaginal operatório.
- Um parto vaginal é mais provável de ser alcançado com fórceps do que com vácuo-extratores; no entanto, é mais provável que os fórceps estejam associados a lacerações perineais de 3º e 4º graus.
- Episiotomia de rotina com parto vaginal operatório não é recomendado porque foram relatados má cicatrização e desconforto prolongado com episiotomia mediolateral e episiotomias da linha média, em decorrência de associação com risco aumentado de lesão do esfíncter anal e extensão para o reto.

Considerações finais

- As indicações e benefícios dos partos vaginais operatórios estão bem estabelecidos;
- A falta de profissionais de saúde qualificados e a falta de recursos são os principais motivos dos baixos índices de partos vaginais operatórios;
- É necessário estabelecer programas de treinamento para todos os assistentes como parte da obstetrícia de emergência de alta qualidade;
- Estratégias educacionais, incluindo simulação, são indicadas para minimizar a morbidade e devem ser instituídas.

LEITURAS COMPLEMENTARES

ACOG Practice Bulletin n. 154. Summary: Operative Vaginal Delivery. Committee on Practice Bulletins – Obstetrics. Obstet Gynecol. 2015 Nov;126(5):1118-9.

Akmal S, Kametas N, Tsoi E, Hargreaves C, Nicolaides KH. Comparison of transvaginal digital examination with intrapartum sonography to determine fetal head position before instrumental delivery. Ultrasound Obstet Gynecol. 2003;21(5):437-40. Doi: 10.1002/uog.103.

Bailit JL, Grobman WA, Rice MM et al. Evaluation of delivery options for second-stage events. Am J Obstet Gynecol. 2016;214:638.e1-10.

Ben-Haroush A, Melamed N, Kaplan B, Yogev Y. Predictors of failed operative vaginal delivery: A single-center experience. Am J Obstet Gynecol. 2007;197(3):308.e1-308.e3085. Doi: 10.1016/j.ajog.2007.06.051.

Black M, Murphy DJ. Forceps delivery for non-rotational and rotational operative vaginal delivery. Best Pract Res Clin Obstet Gynaecol. 2019;56:55-68. Doi: 10.1016/j.bpobgyn.2019.02.002

Datasus. Nascim p/resid.mãe segundo tipo de parto. Período: 1994-2008. [Acesso 2020 abr 21]. Disponível em: http://tabnet.datasus.gov.br/cgi/tabcgi.exe?sinasc/cnv/nvuf.def.

Doumouchtsis SK, Arulkumaran S. Head injuries after instrumental vaginal deliveries. Curr Opin Obstet Gynecol. 2006;18(2):129-34. Doi: 10.1097/01.gco.0000192983.76976.68.

Edozien LC. Towards safe practice in instrumental vaginal delivery. Best Pract Res Clin Obstet Gynaecol. 2007;21(4):639-55. Doi: 10.1016/j.bpobgyn.2007.03.006.

Gossett DR, Gilchrist-Scott D, Wayne DB, Gerber SE. Simulation Training for Forceps-Assisted Vaginal Delivery and Rates of Maternal Perineal Trauma. Obstet Gynecol. 2016;128(3):429-435. Doi: 10.1097/AOG.0000000000001533.

Hirsch E, Haney EI, Gordon TEJ et al. Reducing high-order perineal laceration during operative vaginal delivery. Am J Obstet Gynecol. 2008;198:668.e1-668.e5.

JA, García-Mejido JA, Aquise A, Borrero C, Bonomi MJ, Fernández-Palacín. A simple model to predict the complicated operative vaginal deliveries using vacuum or forceps. Sainz A Am J Obstet Gynecol. 2019;220(2):193.e1. Epub 2018 Nov 1.

Knight M, Chiocchia V, Partlett C, Rivero-Arias O, Hua X, Hinshaw K, Tuffnell D, Linsell L, Juszczak E, on behalf of the ANODE collaborative group. Prophylactic antibiotics in the prevention of infection after operative vaginal delivery (ANODE): A multicentre randomised controlled trial. Lancet. 2019;393:2395-403.

Liabsuetrakul T, Choobun T, Peeyananjarassri K, Islam QM. Antibiotic prophylaxis for operative vaginal delivery. Cochrane Database Syst Rev. 2017;8(8):CD004455. Published 2017 Aug 5. Doi: 10.1002/14651858.CD004455.pub4.

Murphy DJ, Macleod M, Bahl R, Goyder K, Howarth L, Strachan B. A randomised controlled trial of routine versus restrictive use of episiotomy at operative vaginal delivery: A multicentre pilot study. BJOG. 2008;115(13):1695-703. Doi: 10.1111/j.1471-0528.2008.01960.x.

Murphy DJ. Medico-legal considerations and operative vaginal delivery. Best Pract Res Clin Obstet Gynaecol. 2019;56:114-24. Doi: 10.1016/j.bpobgyn.2019.01.012.

O'Mahony F, Hofmeyr GJ, Menon V. Choice of instruments for assisted vaginal delivery. Cochrane Database of Systematic Reviews. 2010;(11):CD005455. Doi: 10.1002/14651858.CD005455.pub2.

Rather H, Muglu J, Veluthar L, Sivanesan K. The art of performing a safe forceps delivery: A skill to revitalise. Eur J Obstet Gynecol Reprod Biol. 2016; 199:49-54. Doi: 10.1016/j.ejogrb.2016.01.045.

RCOG Green-top Guideline n. 26 Guideline. Operative vaginal delivery. Obstet Norm Probl Pregnancies [Internet]. 2011 January;115:311-29.

Simpson AN, Gurau D, Secter M et al. Learning from Experience: Development of a Cognitive Task List to Perform a Safe and Successful Non-Rotational Forceps Delivery. J Obstet Gynaecol Can. 2015;37(7):589-97. Doi: 10.1016/S1701-2163(15)30196-1.

StratOG. E-learning and simulation for instrumental delivery. London: Royal College of Obstetricians and Gynaecologists; 2013.

Towner D, Castro MA, Eby-Wilkens E, Gilbert WM. Effect of mode of delivery in nulliparous women on neonatal intracranial injury. N Engl J Med. 1999;341(23):1709-14. Doi: 10.1056/NEJM199912023412301

Vannevel V, Swanepoel C, Pattinson RC. Global perspectives on operative vaginal deliveries. Best Pract Res Clin Obstet Gynaecol. 2019;56:107-13. Doi: 10.1016/j.bpobgyn.2018.09.004.

Vayssière C, Beucher G, Dupuis O et al. Instrumental delivery: Clinical practice guidelines from the French College of Gynaecologists and Obstetricians. Eur J Obstet Gynecol Reprod Biol. 2011;159(1):43-8. Doi: 10.1016/j.ejogrb.2011.06.043.

108

Vácuo-Extrator

Karayna Gil Fernandes
Ricardo Porto Tedesco
Ana Luyza Domingues da Silva Faria
Anic Campos Alves
Giovanna Pessini

O parto vaginal instrumentalizado (fórceps ou vácuo-extrator) é um importante recurso para a ultimação do parto em situações em que sua aplicabilidade é viável com condições adequadas e o período expulsivo se dá de maneira mais rápida e segura do que a conversão para o parto cesárea (Febrasgo, 2018).

A cesárea realizada sem indicação pode ser encarada como um procedimento desnecessário, que eleva os riscos de morbidade tanto materna como perinatal. O obstetra deve estar qualificado para prestar assistência ao trabalho de parto, oferecendo a manutenção do bem-estar fetal e estando apto a terminá-lo de forma conveniente, mesmo que instrumentalizado por fórcipe ou vácuo-extrator quando necessário.

A escolha do instrumento a ser utilizado depende de alguns fatores com: a experiência do operador em realizar um ou outro procedimento, a disponibilidade do instrumento no serviço, a paciente estar sob analgesia ou não, conhecimento profundo dos riscos e benefícios de cada instrumento (Ali et al., 2009; Febrasgo, 2018).

O parto a vácuo-extrator surgiu em 1953 com um obstetra sueco chamado Tage Malmstrom. Na década de 1990, nos Estados Unidos, o número de partos com vácuo-extrator ultrapassou o número de parto com fórceps (quatro vezes mais) (Ali et al., 2009; Demissie et al., 2004).

Segundo Ali et. al. (2009), são vantagens do vácuo-extrator comparado ao fórceps: técnica mais simples de aprender; menos dependente da avaliação precisa da variedade de posição fetal; limitação intrínseca à quantidade de força que pode ser aplicada; além de poder ser usado para promover a flexão de uma cabeça fetal defletida.

Uma análise realizada com a população dos Estados Unidos evidenciou que os partos realizados por vácuo extração estavam associados a menores taxas de lesões, convulsões e necessidade de ventilação neonatais, quando comparados aos partos fórceps. Vale ressaltar que esses resultados devem ser analisados com cautela, uma vez que geralmente indica-se o uso do vácuo-extrator para aqueles partos propensos a menores intervenções (Febrasgo, 2018; Demissie et al., 2004). Já a aplicabilidade do fórceps, muitas vezes, inclui trabalhos de parto mais prolongados, variedades de posição transversas e outras condições que podem dificultar o nascimento, o que poderia, por si só, justificar a eventual pior condição de nascimento fetal.

Vácuo-extrator

Esse dispositivo consiste em:
- um "copo" de plástico que pode ser flexível ou rígido;
- uma bomba a vácuo pra fornecer a sucção entre o copo e o couro cabeludo, que pode ser realizada manualmente ou por um dispositivo de sucção elétrica;
- um sistema de tração.

O formato do copo (campânula) pode ser em forma de sino ou em de cogumelo. E pode ainda ser de plástico, silicone ou metal (já extinto por ser traumático), e de borda romba, como ilustrado a seguir.

Os "copos" flexíveis geralmente têm o formato de sino e geram forças de tração menores (menos traumáticos). Por sua vez, os "copos" rígidos geralmente têm forma de cogumelo e são aplicados em situações que exigem uma força de tração maior (eventualmente podem ocorrer escoriações no couro cabeludo do recém-nascido) (Cochrane, 2010).

A Biblioteca Cochrane publicou um estudo que comparava os dois tipos de "copos" e concluiu que o copo flexível estava associado com menores taxas de lesões neonatais, porém cursava com baixas taxas de sucesso ao ser comparado com o dispositivo de copo rígido, uma vez que este último permite realizar uma tração mais forte (Cochrane,

2010). Assim, em variedades de posição mais difíceis, como occipitossacra (OS) e occipitotransversas (ODT e OET), deve-se dar preferência ao uso de copos rígidos por serem menos propensos a se desprender durante a tração, diminuindo o risco de lesões em couro cabeludo do feto. Em variedades de posição occipitopúbica (OP), que permite a realização de trações mais suaves, devem-se usar copos flexíveis.

Indicações

O uso do vácuo ou do fórceps é pertinente quando se tem indicação de uma via de parto rápida. As principais indicações para o uso do vácuo-extrator são: período expulsivo prolongado; alívio fetal (vitalidade fetal não tranquilizadora/sofrimento fetal agudo); e alívio materno (distúrbios cardíacos ou neurológicos, exaustão materna) (Febrasgo, 2018).

Contraindicações

Não está indicado o uso de vácuo-extrator nas pacientes com idade gestacional abaixo de 34 semanas em virtude do risco de hemorragia intraventricular fetal; fetos que foram submetidos à coleta de exames ou à colocação de eletrodos no couro cabeludo também não devem ser submetidos à vácuo-extração em decorrência do risco de céfalo-hematoma ou sangramento do couro cabeludo. Algumas doenças sabidamente conhecidas no feto também contraindicam a utilização do vácuo como: osteogênese imperfeita; síndrome de Ehlers-Danlos; síndrome de Marfan; hemofilia; trombocitopenia aloimune (Johanson, 2001; Febrasgo, 2018).

Técnica de aplicação do vácuo-extrator

O obstetra deve conhecer as indicações e contraindicações e ter experiência na técnica, para realização do procedimento. Assim como no uso de fórceps, para que o vácuo fique bem locado, há necessidade de que o obstetra faça uma avaliação adequada da variedade de posição (Johanson, 2001; Cochrane, 2010).

Condições de aplicabilidade (Miksovsky, 2001; Cochrane, 2010)

- Dilatação total.
- Bolsa rota.
- Apresentação fetal em plano +2/+3 de De Lee.
- Apresentação cefálica.
- Feto menor do que 4.000 g[1].
- Feto maior do que 2.000 g.
- Pelvimetria favorável.

---

1 O American College of Obstetricians and Gynecologists (ACOG) sugere que o uso criterioso da aplicação do parto instrumentado não é contraindicado em fetos macrossômicos, desde que a paciente apresente pelvimetria favorável, progressão do trabalho de parto adequado e histórico de parto normal anterior com feto grande.

- Anestesia local (bloqueio de pudendo) ou neuroaxial (peridural ou raquianestesia)[2].

Fatores de risco para insucesso da técnica (Miksovsky, 2001; Cochrane, 2010)

- Peso fetal maior igual a 4.000 g.
- Variedade de posição transversa ou occipitossacra.
- Aplicação incorreta da técnica.
- Presença de bossa.

Passo a passo para execução do parto com vácuo-extrator (Vacca, 2002; Cochrane, 2010)

1. Explicar o procedimento para a paciente e solicitar o consentimento para sua realização.
2. Paciente pode estar sob analgesia ou não.
3. Paciente em posição de litotomia.
4. Bexiga vazia (caso necessário, realizar sondagem vesical de alívio).
5. Toque vaginal para confirmação da dilatação total, avaliar a apresentação e a variedade de posição fetal.
6. Localizar o ponto de flexão (o centro da campânula de silicone deve ser colocado sobre o ponto de flexão, ou seja, deve estar entre as fontanelas anterior e posterior, mais precisamente, distar aproximadamente 3 cm da fontanela posterior (lambda) e a borda da campânula coincidir com a borda desta fontanela. A campânula deve ser dobrada para ser inserida na vagina (Figuras 108.1 e 108.2).

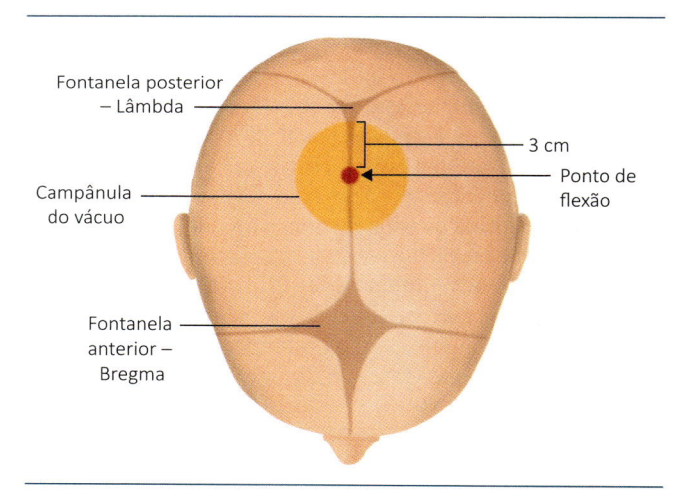

Figura 108.1. Ponto de flexão é o ponto da cabeça fetal que receberá a tração externa. Normalmente, o ponto de flexão está na linha média, sobre a sutura sagital, a aproximadamente 6 cm da fontanela bregmática (anterior) e a 3 cm da fontanela lambdoide (posterior). A fontanela anterior é o ponto de referência para verificar a aplicação, pois o acesso à fontanela posterior é parcialmente bloqueado pela campânula.

Fonte: Desenvolvida pela autoria.

---

2 A anestesia não é uma indicação absoluta para realização do procedimento, pois como o vácuo-extrator não aumenta o diâmetro da cabeça fetal, o método pode ser aplicado em pacientes sem anestesia, e também não há necessidade de realização de episiotomia.

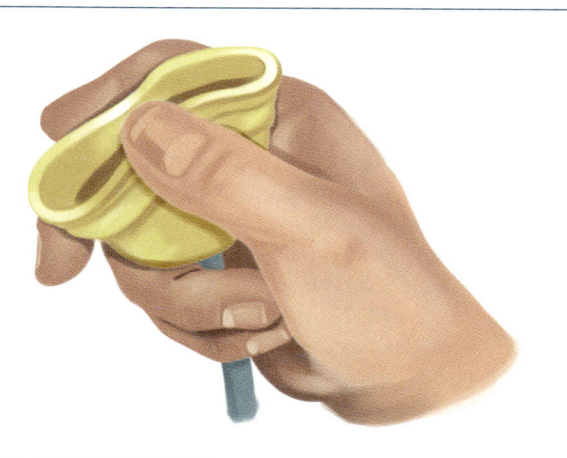

Figura 108.2. Campânula deve ser dobrada, para ser introduzida na vagina.
Fonte: Desenvolvida pela autoria.

7. Realizar a secagem do polo cefálico para que a campânula de silicone tenha melhor aderência ao polo cefálico.
8. Afastamento dos pequenos lábios e introdução da campânula de silicone dobrada, até sua colocação sobre o ponto de flexão (Figura 108.3).

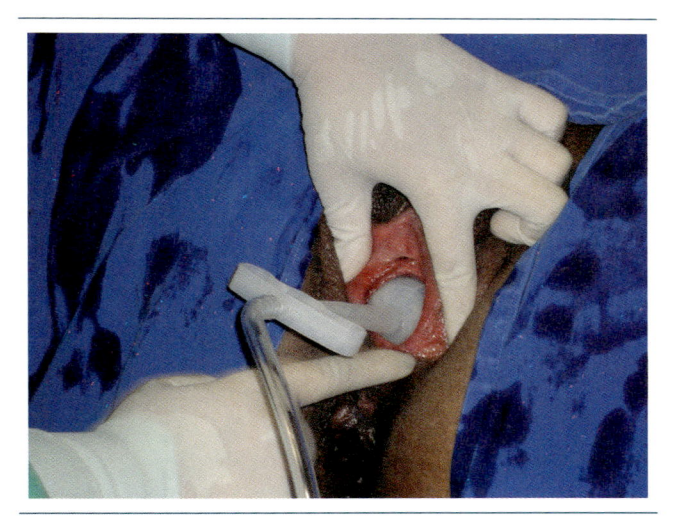

Figura 108.3. Afastamento dos pequenos lábios e locação da campânula no ponto de flexão.
Fonte: Acervo da autoria.

9. Inspecionar a vagina em 360° à procura de alguma estrutura materna entre a cabeça fetal e a campânula, assim como verificar se a campânula não está sobre as fontanelas (esta inspeção consiste em o obstetra passar um dedo indicador em toda a volta entre o vácuo e as partes fetais e maternas, certificando-se de que não há nenhuma estrutura presa ao vácuo) (Figura 108.4).

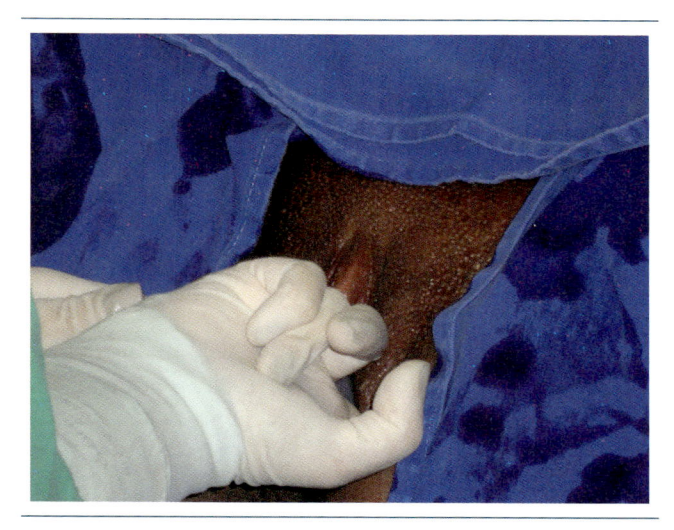

Figura 108.4. Inspeção da vagina em 360° à procura de alguma estrutura materna entre a cabeça fetal e a campânula, assim como verificação se a campânula não está sobre as fontanelas.
Fonte: Acervo da autoria.

10. Confirmada a colocação correta da campânula, é dada a pressão de 10 cmHg para que a campânula se fixe ao polo cefálico.
11. O auxiliar deve verificar as contrações e, durante a contração, a pressão do vácuo deve ser aumentada para 40 cmHg (pressão ideal), podendo chegar até no máximo 50 a 60 cmHg (lembrar que pressões maiores podem resultar em lesões de couro cabeludo e hemorragia cerebral).
12. Realizar prova de tração e verificar a necessidade de episiotomia (o parto vácuo pode ser feito sem episiotomia, pois não aumenta a diâmetro do polo cefálico) (Figura 108.5).

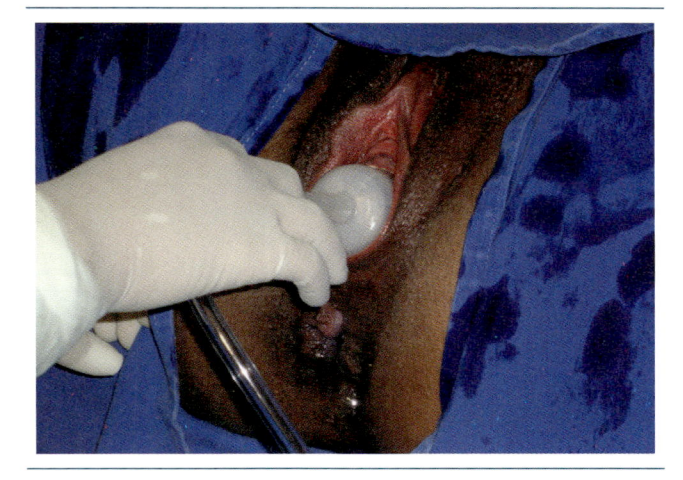

Figura 108.5. Prova de tração e avaliação da necessidade de realização ou não de episiotomia.
Fonte: Acervo da autoria.

13. Durante a contração, a paciente deve realizar o puxo e, nesse momento, o obstetra realiza a tração do vácuo (Figura 108.6). Quando a contração acaba, deve-se diminuir a pressão do vácuo para 10 cmHg (período de descanso) e retomar a pressão de 40 cmHg durante a contração. A tração deve ocorrer até o desprendimento dos parietais, quando então se tira a pressão do vácuo e finaliza-se o parto como de costume[3] (Figura 108.7).

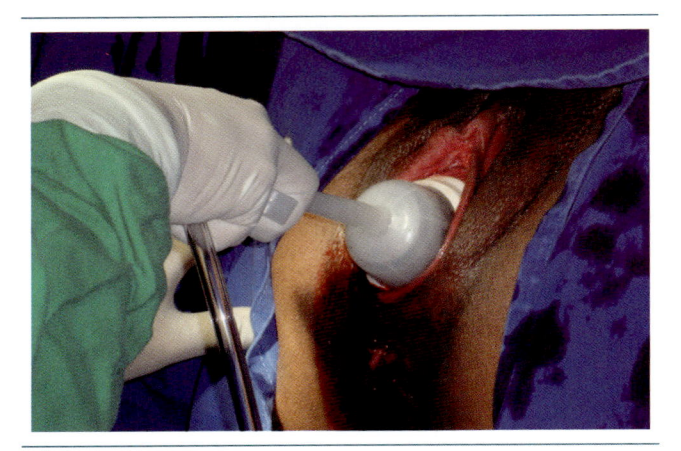

Figura 108.6. Tração do vácuo até desprendimento dos parietais.
Fonte: Acervo da autoria.

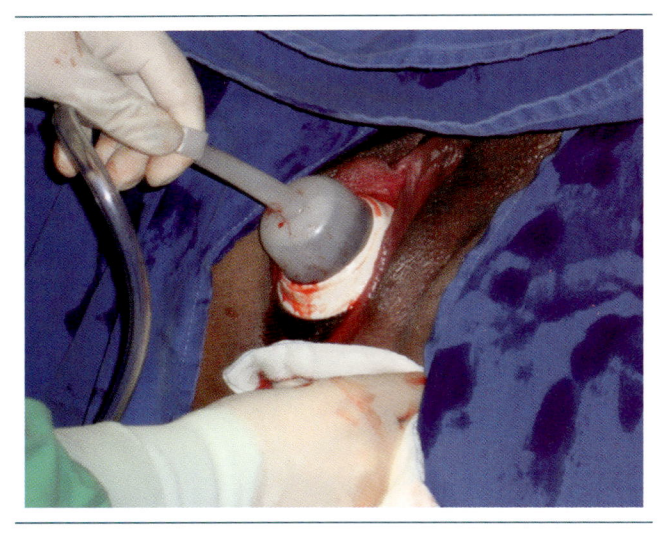

Figura 108.7. Tração do vácuo até desprendimento dos parietais.
Fonte: Acervo da autoria.

14. Depois do nascimento e dequitação, deve ser feita revisão do canal de parto em busca de possíveis lacerações ou traumas no trajeto.

---

3 Caso ocorra desprendimento da campânula de silicone da cabeça do feto, esta pode ser recolocada até três vezes, sempre retomando desde o passo cinco. O vácuo deve ser aplicado por no máximo 30 minutos, ou três puxos para a fase de descida e três puxos para o desprendimento do polo cefálico.

No prontuário, deve estar registrado a indicação do procedimento; todos os passos devem estar descritos (consentimento materno, anestesia, posição da paciente e do feto, colocação da campânula, prova de tração, necessidade ou não de episiotomia, total de aplicações do vácuo, pressão utilizada, número de puxos, presença de lacerações) e que não havia nenhuma contraindicação conhecida e evidente para realização do ato (Maia Filho, 2017).

A força de tração exercida não deve exceder 60 cmHg, pois aumenta o risco de hemorragias intracranianas. Pressões menores do que 40 cmHg, durante a extração, aumentam o risco de desprendimento rápido do vácuo, podendo ocasionar lesões em couro cabeludo (escalpelamento).

Durante a tração, a haste do dispositivo deve ser mantida perpendicular ao plano do copo para manter a sucção adequada. Em variedades de posição transversas, nunca se deve girar ativamente a haste, deve-se girá-la passivamente, à medida que a cabeça desce no canal de parto. Devemos lembrar que a aplicação do vácuo-extrator não corrige o assinclitismo (Miksovsky, 2001; Johanson, 2001).

Lembrar que ocorre a formação de uma bossa no local de aplicação do vácuo (Figura 108.8), que desaparece em torno de 1 a 2 horas; é importante avisar os pais e pediatra que se trata de uma bossa momentânea (Vacca, 2002; Johanson, 2001).

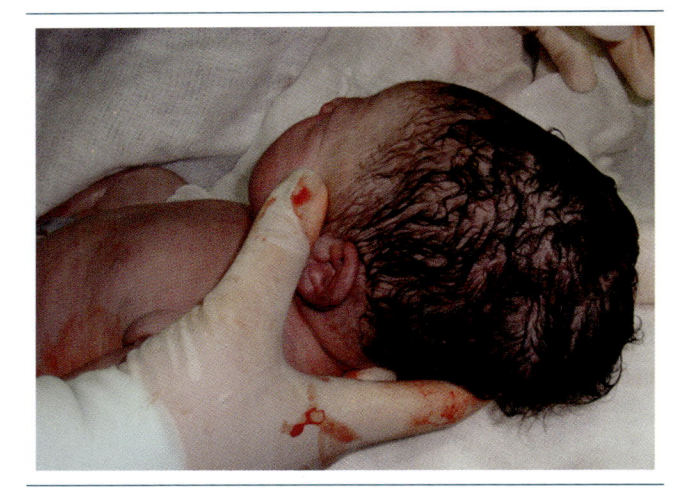

Figura 108.8. Recém-nascido imediatamente após o parto, onde pode ser observada a presença de uma bossa decorrente da pressão realizada pelo vácuo neste local.
Fonte: Acervo da autoria.

Complicações

As complicações maternas incluem hematoma e lacerações de vulva e vagina. As complicações fetais abrangem lacerações e equimose de couro cabeludo, hematoma subgaleal, céfalo-hematoma, hemorragia intracraniana, icterícia e hemorragia subconjuntival.

Embora o parto vaginal espontâneo seja menos traumático para mãe e feto, os partos vaginais por vácuo-extrator estão associados, em curto prazo, com menor morbidade materna quando comparado ao parto cesárea (Miksovsky, 2001; Cochrane, 2010).

LEITURAS COMPLEMENTARES

Ali UA, Norwitz ER. Vacuum-assisted vaginal delivery. Rev Obstet Gynecol. 2009;2(1):5-17.

Benzecry RM, Trapani Júnior A. Parto vaginal operatório: Fórceps e vácuo. São Paulo: Federação Brasileira das Associações de Ginecologia e Obstetrícia (Febrasgo); 2018. (Protocolo Febrasgo – Obstetrícia, n. 105. Comissão Nacional Especializada em Assistência ao abortamento, parto e puerpério).

Clark SL, Belfort MA, Hankins GDV et al. Variation in the rates of operative delivery in the United States. Am J Obstet Gynecol. 2007;196:526.e1-526.e5.

Demissie K, Rhoads GG, Smulian JC et al. Operative vaginal delivery and neonatal and infant adverse outcomes: population based retrospective analysis. BMJ 2004;329:24.

Maia NLM, Mathias L. Protocolos da disciplina de Obstetrícia. 2.ed. São Paulo: Plêiade; 2017. p. 438-44.

Johanson RB. Instrumental vaginal delivery. Guidelines and Audit Committee of the Royal College of Obstetricians and Gynaecologists, 2001.

Miksovsky P, Watson WJ. Obstetric Vacuum Extraction: Obstetrical and Gynecological Survey. Nov. 2001;56(11):736-751.

O'Mahony F, Hofmeyr GJ, Menon V. Choice of instruments for assisted vaginal delivery. Cochrane Database of Systematic Reviews. 2010;(11).

Shekhar S, Rana N, Jaswal RS. A prospective randomized study comparing maternal and fetal effects of forceps delivery and vacuum extraction. J Obstet Gynaecol India. 2013;63(2):116-9.

Vacca A. Vacuum-assisted delivery. Best Pract Res Clin Obstet Gynaecol. 2002;16(1):17-30. doi:10.1053/beog.2001.0252.

109

Parto Pélvico

Douglas Bernal Tiago

A apresentação pélvica guarda forte relação com a idade gestacional: quanto menor a idade gestacional, maior será sua frequência. Nas gestações a termo, a apresentação pélvica apresenta incidência em torno de 4%. As apresentações pélvicas podem ser divididas em três tipos (Figura 109.1): completa, quando as coxas estão fletidas sobre o tronco e abdome, e as pernas fletidas sobre as coxas (A); modo de nádegas, a forma mais comum das apresentações pélvicas incompletas, com as pernas estendidas e as coxas fletidas sobre o tórax e o abdome (B); incompleta, modo "joelho" ou "pé", apresenta-se com uma ou ambas as coxas estendidas no estreito superior (C).

Diagnóstico

O diagnóstico da apresentação pélvica inicialmente pode ser realizado pela manobra de Leopold durante a palpação obstétrica, em que se palpa a região da escava vazia. Outra forma de realizar o diagnóstico é com o uso do exame de ultrassonografia, cada vez mais presente em dias atuais. Contudo, ainda existem situações em que o diagnóstico ocorre somente durante o trabalho de parto.

Fatores de risco

Uma vez identificada a apresentação pélvica, devemos sempre nos questionar sobre o porquê dessa apresentação

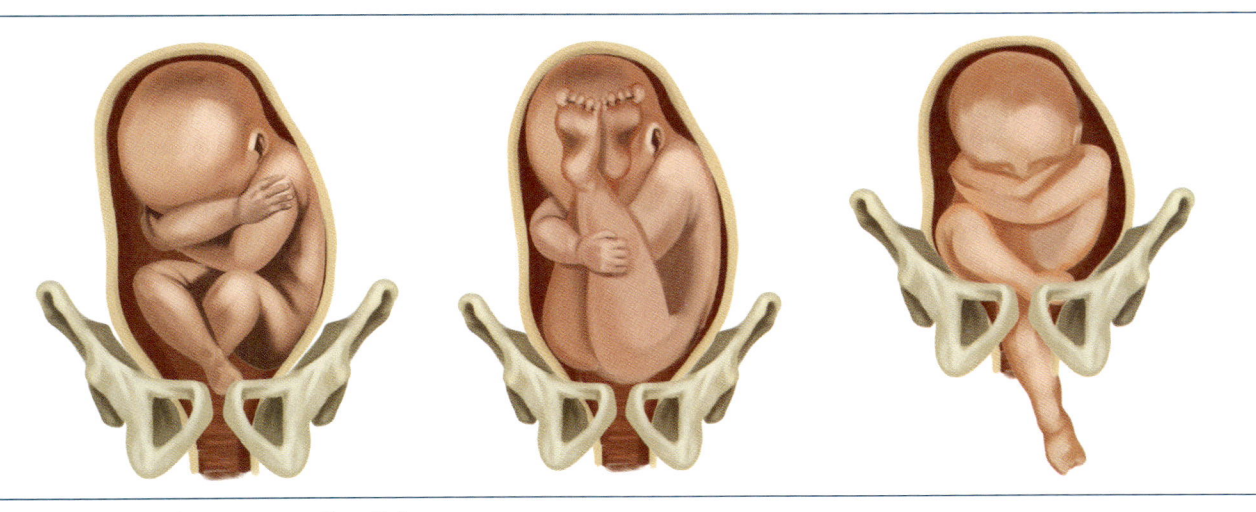

Figura 109.1. Tipos de apresentação pélvica.
Fonte: Desenvolvida pela autoria.

anômala, uma vez que esta condição pode estar associada a fatores de risco maternos e fetais, a problemas uterinos e placentários, decisivos no planejamento da assistência ao parto em apresentação pélvica (Quadro 109.1).

Quadro 109.1 Fatores de risco para apresentação pélvica.	
Origem	Fator de risco
Anexiais	Placenta prévia Cordão curto Polidrâmnio
Fetais	Gestação múltipla Prematuridade Óbito fetal Malformações: anencefalia/hidrocefalia Teratoma sacrococcígeo Restrição de crescimento
Müllerianos	Miomas Malformações uterinas/septos
Maternos	Multiparidade

Fonte: Desenvolvido pela autoria.

Exercícios para apresentação pélvica

Embora exista uma série de sugestões de exercícios, posturas ou atitudes na tentativa de mudança da apresentação pélvica para cefálica, não existem dados na literatura que mostrem sua efetividade. Porém, apesar da baixa efetividade, não apresentam contraindicação durante a gravidez; a exceção deve ser feita à manobra clássica de versão externa, que alguns incautos praticam sem experiência e fora do ambiente hospitalar, oferecendo riscos graves à saúde materna e do concepto.

Via de parto

Mesmo após o descarte dos fatores de risco que contraindicam a via vaginal, a assistência ao parto na apresentação pélvica ainda é controversa e, em geral, segue três grandes possibilidades, a saber:
- Cesárea programada no termo: uma opção majoritária na assistência ao nascimento numa apresentação pélvica, em especial na primigesta, em razão da diminuição da morbimortalidade fetal e inexperiência do profissional assistente.
- A escolha do parto vaginal por desejo da mulher.
- Parto pélvico de emergência: que na prática do dia a dia não é incomum; em pronto-atendimentos obstétricos nos depararmos com parturientes em apresentação pélvica em estágio avançado do trabalho de parto, em que a via vaginal é iminente.

Passaremos a uma breve discussão sobre essas três possibilidades assistenciais.

Cesárea programada no termo

A cesárea programada na assistência ao parto pélvico tem sido a maneira mais comum de nascimento e é universalmente praticada. Nos Estados Unidos, supera 85% e em muitas áreas do mundo, como o próprio Brasil, é superior a 95% na assistência ao parto da apresentação pélvica no termo.

Esta prática resulta inicialmente de um estudo multicêntrico internacional randomizado controlado conhecido como *"Term Breech Trial"* (TBT), encerrado no ano 2000, envolvendo 2.008 mulheres. O TBT comparou, em gestações a termo, a realização de cesárea programada e parto vaginal programado em apresentações pélvicas e demonstrou que houve, com a cesárea programada, uma redução significativa da mortalidade perinatal, mortalidade neonatal e morbidade neonatal grave (1,6%), comparada com 5% no grupo com parto por via vaginal.

Após a finalização do TBT, outro estudo multicêntrico observacional, denominado PREMODA, realizado em 174 centros franceses e belgas envolvendo 8.105 mulheres, não apresentou as diferenças encontradas no estudo TBT, o que suscitou uma nova discussão sobre a assistência ao parto na apresentação pélvica.

Em 2015, uma revisão da Biblioteca Cochrane, por meio de uma metanálise de 27 estudos, com 258.953 mulheres, voltou a enfatizar que o risco de morbidade e mortalidade neonatal é de 2 a 5 vezes maior no parto vaginal, quando comparado com a cesárea programada no termo.

Podemos concluir que a cesárea programada ao termo é a forma mais adequada na assistência ao parto pélvico, principalmente em relação a um resultado fetal com menor morbimortalidade, quando comparado ao parto vaginal.

Desejo da mulher – quando a gestante opta pelo parto vaginal

Apesar do exposto até aqui, existem situações em que há um desejo manifesto da mulher pelo parto vaginal em situações de apresentações pélvicas, e esse fato tem de ser considerado.

Cabe salientar que a experiência na formação do tocólogo na execução do parto vaginal na apresentação pélvica tem diminuído com o passar dos anos e associa-se a isso uma preocupação médico-legal, em virtude do aumento de processos judiciais. O temor por resultados adversos neonatais que possam ocorrer na via vaginal torna essa prática uma excepcionalidade.

Nessa condição, duas abordagens clínicas são possíveis para ultimação do parto vaginal em apresentações pélvicas por desejo materno. A primeira consiste na proposta da realização da versão cefálica externa (VCE), e a segunda, nas mulheres que recusem esse procedimento ou quando ocorre insucesso na execução da VCE, a opção do parto vaginal ou cesárea; em cada uma das situações, a paciente deve estar ciente dos riscos que envolvem a decisão.

Parto vaginal na apresentação pélvica

Se a decisão tomada é a opção pelo parto vaginal pélvico, estando a paciente consciente dos riscos dessa escolha, algumas condições devem estar presentes para que os riscos sejam minimizados e aceitáveis.

Nessa situação, a mulher deve manifestar-se sob Consentimento Informado, observados os critérios clínicos para sua realização. Na literatura existem várias escores de cálculo para sucesso e escolha da via de parto, sendo um dos mais utilizados o *Zatuchni – Andros Breech Scoring* (Tabela 109.2). Neste, quando a pontuação está entre 0 e 4 pontos, o parto cesáreo está recomendado.

Tabela 109.2. Escore de Zatuchni e Andros.

	0	1	2
Paridade	0	1	2
Idade gestacional	39 ou +	37 a 38 semanas	< 37 semanas
Peso fetal	> 3.500 g	3.000 a 3.500 g	< 3.000 g
Parto pélvico anterior	0	1	2
Dilatação	2 cm	3 cm	4 cm ou +
Plano de De Lee	–3	–2	zero ou +

Fonte: Adaptada de Zatuchni e Andros, 1965.

Caso a aplicação de escores para escolha de via de parto na assistência ao parto pélvico seja favorável, algumas condições são ainda necessárias para o parto pélvico via vaginal; caso contrário, a cesárea programada deve ser realizada:

a) experiência do profissional e equipe treinada;
b) parto hospitalar com sala cirúrgica adequada para cesárea de emergência;
c) gestação única de baixo risco sem malformações fetais;
d) trabalho de parto espontâneo;
e) ausência de desproporção cefalopélvica;
f) ausência de histórico de partos distócicos;
g) bolsa amniótica integra;
h) gestação a termo;
i) ausência de restrição de crescimento intrauterino;
j) modo da apresentação pélvica: completa ou de nádegas;
k) peso fetal entre 2.500 e 3.500g;
l) ausência de deflexão acentuada do polo cefálico;
m) disponibilidade de serviço de anestesiologia;
n) equipe de neonatologia no momento do parto.

Versão cefálica externa

A versão cefálica externa (VCE) (Figura 109.2) é utilizada nas apresentações córmicas e pélvicas. Sua taxa de sucesso gira ao redor de 53%, com possibilidade de redução de quase metade do número de cesáreas por apresentação pélvica. Vários *guidelines* internacionais admitem uso da VCE como alternativa ao parto vaginal em mulheres com apresentação pélvica.

A versão cefálica externa apresenta baixo número de complicações e, em metade dos casos, algumas alterações temporárias são observadas, como a queda da frequência cardíaca fetal, que tende a retornar à normalidade quando se interrompe o procedimento. Entretanto, há raros casos descritos de descolamento prematuro de placenta e entrelaçamento ou nós de cordão umbilical. A versão cefálica externa está contraindicada em casos de oligoidrâmnia, gestações gemelares, alterações müllerianas, placenta prévia e ausência de profissional experiente.

Para o sucesso da VCE, são recomendados alguns cuidados técnicos mínimos para sua execução:

1. idade gestacional superior a 36 semanas;
2. Termo de Consentimento Informado e assinado, descrevendo os riscos e a possibilidade de insucesso da manobra;
3. jejum, em virtude do risco de cesárea de urgência;
4. acesso venoso;
5. realizar em ambiente hospitalar, preferencialmente em sala cirúrgica;
6. equipe multidisciplinar disponível: enfermagem, neonatologista, anestesista e equipe obstétrica completa;
7. confirmação diagnóstica prévia da apresentação antes da manobra e localização do sítio placentário – ultrassonografia em sala, em tempo real;
8. avaliação prévia da vitalidade fetal e monitorização fetal durante a manobra;
9. interromper o procedimento em casos de sangramento materno, dor ou alterações da frequência cardíaca fetal;
10. realização preferencial da manobra por dois obstetras experientes;
11. lubrificação do abdome materno com vaselina ou gel;
12. rotação inicial para frente; se falhar, giro para trás;
13. o processo rotacional deve ser lento e intercalado algumas vezes por períodos de breves pausas;
14. obstetra 1 realiza apoio nas nádegas e obstetra, 2 o apoio no polo cefálico;
15. se após 30 minutos, **não houver sucesso, interromper o procedimento**;

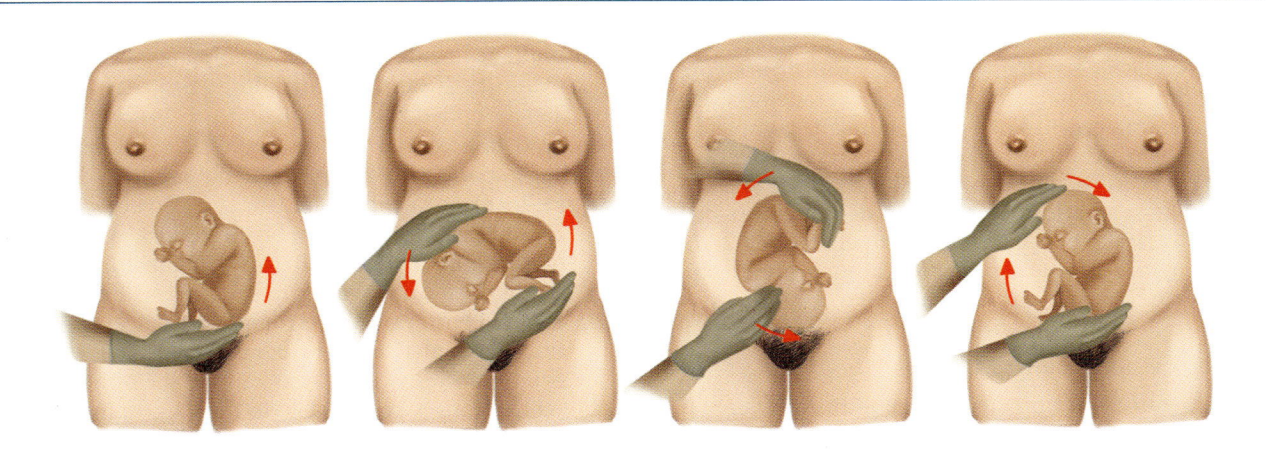

Figura 109.2. Versão cefálica externa.
Fonte: Desenvolvida pela autoria.

16. após a manobra realizar avaliação de vitalidade fetal e ultrassonografia.

Existem poucos estudos na literatura que sugerem uma relação custo-benefício favorável ao uso da anestesia locorregional e ao uso de tocolíticos durante a VCE para diminuição da atividade uterina e facilitação da manobra. Acreditamos que esses procedimentos anestésicos ou uso de tocolíticos não devam ser utilizados de rotina até que estudos clínicos randomizados sejam realizados demonstrando a real relação custo-benefício destas ações.

Assistência ao parto pélvico vaginal

A assistência ao parto vaginal na apresentação pélvica (PVP) apresenta uma série de desafios: primeiramente, é cada vez mais marcante a falta de treinamento tanto de estudantes como tocólogos para execução desse procedimento e os profissionais mais experientes nessa prática são poucos. Logo, lança-se de imediato um desafio tanto aos cursos de graduação, bem como aos programas de residência médica, para a realização de prática periódica desse tipo de parto, principalmente em centros de simulação realística, para manejo adequado e diminuição de complicações materno-fetais.

Além da inexperiência e falta de treinamento, outro fator importante é o aumento dos riscos de morbimortalidade fetal e neonatal em razão dos tocotraumatismos oriundos dessa prática, muitas vezes independentemente do agente executor. Desse modo, existe uma série de manobras sugeridas na assistência PVP que devem ser repetidas continuamente e adotadas em cada serviço de pronto-atendimento obstétrico e maternidades.

Em geral, a grande preocupação na assistência do PVP é a denominada "cabeça derradeira", situação na qual somente o polo cefálico encontra-se ainda no canal de parto e demais partes fetais estão extrusas.

A cabeça derradeira pode ser classificada como verdadeira quando o polo cefálico se encontra aprisionado no canal de parto e manobras complementares devem ser realizadas para desprendimento do mesmo.

Em algumas situações, temos a falsa cabeça derradeira que decorrente da inadequação cefalopélvica na descida da apresentação, podendo ser corrigida se detectada. Entre suas causas, está o fato de a sutura sagital não estar completamente alinhada ao eixo longitudinal da vulva, apresentando-se nos oblíquos da bacia. Nesse caso, a rotação manual por si corrige essa alteração e o parto ocorrerá com sucesso. Outra situação de falsa cabeça derradeira surge quando a dilatação cervical não está totalmente completa e aprisiona o polo cefálico; raramente nessas situações a comissurotomia do colo uterino estaria indicada. Preventivamente, pode-se praticar a manobra de Thiessen, que consiste em retardar o desprendimento pélvico por 2 a 3 contrações, para que o polo cefálico faça uma pressão no colo uterino promovendo sua dilatação total.

Mecanismo de parto pélvico vaginal

O mecanismo do parto pélvico vaginal inicia-se com o coroamento do diâmetro bitrocantérico no eixo longitudinal da vulva, com sulco interglúteo perpendicular a esse eixo e a região sacral voltada para esquerda ou direita da região vulvar (Figura 109.3).

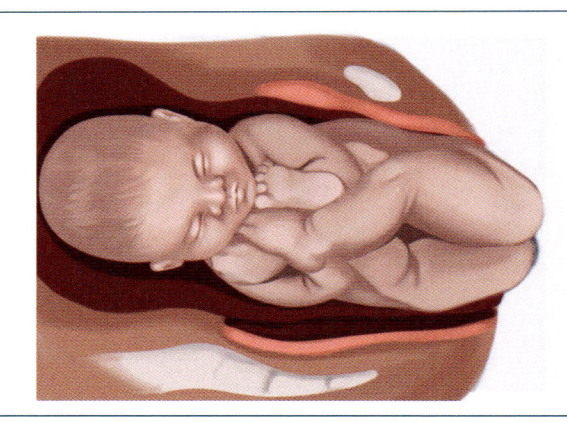

Figura 109.3. Início de desprendimento do polo pélvico.
Fonte: Desenvolvida pela autoria.

A partir desse momento, a literatura recomenda uma série de opções de manobras a serem realizadas na assistência do PVP. A seguir, listamos os passos que realizamos no PVP.

Passos na assistência ao parto pélvico vaginal

1. Aguardar o coroamento do polo pélvico no introito vulvar.
2. Quando o coroamento se inicia, realizar a manobra de Thiessen por 2 a 3 contrações, conforme relatado.
3. Avaliar a realização de episiotomia para facilitação de manobras complementares.
4. Deixar o desprendimento do polo pélvico ocorrer espontaneamente, com mínimo de intervenções possíveis. O auxiliar realiza simultaneamente pressão suprapúbica para evitar a deflexão do polo cefálico.
5. Após desprendimento parcial do abdome fetal com visualização da região umbilical, realizar tração do cordão umbilical (alça do cordão), no intuito de o cordão umbilical não oferecer resistência ao desprendimento do feto, além de evitar sua ruptura acidental.
6. Anteriorização do dorso fetal.
7. Com o diâmetro bisacromial em posição transversa na vulva, realizar o desprendimento simultâneo dos ombros. Segue-se a ultimação do desprendimento cefálico pela manobra de Bracht (Figura 109.4), simultaneamente à pressão suprapúbica e ao abaixamento perineal, com cuidado na proteção da deflexão abrupta do polo cefálico.
8. Se o bisacromial não se desprender, realizam-se a episiotomia e a manobra de Bracht modificada (Figura 109.5), que consiste em lateralização do dorso fetal e posicionamento do ombro anterior no pube e o posterior na região sacral. Neste momento, realiza-se levantamento do feto para cima para liberação da espádua posterior por retropulsão do cóccix e, posteriormente, abaixamento para liberação da espádua anterior. Outras manobras podem ser utilizadas de acordo com a experiência do tocólogo como as manobras de Rojas e de Deventer-Müller.
9. Liberadas as espáduas, anterioriza-se o dorso, realizando-se novamente a manobra de Bracht com desprendimento do polo cefálico.

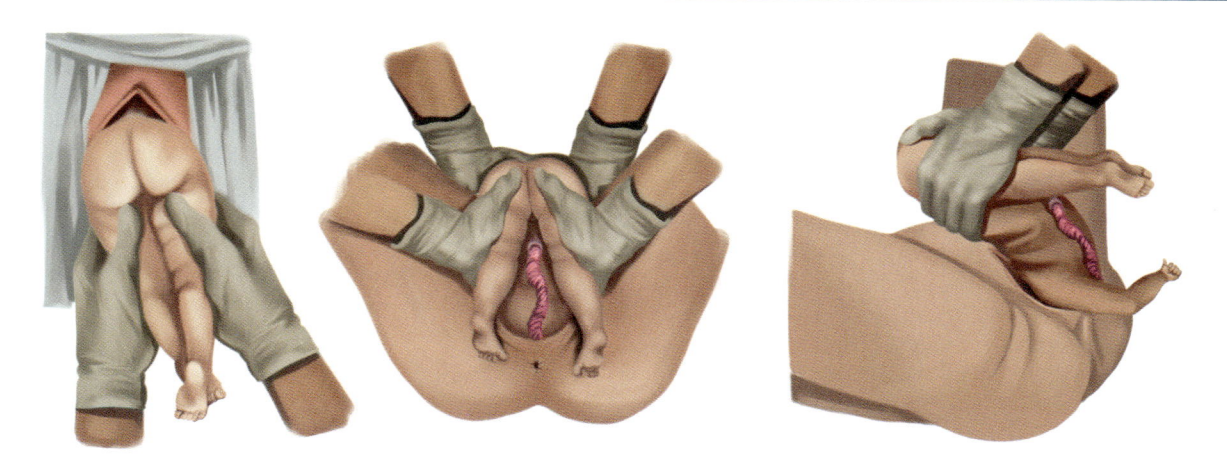

Figura 109.4. Manobra de Bracht.
Fonte: Adaptada de Arch Dis Child Fetal Neonatal Ed. 88, 2003, S. 76–77.

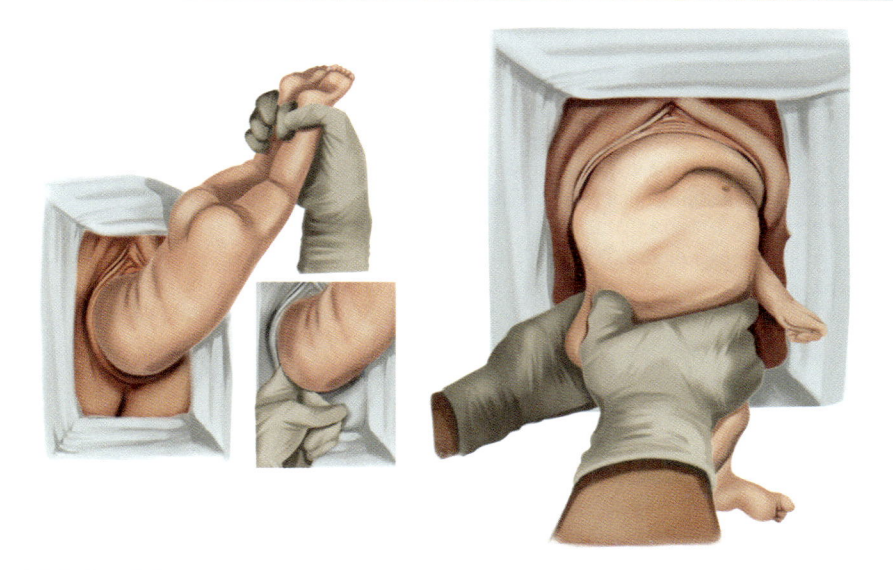

Figura 109.5. Manobra de Bracht modificada.
Fonte: Desenvolvida pela autoria.

10. Se após o desprendimento bisacromial, ocorrer insucesso da manobra de Bracht no desprendimento do polo cefálico, aplica-se o fórcipe de Piper para extração desta parte fetal. Na ausência do fórcipe de Piper, pode-se utilizar o de Simpson Braun ou Kielland.

11. Nas situações de fórcipes malogrados, utiliza-se a manobra de Mauriceau modificada, que consiste na colocação de uma das mãos sobre o dorso fetal e ombros e a outra mão por baixo do feto até a região do maxilar, com tração do polo cefálico com compressão suprapúbica simultânea do auxiliar (Figura 109.6).

12. Apesar de descrito na literatura, nunca vivenciamos na prática clínica a sinfisiotomia ou mesmo a manobra de Zavanelli, que consiste em devolver o feto ao canal de parto e realizar cesárea para sua extração.

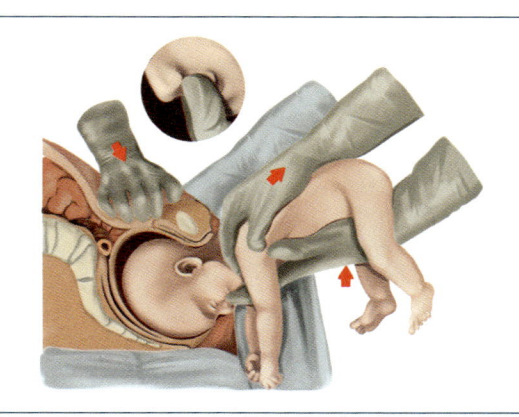

Figura 109.6. Manobra de Mauriceau – Smellie – Veit.
Fonte: Desenvolvida pela autoria.

LEITURAS COMPLEMENTARES

ACOG Committee on Obstetric Practice. ACOG Committee Opinion n. 340. Mode of term singleton breech delivery. Obstet. Gynecol. 2006;108(1):235-7.

ACOG Practice Bulletin n. 13. External cephalic version. Int. J. Gynecol. Obst. 2011 Feb;72(2):198-204. Doi: 10.1016/S0020-7292(00)90021-3.

Arch Dis Child Fetal Neonatal Ed. 88, 2003, S. 76-77.

Berhan Y, Haileamlak A. The risk of planned vaginal breech delivery versus planned caesarean section for term breech birth: A meta-analysis including observational studies. BJOG. 2016;123(1):49-57.

Cibils LA. Point/counterpoint: II. Management of a full-term fetus presenting by the breech. Obstet. Gynecol. Surv. 1995 Nov;50(11):762.

Danielian PJ, Wang J, Hall MH. Long-term out come by method of delivery of fetuses in breech presentation at term: population based follow up. BMJ. 1996;312(7044):1451-3.

Dunn PM. Perinatal lessons form the past. Erich Bracht (1882–1969) of Berlin and his "breech" manoeuvre. Arch Dis Child Fetal Neonatal Ed: first published as 10.1136/fn.88.1.F76 on 1 January 2003.

External Cephalic Version. ACOG Practice Bulletin n. 161: Obstet Gynecol. 2016 Feb; 127(2):e54-61. Doi: 10.1097/AOG.0000000000001312.

Goffinet F, Carayol M, Foidart JM et al. PREMODA Study Group. Is planned vaginal delivery for breech presentation at term still an option? Results of an observational prospective survey in France and Belgium. Am. J. Obstet. Gynecol. 2006;194(4):1002-11.

Hannah ME, Hannah WJ, Hewson SA, Hodnett ED, Saigal S, Willan AR; Term Breech Trial Collaborative Group Planned caesarean section versus planned vaginal birth for breech presentation at term: A randomized multicenter trial. Lancet. 2000;356 (9239):1375-83.

Hemelaar J, Lim LN, Impey LW. The Impact of an ECV Service is Limited by Antenatal Breech Detection: A Retrospective Cohort Study. Birth. 2015;42(2):165-72.

Hofmeyr GJ, Kulier R, West HM. External cephalic version for breech presentation nat term. Cochrane Database Syst Rev. 2015;4(4):CD000083.

Hofmeyr GJ, Kulier R, West HMHofmeyr GJ, Kulier R, West HM. Expedited versus conservative approaches for vaginal delivery in breech presentation (Review) Expedited versus conservative approaches for vaginal delivery in breech presentation. Cochrane Database of Systematic Reviews. 2015;(7):CD000082. Doi: 10.1002/14651858. CD000082.pub3.

Hutton EK, Hannah ME, Ross SJ. et al. Early ECV2 Trial Collaborative Group. The Early External Cephalic Version (ECV) 2 Trial: An international multicenter randomized controlled trial of timing of ECV for breech pregnancies. BJOG. 2011;118(5):564-77.

Hutton EK, Hofmeyr GJ, Dowswell T. External cephalic version for breech presentation before term. Cochrane Database Syst Rev. 2015;7(7):CD000084.

Kok M, Cnossen J, Gravendeel L, van der Post J, Opmeer B, Mol BW. Clinical Factors to predict the outcome of external cephalic version: A meta analysis. Am J Obstet. Gynecol. 2008;199(6):630.e1-e7; discussion e1-e5.

Lyons J, Pressey T, Bartholomew S, Liu S, Liston RM, Joseph KS; Canadian Perinatal Surveillance System (Public Health Agency of Canada). Delivery of breech presentation at term gestation in Canada, 2003-2011. Obstet Gynecol. 2015;125(5):1153-61.

Neme B. Obstetrícia básica. São Paulo: Sarvier; 2005. p.140-57.

Recommendation so the FIGO Committee on Perinatal Health on guidelines for the management of breech delivery Chairman: Professor Dr W. Kfinzel, Giessen, Germany, 18 September 1993, Rome, Italy. Eur J Obst Gynecol Rep. Biol. 1995;58:89-92.

Zatuchni GI, Andros GJ. Prognostic index for vaginal delivery in breech presentation at term. Obstet Gynecol. 1965;93:237-42.

Zhang J, Bowes WA Jr, Fortney JA. Efficacy of external cephalic version: A review. Obstet. Gynecol. 1993 Aug;82(2):306-12.

110

Assistência ao Trauma Perineal Severo no Parto

Luiz Gustavo Oliveira Brito
Gláucia Miranda Varella Pereira
Renato Passini Júnior

O risco de ocorrência de trauma perineal é um dos principais receios das mulheres e profissionais em relação ao parto. A frequência de lesões perineais no parto é elevada, mas a maioria, felizmente, não é severa. Porém, consequente a isso, poucos profissionais se sentem preparados para diagnosticar, classificar e reparar lesões severas. Neste capítulo, abordaremos a epidemiologia do trauma perineal severo, também denominado "lesões obstétricas e do esfíncter anal" (*Obstetric and Anal Sphincter InjurieS* – OASIS), seus fatores de risco, como prevenir, como diagnosticar, o tratamento cirúrgico e o seguimento das pacientes, principalmente para aquelas que desejaram nova gestação após esta intercorrência.

Epidemiologia e fatores de risco

As estatísticas norte-americanas indicam taxas de 3,3% de laceração de 3º grau e 1,1% de 4º grau. No Reino Unido, a taxa foi de 2,85% para lesões severas. No Brasil, há dados de Minas Gerais, com taxa de OASIS de 2,5% em um hospital terciário, e de Ribeirão Preto (SP), com 0,9% em uma maternidade secundária. É importante lembrar que o diagnóstico é feito pelo exame clínico, com a realização do toque retal, podendo ser solicitada a complementação diagnóstica com a ultrassonografia endoanal.

Os principais fatores de risco associados a OASIS são:
- etnia asiática;
- nuliparidade;
- peso ao nascer acima de 4 kg;
- distócia de ombro;
- variedade de posição occipitoposterior;
- segundo período prolongado;
- parto instrumental (fórcipe, com maior impacto em relação à vácuo-extração).

A episiotomia é um fator extremamente discutido. Sabe-se que a episiotomia rotineira aumenta em 20 a 30% o risco de lesão perineal severa, sendo, portanto, contraindicada. Porém, quando analisamos a episiotomia seletiva, a depender do ano e do número de trabalhos envolvidos, muda a estimativa do seu efeito. Na última revisão sistemática disponível (Pergialiotis et al., 2020), com inclusão de 716 mil parturientes, a episiotomia mediolateral não se mostrou protetora contra lesões severas perineais (RR 1,55 [0,95 a 2,53]), enquanto a episiotomia mediana aumentou em quase três vezes o risco (RR 2,88 [1,7 a -4,65]), diferentemente de outras revisões prévias, que haviam encontrado benefício. A episiotomia seletiva também já foi comparada à tentativa de não realização da episiotomia com o objetivo de evitar traumas perineais, e uma revisão sistemática não encontrou diferenças entre os grupos.

Sobre a utilização de instrumentos específicos para melhorar a realização da episiotomia (p. ex., Epi-Scissors), um trabalho recente (Koh et al., 2020) mostrou uma redução de trauma perineal severo de nulíparas (7,2% *versus* 5,1%), porém houve aumento do uso de episiotomias seletivas no grupo que usou tais instrumentos (29% *versus* 33,7%). Na relação entre a episiotomia e OASIS, temos de avaliar vários fatores, como o tamanho e a profundidade da incisão, o ângulo da episiotomia (Figura 110.1) e o momento em que ela é realizada.

A posição vertical no parto é um fator controverso para trauma perineal severo. Revisão da Biblioteca Cochrane (Gupta et al., 2017), em mulheres sem analgesia peridural, mostrou que essa posição esteve associada a um aumento de lesões de 2º grau, porém, não aumentou lesões de 3º e 4º graus. Em trabalho brasileiro (Peppe et al., 2018) feito em hospital com alta prevalência de parto vertical (42%), a posição vertical não se associou à lesão severa de assoalho pélvico. Em trabalho sobre posição em partos domiciliares (Edqvist et al., 2016), ela também não se associou a trauma severo, reduzindo a frequência de episiotomias.

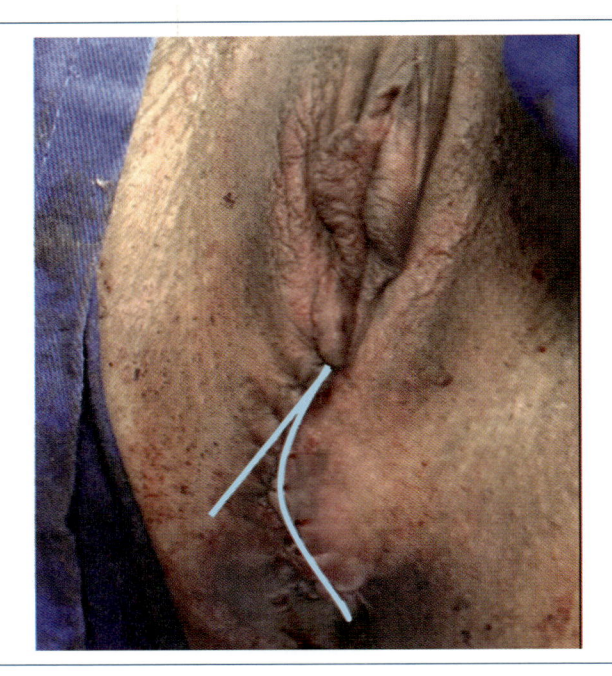

Figura 110.1. Episiotomia com trajeto não habitual, com lesão OASIS corrigida após (linha reta azul = suposto trajeto a 45 a 60 graus; linha desviada = trajeto realizado).

Foto: Acervo do autor Luiz Gustavo Oliveira Brito, com autorização da paciente.

O treinamento pode, eventualmente, aumentar o diagnóstico de OASIS, assim como o aumento de fatores de risco associados, como parto instrumental.

Prevenção

Já há evidência de que a compressa morna durante o trabalho de parto e que a massagem perineal semicircular antes do trabalho de parto podem reduzir a incidência de OASIS. Uma revisão sistemática recente mostrou que a massagem perineal antenatal reduziu o tempo de período expulsivo e a chance de incontinência anal no pós-parto.

O Epi-No® é um dispositivo dilatador do canal vaginal que visa promover a conscientização do assoalho pélvico antes do trabalho de parto. Ele já foi investigado quanto à redução do risco para OASIS e a última evidência disponível é que ele não reduziu a incidência de trauma perineal severo (Brito et al., 2015).

A proteção perineal (*hands-on*) é outro ponto controverso dentro do estudo do trauma perineal. A última revisão sistemática sugere não haver diferença quanto ao *hands-off* na prevenção de trauma perineal severo, porém, em revisões que incluíram trabalhos randomizados e não randomizados, com amostragem bem maior, realizar *hands-on* reduziu a incidência de OASIS (Bulchandani et al., 2015). Alguns trabalhos realizados em países escandinavos propuseram intervenções para reduzir OASIS, sendo um dos

componentes a proteção manual, com redução de taxas de trauma perineal.

Classificação e diagnóstico

As lacerações perineais que podem ocorrer no parto são divididas em graus, conforme sua extensão e estruturas acometidas. A classificação mais utilizada é a do Colégio Britânico de Obstetrícia e Ginecologia (Royal College of Obstetricians and Gynaecologists, 2015), que admite quatro graus de lacerações:

- **1º grau:** lesão atingindo pele e mucosas;
- **2º grau:** lesão dos músculos perineais, sem atingir o esfíncter anal. A episiotomia é classificada como uma laceração de 2º grau, pois atinge o plano muscular do períneo;
- **3º grau:** lesão do períneo envolvendo o complexo do esfíncter anal:
    - **3a:** laceração de menos de 50% da espessura do esfíncter anal;
    - **3b:** laceração de mais de 50% da espessura do esfíncter anal (Figura 110.3);
    - **3c:** laceração do esfíncter anal interno.
- **4º grau:** lesão do períneo envolvendo o complexo do esfíncter anal (esfíncter anal interno e externo) e o epitélio anal (Figura 110.2).

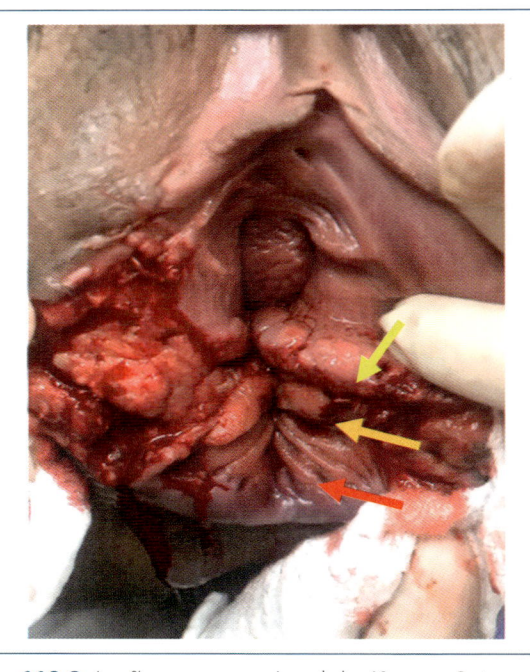

Figura 110.2. Lesão severa perineal de 4º grau. Seta vermelha = canal anal; seta amarela = vagina posterior; seta laranja = mucosa anorretal.

Foto: Acervo do autor Luiz Gustavo Oliveira Brito, com autorização da paciente.

Lesões puntiformes comunicando o reto com a vagina (fístulas) sem envolvimento do esfíncter anal não são classificadas nesse sistema. Sempre que houver dúvida entre uma classificação e outra (p. ex., 3A ou 3C), considerar a mais grave. Durante o parto, não há outro modo de fazer o

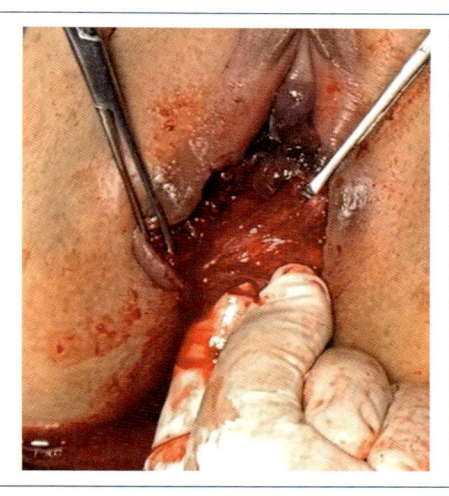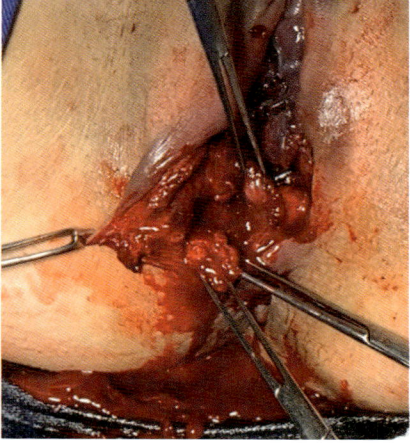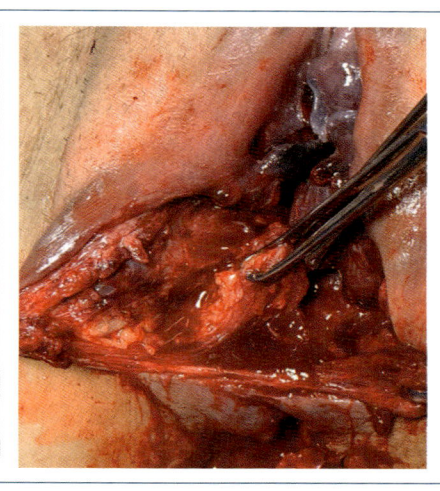

Figura 110.3. Lesão perineal OASIS 3b (esfíncter anal externo) reparado por duas pinças Allis (fotos da esquerda e centro). À direita, verifica-se área amarela, correspondente à gordura pararretal próxima ao esfíncter anal externo (EAE) direito.
Fotos: Acervo do autor Luiz Gustavo Oliveira Brito, com autorização da paciente.

diagnóstico clínico se não houver toque retal com avaliação das estruturas do corpo perineal. Não há como, categoricamente, afirmar que a integridade perineal vista pela inspeção exclua dano esfincteriano. Quando não há diagnóstico de OASIS no momento do parto, havendo dúvida, o diagnóstico pode ser feito pela ultrassonografia endoanal, sendo denominado "OASIS oculto".

Tratamento cirúrgico das lesões de 3º e 4º graus

Em ordem, a sequência sugerida para os passos iniciais é: chamar uma equipe adicional na sala de parto, se o obstetra estiver sozinho; solicitar reforço de analgesia ou realizar analgesia eficiente e suficiente para examinar a região acometida; avisar a paciente do que está ocorrendo e quais as medidas de reparo deverão ser tomadas. Em certas situações, haverá necessidade de transferir a paciente para uma sala cirúrgica, que permita não só um melhor exame local, mas também que dê condições adequadas de assepsia, posicionamento da paciente, iluminação e instrumental adequado para o reparo das lesões. Antibioticoterapia endovenosa deve ser iniciada. É importante assinalar que nesses casos de lacerações graves, o obstetra deve estar capacitado adequadamente para a correção da lesão. Na dúvida, será necessária a participação de outro profissional, obstetra ou não, com conhecimento suficiente para avaliar lesões deste tipo e realizar seu reparo. Deve-se solicitar uma caixa com material que ajude a identificar as estruturas. O ideal é, caso o profissional não se sinta seguro em reparar esta lesão, que encaminhe a paciente a um centro obstétrico com profissionais experientes, ou solicite ajude de colegas como cirurgiões gerais ou coloproctologistas que venham a colaborar com o reparo. A melhor cirurgia de reparo de lesão severa perineal é sempre a primeira.

Toda sutura deve ser feita de baixo para cima, ou seja, inicia-se da mucosa anorretal e caminha em direção ao esfíncter anal externo (EAE). Os limites de dissecção esfincteriano devem obedecer até 90 graus do início das estruturas.

O esfíncter anal externo tem musculatura estriada e origina-se de fibras do levantador do ânus. O esfíncter anal interno (EAI) tem musculatura lisa. É importante identificar se há retração dessas estruturas lateralmente. Uma das maneiras para se conseguir identificar a proximidade do EAE é a exposição da gordura pararretal. A seguir, apresentamos um resumo das principais diretrizes a respeito da sutura dessas lesões, tipo de fio, e cuidados intra e pós-operatórios (Tsakiridis et al., 2018):

- **Sutura da mucosa anal:** o Royal College of Obstetricians and Gynecologists (RCOG) e a Sociedade Canadense de Ginecologia e Obstetrícia (SOGC) recomendam que a mucosa anorretal lesada seja reparada com suturas, tanto pela técnica contínua como pela interrompida. O RCOG aconselha evitar suturas em 8, pois podem causar isquemia tecidual. Quanto aos fios de sutura para a mucosa anal, o RCOG sugere a poliglactina 3-0 porque causa menos irritação e desconforto do que as suturas de polidioxanona (PDS). O ACOG (Colégio Americano de Ginecologia e Obstetrícia) sugere o uso de poliglactina 3-0 ou 4-0, ou fio cromado, enquanto a SOGC sugere o uso de poliglactina 3-0 ou PDS. Não existe diferença com relação à taxa de infecção se o nó da sutura fica para dentro ou fora do canal anal. Lembrar que a sutura simples para cirurgiões menos experientes é sempre mais segura para reduzir risco de deiscência.
- **Sutura do esfíncter anal interno:** as três diretrizes recomendam que, se o esfíncter anal interno lesado puder ser identificado, é aconselhável repará-lo separadamente, sem qualquer tentativa de sobreposição desse esfíncter (técnica *end-to-end*). Quanto ao material de sutura, o RCOG e a SOGC sugerem 3-0 PDS ou poliglactina 2-0, enquanto o ACOG sugere PDS 3-0 ou poliglactina 3-0.
- **Sutura do esfíncter anal externo:** nos casos de ruptura total do esfíncter, a sutura pode ser feita na forma de sobreposição (*overlapping*) ou término-terminal (*end-to-end*). Deve-se ter atenção para identificar as extremidades laceradas do esfíncter anal, para escolher o lado que

terá maior possibilidade de dissecção e sobreposição. As duas bordas geralmente ficam retraídas lateralmente, e pinças Allis podem ser necessárias para identificá-las e suturá-las. Na sutura término-terminal, as extremidades rompidas do esfíncter anal externo são aproximadas e suturadas. Na técnica com sobreposição, uma extremidade do esfíncter anal externo rompido é trazida sobre a outra, para sutura. Como o reparo da sobreposição requer uma ruptura da espessura total e 1 a 1,5 cm de músculo rompido em cada extremidade, a técnica *end--to-end* pode ser usada para lesões 3a e 3b.

Existem poucos trabalhos comparando as duas técnicas de sutura do esfíncter. Uma revisão Cochrane (Fernando et al., 2013) evidenciou que, em até 12 meses, a técnica de *overlapping* é superior a de *end-to-end* em relação a desenvolver sintomas de urgência fecal e de incontinência anal. No final de 36 meses, não houve diferença na incontinência fecal ou de flatos entre as duas técnicas. Os autores dessa revisão apontam que esses achados se baseiam em apenas dois pequenos ensaios, sendo necessárias mais evidências para confirmar ou refutar esses resultados.

Seguimento e orientações gestacionais futuras

- **Uso de laxantes orais:** as principais diretrizes recomendam seu uso para prevenção da constipação em mulheres que sofrem essas lesões. É importante nos primeiros dias não deixar o canal anal ser impactado pelo bolo fecal.
- **Retenção urinária:** a micção espontânea deve ser monitorada cuidadosamente, pelo risco de retenção urinária.
- **Analgesia após reparo da lesão:** as opções de tratamento local incluem *sprays* ou cremes anestésicos tópicos, bolsas de gelo, banhos e supositórios retais. O ACOG e a SOGC indicam o uso de anti-inflamatórios não esteroidais ou opioides para o controle da dor, associados aos laxantes orais. Revisão da Biblioteca Cochrane (Hedayati et al., 2003) concluiu que a analgesia retal com supositório de anti-inflamatório não esteroidal reduziu a dor relacionada ao trauma perineal durante as primeiras 24 horas após o nascimento, resultando em menor uso de analgesia adicional nas primeiras 48 horas.
- **Descrição dos procedimentos:** uma descrição detalhada da lesão observada e dos procedimentos adotados deve ser registrada em prontuário. A paciente deve ser esclarecida das medidas adotadas na correção da lesão.
- **Acompanhamento ambulatorial:** depois da alta hospitalar, as pacientes que tiveram essas lacerações devem ser monitoradas com frequência, com retornos ambulatoriais, para avaliar a cicatrização de feridas. Também devem ser aconselhadas quanto à possibilidade de que um tratamento fisioterápico pós-parto pode ser benéfico e que a reabilitação precoce deve ser considerada entre 2 e 4 semanas pós-parto.

Algumas intercorrências podem surgir após a sutura dessas lacerações. Entre elas, hematomas, infecções e deiscência são as mais comuns. Essas ocorrências podem se relacionar com aumento de queixas posteriores, principalmente dor local. Ocorrendo abscesso, haverá necessidade de drenagem. Em casos de deiscências superficiais (não envolvendo esfíncter anal ou o reto) e pequenas, a conduta expectante com cuidados perineais pode permitir o fechamento por segunda intenção. Em casos de maior extensão, pode ser necessária a ressutura, que deve ser feita por profissional com experiência nesse tipo de procedimento. Raramente ocorrerá uma fasciíte necrosante, mas deve-se ficar atento para essa possibilidade em algumas mulheres com imunidade comprometida ou quando não há resposta a tratamento antibiótico e/ou queda do estado geral da paciente. Caso confirmada, é uma situação grave, com risco de morte materna. Fístulas retoperineais e retovaginais também são ocorrências raras, geralmente decorrentes de lesões não identificadas ou mal cicatrizadas. Outros problemas que podem ocorrer envolvem a dispareunia, as disfunções sexuais tardias, a incontinência anal, a incontinência urinária e, mais tardiamente, o prolapso de órgãos pélvicos. Deve-se assinalar que, no contexto das disfunções do assoalho pélvico (incontinência urinária, incontinência anal e prolapso de órgãos pélvicos), existem vários outros fatores associados à sua ocorrência, não somente às lesões perineais graves.

Mulheres que tiveram lacerações graves no parto devem ser aconselhadas sobre a via de parto em gestação futura. O risco relativo de uma nova lesão severa é cinco vezes maior em mulheres com OASIS prévio, porém o risco absoluto varia entre 4 e 11%. Avaliação individualizada, caso a caso, é necessária para um melhor aconselhamento nesse sentido. Riscos e benefícios de um parto vaginal *versus* cesárea devem ser considerados. De forma geral, em mulheres assintomáticas, o ideal é aguardar o final da gestação para decidir, mas a cesariana acaba sendo a opção de muitas. Quando a nova gestante apresenta incontinência fecal, a via de parto pouco interferirá no desfecho pós-parto.

LEITURAS COMPLEMENTARES

Aasheim V, Nilsen ABV, Reinar LM, Lukasse M. Perineal techniques during the second stage of labour for reducing perineal trauma. Cochrane Database Syst Rev. 2017;13:6:

Abdelhakim AM, Eldesouky E, Elmagd IA, Mohammed A, Farag EA, Mohammed AE et al. Antenatal perineal massage benefits in reducing perineal trauma and postpartum morbidties: A systematic review and meta-analysis of randomized controlled trials. Int Urogynecol J; 2020. Doi: 10.1007/s00192-020-04302-8.

Brito LG, Ferreira CH, Duarte G, Nogueira AA, Marcolin AC. Antepartum use of Epi-No birth trainer for preventing perineal trauma: Systematic review. Int Urogynecol J. 2015;26(10):1429-36.

Bulchandani S, Watts E, Sucharitha A, Yales D, Ismail KM. Manual perineal support at the time of childbirth: A systematic review and meta-analysis. BJOG. 2015;122(9):1157-65.

D´Souza JC, Monga A, TIncello DG, Sultan AH, Thakar R, Hillard TC et al. Maternal outcomes in subsequent delivery after previous obstetric anal sphincter injury (OASI): A multi-centre retrospective cohort. Int Urogynecol J. 2020;31(3):627-33.

Edozien LC, Gurol-Urganci I, Cromwell DA, Adams EJ, Richmond DH, Mahmood TA et al. Impact of third- and fourth-degree perineal tears at first birth on subsequent pregnancy outcomes: A cohort study. BJOG. 2014;(121913):1695-703.

Edqvist M, Blix E, Hegaard HK, Olafsdottir OA, Hildingsson I, Ingversen K, Mollberg M, Lindgren H. Perineal injuries and birth position among 2992 women with a low risk pregnancy who opted for a home-birth. BMC Pregnancy Childbrith. 2016;16(1):196.

Fernando RJ, Sultan AH, Kettle C, Thakar R. Methods of repair for obstetric anal sphincter injury. Cochrane Database of Systematic Reviews. 2013;(12):CD002866.

Fernando RJ, Sultan AH, Radley S, Jones PW, Johanson RB. Management of obstetric anal sphincter injury: A systematic review national practice survey. BMC Health Serv Res. 2002;2(1):9.

Frudinger A, Bartram CI, Spencer JA, Kamm MA. Perineal examination as a predictor of underlying external anal sphincter damage. Br J Obstet Gynaecol. 1997;104(9):1009-13.

Gupta JK, Sood A, Hofmeyr GJ, Vogel JP. Position in the second stage of labour for women without epidural anaesthesia. Cochrane Database Syst Rev. 2017;25:5:CD002006.

Hedayati H, Parsons J, Crowther CA. Rectal analgesia for pain from perineal trauma following childbirth. Cochrane Database of Systematic Reviews. 2003;(3):CD003931.

Koh LM, van Roon Y, Pradhan A, Pathak S. Impact of the EPISCIS-SORS-60 mediolateral episiotomy scissors on obstetric anal sphincter injuries: A 2-year data review in the United Kingdom. Int Urogynecol J; 2020. Doi: 10.1007/s00192-019-042201-7.

Naidu M, Sultan AH, Thakar R. Reducing obstetric anal sphincter injuries using perineal support: Our preliminary experience. Int Urogynecol J. 2017;28(3):381-9.

Oliveira LS, Brito LG, Quintana SM, Duarte G, Marcolin AC. Perineal trauma after vaginal delivery in healthy pregnant women. São Paulo Med J. 2014;132(4):231-8.

Peppe, M, Fante BF, Kobayashi MT, Baraldi CO, Brito LGO. Perineal trauma in a low-risk maternity with high prevalence of upright position during the second stage of labor. Rev Bras Ginecol Obstet. 2018;40(7):379-83.

Pereira GMV, Hosoume RS, de Castro Monteiro MV, Julito CRT, Brito LGO. Selective episiotomy versus no episiotomy for severe perineal trauma: A systematic review with meta-analysis. Int Urogynecol J; 2020. Doi: 10.1007/s00192-020-04308-2.

Pergialiotis V, Bellos I, Fanaki M, Vrachnis N, Doumouchtsis SK. Risk factors for severe perineal trauma during childbirth: An updated meta--analysis. Eur J Obstet Gynecol Reprod Biol. 2020;247:94-100.

Pierce-Williams RAM, Saccone G, Berghella V. Hands-on versus hands-off techniques for the prevention of perineal trauma during vaginal delivery: A systematic review and metanalysis of randomized controlled trials. J Matern Fetal Neonatal Med. 2019;1-9.

Raisanen S, Vehvilainen-Julkunen K, Gissler M, Heinonen S. Prev Med. 2009;49(6):535-40.

Royal College of Obstetricians & Gynaecologists. The Management of Third-and Fourth-Degree Perineal Tears. Green-top Guideline, n. 29, June 2015. [Acesso 2020 maio 18]. Disponível em: https://www.rcog.org.uk/globalassets/documents/guidelines/gtg-29.pdf.

Sioutis D, Thakar R, Sultan AH.Overdiagnosis and risng rate of obstetric anal sphincter injuries (OASIS): Time for reappraisal. Ultrasound Obstet Gynecol. 2017;58(5):642-47.

The American College of Obstetricians and Gynecologists ACOG Practice Bulletin Number 165. Prevention and Management of Obstetric Lacerations at Vaginal Delivery. Obstet Gynecol. 2016;128(1):e1-15.

The American College of Obstetricians and Gynecologists ACOG Practice Bulletin n. 165. Prevention and Management of Obstetric Lacerations at Vaginal Delivery. Obstet Gynecol. 2016;128(1):e1-15.

Thiagamoorthy G, Johnson A, Thakar R, Sultan AH. National survey of perineal trauma and its subsequent management in the United Kingdom. Int Urogynecol J. 2014;25(12):1621-7.

Tsakiridis I, Mamopoulos A, Athanasiadis A, Dagklis T. Obstetric Anal Sphincter Injuries at Vaginal Delivery: A Review of Recently Published National Guidelines. Obstet Gynecol Surv. 2018;73(12):695-702.

Vale de Castro Monteiro M, Pereira GM, Aguiar RA, Azevedo RL, Correia-Junior MD, Reis ZS. RIsk factors for severe obstetric perineal lacerations. Int Urogynecol J. 2016;27(1):61-7.

Verghese TS, Champaneria R, Kapoor DS, Latthe PM. Obstetric anal sphincter injuries after episiotomy: Systematic review and meta-analysis.Int Urogynecol J. 2016;27(10):1459-67.

Seção VIII
Cesárea

111

Cesárea –
Aspectos Históricos e Epidemiológicos

Angela Maria Bacha
Renato Passini Júnior

A cesárea, ou operação cesariana, ou parto cesáreo, é um procedimento cirúrgico que consiste em realizar uma laparotomia para o nascimento do concepto pela via abdominal (também chamada de parto transabdominal). Não basta a realização de uma laparotomia – é necessário, para configurar uma cesárea, que também seja realizada a histerotomia (abertura da parede uterina). A extração fetal numa gravidez ectópica abdominal não envolve uma histerotomia, por isso não pode ser denominada de cesárea.

É um procedimento que tem se tornado cada vez mais frequente, superando em alguns países, como ocorre no Brasil, o número de partos realizados por via vaginal. Serão descritos, neste capítulo, alguns de seus aspectos históricos e epidemiológicos. Nos capítulos seguintes serão abordadas questões técnicas e preventivas.

Evolução histórica

A história da cesariana está inserida num amplo contexto, que envolve a história da medicina e do nascimento no mundo – histórias que foram caracterizadas por dramáticas mudanças, algumas mais lentas, outras mais rápidas, na busca de melhores condições de saúde para mulheres e seus filhos. Diz-se que a história universal do parto é a mais desumana e a mais dolorosa das histórias universais.

Existem relatos de épocas muito remotas da civilização, nem sempre confirmados, da realização de procedimentos com a finalidade de extrair o concepto do útero materno com abertura da parede abdominal. O "parto mediante incisão" figura como recurso extremo em textos milenares, como o *Rig Veda*, o livro mais antigo dos hindus, e o *Talmud*, dos judeus, além de testemunhos de gregos, romanos e árabes. Há interpretações de textos históricos, imagens em gravuras e alguns relatos que dão a entender que o procedimento pode ter sido realizado não como forma de salvar a vida da mulher nessas épocas, mas na tentativa de resgatar uma criança, depois da morte materna, seja na tentativa de retirá-la com vida, ou para efetuar seu sepultamento fora do ventre materno. A cesárea pós-morte foi, portanto, ao que se conhece, o primeiro tipo de procedimento utilizado para extrair uma criança por via transabdominal. Esse procedimento é mencionado em mitos e no folclore de muitas sociedades antigas (Lurie, 2005). Leis e preceitos religiosos de algumas sociedades obrigavam à retirada da criança do útero na ocorrência da morte materna. Acreditava-se que se o recém-nascido de uma cesárea pós-morte sobrevivesse já seria um herói, como apontam descrições romanas, persas, gregas e de outros povos, com várias citações de deuses, semideuses e grandes personagens que teriam nascido vivos após sua retirada do útero materno. Destaca-se, por exemplo, que Asclépio (Esculápio), o deus da Medicina, segundo os gregos, teria nascido por uma cesárea nessas condições.

Toda essa história inicial da cesariana permanece envolta em lendas e é de precisão duvidosa. Mesmo a origem da palavra "cesariana" é debatida ao longo do tempo. Acredita-se que seja derivada do nascimento cirúrgico de Júlio César; no entanto, isso também parece improvável, já que sua mãe, Aurelia, teria vivido por muitos anos depois de seu parto. Outras origens latinas possíveis incluem o verbo *caedare*, que significa "cortar", e o termo *caesones*, aplicado a crianças nascidas por operações pós-morte (Sewell, 1993). Além dessas possíveis origens do termo "cesárea", outra possível explicação decorre da *Lex Regia* de Numa Pompilius, segundo rei de Roma, que determinava ser "proibido o enterro de uma mulher grávida antes que a criança fosse extraída do seu ventre; quem violasse essa lei estaria destruindo expectativa de vida da criança". Essa lei é a primeira referência legal conhecida que determinou o parto de uma criança pós-morte materna por meio de uma incisão no abdome. Durante o Império Romano, a *Lex Regia* se transformou na *Lex Cesarea*. Com essa última designação, o procedimento pode ter adquirido seu nome, a cesárea (Lurie, 2005).

Apesar de algumas descrições de civilizações muito antigas apontarem que poderia ter havido uma improvável e rara possibilidade de sobrevida materna em alguns casos, aceita-se que o relato escrito mais antigo que temos de sobrevivência de mãe e criança após uma cesárea data do ano de 1.500, em Sigershaufen, pequena cidade da Suíça, onde um castrador de porcos, Jacob Nufer, após verificar que sua esposa não conseguia parir depois de vários dias de trabalho de parto, mesmo acompanhada por mais de 10 parteiras, solicitou e recebeu autorização de autoridades locais para extrair a criança por via abdominal, utilizando seus "conhecimentos cirúrgicos". A criança nascida dessa cesariana teria sobrevivido, chegando até os 77 anos de idade (Rezende, 2009). Consta que essa mulher também sobreviveu, tendo mais cinco filhos por partos normais, incluindo uma gravidez gemelar. Essa história só foi registrada mais de 80 anos após sua eventual ocorrência, o que gera dúvidas de sua veracidade entre os historiadores.

Em 1581, François Rousset publicou um trabalho revolucionário em que descreveu o episódio de Nufer e a possibilidade de extração fetal com chance de sobrevida materna. Esse autor destacou a necessidade de conhecimento técnico para executar o procedimento, sendo talvez essa a primeira orientação no sentido da busca da segurança materna e fetal. Na sua obra são citadas, inclusive, algumas indicações para este procedimento, como feto grande, feto malformado, feto morto, gêmeos, má apresentação, entre outras (Lurie, 2005).

Porém, apesar da obra desse autor, até o século XVIII as cesarianas realizadas em parturientes vivas resultaram em uma taxa de mortalidade de praticamente 100%. Isso causou, obviamente, enorme oposição quanto à realização de uma cesariana em uma mulher viva. Fórceps e procedimentos de embriotomia eram preferíveis para realizar a extração fetal, em comparação com a realização de uma cesárea. Entretanto, havia situações em que tais instrumentos e técnicas não podiam ser utilizados, restando somente a opção pela cesárea, com seus desfechos trágicos.

O desenvolvimento dos conhecimentos sobre Anatomia Humana, obtidos durante os séculos XVI e XVII, possibilitaram o desenvolvimento e aperfeiçoamento de técnicas cirúrgicas. Vesalius, em sua obra *De Corporis Humani Fabrica*, publicada em 1543, descreveu estruturas genitais e abdominais femininas normais (Lurie, 2005). Nos séculos XVIII e início do século XIX, o conhecimento da anatomia normal e patológica do corpo humano foi aprimorado, possibilitando, ao final do século XIX, o aprendizado médico com a dissecção de cadáveres.

Segundo relatos históricos, fato relevante para o desenvolvimento da cirurgia, ocorreu em 1846, no Hospital Geral de Massachusetts, onde o dentista William Morton usou éter dietílico como agente anestésico para remover um tumor facial. Essa aplicação médica de anestesia se espalhou rapidamente para a Europa, mas em Obstetrícia havia oposição ao seu uso, com base em interpretações religiosas. Isso foi sendo superado a partir do momento que a rainha Vitória, da Inglaterra, recebeu clorofórmio para o nascimento de dois de seus filhos (Sewell, 1993).

Segundo Lurie (2005), em torno dos anos 1800, os cirurgiões, antes temidos, passaram a realizar procedimentos com melhor técnica, embora limitados pela dor do paciente e pelos problemas de infecção e hemorragia, o que implicava ainda em extrema letalidade. A taxa de mortalidade atribuída à cesariana nos Estados Unidos durante o século XIX, foi de aproximadamente 75%. Os principais motivos para a morte materna eram a "exaustão", peritonite, sepse, hemorragia e eclâmpsia. A principal indicação para parto cesáreo era o trabalho de parto obstruído, geralmente com a parturiente passando dias em trabalho de parto e com morte fetal intrauterina. Parece, portanto, que a maioria das cesarianas no século XIX foi realizada em um cenário clinicamente grave, desfavorável, incluindo a possibilidade de quadros já instalados de infecção generalizada e até coagulação intravascular disseminada. Essas condições maternas e fetais praticamente "terminais" em que as cesáreas eram indicadas impediam de alcançar o objetivo de sua execução, que seriam a segurança e a preservação da saúde da mãe e do concepto.

Conforme descreve Sewell (1993) relatos apontam que com o aumento da urbanização e o desenvolvimento dos hospitais, a cesárea começou a ser realizada de forma mais frequente. No final do século XIX e início do século XX, a maioria dos partos nas zonas rurais continuou sendo atendida por parteiras, mas, nas cidades maiores, grande número de mulheres deu à luz nos hospitais, aumentando a ocorrência de cesáreas. Outro fator que parece ter colaborado com esse aumento de incidência decorreu de consequências da Revolução Industrial, como a alta prevalência de raquitismo, relacionada com a saída de populações do campo, menor exposição solar e piores condições alimentares. O raquitismo causa deformidades ósseas, incluindo pélvicas, o que levou ao aumento de partos obstruídos, obrigando a escolha por partos abdominais nessas mulheres. Porém, mesmo após o controle do raquitismo, já no século XX, as taxas de cesárea continuaram crescendo.

Segundo alguns autores, a primeira cesárea no Brasil foi realizada no Hospital Militar do Recife, em 1817, pelo médico pernambucano José Corrêa Picanço, em uma mulher que teria sobrevivido. Outros acreditam que a primeira cesárea foi feita no Rio de Janeiro, em 1855, por Luiz da Cunha Feijó, tratando-se de um feto em apresentação pélvica, que teria nascido vivo, mas com óbito materno dias depois (Parente et al., 2010).

Buscando superar algumas dessas complicações, inovações nas técnicas operatórias começaram a surgir. Para evitar o risco de morte por hemorragia e infecção, o italiano Eduardo Porro, em 1876, sugeriu realizar uma histerectomia subtotal após a cesárea. Em 1881, foram descritos 50 casos realizados pelo método de Porro, mostrando mortalidade materna de 58% e sobrevivência fetal de 86%, um resultado significativo para a época (Routh, 1912).

Um aspecto crucial para melhorar a sobrevida materna foi a introdução, na Alemanha, no final do século XIX, do conceito de fechamento uterino (Lurie e Glezerman, 2003). Em 1881, Kehrer descreveu o primeiro método eficiente de sutura uterina. Ele também defendeu, pela primeira vez na história, a incisão horizontal baixa no útero. Max Sanger, em 1882, insistiu que a sutura do útero era essencial (Lurie, 2005). Em 1900, o ginecologista alemão Pfannenstiel descreveu sua técnica de abertura abdominal, com a secção transversal da aponeurose, o que reduziu a ocorrência de hérnias incisionais, com apelo estético por não deixar as grandes cicatrizes longitudinais no abdome. A técnica, muito criticada inicialmente, difundiu-se e foi sendo aperfeiçoada, sendo depois amplamente realizada (Parente et al., 2010).

As incisões uterinas (histerotomias) também passaram por aperfeiçoamentos técnicos. Em 1912, o alemão Krönig propôs a histerotomia por meio de incisão longitudinal no segmento inferior, por ser mais delgado. Em 1926, o escocês Munro Kerr descreveu a incisão transversa, arciforme do segmento inferior. A técnica causava menos hemorragia e diminuía o risco de rotura uterina posteriormente (Parente et al., 2010).

Novas técnicas e descobertas contribuíram de forma expressiva e decisiva para melhorar os resultados maternos e neonatais em cesáreas, como a disponibilidade das transfusões sanguíneas, dos derivados do *ergot* (1932), da penicilina (1940), da ocitocina sintética (1951) e o desenvolvimento da Anestesiologia (Parente et al., 2010). Isso tudo, associado ao aprimoramento das técnicas operatórias e antissépticas, causou redução significativa das taxas de mortalidade materna a partir das décadas de 1940 e 1950 do século passado (Greenhill, 1995). Isso foi provocando mudança na postura técnica dos obstetras, que, com maior segurança, passaram a indicar mais o procedimento, não somente em situações de extrema gravidade materna e/ou fetal, mas como forma profilática de evitar que os partos tivessem resultados desfavoráveis e indesejados, o que ajudou a reduzir ainda mais as taxas de mortalidade materna e perinatal. Ainda durante a segunda metade do século XX, as indicações absolutas e relativas para cesarianas mudaram de forma mais acentuada com a introdução do monitoramento eletrônico fetal, monitoramento do pH do couro cabeludo, aperfeiçoamento do atendimento neonatal e conceitos obstétricos baseados em evidências.

Epidemiologia

Em praticamente todos os países do mundo, a cesárea é um procedimento cirúrgico em crescimento. Mesmo em países com os mais baixos números de realização, suas taxas estão aumentando. Estimativas da Organização Mundial da Saúde (OMS), baseadas em dados de 121 países,

mostram que, entre 1990 e 2014, a taxa média global de cesarianas quase triplicou (de 6,7 para 19,1%), com uma taxa média anual de aumento de 4,4%. Os maiores aumentos absolutos ocorreram na América Latina e no Caribe (19,4 pontos percentuais, passando de 22,8% para 42,2% nesse período), seguidos pela Ásia (15,1 pontos; de 4,4% para 19,5%), Oceania (14,1 pontos; de 18,5% para 32,6%), Europa (13,8 pontos; de 11,2% para 25%), América do Norte (10 pontos; de 22,3% para 32,3%) e África (4,5 pontos; de 2,9% para 7,4%). Em análise do ano de 2015, com dados de 169 países, incluindo 98,4% dos nascimentos no mundo daquele ano, estimou-se em 29,7 milhões (21,1%) o número de nascimentos que ocorreram por cesárea, significando quase o dobro do número de nascimentos que ocorreu por essa via no ano 2000 (16 milhões [12,1%]) (Tabela 111.1).

Tabela 111.1. Taxas de cesárea entre os anos 2000 e 2015, em regiões do mundo.

Região	2000 (%)	2015 (%)
Global	12,1	21,1
África (Centro e Oeste)	3	4,1
África (Leste e Sul)	4,6	6,2
África (Norte e Oriental)	19	29,6
Ásia (Sul)	7,2	18,1
Ásia (Leste e Pacífico)	13,4	28,8
América Latina e Caribe	32,3	44,3
Leste Europeu e Ásia Central	11,9	27,3
América do Norte	24,3	32
Oeste Europeu	19,6	26,9

Fonte: Boerma et al., 2018.

Observa-se uma enorme diferença entre África Central/Oeste, com taxa em torno de 4%, em relação à América Latina e Caribe, onde as taxas chegaram a mais de 40%, ou seja, 10 vezes maior. Segundo a OMS, esse aumento global deveu-se tanto pelo crescente aumento de nascimentos em instituições de saúde (representando 66,5% do aumento global) como pelo aumento do uso da cesárea em muitas dessas instituições (33,5%). Dados recentes da OMS apontam que a maioria dos países teve mais do que 15% de partos por cesárea. A cesárea foi mais frequente em países muito ricos, em relação aos mais pobres economicamente. O uso dentro de cada país geralmente é mais alto entre mulheres com maiores recursos econômicos e em instalações privadas.

Na maioria dos países, a utilização da cesárea alcançou uma frequência bem acima do esperado, tomando-se como base as indicações obstétricas tradicionais. Observou-se indicação acentuadamente alta de cesárea entre partos de baixo risco obstétrico, especialmente entre mulheres com mais escolaridade (Boerma et al., 2018).

Dados da Organização para Cooperação e Desenvolvimento Econômico (OECD) apontam taxas de cesárea de alguns países, conforme indicadas na Figura 111.1.

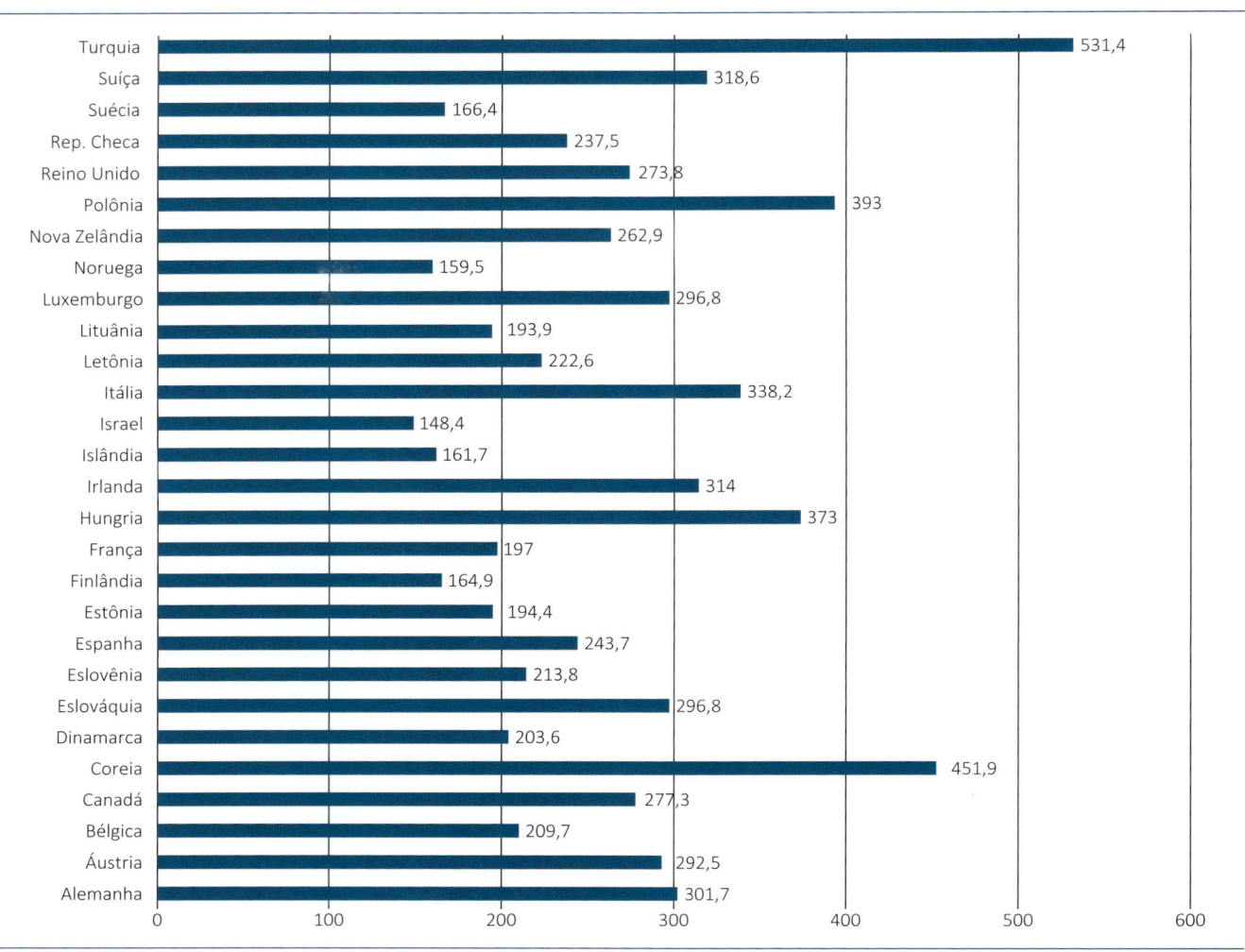

Figura 111.1. Número de cesáreas por 1.000 nascidos vivos em países selecionados de maior renda (dados obtidos pela OECD entre 2015 e 2017).

Fonte: OECD, 2020.

No Brasil observa-se, há muitos anos, um crescente aumento nas taxas de cesárea. As estimativas mais recentes, avaliando os partos de nascidos vivos, mostram que a partir do ano de 2009 a cesárea passou a ser a forma de parto mais frequente no país (Tabela 111.2 e Figura 111.2).

Tabela 111.2. Número de nascidos vivos no Brasil entre 1996-2018, segundo via de parto.

Ano do parto	Partos vaginais	Cesáreas	Partos com via ignorada	Total de nascidos vivos
1996	1.723.495	1.185.008	36.922	2.945.425
1997	1.792.614	1.205.847	28.197	3.026.658
1998	1.923.665	1.200.402	23.970	3.148.037
1999	2.026.461	1.201.500	28.472	3.256.433
2000	1.974.790	1.211.494	20.477	3.206.761
2001	1.910.541	1.186.204	18.729	3.115.474
2002	1.867.185	1.182.238	9.979	3.059.402
2003	1.814.987	1.213.842	9.422	3.038.251
2004	1.756.180	1.263.634	6.734	3.026.548
2005	1.717.970	1.311.689	5.437	3.035.096
2006	1.613.318	1.325.781	5.829	2.944.928

(continua)

(continuação)
Tabela 111.2. Número de nascidos vivos no Brasil entre 1996-2018, segundo via de parto.

Ano do parto	Partos vaginais	Cesáreas	Partos com via ignorada	Total de nascidos vivos
2007	1.542.359	1.343.733	5.236	2.891.328
2008	1.510.879	1.419.745	4.204	2.934.828
2009	1.436.062	1.441.692	3.827	2.881.581
2010	1.362.287	1.496.034	3.547	2.861.868
2011	1.340.324	1.565.564	7.272	2.913.160
2012	1.283.546	1.615.928	6.315	2.905.789
2013	1.253.726	1.644.557	5.744	2.904.027
2014	1.277.175	1.697.954	4.130	2.979.259
2015	1.339.673	1.674.058	3.937	3.017.668
2016	1.272.411	1.582.953	2.436	2.857.800
2017	1.294.034	1.627.302	2.199	2.923.535
2018	1.295.541	1.647.505	1.886	2.944.932

Fonte: Brasil. Ministério da Saúde. Sistema de Informações sobre Nascidos Vivos (SINASC). Datasus, 2020.

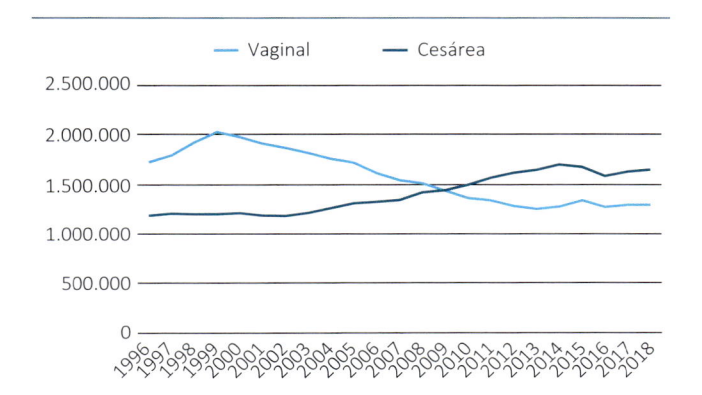

Figura 111.2. Número absoluto de partos vaginais e cesáreas no Brasil, com nascidos vivos: 1996-2018 (mesmos números da Tabela 111.2, na forma de gráfico).
Fonte: Brasil. Ministério da Saúde. Sistema de Informações sobre Nascidos Vivos (SINASC). Datasus, 2020.

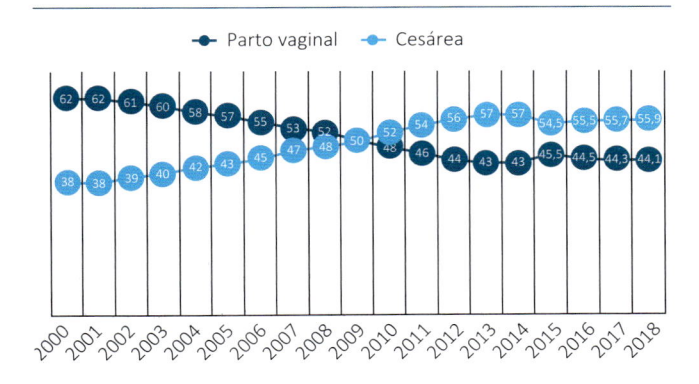

Figura 111.3. Percentual de cesárea *versus* parto vaginal no Brasil, de 2000 a 2018, considerando apenas nascidos vivos com via de parto confirmada.
Fonte: Brasil. Ministério da Saúde. Sistema de Informações sobre Nascidos Vivos (SINASC). Datasus, 2020.

Isso significa uma taxa de cesárea de quase 56% na estimativa oficial mais recente (2018), considerando apenas os nascimentos com via de parto confirmada (Figura 111.3).

Na Tabela 111.3, é possível verificar o número de partos vaginais e cesáreas ocorridos no ano de 2018, por região do país. Apenas na região Norte a porcentagem de partos vaginais é maior do que a de cesáreas, estando as maiores taxas percentuais de cesáreas nas regiões Centro-Oeste e Sul.

Tabela 111.3. Número de partos e porcentagem segundo a via de parto conhecida, por região do Brasil, no ano de 2018.

Região	Vaginal		Cesárea	
	Número	(%)	Número	(%)
Norte	168.530	52,82	150.518	47,18
Nordeste	404.670	48,40	431.305	51,60
Centro-Oeste	90.972	36,98	154.981	63,02
Sudeste	477.210	41,62	669.316	58,38
Sul	154.159	38,97	241.385	61,03

Fonte: Brasil. Ministério da Saúde. Sistema de Informações sobre Nascidos Vivos (SINASC). Datasus, 2020.

Há grande diferença de taxas de cesáreas entre o sistema público e a saúde suplementar. Enquanto no sistema público observam-se cesáreas em torno de 40% dos nascimentos, na saúde suplementar a proporção de cesáreas está acima de 80%. Em 2015, o número de partos na saúde suplementar correspondeu a aproximadamente 19% dos partos do país, mas as cesáreas nesse setor assistencial chegaram a quase 30% das realizadas no país.

Portanto, os números indicam que a taxa de cesárea no Brasil é muito elevada comparativamente a outros países, e na saúde suplementar ainda mais elevada, o que sugere a necessidade de revisão de práticas na assistência ao parto e implantação de modelos capazes de redução dessas taxas.

LEITURAS COMPLEMENTARES

Agência Nacional de Saúde Suplementar. D-TISS (Painel) 2018.

Boerma T, Ronsmans C, Melesse DY, Barros AJD, Barros FC, Juan L, Moller AB, Say L, Hosseinpoor AR, Yi M, Rabello Neto DLR, Temmerman M. Global epidemiology of use of and disparities in caesarean sections. Lancet. 2018;Series, Optimising caesarean section use 1(392):1341-48.

Brasil. Ministério da Saúde. Sistema de Informações Sobre Nascidos Vivos (SINASC). Datasus; 2020.

Lurie S, Glezerman M. The history of cesarean technique. Am J Obstet Gynecol. 2003;189:1803-6.

Lurie S. The changing motives of cesarean section: from the ancient world to the twenty-first century. Arch Gynecol Obstet. 2005;271:281-5.

Organisation for Economic Co-operation and Development (OECD). Caesarean sections (indicator); 2020. [Acesso 2020 mar 04]. Disponível em https://data.oecd.org/healthcare/caesarean-sections.htm. Doi: 10.1787/adc3c39f-em.

Parente RCM, Moraes Filho OB, Rezende Filho J, Bottino NG, Piragibe P, Lima DT, Gomes DO. A história do nascimento (parte 1): Cesariana. The history of childbirth (part 1): cesarean section. FEMINA. 2010;38(9):481-6.

Peleg D, Burke YZ, Solt I, Fisher M. The history of the low transverse cesarean section: the pivotal role of Munro Kerr. Isr Med Assoc J, 2018 May; 20(5): 316-19.

Rezende J. Operação Cesariana. 3.ed. Rio de Janeiro: Guanabara Koogan; 2006.

Rezende, JM. À sombra do plátano: Crônicas de história da medicina [online]. A primeira operação cesariana em parturiente viva. São Paulo: Editora Unifesp; 2009. p.171-2. ISBN 978-85-61673-63-5.

Sewell JE. Cesarean Section – A Brief History. A Brochure to Accompany an Exhibition on the History of Cesarean Section at the National Library of Medicine. American College of Obstetricians and Gynecologists; 1993. [Acesso 2020 fev 21]. Disponível em: http://www.nlm.nih.gov/exhibition/cesarean/cesarean_1.html.

Thorwald J. O Século dos cirurgiões. 5.ed. São Paulo: Editora Hemus; 2011.

WHO recommendations non-clinical interventions to reduce unnecessary caesarean sections. Geneva: World Health Organization; 2018. Licence: CC BY-NC-SA 3.0 IGO.

112

Cesárea –
Classificação e Avaliação de Indicações

Angela Maria Bacha
Renato Passini Júnior

As indicações para cesariana variaram consideravelmente ao longo de nossa história. Motivos religiosos, culturais, econômicos, profissionais, tecnológicos, científicos e até mesmo legais aparecem no contexto histórico antigo e moderno.

A cesárea teve origem na Antiguidade como tentativa de salvar a "alma", se não a vida, de um feto cuja mãe estava morta ou morrendo, prevalecendo a indicação pós-morte. As primeiras cesarianas foram realizadas como parte do procedimento de enterro. Muito depois foram relatados casos esporádicos em que tanto a mãe como a criança foram salvas, geralmente em partos obstruídos. Durante o Renascimento, as indicações foram ampliadas buscando-se a segurança materna e fetal. Com o passar dos séculos e o desenvolvimento médico, a operação passou a ser realizada no sentido primordial de proteção materna, quando a saúde da mãe estava ameaçada, além daquelas situações em que sua vida estava imediatamente em risco.

No século XX, no contexto médico, a sobrevivência fetal tornou-se meta tão importante quanto a sobrevida materna (Sewell, 1993). Como resultado, vimos nas últimas décadas um aumento acentuado na indicação da cirurgia a fim de proteger a saúde fetal/neonatal. Portanto, as cesáreas passaram a ser indicadas não somente com a finalidade de evitar a morte materna ou perinatal. Elas foram inseridas num contexto de reduzir morbidade, tanto materna como neonatal, na busca de um objetivo maior, que seria garantir a saúde para o binômio mãe/recém-nascido. Finalmente, no início do século XXI, além da preocupação com a segurança e a saúde da mãe e do filho, a atenção também se volta para os desejos e preferências da mulher e aos direitos da criança (Lurie, 2005).

Existem várias classificações para as cesáreas. Podem ser definidas quanto aos motivos médicos de sua realização em indicações absolutas, relativas e sem indicação. A indicação é considerada absoluta por critérios médicos quando é aceita de forma praticamente universal em qualquer paciente. As relativas são indicações individualizadas, segundo motivos médicos isolados ou associados justificáveis, que se aplicam em certas pacientes e em determinadas circunstâncias. Nas consideradas sem indicação, não se encontra motivo médico reconhecido justificável para a sua realização.

Entre as consideradas indicações "absolutas", como exemplos, estão o descolamento prematuro de placenta com feto vivo, placenta prévia centrototal, desproporção cefalopélvica, infecções virais ativas de transmissão vertical pelo canal de parto (herpes, HIV), tumorações capazes de impedir a progressão fetal pelo canal de parto, prolapso de cordão umbilical com feto vivo, vasa prévia, entre outras. A cesárea pós-morte materna, com feto vivo e viável, também poderia ser considerada uma indicação deste tipo.

Entre as denominadas indicações "relativas", há um grande número de possibilidades, dependendo de cada situação clínica e/ou obstétrica. Geralmente essas indicações englobam situações em que a tentativa ou a persistência da via vaginal poderia vir a acarretar riscos para a saúde materna e/ou fetal. São situações em que nem sempre haverá comprovação clara de que a cesárea seria a via mais indicada, mas acaba-se optando por ela, para não se colocar em risco mãe e/ou concepto. Essas indicações estão contidas nas várias condições mórbidas obstétricas e clínicas associadas à gestação e em fatores intraparto, tanto maternos como fetais. É importante destacar que o fato de uma indicação ser "relativa" não reduz a sua necessidade de realização, ou seja, não significa que seja uma cesárea "desnecessária". Indica, na maioria das vezes e desde que não exista abuso, que houve a identificação de situações e fatores que, isoladamente ou associados, poderiam resultar num desfecho desfavorável no parto, seja materno, seja fetal, ou de ambos. Portanto, existem indicações obrigatórias de cesárea e situações em que a indicação deverá ser individualizada.

Outra forma de classificação é quanto ao tempo entre a indicação e sua realização, podendo ser de urgência ou de emergência, existindo divergências em como quantificar objetivamente esse tempo.

Também podem ser classificadas em relação ao trabalho de parto: nesse sentido, as cesáreas podem ser eletivas, quando realizadas anteriormente ao início do trabalho de parto, ou podem ser classificadas como intraparto, geralmente decorrentes de alterações da evolução normal do trabalho de parto ou de problemas detectados com a saúde materna e/ou fetal. Cesáreas anteparto também podem ser realizadas num contexto de urgência e emergência, como numa situação de descolamento de placenta ou prolapso de cordão umbilical, antes do início do trabalho de parto.

Atualmente há classificações que levam em conta características maternas, que servem para avaliar as taxas de cesáreas praticadas segundo essas características (classificação de Robson).

Também há as cesáreas que ocorrem por solicitação materna, denominadas por alguns de "a pedido", quando não haveria uma indicação médica clara, mas o nascimento por cesárea é o desejo da mulher.

Em resumo, há classificações baseadas nas indicações de cesárea; no momento em que foram indicadas; na urgência do procedimento; nas características, preferências ou escolhas maternas.

Com os prós e contras das várias classificações, principalmente em relação à heterogeneidade de critérios, a classificação que tem sido recomendada atualmente é a que leva em conta critérios objetivos maternos (classificação de Robson), que será abordada em um próximo capítulo. Entretanto, essa classificação não é relativa ao procedimento em si, mas sim em qual grupo de mulheres a cesárea está sendo realizada. Também não considera os motivos que justificaram a realização da cesárea.

A maioria das indicações médicas de cesárea atualmente está concentrada em alguns problemas, como a apresentação pélvica, o antecedente de cesárea (principalmente quando há mais de uma cesárea anterior), as dificuldades na progressão do parto (distocias) não passíveis de correção e anormalidades de vitalidade fetal que agregam risco de sequelas e à sobrevida do recém-nascido.

Inegavelmente existe uma ampliação das indicações na atualidade, como a constatação científica de que a via abdominal é a mais favorável para o concepto em alguns casos (p. ex., apresentação pélvica, mielomeningocele fetal), menor preparo do obstetra para resolução de intercorrências intraparto, mudanças no perfil das gestantes (como a primiparidade tardia em associação com comorbidades), má experiência da mulher em partos vaginais anteriores, medo de um parto por via vaginal, escolha materna etc.

As indicações de cesárea serão tratadas nos capítulos em que as condições mórbidas que as determinam estarão descritas. Qualquer tipo de lista de indicações, tanto relativas como absolutas, corre o risco de deixar de fora situações relevantes para um determinado caso individual, razão pela qual nunca seria completa e poderia ser usada de modo equivocado.

A Diretriz Nacional de Operação Cesariana do Ministério da Saúde (2017) recomenda a obtenção de um Termo de Consentimento Informado de todas as mulheres que serão submetidas à operação cesariana programada.

Neste capítulo abordaremos algumas das indicações de cesárea, por considerarmos sua discussão necessária no cenário atual.

Cesárea para proteção perineal

Nos últimos anos tem havido amplo debate sobre a possibilidade de a cesárea ter um efeito protetor sobre o assoalho pélvico da mulher, reduzindo o risco de disfunções após o parto, como a incontinência urinária, a incontinência anal e o prolapso de órgãos pélvicos. Essas alterações podem aparecer de forma isolada ou associada entre elas. A verdadeira taxa de ocorrência desses distúrbios é difícil de determinar porque muitas mulheres não percebem ou não se queixam de alguns desses problemas, ou não procuram atenção médica para sua correção. Provavelmente sua real prevalência é subestimada (Handa et al., 2011).

Sabe-se que muitos fatores estão associados à disfunção do assoalho pélvico (DAP), entre os quais o próprio processo de envelhecimento, obesidade, sedentarismo e história familiar. A gestação por si só, independentemente da forma de parto, já é um fator associado. Nulíparas geralmente têm menores taxas de DAP, em relação a multíparas. Com a maior capacidade de identificação que passou a existir recentemente, melhorou muito o diagnóstico de lesões musculares e esfincterianas após o parto, permitindo melhores correlações de causa-efeito.

Alguns estudos indicam uma associação entre parto vaginal e formas de DAP (Sze et al., 2002; Rørtveit e Hannestad, 2014; Tähtinen et al., 2016; Van Geelen et al., 2018; Araújo et al., 2018; Gachon et al., 2020). Sabe-se que lesões do assoalho pélvico podem ocorrer no parto vaginal resultantes do estiramento de fibras musculares e/ou avulsão, da compressão e lesão de nervos pélvicos e perineais (com possibilidade de denervação) e do trauma do tecido conjuntivo e sua remodelação após o parto (Memon et al., 2012). Algumas lesões são observadas logo após o nascimento, mas a maioria não é visível clinicamente. Fatores intraparto como tamanho fetal, variedades occípito-posteriores, segundo período prolongado e realização de parto vaginal operatório (fórceps ou vácuo-extrator) estão associados com essas lesões, destacando-se o parto vaginal operatório (Handa et al., 2012).

Apesar disso, há controvérsia em quantificar qual seria a intensidade dessa associação e qual o real efeito protetor da realização de uma cesárea, antes ou durante o trabalho de parto, na prevenção de DAP. Verifica-se que há estudos que admitem esse efeito protetor, enquanto outros não. O Council of the European Board and College of Obstetrics and Gynaecology (2020) recomenda uma abordagem com base em evidências para aconselhar as mulheres no que diz respeito aos vários modos de parto e seus efeitos na disfunção do assoalho pélvico no futuro. Considera necessário ter muito cuidado na afirmação de que existe um efeito protetor da cesárea.

Cesárea pela existência de antecedente de cesárea

Edwin Craigin, em 1916, elaborou uma das frases mais citadas em Obstetrícia: *"Uma vez cesárea, sempre cesárea"*. Essa expressão incorporava a noção de que uma vez que uma mulher fosse submetida a uma cesariana, ela precisaria dessa cirurgia em todos os partos subsequentes. Com o passar dos anos, muitos médicos e pacientes passaram a discordar dessa afirmativa e muitos estudos sobre essa questão foram realizados, bem como campanhas para tentar mudar esse conceito.

Nos Estados Unidos, nos anos 1980, como conclusão da National Institutes of Health Consensus Development Conference, endossada pelo American College of Obstetricians and Gynecologists (ACOG), obstetras e pacientes foram estimulados a optar por uma tentativa de parto vaginal após uma cesárea anterior, mediante uma prova de trabalho de parto (PTP), a fim de tentar reduzir as taxas de cesárea no país, já que esta era uma de suas principais indicações. Uma PTP consiste em permitir que o trabalho de parto seja iniciado, de forma espontânea ou induzida, e sua evolução seja observada, principalmente no que diz respeito à resistência da cicatriz uterina em suportar as forças de tração, estiramento e pressão uterinas.

Algumas estatísticas indicam possibilidade de parto vaginal com a PTP em torno de 60 a 80%. O procedimento, entretanto, não é isento de risco. Um dos maiores receios é o risco de ruptura uterina. Revisão sistemática constatou que a incidência de ruptura uterina descrita na PTP tem sido relatada com variações de 0,15 a 0,98% se o trabalho de parto é espontâneo; 0,3 a 1,5% nos casos de indução e condução com ocitocina; 0,68 a 2,3% em indução com prostaglandina (Guise et al., 2010). Uma dificuldade adicional em estimar o risco de ruptura uterina é que em muitos relatos não se distingue a ruptura uterina sintomática da deiscência de cicatriz de cesárea, o que pode ter repercussões diferentes.

Apesar de algumas estatísticas com boas taxas de sucesso, os resultados e interpretações dos estudos quanto à comparação entre a PTP *versus* cesárea eletiva em pacientes com cesárea anterior são controversos em certos aspectos devido a problemas metodológicos e falta de grandes ensaios clínicos.

Quando ocorre tentativa de parto vaginal e este é conseguido em pacientes com cesárea anterior, os resultados costumam ser bons, com redução de risco de hemorragia, tromboembolismo, infecção e redução do risco de consequências relacionadas com múltiplas cesáreas de repetição. Entretanto, quando se analisa a PTP nessas mulheres em comparação com a cesárea eletiva, verifica-se que há risco com ambas as estratégias, mas com particularidades entre elas. Estudo com uma ampla revisão do assunto, realizado em 2010 e sumarizado em publicação do Colégio Americano de Ginecologia e Obstetrícia (ACOG, 2019), indicou algumas diferenças nos desfechos maternos e perinatais entre essas estratégias.

Portanto, uma PTP não é isenta de riscos, bem como a cesárea eletiva, apesar da baixa prevalência dos desfechos observados. Também é necessário, numa análise mais ampla, considerar desfechos em longo prazo.

Estudo canadense concluiu que apesar do baixo risco absoluto numa PTP, deve-se atentar para critérios de seleção de candidatas a esse procedimento, bem como realizar maior vigilância durante o trabalho de parto e o parto.

Revisão sistemática avaliou os principais fatores associados ao resultado numa PTP em paciente com cesárea anterior, verificando que os mais importantes foram: diabetes; distúrbios hipertensivos complicando a gravidez; índice de Bishop; indução de trabalho de parto; macrossomia; idade materna; obesidade; parto vaginal prévio; e as indicações da cesárea anterior.

Em função da probabilidade de sucesso numa PTP após cesárea e dos desfechos adversos observados em algumas pacientes, muitas entidades (RCOG 2015, SOGC 2018, RANZCOG 2019, ACOG 2019) recomendam que uma PTP seja realizada em mulheres com cesárea anterior desde que não existam contraindicações e levando em conta certos aspectos técnicos. Citamos, a seguir, como exemplos, uma mescla de algumas recomendações:

- A maioria das mulheres com um parto cesáreo anterior com uma incisão transversa baixa pode ser candidata a uma PTP. Deve ser feito o aconselhamento sobre riscos e benefícios das opções de conduta em relação ao parto: PTP ou cesárea eletiva.
- Características de cada mulher, seu estado emocional, condições obstétricas atuais e características e condições fetais, devem ser avaliadas em cada situação, para que também seja exposta a opinião médica sobre a melhor conduta a ser adotada.
- É importante ter informações relacionadas com a cesárea que foi feita anteriormente, como sua indicação e principalmente o tipo de incisão uterina realizada – incisões diferentes de segmentar transversa no útero e antecedente de deiscência de histerorrafia aumentam o risco de ruptura uterina numa PTP. Aquelas com alto risco de ruptura uterina (p. ex., mulheres com incisão uterina clássica prévia ou incisão em T, ruptura uterina prévia ou cirurgia uterina transfundal) e aquelas em que o parto vaginal é contraindicado (p. ex., placenta prévia central) não são candidatas a uma PTP.
- O intervalo entre a cesárea anterior e o parto atual pode ter importância na avaliação de risco – intervalos curtos são de maior risco.
- Mulheres com cesárea anterior, mas que já tiveram um parto por via vaginal, têm maior chance de bom resultado com a PTP.
- Mulheres com uma cesárea anterior têm menor risco de ruptura uterina com a PTP do que aquelas com duas cesáreas anteriores.
- Se a conduta for uma PTP, há necessidade de saber se a Instituição está capacitada para este tipo de atendimento, pelos riscos de uma indicação de cesárea emergencial, para a qual há necessidade de pessoal habilitado, tanto para atendimento da mãe, como da criança, com seus desdobramentos, além de recursos hospitalares para tal atendimento.
- PTP nessas mulheres deveria ser indicada em ambiente hospitalar.
- Deve ser preparado um Termo de Consentimento que, preferencialmente, deve ser discutido durante o pré-natal.

O documento deve ser assinado pela gestante e, se aconselhável, por mais uma testemunha, de escolha da gestante.

- Deve ser realizado monitoramento fetal contínuo (CTG) assim que as contrações regulares de trabalho de parto forem estabelecidas.
- Não há restrições para analgesia periparto, porém, em pacientes com analgesia, a dor, que é um dos sinais de estiramento peritoneal que antecede a ruptura uterina, pode não ser identificada.
- A parturiente deve ser observada constantemente, para diagnosticar precocemente distocias do trabalho de parto e sinais de iminência de ruptura uterina. É necessário observar o abdome da parturiente, para verificar sinais de distensão segmentar uterina.
- É necessária uma indicação médica para indução do trabalho de parto e as mulheres devem ser informadas de que a indução do trabalho de parto acarreta um risco 2 a 3 vezes maior de ruptura uterina (aproximadamente 1 a 1,5%) e uma chance 1,5 vezes maior de parto cesáreo.
- Prostaglandinas não devem ser utilizadas para indução do parto ou amadurecimento cervical no 3º trimestre em mulheres com cesariana anterior.

Embora alguns autores tenham relatado a possibilidade de sucesso com a prova de trabalho de parto na presença de duas cesáreas anteriores, em nossa instituição não recomendamos essa prática pelo risco aumentado de desfechos indesejados.

Atualmente existem algumas ferramentas acessíveis eletronicamente para avaliar a estimativa de "chance" de uma PTP evoluir satisfatoriamente em paciente com uma cesárea anterior. Existem calculadoras e escores de predição. A calculadora do Maternal-Fetal Medicine Units Network (MFMU) é de acesso livre, havendo a versão para cálculo durante o **pré-natal** e a versão para uso quando a paciente é admitida para **parto**, que contém mais variáveis de análise.

Vale destacar que essas ferramentas não substituem a avaliação clínica feita pelo obstetra, sendo instrumentos acessórios, que não garantem que o resultado seja o indicado pelo cálculo. Nem sempre os achados da gravidez atual são considerados em algumas dessas calculadoras ou escores de risco, o que seria fundamental para sua maior acurácia. Além disso, existem outras limitações, como o fato de alguns desses instrumentos não terem sido validados em estudos prospectivos, nem considerarem o risco de morbidades específicas, como a ruptura uterina, por exemplo. A maioria foi desenvolvida apenas para mulheres com uma cesárea anterior. Também deve-se considerar o fato de que tais calculadoras não foram desenvolvidas com populações de mulheres brasileiras, em que características de miscigenação, culturais, econômicas e de saúde são muito diferentes. Portanto, a melhor avaliação é aquela feita caso a caso, clinicamente, levando em consideração os aspectos físicos e emocionais demonstrados pela paciente, bem como seus anseios e preocupações, individualizando a indicação.

Cesárea por solicitação materna

Este termo se refere àquela situação em que a gestante/parturiente solicita a realização do parto por cesárea, sem que exista uma indicação médica formal, convencional ou clara. No Brasil, também é conhecida como cesárea "*a pedido*" ou "*por demanda*".

Muito ainda se discute sobre o "direito" ou não da mulher optar por essa forma de nascimento e se o médico deve ou não aceitar essa opção.

O Conselho Federal de Medicina, recentemente, em sua Resolução CFM n. 2.144/2016, admitiu esse direito de escolha à mulher, ao estabelecer que é ético o médico atender à vontade da gestante de realizar parto cesáreo, mas também preservou a autonomia do médico e a segurança do binômio materno-fetal. Para adotar essa atitude, o médico deve fornecer à paciente informações sobre o parto vaginal e a cesariana, seus respectivos benefícios e riscos, de forma pormenorizada e imparcial. Segundo a Resolução, a decisão deve ser registrada em Termo de Consentimento Livre e Esclarecido, elaborado em linguagem de fácil compreensão, respeitando as características socioculturais da gestante. No sentido de garantir a segurança do recém-nascido, a Resolução exige que a cesariana a pedido da gestante nas situações de risco habitual somente poderá ser realizada a partir da 39ª semana de gravidez, devendo haver o registro da opção em prontuário. Isso busca garantir o menor impacto possível desse procedimento sobre as condições do recém-nascido, pois sabe-se que cesáreas implicam maior risco de desconforto respiratório no neonato, principalmente quando realizadas abaixo de 39 semanas. Quando houver discordância entre a decisão médica e a vontade da gestante, o médico poderá alegar o seu direito de autonomia profissional e, nesses casos, referenciar a gestante a outro profissional.

Estimativas mundiais indicam prevalência da cesárea por solicitação materna variando de 1 a 18%. São percentuais difíceis de estimar, pois parece existir subnotificação dessa informação, com cesáreas com justificativas que não indicam sua verdadeira motivação. Somente com a transparência das indicações, tanto no sistema público, como na saúde suplementar, e registro dessa indicação em prontuários e documentos médicos é que saberemos sua real prevalência no país.

Os motivos relacionados com a escolha de uma cesárea eletiva por parte da mulher podem ser dos mais variados, envolvendo desde decisões próprias, com base em receios com o processo do trabalho de parto e parto, tanto para ela como para o concepto, até questões relacionadas com experiências anteriores ou de pessoas próximas, traumas físicos e psíquicos de várias origens, além do desejo de dominar o processo de nascimento, impondo sua vontade. Determinados problemas de saúde, nem sempre considerados como indicadores absolutos de cesárea podem estar presentes em algumas gestantes e a valorização desses problemas pode ser maior para algumas mulheres do que para outras. O medo, tanto da gravidez como do parto, pode ser extremamente intenso para algumas mulheres, configurando um distúrbio, a tocofobia, que pode ser controlado com acompanhamento profissional. A pouca disponibilidade de analgesia farmacológica no país aumenta o receio do trabalho de parto para muitas mulheres, por não estarem dispostas a passar pela sensação dolorosa envolvida no processo. Talvez este seja um dos principais fatores relacionados com a escolha da via alta.

A motivação da mulher pela cesárea também pode estar relacionada com atitudes de obstetras, que podem acabar as induzindo na escolha desta forma de parto, seja por considerarem a mais adequada, seja por conveniência. Para alguns autores, a motivação por parte do profissional de saúde seria o principal responsável pela escolha das mulheres.

O pré-natal é um excelente momento para discutir a questão da via de parto com a gestante, procurar esclarecê-la dos prós e contras que poderão eventualmente existir conforme a opção da via de parto. Deve-se destacar os benefícios do parto normal, sem deixar de informar seus riscos e eventuais complicações, incluindo a necessidade de uma cesárea intraparto. O mesmo deve ser feito em relação à cesárea – os problemas envolvidos intraparto, pós-parto e em futuras gestações. O importante é que sejam expostas todas as questões envolvidas com os tipos de parto, sem omissão proposital e sem falsas promessas ou afirmações. Para que exista, de fato, o pleno exercício da autonomia de decisão por parte da mulher, é necessário que a informação seja transmitida de forma clara e imparcial.

Um aspecto muito importante a ser esclarecido durante o pré-natal é o referente a como será feito o controle da dor durante o trabalho de parto e como isso pode tornar o processo mais suportável, para algumas mulheres. Consultar um anestesiologista, quando esse for acessível num parto, pode auxiliar muito na decisão.

Outro profissional importante que pode ajudar a controlar os receios e preocupações das futuras mães são os pediatras. Falar com um pediatra durante o pré-natal pode trazer maior segurança para a gestante.

Riscos e benefícios de uma escolha pela cesárea como via de parto em curto, médio e longo prazos precisam ser analisados em função de riscos e benefícios que poderão advir de uma "tentativa de parto vaginal". Não podemos esquecer que, na maioria das mulheres que optar pelo parto normal, este ocorrerá sem intercorrências.

Não há ainda, evidência científica sólida (ensaios clínicos randomizados) que permitam afirmar, com certeza, os reais riscos e benefícios deste tipo de cesárea (por razões não médicas) em relação à tentativa de parto vaginal (Lavender et al., 2012). Utiliza-se para avaliar essa questão, resultados de estudos observacionais, não destinados a responder até que ponto essa escolha pode ou não trazer riscos ou benefícios. Há estudos desse tipo mostrando que os resultados maternos e fetais não são significativamente diferentes na comparação entre cesárea programada a partir de 39 semanas e a tentativa de parto vaginal. Em outros se aponta para um maior risco de efeitos adversos e desfechos desfavoráveis com a cesárea programada.

Atualmente se reconhece, relativamente às evidências publicadas, que uma cesárea eletiva tem menor frequência de hemorragia pós-parto do que a relatada com a combinação de parto vaginal planejado e parto cesáreo não planejado. Ela também reduz o risco de lesões fetais, mas aumenta a permanência hospitalar e os riscos de problemas respiratórios neonatais. Aquelas mulheres com intenção de ter vários filhos também devem ser bem informadas sobre os riscos de placenta prévia/acreta e ruptura uterina em gestações futuras. Outros estudos apontam para maior risco de outras morbidades maternas e neonatais com esse tipo de cesárea, sendo algumas observadas em longo prazo.

A eventual sensação de segurança na realização de uma cesárea programada deve ser analisada em termos de que tal segurança pode ficar menos evidente quando o procedimento passa a ser realizado com muita frequência, pois os riscos, mesmo que baixos, existem. Uma cirurgia sempre agrega riscos, previsíveis e imprevisíveis. Quanto mais se faz cesárea programada, mais estes riscos aparecerão e o procedimento pode não atingir o desejado e satisfatório para uma parcela das mulheres. Entretanto, uma cesárea eletiva pode implicar menor risco de complicações do que uma cesárea intraparto, a depender do contexto em que esta é realizada.

O Colégio Americano de Obstetras e Ginecologistas (ACOG, 2019) faz as seguintes recomendações quanto à cesárea por solicitação materna:

- "Se a principal motivação para eleger um parto cesáreo é o medo da dor no parto, deve ser oferecida analgesia, bem como educação pré-natal e apoio emocional no trabalho de parto;
- Proposição de um plano para parto vaginal para a paciente, na ausência de indicações maternas ou fetais para parto cesáreo;
- Depois de explorar as razões envolvidas com a solicitação e discutir os riscos e benefícios, se a mulher decidir realizar o parto cesáreo é recomendado que:
    - Na ausência de outras indicações para o parto, a cesárea por solicitação materna não deve ser realizada antes da idade gestacional de 39 semanas.
    - Dada a alta taxa de repetição de cesarianas, as mulheres devem ser informadas de que os riscos de placenta prévia, espectro de placenta acreta e histerectomia no parto aumentam a cada cesariana subsequente".

A adaptação a um novo cenário de escolha da via de parto pela paciente é um desafio atual para a Obstetrícia. Somente com mais estudos acompanhando essas mulheres, segundo suas escolhas, poderemos ter, com o tempo, maior clareza sobre as melhores práticas e aconselhamento a serem adotados. Consideramos que é necessário a elaboração de Termo de Consentimento Livre e Esclarecido, caso a realização da cesárea seja decorrente dessa escolha.

LEITURAS COMPLEMENTARES

Abramowitz L. Complications anales durant la grossesse et le post-partum. 1re partie – Incontinence anale. POST'U 2014:1-10.

ACOG Committee Opinion. Cesarean delivery on maternal request n. 761. American College of Obstetricians and Gynecologists. Obstet Gynecol. 2019;133:e73-7.

ACOG Practice Bulletin. Vaginal birth after cesarean delivery n. 205. American College of Obstetricians and Gynecologists. Obstet Gynecol. 2019;133:e110-27.

Araujo CC, Coelho SA, Stahlschmidt P, Juliato CRT. Does vaginal delivery cause more damage to the pelvic floor than cesarean section as determined by 3D ultrasound evaluation? A systematic review. International Urogynecology Journal. 2018; 29:639-645.

Conselho Federal de Medicina. Resolução n. 2.144 de 17 de março de 2016. DOU n. 118, Seção 1, p. 138, 22 junho 2016.

Curtin SC, Gregory KD, Korst LM, Uddin SF. Maternal Morbidity for Vaginal and Cesarean Deliveries, According to Previous Cesarean History: New Data From the Birth Certificate, 2013. Natl Vital Stat Rep. 2015;64:1.

Eden KB, McDonagh M, Denman MA et al. New insights on vaginal birth after cesarean: Can it be predicted? Obstet Gynecol 2010; 116:967.

Fagerberg MC, Marsal K, Källen K. Neonatal outcome after trial of labor or elective cesarean section in relation to the indication for the previous cesarean delivery. Acta Obstet Gynecol Scand. 2013;92:1151.

Gachon B, De Tayrac R, Schmitz T, Mahmood T, Nizard J, Fritel X. Should we advise women that pre-labor caesarean section prevents pelvic floor dysfunction? European Journal of Obstetrics & Gynecology and Reproductive Biology. 2020;244:31-4.

Gachon B. Place de la césarienne dans la protection périnéale obstétricale. RPC Prévention et protection périnéale en obstétrique CNGOF. Gynéécologie Obstétrique Fertilité & Sénologie. 2018;46:968-85.

Geelen HV, Ostergard D, Sand P. A review of the impact of pregnancy and childbirth on pelvic floor function as assessed by objective measurement techniques. International Urogynecology Journal. 2018;29:327-338.

Gilbert SA, Grobman WA, Landon MB et al. Elective repeat cesarean delivery compared with spontaneous trial of labor after a prior cesarean delivery: a propensity score analysis. Am J Obstet Gynecol. 2012;206:311.e1.

Grobman WA, Lai Y, Landon MB, Spong CY, Leveno KJ, Rouse DJ, Varner MW, Moawad AH, Caritis SN, Harper M, Wapner RJ, Sorokin Y, Miodovnik M, Carpenter M, O'Sullivan MJ, Sibai BM, Langer O, Thorp JM, Ramin SM, Mercer BM. National Institute of Child Health and Human Development (NICHD) Maternal-Fetal Medicine Units Network (MFMU), "Development of a nomogram for prediction of vaginal birth after cesarean delivery," Obstetrics and Gynecology. 2007;109:806-12.

Guise J-M, Eden K, Emeis C, Denman MA, Marshall N, Fu R, Janik R, Nygren P, Walker M, McDonagh M. Vaginal Birth After Cesarean: New Insights. Evidence Report/Technology Assessment n. 191. Prepared by the Oregon Health & Science University Evidence-based Practice Center under Contract n. 290-2007-10057-I. AHRQ Publication n. 10-E003. Rockville, MD: Agency for Healthcare Research and Quality; 2010 March.

Handa VL, Blomquist JL, Knoepp LR, Hoskey KA, McDermott KC, Muñoz A. Pelvic Floor Disorders 5-10 Years After Vaginal or Cesarean Childbirth. Obstet Gynecol. 2011;118(4):777-84.

Handa VL, Blomquist JL, McDermott KC, Friedman S, Muñoz A. Pelvic floor disorders after vaginal birth: Effect of episiotomy, perineal laceration, and operative birth. Obstet Gynecol. 2012;119(2 Pt 1):233-9.

Hidalgo-Lopezosa P, Hidalgo-Maestre M. Riesgo de rotura uterina en el parto vaginal tras cesárea: revisión sistemática. Enfermería Clínica. 2017;27(1):28-39.

Jeffrey Ecker. Elective Cesarean Delivery on Maternal Request. JAMA. 2013;309(18):1930-6.

LavenderT, HofmeyrGJ, NeilsonJP, KingdonC, GyteGML. Caesarean section for non-medical reasons at term. Cochrane Database of Systematic Reviews. 2012;(3):CD004660.

Liu S, Liston RM, Joseph KS, Heaman M, Sauve R, Kramer MS. Maternal mortality and severe morbidity associated with low-risk planned cesarean delivery versus planned vaginal delivery at term. Maternal Health Study Group of the Canadian Perinatal Surveillance System. CMAJ. 2007;176:455-60.

Liu X, Landon MB, Cheng W, Chen Y. Cesarean delivery on maternal request in China: What are the risks and benefits? Am J Obstet Gynecol 2015; 212:817.e1-9.

Martel M-J, MacKinnon CJ. SOGC Clinical Practice Guideline. n. 155-Guidelines for Vaginal Birth After Previous Caesarean Birth. J Obstet Gynaecol Can. 2018;40(3):e195-e207.

Maternal-Fetal Medicine Units Network. Vaginal birth after cesarean calculator. [Acesso 2020 fev 21]. Disponível em: https://mfmunetwork.bsc.gwu.edu/PublicBSC/MFMU/VGBirthCalc/vagbirth.htmll.

Maternal-Fetal Medicine Units Network. Vaginal birth after cesarean calculator. [Acesso 2020 fev 21]. Disponível em: https://mfmunetwork.bsc.gwu.edu/PublicBSC/MFMU/VGBirthCalc/vagbrth2.html.

McMahon MJ, Luther ER, Bowes WA Jr, Olshan AF. Comparison of a trial of labor with an elective second cesarean section. N Engl J Med. 1996;335:689.

Memon H, Handa VL. Pelvic floor disorders following vaginal or cesarean delivery. Curr Opin Obstet Gynecol. 2012;24(5):349-54.

Metz TD, Stoddard GJ, Henry E et al. How do good candidates for trial of labor after cesarean (TOLAC) who undergo elective repeat cesarean differ from those who choose TOLAC? Am J Obstet Gynecol. 2013;208:458.e1.

Ministério da Saúde. Diretrizes de Atenção à Gestante: A operação cesariana. Comissão Nacional de Incorporação de Tecnologias no SUS (CONITEC) n. 179, março 2016.

RANZCOG Board and Council. Birth after previous caesarean section. The Royal Australian and New Zealand College of Obstetricians and Gynaecologists; 2019.

Reif P, Brezinka C, Fischer T, Husslein P, Lang U, Ramoni A, Zeisler H, Klaritsch P. Labour and Childbirth After Previous Caesarean Section Recommendations of the Austrian Society of Obstetrics and Gynaecology (OEGGG). Geburtsh Frauenheilk. 2016;76:1279-86.

Robson MS. Classification of caesarean sections. Fetal and Matl Med Rev. 2001;12:23-39.

Rørtveit G, Hannestad YS. Association between mode of delivery and pelvic floor dysfunction. Tidsskr Nor Legeforen. 2014;19(134):1848-52.

Royal College of Obstetricians and Gynaecologists. Birth After Previous Caesarean Birth. Green-top Guideline n. 45; 2015.

Sentilhes L, Vayssière C, Beucher G et al. Delivery for women with a previous cesarean: Guidelines for clinical practice from the French College of Gynecologists and Obstetricians (CNGOF). Eur J Obstet Gynecol Reprod Biol. 2013;170:25.

Studsgaard A, Skorstengaard M, Glavind J et al. Trial of labor compared to repeat cesarean section in women with no other risk factors than a prior cesarean delivery. Acta Obstet Gynecol Scand. 2013;92:1256.

Sze EH, Sherard GB, Dolezal JM. Pregnancy, labor, delivery, and pelvic organ prolapse. Obstet Gynecol 2002;100(5 Pt 1):981-6.

Tahseen S, Griffiths M. Vaginal birth after two caesarean sections (VBAC-2)-a systematic review with meta-analysis of success rate and adverse outcomes of VBAC-2 versus VBAC-1 and repeat (third) caesarean sections. BJOG. 2010;117:5.

Tähtinen RM, Cartwright R, Tsui JF, Aaltonen RL, Aoki Y, Cárdenas JL, El Dib R, Joronen KM, Al Juaid S, Kalantan S, Kochana M, Kope Mc, Lopes LC, Mirza E, Oksjoki SM, Pesonen JS, Valpas A, Wang L, Zhang Y, Heels-Ansdell D, Guyatt GH, Tikkinen KAO. Long-term Impact of Mode of Delivery on Stress Urinary Incontinence and Urgency Urinary Incontinence: A Systematic Review and Meta-analysis European Urology. 2016;70:148-58.

Torloni MR, Betran AP, Souza JP, Widmer M, Allen, Gulmezoglu M, Merialdi M. Classifications for Cesarean Section: A Systematic Review. PLoS ONE. 2011;6(1):e14566.

Wu Y, Kataria Y, Wang Z, Ming W-K, Ellervik C. Factors associated with successful vaginal birth after a cesarean section: A systematic review and meta-analysis. BMC Pregnancy and Childbirth. 2019;19:360. [Acesso 2020 maio 22]. Doi: 10.1186/s12884-019-2517-y.

Young CB, Liu S, Muraca GM, Sabr Y, Pressey T, Liston RM, KS, Joseph KS. For the Canadian Perinatal Surveillance System. Mode of delivery after a previous cesarean birth, and associated maternal and neonatal morbidity. CMAJ. 2018;190:E556-64.

113

Cesárea –
Técnica Cirúrgica

Anderson Borovac-Pinheiro

A cirurgia de cesariana tem diferentes técnicas descritas. As mais utilizadas e difundidas na literatura são: Pfannenstiel-Kerr; Joel-Cohen; Misgav-Ladach; e Misgav-Ladach modificada. As diferenças entre as técnicas são discretas e basicamente referem-se a formas de abertura e fechamento dos planos necessários para a realização do procedimento (Estudo CORONIS, 2016; Dahlke et al., 2016; Diamond et al., 2014; Hofmeyr et al., 2009).

A seguir, descreveremos as diferentes etapas para a realização de uma cesárea, que incluem:

- antissepsia;
- antibioticoprofilaxia;
- sondagem vesical de demora;
- antissepsia vaginal;
- abertura da pele;
- abertura de tecido celular subcutâneo;
- abertura da aponeurose e dos músculos pequenos oblíquos;
- abertura do plano muscular;
- abertura do peritônio parietal e visceral;
- abertura uterina;
- extração fetal;
- extração placentária;
- sutura e aproximação das diferentes camadas.

Posicionamento da paciente

O início do procedimento ocorre com o adequado posicionamento da gestante e a prevenção de complicações relacionadas a como ela ficará na mesa cirúrgica durante a cirurgia. O decúbito dorsal horizontal pode provocar compressão da veia cava inferior pelo útero gravídico. Isso pode acarretar redução do retorno venoso para o coração e baixo débito cardíaco, com hipotensão arterial materna. Para diminuir o risco de hipotensão materna severa e baixo fluxo

placentário, é preciso evitar ou reduzir a compressão uterina sobre a veia cava inferior, seja por meio do uso de "cunhas" ou com o deslocamento manual lateral, geralmente para o lado esquerdo da paciente (Figura 113.1). As evidências são limitadas para avaliação dessas medidas preventivas (Estudo CORONIS, 2016; Dahlke et al., 2016; Diamond et al., 2014; Hofmeyr et al., 2009).

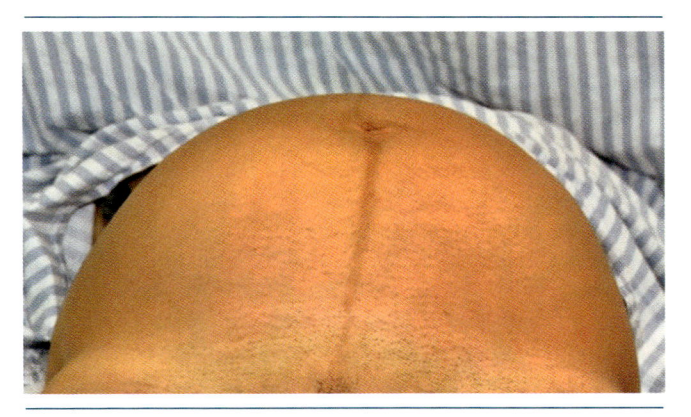

Figura 113.1. Deslocamento uterino para esquerda por meio do uso de "cunhas" na região lombar direita.
Fonte: Acervo da autoria.

Além do posicionamento da gestante, a realização de anestesia regional para a realização do procedimento, principalmente a raquianestesia, potencializa a hipotensão materna. Quando não corrigida de forma rápida, essa hipotensão pode gerar baixo fluxo placentário, sofrimento fetal e até mesmo morte, principalmente nos casos de fetos prematuros e/ou com baixa reserva.

Antissepsia e tricotomia

Como todo e qualquer procedimento cirúrgico, faz-se necessário a realização de antissepsia para diminuir a incidência de infecção pós-parto. O intuito inicial é diminuir a flora cutânea local. A tricotomia não deve ser realizada de rotina. A orientação da Anvisa de 2017 é que, se necessária, a tricotomia deverá ser realizada fora da sala cirúrgica, imediatamente antes do procedimento cirúrgico, utilizando-se tricotomizadores elétricos.

Antibioticoprofilaxia

A antibioticoprofilaxia deve ser realizada conforme a mais recente recomendação da Anvisa (2017), a qual orienta profilaxia cirúrgica para parto cesariana utilizando-se dose única de cefazolina 2 g endovenoso ou, em mulheres com peso corporal acima de 120 kg, a dose preconizada é de 3 g. Em mulheres alérgicas a betalactâmicos, o antibiótico de escolha é a clindamicina na dose de 900 mg, também dose única. Preferencialmente, a administração da medicação deve ocorrer antes da incisão da pele, o que reduz significativamente a morbidade materna, em especial no que se refere à incidência de endometrite, sem causar alteração no recém-nascido.

Na maioria dos casos, a dose única é suficiente, no entanto, em casos de cirurgias com duração superior à meia-vida do antibiótico, nova dose de antibiótico deve ser administrada. Tanto para cefazolina como para clindamicina, uma segunda dose de antibioticoprofilaxia deverá ser realizada após 2 horas da primeira dose, se a cirurgia ainda estiver em andamento.

Sondagem vesical de demora

A sondagem vesical de demora é procedimento padrão para cirurgias com abordagem abdominal. Ela tem basicamente três funções: evitar a lesão vesical, que ocorre mais frequentemente quando a bexiga está repleta; monitorar a diurese; evitar a retenção urinária, que pode ser um evento adverso do procedimento anestésico, pois em grande parte das cesáreas é realizada anestesia raquidiana.

É muito importante que a sondagem vesical seja realizada após antissepsia perineal, principalmente do meato uretral. Deve-se utilizar luvas estéreis e os pequenos lábios devem ser mantidos afastados desde o início da antissepsia até a finalização da sondagem. Deve-se evitar a contaminação da superfície da sonda.

Antissepsia vaginal

Embora menos frequentemente realizado, o preparo vaginal com solução antisséptica tem apresentado controvérsias em relação à prevenção de endometrite após parto cesariana. Enquanto alguns estudos têm demonstrado redução na incidência de endometrite pós-cesariana, principalmente nos casos em que há rotura de membranas, outros não comprovam sua redução, mesmo após a prática rotineira de antissepsia vaginal. Resta-nos aguardar futuros estudos para fortalecer ou não a recomendação (La Rosa et al., 2018; Haas et al., 2014).

Quando optado por realizar antissepsia, pode-se utilizar solução de iodopovidina ou solução aquosa de clorexidina.

Abertura da pele

As duas principais incisões de pele que podem ser realizadas para realização do parto cesariana são a incisão longitudinal mediana e a transversal baixa. A incisão transversal baixa tem a vantagem de gerar menos dor no pós-operatório, e é a preferida das mulheres por apresentar recuperação pós-cirúrgica mais rápida além da questão estética. As incisões transversais baixas mais comumente realizadas durante o procedimento são a de Pfannenstiel e a de Joel-Cohen.

A incisão de Pfannenstiel é realizada 2 a 3 cm acima da sínfise púbica, ligeiramente curva, com concavidade para cima (Figura 113.2). Já a incisão de Joel-Cohen é realizada horizontalmente (sem curvatura) 3 cm abaixo da linha imaginária que une as espinhas ilíacas superiores. Alguns estudos têm demonstrado que a incisão de Joel-Cohen gera menor perda sanguínea e apresenta menor incidência de febre e de dor no pós-operatório. No entanto, ainda não existem estudos controlados randomizados comparando-se as duas técnicas.

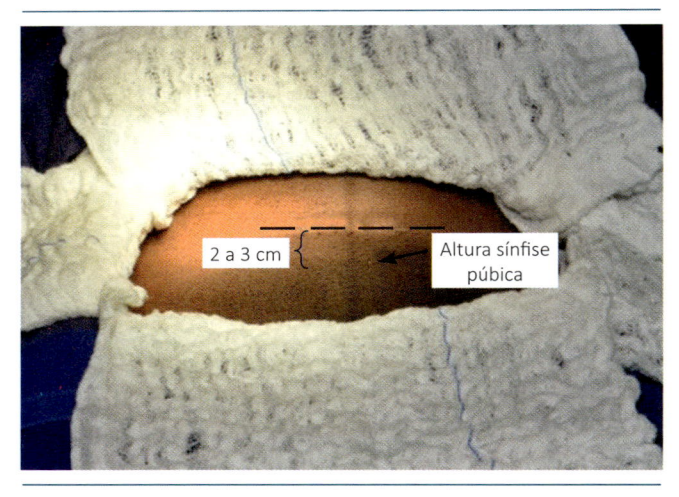

2 a 3 cm — Altura sínfise púbica

Figura 113.2. Representação da localização incisão de Pfannenstiel.
Fonte: Acervo da autoria.

Com relação à incisão vertical, apesar de ser mais simples e rápida e de estar relacionada a menor perda sanguínea e menor lesão vascular, há aumento da incidência de deiscência de sutura, evisceração, hérnias incisionais, além de um resultado estético inferior à incisão transversal baixa. Deve ser, portanto, reservada para os casos em que há riscos de sangramento exacerbado, como distúrbios de coagulação, e quando há chance de histerectomia.

Abertura de tecido celular subcutâneo

A abertura do tecido celular subcutâneo acompanha a orientação da abertura da pele, ou seja, nos casos das incisões Pfannenstiel ou Joel-Cohen, é realizada transversalmente (Figura 113.3). A dissecção romba ou cortante foi comparada em alguns estudos e, aparentemente, a dissecção romba demonstrou menor incidência de sangramento e de hematoma no pós-operatório. No entanto, assim como nas técnicas para incisão da pele, há deficiência de estudos randomizados controlados comparando as duas formas.

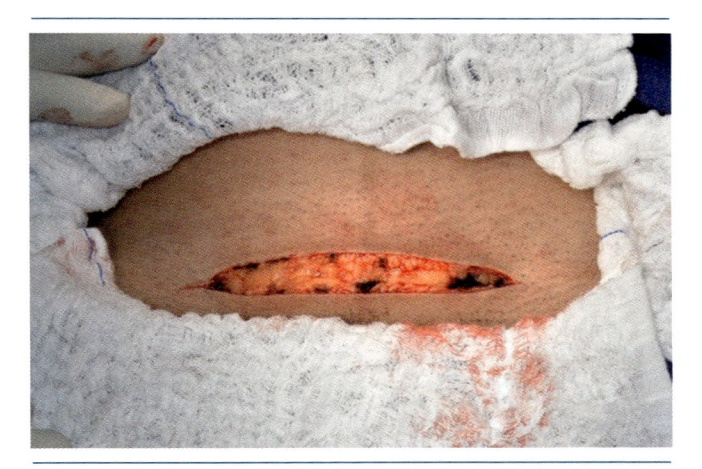

Figura 113.3. Abertura do tecido celular subcutâneo.
Fonte: Acervo da autoria.

Abertura da aponeurose e dos músculos pequenos oblíquos

A abertura da aponeurose e dos músculos pequenos oblíquos também acompanha a incisão da pele. Faz-se longitudinalmente, quando a incisão da pele é mediana; e transversalmente, quando a incisão da pele é transversa e baixa. Da mesma forma como no subcutâneo, abertura romba ou cortante pode ser realizada. Para realização de ambas, faz-se necessária a abertura dos tecidos utilizando-se bisturi na região central e, a partir de então, faz-se a dissecção, utilizando-se os dígitos quando se optou pela dissecção romba; ou com o auxílio das pinças de Kocher e tesoura ou aparelho de termocoagulação, para a dissecção cortante (Figura 113.4).

Na opção da dissecção cortante, as pinças de Kocher podem auxiliar no descolamento da musculatura subaponeurótica, facilitando-se o procedimento. Finalizada a abertura transversal, é necessário dissecar o plano musculoaponeurótico. Novamente com auxílio de pinças Kocher, elevam-se as bordas da aponeurose incisada e, com o auxílio dos dedos, disseca-se o plano musculoaponeurótico superior e inferiormente à incisão. Quando a rafe aponeurótica persiste, completa-se o descolamento utilizando-se a tesoura curva e romba (Figura 113.5).

Concluída a abertura da aponeurose, o plano muscular fica completamente exposto para o início da próxima etapa (Figura 113.6).

Alguns estudos têm demonstrado que a dissecção do plano musculoaponeurótico inferior à incisão está relacionada ao aumento de dor no pós-operatório e à diminuição dos níveis de hemoglobina no pós-parto. Para alguns autores, esta dissecção é desnecessária. destacar destaque-se que a dissecção do espaço musculoaponeurótico superior pode lesar as artérias perfurantes, o que poderá gerar hematomas no local se essa lesão não for identificada e o sangramento, controlado.

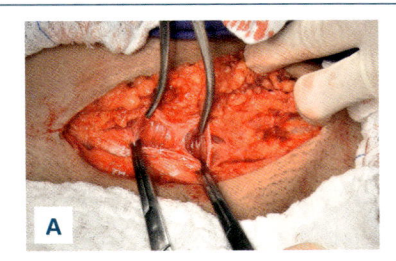 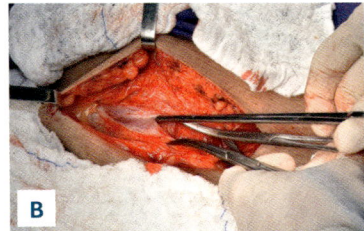 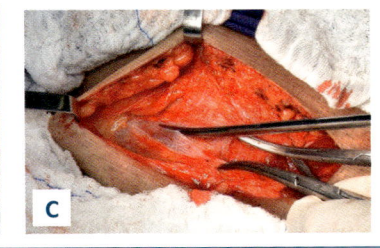

Figura 113.4. Abertura da aponeurose. (A) Apresentação da aponeurose com as pinças Kocher. (B) Separação dos dois folhetos da aponeurose com auxílio da tesoura. (C) Abertura da aponeurose no sentido transversal.
Fonte: Acervo da autoria.

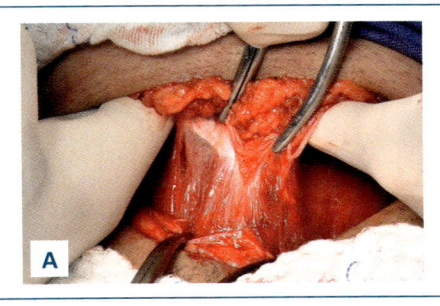 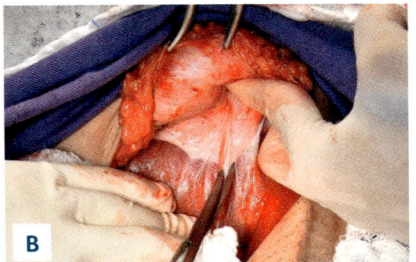

Figura 113.5. Abertura do plano subaponeurótico. (A) Descolamento do espaço subaponeurótico utilizando-se a digitodivulsão. (B) Abertura da rafe aponeurótica.
Fonte: Acervo da autoria.

Estudo que acompanhou por 3 anos e comparou mulheres submetidas à dissecção romba e cortante da aponeurose não mostrou diferenças na incidência de hérnias abdominais pós-cirúrgicas (Estudo CORONIS, 2016).

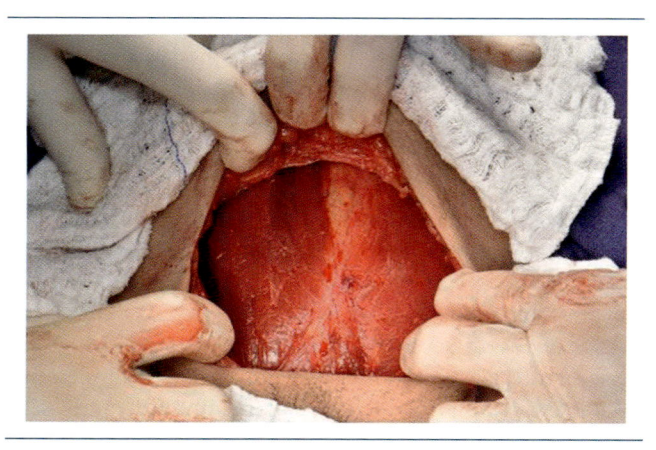

Figura 113.6. Exposição do plano muscular após dissecção da aponeurose.
Fonte: Acervo da autoria.

Abertura do plano muscular

A abertura do plano muscular faz-se com a separação das bordas internas dos músculos retoanteriores. Novamente, a abertura pode ser realizada de forma romba ou cortante. Para facilitar a abertura cortante, elevam-se as bordas internas dos músculos retoanteriores com as pinças de Allis e, com o auxílio da tesoura ou do aparelho de termocoagulação, separam-se as porções musculares direita e esquerda, finalizando-se com a abertura dos músculos piriformes na região supra púbica (Figura 113.7).

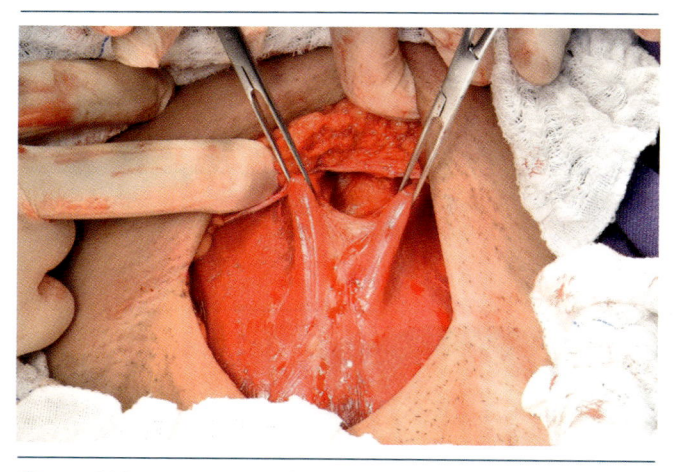

Figura 113.7. Separação dos músculos retoabdominais.
Fonte: Acervo da autoria.

Abertura do peritônio parietal e visceral

O peritônio parietal deverá ser aberto com o auxílio de pinças de dissecção denteadas ou pinças Kelly, as quais serão usadas para a suspensão do tecido. Uma vez que estejam

garantidas a transparência e a ausência de tecido nobre no conjunto, tal qual intestino e bexiga, inicia-se a abertura com a tesoura (Figura 113.8).

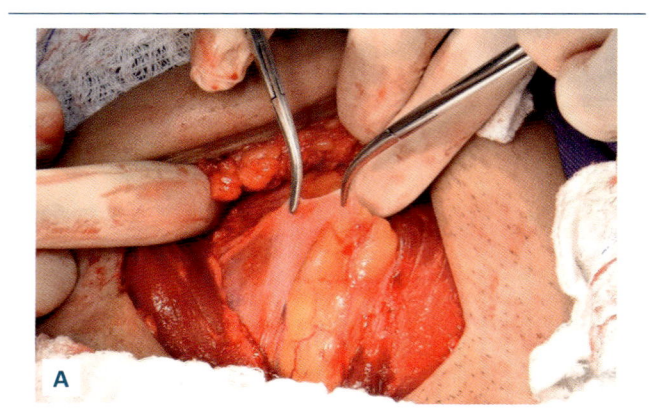

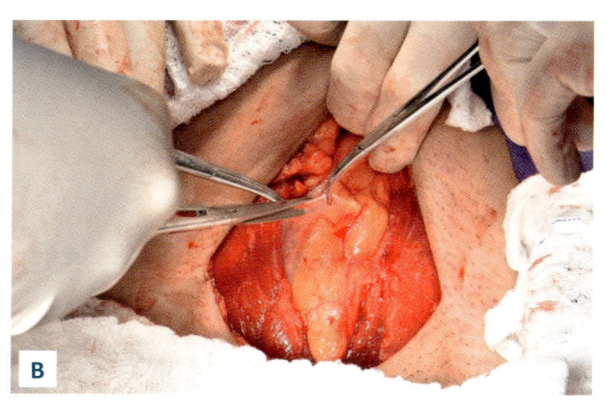

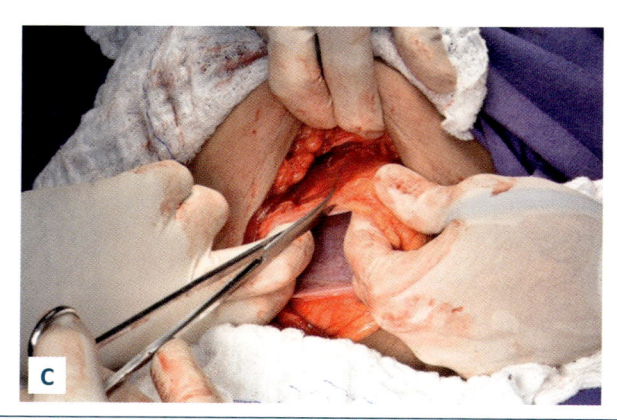

Figura 113.8. Abertura do peritônio parietal. (A) Pinçamento para abertura do peritônio parietal. (B) Abertura do peritônio parietal com auxílio da tesoura. (C) Abertura do peritônio parietal com auxílio da tesoura.
Fonte: Acervo da autoria.

Este é um momento muito delicado da cirurgia, devendo ser realizado com calma. No caso do peritônio parietal, a abertura deve ser preferencialmente longitudinal e, no caso do peritônio visceral, a abertura deve ocorrer na região da incisão uterina, ou seja, na região do segmento uterino, onde esse folheto tem maior mobilidade comparado-se ao restante da parede uterina (Figura 113.9). A abertura do

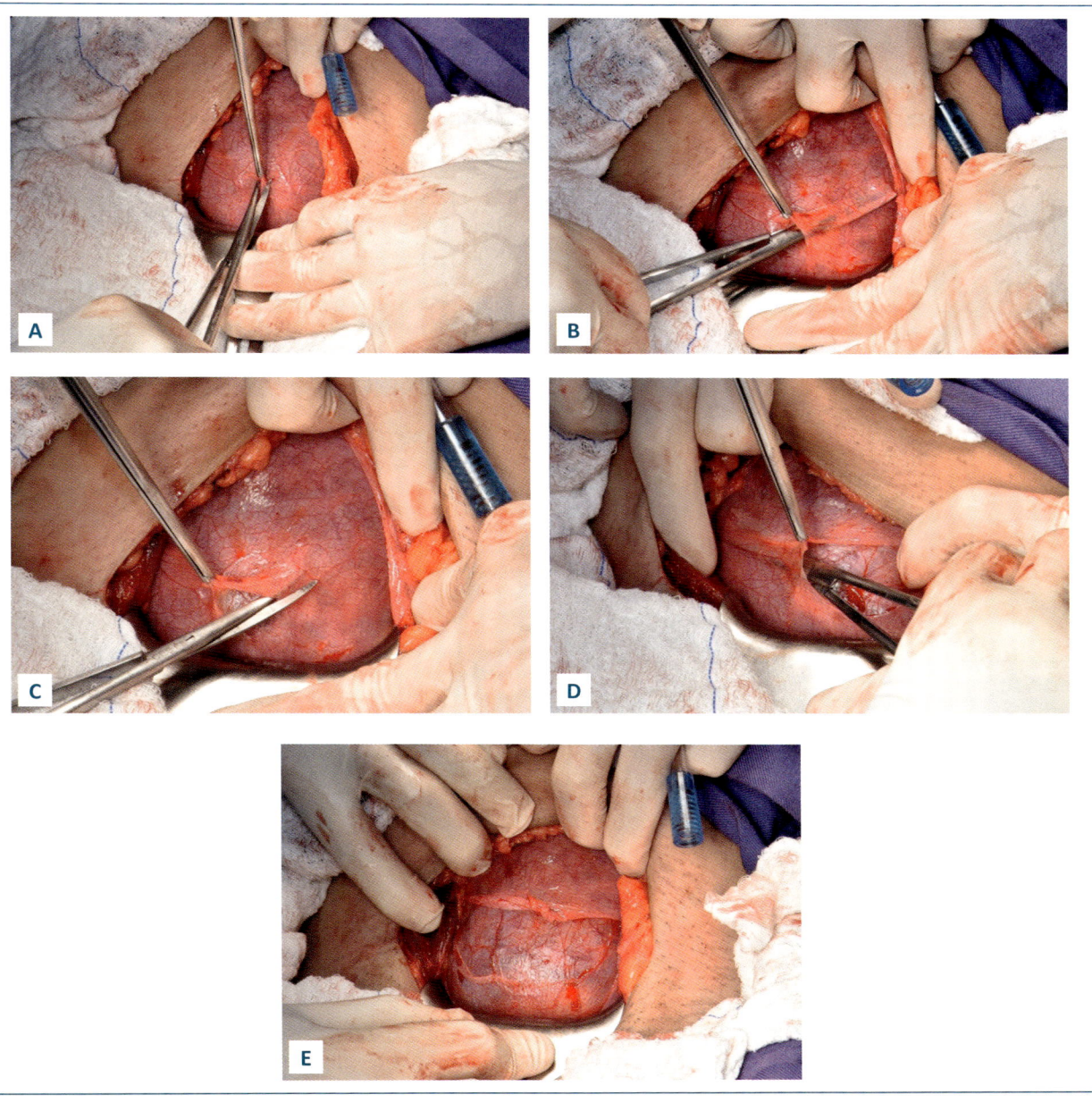

Figura 113.9. Abertura do peritônio visceral. (A) Pinçamento e abertura do peritônio visceral na altura da reflexão peritoneal. (B) Abertura transversal do peritônio visceral na altura da reflexão peritoneal. (C) Abertura transversal do peritônio visceral na altura da reflexão peritoneal, com tesoura. (D) Abertura transversal do peritônio visceral na altura da reflexão peritoneal, com tesoura. (E) Aspecto final após abertura de peritônio visceral.
Fonte: Acervo da autoria.

peritônio visceral deverá ser realizada com o auxílio de uma pinça de dissecção denteada e tesoura delicada. O descolamento do peritônio visceral uterino superior e inferiormente deverá ser realizado com parcimônia, evitando-se a incidência de sangramentos e hematomas. Outro cuidado importante está na abertura peritoneal quando há dilatação cervical total ou distensão de segmento com formação do sinal de Bandl. Neste caso, a reflexão peritoneal está mais alta e pode haver lesão vesical. Uma abertura peritoneal mais alta faz-se necessária nesses casos.

Abertura uterina

Quando realizado parto cesariana sem particularidades maternas ou fetais, sugere-se que a incisão uterina seja segmentar transversa (Munro-Kerr) arciforme com concavidade voltada para cima (Figura 113.10).

Deve ser feito no segmento uterino, se ele estiver formado. Não muito baixo, pelo risco de lesão vesical, nem muito alto, pelo risco de atingir a região do corpo uterino, gerando maior sangramento e podendo causar dificuldades na extração fetal. O intuito da incisão segmentar baixa é a abertura da musculatura paralelamente à disposição de suas fibras e da malha vascular, evitando-se a resseção dessas fibras e dos vasos sanguíneos, e, portanto, evita-se sangramentos exacerbados. Outra vantagem é que a abertura uterina não atinge o leito placentário, com exceção dos casos de placentação segmentar. Outras vantagens em relação à incisão segmentar baixa do útero são: o risco de rotura uterina em gestações futuras é menor; menor incidência de complicações pós-operatórias como íleo paralítico e peritonite, menor incidência de aderências e obstruções.

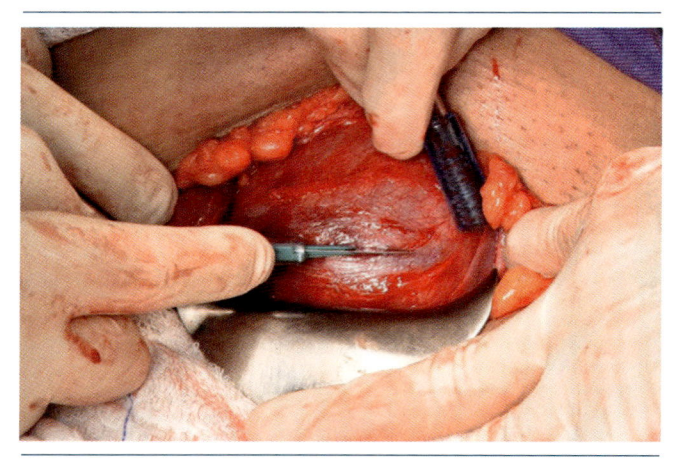

Figura 113.10. Início da incisão uterina segmentar arciforme (histerotomia).
Fonte: Acervo da autoria.

Incisa-se a parede uterina com o auxílio do bisturi até a identificação da proximidade de partes fetais. Com o auxílio da pinça Kelly ou por meio da digitodivulsão, adentra-se a cavidade uterina. Cuidado especial neste momento para não se atingir o feto. Finalmente, finaliza-se a abertura uterina com a digitodivulsão laterolateral levemente arciforme com concavidade superior (manobra de Geppert) (Figura 113.11).

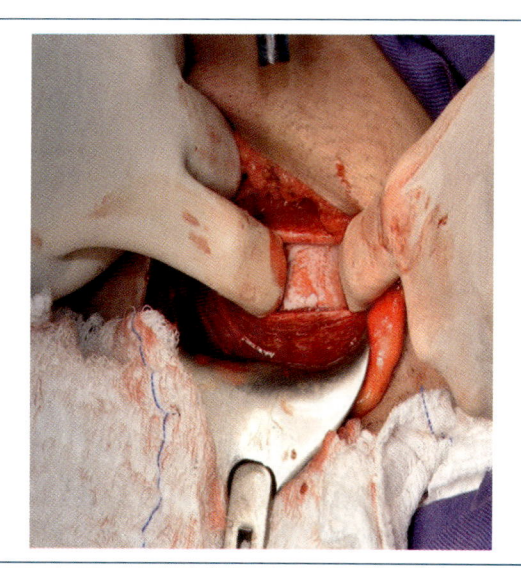

Figura 113.11. Digitodivulsão do miométrio, na altura da histerotomia (observação: apresentação pélvica).
Fonte: Acervo da autoria.

Há autores que preferem complementar a abertura uterina com o uso da tesoura, principalmente em úteros com cicatriz de cesariana anterior ou naqueles em que o segmento não foi formado. A escolha pela abertura romba ou a tesoura deverá ser feita pelo cirurgião conforme experiência e julgamento clínico. No entanto, na literatura, os dados mostram que a abertura uterina, se utilizando digitodivulsão, está relacionada com redução do tempo cirúrgico, menor queda de hemoglobina e menor risco de extensão da incisão inadvertidamente (Estudo CORONIS, 2016; Dahlke et al., 2016; Diamond et al., 2014; Hofmeyr et al., 2009; Dodd et al., 2014).

A depender da condição materna e/ou fetal, pode-se optar por outros tipos de incisões, são elas: segmentar transversa horizontal; segmentar longitudinal; corporal; e segmento-corporal.

A incisão segmentar transversa horizontal é realizada na região segmentar, porém, em vez de realizada de forma arciforme, é realizada horizontalmente. Já a incisão segmentar longitudinal é realizada na região do segmento, porém de forma longitudinal, no sentido craniocaudal uterino. Esta incisão diferencia-se da incisão corporal pela localização. A incisão corporal é uma incisão longitudinal realizada no corpo uterino e não atinge região do segmento, capaz de causar grande sangramento pelo fato de a abertura uterina se fazer numa área de grande espessura muscular e muito vascularizada. Na segmento-corporal, incisões segmentares se associam à incisão longitudinal. Uma condição especial é quando a abertura uterina segmentar coincide com a localização placentária. Frente a esta situação, o ideal é evitar incisar a placenta, acessando-se a cavidade uterina pelo descolamento placentário em direção à borda mais próxima. A incisão placentária está associada a sangramentos de grande volume.

Extração fetal

Geralmente, os fetos encontram-se em apresentação cefálica ou pélvica. Na apresentação cefálica, com o auxílio da mão ou da alavanca de Sellheim, e com leve pressão no fundo uterino, extrai-se o polo cefálico fetal.

É importante salientar que, para uma extração mais suave, a apresentação deverá ser fletida – queixo no peito –, mesmo que tenha de ser ajustada pela mão do operador e com direcionamento do occipício para a região anterior. Em seguida, suavemente com o auxílio das duas mãos postas ao redor da região cervical, desprende-se o ombro anterior, seguido do posterior e há a ultimação do parto.

No caso da apresentação pélvica, posiciona-se o sacro fetal para a incisão uterina e, com o auxílio da pressão no fundo uterino, extrai-se o polo pélvico (ou, se for mais fácil, traz-se um ou ambos os pés para a região da incisão). Para a retirada mais atraumática, deve-se girar o sacro para que ele fique posicionado anteriormente. A seguir, extraem-se os membros inferiores e assegura-se uma alça de cordão umbilical. Após a extração dos membros superiores, por meio da manobra de Bracht, extrai-se o polo cefálico e ultima-se o parto (Figura 113.12).

Nos casos em que a situação fetal está transversa, o mais comum é a rotação da apresentação para pélvico pela versão podálica, e otimiza-se o parto com a extração pélvica.

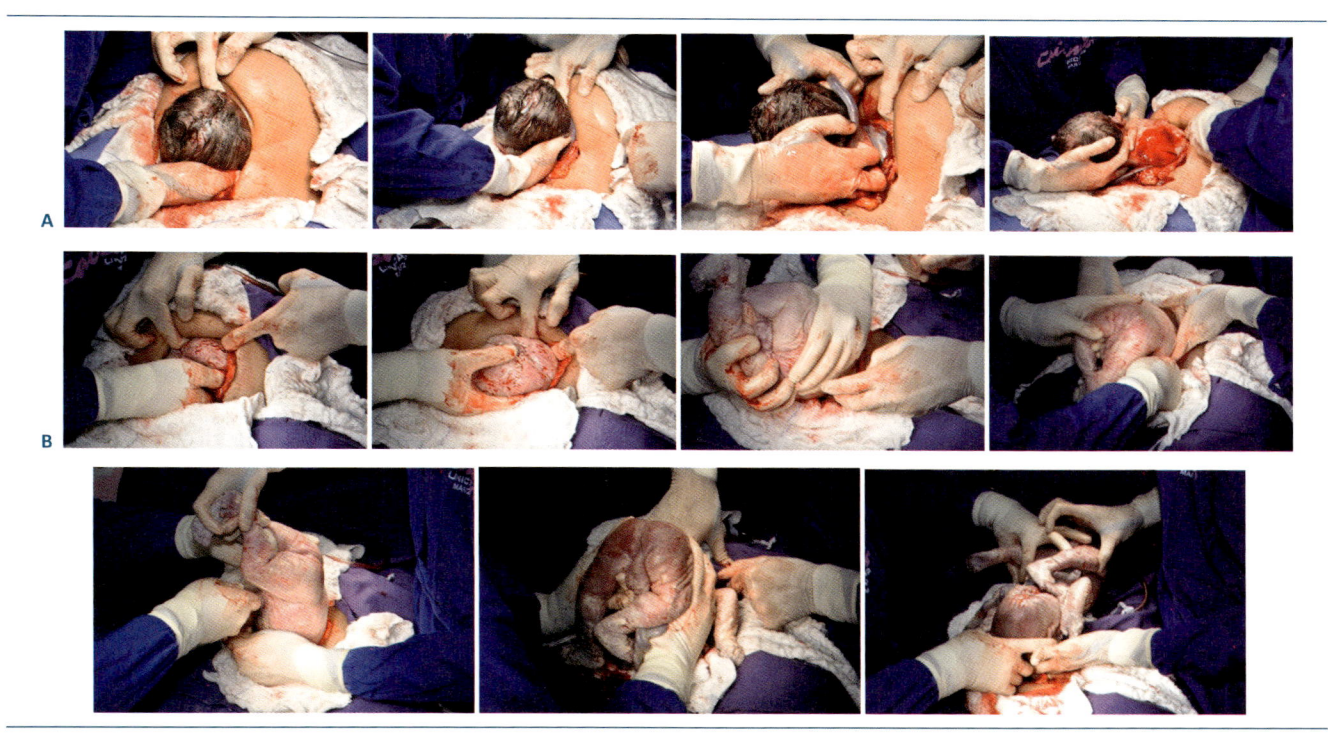

Figura 113.12. Técnica para extração fetal no parto cesariana. Feto cefálico (A) e pélvico (B).
(A) Sequência para técnica de extração do feto cefálico (observação: presença de dupla circular de cordão, a qual foi desfeita). (B) Sequência para técnica de extração pélvica (com giro do dorso fetal para região anterior, alça de cordão umbilical e extração fetal após manobra de Bracht).
Fonte: Acervo da autoria.

Extração placentária

Após o clampeamento do cordão umbilical, sugere-se que a extração placentária seja realizada de forma espontânea com leve tração do cordão umbilical (Figura 113.13). A extração espontânea comparada à extração manual está relacionada a menor incidência de endometrite e sangramento pós-parto. Em casos em que há dificuldades ou em casos em que cotilédones ficaram retidos no interior do útero, indica-se a extração manual. Após a dequitação, com o auxílio de uma compressa, realiza-se a curagem uterina. É importante neste momento realizar a revisão placentária, avaliação de sua integridade, avaliação da possível presença de lobos acessórios e, por meio da curagem, certificar-se de que houve a remoção de todo o tecido placentário.

Sutura e aproximação das diferentes camadas

A sutura e a aproximação das diferentes camadas serão diferentes conforme a técnica cirúrgica utilizada. Os fios usados para sutura deverão ser de absorção lenta, com raras exceções. Durante todo o processo de fechamento, deverá ser assegurada a hemostasia (Figura 113.14).

A sutura uterina (histerorrafia) pode ser realizada com exteriorização ou não do útero. Os estudos não mostram diferenças nos resultados em curto ou longo prazo comparando-se as duas técnicas. Portanto, recomenda-se que seja realizada aquela em que o cirurgião apresenta maior experiência e confiança. Além disso, a sutura uterina pode ser realizada com uma ou com duas camadas com pontos simples

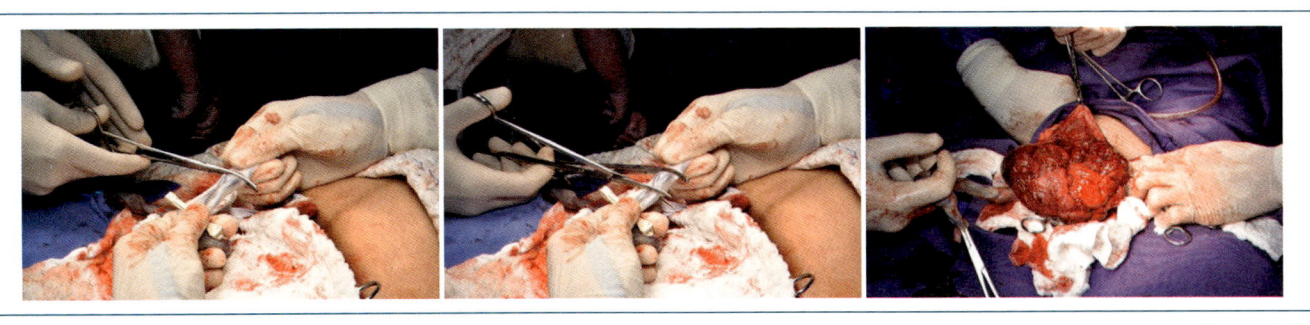

Figura 113.13. Clampeamento do cordão umbilical e extração placentária na cesárea, com tração manual do cordão umbilical (Observação: para o clampeamento, foram utilizados o *cord clamp* e a pinça Kocher).
Fonte: Acervo da autoria.

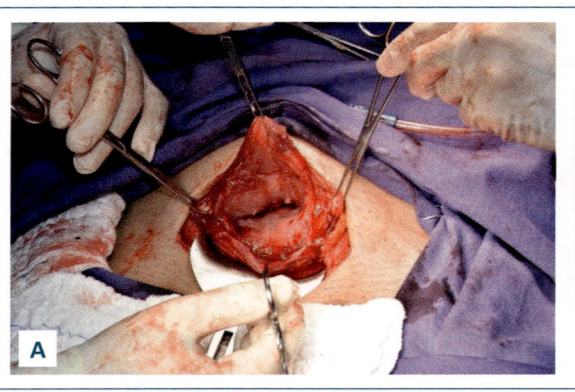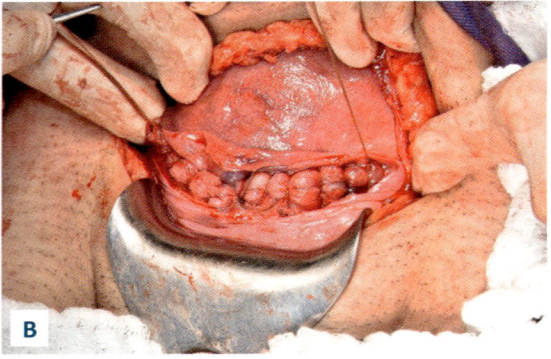

Figura 113.14. Sequência do fechamento da histerotomia, denominado histerorrafia. (A) Exposição das bordas da histerotomia, revisando hemostasia. (B) Sutura uterina completa (histerorrafia), com avaliação da hemostasia.
Fonte: Acervo da autoria.

separados ou sutura contínua ancorada. Da mesma forma, aparentemente, a sutura uterina em uma ou duas camadas não altera fertilidade para gestações futuras, ou a incidência de rotura uterina, placenta prévia ou anormalidades da implantação placentária, descolamento prematuro de placenta ou deiscência de cicatriz uterina. Ainda há dúvidas na literatura se a sutura única ou dupla do útero interfere na incidência de istmocele sintomática, assim como se a sutura contínua do útero aumenta o risco de acretismo placentário. Futuras pesquisas são necessárias para solucionar esses questionamentos da literatura, principalmente nos casos em que a cesariana foi realizada fora de trabalho de parto (Estudo CORONIS, 2016; Dahlke et al., 2016; Diamond et al., 2014; Hofmeyr et al., 2009; Bamigboye e Hofmeyr, 2003).

No caso de lesões vasculares calibrosas, seja da artéria uterina, seja de vasos varicosos, após o nascimento do concepto, deve-se clampear os vasos sangrantes com auxílio da pinça Mixter ou pinça Allis, de forma a diminuir a hemorragia e propiciar a sutura do vaso em questão. Quando o sangramento é profuso impedindo a visualização do pedículo vascular, o auxiliar pode comprimir a artéria aorta para diminuir o fluxo sanguíneo e permitir a identificação dos vasos e a respectiva sutura com hemostasia.

Após a sutura uterina, estando a hemostasia assegurada, aproveita-se a abertura da cavidade abdominal para revisar tubas uterina e ovários para a identificação e possível tratamento de possíveis patologias anexiais. Esta é uma etapa obrigatória e fundamental durante uma cesariana.

Concluídas a histerorrafia e a revisão de anexos uterinos, inicia-se o fechamento da parede abdominal. Este tempo cirúrgico é ideal para a contagem de compressas, uma vez que, se houver falta de alguma, é possível procurar dentro da cavidade uterina. Sempre deve ser feita a contagem de compressas em cesarianas para saber se todas foram retiradas da paciente. Há diferenças entre as técnicas cirúrgicas no que concerne à aproximação dos peritônios, musculatura e tecido celular subcutâneo. Algumas sugerem o fechamento de todas camadas, outras autorizam a não sutura/aproximação dos tecidos. Independentemente da técnica escolhida, aponeurose e pele deverão, necessariamente, ser suturadas.

O fechamento do peritônio visceral está relacionado a sintomas de urgência urinária, hematúria e polaciúria, sendo, portanto, não recomendado de rotina. Com relação ao peritônio parietal, o seu fechamento ainda está sob discussão na literatura. Em curto prazo, a aproximação do peritônio parietal está relacionada a maior tempo cirúrgico, maior dor no pós-operatório e maior número de dias de internação. Porém, em longo prazo, enquanto alguns estudos mostram pequeno aumento de aderências profundas quando o peritônio parietal não é fechado, outros não comprovaram essa relação. Desse modo, mais estudos são necessários para confirmar ou refutar tal conduta (Figura 113.15) (Estudo CORONIS, 2016; Dahlke et al., 2016; Diamond et al., 2014; Hofmeyr et al., 2009; Bamigboye e Hofmeyr, 2003).

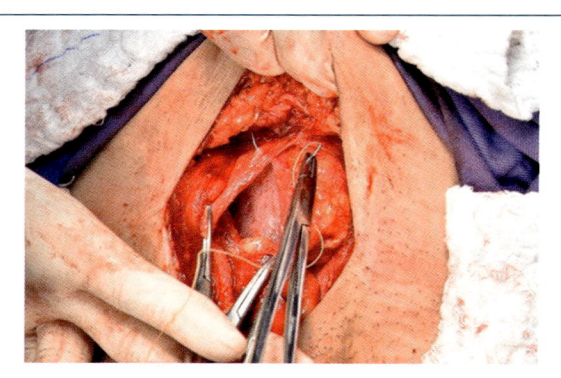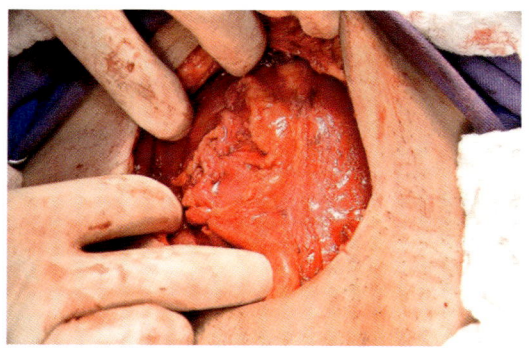

Figura 113.15. Sequência mostrando sutura de peritônio parietal.
Fonte: Acervo da autoria.

A sutura da camada muscular é realizada com fios absorvíveis e pode ser realizada com pontos contínuos, pontos simples, em "U" ou em "barra grega" (Figura 113.16). Vale ressaltar que a presença de múltiplos pontos e a grande tensão nos pontos podem gerar isquemia e necrose localizada da parede muscular. A Figura 113.17 mostra uma artéria perfurante íntegra após a finalização da hemostasia do espaço subaponeurótico.

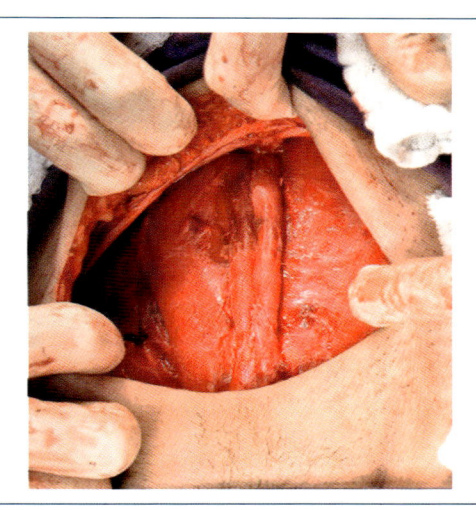

Figura 113.16. Aproximação das bordas da musculatura abdominal.
Fonte: Acervo da autoria.

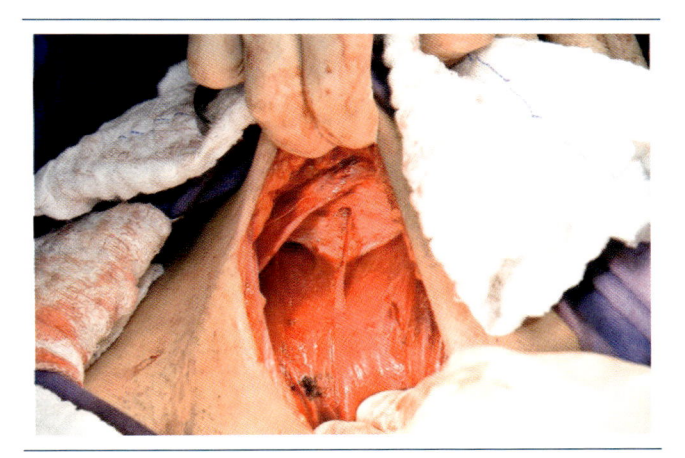

Figura 113.17. Visualização de artéria perfurante íntegra após finalização da hemostasia do espaço subaponeurótico.
Fonte: Acervo da autoria.

Após a revisão da hemostasia do espaço subaponeurótico, inicia-se a sutura da aponeurose. O fechamento da aponeurose deverá ser realizado utilizando-se fios absorvíveis com maior tempo para absorção, como o *Vycril* 0, e poderá ser feito em duas camadas (principalmente nos terços laterais) ou em uma camada única (Figura 113.18).

A sutura do tecido subcutâneo é recomendada quando a espessura do tecido ultrapassa 2 cm. A sutura deve ser realizada com fio absorvível, podendo ser utilizados pontos contínuos ou separados (Figura 113.19).

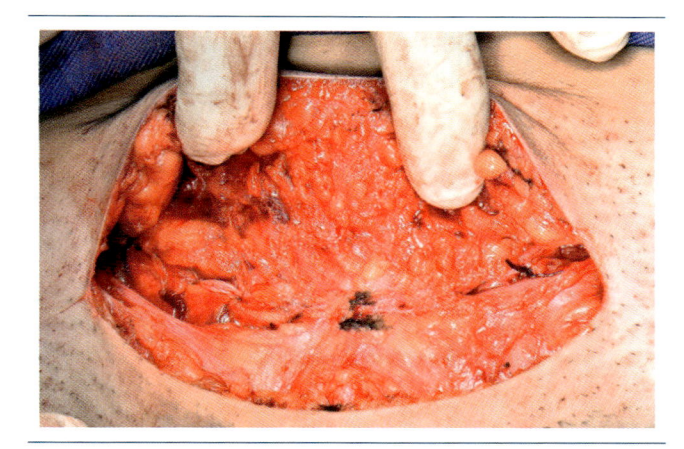

Figura 113.18. Aspecto final da sutura das bordas da aponeurose.
Fonte: Acervo da autoria.

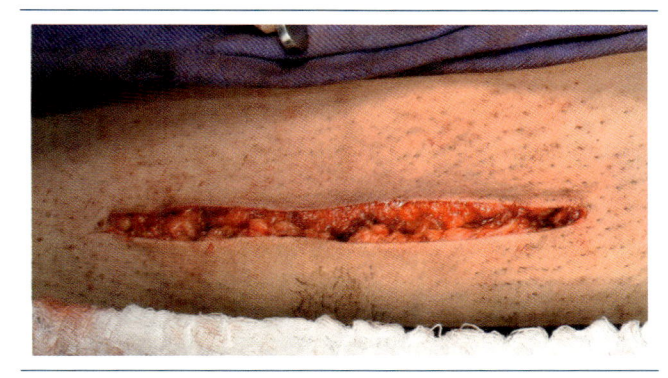

Figura 113.19. Sutura do tecido subcutâneo.
Fonte: Acervo da autoria.

A sutura da pele pode ser realizada com pontos simples separados, pontos contínuos, intradérmicos (Figura 113.20) ou não, ou com a utilização de grampos. Dá-se preferência à técnica na qual o cirurgião tem maior experiência. Na literatura não há evidência de benefícios comparando-se as diferentes técnicas, com exceção da utilização de grampos, que demonstrou desvantagens em relação os pontos cirúrgicos, principalmente com aumento de deiscência de sutura. A aplicação de pontos intradérmicos apresenta as seguintes contraindicações: infecção materna; obesidade com aumento de risco de gerar seromas; situações com aumento do risco de sangramento e de formação de hematomas, como é o caso de mulheres com distúrbios de coagulação e plaquetopênicas.

A diferença entre as principais técnicas cirúrgicas descritas é sumarizada no Quadro 113.1.

A maior parte dos estudos compara as técnicas Pfannenstiel e Joel-Cohen. Entre essas duas, a técnica de Joel-Cohen está relacionada a menor tempo cirúrgico, menor intervalo de tempo entre a incisão e o nascimento da criança, e menor perda sanguínea total. Porém não há diferenças na incidência de hematomas, nível de hemoglobina final, e admissão do recém-nascido em unidade de terapia intensiva (UTI). Para as outras técnicas cirúrgicas, ainda são necessários estudos randomizados controlados.

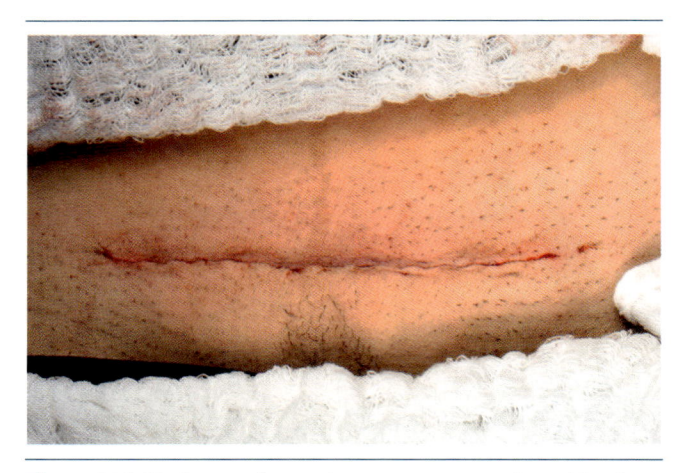

Figura 113.20. Sutura das cutâneas com pontos intradérmicos.
Fonte: Acervo da autoria.

Embora não tendo comparado as diversas técnicas cirúrgicas aqui descritas, o estudo CORONIS avaliou, randomizou e comparou mais de 15 mil mulheres submetidas a parto cesariana e elas foram divididas nos seguintes grupos: abertura cortante ou romba; sutura uterina intra-abdominal ou extra-abdominal; sutura uterina em uma camada ou em duas; sutura ou não dos peritônios; fio usado para sutura uterina. Após quase 4 anos de seguimento, não se evidenciaram diferenças entre os grupos analisados (Estudo CORONIS, 2016).

Apesar das eventuais diferenças entre as técnicas cirúrgicas encontradas na literatura, é importante o cirurgião usar a técnica com a qual está melhor familiarizado.

Considerações especiais

Extração fetal por cesariana em feto insinuado com dilatação total

Em situações em que há dilatação total e feto insinuado, o nascimento pode ser otimizado pela extração cefálica ou pélvica reversa. A extração pélvica reversa é realizada quando há dificuldades em se extrair o feto pela insinuação profunda do polo cefálico. O feto é retirado inicialmente pelos pés e pelo polo pélvico, apesar de o feto estar com apresentação cefálica. Uma revisão da biblioteca Cochrane mostrou que não há diferenças entre as duas extrações em relação a trauma fetal, índice de Apgar, incidência de endometrite, infecção de parede abdominal, admissão em UTI e necessidade de transfusão sanguínea. No entanto, a extração pélvica reversa esteve relacionada a menor incidência de prolongamento de incisão uterina e menor perda sanguínea. Importante ser assegurada uma incisão uterina e abertura da parede abdominal ampla a fim de não dificultar a extração fetal (Estudo CORONIS, 2016; Dahlke et al., 2016; Diamond et al., 2014; Hofmeyr et al. 2009).

Abertura da parede abdominal utilizando-se eletrocautério

Não há estudos randomizados controlados comparando-se a abertura da parede abdominal pelo uso do bisturi e do eletrocautério. No entanto, a evidência provinda de estudos observacionais não demonstrou superioridade de um método em relação a outro. Vale ressaltar que o eletrocautério deve ser utilizado com parcimônia. Por gerar aumento de calor, corte e/ou coagulação dos tecidos, o eletrocautério pode gerar necrose tecidual, o que, a depender da extensão,

Quadro 113.1 Diferenças entre as técnicas cirúrgicas de Pfannenstiel-Kerr, Joel-Cohen, Misgav-Ladach e Misgav-Ladach modificada.					
	Pfannenstiel-Kerr	*Joel-Cohen*	*Misgav-Ladach*	*Misgav-Ladach modificada*	*Pelosi*
Abertura abdominal					
Pele	Pfannenstiel	Joel-Cohen	Joel-Cohen	Pfannenstiel	Pfannenstiel
Subcutâneo	Dissecção cortante	Dissecção romba	Dissecção romba	Dissecção romba	Eletrocautério
Fáscia	Dissecção cortante	Dissecção romba	Dissecção romba	Dissecção romba	Eletrocautério
Peritônio	Dissecção cortante	Dissecção romba e transversal	Dissecção romba	Dissecção romba	Dissecção romba
Fase uterina					
Dequitação	Manual	Espontânea	Manual	Espontânea	Espontânea
Histerorrafia	Uma camada, pontos separados	Uma camada, pontos separados	Uma camada, pontos contínuos	Uma camada, pontos contínuos	Uma camada, pontos contínuos
Fechamento abdominal					
Peritônios	Sutura-se	Não suturado	Não suturado	Sutura-se	Não suturado
Fáscia	Pontos separados	Pontos separados	Pontos contínuos	Pontos contínuos	Pontos contínuos
Pele	Pontos contínuos	Pontos contínuos	Pontos separados "Donatti"	Pontos contínuos	Grampos

Fontes: Adaptado de Diamond, 2017; Dahlke, 2016; Shi, 2010; e Hofmeyr, 2009.

pode causar danos teciduais irreparáveis. Além disso, não há garantias de que a corrente elétrica e, por consequência, a formação do calor, não passe para o líquido amniótico e para o feto. Dessa maneira, a utilização do eletrocautério no peritônio visceral e útero deve ser evitado antes da ultimação do parto.

É importante lembrar que é fundamental que o eletrodo dispersivo de retorno (a placa) esteja bem posicionado em contato com a pele da mulher. Evitam-se, assim, queimaduras extensas, as quais podem ser de 3º grau.

Indicações relativas para realização da cesariana clássica

Como descrito anteriormente, a incisão longitudinal transversa apresenta algumas vantagens em relação à incisão uterina vertical. No entanto, ainda se recomenda a incisão uterina vertical em raras situações, a depender do julgamento clínico, como:

- prematuridade extrema na qual ainda não foi formado o segmento uterino;
- prematuridade extrema com apresentação fetal anômala;
- nos casos de inserção placentária anômala com os diversos graus de acretismo;
- presença de mioma uterino na região segmentar;
- anormalidade fetal que dificulta a extração pela incisão segmentar, como teratoma sacrococcígeo, e gemelaridade imperfeita;
- carcinoma cervical;
- não são indicações obrigatórias de incisão longitudinal, mas permitem que essa opção seja avaliada no caso específico.

Obesidade

A obesidade se tornou um problema de saúde pública mundial e com ela aumentaram as dificuldades e os riscos em se realizar o parto cesáreo. Entre os principais problemas, encontram-se a dificuldade de acessar a cavidade uterina, dificuldades anestésicas, aumento de secreções pulmonares, dificuldade de deambulação, além do aumento do risco de tromboembolismo, endometrite e infecção peri-incisional.

A localização e o direcionamento da incisão da pele na mulher obesa são de extrema importância. Estudos não têm demonstrado benefícios, seja da incisão vertical, seja da incisão transversal, tampouco da incisão infraumbilicais em relação às supraumbilicais. Em uma mulher obesa, a porção mais delgada da parede abdominal está na região transversal logo acima da região púbica, um pouco acima da área da incisão de Pfannenstiel. Desse modo, muitos obstetras têm optado por manter a incisão transversal baixa em mulheres obesas. Essa incisão tem a desvantagem de aumentar o risco de infecção da incisão, principalmente em mulheres que apresentam abdome em avental. Outras opções de incisões, as quais são descritas principalmente para mulheres com peso corporal superior a 180 kg, são as incisões supraumbilicais vertical ou transversal. A possível vantagem da incisão supraumbilical transversal é a tensão de força transversal, o que facilita a cicatrização, evita que a ferida operatória cicatrize em um ambiente úmido e rico em bactérias (comum em mulheres com abdome em avental). As desvantagens das incisões supraumbilicais são fato de o acesso ao segmento uterino baixo ser subótimo e por vezes, a incisão transversal uterina ser necessária.

Outro cuidado importante é a prevenção de trombose mediante o uso de anticoagulantes ou de dispositivos de compressão pneumática. A deambulação precoce deve ser estimulada.

Com relação à prevenção de infecções, não há na literatura estudos que demonstrem vantagem na profilaxia cirúrgica prolongada, com exceção de mulheres com IMC acima de 30 kg/m². Essas mulheres se beneficiam do uso de cefalexina e metronidazol por 48 horas pós-cesariana para diminuir a incidência de infecção puerperal, peri-incisional e endometrites (Estudo CORONIS, 2016; Dahlke et al., 2016; Diamond et al., 2014; Hofmeyr et al., 2009).

LEITURAS COMPLEMENTARES

Agência Nacional de Vigilância Sanitária (Anvisa). Medidas de Prevenção de Infecção Relacionada à Assistência à Saúde; 2017. [Internet]. [Citado 2019 Nov 12]. Disponível em: http://portal.anvisa.gov.br/documents/33852/3507912/Caderno+4+-+Medidas+de+Prevenção+de+Infecção+Relacionada+à+Assistência+à+Saúde/a3f23dfb-2c54-4e64-881c-fccf9220c373.

Bamigboye AA, Hofmeyr GJ. Closure versus non-closure of the peritoneum at caesarean section. Cochrane Database of Systematic Reviews. 2003;(4):CD000163. Doi: 10.1002/14651858.CD000163.

Caesarean section surgical techniques: 3 year follow-up of the CORONIS fractional, factorial, unmasked, randomised controlled trial. Lancet. 2016;388:62-72.

Cluver C, Novikova N, Hofmeyr GJ, Hall DR. Maternal position during caesarean section for preventing maternal and neonatal complications. Cochrane Database of Systematic Reviews. 2013;(3):CD007623.

Dahlke J, Mendez-Figueroa H, Sperling J, Maggio L, Connealy B, Chauhan S. Evidence-Based Cesarean Delivery for the Nonobstetrician. Surg J (NY). 2016;2(1):e1-e6.

Diamond KA, Bonney EA, Myers JE. Caesarean section: techniques and complications. Obstet Gynaecol Reprod Med [Internet]; 2014 Feb 1;24(2):39-44. [Citado 2019 Oct 18]. Disponível em: https://www.sciencedirect.com/science/article/pii/S1751721413002273.

Dodd JM, Anderson ER, Gates S, Grivell RM. Surgical techniques for uterine incision and uterine closure at the time of caesarean section. Cochrane Database of Systematic Reviews. 2014;(7):CD004732. Doi: 10.1002/14651858.CD004732.pub3.

Haas DM, Morgan S, Contreras K. Vaginal preparation with antiseptic solution before cesarean section for preventing postoperative infections. Cochrane Database of Systematic Reviews. 2014;(9):CD007892. Doi: 10.1002/14651858.CD007892.pub4.

Hofmeyr JG, Novikova N, Mathai M, Shah A. Techniques for cesarean section. Am J Obstet Gynecol. 2009;201(5):431-44.

La Rosa M, Jauk V, Saade G, Boggess K, Longo S, Clark EAS et al. Institutional Protocols for Vaginal Preparation with Antiseptic Solution and Surgical Site Infection Rate in Women Undergoing Cesarean Delivery During Labor. Obstet Gynecol. 2018;132(2):371-6.

Mathai M, Hofmeyr GJ, Mathai NE. Abdominal surgical incisions for caesarean section. Cochrane Database of Systematic Reviews. 2013;(5):CD004453. Doi: 10.1002/14651858.CD004453.pub3.

Shi Z, Ma L, Yang Y, Wang H, Schreiber A, Li X et al. Adhesion formation after previous caesarean section-a meta-analysis and systematic review. BJOG. 2011;118(4):410-22.

Temmerman M. Caesarean section surgical techniques: all equally safe. Lancet. 2016;388(10039):8-9.

Valent AM, Dearmond C, Houston JM, Reddy S, Masters HR, Gold A et al. Effect of post–cesarean delivery oral cephalexin and metronidazole on surgical site infection among obese women: A randomized clinical trial. JAMA. 2017;318(11):1026-34.

Waterfall H, Grivell RM, Dodd JM. Techniques for assisting difficult delivery at caesarean section. Cochrane Database of Systematic Reviews. 2016;(1):CD004944. Doi: 10.1002/14651858.CD004944.pub3.

WHO recommendation on vaginal cleansing with povidone-iodine immediately before caesarean section (September 2015). The WHO Reproductive Health Library. Geneva: World Health Organization.

114

Cesárea –
Complicações Operatórias

Elton Carlos Ferreira

A operação cesariana é uma intervenção capaz de salvar vidas, tanto da mãe como da criança. Entretanto, como todo procedimento cirúrgico, apresenta o risco de complicações, que podem ocorrer no intraoperatório, no pós-operatório imediato ou tardio, e também relacionar-se com repercussões futuras, tanto para a saúde da mulher como para a da criança. Algumas dessas complicações estão bem estabelecidas, como é o caso de algumas complicações para uma futura gestação, como placenta prévia e risco de rotura uterina. Outras situações ainda estão sendo estudadas, entre elas certas associações com doenças infantis, relações estas não ainda suficientemente estabelecidas, podendo acarretar desdobramentos até a idade adulta, se confirmadas.

Algumas evidências sobre repercussões da cesárea para mulheres, recém-nascidos e crianças são de interpretação complexa, por se tratar de evidências de baixa qualidade, acarretando incerteza na relação de causalidade em longo prazo. Uma maior compreensão de como o modo de nascimento pode afetar os resultados de saúde em longo prazo para mulheres e crianças é crucial para auxiliar na tomada de decisões.

Também é importante na análise dessas complicações levar em conta as indicações de cesárea, o momento em que foram realizadas, a técnica utilizada e as características próprias das pacientes.

Complicações intraoperatórias
Complicações relacionadas à anestesia

Algumas manifestações ou repercussões da anestesia obstétrica são consideradas efeitos colaterais do procedimento e incluem a hipotensão, as náuseas e vômitos, o prurido e a retenção urinária. A hipotensão decorre do bloqueio simpático da anestesia ocasionando vasodilatação, diminuição da pré-carga e consequente diminuição da pressão arterial (PA) materna. Como a placenta não dispõe de mecanismos de autorregulação, a hipotensão materna poderá gerar hipoxemia fetal com consequente bradicardia e desacelerações da frequência cardíaca fetal. Se houver queda acentuada da PA e má oxigenação fetal prévia, pode ocorrer o óbito fetal, principalmente quando a extração fetal demora para ocorrer. Estratégias práticas para evitar ou minimizar a hipotensão abrangem o deslocamento uterino para a esquerda com descompressão da veia cava inferior e aumento do retorno venoso; infusão de cristaloide (500 a 1.000 mL) imediatamente antes ou em concomitância com a realização da anestesia, assim como o uso de vasopressores. Outras complicações anestésicas podem ocorrer, sendo algumas extremamente raras:

- **Bloqueio neuroaxial alto:** complicação tanto na anestesia raquidiana como na epidural, podendo ocasionar parada cardiorrespiratória.
- **Cefaleia pós-raquianestesia:** cefaleia posicional que piora com a posição supina e melhora em decúbito dorsal horizontal. Resulta do extravasamento de líquido cefalorraquidiano (LCR) mediante punção dural. O tratamento é realizado com analgésicos, repouso e hidratação oral e/ou venosa. Em casos refratários, indica-se o *blood patch* (injeção de sangue no espaço epidural, sangue este coletado da própria paciente).
- **Hematoma epidural:** complicação anestésica rara, mais frequente em pacientes com distúrbios de coagulação.
- **Neuropatia:** complicação muito rara após procedimento anestésico. Tal complicação decorre muito provavelmente da compressão do plexo lombossacral na descida fetal ou no expulsivo prolongado.

- **Meningite e abscesso epidural:** podem complicar o procedimento anestésico, porém são extremamente raras, com incidência de 0,2 a 5,1/10 mil.

Lesão de órgãos/estruturas pélvicas

As lesões de órgãos pélvicos são uma complicação relativamente rara da cesariana. Sua prevalência é bastante variável entre os estudos, sendo mais frequente na cesariana realizada durante o período expulsivo e nos procedimentos de emergência, em comparação à cesariana eletiva. Mulheres com múltiplas aderências abdominais e pélvicas também apresentam maior risco para essas lesões. As estruturas mais comumente atingidas são a bexiga, os ureteres e o intestino.

O pronto reconhecimento da lesão, assim como sua correção, é fundamental para o sucesso terapêutico. As lesões de bexiga podem ser identificadas ao visualizar-se extravasamento de urina pela lesão ou pela identificação do balão do cateter Foley. Já as lesões que envolvem somente a serosa e/ou muscular, podem ser identificadas fazendo-se uma cuidosa revisão dessa estrutura. A correção das lesões de bexiga geralmente é realizada com sutura em dois planos: o primeiro plano deverá englobar a camada muscular da bexiga, com pontos contínuos, sem tração, e fio absorvível 3-0; e o segundo plano abrangerá a serosa do orgão, com pontos separados e fio absorvível 2-0. A paciente deverá permanecer com sonda vesical de demora por 10 a 14 dias. Lesões que envolvem o trígono vesical, o ureter ou o intestino deverão ser avaliadas por equipe especializada.

Hemorragia

A média estimada de perda sanguínea na cesariana é de 1.000 mL e causas de hemorragia incluem atonia uterina, prolongamento da histerotomia e acretismo placentário. Em alguns casos, pode haver lesão da artéria uterina, sendo indicada sua ligadura para conter o sangramento, atentando-se para que não haja ligadura inadvertida do ureter ipsilateral. A perda sanguínea e o risco de hemorragia são diminuídos com a administração profilática e rotineira de ocitocina imediatamente após o nascimento do concepto. Estudo observacional publicado por Souza et al. em 2010 apontou para um risco duas vezes maior de transfusão seguindo-se à cesariana quando comparada ao parto vaginal, e o maior risco ocorreu nas cesáreas realizadas durante o trabalho de parto (cesáreas de urgência).

Dificuldade de extração fetal

Embora não seja evento frequente, em determinadas situações pode haver dificuldade de extração fetal. Entre essas situações, a mais comum ocorre quando houve tentativa de parto vaginal e o feto está muito insinuado no canal de parto. Muitas vezes são situações de desproporção cefalopélvica, com ou sem tentativa de parto com fórceps ou vácuo-extrator, ou seja, com o feto muito baixo no canal de parto. Pode haver dificuldade de acesso ao polo cefálico, que está na vagina, para trazê-lo de volta à cavidade abdominal e promover sua liberação pela abertura cirúrgica, o que pode acarretar danos ao concepto e aos tecidos maternos, principalmente

útero e bexiga. Outra situação, mais rara, ocorre com a extração de fetos muito pequenos, em virtude da associação desses casos com prematuridade extrema, em que o segmento uterino é mais espesso, o que pode dificultar a extração fetal de forma significativa. Também em situações de malformações fetais, como a hidrocefalia, por exemplo, em casos de gemelidade imperfeita e em situações de miomatose uterina, com miomas de grandes dimensões na região do segmento uterino, podem ocorrer dificuldades de extração fetal.

Complicações pós-operatórias em curto e médio prazo
Íleo paralítico e pseudo-obstrução intestinal

O íleo paralítico acomete cerca de 10 a 20% das pacientes após a cesariana e, em sua maioria, resolve-se com medidas pró-cinéticas, deambulação e ajuste da dieta. Em casos mais leves, pode-se prescrever dieta líquida ou pastosa e a drenagem não se faz necessária. Em casos mais graves, a dieta oral deverá ser suspensa, assim como deverá ser realizada a drenagem gástrica contínua com sonda. É de fundamental importância a prescrição de medicações pró-cinéticas como metoclopramida, domperidona e a bromoprida. O íleo paralítico diferencia-se da pseudo-obstrução intestinal (síndrome de Ogilvie), na qual há dilatação importante do ceco e/ou hemicólon direito, sem fator obstrutivo, podendo culminar em ruptura intestinal, que pode ser muito grave. Sintomas como náuseas, vômitos, distensão abdominal são frequentes em ambas as entidades. No exame físico, achado bastante interessante na síndrome de Ogilvie é a presença de ruídos hidroaéreos na grande maioria dos pacientes. Para o diagnóstico da pseudo-obstrução, a colonoscopia não deverá ser usada, pois poderá agravar o quadro de distensão da alça; a radiografia de abdome presta-se principalmente para avaliar a dilatação do ceco, local mais sujeito à ruptura intestinal, porém não define o diagnóstico; a tomografia mostra dilatação do cólon proximal sem fator obstrutivo associado.

Complicações do sítio cirúrgico

As complicações de parede abdominal são as mais frequentes e englobam a deiscência da ferida, o hematoma, a infecção e o seroma. Com prevalência de 3 a 15%, a infecção de parede abdominal se manifesta mais comumente cerca de 5 a 7 dias após o procedimento e tem como fatores de risco relacionados o hematoma, a obesidade, o tabagismo, a corioamnionite, tempo cirúrgico prolongado, a cesariana de urgência ou aquelas realizadas durante o período expulsivo. O diagnóstico da infecção é clínico e deverá ser suspeitado quando a ferida operatória apresentar aspecto hiperemiado, quando houver presença de secreção purulenta ou, ainda, se houver deiscência. O hemograma poderá mostrar leucocitose. Diagnósticos diferenciais como endometrite, mastite e infecção do trato urinário deverão ser descartados assim como a extensão do processo infeccioso deverá ser levantada com ultrassonografia de parede abdominal. O tratamento é realizado mediante prescrição de antibióticos de largo espectro (p. ex., betalactâmicos) e dependerá da extensão do processo infeccioso. Em alguns casos, a drenagem manual e/ou cirúrgica da secreção purulenta se fará necessária.

Endometrite puerperal

Definida como a infecção da decídua, ocorre entre 2 e 10 dias de pós-parto. Fatores de risco incluem, além da própria cesárea: coriamnionite; vaginose bacteriana; trabalho de parto ou bolsa rota prolongados; múltiplos toques vaginais; HIV; anemia; diabetes materno; e baixo nível socioeconômico. Geralmente, manifesta-se com febre, dor em baixo ventre, dor à palpação uterina, subinvolução do útero e taquicardia materna, podendo ainda apresentar saída de loquiação fétida e purulenta ao exame especular. O hemograma mostra leucocitose, e uma ultrassonografia deverá ser solicitada a fim de descartar restos ovulares e avaliar a presença de coleções em parede abdominal e em cavidade abdominopélvica, fazendo-se também o diagnóstico diferencial da infecção que acomete apenas a parede abdominal e de outros diagnósticos de febre no puerpério. Medidas profiláticas tanto para a infecção de parede como para endometrite englobam antibioticoprofilaxia 15 a 60 minutos previamente ao procedimento, antissepsia vaginal, preparo do campo cirúrgico com degermação e antissepsia, técnica operatória adequada e hemostasia rigorosa. Uma vez diagnosticada, a endometrite deverá ser tratada em esquema antibiótico com cobertura para Gram-negativos (p. ex., aminogligosídeos – gentamicina) e anaeróbios (p. ex., metronidazol) sendo, muitas vezes, necessária a cobertura para Gram-positivos (p. ex., betalactâmicos – ampicilina). Restos placentários, se presentes, deverão ser retirados por meio de uma curetagem cuidadosa, havendo aumento de risco de perfuração em virtude de infecção uterina. É importante o uso de uterotônicos uma vez que a infecção uterina predispõe à atonia e, consequente, a sangramento.

Tromboflebite pélvica séptica (TPS)

Geralmente associada à infecção puerperal (endometrite), a TPS é mais comum após o parto cesárea (1:800) em relação ao parto vaginal (1:9.000). Manifesta-se com febre no pós-operatório sem melhora com o tratamento antibiótico instituído e, quando envolve a veia ovariana, causa dor abdominal no lado acometido. Fatores de risco associados incluem, além da endometrite e corioamnionite, a gestação múltipla e a idade materna menor do que 20 anos. O diagnóstico é realizado pela apresentação clínica associado a exames complementares. Os exames solicitados podem mostrar leucocitose, porém de forma inespecífica, e as culturas geralmente são negativas. Exames de imagem geralmente são solicitados para o diagnóstico assim como para identificação de outras morbidades infecciosas, porém muitas vezes falham em mostrar a obstrução, principalmente quando a veia ovariana não está acometida. A tomografia contrastada (TC) é o método mais utilizado (Figura 114.1), sendo a ressonância magnética (RM) uma alternativa. A ultrassonografia com Doppler é menos útil caso a TC ou a RM estejam disponíveis. O tratamento é realizado com antibioticoterapia de largo espectro, caso uma causa infecciosa não tenha sido descartada, associada à anticoagulação. Complicações como a embolia pulmonar atingem cerca de 2% dos casos (geralmente são pequenas, não causando hipóxia).

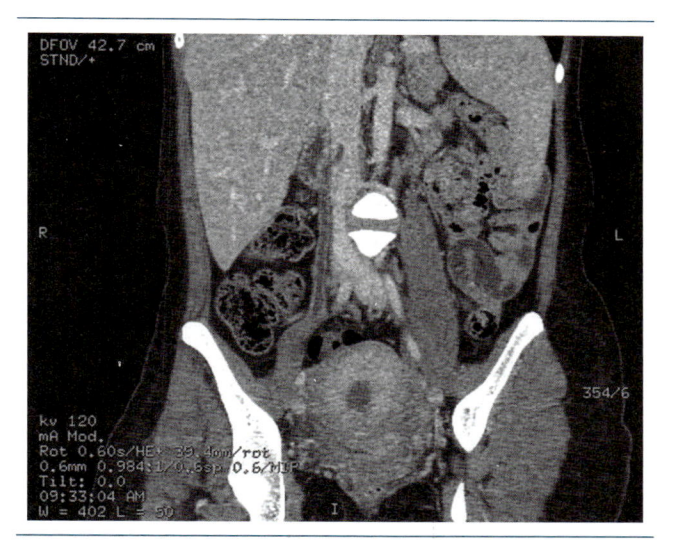

Figura 114.1. Tomografia computadorizada mostrando trombose de veia ovariana direita com extensão para veia cava inferior.
Fonte: Acervo da autoria.

Eventos tromboembólicos

Estão incluídos aqui o tromboembolismo venoso, o infarto do miocárdio e o acidente vascular encefálico (AVE). Estudo publicado por Blondon et al. em 2016, mostrou uma prevalência no puerpério de 44,8 em 100 mil cesarianas em comparação a 14,5 em 100 mil partos vaginais. Uma metanálise de estudos observacionais encontrou uma prevalência de tromboembolismo venoso e/ou de embolia pulmonar de 260 em 100 mil cesarianas, sendo esse risco ainda maior após cesarianas de emergência. A profilaxia de tromboembolismo tanto mecânica (meias elásticas/deambução precoce) como farmacológica (heparina/warfarina) é ditada por guidelines e recomendações específicas e cada serviço deverá dispor de protocolos guiando sua indicação.

Fístulas

A formação de fístulas após a cesariana é um evento bastante raro, sendo aquelas provenientes do trato urinário mais prevalentes que as oriundas do trato gastrointestinal. Geralmente se formam 2 a 3 semanas após o procedimento cirúrgico. O diagnóstico é feito mediante exame clínico em que poderá haver saída de material (urina ou fezes) pelo orifício fistuloso, sendo o sítio confirmado por exame de imagem (injeção de contraste no orifício da fístula) ou ureterocistocopia (nos casos de fístulas vesicais ou ureterais). O tratamento poderá ser conservador e/ou cirúrgico.

Corpo estranho

A presença de corpo estranho deverá ser hipotetizada em todos os casos de infecção puerperal ou nos casos de infecção refratária ao tratamento antibiótico. A prevenção se faz com rigoroso e cuidadoso controle e contagem de instrumentais, gazes, compressas e agulhas antes e após o procedimento cirúrgico. Ainda assim, em alguns casos, poderá ocorrer a presença de corpo estranho cujo diagnóstico, após a suspeição clínica, se fará pelo exame de imagem (radiografia/ultrassonografia/tomografia) e terá como conduta sua remoção imediata. Potenciais fatores de risco incluem cirurgias prolongadas, forte hemorragia intraoperatória, obesidade, cirurgias de emergência, mais de uma equipe cirúrgica em campo operatório e mudança repentina da estratégia cirúrgica. Uma importante estratégia preventiva, além da contagem dos materiais citada, é o uso de compressas e gazes que contenham material radiopaco. Desse modo, em caso de discrepância na contagem, o material seria mais facilmente identificado com uma radiografia realizada ainda na sala cirúrgica. As consequências médico-legais para o cirurgião podem ser significativas.

Morte materna

A associação entre cesárea e mortalidade materna mostra resultados contraditórios em diferentes países. Muitos acabam agrupando na análise a cesárea feita durante uma tentativa de parto vaginal, que muitas vezes é de urgência e emergência e que, comprovadamente, está associada a piores resultados maternos e fetais, com a cesárea programada (eletiva). A cesárea que ocorre durante o trabalho de parto e seus resultados não podem ser atribuídos ao grupo de cesáreas eletivas, mas devem ser considerados consequências da escolha de um parto vaginal. Esse é um grande viés nos estudos. Não se pode considerar apenas os partos vaginais que terminaram por esta via como fazendo parte do grupo que optou pelo parto normal. As cesáreas intraparto são complicações de uma opção que acabou não dando certo e são realizadas para preservação materna e/ou fetoneonatal. Por isso seus desfechos devem ser contabilizados para o grupo de mulheres que teve como opção o parto vaginal. Em geral, em países de mais baixa renda e com mais baixas taxas de cesárea, o procedimento se associa à redução de mortalidade materna.

Estudo realizado em países de baixa e média renda publicado por Souza et al. em 2010, mostrou maior risco de morte materna na cesariana (OR = 2,90, p < 0,05) em relação ao parto vaginal. Importante ressaltar que, nesse estudo, o maior risco de morte ocorreu em mulheres submetidas à cesariana de urgência após tentativa de parto vaginal e que esse risco não foi avaliado em mulheres submetidas à cesariana eletiva sem indicação médica. Outro estudo publicado por Sobhy et al. em 2019 avaliou a mortalidade materna em pacientes submetidas à cesariana em países de baixa e média renda e encontrou uma prevalência de 760 mortes maternas/100 mil procedimentos. Quando avaliada a morte materna em países de alta renda, estudo holandês mostrou risco de morte após a cesariana de 21,9/100 mil cesáreas. Nesse mesmo levantamento, houve 3,8 mortes maternas/100 mil partos vaginais. Deve-se destacar que em locais onde não se tem acesso ao procedimento, altos índices de morte materna também são encontrados.

Comparados aos partos vaginais, as cesarianas têm sido associadas a taxas mais altas de morbidade materna, fetal e infantil e a custos mais altos, principalmente quando realizados em trabalho de parto. Estudo transversal e ecológico, avaliou a relação entre as taxas anuais de parto cesáreo, entre 2005 e 2012 para os 194 membros da OMS, e a mortalidade materna e neonatal. Observou-se que taxas entre 10 e 20% foram associadas a menor mortalidade materna ou neonatal.

Uma revisão sistemática com dados da América Latina, envolvendo sete estudos, todos observacionais, sendo apenas um prospectivo, verificou que pode haver um risco aumentado de mortalidade materna com cesariana em comparação com parto vaginal, porém os autores ressaltam fortemente a falta de estudos sobre o assunto, principalmente aqueles que levam em consideração as diferenças de risco entre as mulheres que são submetidas às diferentes vias de parto.

Complicações neonatais imediatas

Os riscos para o recém-nascido incluem principalmente a prematuridade iatrogênica e a taquipnéia transitória, em especial quando o procedimento é realizado antes das 39 semanas e quando a gestante está fora do trabalho de parto. Os problemas respiratórios agudos são um dos principais problemas neonatais associados com a realização de uma cesárea, principalmente quando a gestante está fora de trabalho de parto. Quanto menor a idade gestacional, piores os efeitos de uma cesariana eletiva sobre a condição respiratória do recém-nascido. Em alguns cenários tem sido discutida a administração de corticosteroides para indução de maturidade pulmonar quando é realizada cesárea eletiva antes de 39 semanas. Até agora não há suficiente informação de literatura para decidir quanto a essa administração.

Complicações em médio e longo prazo
Processos aderenciais intracavitários

Estudo populacional publicado por Hesselman et al. em 2018 mostrou um risco cinco vezes maior de aderências na cesariana quando comparada ao parto vaginal, e a prevalência foi proporcional ao número de cesáreas.

Rotura uterina

O risco de rotura uterina em pacientes com cesariana anterior é maior em relação àquelas sem cicatriz uterina prévia. Além disso, esse risco é maior no trabalho de parto induzido quando comparado ao trabalho de parto espontâneo e à cesariana eletiva. Estudo clássico publicado por Lydon-Rochelle et al. em 2001 mostrou que o risco relativo de ruptura uterina em pacientes com uma cesárea anterior era de 3,3 com o início espontâneo do trabalho de parto; 4,9 com a indução do trabalho de parto sem prostaglandina e 15,6 com a indução do trabalho de parto com prostaglandina.

Placentação anômala

O parto cesáreo aumenta o risco de placenta prévia e esse risco é diretamente proporcional ao número de cesarianas anteriores. Além disso, mulheres com placenta prévia devem ser pragmaticamente rastreadas quanto à presença de acretismo placentário e esse risco também é proporcional ao número de cesarianas prévias. Estudo publicado por Silver et al., em 2006, mostrou que, na presença de placenta prévia, a prevalência de acretismo é de 3%, 11%, 40%, 61%, 67%, respectivamente, para nenhuma, uma, duas, três e quatro cesáreas anteriores. Além de afastar o diagnóstico de acretismo placentário, mulheres com placenta prévia deverão ser orientadas à abstinência sexual, a evitar atividades físicas ou permanecer em pé por períodos prolongados, assim como deverão procurar atendimento médico imediatamente em caso de sangramento vaginal ou na presença de contrações. Além disso, durante o exame ginecológico, o toque vaginal está contraindicado.

Istmocele

É um defeito do miométrio na região da histerorrafia prévia. Consiste numa área hipoecoica ao ultrassom dentro do miométrio no local da cicatriz uterina de uma cesariana anterior. Provoca sintomatologia que inclui dismenorreia, dor pélvica crônica, sangramento uterino anormal, além de relacionar-se com gestação ectópica (implantação no embrião na istmocele), acretismo placentário e rotura uterina. Seu diagnóstico pode ser realizado por ultrassonografia, histerossonografia ou histeroscopia. Tratamentos propostos incluem laparotomia/laparoscopia com ressecção do defeito uterino e ressutura; histeroscopia com "retificação" da área defeituosa ou, ainda, laparoscopia associada à histeroscopia.

Complicações neonatais tardias

Vários desses riscos decorrem do nascimento pré-termo. Além desses problemas, tem sido aventado que crianças nascidas por cesárea, por não serem expostas à flora bacteriana materna do canal de parto e por serem expostas a intervenções diferentes daquelas que atingiram os nascidos por parto normal, podem ser mais propensas ao desenvolvimento de alterações imunológicas e desenvolverem doenças alérgicas como asma, rinite e alergias alimentares, apresentarem diversidade reduzida do microbioma intestinal intestinal, além da possibilidade de terem maior propensão à obesidade infantil e na adolescência. É difícil afirmar que essas situações decorram principalmente da cesárea ou de outros fatores biológicos e ambientais. É preciso cautela para fazer afirmações que necessitam de mais estudos bem estruturados para tirar conclusões definitivas. Além disso, essas crianças nascidas de cesariana teriam um maior risco de desenvolvimento de transtornos de atenção e hiperatividade e de distúrbios de espectro do autismo. Mais estudos são necessários para se fazer qualquer afirmação nesse sentido.

LEITURAS COMPLEMENTARES

Alexander JM, Leveno KJ, Rouse DJ et al. Comparison of maternal and infant outcomes from primary cesarean delivery during the second compared with first stage of labor. Obstet Gynecol. 2007;109:917.

Allen V, O'Connell C, Baskett T. Cumulative economic implications of initial method of delivery. Obstet Gynecol. 2006;108:549-55.

Allen V, O'Connell C, Baskett T. Maternal morbidity associated with cesarean delivery without labor compared with induction of labor at term. Obstet Gynecol. 2006;108:286-94.

Allen VM, O'Connell CM, Liston RM et al. Maternal morbidity associated with cesarean delivery without labor compared with spontaneous onset of labor at term. Obstet Gynecol. 2003;102:477-82.

Blondon M, Casini A, Hoppe KK et al. Risks of Venous Thromboembolism After Cesarean Sections: A Meta-Analysis. Chest. 2016;150:572.

Dotters-Katz SK, Smid MC, Grace MR et al. Risk Factors for Postpartum Septic Pelvic Thrombophlebitis: A Multicenter Cohort. Am J Perinatol. 2017;34:1148.

Fahmy WM, Crispim CA, Cliffe S. Association between maternal death and cesarean section in Latin America: A systematic literature review. Midwifery. 2018;59:88-93.

Hammad IA, Chauhan SP, Magann EF, Abuhamad AZ. Peripartum complications with cesarean delivery: A review of Maternal-Fetal Medicine Units Network publications. J Matern Fetal Neonatal Med. 2014;27:463.

Hesselman S, Högberg U, Råssjö EB, Schytt E, Löfgren M, Jonsson M. Abdominal adhesions in gynaecologic surgery after caesarean section: a longitudinal population-based register study. BJOG. 2018;125(5):597-603.

Lee KJ et al. The Clinical Characteristics of Colonic Pseudo-obstruction and the Factors Associated with Medical Treatment Response: A Study Based on a Multicenter Database in Korea. J Korean Med Sci. 2014 May;29(5):699-703.

Lydon-Rochelle M, Holt VL, Easterling TR, Martin DP. Risk of uterine rupture during labor among women with a prior cesarean delivery. N Engl J Med. 2001;345(1):3-8.

Marshall NE, Fu R, Guise JM. Impact of multiple cesarean deliveries on maternal morbidity: A systematic review. Am J Obstet Gynecol 2011;205:262.e1.

Molina G, Weiser TG; Lipsitz SR, Esquivel MM, Uribe-Leitz T, Azad T, Shah N, Semrau K, Berry WR, Gawande AA, Haynes AB. Relationship Between Cesarean Delivery Rate and Maternal and Neonatal Mortality. JAMA. 2015;314(21):2263-70.

Sandall J, Tribe RM, Avery L, Mola G, Visser GHA, Homer CSE, Gibbons D, Kelly NM, Kennedy HP, Kidanto H, Taylor P, Temmerman M. Short-term and long-term effects of caesarean section on the health of women and children. Lancet Series – Optimising caesarean section use 2. 2018;392:1349-57.

Silver RM, Landon MB, Rouse DJ, Leveno KJ, Spong CY, Thom EA, Moawad AH, Caritis SN, Harper M, Wapner RJ, Sorokin Y, Miodovnik M, Carpenter M, Peaceman AM, O'Sullivan MJ, Sibai B, Langer O, Thorp JM, Ramin SM, Mercer BM; National Institute of Child Health and Human Development Maternal-Fetal Medicine Units Network. Maternal morbidity associated with multiple repeat cesarean deliveries. Obstet Gynecol. 2006;107(6):1226-32.

Sobhy S, Arroyo-Manzano D, Murugesu N et al. Maternal and perinatal mortality and complications associated with caesarean section in low-income and middle-income countries: a systematic review and meta-analysis. Lancet. 2019;393:1973.

Souza JP, Gülmezoglu A, Lumbiganon P, Laopaiboon M, Carroli G, Fawole B, Ruyan P; WHO Global Survey on Maternal and Perinatal Health Research Group. Caesarean section without medical indications is associated with an increased risk of adverse short-term maternal outcomes: the 2004-2008 WHO Global Survey on Maternal and Perinatal Health. BMC Med. 2010;8:71.

Vervoort AJ et al. Why do niches develop in Caesarean uterine scars? Hypotheses on the aetiology of niche development. Hum Reprod. 2015 Dec;30(12):2695-702.

115

Cesárea –
Estratégias de Redução

Renato Passini Júnior
Samira El Maerrawi Tebecherane Haddad
José Guilherme Cecatti

A Organização Mundial de Saúde (OMS) e outras entidades mundiais e de nações consideram que a cesárea é subutilizada em alguns países e excessivamente realizada em outros, como é o caso do Brasil, onde seu número supera o de partos vaginais. Segundo vários autores, o uso excessivo de um procedimento cirúrgico deste tipo, nem sempre relacionado com indicações médicas claras, pode acarretar prejuízos à saúde materna e infantil em curto, médio e longo prazos, além de provocar custos aumentados em saúde (Betrán et al., 2018). Dentro de um contexto de controvérsias, nem sempre suficientemente embasadas em evidências científicas e muitas vezes envolvidas em interesses variados, surge de fato a necessidade de buscar formas de tentar reduzir as taxas de cesáreas, em especial nos locais onde elas estão comprovadamente em excesso.

Embora a discussão sobre a redução de cesáreas seja uma questão de extrema relevância para a saúde materna e infantil, não se pode deixar de considerar que a falta de acesso a uma cesariana de qualidade, quando adequadamente indicada, é um problema também importante em muitas regiões do mundo e dentro de um mesmo país. Como exemplo, ainda que o Brasil apresente elevadas taxas de cesárea, pode-se estimar que algumas mulheres e conceptos vivenciem dificuldade de acesso a uma cesariana necessária, em tempo oportuno. Busca-se, portanto, uma adequação das taxas num sentido de equidade em saúde.

Para avaliar a necessidade de redução de taxas, seria necessário discutir em qual valor queremos chegar. O conceito que continua sendo repetido, de que as taxas de cesárea não deveriam superar os 15% dos nascimentos, parece inconsistente com a prática, seja pelo fato de que são poucos os países com bons indicadores de saúde que estão abaixo deste percentual, seja pelo fato de que a taxa citada leva em conta prioritariamente aspectos de mortalidade materna e perinatal, quando há muito mais questões envolvidas na análise. Aspectos de **morbidade materna e perinatal** associados à gravidez e ao parto são de imensa relevância nessa discussão, pelos riscos de sequelas imediatas e futuras que podem ocasionar. Não se sabe qual taxa de cesáreas estaria relacionada com a redução dos riscos de morbidade materna e perinatal graves ou potencialmente geradoras de sequelas definitivas. É preciso considerar outros desfechos desfavoráveis diferentes de morte quando se avaliam os riscos envolvidos em realizar ou não realizar uma cesárea, porque são aspectos relevantes para a saúde materna e da criança.

À parte dessa discussão, sobressai o fato concreto de uma elevada taxa de cesárea na maior parte dos países, especialmente naqueles de média e alta renda, provavelmente com um forte componente de cesáreas sem indicações clínicas reais. Nesse mesmo sentido, é emblemática a diferença de taxa de cesárea no Brasil entre o setor público (entre 30 e 40%) e o setor privado/suplementar (onde chega a 90%), não existindo justificativas clínicas ou populacionais para explicar essas diferenças.

Em documento do ano de 2015, a OMS estabeleceu como conclusões que as cesáreas podem salvar vidas, desde que sejam realizadas em condições de segurança, pois podem apresentar complicações, e que sua realização deveria ser baseada em indicação clínica fundamentada preferencialmente por forte evidência científica. Com relação às taxas de cesárea, a entidade afirma que se deve garantir que cesáreas sejam feitas nos casos em que são de fato necessárias, em vez de buscar atingir uma taxa específica desses procedimentos. Admite, ainda, como já citado, que não estão claros quais são os efeitos das taxas de cesáreas sobre outros desfechos além da mortalidade, como morbidade materna e perinatal, desfechos pediátricos e bem-estar social ou psicológico. Também considera que são necessários mais estudos para entender quais são os efeitos imediatos e em longo prazo da cesárea sobre a saúde. O provável é que não exista uma taxa "ideal" e sim variáveis faixas de taxas a serem adaptadas para cada local, segundo características populacionais de vários tipos, ainda não suficientemente esclarecidas.

Para se conseguir esse equilíbrio desejado, facilitando o acesso quando necessário e, principalmente, reduzindo sua realização quando as taxas são injustificadamente elevadas, uma série de estratégias ou abordagens têm sido recomendadas e utilizadas ao longo das últimas duas décadas.

Classificação pelo sistema de 10 grupos de Robson

A OMS propõe a adoção da classificação de Robson (2001) em todo o mundo, como instrumento para avaliar, monitorar e comparar taxas de cesáreas ao longo do tempo em um mesmo hospital e entre diferentes hospitais e instituições. O uso de uma única classificação para as cesáreas poderia facilitar avaliações e auditorias e, talvez, possa ajudar a implementar estratégias eficazes especificamente direcionadas para otimizar as taxas de cesárea, quando isso for necessário e possível.

O sistema desenvolvido por Robson consiste de 10 grupos, formados a partir de cinco critérios básicos, que devem estar disponíveis para todas as gestantes:

- **Paridade:** nulípara ou multípara (com ou sem cesariana anterior).
- **Número de fetos:** gravidez com feto único, gestação múltipla.
- **Apresentação fetal:** cefálico, pélvico ou situação transversa.
- **Forma de início do trabalho de parto:** espontâneo, induzido ou cesariana eletiva.
- **Idade gestacional em que ocorreu o parto:** antes ou a partir da 37ª semana.

Estes critérios são simples e facilmente obtidos por qualquer profissional durante a assistência, sendo relevantes e universais (aplicam-se em qualquer parte do mundo), não dependendo de processos complexos (Clode, 2017).

A combinação dessas características gera a classificação de grupos de Robson, apresentada no Quadro 115.1.

Apesar de sua grande aplicabilidade, essa classificação não permite a análise da cesariana por solicitação materna e aquelas indicadas por condições obstétricas e indicações médicas (p. ex., placenta prévia). Também não considera doenças preexistentes, detectadas antes ou durante a gravidez, e que são as principais causas de morte materna no país, como é o caso da hipertensão arterial. Em virtude desses e de outros fatores, alguns autores apontam para a necessidade de flexibilizar esses critérios, a fim de criar subgrupos de interesse para cada região e para cada análise específica. Uma proposta canadense agrega modificações nessa classificação, criando subgrupos de mulheres com cesariana após início espontâneo do trabalho de parto, após indução do parto e antes do parto.

No Brasil, aplicando-se esta classificação para avaliar as taxas de cesárea em cada grupo de Robson, com base nos dados disponíveis para esse cálculo a partir do ano de 2014, temos o resultado demonstrado na Tabela 115.1.

Avaliação dos fatores envolvidos na opção pela via de parto

Embora a classificação de Robson seja uma ferramenta comparativa interessante, a redução das taxas de cesárea é uma tarefa desafiadora, pois envolve diversos aspectos sociais, culturais, econômicos, do sistema e dos profissionais de saúde. Nesse contexto, múltiplos fatores atuam de maneira complexa, associados e inter-relacionados, dos quais pode-se destacar alguns, apenas como exemplo, descritos a seguir e não agrupados em ordem de importância:

- Condições econômicas de parte da população que facilitam o acesso ao procedimento.
- Informações equivocadas sobre saúde, que se disseminam na sociedade.
- Pouco esclarecimento de uma parcela da população sobre questões relativas ao parto.
- Opção pela cesárea por parte de algumas mulheres, exercendo seu direito de escolha pela via de parto.
- Opção pela cesárea pela crença de que o processo do parto normal seja mais deletério e confira maior risco de

Quadro 115.1 Grupos de Robson.	
Grupo	**Características**
1	Nulíparas com feto único, cefálico, ≥ 37 semanas, em trabalho de parto espontâneo
2	Nulíparas com feto único, cefálico, ≥ 37 semanas, cujo parto é induzido ou que são submetidas à cesárea antes do início do trabalho de parto
3	Multíparas sem cesárea anterior, com feto único, cefálico, ≥ 37 semanas, em trabalho de parto espontâneo
4	Multíparas sem cesárea anterior, com feto único, cefálico, ≥ 37 semanas, cujo parto é induzido ou que são submetidas à cesárea antes do início do trabalho de parto
5	Todas multíparas com pelo menos uma cesárea anterior, com feto único, cefálico, ≥ 37 semanas
6	Todas nulíparas com feto único em apresentação pélvica
7	Todas multíparas com feto único em apresentação pélvica, incluindo aquelas com cesárea(s) anterior(es)
8	Todas mulheres com gestação múltipla, incluindo aquelas com cesárea(s) anterior(es)
9	Todas gestantes com feto em situação transversa ou oblíqua, incluindo aquelas com cesárea(s) anterior(es)
10	Todas gestantes com feto único e cefálico, < 37 semanas, incluindo aquelas com cesárea(s) anterior(es)

Fonte: Adaptado de Robson, 2001.

Tabela 115.1. Taxa de cesárea por grupos de Robson no Brasil, entre os anos de 2014 a 2018.

Ano	Grupos										Branco/ Ignorado	Todos
	1	2	3	4	5	6	7	8	9	10		
2014	48,73	69,44	21,53	44,50	86,61	89,48	84,68	82,52	96,97	50,75	59,89	56,99
2015	45,55	68,20	19,45	44,34	85,43	89,32	84,74	82,58	96,91	49,79	57,92	55,48
2016	44,80	69,20	18,86	45,79	85,00	89,49	85,90	83,28	96,95	50,14	56,19	55,39
2017	44,57	69,80	18,55	46,10	85,04	90,42	87,16	83,86	97,06	50,77	56,76	55,66
2018	44,21	70,77	18,60	47,23	85,19	91,37	87,83	84,41	97,19	51,35	55,24	55,94

Fonte: Brasil. Ministério da Saúde. Dados obtidos por meio do Sistema de Informações sobre Nascidos Vivos – Sinasc/Datasus, 2020.

desfecho neonatal desfavorável quando comparado com a cesariana.

- Mudança do perfil de mulheres que engravidam, com maior frequência de idade materna mais elevada e obesidade, o que acarreta maior morbidade agregada.
- Pouco acesso à analgesia de parto – um problema de grande importância nesse contexto.
- Valorização extrema do resultado neonatal, não se admitindo outra possibilidade que não seja uma criança totalmente saudável em relação ao parto.
- Questionamentos das evidências científicas sobre vários aspectos relacionados ao parto, principalmente em relação à qualidade dos estudos e aplicabilidade em locais diferentes de onde foram realizados.
- Mudanças na prática obstétrica, como taxas decrescentes de parto vaginal operatório, parto pélvico e tentativa de parto após cesariana.
- Menor treinamento de médicos residentes com assistência ao parto vaginal, parto operatório e parto pélvico, bem como suas complicações.
- Desenvolvimento técnico dos procedimentos anestésicos e cirúrgicos, que permitiram alto grau de segurança materna e fetal/neonatal para a cesárea.
- Dúvidas em relação a desfechos em longo prazo de partos vaginais, principalmente os operatórios.
- Aumento de demandas judiciais e ético-profissionais sobre obstetras, envolvendo o atendimento ao parto.
- Preferência de profissionais, principalmente obstetras.
- Tipo de organização do sistema de saúde, estrutura dos serviços de saúde e de maternidades.
- Forma de trabalho do obstetra, que muitas vezes atua isoladamente e não em equipe, dificultando o atendimento a um trabalho de parto que pode durar várias horas.
- Falta de equipes multiprofissionais em trabalho integrado.
- Ambiência hospitalar pouco favorável ao trabalho de parto.
- Segurança limitada e questionável de métodos de avaliação de vitalidade fetal intraparto.

Serão destacados, a seguir, alguns desses fatores, embora todos sejam relevantes.

Preferência das mulheres

Essencial nessa discussão é saber efetivamente a opinião das mulheres sobre o que preferem em relação à via de parto. Metanálise recente com dados do Brasil (Reiter et al., 2018), composta por 28 estudos, envolvendo em torno de 31 mil participantes, observou preferência pela cesárea por 27,2% das mulheres. Essa preferência foi maior entre multíparas com cesárea prévia (58%) do que entre multíparas sem cesárea (17,3%) e entre mulheres com planos privados de saúde (44,3%). Em mulheres dependentes do sistema público, a preferência foi de 22,7%. No geral, a preferência das mulheres pela cesárea aumentou com o passar dos anos, passando de 22,4% antes do ano 2000, para aproximadamente 27% em 2009, segundo esses estudos.

Os autores dessa metanálise comentam possíveis explicações para a preferência pelo parto cesáreo pelas mulheres no Brasil destacando resultados de outros estudos que apontam conveniência materna e medo de dor no parto (motivos estes também presentes em estudos envolvendo países de alta e média renda) como aspectos importantes. Ressaltam o modelo de trabalho do obstetra no setor privado e sua opinião como importantes na decisão da mulher pela cesárea. A metanálise também aponta para dificuldades quanto à autonomia de decisão das mulheres, destacando que, em contraste com outros países, a decisão pela cesárea no Brasil nem sempre está embasada em boas informações sobre riscos e benefícios que lhes são transmitidas.

Sabemos que a opção pela via de parto pode ser modificada durante a gravidez, sendo influenciada por múltiplos fatores ambientais, sociais, pessoais e da atenção médica. Nem sempre a opinião emitida, por exemplo, no início da gravidez, será a mesma ao final da gestação. Opiniões no pós-parto imediato poderão influenciar a escolha em futuras gestações. Trata-se, portanto, de uma análise complexa e dinâmica, que dificulta a clareza na interpretação de resultados e conclusões.

Manejo adequado do nascimento

É necessário um longo trabalho conjunto, com mulheres e médicos, analisando conhecimento, comportamento, atitudes, medos e dificuldades sobre o tema para propiciar um ambiente mais favorável para as decisões. Uma questão relevante envolvida neste assunto são alguns receios e preocupações com desfechos no parto vaginal. Assim, é necessário entender o que pensam médicos e mulheres sobre certos temas como a indicação de alguns procedimentos que podem ser necessários intraparto, como é o caso do parto operatório. Não basta o médico estar capacitado a realizar um fórceps; é preciso saber a opinião da mulher em relação ao uso do fórceps e se ela aceita a utilização dessa prática se estiver indicada para finalizar o parto. Isso pode interferir na escolha da via de parto.

Uma vez feita a opção pelo parto vaginal, a garantia de um cuidado contínuo intraparto, com a presença de um acompanhante que possa dar suporte emocional à parturiente, é de alta importância, podendo ajudar a evitar que algumas mulheres desistam de continuar tentando o parto normal ou tenham uma experiência muito ruim que resulte na opção por uma cesárea em outra gravidez. A presença de equipe multiprofissional no atendimento também pode colaborar com a redução de cesáreas.

Riscos associados com as cesáreas

Conforme aponta estudo recente, as taxas de sucesso de partos por cesárea acabam aumentando sua procura e aceitação, apesar de muitos riscos associados (Clark et al., 2018). Embora a cesárea seja uma cirurgia com todos os riscos envolvidos numa laparotomia aberta, é inegável que se conseguiu um grau de desenvolvimento técnico que reduz complicações graves intraoperatórias, embora não as evite, o que traz a "sensação de segurança" a médicos e pacientes. Essa "segurança" adquirida faz alguns verem a cesárea como uma forma também "normal" de nascimento no país. Entretanto, o conhecimento médico-científico aponta para vários problemas relacionados ao excesso de procedimentos deste tipo. Apesar disso, as práticas e costumes já inseridos numa categoria profissional, ou numa população, nem sempre são de fácil modificação. Não é sempre que o conhecimento trazido com novas evidências científicas é aceito rapidamente e com facilidade, a ponto de modificar ou transformar uma prática frequente em curto prazo.

O cuidado na indicação da primeira cesárea é uma estratégia fundamental para redução de cesáreas. Uma vez realizada a primeira cesárea, aumenta muito a probabilidade de uma nova cesárea na gravidez seguinte, seja por estarem mantidos os fatores presentes na escolha da via de parto, seja pela ocorrência de problemas obstétricos associados com a cicatriz de cesárea, como distúrbios na condução da onda contrátil no músculo uterino durante o trabalho de parto, placenta prévia e risco de ruptura uterina, além da possibilidade de surgirem novas indicações, associadas ao aumento da idade materna e outras alterações materno-fetais. O aumento da incidência de placenta prévia está fortemente associado com o aumento de incidência do espectro de placenta acreta (acretismo, incretismo e percretismo placentário) (Tabela 115.2), a ser abordado em capítulo específico. Isso é preocupante, pois implica aumento significativo de risco de morbimortalidade materna e perinatal, estando associado com o número de cesáreas realizadas.

Riscos profissionais

Outro motivo extremamente relevante para o aumento de opção por cesárea por parte de obstetras envolve os eventuais desdobramentos médico-legais do parto, que são uma realidade da qual não se pode fugir e não se pode fazer de conta que isso não existe ou não tem importância. Todas as pessoas, inclusive os obstetras, querem evitar que seus atos sejam demandados juridicamente. No caso de médicos, ainda são possíveis os desdobramentos ético-profissionais e administrativos, muito desgastantes profissional, emocional e economicamente. Limitações tecnológicas, sobretudo relacionadas com a segurança fetal durante o trabalho de parto, associadas a uma necessidade de um nascimento em ótimas condições de vitalidade da criança, criam uma pressão significativa sobre obstetras e sobre os pais, que querem, obviamente, proteger a saúde de seu filho por nascer. Mesmo em situações de grande experiência clínica e disponibilidade de avançados recursos tecnológicos não se pode impedir completamente que ocorram eventos intraparto indesejados, súbitos e incomuns, o que gera atitudes defensivas nos profissionais.

Portanto, apesar de inegável o papel do obstetra na redução das taxas de cesárea, há limites para sua atuação, envolvendo não só o conhecimento médico existente, mas questões sociais de diversos tipos, além da estrutura de saúde do país e do modelo de prática obstétrica adotada.

Intervenções recomendadas

A OMS, em publicação de 2018, elencou um conjunto de intervenções clínicas e não clínicas para redução de cesáreas desnecessárias. São recomendações direcionadas para:

- **mulheres:** elaboração de processos educativos, em contextos específicos, durante o pré-natal;
- **profissionais de saúde:** implantação de diretrizes de práticas baseadas em evidências, associadas com segunda opinião obrigatória para indicação de cesárea e auditorias de cesarianas, com retorno das informações para os profissionais de saúde;
- **organizações, instituições e sistemas de saúde:** desenvolvimento de modelo colaborativo entre o obstetra e outros profissionais que atendem partos.

Revisão sistemática mostrou que poucas intervenções com evidências de qualidade, direcionadas principalmente aos profissionais de saúde, possibilitaram reduzir, com se-

Tabela 115.2. Risco de ocorrência de espectro de placenta acreta (EPA) segundo a presença ou não de placenta prévia, conforme o número de cesáreas anteriores.

Cesárea	Espectro de placenta acreta	
	Com placenta prévia (%)	*Sem placenta prévia (%)*
Primeira	3,3	0,03
Segunda	11	0,2
Terceira	40	0,1
Quarta	61	0,8
Quinta	67	0,8
Sexta ou mais	67	4,7

Fonte: Silver et al., 2006.

gurança, as taxas de cesarianas. Essas intervenções consistiram em implementação de diretrizes clínicas combinadas com segunda opinião obrigatória na indicação de uma cesárea, implementação de diretrizes combinadas com auditoria das indicações e *feedback*, e orientação do médico assistente por um especialista de maior experiência que exerça liderança local (Chen et al., 2018).

Programas de reciclagem e atualização profissionais, bem como estratégias de segunda opinião e auditorias em cesáreas, podem melhorar as indicações, principalmente da primeira cesárea.

- **Segunda opinião:** a segunda opinião envolve a discussão por pelo menos dois profissionais para a tomada de decisão com relação à indicação de cesariana. A decisão é tomada conjuntamente e registrada em prontuário. Desse modo, podem-se explorar as possibilidades do caso particular para ajustar a condução do trabalho de parto ou endossar a necessidade de um procedimento cirúrgico, minimizando eventuais desvios da avaliação individual.
- **Auditoria:** as auditorias em cesáreas têm como objetivo a discussão dos procedimentos realizados em determinado serviço para que as indicações sejam revisadas por uma equipe de profissionais, com o intuito de melhorar os processos de cuidado e possibilitar a educação permanente da equipe assistencial. No entanto, se essas estratégias não são empregadas de maneira institucional e após esclarecimento e treinamento da equipe, essas ações podem ser interpretadas equivocadamente como afrontas à autonomia profissional ou processos de inquirição e julgamento, o que prejudica a eficiência dos métodos.

Intervenções clínicas, como versão cefálica externa para parto pélvico a termo, parto pélvico vaginal em mulheres adequadamente selecionadas e parto vaginal após cesárea anterior, poderiam reduzir a frequência do uso do procedimento. Vale destacar que, para o atendimento ao parto pélvico por via vaginal, é necessário treinamento e experiência, ambos difíceis de adquirir atualmente, já que poucos são os partos normais realizados com essa apresentação. A versão externa poderia ajudar a reduzir o número de apresentações pélvicas, mas é manobra que precisa ser muito treinada e somente aplicada desde que cumpridos critérios de segurança, além do que, provavelmente, não seja capaz de evitar tantas cesáreas assim.

Um estudo aponta, em suas conclusões sobre intervenções para redução de cesáreas desnecessárias, que, embora exista um consenso sobre o exagero de indicação de cesáreas, o efeito destas intervenções é pequeno, provavelmente em virtude da complexidade dos fatores associados ao uso excessivo em todo mundo (Betrán et al., 2018). As eventuais intervenções precisam ser mais bem estudadas e adaptadas a contextos locais. Ressaltam que a cesárea não é um evento independente e não é intrinsecamente um resultado adverso – assinalam que reduzir a frequência do uso de cesárea para abaixo de um valor-limite seguro ou substituí-la por um parto instrumental mal executado pode causar mais danos do que benefícios.

Estudo analisando para estratégias dirigidas aos profissionais para redução das cesáreas desnecessárias no Brasil estabeleceu como ações prioritárias: definição mais clara de indicações de cesárea; uso de protocolos e fluxogramas baseados em evidência; uso de segunda opinião antes da realização de uma cesárea; maior cuidado na indicação da primeira cesárea; uso de técnicas de indução de parto quando a antecipação do parto estiver indicada; tentativa de parto vaginal após cesárea; respeito à fisiologia do trabalho de parto; usar procedimentos intraparto comprovadamente benéficos; uso de mecanismos de controle da dor durante o trabalho de parto; adequação do uso de monitorização fetal intraparto; e treinamento profissional capacitando para realização de algumas manobras como versão cefálica externa; e rotação cefálica manual para correção de distocia de rotação (Haddad e Cecatti, 2011).

Portanto, para superar os desafios de modificação de uma cultura pró-cesárea, é preciso atuar em múltiplas frentes, desde o início da formação médica e obstétrica, propiciando formação e treinamento adequados de médicos residentes para realização de partos vaginais. Será necessário um trabalho educativo de maior efetividade com a população, a fim de conscientizar sobre os benefícios do parto normal, sem deixar de informar seus riscos. A estrutura, seja em termos de ambiência, seja de pessoal e montagem de equipes obstétricas, precisaria ser reformulada, num contexto de garantia de segurança, necessitando de gestão e financiamento adequado para isso. Métodos de controle da dor, acesso à analgesia e vigilância fetal durante o trabalho de parto precisam ser aperfeiçoados e estarem disponíveis para uso, sempre que for necessário. O modelo de trabalho do obstetra precisará de ajustes, envolvendo, principalmente, trabalho em equipe. Novos protocolos de atendimento precisam de algum tempo para serem compreendidos e avaliados, antes de se tornarem práticas estabelecidas. Embora seja assunto bastante complexo, é necessário aumentar a segurança jurídica na assistência ao parto, por isso, protocolos institucionais testados e aprovados são importantes.

Várias iniciativas para redução de cesáreas estão sendo implementadas no país, algumas no setor público, outras na saúde suplementar, trazendo resultados favoráveis, pontualmente. Entretanto, muito ainda há que ser feito para mudar significativamente a situação atual.

LEITURAS COMPLEMENTARES

Betrán AP, Temmerman M, Kingdon C, Mohiddin A, Opiyo N, Torloni MR, Zhang J, Musana O, Wanyonyi SZ, Gülmezoglu AM, Down S. Interventions to reduce unnecessary caesarean sections in healthy women and babies. Lancet. 2018;Series – Optimising caesarean section use 3(392):1358-68.

Chen I, Opiyo N, Tavender E, Mortazhejri S, Rader T, Petkovic J, Yogasingam S, Taljaard M, Agarwal S, Laopaiboon M, Wasiak J, Khunpradit S, Lumbiganon P, Gruen RL, Betran AP. Non-clinical interventions for reducing unnecessary caesarean section. Cochrane Database of Systematic Reviews. 2018;(9):CD005528.

Clark SL, Garite TJ, Hamilton EF, Belfort MA, Hankins GD. "Doing something" about the cesarean delivery rate. AJOG. 2018;219(3):267-71.

Brasil. Ministério da Saúde. Sistema de Informações Sobre Nascidos Vivos (SINASC)/Datasus. Dados obtidos através do Sistema de Informações sobre Nascidos Vivos – Sinasc/Datasus; 2020.

Dan Farine D, Debra Shepherd D, Robson M, and Maternal Fetal Medicine Committee. SOGC Committee Opinion – Classification of Caesarean Sections in Canada: The Modified Robson Criteria. J Obstet Gynaecol Can. 2012;34(10):976-9.

Haddad SEMT, Cecatti JG. Estratégias dirigidas aos profissionais para a redução das cesáreas desnecessárias no Brasil. Rev Bras Ginecol Obstet. 2011;33(5):252-62.

Nuno C. A classificação de Robson: Apenas uma forma de classificar cesarianas? Acta Obstétrica e Ginecológica Portuguesa. 2017;11(2):80-2.

Reiter M, Betrán AP, Marques FK, Torloni MR. Systematic review and meta-analysis of studies on delivery preferences in Brazil. Int J Gynecol Obstet. 2018;143:24-31.

Robson MS. Classification of caesarean sections. Fetal and Matl Med Rev. 2001;12:23-39.

Silver RM, Landon MB, Rouse DJ, Leveno KJ, Spong CY, Thom EA, et al. Maternal morbidity associated with multiple repeat cesarean deliveries. National Institute of Child Health and Human Development Maternal-Fetal Medicine Units Network. Obstet Gynecol. 2006;107(6):1226-32.

Souza JP, Gülmezoglu A, Lumbiganon P, Laopaiboon M, Carroli G, Fawole B, Ruyan P. WHO Global Survey on Maternal and Perinatal Health Research Group. Caesarean section without medical indications is associated with an increased risk of adverse short-term maternal outcomes: The 2004-2008 WHO Global Survey on Maternal and Perinatal Health. BMC Med. 2010;8:71.

Torloni MR, Betran AP, Souza JP, Widmer M, Allen T, Gulmezoglu M, Merialdi M. Classifications for Cesarean Section: A Systematic Review. PLoS One. 2011;6(1):e1456.

WHO recommendations non-clinical interventions to reduce unnecessary caesarean sections. Geneva: World Health Organization; 2018. Licence: CC BY-NC-SA 3.0 IGO. ISBN 978-92-4-155033-8.

WHO, HRP. WHO statement on caesarean section rates. [Acesso 2020 fev 26]. Disponível em: https://www.who.int/reproductivehealth/publications/maternal_perinatal_health/cs-statement/en/.

Puerpério Patológico

116

Hemorragia Puerperal

Anderson Borovac-Pinheiro
Elton Carlos Ferreira
Rodolfo de Carvalho Pacagnella

A hemorragia puerperal, ou hemorragia pós-parto (HPP), é uma emergência obstétrica e a principal causa de morte materna no mundo. Nos países da América Latina e Caribe, assim como nos de alta renda, a HPP é superada pela hipertensão como principal causa de morte. Sendo assim, é de suma importância que a mulher receba uma vigilância rigorosa no puerpério imediato, momento de maior risco de perdas sanguíneas, para que seja feito o diagnóstico precoce de uma hemorragia e seu tratamento, instituído de maneira rápida e efetiva.

Estima-se que a HPP ocorra entre 1 e 10% dos partos, sendo responsável por aproximadamente 150 mil mortes por ano. Além disso, representa uma causa importante de morbidade em médio e longo prazos nas mulheres sobreviventes (Al-Zirqi et al., 2008; Ononge et al., 2016).

Durante o período gestacional, o organismo materno tem seu volume plasmático aumentado em 30 a 50%, assim como há aumento da maioria dos fatores de coagulação, adaptações estas que protegem a mulher contra hemorragias após o nascimento do concepto e mantêm-na assintomática, mesmo após perdas sanguíneas consideráveis.

Além disso, logo após o parto, a forte atividade contrátil uterina (miotamponamento) associada à ativação da cascata de coagulação (trombotamponamento), provoca a hemostasia dos vasos sanguíneos que desembocavam no espaço interviloso, estancando o sangramento. A falha em algum desses mecanismos ocasionará hemorragia por atonia uterina (principal causa de HPP) ou por distúrbio de coagulação (menos frequente).

Fatores de risco

É importante que os fatores de risco para hemorragia puerperal sejam avaliados durante o pré-natal, na admissão e durante o trabalho de parto e também no pós-parto. Em contrapartida, grande parte das mulheres que desenvolvem hemorragia puerperal não apresenta fator de risco identificável. Portanto, apesar da relevância da identificação dos fatores de risco, o cuidado primordial deverá focar na identificação precoce da HPP e no seu tratamento oportuno. Logo, toda puérpera deverá receber atenção especial e cuidadosa independentemente da presença ou ausência de fatores de risco.

A seguir, estão listados alguns desses fatores de risco:
- **Anteparto:** idade materna avançada, paridade > 3, cirurgia uterina prévia, antecedente de HPP, miomatose uterina, doença hipertensiva (hipertensão arterial sistêmica, hipertensão gestacional ou pré-eclâmpsia), obesidade, anemia materna, uso de anticoagulante, coagulopatia, fertilização *in vitro*, macrossomia, gestação múltipla, polidrâmnio, corioamnionite, descolamento prematuro de placenta, placenta prévia, acretismo placentário, uso de drogas uterorelaxantes (p. ex., sulfato de magnésio).
- **Intraparto:** trabalho de parto prolongado, parto taquitócico, parto induzido, laceração de canal de parto, retenção placentária, parto vaginal operatório (fórceps ou vácuo), parto cesariana, inversão uterina, anestesia geral.

Profilaxia

Os fatores de risco para HPP são facilmente identificáveis, porém conseguem predizer somente 40% dos casos. Desse modo, a recomendação da Organização Mundial da Saúde (OMS) é a profilaxia universal, ou seja, todo parto deve receber medidas para prevenir a ocorrência de HPP.

O manejo ativo do terceiro período do parto (em inglês AMTSL – *The Active Management of the Third Stage of Labor*) inclui estratégias, que, comparadas com o terceiro período fisiológico ou manejo expectante, reduzem o sangramento pós-parto. Quando inicialmente lançado, AMTSL era composto por quatro itens: administração profilática de uterotônico; clampeamento precoce do cordão umbilical; tração controlada do cordão umbilical; e massagem uterina. No entanto, estudos mais recentes demonstraram que, entre esses componentes, o que realmente reduz desfechos maternos desfavoráveis é a profilaxia universal com uterotônico (Masuzawa et al., 2018; Gallos et al., 2018; WHO, 2018).

Uterotônicos

A primeira e mais importante ação preventiva da HPP é a administração de uterotônico. Quando comparado ao placebo, estudos têm mostrado que uterotônicos diminuem a incidência de sangramentos maiores que 500 mL. Há diversos tipos de uterotônicos disponíveis no mercado: ocitocina; carbetocina; ergometrina; misoprostol e suas combinações. No entanto, os benefícios em reduzir o sangramento pós-parto parecem similares entre as diferentes medicações. Desse modo, em virtude do custo e pela fácil aplicabilidade, a OMS recomenda que a profilaxia seja realizada com ocitocina. A dose e via de administração dos uterotônicos para profilaxia da HPP estão descritas na Tabela 116.1.

Tabela 116.1. Agentes uterotônicos utilizados na profilaxia de hemorragia pós-parto: dosagem e via de administração.

Medicamento	Dose
Ocitocina	10 UI, IV/IM
Carbetocina	100 µg, IV/IM
Misoprostol	400 a 600 µg, oral/retal
Ergometrina/metilergometrina*	0,2 mg, IM

* Contraindicado em casos de hipertensão, doença vascular oclusiva (inclusive cardiopatia isquêmica) e sepse.

Fonte: Desenvolvida pela autoria.

Clampeamento do cordão umbilical

Uma vez que o clampeamento precoce do cordão umbilical não se mostrou eficaz em reduzir o sangramento pós-parto, a OMS recomenda que o clampeamento seja realizado após o 1º minuto de vida, desde que as condições materno-fetais o permitam.

Tração controlada do cordão (TCC)

A TCC está relacionada a pouca ou inexistente redução no sangramento pós-parto. Contudo, está relacionada à redução do tempo do terceiro período. Desse modo, a OMS orienta a TCC como opcional em casos em que o parto seja assistido por profissional devidamente qualificado. Caso haja retenção placentária, a TCC está indicada.

Massagem uterina

Habitualmente não está recomendada a massagem uterina como uma forma de prevenir HPP. No entanto, orienta-se que o tônus uterino seja acessado a cada 15 minutos após o parto nas primeiras 2 horas, ou seja, durante o 3º e 4º períodos do parto. A avaliação do tônus uterino após o parto auxilia no diagnóstico precoce dos casos de HPP.

Definição e diagnóstico

A HPP pode ser dividida em primária e secundária. A HPP primária refere-se àquela que acontece nas primeiras 24 horas após o parto e a HPP secundária é aquela que ocorre após 24 horas, até 6 semanas de puerpério.

A OMS define HPP e HPP grave como a estimativa visual da perda sanguínea pós-parto acima de 500 mL e 1.000 mL, respectivamente. No entanto, alguns estudos têm demonstrado que a média de sangramento pós-parto pode ser muito próxima de 500 mL ou até mesmo maior. Por consequência, algumas entidades obstétricas internacionais têm adaptado a definição de HPP e definem-na como o sangramento pós-parto acima de 1.000 mL e/ou acrescentaram ao diagnóstico de HPP a presença de sinais clínicos de choque (Borovac-Pinheiro et al., 2018; WHO, 2012; Tunçalp et al., 2013; WHO, 2012).

Independentemente do ponto de corte para o volume de perda sanguínea, deparamo-nos com um primeiro problema: a estimativa visual da perda é imprecisa e com tendência à subestimação. Tentando diminuir o erro no diagnóstico, foram criados coletores de sangue calibrados que auxiliam na quantificação da perda sanguínea pós-parto. Os estudos têm comprovado que usar os coletores é mais preciso do que a estimativa visual, porém não diminuem a mortalidade e sua aplicação universal foge da realidade do país (Borovac-Pinheiro et al., 2018; WHO, 2012; Arulkumaran et al., 2011; Sloan et al., 2010).

O desafio no diagnóstico precoce da HPP também é justificado pelas alterações e adaptações cardiovasculares fisiológicas durante a gestação. É esperado que o volume sanguíneo, o qual é baseado no peso materno, aumente aproximadamente 30 a 50% durante a gravidez. Portanto, cada gestante tem um volume circulante diferente. Assim, a realidade é que algumas mulheres sangram próximo de 1.000 mL e não apresentam repercussão clínica, enquanto outras sangram próximo de 500 mL e apresentam complicações sistêmicas graves, principalmente quando acompanhadas de morbidades, como anemia e pré-eclâmpsia. Com base nessa premissa, têm se investigado as alterações dos sinais vitais como uma ferramenta adjuvante no diagnóstico de HPP e, dentro dos sinais vitais, o Índice de Choque (IC). O IC é calculado pela divisão da Frequência Cardíaca (FC) pela Pressão Arterial Sistólica (PAS).

O Quadro 116.1 mostra a definição ampliada de hemorragia pós-parto incluindo a regra do 1, na qual a paciente deve apresentar sangramento superior a 1 litro ou FC acima de 100 bpm e IC acima de 1.

Quadro 116.1 Definição ampliada de HPP primária.
Hemorragia pós-parto Sangramento de 500 mL ou mais nas primeiras 24 horas após o parto independentemente de alterações dos sinais vitais
Hemorragia pós-parto grave **(Regra do 1)** Sangramento maior ou igual a 1 L ou mais nas primeiras 24 horas após o parto OU Frequência cardíaca > 100 E Índice de choque ≥ 1

Fonte: Adaptado de Febrasgo, 2018.

Estudos têm demonstrado relação entre o aumento dos valores de IC com desfechos maternos graves, como necessidade de transfusão sanguínea, tratamento cirúrgico, choque e morte. Apresentando baixa sensibilidade e alta especificidade, o IC auxilia a diferenciar mulheres cujo sangramento não trouxe repercussão sistêmica daquelas com chance de apresentar complicações. Em outras palavras, quando o IC apresenta valores normais, a chance de a mulher apresentar complicações relacionadas à hemorragia é pequena. Porém, valores altos não necessariamente significam diagnóstico de choque hipovolêmico. Uma maneira de associar a perda sanguínea com alterações do IC para auxiliar na conduta frente a um caso de HPP é apresentada na Figura 116.1.

Causas

As principais causas de sangramento pós-parto são classicamente compreendidas pelo método mnemônico 4Ts. O primeiro T (tônus) representa a causa mais comum de HPP, atonia uterina, por falta de adequado tônus uterino pós-parto. O segundo T (tecido) relaciona-se aos problemas placentários como os restos ovulares, a retenção placentária e o espectro do acretismo placentário. O terceiro T (trauma) é representado pelas lacerações do canal de parto, pela inversão uterina e pela ruptura do útero. O último T (trombina) remete às coagulopatias, as quais podem ser hereditárias ou adquiridas (Quadro 116.2).

Quadro 116.2 Principais causas de HPP.		
"T"	*Causa específica*	*Frequência*
Tônus	Atonia uterina	70%
Tecido	Retenção placentária, retenção de coágulos e as variações de acretismo placentário	19%
Trauma	Lacerações, inversão uterina, ruptura uterina	10%
Trombina	Coagulopatias	1%

Fonte: Desenvolvido pela autoria.

Tratamento inicial

O tratamento inicial de uma puérpera com HPP assemelha-se à abordagem para qualquer mulher com uma condição potencialmente ameaçadora da vida. Portanto, solicitar ajuda, assegurar vias aéreas, potencializar a oxigenação e assegurar acessos venosos fazem parte do início do tratamento da HPP. A abordagem inicial de uma mulher com HPP está descrita no Quadro 116.3. O item 7 do Quadro 116.3, referente ao uso de traje antichoque (NASG), será abordado posteriormente no item "Condutas não invasivas".

Quadro 116.3 Abordagem geral da mulher com HPP.
1. Chamar ajuda e monitorar sinais vitais.
2. Assegure vias aéreas.
3. Potencialize oxigenação com máscara de oxigênio 6 a 10 L/min.
4. Mantenha a mulher aquecida e na posição supina.
5. Dois acessos venosos calibrosos.
6. Solicite exames laboratoriais: a. Grupo sanguíneo e contraprova   b. Hemoglobina, hematócrito e plaquetas   c. TTPa, TTAP e fibrinogênio.
7. Considerar o uso de Non-Pneumatic Anti-Shocking Garment (NASG).

Fonte: Desenvolvido pela autoria.

De acordo com os guias clínicos da OMS, o tratamento inicial da HPP inclui massagem uterina, uso de uterotônico em dose de tratamento, ácido tranexâmico e reposição volêmica. Mais recentemente, tem sido discutida a abordagem da HPP na forma de um *bundle*, ou seja, todos os tratamentos mencionados devem ser realizados para todas as mulheres com HPP, ao mesmo tempo e independentemente da causa. Para facilitar a memorização do tratamento, criamos o método mnemônico **TRUM** (**t**ranexâmico, **r**eposição volêmica, **u**terotônico e **m**assagem uterina). Em outras palavras, para todas as mulheres em que for indicado tratar HPP conforme indicado na Figura 116.2, deve-se realizar a

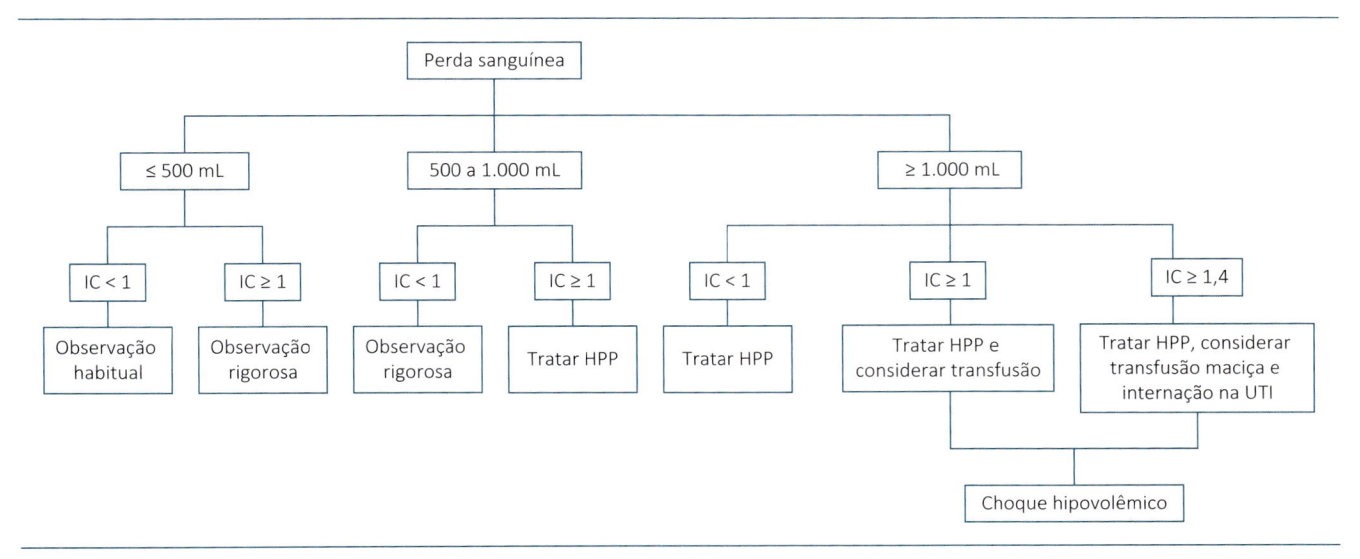

Figura 116.1. Fluxograma para diagnóstico de HPP.
Fonte: Adaptada de Pacagnella, 2019.

abordagem inicial conforme descrito no Quadro 116.3 e aplicar o método **TRUM**.

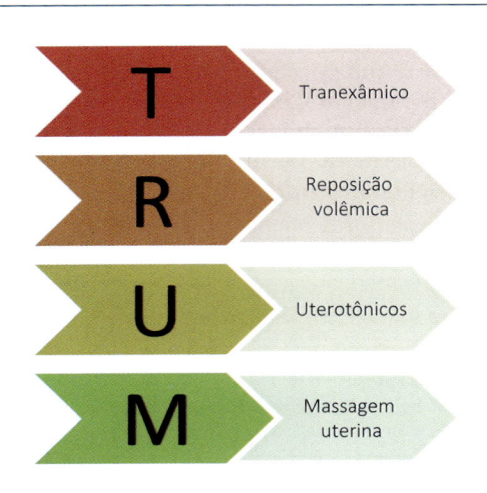

Figura 116.2. Regra TRUM, para tratamento da HPP.
Fonte: Desenvolvida pela autoria.

Passamos à descrição de cada um desses tópicos de **tratamento inicial**:

- **Ácido tranexâmico:** desde que os resultados do *WOMAN's trial* foram publicados, comprovando a redução de óbitos maternos quando o ácido tranexâmico foi administrado precocemente no tratamento de HPP, a OMS passou a incluir, entre suas orientações de tratamento, a administração precoce desta medicação. A dose preconizada é de 1 g endovenoso, lentamente, durante 10 minutos. Essa dose pode ser repetida após 30 minutos, no caso da continuação do sangramento (WHO, 2012; Tunçalp et al., 2013; Pacagnella e Borovac-Pinheiro, 2019).

- **Reposição volêmica:** o objetivo da reposição volêmica é melhorar o débito cardíaco mantendo o fluxo sanguíneo, oxigenação e perfusão tecidual. A reposição volêmica é mais eficaz quando são utilizadas soluções cristaloides, a saber, soro fisiológico ou ringer, com ou sem lactato. Classicamente, a dose máxima recomendada é 3,5 L divididos em bolus de 500 mL, com 2 L sendo administrados mais rapidamente e os 1,5 L restantes sob controle da resposta cardiovascular à perda sanguínea. No entanto, conclusões de estudos mais recentes realizados com a população vítima de trauma têm recomendado a administração mais "racional" de volume, uma vez que grandes volumes de cristaloides podem diluir fatores de coagulação e piorar o quadro hemorrágico, resultando na coagulopatia diluicional. Assim, visando proteger a resposta pró-coagulante na presença de um quadro hemorrágico, está recomendada a administração de cristaloides em alíquotas de 500 mL a fim de manter a pressão arterial sistólica acima de 90 mmHg, até que a hemorragia seja controlada. A partir desse momento, a reposição volêmica deve ser baseada no controle da pressão arterial e no controle de diurese. Vale salientar que a reposição volêmica maciça comparada à reposição mais "racional"

ainda está em fase de investigação (WHO, 2012; Pacagnella e Borovac-Pinheiro, 2019).

- **Uterotônicos:** a ocitocina é o principal agente uterotônico para o tratamento, uma vez que apresenta melhores resultados e melhor custo-benefício quando comparado a outros medicamentos. No insucesso ou na ausência da ocitocina, outros uterotônicos podem ser administrados. Os tipos e dosagem dos uterotônicos para tratamento da HPP são apresentados na Tabela 116.2.

Tabela 116.2. Agentes uterotônicos para tratamento de HPP.

Medicamento	Dose
Ocitocina	20 a 40 UI, IV, diluídas em 500 mL de SF, administradas na velocidade 250 mL/h
Carbetocina	100 µg, IV, durante 1 minuto
Misoprostol	800 µg, oral/retal
Ergometrina/metilergometrina*	0,2 mg, IM

* Contraindicado em casos de hipertensão, doença vascular oclusiva (inclusive cardiopatia isquêmica) e sepse.
Fonte: Desenvolvida pela autoria.

- **Massagem uterina:** a OMS recomenda que a massagem uterina seja realizada por profissional capacitado de forma a evitar complicações relacionadas ao procedimento. Uma das formas preconizadas de massagem uterina é a compressão bimanual do útero, denominada "manobra de Hamilton", representada na Figura 116.3.

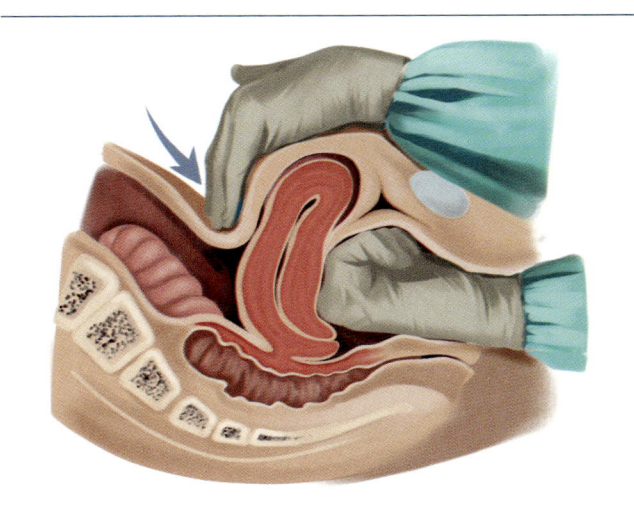

Figura 116.3. Massagem uterina bimanual (Manobra de Hamilton).
Fonte: Adaptada de Anderson et al., 2007.

Tratamento para casos refratários

Naquelas mulheres em que o método TRUM **NÃO** controlou o sangramento, recomendam-se condutas e tratamentos conforme a disponibilidade de cada hospital. Entre as opções, encontram-se os balões de tamponamento, o traje antichoque (NASG), embolização e procedimentos cirúrgicos.

Condutas não invasivas

Compressão da aorta abdominal

A compressão abdominal da aorta é um procedimento que pode ser realizado para diminuir o sangramento uterino, ganhando tempo enquanto há o preparo para a realização de outros procedimentos, como inserção do balão de tamponamento ou preparo cirúrgico. Outra indicação é a diminuição do sangramento vaginal com o intuito de possibilitar uma melhor visualização, melhorando as condições para realização de procedimentos, como sutura de lacerações vaginais ou até mesmo a inserção do balão de tamponamento.

Os passos para realização da compressão aórtica serão descritos a seguir:

1. Identificação visual da provável localização da aorta no abdome materno (região central do abdome, imediatamente acima da cicatriz umbilical, levemente à esquerda materna).
2. Palpar o pulso femoral na região inguinal.
3. Preparar a mão em formato de punho fechado.
4. Comprimir o abdome materno na região identificada no item 1 desta lista. A compressão do abdome materno deve ocorrer progressivamente e profundamente até que ocorra a cessão do pulso femoral.

Balões de tamponamento

Balões de tamponamento são dispositivos que podem ser inseridos na cavidade uterina e, por terem uma parte inflável, podem ser preenchidos com água estéril ou solução de cloreto de sódio, formando "balões" que se moldam e comprimem a cavidade de dentro para fora. Estudos demonstram que os balões têm apresentado uma taxa de sucesso superior a 85%, sendo mais efetivos após partos normais, em que a causa do sangramento foi atonia uterina. No entanto, mesmo nos casos de cesariana e em casos de sangramento por acretismo placentário, os balões apresentaram efetividade superior a 75%. As vantagens em se utilizarem os balões de tamponamento como uma opção de tratamento são: baixo custo quando comparado ao dos tratamentos cirúrgicos e radiológicos (descritos abaixo); a preservação da fertilidade; e a redução da morbidade pós-cirúrgica.

O exato mecanismo de ação dos balões de tamponamento ainda não foi determinado. No entanto, as hipóteses são: 1) distensão da parede com aumento da pressão intrauterina e diminuição global da pressão de perfusão; 2) compressão das artérias espiraladas pela presença do balão; 3) alongamento da parede uterina provocando uma contração reflexa; 4) aumento direto da pressão nas artérias uterinas; 5) fluxo reverso nas artérias uterinas consequente ao aumento da pressão intrauterina.

Atualmente, há diversas opções de balões de tamponamento. Alguns são adaptações de uso em outros órgãos, como cateter de Foley, Sengstaken-Blakemore e Rusch. Outros foram especificamente desenvolvidos para o tratamento de HPP, como os balões de Bakri, de Ellavi e de Ebb. Os diferentes tipos de balões apresentam efetividade similar. Na ausência de um balão de tamponamento no hospital, uma alternativa é o uso de balões usando-se preservativo e uma sonda Foley. Para sua montagem, é necessário conectar o preservativo à sonda Foley, utilizando-se elásticos estéreis ou fios de sutura conforme ilustrado na Figura 116.4. O dispositivo deve ser inserido na cavidade uterina, o que

pode ser feito manualmente ou utilizando-se espéculos e pinças. Insere-se 15 mL de água estéril ou cloreto de sódio no balão da sonda Foley e a seguir insere-se volume no preservativo até que o sangramento cesse. Não há limite de volume estabelecido, no entanto, os estudos mostram que volumes entre 400 mL e 1.200 mL são necessários para bloquear o sangramento. Com o sucesso do tratamento, o balão deve permanecer na cavidade uterina de 4 a 24 horas. Faz-se necessária a antibioticoprofilaxia (WHO, 2012; Tunçalp et al., 2013; Arulkumaran et al., 2011; Suarez et al., 2020).

Traje antichoque não pneumático em obstetrícia – NASG

O traje antichoque não pneumático em obstetrícia, do inglês *non-pneumatic anti-shock garment* (NASG) é um equipamento criado para ajudar na reversão do choque, melhorando as condições da mulher enquanto aguarda procedimento cirúrgico, transfusão sanguínea ou transporte. De fabricação simples, usando somente neoprene e velcro, o NASG promove compressões do tornozelo ao abdome da mulher, melhorando a circulação sanguínea para as regiões superiores do organismo (cérebro, pulmões e coração).

A aplicação do NASG na mulher é sequencial. Inicia-se nos tornozelos e termina no abdome. NASG está indicado para mulheres com sangramento volumoso e iminência de choque hipovolêmico ou instabilidade hemodinâmica. No entanto, há protocolos que orientam a aplicação do NASG para casos refratários de HPP, mesmo sem instabilidade hemodinâmica. Note-se que a área genital é poupada da aplicação do NASG, sendo possível a realização de procedimentos, se necessário.

Deve-se manter o NASG aplicado à mulher até que haja estabilidade hemodinâmica, pressão arterial acima de 100 mmHg, frequência cardíaca menor que 100 bpm e hemoglobina acima de 7. Os estudos têm mostrado segurança em se manter o NASG por até 72 horas. Sua retirada também deve ser sequencial, iniciando-se pelos tornozelos e finalizando-se no abdome. Para cada área retirada, deve-se esperar ao redor de 20 minutos para que nova área seja retirada. Nunca se deve retirar o NASG de forma abrupta.

São contraindicações para o uso do NASG: doenças cardíacas graves; hipertensão pulmonar; e edema agudo de pulmão (FIGO, 2015; Escobar et al., 2017; El Ayadi et al., 2013).

Condutas cirúrgicas ou intervencionistas

A abordagem cirúrgica é reservada para os casos de hemorragia puerperal refratária ao tratamento medicamentoso e ao tratamento não invasivo (balão de tamponamento) ou, ainda, quando a abordagem invasiva for a única alternativa ou recurso disponível para a contenção da hemorragia. É importante ressaltar que, no contexto de hemorragia puerperal associada à coagulação intravascular disseminada e não responsiva ao tratamento medicamentoso, a abordagem cirúrgica deve ser indicada imediatamente e sem atrasos.

Incluímos aqui como representantes dessa modalidade de tratamento, as suturas compressivas uterinas, as ligaduras vasculares (ligadura de artérias uterinas e ramos uterinos da artéria ovariana; ligadura de artérias hipogástricas), a embolização arterial e a histerectomia.

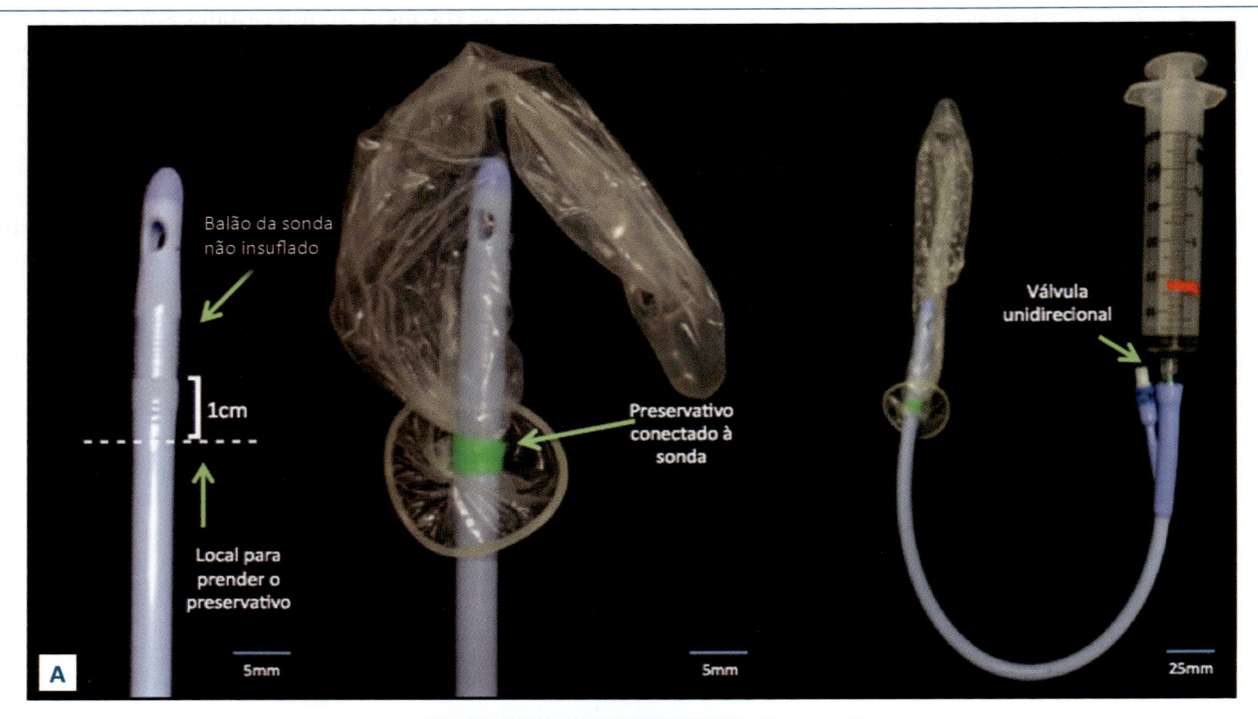

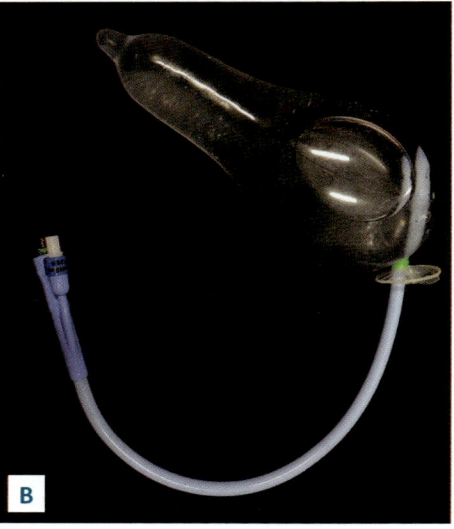

Figura 116.4. (A) Montagem do balão de tamponamento com preservativo e sonda Foley. (B) Preservativo preenchido com 1.200 mL de cloreto de sódio.

Fonte: Acervo da autoria.

De acordo com dados de estudos observacionais, não há grande superioridade de uma técnica cirúrgica invasiva sobre as outras. Portanto, a escolha entre essas abordagens dependerá da experiência do cirurgião, da disponibilidade de equipe e de materiais/equipamentos, além do local em que se encontra o sítio de sangramento uterino.

O reconhecimento da irrigação e da "setorização" uterina é de fundamental importância para uma decisão mais assertiva na escolha da técnica cirúrgica invasiva. O fundo e o corpo do útero, denominados de segmento 1 (S1) são irrigados principalmente pelas artérias uterinas e pelos ramos das ovarianas. O segmento 2 (S2), formado pelo segmento inferior do útero, colo, parâmetrios e porção superior da vagina, é irrigado pelas artérias pudendas internas, por ramos das artérias ilíacas internas e pelas vesicais.

Suturas de compressão uterina

As suturas compressivas agem comprimindo a parede uterina anterior contra a posterior, além de diminuírem o fluxo vascular pelas artérias uterinas e ovarianas. Apresentam uma alta taxa de sucesso (80 a 90%) e são de simples execução. Existem diversas variações técnicas descritas, sem evidência de diferença de eficácia entre elas. A mais clássica e a primeira descrita é a sutura de *B-Lynch*, sendo também bastante conhecidas e utilizadas as técnicas de *Cho* e a de *Hayman*.

São raras as complicações descritas na literatura associadas às suturas compressivas, mas entre elas encontram-se a necrose uterina parcial ou total, sinéquias uterinas, hematometra e piometra, assim como o acretismo placentário e ruptura uterina em gestação subsequente. Em nosso serviço não tivemos nenhuma das complicações descritas associadas a essa modalidade de tratamento.

Faremos uma breve descrição das técnicas mais utilizadas de suturas de compressão uterina (WHO, 2012; Tunçalp et al., 2013; Sentilhes, 2016; El-Hamamy et al., 2009; Mousa e Alfirevic, 2007; B-Lynch et al., 1997; Hayman et al., 2002):

- **Sutura de B-Lynch:** na técnica original é necessária a histerotomia, mas isso não é obrigatório. Utiliza-se qualquer fio absorvível e resistente para que não haja ruptura deste no momento de se aplicar o nó. Temos utilizado o fio poliglactina 1 (Vicryl® 1), além de uma agulha semicircular grande (5 ou 7 cm) (Figuras 116.5 e 116.6).

- **Sutura de Hayman:** técnica bastante semelhante à de B-Lynch, porém utilizando dois fios em paralelo em vez de um. Novamente pode-se utilizar qualquer fio absorvível resistente, sendo necessária agora uma agulha reta. Transfixa-se a serosa da parede anterior até a serosa da parede posterior na região do segmento uterino inferior e amarra-se o fio no fundo uterino. Procede-se da mesma forma do outro lado. Técnica bastante útil quando nos deparamos com úteros muito volumosos em que apenas um fio não seria suficiente (Figura 116.7).

- **Sutura de Cho:** técnica em que também são utilizados fio absorvível resistente e agulha reta. Nessa abordagem são realizados múltiplos quadrados; cada quadrado é construído pela aplicação de um ponto que atravessa a parede uterina inteira, da serosa da parede anterior à serosa da parede posterior. Outro ponto é sucessivamente aplicado 2 a 3 cm lateralmente e acima ou abaixo do primeiro, e toda parede uterina é novamente transfixada, da face posterior para a anterior. Esse passo é repetido mais duas vezes, o que faz os pontos adquirirem o formato de um quadrado (Figura 116.8).

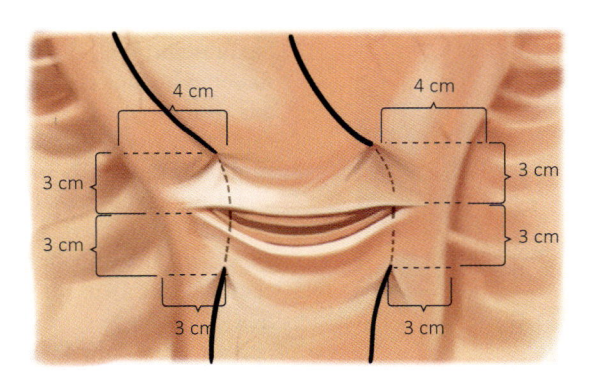

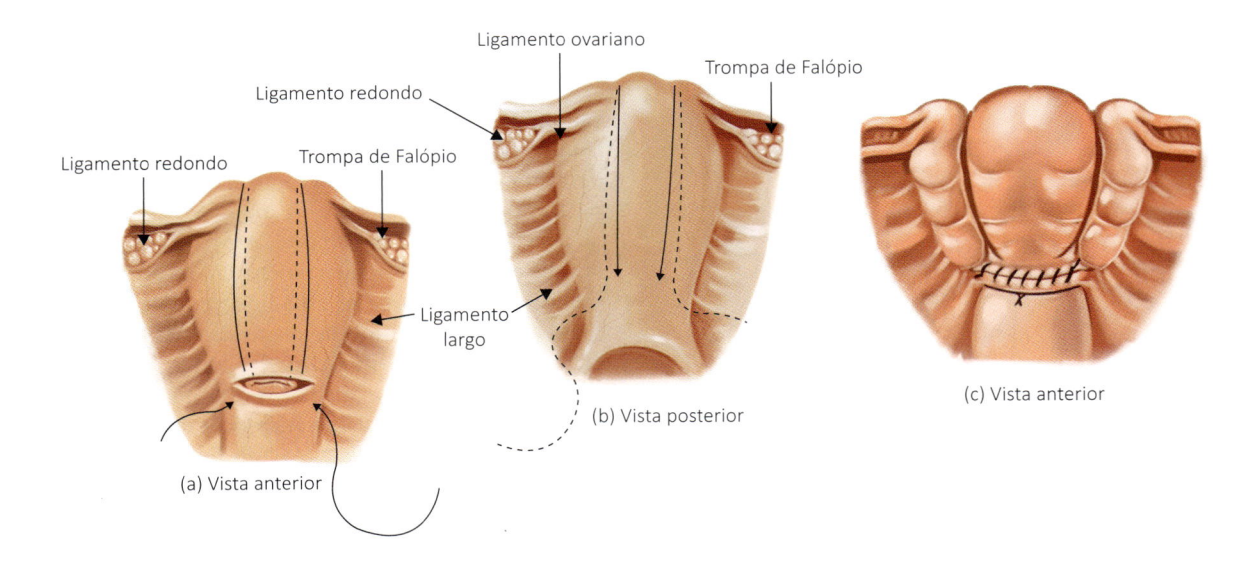

Figura 116.5. Técnica de B-Lynch.
Fonte: Adaptada de B-Lynch et al., 1997.

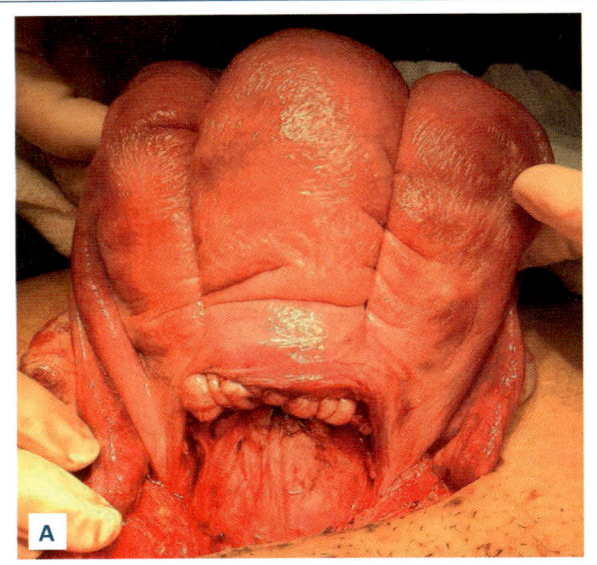

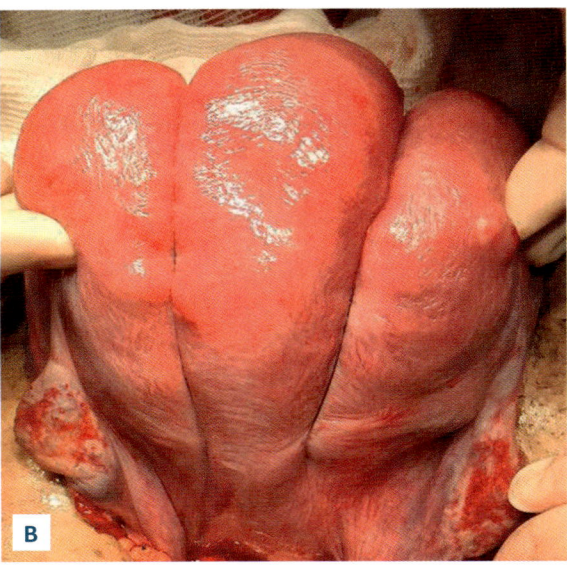

Figura 116.6. Técnica de B-Lynch. (A) vista anterior. (B) vista posterior do útero.
Fonte: Acervo da autoria.

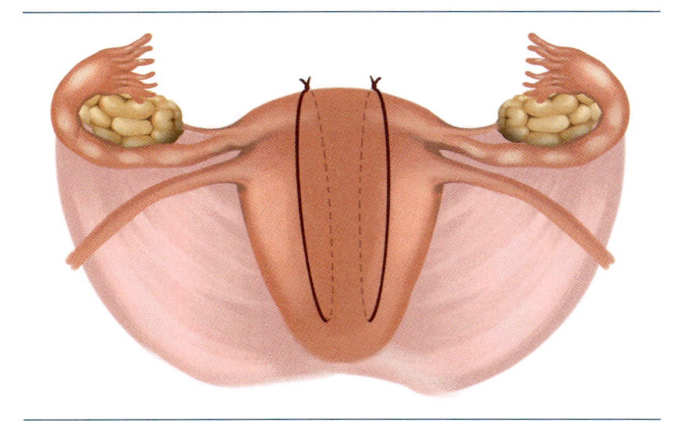

Figura 116.7. Técnica de Hayman.
Fonte: Adaptada de Hayman et al., 2002.

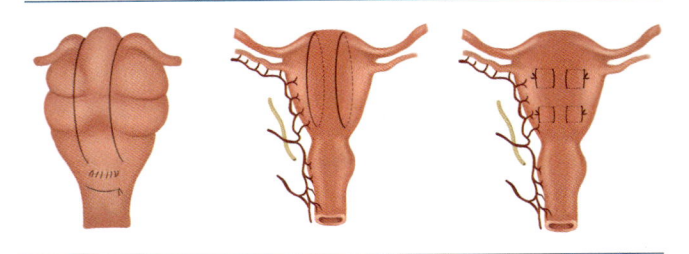

Figura 116.8. Técnica de Cho.
Fontes: Adaptada de Alves et al., 2014; e OPAS, 2018.

Desvascularização cirúrgica da irrigação uterina (ligaduras vasculares)

Consiste na ligadura dos principais vasos que nutrem o útero com o objetivo de diminuir o aporte de sangue para esse órgão, diminuindo, assim, a hemorragia. Tem eficácia também elevada (80 a 90%). Os principais vasos que podem ser ligados, de forma isolada ou em sequência, são: as artérias uterinas; os ramos uterinos das ovarianas; e as hipogástricas (ilíacas internas). As artérias uterinas são ligadas juntamente com as veias uterinas com realização de sutura 2 cm lateralmente e abaixo da região segmentar do útero, próximo da junção corpo-colo uterino, precedida pelo rebaixamento vesical. Já os ramos uterinos da artéria ovariana serão ligados aproximadamente 2 cm abaixo da inserção das trompas no útero, no ligamento útero-ovariano, bilateralmente. Pode-se, ainda, proceder à ligadura da artéria vaginal (Figura 116.9).

É importante ressaltar que a ligadura das artérias ilíacas internas (hipogástricas) é um procedimento mais complexo, exige uma maior habilidade técnica e tem maior risco associado. A incisão usada para cesariana geralmente é suficiente. O útero deve ser exteriorizado e puxado para a frente e lateralmente para fora do lado a ser ligado. O ligamento largo deve ser aberto abaixo do ligamento infundíbulo-pélvico, com o assistente retraindo o útero. A bifurcação da artéria ilíaca comum é identificada e a artéria hipogástrica (ilíaca interna) é dissecada a uma distância de 3 cm, abrindo amplamente a bainha vascular para limitar o risco de lesão venosa. O ramo que sai em ângulo reto é a artéria hipogástrica (ilíaca interna). Tem curso medial e inferior ao dedo palpador. O ramo contínuo é a artéria ilíaca externa. Percorre lateral e superiormente os músculos psoas até a perna, onde se torna a artéria femoral. Ainda, é importante ressaltar que a artéria ilíaca interna está em íntimo contato com a veia ilíaca interna que se situa ligeiramente medial e posterior à artéria e, portanto, com alto risco de lesão inadvertida durante o procedimento. O ureter cruza a artéria ilíaca comum de lateral para medial, próximo à sua bifurcação. Após a identificação sistemática do ureter, uma ligadura é colocada usando um passador de ligadura cerca de 2 cm abaixo da bifurcação, tomando cuidado para não ferir a veia. A ligadura deve estar a jusante da origem da artéria glútea e, portanto, não deve ser colocada a menos de 2 cm da bifurcação ilíaca. A artéria não deve ser seccionada, apenas amarrada. A ligação proximal implica um alto risco de claudicação. Ao final do procedimento, verificamos as pulsa-

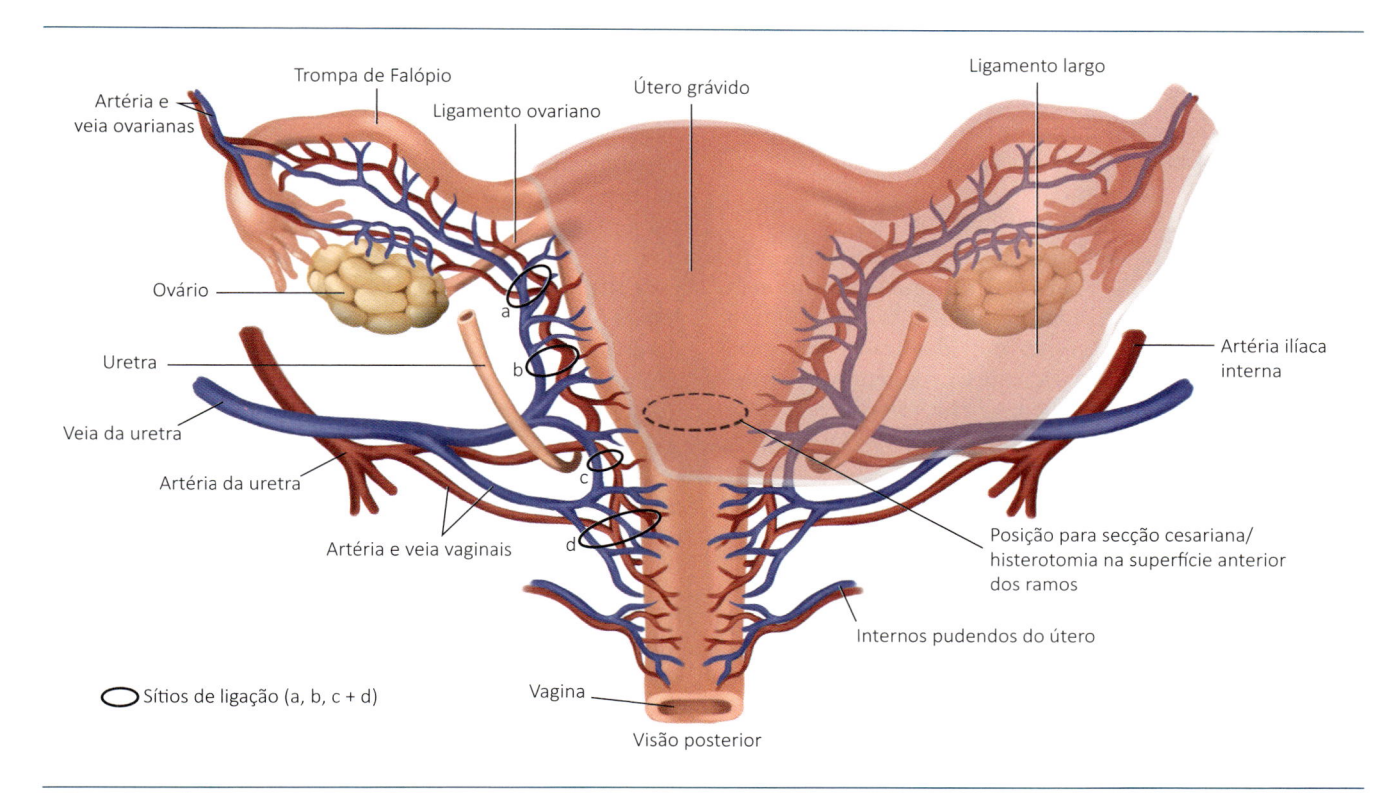

Figura 116.9. Ligadura de artérias uterina e ramo uterino da artéria ovariana.
Fonte: Adaptada de Keith e Lynch, 2008.

ções da artéria ilíaca externa. Um gesto idêntico é realizado no lado contralateral. A ligadura deve ser realizada com material de sutura absorvível (Figura 116.10).

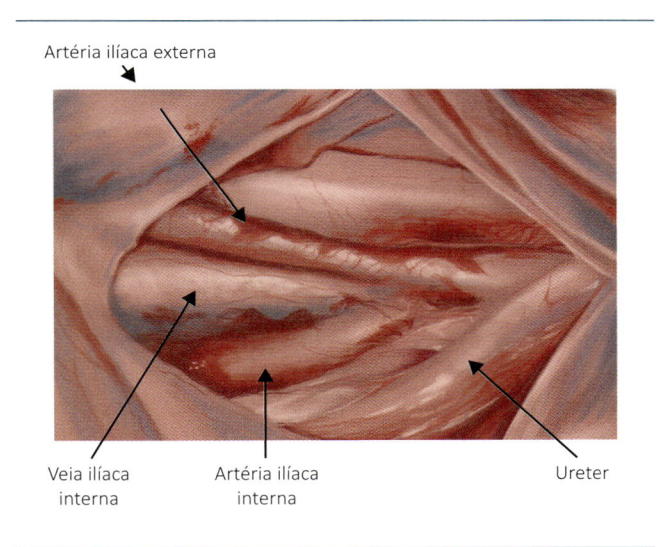

Figura 116.10. Ligadura de artéria hipogástrica
Fonte: Adaptada de Joshi, 2007.

Embolização arterial de vasos uterinos

A embolização dos vasos pélvicos é um tratamento bastante eficaz no controle da hemorragia obstétrica em pacientes estáveis, porém exige equipe especializada (radiologista intervencionista ou cirurgião vascular), estrutura adequada (sala de hemodinâmica ou sala híbrida) e materiais específicos, NÃO disponíveis na maioria das maternidades e hospitais do nosso país, principalmente em situações emergenciais como a HPP. Além disso, não está indicada em casos de sangramentos volumosos e nos casos de instabilidade hemodinâmica materna. No serviço de Obstetrícia do CAISM-Unicamp, temos utilizado a embolização de vasos pélvicos profilaticamente em situações eletivas em que há grande risco de perdas sanguíneas volumosas, como nos espectros mais graves do acretismo placentário.

Histerectomia

A histerectomia puerperal é um procedimento que deverá ser indicado em tempo oportuno, preferencialmente antes que a paciente desenvolva distúrbios de coagulação. É importante ressaltar que a retirada do útero no puerpério imediato poderá causar perda sanguínea adicional em virtude do represamento de sangue nesse órgão no pós-parto.

As alterações anatômicas fisiológicas da gestação podem dificultar o ato cirúrgico. Destacam-se o aumento do volume uterino e o aumento do calibre dos vasos sanguíneos e suas colaterais.

Temos ressaltado que a técnica cirúrgica a ser utilizada dependerá do sítio de sangramento e, principalmente, da habilidade e familiaridade do cirurgião. Portanto, deve ser realizada a técnica de histerectomia em que se está mais habituado, para que não haja perda de tempo adicional. Contudo, a técnica classicamente preconizada é a **histerec-**

tomia subtotal abdominal por ter uma execução mais rápida e ser tecnicamente mais simples. Em contrapartida, quando o sítio de sangramento estiver no colo uterino ou no segmento uterino inferior, a histerectomia total abdominal será necessária para a resolução da HPP.

Técnica cirúrgica em histerectomia puerperal

A incisão de parede abdominal deve ter tamanho suficiente para permitir a realização do procedimento sem agregar dificuldade de visualização das estruturas. O tipo de incisão abdominal deve ser individualizado para cada situação clínica, biótipo de paciente e experiência do cirurgião. A depender do comprimento da incisão da pele, faz-se necessária a ampliação para melhorar o campo cirúrgico.

Concluída a abertura de parede abdominal, inicia-se o procedimento pela dissecção, clampeamento e ligadura dos ligamentos redondos, utilizando-se duas pinças Kocher, secção a tesoura ou bisturi elétrico.

Em seguida, é realizada a secção e ligadura bilateral do mesossalpinge e seus vasos, na sua área mais avascular. O próximo passo são o clampeamento e ligadura bilateral das tubas uterinas e ligamentos útero-ovarianos, utilizando-se duas pinças Kocher, secção a tesoura ou bisturi elétrico.

As etapas seguintes envolvem a dissecção longitudinal do ligamento largo com exposição de vasos uterinos; dissecção, pinçamento, secção e ligadura dos vasos uterinos com duas pinças Kocher; dissecção perivesical com rebaixamento da bexiga e, posteriormente, dissecção do peritônio próximo aos ligamentos uterossacros na inserção uterina, para posterior secção desses ligamentos.

Em seguida, é feita a secção uterina na região ístmica, com remoção do corpo uterino. Segue-se a sutura de coto da região ístmica anteroposteriormente com fio de absorção lenta, usando pontos contínuos ancorados. Pode-se optar por fechar o peritônio por sobre o coto uterino.

Antes do fechamento de parede abdominal, todos os pedículos ligados cirurgicamente deverão ser revistos para averiguar hemostasia. Pode haver dificuldade em se atingir a hemostasia completa durante o procedimento cirúrgico. Antes do fechamento de parede abdominal, devem ser conferidas se todas as compressas utilizadas foram retiradas da cavidade abdominal da paciente.

Situações de dificuldade de controle cirúrgico de hemorragia intracavitária

As alterações anatômicas e fisiológicas da gestação, como o aumento do calibre dos vasos sanguíneos, somado a fatores patológicos, por exemplo, quando a paciente evoluiu para coagulação intravascular disseminada (CIVD), dificultam a hemostasia intracavitária durante um procedimento cirúrgico para controle de uma HPP.

Em situações em que não se consegue o controle hemostático, a depender do julgamento do cirurgião, pode ser necessária a denominada "cirurgia de controle de danos" (*damage control*). Essa cirurgia visa reduzir o tempo cirúrgico a fim de se restaurarem os parâmetros fisiológicos na paciente instável. No caso da HPP, possibilita tempo para correção de nível de hemoglobina e hematócrito, volemia

materna, fatores de coagulação e número de plaquetas. Na cirurgia de controle de danos, inserem-se compressas cirúrgicas na cavidade abdominal para conter sangramentos não passíveis de correção com sutura simples. A paciente é, preferencialmente, encaminhada para o setor de terapia intensiva e, após controle clínico e metabólico programa-se reabordagem cirúrgica para retirada das compressas. Não há limite mínimo ou máximo de tempo bem estabelecido pela literatura para reabordagem cirúrgica. Em média, realiza-se o novo procedimento entre 36 e 48 horas após o final da primeira cirurgia. Retiram-se as compressas cirúrgicas abdominais após umedecê-las com soro fisiológico aquecido. Reavalia-se se há novas fontes de sangramento visíveis para realização de hemostasia, e fecha-se a cavidade abdominal. Antibioticoterapia está indicada nesses casos e, em algumas situações, pode ser necessária a participação de um cirurgião geral para orientação do procedimento.

LEITURAS COMPLEMENTARES

Anderson JM, Etches D. Prevention and management of postpartum hemorrhage. Am Fam Physician. 2007 Mar 15;75(6):875-82. PMID: 17390600.

Al Kadri HMF, Al Anazi BK, Tamim HM. Visual estimation versus gravimetric measurement of postpartum blood loss: A prospective cohort study. Arch Gynecol Obstet. 2011;283:1207-13. Doi: 10.1007/s00404-010-1522-1.

Allgöwer M, Burri C. Dtsch Med Wochenschr. 1967;92:1947-50. Doi: 10.1055/s-0028-1106070.

Alves ALL, Silva LB, Melo HV. Uso de suturas uterinas compressivas na hemorragia pós-parto. FEMINA, 2014; 42(6):266-76.

Al-Zirqi I, Vangen S, Forsen L, Stray-Pedersen B. Prevalence and risk factors of severe obstetric haemorrhage. BJOG An Int J Obstet Gynaecol. 2008;115:1265-1272. Doi: 10.1111/j.1471-0528.2008.01859.x.

Ambardekar S, Shochet T, Bracken H, Coyaji K, Winikoff B. Calibrated delivery drape versus indirect gravimetric technique for the measurement of blood loss after delivery: A randomized trial. BMC Pregnancy Childbirth. 2014;14:276. Doi: 10.1186/1471-2393-14-276.

Bateman BT, Berman MF, Riley LE, Leffert LR. The epidemiology of postpartum hemorrhage in a large, nationwide sample of deliveries. Anesth Analg. 2010;110:1368-73.

Borovac-Pinheiro A, Pacagnella RC, Cecatti JG, Miller S, El Ayadi AM, Souza JP et al. Postpartum hemorrhage: New insights for definition and diagnosis. Am J Obstet Gynecol. 2018; Doi: 10.1016/j.ajog.2018.04.013

Borovac-Pinheiro A, Pacagnella RC, Morais SS, Cecatti JG. Standard reference values for the shock index during pregnancy. Int J Gynecol Obstet. 2016;135:11-5. Doi: 10.1016/j.ijgo.2016.03.024.

Borovac-Pinheiro A, Pacagnella RC, Puzzi-Fernandes C, Cecatti JG. Case-control study of shock index among women who did and did not receive blood transfusions due to postpartum hemorrhage. Int J Gynecol Obstet; 2017. Doi: 10.1002/ijgo.12343.

Bose P, Regan F, Paterson-Brown S. Improving the accuracy of estimated blood loss at obstetric haemorrhage using clinical reconstructions. BJOG. 2006;113:919-24. Doi: 10.1111/j.1471-0528.2006.01018.x.

B-Lynch C, Coker A, Lawal AH et al. The B-Lynch surgical technique for the control of massive postpartum hemorrhage: an alternative to hysterectomy? Five cases reported. Br J Obstet Gynaecol. 1997;104:372-5.

Carlin A, Alfirevic Z. Physiological changes of pregnancy and monitoring. Best Pract Res Clin Obstet Gynaecol. 2008;22:801-23. Doi: 10.1016/j.bpobgyn.2008.06.005.

Dabash R, Blum J, Raghavan S, Anger H, Winikoff B. Misoprostol for the management of postpartum bleeding: A new approach. Int J Gynaecol Obstet. 2012;119:210-2. Doi: 10.1016/j.ijgo.2012.08.005.

Diaz V, Abalos E, Carroli G. Methods for blood loss estimation after vaginal birth. Cochrane Database Syst Rev. 2018;9:CD010980. Doi: 10.1002/14651858.CD010980.pub2.

El Ayadi AM, Butrick E, Geissler J, Miller S. Combined analysis of the non-pneumatic anti-shock garment on mortality from hypovolemic shock secondary to obstetric hemorrhage. BMC Pregnancy Childbirth. 2013;13:208. Doi: 10.1186/1471-2393-13-208.

El-Hamamy E, Wright A, B-Lynch C. The B-Lynch suture technique for postpartum haemorrhage: A decade of experience and outcome. J Obstet Gynaecol. 2009;29:278-83. Disponível em: http://www.ncbi.nlm.nih.gov/pubmed/19835492.

Escobar MF, Füchtner CE, Carvajal JA, Nieto AJ, Messa A, Escobar SS et al. Experience in the use of non-pneumatic anti-shock garment (NASG) in the management of postpartum haemorrhage with hypovolemic shock in the Fundación Valle Del Lili, Cali, Colombia. Reprod Health. 2017;14:58. Doi: 10.1186/s12978-017-0325-2.

FIGO 2012. Treatment of Post-Partum Haemorrhage with Misoprostol Background Evidence [Internet]; 2012. Disponível em: http://www.misoprostol.org/downloads/PHH-treatment/Treatment-of-Post-partum-Haemorrhage-with-Misoprostol-FIGO-Guideline.pdf.

FIGO Safe Motherhood and Newborn He, International Federation of Gynecology and Obstetrics. Non-pneumatic anti-shock garment to stabilize women with hypovolemic shock secondary to obstetric hemorrhage. Int J Gynecol Obstet. 2015;128:194-5. Doi: 10.1016/j.ijgo.2014.10.014.

Gallos I, Williams H, Price M, Pickering K, Merriel A, Tobias A et al. Uterotonic drugs to prevent postpartum haemorrhage: A network meta-analysis. Health Technol Assess (Rockv). 2019;23:1-356. Doi: 10.3310/hta23090.

Gallos ID, Papadopoulou A, Man R, Athanasopoulos N, Tobias A, Price MJ et al. Uterotonic agents for preventing postpartum haemorrhage: A network meta-analysis. Cochrane Database Syst Rev. 2018;12:CD011689. Doi: 10.1002/14651858.CD011689.pub3.

Hancock A, Weeks AD, Lavender DT. Is accurate and reliable blood loss estimation the "crucial step" in early detection of postpartum haemorrhage: An integrative review of the literature. BMC Pregnancy Childbirth. 2015;15:230. Doi: 10.1186/s12884-015-0653-6.

Hayman RG, Arulkumaran S, Steer PJ. Uterine compression sutures: surgical management of postpartum hemorrhage. Obstet Gynecol. 2002;99:502-6. Doi: 10.1016/S0029-7844(01)01643-X.

Hofmeyr GJ, Mohlala BK. Hypovolaemic shock. Best Pract Res Clin Obstet Gynaecol. 2001;15:645-62. Doi: 10.1053/beog.2001.0205.

Hofmeyr GJ, Qureshi Z. Preventing deaths due to haemorrhage. Best Pract Res Clin Obstet Gynaecol. 2016;36:68-82. Doi: 10.1016/j.bpobgyn.2016.05.004.

Joshi VM et al. Internal iliac artery ligation for arresting postpartum haemorrhage. BJOG. 2007;114(3):356-61.

Keith L, Lynch C. Glob. libr. women's med; 2008. Doi: 10.3843/GLOWM.10049.

Kramer MS, Berg C, Abenhaim H, Dahhou M, Rouleau J, Mehrabadi A et al. Incidence, risk factors, and temporal trends in severe postpartum hemorrhage. Am J Obstet Gynecol. 2013;209:449.e1-7. Doi: 10.1016/j.ajog.2013.07.007.

Le Bas A, Chandraharan E, Addei A, Arulkumaran S. Use of the "obstetric shock index" as an adjunct in identifying significant blood loss in patients with massive postpartum hemorrhage. Int J Gynaecol Obstet. 2014;124: 253-5. Doi: 10.1016/j.ijgo.2013.08.020.

Lee S, Kim H, Cho G, Hong S, Oh M, Kim H. Use of the shock index to predict maternal outcomes in women referred for postpartum hemorrhage. Int J Gynecol Obstet. 2018;144:ijgo.12714. Doi: 10.1002/ijgo.12714.

Masuzawa Y, Kataoka Y, Fujii K, Inoue S. Prophylactic management of postpartum haemorrhage in the third stage of labour: An overview of systematic reviews. Syst Rev. 2018;7:156. Doi: 10.1186/s13643-018-0817-3.

Mousa HA, Alfirevic Z. Treatment for primary postpartum haemorrhage. Cochrane database Syst Rev. 2007;CD003249. Doi: 10.1002/14651858.CD003249.pub2.

Nathan H, El Ayadi A, Hezelgrave N, Seed P, Butrick E, Miller S et al. Shock index: an effective predictor of outcome in postpartum haemorrhage? BJOG An Int J Obstet Gynaecol. 2015;122:268-275. Doi: 10.1111/1471-0528.13206.

Nathan HL, Cottam K, Hezelgrave NL, Seed PT, Briley A, Bewley S et al. Determination of Normal Ranges of Shock Index and Other Haemodynamic Variables in the Immediate Postpartum Period: A Cohort Study. Spracklen CN, editor. PLoS One. 2016;11:e0168535. Doi: 10.1371/journal.pone.0168535.

Oladapo OT, Fawole B, Blum J, Abalos E. Advance misoprostol distribution for preventing and treating postpartum haemorrhage. Cochrane database Syst Rev. 2012;2:CD009336. Doi: 10.1002/14651858.CD009336.pub2.

Ononge S, Mirembe F, Wandabwa J, Campbell OMR. Incidence and risk factors for postpartum hemorrhage in Uganda. Reprod Health. 2016;13:38. Doi: 10.1186/s12978-016-0154-8.

Ouzounian JG, Elkayam U. Physiologic changes during normal pregnancy and delivery. Cardiol Clin. 2012;30:317-29. Doi: 10.1016/j.ccl.2012.05.004.

Pacagnella RC, Souza JP, Durocher J, Perel P, Blum J, Winikoff B et al. A systematic review of the relationship between blood loss and clinical signs. PLoS One. 2013;8:e57594. Doi: 10.1371/journal.pone.0057594.

Patel a, Goudar SS, Geller SE, Kodkany BS, Edlavitch SA, Wagh K et al. Drape estimation vs. visual assessment for estimating postpartum hemorrhage. Int J Gynaecol Obstet. 2006;93:220-4. Doi: 10.1016/j.ijgo.2006.02.014.

Raghavan S, Geller S, Miller S, Goudar SS, Anger H, Yadavannavar MC et al. Misoprostol for primary versus secondary prevention of postpartum haemorrhage: A cluster-randomised non-inferiority community trial. BJOG. 2016;123:120-7. Doi: 10.1111/1471-0528.13540.

Rajan P V, Wing DA. Postpartum hemorrhage: Evidence-based medical interventions for prevention and treatment. Clin Obstet Gynecol. 2010;53:165-81. Doi: 10.1097/GRF.0b013e3181ce0965.

Rath WH. Postpartum hemorrhage – Update on problems of definitions and diagnosis. Acta Obstet Gynecol Scand. 2011;90:421-8. Doi: 10.1111/j.1600-0412.2011.01107.x.

Royal College of Obstetricians and Gynaecologists. Prevention and Management of Postpartum Haemorrhage [Internet]. Arulkumaran S, Mavrides E, Penney G (ed). London: Royal College of Obstetricians and Gynaecologists; 2011. Disponível em: http://apps.who.int/iris/bitstream/handle/10665/61409/WHO_MCH_90.7.pdf?sequence=1&isAllowed=y.

Sentilhes L, Goffinet F, Vayssière C, Deneux-Tharaux C. Comparison of postpartum haemorrhage guidelines: Discrepancies underline our lack of knowledge. BJOG An Int J Obstet Gynaecol. 2016. Doi: 10.1111/1471-0528.14305.

Sentilhes L, Merlot B, Madar H, Sztark F, Brun S, Deneux-Tharaux C. Postpartum haemorrhage: Prevention and treatment. Expert Rev Hematol. Taylor & Francis. 2016;9:1043-61. Doi: 10.1080/17474086.2016.1245135.

Sloan NL, Durocher J, Aldrich T, Blum J, Winikoff B. What measured blood loss tells us about postpartum bleeding: A systematic review. BJOG. 2010;117:788-800. Doi: 10.1111/j.1471-0528.2010.02567.x.

Sohn CH, Kim WY, Kim SR, Seo DW, Ryoo SM, Lee YS et al. An increase in initial shock index is associated with the requirement for massive transfusion in emergency department patients with primary postpartum hemorrhage. Shock. 2013;40:101-5. Doi: 10.1097/SHK.0b013e31829b1778.

Suarez S, Conde-Agudelo A, Borovac-Pinheiro A, Suarez-Rebling D, Eckardt M, Theron G, Burke TF. Uterine balloon tamponade for the treatment of postpartum hemorrhage: a systematic review and meta-analysis. Am J Obstet Gynecol. 2020 Apr;222(4):293.e1-293.e52. doi: 10.1016/j.ajog.2019.11.1287. Epub 2020 Jan 6. PMID: 31917139.

Tan EK, Tan EL. Alterations in physiology and anatomy during pregnancy. Best Pract Res Clin Obstet Gynaecol. 2013;27:791-802. Doi: 10.1016/j.bpobgyn.2013.08.001.

Taylor D, Fleischer A, Meirowitz N, Rosen L. Shock index and vital-sign reference ranges during the immediate postpartum period. Int J Gynecol Obstet. 2017;137:192-5. Doi: 10.1002/ijgo.12127.

Tixier H, Boucard C, Ferdynus C, Douvier S, Sagot P. Interest of using an underbuttocks drape with collection pouch for early diagnosis of postpartum hemorrhage. Arch Gynecol Obstet. 2011;283:25-9. Doi: 10.1007/s00404-009-1265-z.

Toledo P, McCarthy RJ, Hewlett BJ, Fitzgerald PC, Wong CA. The accuracy of blood loss estimation after simulated vaginal delivery. Anesth Analg. 2007;105:1736-40, table of contents. Doi: 10.1213/01.ane.0000286233.48111.d8.

Tunçalp O, Souza JP, Gülmezoglu M. New WHO recommendations on prevention and treatment of postpartum hemorrhage. Int J Gynaecol Obstet. 2013;123:254-6. Doi: 10.1016/j.ijgo.2013.06.024.

Vogel JP, Oladapo OT, Dowswell T, Gülmezoglu AM. Updated WHO recommendation on intravenous tranexamic acid for the treatment of post-partum haemorrhage. Lancet Glob Heal. 6:e18-e19. Doi: 10.1016/S2214-109X(17)30428-X.

Vricella LK, Louis JM, Chien E, Mercer BM. Blood volume determination in obese and normal-weight gravidas: The hydroxyethyl starch method. Am J Obstet Gynecol. 2015;213:408.e1-6. Doi: 10.1016/j.ajog.2015.05.021.

WHO Guidelines Approved by the Guidelines Review Committee. WHO recommendations: Uterotonics for the prevention of postpartum haemorrhage – PubMed – NCBI [Internet]; 2018. [Citado 2019 Jan 29]. Disponível em: https://www.ncbi.nlm.nih.gov/pubmed/30645062.

WHO Recommendations for the Prevention and Treatment of Postp... PubMed – NCBI [Internet]; 2012. [Citado 2014 May 6]. Disponível em: http://www.ncbi.nlm.nih.gov/pubmed/23586122.

WHO. No Title [Internet]. WHO Recommendations for the Prevention and Treatment of Postpartum Haemorrhage Geneva; 2012. p.48. Disponível em: http://www.ncbi.nlm.nih.gov/pubmed/23586122.

Winikoff B, Dabash R, Durocher J, Darwish E, Ngoc NTN, León W et al. Treatment of post-partum haemorrhage with sublingual misoprostol versus oxytocin in women not exposed to oxytocin during labour: A double-blind, randomised, non-inferiority trial. Lancet. 2010;375:210-6. Doi: 10.1016/S0140-6736(09)61924-3.

117

Espectro da Placenta Acreta

Helaine Maria Besteti Pires Mayer Milanez
Renato Passini Júnior
André Dubinco

A placentação normal resulta da aderência do blastocisto ao endométrio decidualizado; a anormalidade desse processo inclui várias situações como a placenta prévia, a gravidez em cicatriz de cesárea, a gestação cervical e o espectro da placenta acreta. Esta última é secundária a uma aderência anormal da placenta ao miométrio, em vez da decídua, e está associada a importantes repercussões clínicas que podem causar morbimortalidade materna. Em sua apresentação típica, a este tipo de placenta não se separa do útero após o nascimento, ensejando quadros hemorrágicos severos, que podem se complicar com situações de extrema gravidade, tanto maternas como fetais.

Definição e classificação

O espectro da placenta acreta (EPA) se refere a uma inserção placentária anormal causada por uma aderência anômala do vilo coriônico além da decídua (Figura 117.1).

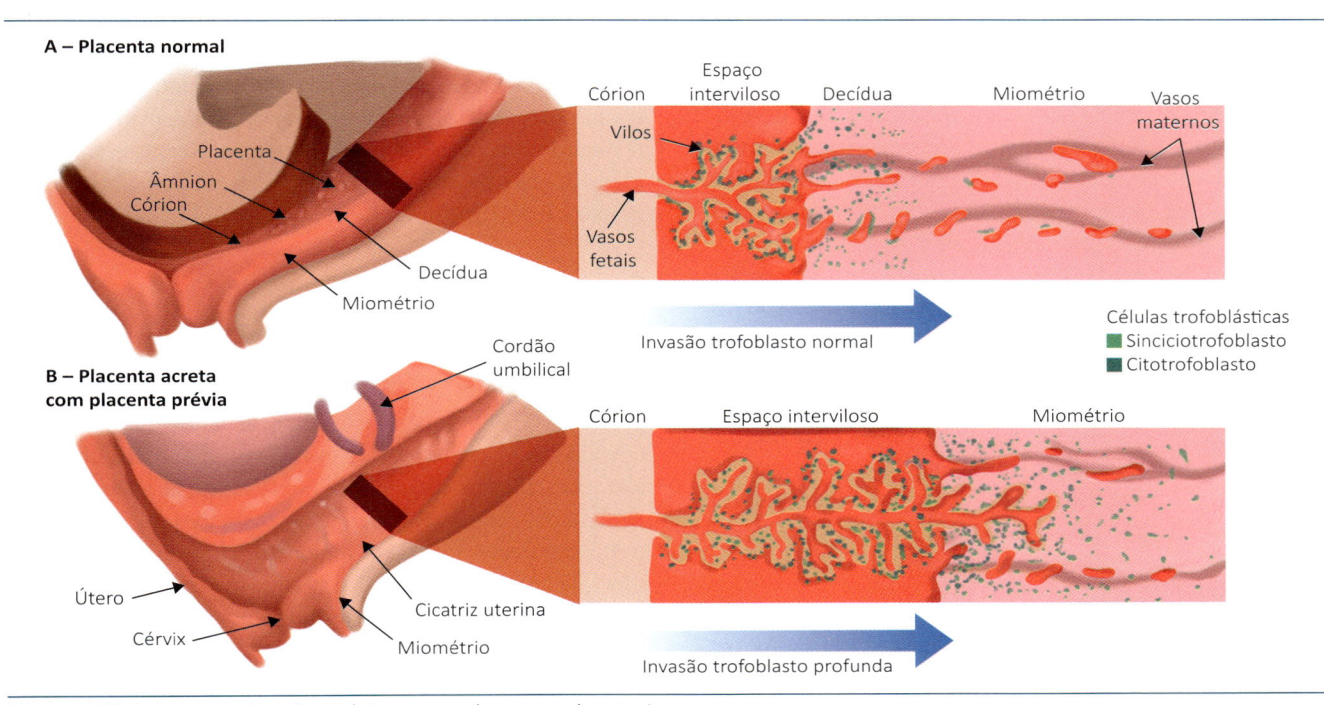

Figura 117.1. Penetração vilositária anormal na parede uterina.

Fonte: Adaptada de Ecker, 2013.

Dependendo do tipo de penetração das vilosidades trofoblásticas na espessura miometrial, existem três tipos de placentação anômala (Figura 117.2):

- Placenta acreta: ocorre aderência do vilo coriônico na camada miometrial.
- Placenta increta: vilosidades invadem a camada miometrial.
- Placenta percreta, vilosidades ultrapassam a camada miometrial, atingindo a serosa uterina e/ou estruturas vizinhas (Silver et al., 2015).

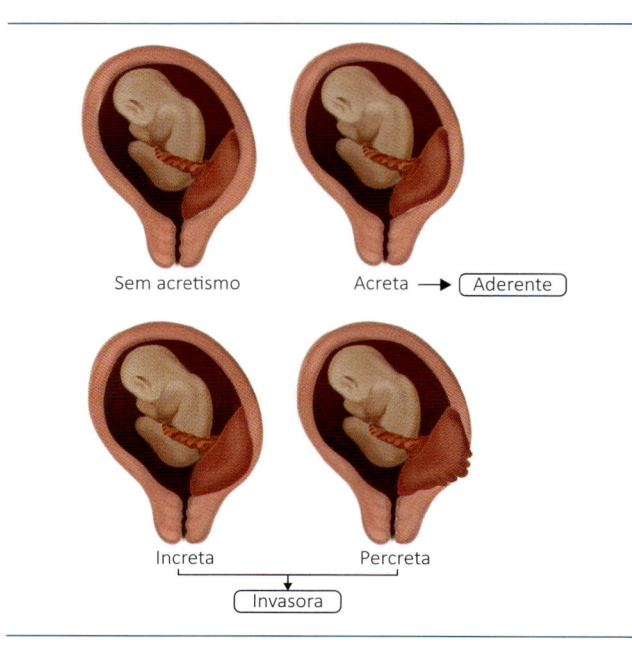

Figura 117.2. Representação dos tipos de placenta segundo a presença de espectro de placenta acreta.
Fonte: Adaptada de Oyelese et al., 2006.

Fisiopatologia

A hipótese mais lógica para explicar a etiologia do EPA é a de que um defeito na interface endométrio-miométrio causa uma falha na decidualização normal na área da cicatriz da cesárea ou de uma cicatriz uterina, permitindo a infiltração anormalmente profunda do trofoblasto.

Nas gestações não complicadas por inserções placentárias anormais, o trofoblasto é responsável pela invasão endometrial até a camada esponjosa (camada de Nitabuch) e, a partir de então, o citotrofoblasto inicia a diferenciação para formação do tecido placentário. A hipóxia relativa da parede uterina decorrente principalmente de fibroses facilita o recrutamento do blastocisto para essa região e gera uma invasão trofoblástica excessiva por falha de reconhecimento da camada esponjosa (Kayen et al., 2013; Silver et al., 2015).

Epidemiologia e fatores de risco

A incidência reportada de inserção placentária anormal varia de 1/1.000 a 1/2.500 partos e teve aumento de aproximadamente 10 vezes nos últimos 50 anos. Estudos observacionais das décadas de 1970 e 1980 descreviam uma preva-

lência de 1 em 2.510 a 1 em 4.017 gestações, comparadas a uma taxa de 1 em 533 de 1982 a 2002. Estudo mais recente de 2016, conduzido nos Estados Unidos, encontrou uma taxa global de 1 em cada 272 gestações. Esse aumento está bastante relacionado ao aumento das taxas de cesáreas, fato especialmente preocupante no Brasil, onde essa taxa vem se mantendo bastante elevada ao longo dos anos.

Dos três tipos de inserções anômalas, o mais prevalente é o acretismo. Chantraine et al. (2013), por intermédio de análise histopatológica de 138 casos de placentação anômala, identificou 79% de placenta acreta, 14% de placenta increta e 7% de placenta percreta. O percretismo placentário é a condição mais grave de anormalidade de inserção placentária, fortemente relacionado ao número de cesáreas prévias realizadas em uma mesma mulher. Outro aspecto relevante, com importância clínica, é que a mesma placenta pode apresentar áreas de acretismo, incretismo e percretismo. Além disso, há placentas com invasões focais (mínimas) e outras com invasões extensas, podendo as duas formas também estar presentes na mesma placenta.

Existem vários fatores de risco para o EPA. O mais comum é o antecedente de cesárea prévia, com uma maior incidência diretamente proporcional ao número de cesáreas anteriores. Nos cenários de placenta prévia e cesáreas anteriores, o risco do EPA aumenta de maneira dramática. Em uma revisão sistemática, a taxa de placenta acreta aumentou de 0,3% em mulheres com uma cesárea anterior para 6,7% naquelas com cinco ou mais. A presença de placenta prévia é outro significante fator de risco. Para mulheres com placenta prévia, o risco de placenta acreta é de 3%, 11%, 40%, 61% e 67% para a primeira, segunda, terceira, quarta e quinta ou mais cesáreas anteriores. Fatores adicionais incluem idade materna avançada, multiparidade, cirurgias uterinas prévias ou curetagens e síndrome de Asherman.

Assim, os maiores fatores de risco associados ao EPA são o antecedente de cesárea e a placenta prévia, principalmente quando presentes na mesma gestação. Nessas gestantes, a identificação de uma placenta prévia impõe obrigatoriamente a investigação de EPA.

Quadro clínico

O espectro da placenta acreta corresponde a um conjunto de enfermidades que causa uma significativa morbimortalidade materno-fetal, relacionada à hemorragia pós-parto primária (HPP), podendo resultar, dependendo de sua intensidade, em complicações graves como anemia, coagulação intravascular disseminada (CIVD), insuficiência renal aguda, insuficiência hepática, transfusões sanguíneas e, frequentemente, cirurgias maiores incluindo a histerectomia (Sheldon et al., 2014). Essas situações podem atingir tal gravidade a ponto de causar o óbito materno.

O quadro clínico apresentado pode variar de situações absolutamente subclínicas até quadros de sangramento vaginal muito intenso com risco significativo de choque hemorrágico. A maioria dos casos diagnosticados no pré-natal é daqueles mais bem investigados a partir do achado de uma placenta prévia em uma ultrassonografia obstétrica de rotina.

Quando presente, o principal achado clínico é o sangramento vaginal, mais frequentemente associado à presença de placenta prévia centro total ou centro parcial. Entretanto, em situações de extensas áreas com acretismo, geralmente não se observa sangramento durante a gravidez, já que a placenta se apresenta bem aderida ao miométrio e, decorrente dessa grande adesão, não há sangramento; nestas situações, se não tiver ocorrido o diagnóstico ecográfico durante o pré-natal, este acontecerá durante o parto e são as situações nas quais ocorrem as maiores complicações hemorrágicas. O diagnóstico intraparto de uma situação de EPA grave pode acarretar situações de extrema morbimortalidade materna.

Na presença de extensas áreas de invasão e, mais frequentemente, quando ocorre deiscência de cicatriz uterina com exteriorização do tecido placentário além da serosa, que fica apenas contida pelo peritônio, pode ocorrer a rotura uterina principalmente se houver contratilidade uterina regular. Ocorrendo a rotura uterina, rapidamente surgirão os sinais e sintomas de choque hemorrágico associado a grande irritabilidade peritoneal.

Há uma maior associação do EPA com complicações durante a gestação e no momento do parto, com maior ocorrência de emergências obstétricas, intervenções cirúrgicas mais amplas e complexas, cirurgias com maior duração, necessidade da utilização de radiologia intervencionista, maior demanda de transfusão de concentrado de hemácias e utilização de métodos físicos e farmacológicos para controle de hemorragias (Perez-Delboy e Wright, 2014; Clausen et al., 2014). Há também uma associação entre EPA e métodos de intervenção com complicações no puerpério imediato, tardio e remoto, como infertilidade, esterilidade, lesões de estruturas adjacentes como, bexiga, ureteres, alças intestinais, isquemia tecidual em virtude de embolização ou balonamento arteriais, infecções, embolias pulmonares, choque hipovolêmico, parada cardiorrespiratória e morte, principalmente nas formas mais graves dessa patologia (Perez-Delboy e Wright, 2014; Clausen et al., 2014). Ainda são poucos os estudos e informações sobre as complicações no puerpério tardio e remoto, bem como em curto, médio e longo prazo após a intervenção cirúrgica.

Diagnóstico

O diagnóstico de placentação anormal deve ser realizado, preferencialmente, no pré-natal, uma vez que existem inúmeras evidências de melhor prognóstico materno e neonatal quando isso ocorre. O diagnóstico pré-natal permite, além da informação básica de existência do problema, maior compreensão de sua extensão e melhor análise e proposta de conduta por parte de equipe de obstetras, preferencialmente com participação de outros especialistas, trazendo maiores índices de sucesso clínico, tanto neonatal como materno. Além disso, há um menor risco para desenvolvimento de uma emergência obstétrica e, também, menor

necessidade de transfusão sanguínea, acarretando menores taxas de complicações (Chantraine et al., 2013).

O diagnóstico pode ser feito por meio da: 1) ultrassonografia, método com alta sensibilidade (80 a 90%), alta especificidade (98%) e alto valor preditivo negativo (98%); 2) ressonância magnética, exame de alto custo, com alta sensibilidade (94,4%), boa especificidade (84%), utilizado em associação com os resultados da ultrassonografia, quando esta é inconclusiva; a RM auxilia muito o diagnóstico nos casos de placentação posterior, em que a ecografia pode apresentar dificuldade de delimitação placentária ou quando há a suspeita de placenta percreta, para avaliar a extensão do acometimento adjacente (Kayem et al., 2013; Silver et al., 2014). Eventualmente a cistoscopia pode auxiliar no diagnóstico da extensão da invasão vascular da parede e mucosa vesical. As Figuras 117.3 e 117.4 mostram imagens desses métodos diagnósticos em situações de EPA.

O método diagnóstico que continua sendo padrão-ouro para diagnóstico de certeza é a análise histológica do material, incluindo placenta e útero; no entanto, o exame só é realizado pós-histerectomia, servindo como um exame de confirmação histopatológica apenas. Existem ainda métodos laboratoriais para dosagem de marcadores de danos placentários ou desenvolvimento placentário anormal, mas não são ainda recomendados para auxiliar no diagnóstico do EPA.

Assim, a modalidade diagnóstica mais utilizada inicialmente é a ultrassonografia; os achados de placentação anormal já podem ser visibilizados no 1º trimestre, mas a maioria é feita nos 2º e 3º trimestres. A recomendação é que mulheres com fatores de risco para EPA sejam avaliadas por ecografistas com experiência nessa avaliação diagnóstica. O mais importante achado na ultrassonografia é a presença de placenta prévia, que está presente em mais de 80% dos casos. Só esse achado, entretanto, não é suficiente para o diagnóstico. Outros achados incluem: a presença de múltiplas lacunas vasculares ao longo da placenta com fluxo turbulento (sinal do "queijo suíço"), perda da interface hipoecoica entre a placenta e o miométrio, diminuição da espessura miometrial retroplacentária (< 1 mm), proeminências dos vasos retrovesicais, anormalidades da interface serosa e bexiga e extensão da invasão da placenta no miométrio, serosa ou bexiga. O uso do Doppler pode facilitar o diagnóstico identificando a presença de um fluxo turbulento lacunar, aumento da vascularização subplacentária, falhas no fluxo sanguíneo miometrial, além de vasos cruzando a placenta até a margem uterina.

A Figura 117.3 mostra avaliação ultrassonográfica da placenta prévia sem sinal de acretismo (A) e com sinal de incretismo.

A Figura 117.4 mostra ultrassonografia transvaginal indicando sinais de acretismo.

A Figura 117.5 mostra avaliação por ultrassonografia, por ressonância magnética e por cistoscopia de um caso de suspeita de incretismo/percretismo placentário.

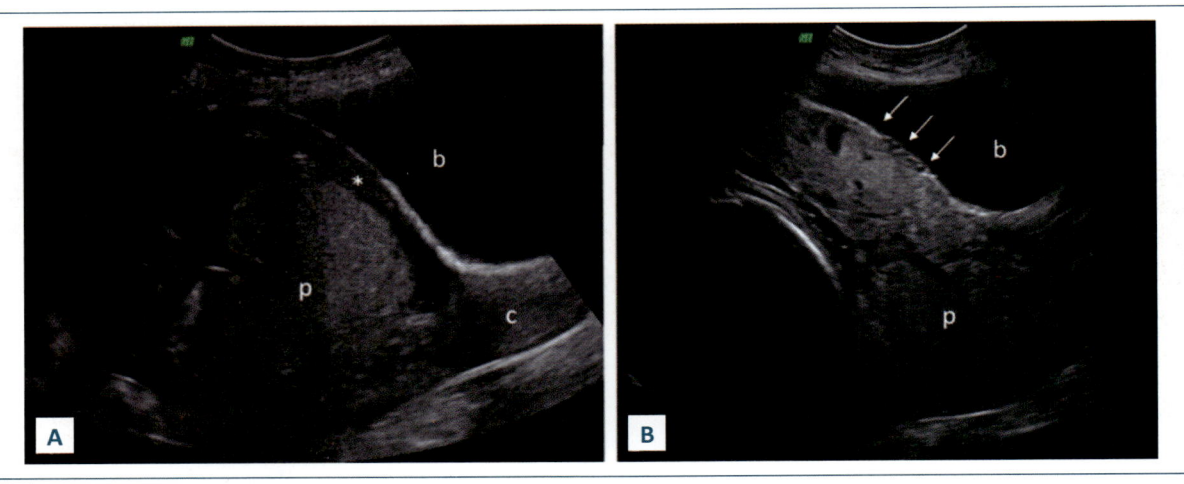

Figura 117.3. (A) Ultrassonografia transabdominal de placenta prévia completa em gestação de 30 semanas sem sinais de EPA. Plano sagital mediano demonstrando a bexiga materna (b), o colo uterino (c) e a placenta (p). Presença da Interface hipoecoica caracterizando o miométrio e o endométrio (*). Ausência de sinais de acretismo placentário. (B) Ultrassonografia transabdominal de placenta prévia completa em gestação de 34 semanas, com sinais de EPA. Plano sagital mediano demonstrando a bexiga materna (b) e a placenta (p). Perda da interface hipoecoica do miométrio e endométrio com consequente contiguidade entre placenta e bexiga, além de irregularidades na parede vesical (setas). Nota-se ausência do colo uterino que, neste caso, encontra-se totalmente invadido pelo corpo placentário. Sinais de incretismo placentário em região segmentar com acometimento cervical e possível percretismo em parede vesical posterior.

Fonte: Imagens e descrições cedidas por Cristina Faro e Klaus Schumacher.

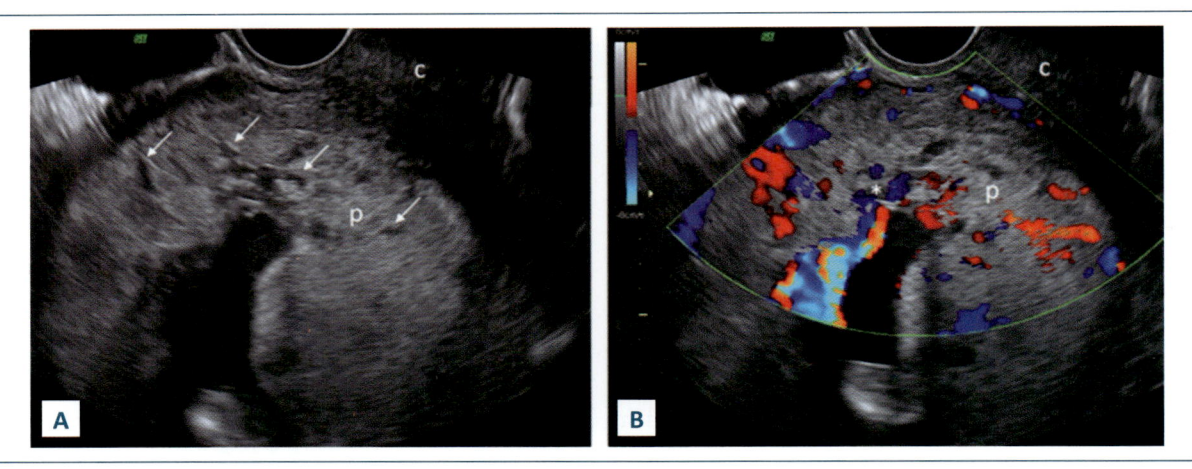

Figura 117.4. Ultrassonografia transvaginal em plano sagital mediano de placenta prévia completa em gestação de 32 semanas. Plano sagital mediano demonstrando o colo uterino (c) e a placenta (p). (A) Ecografia demonstrando a presença de lacunas hipoecoicas intraplacentárias (setas). (B) Ecografia com Doppler colorido demonstrando as lacunas com fluxo turbulento (*). Esses achados representam o sinal do "queijo suíço" que eleva o risco para a presença de acretismo placentário.

Fonte: Imagens e descrições cedidas por Cristina Faro e Klaus Schumacher.

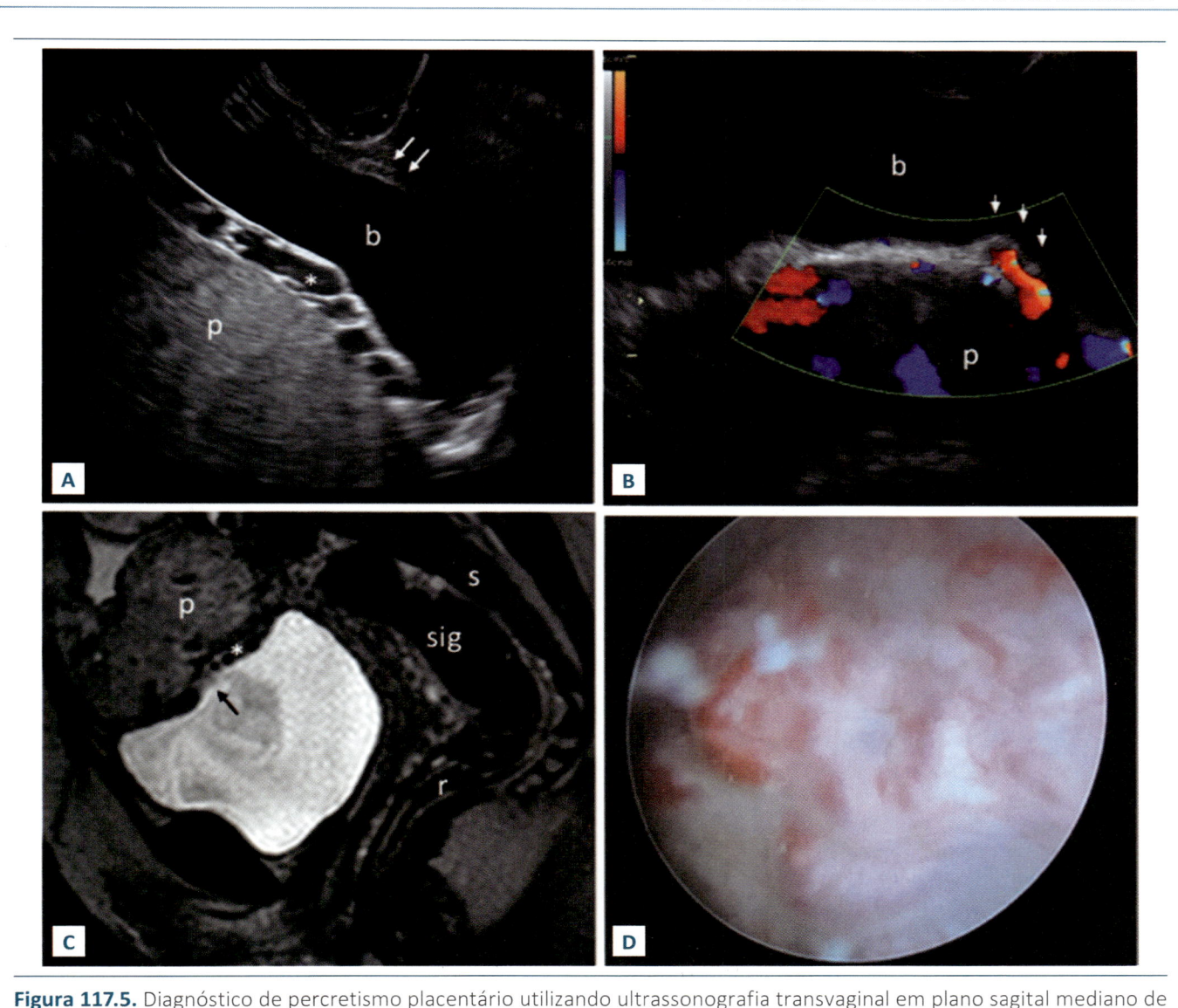

Figura 117.5. Diagnóstico de percretismo placentário utilizando ultrassonografia transvaginal em plano sagital mediano de placenta prévia completa em gestação de 32 semanas (A, B), ressonância magnética (C) e cistoscopia (D).
(A) Ultrassonografia transvaginal em plano sagital mediano com a bexiga materna parcialmente cheia (b) de uma placenta prévia completa em gestação de 34 semanas para estudo da interface vesical. Corpo placentário (p) em proximidade com a parede vesical posterior (incretismo miometrial aparentemente completo), onde se observa grande ectasia vascular (*) em comparação com sua parede anterior (setas). (B) Ultrassonografia transvaginal em plano transverso mediano com a bexiga materna (b) parcialmente repleta. Ao Doppler colorido, identifica-se ramo arterial proveniente da placenta (p) que se prolonga em direção à parede vesical, possivelmente atingindo sua camada submucosa (setas). (C) Ressonância magnética ponderada em T2. Plano sagital com adequada repleção vesical demonstrando em corte sagital o sacro (s), o reto (r), o sigmoide (sig), a placenta (p) e a bexiga materna (b). Ectasia vascular supravesical anormal (*) com possíveis áreas de descontinuidade parietal (seta), corroborado os achados descritos na figura A. (D) Cistoscopia confirmando a intensa ectasia vascular em parede vesical posterior/cúpula. O estudo por imagens caracterizou um incretismo placentário em topografia segmentar com possível percretismo vesical. No intraoperatório, confirmaram-se os pontos de percretismo em parede vesical posterior/cúpula e o incretismo foi demonstrado pelo estudo anatomopatológico da peça de histerectomia.
Fonte: Imagens e descrições cedidas por Cristina Faro e Klaus Schumacher.

A recomendação é que se desenvolvam protocolos de rastreamento de placenta prévia e EPA em mulheres com cesárea anterior e que os sinais ultrassonográficos sejam incluídos em programas de treinamento de ecografistas que realizam exames morfológicos detalhados nas gestações; a identificação ultrassonográfica precoce melhorará sensivelmente o atendimento a essas gestantes. Embora a avaliação ecográfica seja muito importante, pode não definir completamente o diagnóstico; assim, os fatores de risco permanecem muito importantes, mesmo na ausência de achados ultrassonográficos de anormalidades.

Manejo do espectro de placenta acreta

Dividiremos o manejo desses casos segundo a realização ou não do diagnóstico pré-natal dessa complicação. Devemos ressaltar que o prognóstico para mulheres portadoras dessa condição placentária dependerá muito de se fazer o diagnóstico ainda no pré-natal. Esse diagnóstico favorecerá imensamente o planejamento de condutas e reduzirá as complicações e risco de morte associadas ao EPA. O manejo de pacientes sem diagnóstico pré-natal se resumirá à conduta cirúrgica a ser adotada no parto, seja ele um parto normal ou cesárea. Portanto, iniciaremos a exposição do manejo com os casos diagnosticados no pré-natal e, depois disso, será abordada a conduta cirúrgica em situações com e sem diagnóstico prévio.

Manejo com diagnóstico pré-natal

Acompanhamento pré-natal

Gestantes com diagnóstico de EPA devem ser encaminhadas e acompanhadas em centros de atendimento obstétrico terciário especializado, visando a redução da morbidade materna grave associada a essa patologia. Isso inclui acompanhamento pré-natal individualizado, avaliação ultrassonográfica seriada, vigilância hematimétrica materna, vigilância fetal com dopplervelocimetria e cardiotocografia, conforme a necessidade, e planejamento do parto. Durante o pré-natal, outros especialistas são acionados para avaliarem a situação clínica e colaborarem na investigação de gravidade ou na forma de intervenção a ser efetivada no dia do parto. A realização de uma intervenção programada com um grupo de especialistas experientes pode mudar radicalmente o prognóstico materno e fetal.

O manejo das diferentes formas do EPA e principalmente de sua forma mais grave, o percretismo placentário, ainda continua controverso, com muitas condutas divergentes no pré-parto, intraparto e pós-parto. A literatura mostra poucos estudos, com pequeno tamanho amostral, a maioria com dados retrospectivos, e com condutas individualizadas para cada centro de referência. Alguns trabalhos são provenientes de estudos multicêntricos, porém com alta heterogeneidade do perfil de pacientes, dos tipos de intervenção, da abordagem de complicações e acompanhamento materno e neonatal pós-intervenção (Clausen et al., 2014; Perez-Delboy et al., 2014).

O acompanhamento durante o pré-natal visa permitir que seja atingida uma idade gestacional de pelo menos 34 semanas, sem risco materno e/ou fetal significativos. Duas condutas, conservadora ou ativa, poderão ser tomadas a depender da idade gestacional em que a paciente tem o diagnóstico, o tipo de invasão placentária e a presença de outras complicações clínicas e obstétricas. Geralmente se opta pela conduta conservadora em idades gestacionais inferiores a 34 semanas, para um melhor resultado neonatal. É importante frisar que essa conduta visa proteger o concepto, mas expõe a mãe ao risco de ruptura uterina espontânea que, embora não seja comum, é uma intercorrência possível, principalmente nos casos de percretismo placentário, o que pode ser muito grave. Por isso, será fundamental uma orientação clara da gestante e seus familiares sobre o tipo de problema diagnosticado, suas possibilidades de conduta e seu prognóstico, tanto materno quanto perinatal. Após isso, é possível decidir a melhor conduta a seguir que, geralmente, será a conservadora, aguardando atingir pelo menos as 34 semanas. Deve-se lavrar um Termo de Consentimento Livre e Esclarecido sobre a conduta a ser adotada. A gestante deve ser esclarecida não só em relação ao diagnóstico apresentado, mas, principalmente, em relação à proposta de acompanhamento pré-natal, necessidade de internação prolongada e intervenção cirúrgica que será realizada, que poderá incluir uma histerectomia puerperal.

Para a melhor definição de conduta, primeiramente é preciso identificar a real extensão da invasão, o que nem sempre será possível. Havendo forte suspeita de menor invasão miometrial (acretismo), a conduta conservadora é indicada e o acompanhamento da gestação poderá se dar até atingir idades gestacionais a termo, podendo a resolução ocorrer no termo precoce (37 a 38 semanas), destacando que, como a maioria dos diagnósticos ocorrerá em mulheres com placenta prévia, outras repercussões podem ser levadas em conta, reduzindo a idade gestacional de resolução da gestação. Quando houver forte suspeita de incretismo ou percretismo, apesar de algumas controvérsias na literatura, recomendamos a resolução em idade gestacional de 34 semanas em virtude do menor risco de ocorrência de hemorragia, de trabalho de parto prematuro e de ruptura pré-termo de membranas ovulares (Chantraine et al., 2013).

Dependendo de cada gestante, poderá haver necessidade ou não de internação. Gestantes assintomáticas, sem queixas ou complicações identificadas, bem orientadas, com bom apoio familiar e facilidade de acesso hospitalar, sem comorbidades associadas, podem ser acompanhadas ambulatorialmente. Novamente é importante destacar a importância do diálogo com a paciente e sua família para compreender a situação domiciliar da gestante e sua rede de apoio pessoal. Algumas pacientes ficam muito inseguras com sua saída do hospital, enquanto outras não aceitam internações apenas preventivas. O esclarecimento é importante, bem como ouvir atentamente as opiniões dessas mulheres. Soluções intermediárias podem ser adotadas, como internações por alguns períodos, intercalados com períodos em que a paciente permanece em casa. Cada situação deve ser analisada de forma bem individualizada.

Durante o acompanhamento pré-natal, algumas ações devem ser destacadas:

- Orientação quanto a sinais de alarme (dor abdominal, contrações, sangramento e/ou perda de líquido via vaginal, movimentação fetal diminuída).
- Monitorização da hemoglobina materna e, se necessário, correção de anemia, usando reposição de ferro, oral ou injetável.
- Prevenção, diagnóstico precoce e/ou controle de comorbidades maternas.

- Vigilância fetal e materna, incluindo ultrassonografia seriada.
- Programação do momento e forma de resolução da gestação.

A programação do parto deve ser elaborada com a presença de outros especialistas, incluindo pediatra, anestesiologista, urologista, cirurgião vascular e radiologista (com experiência em radiologia intervencionista). Para isso, é preciso que a Instituição contemple em seu corpo clínico esses profissionais e exista estrutura e equipamentos no local que suportem algumas intervenções complexas que poderão ser necessárias. A maioria das maternidades do país não terá todos esses profissionais e equipamentos disponíveis, por isso a importância do encaminhamento quando houver essa possibilidade, pelo menos dos casos mais graves. A presença de todos esses profissionais não é obrigatória, mas é conveniente em certos casos de invasão, principalmente a depender da experiência cirúrgica da equipe obstétrica com essa condição placentária.

Parto

Havendo placenta prévia ou em casos de incretismo ou percretismo, a conduta proposta será uma cesárea. Situações em que exista forte convicção da presença apenas de acretismo, em placentas normoinseridas, podem ser conduzidas de forma mais conservadora, permitindo parto vaginal espontâneo; isso acarretará, porém, alta probabilidade de ocorrer dificuldade de dequitação espontânea, podendo exigir extração manual placentária e as intercorrências relacionadas com esse procedimento. Situações de acretismo com placenta prévia terão indicação de cesárea e extração manual de placenta, se a dequitação não ocorrer espontaneamente.

Placentas incretas e percretas não devem ser manipuladas, muito menos deve ser feita tentativa de sua extração manual. Tentar realizar sua remoção pode mudar completamente o prognóstico materno, acarretando hemorragia de forte intensidade, incontrolável, com risco de morte materna.

Portanto, havendo incretismo ou percretismo, a cesárea estará indicada e duas condutas podem ser tomadas após a extração fetal: conduta conservadora ou conduta intervencionista (ressecção uterina ou histerectomia).

Conduta conservadora

O tratamento conservador consiste em deixar a placenta *in situ*, sendo uma opção para alguns casos em que há o desejo de preservar a fertilidade, mas é um tratamento de exceção. Essa estratégia muitas vezes inclui a retirada tardia da placenta, mas muitas vezes também ocorre a necessidade de retirada do útero, não contemplando a preservação da fertilidade da mesma forma. Auxilia a evitar procedimentos imediatos após o parto, o que pode ser benéfico em situações em que faltam experiência e/ou recursos cirúrgicos no local. Em associação com o tratamento conservador podem ser utilizadas técnicas para diminuição do sangramento como suturas uterinas compressivas (B-Lynch), embolização da artéria uterina (Silver et al., 2014). Existem muitos

debates em torno do tratamento conservador, por existirem vários estudos apontando para complicações severas com essa conduta, em mais de 60% dos casos, como infecções, hemorragias pós-operatórias e histerectomias secundárias em até 9 meses pós-parto, além de maior risco relativo de inserção placentária anormal em uma futura gestação (Kayem et al., 2013; Ramoni et al., 2013). Alguns estudos ainda indicam que nessas pacientes pode haver risco de desordens placentárias e restrição de crescimento intrauterino (Timmermans et al., 2007). Entretanto, há relatos de bons resultados em outros trabalhos. Timmermans et al. identificaram que, de 60 pacientes tratadas conservadoramente, 80% obtiveram sucesso clínico, com gestações subsequentes em um sexto delas (Timmermans et al., 2007).

A abordagem conservadora pode ser uma opção nas situações de diagnóstico inesperado de incretismo e percretismo placentário no parto, sendo essa condição abordada a seguir.

Conduta intervencionista

A conduta intervencionista pode ser adotada de duas formas: ressecção de parte da parede uterina, em que a placenta está aderida; ou histerectomia. A histerectomia é o tratamento-padrão da maioria dos casos de incretismo e percretismo placentário. A histerectomia imediatamente após o parto é a conduta recomendada pelo American College of Obstetricians and Gynecologists (ACOG), sem a tentativa de extração manual da placenta em casos de percretismo placentário (Kayem et al., 2014). Mesmo em situações de incretismo frequentemente haverá necessidade de histerectomia, já que é muito difícil retirar apenas a placenta que se mostra invadindo toda a extensão miometrial e preservar o útero de forma a ser possível nova gestação. Essa intervenção apresenta, como complicações, necessidade de transfusão sanguínea ($\geq$ 4 unidades de concentrado de hemácias) em 42% das pacientes, cistostomia em 29% das pacientes, lesões ureterais em 7% além de infecções em 33% dos casos (Eller et al., 2009). Caso a placenta esteja anormalmente inserida no segmento uterino inferior, como é o mais comum, dificilmente uma histerectomia subtotal poderá ser realizada, para não comprometer o tecido placentário, restando, na maioria das vezes a indicação de histerectomia total.

O tratamento com ressecção local é um método com resultados que mostram menores complicações pós-intervenção; no entanto, em virtude do pequeno número de casos tratados com essa técnica, o treinamento e avaliação da sua viabilidade são escassos (Eller et al., 2002). Clausen et al. analisaram 119 casos de placenta percreta, dos quais 66 foram tratados com histerectomia, 17 com ressecção local e os 36 restantes foram tratados conservadoramente. Os resultados mostram que o tratamento com ressecção local teve significativamente menos lesões vesicais, com menos hemorragias pós-operatórias e apenas um caso necessitou de reabordagem cirúrgica. Assim, foram 12% de complicações pós-operatórias com essa técnica, comparando-se a 25 a 30% de complicações com histerectomia e no tratamento conservador. Se houver desejo de futuro reprodutivo, condutas de ressecção apenas da área acometida em casos de incretismo são possíveis, mas com risco de recorrência e ruptura uterina em gestações futuras. A abordagem com ressecção da área de incretismo ou percretismo só será possível se a região afetada estiver de fácil acesso para realizar essa intervenção. Em placentas muito baixas será impossível realizar essa abordagem mais conservadora.

A seguir, apresentamos uma sugestão de protocolo de conduta para abordagem cirúrgica em situações de incretismo e percretismo placentário, quando o diagnóstico é feito no pré-natal e a intervenção é programada. Em linha gerais, o planejamento cirúrgico deve incluir:
- montagem da equipe cirúrgica e centro cirúrgico estruturado;
- equipe experiente que realizará as intervenções;
- definição da sequência de conduta cirúrgica;
- definição de sequência de controle emergencial de hemorragia;
- vigilância pós-operatória imediata em UTI;
- vigilância puerperal imediata;
- acompanhamento pós-parto e pesquisa de complicações em longo prazo.

Os procedimentos intraoperatórios a serem adotados terão várias particularidades. Retaguarda de hemoterapia é fundamental para realização dessa intervenção. Por se tratar de uma situação de alto risco hemorrágico, necessitando de um campo cirúrgico maior do que o oferecido numa incisão de Pfannenstiel, uma incisão mediana infraumbilical de parede abdominal é recomendada. A abertura da parede abdominal segue a sequência normal para incisões medianas, com particular cuidado em fazer uma hemostasia rigorosa, para evitar sangramento de parede abdominal desnecessário no intraoperatório, que poderá ter longa duração. A abertura da cavidade peritoneal deverá garantir boa exposição uterina e a histerotomia **NUNCA** deverá ser feita na área onde a placenta está inserida. Como a maioria dos casos envolve placenta prévia e anterior, a incisão poderá ser corporal (se houver garantia que não há tecido placentário abaixo), ou preferencialmente fúndica, com extração fetal, seguida de ligadura imediata do cordão umbilical próximo à sua inserção na placenta e histerorrafia também imediata em uma ou duas camadas, com pontos contínuos ou separados, que permitam a melhor hemostasia possível. Portanto, **não há** tentativa de extração manual e a placenta é deixada *in situ*.

A partir desse momento, a depender da opção entre abordagem conservadora ou ativa, a sequência poderá ser diferente do ponto de vista cirúrgico. Entretanto, outros procedimentos complementares poderão ser utilizados, tanto na abordagem conservadora como na cirúrgica, conforme exposto a seguir.

Na abordagem **conservadora** devem ser respeitados os seguintes passos:
- histerotomia evitando placenta (corporal, fúndica);
- ligadura do cordão na inserção placentária;
- deixar placenta *in situ*;

- transferência para instituição com maiores recursos ou serviços terciários ou;
- oclusão temporária, embolização ou ligadura de ilíacas internas;
- administração de antibióticos; retaguarda hemoterápica;
- internação por pelo menos 10 a 14 dias;
- vigilância com ultrassonografia, HCG e progesterona;
- o desaparecimento da placenta poderá ocorrer entre 5 e 6 meses.

Nos casos de conduta **ativa** em situações de placenta increta/percreta, os seguintes passos devem ser observados:
- Avaliar possibilidade de cateterização vascular pré-parto das artérias hipogástricas com balão intravascular.
- Posicionamento adequado da paciente na mesa cirúrgica (semi-Fowler), cujo objetivo é permitir manipulação digital do colo uterino por um auxiliar por via vaginal, como forma de identificação do colo uterino durante a histerectomia. A Figura 117.6 apresenta a visão de um grave caso de percretismo após exposição da cavidade peritoneal.

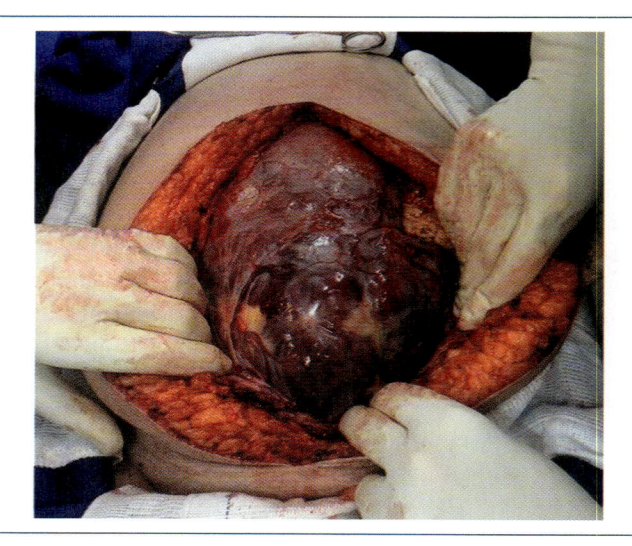

Figura 117.6. Visualização da área de percretismo placentário após abertura da cavidade peritoneal.
Fonte: Acervo da autoria.

- Histerotomia corporal, fúndica, distante da área de inserção placentária e extração fetal (Figura 117.7).
- Após extração do recém-nascido, realizar ligadura do cordão na inserção placentária.
- Avaliação cuidadosa do grau de acretismo e aderência a outros órgãos (Figura 117.8).
- Deixar placenta *in situ*: increta, percreta.
- Extração manual se acreta.
- Histerorrafia com placenta *in situ*.
- Cateterização vesical com Foley de três vias (ajuda dissecção) após inserção de cateter ureteral bilateral de duplo J.
- Oclusão parcial, embolização ou ligadura de ilíacas internas; a seguir, as fotos pré e pós-embolização de artérias uterinas (Figura 117.9).
- Ressecção miometrial ou histerectomia (total ou subtotal).

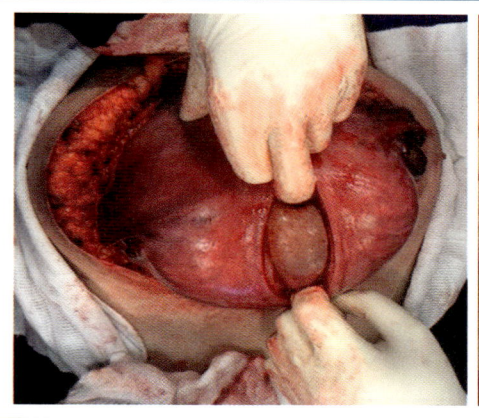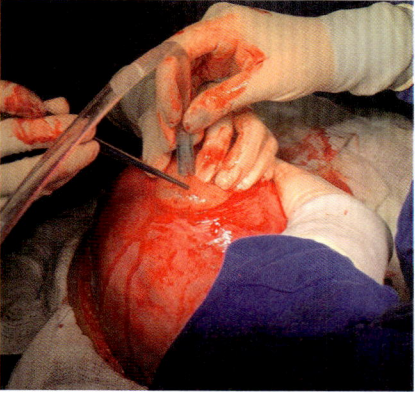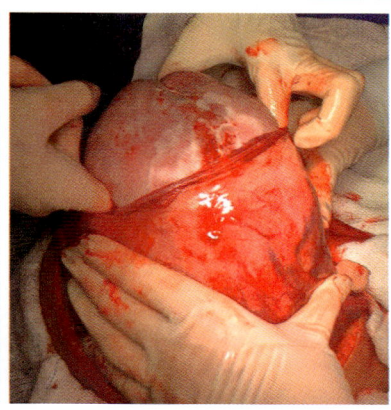

Figura 117.7. Histerotomia corporal fúndica e extração fetal.
Fonte: Acervo da autoria.

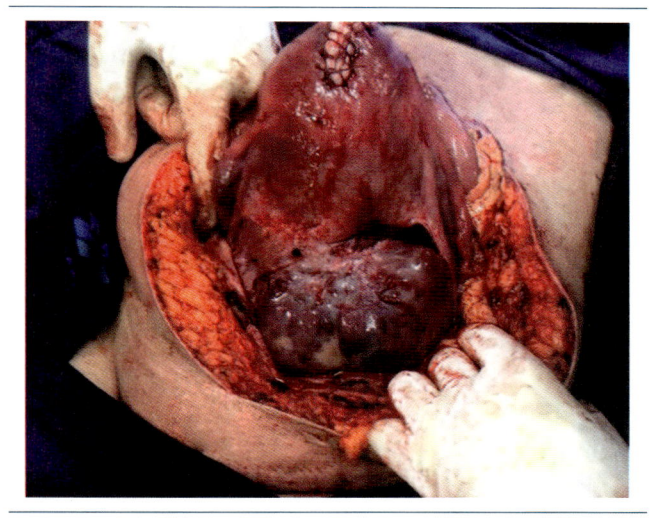

Figura 117.8. Avaliação da área de acretismo placentário após a extração fetal.
Fonte: Acervo da autoria.

- Técnicas de controle de hemorragia pós-parto.
- Recuperação sanguínea.
- Reposição rápida e efetiva de fatores de coagulação, se necessário.

Procedimentos complementares

Entre as técnicas complementares utilizadas na cirurgia, estão a cateterização de ureteres, embolização arterial e o uso de oclusão vascular com balão.

- **Cateterização ureteral:** a finalidade da cateterização ureteral numa histerectomia em razão de um percretismo placentário consiste em facilitar sua identificação intraoperatória, sem necessidade da abertura retroperitonial e buscando evitar sua lesão durante a cirurgia, pela distorção da anatomia provocada pela localização da placenta. Pode ser realizada antes do início da cesárea ou antes do início da histerectomia, que parece ser mais fácil, pela maior facilidade de manipulação vesical com o útero já esvaziado. A alocação de *stents* ureterais também é uma área de debate, uma vez que alguns estudos demonstram que a utilidade é basicamente para identificação da lesão existente, e não para prevenção de lesões. Alguns outros estudos, entretanto, mostram menor incidência de lesões ocorridas quando da alocação desses cateteres.

- **Radiologia intervencionista:** tem como objetivos reduzir consideravelmente a perfusão placentária, reduzindo a pressão de circulação do sangue, bem como sua quantidade, o que reduziria a intensidade da hemorragia durante a dissecção dos tecidos e o risco de choque hipovolêmico, diminuindo, também, a necessidade de transfusão sanguínea intra e pós-operatória. Não é um procedimento aceito por todos e exige equipe qualificada e equipamentos hospitalares relativamente incomuns em maternidades. No entanto, a grande maioria dos estudos relacionam sua utilização com melhores resultados intraparto e pós-parto, e taxas de sucesso de controle da HPP primária grave de 90 a 95%. Para conseguir esses resultados, duas técnicas principais são utilizadas: a embolização angiográfica ou a oclusão vascular de vasos pélvicos com balão. Nas duas técnicas cateteres são inseridos em vasos pélvicos, com o uso de radioscopia e acesso através da artéria femoral. Esse procedimento é realizado por cirurgião vascular ou radiologista intervencionista. A avaliação da circulação uteroplacentária é feita utilizando-se contraste iodado aniônico isosmolar para arteriografia intraoperatória. A escolha do meio de contraste tem como objetivo diminuir complicações renais como a nefropatia induzida por contraste. Quando se utiliza o balão de oclusão arterial, em geral, as artérias ilíacas são obliteradas temporariamente através do insuflamento de balões existentes na ponta de cateteres especiais. Quando a técnica utilizada for a embolização, material apropriado é liberado na circulação pélvica, o que acaba provocando oclusão vascular. O material liberado pode ser gelfoam ou micropartículas de polivinil álcool. Na embolização, vasos de menor calibre podem ser obliterados, podendo o processo ser executado apenas nas artérias uterinas (embolização de artérias uterinas). A embolização também pode ser utilizada quando se adota

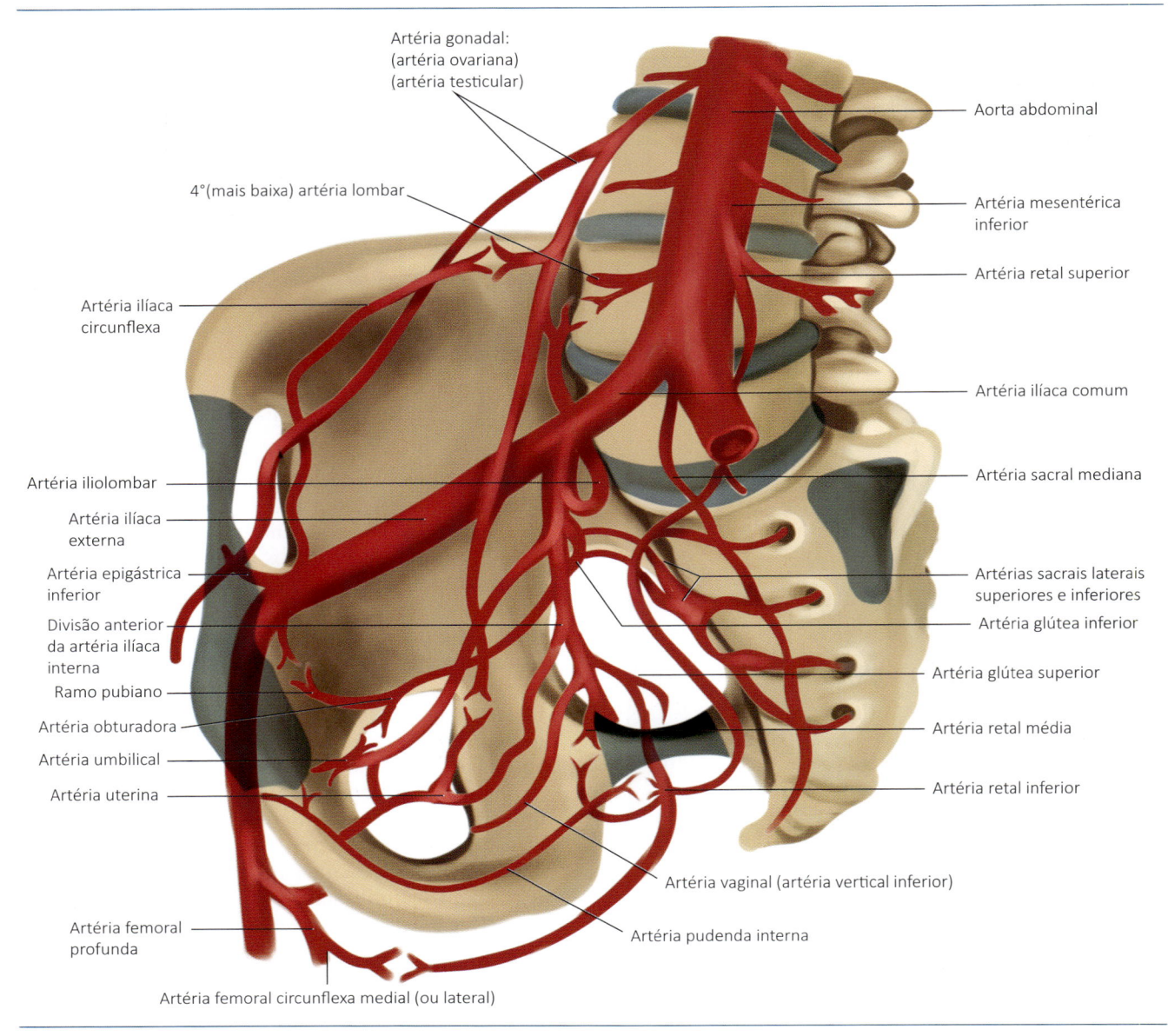

Figura 117.9. Anatomia vascular da região pélvica.

Fonte: Adaptada de Cunningham et al., 2012.

a conduta conservadora como forma de diminuir o risco de sangramento posterior e acelerar o desprendimento ou redução da massa placentária. Esses métodos só serão utilizados após a extração fetal.

Para a compreensão do método e sua taxa de sucesso ou falha, é necessário recordar a anatomia vascular da região pélvica (Figura 117.9). A aorta abdominal se divide, na base da vértebra L4, originando as artérias ilíacas comuns direita e esquerda. As artérias ilíacas comuns têm um trajeto descendente em direção à pelve e dividem-se em artérias ilíaca externa e interna, e a primeira segue em direção ao membro inferior e a segunda se ramifica para nutrição das estruturas pélvicas. A artéria ilíaca interna apresenta uma divisão posterior que irriga principalmente a parede inferior do abdome, a parede posterior da pelve e a região glútea. A divisão anterior da artéria ilíaca interna apresenta

seis ramificações, sendo três parietais e três viscerais. Esses ramos apresentam muitas variações anatômicas que tornam a abordagem endovascular desafiadora tanto para identificação de todas as artérias nutridoras da estrutura que se deseja identificar e tratar, bem como a navegação com cateteres que pode ser dificultada pela tortuosidade e angulação dos vasos.

Como vantagens da embolização das artérias uterinas (EAU), podem ser citadas a fácil identificação do local de sangramento, menor quantidade de novos episódios de sangramento pelas colaterais e histerectomia tecnicamente menos difícil, pela isquemia dos tecidos a serem abordados (Cheong et al., 2014; Viñas et al., 2014; Kayem et al., 2014). Como complicações em curto prazo da EAU, são incluídas: febre; hematoma no local de inserção do cateter; abscesso pélvico; infecções; perfuração da artéria ilíaca; além de fenômenos isquêmicos. As complicações em longo prazo são pouco avaliadas na literatura; no entanto, são descritos encurtamento cervical, disfunção sexual por menor irrigação da região clitoridiana, colo cervical e útero (quando este for mantido), falência ovariana transitória, fístula vaginal, necrose da parede uterina e vesical, disfunção miccional e danos neurológicos (Cheong et al., 2014; Park et al., 2014; Kozinsky et al., 2014; Viñas et al., 2014).

A taxa de sucesso com a radiologia intervencionista é significativamente maior do que a obtida com a ligadura de artéria hipogástrica (Cheong et al., 2014; Singhal et al., 2014; Viñas et al., 2014). Angtsmann et al. (2010) observaram redução significativa da necessidade de transfusão sanguínea e do número de concentrados de hemácias transfundidos.

Diagnóstico intraoperatório ou intraparto

A maior parte dos diagnósticos de EPA ocorre em situações de placenta prévia. Como muitas das placentas prévias têm indicação de cesárea (placentas centrais), o diagnóstico intraparto numa cesárea pode ser mais frequente do que aquele feito no atendimento a um parto por via vaginal.

- **Diagnóstico durante uma cesárea:** haverá suspeita de incretismo/percretismo placentário quando da abertura da cavidade peritonial e visualização da parede uterina, onde poderá ser observada a invasão placentária. Casos de acretismo só serão identificados quando da tentativa de retirada manual da placenta. Nas situações de acretismo, a placenta sairá, mesmo que fragmentada, podendo haver necessidade de curagem uterina padrão ou, até, curetagem por histerotomia. Nos casos de incretismo ou percretismo, como já detalhado, a extração fetal deve ser feita por histerotomia que não atinja a placenta, seguida de clampeamento imediato do cordão umbilical deixando a placenta *in situ* e histerorrafia hemostática. A partir daí, pode-se adotar a conduta conservadora ou ativa, a depender da capacidade técnica existente no local. A sugestão é a de que, nesses casos, se não houver profissional com suficiente experiência cirúrgica para intervenção, deve ser feita a sutura da parede abdominal, procurando transferir a paciente para centro de referência o mais rápido possível. Condutas intempestivas na eventualidade de um diagnóstico inesperado de um acretismo placentário grave podem comprometer a sobrevida dessa paciente.
- **Diagnóstico durante um parto normal:** nesses casos, a placenta não é central, mas ainda pode ser prévia marginal ou apresentar uma inserção baixa ou alta. A suspeita se dará pela não ocorrência da dequitação espontânea, após aguardar o período recomendado para o desprendimento placentário (as recomendações variam entre 30 e 60 minutos), mesmo após a administração de uterotônicos (manejo ativo do 3º período do parto). Nesses casos, é feito o diagnóstico de retenção placentária e a próxima etapa seria a extração manual da placenta, cuja técnica foi descrita no Capítulo 34 – Assistência ao Parto – 3º e 4º Períodos. Placentas acretas podem ser retiradas por extração manual, seguidas de curagem e/ou curetagem

puerperal. Entretanto, placentas incretas e percretas não devem passar por tentativa de retirada, pois isso poderá causar, como já assinalado, hemorragia incontrolável e fatal. Nas situações de dúvida, ou se aguarda mais tempo para a dequitação, ou se providencia exame ultrassonográfico, que deve ser feito por profissional experiente, geralmente na sala de parto.

Caso exista forte dúvida em como conduzir a situação e continua sem ocorrer a dequitação, pode ser tentado encaminhamento para um centro de referência. Nesse período de tempo, caso ocorra instabilidade hemodinâmica materna ou grande hemorragia medidas de controle imediato, incluindo laparotomia, devem ser adotadas, analisando-se cada situação em particular e pedindo ajuda para outros obstetras e/ou cirurgiões da instituição. Para o manejo de algumas situações de hemorragia do sítio placentário após dequitação, pode-se, eventualmente, utilizar o balão de Bakri como alternativa temporária até que providências mais efetivas possam ser tomadas.

Paralelamente a todas essas medidas de atendimento inicial, havendo decisão por ampliação do procedimento cirúrgico, seja no parto vaginal, seja na cesárea, deve-se:

- Informar à gestante e familiares sobre a situação e solicitação de autorização para realização dos procedimentos necessários (incluindo Termo de Consentimento, mesmo que este seja verbal), devendo registrar em prontuário posteriormente, bem como o desdobramento cirúrgico que ocorrerá.
- Avaliação da hemoglobina materna e tipagem sanguínea.
- Verificação da disponibilidade e necessidade de hemocomponentes.
- Montagem da equipe cirúrgica (lembrar que NÃO SE DEVE TENTAR RETIRAR A PLACENTA), em casos de incretismo ou percretismo placentário.

Quando a paciente for encaminhada para um centro de referência, além da autorização do encaminhamento por parte deste centro, cabe ao obstetra acompanhar a paciente no transporte até o outro hospital.

Pontos de destaque

O diagnóstico de EPA tem sido cada vez mais frequente em Obstetrícia e pode determinar sérias consequências para a mulher, se não for adequadamente manejada. O conhecimento e o uso adequado de protocolos de atendimento são fundamentais para que se alcancem os melhores resultados.

Diagnóstico precoce, equipe obstétrica treinada e boa estrutura hospitalar são essenciais no atendimento a essas situações. Medidas adequadas tomadas em tempo oportuno são decisivas para a saúde da paciente, reduzindo de maneira significativa a morbidade grave e a mortalidade nessas mulheres.

LEITURAS COMPLEMENTARES

Abdul-Kadir R, McLintock C et al. Evaluation and management of postpartum hemorrhage: Consensus from an international expert panel; 2014.

Angstmann T, Gard G, Harrington T, Ward E, Thompson A, Giles W. Surgical management of placenta accreta: A cohort series and suggested approach. Am J Obstet Gynecol. 2010;202:38 e1-9.

Berkley EM, Abuhamad AZ. Prenatal diagnosis of placenta accreta: Is sonography all we need? J Ultrasound Med. 2013;32:1345-50.

Chantraine F, Braun T, Gonser M, Henrich W, Tutschek B. Prenatal diagnosis of abnormally invasive placenta reduces maternal peripartum hemorrhage and morbidity. Acta Obstet Gynecol Scand. 2013;92:439-44.

Cheong JY, Kong TW et al. Outcome of pelvic arterial embolization for postpartum hemorrhage: A retrospective review of 117 cases. Obstet Gynecol Sci. 2014;57(1):17-27.

Clausen C, Lönn L et al. Management of placenta percreta: a review of published cases. Acta Obstet Gynecol Scand. 2014;93:138-43.

Comstock CH, Bronsteen RA. The antenatal diagnosis of placenta accreta. BJOG. 2014;121:2.

Cunningham FG, Leveno KJ, Bloom SL, Hauth JC, Rouse DJ, Spong CY. Maternal anatomy. In: Wiiliams Obstetrics. New York: Mc Graw Hill Medical; 2012.

Ecker J. Elective cesarean delivery on maternal request. JAMA. 2013;309(18):1930-6.

Eller A, Porter T, Soisson P, Silver R. Optimal management strategies for placenta accreta. Obstet Gynecol. 2002;99:169-70.

Girard T, Mortl M, Schlembach D et al. New Approaches to obstetric hemorrhage: The postpartum hemorrhage consensus algorithm. Curr Opin Anesthesiol. 2014;27:267-4.

Grace Tan SE, Jobling TW, Wallace EM, McNeilage LJ, Manolitsas T, Hodges RJ. Surgical management of placenta accreta: A 10-year experience. Acta Obstet Gynecol Scand. 2013;92:445-50.

Guleria K, Gupta B, Agarwal S, Suneja A, Vaid N, Jain S. Abnormally invasive placenta: changing trends in diagnosis and management. Acta Obstet Gynecol Scand. 2013;92:461-4.

Janieux E, Collins S, Burton GJ. Placenta accreta spectrum: Pathophisiology and evidence-based anatomy for prenatal ultrasound imaging. AJOG January. 2018:75-87.

Janieux E; Bhide A. Prenatal ultrasound diagnosis and outcome of placenta previa accreta after cesarean delivery: A systematic review and meta-analysis. Am J of Obstet Gynecol. 2017 July. p.27-36.

Kayem G, Deneux-Tharaux C, Sentilhes L. Paccreta: Clinical situations at high risk of placenta ACCRETA/percreta: Impact of diagnostic methods and management on maternal morbidity. Acta Obstet Gynecol Scand. 2013;92:476-82.

Knight M, Callaghan W et al. Trends in postpartum hemorrhage in high resource countries: A review and recommendations from the International Postpartum Hemorrhage Collaborative Group. BMC Pregnancy and Childbirth. 2009;9:55.

Kozinszky Z, Sand S et al. Shortened Cervix in the subsequent pregnancy after embolization for postpartum cervical hemorrhage. Case Reports in Obstetrics and Gynecology; 2014. p.607835. Doi: 10.1155/2014/607835. Epub 2014 Mar 30.

Miller DA, Chollet JA, Goodwin TM. Clinical risk factors for placenta previa-placenta accreta. Am J Obstet Gynecol. 1997;177:210-4.

Oyelese Y, Smulian JC. Placenta previa, placenta accreta, and vasa previa, Obstet Gynecol. 2006;107(4):927.

Palacios-Jaraquemada JM, Bruno CH, Martín E. MRI in the diagnosis and surgical management of abnormal placentation. Acta Obstet Gynecol Scand. 2013;92:392-7.

Park H, Shin JH et al. Transcatheter Arterial Embolization for Secondary Postpartum Hemorrhage: Outcome in 52 Patients at a Single Tertiary Referral Center. J Vasc Interv Radiol; 2014. Nov;25(11):1751-7. Doi: 10.1016/j.jvir.2014.05.009. Epub 2014 Jun 27.

Perez-Delboy A., Wright JD. Surgical management of placenta accreta: To leave or remove the placenta? BJOG. 2014;121:163-70.

Ramoni A, Strobl E, Tiechl J, Ritter M, Marth C. Conservative management of abnormally invasive placenta: four case reports. Acta Obstet Gynecol Scand. 2013;92:468-71.

Sheldon WR, Blum J, Vogel JP, Souza JP, Gülmezoglu AM, Winikoff B, on behalf of the WHO Multicountry Survey on Maternal and Newborn Health Research Network. Postpartum haemorrhage management, risks and maternal outcomes: Findings from the WHO Multicountry Survey on Maternal and Newborn Health. BJOG. 2014 Mar;121 Suppl 1:5-13. Doi: 10.1111/1471-0528.12636.

Silver R, Barbour K et al. Placenta Accreta Spectrum: Accreta, Increta and Percreta. Obstet Gynecol Clin N Am. 2015;42:381-402.

Singhal S, Singh A et al. Uterine Artery Embolization: Exploring new dimensions in obstetric emergencies. Oman Med J. 2014 May;29(3):217-9. Doi: 10.5001/omj.2014.53.

Souza ML, Laurenti R, Knobel R et al. Mortalidade Materna por hemorragia no Brasil. Rev. Latino-Am. Enfermagem. 2013 Maio-Jun.;21(3).

Timmermans S, van Hof AC, Duvekot JJ. Conservative management of abnormally placentation. Obstet Gynecol Surv. 2007;62:529-39.

Viñas M, Chandraharan E et al. The role of interventional radiology in reducing haemorrhage and hysterectomy following caesarean section for morbidly adherent placenta. Clinical Radiology. 2014;69:e345-e351.

Walfish M, Neuman A, Wlody D. Maternal haemorrhage. Br J Anaesth. 2009 Dec;103(Suppl 1):i47-56.

Wang M, Ballah D, Wade A et al. Uterine artery embolization following cesarean delivery but prior to hysterectomy in the management of patients with invasive placenta. J Vasc Interv Radiol. 2019;30:687-91.

Wu S, Kocherginsky M, Hibbard JU. Abnormal placentation: Twenty-year analysis. Am J Obstet Gynecol. 2005;192:1458-61.

Zaki ZMS, Bahar AM et al. Risk Factors and morbidity in patients with placenta previa accreta compared to placenta previa non-accreta. Acta Obstet Gynecol Scand. 1998;77:391-4.

118

Mastite

Tábata Regina Zumpano dos Santos

Mastite puerperal, também conhecida como mastite lactacional é uma condição na qual há infecção do parênquima das glândulas mamárias e o seio da mulher fica dolorido, edemaciado e hiperemiado. É mais comum nos primeiros 3 meses de amamentação. Inicialmente, o ingurgitamento mamário ocorre por má drenagem do leite, provavelmente relacionada ao trauma mamilar, com inchaço resultante e compressão de um ou mais ductos de leite. De acordo com Kvist et al. (2008) e Cunningham et al. (2012), se os sintomas persistirem além de 12 a 24 horas, a condição de mastite lactacional infecciosa se desenvolve (já que o leite materno contém bactérias). Isso é caracterizado por dor, vermelhidão, febre e mal-estar.

Dada a importância da amamentação para o binômio mãe-bebê e sendo o desmame precoce uma realidade no Brasil, uma vez que as intercorrências mamárias são as principais causas para que a amamentação seja interrompida precocemente, é necessária qualificação dos profissionais da saúde para lidar com o tema da mastite lactacional, como enfatiza Viduedo et al. (2015).

Epidemiologia

Ainda de acordo com Viduedo et al. (2015), estima-se que mais de 25% das mulheres no período pós-parto tenham tido pelo menos um episódio de mastite lactacional e que 4 a 8% tenham tido episódios recorrentes de mastite. Esse mesmo estudo cita uma incidência de mastite lactacional de 20,6% e 20% no 3º e 6º meses pós-parto, respectivamente na Nova Zelândia e Austrália. Outro estudo, de Foxman et al. (2002), indicou uma incidência de mastite lactacional de 9,5% no terceiro mês pós-parto, nos Estados Unidos. A incidência de mastite que requer hospitalização é baixa; em uma coorte incluindo 136.459 puérperas, 127 mulheres foram hospitalizadas por mastite, uma incidência de 9 por 10 mil partos, segundo Stafford et al. (2008).

O risco de recorrência de mastite em mulheres com antecedente de mastite lactacional é maior do que em mulheres sem esse antecedente.

Etiologia

A mastite lactacional, em geral, ocorre nos seguintes problemas de amamentação, que normalmente resultam em ingurgitamento prolongado ou má drenagem, de acordo com Foxman et al. (2002):

- bloqueio parcial do ducto de leite; drenagem reduzida resulta em leite estagnado distal à obstrução;
- pressão no peito (p. ex., sutiã apertado ou cinto de segurança do carro);
- excesso de oferta de leite;
- amamentação pouco frequente;
- escoriações ou rachaduras nos mamilos;
- desmame rápido;
- doença na mãe ou no bebê;
- estresse materno ou fadiga excessiva;
- desnutrição materna.

Segundo Cunningham et al. (2012), a fonte direta dos micro-organismos que causam mastite quase sempre é o nariz e a garganta do bebê. As bactérias penetram na mama pelo mamilo no sítio de fissura ou pequena abrasão. O micro-organismo infectante geralmente pode ser isolado pela cultura do leite.

Os organismos crescem no leite estagnado, resultando em mastite infecciosa, reitera Kvist et al. (2008). A infecção pode progredir para a formação de abscesso local se não for tratada imediatamente. O manejo eficaz e a prevenção de recorrências dependem da resolução dos fatores já mencionados.

De acordo com Kinlay et al. (2001), os fatores de risco para mastite lactacional incluem história prévia de mastite, ducto bloqueado, mamilos rachados, uso de creme nos mamilos (principalmente creme antifúngico) e uso de bomba para ordenha da mama.

A patogênese da mastite lactacional é complexa e pode incluir interações pouco compreendidas entre a microbiota associada à mama e aos fatores genéticos específicos do hospedeiro (Fernández et al., 2016).

O risco de desenvolver mastite lactacional pode ser reduzido pelo esvaziamento frequente e completo da mama e pela otimização da técnica de amamentação (WHO, 2000).

Microbiologia

A maioria dos episódios de mastite lactacional é causada por *Staphylococcus aureus*. Em algumas épocas, a mastite supurativa atinge níveis epidêmicos entre as mulheres que amamentam. Em geral, esses surtos coincidem com o aparecimento de uma cepa nova de estafilococo resistente aos antibióticos. Um exemplo é o *S. aureus* resistente à meticilina (SARM), adquirido na comunidade (SARM-AC), que se tornou um patógeno importante nos casos de mastite lactacional; em um estudo de Schoenfeld e McKay (2010), incluindo 127 mulheres hospitalizadas por mastite, o SARM foi o patógeno mais comum isolado de mulheres com apenas mastite (24 de 54 amostras) ou mastite e abscesso (18 de 27 amostras). O SARM adquirido nos hospitais pode causar mastite quando o bebê é colonizado depois do contato manual com profissionais colonizados; e esses bebês podem disseminar o SARM na comunidade. Há relato de incidência mais alta de abscessos subsequentes entre as mulheres com mastite associada ao SARM-AC.

Os patógenos menos frequentes incluem *Streptococcus pyogenes* (grupo A ou B), *Escherichia coli*, espécies de *Bacteroides*, espécies de *Corynebacterium* e estafilococos coagulase-negativos (p. ex., *Staphylococcus lugdunensis*).

No estudo de Kvist et al. (2008), o leite foi cultivado em 192 mulheres com mastite e 466 doadoras de leite materno (controles); dois organismos, *S. aureus* e estreptococos do grupo B, foram recuperados mais frequentemente de forma significativa em mulheres com mastite do que nos controles. *S. aureus* tem sido amplamente relatado como um organismo causador da mastite.

Estudo nacional de Viduedo et al. (2015), numa grande cidade do interior do estado de São Paulo mostrou que, das 114 mulheres internadas para o tratamento de mastite lactacional, 62 (54,4%) apresentaram abscesso mamário no momento da internação. Dessas 62, 57 (91,9%) foram drenadas cirurgicamente, 04 (6,5%) foram drenagens espontâneas e houve um caso (1,6%) de abscesso crônico. Dos 62 abscessos mamários, foram colhidas amostras de secreção para cultura em 52 (83,9%). Desses 52 casos com coleta de cultura, 27 (51,9%) tiveram resultado positivo para *Staphyloccus aureus*, 1 (1,9%) teve resultado positivo para *Streptococcus agalactiae*, em uma das culturas não houve crescimento de nenhum micro-organismo (1,9%) e em 23 (44,2%) casos os resultados não tinham sido anotados no prontuário.

Quadro clínico

Segundo a Organização Mundial da Saúde (OMS), 74 a 95% dos casos de mastite ocorrem nas primeiras 12 semanas pós-parto. A mastite lactacional infecciosa geralmente se apresenta como uma área firme, avermelhada, dolorosa e edemaciada de uma mama, associada a febre > 38,3 °C em uma mãe que amamenta; a secreção de leite pode estar diminuída. As queixas sistêmicas podem incluir mialgia, calafrios, mal-estar e sintomas semelhantes aos da gripe.

Nos estágios iniciais, a apresentação pode ser sutil, com poucos sinais clínicos; pacientes com infecção avançada podem apresentar uma grande área de edema mamário com eritema cutâneo sobrejacente. A linfadenopatia axilar reativa pode estar associada a dor e inchaço axilar.

Cerca de 10% das mulheres com mastite desenvolvem abscessos. A detecção da flutuação pode ser difícil, podendo a ultrassonografia ajudar a identificar essa complicação.

Diagnósticos diferenciais

- **Ingurgitamento grave:** o ingurgitamento decorre de edema intersticial no início da lactação ou, outras vezes, do acúmulo de excesso de leite. A mastite pode ser diferenciada do ingurgitamento grave, pois o ingurgitamento é bilateral, com envolvimento generalizado e normalmente não está associado a sintomas sistêmicos de febre e mialgia.
- **Abscesso mamário:** a mastite pode progredir para a formação de abscesso local se não for tratada imediatamente. Uma área flutuante sensível é sugestiva de abscesso, segundo ABM (2008). A ultrassonografia é o método mais eficaz de diferenciar mastite de um abscesso mamário e também facilita a drenagem guiada. A possibilidade de um abscesso deve ser considerada quando a febre não regride depois de 48 a 72 horas em tratamento para mastite ou se existe massa palpável. O tratamento tradicional é a drenagem cirúrgica, que geralmente requer anestesia geral. Uma alternativa menos invasiva é a aspiração por agulha orientada por US sob anestesia local, cujos índices de sucesso variam de 80 a 90%.
- **Ducto obstruído:** um ducto obstruído é uma área localizada de estase do leite que causa distensão do tecido mamário. Os sintomas incluem um nódulo palpável com sensibilidade. Um ducto obstruído pode ser diferenciado de mastite e abscesso mamário pela ausência de achados sistêmicos.
- **Galactocele:** uma galactocele (também conhecido como cisto de retenção de leite) é uma coleção cística de líquido que geralmente é causada por um ducto de leite obstruído. Galactoceles se apresentam como massas císticas moles; elas não são sensíveis e não estão associadas a manifestações sistêmicas. A ultrassonografia pode demonstrar um cisto simples de leite ou uma massa complexa. O diagnóstico pode ser feito com base na história clínica e na aspiração da agulha, que produz uma substância leitosa. Essa lesão pode regredir espontaneamente ou requerer aspiração.
- **Câncer de mama inflamatório:** o câncer de mama inflamatório (IBC, do inglês *inflammatory breast cancer*) deve ser considerado se a mastite não se resolver com o tratamento apropriado. O eritema pode melhorar em

algum grau com antibióticos em pacientes com IBC, mas geralmente existem outras manifestações de IBC presentes; O IBC pode ser diferenciado da mastite por manifestações clínicas como espessamento da pele resultante de edema, eritema e aparência de *peau d'orange* (casca de laranja). É frequentemente associado à linfadenopatia axilar. O diagnóstico é estabelecido por biópsia.

Tratamento

Abordagem clínica

O tratamento inicial da mastite lactacional não grave consiste em tratamento sintomático para reduzir a dor e o inchaço: agentes inflamatórios não esteroidais, compressas frias e o esvaziamento completo da mama através da amamentação, bombeamento e/ou expressão com as mãos; não é necessário interromper a lactação.

Em alguns casos o lactente não consegue mamar na mama inflamada, o que provavelmente não está relacionado com quaisquer alterações do paladar do leite, mas se deve ao ingurgitamento e edema que podem tornar a aréola difícil de abocanhar pelo recém-nascido. Contudo, o bombeamento do leite pode atenuar esse problema. Quando a mãe amamenta com as duas mamas, é melhor fazer o lactente começar a sugar no lado não afetado, o que ativa o reflexo de descida antes de passar pela mama dolorida.

O manejo da mastite lactacional infecciosa (mastite lactacional com sintomas persistentes além de 12 a 24 horas, com febre) consiste nas medidas já mencionadas, além da administração de antibioticoterapia com atividade contra *S. aureus*.

Os dados sobre o tratamento da mastite lactacional são limitados. Um estudo observacional, de Thomsen et al. (1984), observou que o esvaziamento da mama aumentou a taxa de bons resultados para 50% e reduziu significativamente a duração dos sintomas; a adição de antibióticos ao esvaziamento da mama aumentou a taxa de bons resultados para 96%.

Se não houver melhora clínica em 48 a 72 horas, deve ser realizada uma avaliação com ultrassonografia para determinar se há um abscesso subjacente.

Terapia com antibióticos

A cultura do leite materno pode ser útil para orientar a seleção de antibióticos; é particularmente importante no cenário de infecção grave, adquirida no hospital ou que não responde a antibióticos apropriados, como orientam WHO (2000) e Spencer (2008). As hemoculturas devem ser coletadas em situações de infecção grave (p. ex., instabilidade hemodinâmica, eritema progressivo), mas de outra forma não são necessárias.

A terapia empírica para mastite lactacional deve incluir atividade contra *S. aureus*:

- No cenário de infecção não grave na ausência de fatores de risco para *S. aureus* resistente à meticilina (SARM) (Quadro 118.1), a terapia ambulatorial pode ser iniciada com dicloxacilina (500 mg por via oral, 4 vezes ao dia) ou cefalexina (500 mg por via oral, 4 vezes diariamente), de acordo com Jahanfar et al. (2013). No cenário de hiper-

sensibilidade beta-lactâmica, a clindamicina (300 a 450 mg por via oral, 3 vezes ao dia) pode ser usada.
- No cenário de infecção não grave com risco de SARM (Quadro 118.1), antibióticos eficazes incluem sulfametoxazol-trimetoprima (SMX-TMP; 1 comprimido duplo – 160 mg de TMP mais 800 mg de SMX – via oral, 2 vezes ao dia) ou clindamicina (300 mg via oral, 3 vezes ao dia). O SMX-TMP pode ser usado em mulheres que estão amamentando crianças a termo, saudáveis e com pelo menos 1 mês de idade. SMX-TMP deve ser evitado em mulheres que estão amamentando recém-nascidos (< 1 mês) ou em crianças com deficiência de glicose-6-fosfatodesidrogenase (g6pd), e deve ser usado com cautela em mulheres que estão amamentando crianças com icterícia, prematuridade ou doentes.
- No cenário de infecção grave (p. ex., instabilidade hemodinâmica, eritema progressivo com antibióticos), deve-se iniciar terapia empírica com vancomicina (15 a 20 mg/kg/dose a cada 8 a 12 horas, sem exceder 2 g por dose); a terapia deve ser adaptada aos resultados de cultura e sensibilidade. Os resultados da coloração de Gram que demonstram bastonetes Gram-negativos devem considerar a antibioticoterapia empírica com uma cefalosporina de 3ª geração ou uma combinação de betalactamase.
- A duração ideal da terapia não é certa; 10 a 14 dias podem reduzir o risco de recaída, mas cursos mais curtos (5 a 7 dias) podem ser usados se a resposta à terapia for rápida e completa. Quando houver sinais de melhora clínica sem evidência de toxicidade sistêmica, os antibióticos podem ser transferidos da terapia parenteral para a oral.

Quadro 118.1
Fatores de risco para infecção por *Staphylococcus aureus* **resistente à meticilina (SARM).**
■ Hospitalização recente e/ou prolongada, especialmente em outro hospital
■ Residir em casa de repouso/ser institucionalizado
■ Cirurgia recente
■ Exposição a equipamentos ou procedimentos invasivos (p. ex., hemodiálise, cateter venoso)
■ Infecção pelo HIV
■ Compartilhamento de agulhas, navalhas ou outros objetos afiados
■ Uso anterior de antibiótico
■ Diabetes
■ Pneumonia ou doença pulmonar crônica
■ Presença de pacientes colonizados ou infectados no mesmo ambiente
■ Portadores de dermatoses

Fonte: Adaptado de Dixon, 2019.

Revisão da Cochrane (2013) e Jahanfar et al. (2013), concluiu que não há evidências suficientes para confirmar ou refutar a eficácia da antibioticoterapia no tratamento da mastite lactacional e orienta a urgente realização de ensaios clínicos randomizados de alta qualidade, duplo-cegos, para determinar se os antibióticos devem ser usados nessa comum condição pós-parto.

Prevenção

Para mulheres grávidas com histórico de mastite lactacional, a administração de um probiótico Lactobacillus durante o final da gravidez pode reduzir a probabilidade de mastite lactacional. Em um estudo randomizado que incluiu 108 mulheres grávidas com histórico de mastite infecciosa em gestações anteriores, Fernández et al. (2016) relataram que as mulheres que receberam *Lactobacillus salivarius* PS2 oral apresentaram menor incidência de mastite do que aquelas que receberam placebo (25% *versus* 57%). Não se sabe se a administração de terapia probiótica seria benéfica para mulheres grávidas sem histórico de mastite lactacional.

Recorrência

A mastite recorrente é incomum, mas pode resultar de antibioticoterapia inadequada ou incompleta e/ou falha na correção de problemas como a técnica de amamentação associada à drenagem incompleta do leite. O carcinoma inflamatório de mama deve ser considerado no cenário de mastite que se repete no mesmo local e/ou não responde à antibioticoterapia.

LEITURAS COMPLEMENTARES

Academy of Breastfeeding Medicine Protocol Committee. ABM clinical protocol #4: Mastitis. Revision, May 2008. Breastfeed Med. 2008;3:177.

Amir LH. Breast pain in lactating women – Mastitis or something else? Aust Fam Physician. 2003;32:141.

Cunningham FG, Leveno KJ, Bloom SL, Hauth JC, Rouse DJ, Spong CY. Obstetrícia de Williams. O puerpério. 23.ed. São Paulo: AMGH Editora Ltda.; 2012. p.653-4.

Department of child and adolescent health and development. Mastitis: Causes and management. World Health Organization; 2000. [Acesso 2019 November 17]. Disponível em: http://whqlibdoc.who.int/hq/2000/WHO_FCH_CAH_00.13.pdf.

Dixon MD. Lactational mastites. Post TW (ed). UpToDate. Waltham, MA: UpToDate Inc. (Accessed 2019 dec 02). Disponível em: https://www.uptodate.com.

Dixon JM, Khan LR. Treatment of breast infection. BMJ. 2011;342:d396.

Fernández L, Cárdenas N, Arroyo R et al. Prevention of Infectious Mastitis by Oral Administration of Lactobacillus salivarius PS2 During Late Pregnancy. Clin Infect Dis. 2016;62:568.

Foxman B, D'Arcy H, Gillespie B et al. Lactation mastitis: Occurrence and medical management among 946 breastfeeding women in the United States. Am J Epidemiol. 2002;155:103.

Jahanfar S, Ng CJ, Teng CL. Antibiotics for mastitis in breastfeeding women. Cochrane Database Syst Rev. 2013:CD005458.

Kinlay JR, O'Connell DL, Kinlay S. Risk factors for mastitis in breastfeeding women: Results of a prospective cohort study. Aust N Z J Public Health. 2001;25:115.

Kvist LJ, Larsson BW, Hall-Lord ML et al. The role of bacteria in lactational mastitis and some considerations of the use of antibiotic treatment. Int Breastfeed J. 2008;3:6.

Schoenfeld EM, McKay MP. Mastitis and methicillin-resistant Staphylococcus aureus (MRSA): The calm before the storm? J Emerg Med. 2010;38:e31.

Spencer JP. Management of mastitis in breastfeeding women. Am Fam Physician. 2008;78:727.

Stafford I, Hernandez J, Laibl V et al. Community-acquired methicillin-resistant Staphylococcus aureus among patients with puerperal mastitis requiring hospitalization. Obstet Gynecol. 2008;112:533.

Thomsen AC, Espersen T, Maigaard S. Course and treatment of milk stasis, noninfectious inflammation of the breast, and infectious mastitis in nursing women. Am J Obstet Gynecol. 1984;149:492.

Viduedo AFS, Leite JRC, Monteiro JCS, Reis MCG, Gomes-Sponholz FA. Severe lactational mastitis: Particularities from admission. Rev Bras Enferm. 2015;68(6):806-11.

119

Endometrite puerperal

Joelcio Francisco Abbade
José Carlos Peraçoli

Após o parto, a infecção da decídua é denominada "endometrite", a forma clínica mais comum da infecção puerperal. Um dos principais sinais dessa infecção é a febre. Entretanto, há que se diferenciar a presença de febre puerperal.

Considera-se **morbidade febril puerperal** a manifestação de temperatura igual ou maior do que 38 °C durante 2 dias quaisquer, nos primeiros 10 dias pós-parto, excluídas as primeiras 24 horas iniciais. Outras condições podem estar associadas à febre puerperal persistente: infecção da incisão cirúrgica; abscesso de parede abdominal; mastite puerperal; pielonefrite; pneumonia; e tromboflebite.

Na ausência de qualquer outra causa, a identificação de febre, hipoinvolução uterina e aumento da sensibilidade dolorosa do útero no pós-parto são as condições mais frequentes na ocorrência de endometrite. Em geral, a endometrite pode ser considerada uma infecção não grave e, se for tratada precoce e adequadamente, não traz complicações à paciente. Entretanto, há outras formas clínicas de infecção puerperal como a infecção de períneo (consequente à laceração ou episiotomia), endomiometrite, parametrite e anexite.

A endometrite pode se propagar por continuidade, atingir o miométrio e paramétrios, alcançar a cavidade peritoneal causando peritonite, abscesso intra-abdominal, sepse, fasciíte necrosante e choque séptico. Uma complicação rara da endometrite pós-parto é a tromboflebite pélvica séptica, que pode estar associada à embolia pulmonar séptica.

Com a utilização de antibioticoprofilaxia, observa-se redução da incidência de endometrite puerperal. Entretanto, essa taxa continua alta e varia de 2,9 a 11% (Guimarães et al., 2007; Brasil, 2015). A endometrite é frequentemente uma infecção polimicrobiana, associada a dois ou mais agentes bacterianos, decorrente da ascensão de organismos encontrados na flora vaginal e intestinal (Quadro 119.1).

A flora bacteriana endógena, presente na cérvix e na vagina, pode ascender para a cavidade uterina durante o trabalho de parto e parto. Provavelmente, alguns fatores de risco atuam como facilitadores para o desenvolvimento da infecção, que está relacionada a uma interação complexa entre os mecanismos de defesa do hospedeiro, o tamanho do inóculo bacteriano e a virulência das bactérias envolvidas (Miller et al., 2015; Rosene et al., 1986).

Quadro 119.1 Bactérias frequentemente associadas à endometrite pós-parto.		
Dependência de oxigênio	*Gram-positivas*	*Gram-negativas*
Aeróbias	Estreptococo beta-hemolítico dos grupos A, B e D; Enterococos; *Staphylococcus epidermidis*; *Staphylococcus aureus*	*Escherichia coli*; *Klebsiella pneumoniae*; *Enterobacter*; *Proteus* sp.; *Pseudomonas aeruginosa*; *Haemophilius influenzae*
	*Gardnerella vaginallis**	
Anaeróbias	Peptococos, Peptoestreptococos, *Clostridium* sp.	*Bacteroides fragilis*; *Bacteroides* sp., *Fusobacterium* sp.
Outras	*Mycoplasma hominis*; *Ureaplasma urealyticum*; *Chlamydia trachomatis*; *Neisseria gonorrhoeae*	–

* Bacilo pleomórfico, Gram-negativo, mas com parede celular bastante semelhante à de um micro-organismo Gram-positivo. Anaeróbia facultativa.
Fonte: Desenvolvido pela autoria.

Fatores de risco

A cesariana é um dos principais fatores de risco para endometrite. No Brasil, os dados do Sistema Único de Saúde (SUS) mostram que o risco de infecção puerperal após a cesariana é quatro vezes maior do que após o parto normal. Porém, outros fatores de risco devem ser considerados e combatidos para que se possa obter um melhor desfecho quanto à infecção puerperal (Chen, 2019; Romanelli et al., 2014):

1. tempo de rotura de membranas amnióticas maior que 18 horas;
2. presença de qualquer infecção, em especial do trato geniturinário, como a vaginose bacteriana;
3. toques vaginais frequentes e por múltiplos profissionais durante o trabalho de parto;
4. identificação de doenças maternas como obesidade, diabetes, anemia, imunossupressão;
5. presença de restos ovulares;
6. extração manual da placenta;
7. laceração perineal de graus 3 e 4;
8. hemorragia pós-parto;
9. tricotomia com lâmina;
10. baixo nível socioeconômico;
11. má condição de higiene;
12. alimentação inadequada;
13. falta de acesso a serviços de saúde, com ausência de pré-natal ou realizado inadequadamente.

Prevenção

Profilaxia antibiótica no parto cesáreo

A profilaxia com antibióticos em dose única, nos 60 minutos que antecedem a incisão na pele, tanto para procedimentos de urgência como para os eletivos, reduz significativamente a incidência de endometrite pós-parto. Uma nova dose deve ser administrada se o procedimento cirúrgico se prolongar por mais de 4 horas ou se houver sangramento maior que 1,5 L (Chen, 2015; van Schalkwyk et al., 2017).

Deve-se utilizar uma cefalosporina de 1ª geração – cefazolina, na dose de 2 g para pacientes com até 120 kg e 3 g quando o peso estiver acima de 120 kg.

A utilização de clindamicina (900 mg, via intravenosa (IV), dose única) associada ou não à gentamicina (5 mg/kg, IV, dose única) é a alternativa para mulheres com história de alergia a cefalosporinas, ou com reação anafilática grave à penicilina (Chen, 2015; van Schalkwyk et al., 2017).

Antisséptico vaginal

Entre as pacientes submetidas à cesariana, a preparação ou limpeza vaginal com irrigação vaginal iodopovidina ou cloroxidina aquosa antes do procedimento reduz o risco de endometrite, infecções pós-operatórias de feridas e febre. O benefício da redução da incidência de endometrite se estende às mulheres com rotura prematura de membranas (Haas et al., 2018; Roeckner et al., 2014).

Profilaxia antibiótica para parto vaginal

Não se deve utilizar rotineiramente profilaxia antibiótica em mulheres submetidas a parto vaginal, pois não há evidências que mostrem a redução da incidência de endometrite com esta intervenção (Chen, 2015; van Schalkwyk et al., 2017). Nenhum estudo randomizado avaliou o uso de antibióticos profiláticos em mulheres submetidas a um procedimento uterino invasivo, como a remoção manual da placenta ou fórcipe (Chongsomchai et al., 2014). A cefoxitina (1 g, IV, dose única) deve ser utilizada nos casos de laceração perineal de 3º ou 4º grau.

Vaginose bacteriana

No final da gravidez, o tratamento de mulheres com vaginose bacteriana sintomática pode reduzir a incidência de endometrite pós-parto. Entretanto, não há evidências que suportem a pesquisa rotineira de vaginose bacteriana em mulheres assintomáticas para reduzir esse risco.

Extração placentária espontânea

Em mulheres submetidas à cesariana, a dequitação espontânea da placenta resulta em redução significativa de endometrite pós-parto quando comparada à sua remoção manual, portanto esse procedimento deve ser evitado (Dehbashi et al., 2004; Kükrer et al., 2021).

Quadro clínico e diagnóstico

A presença de febre após parto, taquicardia concomitante ao aumento da temperatura e dor na linha média inferior do abdome são os principais achados clínicos em puérperas com endometrite, podendo estar associados à loquiação com aspecto purulento e odor fétido. Algumas mulheres podem se queixar de calafrios, cefaleia, mal-estar e/ou anorexia.

O útero pode estar levemente amolecido, subinvoluído e doloroso à palpação, alterações que podem estar associadas a sangramento uterino excessivo ou visualização de loquiação purulenta, além da permeabilidade do colo uterino e dor à sua mobilização.

Outras etiologias de febre pós-parto devem ser consideradas quando o quadro clínico e o exame físico não corroboram o diagnóstico de endometrite, sendo necessário considerar outras causas como algumas síndromes virais (dengue, febre amarela, entre outras) ou apendicite. Algumas causas comuns de febre em pacientes no período pós-parto incluem a infecção do local cirúrgico (incisão no parto cesáreo, incisão de episiotomia, lacerações perineais); mastite ou abscesso mamário; pielonefrite e pneumonia.

Muitos desses distúrbios podem ser diagnosticados ou excluídos apenas pela história e pelo exame físico. Entretanto, alguns necessitam de exames laboratoriais associados ou não a exames de imagem para elucidar o diagnóstico.

Na avaliação do hemograma pode se observar elevação do número de glóbulos brancos (leucócitos), consequente à leucocitose fisiológica (de 10 mil a 16 mil células/mm^3) após trabalho de parto, um achado normal em puérperas. Leucocitose superior a 29 mil células/mm^3, com desvio à esquerda e aumento crescente de neutrófilos no pós-parto são sugestivos de processo infeccioso.

Nos casos em que se suspeita de sepse, outros exames laboratoriais devem ser solicitados como gasometria, exames para avaliação das funções renal e hepática e de equilíbrio hidroeletrolítico.

Não há consenso sobre a realização rotineira de hemocultura. A antibioticoterapia deve ser iniciada imediatamente após a identificação dos parâmetros clínicos da endometrite, antes que os resultados estejam disponíveis. Além disso, os resultados geralmente não indicam mudança do antibiótico prescrito empiricamente. No entanto, as hemoculturas podem ser úteis para orientar a escolha do tratamento antimicrobiano em pacientes imunocomprometidos, sépticos ou que não respondem à terapia empírica.

Não se identificam características ultrassonográficas da endometrite pós-parto, entretanto essa abordagem pode ser útil quando há hipótese de retenção de produtos placentários, abscessos intracavitários ou de parede abdominal (pós-cesárea). Outros exames de imagem, como tomografia e ressonância nuclear magnética, devem ficar restritos aos casos complicados ou que não respondem à antibioticoterapia inicial (Mulic-Lutvica et al., 2007).

Tratamento
Antibioticoterapia

O tratamento deve ser iniciado imediatamente com o objetivo de alívio dos sintomas e prevenção de complicações como salpingite, ooforite, abscessos intracavitários, peritonite, tromboflebite pélvica séptica ou sepse.

Recomenda-se a administração de antibióticos intravenosos de amplo espectro, que incluam cobertura para bactérias anaeróbicas produtores de betalactamase, bactérias aeróbias, Gram-positivas e negativas, em razão da característica microbiológica dessas infecções descritas anteriormente (Quadro 119.2).

A associação de clindamicina e gentamicina é um esquema de antibioticoterapia intravenosa eficaz e comumente utilizado para pacientes com função renal normal. As taxas de cura são de 90 a 97% (Quadro 119.3) (Mackeen et al., 2015).

Quadro 119.3
Esquema terapêutico mais frequentemente utilizado para o tratamento da endometrite.
Clindamicina 600 a 900 mg, IV, a cada 8 horas e **Gentamicina** 4,5 a 5 mg/kg a cada 24 horas (de preferência) OU 1,5 mg/kg a cada 8 horas
Associar **Ampicilina*** 1g, IV, a cada 6 horas

* Mulheres sabidamente colonizadas por Estreptococo beta-hemolítico do grupo B.

* Persistência da febre após 48 horas de tratamento intravenoso com clindamicina e gentamicina.

Fonte: Desenvolvido pela autoria.

A administração da gentamicina com intervalo prolongado (4,5 a 5 mg/kg via intravenosa ou intramuscular, a cada 24 horas) é mais conveniente e econômica e tão efetiva e segura quanto a utilização de 3 doses diárias (1,5 mg/kg via intravenosa ou intramuscular, a cada 8 horas) para pacientes com função renal normal (Mackeen et al., 2015).

O metronidazol fornece boa atividade contra a maioria dos anaeróbios e pode ser útil quando se associa com ampicilina e gentamicina, mas não é a escolha preferida para mulheres que amamentam, se estiver disponível um medicamento com melhor perfil de segurança (Mackeen et al., 2015).

Para as pacientes colonizadas por Estreptococo beta-hemolítico do grupo B, recomenda-se a adição de ampicilina a um regime de clindamicina e gentamicina, em virtude da

Quadro 119.2			
Caracterização dos antibióticos que podem ser utilizados no tratamento da endometrite, de acordo com sua dose, intervalo de aplicação e espectro de ação.			
Antibiótico	*Dose*	*Intervalo*	*Espectro de ação*
Amicacina	15 mg/kg/dia, IV	8/8 horas ou 12/12 horas	Pseudomonas spp., *Escherichia coli*, *Proteus* spp., *Providencia* spp., *Klebsiella Enterobacter-Serratia* spp., *Acinetobacter* spp. (anteriormente *MimaHerellea*) e *Citrobacter freundii*, *Streptococcus pyogenes*, enterococos, *Streptococcus pneumoniae* e estafilococos produtores ou não de penicilinase
Ampicilina	1 g, IV	6/6 horas	Gram-positivos: estreptococos-alfa e beta-hemolíticos; *Streptococcus pneumoniae* (denominado *Diplomcoccus pneumoniae*); estafilococos não produtores de penicilinase; *Bacillus anthracis*, Clostridia spp.; e outros. Gram-negativos: *Haemophylus influenzae*; *Neisseria gonorrhoeae*; *Neisseria meningitidis*; *Proteus mirabilis* e muitas cepas
Ceftriaxona	1 a 2 g, IV	12/12 horas	Grande parte dos cocos Gram-positivos; boa atividade contra Gram-negativos
Clindamicina	600 a 900 mg, IV	8/8 horas	Cocos aeróbicos Gram-positivos: *Staphylococcus* sp. (cepas produtoras de penicilinase e não penicilinase); estreptococo (exceto *Streptococcus faecalis*) e pneumococo. Bacilos anaeróbicos Gram-negativos: *Bacteroides* spp.; *Fusobacterium* spp. Bacilos anaeróbicos Gram-positivos não formadores de esporos: *Propionibacterium*, *Eubacterium*, *Actinomyces* spp. Cocos anaeróbicos e microaerófilos Gram-positivos: *Peptococcus* spp.; *Peptostreptococcus* spp. e *Microaerophilic* sp.
Gentamicina	4,5 a 5 mg, IV	24 horas	Bacilos Gram-negativos aeróbios
Meropenem	500 mg a 1 g, IV	8/8 horas	Gram-positivos; Gram-negativos; e anaeróbias
Metronidazol	500 mg a 1g, IV	8/8 horas	Contra a maioria dos anaeróbios; apresenta atividade também contra *Trichomonas vaginalis* e *Gardnerella vaginalis*

Fonte: Desenvolvido pela autoria.

resistência à clindamicina pelo Estreptococo beta-hemolítico do grupo B, que varia de 13 a 43% (Chen, 2019).

Se não houver melhora clínica, com persistência da febre após 48 horas de tratamento intravenoso com clindamicina e gentamicina, está indicada uma avaliação adicional além da associação da ampicilina a esse esquema terapêutico, considerando-se que 20% das falhas no tratamento decorrem de organismos resistentes, como enterococos, resistentes a cefalosporinas ou clindamicina e gentamicina (Chen, 2019).

O tratamento intravenoso deve ser mantido até que se observe melhora clínica da paciente, com ausência da sensibilidade do fundo uterino e de febre por 24 a 48 horas. Não é necessária a manutenção da antibioticoterapia por via oral após tratamento parenteral bem-sucedido, pois a continuidade do tratamento não melhora o resultado.

Tratamento cirúrgico

A curetagem uterina deve ser realizada quando houver presença de restos ovulares ou para remover material necrótico, após o início de antibioticoterapia, para diminuir bacteremia, ou quando não há resposta satisfatória à antibioticoterapia. Essa curetagem deve ser delicada e cuidadosa para evitar a perfuração uterina, formação de aderências e subsequente infertilidade.

A histerectomia, associada ou não ao desbridamento da ferida cirúrgica, pode ser necessária para o tratamento das infecções graves. A laparotomia exploradora, com possível histerectomia, deve ser realizada quando a infecção se estende para a cavidade peritoneal, resultando em peritonite, abscesso intra-abdominal ou sepse.

Considerações finais

A maioria das endometrites pós-parto é leve e se resolve com a instituição rápida e adequada do tratamento. Não identificar o diagnóstico da infecção ou postergar o tratamento correto pode trazer graves consequências à mulher, como ter de ser submetida a novo procedimento cirúrgico, com a possibilidade de histerectomia, ou colocando-a sob o risco de morrer.

LEITURAS COMPLEMENTARES

Brasil. Agência Nacional de Vigilância Sanitária. Boletim Informativo: Segurança do Paciente e Qualidade em Serviços de Saúde n. 13. Avaliação dos indicadores nacionais de infecção relacionada à assistência à saúde e resistência microbiana. Brasília: Anvisa; 2015. 83p.

Chen KT. Postpartum endometritis. UpToDate; Published 2019. [Acesso 2019 November 3]. Disponível em: https://www.uptodate.com/contents/postpartum-endometritis?source=history_widget.

Chongsomchai C, Lumbiganon P, Laopaiboon M. Prophylactic antibiotics for manual removal of retained placenta in vaginal birth. Cochrane Database Syst Rev; 2014. Doi: 10.1002/14651858.CD004904.pub3.

Dehbashi S, Honarvar M, Fardi FH. Manual removal or spontaneous placental delivery and postcesarean endometritis and bleeding. Int J Gynaecol Obstet. 2004;86:12.

Guimarães EER, Chianca TCM, Oliveira, AC. Infecção puerperal sob a ótica da assistência humanizada ao parto em maternidade pública. Rev Latino-am Enfermagem. [Internet]; 2007 jul-ago.;15(4). [Citado 2015 Dez 22]. Disponível em: http://revistas.usp.br/rlae/article/view/16122/17701.

Haas DM, Morgan S, Contreras K, Enders S. Vaginal preparation with antiseptic solution before cesarean section for preventing postoperative infections. Cochrane Database Syst Rev. 2018;2018(7). Doi: 10.1002/14651858.CD007892.pub6.

Kükrer S, Kükrer AP. Delivery method of the placenta in cesarean deliveries and the effect of uterine incision repair area on morbidity: A randomized controlled study. Turk J Obstet Gynecol. 2021 Jun 2;18(2):92-102. doi: 10.4274/tjod.galenos.2021.05873.

Mackeen AD, Packard RE, Ota E, Speer L. Antibiotic regimens for postpartum endometritis. Cochrane Database Syst Rev. 2015;CD001067.

Miller JM, Binnicker MJ, Campbell S et al. A Guide to Utilization of the Microbiology Laboratory for Diagnosis of Infectious Diseases: 2018 Update by the Infectious Diseases Society of America and the American Society for Microbiology. Clin Infect Dis. 2018;67:e1.

Mulic-Lutvica A, Axelsson O. Postpartum ultrasound in women with postpartum endometritis, after cesarean section and after manual evacuation of the placenta. Acta Obstet Gynecol Scand. 2007;86:210.

Roeckner JT, Sanchez-Ramos L, Mitta M et al. Povidone-iodine 1% is the most effective vaginal antiseptic for preventing post-cesarean endometritis: a systematic review and network meta-analysis. Am J Obstet Gynecol. 2019 Sep;221(3):261.e1-261.e20. Doi: 10.1016/j.ajog.2019.04.002. Epub 2019 Apr 4.

Romanelli RMC, Aguiar RALP, Leite HV, Patrício EC, Protil KZ, Paula AT et al. Fatores de risco para infecção de ferida cirúrgica em puérperas submetidas a cesarianas em Hospital Universitário de referência. Rev. Epidemiol Control Infect. 2014;4(3):180-5.

Rosene K, Eschenbach DA, Tompkins LS, Kenny GE, Watkins H. Polymicrobial early postpartum endometritis with facultative and anaerobic bacteria, genital mycoplasmas, and Chlamydia trachomatis: Treatment with piperacillin or cefoxitin. J Infect Dis. 1986;153(6):1028-37. Doi: 10.1093/infdis/153.6.1028.

van Schalkwyk J, Van Eyk N. No. 247-Antibiotic Prophylaxis in Obstetric Procedures. J Obstet Gynaecol Canada. 2017;39(9):e293-e299. Doi: 10.1016/j.jogc.2017.06.007.

120

Tromboflebite Pélvica

Egle Couto

A tromboflebite pélvica séptica (TPS) ocorre, na maioria das vezes, após procedimentos obstétricos. São descritos casos após cirurgias pélvicas, mas estes são menos frequentes. Assim, a TPS foi descrita em associação com endometrite e parametrite pós-parto, corioamnionite, cesariana, cirurgia pélvica e doenças malignas.

A primeira notação de TPS encontrada na literatura data do final do século XIX, quando von Recklinghausen descreveu infecção pélvica com trombose de veias ovarianas, com o restante da pelve normal, e propôs excisão cirúrgica como tratamento. Os primeiros casos bem-sucedidos de ligadura de veias pélvicas como tratamento para piemia puerperal foram descritos entre 1898 e 1902. Em 1909, J. Whitridge Williams relatou mortalidade de metade das mulheres submetidas à excisão de veias pélvicas trombosadas. Na década de 1950, foram descritos 70 casos de mulheres com febre persistente após procedimentos ginecológicos e obstétricos, cuja laparotomia evidenciou grandes trombos intravenosos palpáveis e fluido seropurulento na pelve, tratadas com excisão cirúrgica ou ligadura dos vasos trombosados. Em 1951, Collins estudou 201 mulheres submetidas a intervenções cirúrgicas e propôs um modelo de patogenia para TPS supurativa. A sobrevida girou em torno de 90%.

A partir de 1960, foi proposta a adição de anticoagulante à antibioticoterapia utilizada na TPS e, a partir da resolução do quadro febril, o diagnóstico era confirmado. Na década de 1980, foram introduzidas a tomografia computadorizada (TC) e a ressonância magnética (RM) como métodos de imagem para auxiliar o diagnóstico de parte dos casos de TPS. A mortalidade descrita por TPS na época foi de 4,4%. Brown et al. descreveram, dentre 44.922 partos, 69 infecções prolongadas pós-parto. Destas, 15 mulheres foram diagnosticadas com TPS. Nenhum óbito foi relatado.

A Figura 120.1 mostra a evolução do diagnóstico de TPS ao longo do tempo.

Epidemiologia e fatores de risco

A TPS é uma complicação rara da gravidez. Ocorre em 1 a cada 3 mil partos, distribuídos em um caso a cada 9 mil partos vaginais e a cada 800 cesarianas. Outras incidências descritas são similares, variando de 1 para 2 mil a 1 para 5.700 partos, e 0,5 a 1% das cesarianas.

São considerados fatores de risco para TPS o período pós-parto (vaginal ou cesariana), a ocorrência de endometrite ou corioamnionite no ciclo gestacional, a indução de aborto, idade inferior a 20 anos, gestação múltipla e pré-eclâmpsia, embora esta última possa ser resultante, provavelmente, da maior ocorrência de cesarianas.

Patogênese e microbiologia

No puerpério, todos os componentes de tríade de Virchow para a ocorrência de trombose estão presentes: dano endotelial, estase venosa e hipercoagulabilidade.

O dano endotelial pode decorrer de trauma intraparto de estruturas vasculares, mas também inclui a lesão da camada íntima das veias pélvicas causada pela propagação de infecção uterina, bacteremia e endotoxinas.

A estase venosa decorre da dilatação das veias ovarianas induzida pela gestação, com redução do fluxo sanguíneo e baixa pressão venosa ovariana. Ocorre fluxo ovariano retrógrado e da esquerda para a direita, o que pode explicar, em parte, a maior ocorrência de tromboflebite em veia ovariana direita.

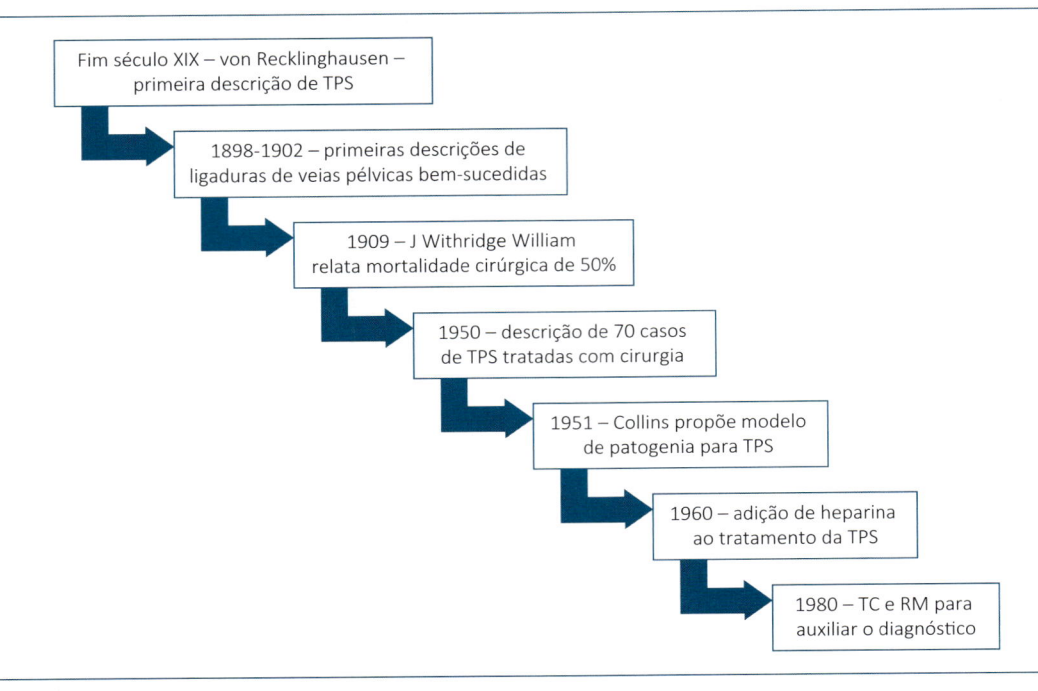

Figura 120.1. Evolução do diagnóstico da TPS ao longo do tempo.

TPS: tromboflebite pélvica séptica; TC: tomografia computadorizada; RM: ressonância magnética.

Fonte: Desenvolvida pela autoria.

Várias alterações de fatores de coagulação e proteínas da anticoagulação que ocorrem durante a gravidez são responsáveis pelo estado pró-trombótico deste período e podem ser vistas no Quadro 120.1.

Quadro 120.1 Alterações pró-coagulantes e anticoagulantes da gravidez.	
Pró-coagulante	*Anticoagulante*
Fator VII ↑	Anexina 5 ↑
Fator VIII ↑	Fator inibidor tecidual 1 ↑
Fator X ↑	Fator inibidor tecidual 2 ↑
von Willebrand ↑	Trombomodulina ↑
Fibrinogênio ↑	Prostaciclina ↑
Proteína S ↓	Antitrombina ↔

Fonte: Malhortra e Weinberger, 2018.

O dano endotelial, a estase venosa e a trombofilia relativa da gravidez contribuem para a criação de um ambiente trombogênico. A combinação de infecção, inflamação e tal estado trombogênico explicam por que o período pós-parto, especialmente pós-cesariana, torna a mulher mais vulnerável à TPS.

A identificação dos micro-organismos responsáveis pela TPS é difícil, pois as hemoculturas costumam ser negativas, e tecidos para cultura são raramente obtidos. Quando identificados, os agentes parecem ser similares àqueles responsáveis pela endometrite puerperal. O Quadro 120.2 mostra as principais bactérias responsáveis por infecções do trato genital feminino.

Quadro 120.2 Bactérias frequentemente encontradas em infecções do trato genital feminino.		
Aeróbios	Gram-positivos	Estreptococos grupos A, B e D Enterococos *Staphylococcus aureus* *Staphylococcus epidermidis*
	Gram-negativos	*Escherichia coli* *Klebsiella* *Proteus*
	Gram variáveis	*Gardenerella vaginalis*
Outros		Micoplasma *Chlamydia* *Neisseria Gonorrhoeae*
Anaeróbios	Cocos	*Peptostreptococcus* *Peptococcus species*
	Outros	*Clostridium* *Bacteroides* *Fusobacterium* *Mobiluncus*

Fonte: O'Higgins et al., 2014.

Os micro-organismos produzem toxinas e outros fatores que aumentam sua capacidade de invasão, de causar dano e sobreviver no tecido invadido. Várias bactérias Gram-negativas produzem endotoxinas, que estimulam a produção de citocinas, as quais podem gerar respostas do sistema inflamatório e produzir efeitos sistêmicos. Outras têm cápsulas de polissacarídeos, que inibem a fagocitose leucocitária, defesa inicial crítica contra a contaminação microbiana.

Cepas de Clostridium sp. e Estreptococos do grupo B produzem endotoxinas potentes, capazes de romper membranas celulares e/ou alterar o metabolismo celular. Bactérias Gram-positivas, como o Estafilococos coagulase-negativo, produzem uma substância conhecida como *slime*, que forma um escudo contra a fagocitose e inibe a ligação ou penetração dos agentes antibacterianos.

Em revisão de 158 casos de tromboflebite ovariana pós-parto, o agente infeccioso foi identificado em apenas 22%, incluindo o *Streptococcus* spp. e o *Staphylococcus aureus*.

Diagnóstico

Apresentações clínicas e complicações

A TPS pode envolver qualquer combinação de veias pélvicas, mas são comuns duas apresentações: a tromboflebite séptica de veia ovariana (TVO); e a tromboflebite pélvica séptica profunda.

A TVO se apresenta como doença aguda, com febre e dor abdominal 1 semana após o parto ou cirurgia pélvica. A dor é relatada no lado da veia afetada, flanco ou costas. A pelve é sensível ao toque e, raramente, é possível palpar uma massa que se estende do útero até a parede pélvica, similar a um cordão. Outros sintomas gastrointestinais podem ser relatados, como náuseas, e pode ser detectado íleo paralítico.

A TPS profunda é uma doença súbita, com febre que se inicia 3 a 5 dias após o parto ou cirurgia, mas que pode surgir até 3 semanas depois. A paciente apresenta febre com tremores, mas permanece em bom estado geral entre os episódios febris, às vezes sem dor. A febre persiste em picos, mesmo com o uso de antibióticos de amplo espectro, e apresenta boa resposta à anticoagulação (hoje questionada).

O diagnóstico de TPS é, muitas vezes, feito por exclusão e deve ser considerado no pós-parto e pós-operatório, se a febre persiste por mais de 3 ou 4 dias, apesar do uso de antibióticos de amplo espectro por via parental, e pesquisa negativa para abscesso pélvico. A TPS foi diagnosticada em 20% das pacientes com febre por mais de 5 dias, apesar da antibioticoterapia.

O tromboembolismo pulmonar séptico é uma das complicações da TPS e foi descrito em 2 a 38% dos casos, em vários estudos. Outras complicações possíveis, citadas em relatos de casos, foram migração retrógrada da trombose do sistema ileofemoral para as pernas, extensão proximal para o diafragma e distal para a veia femoral, e êmbolos para as veias cava e renal, além de obstrução ureteral.

Diagnóstico laboratorial

O diagnóstico da TPS é um desafio, pois não existem exame específicos. Os testes laboratoriais que podem auxiliar o diagnóstico são hemograma e hemoculturas. A leucocitose maior do que 12 mil/mL ocorre em 70 a 100% dos casos, mas não é achado específico, e as hemoculturas são positivas em menos de 35% das vezes.

A melhor conduta na avaliação da hipercoagulabilidade em pacientes com TPS não foi definida. A pesquisa rotineira de fatores de trombofilia adquirida e hereditária não é recomendada, se não houver outras indicações para o diagnóstico, pois as alterações fisiológicas associadas à gestação e pós-parto são suficientes para precipitar o quadro.

Diagnóstico diferencial

A maioria das mulheres com febre pós-parto, dor abdominal e sensibilidade pélvica recebe o diagnóstico de endometrite. A suspeição de TPS ocorre quando há febre persistente apesar de antibioticoterapia de amplo espectro e outra explicação para o quadro. Deve-se cogitar o diagnóstico de TPS nesta situação, especialmente se a febre desaparece depois da anticoagulação. É um diagnóstico de exclusão.

Os diagnósticos diferenciais incluem presença de restos placentários, abscesso pélvico ou hematoma infectado, que são vistos nos exames de imagem; resistência aos antibióticos utilizados; infecção de pele e tecidos moles; pneumonia; pielonefrite; apendicite; infecção do trato urinário; infecção de cateter; colite por *Clostridium difficile*; e torção anexial.

A história clínica, exame físico, exames laboratoriais e de imagem podem auxiliar a diferenciação entre os diversos possíveis diagnósticos.

Tratamento e prognóstico

Antigamente, a excisão cirúrgica ou a ligadura da veia trombosada eram os tratamentos de escolha para TPS, mas a mortalidade era alta. Hoje, o tratamento mais utilizado consiste na antibioticoterapia associada à anticoagulação sistêmica, embora não haja consenso sobre a última. O prognóstico melhorou bastante, mas a TPS ainda pode resultar em condições que ameaçam a vida. A paciente com suspeita de TPS deve ser avaliada e tratada em regime de internação hospitalar.

A escolha dos antibióticos é feita pela extrapolação do tratamento da endometrite pós-parto, e sua duração não foi adequadamente definida. São recomendados antibióticos de amplo espectro, com ação contra Estreptococos do grupo B, enterobactérias e anaeróbios. De acordo com Dizerega et al. (1979), a associação entre clindamicina e gentamicina foi relacionada à resposta adequada ao tratamento. O esquema tríplice de antibióticos, com a inclusão de ampicilina, também mostrou bons resultados. Quando a febre persiste por mais de 5 dias, a terapia alternativa pode incluir o imipenem ou ertapenem, que apresentam amplo espectro e ação contra *Pseudomonas* sp. Outros tratamentos sugeridos incluem o uso de piperaciclina-tazobactam, meropenem, ceftriaxone com metronidazol e, para pacientes alérgicas a betalactâmicos, a ciprofloxacina ou levofloxacina com metronidazol.

O Quadro 120.3 e a Tabela 120.1 listam alguns regimes antimicrobianos para infecção pós-operatória em Ginecologia e Obstetrícia.

A duração ideal da antibioticoterapia é indefinida. A sugestão é que seja mantida até que a paciente melhore clinicamente, permaneça afebril por, pelo menos, 48 horas, e a leucocitose se resolva, o que geralmente acontece em 1 semana.

Complicações como a presença de êmbolos sépticos ou hemoculturas positivas trazem a necessidade de tratamentos mais longos, com duração de 2 semanas ou mais.

Quadro 120.3
Regimes antimicrobianos para infecções pélvicas após cesariana.

Regime	Comentários
Clindamicina + gentamicina	Padrão-ouro: 90 a 97% de eficácia, gentamicina 1 vez por dia. Ampicilina associada se sepse ou infecção por Enterococos
Clindamicina + aztreonam	Substitui gentamicina na insuficiência renal
Penicilinas com maior espectro	Piperacilina, piperacilina-tazobactam, ampicilina-sulbactam, ticarcilina-clavulanato
Cefalosporinas	Cefotetano, cefoxitina, cefotaxime
Vancomicinas	Adicionar a outros regimes para infecção por *Staphylococcus aureus*
Metronidazol + ampicilina + gentamicina	Metronidazol tem excelente cobertura para anaeróbios
Carbepenens	Imipenem-cilastatina, meropenem, ertapenem (reservado para indicações especiais)

Fonte: Mackeen et al., 2015.

Tabela 120.1. Antimicrobianos de uso isolado.

Droga	Dose intravenosa	Intervalo
Carbapenem		
Ertapenem	1 g	24 horas
Imipenem-cilastatina	500 mg	6 horas
Meropenem	1 g	8 horas
Cefalosporinas		
Cefoxitina	2 g	6 horas
Cefotetano	2 g	8 horas
Penicilinas		
Piperacilina-tazobactam	3,375 g	6 horas
Ticarcilina-clavulanato	3,1 g	6 horas

Fonte: Jaiyeoba, 2012.

No final da década de 1960, a segurança da associação de heparina aos antibióticos no tratamento da TPS foi sugerida em relatos observacionais, com amostras pequenas e heterogêneas, e diagnóstico presuntivo de TPS a partir da resolução do quadro febril. O uso de anticoagulantes na TPS é defendido por vários autores, como Brown et al. (1999), para prevenir futuras tromboses e reduzir a disseminação de êmbolos sépticos. Especialistas definem a duração da anticoagulação com base em estudos de imagem, como localização e persistência das tromboses após o início do tratamento.

A anticoagulação pode ser iniciada com heparina não fracionada (HNF) via intravenosa, na dose de 5 mil UI em bolus, seguida por infusão contínua de 16 a 18 UI/kg, visando o TTPa 1,5 a 2 vezes o controle, ou heparina de baixo peso molecular (HBPM) 1 mg/kg via subcutânea a cada 12 horas.

Para pacientes sem trombose documentada ou fatores de trombofilia, a anticoagulação pode ser suspensa 48 horas depois da resolução da febre. Para pacientes com trombose documentada, a duração da anticoagulação depende da extensão do trombo. Quando há evidência de trombose em veias pélvicas, a recomendação é que se mantenha a anticoagulação por, pelo menos, 2 semanas.

Quando a trombose é extensa, envolvendo veias ovarianas, ilíacas ou cava, ou há embolia séptica, a anticoagulação é mantida por, pelo menos, 6 semanas. Se a embolia ultrapassa os limites da pelve, ou há outros fatores de risco, como trombofilia ou malignidades, a anticoagulação se mantém, de preferência com a orientação de hematologistas.

Nos últimos anos, a tomografia computadorizada e a ressonância magnética revolucionaram a avaliação da resposta à heparina. Hoje, nem todos recomendam anticoagulação para TPS. Um estudo randomizado de Brown et al. (1999) não demonstrou benefício com a associação de heparina, mas o número de casos incluídos foi suficiente apenas para a avaliação da resolução da febre, e não da anticoagulação com relação à extensão do trombo, embolia pulmonar ou trombofilias associadas.

Alguns estudos observacionais questionaram a eficácia da anticoagulação, enquanto outros sugeriram que ela é segura, com resolução dos sintomas em mais de 90% dos casos, sem efeitos adversos.

A mortalidade por TPS é baixa e, geralmente, associada à infecção sistêmica, em casos complicados por embolia séptica. A taxa de recorrência da TPS é de aproximadamente 3% e pode envolver a veia ovariana contralateral, veia renal esquerda ou veia cava inferior.

A história de TPS não parece conferir maior risco materno à gestação subsequente.

LEITURAS COMPLEMENTARES

Bergamini TM, Corpus RA Jr, Brittian KR et al. The natural history of bacterial biofilm graft infection. J Surg Res. 1994;56:393-6.

Brown CE, Stettler RW, Twickler D, Cunningham FG. Puerperal septic pelvic thrombophlebitis: Incidence and response to heparin therapy. Am J Obstet Gynecol. 1999;181(1):143-8.

Brown TK, Munsick RA. Puerperal ovarian vein thrombophlebitis: a syndrome. Am J Obstet Gynecol. 1971;109(2):263.

Brown CE, Lowe TW, Cunningham FG, Weinreb JC. Puerperal pelvic thrombophlebitis: Impact on diagnosis and treatment using x-ray computed tomography and magnetic resonance imaging. Obstet Gynecol. 1986;68(6):789-94.

Busse Filho KR, Campanharo FF, Araujo Júnior E, Martins Santana EF, Moron AF. Septic pelvis thrombophlebitis in postpartum period: Diagnosis by clinical and magnetic resonance imaging findings. Austin Gynecol Case Rep. 2006;1(1):1006.

Christensen GD, Baddour LM, Simpson WA. Phenotypic variation of Staphylococcus epidermidis slime production in vitro and in vivo. Infect Immun. 1987;55:2870-7.

Collins CG, Ayers WB. Suppurative pelvic thrombophlebitis. III. Surgical technique; a study of 70 patients treated by ligation of the inferior vena cava and ovarian veins. Surgery. 1951;30:319.

Collins CG, MacCallum EA, Nelson EW et al. Suppurative pelvic thrombophlebitis. I. Incidence, pathology, and etiology; a study of 70 patients treated by ligation of the inferior vena cava and ovarian vessels. Surgery. 1951;30:298.

Collins CG, Nelson EW, Collins JH et al. Suppurative pelvic thrombophlebitis. II. Symptomatology and diagnosis; a study of 70 patients treated by ligation of the inferior vena cava and ovarian veins. Surgery. 1951;30:311.

Collins CG. Suppurative pelvic thrombophlebitis. A study of 202 cases in which the disease was treated by ligation of the vena cava and ovarian vein. Am J Obstet Gynecol. 1970;108:681.

Dellinger EP. Surgical infections and choice of antibiotics. In: Sabiston DC (ed). Textbook of Surgery. The Biological Basis of Modern Surgical Practice. 15th ed. Philadelphia, PA: WB Saunders Co.; 1997. p.264-80.

Demling R, La Londe C, Saldinger P et al. Multiple-organ dysfunction in the surgical patient: pathophysiology, prevention, and treatment. Curr Probl Surg. 1993;30:345-414.

Dizerega G, Yonekura L, Roy S, Nakamura RM, Ledger WJ. A comparison of clindamycin-gentamicin and penicillin-gentamicin in the treatment of post-cesarean section endomyometritis. Am J Obstet Gynecol. 1979;134(3):238-42.

Dotters-Katz SK, Smid MC, Grace MR, Thompson JL, Heine RP, Manuck T. Risk factors for postpartum septic pelvic thrombophlebitis: A multicenter cohort. Am J Perinatol. 34(11):1148-51.

Duff P, Gibbs R. Pelvic vein thrombophlebitis: Diagnostic dilemma and therapeutic challenge. Obstet Gynecol Surv. 1983;38:365-73.

Duff P. Septic pelvic vein thrombophlebitis. In: Charles D (ed). Obstetrics and Perinatal Infections. St Louis: Mosby Year Book; 1993.

Dunn LJ, Van Voorhis LW. Enigmatic fever and pelvic thrombophlebitis. Response to anticoagulants. N Engl J Med. 1967;276(5):265.

Dunnihoo DR, Gallaspy JW, Wise RB, Otterson WN. Postpartum ovarian vein thrombophlebitis: A review. Obstet Gynecol Surv. 1991;46:415-27.

Garcia J, Aboujaoude R, Apuzzio J, Alvarez JR. Septic pelvic thrombophlebitis: Diagnosis and management. Infect Dis Obstet Gynecol. 2006;2006:15614.

Henderson B, Poole S, Wilson M. Microbial/host interactions in health and disease: Who controls the cytokine network? Immunopharmacology. 1996;35:1-21.

Jaiyeoba O. Postoperative infections in Obstetrics and Gynecology. Clin Obstet Gynecol. 2012;55(4):904-13.

Johnson SC, Esclapes M. Sonography of postpartum ovarian vein thrombophlebitis. J Clin Ultrasound. 1998;26(3):143.

Josey WE, Staggers SR Jr. Heparin therapy in septic pelvic thrombophlebitis: A study of 46 cases. Am J Obstet Gynecol. 1974;120(2):228-33.

Kaebnick HW, Bandyk DF, Bergamini TM et al. The microbiology of explanted vascular prostheses. Surgery. 1987;102:756-61.

Khalil H, Avruch L, Olivier A, Walker M, Rodger M. The natural history of pelvic vein thrombosis on magnetic resonance venography after vaginal delivery. Am J Obstet Gynecol. 2012;206(4):356.e1-356.e4.

Klima DA, Snyder TE. Postpartum ovarian vein thrombosis. Obstet Gynecol. 2008;111(2 Pt 1):431-5.

Mackeen AD, Packard RE, Ota P. Antibiotic regimens for postpartum endometritis. Cochrane Database Syst Rev. 2015;2:CD001067.

Magee LA, Redman CW. A case report of acute pelvic thrombophlebitis missed by magnetic resonance imaging of the pelvic veins. Eur J Obstet Gynecol Reprod Biol. 2000;88(2):203.

Malhortra A, Weinberger SE. Deep vein thrombosis in pregnancy: Epidemiology, pathogenesis, and diagnosis. In: Finlay G, ed. UpToDate. Waltham, Mass.: UpToDate; 2018.

Malkamy H. Heparin therapy in postcesarean septic pelvic thrombophlebitis. Int J Gynaecol Obstet. 1980;17(6):564.

Martin B, Mulopulos GP, Bryan PJ. MRI of puerperal ovarian-vein thrombosis (case report). AJR Am J Roentgenol. 1986;147(2):291.

Morrison DC, Ryan JL. Endotoxins and disease mechanisms. Ann Rev Med. 1987;38:417-432.

Nezhat C, Farhady P, Lemyre M. Septic pelvic thrombophlebitis following laparoscopic hysterectomy. J Soc Laparoendos Surg. 2009;13(1):84-86.

O'Higgins AC, Egan AF, Murphy OC. A clinical review of maternal bacteremia. Int Gynaecol Obstet. 2014;124(3):226.

Parino E, Mulinaris E, Saccomano E, Gallo JC, Kohan G. Postpartum ovarian vein thrombophlebitis with staphylococcal bacteremia. Case Rep Infect Dis. 2015; (2015):589436.

Rodger MA, Avruch LI, Howley HE, Olivier A, Walker MC. Pelvic magnetic resonance venography reveals high rate of pelvic vein thrombosis after cesarean section. Am J Obstet Gynecol. 2006;194:436-7.

Roepke RML, de Campos FPF, Lovisolo SM, Santos EHS. Septic pelvic thrombophlebitis of unknown origin: an ever-threatening entity. Autops Case Rep. 2014;4(3):39-46.

Schulman H, Zatuchni G. Pelvic thrombophlebitis in the puerperal and postoperative gynecologic patient. Obscure fever as an indication for anticoagulant therapy. Am J Obstet Gynecol. 1964;90:1293.

Sherelle L, Laifer-Narin SL, Kwak E, Kim H, Hecht EM, Newhouse JH. Multimodality imaging of the postpartum or Posttermination uterus: evaluation using ultrasound, computed tomography, and magnetic resonance imaging. Curr Probl Diagn Radiol. 2014;43(6):374-385.

Stafford M, Fleming T, Khalil A. Idiopathic ovarian vein thrombosis: A rare cause of pelvic pain – Case report and review of literature. Aust N Z J Obstet Gynaecol. 2010;50(3):299-301.

Twickler DM, Setiawan AT, Evans RS, Erdman WA, Stettler RW, Brown CE, Cunningham FG. Imaging of puerperal septic thrombophlebitis: prospective comparison of MR imaging, CT, and sonography. AJR Am J Roentgenol. 1997;169(4):1039.

Williams JW. Ligation of extension of the pelvic veins in the treatment of puerperal pyemia. Am J Obstet. 1909;59:758-9.

Witlin AG, Sibai BM. Postpartum ovarian vein thrombosis after vaginal delivery: A report of 11 cases. Obstet Gynecol. 1995;85(5 I):775-80.

Wysokinska EM, Hodge D, McBane RD 2nd. Ovarian vein thrombosis: Incidence of recurrent venous thromboembolism and survival. Thromb Haemost. 2006;96:126.

Seção X
Emergência em Obstetrícia

121

Gestante com Trauma

Gustavo Pereira Fraga
Alcir Escocia Dorigatti

Inicialmente é importante observar que nos parágrafos a seguir a palavra "acidente" jamais será utilizada em virtude de sua natureza passível de prevenção ao trauma e a necessidade dos profissionais de saúde abordarem o trauma como doença evitável e não como acaso, que acontece por "acidente".

Nas últimas décadas, as causas obstétricas de óbito materno vêm diminuindo em grande parte em decorrência das melhorias nos cuidados pré-natais, da assistência ao parto e da consequente redução progressiva da mortalidade por hipertensão, hemorragia e infecção. Ao mesmo tempo, as causas não obstétricas vêm ganhando importância, provavelmente pela crescente participação da mulher na população economicamente ativa e sua maior exposição às situações de trauma. Traumas ocorrem em aproximadamente 6 a 7% de todas as gestações e em menos de 1% delas é necessária a hospitalização. Já a perda fetal em gestantes vítimas de traumas pode alcançar cifras que vão de 4 a 61%.

Atendimento inicial

As prioridades do atendimento inicial para uma grávida vítima de trauma são as mesmas aplicadas à mulher não grávida. O melhor tratamento inicial para o feto, além de sua avaliação precoce, é a adoção das medidas de reanimação para a mãe, uma vez que a mortalidade materna é uma das causas mais comuns de perda fetal e raramente ocorre dano fetal sem comprometimento materno, salvo nos casos de descolamento prematuro de placenta.

> Os princípios do atendimento à grávida vítima de trauma devem ser os mesmos de uma traumatizada não gestante, tendo como prioridade a reanimação materna, tanto no tratamento da mãe como do feto.

Modificações fisiológicas da gravidez interferem na avaliação do estado hemodinâmico e podem provocar demora no estabelecimento de medidas corretivas ou de diagnóstico (Quadro 121.1). O volume eritrocitário aumenta em torno de 40%, o que permite uma maior perda de volume sem sinais de choque. A pressão arterial está reduzida em 15 a 20% e o débito cardíaco aumenta em até 50%. O diafragma sobe em torno de 4 cm numa gestação de termo, implicando menor expansibilidade pulmonar. A motilidade gástrica diminui, o que facilita a broncoaspiração do conteúdo gástrico.

O aumento do útero na gestação compartimentaliza a cavidade peritoneal, protegendo muitas das vísceras abdominais; as alças intestinais são deslocadas para cima e lateralmente, reduzindo a chance de lesão intestinal em diversos traumatismos, sobretudo em traumas abdominais contusos. Entretanto, traumas penetrantes que acometem o abdome superior nas fases tardias da gestação podem resultar em lesões intestinais complexas em decorrência desse deslocamento em direção cefálica. Concomitantemente, o aumento do útero o torna mais vulnerável ao trauma fechado ou penetrante. Além disso, por estar relacionada anatomicamente ao útero, a bexiga torna-se um órgão mais abdominal do que pélvico e mais suscetível às lesões. A frequência e a evolução do trauma de fígado não parecem ser afetadas pela gravidez.

Quadro 121.1
Alterações anatômicas e fisiológicas da gravidez.

Crescimento uterino e idade gestacional
1° trimestre:
Útero localizado na pelve
- Parede espessa
- Proteção fetal
2° trimestre:
Âmnio protege o feto
- Possibilidade de descolamento de placenta
3° trimestre:
- Vísceras abdominais maternas protegidas
- Útero fino/feto vulnerável
- Possibilidade de ocorrer fratura no feto (bacia e crânio)
- Maior possibilidade de descolamento de placenta

Alterações no volume e composição sanguínea
- Hipervolemia
- Aumento do volume plasmático
- Anemia fisiológica, sendo hematócrito de 31 a 36% normal com 34 semanas
- Aumentam débito e frequência cardíacas
- Hipovolemia aguda: perdas de 1.200 a 1.500 mL, com poucos sinais e sintomas
- A perda sanguínea materna reflete inicialmente no feto
- Síndrome hipotensiva supina

Alterações respiratórias
- Diminuição do volume corrente e aumento da frequência respiratória
- Hiperventilação materna resulta em hipocapnia (pco_2 de 30 mmHg)
- Maior consumo de O_2

Alterações gastrointestinais
- Esvaziamento gástrico diminui

Alterações musculoesqueléticas
- Sínfise púbica alargada a partir do 7° mês, necessitando cuidado na interpretação radiográfica

Fonte: Desenvolvido pela autoria.

Tratamento da gestante vítima de trauma

No atendimento à gestante vítima de qualquer tipo de trauma em região abdominal (inclusive quedas da própria altura), em situações de idade gestacional acima de 20 semanas (útero acima da cicatriz umbilical), é aconselhável deixá-la em observação por um período de ao menos 12 horas, em virtude do risco de desenvolver descolamento prematuro de placenta que, numa fase inicial, pode ser assintomático.

São indicações obstétricas para internação hospitalar: sangramento vaginal; irritabilidade uterina; dor abdominal; sensibilidade ou cólicas abdominais; evidência de hipovolemia; alteração ou ausência dos batimentos fetais; e perda de líquido amniótico.

Devemos atentar a gestantes vítimas de trauma que apresentam crise convulsiva: deve ser considerada a possibilidade de se tratar de eclâmpsia, e não necessariamente de trauma craniencefálico.

Caso haja indicação de laparotomia, a vitalidade fetal é dependente de uma boa oxigenação e estabilidade hemodinâmica da mãe. Nem sempre haverá indicação de cesariana e os traumatismos penetrantes do útero necessitarão, muitas vezes de avaliação multidisciplinar, com neonatologista e cirurgião pediátrico, para se decidir sobre a interrupção da gravidez. A Associação Americana de Cirurgia do Trauma (AAST) descreve uma classificação para as lesões uteri-

nas em gestantes, geralmente identificadas durante a laparotomia (Quadro 121.2).

Quadro 121.2	
Escala de lesão uterina em gestantes.	
Grau	*Lesão*
I	Contusão/hematoma (sem descolamento de placenta)
II	Laceração superficial (≤ 1 cm) ou descolamento de placenta parcial < 25%
III	Laceração profunda (> 1 cm) ocorrendo no 2º semestre ou descolamento de placenta > 25% e < 50% Laceração profunda (> 1 cm) no 3º trimestre
IV	Laceração envolvendo a artéria uterina Laceração profunda (> 1 cm) com > 50% de descolamento de placenta
V	Ruptura uterina no 2º ou 3º trimestre Descolamento de placenta completo

Fonte: Moore et al., 1995.

A hemorragia materno-fetal pode resultar em anemia e morte do feto. No caso de mãe Rh-negativo, pode ocorrer aloimunização com a passagem de 0,01 mL de sangue fetal com fator Rh-positivo, sensibilizando cerca de 70% das gestantes com fator Rh-negativo. A terapia com imunoglobulina em mães Rh-negativo deve ser indicada nas primeiras 72 horas após o trauma.

A mortalidade em gestantes traumatizadas é semelhante à de vítimas de trauma não gestantes. A maior parte dos óbitos maternos se deve a choque hipovolêmico e traumas cranioencefálicos. Entretanto, há outros fatores de risco específicos, entre eles lesão hepática e esplênica, hemorragia retroperitoneal (podendo estar associada à fratura pélvica), embolia por líquido amniótico e coagulação intravascular disseminada (CIVD).

As causas descritas mais comuns de óbito fetal são morte materna e descolamento de placenta. As lesões diretas ao feto, menos comuns, são usualmente traumatismos cranianos associados a fraturas pélvicas, predominantes no 3º trimestre, quando a cabeça do feto já está insinuada. Situações de desaceleração súbita em colisões automobilísticas também podem acarretar graves lesões fetais.

A ruptura uterina é uma lesão específica da gestação, mas é rara. Quando ocorre, a mortalidade fetal chega quase a 100%. O trauma sobre o útero pode gerar contrações uterinas e ruptura de membranas ovulares. Nas lesões uterinas com feto viável, deve ser feito cesárea. Nos traumas penetrantes, se o útero for atingido, as lesões no feto podem ocorrer em 59 a 89% dos casos e as taxas de mortalidade fetal são de 41 a 71%.

Cesariana *peri mortem*

Este procedimento é recomendado em pacientes grávidas *in extremis* com fetos viáveis, devendo ser realizado em até 5 a 10 minutos após a parada cardíaca da gestante traumatizada para resultados aceitáveis. Essas recomendações baseiam-

-se mais significativamente na opinião e experiência de especialistas porque há dados limitados sobre este assunto.

Em um grupo de vítimas de trauma contuso, 91 partos cesáreos *peri mortem* foram realizados e houve uma taxa de sobrevida fetal relatada de 81% e uma taxa de sobrevida materna de 34%. Isso é representativo do número mais frequentemente citado na literatura de uma taxa de sobrevivência fetal de 70% se a cesariana *peri mortem* for realizada dentro de 5 minutos de morte materna. Esse tema será abordado no Capítulo 123.

Morte encefálica

Um assunto ainda mais eticamente controverso existe no cenário da morte encefálica na paciente traumatizada. A literatura sobre esse tópico é escassa; no entanto, a incidência desses casos está aumentando à medida que práticas em cuidados intensivos e reanimação se tornam mais avançados.

Um artigo de revisão sistemática sobre a conduta na morte encefálica em grávidas identificou 30 casos com idade gestacional média na data da morte cerebral de 22 semanas. A idade gestacional média no momento do parto foi de 29,5 semanas e 12 crianças nasceram viáveis, e todas sobreviveram durante o período de *follow-up* do estudo.

Exames de radiologia no contexto de trauma na gestante

Existe uma preocupação generalizada com relação aos resultados adversos teóricos da exposição de um feto à radiação que é rotineiramente usada na investigação de uma grávida vítima de trauma.

Essa preocupação pode resultar em desvio das diretrizes recomendadas de avaliação por imagem, com base no mecanismo da lesão e na apresentação de sintomas. A baixa adesão às diretrizes de imagens de trauma em pacientes grávidas é comum em inúmeros centros.

Dito isto, existe um consenso entre muitas das principais associações de trauma nos Estados Unidos, bem como a propensão da literatura publicada em revistas médicas. A Eastern Association for the Surgery of Trauma (EAST), o próprio Advanced Trauma Life Support (ATLS®) e Mattox et al., em seu livro *Trauma*, são unânimes em afirmar que não se deve postergar a realização de um exame de imagem com radiação ionizante na paciente grávida traumatizada se houver indicação clínica precisa de sua realização.

Em vários estudos não foram relatados resultados fetais adversos em relação a menos de 5 rad de exposição e todas as imagens realizadas em contexto de trauma ficam bem abaixo desse limite. A dose fetal estimada por exame de tomografia computadorizada é a seguinte: TC de cabeça: menor do que 0,05 rad; TC de tórax: menor do que 0,1 rad; TC de abdome e pelve: menor do que 2,6 rad. Lembrando que, ao se obter essas imagens, é importante proteger o útero do excesso de radiação sempre que possível.

Outro ponto importante é que a TC do abdome e da pelve é obtida na paciente grávida traumatizada também pode ser útil na avaliação do diagnóstico de descolamento de placenta. Embora isso seja tradicionalmente diagnosticado por ultrassonografia ou sofrimento fetal, observado em monitores de frequência cardíaca, dados retrospectivos mostraram uma sensibilidade de 86%, uma especificidade de 98% e uma precisão geral de 96% na TC na identificação do diagnóstico de descolamento de placenta.

Prevenção de trauma em gestantes

Estudos americanos identificaram que as mulheres mais jovens são as mais propensas a sofrerem trauma durante a gestação. Embora alguns fatores de risco não sejam modificáveis, caracterizar quem são estas pessoas pode auxiliar em políticas públicas educacionais e aconselhamentos de maneira mais dirigidas.

Uso do cinto de segurança

Colisões entre veículos são a principal causa de lesões materno-fetais e de mortalidade nos Estados Unidos. Por sua vez, o uso do cinto de segurança é o fator de risco modificável mais vastamente estudado na literatura médica. Entretanto, mulheres frequentemente reportam que não foram aconselhadas quanto ao uso do cinto de segurança durante a gestação em suas consultas de pré-natal.

A mortalidade fetal secundária a colisões veiculares ocorre com uma taxa de 2,3 óbitos a cada 100 mil nascidos vivos, com um grande risco para gestantes mais jovens. As principais causas relacionadas à mortalidade fetal em colisões veiculares são: mecanismo de trauma de alta energia; lesões críticas na gestante; e uso inadequado de cinto de segurança. É extremamente importante incorporar a abordagem a este tema nas consultas de pré-natal.

Violência doméstica

A violência doméstica ou a violência conjugal está também entre as mais comuns causas de trauma na gravidez. A incidência foi estudada extensivamente e varia muito entre populações diferentes, indo de 1 a 57%. Um estudo que revisou prontuários de 176.845 mulheres grávidas em Massachusetts determinou que mulheres que apresentaram lesão intencional, bem como abuso de substâncias, tiveram uma taxa significativamente maior de baixo peso ao nascer e nascimentos prematuros.

Os fatores de risco para a violência por parceiro íntimo são muitos e incluem uso substâncias psicoativas (álcool e drogas), baixo nível socioeconômico, baixo nível de escolaridade, gravidez indesejada e uma história de violência em relacionamentos anteriores.

Muitas vezes, vítimas de violência doméstica não estão propensas a deixar sua situação atual ou denunciar abusos porque dependem do parceiro, tanto financeira como emocionalmente. Nós, profissionais de saúde, precisamos ser sensíveis em perceber sinais de alerta e grupos de riscos para investigar de forma proativa se a gestante está em uma situação de abuso e auxiliá-la com informações e protegê-la naquele momento.

LEITURAS COMPLEMENTARES

Advanced Trauma Life Support. 10th ed. American College of Surgeons; 2018.

Barraco RD, Chiu WC, Clancy TV et al. Practice management guidelines for the diagnosis and management of injury in the pregnant patient: The EAST Practice Management Guidelines Work Group. J Trauma. 2010;69(1):211-4.

Esmaeilzadeh M, Dictus C, Kayvanpour E et al. One life ends, another begins: Management of a brain-dead pregnant mother-a systematic review. BMC Med 2010;8:74.

Fraga GP, Mantovani M, Mesquita AC et al. Trauma abdominal em grávidas. Rev Bras Ginecol Obstet. 2005;27:541-7.

Manriguez M, Srinivas G, Bollepalli S et al. Is computed tomography a reliable diagnostic modality in detecting placental injuries in the setting of acute trauma? Am J Obstet Gynecol. 2010;202(6):611.e1-5.

Moore EE, Feliciado DV, Mattox KL. Trauma. 8th ed.; 2017.

Moore EE, Jurkovich GJ, Knudson MM, Cogbill TH, Malangoni MA, Champion HR et al. Organ injury scaling. VI: Extrahepatic biliary, esophagus, stomach, vulva, vagina uterus (nonpregnant), uterus(pregnant), fallopian tube, and ovary. J Trauma. 1995;39(6):1069-70.

Morris JA Jr, Rosenbower TJ, Jurkovich GJ et al. Infant survival after cesarean section for trauma. Ann Surg. 1996;223(5):481-8.

Shakerian R, Thomson BN, Judson R et al. Radiation fear: Impact on compliance with trauma imaging guidelines in the pregnant patient. J Trauma Acute Care Surg. 2015;78(1):88-93.

122

Parada Cardiorrespiratória Materna

Brenno Belazi Nery Souza Campos
Nathália de Moraes Lébeis Nery

A parada cardíaca materna (PCM) é uma situação clínica complexa que necessita da atuação de uma equipe multiprofissional atenta e treinada para o atendimento conjunto. Por definição, PCM é a parada da função cardíaca. Ela pode ser o desfecho final de patologias graves ocorrendo na gestação ou se apresentar de forma súbita e inesperada, sendo evento raro, mas que vem aumentado em incidência. Fatores contribuintes podem ser o aumento da idade materna, o aumento do número de mulheres com fatores de risco para doenças cardiovasculares isquêmicas e do número de portadoras de doenças cardíacas congênitas que agora sobrevivem até a idade reprodutiva. No Reino Unido, de 2000 a 2002, a ocorrência de PCM foi de 1:30.000 gestações, enquanto entre 2003 e 2005, foi de 1:20.000, exemplificando este aumento.

Apesar de a PCM ser extremamente rara, os desfechos maternos e fetais dependerão da velocidade e efetividade dos procedimentos de ressuscitação aplicados por uma equipe multiprofissional e multidisciplinar compartilhando um mesmo objetivo. Este atendimento necessita de ações coordenadas entre a equipe, que deve incluir obstetras, neonatologistas, intensivistas, fisioterapeutas, enfermeiros, em que todos os profissionais envolvidos tenham conhecimento dos algoritmos para ressuscitação materna e as particularidades inerentes às mudanças fisiológicas que ocorrem na gestação.

Adaptações fisiológicas relacionadas à ressuscitação materna

Algumas das mudanças fisiológicas que ocorrem durante a gestação podem influenciar significativamente a ressuscitação. A seguir, relembraremos pontos principais para melhor compreensão do tema, mas descrições detalhadas não são o foco deste capítulo.

Durante a gestação, ocorre aumento do débito cardíaco, atingindo valor até 50% maior do que fora da gestação, com o útero recebendo aproximadamente 30% deste débito. Esta elevação ocorre para atender as demandas aumentadas de oxigênio e nutrientes do feto em formação, da placenta e da própria mãe, e é alcançado pelo aumento do volume sistólico e, em menor extensão, pelo aumento da frequência cardíaca. O coração encontra-se fisiologicamente dilatado e a contratilidade miocárdica aumentada. A resistência vascular periférica e pulmonar diminuem entre 25 e 30%, com o volume circulante sanguíneo aumentando em até 30%, e associado à vasodilatação periférica. Apesar de o volume sistólico diminuir no 3º trimestre, o aumento da frequência cardíaca (10 a 20 batimentos por minuto) é mantido, preservando o débito cardíaco aumentado.

A pressão de oclusão da artéria pulmonar não se altera, mas há queda na pressão coloidosmótica em 10 a 15%. Isto torna a gestante com maior susceptibilidade ao desenvolvimento de edema agudo pulmonar em situações em que ocorra aumento da pré-carga (p. ex., infusão de fluidos) ou aumento da permeabilidade capilar (p. ex., pré-eclâmpsia).

A pressão arterial diminui durante o 1º e 2º trimestres, retornando ao normal no 3º trimestre.

A posição da mãe influencia significativamente o perfil hemodinâmico dela mesma e do feto. Em posição supina, ocorre compressão da veia cava inferior pelo útero gravídico ocasionando redução do retorno venoso e consequente diminuição do volume sistólico e, possivelmente, do débito cardíaco. Esta redução do débito cardíaco é associada com redução do fluxo sanguíneo uterino e da perfusão placentária, o que pode comprometer o feto. Por tais características, quando se modifica a posição de decúbito da gestante de supina para lateral esquerda, gera-se aumento de até 25% no débito cardíaco, com a intensidade deste efeito sendo diretamente proporcional a idade gestacional.

Fatores de risco

A taxa de mortalidade materna parece se manter estável na maioria dos países que tem a análise adequada deste dado. Apesar disso, a morbidade materna vem aumentando.

Comorbidades que estão associadas a maior risco de PCM são doenças cardíacas isquêmicas e valvares, câncer, doenças hepáticas e lúpus eritematoso sistêmico. Fatores obstétricos implicados com aumento do risco incluem morte fetal, parto cesárea, pré-eclâmpsia grave, placenta prévia e polidrâmnio. Idade materna avançada também tem sido associada a risco, o qual aumenta gradativamente a partir dos 35 anos de idade. Dados de um estudo realizado no Canadá evidenciaram razão de chances de 1,8 de 35 a 39 anos de idade, com aumento para 3,1 a partir dos 40 anos. Neste mesmo estudo, multiparidade (> 4 fetos), doenças respiratórias, como asma, doenças hipertensivas da gravidez e diabetes gestacional também foram fatores de risco.

Causas

Hemorragia periparto é a principal causa de PCM nos dias atuais. Apesar disso, a incidência de PCM após hemorragia periparto é menor do que 1:10.000 gestações. Interessantemente, em um estudo realizado no Reino Unido (*The CAPS study*), com dados de 2.347.670 gestações ocorridas entre 2011 e 2014, definindo PCM como qualquer gestante que recebeu suporte básico de vida, as principais causas de PCM foram relacionadas à anestesia obstétrica. Entre estas, problemas com intubação orotraqueal e choque em seguida ao bloqueio epidural foram as mais frequentes.

Quando a PCM ocorre no período pós-parto, hipovolemia, embolia por fluido amniótico e tromboembolismo venoso são causas a se considerar.

Outras causas são politrauma, insuficiência cardíaca, sepse, eclâmpsia, embolia pulmonar, dissecção aórtica, acidente vascular encefálico, tamponamento cardíaco e infarto agudo do miocárdio.

O Quadro 122.1 resume as etiologias da PCM.

Quadro 122.1 Etiologias da parada cardíaca materna.	
A	Anestesia/acidentes (trauma)
B	Sangramentos
C	Cardiovascular
D	Drogas
E	Embolias
F	Febre
G	Gerais não obstétricas (5H/5T*)
H	Hipertensão

*5H: hipóxia, hipovolemia, íon hidrogênio (acidose) hipo/hipercalemia e hipotermia. 5T: tamponamento cardíaco, tensão no tórax (pneumotórax hipertensivo), trombose pulmonar, trombose cardíaca e toxinas.
Fontes: Bennett et al., 2016; Jeejeebhoy et al., 2014; e Jeejeebhoy et al., 2015.

Prognóstico materno

O local específico onde a PCM ocorre e a velocidade com que a gestante em parada cardiorrespiratória (PCR) é atendida parecem ser os melhores fatores de prognóstico. Mulheres que apresentam PCR em casa, fora do ambiente hospitalar, parecem ter menor chance de sobrevida quando comparadas com as que apresentam PCR no hospital. Da mesma forma, aquelas em que a identificação da PCR e/ou o início do respectivo atendimento tiveram maior demora também têm menor chance de sobrevida.

As taxas de sobrevivência à PCM relatadas na literatura são menores do que as identificadas na população geral de adultos, com relatos de sobrevivência em torno de 50% dos casos.

Prognóstico fetal

O prognóstico do feto está diretamente relacionado ao da mãe e, portanto, à velocidade em que a ressuscitação é instituída e sua eficácia.

Em um estudo prospectivo realizado no Reino Unido, quando cesarianas foram realizadas dentro de 5 minutos da PCM, a sobrevida neonatal foi de 96%, em comparação com 70% para atrasos maiores do que 5 minutos. Outros fatores associados à melhor sobrevida neonatal foram sobrevida materna, peso ao nascer, idade gestacional e Apgar. As taxas de complicações e sequelas entre os recém-nascidos sobreviventes foram semelhantes entre aqueles cujas mães sobreviveram e as que não sobreviveram. Esses dados reforçam que a ressuscitação materna é o elemento mais importante para o prognóstico fetal.

Em outra série de casos publicada em 2012, a taxa de sobrevivência neonatal foi de 64%. O tempo entre a PCM e o parto cesárea *perimortem* foi 14 ± 11 minutos, entre os sobreviventes e 22 ± 13 minutos para os não sobreviventes, destacando a importância da velocidade do parto cesárea nesse contexto. Este tema será abordado no próximo capítulo.

Atendimento a parada cardíaca materna

O manejo da PCM tem pouca diferença em comparação com o atendimento de parada cardíaca nas não gestantes, com algumas particularidades, primariamente por se tratar de dois pacientes: mãe e feto. A equipe de ressuscitação geralmente também é maior e inclui, além da equipe multiprofissional treinada para atendimento de PCM, obstetras e neonatologistas.

Atendimento imediato, integral e padronizado é fundamental, com todo profissional que possa vir a atender gestantes em situações de emergência devendo estar treinado para atendimento de PCM e aplicação de protocolos preestabelecidos, conforme algoritmo da Figura 122.1. Isso pode ser alcançado por meio do compartilhamento de experiências clínicas, atividades didáticas e de simulação em tempos regulares. Programas de treinamento padronizados, como ACLS© (*Advanced Cardiac Life Support* – Suporte Avançado de Vida em Cardiologia) da American Heart Association (AHA), e difundidos pelo mundo, também são recomendados.

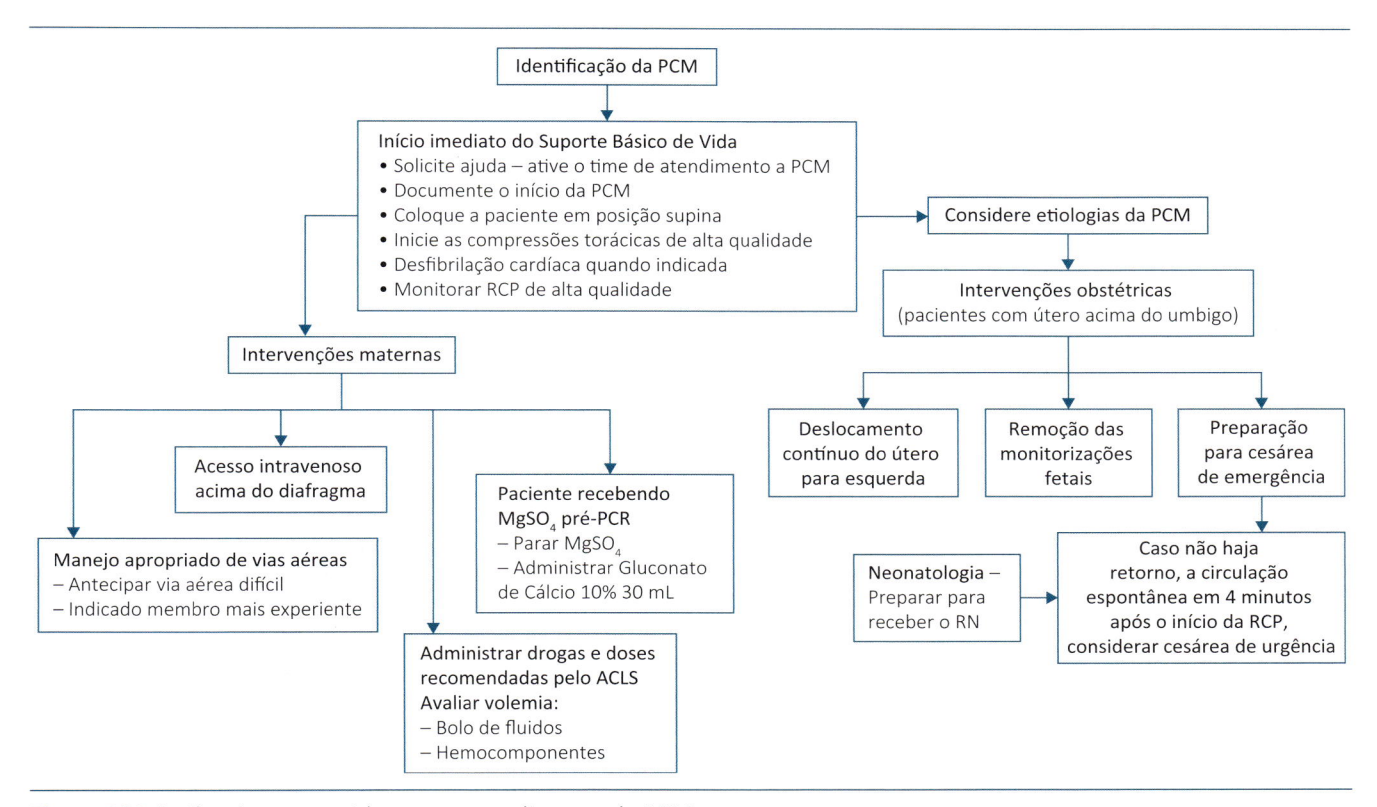

Figura 122.1. Algoritmo sugerido para o atendimento da PCM.

Fonte: Desenvolvida pela autoria.

Cada membro da equipe deve ter uma função designada, como um líder designado, rodízio predeterminado para realizar ressuscitação cardiopulmonar (RCP) e um dos profissionais controlando tempo e anotando as condutas tomadas.

Os protocolos de reanimação e desfibrilação/cardioversão elétrica são semelhantes aos recomendados para uso em pacientes não gestantes.

Ao se confirmar PCM, imediatamente deve-se:

- chamar por ajuda, avisando equipe obstétrica e da neonatologia, e solicitar o desfibrilador;
- deslocar manualmente o útero para esquerda, caso ele esteja na altura ou acima da cicatriz umbilical (Figura 122.2). Posição supina;
- iniciar compressões torácicas e ventilações conforme padrões pré-estabelecidos;
- remover todas monitorizações fetais, caso presentes;
- obter acesso venoso acima do diafragma;
- não retardar desfibrilação, se indicado;
- assumir que a paciente tem via aérea difícil;
- estimar a idade gestacional.

No momento da parada cardíaca da gestante, a prioridade é sempre a reanimação materna.

As compressões torácicas são realizadas com frequência entre 100 e 120 compressões por minuto com profundidade de 5 a 6 cm, deixando o tórax retornar à posição original por completo, permitindo enchimento cardíaco adequado e minimizando-se as interrupções. No passado, era recomendado que a colocação das mãos fosse levemente mais alta no esterno, em pacientes gestantes; no entanto, até o atual momento, não existem evidências para se manter essa reco-

mendação, e as orientações mais recentes indicam que a colocação das mãos para compressões torácicas deve estar no centro do tórax, na metade inferior do esterno, da mesma maneira que para as pacientes não gestantes. Caso o útero seja visível e esteja acima da cicatriz umbilical, deslocamento manual do útero para esquerda deve ser feito imediatamente (Figura 122.2), bem como se deve iniciar os preparativos para cesariana de urgência, caso o retorno à circulação espontânea (RCE) não ocorra rapidamente.

A permeabilidade das vias aéreas é fundamental enquanto se prepara o material para intubação orotraqueal. A ventilação com bolsa-valva, máscara e oxigênio a 100% deve ser iniciada imediatamente com uma taxa de compressão-ventilação de 30 compressões para 2 ventilações, quando sem via aérea avançada e, após a intubação traqueal, frequência de 8 a 10 ventilações ininterruptas e assincrônicas com as compressões torácicas, evitando a hiperventilação. Caso a ventilação com máscara não seja possível e as tentativas de controle das vias aéreas não forem bem-sucedidas, o próximo passo é estabelecer uma via aérea invasiva de emergência.

A desfibrilação precoce deve ser fornecida quando apropriado e com carga máxima do desfibrilador (há diversos tipos de desfibriladores, monofásicos e bifásicos, com cargas variáveis; admitindo utilizar as doses em carga máxima, minimiza-se a chance de aplicar-se carga abaixo da necessária). A desfibrilação não deve ser atrasada por preocupações com a segurança fetal. Durante a desfibrilação, uma quantidade mínima de energia é transferida ao feto e é seguro desfibrilar uma paciente em qualquer idade gestacional.

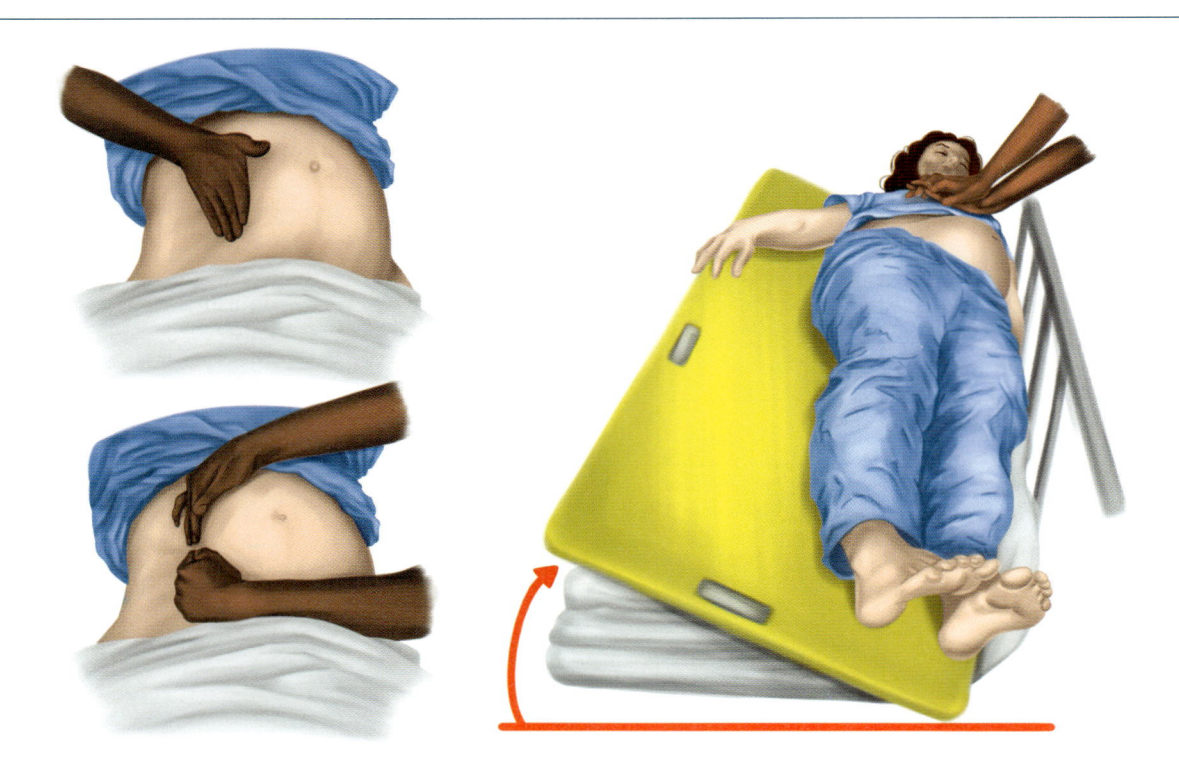

Figura 122.2. Técnicas para deslocamento manual para esquerda do útero.
Fonte: Kikuchi e Deering, 2018.

Em virtude das alterações fisiológicas no sistema respiratório, as gestantes têm reservas limitadas de oxigênio e as vias aéreas devem ser também encaradas como prioridade precocemente. Como o manuseio das vias aéreas pode ser desafiador, a intubação deve ser tentada pelo profissional mais experiente disponível, com o uso de um tubo endotraqueal menor, com diâmetro interno de 6 a 7 mm, para aumentar a probabilidade de intubação bem-sucedida. Também é recomendado evitar tentativas prolongadas ou repetidas: não mais do que duas laringoscopias. Em casos que a intubação traqueal não seja obtida rapidamente, a máscara laríngea pode ser considerada uma opção.

A terapia medicamentosa para PCM não é diferente do que em pacientes não gestantes. Não há necessidade do ajuste de doses e nenhum medicamento deve ser evitado por preocupações com efeitos teratogênicos. Nos casos em que exista indicação de trombolíticos para tromboembolismo pulmonar (TEP), eles podem ser administrados de acordo com as diretrizes da AHA.

Durante os esforços de RCP, é recomendado que todos monitores fetais sejam removidos da paciente. A avaliação da frequência cardíaca fetal não é útil neste momento e pode interferir nos esforços de ressuscitação, cujo objetivo principal é restaurar a circulação espontânea na gestante.

- **Parto cesárea de emergência (cesariana *perimortem*):** a AHA e outras sociedades de especialidades recomendam o parto cesariana, caso não haja RCE dentro de 4 minutos após o início da RCP, e/ou PCM. Idealmente, a cesariana *perimortem* deve ser iniciada em 4 minutos, e a

retirada do feto deve ser concluída em 5 minutos (procedimento conhecido como "regra dos 4 minutos"). Para o sucesso deste parto, este deve ser realizado no local da PCM, a qual geralmente ocorre fora do centro cirúrgico ou centro obstétrico. Na prática, estudos demonstram que este objetivo é difícil de ser atingido, com PCM intra-hospitalar sendo preditor de sobrevida para a mãe e para o feto, e cesariana dentro de 10 minutos preditor de sobrevida apenas para mãe. Apesar disso, mesmo que a cesariana não ocorra dentro destes 4 minutos, a cesariana *perimortem* pode ser benéfica e deve ser considerada. Outra questão ligada a este procedimento é o limite da idade gestacional, ou seja, a partir de que idade gestacional este procedimento deve ser indicado e isso permanece controverso. Apesar de a compressão aortocava fisiológica possa tornar-se a significativa em torno das 20 semanas, há dúvida deste efeito entre 20 e 24 semanas. A partir de 20 semanas, a decisão deve ser institucional, de preferência com protocolos baseados no nível de atendimento neonatal que o serviço tenha acesso. Caso não haja protocolo institucional quanto a isso, o médico que poderá realizar o procedimento deve decidir se realiza ou não a cesariana com base no descrito anteriormente. A maioria dos serviços pode dar assistência adequada a recém-nascidos a partir de 24 semanas. Abaixo de 20 semanas de gestação, a cesariana *perimortem* não tem indicação por consenso. De importância: o parto deve ser realizado sem a interrupção das medidas de RCP.

- **Quando parar os esforços de ressuscitação:** a RCP deve ser mantida até obtenção de RCE ou quando todos esforços possam ser considerados aplicados, mas sem sucesso e deve ser determinado caso a caso.

O algoritmo a seguir é sugerido para o atendimento da PCM.

LEITURAS COMPLEMENTARES

Balki M, Liu S, León JA, Baghirzada L. Epidemiology of Cardiac Arrest During Hospitalization for Delivery in Canada: A Nationwide Study. Anesthesia & Analgesia. 2017 Mar;124(3):890-7.

Beckett VA, Knight M, Sharpe P. The CAPS Study: Incidence, management and outcomes of cardiac arrest in pregnancy in the UK: A prospective, descriptive study. BJOG. 2017 Aug 1;124(9):1374-81.

Bennett TA, Katz VL, Zelop CM. Cardiac Arrest and Resuscitation Unique to Pregnancy. Obstet Gynecol Clin North Am. 2016 Dec;43(4):809-819. Doi: 10.1016/j.ogc.2016.07.011.

Fischer C, Bonnet MP, Girault A, Le Ray C. Update: Focus in-hospital maternal cardiac arrest. J Gynecol Obstet Hum Reprod. 2019 May 1;48(5):309-14.

Jeejeebhoy FM, Zelop CM, Lipman S, Carvalho B et al. Cardiac Arrest in Pregnancy: A Scientific Statement from the American Heart Association. Circulation. 2015 Nov 3;132(18):1747-73.

Jeejeebhoy FM, Zelop CM, Windrim R, Carvalho JCA, Dorian P, Morrison LJ. Management of cardiac arrest in pregnancy: A systematic review. Resuscitation. 2011 Jul 1;82(7):801-9.

Kikuchi J, Deering S. Cardiac arrest in pregnancy. Semin Perinatol. 2018 Feb;42(1):33-8.

Mhyre JM, Tsen LC, Einav S, Kuklina EV, Leffert LR, Bateman BT. Cardiac Arrest during Hospitalization for Delivery in the United States, 1998-2011. Anesthesiology. 2014 Apr;120(4):810-8.

Schaap TP, Overtoom E, van den Akker T, Zwart JJ, van Roosmalen J, Bloemenkamp KWM. Maternal cardiac arrest in the Netherlands: A nationwide surveillance study. Eur J Obstet Gynecol Reprod Biol. 2019 Jun 1;237:145-50.

Soma-Pillay P, Nelson-Piercy C, Tolppanen H, Mebazaa A. Physiological changes in pregnancy. Cardiovasc J Afr. 2016 Mar 1;27(2):89-94.

Soskin PN, Yu J.Resuscitation of the Pregnant Patient. Emerg Med Clin North Am. 2019 May;37(2):351-63.

123

Cesárea *Perimortem*

Elton Carlos Ferreira
Érica Roberta Fujito Urquiza
Marcela de Oliveira Carniello

Conceito

O termo "cesárea *perimortem*" faz referência ao procedimento cirúrgico realizado em gestantes vítimas de parada cardiorrespiratória (PCR) em vigência de manobras de reanimação cardiopulmonar (RCP). É uma emergência obstétrica rara, com prevalência variando entre 1:20.000 e 1:50.000 casos, e apresenta altos índices de mortalidade e morbidade materno-fetal. Tais fatos dificultam a realização de estudos controlados com amostra significativa, porém existem *guidelines* que orientam a sequência de atendimento, baseados em levantamento de casos na literatura e evidências do *Advanced Cardiovascular Life Support* (ACLS). Em 2015, a American Heart Association (AHA) disponibilizou o mais recente *guideline* para PCR em gestantes, sendo a recomendação atual para esses casos.

A PCR em gestantes requer resposta imediata, coordenada e multidisciplinar, o que exige treinamento adequado da equipe de saúde. Tal preparo é facilmente atingido visto que o algoritmo de reanimação para gestantes é semelhante ao preconizado no ACLS, com a adição de algumas manobras e procedimentos, além da presença do médico obstetra. Portanto, embora seja um evento raro na prática médica, a PCR em gestantes pode ser prontamente manejada, o que é fundamental no tratamento dessa enfermidade, já que o tempo de parada é determinante para o prognóstico materno-fetal.

Parada cardíaca na gestação

A deficiência de conhecimento teórico e técnico em relação às manobras adicionais de RCP é o principal fator responsável por maus resultados em uma situação de PCR em gestantes. Apesar disso, estudos mostram que, quando as técnicas são realizadas de maneira adequada, as taxas de sobrevida podem chegar a 58,9%, sendo esse valor muito mais elevado do que as taxas observadas para a maioria das populações submetidas à RCP, justificando ainda mais a importância do treinamento e preparação das equipes de saúde para esses eventos.

As principais causas de PCR em gestantes são embolismo pulmonar, hemorragia, complicações hipertensivas e sepse (Quadro 123.1).

Quadro 123.1
Principais causas de parada cardiorrespiratória em gestantes.
■ Embolismo pulmonar (19%) ■ Hemorragia – descolamento prematuro da placenta, placenta prévia, ruptura uterina (17%) ■ Complicações hipertensivas – pré-eclâmpsia, eclâmpsia (16%) ■ Sepse (13%) ■ Cardiomiopatia periparto idiopática (8%) ■ Acidente vascular encefálico (5%) ■ Complicações anestésicas (2%) ■ Outros (embolia amniótica, infarto, trauma)

Fonte: Zelop et al., 2018.

Para que os profissionais se recordem de possíveis causas de parada e estejam mais preparados para a abordagem adequada dessa emergência, a AHA forneceu um mnemônico de A a H:

- A: anestesia e suas complicações/acidentes, trauma;
- B: sangramento *(bleeding)*;
- C: cardíacas;
- D: drogas;
- E: embólicas;
- F: febre;
- G: gerais (como hipóxia, distúrbios hidroeletrolíticos);
- H: hipertensão.

Alterações fisiológicas na gestação

A maioria das manobras de RCP em uma gestante são semelhantes às utilizadas para uma mulher adulta. No entanto, pelas múltiplas alterações fisiológicas que ocorrem no organismo materno, existem aspectos e características do fluxograma de reanimação aos quais a equipe de saúde deve estar atenta para oferecer o cuidado de maneira adequada.

O débito cardíaco de uma mulher gestante aumenta cerca de 30 a 50% em relação à mulher não gestante. Isso ocorre principalmente consequente ao aumento do volume plasmático e, em menor proporção, à elevação da frequência cardíaca. O fluxo sanguíneo uteroplacentário aumenta de 50 para 700 a 1.000 mL/min no decorrer da gestação, e, ao termo, corresponde a 20% de todo o débito cardíaco materno.

A maior concentração sérica de substâncias vasodilatadoras, como progesterona, estrogênio e óxido nítrico, provoca a redução da resistência vascular periférica e, consequentemente, da pressão arterial sistêmica, que apresenta seu nadir no 2º trimestre gestacional.

Os níveis elevados de progesterona causam também alterações ventilatórias com aumento do volume corrente e do volume-minuto associados à diminuição de 10 a 25% da capacidade residual funcional mediada pelo crescimento uterino e a consequente elevação do diafragma. Além disso, os processos metabólicos maternos e fetais elevam em cerca de 20 a 33% o consumo de oxigênio ao final do 3º trimestre. Nos casos de PCR em gestantes, essas alterações resultam em hipóxia mais rapidamente do que o observado em pacientes não gestantes.

O aumento do volume uterino, após as primeiras 12 a 14 semanas, traz como consequência a elevação da pós-carga cardíaca, pela compressão da aorta, e redução da pré-carga pela compressão da veia cava inferior. Na 20ª semana de gestação, pode-se notar um aumento de 8% na fração de ejeção quando a mulher assume decúbito lateral esquerdo. Da mesma forma, às 32 semanas, a fração de ejeção e o débito cardíaco elevam-se em 11% e 24%, respectivamente. Com isso, a posição supina, que é a mais adequada para a reanimação de um adulto, pode ensejar hipotensão materna, prejudicando as possibilidades de boa resposta às manobras nessas pacientes.

Reanimação cardiopulmonar

As técnicas e manobras que precedem a realização da cesárea *perimortem* são descritas no Capítulo 122 – Parada Cardiorrespiratória Materna. As seções que serão apresentadas a seguir pressupõem que as manobras descritas no capítulo anterior já tenham sido iniciadas e que serão mantidas até o retorno da circulação espontânea ou interrupção dos esforços de reanimação, independentemente da realização do procedimento. Além disso, assumem que o evento tenha ocorrido em serviços com equipe tecnicamente preparada para a realização de um parto cirúrgico.

Cesárea perimortem

Indicação

A cesárea *perimortem* é considerada uma manobra de reanimação em gestantes. É indicada se não houver retorno à circulação espontânea materna após 4 minutos de RCP ou se não for possível estimar o tempo de PCR da paciente. Em todos os casos, somente deverá ser realizada se o fundo uterino se estender acima da cicatriz umbilical (quando o volume uterino é suficiente para causar compressão aortocaval).

Após o procedimento, com o esvaziamento uterino, há aumento da pré-carga cardíaca e o fluxo sanguíneo materno é mais facilmente restabelecido, favorecendo o retorno da circulação espontânea e a redução do tempo de PCR. Uma revisão de casos que incluiu 38 pacientes evidenciou que 12 de 20 gestantes devidamente monitorizadas apresentou retorno da circulação espontânea logo após o parto.

A realização precoce da cesárea *perimortem* facilita os esforços da reanimação e diminui o risco de anóxia fetal; no entanto, é importante ressaltar que a viabilidade ou a vitalidade fetal não influenciam na indicação do procedimento. Assim, não é preconizada a monitorização fetal durante a assistência.

Volume uterino

Vários fatores influenciam no grau de compressão aortocaval causada pelo útero gravídico:

- peso e tamanho fetal;
- número de fetos;
- volume de líquido amniótico (polidrâmnio);
- relação fetal com anatomia materna;
- obesidade materna.

Não existem maneiras objetivas de identificar o quanto cada um desses fatores influencia no peso uterino e, consequentemente, na compressão sobre as estruturas vasculares adjacentes. Entretanto, há evidências de que, **se o fundo uterino se estende acima da cicatriz umbilical**, independentemente da idade gestacional, há repercussão na hemodinâmica materna, podendo a paciente se beneficiar da cesárea *perimortem*.

Tendo em vista o fator de compressão, durante a RCP nas pacientes gestantes, são necessárias manobras para descompressão aortocaval, como o **deslocamento lateral manual do útero**, a fim de melhorar as condições hemodinâmicas. Se essa técnica não for suficiente para retorno à circulação espontânea, deve-se considerar a realização da cesárea *perimortem*.

Nos casos de mulheres com altura uterina abaixo da cicatriz umbilical, nas quais o peso uterino não interfere na hemodinâmica, o procedimento não é recomendado.

Tempo

Peça fundamental na assistência de RCP materna, o tempo é determinante para diminuir morbidade materna, visto que há maior chance de restabelecimento da circulação espontânea após a realização da cesárea *perimortem,* além de reduzir riscos de danos neurológicos fetais, que se iniciam após 4 a 6 minutos de PCR. Para considerar o tempo ideal de realização do parto, é importante identificar se o momento de PCR materna é conhecido e se as manobras de reanimação se iniciaram logo após a parada.

Se as manobras baseadas no BLS e ACLS, já descritas previamente neste livro, forem instituídas logo após o reconhecimento da PCR materna e não houver restabelecimento da circulação em 4 minutos, é recomendado iniciar o procedimento nesse momento, com objetivo de extração fetal até o 5º minuto de RCP. No entanto, na maioria das vezes não se sabe há quanto tempo a gestante está em PCR. Nesses casos, a cesárea *perimortem* e o parto devem ser prioridade imediata.

Ressalta-se ainda que, apesar da meta de 5 minutos, o parto deve ser considerado mesmo após esse período. Dificilmente a gestante estará em circunstâncias adequadas que permitam o rápido início de manobras de reanimação e realização da cesárea *perimortem* no tempo ideal, sobretudo em relação à disponibilidade de equipe de saúde tecnicamente preparada.

A maioria dos relatos de casos encontrados na literatura aponta para bons desfechos maternos e neonatais mesmo com o procedimento realizado após o 5º minuto de RCP. Uma revisão de casos publicada por Einav et al. (2012), apresentou dados de 94 mulheres gestantes que sofreram parada cardiorrespiratória. Dos 57 casos submetidos à cesárea *perimortem* e têm relato de tempo, apenas em 4 o procedimento foi iniciado até o 4º minuto da RCP. Para as 27 mulheres que apresentaram retorno da circulação espontânea, o tempo entre a PCR e a realização do parto foi $10 \pm 7,2$ min (mediana 9, variação 1 a 37 min). O estudo ainda demonstrou que o parto dentro dos 10 primeiros minutos tem evidência de melhora na sobrevida materna.

Técnica

Todas as recomendações existentes afirmam que, para a realização da cesárea *perimortem,* são necessários apenas o cirurgião e um bisturi. Não há necessidade de transporte da paciente para outros locais, como hospital ou sala cirúrgica. O procedimento deve ser realizado no mesmo ambiente do primeiro atendimento à PCR, com o objetivo de não aumentar o tempo até a realização do esvaziamento uterino.

As outras manobras de reanimação devem ser mantidas durante o procedimento. Porém, para melhor atuação do cirurgião, o profissional que está desviando o volume uterino deve mudar de posição a fim de proteger-se do procedimento e garantir espaço para a extração fetal.

A antissepsia rápida da região abdominal pode ser realizada, mas não é obrigatória. A incisão cirúrgica fica a critério do cirurgião, podendo ser mediana ou Pfannenstiel. A primeira tende a ser mais rápida e apresenta a vantagem de melhor visualização do abdome e pelve maternos, o que pode ajudar a tratar a causa da parada; enquanto a segunda é, em geral, o acesso com o qual os médicos obstetras têm mais familiaridade e traz igualmente bons resultados maternos e neonatais.

Após o nascimento, o recém-nascido deve ser entregue à equipe de neonatologia, a placenta dequitada e feita curagem uterina rápida. A partir desse ponto, a decisão de fechamento dos planos deve considerar o estado clínico materno e a possibilidade de retorno à circulação espontânea.

A sondagem vesical de demora deve ser instituída, caso ainda não tenha ocorrido até o momento. Após o procedimento, se houver o retorno da circulação materna, deve-se administrar antibióticos para reduzir o risco de infecção pós-parto. Além disso, é recomendado o uso de ocitocina para diminuir a perda sanguínea e o risco de hemorragia pós-parto. No entanto, deve-se evitar o uso de injeção deste uterotônico em bolus intravenoso (risco de hipotensão, colapso cardiovascular e óbito). A administração da ocitocina pode ser feita com solução diluída em infusão intravenosa contínua ou bolus intramuscular.

Após o retorno da circulação espontânea materna, a paciente deve permanecer em decúbito lateral esquerdo, com o objetivo de evitar nova compressão aortocaval, visto que, mesmo após o parto, o volume uterino pode ter influência significativa no grau de compressão. A indução de hipotermia pós-parada em gestantes é controversa, já que pode ser prejudicial ao feto (se o parto não foi realizado) e pode resultar em distúrbios de coagulação (importante no pós-parto).

Resultados

As taxas de sobrevida materna e neonatal após um episódio de PCR variam de acordo com diversos fatores: causa da parada; localização da gestante no momento (intra-hospitalar ou não); tempo até o início das manobras de reanimação; e recursos da equipe e da unidade de saúde onde é realizado o atendimento.

Não existem evidências de casos de PCR seguidos de cesárea *perimortem* com desfecho materno-fetal pior em relação a casos nos quais este procedimento não foi realizado. Einav et al. (2012) observaram que em 31,7% das pacientes a cesárea foi determinante para melhora da sobrevida, e em nenhum caso o procedimento evidenciou impacto prejudicial. A taxa de sobrevida dos recém-nascidos foi 64% (considerando-se gestações com potencial viabilidade fetal); e metade do sucesso desses casos foi atribuída à realização do procedimento. Aproximadamente 12% das pacientes e 21% dos recém-nascidos sobreviventes evoluíram com danos neurológicos graves e 46% das gestantes evoluíram a óbito antes da alta hospitalar.

Como se trata de evento raro e com alta taxa de mortalidade e morbidade materno-fetal, a PCR em gestantes deve ser prontamente manejada, sendo a cesárea *perimortem* uma importante manobra de reanimação que deve ser considerada dentro de suas indicações. Para isso, uma equipe de saúde bem preparada é fundamental.

LEITURAS COMPLEMENTARES

Alexander AM, Lobrano S. Perimortem Cesarean Delivery. Treasure Island (FL): StatPearls Publishing; 2019 Jan.

Benson A, Padovano A, Bourjeily G, Zhoud Y. Maternal collapse: Challenging the four-minute rule. EBioMedicine. 2016 Apr;6:253-7.

Boley JP. The History of Caesarean Section. Can Med Assoc J. 1991;145:319-22. PubMedCentral.

Campbell TA, Sanson TG. Cardiac arrest and pregnancy. J Emerg Trauma Shock. 2009 Jan-Apr;2(1):34-42.

Cohen SE, Andes LC, Carvalho B. Assessment of knowledge regarding cardiopulmonary resuscitation of pregnant women.Int J Obstet Anesth. 2008;17:20-5.

Einav S, Kaufman N, Sela HY. Maternal cardiac arrest and perimortem caesarean delivery: Evidence or expert-based? Resuscitation. 2012;83:1191-200.

Einav S, Matot I, Berkenstadt H, Bromiker R, Weiniger CF. A survey of labour ward clinicians' knowledge of maternal cardiac arrest and resuscitation. Int J Obstet Anesth. 2008;17:238-42.

Fadel HE. Postmortem and perimortem cesarean section: Historical, Religious and Ethical consideration. Journal of the Islamic Medical Association of North America. 2011;Dec;43(3):194-200.

Hillan EM. Caesarean section: Historical background. Scot Med J. 1991;36:150-4. PubMed.

Jeejeebhoy FM, Zelop CM, Lipman S, Carvalho B, Joglar J, Mhyre JM et al. Cardiac Arrest in Pregnancy: A Scientific Statement From the American Heart Association. AHA Journals – Circulation; 2015.

Katz V, Balderston K, DeFreest M. Perimortem cesarean delivery: Were our assumptions correct? American Journal of Obstetrics and Gynecology. 2005 June;192(6):1916-20.

Katz VL, Dotters DJ, Droegemueller W. Perimortem Cesarean delivery. Obstet Gynecol. 1986;68:571-6. PubMed.

Katz VL. Perimortem Cesarean Delivery: Its role in maternal mortality. Semin Perinatol. 2012;36(1):68-72.

Lewis G, The Confidential Enquiry into Maternal and Child Health (CEMACH): Saving Mothers' Lives: Reviewing Maternal Deaths to Make Motherhood Safer 2003-2005: The Seventh Confidential Enquiry Into Maternal Deaths in the United Kingdom. London, UK: CEMACH; 2007.

Mhyre JM, Tsen LC, Einav S, Kuklina EV, Leffert LR, Bateman BT. Cardiac arrest during hospitalization for delivery in the United States, 1998-2011. Anesthesiology. 2014;120:810-8.

Smith A, Edwards S, Siassakos D. Effective team training to improve outcomes in maternal collapse. 2012 Oct;83(10):1183-4.

Stokes N, Kikucki J. Management of Cardiac Arrest in the Pregnant Patient. Current Treatment Options in Cardiovascular Medicine. 2018 Jun;20:57.

Todman D. A history of Caesarean section: from ancient world to the modern era. Aust N Z J Obstet Gynaecol. 2007;47:357-61.

Zelop CM, Einav S, Mhyre JM, Martin S. Cardiac arrest during pregnancy: Ongoing clinical conundrum. American Journal of Obstetrics and Gynecology. 2018 July;219(1):52-61.

124

Sepse

Carolina Ribeiro do Valle
Brenno Belazi Nery Souza Campos

Sepse materna no contexto global

Estimativas atuais sugerem que sepse seja a terceira maior causa de mortalidade materna no mundo e responsável por cerca de 11% dos casos. Sua incidência vem crescendo; um estudo populacional conduzido no Texas (Estados Unidos da América) mostrou um aumento de 2,5 vezes no período entre 2000 e 2010. Infecções podem culminar diretamente à morte de pacientes obstétricas, mas também podem contribuir. Estas infecções podem ser consideradas diretas, como endometrite, corioamnionite, infecções relacionadas ao manejo do parto, urinárias, e mamárias. Indiretas são todas as outras, como pneumonia e Influenza.

Em 2017, Bonet et al. desenvolveram uma nova definição consensual para sepse materna como a "condição ameaçadora da vida, definida como disfunção orgânica resultante de infecção durante a gestação, o parto, pós aborto ou puerpério".

Sítios primários de infecção

No norte dos Estados Unidos, um estudo mostrou que as causas mais comuns de sepse materna eram corioamnionite, endometrite e pneumonia. Na Irlanda, eram o trato genital, seguido do trato urinário. Em todo o Reino Unido, pneumonia ou trato respiratório foram as causas mais comuns, com o trato genital em segundo lugar. No mesmo estudo em que Oud et al. mostraram o aumento da incidência da sepse materna, estudando casos graves, encontraram mais uma vez o trato genital como a principal fonte de infecção, seguido pelo trato urinário. Em Ruanda, num estudo sobre *near miss* materno e mortalidade por infecção pós-parto, Rwabizi et al. encontraram peritonite pélvica, infecção do sítio cirúrgico profundo com peritonite e endometrite, como as principais fontes de infecção materna.

Diagnóstico etiológico e microbiológico

Num estudo nacional conduzido no Reino Unido, em que o foco era a sepse materna grave, 63,8% dos casos tiveram confirmação microbiológica, e o sítio primário de infecção foi identificado em 74% dos casos; já em 16,4% dos casos, nem o sítio, nem o patógeno foram identificados. Oud, no Texas, encontrou resultados microbiológicos relatados em 35,3% dos casos, e 51,8% dos patógenos eram bactérias Gram-negativas. *Escherichia coli* foi o principal patógeno na maioria dos estudos que relataram resultados microbiológicos.

Adaptações fisiológicas da gestação

O diagnóstico da sepse materna é dificultado pelas adaptações fisiológicas da gestação. Sinais como taquicardia, taquipneia e hipotensão, bem como alterações laboratoriais entre as quais hipocápnia, hipobicarbonatemia, hemodiluição e leucocitose, que no adulto não grávido podem ser sinais de gravidade ou mesmo de infecção, na gestante podem ser apenas fisiológicos.

Da mesma maneira que as adaptações fisiológicas da gestação confundem o diagnóstico, predispõem a infecções, como a alteração da composição urinária, dilatação e aumento do refluxo ureteral, redução do pH vaginal e imunomodulação.

Desta maneira, é necessário que, ao se avaliar uma gestante com suspeita de infecção, tenham-se estas adaptações em mente e atentar para a possibilidade de maior gravidade.

Além do risco para a gestante, a sepse materna pode causar perdas gestacionais, parto prematuro, óbito fetal e infecção transplacentária, com complicações perinatais múltiplas.

A Campanha de Sobrevivência à Sepse, em 2016, sugeriu que o uso de uma versão simplificada do escore de gravidade SOFA (Sequential Organ Failure Score), o qSOFA (quick

SOFA), seja utilizado como método de triagem para pacientes com infecção suspeita ou confirmada. Este escore usa como positividade, a alteração, de pelo menos dois dos seguintes parâmetros: alteração do estado mental (escore de coma de Glasgow < 15), frequência respiratória maior do que 22 movimentos respiratórios por minuto e pressão arterial sistólica menor do que 100 mmHg. A Figura 124.1 mostra uma versão adaptada da avaliação de gravidade na sepse. Sua principal mensagem é que pacientes com infecção, suspeita ou confirmada, devem ser clinicamente avaliadas e reavaliadas, considerando-se a possibilidade de insuficiência de algum órgão. Vale lembrar que pacientes que se apresentam com alguma insuficiência orgânica sem causa podem ter como base uma infecção. Outros escores de gravidade específicos para a população obstétrica podem ser úteis, ainda que nenhum seja, até o momento, reconhecido como ideal. Entre estes, podemos citar MEOWS (*Modified Early Obstetric Warning Signs*) e o SOS (*Sepsis in Obstetrics Score*).

Tratamento inicial

Disfunção orgânica em gestante previamente hígida, além de história clínica e exame físico compatíveis, pode indicar sepse como um possível diagnóstico, devendo desencadear de imediato ações terapêuticas, como coleta de culturas de sítios apropriados, início de antibiótico e infusão de fluidos.

Para a avaliação inicial, recomendamos que sejam coletados, minimamente, hemograma, gasometria arterial com lactato, ureia, creatinina, bilirrubina total e frações e coagulograma, com a finalidade de avaliar sinais de gravidade e insuficiência orgânica. Para o diagnóstico microbiológico, o ideal é que sejam coletadas hemoculturas, de dois sítios de punção diferentes, antes da administração de antimicrobianos, contanto que esta coleta não atrase em mais de 15 minutos sua administração, que deve ocorrer na primeira hora após a suspeita de sepse. A coleta de culturas específicas da fonte suspeita de infecção como urina e punção de abscessos são, também, importantes para a adequação do tratamento antimicrobiano.

A escolha empírica dos antibióticos deve ser orientada pelo foco presumido da infecção, prováveis micro-organismos envolvidos e pelos padrões locais de resistência antimicrobiana, com a recomendação de serem de amplo espectro. Os serviços de saúde podem ter recomendações específicas em vigor. A cobertura inicial deve incluir bactérias Gram-positivas e Gram-negativas, anaeróbias e aeróbicas.

Paralelamente à indicação de antibióticos e a obtenção das culturas, deve-se buscar o controle do foco da infecção também precocemente. Muitas vezes se torna necessária a utilização de métodos de imagem, como ultrassonografia e tomografia computadorizada. Caso um foco específico seja identificado, devem ser tomadas as medidas cirúrgicas adequadas, como como curetagem de produtos da concepção retidos ou drenagem de um abscesso intra-abdominal, e em tempo hábil. O pensamento generalizado de que antibióticos controlam foco fechado de infecção não deve atrasar a decisão por intervenções cirúrgicas.

A ressuscitação hemodinâmica por meio da infusão de fluidos é parte do conjunto inicial de intervenções quando há hipoperfusão ou hipotensão. A recomendação da *Surviving Sepsis Campaign* de bolus inicial de 30 mL/kg de cristaloides pode ser excessiva para gestantes, em virtude de pressão oncótica diminuída com maior risco de edema pulmonar. Ressuscitação excessiva com fluidos tem efeitos adversos, como disfunção cardíaca, edema pulmonar, ede-

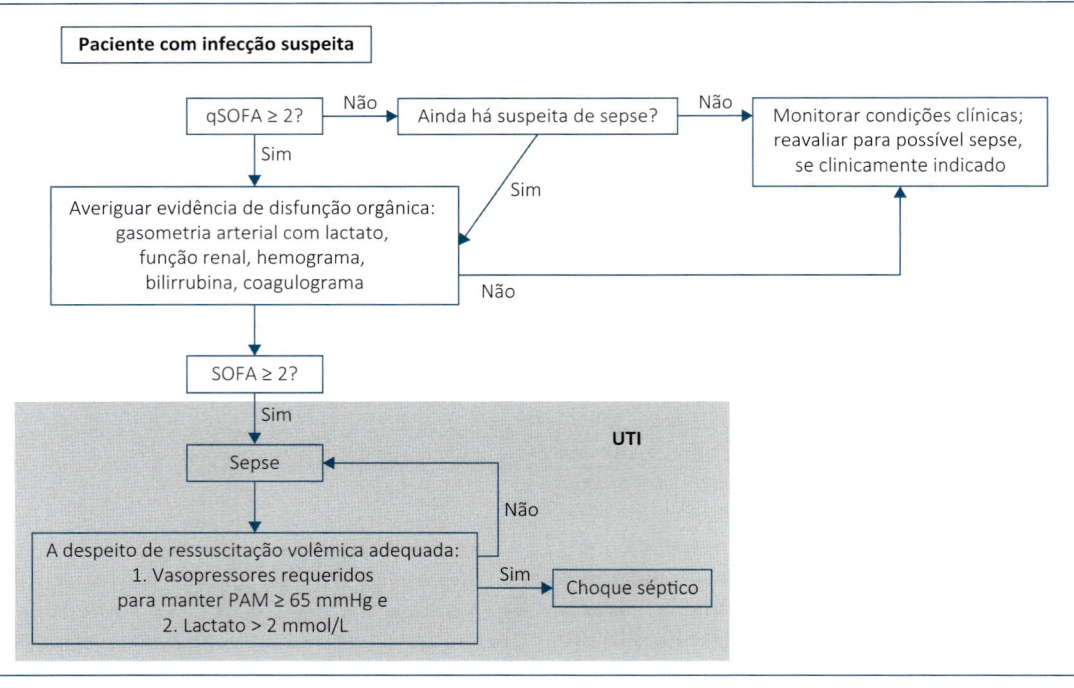

Figura 124.1. Avaliação de gravidade na sepse.

Fonte: Adaptada de Singer et al., 2016.

ma de alças intestinais com aumento da pressão intra-abdominal, edema cerebral e edema renal, podendo contribuir para aumento da mortalidade. Na maioria das gestantes sépticas, a infusão inicial de 1 a 2 L de cristaloides será suficiente. É importante se identificar quais pacientes são fluidorresponsivas antes da sua administração, pois estima-se que apenas 50% das pacientes serão. A utilização de medidas dinâmicas para avaliação da fluidorresponsividade são recomendadas, como a determinação da variação da pressão de pulso (delta-PP), a variação do diâmetro da veia cava utilizando ultrassonografia à beira do leito, e a manobra de elevação passiva das pernas. Independentemente da técnica escolhida para esta avaliação, devem ser levadas em conta as condições em que são validadas e o contexto. Por exemplo, a determinação do delta-PP é validada para paciente sedadas, intubadas sob ventilação mecânica em modo controlado a volume e sob determinado volume corrente que é maior do que os habitualmente recomendados. A presença de arritmias também torna difícil a utilização da maioria destes métodos.

Pacientes em respiração espontânea ou que apresentem arritmias cardíacas, a manobra de elevação passiva das pernas tem-se mostrado um teste rápido e reversível, podendo ser realizado com elevação passiva das pernas em 30 a 45 graus, o que causa autotransfusão de aproximadamente 300 mL de sangue das pernas para o tórax. Após 2 e 3 minutos de elevação das pernas, as pacientes com teste positivo terão um aumento no débito cardíaco (utilizando monitores não invasivos do débito cardíaco), enquanto aqueles que não melhoram provavelmente são mais bem tratados com vasopressores.

A elevação passiva das pernas pode não ser útil durante o 3º trimestre em decorrência da compressão uterina da veia cava inferior e não deve ser usada para orientar a terapia. Nesses casos, um aumento no débito cardíaco pode ser identificado pela administração de um pequeno bolus de líquido (250 e 500 mL); se o débito cardíaco aumentar após tal intervenção, é provável que seja indicada maior administração de fluidos. Em um paciente sob ventilação mecânica com uma linha arterial, a variação da pressão de pulso pode ser usada como uma maneira alternativa de avaliar a responsividade a fluidos, bem como o uso de ultrassonografia à beira do leito.

Em pacientes que permanecem hipotensas e não sejam mais candidatas à expansão volêmica, a introdução de vasopressores (noradrenalina) está indicada, com alvo de pressão arterial média ≥ 65 mmHg e não se deve postergar o seu início. Vasopressina pode ser uma opção, mas há preocupação de uma possível interação com receptores da ocitocina. Corticosteroides para maturação pulmonar fetal não são contraindicados nos casos de sepse e choque séptico e podem ser utilizados, independentemente da recomendação de se utilizar hidrocortisona 200 mg/24 horas em casos de choque refratário a vasopressores.

Quanto ao melhor momento do parto, este deve ser decidido em equipe multidisciplinar com a participação do obstetra, intensivista/emergencista e do neonatologista e dependerá da idade gestacional e das condições maternas e fetais. Na maioria dos casos, a reanimação que melhora a hemodinâmica materna resultará em melhor perfusão uteroplacentária e, portanto, em melhor condição fetal. O parto deve ser reservado para as indicações obstétricas usuais após a estabilização da mulher. Sepse, por si só, não é uma indicação de resolução da gestação, exceto nos casos de corioamnionite, e não há evidências de que melhore os desfechos maternos.

Para não esquecer

Em síntese, sepse materna é uma emergência, terceira causa de morte materna e necessita de identificação e intervenção rápidas. No momento em que a suspeita de sepse é feita, é fundamental que a paciente seja assistida de maneira próxima e imediata, onde quer que esteja, e que a reavaliação clínica seja feita continuamente. Hemoculturas devem ser coletadas sempre que possível antes do início da infusão de antimicrobianos (que devem ser iniciados na 1ª hora após o diagnóstico), contanto que não cause atraso.

LEITURAS COMPLEMENTARES

Acosta CD, Harrison DA, Rowan K, Lucas DN, Kurinczuk JJ, Knight M. Maternal morbidity and mortality from severe sepsis: a national cohort study. BMJ open. 2016 Aug 23;6(8):e012323.

Ali A, Lamont RF. Recent advances in the diagnosis and management of sepsis in pregnancy. F1000Res. 2019 Aug 30;8:pii: F1000 Faculty Rev-1546. Doi: 10.12688/f1000research.18736.1. eCollection 2019.

Bauer ME, Housey M, Bauer ST, Behrmann S, Chau A, Clancy C et al. Risk Factors, Etiologies, and Screening Tools for Sepsis in Pregnant Women: A Multicenter Case-Control Study. Anesthesia and Analgesia. 2019 Dec 1;129(6):161320.

Bonet M et al. Towards a consensus definition of maternal sepsis: Results of a systematic review and expert consultation. Reprod Health; 2017;14(1):67.

Bridwell RE, Carius BM, Long B, Oliver JJ, Schmitz G. Sepsis in Pregnancy: Recognition and Resuscitation. West J Emerg Med. 2019 Aug 6;20(5):822-32. Doi: 10.5811/westjem.2019.6.43369. Review.

Chebbo A et al. Maternal Sepsis and Septic Shock. Crit Care Clin. 2016 Jan;32(1):119-35. Doi: 10.1016/j.ccc.2015.08.010. Epub 2015 Oct 19.

Oud L. Contemporary Trends of Reported Sepsis Among Maternal Decedents in Texas: A Population-Based Study. Infect Dis Ther. 2015 Sep;4(3):321-35. doi: 10.1007/s40121-015-0086-6. Epub 2015 Sep 3. PMID: 26334239; PMCID: PMC4575290.

Edwards S, Fox R, Draycott T. Maternal sepsis incidence, aetiology and outcome for mother and fetus: A prospective study. Vol. 121, BJOG: An International Journal of Obstetrics and Gynaecology. Blackwell Publishing Ltd; 2014. p. 17545.

Rhodes A et al. Surviving Sepsis Campaign: International Guidelines for Management of Sepsis and Septic Shock: 2016. Intensive Care Med. 2017 Mar;43(3):304-77. Doi: 10.1007/s00134-017-4683-6. Epub 2017 Jan 18.

Rwabizi D, Rulisa S, Findlater A, Small M. Maternal near miss and mortality due to postpartum infection: a cross-sectional analysis from Rwanda. BMC Pregnancy Childbirth. 2016 Jul 20;16(1):177. doi: 10.1186/s12884-016-0951-7. Erratum in: BMC Pregnancy Childbirth. 2017 Jun 6;17 (1):173. PMID: 27439909; PMCID: PMC4955257.

Say L, Chou D, Gemmill A, Tunçalp Ö, Moller AB, Daniels J, Gülmezoglu AM, Temmerman M, Alkema L. Global causes of maternal death: a WHO systematic analysis. Lancet Glob Health. 2014 Jun;2(6):e323-33. doi: 10.1016/S2214-109X(14)70227-X. Epub 2014 May 5. PMID: 25103301.

Singer M et al. The Third International Consensus Definitions for Sepsis and Septic Shock (Sepsis-3). JAMA. 2016 Feb 23;315(8):801-10. Doi: 10.1001/jama.2016.0287.

Medicina Fetal

125

Desenvolvimento Embrionário*

Carolina Frandsen Pereira da Costa
Suzana Guimarães Moraes
Isabella Salvetti Valente
Luís Antônio Violin Pereira

A embriologia humana é a ciência que estuda desde a formação dos gametas até a formação de um indivíduo multicelular completo. A embriologia é importante quando ultrassonografistas, obstetras, neonatologistas, pediatras, cirurgiões pediátricos, entre outras especialidades, querem entender o desenvolvimento normal intraútero ou o mecanismo de ocorrência das anomalias congênitas. Esse capítulo aborda o desenvolvimento do pré-embrião e do embrião. O desenvolvimento do feto e da placenta é comentado nos Capítulos 13, 14 e 126.

Estimativa da idade gestacional

Na clínica é praticamente impossível estimar o dia da fecundação, uma vez que os espermatozoides podem permanecer viáveis no trato reprodutor feminino por um período de 3 a 6 dias, e o ovócito por até 48 horas após a ovocitação. Portanto, do ponto de vista prático, a data da fecundação não é determinável. Por isso, é adotada mais frequentemente a data do início do último período menstrual (DUM) para estimativa da idade gestacional, mas, nesse caso, o embrião se encontrará com 2 semanas adiantadas no desenvolvimento se comparado à idade real da fecundação. A data exata da fecundação pode ser conhecida quando há utilização das técnicas de reprodução assistida.

Portanto, quando se diz que a paciente tem 6 semanas de gestação, quer dizer que tem 6 semanas desde a DUM. Ainda, quando a ultrassonografia revela que um embrião tem 6 semanas ultrassonográficas, ele tem 4 semanas de desenvolvimento propriamente dito. Quando a paciente não tem certeza da DUM, a estimativa da idade gestacional será dada pelas medidas embrionárias e fetais obtidas pela ultrassonografia.

Períodos gestacionais

A Figura 125.1 sumariza o conteúdo apresentado nos tópicos a seguir.

Período pré-embrionário

- **Duração:** entre a fecundação e o término da 2ª semana pós-fecundação (ou seja, entre a fecundação e o término da 4ª semana desde a DUM ou entre a fecundação e o término da 4ª semana de idade gestacional ou clínica).
- **Característica:** nessa fase, a probabilidade de que agressões ao pré-embrião resultem em anomalias congênitas é baixa ou inexistente; uma vez que essas agressões provocam a morte do pré-embrião, são compensadas por propriedades reguladoras das células do próprio pré-embrião ou pela totipotencialidade das células que ainda não começaram o processo de diferenciação. Em outras palavras, as células pré-embrionárias que não sofreram agressão proliferam e – as células filhas – compensam a ausência das células que sofreram degeneração. Portanto, rege esse período a chamada lei do "tudo ou nada": ou o pré-embrião é abortado ou passa ileso para o próximo período gestacional.

Acredita-se que no período pré-embrionário os abortamentos são muito mais frequentes do que se imagina. Considerando o período anterior ao teste positivo de gravidez e analisando o total de gestações a partir do momen-

* Todo o conteúdo deste capítulo, incluindo as figuras foram previamente publicados em Pereira LAV, Frandsen CPC, Moraes SG. Embriologia humana essencial [e-book]. Paraná: Maringá – Dental Press; 2020 [Acesso 2020 out 13]. Disponível em: http://www.embriologiahumana.com.br.

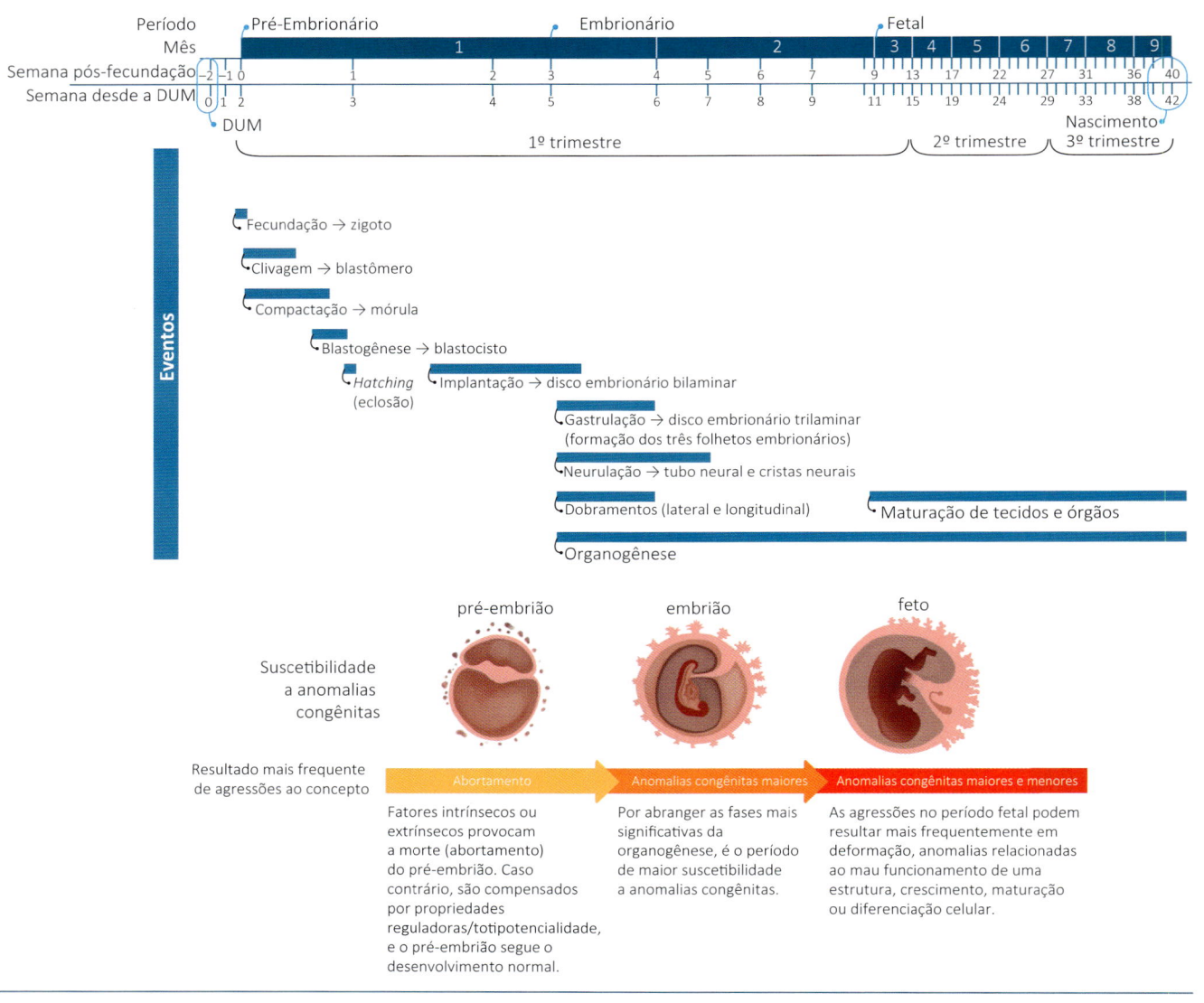

Figura 125.1. Marcos cronológicos e visão geral dos eventos ocorridos nos períodos pré-embrionário, embrionário e fetal. Para cada período são resumidas, também, a suscetibilidade do concepto às anomalias congênitas, e o resultado mais frequente de agressões (intrínsecas ou extrínsecas) sofridas intraútero.

Fonte: Modificado de Pereira LAV, Frandsen CPC, Moraes SG. Embriologia humana essencial [e-book]. Paraná: Maringá – Dental Press; 2020 [Acesso 2020 out 13]. Disponível em: http://www.embriologiahumana.com.br.

to em que ocorre a fecundação, estima-se que 30 a 50% de todas as concepções em uma mulher saudável evoluam para um abortamento espontâneo. Frente a um teste positivo de gravidez, aproximadamente 15% das gestações evoluem para abortamento. Aproximadamente 25% desses casos ocorrem antes que a gestação tenha sido detectada, sendo as anomalias cromossômicas responsáveis por 40 a 50% desses abortamentos. Na prática, uma mulher com vida sexual ativa sem uso de método anticoncepcional – frente a um atraso menstrual (amenorreia secundária) seguida de um sangramento vaginal – pode atribuir esse sangramento à menstruação tardia. Entretanto, é possível que nesses casos uma parcela dessas mulheres tenha engravidado e eliminado o pré-embrião recém-formado ainda de dimensões microscópicas.

Período embrionário

- **Duração:** não há um consenso sobre a definição do início do período embrionário. Para a maioria dos autores, é assumido que o período embrionário, portanto, embrião, corresponde ao desenvolvimento compreendido entre 3ª e 8ª semana pós-fecundação (5ª a 10ª semana desde a DUM ou 5ª a 10ª semana de idade gestacional ou clínica). Entretanto, o termo embrião aparece com frequência na literatura para referenciar o concepto tanto no período pré-embrionário como para o período embrionário.
- **Característica:** a 3ª semana pós-fecundação (5ª semana desde a DUM) é o período da gastrulação – fato marcante no desenvolvimento em função da formação dos três folhetos embrionários de onde se originam todas as estruturas do indivíduo. O período embrionário é também

determinado como o período da organogênese e, portanto, o período de maior suscetibilidade às anomalias congênitas. Embora todos os órgãos estejam presentes até o final do período embrionário, a maioria deles ainda não é plenamente funcional com exceção dos sistemas cardiovascular e nervoso.

Período fetal

- **Duração:** entre a 9ª semana pós-fecundação e o nascimento (ou entre a 11ª semana desde a DUM e o nascimento ou entre a 11ª semana de idade gestacional – clínica – e o nascimento). Não há um fato marcante para que o mesmo comece exatamente na 9ª semana pós-fecundação (11ª semana desde a DUM).
- **Característica:** esse período é caracterizado pela maturação de tecidos e órgãos e, simultaneamente, pelo crescimento do corpo do feto. Muitas estruturas somente irão terminar o seu desenvolvimento após o nascimento, como é o caso do aparelho reprodutor, dos pulmões e do sistema nervoso central.

Correlação clínica

No período pré-embrionário, a probabilidade de que agressões ao concepto resultem em anomalias congênitas é baixa; no período embrionário a probabilidade é alta e no período fetal a probabilidade pode ser considerada média.

As agressões ao concepto no período embrionário podem resultar mais frequentemente em anomalias morfológicas, isto é, malformações; contudo, as agressões no período fetal podem resultar mais frequentemente em anomalias

relacionadas ao funcionamento de uma estrutura, crescimento, maturação, diferenciação celular ou deformação.

Gametogênese e fecundação

A gametogênese é um processo de diferenciação celular pelo qual as células germinativas primordiais originam o espermatozoide e o óvulo. A gametogênese é dividida em três fases: pré-gonadal, gonadal e pós-gonadal. A Figura 125.2 sumariza o conteúdo de gametogênese.

Gametogênese pré-gonadal

A gametogênese pré-gonadal ocorre no período pré-natal, tendo início na 3ª semana pós-fecundação (5ª semana desde a DUM) quando células derivadas do epiblasto – precursoras das células germinativas primordiais (CGP) – migram para a região extraembrionária, isto é, para o endoderma do saco vitelino (vesícula vitelina) próximo ao alantoide e depois – a partir da 4ª semana pós-fecundação (6ª semana desde a DUM) – migram em direção às cristas genitais (futuras gônadas).

Espermatogênese gonadal

A partir da 7ª semana pós-fecundação (9ª semana desde a DUM) – em indivíduos XY –, as cristas genitais começam a se diferenciar em testículos e se inicia a espermatogênese gonadal. As CGP proliferam e se diferenciam em espermatogônias, que permanecem quiescentes até a puberdade. Nesse momento, as espermatogônias formadas retomam a capacidade proliferativa. O início da puberda-

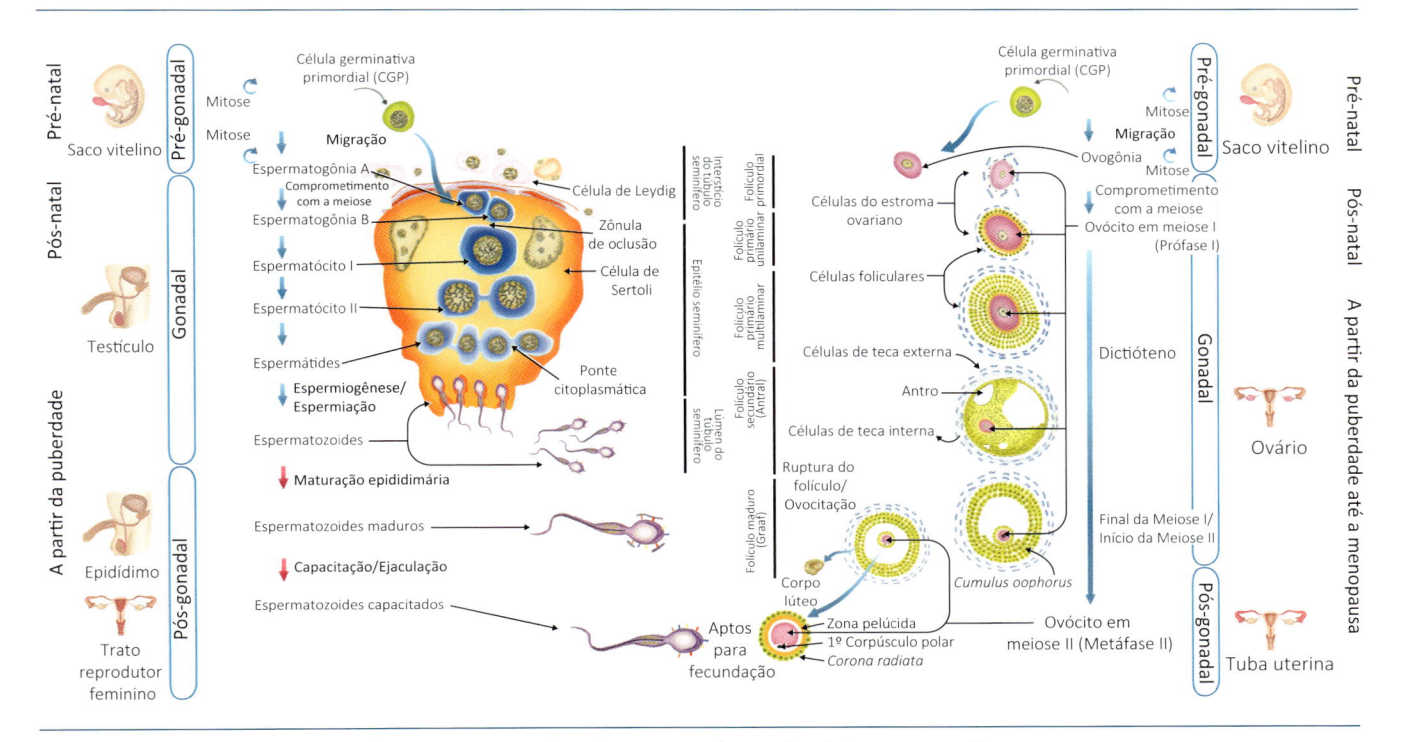

Figura 125.2. Resumo esquemático e comparativo da gametogênese feminina e masculina.

Fonte: Modificado de Pereira LAV, Frandsen CPC, Moraes SG. Embriologia humana essencial [e-book]. Paraná: Maringá – Dental Press; 2020 [Acesso 2020 out 13]. Disponível em: http://www.embriologiahumana.com.br.

de marca a retomada da espermatogênese gonadal; agora de maneira contínua e ininterrupta.

Espermatogênese pós-gonadal

Finalizada a espermatogênese gonadal, os espermatozoides migram para o epidídimo, onde ocorre a maturação epididimária, processo pelo qual as secreções produzidas pelas células epiteliais do epidídimo promovem modificações químicas, como adição e/ou remoção de receptores (para as estruturas ovocitárias) na membrana citoplasmática dos espermatozoides. Após liberados no trato reprodutor feminino, os espermatozoides entram em contato com as secreções das mucosas da vagina, útero e tubas uterinas, as quais desencadeiam novas modificações iônicas e metabólicas – no citoplasma e nos receptores do espermatozoide às estruturas ovocitárias – em um processo denominado capacitação, com duração de 7 a 12 horas. Sem a capacitação a fecundação não ocorrerá. Ao considerar o gameta como uma célula com capacidade de fecundação natural, a formação do espermatozoide só é finalizada após a capacitação no trato reprodutor feminino.

Ovogênese gonadal

A partir da 9ª semana pós-fecundação (11ª semana desde a DUM), em indivíduos XX, as cristas genitais começam a se diferenciar em ovários e se inicia a ovogênese gonadal. As CGP proliferam e se diferenciam em ovogônias. Até a 20ª semana pós-fecundação (22 semanas desde a DUM), todas as ovogônias entram em meiose e se diferenciam em ovócitos I – a divisão celular é interrompida na meiose I – não restando células-tronco da linhagem germinativa feminina. O início da puberdade marca a retomada da ovogênese gonadal.

Ovogênese pós-gonadal

Momentos antes da ovocitação, o ovócito I finaliza a meiose I e inicia a meiose II, a qual será interrompida antes de sua finalização, sendo retomada, somente, após a ovocitação, caso ocorra a fecundação. Alternativamente, caso a fecundação não ocorra, o ovócito II degenerará. Se a fecundação por um espermatozoide for bem-sucedida, consequentemente ocorrerá o término da meiose II, formando, simultaneamente, o óvulo e o zigoto ou o pré-embrião.

Portanto, no caso do ser humano, o gameta feminino (ovócito II) não pode ser definido como a célula resultante da completa finalização da meiose (I e II). Se essa premissa fosse estabelecida, então a fecundação seria essencial à finalização da ovogênese; que o gameta feminino se formaria simultaneamente ao zigoto ou ao pré-embrião e, por fim, que uma mulher, a qual nunca teve uma fecundação bem-sucedida, nunca teve um gameta plenamente formado.

Fecundação

A fecundação é um evento complexo e pode ser dividida em dez etapas: 1) encontro dos gametas e penetração do espermatozoide na corona radiata; 2) reconhecimento entre receptores da membrana citoplasmática do espermatozoide e zona pelúcida; 3) reação acrossômica; 4) travessia do espermatozoide na zona pelúcida; 5) fusão das membranas citoplasmáticas dos gametas; 6) bloqueios à polispermia; 7) formação dos pró-núcleos masculino e feminino, 8) duplicação do DNA dos pró-núcleos; 9) fusão do material genético dos pró-núcleos; e 10) ativação do metabolismo do ovócito II/zigoto. O resultado da fecundação é a formação do zigoto, o qual entra em um processo de divisão celular para gerar os blastômeros (células do pré-embrião).

Correlação clínica

Com base no processo de formação dos gametas, as causas de infertilidade podem ser classificadas em pré-gonadais, gonadais e pós-gonadais.

- **Pré-gonadais:** geralmente referem-se às causas endócrinas, como a redução de suporte hormonal gonadal fornecido pela hipófise – hormônio luteinizante (LH) e hormônio folículo estimulante (FSH) – e pelo hipotálamo, necessários para a manutenção da gametogênese. As causas pré-gonadais de infertilidade incluem, também, distúrbios da proliferação e migração das células germinativas primordiais para a gônada em desenvolvimento podendo gerar a ausência congênita de gametas nas gônadas.
- **Gonadais:** referem-se aos distúrbios intrínsecos da gametogênese, sejam eles congênitos ou adquiridos, causando, assim, insuficiência gonadal primária. Esses distúrbios podem ser causados, no sexo masculino, por varicocele, criptorquidia, torção do cordão espermático, orquiepididimite, entre outros; já no sexo feminino, por síndrome dos ovários policísticos e outras causas; e pelo avanço da idade, em ambos os sexos.
- **Pós-gonadais:** referem-se principalmente a fenômenos de obstrução – sejam congênitos ou adquiridos – ao transporte dos gametas no epidídimo, canal deferente e na tuba uterina, além de distúrbios moleculares na interação entre o espermatozoide e o ovócito II.

1ª semana pós-fecundação (3ª semana desde a DUM): fenômenos pré-implantacionais

Como o próprio nome sugere, os fenômenos pré-implantacionais – clivagem, compactação, blastogênese e *hatching* (eclosão) – ocorrem antes da implantação do pré-embrião no útero. A Figura 125.3 sumariza o conteúdo apresentado nos tópicos a seguir.

Clivagem

São divisões mitóticas que começam no zigoto, caracterizadas por curto período de interfase, síntese reduzida de constituintes citoplasmáticos e, portanto, redução gradual do volume citoplasmático dos blastômeros.

Compactação (começa a ocorrer no estágio de oito blastômeros)

É a redução do espaço intercelular (compactação) e formação de junções celulares entre os blastômeros. Com 16

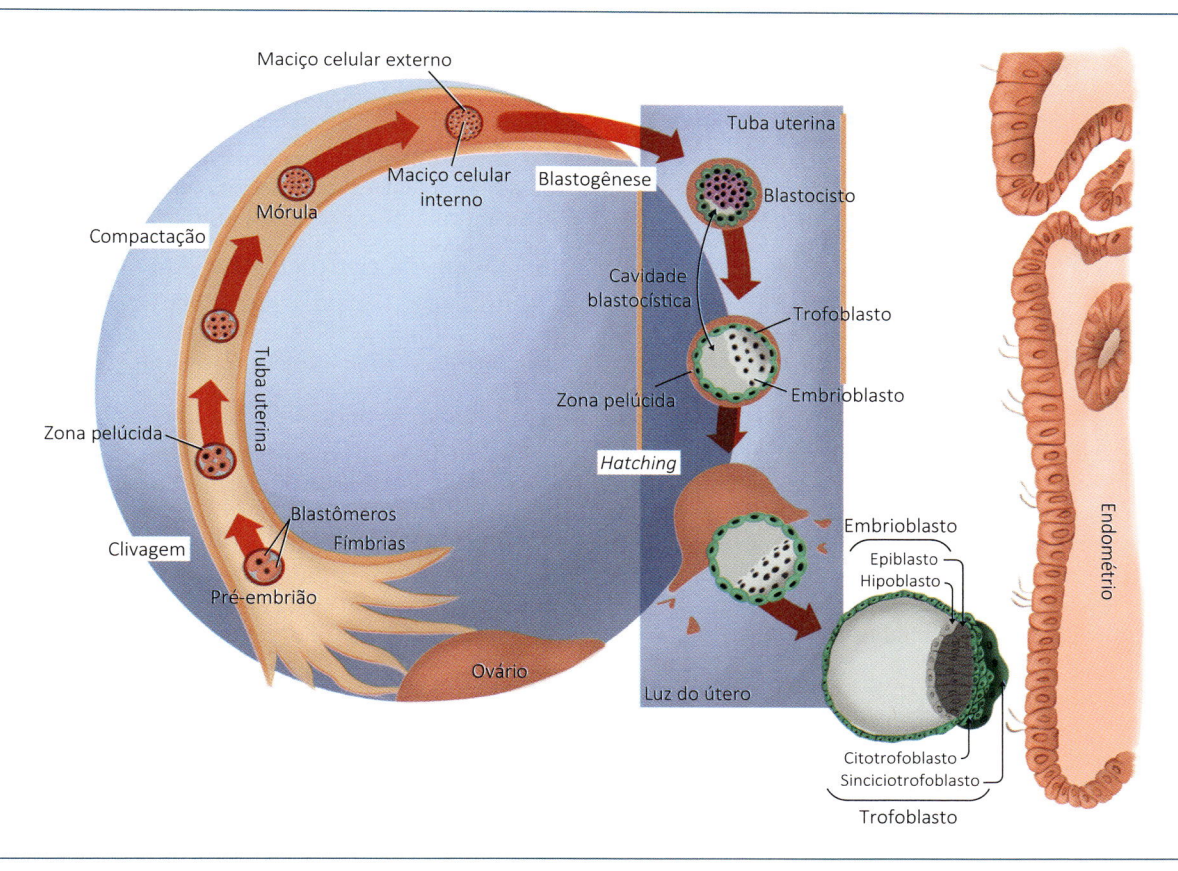

Figura 125.3. Fenômenos pré-implantacionais e compartimentos em que ocorrem a clivagem, compactação, blastogênese e *hatching*.

Fonte: Modificado de Pereira LAV, Frandsen CPC, Moraes SG. Embriologia humana essencial [e-book]. Paraná: Maringá – Dental Press; 2020 [Acesso 2020 out 13]. Disponível em: http://www.embriologiahumana.com.br.

blastômeros, o pré-embrião é denominado mórula, constituída pelo maciço celular interno e externo.

Blastogênese ou cavitação (4º e 5º dia após a fecundação)

A mórula se aproxima da cavidade uterina, é infiltrada por fluídos oriundos do lúmen da tuba uterina ou dos próprios blastômeros que promovem a separação dos blastômeros em um dos polos da estrutura e, simultaneamente, ocorre a formação de uma cavidade, o que caracteriza o blastocisto, sendo constituído por:

- **Embrioblasto (maciço polarizado de células):** se desenvolverá no embrião propriamente dito.
- **Cavidade blastocística:** sofrerá modificações para constituir o saco vitelino (vesícula vitelina).
- **Trofoblasto (camada externa de células):** conduzirá o processo de implantação e, posteriormente, participará da formação da placenta.

Hatching (eclosão)

É a perda da zona pelúcida. Ocorre quando o blastocisto se aproxima do endométrio. Em seguida, um fenômeno descrito como aposição determina a orientação do polo embrionário (embrioblasto e trofoblasto adjacente) em direção ao endométrio.

Final da 1ª semana e início da 2ª semana pós-fecundação (entre a 3ª e 4ª semana desde a DUM)

Implantação

Durante os eventos pré-implantacionais o pré-embrião é nutrido por escassas reservas citoplasmáticas e secreção das células do epitélio da tuba e do útero. A partir do estágio de blastocisto, em função do crescimento, o pré-embrião precisa receber nutrientes de forma mais efetiva do ambiente materno. Implantação ou nidação é a adesão do blastocisto ao endométrio, e se deve a interações entre moléculas das membranas citoplasmáticas do trofoblasto e do epitélio uterino. A Figura 125.4 sumariza o conteúdo apresentado nos tópicos a seguir.

Com a implantação o trofoblasto se diferencia em:

- **Citotrofoblasto:** células individualizadas e mononucleadas que mantêm a continuidade de mitoses;
- **Sinciciotrofoblasto:** células multinucleadas com caráter invasor que promovem a rotura do epitélio uterino para a invasão do endométrio. O sinciciotrofoblasto produz a

gonadotrofina coriônica humana, fração β (β hCG), responsável por manter o corpo lúteo durante o 1º trimestre de gestação, e o qual secreta progesterona e estrógeno para inibir uma nova ovocitação. A progesterona impedirá a eliminação da camada funcional do endométrio para permitir a implantação do pré-embrião.

As células do embrioblasto se diferenciam em:

- **Hipoblasto** e **epiblasto**, o qual também originará o epitélio amniótico (amnioblastos), tecido que reveste internamente a cavidade amniótica.

Decidualização

É a transdiferenciação dos fibroblastos do útero em decorrência da implantação do pré-embrião. Os fibroblastos, agora denominados de células decidualizadas ou da decídua (endométrio gravídico) são caracterizados por: morfologia arredondada, escassa matriz extracelular entre as células – semelhante às células epiteliais – e presença de gotículas lipídicas e grânulos de glicogênio no citoplasma.

A atividade erosiva do sinciciotrofoblasto provoca degeneração de quantidade limitada de células decidualizadas (as quais contêm gotículas de lipídios e grânulos de glicogê-

nio), garantindo a nutrição inicial do pré-embrião. As células da decídua determinam também o limite de invasão pelo sinciciotrofoblasto na decídua e evitam que o mesmo atinja o miométrio.

Cavidade amniótica

Aproximadamente no 8º dia pós-fecundação, a infiltração de fluído entre o epiblasto e o citotrofoblasto adjacente inicia a formação da cavidade amniótica.

Lacunas do sinciciotrofoblasto

São lacunas formadas possivelmente por degenerações pontuais do sinciciotrofoblasto e/ou da decídua, as quais são, inicialmente, preenchidas por plasma sanguíneo materno.

Saco vitelino primário (vesícula vitelina)

É resultado da formação da membrana de Heuser, derivada do hipoblasto, que reveste internamente a cavidade blastocística.

Mesoderma extraembrionário

É um tecido conjuntivo frouxo, pobre em células, muito provavelmente derivado da membrana de Heuser e se forma entre o citotrofoblasto e a própria membrana de Heuser.

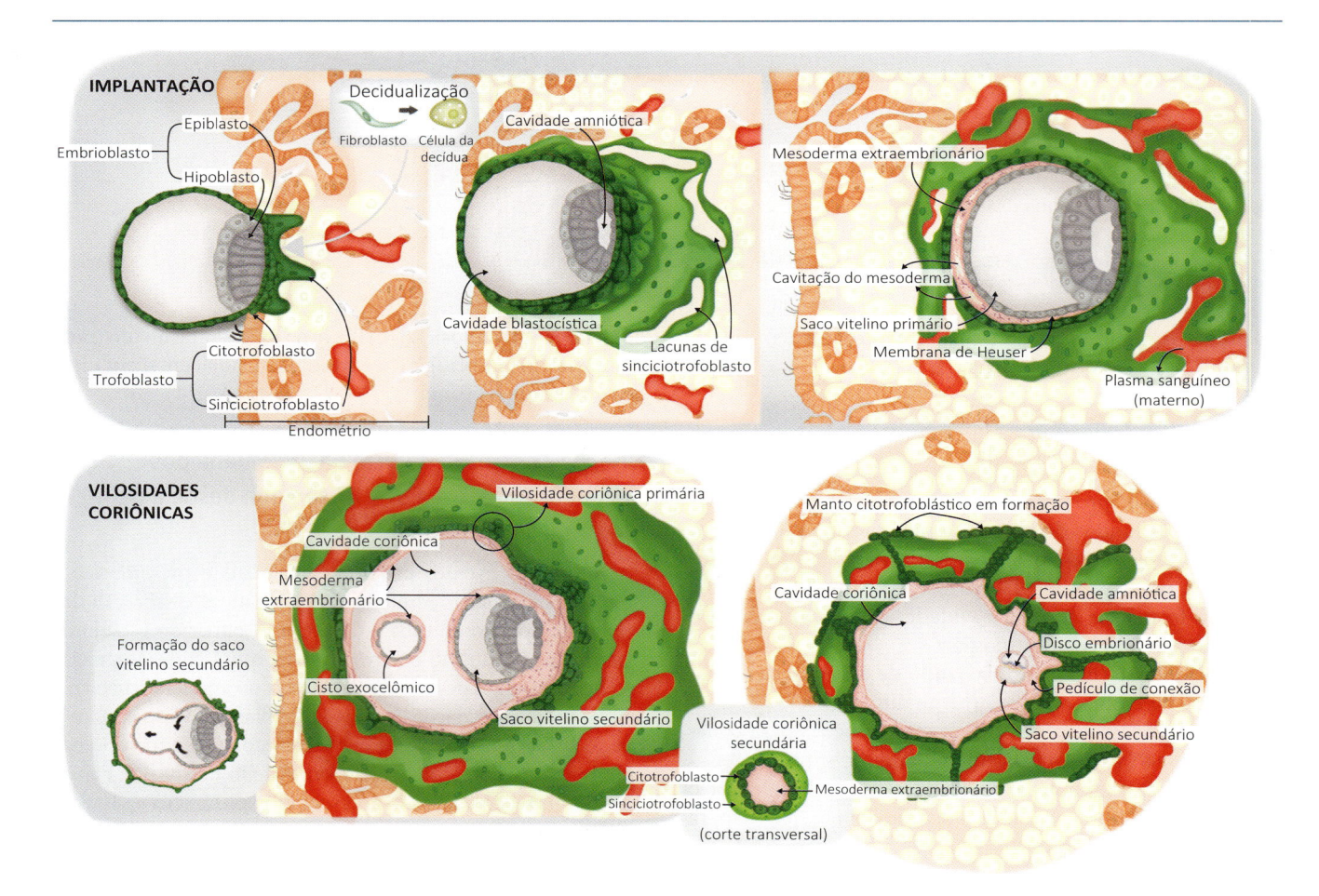

Figura 125.4. Eventos da implantação (nidação) e formação das cavidades extraembrionárias.

Fonte: Modificado de Pereira LAV, Frandsen CPC, Moraes SG. Embriologia humana essencial [e-book]. Paraná: Maringá – Dental Press; 2020 [Acesso 2020 out 13]. Disponível em: http://www.embriologiahumana.com.br.

Cavidade coriônica

É o resultado da união das pequenas cavidades que se formam no mesoderma extraembrionário, em decorrência da expansão das estruturas pré-embrionárias, e não são acompanhadas pela expansão do mesoderma extraembrionário. A cavidade amniótica, o saco vitelino (vesícula vitelina) e o disco embrionário são revestidos externamente por mesoderma extraembrionário.

Córion e vilosidades coriônicas

Córion é o revestimento da cavidade coriônica constituído por mesoderma extraembrionário, citotrofoblasto e sinciciotrofoblasto. O conjunto de projeções de citotrofoblasto e sinciciotrofoblasto constituem as vilosidades coriônicas primárias.

Saco vitelino secundário (vesícula vitelina)

É resultado de uma redução do volume do saco vitelino (vesícula vitelina) primário, que permite a formação do cisto exocelômico.

Pedículo de conexão

Corresponde a uma estreita faixa de mesoderma extraembrionário que conecta o disco embrionário bilaminar ao trofoblasto.

Vilosidade coriônica secundária

É formada pela projeção do mesoderma extraembrionário no interior da vilosidade coriônica primária.

Correlação clínica

- A cavidade coriônica foi formada para separar o embrioblasto – que dará origem ao embrião – do trofoblasto – que irá participar da formação da placenta –, no entanto, permite que o trofoblasto se conecte ao embrioblasto pelo pedículo de conexão (futuro cordão umbilical), estrutura que será responsável pelo maior suporte nutricional ao embrião. Adicionalmente, a cavidade coriônica fornece espaço para crescimento do embrioblasto e suas cavidades (saco vitelino ou vesícula vitelina e cavidade amniótica).
- Parte do saco vitelino (vesícula vitelina) constituirá o intestino primitivo do embrião que irá se desenvolver nos sistemas digestório, parte do respiratório e geniturinário.
- A cavidade amniótica irá, no período fetal, envolver o embrião.
- Ao final da segunda semana pós-fecundação (4ª semana desde a DUM) termina o período pré-embrionário e na 3ª semana pós-fecundação (5ª semana desde a DUM) começa o período embrionário.

3ª semana pós-fecundação (5ª semana desde a DUM): gastrulação

A gastrulação é o processo de diferenciação que converte o disco embrionário bilaminar em um embrião trilaminar.

Linha primitiva

É o resultado da proliferação e migração de células – de ambas as extremidades (direita e esquerda do disco embrionário) – do epiblasto para o centro do disco embrionário bilaminar. Ao atingir a linha primitiva, as células do epiblasto apresentam um movimento morfogenético denominado ingressão, processo pelo qual as células perdem a coesão entre si e migram, passando a se posicionar entre epiblasto e hipoblasto.

Endoderma

É formado por células do epiblasto ingressantes pelo sulco primitivo que se intercalam entre as células do hipoblasto em degeneração. As células do hipoblasto são completamente substituídas por células oriundas do epiblasto para formar o endoderma. O saco vitelino (vesícula vitelina) secundário também será revestido internamente pelo endoderma.

Ectoderma

É formado por células do epiblasto que não migraram pelo sulco primitivo e deixam de ser pluripotentes, isto é, perdem a potencialidade para formar o mesoderma e o endoderma. Esta perda da pluripotência caracteriza o ectoderma (Figura 125.6).

Mesoderma intraembrionário

É formado por células do epiblasto que migram pela linha primitiva e passam a ocupar o espaço entre os recém-formados endoderma e ectoderma.

Membranas bucofaríngea e cloacal

São duas regiões do embrião trilaminar em que o ectoderma estabelece contato direto com o endoderma, pois o mesoderma está ausente (não foi formado). A membrana bucofaríngea (futura região da boca) está localizada na região cranial do embrião e a membrana cloacal (futura região da cloaca) está localizada na região caudal do embrião (Figura 125.7).

Nó primitivo

É o resultado da proliferação e da agregação de células do epiblasto na extremidade cranial da linha primitiva. Simultaneamente à migração de células pela linha primitiva, no nó primitivo, células do epiblasto também ingressaram entre epiblasto e hipoblasto.

Notocorda ou mesoderma axial

É uma estrutura mesodérmica tubular que se estende no nó primitivo até a membrana faríngea, formada por células do epiblasto que migraram exclusivamente pelo nó primitivo.

Neuroectoderma ou placa neural

É uma área espessada do ectoderma em que as células induzidas pela notocorda se diferenciam em epitélio pseudoestratificado, de células altas. A região do ectoderma que não sofreu indução pela notocorda permanece como ectoderma de revestimento (epitélio simples cilíndrico).

Sulco neural

É uma invaginação, induzida pela notocorda, na região medial da placa neural.

Diferenciação do mesoderma intraembrionário

O celoma intraembrionário surge por degeneração pontual da extremidade lateral do mesoderma intraembrionário, e está em continuidade com a cavidade coriônica.

O mesoderma intraembrionário se diferencia em três regiões dispostas paralelamente à notocorda (mesoderma axial) (Figura 125.5):

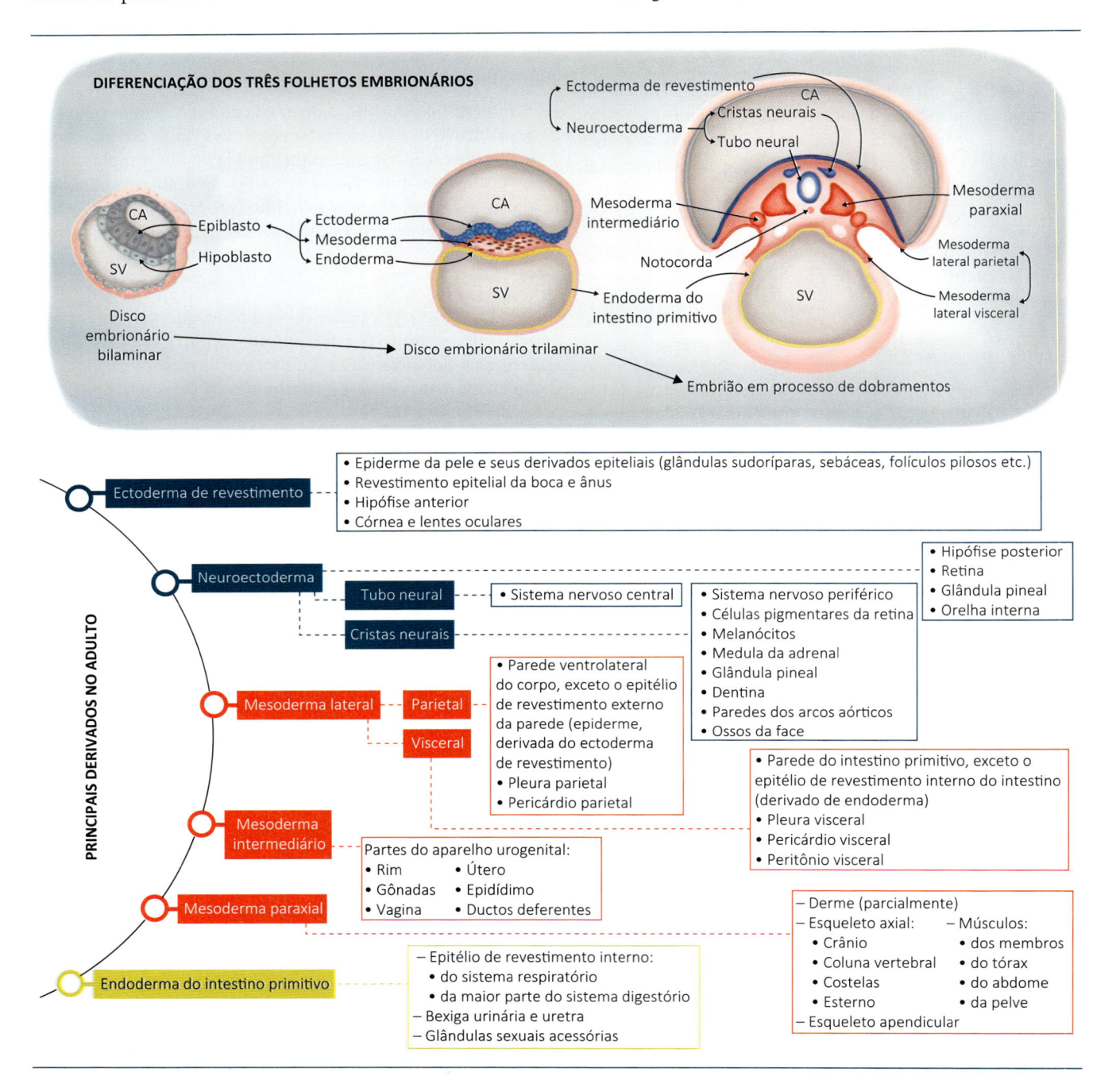

Figura 125.5. Gastrulação: diferenciação dos três folhetos embrionários. Resumo dos principais derivados ectodérmicos (azul), mesodérmicos (vermelho) e endodérmicos (amarelo). As células derivadas desses folhetos contribuirão para a formação de diferentes tecidos e órgãos no adulto.

CA: cavidade amniótica; SV: saco vitelino secundário.

Fonte: Modificado de Pereira LAV, Frandsen CPC, Moraes SG. Embriologia humana essencial [e-book]. Paraná: Maringá – Dental Press; 2020 [Acesso 2020 out 13]. Disponível em: http://www.embriologiahumana.com.br.

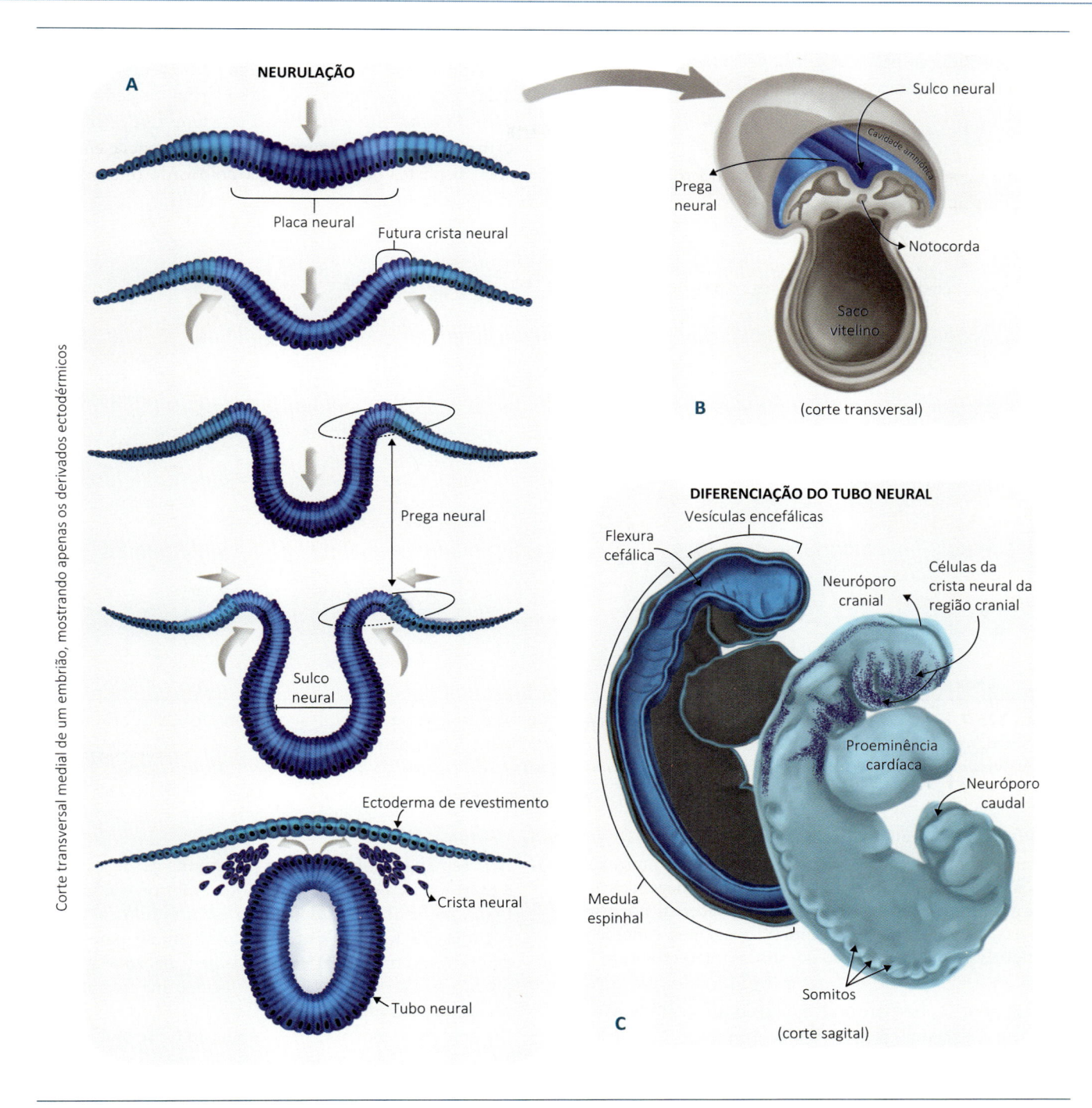

Figura 125.6. Neurulação: primórdios do sistema nervoso até a diferenciação em tubo neural e cristas neurais.

Fonte: Modificado de Pereira LAV, Frandsen CPC, Moraes SG. Embriologia humana essencial [e-book]. Paraná: Maringá – Dental Press; 2020 [Acesso 2020 out 13]. Disponível em: http://www.embriologiahumana.com.br.

- mesoderma paraxial corresponde à região do mesoderma que está localizada imediatamente lateral à notocorda (mesoderma axial) e originará: uma parte da derme, a maior parte do esqueleto axial e os músculos dos membros, do tórax, do abdome e da pelve;
- mesoderma intermediário se organiza como um par de cordões maciços longitudinalmente dispostos ao lado do mesoderma paraxial e dará origem a parte do sistema geniturinário;

- mesoderma lateral (ou da placa lateral) é dividido pelo celoma intraembrionário em somático (ou parietal) e esplâncnico (ou visceral). O mesoderma lateral somático participará na formação da parede ventrolateral do corpo do embrião. O mesoderma lateral esplâncnico participará na formação da parede do intestino primitivo (juntamente com o endoderma), o qual originará parte dos sistemas digestório, respiratório e geniturinário.

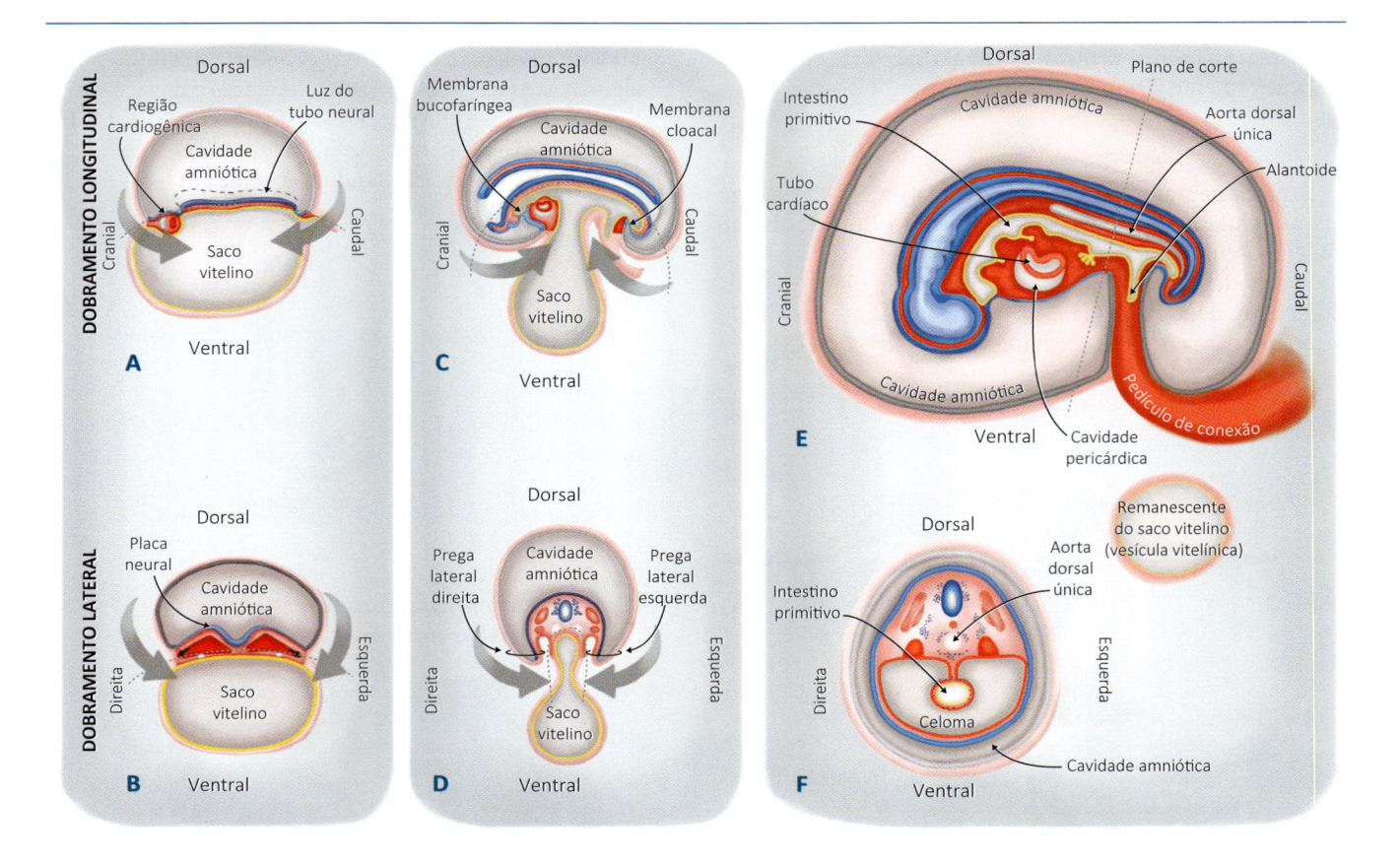

Figura 125.7. Resumo esquemático e comparativo dos dobramentos longitudinal e lateral do embrião. Os dobramentos transformam o disco embrionário achatado e plano em um corpo fechado e tridimensional.

Fonte: Modificado de Pereira LAV, Frandsen CPC, Moraes SG. Embriologia humana essencial [e-book]. Paraná: Maringá – Dental Press; 2020 [Acesso 2020 out 13]. Disponível em: http://www.embriologiahumana.com.br.

Degeneração da linha e nó primitivos e da notocorda

Uma vez que a linha e o nó primitivos realizaram suas funções, as estruturas iniciam um processo de degeneração e redução em tamanho relativo, até desaparecerem por completo nas fases de desenvolvimento subsequentes. A notocorda originará o núcleo pulposo dos discos intervertebrais.

Vasculogênese, hematopoese, vilosidade coriônica terciária e sistema cardiovascular primitivo

A formação de vasos sanguíneos (vasculogênese) e do sangue (hematopoese) ocorrem nos mesodermas intraembrionário e extraembrionário. Os vasos sanguíneos intraembrionários se conectam aos vasos extraembrionários na região do pedículo de conexão.

No mesoderma extraembrionário, a vasculogênese e a hematopoese determinam a formação das vilosidades coriônicas terciárias, constituídas por: mesoderma extraembrionário com vasos sanguíneos, citotrofoblasto e sinciciotrofoblasto.

Ainda na 3ª semana pós-fecundação (5ª semana desde a DUM), no mesoderma intraembrionário, a formação de vasos sanguíneos determina o início do desenvolvimento do sistema cardiovascular primitivo, o que inclui também a formação do coração.

Correlação clínica

- A 3ª semana pós-fecundação (5ª semana desde a DUM) é marcada pela entrada no período embrionário, e, portanto, por grandes mudanças na estrutura do concepto. A transição de disco embrionário bilaminar para disco embrionário trilaminar e início da neurulação origina os precursores de todos os órgãos e tecidos que estarão presentes no indivíduo adulto.

- Ao final da 3ª semana pós-fecundação (5ª semana desde a DUM), na ultrassonografia (5 semanas ultrassonográficas), é possível observar a cavidade coriônica (vesícula vitelina), também denominada saco gestacional, medindo aproximadamente 10 mm de diâmetro, e o disco embrionário trilaminar com 1,5 a 2,5 mm de comprimento. Note que um embrião com 5 semanas ultrassonográficas de gestação apresenta 3 semanas de desenvolvimento pós-fecundação.

3ª a 4ª semana pós-fecundação (5ª a 6ª semana desde a DUM): neurulação

A neurulação é o processo pelo qual a notocorda induz a conversão da placa neural (neuroectoderma) em tubo neural e cristas neurais, recobertos pelo ectoderma de revestimento. O tubo neural e as cristas neurais irão se diferenciar no sistema nervoso central e sistema nervoso periférico, respectivamente (Figura 125.6).

Placa neural, sulco neural e pregas neurais

A placa neural é uma área espessada do ectoderma em que as células induzidas pela notocorda se diferenciam em epitélio pseudoestratificado de células altas. O sulco neural corresponde a uma invaginação, também induzida pela notocorda, na região medial da placa neural. As bordas laterais do sulco neural se tornam mais elevadas e constituem as pregas neurais. O sulco e as pregas neurais formam-se, inicialmente, na região medial do embrião e avançam em sentido craniocaudal.

Tubo neural

É o resultado da fusão das pregas neurais. A partir da futura região occipital e cervical do embrião, a fusão das pregas neurais progredirá, simultaneamente, tanto no sentido cranial (mais lenta) quanto no sentido caudal (mais rápida). A fusão das pregas neurais ocorre ponto a ponto e não como um fecho de zíper.

A formação do tubo neural (fusão das pregas neurais) tem início na região occipital e cervical no 22º dia após a fecundação, e dura cerca de 4 dias. As últimas regiões das pregas neurais a se fundirem são as extremidades (neuroporo) cranial e caudal:

- **neuroporo cranial:** fecha-se aproximadamente no 24º dia pós-fecundação;
- **neuroporo caudal:** fecha-se aproximadamente no 26º dia pós-fecundação.

Diferenciação do tubo neural

É o resultado do crescimento diferencial do tubo neural, o qual determina a formação de:

- dilatações na porção mais cranial do tubo neural, constituindo as três vesículas encefálicas ou cerebrais primárias (precursoras do encéfalo): prosencéfalo, mesencéfalo e rombencéfalo.
- estreitamento caudal ao rombencéfalo constituindo a medula espinhal.

Cristas neurais

Durante a fusão das pregas neurais, algumas células das próprias pregas neurais perdem a adesão entre si e com a membrana basal, formando duas massas celulares dispostas longitudinalmente à direita e à esquerda do tubo neural. Essas massas de células são denominadas cristas neurais e se posicionam dentro do mesoderma intraembrionário. Uma vez formadas, as células das cristas neurais iniciam:

- Transição epitélio-mesenquimal: processo pelo qual as células das cristas neurais perdem adesão entre si e deixam de apresentar a morfologia epitelial, típica do neuroectoderma, e passam a apresentar aspecto mesenquimal.
- Proliferação e migração – a partir da região dorsal para a ventrolateral ao longo do tubo neural – para todas as regiões do organismo.

- Diferenciação em estruturas diversas, inclusive sistema nervoso periférico, e em diversas outras estruturas como: alguns ossos da base do crânio, do crânio e da face, cartilagens da laringe, melanócitos, ossículos da orelha média, septo aórtico-pulmonar, medula da glândula adrenal, células parafoliculares da glândula tireoide etc.

Correlação clínica

- Quanto à etiologia baseada na embriogênese, os defeitos do tubo neural (DTN) podem ser classificados em primários (originados no tubo neural, neuroectoderma) ou secundários (originados no tecido ósseo, mesoderma).
- DTN primário: é um defeito neuroectodérmico. Ocorre em função do não fechamento do tubo neural, ou seja, permanece o estado de placa neural. Consequentemente, os somitos e/ou o mesoderma cefálico não são induzidos a diferenciar nas estruturas ósseas circunjacentes, como as vértebras (coluna vertebral) e a calota craniana, ocasionando a formação de espinha bífida e acrania, respectivamente.
- DTN secundário: é um defeito mesodérmico nos somitos ou mesoderma cefálico. Ocorre em função da incompleta fusão e/ou diferenciação das estruturas ósseas e musculares circunjacentes ao tubo neural, como as vértebras e a calota craniana, provocando espinha bífida e acrania, respectivamente.
- Na ausência de estruturas ósseas, o tecido neural, além da compressão mecânica, sofre injúria química pelo líquido amniótico, provocando lesão e destruição total ou parcial do tecido neural. Dependendo do grau de destruição neural o tubo pode se apresentar com a forma de uma placa ao em vez de um tubo. Nessa situação, o primeiro defeito anatômico embriológico (ósseo – mesodérmico) foi o responsável pelas lesões nas estruturas neurais durante o desenvolvimento fetal.

3ª a 4ª semana pós-fecundação (5ª a 6ª semana desde a DUM): dobramentos do embrião

Os dobramentos (longitudinal e lateral) são os processos que convertem o embrião de forma achatada trilaminar em uma estrutura cilíndrica permitindo a formação:

- do intestino primitivo, o qual dará origem ao sistema digestório, traqueia, laringe e pulmões, bexiga urinária, uretra e glândulas associadas à uretra;
- ducto vitelino ou onfalomesentérico e o remanescente do saco vitelino (vesícula vitelina);
- das cavidades corporais: pericárdica, pleural e peritoneal;
- das paredes ventrolaterais do corpo do embrião;
- do tubo endocárdico único (precursor do coração) e da aorta única.

Além disso, a cavidade amniótica, que antes recobria o embrião apenas dorsalmente, passa a envolvê-lo totalmente. Os dobramentos longitudinal e lateral acontecem simultaneamente. A Figura 125.7 sumariza o conteúdo apresentado nos tópicos a seguir.

Dobramento longitudinal

Ocorre em função de:

- crescimento mais acentuado das estruturas neurais no sentido cranial e no sentido caudal em relação às demais estruturas subjacentes;
- formação de duas projeções (prega ou dobra) – em sentido ventral – uma cranial e outra caudal.

Dobramento lateral

Ocorre em função de:

- rápido crescimento das bordas laterais do disco embrionário, em função do crescimento dos somitos (mesoderma paraxial);
- formação de duas projeções (prega ou dobra) – em sentindo ventral – uma direita e outra esquerda;
- a rápida expansão da cavidade amniótica com manutenção do tamanho do saco vitelino (vesícula vitelina).

Desenvolvimento inicial da placenta e das membranas fetais

Com o crescimento e dobramento longitudinal do embrião, expansão da cavidade amniótica e redução da cavidade coriônica, o córion começa a se diferenciar em:

- **Córion viloso, frondoso ou placa amniocoriônica:** local onde vilosidades coriônicas continuam em crescimento e começam a se acumular (ao redor do pedículo de conexão).
- **Córion liso, leve ou membrana amniocoriônica:** local onde as vilosidades coriônicas começam a degenerar (polo oposto ao pedículo de conexão).

A Figura 125.8 sumariza o conteúdo apresentado.

Correlação clínica

- Entre a 3ª e a 4ª semana pós-fecundação (5ª a 6ª semana desde a DUM) ocorre a formação do tubo neural, das cristas neurais, do coração, dos vasos e sangue. Assim, o sistema nervoso e o cardiovascular são os primeiros sistemas a se formarem e desempenharem uma função no embrião. O sistema nervoso propicia a formação do potencial de ação para a contração do músculo cardíaco bombear nutrientes, por meio do sangue, para todo o organismo em desenvolvimento.
- Ao final da 8ª semana pós-fecundação (10ª semana desde a DUM, 10ª semana ultrassonográfica ou 10ª semana gestacional), o embrião mede cerca de 30 mm de comprimento.
- Na 9ª semana pós-fecundação (11ª semana desde a DUM) tem início o período fetal caracterizado por crescimento e amadurecimento dos órgãos formados durante o período embrionário.

LEITURAS COMPLEMENTARES

Alberts B, Johnson A, Lewis J, Morgan D, Raff M, Roberts K et al. Molecular biology of the cell. 6th ed. New York: Garland Science; 2014.
Carvalho HF, Recco-Pimentel SM. A célula. 4.ed. São Paulo: Manole; 2019.
Gilbert SF. Developmental biology. 11th ed. Sunderland: Sinauer Associates; 2016.
Huppertz B. The anatomy of the normal placenta. J Clin Pathol. 2008;61:1296-302.

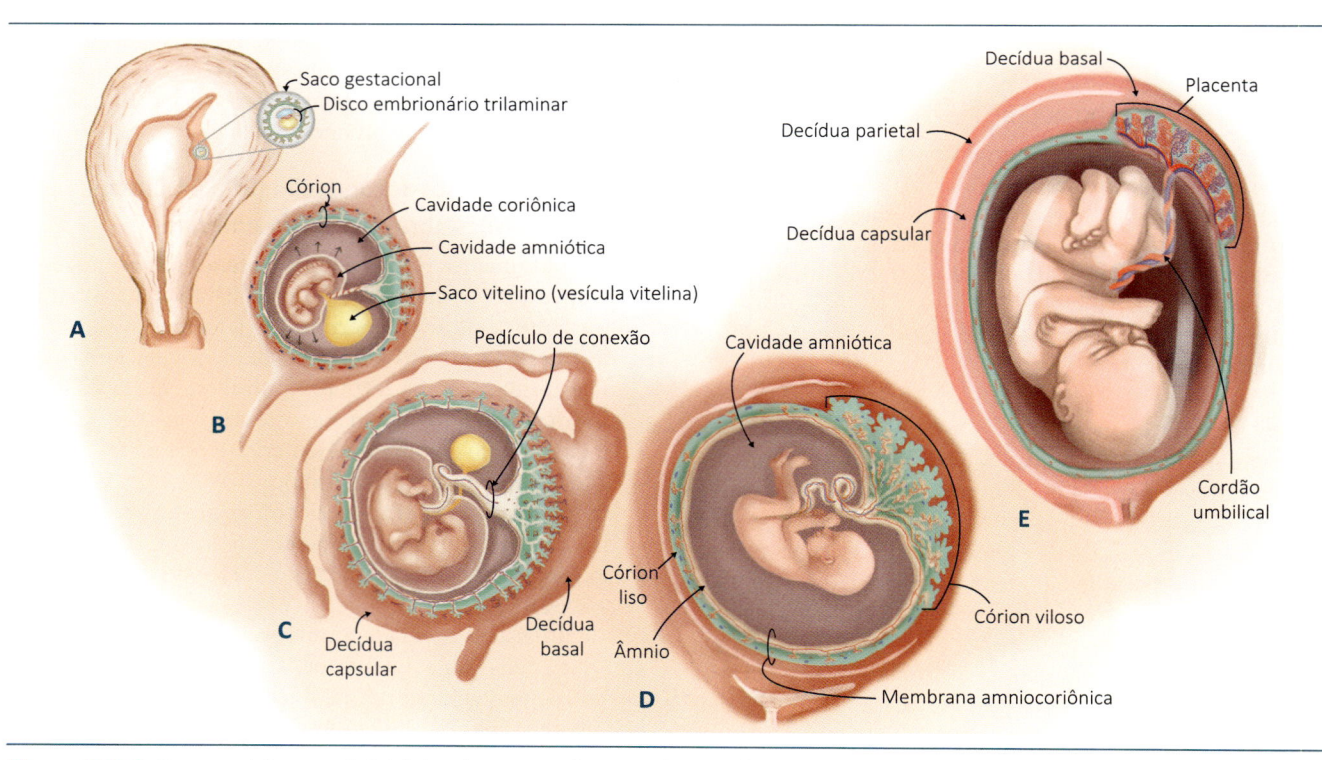

Figura 125.8. Desenvolvimento inicial da placenta e das membranas fetais: ilustrações de embriões humanos em diferentes estádios do desenvolvimento demonstrando as transformações do córion e cavidades extraembrionárias.

Fonte: Modificado de Pereira LAV, Frandsen CPC, Moraes SG. Embriologia humana essencial [e-book]. Paraná: Maringá – Dental Press; 2020 [Acesso 2020 out 13]. Disponível em: http://www.embriologiahumana.com.br.

Koot YE, Macklon NS. Embryo implantation: Biology, evaluation, and enhancement. Curr Opin Obstet Gynecol. 2013;25(4):274-9.

Moore K, Persaud TVN, Torchia MG. Embriologia clínica. 10.ed. Rio de Janeiro: Gen Guanabara Koogan; 2016.

Müller F, O'Rahilly R. Development of anencephaly and its variants. Am J Anat. 1991;190(3):193-218.

Nishimura H, Tanimura T, Semba R, Uwabe C. Normal development of early human embryos: observation of 90 specimens at Carnegie stages 7 to 13. Teratology. 1974;10(1):1-5.

O'Rahilly R, Müller F. Neurulation in the normal human embryo. Ciba Foundation Symposium. 2007;181:70-82; discussion 82-9.

Pereira LAV, Frandsen CPC, Moraes SG. Embriologia humana essencial [e-book]. Paraná: Maringá – Dental Press; 2020 [Acesso 2021 out. 13]. Disponível em: http://embriologiahumana.com.br.

Sadler TW. Langman – Embriologia médica. 13.ed. Rio de Janeiro: Gen Guanabara Koogan; 2016.

Schoenwolf, Bleyl SB, Brauer PR, Francis-West PH. Larsen – Embriologia Humana. 5.ed. Rio de Janeiro: Gen Guanabara Koogan; 2016.

Shiota K, Uwabe C, Nishimura H. High prevalence of defective human embryos at the early postimplantation period. Teratology. 1987;35(3):309-16.

Solnica-Krezel L, Sepich DS. Gastrulation: Making and shaping germ layers. Annu Rev Cell Dev Biol. 2012;28:687-717.

Vermeij-Keers C, Hartwig NG, van der Werff JF. Embryonic development of the ventral body wall and its congenital malformations. Semin Pediatr Surg. 1996;5(2):82-9.

Volpe EP. Developmental biology and human concerns. Am Zool. 1987;27(2):697-714.

126

Crescimento e Fisiologia do Feto Normal

Isabella Salvetti Valente
Erica Almeida Ramos de Jesus

O período fetal do desenvolvimento se inicia às 9 semanas de idade gestacional (idade menstrual). Neste momento, o feto tem aproximadamente 24 mm de comprimento, a maioria dos órgãos e sistemas desenvolvidos e inicia um período de crescimento e maturação.

Para adequadamente avaliar-se o crescimento fetal é de extrema importância realizar uma correta datação da gestação. A variabilidade da duração do ciclo menstrual entre as mulheres torna o uso da data da última menstruação inadequado e impreciso. O Colégio Americano de Obstetras e Ginecologistas (ACOG), o Instituto Americano de Ultrassom em Medicina e a Sociedade de Medicina Materno-Fetal (SMFM) recomendam, em conjunto, a utilização da ultrassonografia de 1º trimestre para esse fim. Nas gestações decorrentes de fertilização assistida, essa deve ser a idade gestacional considerada.

O crescimento fetal pode ser avaliado indiretamente pela medida da altura uterina na consulta de pré-natal e de maneira mais direta pela ultrassonografia, utilizando-se uma estimativa de peso fetal. O peso fetal estimado é calculado por meio de fórmulas há muito utilizadas, que se valem do diâmetro biparietal, da circunferência cefálica, da circunferência abdominal e do comprimento do fêmur para tal cálculo. Existem curvas de normalidade do peso fetal e elas são o principal meio de tirar conclusões a respeito do desenvolvimento do concepto. A Tabela 126.1 mostra os valores normais de peso fetal estimado segundo estudo da Organização Mundial de

Tabela 126.1. Valores de peso fetal estimado da OMS.

Idade gestacional (semana)	Peso fetal estimado (g) em porcentagem								
	2,5	5	10	25	50	75	90	95	97,5
14	70	73	78	83	90	98	104	109	113
15	89	93	99	106	114	124	132	138	144
16	113	117	124	133	144	155	166	174	181
17	141	146	155	166	179	193	207	217	225
18	174	181	192	206	222	239	255	268	278
19	214	223	235	252	272	292	313	328	340
20	260	271	286	307	330	355	380	399	413
21	314	327	345	370	398	428	458	481	497
22	375	392	412	443	476	512	548	575	595

(continua)

(continuação)
Tabela 126.1. Valores de peso fetal estimado da OMS.

Idade gestacional (semana)	Peso fetal estimado (g) em porcentagem								
	2,5	5	10	25	50	75	90	95	97,5
23	445	465	489	525	565	608	650	682	705
24	523	548	576	618	665	715	765	803	830
25	611	641	673	723	778	836	894	938	970
26	707	743	780	838	902	971	1,038	1,087	1,125
27	813	855	898	964	1,039	1,118	1,196	1,251	1,295
28	929	977	1,026	1,102	1,189	1,279	1,368	1,429	1,481
29	1,053	1,108	1,165	1,251	1,350	1,453	1,554	1,622	1,682
30	1,185	1,247	1,313	1,410	1,523	1,640	1,753	1,828	1,897
31	1,326	1,394	1,470	1,579	1,707	1,838	1,964	2,046	2,126
32	1,473	1,548	1,635	1,757	1,901	2,047	2,187	2,276	2,367
33	1,626	1,708	1,807	1,942	2,103	2,266	2,419	2,516	2,619
34	1,785	1,872	1,985	2,134	2,321	2,492	2,659	2,764	2,880
35	1,948	2,038	2,167	2,330	2,527	2,723	2,904	3,018	3,148
36	2,113	2,205	2,352	2,531	2,745	2,959	3,153	3,277	3,422
37	2,280	2,372	2,537	2,733	2,966	3,195	3,403	3,538	3,697
38	2,446	2,536	2,723	2,935	3,186	3,432	3,652	3,799	3,973
39	2,612	2,696	2,905	3,135	3,403	3,664	3,897	4,058	4,247
40	2,775	2,849	3,084	3,333	3,617	3,892	4,135	4,312	4,515

Fonte: Kiserud et al., 2017.

Saúde (OMS). Consideram-se pesos adequados para a idade gestacional aqueles compreendidos entre os percentis 10 e 90.

Marcos do desenvolvimento fetal

12 semanas

Com 12 semanas de idade menstrual o útero começa a sobressair acima do púbis. O feto já apresenta a maior parte das estruturas de um feto de termo, ainda que algumas delas imaturas e rudimentares. Dedos, unhas, pele e alguns fios de cabelo já são diferenciados. Seus ossos já possuem núcleos de ossificação. O polo cefálico é grande proporcionalmente ao tronco. O concepto já se movimenta livremente na cavidade amniótica. Esta é a fase oportuna para avaliação ultrassonográfica de alguns marcadores de cromossomopatias (medida da translucência nucal, presença ou não do osso nasal, regurgitação tricúspide e fluxo no ducto venoso). Nesse exame, o chamado morfológico do 1º trimestre, já é possível avaliar alguns detalhes da anatomia fetal, afastar e suspeitar de algumas condições mórbidas (Figura 126.1). A genitália já dá sinais de sua conformação definitiva.

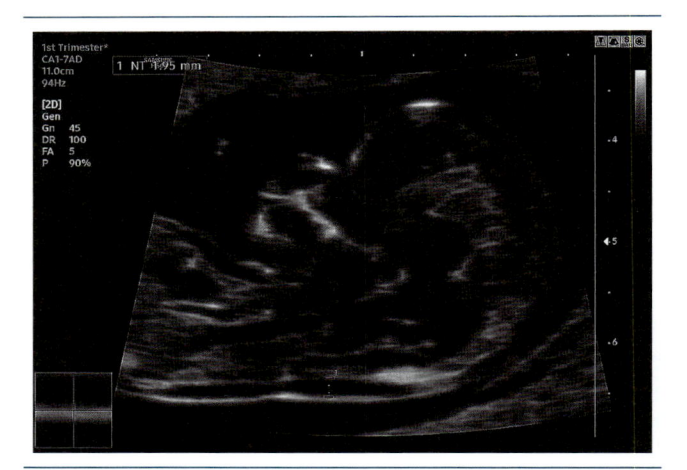

Figura 126.1. Feto com 13 semanas e 1 dia em corte sagital mediano. Pode-se visualizar o osso nasal (hiperecogênico) e a medida da translucência nucal.

Fonte: Imagem cedida pelo Dr. Daniele Luminoso (médico da seção de ecografia e do Programa de Medicina Fetal do Centro de Atenção Integral à Saúde da Mulher (CAISM) da Universidade Estadual de Campinas (Unicamp)).

20 a 24 semanas

A partir de 16 semanas a velocidade de crescimento fetal começa a diminuir e a partir de 20 semanas o seu peso começa a aumentar linearmente. Com 20 semanas o feto pesa aproximadamente 300 g e com 24 semanas, mais que o dobro disso. Às 24 semanas inicia-se a produção de surfactante pelos pulmões, ainda que o desenvolvimento incompleto deles não permita que a sobrevida intacta ultrapasse 30%. O feto passa um terço do tempo se movimentando ativamente. Começa a acumular gordura marrom, a desenvolver funções cocleares e a perceber a dor.

Esta é a fase adequada para a avaliação ultrassonográfica detalhada da morfologia fetal em busca de eventuais malformações e de marcadores para cromossomopatias.

3º trimestre – a partir de 28 semanas

A partir desta idade o feto adquire a capacidade de piscar, sua pele está recoberta por vérnix e ele pesa por volta de 1.100 g. Sua sobrevida se aproxima de 100% ao redor das 34 semanas, para os fetos normais. Às 40 semanas o feto está totalmente pronto para nascer e totalmente desenvolvido, pesando em média 3.500 g.

Principais sistemas e órgãos

Sistema circulatório

A circulação fetal tem como principais características a alta resistência vascular pulmonar, baixo fluxo pulmonar, baixa resistência vascular periférica pela presença da placenta e dois locais de *shunt* direito-esquerdo, sendo eles o canal arterial e o forame oval.

Na vida intrauterina as trocas gasosas ocorrem na placenta e os pulmões não têm participação nesse processo. O sangue rico em oxigênio retorna da placenta através da veia umbilical. Já na sua porção intra-abdominal, distribui uma porção (50%) de sangue para o fígado, por meio do sistema portal. Esse órgão recebe aproximadamente 80% de seu suprimento sanguíneo dessa maneira, sendo os outros 20% por meio do sistema arterial vindo da aorta e do sistema portal. O restante do que chegou à veia umbilical passa através do ducto venoso, atingindo a veia cava inferior. Chega então ao átrio direito e uma porção passa diretamente por meio do forame oval para o átrio esquerdo e, após, para o ventrículo esquerdo, de onde é distribuído através da aorta para o cérebro e o restante do corpo.

Aproximadamente 65% do débito cardíaco sai do ventrículo direito e 35% do esquerdo. Daqueles 65%; apenas 8% vão aos pulmões pelas artérias pulmonares e 57% passam através do canal arterial com destino à aorta descendente. Dos 35% que saem do ventrículo esquerdo para a aorta, 21% vão ao cérebro, membros superiores e porção superior do tórax, 10% se juntam ao que vem do canal arterial na aorta descendente e 3% perfundem as coronárias.

A Figura 126.2 ilustra esquematicamente a circulação fetal.

A ventilação alveolar ao nascimento causa uma diminuição intensa e aguda da resistência vascular pulmonar, com consequente aumento de dez vezes no aporte de sangue para esse órgão em apenas algumas horas. Há aumento do retorno venoso dos pulmões ao átrio esquerdo, com aumento da pressão neste último. Ao mesmo tempo, o clampeamento do cordão aumenta a resistência vascular periférica e diminui a pressão na veia cava inferior e no átrio direito. Esses eventos ocasionam o fechamento do forame oval. O canal arterial também se fecha pouco após o nascimento, e o estímulo para isso é o aumento da tensão de oxigênio com inibição da produção de prostaglandinas. Os ventrículos, que trabalharam como um circuito em paralelo na vida fetal, agora trabalham em série. As porções mais distais das artérias hipogástricas atrofiam dentro de 3 a 4 dias após o nascimento, tornando-se os ligamentos umbilicais. A veia umbilical forma o ligamento redondo; o ducto venoso, que se fecha completamente em 2 a 3 semanas, forma o ligamento venoso.

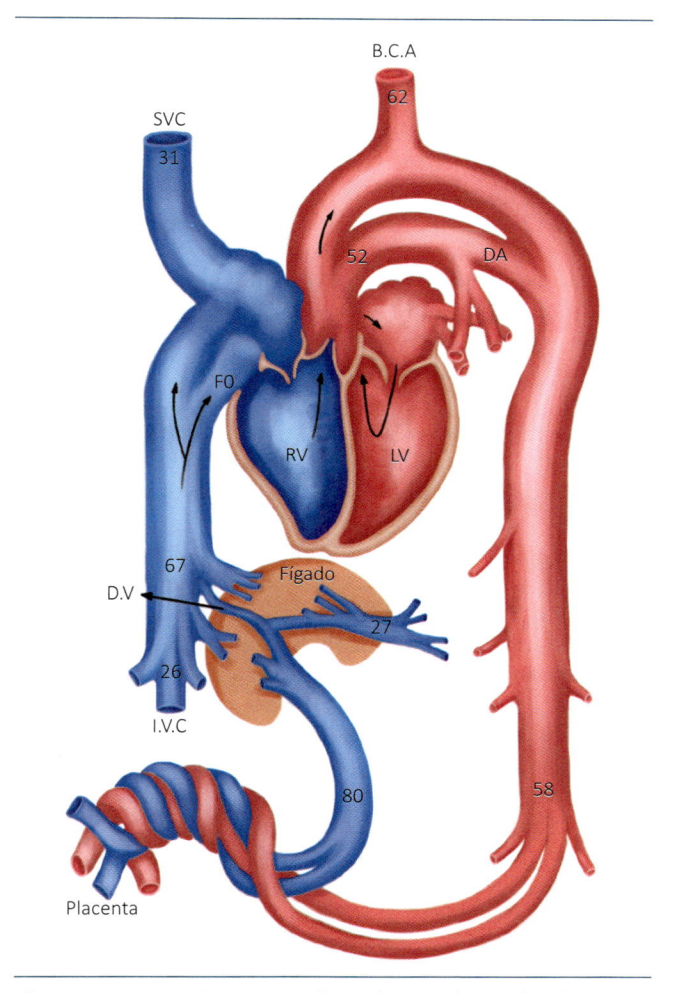

Figura 126.2. Visão esquemática da circulação fetal.
Fonte: Desenvolvida pela autoria.

Desenvolvimento pulmonar

A viabilidade fetal está relacionada ao desenvolvimento pulmonar. A maturação estrutural e morfológica do pulmão é extremamente importante para a função pulmonar adequada. São descritos quatro estágios essenciais desse desenvolvimento:

- **Pseudoglandular (entre a 5ª e a 17ª semana):** crescimento da árvore brônquica intrassegmentar. Durante esse período, o pulmão se parece microscopicamente com uma glândula. Os brônquios principais e as unidades funcionais associadas do pulmão (ácinos) formam-se progressivamente, acompanhados por ramos da árvore arterial pulmonar. Dessa maneira, cada via aérea principal é acompanhada por um ramo da artéria pulmonar.
- **Canalicular (entre a 16ª e a 25ª semana):** as vias aéreas aumentam e alongam, e o tecido mesenquimal ao redor das vias aéreas fica progressivamente menos espesso, resultando em um grande aumento na proporção do volume do lúmen para o volume do tecido. As unidades funcionais do pulmão são formadas, consistindo em bronquíolos terminais com expansões que formam alvéolos primitivos. Uma rede de capilares sanguíneos se desenvolve ao redor dos alvéolos primitivos, o que marca o início da interface ar-sangue necessária para uma troca gasosa eficaz. A partir do estágio canalicular tardio há a possibilidade de sobrevivência extrauterina.
- **Saco terminal (entre a 25ª e a 40ª semana):** aumento progressivo dos "espaços aéreos" distais, afilamento ainda maior do tecido mesenquimal perissacular, com aumento adicional do volume luminal em relação ao volume do tecido pulmonar. Começa o desenvolvimento de septos secundários que irão subdividir o saco terminal em múltiplos alvéolos. As fibras elásticas são formadas por miofibroblastos nesses septos secundários, conferindo ao pulmão suas propriedades elásticas. As células epiteliais diferenciam-se em tipo I e II. Como resultado dessas alterações estruturais, a separação entre o "ar" luminal e o sangue capilar se torna menor, aumentando a capacidade do pulmão de trocar gases respiratórios após o nascimento.
- **Alveolar (36ª semana até 2 anos de idade):** formam-se os alvéolos a partir das subdivisões pelos septos secundários. As paredes alveolares e as células epiteliais que as revestem tornam-se mais finas, ocasionando a formação de alvéolos definitivos. O diâmetro alveolar médio aumenta muito, cerca de cinco vezes, de 30 a 40 semanas. Os alvéolos definitivos passam a existir quando há remodelamento da rede capilar, de modo que a rede dupla mais primitiva que reveste os sacos e alvéolos terminais seja transformada em uma única camada de capilares.

Ao nascimento, o pulmão humano contém um sexto do número de alvéolos que terá na vida adulta, indicando que a maioria é formada depois de nascer. Pensa-se que o estágio alveolar do desenvolvimento pulmonar continue até os 2 anos, embora alguns alvéolos possam continuar se formando ainda mais tarde na vida.

Aparelho urinário

Para um adequado desenvolvimento no útero são necessários rins que produzam urina e um trato urinário inferior que permita a saída dela para o líquido amniótico. Os rins iniciam sua produção na 12ª semana e ela representa mais de 90% do líquido amniótico ao final da gestação. A falha em produzir urina suficiente ou na sua saída para o meio externo ao feto causa a "sequência de Potter", com oligoidrâmnio grave, malformação craniana e facial, pés tortos, contraturas, nariz achatado, retrognatia, orelhas baixas e hipoplasia pulmonar. Causas incluem rins displásicos multicísticos, doença renal policística e obstruções urinárias baixas como na válvula de uretra posterior.

A urina é produzida nos rins pelos néfrons, por meio de um ultrafiltrado do sangue nos glomérulos. Ela é modificada à medida que passa pelos túbulos, alça de Henle e ducto coletor, chegando à pelve renal, ureteres e finalmente à bexiga. A quantidade de néfrons é definitiva por volta da 32ª semana de gestação. Nessa fase os rins fetais já são capazes de regular o balanço hídrico, eletrolítico e acidobásico. Porém, o desenvolvimento da função renal só se completa ao nascimento, quando o fluxo sanguíneo renal aumenta e durante o período pós-natal. Os rins fetais recebem apenas pequena parte do débito cardíaco em comparação com cerca de 20% que recebem os rins de um recém-nascido. A urina fetal é bastante diluída, pois há pouca reabsorção de água. A imaturidade do sistema urinário fetal não causa prejuízos, já que a placenta é a responsável pela função excretora e por manter o equilíbrio da bioquímica no ambiente intrauterino.

Hematopoiese

Inicialmente, no embrião, a hematopoiese ocorre no saco vitelino. Depois no fígado e baço (por volta de 24 semanas) e, finalmente, na medula óssea, a partir de 28 semanas. Os primeiros eritrócitos liberados na circulação fetal são grandes e nucleados. O volume celular médio é de pelo menos 180 fL no embrião e diminui para 105 a 115 fL a termo. Com o passar da gestação, cada vez mais eritrócitos circulantes são menores e anucleados e apresentam vida mais longa, chegando, no termo, a uma duração média de 90 dias. Por isso, vai aumentando progressivamente a produção dessas células maduras e diminuindo a quantidade de reticulócitos. Ao fim da gestação, esses últimos representam aproximadamente 4 a 5% do total. Durante a gestação também aumenta o volume sanguíneo feto-placentário e a concentração de hemoglobina.

A eritropoiese é controlada principalmente pela eritropoietina fetal porque a materna não atravessa a placenta. Seus níveis séricos aumentam com a maturidade fetal.

Ao contrário da hemoglobina A do ser humano já nascido, o feto apresenta hemoglobina F (HbF). A hemoglobina é uma proteína tetramérica composta por duas cópias de dois tipos de cadeias peptídicas. No caso da hemoglobina A do adulto, são duas cadeias alfa (cujo gene localiza-se no cromossomo 16) e duas beta (cromossomo 11). A hemoglobina fetal é composta por duas cadeias alfa e duas delta. Esta última tem o mesmo número de aminoácidos que a beta, porém apresenta uma serina em vez de uma histidina na posição 143. Essa alteração confere à hemoglobina fetal uma maior afinidade pelo oxigênio do que a hemoglobina A (HbA), permitindo a passagem dele da mãe para o feto. Em determinados pH e pressão parcial de oxigênio, as hemácias que contêm mais HbF ligam mais oxigênio do que as que contêm mais HbA, em função da maior capacidade da HbA em ligar 2,3-bisfosfoglicerato (2,3-BPG). Essa molécula se liga ao centro da hemoglobina, inibindo a sua transição do estado de baixa para o de alta afinidade pelo oxigênio. Durante a gravidez os níveis de 2,3-BPG nas hemácias maternas são mais altos.

A quantidade de hemoglobina F começa a diminuir nas últimas semanas de gestação. No termo, aproximadamente ¾ da hemoglobina do feto é HbF. Ao longo do primeiro ano de vida essa porcentagem continua diminuindo até atingir os baixos níveis presentes nos adultos.

Dinâmica do líquido amniótico

O líquido amniótico encontra-se no interior da cavidade amniótica e possui várias funções. Entre elas, permitir a movimentação fetal, oferecer proteção contra traumas, evitar a compressão do cordão umbilical por partes fetais, manter uma temperatura adequada e auxiliar no desenvolvimento dos pulmões, do sistema gastrointestinal, urinário e músculo esquelético do feto.

O seu volume tem ampla variação dentro de uma faixa de normalidade para cada idade gestacional. Ao longo da gestação aumenta de forma gradativa atingindo valores máximos ao redor de 34 semanas, voltando a diminuir após. O constante balanço entre sua produção e reabsorção mantém seu volume relativamente estável.

Nas primeiras semanas de gestação, a sua produção decorre principalmente da passagem de líquidos de maneira passiva da placenta pela membrana amniótica, seguindo o gradiente osmótico. Alguns pequenos solutos passam por difusão simples como ureia, glicose, cloreto de sódio. As moléculas de alto peso molecular como proteínas não passam com facilidade, portanto sua concentração no líquido amniótico é muito menor do que no sangue materno.

A partir de 20 semanas, a diurese fetal e a deglutição começam a ter um papel importante nessa dinâmica. Os rins fetais começam a ter função a partir de 12 semanas de gestação, mas sua contribuição real se dá a partir de 20 semanas. Outras estruturas também têm contribuição na produção de líquido amniótico: a face fetal da placenta, o aparelho respiratório, o trato gastrointestinal e o cordão umbilical. Os pulmões fetais contribuem com a secreção de exsudato alveolar, porém boa parte desse fluido é deglutido antes de chegar à cavidade amniótica. Portanto, tem efeito discreto na regulação do líquido amniótico.

A avaliação do volume de líquido amniótico é parte essencial do exame básico de ultrassonografia obstétrica. Para isso, utilizam-se duas técnicas: avaliação do maior bolsão vertical e índice de líquido amniótico (ILA). No caso, medindo-se o maior bolsão líquido vertical encontrado após varredura de toda a cavidade amniótica, em milímetros ou centímetros, ou medindo o maior bolsão encontrado em cada um dos quatro quadrantes da cavidade amniótica e somando-os (ILA), também em milímetros ou centímetros. Utiliza-se para o maior bolsão valores entre 2 e 8 cm para definir a normalidade. O ILA possui curvas de normalidade de acordo com a idade gestacional, sendo considerado normal ao longo da gestação quando se encontra ao redor dos valores de 5 a 25 cm.

LEITURAS COMPLEMENTARES

Hadlock FP, Harrist RB, Sharman RS, Deter RL, Park SK. Estimation of fetal weight with the use of head, body, and femur measurements – A prospective study. Am J Obstet Gynecol. 1985;151(3):333-7. Doi: 10.1016/0002-9378(85)90298-4.

Kiserud T, Piaggio G, Carroli G et al. The World Health Organization Fetal Growth Charts: A Multinational Longitudinal Study of Ultrasound Biometric Measurements and Estimated Fetal Weight [published correction appears in PLoS Med. 2017 Mar 24;14 (3):e1002284. [Published correction appears in PLoS Med. 2017 Apr 20;14 (4):e1002301]. PLoS Med. 2017;14(1):e1002220. Published 2017 Jan 24. Doi: 10.1371/journal.pmed.1002220.

Meschia G. Fetal oxygenation and maternal ventilation. Clin Chest Med. 2011;32(1):15-9. Doi: 10.1016/j.ccm.2010.11.007.

Nabhan AF, Abdelmoula YA. Amniotic fluid index versus single deepest vertical pocket as a screening test for preventing adverse pregnancy outcome. Cochrane Database Syst Rev. 2008;2008(3):CD006593. Published 2008 Jul 16. Doi: 10.1002/14651858.CD006593.pub2.

Papageorghiou AT, Ohuma EO, Altman DG et al. International standards for fetal growth based on serial ultrasound measurements: The Fetal Growth Longitudinal Study of the INTERGROWTH-21st Project. [Published correction appears in Lancet. 2014 Oct 4;384(9950):1264]. Lancet. 2014;384(9946):869-79. Doi: 10.1016/S0140-6736(14)61490-2.

Triebwasser JE, Treadwell MC. Prenatal prediction of pulmonary hypoplasia. Semin Fetal Neonatal Med. 2017;22(4):245-9. Doi: 10.1016/j.siny.2017.03.001.

127

Rastreamento e Diagnóstico de Alterações Anatômicas e Doenças Genéticas Fetais

Renata Belluomini

O diagnóstico pré-natal abrange não só a avaliação do cariótipo fetal (por técnica invasiva), mas também o rastreio populacional, a avaliação da árvore genealógica, a avaliação do risco genético fetal, o aconselhamento genético e, por fim, o diagnóstico fetal. Devemos lembrar que a avaliação envolve a busca de eventos que ocorrem em menos do que 1% das gestações, o que não minimiza o impacto individual nas famílias acometidas.

Rastreio

O rastreio populacional tem como objetivo definir, em uma população de baixo risco, aqueles com risco aumentado para uma determinada alteração.

O rastreio perinatal ideal deve:
- identificar alterações fetais comuns e importantes para as quais existam testes diagnósticos;
- ter um bom custo/benefício;
- ser reprodutível;
- identificar alterações num período precoce em que se possam realizar intervenções na tentativa de melhorar a qualidade de vida ou, em casos extremos e se for permitido e desejado, terminar a gestação com o menor prejuízo possível.

Nos testes de rastreio, a sensibilidade (capacidade de identificar os indivíduos acometidos que são positivos no rastreio) e a especificidade (capacidade de identificar os indivíduos não acometidos que são negativos no rastreio) são características de extrema importância. Elas independem da frequência da doença na população. Já os valores preditivos positivos e negativos (capacidade de uma mulher com teste positivo ou negativo tenha ou não a gestação acometida) dependem da prevalência da doença e são de suma importância para a interpretação dos testes.

Os testes de rastreio devem utilizar pontos de corte em que se obtenha a sua mais alta sensibilidade sem perda na especificidade e, portanto, com uma menor taxa de falsos negativos.

Por meio de riscos conhecidos para a população avaliamos o risco individual, que pode ser alterado por mais de um parâmetro (idade, resultados de exames sanguíneos, achados na ultrassonografia etc.).

Risco basal

O risco basal é aquele que toda gestante tem de que seu feto tenha alguma anomalia cromossômica, tendo como parâmetros:
- **idade materna (IM):** com o aumento da idade materna, eleva-se o risco para trissomias. O risco de triploidias e alterações dos cromossomos sexuais não se altera com o avançar da idade materna;
- **idade gestacional (IG):** com o avanço da idade gestacional, diminui o risco de aberrações cromossômicas, pois muitos dos fetos acometidos evoluem para óbito precocemente.

Corrigimos esse risco basal a partir dos resultados dos testes de rastreamento (ultrassonográficos e bioquímicos) que são os fatores de correção (ou riscos relativos), estabelecendo-se um novo risco basal. Este, por sua vez, pode ser recalculado se outros testes forem realizados posteriormente, como a ultrassonografia (US) morfológica de 2º trimestre.

Idade materna (IM)

A associação da idade materna avançada com o risco aumentado para síndrome de Down foi primeiramente descrita em 1909. O risco aumenta após 35 anos, mas cerca de 70% das gestações acometidas ocorrem em mulheres com menos de 35 anos. Ou seja, se utilizarmos como indicação de um teste invasivo apenas a IM, estaremos diagnosticando apenas 30% dos fetos com síndrome de Down (trissomia do cromossomo 21, T21). Por essa razão, a idade materna isolada não é mais utilizada como único parâmetro para indicar um teste invasivo.

Idade gestacional (IG)

A datação precisa é de suma importância para o seguimento da gestação.

Algumas sociedades, como a International Society of Ultrasound in Obstetrics and Gynecology (ISUOG) e a Society for Maternal Fetal Medicine (SMFM), sugerem que o primeiro exame de US seja realizado entre 11 e 13 semanas e 6 dias, a menos que a paciente tenha algum sintoma clínico ou alguma indicação precisa que justifique realizá-lo antes desse período.

Muitas mulheres, porém, não sabem com precisão a data da última menstruação (DUM), o que dificulta o cálculo da idade gestacional. Sabe-se que a margem de erro na estimativa da idade gestacional pela US aumenta com o avançar da mesma. Usa-se o cálculo de 8% dos dias da idade gestacional para estimar a margem de erro. Assim, por exemplo, numa gestação cuja estimativa pelo comprimento cabeça-nádega (CCN) é de 7 semanas e 6 dias, um erro de 8% corresponde a 4,4 dias (como é feito o cálculo: 7 semanas correspondem a 49 dias, aos quais se somam os 6 dias indicados no cálculo do CCN, obtendo-se, portanto, 55 dias; estes 55 dias são multiplicados por 8%, chegando ao valor de 4,4 dias, que é a margem de erro). Já numa gestação de 13 semanas e 6 dias, a margem de erro passa a ser de 7,7 dias.

O primeiro exame é importante não só para a estimativa da idade gestacional, mas também para confirmar a localização da gestação, sua viabilidade, o número de fetos (e, em gestações múltiplas, a corionicidade e amnionicidade).

Apesar do embrião poder ser detectado muito precocemente, quando mede 1 a 2 mm (na avaliação via transvaginal), em idades gestacionais muito precoces o erro tende a ser maior. Portanto, a datação é mais bem realizada em embriões maiores, já com atividade cardíaca detectável (a partir de 6 semanas). A idade ideal para a datação seria entre 8 e 13 semanas e 6 dias. Nesse período, utilizamos o CCN e, após isso, a medida da circunferência cefálica (CC) parece ser mais precisa.

Portanto, se a paciente informar uma DUM de certeza e realizar uma US de 1º trimestre com achados compatíveis, utilizamos a amenorreia para o cálculo da IG. Caso a amenorreia seja incerta ou desconhecida, ou não preencha os critérios de confiabilidade (ciclos regulares, pelo menos 6 meses sem utilização de métodos anticoncepcionais hormonais injetáveis ou 3 meses nos orais, nenhum aborto nos 6 meses anteriores etc.), utilizaremos a IG estimada pela US.

História prévia

O risco de recorrência de trissomia é 0,75% maior que o risco basal em um casal previamente afetado e é cromossomo específico.

Ultrassonografia morfológica de 1º trimestre

É realizada entre 11 semanas e 13 semanas e 6 dias, ou com o CCN fetal entre 45 e 84 mm. Embora precoce, a avaliação da anatomia fetal já é possível nesta IG. Essa avaliação depende de treinamento e de aparelhos com recursos apropriados, podendo ser limitada por alguns fatores como biotipo materno. Muitos dos achados deverão ser reavaliados numa IG mais avançada (16 semanas, por exemplo). Além disso, algumas malformações (MF) se desenvolvem posteriormente. Isso deve ser esclarecido aos pais.

Avalia-se, para o cálculo do risco de aneuploidias, quatro marcadores ultrassonográficos de 1º trimestre:

Translucência nucal (TN)

Todo feto apresenta uma fina lâmina de conteúdo líquido (anecoico) na região da nuca. O aumento dessa espessura (TN aumentada ou higroma cístico quando possui finas septações) está relacionado a anomalias cromossômicas, como: síndrome de Turner no higroma cístico; trissomia do cromossomo 21 (T21), trissomia do cromossomo 18 (T18), defeitos cardiovasculares e pulmonares, displasias esqueléticas, infecções e distúrbios metabólicos e hematológicos nas TN aumentadas.

A medida da TN aumenta com o avanço da idade gestacional e do CCN. Numa mesma IG, para cada medida de TN temos um fator de correção do risco basal. O fator de correção derivado da medida da TN depende do grau de desvio da medida em relação à mediana normal para o CCN. Ou seja, quanto maior a TN, maior o fator de correção (Figura 127.1).

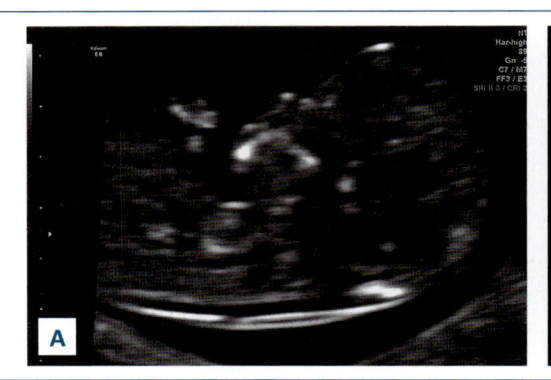 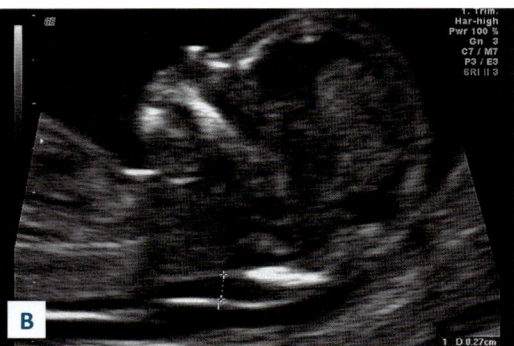

Figura 127.1. (A) TN normal e (B) TN aumentada.
Fonte: Acervo do Dr. Daniele Luminoso.

Osso nasal (ON)

O ON calcifica-se por volta da 11ª semana. Em 60 a 70% dos fetos com T21 e em cerca de 2% dos fetos normais, ele não é identificado no exame morfológico de 1º trimestre. Também em até 10% dos fetos normais, cujos pais têm origem afro-caribenha, o ON não é visível (Figura 127.2).

Fluxo no ducto venoso (DV)

O ducto venoso é a comunicação da veia umbilical com a veia cava inferior, o que permite que a maior parte do sangue oxigenado da veia umbilical atinja o átrio direito, passe através do forame oval ao átrio esquerdo e chegue à circulação fetal, em especial às coronárias e ao SNC. O DV reflete o compartimento cardíaco fetal. Quando alterado (fluxo com resistência aumentada, com onda A, de contração atrial, ausente ou reversa) relaciona-se com cardiopatias (isoladas ou associadas às anomalias cromossômicas). Cerca de 80% dos fetos com T21 e 5% dos fetos normais tem alteração no fluxo do DV (Figura 127.3).

Fluxo na valva tricúspide (FT)

Fetos com cardiopatias (isoladas ou associadas às anomalias cromossômicas) têm alteração no fluxo da valva tricúspide. Ela se torna insuficiente, o que produz uma regurgitação do fluxo (Figura 127.4).

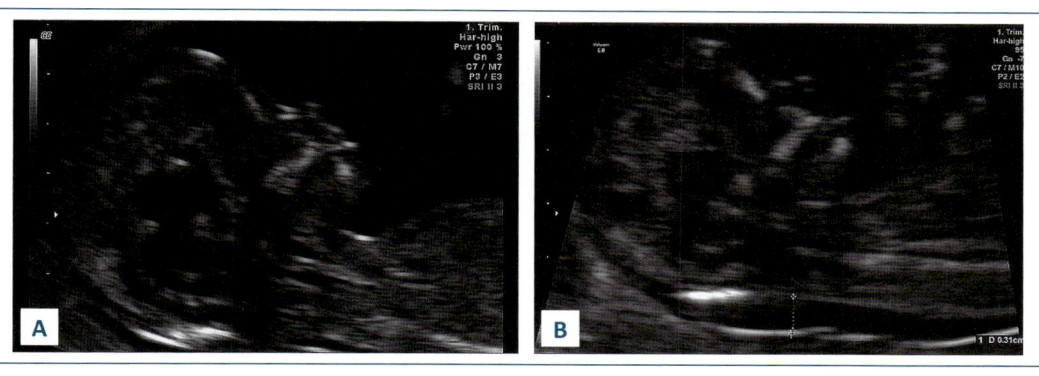

Figura 127.2. (A) ON presente. (B) ON não identificado (ausente ou hipoplásico).
Fonte: Acervo do Dr. Daniele Luminoso.

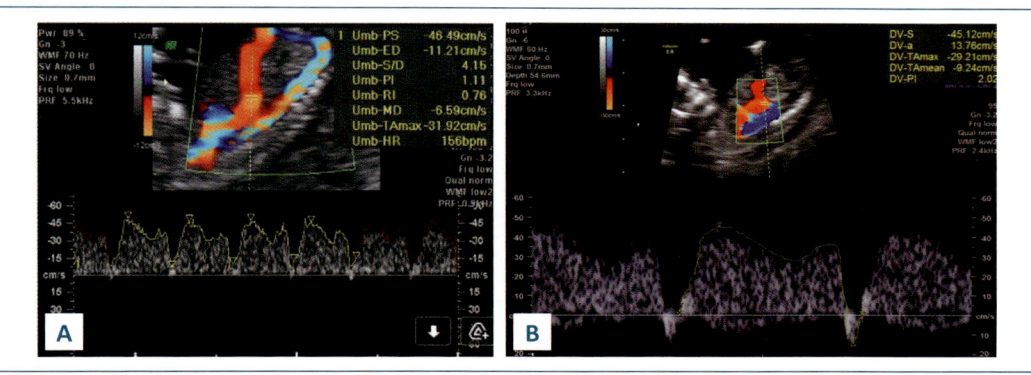

Figura 127.3. (A) DV com fluxo normal. (B) DV com fluxo alterado (onda A reversa).
Fonte: Acervo do Dr. Daniele Luminoso.

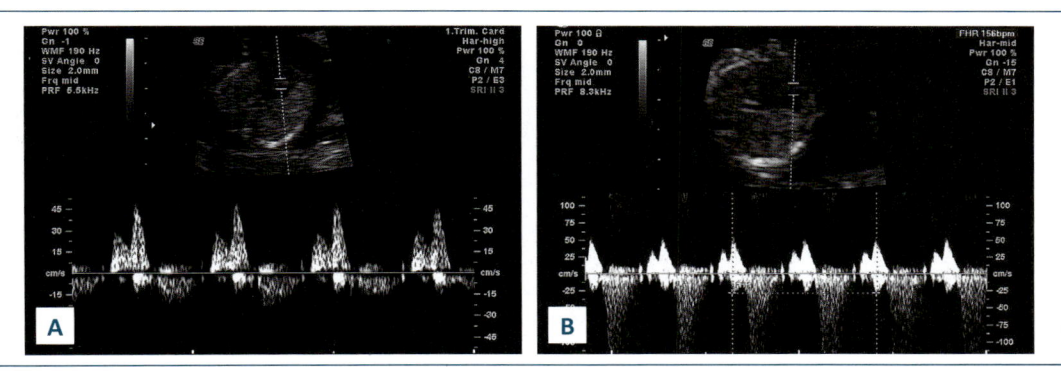

Figura 127.4. (A) FT normal. (B) FT alterado (regurgitação).
Fonte: Acervo do Dr. Daniele Luminoso.

Importante destacar que em situações de fetos com TN aumentada, alteração do fluxo no DV e/ou alteração do FT, deve ser realizado ecocardiografia fetal posteriormente, num período mais apropriado (entre 18 e 26 semanas).

Além dos marcadores de aneuploidias, devemos avaliar a anatomia fetal na ultrassonografia de 1º trimestre, cientes de que em muitos casos necessitaremos de uma reavaliação posterior, seja pela precocidade da IG, seja por limitações técnicas ou porque certas patologias se desenvolvem mais tardiamente. Serão comentados alguns detalhes anatômicos e achados anormais desta avaliação de 1º trimestre.

Anatomia fetal em ultrassonografia de 1º trimestre

Polo cefálico (PC)

Deve-se avaliar o formato do PC e a calcificação da calota craniana, que já deve estar completa na 11ª semana. Na ausência de calota craniana, suspeitar de sequência acrania/exencefalia/anencefalia que ocorre por um defeito do fechamento da porção rostral (cranial) do tubo neural, com prevalência 3,7/10.000 gestações. Pode-se identificar encefaloceles ou meningoceles que ocorrem pela protrusão de estruturas cranianas por um defeito na calota.

Deve-se identificar a linha média com hemisférios simétricos, plexos coroides preenchendo os ventrículos laterais. A não identificação dos dois hemisférios com ventrículo único sugere holoprosencefalia alobar. A holoprosencefalia lobar e a semilobar são de difícil diagnóstico no 1º trimestre. O diagnóstico de hidrocefalia no 1º trimestre ocorre nos casos mais graves, e pode estar ligada às trissomias do 13 e 18, ou à estenose de aqueduto.

Também é preciso identificar o mesencéfalo, tronco cerebral e 4º ventrículo (chamado de translucência intracraniana – TIC). A não identificação do 4º ventrículo aumenta o risco para espinha bífida aberta (1/2.000 gestações, na Europa). Na malformação de Dandy-Walker, a TIC está aumentada.

Face

O diagnóstico de fenda lábio-palatina é possível, apesar de difícil e não tão usual. As órbitas devem ser identificadas.

Coluna

Avaliar seu alinhamento e integridade. Achados normais não excluem a necessidade de uma avaliação posterior e mais detalhada. Especial atenção nos casos em que o diâmetro biparietal encontra-se abaixo do percentil 5 para a idade gestacional.

Coração

As malformações cardíacas são as mais comuns (4 a 7/1.000 nascimentos). Deve-se visualizar o estômago e o coração para determinar o *situs*. Observar o corte de quatro câmaras, as válvulas atrioventriculares; com o Doppler colorido, observar o enchimento dos ventrículos, identificar as grandes artérias (aorta e pulmonar) e a direção do fluxo. A identificação de alguma alteração, assim como a presença de TN aumentada, DV e FT alterados são achados que aumen-

tam o risco para cardiopatias e devem ser reavaliados posteriormente com ecocardiografia fetal, como já destacado.

Tórax e diafragma

Nas malformações pulmonares congênitas, o aumento da ecogenicidade do pulmão é visto após a 16ª semana. Já na síndrome congênita de obstrução aérea alta (CHAOS, que cursa com obstrução da laringe ou traqueia) podemos notar um aumento da ecogenicidade dos pulmões, observar a inversão do diafragma e, em formas mais graves, evolução para hidropisia e falência cardíaca. Na hérnia diafragmática congênita à esquerda já é possível, em alguns casos, observar o estômago herniado no tórax.

Parede abdominal

A herniação fisiológica do intestino no cordão umbilical finaliza na 12ª semana. Portanto, após essa data, a onfalocele, um defeito de parede abdominal com herniação de intestino (e mais raramente fígado) recoberto por peritônio deve ser investigada pela alta associação com aneuploidia, em especial T18 (cerca de 40% quando isolada e 70 a 80% quando em associação com outras anomalias ou TN aumentada). Já a gastrosquise, um defeito de parede abdominal, usualmente à direita da inserção do cordão umbilical, não tem associação com aneuploidias quando isolada (sua origem se deve a isquemia e está associada ao tabagismo, uso de drogas e estresse, dentre outras). A síndrome de *body stalk* é um defeito extenso da parede abdominal com cifoescoliose importante, resultado de um cordão umbilical curto – o feto se apresenta com partes fetais na cavidade amniótica e partes fetais na cavidade celômica. Os defeitos de parede abdominal devem ser reavaliados posteriormente, a partir de 16 semanas.

Trato urinário

A bexiga deve ser identificada como uma estrutura anecoica na linha média do abdome inferior, ladeada pelas artérias umbilicais, o que a diferencia de cistos intra-abdominais. Na ausência de sua visualização, respeitando um intervalo de pelo menos 30 minutos para reavaliação, suspeitar de patologia renal bilateral ou extrofia de bexiga. Nesse período inicial da gestação, o diâmetro longitudinal maior que 6 mm classifica a bexiga como megabexiga, que pode estar associada a uma obstrução baixa do trato urinário (válvula de uretra posterior – VUP – medida > 15 mm de diâmetro) e a anomalias cromossômicas e síndromes congênitas (entre 7 e 15 mm de diâmetro), sendo o estudo do cariótipo indicado. Mais raramente, a megabexiga pode ter resolução espontânea ao longo da gestação. Os rins são de avaliação mais difícil, mas já podem ser identificados. Quando aumentados, mais ecogênicos, em associação com encefalocele e polidactilia, suspeitar de síndrome de Meckel-Gruber.

Membros

Avaliar os membros superiores e inferiores, assim como mãos e pés. Grandes anomalias já são possíveis de serem identificadas.

Com todos esses parâmetros avaliados, utilizamos programas de cálculo de risco do 1º trimestre, como o disponibilizado no site da FMF, em que inserimos os dados com data de nascimento da mãe (IM), IG, CCN, TN, ON (presente ou não), FT (normal ou alterado), DV (normal ou alterado) e assim, a partir do risco basal, recalculamos o risco para as trissomias 21, 18 e 13. Com esse risco calculado, discutimos com o casal a indicação ou não de prosseguir a investigação genética.

Os marcadores como onfalocele, megabexiga e artéria umbilical única são mais prevalentes em fetos com aneuploidias do que em fetos normais e possuem seus próprios fatores de correção de risco.

Uma descrição dos principais achados ultrassonográficos em algumas cromossomopatias encontra-se no Quadro 127.1.

Quadro 127.1 Achados ultrassonográficos característicos das principais anomalias cromossômicas.	
Anomalia	*Achados*
T21	TN aumentada, ON não visível (60 a 70%) e DV alterado (80%)
T18	Restrição de crescimento fetal (RCF) precoce, tendência a bradicardia, onfalocele (30%), ON não visível (55%), megabexiga (20%) e artéria umbilical única (75%)
T13	Taquicardia (65%), RCF, megabexiga (20%), holoprosencefalia ou onfalocele (40%)
45 X0 (Turner)	Taquicardia (50%) e RCF precoce
Triploidias	RCF precoce e assimétrica (o polo cefálico possui dimensões próximas às esperadas e o restante do corpo com dimensões bastante reduzidas), bradicardia (30%), holoprosencefalia, onfalocele ou cisto de fossa posterior (40%) e alterações da placenta (30%)

Fonte: Desenvolvido pela autoria a partir dos dados da FMF.

A vantagem da avaliação ultrassonográfica nessa fase inicial da gestação é que possibilita que se façam investigações adicionais como cariótipo ou ecocardiografia, uma reavaliação em um momento mais adequado (p. ex., 16 semanas, 20 semanas) e, em casos em que as leis permitam, a opção dos pais pela interrupção legal da gestação.

Podemos, ainda, utilizar os marcadores séricos para complementar a avaliação de risco.

Marcadores séricos

Em gestações com fetos normais, os níveis da fração beta da gonadotrofina coriônica humana (B-hCG – fração livre) diminuem no decorrer da gestação; já os níveis da proteína A plasmática associada à gravidez (PAPP-A) aumentam com o avanço da gestação (ver Quadro 127.2).

Cada dosagem de B-hCG e PAPP-A em uma determinada IG constitui um fator de correção do risco basal, completando a avaliação.

Na avaliação de risco existem, ainda, mais duas opções nessa fase da gestação: o teste não invasivo de diagnóstico pré-natal (NIPT) e o diagnóstico invasivo, por meio do cariótipo fetal, com material para análise obtido por vários métodos.

Quadro 127.2 Comportamento dos marcadores séricos nas principais anomalias cromossômicas.		
Anomalia	*B-hCG*	*PAPP-A*
T21	↑	↓
T18 e T13	↓	↓
Anomalia dos cromossomos sexuais	normal	↓
Triploidia diândrica (60 a 70%): 1 óvulo + 2 espermatozoides	↑↑↑	↓
Triploidia digínica (30 a 40%): 1 óvulo 2n + 1 espermatozoide 1n ou 1 óvulo 1n + 1 espermatozoide 2n	↓↓↓	↓↓↓

Fonte: Desenvolvido pela autoria a partir dos dados da FMF.

Diagnóstico pré-natal não invasivo (NIPT)

Disponível desde 2011 e recomendado pelo American College of Obstetricians and Gynecologists (ACOG) e pela Society for Maternal-Fetal Medicine (SMFM), o NIPT (*Non Invasive Prenatal Test)* é indicado para o rastreio de pacientes com risco aumentado para aneuploidias, como:

- idade materna acima de 35 anos;
- fetos com US morfológica de 1º trimestre com achados que aumentem os riscos de aneuploidias;
- pacientes com história prévia de filhos com aneuploidias ou com pais portadores de translocação robertsoniana, com risco aumentado para trissomias;
- pacientes com testes sanguíneos de rastreio positivos.

Aproximadamente 3 a 13% de DNA livre no sangue materno são de origem fetal. Existem diferentes técnicas de laboratório para a análise, mas basicamente ele compara a quantidade de material cromossômico com um conjunto de referência de cromossomos. Tem alta sensibilidade e especificidade, principalmente para trissomias do 18 e 21 (sensibilidade > 99%). Já para a trissomia do 13 e anomalias do cromossomo sexual, a sensibilidade fica em torno de 80 a 90%, com especificidade de 99%.

A taxa de falso positivo não excede 1%. Está associada a alterações maternas ainda não diagnosticadas, *vanish twin* e mosaicismo placentário.

Portanto, como teste de rastreio, permite que menor número de pacientes sejam submetidas a um teste invasivo diagnóstico quando comparado ao rastreio combinado (idade materna, marcadores ecográficos e bioquímica). É realizado após a 10ª semana de gestação.

Diagnóstico pré-natal invasivo (cariótipo fetal)

O NIPT é um teste de rastreio. Para prosseguir a investigação, a análise cromossômica necessita da coleta de células fetais para avaliação do cariótipo. O cariótipo realizado por técnica de citogenética convencional avalia os pares cromossômicos e detecta alterações cromossômicas maiores. Permite o diagnóstico de trissomias, alterações dos cromossomos sexuais e anomalias estruturais não balanceadas. A amostra para realização do cariótipo fetal pode ser obtida por várias técnicas.

Biópsia de vilo corial (BVC)

Realizada entre 11ª e 14ª semana de gestação. Colhe-se amostras da placenta (tecido trofoblástico). Como o material colhido é de origem placentária, em até 2% dos casos pode-se ter uma ambiguidade de resultados, uma vez que pode ocorrer um mosaicismo exclusivamente de células placentárias (e não fetais). O risco de perda gestacional está ao redor de 1%. Existe uma associação entre BVC antes da 11ª semana e aumento no risco de amputação transversa de membros, micrognatia e microglossia.

Amniocentese

Realizada após a 15ª semana de gestação. Colhe-se o líquido amniótico, isolam-se as células fetais para cultivo e análise cromossômica. Apresenta um risco de perda gestacional ao redor de 1%. Se realizada antes desse período, aumenta o risco de perda gestacional para cerca de 2% e a incidência de pé torto congênito (ao redor de 1,6%).

Cordocentese

Realizada após a 20ª semana. Colhe-se o sangue fetal, faz-se a cultura das células e a análise cromossômica.

Método de FISH (*Fluorescent In Situ Hybridisation*)

Por meio de sondas de DNA específicas para pesquisa de cromossomos e hibridização é possível detectar células fetais com núcleos com três sinais e, assim, suspeitar de trissomias ou alterações numéricas dos cromossomos sexuais. É um teste rápido (em geral, o resultado é liberado em 72 horas), mas tem aplicação como avaliação de risco e não como método diagnóstico. O resultado em poucos dias permite preparar os pais para aguardar o resultado final do cariótipo. Além disso, avalia apenas alterações numéricas dos cromossomos. Portanto, não exclui a realização do cariótipo completo.

CGH *Array* (hibridização genômica comparativa em *array*)

Detecta alterações em segmentos menores do material genético. É capaz de identificar perdas (monossomias e deleções) e ganhos (duplicações e amplificações) de material genético. Amplia a avaliação genética e permite o diagnóstico de um maior número de doenças, muitas vezes menos frequentes.

Ultrassonografia morfológica de 2º trimestre

A US morfológica de 2º trimestre pode ser realizada entre 18 e 24 semanas, mas preferencialmente entre 20 e 24 semanas. Assim como no 1º trimestre, as anomalias cromossômicas têm achados característicos. Devemos realizar uma avaliação minuciosa para detectar se os achados/marcadores são isolados ou aparecem em conjunto, o que nos permite suspeitar de alguma alteração. A seguir, de acordo com a FMF e com a SMFM, serão descritos os principais achados/marcadores:

Prega nucal

A medida da espessura da prega nucal acima de 6 mm (prega nucal espessada) eleva o risco para T21 em 3 a 4 vezes.

Ventriculomegalia

Prevalência: 1:1.000 nascimentos. Cerca de 10% de associação com anomalias cromossômicas (T21, T18, T13 e triploidia), principalmente as leves/moderadas. Além de anomalias cromossômicas e síndromes genéticas, pode ocorrer após infecção ou hemorragias.

Holoprosencefalia

Prevalência: 1:10.000 nascimentos. Cerca de 30% de associação com anomalias cromossômicas (T18 e T13).

Cisto de plexo coroide

Cerca de 2% dos fetos tem cisto de plexo coroide à época da US morfológica de 2º trimestre. Cerca de 95% deles involuem até 28 semanas. Isoladamente, não tem impacto no risco gestacional. Em associação com achados característicos, aumenta o risco para T18.

Complexo Dandy-Walker

Prevalência: 1:30.000 nascimentos. Compreende a malformação Dandy-Walker, sua variante e a mega cisterna magna. Cerca de 40% de associação com anomalias cromossômicas (T18, T13 e triploidias). Pode ocorrer após infecção e em várias síndromes genéticas.

Micrognatia

Prevalência: 1:1.000 nascimentos. Isoladamente não tem impacto no risco. Em associação com achados característicos, aumenta o risco para T18 e triploidia.

Osso nasal (ON) hipoplásico

É o marcador mais específico para T21: cerca de 65% tem ON hipoplásico ou não identificado. Lembrar que 10% de fetos normais, filhos de pais afro-caribenhos, têm ON hipoplásico.

Hérnia diafragmática

Prevalência: 1:4.000 nascimentos. Prevalência de 20% de anomalias cromossômicas (T18).

Malformações cardíacas

Prevalência: 4 a 7:1.000 nascidos vivos (e aumenta para 30:1.000 natimortos). 90% de associação com T18 e T13, 40% com T21 e síndrome de Turner. A presença de artéria subclávia direita aberrante (ARSA) aumenta 6 a 7 vezes o risco para T21.

Onfalocele

Prevalência: 1:4.000 nascimentos. Cerca de 30% de associação com anomalias cromossômicas (T18 e T13), principalmente se a onfalocele contém apenas intestino (e não contém fígado).

Atresia de esôfago

Prevalência: 1:3.000 nascimentos. Cerca de 20% de associação com anomalias cromossômicas (T18).

Atresia de duodeno

Prevalência: 1:5.000 nascimentos. Cerca de 40% de associação com anomalias cromossômicas (T21).

Anomalias do trato urinário

- T21: discretas hidronefroses.
- T18 e T13: rins multicísticos, agenesia renal, hidronefroses moderadas/graves.

Anomalias de membros

- **T21:** ossos longos encurtados (em especial úmero e fêmur), clinodactilia, afastamento do hálux.
- **T18:** encurtamento de ossos longos, sobreposição dos dedos (mãos em flexão com sobreposição dos dedos), pés tortos.
- **T13:** polidactilia.
- **Triploidias:** sindactilia.

Diante dos achados do exame US morfológico de 2º trimestre, podemos recalcular o risco e, dependo desse resultado, rediscutir a realização do cariótipo fetal.

Existem algumas malformações anatômicas fetais elegíveis para cirurgia intrauterina, como a hérnia diafragmática e alguns defeitos de fechamento do tubo neural (p. ex., mielomeningoceles). Para tanto, uma anomalia cromossômica precisa ser pesquisada, pois em casos de anomalias incompatíveis com a vida neonatal prolongada, essa intervenção cirúrgica será descartada.

LEITURAS COMPLEMENTARES

Wapner RJ. Diagnóstico Pré-natal de Desordens Congênitas. In: Creasy RK, Resnik R, Iams JD, Lockwood CJ, Moore TR, Greene MF (ed). Medicina Materno-fetal, Princípios e Práticas. 7.ed. Tradução de Gabriella da Silva Mendes. Rio de Janeiro: Elsevier; 2016. p.419-68.

International Society of Ultrasound in Obstetrics and Gynecology (ISUOG) [homepage na internet]. Disponível: https://isuog.org.

Society for Maternal Fetal Medicine [homepage na internet]. Disponível em: https://smfm.org.

Bilardo, CM, Ushakov, F. Ultrasound Screening for Fetal Abnormalities in the First Trimester. In: Pandya PP, Oepkes D, Sebire NJ, Wapner RJ (ed). Fetal Medicine: Basic Science and Clinical Practice. 3.ed. London. Elsevier; 2020. p.176-93.e3.

Fleury Medicina Diagnóstica [homepage na internet]. Disponível: https://www.fleury.com.br/medico/artigos-cientificos/diagnostico-cito-genetico-pre-natal.

The Fetal Medicine Foundation [homepage na internet]. The 11-13 weeks scan. Disponível em: https://fetalmedicine.org/education/the-11-13-weeks-scan.

128

Terapia Fetal

Daniele Luminoso
Maria Letícia Sperandéo de Macedo Luminoso

Nas últimas 2 décadas, houve grande avanço no campo da medicina fetal (diagnóstico pré-natal e intervenções fetais). A ultrassonografia de alta resolução tornou possível a observação fetal detalhada, e fez do feto um paciente real. Na suspeita de malformações fetais, doenças genéticas ou condições adquiridas intraútero, a gestante deverá ser encaminhada a centros de referência em medicina fetal, nos quais haja profissionais especializados, equipamentos de alta resolução e equipe multidisciplinar. Em alguns destes casos, a intervenção pré-natal está indicada com o intuito de melhorar o prognóstico gestacional e fetal (Adzick et al., 2011; Botelho et al., 2017).

Em algumas situações a terapêutica fetal se dá sem necessidade de acesso direto ao feto, como por exemplo, na administração de fármacos pela via transplacentária, como nos casos de arritmias fetais ou infecções. Em outras situações, como na transfusão intrauterina para correção da anemia fetal, há acesso direto ao cordão umbilical ou mesmo ao feto (coração ou abdome fetal), e ainda existem outras situações nas quais há necessidade de correção cirúrgica fetal. Na maioria das vezes a melhor alternativa é a correção cirúrgica pós-natal. No entanto, ocasionalmente, a correção cirúrgica pré-natal (intrauterina) está indicada para salvar a vida do feto ou para prevenir lesão permanente de órgãos fetais.

Em função das potenciais complicações e riscos para a mãe, o feto e a gestação, a equipe médica deverá realizar uma análise criteriosa dos riscos e benefícios frente a um procedimento fetal (Botelho et al., 2017; Chervenak et al., 2018).

Aspectos éticos

O objetivo da terapêutica fetal é claro: melhorar as condições de saúde de crianças pela intervenção antes do nascimento (correção ou tratamento) nas anormalidades diagnosticadas no período pré-natal. Este objetivo, baseia-se nos princípios da bioética, no princípio da beneficência e no princípio de não maleficência, que se referem à obrigação ética do profissional médico de maximizar o benefício e minimizar o prejuízo ao paciente.

O feto tem seus direitos garantidos pela Constituição e Código Civil brasileiros, é considerado paciente e, como tal, merecedor dos benefícios dos tratamentos disponíveis para melhora das suas condições de saúde e bem-estar.

> Art. 6º *"São direitos sociais a educação,* a saúde, o trabalho, o lazer, a segurança, a previdência social, a proteção à maternidade e à infância, a assistência aos desamparados, na forma desta Constituição". (Constituição Federal).
>
> Art. 2º *A personalidade civil da pessoa começa do nascimento com vida, mas a lei põe a salvo, desde a concepção, os direitos do nascituro.* (Código Civil).

No entanto, qualquer intervenção fetal apresenta implicações para a saúde e bem-estar da gestante, assim como, para a sua integridade física. Portanto, nenhum procedimento fetal poderá ser realizado sem seu consentimento informado explícito.

Consentimento livre e esclarecido

O comitê de ética do American College of Obstetricians and Gynecologists (ACOG) e da Academia Americana de Pediatria (ACP) elaboraram recomendações quanto aos aspectos éticos relativos a procedimentos terapêuticos fetais.

Recomendações ACOG e ACP

- Como não existem meios de estabelecer tratamentos fetais sem a participação do organismo materno, a obtenção do consentimento livre e esclarecido é obrigatória.
- É essencial o esclarecimento do tipo de terapia a ser aplicada (protocolos padrão, baseados em evidências, pesquisas etc.).
- Na obtenção do consentimento é importante a discussão das alternativas existentes, dos riscos e benefícios (para mãe e para o feto) dos eventuais procedimentos pós-natais complementares, dos cuidados paliativos e evitar coerção.
- Devem existir salvaguardas para a proteção materna nas pesquisas fetais, incluindo um defensor nos casos de alto risco para a gestante.
- Deve haver suporte emocional em situações de extremo estresse à gestante e aos familiares.
- Os procedimentos terapêuticos devem ocorrer em ambientes de composição multidisciplinar e multiprofissional, incluindo fetólogo, neonatologista, geneticista, cirurgião pediátrico, neurocirurgião, eticista, capelão etc.

O consentimento informado deve conter informações detalhadas sobre as condições fetais e também referentes à ciência dos pais quanto à situação de riscos e benefícios do procedimento proposto; deverá ser assinado pela mãe/casal antes de procedimentos de intervenção fetal. A formalização deste consentimento representa, oficialmente, a manifestação da autonomia da paciente/casal nos atos propostos quanto aos procedimentos terapêuticos. Também representa o compartilhamento da paciente/casal na parceria de tomada de decisão, dividindo responsabilidades.

Elegibilidade dos casos cirúrgicos

A Sociedade Internacional de Medicina Fetal e Cirurgia (International Fetal Medicine and Surgery Society – IFMSS) definiu critérios de elegibilidade dos casos cirúrgicos.

Critérios para cirurgia fetal

1. Diagnóstico acurado com exclusão de outras anomalias.
2. História natural da doença documentada e o prognóstico pré-estabelecido.
3. Ausência de terapia pós-natal atual.
4. Exequibilidade previamente demonstrada em modelos animais.
5. Intervenção efetuada em centros multidisciplinares de tratamento fetal utilizando protocolos aprovados por comitê de ética da instituição.

Anestesia

Existem evidências que o feto apresenta resposta neuroendócrina e hemodinâmica a estímulos dolorosos após a 18ª semana de gestação, promovendo a liberação de catecolaminas e cortisol. Estas substâncias elevam a resistência placentária e promovem a redução de fluxo sanguíneo para o feto, que apresenta clinicamente bradicardia e redistribuição do fluxo sanguíneo.

O alívio da dor deverá ser proporcionado em todos os procedimentos terapêuticos fetais. O feto será anestesiado (procedimento guiado por ultrassonografia) com injeção intramuscular de anestésico associado a relaxante muscular (pancurônio) para também promover imobilidade fetal durante o procedimento. Nos casos de anestesia geral materna para procedimentos fetais, a passagem transplacentária do anestésico também promoverá anestesia fetal (Lewi et al., 2011; Khalil et al., 2019).

Principais procedimentos terapêuticos fetais

Transfusão intrauterina

A transfusão intrauterina (TIU) de concentrado de hemácias (glóbulos vermelhos) é um dos mais bem-sucedidos procedimentos terapêuticos fetais. Embora não haja estudos randomizados, estudos observacionais demonstraram claramente o benefício desta terapia fetal. A transfusão intrauterina melhora a sobrevida de fetos gravemente anêmicos. Atualmente, o uso universal de imunoglobulina antifator Rh (anti-Kell etc.) reduziu a necessidade de transfusões intrauterinas ocasionadas pela anemia causada pela aloimunização materna. Mas a TIU ainda é realizada em função destas condições e também nas anemias fetais graves decorrentes de causas diversas, entre elas, aloimunização do tipo não Rh (D), infecção por Parvovírus B19, hemorragia crônica feto-materna e homozigotia para alfa-talassemia.

O diagnóstico de anemia fetal é feito pela ultrassonografia. É avaliado o pico de velocidade sistólica da artéria cerebral média fetal pela técnica de Dopplervelocimetria. Quando este valor está acima de 1,5 múltiplos da mediana, tem-se a suspeita de anemia fetal moderada e está indicada a transfusão intrauterina. O primeiro passo é a coleta de sangue fetal (cordocentese) para dosagem da hemoglobina fetal; se esta estiver dois desvios-padrão abaixo da média para a idade gestacional deverá ser realizada a transfusão intrauterina de concentrado de hemácias. Este valor indica anemia moderada e a transfusão intrauterina nesta fase promove melhores resultados fetais que a transfusão realizada quando o feto atinge anemia grave. O acesso fetal pode ser realizado via veia umbilical, artéria umbilical, cavidade peritoneal e coração fetal.

O acesso intravascular é a primeira escolha, em função das melhores taxas de sobrevida relacionadas a esta via, quando comparada às outras. Este procedimento é geralmente realizado entre 18 e 35 semanas de gestação. O vaso de escolha é a veia umbilical, em função do acesso fácil, maior segurança e menores taxas de complicações. Não é utilizado fetoscópio.

Será realizada punção do vaso (agulha) guiada pela ultrassonografia. Muitas etapas estão envolvidas nesta terapia fetal. Desde a seleção de pacientes pelo pico de velocidade sistólica da artéria cerebral média, indicação do procedimento, sala cirúrgica, rigor de assepsia cirúrgica, coleta de amostra de sangue fetal para diagnóstico de anemia (cordocentese), preparo prévio de sangue especial para a transfusão (tipo O Rh D negativo, prova cruzada compatível com sangue materno, deleucocitado), cálculo do volume de sangue a ser transfundido, punção do vaso guiada por ultrassonografia, transfusão intrauterina, verificação de batimentos cardíacos fetais durante todo tempo do procedimento, seguimento do caso e agendamento de outros procedimentos sucessivos.

Coagulação a *laser* dos vasos da placa corial

Pode ser utilizada em várias situações:

1. Síndrome de transfusão feto-fetal (STFF) – gestações gemelares monocoriônicas-diamnióticas

(Nível de evidência científica I – Revisões sistemáticas de ensaios controlados randomizados)

Nesta síndrome os fetos apresentam morfologia normal, a fisiopatologia da doença está relacionada às anastomoses vasculares entre as circulações destes fetos na placa corial (placenta). Há desequilíbrio entre as circulações fetais, ocasionando transfusão sanguínea de um dos fetos (doador) em direção ao outro feto (receptor). Este diagnóstico é feito por ultrassonografia pela identificação da sequência oligoâmnio/polidrâmnio. Na ausência de tratamento e dependendo do estágio desta condição, a mortalidade perinatal é de 90%.

O tratamento se dá por ablação a *laser* das anastomoses vasculares da placa corial. O objetivo é separar as circulações fetais que antes estavam comunicantes e após o tratamento serão duas circulações independentes (distintas).

Esta cirurgia é realizada por fetoscopia (cânula no abdome materno – cirurgia minimamente invasiva) e é guiada inicialmente e simultaneamente pela ultrassonografia. A elegibilidade para esta condição é idade gestacional inferior a 26 semanas e a partir de 16 semanas, certeza da monocorionicidade (ultrassonografia no 1º trimestre) e presença da sequência oligoâmnio no feto doador (maior bolsão vertical ≤ 2 cm) e polidrâmnio (maior bolsão ≥ 8 cm antes de 20 semanas) no feto receptor.

A sobrevida pós-tratamento apresenta os seguintes resultados perinatais:
- sobrevida de 80%: pelo menos 1 feto;
- sobrevida de 60% dos 2 fetos.

A coagulação a *laser* também é utilizada em outras condições fetais dentro da gemelaridade monocoriônica; **feto acárdico, sequência anemia policitemia do gemelar e restrição de crescimento intrauterina seletiva** (Khalil et al., 2019; Peralta et al., 2010; Peralta et al., 2013).

2. Feto acárdico (sequência da perfusão arterial reversa no gemelar – TRAP *twin reversed arterial perfusion*)

Esta é uma variante da gemelaridade monocoriônica, na qual há um feto aparentemente normal que bombeia sangue (feto bomba – *pump twin*) para o feto acárdico por anastomoses artério-arteriais e veno-venosas. Se não houver tratamento intrauterino a mortalidade para o único feto viável é de aproximadamente 50 a 75%. O tratamento consiste na interrupção (fetoscopia – *laser*) do suprimento sanguíneo para o feto acárdico. O procedimento fetal pode elevar a sobrevida destes fetos até 80%, dependendo da precocidade do diagnóstico. No entanto, diferente da ablação *laser* na STFF, neste caso (feto acárdico), ainda não há suficientes evidências científicas que estabeleçam protocolos ou que indiquem universalmente a terapia fetal.

3. Sequência anemia-policitemia na gemelaridade (TAPS – *twin anemia-polycythemia sequence*)

Esta é uma variação da STFF, ocorre anemia no gemelar doador e policitemia no gemelar receptor e está associada com alto risco de morbidade e mortalidade perinatais. Pode ocorrer espontaneamente ou, ainda, consequentemente ao tratamento a *laser* na STFF. O diagnóstico é realizado pela ultrassonografia associada à técnica Doppler para avaliação do pico de velocidade sistólica da artéria cerebral média. O tratamento a *laser* dos vasos comunicantes da placa corial parece ser a melhor opção para os casos graves.

Assim como nos casos de feto acárdico, ainda não há evidências científicas que estabeleçam protocolos ou que indiquem universalmente a terapia fetal nos casos de TAPS, mas existem trabalhos científicos em andamento visando definir condutas (Khalil et al., 2019).

4. Restrição de crescimento intrauterina seletiva (sIUGR – *selective intrauterine growth restriction*)

Nesta complicação das gestações gemelares monocoriônicas há distribuição desigual dos territórios placentários entre os dois fetos. O feto com território placentário menor desenvolve restrição de crescimento intrauterino decorrente da redução do aporte de nutrientes. Em casos graves, existe a possibilidade do feto restrito evoluir a óbito. Nesta situação, o desbalanço circulatório ocorrido pode desencadear no outro gemelar (feto normal) óbito ou lesões cerebrais graves. A separação antecipada das duas circulações placentárias, por fetoscopia a *laser*, pode reduzir a mortalidade e as sequelas no feto normal em caso de óbito do feto restrito. Esta intervenção protege o feto normal, mas acelera a deterioração do feto restrito além de apresentar risco cirúrgico para mãe. Em função dos riscos do procedimento e da inexistência de evidências científicas robustas que comprovem os benefícios do mesmo, não há consenso nos diferentes centros de cirurgia fetal.

Obstrução do trato urinário inferior fetal (*Lower urinary tract obstruction – LUTO*)

As condições mais comuns são válvula de uretra posterior e atresia uretral. Ambas cursam com comprometimento renal bilateral, apresentam insuficiência renal de graus variados já no período pré-natal e no período pós-natal; cursam com hipoplasia pulmonar e hipertensão pulmonar, em função do oligoâmnio precoce que impossibilita o desenvolvimento pulmonar fetal. A terapêutica fetal visa permitir a drenagem vesical por derivação vesico-amniótica guiada pela ultrassonografia (colocação de cateter). Parece haver melhores taxas de sobrevida nos fetos que receberam tratamento intrauterino, porém estes resultados precisam ser confirmados em estudos vindouros. A função renal comprometida está presente inclusive nos fetos que receberam terapia intrauterina.

A fetoscopia e cistoscopia para **ablação a *laser* da válvula de uretra posterior** poderá ser realizada. Este é o procedimento com maiores complicações que a drenagem vesico-amniótica e existem poucos estudos descritos na literatura (Peralta et al., 2010; Macedo Jr et al., 2019).

Drenagem de hidrotórax

Decorrente de malformação congênita do ducto torácico, ou consequente a outras malformações que comprimem o pulmão, com acometimento bilateral. A opção pela drenagem do tórax guiada pela ultrassonografia (toracocentese via *shunt* – cateter *pigtail*), depende das condições fetais. Serão considerados fatores de gravidade a presença de hidropisia e polidrâmnio. São casos graves com prognóstico reservado. O procedimento fetal pode aumentar as chances de sobrevida neonatal.

Correção cirúrgica antenatal de meningomielocele (*Nível de evidência científica I – Ensaio controlado randomizado*)

Meningomielocele é a protrusão da medula espinhal pelo defeito aberto do tubo neural. Essa condição determina alterações no desenvolvimento neurológico do feto, e se relaciona com herniações de parte do sistema nervoso central (cerebelo) e da hidrocefalia. Apresentam consequências na vida pós-natal com incapacidades sensitivas e motoras.

O *MOMS trial* demonstrou que crianças que foram submetidas a cirurgia fetal a céu aberto para correção de meningomielocele apresentaram melhores resultados neurológicos do que aquelas tratadas após o nascimento. A cirurgia fetal reduziu a necessidade da colocação de *shunts* (derivações) ventrículo peritoneais no período pós-natal, assim como melhorou as condições globais e escores neurológicos motores dessas crianças. A terapia fetal favorece o desfecho em curto e longo prazo, evitando a exposição do tecido nervoso ao líquido amniótico e o extravasamento do líquido cefalorraquidiano.

A cirurgia a céu aberto apresenta menos complicações que a correção fetal por fetoscópio. A cirurgia fetoscópica apresenta maior taxa de rotura prematura de membranas e parto pré-termo. Já a cirurgia clássica é realizada por histerotomia de aproximadamente 6 a 8 cm que permite a exposição da lesão fetal para a correção em várias camadas do defeito de fechamento do tubo neural. A equipe cirúrgica é multidisciplinar, composta por obstetras, especialistas em medicina fetal e neurocirurgiões.

No Brasil, além de grupos que realizam a cirurgia clássica, desde 2014, também é realizada cirurgia pioneira com modificação da técnica clássica, visando minimizar riscos fetais e maternos. Essa cirurgia é realizada por uma mini-histerotomia de 2,5 a 3,5 cm com todas as etapas da cirurgia clássica para reparo do defeito do tubo neural. Embora haja necessidade de maior número de casos e resultados perinatais em longo prazo comprovando a superioridade dessa técnica, os resultados perinatais foram semelhantes aos do *MOMS trial*, além de a técnica parecer estar associada a menores taxas de complicações maternas, fetais e neonatais (Deprest et al., 2004).

Cirurgia fetal para oclusão traqueal nos casos de hérnia diafragmática

Hérnia diafragmática congênita (HDC) é caracterizada por um defeito no diafragma que permite a protrusão de órgãos abdominais para a cavidade torácica, afetando o desenvolvimento pulmonar fetal. Essa condição pode apresentar-se isoladamente ou associada a outras malformações ou síndromes. Em aproximadamente 50% dos casos, há associação com outras anormalidades fetais, síndromes cromossômicas ou genéticas e, nesses casos, a taxa de mortalidade é de 80 a 90%. Nos casos de HDC isolada, a sobrevida neonatal varia entre 60 e 70%, dependendo da gravidade da lesão. Esse resultado é em virtude principalmente da hipoplasia pulmonar e da hipertensão pulmonar neonatal.

A cirurgia fetal para oclusão traqueal tem por objetivo promover o crescimento e o desenvolvimento pulmonar intraútero. É realizada por fetoscópio e também guiada por ultrassonografia. Consiste na colocação de balão endotraqueal para oclusão da traqueia. A oclusão traqueal promove a expansão dos pulmões e o desenvolvimento acelerado deles. Os critérios de inclusão para essa terapia fetal são: gestação única com hérnia diafragmática congênita isolada e grave (essa condição é determinada por critérios ultrassonográficos de gravidade); hérnia diafragmática congênita esquerda (com relação observada/esperada entre a área pulmonar e a circunferência craniana < 25% [*observed/expected lung area to head circumference ratio (o/e LHR) < 25 percent*]); e também HDC direita com o/e LHR < 45% (o/e LHR < 45%). Inclui-se, como mencionado anteriormente, a ausência de outras anormalidades fetais e feto cromossomicamente normal. Os critérios de gravidade elegíveis podem variar entre as equipes cirúrgicas.

A inserção do balão traqueal é geralmente realizada ao redor da 26ª ou 27ª semanas de gestação, e outro procedimento (fetoscopia) é realizado ao redor da 34ª semana de gestação para retirada do balão traqueal.

Os resultados das gestações submetidas à intervenção intrauterina são melhores do que a conduta expectante nos casos com gravidade semelhantes. A sobrevida é superior a 50% nos casos operados, quando a sobrevida esperada seria inferior a 20%. A ruptura prematura de membranas é uma das complicações relacionadas a essa terapia que influencia o resultado perinatal.

Essa patologia é grave, com altas taxas de morbidade e mortalidade perinatais. O procedimento para oclusão traqueal revelou resultados promissores e talvez possa melhorar a sobrevida pós-natal de crianças com hérnia diafragmática congênita grave. Estudos randomizados multicêntricos, em andamento, são necessários para determinar as vantagens da realização desse procedimento.

Intervenções em cardiopatias congênitas

Estenose aórtica crítica, síndrome da hipoplasia do coração esquerdo, atresia da válvula pulmonar e estenose pulmonar crítica com síndrome da hipoplasia do coração direito são as cardiopatias congênitas passíveis de intervenção intrauterina. O objetivo do procedimento fetal é a melhora da morfologia e da função cardíaca e, com isto, mudar o curso da história natural destas doenças. A correção intrauterina da estenose crítica de aorta pode reverter a progressão da hipoplasia do ventrículo esquerdo; o mesmo princípio se aplica à estenose pulmonar crítica. O procedimento é guiado por ultrassonografia, com a passagem de cateter cardíaco com dilatação valvular para desobstrução no trato de saída dos ventrículos, impedindo a hipoplasia das câmaras cardíacas (Pedra et al., 2014).

Procedimentos fetais diversos

Existem muitas outras condições e doenças fetais que podem se beneficiar de tratamento intrauterino. No entanto, a literatura apresenta poucos estudos em relação a estes procedimentos e seus resultados perinatais, ou ainda não há evidências científicas que comprovem o benefício acima do risco do procedimento fetal. Muitas intervenções são realizadas com o intuito de dar uma chance de sobrevida a fetos comprometidos gravemente por patologias passíveis de correção intrauterina.

Dentre estas condições estão:

- **síndrome da banda amniótica:** ocorrem aderências ou constrições nas partes fetais acometidas; o tratamento visa realizar a lise da banda amniótica por fetoscopia no intuito de impedir a amputação de membro fetal;
- **corangioma placentário:** tumor geralmente benigno originário de vasos placentários. As possíveis consequências fetais são polidrâmnio, anemia fetal, insuficiência cardíaca fetal, hidropisia e crescimento restrito intrauterino. O tratamento proposto é a oclusão dos vasos do tumor. Este tratamento está indicado nos casos em que há circulação de alto débito fetal;
- **teratoma sacrococcígeo:** tumor fetal dos folhetos embrionários na região sacral do feto. Quando grandes, desencadeiam circulação fetal de alto débito com possível hidropisia. Nestes casos, está indicado, a oclusão dos vasos superficiais do tumor (fetoscopia – *laser*).
- **obstrução congênita das vias aéreas superiores (*congenital high airway obstruction syndrome* – CHAOS):** a obstrução pode ocorrer em qualquer altura do trato respiratório superior, sendo a oclusão da laringe a mais comum. Com a progressão da gestação, quando não há descompressão (fístula espontânea ou terapêutica) da obstrução, o líquido retido dentro da árvore brônquica acarreta hiperplasia pulmonar, os pulmões expandem muito e comprimem as estruturas circundantes. Esta situação pode ocasionar eversão do diafragma. O aumento da pressão mediastinal altera o retorno venoso e causa progressiva disfunção cardíaca. Pode ocorrer hidropisia fetal. Esta condição está associada à alta mortalidade dos casos em que não há descompressão da obstrução. A terapia fetal proposta consiste na ablação *laser* por fetoscopia da obstrução ou colocação de *stent* na traqueia com sobrevida pós-natal (Nolan et al., 2019).

Considerações finais

Os avanços do diagnóstico pré-natal pela ultrassonografia, os programas de rastreamento de doenças fetais, os procedimentos minimamente invasivos e os conhecimentos crescentes dentro da genômica proporcionaram o conhecimento da história natural de doenças que acometem o feto e, com isto, grandes avanços dentro da medicina fetal. A terapêutica fetal é realidade atualmente e proporciona melhores resultados perinatais para muitos pacientes e suas famílias. Existem muitos desafios dentro do campo da medicina fetal terapêutica. Os profissionais especialistas em medicina fetal geralmente lidam com casos graves, com altas taxas de morbidade e mortalidade e riscos inerentes ao procedimento cirúrgico, como complicações fetais, perinatais e maternas, além da possibilidade do óbito fetal. Existem muitos estudos em andamento sobre as diversas aplicações da Medicina Fetal, e os resultados dos últimos 30 anos foram promissores e, portanto, muito progresso advirá nos anos vindouros com os resultados das pesquisas científicas em andamento.

LEITURAS COMPLEMENTARES

Adzick NS, Thom EA, Spong CY, Brock JW, Burrows PK, Johnson MP, Howell LJ, Farrell JA, Dabrowiak ME, Sutton LN, Gupta N, Tulipan NB, D'Alton ME, Farmer DL. MOMS investigators. A randomized trial of prenatal versus postnatal repair of myelomeningocele. N Engl J Med. 2011 Mar 17;364(11):993-1004.

Botelho RD, Imada V, Rodrigues da Costa KJ, Watanabe LC, Rossi Júnior R, De Salles AAF, Romano E, Peralta CFA. Fetal Myelomeningocele Repair through a Mini-Hysterotomy. Fetal Diagn Ther. 2017;42(1):28-34.

Chervenak FA, McCullough LB. The ethics of maternal-fetal surgery. Semin Fetal Neonatal Med. 2018 Feb;23(1):64-7.

Creasy RK, Resnik R, Greene MF, Iams JD, Lockwood C, Moore TR. Creasy and Resnik's maternal-fetal medicine: Principles and practice. 7th ed.; 2014.

Cunningham FG, Leveno KJ, Bloom SL, Dashe JS, Hoffman BL, Casey BM, Spong CY. Williams Obstetrics. 25th edition. New York: McGraw Hill; 2018.

de Sá MFS. Tratado de obstetrícia Febrasgo. Neto CM (coord). Rio de Janeiro: Elsevier; 2019.

Deprest J, Toelen J, Debyser Z, Rodrigues C, Devlieger R, De Catte L, Lewi L, Van Mieghem T, Naulaers G, Vandevelde M, Claus F, Dierickx K. The fetal patient – Ethical aspects of fetal therapy. Facts Views Vis Obgyn. 2011;3(3):221-7.

Deprest J, Gratacos E, Nicolaides KH. FETO Task Group. Fetoscopic tracheal occlusion (FETO) for severe congenital diaphragmatic hernia: Evolution of a technique and preliminary results. Ultrasound Obstet Gynecol. 2004 Aug;24(2):121-6.

Deprest J, Jani J, Gratacos E, Vandecruys H, Naulaers G, Delgado J, Greenough A, Nicolaides K. FETO Task Group. Fetal intervention for congenital diaphragmatic hernia: The European experience. Semin Perinatol. 2005 Apr;29(2):94-103. Erratum in: Ultrasound Obstet Gynecol. 2004 Oct;24(5):594.

Fonseca E, Sá R. Medicina fetal. 2.ed. Rio de Janeiro: Elsevier, 2018.

Khalil A, Gordijn S, Ganzevoort W, Thilaganathan B, Johnson A, Baschat A, Hecher K, Reed K, Lewi L, Deprest J, Oepkes D, Lopriore E. Consensus diagnostic criteria and monitoring of twin anemia polycythemia sequence: A Delphi procedure Ultrasound Obstet Gynecol. 2019 Oct 12.

Macedo A Jr, Ottoni SL, Garrone G, Liguori R, Cavalheiro S, Moron A, Leal Da Cruz M. In utero myelomeningocoele repair and urological outcomes: The first 100 cases of a prospective analysis. Is there an improvement in bladder function? BJU Int. 2019 Apr;123(4):676-81.

Maternal-fetal intervention and fetal care centers. American College of Obstetricians and Gynecologists, Committee on Ethics; American Academy of Pediatrics, Committee on Bioethics. Pediatrics. 2011 Aug;128(2):e473-8.

Nicolaides KH, Soothill PW, Clewell WH, Rodeck CH, Mibashan RS, Campbell S. Fetal haemoglobin measurement in the assessment of red cell isoimmunisation. Lancet. 1988;1(8594):1073.

Nolan HR, Gurria J, Peiro JL, Tabbah S, Diaz-Primera R, Polzin W, Habli M, Lim FY. Congenital high airway obstruction syndrome (CHAOS): Natural history, prenatal management strategies, and outcomes at a single comprehensive fetal center. J Pediatr Surg. 2019 Jun;54(6):1153-8.

Pasman SA, Claes L, Lewi L, Van Schoubroeck D, Debeer A, Emonds M, Geuten E, De Catte L, Devlieger R. Intrauterine transfusion for fetal anemia due to red blood cell alloimmunization: 14 years' experience in Leuven. Facts Views Vis Obgyn. 2015;7(2):129-36.

Pedra SR, Peralta CF, Crema L, Jatene IB, da Costa RN, Pedra CA. Fetal interventions for congenital heart disease in Brazil. Pediatr Cardiol. 2014 Mar;35(3):399-405.

Peralta CF, Ishikawa LE, Bennini JR, Braga Ade F, Rosa IR, Biondi MC. Laser ablation of placental vessels for treatment of severe twin-twin transfusion syndrome – Experience from an university center in Brazil. Rev Bras Ginecol Obstet. 2010 May;32(5):214-21.

Peralta CF, Molina FS, Gómez LF, Bennini JR, Gomes Neto O, Barini R. Endoscopic laser dichorionization of the placenta in the treatment of severe twin-twin transfusion syndrome. Fetal Diagn Ther. 2013;34(4):206-10.

Peralta CF, Sbragia L, Bennini JR, de Fátima Assunção Braga A, Sampaio Rousselet M, Machado Rosa IR, Barini R. Fetoscopic endotracheal occlusion for severe isolated diaphragmatic hernia: Initial experience from a single clinic in Brazil. Fetal Diagn Ther. 2011;29(1):71-7.

Peralta CFA, Sbragia L, Corrêa-Silva EPB, Young Oh GH, Braga AFA, Gomes DAC, Barini R. Complicações maternas decorrentes das cirurgias endoscópicas em Medicina fetal. Maternal complications following endoscopic surgeries in fetal Medicine. Rev Bras Ginecol Obstet. 2010;32(6):260-6.

Senat MV, Deprest J, Boulvain M, Paupe A, Winer N, Ville Y. Endoscopic laser surgery versus serial amnioreduction for severe twin-to-twin transfusion syndrome. N Engl J Med. 2004 Jul 8;351(2):136-44.

Tonni G, Grisolia G, Zampriolo P, Prefumo F, Fichera A, Bonasoni P, Lefebvre M, Khung-Savatovsky S, Guimiot F, Rosenblatt J, Araujo Júnior E. TRAP Sequence in Monochorionic/Monoamniotic (MC/MA) Discordant Twins: Two Cases Treated with Fetoscopic Laser Surgery. Fetal Pediatr Pathol. 2018 Dec;37(6):433-47.

129

Perspectivas Futuras em Terapia Fetal

Juliana Leite Moysés Abdalla
Marianna Amaral Pedroso
Cleisson Fábio Andrioli Peralta

A história da terapia fetal tem início com a transfusão intrauterina para o tratamento da doença hemolítica fetal. Essa foi a primeira intervenção fetal bem-sucedida da história, há pouco mais de 50 anos, e ensinou importantes lições sobre a tratamento pré-natal. Michael Harrisson, cirurgião pediátrico, conhecido como o pai da cirurgia fetal, foi o pioneiro nas técnicas de tratamento intrauterino e, a seguir, vários centros especializados se disseminaram pelo mundo.

Com o aumento crescente de anomalias diagnosticadas durante a vida intrauterina, as opções terapêuticas fetais têm sido amplamente estudadas. Procedimentos inovadores descritos em pequenas séries de casos têm sido progressivamente substituídos por ensaios clínicos randomizados e multicêntricos adequadamente desenvolvidos. Correções cirúrgicas fetais se tornaram uma realidade na atualidade, permitindo o aumento da sobrevida e diminuição da morbidade neonatal.

Princípios fundamentais na terapêutica fetal devem ser respeitados. As técnicas cirúrgicas devem seguir protocolos rígidos, embasados em estudos com evidência científica comprovada e previamente testados em modelos animais, com riscos e benefícios em longo prazo estabelecidos. Finalmente, a intervenção deve ser limitada a centros de referência especializados em medicina fetal, constituídos por uma equipe multidisciplinar experiente e com aprovação do comitê de ética. Esse cenário torna o feto um verdadeiro paciente.

Mielomeningocele

A mielomeningocele ou espinha bífida é um defeito de fechamento do tubo neural, com prevalência aproximada de 1/1.000 nascidos vivos. É uma anomalia compatível com a vida e consiste em uma abertura no arco vertebral, ocasionando a exposição das raízes nervosas da medula no líquido amniótico. Sem a proteção de uma pele normal, este tecido nervoso sofre dano secundário em decorrência ao trauma contra a parede uterina. Pode resultar em paralisia dos membros inferiores, atraso no desenvolvimento intelectual, alterações intestinais, urinárias e ortopédicas. Crianças com mielomeningocele quase invariavelmente têm herniação cerebelar pelo forame magno (Chiari II) e consequente ventriculomegalia associada. Estima-se que cerca de 150 mil bebês nasçam a cada ano com espinha bífida, resultando em aproximadamente 44 mil mortes (29% das mortes neonatais ocorrem em países de baixa renda).

Historicamente, a correção da mielomeningocele era realizada apenas após o nascimento. Aproximadamente 80% das crianças operadas no período neonatal necessitavam de cirurgias para colocação de drenos ventrículo-peritoneais para tratamento da ventriculomegalia. Grande parte desses bebês eram submetidos a repetidas cirurgias o que ocasionava uma progressiva redução da capacidade intelectual e altas taxas de óbito (até 15%) dessas crianças até o 5º ano de vida.

Em 2011, foi publicado um ensaio clínico randomizado e prospectivo (nível I de evidência científica), denominado MOMs Trial (Management of Myelomeningocele study), cujos resultados demostraram que a correção intrauterina da mielomeningocele era passível de ser realizada por meio de uma cirurgia uterina a céu aberto associada a bons resultados fetais e neonatais. Na técnica a céu aberto, o útero materno é exposto por meio de laparotomia, sendo realizada uma histerotomia (de aproximadamente 8 cm) seguida de fechamento em três planos da dura-máter, aponeurose e pele. O estudo concluiu que o grupo submetido à cirurgia intrauterina apresentou melhores resultados, com aumento de duas vezes na probabilidade de deambulação, redução da herniação cerebelar e consequentemente menor necessidade de derivação ventrículo-peritoneal pós-natal (40% *versus* 80%).

Desde então, o tratamento intrauterino da mielomeningocele por cirurgia aberta no útero tem sido o tratamento de escolha para fetos selecionados. Os critérios de inclusão incluem idade gestacional entre 19 e 26 semanas, abertura na coluna localizada entre a primeira vértebra torácica e a primeira vértebra sacral, presença de alterações cerebrais associadas (Chiari II) e ausência de outras malformações fetais ou síndromes graves.

Porém, associada a correção intrauterina há riscos maternos e fetais, sendo os mais relevantes a rotura prematura de membranas (46%), parto prematuro (34%), complicações maternas (6%), risco de sangramento uterino periparto e rotura uterina (10%). Além disso, a possibilidade de acretismo placentário em uma gestação subsequente não pode ser negligenciada.

Visando a redução dos riscos maternos, Botelho et al., em 2016, desenvolveram uma modificação da técnica denominada correção da mielomeningocele por mini-histerotomia (Figura 129.1). Essa técnica reduziu o tamanho da incisão uterina para 2,5 a 3,5 cm. Dos 45 pacientes operados, 93% apresentaram cicatriz intacta da histerotomia na cesárea, 6% apresentaram separação corioamniótica, 38% rotura prematura de membranas e idade gestacional média do parto de 35,2 semanas.

Diferentes abordagens cirúrgicas por meio da fetoscopia têm sido propostas, entre elas, a correção percutânea e a correção por fetoscopia com exposição do útero. A correção por fetoscopia percutânea até o momento não demonstrou resultados satisfatórios, por apresentar elevado risco de rotura prematura de membranas e parto prematuro, em função da impossibilidade de sutura das membranas durante o procedimento cirúrgico. A fetoscopia realizada com a exposição do útero parece ser uma alternativa promissora, pois permite a sutura das membranas amnióticas e parece diminuir os riscos maternos associados à histerotomia. Uma limitação da fetoscopia consiste na incapacidade de se realizar o procedimento em idades gestacionais precoces. Os instrumentais cirúrgicos disponíveis não possibilitam a correção cirúrgica em úteros pequenos, tornando a fetoscopia um procedimento técnico mais factível em idades gestacionais avançadas. Com o objetivo de se realizar um reparo minimamente invasivo, técnicas foram desenvolvidas para simplificar a correção do defeito. Diferentes materiais (*patchs*) vem sendo desenvolvidos com o objetivo de criar uma interface para cobrir o defeito, evitando-se, assim, a necessidade da sutura.

Outros questionamentos, além da técnica cirúrgica, têm sido levantados em relação ao tratamento da mielomeningocele fetal. Qual será a melhor idade gestacional para a correção cirúrgica? Considerando que o tecido nervoso sofre dano secundário progressivo durante a gestação em decorrência à sua exposição ao líquido amniótico e trauma contra a parede uterina, parece sensato que quanto mais precoce a correção melhor serão os resultados pós-natais. Essa ainda é uma hipótese que precisa ser testada, o que permitirá um direcionamento em relação a qual idade gestacional ideal para se indicar o tratamento.

Existem evidências cientificas fundamentadas dos benefícios da correção intrauterina da mielomeningocele. Estabelecer a técnica (aberta ou endoscópica), a idade gestacional e a forma de fechamento da lesão neural (*patchs* ou sutura) ainda são questionamentos sem respostas. Parece pertinente que os centros especializados em medicina fetal possam oferecer diferentes técnicas cirúrgicas e que a decisão deva ser individualizada. Lesões extensas e/ou idades gestacionais mais precoces poderiam se beneficiar da técnica de correção aberta. Contudo, pacientes com diagnóstico tardio e/ou lesões menores poderiam ser candidatas a correção fetoscópica. Estudos futuros são necessários para elucidá-las.

Hérnia diafragmática congênita

A hérnia diafragmática congênita (HDC) é uma doença rara, que afeta aproximadamente 3/10.000 nascidos vivos. Consiste em um defeito do diafragma, pelo qual vísceras abdominais deslocam-se para o interior do tórax, impedindo o adequado crescimento e maturação dos pulmões. As ramificações brônquicas, o número de alvéolos e o desenvolvimento arterial pulmonar também são comprometidos.

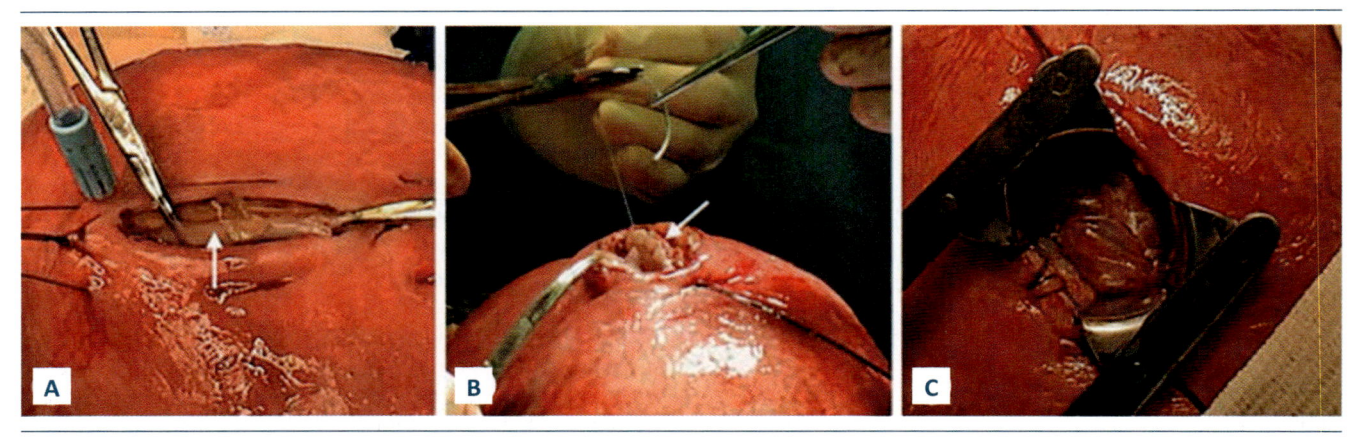

Figura 129.1. (A) Exposição da membrana corioamniótica (seta) por meio da técnica de correção da mielomeningocele por mini-histerotomia. (B) Sutura da membrana corioamniótica à camada interna do miométrio. (C) Posicionamento do afastador neonatal retrátil (Ankeney TM) para exposição da lesão.

Fonte: Acervo da autoria.

A maioria dos defeitos (85%) ocorrem do lado esquerdo do diafragma, 13% do lado direito e os defeitos bilaterais são raros. Em aproximadamente metade dos casos, são encontradas anomalias estruturais associadas, anomalias cromossômicas ou síndromes, sendo a taxa de mortalidade neste grupo aproximada de 100%. Considerando-se somente casos com HDC isolada, as taxas de sobrevida neonatais variam de 60 a 70%. A alta mortalidade é atribuída à hipoplasia pulmonar grave em decorrência da herniação das estruturas abdominais para o tórax.

A correção cirúrgica fetal da HDC visa minimizar os efeitos da hipertensão pulmonar e alta mortalidade da doença. Inicialmente, em 1990, Harrison et al. propuseram a correção do defeito diafragmático fetal, sem sucesso, pois, com a redução do fígado para a cavidade abdominal, ocorria um acotovelamento da veia umbilical e consequente óbito fetal por sofrimento agudo. Em 1994, DiFiore et al. desenvolveram um modelo de oclusão traqueal em fetos de ovelhas com HDC no intuito de promover o crescimento do pulmão e reverter a hipoplasia pulmonar. Os resultados demonstraram que a oclusão impedia a saída de fluido produzido normalmente pelo pulmão e, por ação mecânica, ocasionava distensão alveolar, crescimento e aceleração da maturidade e desenvolvimento da vasculatura pulmonar. Desde então, a oclusão da traqueia por via endoscópica fetal (FETO – *fetoscopic tracheal occlusion*) vem sendo estudada (Figuras 129.2 e 129.3).

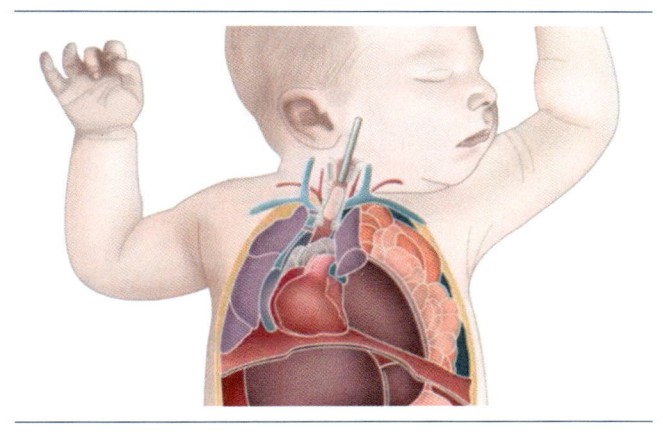

Figura 129.2. Desenho esquemático da oclusão endoscópica traqueal fetal.
Fonte: Desenvolvida pela autoria.

A oclusão traqueal em fetos com HDC grave demonstrou aumento na sobrevida (50% dos fetos submetidos à oclusão traqueal *versus* 10% grupo controle) em um ensaio clínico randomizado no Brasil, em 2012, por Ruano et al. Outros estudos realizados no Brasil (caso-controle e estudo controlado não randomizado) demonstram resultados similares com aumento de aproximadamente cinco vezes na sobrevida dos fetos tratados com a oclusão traqueal.

A oclusão traqueal está indicada em fetos com HDC grave sem malformações associadas ou anomalias cromossômicas. O prognóstico é avaliado pela lateralidade do defeito (hérnias direitas são mais graves), tamanho do pulmão contralateral ao defeito e presença de herniação hepática no tórax. A relação pulmão-cabeça (RPC) é o parâmetro utilizado para se determinar a gravidade da lesão e quando expressa em porcentagem e corrigida para a idade gestacional (denominado observado/esperado da relação pulmão-cabeça), consiste em um preditor independente de sobrevida e morbidade em curto prazo.

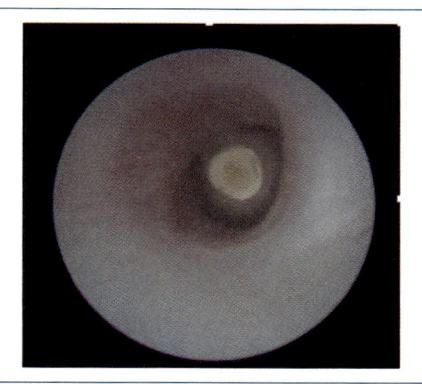

Figura 129.3. Oclusão traqueal por via endoscópica para tratamento da hérnia diafragmática grave. Observe o balão insuflado posicionado na traqueia fetal.
Fonte: Acervo da autoria.

A oclusão traqueal por via endoscópica tem se mostrado uma técnica promissora, por melhorar a sobrevida ao promover o crescimento pulmonar. A idade gestacional ideal para a realização da oclusão é entre 25 e 29 semanas, no fim da fase canalicular do desenvolvimento pulmonar. A oclusão deve ser mantida por pelo menos 6 semanas. O balão deve ser retirado com 34 semanas, pois há associação entre tempo prolongado de oclusão e lesão dos pneumócitos tipo II, prejudicando a produção de surfactante. Embora a oclusão traqueal pareça ser um notável avanço no aumento da sobrevida de fetos com HDC grave, sabe-se que o balão causa leves alterações na traqueia, com mudanças inflamatórias locais e aumento no risco de desenvolvimento de polidrâmnio, parto prematuro e rotura de membranas.

Vários grupos têm trabalhado no estudo dos fatores preditores de morbidade neonatal, como avaliação do índice de resistência das artérias pulmonares e seu potencial de relaxamento.

Uma das principais preocupações sobre a oclusão traqueal é a remoção do balão. A restauração da permeabilidade das vias aéreas deve ser obrigatoriamente realizada antes do nascimento. A remoção é realizada por meio de procedimento endoscópico fetal ou por punção guiada por ultrassonografia. A fim de diminuir a necessidade de procedimentos adicionais para remoção do balão, está sendo desenvolvido um balão traqueal denominado *Smart-TO* que é desinsuflado quando colocado perto de um campo magnético, ou seja, por meio de um exame de ressonância magnética. Isso permitirá uma desoclusão traqueal não invasiva e de fácil execução, resultando, provavelmente, na redução das taxas de parto prematuro por rotura de membranas.

O benefício potencial da oclusão traqueal em fetos com HDC moderada e grave está sendo investigado em dois ensaios clínicos randomizados (TOTAL Trial – Tracheal Occlusion To Accelerate Lung Growth). Os resultados desses estudos estarão disponíveis em breve e respostas importantes sobre fatores prognósticos, resultados pós-natais e complicações do tratamento intrauterino serão obtidas.

Complicações de gestações gemelares monocoriônicas

Síndrome da transfusão feto-fetal

A síndrome da transfusão feto-fetal (STFF) afeta 10 a 15% das gestações gemelares monocoriônicas diamnióticas e decorre de um desequilíbrio na troca sanguínea entre os gêmeos (doador *versus* receptor) por meio de anastomoses placentárias arteriovenosas. Ocorre em duas formas clínicas, a sequência oligo-polidrâmnio (SOP) e a sequência anemia-policitemia (SAP). A SOP tem apresentação clínica variável e Quintero et al. sugeriram classificá-la em estágios que variam do I ao V, resultando no óbito de um ou ambos os fetos (estágio V).

Os estágios II, III e IV são considerados graves e se a conduta expectante for adotada, ocorre óbito de pelo menos um dos gêmeos em 95% dos casos. O dano neurológico pode ocorrer em 50 a 100% dos sobreviventes, sendo atribuído à hipóxia aguda cerebral decorrente da morte do par monocoriônico. O dano neurológico pode ser também agravado pela prematuridade.

As opções terapêuticas para SOP são a amniodrenagem seriada e a ablação dos vasos placentários com *laser*. A amniodrenagem seriada foi, por muito tempo, o tratamento de escolha para a SOP e ainda vem sendo utilizada em centros em que a ablação vascular com *laser* não está disponível. Proporciona a diminuição do polidrâmnio e permite o prolongamento da gravidez, mas não elimina a causa da doença.

A ablação a *laser* dos vasos placentários é a principal opção terapêutica em casos de SOP grave (a partir do estágio II) que se desenvolve até a 26ª semana de gravidez (Figura 129.4). A técnica utilizada é denominada técnica de Solomon ou dicorionização da placenta na qual é feita uma linha de coagulação com *laser* na placa corial, ligando os pontos inicialmente cauterizados de maneira seletiva (Figura 129.5). Essa técnica reduz a ocorrência da sequência da anemia-policitemia pós-*laser* e está associada a menores taxas de recorrência de STFF. Em 2019, Ville et al., apresentaram os resultados preliminares do *trial* (Randomized Controlled Trial Comparing a Conservative Management and Laser Surgery – TTTS1) comparando a conduta expectante e a ablação a *laser* para o tratamento da SOP em gestações no estágio I (forma leve). Os resultados demonstraram uma maior taxa de rotura prematura das membranas em idades gestacionais inferiores a 32 semanas nos casos submetidos ao tratamento cirúrgico. Não houve diferença estatística em relação ao óbito fetal, dano cerebral e idade gestacional do parto. Até o momento, conclui-se que a conduta expectante é a primeira linha de tratamento para gestações evoluindo com SOP estágio I, mas ainda é necessário aguardar os resultados finais do estudo.

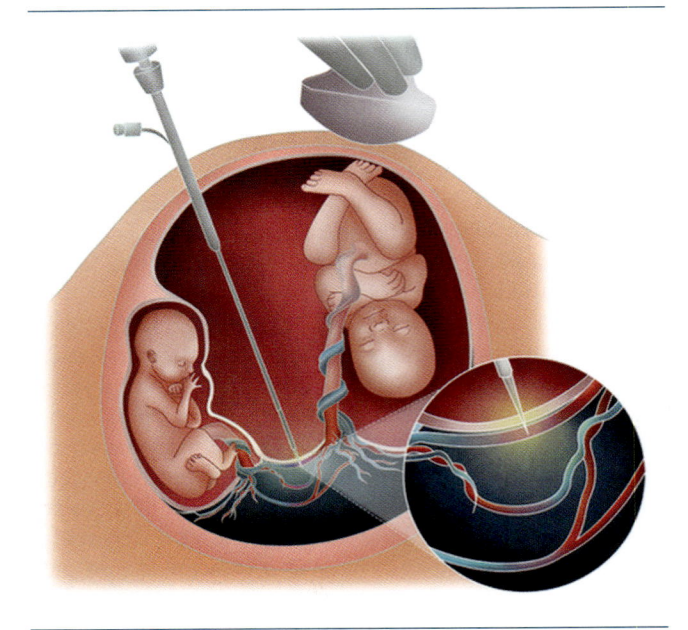

Figura 129.4. Desenho esquemático mostrando a ablação a *laser* das anastomoses arteriovenosas na transfusão feto-fetal grave.
Fonte: Desenvolvida pela autoria.

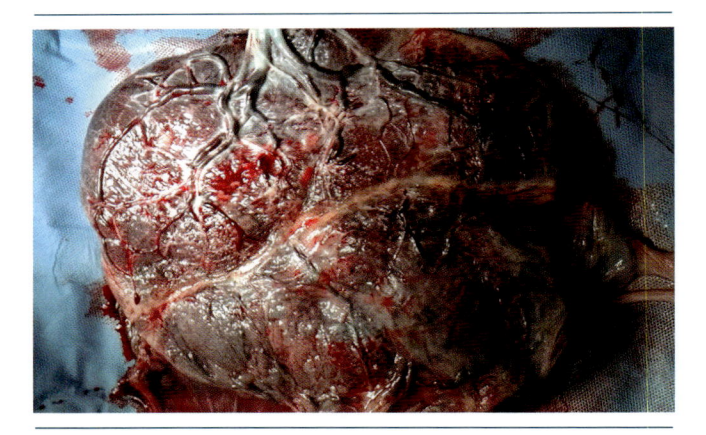

Figura 129.5. Placenta submetida a dicorionização. Observe a linha de coagulação resultante da ablação com *laser* na placa corial das anastomoses placentárias para tratamento da transfusão feto-fetal.
Fonte: Acervo da autoria.

Estudos recentes têm avaliado a eficácia do uso do pessário vaginal na diminuição das taxas de prematuridade em pacientes submetidas ao tratamento com *laser*. Pacientes com comprimento de colo uterino inferior a 28 mm no pré-operatório apresentam aumento no risco de parto prematuro antes das 34 semanas. Carreras et al., em 2012, realizaram uma análise retrospectiva de pacientes com STFF grave que foram submetidas à cirurgia com *laser* e o grupo das pacientes com pessário apresentou uma média de idade gestacional significativamente maior. Esse resultado sugere o potencial do pessário para o prolongamento da gestação nos casos de gestantes com colo curto que serão submetidas ao *laser*. Está em andamento um estudo clínico randomizado denominado Pecep Laser cujo objetivo é avaliar a redução da incidência de parto prematuro com o uso profilático do pessário. O fato de ser um método não invasivo, operador independente, fácil de manipular, não requerer anestesia e ser facilmente removido quando necessário, torna o pessário bastante interessante frente a outros métodos. Ainda é necessário aguardar os resultados com as evidências científicas sobre o uso do pessário como coadjuvante no tratamento da síndrome de transfusão feto-fetal.

Restrição do crescimento seletiva

A restrição do crescimento seletiva (RCIU) ocorre em 10 a 15% das gestações gemelares monocoriônicas. O diagnóstico baseia-se na presença de um feto com peso abaixo do percentil 3 ou na presença de pelo menos dois dos seguintes critérios: peso fetal abaixo do percentil 10, circunferência abdominal abaixo do percentil 10, discordância de peso entre os fetos > 25% e Doppler da artéria umbilical com índice de pulsatilidade acima do percentil 95 no feto menor.

Resulta da divisão desigual da massa placentária, sendo o feto menor nutrido por uma menor área da placenta compartilhada. É importante ressaltar que a discordância do volume de líquido amniótico entre as cavidades não representa critério diagnóstico, pois a RCIUs parece ser uma patologia distinta da sequência de transfusão feto-fetal, apesar de haver com frequência sobreposição das doenças.

O acompanhamento desses fetos representa um grande desafio, uma vez que estão conectados por meio das anastomoses placentárias e há o risco de transfusão feto-fetal aguda em casos de morte ou hipotensão profunda em um dos fetos, causando morte ou lesão neurológica no feto sobrevivente.

A classificação vigente atualmente foi descrita por Gratacós et al., em 2007, e baseia-se no estudo Doppler das artérias umbilicais do feto restrito. Na RCIUs tipo I, o fluxo diastólico está presente na artéria umbilical; no tipo II o fluxo diastólico é ausente ou reverso; e no tipo III, observa-se um fluxo intermitente. Os três grupos estão associados a diferentes padrões de anastomoses placentárias o que ocasiona diferentes resultados clínicos. A RCIUs tipo I está relacionada com 97% de sobrevida, RCIUs tipo II com 50% e a RCIUs tipo III com 80%.

A conduta expectante das gestações com RCIUs tipo I parece ser a mais adequada, visto que os resultados perinatais são mais favoráveis. Nos tipos II e III, por apresentarem altas taxas de morbidade e mortalidade, a terapia fetal está indicada. Uma opção é realizar a ablação fetoscópica das anastomoses vasculares com *laser*, semelhante ao procedimento realizado nas gestações complicadas por transfusão feto-fetal, ocasionando uma dicorionização da placenta e uma separação funcional completa dos fetos. Essa técnica visa proteger o feto com crescimento adequado de possíveis lesões neurológicas ou morte resultantes da morte intrauterina espontânea do gêmeo restrito.

O acompanhamento das gestações complicadas com RCIUs é bastante complexo. Apesar de apresentar etiologia distinta da síndrome de transfusão feto-fetal, as duas doenças estão frequentemente associadas e o resultado do tratamento cirúrgico depende do estágio da forma clínica de cada doença. Estudos multicêntricos vêm sendo realizados com o objetivo de se definir o acompanhamento fetal e os critérios para indicação do tratamento cirúrgico intrauterino. É necessário ainda um melhor conhecimento dessas doenças e avaliação crítica das classificações clínicas vigentes.

Sequência TRAP

A sequência TRAP (*Twin Reversed Arterial Perfusion*) é uma condição rara das gestações monocoriônicas. Acomete aproximadamente 1/35.000 gestações e 1/100 gestações monocoriônicas. Resulta da presença de anastomoses placentárias arterio-arteriais e venoso-venosas, que ocasionam a formação de um feto anômalo chamado gêmeo acárdico. O gêmeo acárdico não se desenvolve adequadamente, assemelha-se morfologicamente a uma massa tumoral e é perfundido de maneira retrógrada com sangue desoxigenado pelo feto sadio, denominado feto bomba. A sobrecarga circulatória que o feto acárdico impõe ao feto bomba pode resultar em óbito em 50 a 75% dos casos.

Fatores de pior prognóstico para a sobrevida do feto bomba incluem polidrâmnio, hidropsia, anormalidades hemodinâmicas evidenciadas ao estudo Doppler e feto acárdico com peso superior a 50% do peso do feto bomba. Na presença de pelo menos um desses fatores prognósticos, a intervenção uterina está indicada.

Esforços terapêuticos foram iniciados voltados para o tratamento das complicações, como a falência cardíaca congestiva do feto bomba, com uso de digoxina, associada à amniodrenagem para redução do polidrâmnio. Em 2006, Quintero et al. avaliaram o resultado da interrupção do fluxo entre os fetos. Foram incluídos 74 casos complicados pela sequência TRAP e os autores identificaram os seguintes fatores de risco para óbito do feto bomba: circunferência abdominal do gêmeo acárdico igual ou maior que o feto bomba, polidrâmnio, Doppler alterado, hidropsia no feto bomba e gestação monoamniótica. A taxa de sobrevivência perinatal para o feto bomba (presença de pelo menos um fator de risco) diante da conduta expectante foi de 43% em comparação a 80 a 90% dos fetos submetidos a oclusão do cordão umbilical.

Desde então, os esforços terapêuticos para tratamento da sequência TRAP têm como objetivo interromper a ligação entre o gêmeo acárdico e o gêmeo bomba. Várias técnicas têm sido utilizadas como a oclusão do cordão por embolização, ligadura do cordão, fotocoagulação a *laser* e diatermia monopolar e bipolar. A modalidade terapêutica a ser instituída depende da disponibilidade técnica e experiência do cirurgião.

Atualmente, o questionamento em relação ao tratamento se baseia em que momento deve ser instituído, se apenas em fetos com fatores de risco identificáveis ou se a terapia deve ser instituída precocemente em todas as gestações que cursam com a sequência TRAP. Além disso, se a terapia for instituída a todas as gestações, qual deve ser a idade gestacional apropriada.

Na tentativa de obter essas respostas, está sendo realizado um estudo internacional multicêntrico denominado

Trapist Trial para avaliar qual a idade gestacional adequada para a realização do tratamento da Sequência TRAP com laserterapia. As pacientes serão randomizadas para serem incluídas no estudo com 13 ou 18 semanas de gestação. Os resultados desse estudo contribuirão para definir o momento adequado para o tratamento a *laser* da sequência TRAP.

Obstrução urinária baixa

A obstrução urinária baixa ocorre com frequência de 2 a 3:10.000 nascidos vivos. Entre as causas, as duas mais comuns são a válvula de uretra posterior nos meninos e a atresia uretral nas meninas. Pode apresentar graus variados. A obstrução urinária baixa completa cursa com progressivo oligoidrâmnio/anidrâmnio e consequente hipoplasia pulmonar. O aumento da pressão no trato urinário e o refluxo vesicoureteral, ocasiona displasia e insuficiência renal. Na ausência do tratamento, a taxa de morte perinatal se aproxima a 90%, tornando a discussão acerca do tratamento cirúrgico intrauterino necessária.

Os casos candidatos à intervenção pré-natal são aqueles com idade gestacional entre 18 e 26 semanas de gestação, fetos com cariótipo normal, sexo masculino, sem outras malformações associadas, com megabexiga, urinálise normal (repetida e confirmada) evoluindo com oligoidrâmnio grave ou anidrâmnio.

O *shunt* vesico-amniótico (Figura 129.6) para descompressão da bexiga foi um dos primeiros tratamentos propostos, porém, com elevadas taxas de insucesso em função do deslocamento (40%) e obstrução (20%) do dreno e rotura de membranas associadas à inserção do dreno (10%). Ruano et al., em 2015, demonstraram que o *shunt* vesico-amniótico aumentou a sobrevida dos fetos (44% sobrevida em 6 meses em comparação dos fetos submetidos ao tratamento conservador), principalmente, em consequência da prevenção de hipoplasia pulmonar ao evitar o anidrâmnio. Porém, em termos de função renal, os resultados são desfavoráveis, com apenas 60% dos fetos apresentando função renal aos 6 meses de idade.

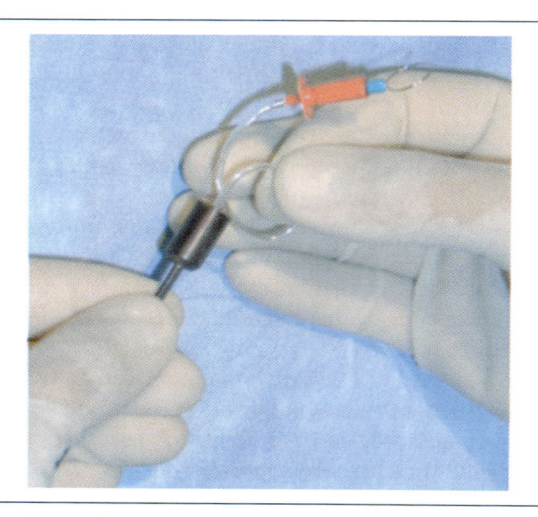

Figura 129.6. Cateter vesico-amniótico (*Harrison fetal bladder stent set*) para descompressão da bexiga em fetos com obstrução urinária baixa.
Fonte: Acervo da autoria.

Diante dos resultados insatisfatórios em relação ao *shunt*, propôs-se a fulguração da válvula de uretra posterior com *laser*. Essa técnica, porém, é de difícil execução, em função da angulação da uretra em relação a bexiga e da inadequação do instrumental cirúrgico disponível. Além disso, complicações como fístulas e dano tecidual ocasionado a estruturas vizinhas pelo calor gerado na fulguração causam grande morbidade ao recém-nascido.

Recentemente, a ureteroplastia com cateter de balão de angioplastia coronariana tem sido testada (Figura 129.7). Consiste na abertura da válvula da uretra posterior, ocasionando desobstrução do sistema urinário sem apresentar as complicações relacionadas ao uso do *laser*. Nos casos descritos na literatura até o momento houve desobstrução imediata da uretra, porém ainda não houve evidências da melhora da função renal. Existem poucos casos descritos até o momento com o uso dessa técnica.

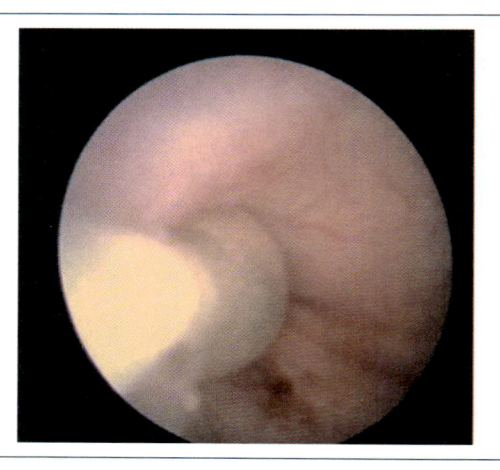

Figura 129.7. Ureteroplastia com insuflação do balão de angioplastia coronariana. Observe o balão sendo insuflado dentro da bexiga em direção à válvula de uretra posterior.
Fonte: Acervo da autoria.

O tratamento da obstrução urinária baixa permanece sem uma alternativa segura e eficaz. A ureteroplastia vem surgindo como um método promissor no tratamento da obstrução urinária baixa.

Ventriculomegalias cerebrais

A ventriculomegalia cerebral fetal ocorre em 0,3 a 0,5/1.000 gestações. Está associada a diversas etiologias entre elas, cromossomopatias, anomalias gênicas, infecções, hemorragias intraventriculares e outras malformações associadas do sistema nervoso central (SNC). Quando isolada, a causa mais frequente é a falha no desenvolvimento primário (estenose) do aqueduto de Sylvius.

As ventriculomegalias isoladas leves apresentam bom prognóstico, com elevadas taxas de sobrevida e com adequado desenvolvimento neuropsicomotor em aproximadamente 90% dos casos. Fetos com ventriculomegalias graves (> 15 mm) apresentam prognóstico desfavorável, com taxas de mortalidade neonatal próximas a 10% dos casos e atraso de desenvolvimento psicomotor em torno de 60% dos casos.

Com relação ao tratamento intrauterino das ventriculo-megalias, as tentativas iniciais visaram o desvio do líquido cefalorraquidiano por meio da cefalocentese. A necessidade de procedimentos repetidos com essa técnica aumentava o risco de lesão cerebral, tornando essa abordagem inviável. A seguir, a intervenção com introdução do cateter ventrículo-amniótico foi tentada, mas em uma revisão realizada por Manning et al., em 1986, demonstraram que o procedimento não melhorava os resultados neurológicos pós-natais. No entanto, nesse estudo foram incluídos não apenas casos com ventriculomegalia cerebral isolada, mas também fetos com malformações associadas, o que comprometeu a interpretação adequada dos resultados.

Além dos resultados desfavoráveis com o uso do *shunt*, dificuldades técnicas como obstrução, mau posicionamento ou migração do cateter também foram relatadas. Além disso, o refluxo do líquido amniótico para o interior dos ventrículos laterais deve ser considerado, podendo potencialmente causar ventriculite.

Diante do insucesso nas terapias fetais para tratamento da ventriculomegalia, pode se especular se o tratamento cirúrgico estabelecido no período pós-natal poderia ser reproduzido no período pré-natal. A terceiro ventriculostomia é uma alternativa pós-natal aos desvios ventrículo-peritoneais para reestruturação da circulação liquórica. Consiste em uma perfuração no assoalho do terceiro ventrículo por via endoscópica (Figura 129.8). Está associada a menor tempo cirúrgico, menores complicações pós-operatórias e maiores taxas de sobrevida em longo prazo.

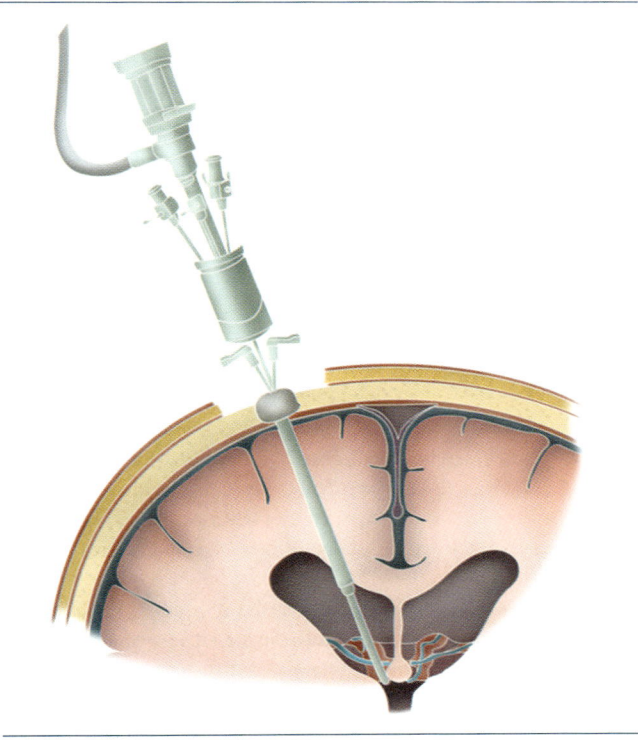

Figura 129.8. Desenho demonstrando a técnica da terceiro ventriculostomia por meio da perfuração no assoalho do terceiro ventrículo por via endoscópica.

Fonte: Desenvolvida pela autoria.

Pode-se cogitar que a terceiro ventriculostomia fetal possa restaurar o fluxo fisiológico do líquor, da produção à reabsorção pelas granulações aracnoides, ao contrário do cateter ventrículo-amniótico que cria um desvio na circulação do líquor, eliminando a etapa da reabsorção, podendo ocasionar atrofia das granulações aracnoides. Estudos experimentais para tratamento da ventriculomegalia fetal por meio da terceiro ventriculostomia vem sendo realizados, mas os resultados ainda não estão disponíveis.

Cirurgia cardíaca fetal

A cardiopatia congênita ocorre em aproximadamente 6/1.000 nascidos vivos. É a causa mais comum de mortalidade infantil, em função de malformações congênitas, nos Estados Unidos e em outros países desenvolvidos. O desenvolvimento de técnicas cirúrgicas fetais e os avanços na tecnologia ultrassonográfica possibilitaram o início do tratamento de algumas cardiopatias congênitas durante a vida fetal.

A premissa básica para o desenvolvimento da terapia cirúrgica cardíaca fetal é que a intervenção pré-natal possa remodelar a morfologia cardíaca e alterar favoravelmente a história natural da doença, resultando em melhores prognósticos pré e pós-natais.

A estenose aórtica crítica, a estenose pulmonar com septo íntegro e o forame oval restritivo são as principais indicações de intervenções cardíacas intrauterinas. Em aproximadamente 30% dos fetos com estenose aórtica crítica submetidos à dilatação valvular aórtica há melhora da função ventricular esquerda e a circulação biventricular neonatal é alcançada. Além desse benefício, promover o fluxo através da válvula aórtica fetal contribui para minimizar anormalidades secundárias no desenvolvimento neurológico. Com relação à estenose pulmonar com septo íntegro, a valvoplastia pulmonar fetal tem como objetivo melhorar a sobrevida de fetos hidrópicos por descompensação ventricular direita grave e reduzir a morbidade neonatal ao permitir melhor crescimento ventricular, aumentando as chances de correção biventricular. Já o forame oval restritivo constitui uma redução do orifício de passagem do fluxo interatrial, podendo estar associado a um mal desenvolvimento primário do septo atrial ou secundário a um aumento da pressão atrial esquerda presente em doenças obstrutivas do coração esquerdo. A cirurgia fetal nos casos de forame oval restritivo associa-se a uma maior estabilidade neonatal, evidenciada por diminuição no número de intervenções pós-natais imediatas, bem como na necessidade de ressuscitação neonatal. Os dados disponíveis na literatura são limitados à experiência de poucos centros, com números reduzidos de casos.

As intervenções cardíacas fetais têm como objetivo evitar a progressão da hipotrofia ventricular. É importante salientar que a intervenção fetal é apenas parte do tratamento, que se completa em todos os casos após o nascimento. Assim sendo, o desfecho mais importante para avaliação da eficácia do procedimento intrauterino é a possibilidade de correção biventricular no pós-natal e não apenas o sucesso técnico e as modificações hemodinâmicas obtidas no feto.

A intervenção deve ser realizada em centros especializados e multidisciplinares de cirurgia fetal, seguindo protocolos rígidos, com permissão do comitê de ética e consentimento informado do casal. Os riscos maternos devem ser mínimos e aceitáveis. O parto deverá ocorrer em centro de referência de cardiologia neonatal.

Avanços recentes no desenvolvimento de válvulas cardíacas de tecidos autólogos baseadas em células ou em compostos biodegradáveis acelulares para regeneração de tecido endógeno vêm sendo desenvolvidos. Estudos em animais estão sendo conduzidos e a substituição valvular fetal poderá ser uma realidade a ser discutida em breve.

Em função da raridade dos casos elegíveis para as intervenções cardíacas fetais, avaliações prospectivas e ensaios clínicos randomizados com tamanhos amostrais apropriados são improváveis. Diante disso, em 2010, foi proposto o início de um registro internacional de procedimentos. O objetivo é permitir um rápido acúmulo de dados provenientes das experiências de diversos centros espalhados pelo mundo. O registro internacional de intervenção cardíaca fetal (IFCIR) inclui 35 centros de cirurgia fetal, inclusive o Hospital do Coração – Hcor, em São Paulo, trabalhando juntos na aquisição dos dados referentes à cirurgia cardíaca. A perspectiva futura é que com o aumento do número de casos, as intervenções cardíacas fetais possam ser oferecidas em casos específicos e melhor selecionados, permitindo uma evolução técnica e com resultados pós-natais promissores.

Considerações finais

A história da terapia fetal está intimamente associada ao desenvolvimento da tecnologia usada para produzir imagens do feto. Até a década de 1960, o ambiente intrauterino era um território desconhecido. Porém, nos últimos anos, a ultrassonografia e o avanço tecnológico possibilitaram o diagnóstico de inúmeras anomalias fetais e, consequentemente, o avanço na terapia fetal.

Alguns preceitos são indispensáveis para a realização de intervenções terapêuticas em medicina fetal: o diagnóstico da doença deve ser preciso, sem anomalias letais associadas; a história natural da doença deve ser bem conhecida, com prognóstico bem estabelecido e sem tratamento pós-natal efetivo. A intervenção deve ser efetuada em centros especializados e multidisciplinares de cirurgia fetal, seguindo protocolos bem definidos; e os riscos maternos devem ser mínimos. Deve-se sempre lembrar que o tratamento cirúrgico fetal envolve, por menor que seja, um trauma cirúrgico à mãe, que não tem benefício direto algum dessa intervenção para sua saúde. A terapia fetal tem avançado cada dia mais, mas o rigor na seleção dos casos candidatos a essas intervenções e o treinamento contínuo da equipe assistencial são mandatórios para um tratamento respeitoso e benéfico para feto e mãe.

Atualmente todos os procedimentos usados para terapia fetal podem ser realizados em nosso país. Não somente dispomos de centros com estrutura e profissionais capacitados, mas também de mentes privilegiadas que se dedicam continuamente a desenvolver novas soluções. A contribuição do nosso país para o desenvolvimento da cirurgia fetal é indiscutível e cada vez mais alcançamos maior expressividade internacional.

LEITURAS COMPLEMENTARES

Adzick NS, Thom EA, Spong CY et al. A randomized trial of prenatal versus postnatal repair of myelomeningocele. N Engl J Med.2011;364:993-1004.

Akkermans J et al. 25 Years of Laser for TTTS: A Systematic Review. Fetal Diagn Ther. 2015;38:241-53.

Benacerraf BR, Adzick NS. Fetal diaphragmatic hernia: Ultrasound diagnosis and clinical outcome in 19 cases. Am J Obstet Gynecol. 1987;156(3):573-6.

Botelho RD, Imada V, Rodrigues da Costa KJ et al. Fetal myelomeningocele repair through a mini-hysterotomy. Fetal Diagn Ther. 2017;42:28-34.

Bruner JP, Davis G, Tulipan N. Intrauterine shunt for obstructive hydrocephalus – Still not ready. Fetal Diagn Ther. 2006;21:532-9.

Debska M et al. Ultrasound guided balloon catheterisation: A new method of fetal lower urinary tract obstruction management. Ginekologia Polska. 2017;88(5):255-9.

DeKoninck P, Gratacos E, Mieghem TV, Richter J, Lewi P, Ancel AM et al. Results of Fetal Endoscopic Tracheal Occlusion for congenital diaphragmatic hernia and the set up of the randomized controlled TOTAL trial. Early Human Development. 2011;87:619-24.

Deopujari CE, Ch M, Karmarkar VS, Shaikh ST. Endoscopic Third Ventriculostomy: Success and Failure. 2017;60:306-14.

Drugan A, Krause B, Canady A, Zador IE, Sacks AJ, Evans MI. The natural history of prenatally diagnosed cerebral ventriculomegaly. JAMA. 1989;261:1785-8.

Gratacos E, Lewi L, Munoz B et al. A classification system for selective intrauterine growth restriction in monochorionic pregnancies according to umbilical artery Doppler flow in the smaller twin. Ultrasound Obstet Gynecol. 2007;30(1):28-34.

Gupta JK, Bryce FC, Lilford RJ. Management of apparently isolated fetal ventriculomegaly. Obstet Gynecol Surv. 1994;49:716-21.

Hannon T, Tennant PW, Rankin J, Robson SC. Epidemiology, natural history, progression, and postnatal outcome of severe fetal ventriculomegaly. Obstet Gynecol. 2012;120:1345-53.

Harrison MR, Langer JC, Adzick NS, Golbus MS, Filly RA, Anderson RL et al. Correction of congenital diaphragmatic hernia in utero, V. Initial clinical experience. J Pediatr Surg. 1990;25(1):47-55.

James WH: A note on the epidemiology of acardiac monsters. Teratology. 1977;16(2):211-6.

Kennelly MM, Cooley SM, McParland PJ. Natural history of apparently isolated severe fetal ventriculomegaly: Perinatal survival and neurodevelopmental outcome. Prenat Diagn. 2009;29:1135-40.

Khalil A, Beune I, Hecher K, Wynia K, Ganzevoort W, Reed K, Lewi L, Oepkes D, Gratacos E, Thilaganathan B, Gordijn SJ. Consensus definition and essential reporting parameters of selective fetal growth restriction in twin pregnancy: A Delphi procedure. Ultrasound Obstet Gynecol. 2019;53(1):47-54.

Laskin MD, Kingdom J, Toi A, Chitayat D, Ohlsson A. Perinatal and neurodevelopmental outcome with isolated fetal ventriculomegaly: A systematic review. J Matern Fetal Neonatal Med. 2005;18:289-98.

Levitsky DB, Mack LA, Nyberg DA, Shurtleff DB, Shields LA, Nghiem HV, Cyr DR. Fetal aqueductal stenosis diagnosed sonographically: Wow grave is the prognosis? AJR Am J Roentgenol. 1995;164:725-30.

Manning FA. Harrison MR, Rodeck C. Catheter shunts for fetal hydronephrosis and hydrocephalus. Report of the International Fetal Surgery Registry. N Engl J Med. 1986;315:336-40.

Melchiorre K, Bhide A, Gika AD, Pilu G, Papageorghiou AT. Counseling in isolated mild fetal ventriculomegaly. Ultrasound Obstet Gynecol. 2009;34:212-24.

Moon-Grady AJ, Morris SA, Belfort M, Chmait R, Dangel J, Devlieger R et al. International Fetal Cardiac Intervention Registry: A Worldwide Collaborative Description and Preliminary Outcomes. J Am Coll Cardiol. 2015;28;66(4):388-99.

Moore TR, Gale S, Benirschke K: Perinatal outcome of forty-nine pregnancies complicated by acardiac twinning. Am J Obstet Gynecol. 1990;163(3):907-12.

Nakayama DK, Harrison MR, Lorimier AA. Prognosis of posterior urethral valves presenting at birth. J Pediatr Surg. 1986;21(1):43-5.

Pagani G, Thilaganathan B, Prefumo F. Neurodevelopmental outcome in isolated mild fetal ventriculomegaly: Systematic review and meta--analysis. Ultrasound Obstet Gynecol. 2014;44:254-60.

Pedra SF, Peralta CF, Pedra CAC. Future Directions of Fetal Interventions in Congenital Heart Disease. Intervent Cardiol Clin. 2013;2:1-10.

Peralta CF, Sbragia L, Bennini JR, Cavalli RC, Rousselet MS, Barini R. Tracheal occlusion for fetuses with severe isolated left-sided diaphragmatic hernia: A nonrandomized controlled experimental study. Rev Bras Obstetr Ginecol. 2011;33:381-.

Peralta CF, Sbragia L, Bennini JR, Cavalli RC, Rousselet MS, Barini R. Tracheal occlusion for fetuses with severe isolated left-sided diaphragmatic hernia: A nonrandomized controlled experimental study. Rev Bras Obstetr Ginecol. 2011;33:381-7.

Peralta CFA, Sbragia L, Bennini JR, De Fátima Assunção Braga A, Sampaio Rousselet M, Machado Rosa IR, Barini R. Fetoscopic endotracheal occlusion for severe isolated diaphragmatic hernia: Initial experience from a single clinic in Brazil. Fetal Diagn Ther. 2011;29:71-7.

Peralta CFA, Sbragia L, Bennini JR, De Fátima Assunção Braga A, Sampaio Rousselet M, Machado Rosa IR, Barini R. Fetoscopic endotracheal occlusion for severe isolated diaphragmatic hernia: initial experience from a single clinic in Brazil. Fetal Diagn Ther. 2011;29:71-7.

Quintero RA, Chmait RH, Murakoshi T et al. Surgical management of twin reversed arterial perfusion sequence. Am J Obstet Gynecol. 2006;194(4):982-91.

Quintero RA, Morales WJ, Allen MH, Bornick PW, Johnson PK, Kruger M. Staging of twin-twin transfusion syndrome. J Perinatol. 1999;19:550-5.

Rasul FT, Marcus HJ, Toma AK, Thorne L, Watkins LD. Is endoscopic third ventriculostomy superior to shunts in patients with non-communicating hydrocephalus? A systematic review and meta-analysis of the evidence. Acta Neurochir (Wien). 2013;155:883-9.

Ruano R, Sananes N, Sangi-Haghpeykar H, Hernandez-Ruano S, Moog R, Becmeur F et al. Fetal intervention for severe lower urinary tract obstruction: A multicenter casecontrol study comparing fetal cystoscopy with vesicoamniotic shunting. Ultrasound Obstet Gynecol. 2015;45(4):452-8.

Ruano R, Yoshisaki CT, da Silva MM, Ceccon ME, Grasi MS, Tannuri U, Zugaib M. A randomized controlled trial of fetal endoscopic tracheal occlusion versus postnatal management of severe isolated congenital diaphragmatic hérnia. Ultrasound Obstet Gynecol. 2012;39:20-7.

Senat et al. Endoscopic Laser Surgery versus Serial Amnioreduction for Severe Twin-to-Twin Transfusion Syndrom. N Engl J Med. 2004;351:136-44.

Sizarov A, Boudjemline Y. Valve Interventions in Utero: Understanding the Timing, Indications, and Approaches. Can J Cardiol. 2017;33(9):1150-8.

Symss NP, Oi S. Theories of cerebrospinal fluid dynamics and hydrocephalus: Historical trend. J Neurosurg Pediatr. 2013;11:170-7.

Townsend R et al. Perinatal outcome of monochorionic twin pregnancy complicated by selective fetal growth restriction according to management: Systematic review and meta-analysis. Ultrasound Obstet Gynecol. 2019;53:36-46.

Wiswell TE, Tuttle DJ, Northam RS, Simonds GR. Major congenital neurologic malformations. A 17-year survey. Am J Dis Child. 1990;144:61-7.

130

Exame Necroscópico do Natimorto

Arthur Antolini-Tavares

Derivado do grego, o termo necropsia significa literalmente "vista ou exame do morto". Como sinônimo comum, a autopsia cadavérica, ou simplesmente autopsia, significa "vista de si mesmo" e investe-se de um caráter reflexivo. Digressões a parte, a incorporação do exame à medicina, notabilizada por Giovanni Battista Morgagni no século XVIII, promoveu uma revolução no conhecimento médico, com a correlação de lesões nos órgãos com as manifestações clínicas nos pacientes. Apesar de queda acentuada do número de necropsias realizadas no mundo todo, este ainda é um exame de enorme valor diagnóstico e prognóstico, porque se mantém fiel àquele legado inicial de promover o conhecimento.

Critérios legais para o exame

Consideram-se elegíveis para necropsia, no Brasil, óbitos para os quais se emite o documento oficial de declaração de óbito (DO), conforme a legislação compilada pelo Ministério da Saúde do Brasil (2009). Dentre eles estão:

- Óbito fetal, morte fetal ou perda fetal, definido como "a morte de um produto de concepção antes da expulsão do corpo da mãe, independentemente da duração da gravidez. A morte do feto é caracterizada pela inexistência, depois da separação, de qualquer sinal descrito para o nascido vivo". Nesse caso, realiza-se a necropsia em gestação de mais de 20 semanas, ou feto com peso maior do que 500 g, ou estatura maior do que 25 cm.
- Morte de um nascido vivo, definido como "a expulsão ou extração completa do corpo da mãe, independentemente da duração da gravidez, de um produto de concepção que respire ou apresente qualquer outro sinal de vida, como batimentos do coração, pulsações do cordão umbilical ou movimentos efetivos dos músculos de contração voluntária, estando ou não cortado o cordão umbilical e estando ou não desprendida a placenta". Nesse quesito é importante definir-se o óbito neonatal como o período que começa no nascimento e termina após 28 dias completos depois do nascimento. Essas mortes podem ser subdivididas em mortes neonatais precoces, se ocorrem até os primeiros 7 dias de vida, e mortes neonatais tardias, que ocorrem após o 7º e antes do 28º dia de vida. As mortes neonatais precoces, segundo a Organização Mundial de Saúde, são agrupadas junto com os óbitos fetais para o cálculo da mortalidade perinatal.

Embora a legislação corrente permita que, na prática, se a família quiser, possa sepultar o produto de concepção com menos de 20 semanas ou peso menor do que 500 g, ou estatura menor do que 25 cm, a emissão da DO será facultativa nesses casos. Os produtos de concepção enquadrados nessas condições são considerados abortos e encaminhados como material anatomopatológico.

Indicações e benefícios da necropsia

Sabe-se que em até um quarto dos casos a necropsia pode ser único meio de se estabelecer a causa de morte, sobretudo por ser capaz de fornecer mais informações que os dados clínicos e de imagem, complementando-os. Além disso, promove informações capazes de orientar o aconselhamento genético. Dessa maneira, a importância da necropsia apoia-se em três pilares: o conhecimento médico e os aspectos legais e familiares.

Com relação ao conhecimento médico:

- pode confirmar, refutar ou modificar o diagnóstico clínico e de imagem, bem como fornece novas informações sobre manifestações mórbidas;
- fornece retorno educativo aos requerentes;
- facilita a investigação de causas ambientais e comportamentais para a morte;
- qualifica melhor as análises bioestatísticas e os dados epidemiológicos;
- fornece substrato para ensino;
- identifica doenças raras;
- permite avaliação de eficácia de intervenções diagnósticas ou terapêuticas novas.
  Com relação aos aspectos legais:
- monitora a saúde pública;
- explica mortes súbitas inesperadas;
- esclarece sobre a prática adequada da medicina;
- fornece informações para seguros, heranças etc.
  Com relação aos aspectos familiares:
- auxilia na elaboração do luto com a causa exata da morte;
- auxilia o aconselhamento genético com informações para futuras gestações;
- identifica doenças contagiosas e hereditárias.

Necessidade de consentimento e de informações: a importância do clínico e da equipe

Ao contrário de muitos exames que contam com um consentimento tácito, a necropsia requer um consentimento formal, que é geralmente obtido pelos médicos que atenderam o paciente, não pelo patologista que realiza o exame. Se por um lado, a necropsia de um natimorto em geral é mais aceita que a de um adulto, sobretudo para o desenvolvimento do luto e para as implicações em futuras gestações, os pais podem não autorizá-la baseados em crenças culturais e religiosas, condição emocional durante a notícia da morte, medo de sofrimentos adicionais ao bebê, demora inerente à realização e finalização ou desconhecer as informações fornecidas pelo exame. Em estudos de Heazell et al. (2012) no Reino Unido, analisaram-se as dificuldades para se obter o consentimento do ponto de vista familiar e da equipe de saúde. Apesar de os membros da equipe de saúde alegarem carga de trabalho elevada, publicidade negativa sobre o exame e aspectos culturais e religiosos dificultam o convencimento, os familiares estiveram mais interessados sobre as causas e o risco de recorrência, principais motivadores deste exame, e demonstraram arrependimento pelo não consentimento.

Por isso, é fundamental a compreensão de toda a equipe sobre a necessidade do exame e a importância de seus resultados, diminuindo os efeitos dos potenciais obstáculos para uma decisão esclarecida. Dessa maneira, torna-se fundamental a descrição de todas as etapas do exame e os efeitos dele no cadáver no momento do sepultamento. Além disso, o médico necropsista necessita de informações clínicas, dados disponíveis para quem faz o atendimento materno-fetal, como histórico obstétrico atual e pregresso, achados ultrassonográficos, estado do líquido amniótico e condições intraparto, da mãe e do concepto, cronologicamente organizadas, visto a necropsia ser como uma "fotografia" com todos os achados estáticos no momento do exame.

Como é feito o exame?

Após o consentimento e a revisão da história clínica materna e do concepto, procede-se o registro gráfico e por escrito de todas as alterações externas. Para isso, obtêm-se radiografias frontal e lateral do corpo todo e fotografias detalhadas que caracterizem quaisquer alterações: dismorfismos, traumas ou malformações externas. O exame externo do cadáver inclui inspeção, palpação e medidas biométricas como o comprimento craniocaudal, o craniopodálico, a extensão do pé e as circunferências cefálica, torácica e abdominal, além de uma análise pormenorizada da cabeça e da face, tronco, membros e genitália, a fim de localizar sinais dismórficos, graduar o efeito do líquido amniótico sobre o feto durante a retenção intrauterina (maceração) e guiar o exame interno ou dissecções especiais na busca de malformações, como nos defeitos de fechamento no torso ou no dorso.

Após esta primeira parte, segue a abertura do tronco, realizada com uma incisão única, da fúrcula esternal ao púbis, desviando-se lateralmente da região umbilical, com divulsão cuidadosa para exposição das vísceras abdominais e da caixa torácica. Abre-se o tórax a partir de cortes laterais às cartilagens costocondrais e o pericárdio e, assim, têm-se todas as cavidades do tronco visíveis à procura de alterações anatômicas de forma, volume e localização, bem como presença de derrames. As alterações podem, nesse momento, ser registradas fotograficamente para documentação. Os órgãos podem ser retirados com técnicas diferentes (em bloco ou unitariamente) do pescoço (podendo ou não incluir a língua) até o reto e o sistema urogenital pélvico, para consecutiva análise de peso e amostragem histológica, ou colhidas amostras para exames complementares não usuais, como microbiológicos, microscopia eletrônica e teste genéticos ou metabólicos. Para o exame do crânio, faz-se uma incisão única retroauricular, de uma mastoide a outra, para exposição dos ossos cranianos e partes moles. Em seguida, abre-se a cavidade craniana, seguindo-se as linhas das suturas que estão abertas nesse período, e o encéfalo é totalmente retirado, pesado e fixado em formalina para posterior análise e amostragem histológica. Pode-se, ainda, retirar a extremidade distal do fêmur em casos de suspeita de doenças esqueléticas com uma terceira incisão no joelho.

Tão importante quanto a retirada dos órgãos é a reconstrução do corpo com preenchimento e sutura cuidadosa das incisões.

Cabe ressaltar que a análise placentária é mandatória para a conclusão adequada e completa da necropsia, visto ser responsável ou contribuinte do óbito em até 85% dos casos, conforme discussão por Gordijn et al. (2002).

Após o fechamento das incisões o corpo é liberado em conjunto com a DO devidamente preenchida. Nos dias seguintes ao procedimento os resultados macroscópicos preliminares são discutidos com a equipe clínica.

Por fim, em conjunção com os dados de imagem, clínicos, laboratoriais e de macroscopia, como os pesos dos órgãos, comparados de acordo com a idade gestacional aferida biometricamente e a cronológica, e microscopia do concepto e da placenta, o patologista elabora o laudo final, recomendavelmente dentro de 60 dias úteis, com correlações clínico-patológicas pertinentes, como a definição de causa única, comentários sobre o sinergismo entre as condições encontradas, se é um processo agudo, crônico (materno, placentário ou conceptual) ou com potencial de recorrência, ou se é possível afastar hipóteses levantadas durante o acompanhamento da gestação.

LEITURAS COMPLEMENTARES

Brasil. Ministério da Saúde do Brasil. A declaração de óbito: Documento necessário e importante. 3.ed. Brasília: Ministério da Saúde; 2009.

Ernst LM. A pathologist's perspective on the perinatal autopsy. Semin Perinatol. 2015;39:55-63.

Gordijn SJ, Erwich JJ, Khong TY. Value of the perinatal autopsy: critique. Pediatr Dev Pathol. 2002;5:480-8.

Heazell A, McLaughlin M, Schmidt E, Cox P, Flenady V, Khong T et al. A difficult conversation? The views and experiences of parents and professionals on the consent process for perinatal postmortem after stillbirth. BJOG. 2012;119:987-97.

Langley FA. The perinatal postmortem examination. J Clin Path. 1971;24:159-69.

Nijkamp JW, Sebire NJ, Bouman K, Korteweg FJ, Erwich JJHM, Gordijn SJ. Perinatal death investigations: What is current practice? Semin Fetal Neonatal Med. 2017;22(3):167-75.

Seção XII
Situações Especiais

131

Gravidez na Adolescência

Anderson Borovac-Pinheiro
Fernanda Garanhani Surita
João Luiz de Carvalho Pinto e Silva

Epidemiologia e aspectos socioeconômicos

Estima-se que 21 milhões de mulheres entre 15 e 19 anos e dois milhões de mulheres com menos de 15 anos engravidem por ano em países em desenvolvimento. Embora a taxa de natalidade mundial entre mulheres adolescentes tenha diminuído de 65 para 47 nascimentos por 1.000 mulheres entre os anos de 1990 e 2015, estima-se um recrudescimento do aumento do número de adolescentes grávidas até o ano de 2030 (WHO, 2018; Bankole et al., 2018).

As taxas de natalidade apresentam significativas diferenças regionais, sendo mais destacadas em países da África Ocidental (115 nascimentos por 1.000 adolescentes). As taxas na América Latina e Caribe são as segundas mais altas do mundo, em torno de 66,5 por cada 1.000 mulheres entre 15 e 19 anos. No Brasil, 16% das gestantes encontram-se nessa faixa etária, e as mulheres com maior paridade são as que engravidaram pela primeira vez antes dos 20 anos, representando a parte da população que mais contribui para a permanência dos elevados índices de fertilidade observados (WHO, 2018; Bankole et al., 2018).

Para muitas adolescentes, a gestação ocorre de forma não planejada e tampouco é desejada. Estima-se que aproximadamente 80% destas gestações não são planejadas (desejadas). Os números de literatura muitas vezes variam, mostrando-se de grandeza diferente, discrepâncias que poderiam ser atribuídas à forma de coleta de dados, principalmente do momento em que as questões são colocadas para as jovens grávidas (WHO, 2018; Bankole et al., 2018).

Sabe-se que nos países e regiões em desenvolvimento, 23 milhões de jovens grávidas entre 15 e 19 anos têm dificuldades em acessar métodos contraceptivos, conhecimento que se relaciona com o fato de que aproximadamente metade das gestações seja não intencional. A dificuldade no acesso a métodos contraceptivos influencia também nas altas taxas de procura pelo aborto inseguro por estas meninas. A Organização Mundial da Saúde estima que anualmente, cerca de 4 milhões de adolescentes entre 15 e 19 anos realizem aborto inseguro em todo o mundo, trazendo consequências negativas para o seu futuro reprodutivo.

A gravidez na adolescência antes de representar problemas do ponto de vista médico ou biológico, pode ter consequências negativas dos pontos de vista social, econômico, psicológico. Essas consequências afetam não somente as mães adolescentes, mas se estende às famílias e comunidades que as cercam e de que fazem parte. A vulnerabilidade social deste fenômeno é marcante. As adolescentes grávidas solteiras, em sua maioria, podem enfrentar rejeição ou ser estigmatizadas pelos pais e colegas e sofrer várias formas de violência. O mesmo, entretanto, pode acontecer com adolescentes casadas, que não raramente se casam de forma reparatória açodada e por conveniências sociais, tornando-se mais propensas a sofrer algum tipo de violência na nova união.

Em muitas situações, as adolescentes não conseguem recusar o sexo indesejado ou conseguem resistir à coerção sexual. As relações sexuais nesses casos tendem a ser traumatizantes e invariavelmente se fazem de modo desprotegido. A violência sexual, como fator etiológico do problema, é conhecida em todos os países e parece não depender da classe social. Estima-se que aproximadamente 20% das meninas ao redor do mundo tenham experiências de estreia, nesta esfera do comportamento humano, com violência sexual (Bankole et al., 2018; Galvão et al., 2018; Han et al., 2014).

Mães adolescentes também são mais vulneráveis do ponto de vista econômico. Estima-se que até um terço das mulheres que abandonam a escola entre 15 e 24 anos, o faz por causa da maternidade. Com base no subsequente menor nível de escolaridade, elas têm menos oportunidades de emprego, o que, muitas vezes, contribui para a perpetuação dos ciclos de pobreza associados. Deve-se notar muitas publicações que mostram que, em muitos casos, estas meninas já estão fora da escola antes mesmo de ficarem grávidas, mostrando que esta condição de não escolaridade é significativo elemento na etiologia da gravidez antecipada.

Outro aspecto relevante é a morbimortalidade conhecida nessa faixa etária. A mortalidade materna é uma das principais causas de óbito em adolescentes e jovens com idade entre 15 e 24 anos. Esse risco é duplicado quando a gravidez ocorre antes dos 15 anos e é mais frequente em grupos populacionais e países de baixa e média rendas. Estima-se que anualmente 3,9 milhões de adolescentes recorram ao aborto inseguro, contribuindo para perpetuar o alto número de mortalidade e morbidades nessa faixa etária, assim como gerar sequelas físicas e emocionais (WHO, 2018; Bankole et al., 2018; Galvão et al., 2018; Han et al., 2014).

Pré-Natal

Adolescentes grávidas apresentam maior chance de não realizar o pré-natal, ou de iniciar o pré-natal mais tardiamente, ou fazê-lo de modo irregular ou insuficiente, quando comparadas às mulheres com mais de 20 anos de idade. Apenas 50% das adolescentes grávidas com menos de 15 anos iniciam o pré-natal no 1º trimestre, enquanto 17% delas depois das 28 semanas ou mesmo não fazem consulta nenhuma em todo o período. As razões elencadas para explicar esses números são muito variadas: medo da certeza ou do descobrimento da gravidez; vergonha; desconhecimento do ciclo menstrual; receio de conversar com o parceiro e com os pais; até um certo fatalismo; entre outros conhecidos. No entanto, os dados positivos para sua prática são claros: quanto mais cedo iniciar o pré-natal, melhores são os resultados perinatais. Vale ressaltar que, mesmo nos melhores ambientes socioeconômicos e de qualidade do pré-natal, os riscos maternos e perinatais ainda permanecem superiores comparativamente à população adulta.

Uma vez que o pré-natal foi iniciado, o desafio é fornecer uma rede de apoio multidisciplinar para ajudar a adolescente a evitar situações adversas nesse momento tão delicado e especial da vida de todas as mulheres. As necessidades emocionais, psicológicas e sociais, considerando as circunstâncias envolvidas, são maiores entre as adolescentes quando comparadas às mulheres adultas. No entanto, com resultados difíceis de mensurar e considerados não custo efetivos nos dias atuais, os serviços abrangentes com a disponibilidade de médicos, assistentes sociais, nutricionistas, fisioterapeutas e psicólogos demandam muito trabalho para serem mantidos com qualidade e de modo integrado.

Com relação ao apoio necessário durante o ciclo gravídico-puerperal, do ponto de vista psicológico vale salientar que adolescentes ainda estão em fase de amadurecimento emocional e cognitivo, o que pode gerar comportamentos de risco inadequados com sérias consequências.

O apoio social precoce e contínuo contribui de modo eficiente para diminuir a incidência dos transtornos emocionais habitualmente observados. Diversos estudos têm descrito forte associação entre o suporte social e a diminuição dos sintomas depressivos no período perinatal de grávidas adolescentes. Essa redução também pode ser presenciada quando há efetivo suporte parental, com a melhora do *status* socioeconômico e com o aumento de sua autoconfiança. Mais do que a quantidade, qualidade na satisfação das adolescentes em relação ao suporte social/paterno é que realmente faz diferença na sua efetiva melhora emocional (Kirbas e Gulerman, 2016; Leftwich e Alves, 2017; Pinto e Silva e Surita, 2017).

Embora transtornos ansiosos tenham sido apontados como um dos diagnósticos psiquiátricos de maior prevalência entre as adolescentes mães, poucos estudos têm apontado para essa questão de modo convincente e definitivo. Alguns indicam que a disfuncionalidade familiar é um dos fatores ambientais que pode influenciar a ocorrência de sintomas depressivos. O suporte social consistente percebido pelas adolescentes atua como um fator de proteção contra transtornos de ansiedade, com um efeito positivo relevante sobre a sua saúde mental. Conhecer aspectos afetivos e sentimentos relacionados à história reprodutiva das adolescentes gestantes, desde o desenvolvimento dos caracteres sexuais secundários até a gravidez e o planejamento familiar, pode contribuir para o desenvolvimento de ações que englobem a prevenção em saúde mental, incluindo depressão e ansiedade, e promoção de bem-estar. Compreender a maneira como essas gestantes adolescentes percebem as suas relações familiares e sua rede de apoio pode fomentar de maneira mais consciente ações de apoio à maternidade pelos profissionais de saúde.

Do ponto de vista médico ou obstétrico, a gestação na adolescência está relacionada com aumento dos riscos, principalmente quando ocorre antes dos 15 anos de idade. Contraditoriamente, os dados das gestações em adolescentes abaixo de 15 anos dificilmente são encontrados para uma avaliação de grupo em alarmante crescimento.

Os riscos obstétricos associados incluem aumento do risco de anemia, hipertensão na gestação (incluindo pré-eclâmpsia e eclâmpsia), recém-nascidos pequenos para a idade gestacional, restrição de crescimento fetal, prematuridade e o aumento da morbimortalidade perinatal e infantil. Estes riscos são mantidos e até ampliados em uma subsequente gestação na adolescência. As adolescentes com recém-nascido com baixo peso ao nascimento têm risco ao redor de 44% de apresentar em nova gestação outro feto com baixo peso. Em contrapartida, mulheres acima dos 20 anos com história de recém-nascido com baixo peso ao nascer apresentam risco de 10% de ter o mesmo diagnóstico na gestação subsequente. O mesmo ocorre em relação à prematuridade. Enquanto adolescentes com histórico de parto prematuro têm 37% de chance de apresentar novo parto prematuro, em não adolescentes o risco cai para 8% (Kirbas e Gulerman, 2016; Leftwich e Alves, 2017; Pinto e Silva e Surita, 2017).

Comumente negligenciados durante a atenção pré-natal, os cuidados nutricionais são de extrema importância e estão consistentemente relacionados com desfechos perinatais indesejados. Os aspectos nutricionais devem ser considerados um problema na associação da gestação com a adolescência, uma vez que crescimento e gravidez são dois períodos de grandes transformações metabólicas em sobreposição. Os adolescentes em geral apresentam aumento acelerado do metabolismo geral e, muitas vezes, hábitos alimentares inadequados eivados de erros alimentares no cardápio diário e comportamentais no padrão de alimentação, que geram deficiências de micronutrientes, baixo peso ou sobrepeso e obesidade, além da maior frequência de patologias e distúrbios nutricionais como bulimia e anorexia.

Os extremos do problema são importantes: baixo peso pré-gestacional e baixo ganho de peso durante a gravidez; ou o ganho exagerado de peso durante a retenção indevida do peso no período pós-gestacional e na vida adulta. Ambos estão relacionados à dieta inadequada, alta ingesta de gorduras e carboidratos e pobre em frutas e verduras. O sobrepeso e a obesidade afetam aproximadamente 30 a 40% das mulheres brasileiras em idade reprodutiva, com repercussões físicas e psicológicas, ensejando aumento do risco de doenças não transmissíveis, as chamadas crônico-degenerativas, e um ciclo de morbidade e pior estado de saúde no sentido mais amplo. Atenção especial se faz necessária para as adolescentes pertencentes aos grupos socioeconômicos menos favorecidos, as quais apresentam pouco conhecimento relacionado à nutrição. Faz-se, portanto, necessário o acompanhamento nutricional para todas as adolescentes grávidas e puérperas com foco em suas peculiaridades.

Estudo realizado em nosso serviço mostrou que nossa população de adolescentes gestantes apresenta, em média, baixa ingesta de cálcio. Em virtude desses achados, optamos por orientar para todas adolescentes, dieta rica em cálcio e suplementação com carbonato de cálcio 1 g/dia. Outras deficiências ainda podem ser encontradas, principalmente relacionadas à baixa ingestão de proteínas e vitaminas, fato que recomenda avaliação e orientação nutricional individualizada

Suplementação de ferro e folatos também são essenciais para as grávidas adolescentes. Idealmente a suplementação deveria ser iniciada no período pré-gestacional. No entanto, como grande parte das gestações em adolescentes é não planejada, o preparo para a gestação é raro. Fisiologicamente, a necessidade de ferro é três vezes maior durante a gestação quando comparada ao período pré-gestacional. Além disso, mulheres que engravidam durante a adolescência geralmente têm os estoques de ferro diminuídos, justificando o especial interesse em repor ferro nessa população. A deficiência de ferro na gestação está relacionada a parto prematuro, baixo peso ao nascimento e mortalidade perinatal.

Vale ressaltar outro importante cuidado pré-natal que deve ser realizado: a atualização da sua carteira vacinal. Note-se que muitas das adolescentes podem não ter sua carteira de vacinação completa, até mesmo por conta da sua pouca idade. As vacinas indicadas não diferem para outras gestantes, ou seja, deve ser orientada vacinação tríplice bacteriana (difteria, tétano e coqueluche), Influenza, e vacina contra hepatite B, quando ainda não houver o esquema completo.

Com relação ao parto, o parto vaginal é desejável para as adolescentes, como para qualquer mulher. Como iniciam a vida reprodutiva muito precocemente e com futuro incerto em relação à paridade, o estímulo e apoio ao parto vaginal é imprescindível para reduzir a morbidade materna relacionada a partos cesarianos repetidos. No passado, havia o tabu de que as adolescentes teriam maior probabilidade de ter parto cesariana principalmente por desproporção cefalopélvica. No entanto, no Centro de Atenção Integral à Saúde da Mulher (CAISM), nosso serviço, a taxa de cesariana em mulheres abaixo de 20 anos é menor do que a apresentada por mulheres acima desta idade, achados que corroboram os dados de estudos internacionais (Bankole et al., 2018; Kirbas e Gulerman, 2016; Leftwich e Alves, 2017; Pinto e Silva e Surita, 2017).

O pré-natal das adolescentes também é uma ótima oportunidade para orientar prevenção e triar infecções sexualmente transmissíveis (IST). Adolescentes grávidas têm maior risco de apresentar IST quando comparadas às não grávidas. Aproximadamente quatro milhões de adolescentes por ano apresentam pelo menos uma IST, representando 25% de todos os diagnósticos mundiais. As mais comuns incluem HIV, hepatites, sífilis, *Chlamydia*, gonorreia, herpes genital, vírus papiloma humano (HPV) e tricomoníase. Idealmente, a pesquisa dessas infecções deve ser realizada durante o pré-natal, por meio de exame clínico ou laboratorial, incorporando tratamento imediato, quando oportuno.

O Hospital da Mulher – CAISM-Unicamp faz, há muitos anos, um atendimento especializado a essas grávidas no Ambulatório de Pré-Natal de Adolescentes (PNA), uma iniciativa pioneira no país. Os profissionais do PNA têm se envolvido em iniciativas, que incluem a criação de um grupo aberto para orientar essas meninas sobre direitos humanos e reprodutivos, prevenção de futuras gravidezes indesejadas, aleitamento natural, cuidados com o recém-nascido, discutir relações familiares, exercícios, nutrição, saúde mental, atitude e organização que ainda permite a realização de pesquisas para embasar de modo mais consistente o conhecimento sobre elas. O grupo aberto está fazendo um trabalho social sem precedentes em serviço público nessa faixa etária, ao oferecer às adolescentes grávidas um contato mais estreito com os profissionais da área da saúde, assim que chegam ao ambulatório para consulta. Não precisam ficar o tempo todo aguardando atendimento na sala de espera. Hoje, elas e seus acompanhantes são convidados a participar desse grupo, que conta com a atuação majoritária de profissionais do CAISM e alunos de pós-graduação, que trabalham voluntariamente no Serviço.

As adolescentes participam de rodas de conversa, expondo seus dilemas e necessidades e recebem orientações. A vantagem é que esses instantes bem organizados e muito dinâmicos não interferem na consulta agendada.

Cuidados no puerpério

Atenção especial também deve ser dada às adolescentes no período puerperal. Os cuidados rotineiros necessários a todas as mulheres no pós-parto devem ser garantidos, incluem avaliação do estado emocional da mulher, avaliação do aleitamento, avaliação clínica da manutenção, progressão ou regressão de potenciais patologias desenvolvidas no período gestacional e perinatal. No entanto, em especial para as adolescentes, o cuidado puerperal deve garantir abordagem multidisciplinar para avaliar os outros fatores socioeconômicos, nutricionais e psicológicos que estão envolvidos com a gestação nessa fase da vida. Criar uma rede de cuidados é muito apropriado para as mães adolescentes, que precisam mais do que outras mulheres se sentir apoiadas e bem orientadas.

A criação da rede de cuidados, principalmente quando envolve familiares, diminui o risco de abandonarem os estudos por conta da maternidade e busca oferecer o empoderamento dessas adolescentes com o intuito de orientá-las a fazer suas escolhas a respeito de como poderão conduzir suas vidas e de seus filhos.

A consulta de revisão puerperal é uma oportunidade única para conversar sobre anticoncepção a fim de se evitar nova gestação não planejada futura. Intervenções educativas e disponibilidade de métodos anticoncepcionais eficazes e seguros estão entre as medidas com maior impacto positivo e são capazes de aumentar o intervalo entre gestações. A contracepção na adolescência respeita os critérios de elegibilidade dos anticoncepcionais da Organização Mundial da Saúde. É importante destacar que idade e/ou a paridade não são contraindicação para nenhum dos métodos contraceptivos reversíveis disponíveis no mercado.

Para as mães adolescentes que não desejam engravidar os métodos que estão mais associados a maiores taxas de aceitação, menores taxas de descontinuação de uso e de gravidez são os métodos anticoncepcionais reversíveis de ação prolongada – LARC (do inglês *long-acting reversible contraceptives*). Os LARC, representados principalmente pelos dispositivos intrauterinos (DIU) e implante com levonorgestrel, apresentam algumas vantagens em relação aos demais métodos anticoncepcionais: as taxas entre o uso ideal e o uso real para os LARC são muito similares. LARC apresentam baixa taxa de descontinuação entre as adolescentes com o passar dos meses. Desse modo, as taxas de falhas e o aparecimento de uma gravidez não planejada são menores quando as adolescentes estão em seu uso (todos os tipos de LARC podem ser usados durante o período puerperal e não interferem no aleitamento).

Outra vantagem é que os LARC podem ser inseridos no pós-parto imediato, sem interferência na involução puerperal e podem ser uma opção se assim for o desejo da adolescente. A taxa de evasão em consultas de revisão puerperal é alta em todos os cenários, e garantir a contracepção no pós-parto imediato é uma estratégia para redução das gestações não planejadas entre mulheres de qualquer idade, incluindo as adolescentes.

Uma barreira enfrentada para a inserção de LARC para as mães adolescentes é o custo. No Brasil, o SUS apresenta o DIU de cobre como uma opção de LARC. DIU com levonorgestrel e o implante subdérmico são mais raros de se encontrar. Essa justificativa dos custos para o Estado poderia ser reavaliada, uma vez que um estudo comprovou que os custos do implante subdérmico, sua inserção, retirada são inferiores aos custos dos cuidados pré-natal e dos cuidados com o recém-nascido até finalizar o primeiro ano de vida. Além disso, outro estudo demonstrou que as taxas de gestações repetidas após 6, 12, 24, e 36 meses foram 0%, 2,6%, 8,1%, e 17,7% entre as usuárias de implante subdérmi-

co comparados a 9,9%, 20,1%, 46,5%, e 83,7% entre as não usuárias de LARC. Os métodos com maiores taxas de gestação indesejada entre os adolescentes são a pílula oral combinada, adesivo e o anel vaginal (Borovac-Pinheiro et al., 2016; Brunson et al., 2017; Fortier e Foster, 2018; Satin et al., 1994; Winner et al., 2012).

Outra opção de contracepção para ser utilizada no período puerperal, a qual não interfere no aleitamento e tem boa aceitação entre as adolescentes, é a medroxiprogesterona de depósito injetável. Alguns autores inclusive a incorporam entre as opções de LARC. Porém, assim como ocorre com outros métodos (com exceção da DIU e implante subdérmico), a taxa de descontinuação de uso com o passar do tempo é maior, o que aumenta a taxa de gestação indesejada. Um estudo demonstrou que, após 27 meses de acompanhamento, as taxas de gestação entre as mulheres que haviam optado pela medroxiprogesterona de depósito no puerpério era o dobro do que a taxa apresentada por mulheres que haviam optado pelo DIU ou Implante. Em contrapartida, para o mesmo período de acompanhamento, as mulheres que optaram pela pílula, adesivo ou anel vaginal tiveram o dobro de chance de engravidar comparadas àquelas que optaram pela medroxiprogesterona injetável (Satin et al., 1994; Winner et al., 2012).

Independentemente do método escolhido pelos adolescentes, faz-se necessário o acompanhamento em longo prazo para avaliação de adaptação ao método e possíveis efeitos colaterais e barreiras ao uso. Além disso, é sempre importante salientar o uso de preservativo (feminino ou masculino) para diminuir o risco de infecções adquiridas em relações sexuais. O uso concomitante do preservativo com outro método contraceptivo eficaz praticamente zera o risco de gestação indesejada.

Os adolescentes da América Latina continuam a enfrentar barreiras aos serviços de educação e desenvolvimento da saúde sexual e reprodutiva. Por consequência, a maioria dos adolescentes sexualmente ativos não usa consistentemente métodos contraceptivos modernos para prevenir gestações indesejadas e as doenças sexualmente transmissíveis. Um estudo realizado em três países na América Latina (Bolívia, Equador e Nicarágua) concluiu que, quando os adolescentes desenvolvem relacionamentos fortes em um ambiente seguro, podem construir as habilidades necessárias para assumir o controle de suas vidas e assumir seu próprio destino. Ou seja, mais do que uma questão sexual e reprodutiva, o seu empoderamento, que inclui a escolha por métodos contraceptivos eficazes para evitar gestação não planejada, envolve extensa questão socioeconômica e cultural (WHO, 2018; Bankole et al., 2018).

Cuidados com os pais adolescentes

Os enfoques do tema são habitualmente colocados sobre a adolescente que engravida; no entanto, é importante ressaltar que muitas dessas gestações são acompanhadas por pais igualmente adolescentes e que também merecem um cuidado especial. A vulnerabilidade socioeconômica, os medos, receios, frustrações e aumento da responsabilidade também são vivenciados pelos pais adolescentes. Dessa maneira, o acompanhamento multidisciplinar durante o pré-natal deve incluir sempre que possível os pais no cenário de atendimento. Muitos vivenciam a paternidade como um acontecimento negativo, no entanto outros incluem o fato de se tornarem pais como justificativa para mudar hábitos, melhorar a performance nos estudos e/ou trabalho, assim como diminuir os vícios e comportamento de risco. Vale ressaltar que a pesquisa para IST também deve incluir os pais adolescentes.

LEITURAS COMPLEMENTARES

Adolescent pregnancy-WHO. 2018. [Acesso 2019 July 28]. Disponível em: https://www.who.int/news-room/fact-sheets/detail/adolescent-pregnancy.

Bankole FJCA, Jejeebhoy S, Jones N et al. Girlhood, Not Motherhood. [Acesso 2018 April 24]. Disponível em: www.unfpa.org.

Borovac-Pinheiro A, Surita F, D'Annibale A, Pacagnella R, Pinto e Silva J. Adolescent Contraception Before and After Pregnancy – Choices and Challenges for the Future. Rev Bras Ginecol e Obs/RBGO Gynecol Obstet. 2016;38:545-51.

Brunson MR, Klein DA, Olsen CH, Weir LF, Roberts TA. Postpartum contraception: Initiation and effectiveness in a large universal healthcare system. Am J Obstet Gynecol. 2017;217:55.e1-55.e9.

Fortier E, Foster AM. Exploring young mothers' experiences with postpartum contraception in Ottawa: Results from a multimethods qualitative study. Contraception 2018; published online Jan 8. Doi: 10.1016/j.contraception.2017.12.017.

Galvão R, Figueira C, Borovac-Pinheiro A, Paulino D, Faria-Schützer D, Surita F. Hazards of Repeat Pregnancy during Adolescence: A Case-control Study. Rev Bras Ginecol e Obs/RBGO Gynecol Obstet. 2018;40:437-43.

Han L, Teal SB, Sheeder J, Tocce K. Preventing repeat pregnancy in adolescents: Is immediate postpartum insertion of the contraceptive implant cost effective? Am J Obstet Gynecol. 2014;211:24.e1-7.

Kirbas A, gulerman HC DK. Pregnancy in Adolescence: Is It an Obstetrical Risk? J Pediatr Adolesc Gynecol. 2016;29:367-71.

Leftwich HK, Alves MVO. Adolescent Pregnancy. Pediatr Clin North Am. 2017;64:381-8.

Pinto e Silva J, Surita F. Pregnancy in Adolescence – A Challenge Beyond Public Health Policies. Rev Bras Ginecol e Obs/RBGO Gynecol Obstet. 2017;39:041-3.

Satin AJ, Leveno KJ, Sherman ML, Reedy NJ, Lowe TW, McIntire DD. Maternal youth and pregnancy outcomes: Middle school versus high school age groups compared with women beyond the teen years. Am J Obstet Gynecol. 1994;171:184-7.

Winner B, Peipert JF, Zhao Q et al. Effectiveness of long-acting reversible contraception. N Engl J Med. 2012;366:1998-2007.

132

Periviabilidade Fetal

Mônica Lopez Vazquez
Cláudio Barsanti

A prematuridade continua sendo motivo de preocupação em virtude das altas taxas de morbimortalidade dos recém-nascidos, embora seja fato notório e indiscutível que as taxas de sobrevida melhoraram consideravelmente nos últimos anos. Fetos outrora considerados sem qualquer possibilidade de sobreviver, nos dias de hoje, apresentam condições de sobrevivência, e a cada dia a idade gestacional de sobrevida é menor, fato este observado tanto no mundo como em nosso país.

Ainda existem dificuldades em se estabelecer quais são os limites da periviabilidade fetal, dadas não só as mudanças tecnológicas como também as enormes diferenças entre os serviços de Neonatologia. Em decorrência, novas questões éticas surgiram e tal cenário traz dúvidas aos profissionais que cuidam do binômio materno-fetal, posto que os sólidos conceitos estabelecidos em tempos pretéritos não são mais os parâmetros norteadores, além de surpresas em prognósticos e as difíceis decisões a serem tomadas diante do incerto.

Conceitos

Para facilitar a abordagem do tema, serão apresentados alguns conceitos e definições pertinentes ao tema.

Em 1961, a Organização Mundial de Saúde modificou o conceito de prematuridade, passando a definir como pré-termo o recém-nascido vivo com menos de 37 semanas completas de gestação ou 259 dias, sendo a contagem feita a partir da data da última menstruação, não importando o peso. O limite inferior adotado foi de 20 ou 22 semanas de gestação. O recém-nascido extremamente prematuro é o que apresenta menos de 28 semanas de gestação.

Quanto ao peso, recém-nascidos com menos de 2.500 g foram denominados de baixo peso, independentemente da idade gestacional e, os com menos de 1.000 g, como extremo baixo peso ao nascer.

O abortamento é a expulsão ou extração de um produto da concepção com menos de 22 semanas, e/ou menos de 500 g.

O conceito de viabilidade fetal refere-se ao momento em que o recém-nascido prematuro (RNPT) apresenta a possibilidade de sobrevivência e/ou o aceitável desenvolvimento provável. A viabilidade fetal é definida, atualmente, como a idade gestacional em que há chance de sobrevivência extrauterina em 50% dos casos, o que é extremamente variável entre países e entre os diferentes serviços de Neonatologia.

A literatura apresenta taxas muito variáveis quanto à sobrevida e morbidade. O consenso é que as taxas de sobrevida melhoram consideravelmente a cada semana adicional de idade gestacional. O principal fator determinante para se atingir sobrevida com qualidade ainda é a idade gestacional, pois os bebês extremamente prematuros correm altos riscos de óbito e, quando sobrevivem, de resultados adversos no desenvolvimento neurológico. Há estudos que demonstram que a partir de 23 semanas, as taxas de sobrevivência dobraram a cada semana adicional de idade gestacional. Contudo, não há dados exatos quanto às condições neurológicas futuras, estimando-se mau resultado cognitivo e motor quando a idade gestacional for inferior a 22 semanas.

Em diretriz da Sociedade Brasileira de Pediatria, foi afirmado que não há consenso mundial em relação ao limite da viabilidade, mas tende a variar entre 22 e 26 semanas. O Japão é considerado um dos países com melhores taxas de sobrevida (34%) em se tratando de recém-nascidos com idade gestacional extremamente baixa, menor ou igual a 22 semanas.

No Brasil, há dados da Rede Brasileira de Pesquisas Neonatais, sendo esta composta por um grupo de unidades neonatais nacionais que compilam, prospectivamente e de modo padronizado, os dados de recém-natos prematuros de muito baixo peso. A rede é ligada a Vermont-Oxford Network, que reúne dados mundiais de recém-nascidos prematuros. Sua prioridade é melhorar a assistência ao recém-nascido prematuro de muito baixo peso, além de realizar estudos colaborativos, epidemiológicos, diagnósticos e terapêuticos. Os estudos se concentram em recém-nascidos com menos de 1.500 gramas.

Segundo estudos do grupo brasileiro, entre 2011 e 2018, os recém-nascidos de muito baixo peso (menos de 1.500 g) corresponderam a uma pequena parcela dos nascimentos, aproximadamente 1,4% do total de nascimentos, porém com alta mortalidade. Houve 37% de óbitos no primeiro ano de vida. Com relação à idade gestacional, a mortalidade foi de 93% para recém-nascidos com 23 semanas de idade gestacional e, ao subir para 26 semanas, foi menor do que 50%. Assim, a Rede Brasileira de Pesquisas Neonatais considera que o limite de viabilidade no Brasil se encontra entre 25 e 26 semanas de gravidez. Ao atingir mais de 30 semanas, com muito baixo peso ao nascer, a mortalidade é inferior a 10%.

As diretrizes da Sociedade Brasileira de Pediatria, com base nos dados nacionais e mundiais disponíveis, indicam que os recém-nascidos com menos de 23 semanas são muito imaturos e a possibilidade de sobrevivência é diminuta, devendo ser recepcionados por equipe apta a fornecer cuidados paliativos e apoio aos familiares. Quando a idade gestacional for igual ou superior a 25 semanas, as taxas de sobrevida já são consideráveis, justificando a máxima intervenção. Resta o intervalo chamado de "zona cinzenta", entre 23 e 24 semanas, período polêmico, pois há muitas incertezas quanto aos resultados e prognóstico.

Embora se almeje estabelecer um critério universal, deve-se ter em consideração que cada país e, mais, cada serviço tem o seu limite de viabilidade, ou seja, a capacidade de manter o RNPT em condições de vida com qualidade.

Complicações da periviabilidade

A ocorrência de partos prematuros está associada ao aumento de gestações múltiplas decorrentes de procura por tratamentos de fertilidade, além de outras etiologias obstétricas como: rotura prematura de membranas; infecções; insuficiência istmocervical; malformações uterinas; intercorrências clínicas maternas; entre outras. Deve-se também considerar que muitos casos ainda permanecem sem etiologia estabelecida.

As complicações da prematuridade são variáveis e mais frequentes quanto menor for a idade gestacional. Não apenas a sobrevivência, mas também as complicações apresentadas pelos recém-nascidos prematuros dependem da adequada atenção durante o pré-natal, da assistência ao trabalho de parto e do atendimento ao neonato.

A maioria dos recém-nascidos prematuros necessita de auxílio na transição cardiorrespiratória quando da passagem à vida extrauterina, em sala de parto, com reanimação neonatal e posterior suporte, dada a imaturidade anatômica e fisiológica.

Os recém-nascidos muito imaturos apresentam diminutas chances de sobrevivência sem déficits. As condições mórbidas podem ser motoras, neurológicas, oftalmológicas, pulmonares graves e problemas no crescimento e desenvolvimento emocional/comportamental. As questões respiratórias que comumente atingem os prematuros são a displasia broncopulmonar, com dependência de oxigênio.

Dilemas éticos

Uma questão preliminar a ser considerada é que, muitas vezes, inexistem dados confiáveis a respeito do feto que nascerá. Mesmo com adequado acompanhamento obstétrico e os avanços tecnológicos propiciados com o advento da ultrassonografia, não há certeza absoluta em termos de determinação da idade gestacional e da estimativa do peso fetal. A certeza destes dados somente é conhecida após o nascimento. Ainda, outras condições mórbidas podem interferir no crescimento e desenvolvimento fetal, como presença de malformações congênitas, gestação múltipla, restrição de crescimento intrauterino, sofrimento fetal, uso antenatal de esteroides, presença de infecção, entre outras, dificultando ainda mais o planejamento das condutas pós-natais.

Por todas estas variáveis, ao se planejar a abordagem de RNPT, deve-se ter em mente que não há plano terapêutico fechado, pois, ao nascimento, as condições podem ser diversas das pensadas previamente. Somente com o exame físico neonatal e o peso ao nascimento, as condições do RNPT se tornam claras.

Os aspectos éticos envolvidos são inúmeros. Pode-se iniciar refletindo aos relacionados à indicação da reanimação neonatal e à sua possível interrupção. Em casos de prematuros, especialmente os extremos, a questão de se iniciar ou não a reanimação na sala de parto é muito nebulosa. O aspecto técnico, limite da viabilidade, como já discutido anteriormente, apresenta variáveis que não facilitam a discussão.

Como já abordado, na prática, muitas vezes, não há certeza absoluta da idade gestacional, fator que dificulta ainda mais a tomada de decisões e planejamento. Não é incomum a data da última menstruação ser desconhecida, a ultrassonografia apresentar intrínseca margem de erro e a estimativa de peso fetal sofrer de divergências entre examinadores. Contudo, a informação precisa quanto à idade gestacional seria extremante importante quando se consideram a sobrevida e a possibilidade de graves comprometimentos.

A partir de todas estas variáveis, deve-se ponderar a probabilidade de sobrevivência e a futilidade do tratamento. A determinação da probabilidade de sobrevivência é desejável para que sejam evitados sofrimentos com intervenções inúteis, dolorosas e caras com recém-nascido que não tenha chance de sobrevivência. Nas gestações consideradas com prognóstico reservado, a conduta deve ser individualizada. Não se pode esquecer que, eticamente, é direito de todos os seres humanos, independentemente de idade, receber assistência médica, muito embora isso não signifique medidas terapêuticas extremas, prolongadas e sabidamente desprovidas de benefícios.

Outro ponto importante é o relacionamento com os familiares do recém-nascido. Algumas situações podem ocorrer: os médicos, com base nos conhecimentos técnicos, podem planejar que a terapia deva ser iniciada e os pais se recusem em decorrência dos riscos de morbidade e sofrimento; ou o inverso, os médicos não encontrarem justificativa técnica para indicar terapia extrema, optando por cuidados paliativos e os pais discordarem, solicitando terapia máxima, apegando-se a falsas esperanças de sobrevida.

Em caso de haver indicação médica para a terapia, mesmo com a recusa dos pais, esta deverá ser realizada. Prevalecerá a atuação médica em interesse da vida do menor.

Em princípio, os genitores detêm o direito parental sobre seus filhos, o chamado poder familiar. A responsabilidade parental se assenta no livre exercício da procriação, na responsabilidade em tutelar os direitos dos filhos e de lhes garantir condições dignas de existência. Em última análise, os pais têm um poder jurídico que, ética e legalmente, se concretiza como um conjunto de deveres. Por esse motivo, há limitação do poder familiar em contextos específicos em que se assegure o melhor interesse do menor. Dentro deste caminho, como o menor não tem a capacidade de exercício de autonomia, em caso de dano significativo, o poder familiar poderá ser destituído. O limite da atuação dos genitores é a observância dos direitos dos filhos. Em regra, os pais são as pessoas que melhor e mais respeitam os interesses de seus filhos.

Em qualquer situação não se pode afastar o princípio da dignidade humana, aplicável ao recém-nascido, como ser humano que é, que deve ser sempre respeitado. A dignidade e o melhor interesse do menor envolvem aspectos éticos, emocionais e técnicos.

No tocante aos aspectos técnicos, é importante considerar a possibilidade de haver algum benefício no tratamento, em respeito ao princípio da Bioética de Beneficência. O tratamento pode ser considerado fútil, ou seja, quando a chance de se alcançar o objetivo almejado é praticamente nula. Quanto à garantia de bem-estar, esta também deve ser lembrada, vez que o sofrimento deve ser evitado quando indevido. Não há razão para expor qualquer ser humano a terapêuticas dolorosas, causadoras de sofrimento e angústia sem que existam chances de resultado, de acordo com o princípio Bioético da Não Maleficência (*primum non nocere*). Mas o alívio ao sofrimento faz parte da boa prática médica, devendo ser instituídos os cuidados paliativos quando não houver medida terapêutica eficaz a ser instituída.

Também pode ocorrer que os pais desejem medidas heroicas em bebês sem possibilidade de sobrevivência. Nesta situação, deve-se explicar aos familiares os detalhes técnicos, expor o melhor interesse da criança e preservar a relação médico-paciente com a família que vivencia momento extremamente delicado.

Disposições legais

No Brasil, não é considerado crime suspender esforço terapêutico considerado fútil. No Estado de São Paulo, a lei dos Direitos dos Usuários dos Serviços de Saúde do Estado de São Paulo (Lei n. 10.241/1999), mais conhecida como "Lei Mário Covas", dispõe em seu art. 2º.

> Art. 2º – São direitos dos usuários dos serviços de saúde no Estado de São Paulo:

> VII – consentir ou recusar, de forma livre, voluntária e esclarecida, com adequada informação, procedimentos diagnósticos ou terapêuticos a serem nele realizados; (...)
> XXIII – recusar tratamentos dolorosos ou extraordinários para tentar prolongar a vida.

O Conselho Federal de Medicina, em 2006, também tratou da possibilidade de suspensão do esforço terapêutico em Resolução n. 1.805/2006. A ementa considerou que "Na fase terminal de enfermidades graves e incuráveis é permitido ao médico limitar ou suspender procedimentos e tratamentos que prolonguem a vida do doente, garantindo-lhe os cuidados necessários para aliviar os sintomas que levam ao sofrimento, na perspectiva de uma assistência integral, respeitada a vontade do paciente ou de seu representante legal". E dispôs em seus artigos:

> Art. 1º É permitido ao médico limitar ou suspender procedimentos e tratamentos que prolonguem a vida do doente em fase terminal, de enfermidade grave e incurável, respeitada a vontade da pessoa ou de seu representante legal.
> § 1º O médico tem a obrigação de esclarecer ao doente ou a seu representante legal as modalidades terapêuticas adequadas para cada situação.
> § 2º A decisão referida no caput deve ser fundamentada e registrada no prontuário.
> § 3º É assegurado ao doente ou a seu representante legal o direito de solicitar uma segunda opinião médica.
> Art. 2º O doente continuará a receber todos os cuidados necessários para aliviar os sintomas que levam ao sofrimento, assegurada a assistência integral, o conforto físico, psíquico, social e espiritual, inclusive assegurando-lhe o direito da alta hospitalar.

Legalmente, há amparo à autonomia do paciente e/ou de seus representantes legais. Para o exercício da autonomia, é pressuposto o adequado esclarecimento dos genitores. Estes deverão receber as informações de acordo com seus conhecimentos prévios e capacidade de compreensão, em linguagem acessível. Deverão considerar as opções existentes e, dentro do possível, ser feita previsão de riscos e benefícios antes da tomada de decisão.

Diante da possibilidade de nascimento ou efetivamente do nascimento de um prematuro, especialmente prematuro extremo, a equipe deverá conversar com os familiares. Uma equipe de obstetras e neonatologistas coesa auxiliará o casal no esclarecimento de suas dúvidas. As variáveis que podem interferir no prognóstico, como a idade gestacional, peso ao nascimento, sexo, uso ou não de corticosteroides pré-natal, feto único ou múltiplos, além de dados específicos (anomalias congênitas, infecção, restrição de crescimento, sofrimento fetal) devem ser expostas.

Além da questão da sobrevida, as morbidades também devem ser esclarecidas. As decisões serão em curto e em longo prazos. Portanto, além das decisões pertinentes ao tipo de parto e a reanimação neonatal, os genitores deverão estar cientes que, após o parto, a internação poderá ser prolongada. É comum a necessidade de suporte ventilatório e uso de antibioticoterapia.

A valorização da autonomia é princípio basilar da relação médico-paciente. A forma adequada é a decisão conjunta com os genitores, fornecendo informações claras e técnicas quanto ao desfecho em longo prazo. Estes esclarecimentos visam a decisão conjunta e colaborativa sobre o curso do melhor tratamento para cada recém-nascido prematuro. Em casos de parto com idade gestacional muito precoce, é importante oferecer aos pais a escolha de limitar as intervenções em sala de parto, podendo haver a substituição por medidas de conforto em casos de mau prognóstico.

De toda forma, é muito importante que os familiares estejam bem cientes de que não há garantias de previsibilidade de eventos futuros, mas sim uma maior ou menor chance de determinado desfecho. Em caso de absoluta falta de consenso quanto às condutas, importante o suporte de equipe multiprofissional.

Após a fase de esclarecimentos, o médico garantirá o direito dos responsáveis legais de exercer o princípio da autonomia, em conformidade com o Código de Ética Médica, Resolução CFM n. 2.217, de 27 de setembro de 2018, modificada pelas Resoluções CFM n. 2.222/2018 e 2.226/2019.

> "É vedado ao médico
> Art. 22. Deixar de obter consentimento do paciente ou de seu representante legal após esclarecê-lo sobre o procedimento a ser realizado, salvo em caso de risco iminente de morte.
> (...)
> Art. 24. Deixar de garantir ao paciente o exercício do direito de decidir livremente sobre sua pessoa ou seu bem-estar, bem como exercer sua autoridade para limitá-lo."

Embora a obtenção do consentimento possa ser apenas oral, é altamente recomendável que o Termo de Consentimento Livre e Esclarecido seja assinado pelos pais.

Ainda, é obrigatório que todas as informações constem em prontuário médico.

Outro aspecto de ordem legal relevante é a documentação obrigatória a ser elaborada. Em caso de nascimento com vida, segundo a Lei n. 12.662/2012, deve ser obtida a Declaração de Nascido Vivo, emitida pelo profissional de saúde responsável por acompanhar a gestação, o parto ou o recém-nascido. Este é o documento de identidade provisório até que seja expedida a Certidão de nascimento. Caso a criança venha a falecer, independentemente de quanto tempo houve de vida, deverá ser obtida a Declaração de Óbito.

Havendo nascimento com vida, juridicamente, o produto da concepção passa a ser considerado pessoa civil. De acordo com o Código Civil Brasileiro, Lei n. 10.406/2002, art. 2º, "A personalidade civil da pessoa começa do nascimento com vida; mas a lei põe a salvo, desde a concepção, os direitos do nascituro".

A parturiente terá direito à licença maternidade, com duração de 120 dias, em conformidade com a previsão em Constituição Federal de 1988. A licença maternidade é concedida às mulheres empregadas que tenham sido submetidas a parto, seja o nascimento com vida ou não. Ou seja, neste caso, o fato que gera a concessão do benefício é o parto e não a sobrevida da criança. Também é concedida em caso de adoção judicial.

Outro ponto a ser apresentado é a possibilidade de ocorrer óbito fetal. De acordo com o Ministério da Saúde, óbito fetal é a "morte de um produto da concepção, antes da expulsão ou da extração completa do corpo da mãe, independentemente da duração da gravidez; indica o óbito o fato de o feto, depois da separação, não respirar nem apresentar nenhum outro sinal de vida, como batimentos do coração, pulsações do cordão umbilical ou movimentos efetivos dos músculos de contração voluntária."

A 10ª Revisão da Classificação Internacional de Doenças (CID – 10) definiu como óbito fetal precoce os óbitos ocorridos em fetos com peso superior ou igual a 500 g ou 22 semanas completas de gestação ou mais, ou comprimento superior ou igual a 25 centímetros. Por sua vez, a RDC n. 306/2004, apresentou conceituação divergente quanto à idade gestacional, considerando óbito fetal "produto de fecundação sem sinais vitais, com peso menor que 500 gramas ou estatura menor que 25 centímetros ou idade gestacional menor que 20 semanas". Quando houver óbito fetal sem adequação a essas condições alternativas, o produto de fecundação será considerado tecnicamente RSS (resíduo de serviço de saúde), RDC n. 306/2004. O habitual é que seja então emitido laudo anatomopatológico pelo médico patologista, sendo incluídas nesses laudos informações sobre presença ou ausência de malformações, o que é de grande valia. Contudo, caso a família deseje fazer o sepultamento, segundo o RSS, a Declaração de Óbito poderá ser emitida. Embora a recomendação do Ministério da Saúde seja pela não emissão de Declaração de Óbito em caso de aborto, não há impedimento em que esta seja elaborada mediante requisição dos familiares para sepultamento do produto de concepção.

Em casos de óbitos fetais, a Declaração de Óbito deve ser preenchida pelo médico responsável pelo atendimento materno. De acordo com o Conselho Federal de Medicina (CFM), Resolução CFM n. 1.779/2005, "Em caso de morte fetal, os médicos que prestaram assistência à mãe ficam obrigados a fornecer a Declaração de Óbito quando a gestação tiver duração igual ou superior a 20 semanas ou o feto tiver peso corporal igual ou superior a 500 (quinhentos) gramas e/ou estatura igual ou superior a 25 cm". Caso o médico que prestou o atendimento materno desconheça a *causa mortis*, deverá encaminhar o natimorto ao Serviço de Verificação de Óbito (SVO) e a Declaração de Óbito será preenchida pelo médico deste serviço. Outro ponto importante é que o médico que atendeu a parturiente somente poderá preencher a Declaração de Óbito em caso de morte natural. Caso exista a suspeita ou confirmação de causas externas, é obrigatório o encaminhamento do corpo ao Instituto Médico Legal (IML) e o médico deste serviço elaborará a Declaração de Óbito.

Concluindo, o tema é vasto e merece atenção. Assim, é importante que cada serviço estude previamente e discuta suas orientações norteadoras para a recepção de recém-nascidos prematuros, considerando sua infraestrutura e equipe. As diretrizes e protocolos devem ser uma orientação geral para auxiliar a manejar os casos, mas jamais para enrijecer condutas que deverão ser pautadas pelo adequado relacionamento médico-paciente e para cada caso específico.

LEITURAS COMPLEMENTARES

Ambrosio CR, Almeida MFB, Guinsburg R. Opiniões dos instrutores de reanimação brasileiros quanto à reanimação em sala de parto de em recém-nascidos pré-termo extremos. J. Pediatr. (Rio J.), Porto Alegre. 2016 Dec.;92(6):609-15.

Ballard JL, Khoury JC, Wedig K, Wang L, Eilers-Walsman BL, Lipp R. New Ballard Score, expanded to include extremely premature infants. J Pediatr. 1991;119(3):417-23.

Brasil. Ministério da Saúde. Agência Nacional de Vigilância Sanitária. Conforto ambiental em estabelecimentos assistenciais de saúde. Brasília: Agência Nacional de Vigilância Sanitária; 2014.

Brasil. Ministério da Saúde. Portal da Saúde [homepage on the Internet]. Datasus: Estatísticas Vitais. [Citado 2015 Nov 19]. Disponível em: http://www2.datasus.gov.br/DATASUS/index.php?area=0205.

Cloherty JP, Eichenwald EC, Hansen AR, Stark AR. Manual de Neonatologia. Tradução de Araújo CLC et al. 7.ed. Rio de Janeiro: Guanabara Koogan; 2019.

DeMauro SB, Douglas E, Karp K, Schmidt B, Patel J, Kronberger A et al. Improving delivery room management for very preterm infants. Pediatrics. 2013;132(4):e1018-25.

García-Muñoz Rodrigo F, Recinos ALD, Pérez AGA, Aloy JF, Torres MV. Changes in perinatal care and outcomes in newborns at the limit of viability in Spain: The EPI-SEN Study. Neonatology. 2015;107(2):120-9.

Glass HC et al. Outcomes for extremely premature infants. Anesth Analg. 2015;120(6):1337-51.

Guillén U et al. Guidelines for the Management of Extremely Premature Deliveries: A Systematic Review. Pediatrics. 2015 Aug;136(2):343-50.

Guinsburg R, Branco de Almeida MF, Dos Santos Rodrigues Sadeck L, Marba ST, Suppo de Souza Rugolo LM, Luz JH et al. Proactive management of extreme prematurity: Disagreement between obstetricians and neonatologists. J Perinatol. 2012;32(12):913-9.

Guinsburg R, de Almeida MF, de Castro JS, Silveira RC, Caldas JP, Fiori HH et al. Death or survival with major morbidity in VLBW infants born at Brazilian neonatal research network centers. J Matern Fetal Neonatal Med. 2016;29(6):1005-9. Disponível em: https://public.vtoxford.org/.

Handley SC, Sun Y, Wyckoff MH, Lee HC. Outcomes of extremely preterm infants after delivery room cardiopulmonary resuscitation in a population-based cohort. J Perinatol. 2015;35(5):379-83.

Haward MF, Kirshenbaum NW, Campbell DE. Care at the edge of viability: Medical and ethical issues. Clin Perinatol. 2011;38(3):471-92.

Itabashi K, Horiuchi T, Kusuda S, Kabe K, Itani Y, Nakamura T et al. Mortality rates for extremely low birth weight infants born in Japan in 2005. Pediatrics. 2009;123(2):445-50.

O'Donnell CP, Schmölzer GM. Resuscitation of preterm infants: Delivery room interventions and their effect on outcomes. Clin Perinatol. 2012;39(4):857-69.

Oehmke F, Lauer T, Baecker J et al. Ethical, Legal, and Religious Aspects at the Border of Viability. Front Pediatr. 2019;7:175.

Rede Brasileira de Pesquisas Neonatais – RBPN [homepage on the Internet]. Mortalidade em recém-nascidos de muito baixo peso nos 20 centros da RBPN: 2011-2018. [Citado 2019 Oct 19]. Disponível em: http://www.redeneonatal.com.br.

Rede Brasileira de Pesquisas Neonatais [homepage on the Internet]. Dados [Citado 2015 Nov 19]. Disponível em: http://www.redeneonatal.fiocruz.br/.

Rysavy MA, Li L, Bell EF, Das A, Hintz SR, Stoll BJ et al. Between-hospital variation in treatment and outcomes in extremely preterm infants. N Engl J Med. 2015;372(19):1801-11.

Secretaria de Estado de Saúde do Distrito Federal. Protocolo de Atenção à Saúde. Limite de Viabilidade em Neonatologia. Portaria SES-DF n. 161, de 21 de fevereiro de 2018.

Sociedade Brasileira de Pediatria. Reanimação do prematuro menor 34 semanas em sala de parto: Diretrizes 2016 da Sociedade Brasileira de Pediatria. Disponível em: www.sbp.com.br/reanimacao.

Stoll BJ, Hansen NI, Bell EF, Shankaran S, Laptook AR, Walsh MC et al. Neonatal outcomes of extremely preterm infants from the NICHD Neonatal Research Network. Pediatrics. 2010;126(3):443-56.

Uccella S et al. Survival rate and neurodevelopmental outcome of extremely premature babies: An 8-year experience of an Italian single neonatal tertiary care center. Pediatr Med Chir. 2015;29;37(3):106.

World Health Organization. Born too soon: the global action report on preterm birth [Book on the Internet]. Geneve: WHO; 2012. [Citado 2015 Nov 19]. Disponível em: http://www.who.int/pmnch/media/news/2012/201204_borntoosoon-report.pdf.

133

Interrupção da Gestação em Situações Previstas em Lei

Marcelo Luís Nomura
João Renato Bennini Júnior

A expressão "interrupção legal da gestação" se refere à finalização da gravidez por meio da indução da expulsão do produto conceptual dentro dos contextos previstos na lei brasileira. Do ponto de vista obstétrico, dependendo da idade gestacional, do peso ou do comprimento fetais, as formas de nascimento são o abortamento e o parto. Apesar de não haver consenso, o Ministério da Saúde estabelece como limites a idade gestacional de 20 a 22 semanas, o peso maior ou igual a 500 g ou o comprimento maior ou igual a 25 cm – se qualquer um desses parâmetros for atingido, faz-se obrigatória o registro de nascimento.

A legislação brasileira, no art. 128 do Código Penal, estabelece as seguintes situações em que não há criminalização da interrupção da gestação:

> "Art. 128 – Não se pune o aborto praticado por médico:
> **Aborto necessário**
> I – se não há outro meio de salvar a vida da gestante;
> **Aborto no caso de gravidez resultante de estupro**
> II – se a gravidez resulta de estupro e o aborto é precedido de consentimento da gestante ou, quando incapaz, de seu representante legal."

Quando há risco de vida para a gestante, ou seja, a manutenção da gestação acarreta risco de morte materna, não é necessária autorização judicial, e esta é uma decisão que compete ao médico assistente, dentro do contexto clínico pertinente. É importante que seja aplicado o Termo de Consentimento Livre e Esclarecido sempre que possível, incluindo-se, na tomada de decisão, os familiares próximos. Há raras situações em que isso pode ser impraticável e a demora pode adicionar mais risco; então, a decisão deve ser tomada individualmente.

Em qualquer situação, a decisão deve ser obrigatoriamente registrada em prontuário antes de iniciado o processo de indução do trabalho de parto ou da realização de cesariana, com justificativa clara e compreensível, e com letra legível quando não se tratar de prontuário eletrônico, com discussões clínicas e assinaturas de todos os envolvidos. Tais cuidados, além de serem boas práticas éticas, reduzem o risco de litígios posteriores. A conduta deve sempre ser individualizada e discutida com equipe multidisciplinar, com todos os especialistas envolvidos no cuidado da gestante (p. ex., oncologista e radioterapeuta em casos de câncer).

Nos casos de gravidez decorrente de estupro, os serviços dispõem de protocolos específicos e o direito da gestante deve ser garantido. Não há necessidade de lavramento de Boletim de Ocorrência e não existe dever legal da gestante de comunicar à autoridade policial quando da solicitação da interrupção da gestação, tomando-se por presunção de verdade o simples relato pessoal (com termo circunstanciado do evento) da mulher. Devem ser adicionados o Termo de Consentimento, Termo de Responsabilidade e o Parecer Técnico do médico assistente.

Em 2012, o Supremo Tribunal Federal julgou procedente uma ação da Confederação Nacional dos Trabalhadores da Saúde, que questionava o direito da gestante interromper a gestação de fetos com anencefalia. A anencefalia é uma grave malformação incompatível com a sobrevida neonatal prolongada, e diante de argumentos de prejuízos à saúde física e mental dessas mulheres, o STF concedeu o direito legal da gestante solicitar a interrupção da gestação quando esse diagnóstico for feito. Portanto, a partir de 2012, não é necessária autorização judicial para a interrupção da gestação de fetos anencéfalos. A Norma Técnica publicada em 2014 estabelece todos os critérios e parâmetros, bem como diretrizes para esse processo e é leitura recomendada. Entre alguns aspectos, destacamos que o diagnóstico ultrassonográfico deve ser documentado com fotos a partir de 12 semanas, com laudo assinado por pelo menos dois médicos, registro por escrito de ata de antecipação e do Termo de Consentimento da gestante; e todos os documentos devem ser inseridos no prontuário.

Independentemente do contexto, o acolhimento humanizado é fundamental, e o seguimento obstétrico e psicológico deve ser realizado em serviços especializados.

LEITURAS COMPLEMENTARES

Brasil. Ministério da Saúde. Secretaria de Atenção à Saúde Departamento de Ações Programáticas Estratégicas. Atenção às Mulheres com Gestação de Anencéfalos. Norma Técnica. Brasília; 2014. Série Direitos Sexuais e Direitos Reprodutivos – Caderno n. 11. Disponível em: http://bvsms.saude.gov.br/bvs/publicacoes/atencao_mulheres_gestacao_anencefalos.pdf.

Instituto Nacional de Saúde da Mulher, da Criança e do Adolescente Fernandes Figueira (IFF/Fiocruz). Portal de Boas Práticas em Saúde da Mulher, da Criança e do Adolescente. Marcos Legais da Interrupção da Gestação no Brasil; 2019 mar 8. Disponível em: https://portaldeboaspraticas.iff.fiocruz.br/atencao-mulher/marcos-legais-da-interrupcao-da-gestacao-no-brasil/.

Presidência da República. Casa Civil. Subchefia para Assuntos Jurídicos. Decreto-Lei n. 2.848, de 7 de dezembro de 1940. Disponível em: http://www.planalto.gov.br/ccivil_03/decreto-lei/del2848compilado.htm.

134

Violência na gestação

Arlete Maria dos Santos Fernandes

O primeiro estudo de revisão sistemática, publicado pela Organização Mundial de Saúde (OMS) para avaliar estimativas globais e regionais da violência contra a mulher, mostrou 35% da população mundial de mulheres com vivência de violência física e/ou sexual perpetrada por parceiro íntimo ou por desconhecidos, sendo 7% delas vítimas de violência sexual por desconhecidos. Em 2021, a OMS atualizou as estimativas com dados coletados no período de 2000 a 2018 e concluiu que a violência exercida contra as mulheres, por parceiro íntimo e por não parceiros, se mantém generalizada em todo o globo.

Neste texto, serão abordados dois focos em que a situação do atendimento à gestante, ao neonato e à criança poderá revelar a vivência de violência e concorrer para diferentes agravos. As mulheres vítimas de agressão podem ser gestantes em diferentes idades gestacionais e as repercussões à saúde do feto podem ser agudas, em médio e em longo prazo. Além disso, nas situações de interrupção de gestação decorrente de violência sexual, existe a necessidade de conhecimento dos profissionais da área com relação ao aborto dentro dos limites da legislação brasileira.

Violência perinatal por parceiro íntimo

Uma breve consulta ao Pubmed revela mais de 1.600 artigos publicados nos últimos 40 anos sobre violência por parceiro íntimo (VPI) e gravidez. A violência sofrida pela mulher durante o ciclo gestacional foi inicialmente descrita em estudos populacionais por Saltzman et al. (2003) e Silverman et al. (2006) como aquela "perpetrada por parceiro íntimo", por isso nominada de VPI perinatal, os quais descreveram prevalências de 3,7 a 9% de violência física. Entretanto, a VPI perinatal caracteriza-se por experiências de várias formas de violência perpetrada por parceiro íntimo e ocorridas no período a partir de 12 meses antes da gravidez, todo o período gestacional até um ano após o parto. Hahn et al. (2018), em estudo de revisão, descreveram taxas máximas de VPI perinatal de 16 a 28% de violência física, de 73 a 80% de violência psicológica e de violência sexual em torno de 20%.

Estudos de revisão sobre o tema, realizados por Chisholm et al. (2017) e Hahn et al. (2018), descreveram que mulheres em situação de abuso pelo parceiro têm maior probabilidade de ter uma gestação indesejada por inúmeros fatores; quando grávidas são menos propensas a receber atendimento pré-natal adequado e enfrentam várias barreiras ao recebimento de tratamento médico. O abuso crônico, o possível controle financeiro, a vergonha e o medo minam a capacidade da vítima em buscar ajuda e é comum que mulheres nessa situação já apresentem sintomas depressivos pregressos à gestação. Shamblaw et al. (2019) em estudo de metanálise encontrou associação entre a vivência de abuso e sintomas depressivos pré-natais, reforçando que mulheres que sobreviveram ao abuso na infância ou na idade adulta devem receber encaminhamento apropriado e tratamento psicológico para mitigar o risco da depressão pré-natal.

As situações de VPI vivenciadas pelas mulheres são, em geral, crônicas e contribuem como fator de risco para a ocorrência de ideação suicida pré-parto, para a qual também contribuem a menor escolaridade e a presença de sintomas depressivos maiores, como o discutido em estudos anteriores de Chisholm et al. (2017), Hahn et al. (2018) e Shamblaw et al. (2019).

Os possíveis resultados para a saúde materna e fetal associados à VPI perinatal são extensos e graves. O pior cenário é a tentativa ou a perpetração de homicídio da mãe e feto pelo agressor. Chisholm et al. (2017) descreveram que em muitas localidades dos Estados Unidos, o suicídio e o homicídio são as principais causas de morte associadas à gravidez. Pastor-Moreno et al. (2019) avaliaram a intercorrência de morte fetal e neonatal associadas à experiência de VPI perinatal e encontraram chance três vezes maior dessas ocorrências nas gestações com vivências de VPI perinatal em relação às demais. As complicações gestacionais são a maior incidência de abortos, descolamento da placenta, restrição do crescimento fetal, nascimento prematuro e morte fetal intrauterina. Entre as repercussões para o recém-nascido, Silverman et al. (2006) descreveram que as mulheres que sofrem VPI perinatal têm menor probabilidade de amamentar e maior probabilidade de interromper o aleitamento precocemente.

Em longo prazo as consequências da VPI perinatal são adversas para a saúde mental, cognitiva e física das crianças. O estudo de revisão de Chisholm et al. (2017) descreveu, entre crianças expostas, quadros clínicos de depressão, ansiedade, transtorno de estresse pós-traumático, baixa autoestima, exteriorização de sentimentos de raiva, irritabilidade e comportamentos de risco. Também em concordância com esses resultados, Silva et al. (2018) baseados em metanálise de estudos que somaram 12.250 pares de mães e filhos, estes com idade variando de 10 meses a 16 anos, descreveram que a exposição de mulheres à VPI perinatal pode estar associada a problemas comportamentais de seus filhos, possivelmente pela maior vulnerabilidade às adversidades vivenciadas em idades precoces.

O rastreamento da VPI durante os cuidados perinatais parece ser essencial, embora ainda não haja consenso sobre como fazê-lo, qual ferramenta utilizar e a medida de sua eficácia. Mojahed et al. (2021) em estudo de revisão inicial, que incluiu estudos com 15.695 mulheres conduzidos nos Estados Unidos, Suécia, Etiópia, Egito, Espanha e Turquia, descreveram que o isolamento social e geográfico ocasionado pela pandemia da COVID-19 foram associados a um risco aumentado de VPI. Neste momento de retorno pós-pandemia será ainda mais importante que os profissionais que cuidam mulheres e crianças estejam sensibilizados e atentos à problemática da VPI perinatal.

Os obstetras devem estar atentos, durante a dispensação do cuidado de pré-natal e parto, às diferentes formas de violência que possam estar sendo vivenciadas pela gestante, e que em geral são inaparentes ou subliminares, mas devem ser por nós suspeitadas. Embora pareça longínqua a distância entre o neonatologista/pediatra e as mulheres que sofrem VPI, no momento do atendimento neonatal e durante o seguimento do desenvolvimento físico e psicossocial infantil, em suas clínicas privadas ou no setor público, esses profissionais deverão estar atentos a sinais e sintomas que poderão evidenciar situações de violência sofridas por seus pacientes.

Gestação decorrente de violência sexual

No Brasil, o direito da mulher ao aborto sem punição quando a gestação é decorrente de violência sexual está previsto em lei desde 1940. Apesar disso, a ação no âmbito das políticas públicas para viabilizar acesso ao procedimento nessa circunstância progrediu lentamente. Em 1989, foi implantado o primeiro serviço de atenção ao aborto previsto em lei em São Paulo e, em 1998, o Ministério da Saúde publicou a primeira Norma Técnica com as orientações para a organização de serviços de atendimento integral às mulheres vítimas de violência sexual no âmbito do Sistema Único de Saúde (SUS), incluindo o aborto previsto em lei. Mais recentemente, a Federação Brasileira de Ginecologia e Obstetrícia (FEBRASGO) publicou protocolo de cuidado e fundamentação dos aspectos legais para o atendimento às interrupções legais de gestação na área da saúde.

Por meio da Portaria n. 485 (2014) do Ministério da Saúde, o atendimento ao aborto realizado em Serviço de Referência para Interrupção de Gravidez nos Casos Previstos em Lei foi ampliado para hospitais gerais e maternidades, prontos-socorros, unidades de pronto atendimento (UPA) e para o conjunto de serviços de urgência não hospitalares que prestam atendimento de 24 horas. Ainda, foi estabelecida remuneração diferenciada pelo atendimento de pessoas em situação de violência e para o atendimento às interrupções de gestação decorrentes de violência sexual.

Embora no âmbito jurídico não exista limitação temporal para o procedimento legal, sob a perspectiva da saúde o conceito de abortamento é a interrupção da gravidez até a 20ª a 22ª semana de gestação e produto concepcional com peso de até 500 g. Os hospitais de referência para a atenção ao aborto legal, em geral, são os mesmos que funcionam como referência para os cuidados obstétricos em gestações de risco. Esses serviços dispõem de pessoal técnico capacitado e de infraestrutura para manutenção de cuidados intensivos em situações de prematuridade extrema. Não é difícil imaginar a situação na qual o serviço de Neonatologia seja acionado durante o procedimento de aborto previsto em lei, principalmente nos casos de gestação avançada. Por isso, é necessário que os profissionais de saúde tenham conhecimento da lei, que os hospitais tenham protocolos humanizados para o atendimento às vítimas e que proporcionem programas de sensibilização e capacitação para os profissionais que dispensarão esses cuidados.

O protocolo de atendimento à mulher que solicita o aborto previsto em lei, quando a gestação é decorrente de violência sexual, está descrito na Norma Técnica do Ministério da Saúde e na Portaria n. 2.561 de 23/09/2020 do mesmo órgão; esta última dispõe sobre o procedimento de justificação e autorização do procedimento no âmbito do SUS. O atendimento prevê que exista acolhimento humanizado e avaliação inicial da história da gestação, realizada por dois profissionais de forma individual, geralmente por assistente social e psicóloga. Durante a coleta de dados sobre a agressão e o diagnóstico da gravidez, é possível avaliar a coerência das informações e a firmeza de propósito da mulher no momento do acolhimento. Além disso, a história clínica e o exame obstétrico realizado por médico, bem como a determinação da idade gestacional por meio de exame de ultrassonografia, são adicionados às avaliações iniciais.

A solicitação do aborto deve ser avaliada por Comissão Institucional, composta por diferentes profissionais que realizaram a avaliação e responsável médico e/ou institucional. A comissão afirmará o preenchimento dos critérios de aplicação da lei e o procedimento poderá ser realizado. A indução ao aborto pode ser iniciada com o uso de medicamentos e, nesse caso, em regime de internação hospitalar, em cumprimento à determinação da Agência Nacional de Vigilância Sanitária (Anvisa). Os motivos para a resposta negativa à solicitação, em geral, referem-se a questões médicas como no caso da gestação avançada. O Programa de Atenção Especial da Área de Ginecologia, do Departamento de Tocoginecologia da Faculdade de Ciências Médicas da Unicamp, realiza atendimento a mulheres que engravidaram após violência sexual desde 1994. Dados de registro não publicados deste serviço mostraram que, do total de mulheres que solicitaram o aborto previsto em lei no período de 1994 a 2018, em torno de 60% realizaram o procedimento; 20% das solicitações foram contraindicadas pela equipe por gestação avançada ou incompatibilidade da idade gestacional; 10% das mulheres assumiram a gestação com ou sem a doação da criança após o parto; e 10% das mulheres descontinuaram a solicitação, com evolução não conhecida.

Na consulta para solicitação do aborto previsto em lei, a maior parte das mulheres expressa grande sofrimento emocional e algum grau de indefinição em seu desejo; e, ao serem questionadas, não verbalizam claramente sua decisão no momento. A equipe multidisciplinar expõe à mulher o seu direito à interrupção legal, ao seguimento de assistência pré-natal com cuidado multidisciplinar, e da possibilidade de doação legal da criança para adoção após o parto. Observa-se que o período entre 1 e 2 semanas após o primeiro atendimento é necessário para que a mulher defina sua opção com maior clareza e menor tensão emocional, o que facilita e qualifica o cuidado dispensado. Para as mulheres que passaram pela vivência do agravo da gestação após violência sexual, e independentemente da decisão tomada, deverá ser disponibilizado seguimento para o cuidado em saúde mental, seja na própria instituição do atendimento, seja, preferencialmente, em outro estabelecimento de saúde.

Andalaft et al. (2012) entrevistaram gestores municipais de saúde e responsáveis por 1.395 estabelecimentos em todo o Brasil que referiram atender mulheres e crianças vítimas de violência sexual. Dentre os 874 hospitais incluídos na amostra, 30% referiram realizar o aborto previsto em lei nos casos de estupro e destes, apenas 5,6% tinham realizado ao menos um procedimento nos 10 a 14 meses anteriores à pesquisa.

O fato de serviços do SUS não atenderem às solicitações de aborto previsto em lei decorre de inúmeros motivos; entre eles, a falta de informação das próprias mulheres e dos provedores de saúde sobre os direitos da mulher ao aborto quando a gestação é decorrente de violência sexual, a ausência de informação por parte das mulheres sobre quais serviços oferecem esse atendimento e, também, em virtude das barreiras existentes no próprio SUS. Entre estas últimas, estão a falta de provimento de serviços de aborto como o estabelecido em lei e a ausência de medicamentos necessários. Além disso, por desconhecerem a legislação ou por falta de capacitação, muitos profissionais negam o atendimento às solicitações de interrupção legal no contexto do SUS.

Cacique et al. (2019) realizaram um estudo nacional multicêntrico para avaliar as perspectivas de profissionais de saúde, incluindo médicos, sobre a moralidade do aborto, e concluiu que a melhor compreensão da legislação sobre o aborto poderia mitigar a oposição de alguns profissionais à perspectiva ética de que o acesso ao aborto seguro deve ser visto como um direito sexual e reprodutivo.

LEITURAS COMPLEMENTARES

Andalaft Neto J, Faúndes A, Osis MJD, Pádua KS. Perfil do atendimento à violência sexual no Brasil. Femina. 2012;40:301-6.

Brasil. Diário Oficial da União. Portaria n. 485, de 1º de abril de 2014, seção 1, p.53-4. [Acesso 2019 nov 18]. Disponível em: http://sintse.tse.jus.br/documentos/2014/Abr/2/para-conhecimento/portaria-no-485-de-1o-de-abril-de-2014-redefine-o.

Brasil. Ministério da Saúde. Departamento de Ações Programáticas Estratégicas. Área Técnica da Saúde da Mulher. Prevenção e Tratamento dos Agravos Resultantes da Violência Sexual contra Mulheres e Adolescentes: norma técnica. 3.ed. atual. e ampl. Brasília: Ministério da Saúde; 2012. [Acesso 2019 nov 12]. Disponível em: http://bvsms.saude.gov.br/bvs/publicacoes/prevencao_agravo_violencia_sexual_mulheres_3ed.pdf.

Brasil. Portaria n. 2.561, de 23 de setembro de 2020. Dispõe sobre o Procedimento de Justificação e Autorização da Interrupção da Gravidez nos casos previstos em lei, no âmbito do Sistema Único de Saúde-SUS. Ministério da Saúde. https://brasilsus.com.br/index.php/pdf/portaria-no-2-561/. Acessado em 08/10/2021.

Cacique DB, Passini Junior R, Duarte Osis MJM, Oliveira HC, Padilha KM, Tedesco RP, Vettorazzi J, Nascimento DJ, Coutinho PR, Coutinho IC, Feitosa FEL. Perspectives of healthcare workers on the morality of abortion: A multicenter study in seven Brazilian public hospitals. Health Care Women Int; 2019. p.1-16.

Chisholm CA, Bullock L, Ferguson JEJ. Intimate partner violence and pregnancy: Epidemiology and impact. Am J Obstet Gynecol. 2017;217(2):141-4.

Federação Brasileira de Ginecologia e Obstetrícia (FEBRASGO). Interrupções de gravidez com fundamento e amparo legais. São Paulo: FEBRASGO, 2021. (Protocolo FEBRASGO-ginecologia, n. 69).

Hahn CK, Gilmore AK, Aguayo RO, Rheingold AA. Perinatal Intimate Partner Violence. Obstet Gynecol Clin North Am. 2018 Sep;45(3):535-47.

Mojahed A, Brym S, Hense H et al. Rapid Review on the Associations of Social and Geographical Isolation and Intimate Partner Violence: Implications for the Ongoing COVID-19 Pandemic. Front Psychiatry. 2021;12:578150. Published 2021 Apr 13.

Pastor-Moreno G, Ruiz-Pérez I, Henares-Montiel J, Petrova D. Intimate partner violence during pregnancy and risk of fetal and neonatal death: A meta-analysis with socioeconomic context indicators. Am J Obstet Gynecol; 2019. pii: S0002-9378(19)30957-3.

Saltzman LE, Johnson CH, Gilbert BC, Goodwin MM. Physical abuse around the time of pregnancy: an examination of prevalence and risk factors in 16 states. Matern Child Health J. 2003;7(1):31-43.

Shamblaw AL, Cardy RE, Prost E, Harkness KL. Abuse as a risk factor for prenatal depressive symptoms: A meta-analysis. Arch Womens Ment Health. 2019;22(2):199-213.

Silva EP, Lemos A, Andrade CHS, Ludermir AB. Intimate partner violence during pregnancy and behavioral problems in children and adolescents: A meta-analysis. J Pediatr (Rio J). 2018;94(5):471-82.

Silverman JG, Decker MR, Reed E, Raj A. Intimate partner violence around the time of pregnancy: association with breastfeeding behavior. J Womens Health (Larchmt). 2006;15(8):934-940.

Silverman JG, Decker MR, Reed E, Raj A. Intimate partner violence victimization prior to and during pregnancy among women residing in 26 U.S. states: associations with maternal and neonatal health. Am J Obstet Gynecol. 2006;195(1):140-148.

World Health Organization 2013. Global and regional estimates of violence against women: Prevalence and health effects of intimate partner violence and non-partner sexual violence. [Acesso 2019 nov 18]. Disponível em: https://www.who.int/reproductivehealth/publications/violence/9789241564625/en/.

World Health Organization. Violence against women prevalence estimates, 2018: global, regional and national prevalence estimates for intimate partner violence against women and global and regional prevalence estimates for non-partner sexual violence against women. Geneva: World Health Organization; 2021. https://www.who.int/publications/i/item/9789240022256.

135

Gestação Pós-Reprodução Assistida

Egle Couto

A primeira gestação obtida após a fertilização *in vitro* (FIV) de um óvulo humano ocorreu em 1976 e o primeiro nascimento decorrente deste procedimento foi relatado em 1978. Desde então, aproximadamente 7 milhões de gestações foram obtidas no mundo por meio de FIV e suas modificações. Nos Estados Unidos, 1,5% dos nascimentos e 20% dos partos múltiplos resultam de procedimentos elaborados de reprodução assistida, como FIV e injeção intracitoplasmática de espermatozoides (ICSI).

A rotina da FIV inclui três passos: estimulação ovariana; fertilização do óvulo com cultura do embrião; e transferência do embrião para o útero materno. Altas doses de gonadotrofinas são administradas para induzir o desenvolvimento de múltiplos folículos, e os oócitos são recuperados dos ovários mediante punção guiada por ultrassonografia. São, então, inseminados, e os embriões obtidos permanecem em meio de cultura por 3 a 5 dias para atingir o estágio de oito células ou de blastocisto, respectivamente. Os embriões podem ser imediatamente transferidos para o útero ou congelados para futura transferência, a depender das condições hormonais e endometriais.

Complicações gestacionais

Conforme a experiência com os procedimentos de reprodução assistida se acumulou, as taxas de sucesso e indicações aumentaram, mas a preocupação com o resultado das gestações acompanhou tal evolução. Foram estudados resultados em curto e longo prazo, mas as pesquisas apresentaram dificuldade para distinguir os efeitos dos procedimentos em si de outros fatores mediadores ou confundidores, como causas da infertilidade, por exemplo. FIV e ICSI demandam metodologias laboratoriais e clínicas complexas, sendo difícil determinar quais aspectos dos tratamentos se associam a piores resultados. Estes também são influenciados por mudanças tecnológicas, assim como nos cuidados obstétricos e perinatais ao longo do tempo.

Vários estudos mostraram associação entre os procedimentos de reprodução assistida e resultados gestacionais adversos, principalmente no caso de gestações múltiplas. Metanálises confirmaram que gestações resultantes de FIV e ICSI apresentam piores resultados perinatais do que aquelas provenientes de concepção espontânea. Foi detectada uma hierarquia de risco, sendo os resultados adversos mais frequentes, conforme os tratamentos tornam-se mais invasivos.

Mesmo entre gestações únicas, a FIV foi associada a maior risco de complicações como placenta prévia, descolamento prematuro de placenta, diabetes gestacional, pré-eclâmpsia e cesariana em estudos não randomizados. Entretanto, o aumento no risco absoluto é pequeno, e a maioria das gestações apresenta bom resultado.

As razões precisas para o aumento dos resultados gestacionais e perinatais adversos não são claras, mas são sugeridas como possíveis causas características maternas e paternas, condições médicas subjacentes associadas à infertilidade, fatores do esperma, uso de medicações, condições laboratoriais durante a cultura do embrião, meios de cultura, criopreservação e descongelamento, diagnóstico genético pré-natal, diferenças no manejo obstétrico, maior proporção de gestações múltiplas e perda de um gemelar (*vanishing twin*), ou uma combinação de fatores.

Há prováveis vieses de tratamento nos estudos de gestação pós-FIV, pois esta é associada à ansiedade excessiva dos pais ("gravidez *premium*") e é mais comum em casais com melhor situação socioeconômica. Daí decorrem monitorização mais intensa da gestação e intervenções mais frequentes, com alto índice de cesarianas eletivas.

A subfertilidade também parece ter efeito adverso sobre o resultado gestacional, independentemente do tratamento. Estudos observacionais mostraram que mulheres subférteis não tratadas que engravidaram espontaneamente apresentaram maior frequência de resultados adversos do que a população geral e frequência similar à de mulheres que engravidaram por reprodução assistida.

Estudo de Seggers et al., que avaliou irmãos nascidos de mulheres subférteis sugeriu que características maternas como a subfertilidade e idade foram associadas a baixo peso ao nascer, mas não o tratamento por FIV. Existem discrepâncias na literatura quanto aos resultados gestacionais na subfertilidade, pois os estudos não avaliaram possíveis fatores confundidores.

A transferência de embriões congelados foi citada em alguns estudos como fator de melhora, tanto das taxas de gestação como dos resultados obstétricos e perinatais. Em metanálise de 11 estudos, Jeve et al. mostraram que nascidos únicos após transferência de embriões congelados apresentaram melhores resultados, quando comparados com aqueles nascidos após transferência de embriões frescos.

Embriões congelados também foram associados a menor risco de placenta prévia e descolamento prematuro de placenta, o que sugere que o ambiente endometrial na fase de implantação pode ter papel na patogênese destas complicações.

Os riscos relativos de hemorragia anteparto, parto prematuro, recém-nascido pequeno para a idade gestacional, baixo peso ao nascer e mortalidade perinatal também foram mais baixos do que em mulheres que receberam embriões congelados.

Estudos grandes e bem controlados para determinar se os protocolos de congelamento embrionário apresentam benefício para a população infértil e para a saúde de crianças nascidas após procedimentos de reprodução assistida são necessários.

A duração da cultura do embrião e o meio de cultura também podem ter importância no peso ao nascer de recém-nascidos únicos concebidos por meio de FIV. Estudos mostraram que a transferência do embrião em estágio de blastocisto tem associação com maiores taxas cumulativas de gravidez e de nascidos vivos.

A concepção por intermédio de reprodução assistida foi associada a maior risco de óbito fetal, morte neonatal, baixo peso ao nascer e malformações fetais maiores. A maioria das complicações foi associada a gestações múltiplas. Entretanto, elas também foram descritas em maior frequência em gestações únicas.

Em estudo finlandês que comparou resultados gestacionais entre crianças concebidas por reprodução assistida e crianças concebidas naturalmente, tanto na população geral como na mesma família, o risco de resultados adversos ao nascimento, como baixo peso ao nascer e parto prematuro, foi maior para as crianças concebidas por reprodução assistida do que na população geral. Entretanto, quando comparadas a irmãos concebidos espontaneamente, tais diferenças não foram relatadas, sugerindo que o risco aumentado não ocorre pelo procedimento em si. Uma limitação do estudo é que casais que apresentam concepções espontâneas e por reprodução assistida podem ser diferentes daqueles que têm todas as gestações por reprodução assistida. Além disso, diferenças raciais, étnicas e de protocolos de tratamento não foram consideradas.

Complicações descritas com maior frequência em gestações únicas por reprodução assistida incluem maior risco de baixo peso ao nascer, parto prematuro, recém-nascido pequeno para a idade gestacional, óbito fetal, mortalidade perinatal, admissão em unidade de terapia intensiva neonatal (UTIN), hemorragia anteparto, doenças hipertensivas da gravidez, rotura prematura de membranas, diabetes gestacional, indução de parto e cesariana.

Tandberg et al., em estudo com mais de 500 mil mulheres para determinar o risco de pré-eclâmpsia em gestações oriundas de reprodução assistida, quando comparadas com mulheres que tiveram concepção natural, mostrou discreto aumento no risco após ajuste por idade materna, intervalo interpartal e presença de novo parceiro.

Em estudo retrospectivo com mais de 1 milhão de partos, Martin et al. mostraram que a morbidade materna severa foi quase duas vezes mais frequente nas gestações concebidas por meio de reprodução assistida, em comparação a gestações após concepção espontânea. As primeiras apresentaram também maior risco de hospitalização antenatal e maior duração da internação.

Metanálise de 19 estudos feita por Masoudian et al. comparou o risco de pré-eclâmpsia e hipertensão gestacional em gestações provenientes de doação de oócitos, outras técnicas de reprodução assistida e concepção natural. Gestações obtidas com oócitos doados apresentaram risco mais de duas vezes maior de pré-eclâmpsia, quando comparadas com outros métodos de reprodução assistida, e mais de quatro vezes maior, quando comparadas com gestações de concepção natural. O risco de hipertensão gestacional foi três vezes maior do que com outros métodos de reprodução assistida e oito vezes maior do que na concepção espontânea.

Jeve et al., em outra metanálise de 11 estudos comparou gestações obtidas por FIV e ICSI utilizando oócitos doados e autólogos. As gestações obtidas com oócitos doados apresentaram risco quatro vezes maior de pré-eclâmpsia ou hipertensão gestacional. A análise por subgrupos relatou maior risco nas gestações duplas do que nas únicas. Gestações provenientes de oócitos doados também foram associadas a maior risco de parto pré-termo e cesariana.

Perda gestacional

A perda gestacional espontânea e precoce é comum tanto em gestações por concepção espontânea como por reprodução assistida, e a taxa de perdas é similar em ambas as situações. Estudos com ultrassonografias seriadas pós-FIV mostraram taxa de perda espontânea de 25% para gestações únicas, 35% para gestações duplas e 55% para gestações triplas. No 2º trimestre da gestação, a taxa de perdas espontâneas também parece não sofrer influência das técnicas de reprodução assistida.

Uma teoria para o aumento no risco de resultados adversos em gestações únicas concebidas por reprodução assistida é que eles possam resultar de alta proporção de gestações múltiplas com perda precoce de um feto. Dados de 21.535 partos únicos de gestações provenientes de reprodução assistida estudada por Luke et al. mostraram que 8% se originaram de gestações duplas ou triplas. A visualização ultrassonográfica precoce de gestação dupla viável, com perda subsequente de um dos batimentos cardíacos fetais, aumentou significativamente o risco de parto prematuro e baixo peso ao nascer. Usando a mesma base de dados, os autores relataram achados similares para gestações inicialmente triplas, com perda precoce de um feto. Entretanto, outros estudos não observaram efeito adverso consistente da perda espontânea precoce de um gemelar. Além disso, fatores relacionados à subfertilidade ou ao procedimento em si poderiam contribuir para o aumento descrito nos resultados adversos.

As taxas de óbito fetal e de mortalidade perinatal, até quatro vezes maiores na reprodução assistida, parecem resultar, pelo menos em parte, de baixo peso ao nascer e de gestação múltipla. Nos Estados Unidos, a taxa de óbito fetal após FIV é de aproximadamente 0,6%. Estudo nacional da Dinamarca em gestações oriundas de reprodução assistida relatou taxas de óbito fetal de 0,1% após FIV e de 0,3% após ICSI, persistindo a dúvida sobre se o aumento no risco é relacionado ao tratamento em si ou às condições de subfertilidade e outros fatores pré-existentes.

Gravidez ectópica

Aproximadamente 7% dos ciclos de FIV resultam em gravidez ectópica. O risco entre gestações ocorridas por reprodução assistida varia de acordo com o tipo de procedimento e características da saúde reprodutiva da mulher, sendo maior naquelas com infertilidade por fator tubário. Outro estudo descreveu 2,2% de gestações ectópicas pós-FIV com transferência do embrião para a mulher que originou os óvulos e 0,9% no caso de maternidade de substituição, taxa esta similar à de gestações espontâneas.

A gravidez heterotópica, composta por um saco gestacional tópico e um ectópico, é muito mais comum em gestações por reprodução assistida (1/100 *versus* 1/30.000 em gestações espontâneas). Tal prevalência reflete o aumento das gestações múltiplas após FIV com transferência de mais de um embrião.

Gestações múltiplas

A melhora nas técnicas de reprodução assistida resultou em maior taxa de nascimentos e de gestações múltiplas. O percentual de nascimentos de fetos únicos ou múltiplos após procedimentos de reprodução assistida varia muito no mundo.

Em 2016, 32% dos nascimentos nos Estados Unidos com auxílio da reprodução assistida eram múltiplos, enquanto, nas gestações espontâneas, a taxa era de 3,4%. As taxas de gemelares e trigemelares foram 30,3% e 1,1%, respectivamente. O percentual de nascimentos múltiplos após reprodução assistida vem caindo desde 2009, pois menos embriões têm sido transferidos por ciclo, e os centros de reprodução humana têm utilizado mais a transferência eletiva de embrião único.

Apesar de as gestações múltiplas resultarem, na maioria das vezes, da transferência de mais de um embrião, a frequência de múltiplos monozigóticos também aumentou

de 0,4% para 1,5% nos casos de reprodução assistida. O maior número de múltiplos monozigóticos foi atribuído ao ambiente de cultura *in vitro* e à sua maior duração, gerando embriões de 5 a 6 dias para transferência. Não é claro o quanto a manipulação dos embriões, como ocorre na ICSI e no *assisted hatching*, que, resumidamente, consiste na utilização de *laser* na região da zona pelúcida com o objetivo de facilitar a implantação, contribuem para o risco de ocorrência de múltiplos monozigóticos.

O maior risco de complicações obstétricas na reprodução assistida parece ocorrer tanto para as gestações gemelares como para as únicas. Em metanálise de 15 estudos, Qin et al. compararam gestações gemelares dicoriônicas obtidas por reprodução assistida com gemelares concebidos naturalmente mostrou risco aumentado de placenta prévia, parto pré-termo, prematuridade extrema, baixo peso ao nascer e malformações congênitas nas primeiras. Entretanto, é difícil determinar se os procedimentos são causa do maior risco obstétrico, entre todas as variáveis envolvidas.

Parto prematuro e baixo peso ao nascer

Gestações únicas oriundas de FIV, com ou sem ICSI, apresentam maior risco de parto pré-termo e baixo peso ao nascer (menor ou igual a 2.500 g), quando comparadas com gestações espontâneas.

A análise de dados populacionais de mais de 42 mil recém-nascidos concebidos por meio de técnicas de reprodução assistida entre 1997 e 1997 e de 3 milhões de nascimentos na população geral mostrou que o baixo peso ao nascer foi significativamente mais frequente nas gestações únicas concebidas por reprodução assistida do que na população geral (6,5% *versus* 2,5%), mas tal diferença não foi notada nas gestações gemelares. O parto prematuro com baixo peso ao nascer também foi significativamente mais comum em gestações únicas, mas não em gemelares, concebidos por reprodução assistida, quando comparados com a população geral (6,6% *versus* 4,7%). A falta de associação entre FIV e parto pré-termo em gemelares em alguns estudos poderia ser resultado de fatores confundidores, como a proporção mais alta de gemelares monozigóticos em gestações concebidas espontaneamente do que por FIV, ensejando maior risco de parto pré-termo e baixo peso ao nascer. É possível que o efeito importante que a gemelaridade exerce sobre o resultado gestacional se sobreponha aos efeitos da FIV. Outra situação importante para o aumento de resultados adversos em gestações únicas é o fenômeno *vanishing twin*.

A avaliação de mais de 62 mil recém-nascido únicos concebidos por procedimentos de reprodução assistida entre 1996 e 2000 mostrou declínio na taxa de baixo peso ao nascer, mas não na taxa de partos pré-termo. Apesar do declínio na taxa de baixo peso ao nascer, ela ainda foi mais alta do que o esperado quando ajustada por idade e paridade. Não foram identificadas razões claras para tais diferenças.

Metanálises envolvendo milhares de gestações por FIV e aproximadamente 2 milhões de gestações espontâneas de fetos únicos, pareadas por idade materna e paridade, mostraram que as gestações por FIV apresentaram risco significativamente maior de parto pré-termo e recém-nascidos

Quadro 135.1		
Resultados obstétricos e perinatais em gestações únicas por reprodução assistida (RA).		
Participantes	*Ano de nascimento*	*Resultados*
742 crianças de FIV/ICSI × 16.525 crianças de concepção espontânea[a]	1989 a 2006	FIV/ICSI: mais óbito fetal
7.758 irmãos nascidos por FIV/ICSI × concepção espontânea[b]	1994 a 2006	FIV/ICSI: mais baixo peso ao nascer e parto pré-termo
4.333 crianças de RA × 295.220 crianças de concepção espontânea[c]	1986 a 2002	RA: mais baixo peso ao nascer e parto pré-termo
545.102 irmãos nascidos por FIV/ICSI × concepção espontânea[d]	1999 a 2007	Associação entre características maternas e baixo peso ao nascer
746 crianças nascidas de embriões congelados × 762 crianças nascidas de embriões frescos[e]	2013 a 2014	Embriões congelados: mais nascidos vivos, menos perdas gestacionais e hiperestimulação ovariana, mais pré-eclâmpsia
190 crianças de FIV sem estimulação × 174 crianças de FIV com estimulação[f]	2007 a 2013	Sem estimulação: menos baixo peso ao nascer
6.168 crianças de FIV sem estimulação × 584.835 crianças de FIV com estimulação (g)	1991 a 2011	Sem estimulação: mais partos pré-termo e baixo peso ao nascer

FIV: fertilização *in vitro*; ICSI: injeção intracitoplasmática de esperma.
Fontes: [a]Wisborg et al., 2010; [b]Henningsen et al., 2011; [c]Davies et al., 2012; [d]Seggers et al., 2016; [e]Chen et al., 2016; [f]Mak et al., 2016; [g]Sunkara et al., 2016.

pequenos para a idade gestacional, como pode ser visto no Quadro 135.1. O maior risco de parto pré-termo permaneceu quando apenas os nascimentos após trabalho de parto espontâneo foram considerados. Apesar da heterogeneidade entre os estudos, a análise por subgrupos de estudos com método similar mostrou resultados parecidos.

Estudo que comparou resultados gestacionais de multíparas que foram submetidas a procedimentos de reprodução assistida com o resultado de outras gestações oriundas de concepção espontânea nas mesmas mulheres e com a população obstétrica geral mostrou que, nas gestações por reprodução assistida, a idade gestacional e peso dos recém-nascidos foram similares aos das gestações por concepção espontânea nas mesmas mulheres, mas menores do que na população obstétrica geral.

Estudo similar de coorte populacional que comparou gemelares concebidos de forma espontânea ou por FIV relatou que a característica materna de subfertilidade foi associada ao baixo peso ao nascer, mas não o procedimento em si.

A transferência de embriões congelados foi associada à redução dos recém-nascidos pequenos para a idade gestacional e baixo peso ao nascer, assim com partos pré-termo. Tal redução sugere que a preparação endometrial mais natural antes da transferência dos embriões pode ter papel importante nos resultados perinatais, possivelmente por permitir a placentação mais natural do que a que ocorre em ciclos estimulados.

Desenvolvimento neurológico

Crianças nascidas após procedimento de reprodução assistida foram comparadas com crianças nascidas por concepção espontânea quanto ao desenvolvimento psicomotor, cognitivo, comportamental, sócio emocional, assim como doenças mentais (retardo de desenvolvimento, autismo, déficit de atenção e hiperatividade). Alguns dados sugerem pequeno aumento no risco de distúrbios de desenvolvimento neurológico em crianças concebidas por reprodução assistida, mas o corpo de evidências disponíveis sugere que os re-

sultados de crianças únicas concebidas por reprodução assistida são similares aos de crianças concebidas naturalmente.

Bay et al., em revisão sistemática que comparou dados de 80 estudos e comparou o desenvolvimento neurológico de crianças nascidas por procedimento de reprodução assistida com controles concebidos naturalmente não mostrou diferenças no desenvolvimento neuropsicomotor, apesar da limitação de dados sobre desenvolvimento cognitivo ou comportamental. Nas crianças que estavam começando a andar, o desenvolvimento cognitivo, sócio emocional e psicomotor foi similar, e estudos na infância relataram desenvolvimento normal, apesar do pouco tempo de avaliação. Na adolescência, os resultados de desenvolvimento neurológico foram inconclusivos, principalmente pelo pequeno número de estudos publicados.

Revisão sistemática de Conti et al. que avaliou o risco do espectro de autismo não encontrou associação entre os procedimentos de reprodução assistida e a doença. Em estudo de Bay et al. com mais de 5 mil crianças concebidas naturalmente ou por reprodução assistida que foram avaliadas, em média, por 19 anos, não foram notadas diferenças significativas quanto a dificuldades escolares, prejuízo no desempenho escolar na adolescência ou inteligência de adultos jovens de acordo com o tipo de concepção. Outro estudo relatou maior incidência de diagnóstico de autismo em crianças concebidas por ICSI, quando comparadas com aquelas concebidas por FIV.

Entretanto, o impacto da infertilidade no desenvolvimento neurológico é desconhecido. Em estudo que avaliou a necessidade de intervenção precoce por tipo de concepção, crianças únicas concebidas por reprodução assistida e filhos de mães subférteis apresentaram risco elevado de necessidade de intervenção, quando comparadas com crianças concebidas espontaneamente. Tal achado poderia resultar de maior vigilância por parte dos pais de crianças nascidas em situações de subfertilidade, apontando para possível viés.

Metanálise que incluiu quatro estudos em gestações únicas sugeriu maior risco de paralisia cerebral em crianças concebidas por FIV do que entre aquelas concebidas espontaneamente. Mesmo após análise de dados controlada por parto prematuro, não foi encontrada associação entre a subfertilidade dos pais e paralisia cerebral no concepto, indicando o procedimento como causa principal.

A transferência de múltiplos embriões eleva o risco de paralisia cerebral: a taxa aumenta de 2 em cada 1.000 nascimentos para quatro em cada mil gemelares concebidos naturalmente, e para 9 em cada 1.000 gemelares concebidos por reprodução assistida.

Os estudos são limitados pelo pequeno número de crianças avaliadas em idade escolar e por questões metodológicas, como possíveis vieses de seleção, grupos-controle inadequados e potenciais fatores confundidores parentais preexistentes. A etiologia da infertilidade, condições médicas dos pais e características socioeconômicas e comportamentais dos casais submetidos a procedimentos de reprodução assistida poderiam ser responsáveis pelos diferentes resultados de desenvolvimento neurológico relatados, mascarando as reais diferenças entre os grupos. São necessários estudos amplos, controlados e com seguimento em longo prazo para avaliar o desenvolvimento neurológico de crianças nascidas após procedimentos de reprodução assistida.

A reprodução assistida resulta em mais gestações múltiplas, que apresentam maior risco de parto pré-termo, baixo peso ao nascer e recém-nascidos pequenos para a idade gestacional, três importantes fatores de risco para sequelas no desenvolvimento neurológico.

Grandes estudos com crianças de 3 a 5 anos de idade, que compararam aquelas nascidas com auxílio de técnicas de reprodução assistida e crianças concebidas naturalmente, não mostraram diferenças no desenvolvimento cognitivo e motor. Em revisão sistemática de 59 estudos, também não foram encontradas mais disfunções cognitivas em crianças oriundas de reprodução assistida.

Crescimento e desenvolvimento puberal

A maioria dos estudos de padrão de crescimento em crianças concebidas por reprodução assistida não mostrou diferenças daquelas concebidas espontaneamente, mas alguns resultados são conflitantes (Quadro 135.2). Estudo prospectivo com 969 crianças nascidas após tratamento para infertilidade, comparadas com 2.471 crianças cuja concepção foi espontânea, mostrou crescimento e desenvolvimento similares.

A comparação entre 233 crianças nascidas pós-FIV e 233 crianças oriundas de concepção espontânea em pais subférteis mostrou que as primeiras apresentaram menor peso ao nascer, menor altura e menor índice de massa corpórea.

Há poucos relatos de pubarca e telarca precoces em crianças nascidas após tratamentos de reprodução assistida, e todas apresentaram esteroides sexuais e ultrassonografias de gônadas e suprarrenais normais.

Estudo de coorte longitudinal de adolescentes, realizado por Belva et al., cuja concepção ocorreu por ICSI, comparou seu desenvolvimento puberal aos 14 anos, com grupo-controle concebido espontaneamente, e encontrou menarca, desenvolvimento genital e de pelos pubianos similares nos dois grupos. O desenvolvimento de mamas foi mais avançado nas meninas concebidas espontaneamente, mesmo após ajuste dos fatores confundidores.

Anomalias congênitas e cromossômicas

Os defeitos ao nascimento são uma das principais causas de morte na infância, e estudos relatam aumento de tais complicações em crianças nascidas após procedimentos de reprodução assistida (Quadro 135.3). Na ICSI com embriões frescos, foi relatado o dobro de malformações em recém-nascidos do que naqueles concebidos espontaneamente. Vários estudos descrevem riscos 25 a 67% maiores de defeitos ao nascimento na reprodução assistida. Metanálise de seis estudos mostrou aumento de 30 a 70% nos defeitos ao nascimento em crianças concebidas por técnicas de reprodução assistida, segundo Wen et al.

A European Society of Human Reproduction and Embryology (ESHRE) mostrou que recém-nascidos após FIV e ICSI apresentaram 40 a 50% mais defeitos ao nascimento do que os nascidos após concepção espontânea.

O maior risco de defeitos ao nascimento foi confirmado por metanálise de 46 estudos epidemiológicos com dados de crianças concebidas por FIV ou ICSI, comparadas com

Quadro 135.2		
Crescimento e desenvolvimento de crianças nascidas de gestações únicas obtidas com tecnologias de reprodução assistida (RA).		
Participantes	Idade	Resultados
143 crianças de FIV e 166 de ICSI × 173 crianças de concepção espontânea[a]	0 a 12 anos	Sem diferenças na circunferência cefálica, peso e altura
3.617 crianças de RA × 35.848 crianças de concepção espontânea[b]	> 4 anos	RA: maior risco de paralisia cerebral
33.193 crianças de RA × 555.728 crianças de concepção espontânea[c]	4 a 13 anos	Sem diferenças no risco de espectro autista
4.164 casos × 16.582 controles[d]	2 a 16 anos	Sem diferenças no risco de espectro autista
4.333 crianças de RA × 295.220 crianças de concepção espontânea[e]	< 5 anos	RA: maior risco de paralisia cerebral
349 casos × 1847 controles[f]	> 2 anos	Sem diferenças no risco de espectro autista
43 nascidos de embriões criopreservados e 72 crianças de FIV × 94 crianças de concepção espontânea[g]	3,5 a 11 anos	FIV: meninas mais altas, perfis lipídicos melhores
433 crianças de RA e 535 crianças de indução de ovulação ou inseminação intrauterina × 2.471 crianças de concepção espontânea[h]	0 a 3 anos	Sem diferenças no crescimento, desenvolvimento motor e cognitivo

FIV: fertilização *in vitro*; ICSI: injeção intracitoplasmática de esperma; IMC: índice de massa corpórea.
Fontes: [a]Basatemur et al., 2010; [b]Zhu et al., 2010; [c]Hvidtjorn et al., 2011; [d]Lehti et al., 2013; [e]Davies et al., 2012; [f]Grether et al., 2013; [g]Green et al., 2013; [h]Yeung et al., 2016.

Quadro 135.3
Defeitos ao nascimento em gestações únicas de fertilização *in vitro* (FIV).

Participantes	Ano de nascimento	Resultados
5.493 crianças com defeitos cardíacos congênitos × 3.847 crianças com outras malformações[a]	1987 a 2006	Maior risco em crianças de RA
4.333 crianças de RA × 295.220 crianças de concepção espontânea[b]	1986 a 2002	Maior risco de defeitos na RA e ICSI
1.905 crianças com defeitos maiores ao nascimento × 2.722 controles[c]	1992 a 2007	Risco aumentado de defeitos na RA
264 crianças de concepção não espontânea × 11.240 crianças de concepção espontânea[d]	2010 a 2012	Menor risco de defeitos na concepção não espontânea
33.601 crianças de RA × 4.421.154 crianças de concepção espontânea[e]	2000 a 2010	Maior risco de defeitos em crianças de RA

RA: reprodução assistida; ICSI: injeção intracitoplasmática de esperma.
Fontes: [a]Tararbit et al., 2011; [b]Davies et al., 2012; [c]Gutarra-Vilchez et al., 2014; [d]Parazzini et al., 2015; [e]Boulet et al., 2016.

crianças concebidas espontaneamente, com 124.468 recém-nascidos incluídos. Segundo Wen et al., o risco de malformações em crianças concebidas por reprodução assistida foi significativamente aumentado e observado em todos os órgãos e sistemas maiores, mas foi mais alto no sistema nervoso. Quando crianças concebidas por FIV foram comparadas com aquelas concebidas por ICSI, não foi notada diferença no risco.

A prevalência de defeitos maiores ao nascimento, ou seja, aqueles que causam distúrbios funcionais ou necessitam de correção cirúrgica, como alterações cromossômicas e músculo esqueléticas, foi duas vezes maior na FIV e ICSI do que na concepção natural, mesmo após o pareamento por idade materna, paridade e gênero da criança. Resultados similares foram vistos em outros estudos.

Outros estudos não observaram tais diferenças. Em metanálise de 45 estudos, a diferença no risco de malformações congênitas conforme o tipo de concepção não foi significativa. Há necessidade de estudos maiores e controlados.

Tal discrepância entre os estudos decorre, entre outros, de não ser inteiramente claro se o que contribui para as malformações são os procedimentos ou a infertilidade em si. Estudo com mais de 7 mil crianças nascidas após procedimentos de reprodução assistida, incluindo a indução de ovulação, sugeriu que a prevalência aumentada de defeitos ao nascimento associada a concepções não espontâneas foi amplamente resultante de fatores confundidores, como a idade materna. A prevalência de malformações congênitas aumentou de acordo com o tempo decorrido até que a concepção acontecesse, sugerindo que a infertilidade por si só foi fator de risco independente.

A razão do maior risco de malformações congênitas em filhos de mulheres que engravidam por reprodução assistida, quando comparadas com mulheres férteis que concebem naturalmente, é desconhecida. Pode ser relacionada à infertilidade, a fatores associados aos procedimentos de reprodução assistida, ou a ambos. O feto que morre precocemente em gestação gemelar ou outras diferenças não avaliadas em pacientes e controles podem ter importância. O risco absoluto de uma criança com anomalias congênitas é baixo: o risco basal populacional de 2 a 4% é potencialmente aumentado em um terço na reprodução assistida.

Há considerável heterogeneidade entre os estudos, incluindo diferenças em fatores que podem aumentar o risco de defeitos ao nascimento, como idade materna, causa e duração da infertilidade, tratamentos anteriores, exposições ambientais, comportamentos de risco e procedimentos de reprodução assistida.

Um grande estudo australiano avaliou os tratamentos de reprodução assistida de acordo com registros de nascimento, perdas gestacionais e defeitos ao nascimento, que incluíram anomalias anatômicas, paralisia cerebral, anormalidades bioquímicas e doenças genéticas. O risco de anomalias congênitas foi maior na reprodução assistida do que na concepção espontânea, principalmente na FIV e ICSI. Entretanto, quando foi realizado o ajuste por fatores como idade materna, paridade, sexo fetal, etnia materna, tabagismo e condições maternas durante a gravidez, a FIV não foi associada a maior risco de malformações do que a concepção espontânea, mas o risco associado à ICSI permaneceu maior. A história de infertilidade também foi associada a maior risco de defeitos ao nascimento, independentemente do tratamento recebido.

A indução de ovulação também foi associada a maior risco de defeitos ao nascimento. As gonadotrofinas exógenas poderiam comprometer o desenvolvimento do oócito e do embrião, assim como a receptividade endometrial, aumentando a chance de aneuploidias, modificando a epigenética e favorecendo efeitos deletérios nos resultados perinatais e na saúde em longo prazo.

Questiona-se também se o uso do esperma de homens subférteis poderia aumentar o risco de anomalias cromossômicas e genéticas na reprodução assistida. Homens e mulheres subférteis são mais propensos a apresentar anomalias cromossômicas, como aneuploidias, anormalidades estruturais, mutações genéticas e microdeleções, que poderiam contribuir para a subfertilidade e para os defeitos ao nascimento.

O diagnóstico genético pré-implantação (PGD) foi sugerido como o intuito de melhorar a taxa de sucesso gestacional na FIV, principalmente nas falhas repetidas, pois apenas embriões cromossomicamente normais seriam transferidos. Entretanto, estudos randomizados não comprovaram tal teoria. Mesmo assim, o PGD é indicado para indivíduos sob risco específico de doenças hereditárias.

Nas concepções naturais, o risco de defeitos ao nascimento aumenta de acordo com a idade materna. Na FIV e ICSI, entretanto, o risco foi maior do que nas concepções naturais em mulheres com menos de 30 anos apresentaram maior risco, foi similar para mulheres entre 35 e 39 anos, e foi menor naquelas com 40 anos ou mais.

O risco de defeitos maiores ao nascimento foi mais baixo após ciclos com embrião congelado, particularmente na ICSI. A transferência do blastocisto, no quinto dia após a fecundação, também foi associada a maior risco de defeitos ao nascimento, talvez associados a maior exposição não fisiológica ao oxigênio, que acontece durante a cultura do embrião. O impacto do dia da transferência do embrião sobre os resultados perinatais precisa ser mais bem avaliado por intermédio de estudos grandes e controlados.

Distúrbios do *imprinting*

Imprinting genômico é o processo pelo qual apenas os genes de um alelo dos pais se expressam. Foram identificados pelo menos 70 genes nos quais a transcrição é limitada a apenas um alelo. Eles envolvem o crescimento embrionário precoce, o desenvolvimento placentário e neurológico.

Anomalias no processo de *imprinting* podem ser causadas por vários mecanismos moleculares, como mutações de DNA, deleção ou duplicação de regiões de cromossomos ou alterações na metilação do DNA.

Assim, surgiu a hipótese de que a reprodução assistida poderia afetar o *imprinting* genômico. A base para isso é que o processo é estabelecido durante a meiose, mediante alterações na metilação de um alelo, que o tornam silencioso. Na mulher, a meiose I ocorre na ovulação, e a meiose II se completa na fertilização. Portanto, ambas são vulneráveis aos processos e manipulações da reprodução assistida. Síndromes de anomalias do *imprinting* são raras (menos de uma para cada 12 mil nascimentos) e mesmo um aumento de sete vezes no risco relativo representa um pequeno risco absoluto, dificultando bastante sua detecção.

Há nove síndromes de alterações de *imprinting* conhecidas. Dada sua raridade, é difícil determinar o que elas podem ser relacionadas ao procedimento de reprodução assistida, à subfertilidade ou a uma combinação de fatores.

Segundo Vermeiden e Bernardus, uma revisão de estudos epidemiológicos concluiu que as síndromes de Beckwith-Wiedemann (sobrecrescimento, predisposição a tumores e malformações) e de Silver-Russell (restrição de crescimento, face triangular com frontal amplo, micrognatia e macrocrania, assimetria corporal e clinodactilia do quinto dedo) foram associadas com FIV/ICSI. As síndromes de Angelman (atraso grave no desenvolvimento neuropsicomotor, epilepsia, ausência de linguagem, retardo mental grave, ataxia) e Prader-Willi (hipotonia muscular, obesidade, deficiência intelectual leve a moderada, distúrbios comportamentais, mãos e pés pequenos, baixa estatura, infertilidade) não foram associadas com FIV/ICSI, mas sim com a subfertilidade. A conclusão da revisão foi que não há indicações de relação causal entre técnicas de reprodução assistida e doenças do *imprinting* em humanos. A prevalência da síndrome de Beckwith-Wiedemann após reprodução assistida foi mais alta do que na concepção espontânea, mas o número de casos avaliados foi pequeno e não foi possível chegar a conclusões definitivas.

Há duas ondas de metilação e remetilação do DNA durante a gametogênese e implantação precoce e a manipulação dos oócitos e blastocistos durante os procedimentos podem dificultar tais processos, com alta frequência de erros de metilação. Estes podem contribuir para o baixo peso ao nascer e resultados de saúde adversos em longo prazo.

A placenta tem importante papel no desenvolvimento fetal no transporte de nutrientes e oxigênio, adaptando-se morfológica e funcionalmente ao ambiente adverso de estresse e minimizando seu efeito sobre o feto. A metilação alterada do DNA pode dificultar vários processos biológicos durante a placentação, incluindo a organização do citoesqueleto de actina, a hematopoiese, o crescimento e a vascularização placentários, o metabolismo de energia e o transporte de nutrientes.

Em gestações oriundas de reprodução assistida, foram relatados aumento da espessura e hematomas placentários. Respostas adaptativas inadequadas da placenta podem acarretar mais resultados adversos, como aborto, pré-eclâmpsia e restrição de crescimento intrauterino.

Alterações na função e desenvolvimento placentários decorrentes de metilação alterada do DNA podem ter papel importante nos resultados adversos apresentados em gestações por reprodução assistida. Estudos maiores e controlados são necessários para confirmar tal hipótese.

Câncer

O risco absoluto de câncer em crianças concebidas por meio da reprodução assistida foi discretamente maior do que na população geral, mas é difícil distinguir entre o impacto do tratamento e da subfertilidade. A associação não estabelece causalidade (Quadro 135.4).

Estudo americano de Spector et al. que comparou 275 mil crianças nascidas por FIV com 2,2 milhões de crianças nascidas por concepção espontânea mostrou que a taxa geral de câncer foi discretamente maior nas primeiras. A única taxa que diferiu de forma mais importante entre os dois grupos foi a de tumores hepáticos, mas não foi possível determinar se o aumento foi atribuível à FIV, à infertilidade ou a outros processos.

Hargreave et al., em revisão sistemática e metanálise de 25 estudos, foi relatada associação entre tratamentos de infertilidade e câncer na criança. Nos tratamentos foram incluídas estimulação ovariana controlada, inseminação intrauterina, FIV e ICSI. Quando apenas FIV e ICSI foram incluídas na análise, o risco de câncer na criança foi discretamente maior. A reprodução assistida foi associada a maior risco de câncer hematológico, do sistema nervoso central e outros tumores sólidos, principalmente leucemias, neuroblastomas e retinoblastomas.

Não está claro o quanto os riscos observados são relacionados a um ou mais aspectos do tratamento de fertilidade, a fatores pessoais ou causadores da infertilidade. Apenas dois pequenos estudos usaram um grupo de mulheres subférteis não tratadas como controle, e nenhum deles relatou associação estatística entre tratamentos de infertilidade e câncer na criança.

O baixo risco absoluto de câncer após tratamento de infertilidade também deve ser considerado. Estudo na população dinamarquesa mostrou que, se considerado o aumento de 1,31 no risco relativo de câncer na criança descrito em

Quadro 135.4 Risco de câncer em crianças nascidas de gestações únicas obtidas com tecnologias de reprodução assistida (RA).		
Participantes	**Idade (anos)**	**Resultados**
3.305 crianças de FIV × 1.505.724 crianças população geral	0 a 14	Sem aumento no risco
3.528 crianças de RA × população geral	0 a 15	RI 1,39
332 crianças de FIV × população geral	5 a 8	Sem aumento no risco
9.484 crianças de RA × 7.532 crianças de concepção espontânea em pais subférteis	1 a 14	Sem aumento no risco
26.692 crianças de FIV × população geral	> 2	RE 1,42
61.693 crianças de RA × 351.536 crianças população geral	9 a 14	RE 1,44 para tumores do SNC e RR 2,3 para neoplasias epiteliais malignas
62.195 crianças de FIV × população geral	0 a 15	RI 3,64 para hepatoblastoma e RR 2,62 para rabdomiossarcoma

FIV: fertilização *in vitro*; RI: risco de incidência; RE: risco estimado.
Fonte: Adaptado de Chen e Heilbronn, 2017.

metanálise, 4,4 casos de câncer na infância por ano poderiam ser atribuídos à reprodução assistida, e o tratamento de 4.236 mulheres seria necessário para resultar em um caso de câncer na infância.

Foi também sugerido aumento no risco de câncer de ovário e mamas em mulheres submetidas a procedimentos de reprodução assistida.

Em estudos iniciais, o uso de drogas para tratamento de infertilidade foi associado a tumores ovarianos *borderline*, mas estudos subsequentes e metanálises não confirmaram tal associação. Entretanto, a infertilidade em si foi fator de risco independentemente em alguns relatos. A observação inicial de que a medicação utilizada para os tratamentos apresentou associação com câncer ovariano parece ser explicada pelo fato de tais drogas serem prescritas para mulheres inférteis. Tal hipótese é apoiada pela observação de que nulíparas com infertilidade refratária podem apresentar risco particularmente alto de câncer epitelial ovariano, independentemente do uso de drogas para tratamento da infertilidade.

A melhor avaliação da associação entre os tratamentos e câncer procede da revisão sistemática de 25 estudos, que incluiu 182.972 mulheres. Não foi encontrado maior risco de tumores ovarianos invasivos, mas sim de tumores *borderline* em mulheres subférteis submetidas à FIV.

Parece não haver maior risco de câncer de mama em mulheres submetidas a tratamentos para infertilidade. Entretanto, a interpretação dos dados disponíveis é limitada por fatores como número pequeno de casos, ausência de avaliação sobre tipo e dose da medicação utilizada, ausência de informação sobre causas de infertilidade e outros riscos para câncer de mama.

Em estudo com 116.671 mulheres, aquelas com infertilidade por distúrbio ovulatório apresentaram menor risco de câncer de mama do que mulheres férteis; o risco mais baixo persistiu para aquelas que induziram a ovulação com citrato de clomifeno.

A avaliação de 1.400 mulheres, pareadas com 1.600 irmãs sem câncer de mama, mostrou que mulheres que usaram citrato de clomifeno ou hormônios folículo-estimulantes e não conceberam apresentaram menor risco de câncer de mama do que mulheres que não utilizaram tais medicações. Aquelas que utilizaram estimulantes ovarianos e conceberam apresentaram risco similar às que nunca utilizaram drogas para tratamento de infertilidade.

Assim, mulheres inférteis ou subférteis que fazem tratamentos para engravidar podem ser orientadas que a medicação utilizada provavelmente não aumenta o risco de câncer de mama, exceto para subgrupos específicos.

O uso do citrato de clomifeno ou gonadotrofinas não foi associado a maior risco para outros tumores, como melanoma, câncer de tireoide, cervical ou de cólon. Entretanto, foi mostrada associação com câncer de endométrio, mas questiona-se o efeito da medicação ou da anovulação crônica como possíveis fatores responsáveis.

Saúde em longo prazo

A avaliação de adolescentes e adultos nascidos após concepção por reprodução assistida foi relatada como tranquilizadora. Estudo que comparou 253 adolescentes nascidos por técnicas de reprodução assistida com controles pareados não mostrou diferenças quanto à saúde geral, saúde mental e habilidades cognitivas.

Alguns relatos descreveram disfunção vascular em crianças concebidas por reprodução assistida. Foi relatada maior espessura de carótida, quando elas foram comparadas com controles. A relevância de tal achado na saúde em longo prazo não foi avaliada. Além disso, a associação entre alterações vasculares e reprodução assistida é questionada pela não avaliação de fatores confundidores, como a restrição de crescimento e a prematuridade.

Outros relatos sugeriram maior risco de asma, síndrome metabólica e diabetes tipo II em crianças concebidas por reprodução assistida, além de elevação da pressão sistólica. Os tratamentos de reprodução assistida, a indução de ovulação e a subfertilidade podem contribuir para resultados cardiovasculares adversos na infância. Estudos também sugeriram que crianças nascidas pós-FIV apresentaram triglicerídeos significativamente mais altos, mas outros encontraram perfis lipídicos favoráveis, com maiores níveis de colesterol HDL e menores de triglicerídeos do que nos controles (Quadro 135.5).

Quadro 135.5
Risco metabólico de crianças nascidas de gestações únicas obtidas com tecnologias de reprodução assistida (RA).

Participantes	Idade	Resultados
233 crianças de FIV × 233 crianças de pais subférteis	8 a 18 anos	↑ gordura corporal, ↑ pressão arterial, ↑ glicose em jejum
217 crianças de ICSI × 223 crianças de pais férteis	14 anos	↑ gordura corporal, pressão arterial normal
69 crianças de RA × 71 crianças de pais férteis	4 a 10 anos	↑ HDL, ↓ triglicérides, ↑ altura, gordura corporal normal, glicose em jejum normal
28 crianças de RA × 220 crianças de pais subférteis e 2.240 crianças de pais férteis	5 a 6 anos	↑ glicose em jejum
106 crianças de FIV × 68 crianças de pais férteis	4 a 14 anos	↑ pressão arterial, triglicérides, TSH, glicose em jejum normal
14 crianças de FIV × 20 crianças de pais férteis	17 a 26 anos	↓ sensibilidade periférica à insulina
63 crianças de FIV × 79 crianças de pais subférteis	4 anos	↑ pressão arterial, gordura corporal
65 crianças de RA × 57 controles (amigos e irmãos)	7 a 18 anos	Disfunção vascular sistêmica e pulmonar
54 crianças de RA × 54 controles (amigos)	7 a 18 anos	Disfunção ventricular direita
100 fetos de RA × 100 controles e 50 crianças de RA × 50 controles	Fetos e 6 meses	Remodelação cardíaca e vascular nos dois períodos
10 recém-nascidos de FIV × 10 controles	2 a 4 semanas	Hipotireoidismo subclínico

FIV: fertilização *in vitro*; TSH: hormônio tireoestimulante; ICSI: injeção intracitoplasmática de esperma.
Fonte: Adaptado de Chen e Heilbronn, 2017.

A avaliação tireoidiana mostrou níveis mais elevados de hormônio tireoestimulante (TSH) em crianças nascidas pós-FIV, com mais diagnósticos de hipotireoidismo subclínico primário. Estudos mostraram mais hipotireoidismo em recém-nascidos de 2 a 4 semanas de vida, nascidos a termo, e elevação dos hormônios tireoidianos em crianças entre 3 e 10 anos de idade. Os níveis de tiroxina e tiroxina livre foram positivamente associados aos níveis séricos maternos de estradiol no 1º trimestre de gravidez, sugerindo que um ambiente materno com estradiol elevado, resultante de estimulação ovariana, pode aumentar o risco de disfunção tireoidiana na criança.

As evidências não são conclusivas, pois as implicações da reprodução assistida na saúde em longo termo não foram ainda adequadamente estudadas.

LEITURAS COMPLEMENTARES

Basatemur E, Shevlin M, Sutcliffe A. Growth of children conceived by IVF and ICSI up to 12years of age. Reprod Biomed Online. 2010;20:144-9.

Bay B, Lyngsø J, Hohwü L, Kesmodel US. Childhood growth of singletons conceived following in vitro fertilisation or intracytoplasmic sperm injection: a systematic review and meta-analysis. BJOG. 2019;126(2):158-166.

Belva F, Roelants M, Painter R, Bonduelle M, Devroey P, De Schepper J. Pubertal development in ICSI children. Hum Reprod. 2012;27(4):1156-61.

Boulet SL, Kirby RS, Reefhuis J et al. Assisted reproductive technology and birth defects among liveborn infants in Florida, Massa-chusetts, and Michigan, 2000-2010. JAMA Pediatr. 2016;170:e154934.

Cavoretto P, Candiani M, Giorgione V, Inversetti A, Abu-Saba MM, Tiberio F, Sigismondi C, Farina A. Risk of spontaneous preterm birth in singleton pregnancies conceived after IVF/ICSI treatment: Meta-analysis of cohort studies. Am Ultrasound Obstet Gynecol. 2018;51:43-53.

Chen M, Heilbronn LK. The health outcomes of human offspring conceived by assisted reproductive technologies (ART). Journal of Developmental Origins of Health and Disease. 2017;8(4):388-402.

Chen ZJ, Shi Y, Sun Y et al. Fresh versus frozen embryos for infertility in the polycystic ovary syndrome. N Engl J Med. 2016;375:523-33.

Conti E, Mazzotti S, Calderoni S, Saviozzi I, Guzzetta A. Are children born after assisted reproductive technology at increased risk of autismo spectrum disorders? A systematic review. Hum Reprod. 2013;28(12):3316-27.

Davies MJ, Moore VM, Willson KJ et al. Reproductive technologies and the risk of birth defects. N Engl J Med. 2012;366:1803-13.

Davies MJ, Rumbold AR, Moore VM. Assisted reproductive technologies: a hierarchy of risks for conception, pregnancy outcomes and treatment decisions. J Dev Orig Health Dis. 2017;8(4):443-7.

Green MP, Mouat F, Miles HL et al. Phenotypic differences in children conceived from fresh and thawed embryos in in vitro fertiliza-tion compared with naturally conceived children. Fertil Steril. 2013;99:1898-904.

Grether JK, Qian Y, Croughan MS et al. Is infertility associated with childhood autism? J Autism Dev Disord. 2013;43:663-72.

Gutarra-Vilchez R, Santamarina-Rubio E, Salvador J et al. Birth defects in medically assisted reproduction pregnancies in the city of Barcelona. Prenat Diagn. 2014;34:327-34.

Hargreave M, Jensen A, Hansen MK, Dehlendorff C, Winther JF, Schmiegelow K, Kjær SK. Association Between Fertility Treatment and Cancer Risk in Children. JAMA. 2019;322(22):2203-2210.

Henningsen AK, Pinborg A, Lidegaard O et al. Perinatal outcome of singleton siblings born after assisted reproductive technology and spontaneous conception: Danish national sibling- cohort study. Fertil Steril. 2011;95:959-63.

Hoorsan H, Mirmiran P, Chaichian S, Moradi Y, Hoorsan R, Jesmi F. Congenital Malformations in Infants of Mothers Undergoing Assisted Reproductive Technologies: A Systematic Review and Meta-analysis Study. J Prev Med Public Health. 2017;50:347-60.

Hvidtjorn D, Grove J, Schendel D et al. Risk of autism spectrum disorders in children born after assisted conception: a population- based follow-up study. J Epidemiol Community Health. 2011;65:497-502.

Jeve YB, Potdar N, Opoku A, Khare M. Donor oocyte conception and pregnancy complications: a systematic review and meta-analysis. BJOG. 2016;123(9):1471-80.

Kamath MS, Kirubakaran R, Mascarenhas M, Sunkara SK. Perinatal outcomes after stimulated versus natural cycle IVF: A systematic review and meta-analysis. Reproductive Biomedicine Online. 2018;36:94-101.

Lehti V, Brown AS, Gissler M et al. Autism spectrum disorders in IVF children: A national case-control study in Finland. Hum Reprod. 2013;28:812-8.

Luke B, Brown MB, Wantman E, Forestieri NE, Browne ML, Fisher SC, Yazdy MM, Ethen MK, Canfield MA, Nichols HB, Oehninger S, Doody KJ, Sutcliffe AG, Williams C, Eisenberg ML, Baker VL, Sacha CR, Lupo PJ. Risks of nonchromosomal birth defects, small-for-gestational age birthweight, and prema-turity with in vitro fertilization: effect of number of embryos transferred and plurality at conception versus at birth. J Assist Reprod Genet. 2021;38(4):835-846.

Mak W, Kondapalli LA, Celia G et al. Natural cycle IVF reduces the risk of low birthweight infants compared with conventional stimulated IVF. Hum Reprod. 2016;31:789-94.

Martin AS, Monsour M, Kissin DM, Jamieson DJ, Callaghan WM, Boulet SL. Trends in Severe Maternal Morbidity After Assisted Reproductive Technology in the United States, 2008-2012. Obstet Gynecol. 2016;127(1):59-66.

Masoudian P, Nasr A, de Nanassy J, Fung-Kee-Fung K, Bainbridge SA, El Demellawy D. Oocyte dona-tion pregnancies and the risk of preeclampsia or gestational hypertension: a systematic review and metaa-nalysis. Am J Obstet Gynecol. 2016;214(3):328-39.

Moore SG, Hasler JF. A 100-Year Review: Reproductive technologies in dairy science. J Dairy Sci. 2017;100:10314-31.

Parazzini F, Cipriani S, Bulfoni G et al. The risk of birth defects after assisted reproduction. J Assist Reprod Genet. 2015;32:379-85.

Qin JB, Sheng XQ, Wu D, Gao SY, You YP, Yang TB, Wang H. Worldwi-de prevalence of adverse pregnancy outcomes among single-ton pregnancies after in vitro fertilization/intracytoplasmic sperm injection: A systematic review and meta-analysis. Arch Gynecol Obstet. 2017;295:285-301.

Seggers J, Pontesilli M, Ravelli AC et al. Effects of in vitro fertilization and maternal characteristics on perinatal outcomes: A popula-tion--based study using siblings. Fertil Steril. 2016;105:590-8.e2.

Sunkara SK, LaMarca A, Polyzos NP et al. Live birth and perinatal outcomes following stimulated and unstimulated IVF: Analysis of over two decades of a nationwide data. Hum Reprod; 2016.

Tandberg A, Klungsøyr K, Romundstad LB, Skjærven R. Pre-eclampsia and assisted reproductive technologies: consequences of advanced maternal age, interbirth intervals, new partner and smoking habits. BJOG. 2015;122(7):915-22.

Tararbit K, Houyel L, Bonnet D et al. Risk of congenital heart defects associated with assisted reproductive technologies: A popula-tion-ba-sed evaluation. Eur Heart J. 2011;32:500-8.

Vermeiden JP, Bernardus RE. Are imprinting disorders more prevalente after human in vitro fertiliza-tion or intracytoplasmic sperm injection? Fertil Steril. 2013;99(3):642-51.

Wen SW, Miao Q, Taljaard M, Lougheed J, Gaudet L, Davies M, Lanes A, Leader A, Corsi DJ, Sprague AE, Walker M. Associations of Assisted Reproductive Technology and Twin Pregnancy With Risk of Congenital Heart Defects. JAMA Pediatr. 2020;174(5):446-454.

Wisborg K, Ingerslev HJ, Henriksen TB. IVF and stillbirth: A prospective follow-up study. Hum Reprod. 2010;25:1312-6.

Yeung EH, Sundaram R, Bell EM et al. Infertility treatment and children's longitudinal growth between birth and 3 years of age. Hum Reprod. 2016;31:1621-8.

Zegers-Hochschild F, Adamson GD, de Mouzon J, Ishihara O, Mansour R, Nigren K. International Committee for Monitoring Assisted Reproductive Technology (ICMART) and the World Health Organization (WHO) revised glossary of ART terminology. Fertility and Sterilityâ. 2009;92:05.

Zeng MF, Su SQ, Li LM. Comparison of pregnancy outcomes after vitrification at the cleavage and blastocyst stage: A meta-analysis. J Assist Reprod Genet. 2018;35:127-34.

Zhu JL, Hvidtjorn D, Basso O et al. Parental infertility and cerebral palsy in children. Hum Reprod. 2010;25:3142-5.

Zollner U, Dietl J. Perinatal risks after IVF and ICSI. J Perinatol Med. 2013;41:17-22.

136

Direitos da Mulher –
Gestação, Parto e Puerpério

Dalva Rossi
Renato Passini Júnior
Edna Maria Goulart Joazeiro

A questão da saúde da mulher e do recém-nascido (RN) tem uma intrínseca relação com o campo dos Direitos Humanos e Sociais e uma íntima vinculação com o cuidado com a vida ao longo da história. Nesta análise, colocamos no centro da prática de conhecimento a importância do [re] conhecimento do arcabouço legal, conceitual e das políticas sociais públicas que são inerentes à atenção a esse segmento de população no Brasil.

Internacionalmente, a Organização das Nações Unidas (ONU), por meio da Estratégia Mundial de Saúde da Mulher e da Criança (2010), demanda aos países uma particular atenção para reduzir as desigualdades sociais e de acesso ao cuidado. Nessa perspectiva analítica, essa pauta de atenção requer dos governos, da universidade, da sociedade e dos sistemas de saúde ações convergentes na busca do fortalecimento do cuidado com a saúde, com a defesa da vida de mulheres e crianças e com a garantia de direitos. É sob a égide desse compromisso que o presente texto se inscreve.

O art. 6º da Constituição Federal do Brasil (1988) define que são direitos sociais a educação, a saúde, a alimentação, o trabalho, a moradia, o transporte, o lazer, a segurança, a previdência social, a proteção à maternidade e à infância, a assistência aos desamparados. Em função da necessidade de pensar a saúde da mulher no seu estado gravídico-puerperal, será incluído no âmbito dessa análise o Sistema de Garantia de Direitos (SGD), relacionado a esse período, a interface com a Política de Assistência Social, de Educação e o arcabouço legal com vistas à proteção especial ao binômio mãe-filho.

Atenção ao pré-natal, parto e puerpério

A discussão dos direitos à saúde da mulher, na perspectiva ampliada de saúde, pautada nos Determinantes Sociais em Saúde (DSS), constitui um fato recente no Brasil. Os projetos de atendimento à saúde da mulher, até o princípio dos anos de 1980, eram voltados para o período de gestação e puerpério em consonância com o preconizado pelo Programa de Saúde Materno Infantil (PSMI) seguindo as orientações da OPAS, Organização Pan-Americana da Saúde (Costa, 1999).

O Sistema Único de Saúde (SUS) constitui uma importante conquista para a população brasileira consolidada a partir da Constituição Federal de 1988, que estabeleceu a saúde como direito de todos os cidadãos e como dever do Estado, "garantida mediante políticas sociais e econômicas que visem à redução do risco de doença e de outros agravos e ao acesso universal e igualitário às ações e serviços para sua promoção, proteção e recuperação" (1988, art. 196).

O SUS está constituído pelos mesmos princípios organizativos em todo o território nacional, estando sob a responsabilidade das esferas do governo federal, estadual e municipal, tendo como princípios doutrinários a universalidade, a equidade e a integralidade (Simões, 2014). O SUS é constituído por uma rede regionalizada e hierarquizada, organizada em consonância com as diretrizes da descentralização, com direção única em cada esfera de governo; do atendimento integral, com prioridade para as atividades preventivas, sem prejuízo dos serviços assistenciais; da participação da comunidade (CF, 1988, art. 198).

Um olhar atento à história do atendimento à gestação, parto e puerpério no país revela que esse processo tem passado por reformulações em várias esferas relacionadas com a regulação do atendimento e a orientação sobre prioridades e ações. Essas mudanças têm implicações diretas na forma do atendimento às mulheres grávidas, impactando sobre seus direitos no decorrer do tempo, no que se refere à assistência direta à saúde.

As diversas alterações de concepções, do arcabouço jurídico e das normas que regulam os processos de atenção à saúde da mulher, bem como a organização e a sistematização das diversas políticas públicas adstritas à população em geral e ao atendimento à gestação, parto e puerpério, foram arroladas na linha do tempo (Figura 136.1) demarcando a configuração dessas mudanças no decorrer da história recente no Brasil.

O Programa de Humanização no Pré-natal e Nascimento (PHPN) foi instituído no âmbito do SUS pela Portaria n. 569/GM, de 1º de junho de 2000, definindo os princípios gerais e condições para que a mãe e o recém-nascido tenham um adequado acompanhamento de pré-natal (Quadro 136.1).

No Programa têm sido preconizadas a ampliação da qualidade e do acesso às ações bem como a ampliação da capacidade instalada da assistência obstétrica e neonatal. Para tanto, pressupõe a sistematização, a organização e a regulação da assistência no âmbito do SUS. A execução do PHPN demanda uma ação articulada pelo Ministério da Saúde, pelas se-

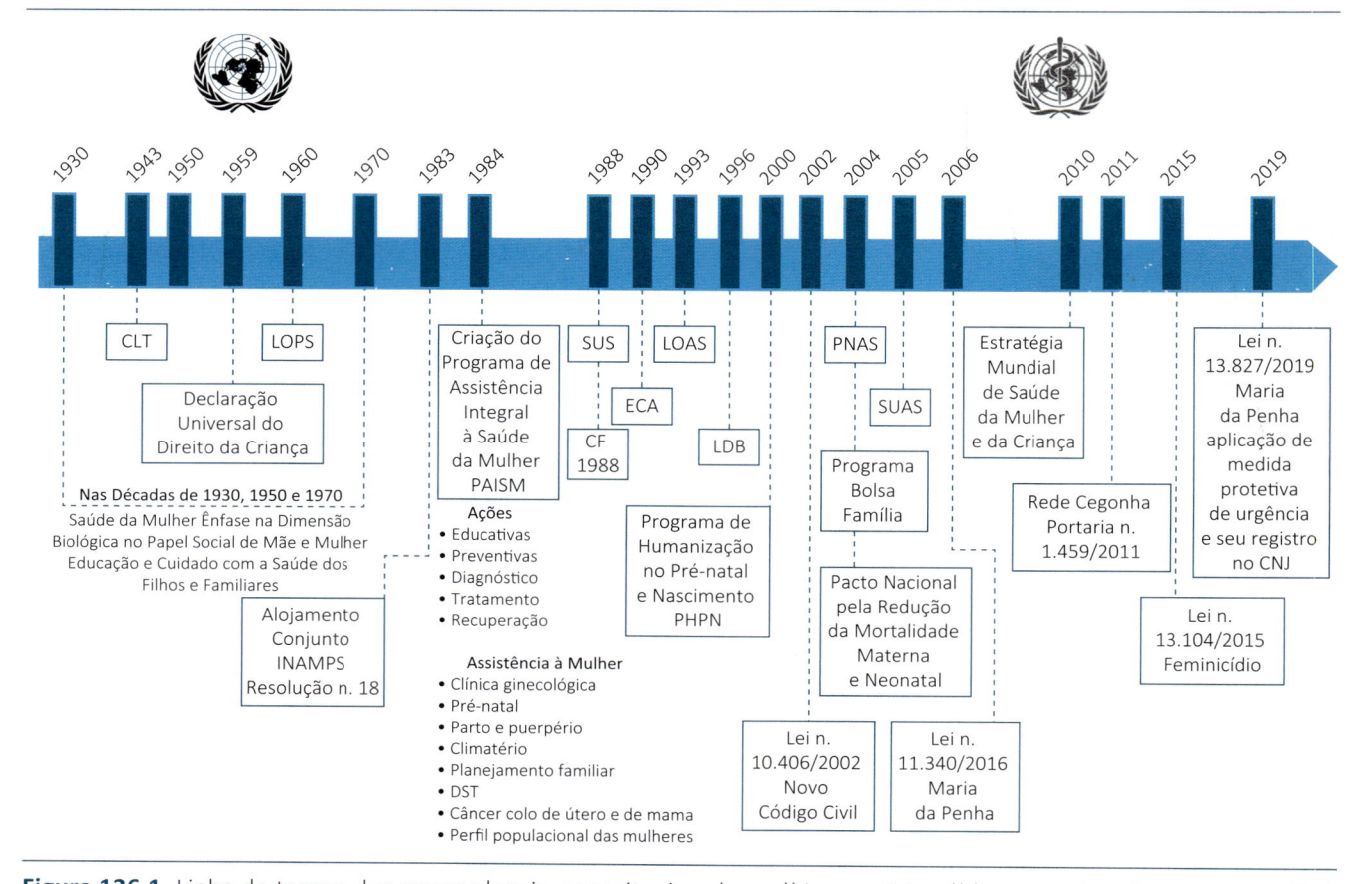

Figura 136.1. Linha do tempo dos marcos legais, conceituais e das políticas sociais públicas com interfaces na atenção à saúde materno-infantil.

Fonte: Desenvolvida pela autoria.

Quadro 136.1			
Direitos da gestante e do recém-nascido e deveres das autoridades sanitárias no Programa de Humanização no Pré-natal e Nascimento (PHPN).			
Direitos			*Deveres*
Da gestante	*Do recém-nascido*		*Das autoridades sanitárias*
Acesso a atendimento digno e de qualidade no decorrer da gestação, parto e puerpério	Tem direito à adequada assistência neonatal		As autoridades sanitárias dos âmbitos federal, estadual e municipal são responsáveis pela garantia dos direitos enunciados
Acompanhamento pré-natal adequado de acordo com os princípios gerais			
Saber e ter assegurado o acesso à maternidade em que será atendida no momento do parto			
Assistência ao parto e ao puerpério e que esta seja realizada de forma humanizada e segura			

Fonte: Adaptado de Brasil. Ministério da Saúde. Portaria n. 569, de 1º de junho de 2000. Institui o Programa de Humanização no Pré-natal e Nascimento, no âmbito do Sistema Único de Saúde, 2000.

cretarias de saúde dos estados, municípios e do Distrito Federal visando desenvolver ações de promoção, prevenção e de assistência à saúde de gestantes e recém-nascidos.

Cumpre destacar que no país, em conformidade com o art. 1º da Lei n. 1.048/2000, as pessoas portadoras de deficiência, os idosos com idade igual ou superior a 60 (sessenta) anos, as gestantes, as lactantes e as pessoas acompanhadas por crianças de colo terão atendimento prioritário, nos termos dessa Lei, nas emergências da área da saúde, assim como, em outros órgãos públicos ou privados.

O sistema de acompanhamento do Programa de Humanização no Pré-Natal e Nascimento é denominado SISPRE-NATAL, cujo objetivo é o desenvolvimento de ações de promoção, de prevenção e de assistência à saúde de gestantes e recém-nascidos. O sistema busca ampliar os esforços para reduzir as altas taxas de morbimortalidade materna, perinatal e neonatal, melhorando o acesso, a cobertura e a qualidade do acompanhamento de pré-natal, da assistência ao parto e puerpério e da assistência neonatal de forma a subsidiar os municípios, estados e o Ministério da Saúde com informações sobre o planejamento, o acompanhamento e a avaliação das ações desenvolvidas no referido Programa.

O Programa de Humanização prioriza o atendimento integral, possibilitando a realização de exames especializados para garantir à mãe e ao bebê a possibilidade de detecção de morbidades e assegurar os cuidados específicos para que, no momento do parto, recebam a atenção necessária dos profissionais da saúde, além da presença e do acompanhamento dos familiares, preconizados no âmbito do SUS.

A Lei n. 11.108, de 7 de abril de 2005, conhecida nacionalmente como "Lei do Acompanhante", altera a Lei n. 8.080, de 19 de setembro de 1990, no que tange à garantia às parturientes do direito à presença de acompanhante durante o trabalho de parto, parto e pós-parto imediato, no âmbito do SUS.

O § 2º da Lei define que o acompanhante será indicado pela parturiente, revelando a importância da participação da família nesse momento importante do nascer, demarca ainda o lugar do saber técnico e a relação de indissociabilidade entre a intervenção tecnológica imbricada nas ações de acolher, intervir e cuidar no âmbito do SUS e explicita que elas ultrapassam a dimensão técnica e remetem à esfera da sociabilidade primária e da responsabilidade com a vida.

Programa de Triagem Neonatal e proteção à Infância

Desde a década de 1960, a Organização Mundial da Saúde (OMS) preconizava a importância da realização de programas populacionais de triagem neonatal, especialmente nos países em desenvolvimento, definindo, gradualmente, os critérios para a sua realização. No Brasil, desde os anos de 1990, o Estatuto da Criança e do Adolescente, no art. 10, inc. III, torna obrigatória a realização de "exames visando o diagnóstico e terapêutica de anormalidades no metabolismo do recém-nascido, bem como prestar orientação aos pais".

O Ministério da Saúde, na Portaria GM MS 22/1992, trata do programa de diagnóstico precoce e reafirma a obrigatoriedade da triagem neonatal, incluindo a avaliação para a fenilcetonúria e o hipotireoidismo congênito. Assinalam

Leão e Aguiar (2008, p. S84) que esses procedimentos foram acrescentados à tabela do SUS para serem cobrados por qualquer laboratório.

A Portaria Ministerial n. 822, de 06 de junho de 2001, institui o Programa Nacional de Triagem Neonatal (PNTN) para quatro doenças, a saber, fenilcetonúria, hipotireoidismo congênito, anemia falciforme e fibrose cística tendo como objetivo atingir 100% de cobertura dos recém-nascidos vivos. Afirmam Souza et al. (2002) que essa Portaria visou a organização de uma rede de triagem neonatal, de coleta, diagnóstico e tratamento nos diversos estados e estimulou o surgimento dos primeiros programas com cobertura estadual. Assinalam Leão e Aguiar (2008, p. S84) que esse programa público, coordenado pelo Ministério da Saúde, envolveu ainda laboratórios e outras instituições privadas em sua estrutura. Mediante essa Portaria, são estabelecidas as bases da relação a ser construída entre as Secretarias Estaduais de Saúde (SES) e os Serviços de Referência em Triagem Neonatal (SRTN).

Na perspectiva desse Programa, o uso do termo "triagem" refere-se à ação primária dos programas de triagem no âmbito da saúde pública, ou seja, consiste na detecção – por meio de testes voltados a uma população específica – a um grupo de indivíduos com probabilidade elevada de apresentarem determinadas patologias (BRASIL, 2004, p. 9). No PNTN, a metodologia de rastreamento dá-se, especificamente, com a população com idade de 0 a 30 dias de vida, visando identificar, além das doenças metabólicas, também outras como as hematológicas, infecciosas, genéticas, entre outras.

O Ministério da Saúde (2004) destaca que para que um defeito metabólico seja considerado importante para um procedimento de triagem, certos critérios devem ser observados:

> [...] não apresentar características clínicas precoces; ser um defeito de fácil detecção; permitir a realização de um teste de identificação com especificidade e sensibilidade altas (confiável); ser um programa economicamente viável; ter um programa logístico para acompanhamento dos casos detectados até o diagnóstico final; estar associado a uma doença cujos sintomas clínicos possam ser reduzidos ou eliminados através de tratamento; ter estabelecido um programa de acompanhamento clínico com disponibilização dos quesitos mínimos necessários ao sucesso do tratamento (Brasil, 2004, p. 10).

É em consonância com essa perspectiva de prevenção, detecção e ação terapêutica que se adota no Brasil a obrigatoriedade dos testes do pezinho, da orelhinha e outros. Em conformidade com a Portaria SCTIE/MS n. 20, de 10 de junho de 2014, tornou-se pública a decisão de incorporar a oximetria de pulso de forma universal como parte da triagem neonatal para cardiopatia congênita crítica (teste do coraçãozinho) em recém-nascidos internados na Rede de Atenção à Saúde, no âmbito do SUS, com idade entre 24 e 48 horas de vida, com idade gestacional superior a 34 semanas, aparentemente saudáveis, sem diagnóstico prévio e sem sinais clínicos que indiquem a presença de cardiopatia congênita.

O conjunto dessas ações objetiva ampliar o cuidado à saúde da criança, aumentando a capacidade do Sistema de produzir ações preventivas que sejam capazes de reduzir a mortalidade e ampliar a cidadania e o direito à vida.

Na perspectiva da redução da mortalidade materna e neonatal, foi implantado, em 2004, o Pacto Nacional pela Redução da Mortalidade Materna e Neonatal, que se estrutura com base em mais de 20 ações estratégicas, ancoradas nos direitos humanos de mulheres e crianças; visando o enfrentamento das questões de gênero e de aspectos étnico--raciais, no enfrentamento das desigualdades sociais e regionais. Assinala ainda a importância da referência e da contrarreferência na atenção à mulher durante a gestação, como estratégia fundamental para a redução da mortalidade materna e perinatal.

Torna-se importante assinalar que o sistema de saúde no Brasil se organiza em Redes de Atenção à Saúde (RAS), que devem produzir cuidado de forma integrada visando permitir a ampliação do acesso à saúde. A Portaria n. 4.279/2010 define a importância da construção de vínculos de solidariedade e de cooperação com base na Rede de Atenção à Saúde, consistindo numa estratégia de reestruturação do sistema de saúde, tanto no que se refere à sua organização como na qualidade e no impacto da atenção prestada.

No Brasil existem cinco redes temáticas, a saber: a Rede Cegonha; a Rede de Atenção Psicossocial (RAPS); a Rede de Atenção às Pessoas com Doenças Crônicas; a Rede de Cuidado à Pessoa com Deficiência e a Rede de Urgência e Emergência. As redes temáticas têm o objetivo de produzir arranjos que articulem o acesso aos serviços de diferentes tipos, com vistas a garantir a integralidade da assistência à saúde, ao mesmo tempo que possibilita ao profissional e à população usuária uma melhor compreensão do SUS e da assistência desenvolvida cotidianamente, de forma a contribuir para o fortalecimento do SUS como política pública universal voltada para a garantia de direitos constitucionais de cidadania.

Em consonância com os objetivos desse capítulo, priorizamos nessa análise, a discussão da Rede Cegonha que foi implantada pela Portaria n. 1.459/2011, organizada de forma a possibilitar o provimento contínuo de ações de Atenção à Saúde Materna e Infantil para a população adstrita a um território, mediante a articulação de distintos pontos de atenção à saúde, do sistema de apoio, do sistema logístico e da governança da RAS.

A Rede Cegonha tem os seguintes objetivos: 1) fomentar a implementação de novo modelo de atenção à saúde da mulher e à saúde da criança com foco na atenção ao parto, ao nascimento, ao crescimento e ao desenvolvimento da criança de 0 aos 24 meses; 2) organizar a Rede de Atenção à Saúde Materna e Infantil para que esta garanta acesso, acolhimento e resolutividade; e 3) reduzir a mortalidade materna e infantil com ênfase no componente neonatal. Em última instância, a Rede visa o acolhimento para criação do vínculo com a instituição, uma adequada assistência ao parto e, posteriormente, o acesso ao planejamento reprodutivo.

Destaque-se também que foram formalizadas as diretrizes para a organização da atenção à saúde na gestação de alto risco e definidos os critérios para a implantação e habilitação dos Serviços de Referência à Atenção à Saúde na Gestação de Alto Risco, tendo sido incluída a Casa de Gestante, Bebê e Puérpera (CGBP), em conformidade com os parâmetros da Rede Cegonha.

Adolescente, parto e cuidado

No que tange à atenção aos adolescentes, é importante destacar que o art. 7º do Estatuto da Criança e do Adolescente (ECA) preconiza: "a criança e o adolescente têm direito à proteção à vida e à saúde, mediante a efetivação de políticas sociais públicas que permitam o nascimento e o desenvolvimento sadio, harmonioso e em condições dignas de existência".

O art. 8º do ECA assegura o direito ao atendimento pré--natal e perinatal no SUS para as adolescentes, determinando o acompanhamento adequado para a gestante, a vinculação entre serviços e profissionais que fazem o pré-natal e os que realizarão o parto das adolescentes.

A garantia do acesso e da permanência de adolescentes requer que os serviços envolvidos na atenção a essa população sejam adaptados para esse público, de forma a assegurar a privacidade, a confidencialidade, sem a emissão de juízo de valor, e, sempre que necessário, deverá realizar a devida articulação com o Conselho Tutelar (CT), órgão responsável pela garantia de direitos da criança e do adolescente, incluindo ainda o Sistema de Garantia de Direitos (SGD), sempre que a situação o demandar. Cumpre destacar que a Rede de Proteção Social tem um papel fundamental nas situações em que o direito desse segmento de população tiver sido violado.

No que tange ao sigilo profissional no atendimento ao adolescente, o Código Penal prevê no seu art. 154 que "revelar a alguém, sem justa causa, segredo, de que tem ciência em razão de função, ministério, ofício ou profissão, e cuja revelação possa produzir dano a outrem, pode acarretar pena de detenção de 3 meses a 1 ano".

A perspectiva analítica de cada profissão, é marcada pela sua matriz conceitual e deontológica. Assim sendo, o assistente social ao realizar sua intervenção o faz ancorado nas dimensões teórico-metodológicas, ético-políticas e técnico--operativas da profissão, fundada no Código de Ética do(a) Assistente Social (1993), no Projeto Ético-político da profissão e nos Parâmetros para Atuação de Assistentes Sociais na Política de Saúde (2010). Desse modo, no que tange à questão do sigilo profissional, o art. 15 do Código de Ética do(a) Assistente Social estabelece que constitui direito do(a) assistente social manter o sigilo profissional. No art. 16, define-se que "o sigilo protegerá o(a) usuário(a) em tudo aquilo de que o(a) assistente social tome conhecimento, como decorrência do exercício da atividade profissional", e a quebra de sigilo, segundo o art. 18, só será admissível quando se tratar de situações cuja gravidade possa, envolvendo ou não fato delituoso, trazer prejuízo aos interesses do(a) usuário(a), de terceiros(as) e da coletividade. Médicos e outros profissionais devem respeitar a legislação vigente e o preconizado nos seus respectivos códigos profissionais.

Dimensão social da gravidez

A gestação é um período na vida da mulher que envolve aspectos que ultrapassam a dimensão que remete à atenção clínica envolvendo outros aspectos do viver. Quando se confirma uma gravidez, várias situações relacionadas à dinâmica da vida cotidiana, tanto as atividades familiares, sociais e laborais podem sofrer modificações como a sociabilidade primária e a secundária, principalmente, nas situações de vulnerabilidade e de risco social. Nessas circunstâncias, tende a ser requerido dos profissionais que acompanham a gestante realizar uma interlocução, e possíveis encaminhamentos aos órgãos governamentais – da Saúde, da Assistência Social, da Previdência Social, da Educação, do Campo Sociojurídico, do Sistema de Garantias de Direitos, entre outros – a fim de que os direitos civis, sociais e coletivos (Bobbio, 2004), sejam garantidos e efetivados por meio das políticas públicas vigentes ou em vias de efetivação (Castel, 2003).

Direitos da Política de Assistência Social: Benefício de Prestação Continuada (BPC) e Bolsa Família (BF)

Nessa perspectiva de análise, é pertinente destacar que, as políticas públicas são formuladas e devem ser implantadas e garantidas pelo Estado para atender as necessidades específicas da população, especialmente aquelas que se encontram em situações de vulnerabilidade social (PNAS, 2004; Yazbek, 2014).

Em 1993, foi promulgada a Lei Orgânica da Assistência Social (LOAS), Lei n. 8.742, que regulamenta e define as normas e critérios para organização da assistência social no país. A discussão sobre os direitos sociais (Simões, 2014, p. 59 et seq.) apresentou avanços a partir da Constituição de 1988, quando a assistência social passou a ser incluída no âmbito da seguridade social – juntamente com a saúde e a previdência social. A partir desse momento histórico para a sociedade, a assistência social passa a ter *status* de política pública, e seu art. 1.º define que ela "é Política de Seguridade Social não contributiva, que provê os mínimos sociais, realizada através de um conjunto integrado de ações de iniciativa pública e da sociedade, para garantir o atendimento às necessidades básicas".

Um olhar atento para a história social da assistência social no país revela que o sistema de proteção brasileiro se consolidou de forma fragilizada, em decorrência do contexto econômico e social da época. Silva, Yazbek e Di Giovanni (2004) assinalam que no Brasil a proteção social se efetivou, no âmbito das políticas sociais, por meio de programas e de ações fragmentadas, eventuais e descontínuas. Segundo os autores, os programas sociais brasileiros são marcados por um caráter compensatório que visa amenizar as condições de pobreza da população brasileira. No período de 1995 a 2002, acontecia a reforma dos programas sociais no Brasil, ancorado na lógica neoliberal, baseada na privatização, descentralização e focalização dos programas sociais. Num país voltado para o crescimento econômico e com um sistema de proteção social frágil, os programas de transferência de renda foram as principais iniciativas governamentais no âmbito da proteção social (Behring, 2009; Silva e Carneiro, 2016).

Quando se estabelece uma discussão acerca dos direitos sociais, é importante considerar os aspectos da vida e da realidade social das pessoas, portanto é prerrogativa e dever do Estado viabilizar a concretização dos direitos, por meio das políticas públicas, prioritariamente, aos que em sua vida cotidiana enfrentam situações de extrema vulnerabilidade social e econômica advindas de um sistema não inclusivo, em que as consequências das expressões da questão social se estabelecem na vida das pessoas (Netto, 2001; Iamamoto, 2007).

O Programa Bolsa Família (BF) é um programa de transferência de renda com condicionalidades instituído pela Lei n. 10.836/2004 cujo objetivo é enfrentar situações de pobreza e de extrema pobreza. O BF se organiza da seguinte forma: 1) o **benefício básico**, destinado a unidades familiares que se encontrem em situação de extrema pobreza; 2) o **benefício variável**, destinado a unidades familiares que se encontrem em situação de pobreza e extrema pobreza e que tenham em sua composição gestantes, nutrizes, crianças entre 0 e 12 anos ou adolescentes até 15 anos, sendo pago até o limite de cinco benefícios por família; 3) o **benefício variável**, vinculado ao adolescente, destinado a unidades familiares que se encontrem em situação de pobreza ou extrema pobreza e que tenham em sua composição adolescentes com idade entre 16 e 17 anos, sendo pago até o limite de dois benefícios por família; 4) o **benefício para superação da extrema pobreza**, no limite de um por família, destinado às unidades familiares beneficiárias do Programa Bolsa Família e que, cumulativamente: a) tenham em sua composição crianças e adolescentes de 0 a 15 anos de idade; b) apresentem soma da renda familiar mensal e dos benefícios financeiros previstos nos incisos I a III igual ou inferior a R$ 89,00 (oitenta e nove reais) *per capita*. Destaque-se que, além da renda, existem as condicionalidades que as famílias devem cumprir para permanecer no programa, como a frequência escolar das crianças e adolescentes e o acompanhamento nas Unidades Básicas de Saúde (Silva et al., 2004).

Outro benefício que se destina aos cidadãos que não têm renda e apresentam deficiência ou idade a partir de 65 anos (idosos) é o Benefício de Prestação Continuada (BPC), garantido pela Constituição Federal de 1988 e regulamentado pela Lei Orgânica da Assistência Social (LOAS). A deficiência deve ser comprovada com laudos médicos, e a renda *per capta* também é fator de avaliação importante, não podendo ultrapassar um quarto de salário mínimo (Stopa, 2019).

Esse benefício também pode ser atribuído às gestantes que apresentem patologias severas e contemplem os critérios de renda exigidos. As inscrições para programas de transferência de renda como o Bolsa Família e o Benefício de Prestação Continuada (BPC) podem ser demandadas nos Centro de Referência de Assistência Social (CRAS) que pertence ao Sistema Único de Assistência Social (SUAS) mediante a inclusão no Cadastro Único (CAD Único) visando o acesso aos programas sociais da Política de Assistência Social (Yazbek, 2014).

O Centro de Referência Especializado de Assistência Social (CREAS), integrante do SUAS, é uma unidade pública que desenvolve atenção a pessoas em situação de risco social e pessoal. Esse equipamento também pode dar suporte à mulher gestante e puérpera, cujo núcleo familiar se encontre em situação de risco e com direitos violados, e à vítima de qualquer tipo de violência – psicológica, moral, física, patrimonial e sexual – assim como a mulher submetida à situação de maus tratos, negligência e discriminação social.

Torna-se necessário destacar que esses benefícios sociais não são especificamente voltados para a gestante, todavia podem ser demandados por esse público, desde que esteja submetido à situações de vulnerabilidade ou risco social e pessoal. O direito de acesso aos benefícios está condicionado à observância dos critérios de inclusão definidos pela Política Nacional de Assistência Social (PNAS). Além da demanda por acesso aos benefícios, a Equipe de Referência para atendimento psicossocial, de acordo com o nível de proteção social na qual se insere (Básica ou Especial, de Média ou Alta Complexidade), realizam atendimentos sociais com famílias e indivíduos, na perspectiva da proteção social, prevenção da violação dos direitos e de fortalecimento de vínculos familiares e comunitários.

A Defensoria Pública é outro importante órgão público que se destina ao atendimento de pessoas cujos direitos necessitam ser reconhecidos ou resgatados e garantidos. Em se tratando de gestantes, é pertinente que, quando houver necessidade de exames confirmatórios de paternidade, entre outras situações, elas possam ser encaminhadas a esse órgão que, segundo o art. 5º da Constituição Federal, é uma "instituição essencial à função jurisdicional do Estado". Fazem parte da Defensoria Pública, profissionais concursados para exercer a função de defesa jurídica e gratuita às pessoas sem condições de pagamento de honorários.

Direitos da Previdência Social: Auxílio Doença e Licença Maternidade

O auxílio-doença é um benefício pago ao segurado do Instituto Nacional de Seguro Social (INSS) quando se torna incapacitado para o trabalho por doença ou acidente, desde que tenha contribuído, na data da incapacidade, por pelo menos 12 meses. O direito aos benefícios previdenciários exige um número mínimo de contribuições mensais, denominado "período de carência" (Simões, 2014).

O período de graça é o prazo que varia entre 12 e 36 meses, conforme o caso, durante o qual, o segurado, embora tenha deixado de contribuir para a Previdência Social, geralmente em função de desemprego, continua a ter direito aos benefícios previdenciários. Assim sendo, o período de 12 meses diz respeito a todos os segurados; todavia, em consonância com as normas de inserção do direito à Previdência Social, para os beneficiários com mais de 10 anos de contribuição, o prazo será de 24 meses (Simões, 2014).

A gestante que não se encontre em plenas condições de saúde para o desenvolvimento de suas atividades de trabalho e que mantenha a qualidade de segurada, pode ser afastada de suas atividades mediante avaliação e atestado médico, e os primeiros 15 dias de afastamento são pagos pela empresa e, caso seja mantida a situação de incapacidade, posterior a esse período, o pagamento do benefício ficará a cargo do INSS, sendo necessária a realização de perícia médica até a superação da situação de incapacidade.

Esse e outros direitos relacionados ao mundo do trabalho podem ser reivindicados pela gestante, mesmo quando esta esteja fora do mercado de trabalho, desde que esteja no período de graça, de 1 ano ou 24 meses, caso tenha recebido seguro desemprego (Simões, 2014).

A gestante cujo contrato de trabalho está vinculada à Consolidação das Leis do Trabalho (CLT), em consonância com o art. 392, § 4º, pode requerer o direito de mudança de sua função no trabalho, caso esta seja considerada prejudicial à sua saúde.

A licença-maternidade está garantida pelo art. 7º, inciso XVIII da Constituição Federal brasileira, que concede à mulher que deu à luz licença remunerada de 120 dias, podendo ter início até 28 dias antes do parto. Nesse período, a mulher recebe salário-maternidade, que é um benefício concedido às mulheres que contribuem para a Previdência Social.

Terão direito as mulheres que são seguradas do INSS, empregadas domésticas, contribuintes individuais e facultativas (mulheres com mais de 16 anos que não têm renda própria, mas contribuem para a Previdência Social) e seguradas especiais, ou seja, as trabalhadoras rurais que produzem em regime de economia familiar e não fazem uso de mão de obra assalariada permanente, por ocasião do parto, da adoção ou da guarda judicial para fins de adoção.

A empregada doméstica gestante tem estabilidade no emprego, desde a confirmação da gravidez até 5 meses após o parto, garantida pela Lei n. 11.324, de 19 de julho de 2006. Essa Lei acrescentou à Lei n. 5.859, de 11 de dezembro de 1972, o art. 4ºA, cuja redação estabelece que "é vedada a dispensa arbitrária ou sem justa causa da empregada doméstica gestante desde a confirmação da gravidez até 5 (cinco) meses após o parto".

Amamentação: direito da mãe e da criança

Esse direito visa garantir a amamentação adequada para a criança, ao mesmo tempo que protege a saúde e aumenta o tempo de convívio entre mãe e filho. No tocante ao período de amamentação, principalmente aquele que corresponde ao momento do retorno da mulher ao trabalho, após a licença-maternidade, o art. 396 da Consolidação das Leis do Trabalho (CLT) estabelece que a mulher terá direito, durante a jornada de trabalho, a dois períodos de descanso especiais de 30 minutos cada um, para amamentar seu filho, até que a criança complete 6 meses de idade.

O art. 5º da Constituição Federal estabelece que as presidiárias devem permanecer com seus filhos durante 6 meses para amamentação. A Lei de Execução Penal (LEP), no art. 83, estabelece que o ambiente prisional feminino deve ser dotado "de berçários com o intuito de prover às detentas e seus filhos de local ideal para a prática da amamentação".

Política de Educação e maternidade

Entre os vários aspectos relacionados ao Direito à Educação já regulamentados, destaca-se a garantia do direito à licença sem nenhum prejuízo do período escolar, assegurado pela Lei n. 6.202, de 17 de abril de 1975. O regime de exercícios domiciliares instituído pelo Decreto-Lei n. 1.044, de 1969, assegura à estudante grávida, a partir do 8º mês de gestação, realizar as tarefas escolares em sua residência.

Reconhecimento de paternidade

A demanda de reconhecimento de paternidade, segundo o art. 27 do Estatuto da Criança e do Adolescente (1990), estabelece que o reconhecimento do estado de filiação é direito personalíssimo, indisponível e imprescritível, podendo ser exercitado contra os pais ou seus herdeiros, sem qualquer restrição, observado o segredo de Justiça.

No Brasil, a Lei n. 8.560, de 29 de dezembro de 1992, regula as formas de investigação de paternidade de filhos havidos fora do casamento. Torna-se necessário ressaltar a possibilidade e o direito da criança de ter o nome do pai no registro de nascimento, independentemente da convivência do casal. Esse direito está estabelecido no art. 102, § 6 do ECA: "são gratuitas, a qualquer tempo, a averbação requerida do reconhecimento de paternidade no assento de nascimento e a certidão correspondente".

O auxílio financeiro garantido na forma da lei direcionado para a gestante e o bebê deve ser analisado sob o prisma da garantia de direitos. Esse amparo é fundamental para muitas gestantes desprovidas de condições financeiras, pois garante parte das necessidades de sobrevivência da mãe e da criança, considerando ainda a dimensão da responsabilidade paterna no cuidado do filho. Desse modo, cumpre destacar que esse direito estabelecido legalmente implica, muitas vezes, na demanda da gestante de receber do pai da criança valores monetários suficientes para cobrir as despesas adicionais do período, que sejam decorrentes, da gravidez até o parto.

Direito de entregar o filho para adoção

Na interface entre o campo da saúde e o direito da mulher, torna-se importante destacar que as gestantes ou mães que manifestem interesse em entregar seus filhos para adoção serão, obrigatoriamente, encaminhadas à Justiça da Infância e da Juventude, em consonância com estabelecido no parágrafo único do ECA.

Violências contra a mulher

Nas situações em que a mulher sofre algum tipo de violência praticada pelo companheiro, deve ser orientada a registrar um boletim de ocorrência em Delegacias Especializadas de Atendimento à Mulher (DEAMS), visto que está amparada pela Lei n. 11.340, de 7 de agosto de 2006, também conhecida como "Lei Maria da Penha". Essa Lei é um dispositivo que, como previsto em suas disposições preliminares, tem como objetivo criar mecanismos que visam tentar coibir a violência doméstica e familiar contra a mulher, gestante ou não. Quando existe grave ameaça à vida das mulheres, estas podem ser acolhidas na Casa de Amparo às Vítimas de Violência do município ou região de moradia. No geral, é fundamental que a equipe multiprofissional do campo da saúde e do Sistema de Garantia de Direitos (SGD) estejam atentas aos parâmetros relacionais e de risco com vistas a produzir atos de proteção à vida.

Os casos de violência ou abuso sexual contra crianças e adolescentes menores de 18 anos de idade devem, obrigatoriamente, ser comunicados ao Conselho Tutelar da localidade, sem prejuízo de outras medidas legais, conforme art. 13 do ECA.

Planejamento familiar

Os direitos reprodutivos são direitos humanos reconhecidos em leis nacionais e documentos internacionais. Destacamos aqui os direitos diretamente ligados ao ciclo reprodutivo, que dizem respeito às indagações que surgem no decorrer da vida da mulher. Remetem ao direito das pessoas de decidirem, de forma livre e responsável, se desejam ter filhos, quantos terão e em qual momento de suas vidas poderão tê-los.

O direito à informação, aos meios, métodos e técnicas precisam ser colocados à disposição da mulher ou do casal. Em última instância, constitui o direito de exercer a sexualidade e de planejar a reprodução de maneira livre, sem discriminação, imposição ou violência.

A questão do Planejamento Familiar está definida na Lei n. 9.263, de 13 de novembro de 1996, que regulamenta o art. 226, § 2º, da Constituição Federal (1988), que trata do planejamento familiar. Nessa perspectiva, é assegurado o direito, ao mesmo tempo que orienta os profissionais da saúde no tocante a condutas e esclarecimentos que devem ser prestados à população que deseja planejar o número de filhos.

O art. 226, § 2º, define planejamento familiar "como o conjunto de ações de regulação da fecundidade que garanta direitos iguais de constituição, limitação ou aumento da prole pela mulher, pelo homem ou pelo casal". Contudo, esclarece no parágrafo único que "é proibida a utilização das ações a que se refere o *caput* para qualquer tipo de controle demográfico".

> [...] é dever do Estado, através do Sistema Único de Saúde, em associação, no que couber às instâncias componentes do sistema educacional, promover condições e recursos informativos, educacionais, técnicos e científicos que assegurem o livre exercício do planejamento familiar (Lei n. 9263, 1996, art. 5º).

Nesta perspectiva, no espaço da atenção à saúde é importante consolidar um processo assistencial capaz de fazer transitar os saberes do campo da saúde e de coaduná-los com as reais necessidades da mulher e ou dos casais na atualidade.

Considerações finais

A análise do arcabouço conceitual e legal dos direitos sociais e das políticas públicas voltadas para o segmento de população de mulheres e recém-nascidos no Brasil tem sido construída ao longo da série histórica de forma gradual, constituindo-se num arcabouço conceitual, legal e de políticas públicas que visa enfrentar a diversidade das necessidades humanas e das necessidades em saúde desse importante segmento de população, na direção da implementação de formas de inserção em políticas públicas sociais específicas que garantam direitos individuais e coletivos. Contudo, é pertinente ressaltar que ainda existem fragilidades dos dispositivos voltados à atenção para esse segmento de população, frente à realidade da escassez de meios materiais para fortalecer a cidadania.

Conforme já assinalado na introdução do capítulo, a questão da saúde da mulher e do recém-nascido tem uma intrínseca relação com o campo dos direitos humanos e sociais, com a legislação e com o trabalho das equipes multiprofissionais, além de uma íntima vinculação no cuidado com a vida ao longo da história. O cuidado materno-fetal-neonatal se dá no âmbito da política de saúde, mas a vida cotidiana se realiza no amplo espaço da sociabilidade, trazendo as marcas da desigualdade e a continuada presença da vulnerabilidade social.

Os direitos da mulher durante a gestação, parto e puerpério incluem uma gama de situações previstas no ordenamento jurídico, com as inequívocas marcas do conhecimento e das tecnologias de intervenção inerentes ao campo da saúde e das políticas sociais adstritas a esse aspecto híbrido de necessidades intimamente marcadas pelos DSS. Esses direitos envolvem questões vinculadas ao campo do Direito Constitucional, Civil, Penal, Trabalhista e Previdenciário, bem como de vários outros aspectos regulados por convenções, resoluções e normas de entidades governamentais, internacionais e por outras instituições, destacando-se aquelas, particularmente voltadas, à proteção à maternidade e para outras questões de saúde da mulher, embrião/feto e recém-nascido.

Nessa perspectiva analítica, cumpre assinalar, que os direitos da mulher durante o ciclo reprodutivo demandam a garantia de que o processo assistencial ocorra da melhor forma possível, assegurando boas condições de nascimento para o bebê, com apoio durante toda a gestação, parto e pós-parto. Contudo, cumpre destacar que, o cuidado com a vida extrapola o marco temporal do período gravídico-puerperal, pois as marcas da escassez dos meios materiais para cuidar de si e da criança, da fragilidade dos suportes relacionais e a insuficiência das políticas sociais marcam de modo inelutável os desafios postos na atualidade para garantir ao binômio mãe-filho condições de desenvolvimento saudável e digno, como estabelece a Constituição Federal de 1988, que elegeu um conjunto de valores éticos, considerados fundamentais para a vida do cidadão brasileiro.

Situar-se no campo da atenção à saúde desse segmento de população remete à dimensão da defesa do Direito à vida, por tratar-se de um campo que requer o exercício profissional de diversas profissões e ocupações da saúde, que garanta a existência e o acesso a serviços de saúde verdadeiramente capacitados para o atendimento nos três níveis fundamentais de atenção: primária, secundária e terciária. Esses profissionais se veem, diuturnamente, desafiados a produzir cuidados coletivos sinérgicos, que extrapolam o campo da saúde e que requisita o estabelecimento de ações de políticas intersetoriais sistemáticas e eficazes na direção da atenção à saúde, da formação de novos profissionais, da prevenção e da produção da Ciência voltada para diferentes tempos e múltiplos e mútuos desafios da história a construir.

LEITURAS COMPLEMENTARES

Behring E, Santos SMM. Questão social e direitos. In: Serviço Social: direitos sociais e competências profissionais. Brasília: CFESS/ABEPSS; 2009. p.267-83.

Bobbio N. A era dos direitos. Rio de Janeiro: Elsevier; 2004.

Brasil, Ministério da Saúde. Secretaria de Atenção à Saúde Departamento de Ações Programáticas Estratégicas. Política Nacional de Atenção Integral à Saúde da Mulher. Princípios e Diretrizes Série C. Projetos, Programas e Relatórios Brasília; 2004. [Acesso 2020 fev 04]. Disponível em: http://bvs-ms.saude.gov.br/bvs/publicacoes/politica_nac_atencao_mulher.pdf.

Brasil. Conselho Federal de Assistentes Social. Resolução n. 273/93. Institui o Código de Ética Profissional dos Assistentes Sociais e dá outras providências. Diário Oficial [da] República Federativa do Brasil. Brasília, DF; 30 de março de 1993.

Brasil. Consolidação das Leis do Trabalho – CLT e normas correlatas. Brasília: Senado Federal, Coordenação de Edições Técnicas; 2017. [Acesso 2020 fev 04]. Disponível em https://www2.senado.leg.br/bdsf/bitstream/handle/id/535468/clt_e_normas_correlatas_1ed.pdf.

Brasil. Constituição da República Federativa do Brasil. Brasília, DF: Senado; 1988.

Brasil. Estatuto da Criança e do Adolescente, Lei n. 8.069, de 13 de julho de 1990. Diário Oficial [da] República Federativa do Brasil, Brasília, DF; 16 de julho de 1990.

Brasil. Lei 10.421, de 15 de abril de 2002. Estende à mãe adotiva o direito à licença-maternidade e ao salário-maternidade, alterando a Consolidação das Leis do Trabalho, aprovada pelo Decreto-Lei n. 5.452, de 1º de maio de 1943, e a Lei n. 8.213, de 24 de julho de 1991. [Acesso 2019 nov 11]. Disponível em: http://www.planalto.gov.br/ccivil_03/LEIS/2002/L10421.htm.

Brasil. Lei do Acompanhante n. 11.108, 07 de abril de 2005. [Acesso 2019 nov 9]. Disponível em: http:www.planalto.gov.br/ccvil_03/Ato2004-2006.

Brasil. Lei n. 10.516, de 11 de julho de 2002, institui a Carteira de Saúde da Mulher. [Acesso 2019 nov 11]. Disponível em: http://www.planalto.gov.br/ccivil_03/leis/2002/L10421.htm.

Brasil. Lei n. 10.836, 09 de janeiro de 2004. Cria o Programa Bolsa Família, altera a Lei n. 10.689, de 13 de junho de 2003, e dá outras providências. Disponível em: https://www2.camara.leg.br/legin/fed/lei/2004/lei-10836-9-janeiro-2004-490604-publicacaooriginal-1-pl.html.

Brasil. Lei n. 11.340, de 7 de agosto de 2006. Cria mecanismos para coibir a violência doméstica e familiar contra a mulher. [Acesso 2019 nov 11]. Disponível em: http://www.planalto.gov.br/ccivil_03/_ato2004-2006/2006/lei/l11340.htm.

Brasil. Lei n. 11.634, de 27 de dezembro de 2007. Dispõe sobre o direito da gestante ao conhecimento e a vinculação à maternidade onde receberá assistência no âmbito do Sistema Único de Saúde. [Acesso 2019 nov 09]. Disponível em: http:www.planalto.gov.br/ccvil_03/Ato2007-2010.

Brasil. Lei n. 11.770, de 9 de setembro de 2008, do Subsistema de Acompanhamento durante o parto trabalho de parto e pós-parto imediato. Disponível em: http://www.planalto.gov.br/ccivil_03/_ato2007-2010/2008/lei/l11770.htm.

Brasil. Lei n. 11.804, de 05 de novembro de 2008. Disciplina o direito a alimentos gravídicos e a forma como ele será exercido e dá outras providências. [Acesso 2019 nov 11]. Disponível em: https://lfg.jusbrasil.com.br/noticias/165482/lei-11804-08-a-regulamentacao-dos-alimentos-gravidicos.

Brasil. Lei n. 5.859, de 1 de dezembro de 1972. Dispõe sobre a profissão de empregado doméstico e dá outras providências. [Acesso 2019 nov 11]. Disponível em: http://www.guiatrabalhista.com.br/legislacao/lei5859_1972.htm.

Brasil. Lei n. 6.202, de 17 de abril de 1975, atribui a estudante em estado de gestação o regime de exercícios domiciliares instituído pelo Decreto-Lei n. 1.044, de 21 de outubro de 1969, e dá outras providências. [Acesso 2019 nov 11]. Disponível em: http://www.planalto.gov.br/ccivil_03/LEIS/1970-1979/L6202.htm.

Brasil. Lei Orgânica da Assistência Social, Lei n. 8.742, de 7 de dezembro de 1993. Diário Oficial da União, Brasília, DF, 08 de dezembro de 1993.Brasil. Lei Orgânica da Saúde. Lei no. 8.080, de 19 de setembro de 1990. Dispõe sobre as condições para a promoção, proteção e recuperação da saúde, a organização e o funcionamento dos serviços correspondentes e dá outras providências. Diário Oficial [da] República Federativa do Brasil, Brasília, DF; 20 set. 1990.

Brasil. Ministério da Saúde, Secretaria executiva. Humanização do Parto Humanização no Pré-natal e nascimento. Brasília 2002. [Acesso 2019 dez 18]. Disponível em: http://bvsms.saude.gov.br/bvs/publicacoes/parto.pdf.

Brasil. Ministério da Saúde. Norma Operacional Base do Sistema Único de Saúde 01/1996. Diário Oficial [da] República Federativa do Brasil, Brasília, DF; 06 de novembro de 1996.

Brasil. Ministério da Saúde. Portaria n. 1.459, de 24 de junho de 2011. Institui, no âmbito do Sistema Único de Saúde – SUS – A Rede Cegonha. [Acesso 2019 nov 10]. Disponível em: https://portalarquivos2.saude.gov.br/images/pdf/2016/abril/19/2-a-Rede-Cegonha.pdf.

Brasil. Ministério da Saúde. Portaria n. 569, de 1º de junho de 2000. Instituir o Programa de Humanização no Pré-natal e Nascimento, no âmbito do Sistema Único de Saúde. [Acesso 2020 fev 04]. Disponível em: http://bvsms.saude.gov.br/bvs/saudelegis/gm/2000/prt0569_01_06_2000.html.

Brasil. Ministério da Saúde. Portaria n. 766, de 21 de dezembro de 2004. Institui o Programa de Humanização no Pré-natal e Nascimento, no âmbito do Sistema Único de Saúde – SUS. [Acesso 2020 fev 04]. Disponível em: http://bvsms.saude.gov.br/bvs/saudelegis/sas/2004/prt0766_21_12_2004.html.

Brasil. Ministério da Saúde. Portaria n. 822, de 06 de junho de 2001. Instituir, no âmbito do Sistema Único de Saúde, o Programa Nacional de Triagem Neonatal/PNTN. [Acesso 2020 fev 07]. Disponível em: http://bvsms.saude.gov.br/bvs/saudelegis/gm/2001/prt0822_06_06_2001.html.

Brasil. Ministério da Saúde. Portaria n. 940, de 28 de abril de 2011. Regulamenta o Sistema Cartão Nacional de Saúde (Sistema cartão). [Acesso 2019 nov 11]. Disponível em: http://bvsms.saude.gov.br/bvs/saudelegis/gm/2011/prt0940_28_04_2011.html.

Brasil. Ministério da Saúde. Secretaria de Atenção à Saúde. Área de Saúde do Adolescente e do Jovem. Marco legal: Saúde, um direito de adolescentes. Ministério da Saúde, Secretaria de Atenção à Saúde, Área de Saúde do Adolescente e do Jovem. Brasília: Editora do Ministério da Saúde; 2007.

Brasil. Ministério da Saúde. Secretaria de Atenção à Saúde. Departamento de Atenção Especializada. Manual de normas técnicas e rotinas operacionais do Programa Nacional de Triagem Neonatal. MS.SAS, DAE. Brasília Ministério da Saúde; 2004.

Brasil. Ministério da Saúde. Secretaria de Atenção à Saúde. Pacto Nacional pela Redução da Mortalidade Materna e Neonatal 2004. [Acesso 2020 fev 04]. Disponível em: http://www.redeblh.fiocruz.br/media/pactopsfinfo22.pdf.

Brasil. Ministério do Desenvolvimento Social e Combate à Fome (CNAS). Resolução n. 145, de 15 de outubro de 2004. Política Nacional de Assistência Social (PNAS). Brasília; 2004. Versão Oficial. São Paulo: Cortez; 2004.

Brasil. Ministério do Desenvolvimento Social e Combate à Fome (MDS). Conselho Nacional de Assistência Social (CNAS). Resolução n.

130, de 15 de julho de 2004. Norma Operacional Básica da Assistência Social – NOB/SUAS. Brasília; 2005.

Castel R. As metamorfoses da questão social: Uma crônica do salário. 4.ed. Petrópolis: Vozes; 2003.

Costa AM. Desenvolvimento e implementação do PAISM no Brasil. In: Giffin K, Costa SH (org). Questões da saúde reprodutiva [online]. Rio de Janeiro: Editora Fiocruz; 1999. p.319-35. Disponível em SciELO Books.

Freire P. Pedagogia da autonomia: Saberes necessários à prática educativa. 11.ed. São Paulo: Paz e Terra; 1999.

Iamamoto MV. O Serviço Social na Contemporaneidade: Trabalho e formação profissional. 11.ed. São Paulo: Cortez; 2007.

Leão LL, Aguiar MJB. Triagem neonatal: O que os pediatras deveriam saber. Jornal de Pediatria. 2008;84(4 Suppl):S80-S90. [Acesso 2020 fev 07]. Disponível em: http://www.scielo.br/pdf/jped/v84n4s0/v84n4s0a12.pdf.

Netto JP. Cinco notas a propósito da "questão Social". Temporalis. Brasília: Revista da Associação Brasileira de Ensino de Serviço Social. 2001 jan./jun.;II(3):41-9.

OMS. WHO. Estratégia Global para a Saúde das Mulheres, das Crianças e dos Adolescentes 2016-2030. [Acesso 2020 fev 07]. Dísponível em: http://www.everywomaneverychild.org/wp-content/uploads/2017/10/EWEC_Global_Strategy_PT_inside_LogoOK2017_web.pdf.

Organização das Nações Unidas (ONU). Declaração Universal dos Direitos da Criança. Genebra; 1959.

Organización Panamericana de la Salud/Organização Mundial da Saúde (OPAS/OMS) 1973. Plan Decenal para las Américas. Informe final de la III Reunión especial de Ministros de Salud de las Américas. Chile, 2-9 de outubro de 1972. Doc. Oficial n. 118. Enero de 1973.

Pereira PAP. Necessidades Humanas: Subsídios à crítica dos mínimos sociais. 2.ed. São Paulo: Cortez; 2002.

Silva MOS, Carneiro AMF. Condicionalidades no Bolsa Família: controvérsias e realidade. In: Silva MOS. O Bolsa Família: Verso e Reverso. Campinas: Papel Social; 2016. p.117-27.

Silva MOS. O Bolsa Família – Dimensão central na implementação e nos resultados do Programa. In: Monnerat GL, Almeida NLTA, Souza RG. Intersetorialidade na agenda das políticas sociais. Campinas: Papel Social; 2014. p.165-83.

Silva MOS. O Bolsa Família – Dimensão central na implementação e nos resultados do Programa. In: A intersetorialidade na agenda das políticas sociais. Campinas: Papel Social; 2014.

Silva MOS. O Bolsa Família: Problematizando questões centrais de transferência de renda no Brasil. Ciência & Saúde Coletiva. 2007;12(6):1429-39. [Acesso 2020 fev 04]. Disponível em http://www.scielo.br/scielo.php?script=sci_arttext&pid=S1413-81232007000600006>.

Silva MOS, Yazbek MC, Di Giovanni G. A política social brasileira no século XXI. A prevalência dos programas de transferência de renda. São Paulo: Cortez, 2004.

Simões C. Direitos Humanos e Direitos Sociais In: Curso de Direito do Serviço Social. 7.ed. São Paulo: Cortez; 2014. p.55-78.

Souza CFM, Schwartz IV, Giugliani R. Triagem neonatal de distúrbios metabólico. Ciência Saúde Coletiva [online]. 2002;7(1):129-37. [Acesso 2020 fev 07]. Disponível em http://www.scielo.br/pdf/csc/v7n1/a12v07n1.pdf.

Stopa R. O direito constitucional ao Benefício de Prestação Continuada (BPC): O penoso caminho para o acesso. São Paulo: Serviço Social & Sociedade. 2019 maio/ago;(135):231-48. Disponível em: http://www.scielo.br/scielo.php?script=sci_arttext&pid=S0101-66282019000200231.

Yazbek MC. Sistemas de Proteção Social, Intersetorialidade e Integração de Políticas Sociais. In: A intersetorialidade na agenda das políticas sociais. São Paulo: Papel Social; 2014.

137

Responsabilidade Civil, Penal e Ética do Obstetra

Aloisio José Bedone

"Não é enquanto imperfeito, ou por lhe faltar alguma coisa, que o espírito humano está sujeito ao erro. A mesma faculdade que, tornando-o capaz de atingir a verdade, o eleva acima dos animais, o expõe a enganar-se mais gravemente do que eles. O erro é, como a verdade e a igual título, privilégio do homem."

Victor Brochard

Verifica-se um número cada vez maior de denúncias contra médicos em nosso país. Várias são as causas identificadas, entre as quais a principal é uma maior conscientização do consumidor que de algum tempo para cá começou a lutar mais por seus direitos. Também a deterioração da relação médico-paciente, facilmente observada em locais com muito movimento, como prontos-socorros e maternidades, é fator indiscutível de causa de aumento de demandas contra médicos e hospitais. A falta de estrutura adequada na maioria dos serviços de saúde, com número insuficiente de profissionais e falta de insumos adequados contribui para piorar esta realidade. Além disso, não se pode desprezar o interesse das seguradoras em implantar no nosso país uma cultura de seguro de responsabilidade civil dos profissionais de Medicina, situação já presente em outros países e que não melhorou a qualidade do serviço médico prestado, mas encareceu a atenção médica e provocou o exercício de uma medicina defensiva, que, aqui no Brasil, não seria suportável pelos poucos e mal gerenciados recursos colocados à disposição da saúde.

O que se pode depreender da atual situação do médico no mercado de trabalho é que, sem dúvida nenhuma, muitas ações contra os profissionais são legítimas e derivam das condições de atendimento mencionadas. Entretanto, outras muitas demandas revestem-se de um caráter oportunista pelo simples fato de se vislumbrar uma indenização.

Responsabilidade civil

O médico, ao atender um paciente, assume uma obrigação de meio e não de resultado, ou seja, obriga-se a fazer uso de todos os recursos que existem, e aos quais tem acesso, com o objetivo de conseguir a cura do paciente, sem, no entanto, poder garantir cura ou resultados positivos.

Para se caracterizar responsabilidade do profissional de Medicina, não basta, portanto, a menção a um resultado desfavorável. É necessário que se demonstre de modo inequívoco ter havido culpa em qualquer de suas modalidades: imperícia; negligência ou imprudência. Não se presume culpa do médico. Ela precisa ser provada. Não resultando provadas a imprudência, imperícia ou negligência, fica afastada a responsabilidade dos profissionais.

A imperícia é caracterizada pela incompetência, falta de capacidade técnica ou habilitação indispensáveis para a especialidade e falta de observação das normas técnicas de sua profissão. A imprudência relaciona-se com afoiteza, precipitação e insensatez, quando o profissional age sem a cautela devida. Já a negligência geralmente deriva da omissão ou falta de diligência, podendo-se detectar desleixo, preguiça ou desatenção.

Outro aspecto que merece análise cuidadosa é o nexo de causalidade entre o ato ou omissão e o resultado inesperado. Nosso ordenamento jurídico, ao adotar a teoria da responsabilidade subjetiva, exige demonstração de um elo claro entre a conduta e o resultado lesivo, o que deve ser comprovado pelo autor da ação. Não basta existirem a ação (ou omissão) e o dano. Se não ficar claramente demonstrada relação de causalidade, uma ponte entre os dois eventos, não se pode falar em responsabilidade profissional.

Embora haja um contrato entre médico e paciente, não basta, portanto, a alegação de eventual descumprimento desse contrato para que o profissional seja responsabilizado. Há, no entanto, algumas exceções como no caso de cirurgia plástica estética, quando se admite opção pela reponsabilidade objetiva, segundo a qual o médico responde pelos maus resultados independentemente da existência de culpa comprovada. Em síntese, a obrigação de indenizar em casos de suposto erro médico implica o reconhecimento de quatro pressupostos, a saber: ação ou omissão; dano; relação de causalidade entre ação ou omissão e o dano; e existência de culpa, em qualquer uma de suas três modalidades.

O ato ilícito, disciplinado nos arts. 186 a 188 do Código Civil Brasileiro, deriva de ação ou omissão voluntária, negligência ou imprudência que viola direito e causa dano em outrem, ainda que exclusivamente moral, em que se identifica violação de um dever de conduta do profissional, seja ele de informação ao seu paciente, vigilância, autoinformação (ou atualização) e abstenção de abuso (precipitação, falta de cuidado).

A responsabilidade civil, elencada nos arts. 927 a 954 do Código Civil Brasileiro, faz parte do direito das obrigações, pois a principal consequência de um ato ilícito é a obrigação do agente – que o praticou – em reparar o dano provocado.

Responsabilidade penal

A responsabilidade penal é caracterizada como um desrespeito à norma de direito público, em que o interesse lesado é de toda a sociedade, diferindo, portanto, da responsabilidade civil que trata de relação entre pessoas. Na responsabilidade penal, importa a prática do delito e não eventual dano causado, e a reparação do dano ocorre por atuação do Ministério Público.

Há importantes diferenças entre responsabilidade penal e cível. No processo penal, exige-se que a conduta lesiva seja típica, ou seja, esteja prevista em lei. Importa mais a aplicação de pena do que uma reparação de dano, e a responsabilidade é pessoal, intransferível.

O crime pode ser doloso, quando o agente quis o resultado ou assumiu o risco de produzi-lo; ou culposo, quando o agente deu causa ao resultado por imperícia, imprudência ou negligência.

São exemplos de responsabilidade penal na área de Obstetrícia: aborto não permitido pela legislação vigente; eutanásia; omissão de socorro; violação de segredo profissional; fornecimento de atestado médico falso; omissão de notificação compulsória de doença; homicídio culposo; lesão corporal culposa; esterilização cirúrgica não prevista em lei específica; e violência sexual praticada contra paciente.

Especial atenção deve ser dada pelo médico com relação à esterilização cirúrgica, regulamentada pela Lei n. 9.263/96. De acordo com a nossa legislação, exige-se que a paciente que se submeterá à esterilização cirúrgica tenha capacidade civil plena e idade superior a 25 anos ou tenha pelo menos dois filhos. São necessários solicitação expressa (por escrito) e um intervalo de pelo menos 60 dias entre o pedido e o ato cirúrgico. No caso de cirurgia por razões médicas (risco de vida ou à saúde da gestante ou do futuro concepto), é obrigatório documento firmado por dois médicos.

O procedimento deve ser realizado somente por instituições ou serviços que disponibilizam outros métodos anticoncepcionais e após esclarecimentos sobre métodos alternativos, sendo sempre objeto de notificação compulsória ao Sistema Único de Saúde (SUS).

A laqueadura é proibida no ciclo grávido-puerperal, exceto por comprovada necessidade por cesarianas sucessivas anteriores, também atestada por dois profissionais.

Infrações éticas

A Obstetrícia é uma das especialidades médicas que suscita inúmeras discussões de cunho ético e que tem merecido dos órgãos de fiscalização e representatividade uma atenção cada vez maior. A Federação Internacional de Ginecologia e Obstetrícia (FIGO) publicou em 1.994 suas recomendações sobre aspectos éticos em Obstetrícia e Ginecologia por meio do Comitê para estudos dos aspectos éticos da reprodução humana da FIGO.

Destaca-se nesta publicação o caráter de maior vulnerabilidade das mulheres por razões sociais, culturais e econômicas e que é mais detectável em determinadas regiões e culturas. Por esta razão, o princípio bioético da autonomia deve ser enfatizado, devendo o médico fornecer todas as informações necessárias para que a mulher possa decidir sobre o seu corpo, favorecendo que ela tome decisões livres e esclarecidas sobre os tratamentos e procedimentos, evitando-se, assim, comportamento paternalista ainda tão comum entre os médicos. As decisões das pacientes devem ser soberanas, mas, ao mesmo tempo, devem contemplar a ética médica. Também se recomenda atenção especial à confidencialidade no trato da saúde das mulheres, notadamente na área de Ginecologia e Obstetrícia, tendo em vista a natureza personalíssima dos cuidados médicos.

Além da esterilização cirúrgica, já referida, outras questões éticas merecem ser lembradas quando se trata da atuação médica nos limites da especialidade.

Assim, aspectos relacionados à interrupção de gravidez em casos permitidos pela legislação, redução embrionária em gestações múltiplas, maternidade substituta e doação de material genético para reprodução humana, descarte de embriões e diagnóstico pré-natal de anomalias fetais suscitam discussões aprofundadas de caráter ético que devem necessariamente ser embasadas pelas leis locais à luz dos princípios de bioética da autonomia, beneficência, não maleficência e justiça.

É preciso ter em conta sempre os direitos da paciente, garantidos pelas nossas leis e pelo Código de Ética Médica, que incluem o direito de acesso a informações (cópias de prontuário, exames e laudos), direito de gravar ou filmar atos médicos, direito de solicitar segunda opinião ou junta médica, direito de recusar tratamento, internação, cirurgia e, por fim, direito de visita.

Infrações ao Código de Ética Médica são julgadas pelos órgãos de classe que têm o dever de investigar denúncias recebidas a respeito de atos médicos supostamente lesivos praticados em razão de sua atuação profissional.

Possíveis infrações são apreciadas por intermédio de Sindicância realizada pelas Comissões de Ética ou pelo próprio Conselho Regional de Medicina que pode decidir pelo arquivamento ou pela abertura de Processo Ético-Profissional (PEP) se houver indícios de infração ética. O PEP pode concluir pela improcedência do pedido ou, caso contrário, punir o médico com penas de advertência sigilosa, censura sigilosa, censura pública, suspensão do exercício profissional por até 30 dias ou cassação do registro profissional, esta última necessariamente confirmada pelo Conselho Federal de Medicina.

Sigilo profissional

Uma das características mais importantes da atuação médica, notadamente na área de Obstetrícia e Ginecologia, é o segredo médico. De acordo com Hermes Rodrigues de Alcântara, "é uma obrigação e um direito, irmanados da moral e da lei, que o médico tem, diante do paciente, de não revelar fatos, considerados sigilosos, que tome conhecimento, direta ou indiretamente, no exercício de sua profissão. É um daqueles imperativos hipotéticos, da teoria de Kant, porque dele depende a confiança que a medicina precisa do paciente, para que seu fim seja alcançado".

Não há possibilidade do exercício da Medicina sem a existência e a estrita observância do sigilo médico, sustentáculo da profissão e segurança do paciente. O respeito a este preceito ético é, talvez, um dos pilares mais antigos da profissão médica. No século V a.C., preceituava Hipócrates: "...penetrando no interior das famílias, meus olhos serão cegos e minha língua calará os segredos que me forem confiados...". Deve este mandamento ser observado em toda e qualquer situação tanto pelo médico, nas conversas de corredor com seus colegas, em palestras, aulas com discussão de casos, como pelos demais profissionais que trabalham em hospitais, notadamente os que exercem suas atividades no Serviço de Estatística e Arquivo Médico e no setor de contabilidade pela maior possibilidade de manuseio do prontuário médico.

De acordo com o Código de Ética Médica, é vedado ao médico revelar fato de que tenha conhecimento em virtude do exercício de sua profissão, salvo por motivo justo, dever legal ou consentimento, por escrito, do paciente. Permanece essa proibição, mesmo que o fato seja de conhecimento público ou o paciente tenha falecido, quando de seu depoimento como testemunha (nessa hipótese, o médico comparecerá perante a autoridade e declarará seu impedimento) e na investigação de suspeita de crime, quando o médico estará impedido de revelar segredo que possa expor seu paciente a processo penal. Também é vedado revelar sigilo profissional relacionado a adolescentes, desde que estes tenham capacidade de discernimento, inclusive a seus pais ou representantes legais, salvo quando a não revelação possa acarretar dano ao paciente.

A questão do sigilo médico encontra respaldo, também, no Código Penal, que pune quem revele, sem justa causa, segredo, de que tem ciência em razão de função, ministério, ofício ou profissão.

Em nosso ordenamento jurídico, estão previstas condições que autorizam, ou mesmo, impõem a quebra do sigilo por parte dos profissionais e dos estabelecimentos de saúde.

Mais do que um dever ético profissional, estão as nossas leis a exigir uma participação ativa do médico para com a sociedade a que pertence. Trata-se de situações nas quais o interesse da coletividade é maior do que o interesse individual. A manutenção do sigilo em determinadas circunstâncias traria prejuízos irreparáveis a outras pessoas ou a coletividade. Quando ocorre um conflito entre os interesses individuais e os interesses de uma coletividade, o Estado sempre tutelará os interesses desta, sacrificando a proteção dos interesses individuais.

Do ponto de vista ético, admite-se, portanto, a quebra do sigilo médico quando se vislumbra a possibilidade real de ocorrência de um dano sério a alguma outra pessoa. Também se aceita que se possam revelar informações obtidas em confiança, quando desta ação resultar benefício real a alguém. Espera-se, no entanto, que antes de se quebrar o sigilo para atender os dois objetivos citados, tenham sido tentados todos os meios possíveis neste sentido; só depois disso, e não se podendo exigir outro procedimento do médico, o procedimento não é censurável.

As exceções que justificam a quebra do segredo médico estão sob as seguintes circunstâncias: autorização expressa do paciente ou de seu representante legal; dever legal; e justa causa.

A primeira, autorização do paciente ou de seu representante legal, é a mais clara de todas. Se o próprio paciente solicita que seu segredo seja revelado, não pode o detentor deste segredo se opor à revelação, pois, se assim o fizesse, estaria indo contra os interesses daquele que confiou em seus serviços profissionais.

A orientação mais apropriada para se revelar segredo por autorização do paciente é que esta seja feita por escrito. Deve o médico, ou o estabelecimento de saúde, estar convencido da vontade do paciente. Mesmo assim, só deverá revelar os fatos intimamente relacionados ao caso em tela. Especial atenção deve ser dada ao se receber solicitações de representantes legais quando se trata de menor ou incapaz. Não é algum grau de parentesco, mesmo distante, que autoriza alguém a se apresentar como representante legal. Para se caracterizar como tal, deve-se observar o que dispõe o Código Civil: "As pessoas absolutamente incapazes serão representadas pelos pais, tutores, ou curadores...".

A segunda justificativa para a quebra do sigilo médico é o dever legal. O médico tem o dever de comunicar os casos de doenças de notificação compulsória. A notificação dessas moléstias deve ser feita incondicionalmente; a lei não prevê exceção.

É dever do médico, assim como de qualquer pessoa, comunicar casos de maus-tratos cometidos contra crianças e adolescentes. De acordo com o Estatuto da Criança e do Adolescente, o médico poderá ser punido se deixar de comunicar à autoridade competente os casos de que tenha conhecimento, envolvendo suspeita ou confirmação de maus-tratos contra criança ou adolescente.

Também deve o médico comunicar às autoridades competentes crime de ação pública incondicionada de que tenha tomado conhecimento em virtude de sua profissão, desde que não incrimine seu paciente.

Tanto a quebra do sigilo nos casos em que há autorização expressa do paciente como quando ocorre o dever legal não costuma ocasionar controvérsias ou embaraços para os médicos.

A questão toda repousa na chamada "justa causa" ou "motivo justo". Não é tarefa fácil caracterizar exatamente o que é justa causa e o que é dever legal. Para alguns, estes conceitos se confundem. Quando o Código de Ética Médica assinala que o segredo pode ser revelado quando há justa causa, pode estar se referindo ao dever legal. Este é o entendimento de muitos que analisam a questão.

O ordenamento jurídico brasileiro tem se posicionado no sentido de que o sigilo médico não tem caráter absoluto, mas deve ser tratado com todo o cuidado, somente podendo ser quebrado em situações muito especiais. Na hipótese de se tratar de investigação de um crime, por exemplo, o sigilo pode e deve ser revelado, ressaltando-se, no entanto, os interesses dos envolvidos, já que o médico não pode ser um delator de seu paciente.

Por justa causa poder-se-ia entender uma razão superior que relevaria a quebra do sigilo. Tem-se admitido que a justa causa se relacione com situações previstas em lei, dentro das esferas do estado de necessidade, do exercício regular de direito ou o estrito cumprimento do dever legal. Para o Professor Irany Novah Moraes, a justa causa "se aplica aos casos em que a revelação se destina a evitar perigo atual ou iminente, injusto para o próprio médico, para outrem ou para a população".

O conceito de justa causa tem recebido, no entanto, conotação mais abrangente, segundo alguns doutrinadores. No entender do eminente jurista Nelson Hungria, "o dever do sigilo profissional não é absoluto. Depara toda uma série de exceções declaradas na lei, explícita ou implicitamente, ou imposta pela necessidade de defesa ou salvaguarda de interesses mais relevantes. Há deveres jurídicos que superam o dever de sigilo, do mesmo modo que há interesses jurídicos ou de alta importância moral com primazia sobre o direito ao segredo. Em tais casos a violação destes funda-se em justa causa, excluída a ilicitude penal".

Não raramente, o médico ou a direção clínica de hospital ficam em situação constrangedora ao receber requisição de prontuários e papeletas clínicas por parte de autoridades policiais ou judiciárias. Se não há autorização expressa do paciente, o médico ou hospital só estarão obrigados a fornecer informações se ficarem caracterizados dever legal ou justa causa. Ao se negar a atender a autoridade policial ou judiciária, é o médico ameaçado de ser enquadrado no crime de desobediência. O prontuário pertence ao paciente e o hospital tem a obrigação de se responsabilizar pela sua guarda. Agindo de modo diferente, estarão o hospital e o médico incorrendo em infração ética e legal. De acordo com Genival Veloso de França e Júlio Cézar Meirelles Gomes, "...no tocante à requisição de fichas e boletins médicos por autoridades policiais ou judiciárias, entende-se que o segredo médico enquanto instituto jurídico acolhe no seu bojo os referidos documentos que, assim, submetem-se ao regime geral e ético próprio que resguarda e tutela o sigilo profissional".

Como afirma o dr. Antonio Carlos Mendes, assessor jurídico do Conselho Federal de Medicina, "não há nenhum dever legal que obrigue o médico, o funcionário ou dirigente de hospital e clínicas em geral a entregar papeletas, folhas de observação clínica ou boletins médicos a qualquer um. Não havendo disposição legal respaldando a ordem da autoridade judiciária ou policial, ocorre constrangimento ilegal, porque a própria Constituição Federal determina que ninguém será obrigado a fazer ou deixar de fazer alguma coisa, senão em virtude de lei".

Relação médico-paciente, prontuário médico e consentimento informado

Outros fatores, além dos já citados, são apontados como responsáveis para o aumento da demanda contra os profissionais de medicina. Não se pode deixar de lado reflexões sobre a proliferação de escolas médicas, muitas sem a infraestrutura necessária para o ensino da Medicina, a pressão da indústria farmacêutica e dos avanços da tecnologia diagnóstica que acabam induzindo o médico, com receio de processos, a adotar práticas de medicina defensiva.

O fato é que o exercício da Medicina, no nosso país, se modificou nas últimas décadas, com o advento de um exagerado aumento de questionamentos judiciais e divulgações muitas vezes sensacionalistas pela mídia, determinando o fim da equivocada sacralização da profissão, mas, também, por vezes, induzindo uma postura defensiva do médico que interfere negativamente na relação médico-paciente.

Um dos três pilares da atuação médica é a atenção que se deve dar à relação médico-paciente. O paciente e seus familiares buscam por explicações e esperam dos profissionais gentileza, paciência, sinceridade, conforto e presteza. É direito do paciente ter acesso às informações sobre seu estado de saúde e é dever do profissional fornecer as informações solicitadas.

Merece destaque especial também a elaboração do prontuário médico. De acordo com publicação do Jornal da Federação Brasileira de Ginecologia e Obstetrícia, de julho de 2002, "apesar de constituir infração ao Código de Ética Médica, um prontuário mal preenchido ainda é uma das mais frequentes infrações à ética médica. O prontuário médico é um instrumento valioso para os pacientes, os médicos e demais profissionais de saúde e da instituição, bem como para o ensino, a pesquisa, a elaboração de censos, propostas de assistência à saúde pública e para a avaliação da qualidade da assistência médica prestada. O correto e completo preenchimento faz do prontuário grande aliado do médico para sua eventual defesa judicial junto a autoridade competente".

O terceiro pilar da defesa do médico, tão importante como os anteriores, é o consentimento informado. O consentimento livre e esclarecido é o maior exemplo da aplicação do princípio da autonomia. É a efetiva participação do paciente nas decisões que afetarão a sua intimidade e o seu corpo. Representa a legitimação do ato médico. Nas palavras da eminente civilista Maria Helena Diniz: "A obtenção do consentimento do paciente após a informação médica resulta do seu direito de autodeterminação, ou seja, de tomar decisões relativas à sua vida, à sua saúde e à sua integridade fisicopsíquica, recusando ou consentindo propostas de caráter preventivo, diagnóstico ou terapêutico".

A discussão da necessidade do consentimento livre e esclarecido encontra-se respaldada pelo Código de Ética Médica que aborda diretamente o direito de o paciente decidir livremente sobre o seu corpo, com relação aos procedimentos propedêuticos e terapêuticos. Explicita que é vedado ao médico efetuar qualquer procedimento sem o esclarecimento e o consentimento prévios do paciente ou de seu representante legal, salvo em iminente perigo de vida, ou exercer sua autoridade de maneira a limitar o direito do paciente de decidir livremente sobre a sua pessoa ou seu bem-estar. E, finalmente, proíbe o médico de deixar de informar ao paciente o diagnóstico, o prognóstico, os riscos e objetivos do tratamento, salvo quando a comunicação direta a ele possa provocar-lhe dano, devendo, nesse caso, a comunicação ser feita ao seu representante legal.

É, pois, imperativo ético e legal do médico fornecer todas as informações a respeito da técnica a ser empregada e das alternativas possíveis, de modo claro e objetivo, sem minimizar os riscos ou exagerar os possíveis benefícios. Um esclarecimento livre e esclarecido que respeite estas condições anteriormente explanadas, de acordo com a civilista citada, "é a legitimação e o fundamento do ato médico".

A Federação Brasileira das Associações de Ginecologia e Obstetrícia (Febrasgo) recomenda que o consentimento informado seja elaborado de modo a contemplar todos os aspectos envolvidos no atendimento. Em primeiro lugar, a identificação da paciente e do médico. Logo após, devem constar o diagnóstico e as alternativas terapêuticas existentes. Entre estas, o médico elege uma das opções e detalha as razões da escolha. Não se pode olvidar de mencionar os riscos do procedimento e as complicações possíveis, de preferência em ordem de frequência. Recomenda, também, que a paciente declare que solicitou outros esclarecimentos, os quais foram convenientemente respondidos pelo médico. Por fim, é necessário constar que a paciente entendeu tudo o que foi explicado e que consente com o procedimento. O consentimento, que deve ser datado e assinado pelo paciente, pelo médico e por duas testemunhas, pode ser revogado a qualquer momento pela paciente e isso também deve constar do documento.

O consentimento pode ser obtido tacitamente. Esse consentimento tácito, verbal, geralmente traduz uma relação de confiança entre o médico, que fornece todas as informações necessárias, e o paciente, que autoriza o procedimento. O consentimento pode constar também do prontuário ou ficha clínica, em que é anotado pelo profissional que, após as informações pertinentes, o paciente concordou com o ato médico. A terceira forma, mais recomendada, é o consentimento lavrado a Termo e assinado pelo paciente e pelo médico. As três formas são aceitas, embora a terceira tenha maior valor probatório em caso de questionamento judicial.

Considerações finais

A realidade indiscutível é que a situação atual do exercício da profissão médica está muito diferente. Um resultado negativo, que anteriormente se considerava inevitável e que ocorria apesar de todos os esforços e dedicação do médico, atualmente é interpretado *a priori* como culpa do profissional. Nenhum desses dois extremos é aceitável ou contribui para um adequado exercício da profissão.

Todos concordam que não se deve eximir de responsabilidade eventuais culpados por resultados danosos em Medicina. Sempre que algo inesperado ocorre, deve-se buscar e compreender suas causas, no sentido de se realizar uma profilaxia do erro. Como nos ensina o Professor Genival França, "o princípio da responsabilidade é aceito por todos – médicos, juristas e a própria sociedade – desde que na apreciação desses feitos fique caracterizada uma conduta atípica, irregular e despropositada contra o paciente, durante o exercício médico ou em face deste".

Miguel Kfouri Neto sintetiza: "A postura psíquica do agente quanto à sua capacidade é de todo irrelevante, porque a imperícia é avaliada objetivamente, confrontando-se a perícia/média (aquela que seria normal esperar-se em circunstâncias similares) com o comportamento do agente. Se a conclusão for desfavorável a este último, ele será responsabilizado, independentemente do aspecto subjetivo do problema".

A prática da Medicina no século XXI exige que os médicos devam estar atentos aos anseios de uma sociedade que busca por seus legítimos direitos, ao surgimento de novas tecnologias, à evolução científica e à realidade das redes sociais que está transformando as relações pessoais, mantendo, no entanto, o caráter humanista e o comportamento ético fundamentais para o exercício da profissão.

LEITURAS COMPLEMENTARES

Alcântara HR. Deontologia e Diceologia. São Paulo: Andrei Ed.; 1979.

Diniz MH. O estado atual do biodireito. São Paulo: Saraiva; 2001. p.534.

Diniz MH. O estado atual do biodireito. São Paulo: Saraiva; 2001. p.536.

FIGO. Recommendations on ethical issues in obstetrics and gynecology. FIGO Secretariat, London; 1994.

França GV, Gomes JCM. Pareceres e resoluções [online]; p.1. [Publicado 2000 ago 22]. Disponível em: http://www.cfm.org.br/revista/411996/parres2.htm.

França GV. Pareceres II. Rio de Janeiro: Guanabara Koogan; 1999. p.144.

Hungria N. Comentários ao Código Penal. 4.ed. São Paulo: Forense, 1958. v. VI.

Kfouri Neto M. Responsabilidade Civil do Médico. 2.ed. São Paulo: RT; 1999. p.80.

Moraes, IN. Erro médico e a lei. 3.ed. São Paulo: Revista dos Tribunais; 1995.

Rosas CF, Santos FK. Prontuário Médico – Implicações Ético-Legais. Jornal da Febrasgo; julho 2002.

Índice Remissivo